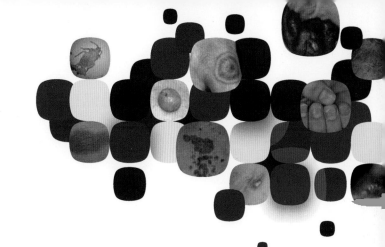

皮肤病治疗学：循证治疗策略

Treatment of *Skin Disease*

Comprehensive Therapeutic Strategies

第5版

人民卫生出版社

·北 京·

图书在版编目（CIP）数据

皮肤病治疗学：循证治疗策略 /（美）马克·G.勒布沃尔（Mark G. Lebwohl）主编；张建中主译 . —北京：人民卫生出版社，2021.12

ISBN 978-7-117-32441-0

Ⅰ.①皮…　Ⅱ.①马…②张…　Ⅲ.①皮肤病 —治疗学　Ⅳ.①R751.05

中国版本图书馆 CIP 数据核字（2021）第 236061 号

| 人卫智网 | www.ipmph.com | 医学教育、学术、考试、健康，购书智慧智能综合服务平台 |
| 人卫官网 | www.pmph.com | 人卫官方资讯发布平台 |

图字：01-2020-5393 号

皮肤病治疗学：循证治疗策略
Pifubing Zhiliaoxue : Xunzheng Zhiliao Celüe

主　　译：张建中
出版发行：人民卫生出版社（中继线 010-59780011）
地　　址：北京市朝阳区潘家园南里 19 号
邮　　编：100021
E - mail：pmph @ pmph.com
购书热线：010-59787592　010-59787584　010-65264830
印　　刷：人卫印务（北京）有限公司
经　　销：新华书店
开　　本：889×1194　1/16　印张：64
字　　数：2406 千字
版　　次：2021 年 12 月第 1 版
印　　次：2021 年 12 月第 1 次印刷
标准书号：ISBN 978-7-117-32441-0
定　　价：669.00 元

打击盗版举报电话：**010-59787491**　**E-mail：WQ @ pmph.com**
质量问题联系电话：**010-59787234**　**E-mail：zhiliang @ pmph.com**

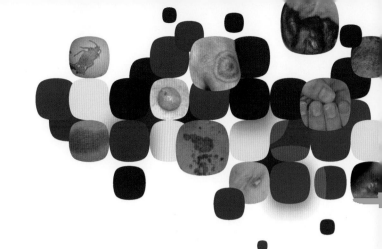

皮肤病治疗学：循证治疗策略

Treatment of **Skin Disease**

Comprehensive Therapeutic Strategies

第5版

主　编　Mark G. Lebwohl　　Warren R. Heymann

　　　　John Berth-Jones　　Ian H. Coulson

主　译　张建中

人民卫生出版社

·北 京·

ELSEVIER

Elsevier (Singapore) Pte Ltd.

3 Killiney Road#08-01 Winsland House I, Singapore 239519

Tel:(65) 6349-0200 Fax:(65) 6733-1817

中文版序

皮肤科学是不分国界的,当我的好朋友兼同道——北京大学人民医院皮肤科主任张建中教授让我为 *Treatment of Skin Disease* 新一版的中文版作序的时候,我非常高兴。

我们真的需要一个新的版本吗？皮肤病的治疗发生了相当多的改变吗？皮肤科学的飞速发展的确改善了我们的实践和经验,因此,我们有足够的理由对 *Treatment of Skin Disease* 进行更新和修订。诸如度普利尤单抗、司库奇尤单抗、依奇珠单抗、布罗利尤单抗、瑞莎珠单抗、替拉珠单抗和古赛奇尤单抗等制剂在几年前是闻所未闻的,但现在已经成为常规用药。生物制剂最初用于治疗银屑病,现在用于治疗特应性皮炎,并被用于治疗许多其他疾病,包括坏疽性脓皮病、结节病、环性肉芽肿、干燥性龟头炎、糖尿病脂性渐进性坏死等。在新一版中,我们介绍了使用 Janus 激酶(JAK)抑制剂治疗斑秃、白癜风、结节病、银屑病和特应性皮炎。IL-17 抑制剂目前可用于银屑病,未来将用于化脓性汗腺炎的治疗。bimekizumab 和其他 IL-17A 和 IL-17F 抑制剂将改变我们治疗银屑病的方法。tralokinumab、来瑞组单抗和 nemolizumab 将用于治疗特应性皮炎。这些药物同样也适用于特发性瘙痒、结节性痒疹和严重的手湿疹。

我和我的合著者以及张建中教授都热切希望我们的书能帮助世界各地的同仁更好地治疗患者——正是这个共同的目标将世界各地的医生团结在一起。我希望新版 *Treatment of Skin Disease* 的中译本能进一步加强我们之间的联系。

Mark Lebwohl, MD
2021 年 9 月

由 Mark Lebwohl 教授等主编的 *Treatment of Skin Disease* 是一本以循证医学为基础的皮肤病治疗学著作,出版后受到全世界医生的欢迎,该书每 4 年再版修订 1 次。2010 年,我们翻译了该书第 3 版,受到国内皮肤科同道的欢迎。2014 年之后,我几乎每年都能在皮肤科国际会议上见到 Lebwohl 教授。在该书第 4 版出版后,我征询他的意见是否也翻译成中文,他告诉我第 4 版增加内容不是很多,建议我等第 5 版出来再翻译,我采纳了他的建议。2018 年,本书第 5 版出版,增加了很多新的内容,体现了编者与时俱进的理念。

本版中文版译者仍以第 3 版的译者为主,在此基础上增加了部分专家,除个别调整外,翻译分配上也以第 3 版为基础。译者们在接到任务后,在 3 个月内完成了翻译和校对工作,为本书的如期出版奠定了基础。在此,我向各位译者和审校者表示由衷的感谢。

本书的写作风格有别于现存的任何一部皮肤科教科书或参考书。每一章中主要包括概述、特殊检查、一线治疗、二线治疗、三线治疗,并且在每个部分后附有主要参考文献,便于读者了解所列治疗的原始研究方法和主要结果。

第 5 版相比第 3 版增加了 14 种病,特别加入了炎症性皮肤病的生物制剂疗法、小分子靶向药物,以及其他新药物和新疗法。本书的精华在于将一线治疗、二线治疗和三线治疗明确标出,便于读者在临床实践中参考。

我们在翻译中注意到,每一章写作风格、繁简程度上还是有不小差异。此外,具体到某种皮肤病的治疗,一线治疗、二线治疗和三线治疗在实际上也是相对的,读者在临床实践中可根据具体情况和医疗条件来制订治疗方案。

本版主译秘书是北京大学人民医院皮肤科的胡宇晴医生,她在书稿翻译的相关工作如专家联系、章节分配、初校、二校、定稿等方面做了大量工作。北京大学人民医院皮肤科李厚敏、周城、丁晓岚、金江、陈雪、赵琰、温广东、于聪、慕彰磊和中华医学会杂志社郭利劭等参与了书稿的审读、校对工作。在此一并致谢!

由于参加本书翻译的人员多、翻译时间短、翻译风格不尽一致,难免会有不足甚至错误,敬请读者指正,以期完善。

张建中
2021 年 9 月

原著前言

每隔 4 年我们就会对 *Treatment of Skin Disease* 进行修订,此时我们都会问自己:修订新版有必要吗? 需要在新版中反映皮肤科学的进展吗? 答案是肯定的,因为近年来皮肤科学领域确实取得了重大的进展。

在过去的 4 年里,银屑病和特应性皮炎等常见皮肤病的治疗发生了巨大变化。4 年前,抗 IL-17 抗体还处于研究阶段,而现在司库奇尤单抗和依奇珠单抗已经上市,新一代抗 IL-17 受体的抗体布罗利尤单抗也被批准上市。抗 IL-23 和 IL-12 的乌思奴单抗取得了很大成功。最近,抗 IL-23 抗体正处于临床研究阶段。古赛奇尤单抗上市已经发布,替拉珠单抗已经完成了 III 期临床试验,有望在未来几个月获得批准。另一种抗 IL-23 抗体瑞莎珠单抗在 II 期临床试验中取得了很好的结果,已经开始了 III 期临床试验阶段。其他抗 IL-23 抗体也在研发中。度普利尤单抗是抗 IL-4/IL-13 受体抗体,被批准用于治疗中至重度特应性皮炎;克立硼罗是一种外用磷酸二酯酶 4 抑制剂,可用于治疗轻度至中度特应性皮炎。托法替尼是一种 Janus 激酶(JAK)抑制剂,对特应性皮炎和银屑病也有良好疗效,正在等待药物监管机构批准上市,此类药还成功用于治疗类风湿性关节炎、炎症性皮肤病如斑秃和白癜风。

一些不常见疾病的治疗也取得了新的进展。4 年前,我们刚开始使用第一种 hedgehog 抑制剂来治疗难治性基底细胞癌,而现在已经有了第二种口服的 hedgehog 抑制剂索尼德吉。同时,我们也发现了许多先前介绍过的药物的新用途,其中最好的例子是阿达木单抗对汗腺炎的疗效。同时,皮肤科医生也开始使用奥马珠单抗治疗慢性特发性荨麻疹,这种治疗方法最初用于治疗哮喘,而现在已经被广泛应用于治疗慢性荨麻疹。

我们在治疗罕见病方面也取得了不小的进展。西地那非现在广泛用于治疗淋巴管畸形,而外用西罗莫司可治疗面部血管瘤。在部分国家,阿法诺肽被批准用于治疗红细胞生成性原卟啉症。

超说明书用药也适用于许多皮肤疾病,修订的各章中均有这方面内容。许多用于成人的药物也正在进行针对儿童患者的研究,我们希望看到更多应用于儿科的新疗法获得批准。

各种生物制剂、口服药和外用药成功治疗皮肤病,激发了皮肤科领域许多研究和创新。在本版即将出版之际,治疗炎症性皮肤病的新的口服药研究正如火如荼开展。外用和口服 Janus 激酶抑制剂如鲁索替尼、巴瑞替尼和托法替尼被研究用于治疗斑秃、白癜风、银屑病和特应性皮炎,磷酸二酯酶抑制剂正试用于治疗瘙痒和其他炎症皮肤病。改变特应性皮炎等疾病的皮肤菌群的药膏也正在研发中,许多新的生物制剂,如针对瘙痒的 nemolizumab 和针对特应性皮炎的 IL-13 抗体来瑞组单抗和 tralokinumab 都在研发中。

本版的每一章都经过了深入修订,涵盖了最新的研究进展。大家在阅读时一定会感到科学研究的飞速发展为患者带来的福音! 这真是一个令皮肤科学工作者感到非常兴奋的时代。

Mark G. Lebwohl

Warren R. Heymann

John Berth-Jones

Ian H. Coulson

2017

主　　译　张建中

主译秘书　胡宇晴

译　　者（以姓氏笔画为序）

丁晓岚	北京大学人民医院	甘钊炎	首都医科大学附属北京同仁医院
于　聪	北京大学人民医院	申春平	首都医科大学附属北京儿童医院
马　琳	首都医科大学附属北京儿童医院	田　珊	北京大学国际医院
马玉帛	北京大学第一医院	田阳子	空军军医大学西京医院
马秋英	华中科技大学同济医学院附属协和医院	史美慧	中国医科大学附属第一医院
马晓蕾	北京大学国际医院	冉　昕	四川大学华西医院
马婧一	空军军医大学西京医院	冉玉平	四川大学华西医院
马景月	天津医科大学总医院	冯婉婷	南方医科大学皮肤病医院
王　刚	空军军医大学西京医院	兰　晶	中国医科大学附属第一医院
王　欢	陆军军医大学西南医院	兰佳佳	华中科技大学同济医学院附属协和医院
王　芳	北京大学人民医院	匡叶红	中南大学湘雅医院
王　英	浙江大学医学院附属第二医院	吕嘉琪	北京医院
王　梅	天津市第一中心医院	乔建军	浙江大学医学院附属第一医院
王　雪	首都医科大学附属北京儿童医院	任　铃	山西医科大学第一医院
王　添	西安交通大学第二附属医院	向　欣	首都医科大学附属北京儿童医院
王　睿	中国人民解放军总医院第一医学中心	向睿宇	中国医学科学院皮肤病医院
王子仪	中日友好医院		（中国医学科学院皮肤病研究所）
王文菊	成都市第二人民医院	庄凯文	四川大学华西医院
王亚琦	西安交通大学第二附属医院	刘　盈	首都医科大学附属北京儿童医院
王冰冰	华中科技大学同济医学院附属协和医院	刘　艳	西安交通大学第二附属医院
王秀丽	上海市皮肤病医院	刘　晓	北京大学第一医院
王姊娟	北京大学第一医院	刘　萌	西安交通大学第二附属医院
王佩茹	上海市皮肤病医院	刘　萍	北京大学人民医院
王诗琪	北京大学第一医院	刘小扬	北京大学人民医院
王建琴	广州市皮肤病防治所 / 广州医科大学皮肤病	刘全忠	天津医科大学总医院
	研究所	刘彤云	昆明医科大学第一附属医院
王春又	陆军军医大学西南医院	刘跃华	中国医学科学院北京协和医院
王雅辰	首都医科大学附属北京儿童医院	齐锦心	四川大学华西医院
王晶莹	上海交通大学医学院附属瑞金医院	闫钇岑	北京大学第一医院
王麒钧	上海交通大学医学院附属瑞金医院	汤自洁	中国人民解放军总医院第一医学中心
尤　聪	天津医科大学总医院	汤庄力	浙江大学医学院附属第二医院
方　红	浙江大学医学院附属第一医院	孙　娟	首都医科大学附属北京儿童医院
邓丹琪	昆明医科大学第二附属医院	孙　婧	首都医科大学附属北京儿童医院
		孙中斌	空军军医大学西京医院
		孙志琳	北京大学第三医院
		孙青苗	浙江大学医学院附属第一医院

孙凯律	北京医院	宋文婷	空军军医大学西京医院
苏明琴	四川大学华西医院	宋志强	陆军军医大学西南医院
李 杏	天津医科大学总医院	宋营改	北京大学第一医院
李 丽	首都医科大学附属北京儿童医院	宋翠豪	中国人民解放军总医院第一医学中心
李 曼	首都医科大学附属北京友谊医院	张 卉	上海交通大学医学院附属新华医院
李 琨	北京大学人民医院	张 闯	北京大学第一医院
李 博	北京医院	张 敏	陆军军医大学西南医院
李可可	中日友好医院	张 婧	福建医科大学附属第一医院
李丽娜	四川大学华西医院	张 斌	首都医科大学附属北京儿童医院
李沅蔚	上海交通大学医学院附属瑞金医院	张天骄	首都医科大学附属北京同仁医院
李若瑜	北京大学第一医院	张名望	中国人民解放军总医院第七医学中心
李卓然	天津医科大学第二医院	张建中	北京大学人民医院
李佳卿	南方医科大学皮肤病医院	张春雷	北京大学第三医院
李建丹	上海市皮肤病医院	张福仁	山东省皮肤病性病防治研究所
李承旭	中日友好医院	张慧明	中南大学湘雅二医院
李承新	中国人民解放军总医院第一医学中心	陆前进	中南大学湘雅二医院
李厚敏	北京大学人民医院	陈 旭	中国医学科学院皮肤病医院
李清扬	空军军医大学西京医院		（中国医学科学院皮肤病研究所）
李焰梅	四川大学华西医院	陈 爽	中国医科大学附属第一医院
李婷婷	北京大学第三医院	陈 雪	北京大学人民医院
李静怡	南方医科大学皮肤病医院	陈 翔	中南大学湘雅医院
杨 欢	南方医科大学皮肤病医院	陈丹阳	北京大学第一医院
杨 勇	中国医学科学院皮肤病医院	陈宇杰	中国医学科学院皮肤病医院
	（中国医学科学院皮肤病研究所）		（中国医学科学院皮肤病研究所）
杨 斌	南方医科大学皮肤病医院	陈俊溢	南方医科大学皮肤病医院
杨 璐	中国医学科学院北京协和医院	陈晓清	北京大学第一医院
杨玉玲	上海市皮肤病医院	陈瑞烨	上海交通大学医学院附属瑞金医院
杨蓉娅	中国人民解放军总医院第七医学中心	邵 蕾	广州市皮肤病防治所/广州医科大学皮肤病
肖 月	四川大学华西医院		研究所
肖 汀	中国医科大学附属第一医院	邵雅昆	北京医院
肖 彤	西安交通大学第二附属医院	武瑞芳	中南大学湘雅二医院
肖生祥	西安交通大学第二附属医院	林艺婷	空军军医大学西京医院
肖媛媛	首都医科大学附属北京儿童医院	罗帅寒天	中南大学湘雅二医院
邱 磊	首都医科大学附属北京儿童医院	金 江	北京大学人民医院
何 黎	昆明医科大学第一附属医院	周 城	北京大学人民医院
何春涤	中国医科大学附属第一医院	周亚彬	首都医科大学附属北京儿童医院
谷 盈	首都医科大学附属北京儿童医院	周娅丽	昆明医科大学第二附属医院
辛 月	四川大学华西医院	郑 敏	浙江大学医学院附属第二医院
汪 洋	首都医科大学附属北京儿童医院	郑 璐	四川大学华西医院
沈 雪	成都市第二人民医院	房小凯	山东省皮肤病性病防治研究所
沈长兵	北京大学深圳医院	赵 琰	北京大学人民医院

赵文哲　上海交通大学医学院附属瑞金医院
赵凯迪　西安交通大学第二附属医院
郝建春　天津医科大学总医院
胡　坚　北京大学人民医院
胡丹辰　北京大学第一医院
胡宇晴　北京大学人民医院
冒丹丹　北京大学人民医院
姚志荣　上海交通大学医学院附属新华医院
姚雪妍　北京大学人民医院
耿松梅　西安交通大学第二附属医院
晋红中　中国医学科学院北京协和医院
索慧男　华中科技大学同济医学院附属协和医院
贾雷强　山西医科大学第一医院
夏林欢　四川大学华西医院
顾　华　昆明医科大学第一附属医院
顾　恒　中国医学科学院皮肤病医院
　　　　（中国医学科学院皮肤病研究所）
钱　欢　浙江大学医学院附属第二医院
徐　彰　上海交通大学医学院附属瑞金医院
徐子刚　首都医科大学附属北京儿童医院
徐宏俊　首都医科大学附属北京友谊医院
徐金华　复旦大学附属华山医院
徐教生　首都医科大学附属北京儿童医院
徐梦骏　浙江大学医学院附属第二医院
殷　玥　首都医科大学附属北京同仁医院
高　萌　中国医学科学院皮肤病医院
　　　　（中国医学科学院皮肤病研究所）
高天文　空军军医大学西京医院
高兴华　中国医科大学附属第一医院
高润岩　四川大学华西医院
郭书萍　山西医科大学第一医院
郭利劭　中华医学会杂志社
郭独一　北京大学第三医院
唐　慧　复旦大学附属华山医院
唐珂韵　中国医学科学院北京协和医院
竞　艳　中日友好医院
涂　平　北京大学第一医院

涂瑶筠　四川大学华西医院
宴思寒　四川大学华西医院
陶　娟　华中科技大学同济医学院附属协和医院
黄　昕　中国医学科学院皮肤病医院
　　　　（中国医学科学院皮肤病研究所）
黄　莹　四川大学华西医院
黄　馨　中南大学湘雅二医院
黄巧荣　首都医科大学附属北京同仁医院
黄海艳　北京大学深圳医院
黄雁舟　浙江大学医学院附属第二医院
黄新绿　首都医科大学附属北京朝阳医院
曹　智　上海市皮肤病医院
常建民　北京医院
崔　勇　中日友好医院
康　彤　西安交通大学第二附属医院
梁　源　首都医科大学附属北京儿童医院
尉　莉　首都医科大学附属北京儿童医院
彭　芬　首都医科大学附属北京朝阳医院
彭　斌　西安交通大学第二附属医院
葛　兰　陆军军医大学西南医院
蒋　献　四川大学华西医院
程　波　福建医科大学附属第一医院
焦　磊　首都医科大学附属北京儿童医院
曾苗桐　中南大学湘雅二医院
温广东　北京大学人民医院
温妤婕　北京大学第一医院
游紫梦　四川大学华西医院
楼雨晨　华中科技大学同济医学院附属协和医院
慕彰磊　北京大学人民医院
蔡绥勍　浙江大学医学院附属第二医院
谭怡忻　中南大学湘雅二医院
禚风麟　首都医科大学附属北京友谊医院
潘　萌　上海交通大学医学院附属瑞金医院
薛　珂　中日友好医院
魏　萌　首都医科大学附属北京同仁医院
魏　瑾　首都医科大学附属北京地坛医院
魏爱华　首都医科大学附属北京同仁医院

编者名单

Anthony Abdullah, BSc (Hons),
MBChB (Hons), FRCP, DTM&H
Consultant Dermatologist, Lead Clinician
The Birmingham Skin Centre
Sandwell and West Birmingham Hospitals
NHS Trust
Birmingham, UK

Michael Abrouk, BS
University of California San Francisco
Department of Dermatology
San Francisco, CA, USA

Tashmeeta Ahad, MA (Cantab), BM BCh, MRCP
Salford Royal NHS Foundation Trust
Manchester, UK

Imtiaz Ahmed, MBBS, FRCP
Consultant Dermatologist
Department of Dermatology
University Hospitals Coventry and
Warwickshire
Coventry, UK

Anwar Al Hammadi, MD, FRCPC, FAAD
Consultant and Head of Dermatology
Dubai Health Authority, UAE
Associate Professor of Dermatology, Dubai
Medical College
Dubai, UAE

Caroline Allen, MA, MBBS, MRCP
Dermatologist
Department of Dermatology
Churchill Hospital
Oxford, UK

Amer Ali Almohssen, MD
Rutgers New Jersey Medical School
Newark, NJ, USA

Wisam Alwan, MBBS, BSc, MRCP
(Dermatology)
St. John's Institute of Dermatology, Guy's
and St. Thomas' Hospitals NHS Trust
London, UK

Mahreen Ameen, MBBS, MA, MSc, MRCP, MD
Consultant Dermatologist
Royal Free London NHS Foundation Trust
London, UK

Sadegh Amini, MD
Voluntary Assistant Professor
Department of Dermatology and
Cutaneous Surgery
University of Miami
Miller School of Medicine
Miami, FL, Dermatologist, Hollywood
Dermatology & Cosmetic Specialists
Doral, FL, USA

Bryan E. Anderson, MD
Professor of Dermatology
Penn State College of Medicine
Hershey Medical Center
Hershey, PA, USA

Grant J. Anhalt, MD
Professor of Dermatology and Pathology
Department of Dermatology
Johns Hopkins University School of
Medicine
Baltimore, MD, USA

Donald J. Baker, MD
Clinical Assistant Professor
Department of Medicine
Division of Dermatology
Cooper Medical School of Rowan University
Gibbsboro, NJ, USA

Harini Rajgopal Bala, MBBS, B.Pharm, MPH
Diploma of Dermatology
Skin and Cancer Foundation Inc
Melbourne, Australia

Julia Baltz, MD
Chief Resident
Dermatology
University of Massachusetts Medical School
Worcester, MA, USA

David Banach, MD, MPH
Assistant Professor of Medicine
University of Connecticut School of
Medicine
Farmington, CT USA

Cedric C. Banfield, FRCP
Consultant Dermatologist, NHS
Peterborough City Hospital
Peterborough, UK

Robert Baran, MD
Honorary Professor of Dermatology
University of Franche-Comté
Besançon
Nail Disease Center
Cannes, France

Ajoy Bardhan, MBBS BSc MRCP
University Hospitals Coventry and
Warwickshire NHS Trust
Coventry, UK

Melissa C. Barkham, MRCP
Consultant Dermatologist
Ashford and St. Peter's Hospital
St. Peter's Hospital,
Surrey, UK

Ysabel M. Bello, MD
Voluntary Assistant Professor
Department of Dermatology and Cutaneous
Surgery
University of Miami Miller School of Medicine
Miami, FL, USA

Emma Benton, FRCP
Consultant Dermatologist
St. John's Institute of Dermatology
Guy's and St. Thomas' NHS Trust
London, UK

Wilma F. Bergfeld, MD
Professor, Dermatology and Pathology
Cleveland Clinic
Cleveland, OH, USA

Eric Berkowitz, MD
Assistant Clinical Professor
Department of Medicine (Dermatology)
Albert Einstein College of Medicine
Bronx, NY, USA

Brian Berman, MD, PhD
Professor Emeritus, Dermatology and
Cutaneous Surgery
University of Miami Miller School of Medicine
Miami, FL, USA
Co-Director Center for Clinical and
Cosmetic Research
Aventura, FL, USA

Jeffrey D. Bernhard, MD, FRCP (Edin)
Professor Emeritus
University of Massachusetts Medical School
Worcester, MA, USA

Daniel Bernstein
The Mount Sinai Hospital
New York, NY, USA

John Berth-Jones, FRCP
Consultant Dermatologist
Department of Dermatology
University Hospital
Coventry, UK

Chinmoy Bhate, MD
Clinical Assistant Professor, Dermatology
and Pathology
Rutgers New Jersey Medical School
Newark, NJ, USA

Bhavnit K. Bhatia, MD
Henry Ford Hospital
Detroit, MI, USA

Jonathan E. Blume, MD
Clinical Instructor of Dermatology
Department of Dermatology
Columbia University College of Physicians
and Surgeons
New York, NY, USA

Nevianna Bordet, MBChB, FRCP
Consultant Dermatologist
Spire Cambridge Lea Hospital
Cambridge, UK

Catherine Borysiewicz, MA MBBS MRCP
Consultant Dermatologist
Dermatology Department
Imperial college healthcare NHS trust
London, UK

Gary J. Brauner, MD
Associate Clinical Professor of Dermatology
Icahn School of Medicine at Mount Sinai
New York, NY, USA

Robert T. Brodell, MD
Professor and Chair
Department of Dermatology
Professor and Interim Chair
Department of Pathology
University of Mississippi Medical Center
Jackson, MS, USA

Marc D. Brown, MD
Professor of Dermatology and Oncology
Division of Dermatologic Surgery
University of Rochester School of Medicine
Rochester, NY, USA

Robert M. Burd, MBChB, FRCP
Consultant Dermatologist
Department of Dermatology
Leicester Royal Infirmary
Leicester, UK

Anne E. Burdick, MD, MPH
Professor of Dermatology
Leprosy Program Director
Associate Dean for TeleHealth and Clinical
Outreach
University of Miami Miller School of
Medicine
Miami, FL, USA

Niraj Butala, MD
Rowan University
Department of Dermatology
Glassboro, NJ, USA

Jeffrey P. Callen, MAAD, FACR, FACP
Chief, Division of Dermatology
Department of Medicine
University of Louisville School of Medicine
Louisville, KY, USA

Ivan D. Camacho, MD
Private Practice
Voluntary Assistant Professor
Department of Dermatology and Cutaneous
Surgery
University of Miami
Miami, FL, USA

Helena Camasmie
Dermatology Department
Gaffree and Guinle University Hospital
Federal University of the State of Rio de
Janeiro
Rio de Janeiro, Brazil

Daniel Caplivski, MD
Director,
Travel Medicine Program
Associate Professor
Division of Infectious Diseases
Icahn School of Medicine at Mount Sinai
New York, NY, USA

Mitchell S. Cappell, MD, PhD
Chief, Division of Gastroenterology &
Hepatology
William Beaumont Hospital;
Professor of Medicine
Oakland University William Beaumont
School of Medicine
Royal Oak, MI, USA

Genevieve A. Casey, MBBS, FACD
Honorary Clinical Fellow
Oxford University Hospitals NHS
Foundation Trust
Oxford, UK

Lawrence S. Chan, MD
Professor of Dermatology
University of Illinois College of Medicine
Chicago, IL, USA

Loi-Yuen Chan, MBBS, MRCPI, Dip Derm
(London), FHKAM
Private Practice
Hong Kong, China

Jennifer K. Chen, MD
Clinical Assistant Professor, Dermatology
Stanford University School of Medicine
Redwood City, CA, USA

Chen "Mary" Chen
Dermatopathology
Mount Sinai Hospital
New York, NY, USA

Nicole Yi Zhen Chiang, MBChB (Hons) MRCP
(UK) MRCP (UK) (Derm)
Consultant Dermatologist
University Hospital of South Manchester &
Salford Royal Hospital
Salford, UK

Anthony J. Chiaravalloti, MD
University of Connecticut Health Center,
Department of Dermatology
Farmington, CT, USA

Fiona J. Child, BSc, MD, FRCP
Consultant Dermatologist
Skin Tumour Unit
St. John's Institute of Dermatology
Guy's and St. Thomas' NHS Foundation
Trust
London, UK

Anthony C. Chu, FRCP
Professor of Dermatologic Oncology
Buckingham University
Consultant Dermatologist
Imperial Health Care Trust
Hammersmith Hospital
London, UK

Timothy H. Clayton, FRCP (Edin), MBChB,
MRCPCH
Consultant Paediatric Dermatologist
Royal Manchester Children's Hospital
The Centre for Dermatology
Salford Royal Foundation NHS Trust
Manchester, UK

Steven R. Cohen, MD, MPH
Professor and Chief
Division of Dermatology
Albert Einstein College of Medicine
New York, NY, USA

Elizabeth A. Cooper, BSc, BESc
Clinical Research Manager
Mediprobe Research, Inc.
London, ON, Canada

Susan M. Cooper, MRCGP, FRCP, MD
Consultant Dermatologist
Oxford University Hospitals NHS
Foundation Trust
Oxford, UK

Nick Collier
Dermatology Department
Salford Royal Foundation Trust
Salford, UK

Christina M. Correnti, MD, MS
University of Maryland School of Medicine,
Department of Dermatology
Baltimore, MD, USA

Ian H. Coulson, BSc, MB, FRCP
Consultant Dermatologist
Dermatology Unit
Burnley General Hospital
Burnley, UK

M. Laurin Council, MD
Assistant Professor of Dermatology
Washington University
St. Louis, MO, USA

Shawn E. Cowper, MD
Associate Professor of Dermatology and
Pathology
Dermatopathology Service
Department of Dermatology
Yale University School of Medicine
New Haven, CT, USA

Nicholas M. Craven, BM, BCh, MA, FRCP
Consultant Dermatologist
Mid Cheshire Hospitals NHS Foundation
Trust
Crewe, Cheshire, UK

Daniel Creamer, BSc, MD, FRCP
Consultant Dermatologist
Department of Dermatology
King's College Hospital
London, UK

Ponciano D. Cruz Jr., MD
Distinguished Professor and Vice Chair
Department of Dermatology
The University of Texas Southwestern
Medical Center
Dallas, TX, USA

Carrie Ann R. Cusack, MD
Assistant Professor of Dermatology
Department of Dermatology
Drexel University College of Medicine
Philadelphia, PA, USA

Adam Daunton, BSc, MBChB, MRCP
Salford Royal Hospital NHS Foundation
Trust
Manchester, UK

Mark D. P. Davis, MD
Professor & Chair
Department of Dermatology
Mayo Clinic
Rochester, MN, USA

Robert S. Dawe, MBChB, MD, FRCP
Consultant Dermatologist & Honorary
Reader in Dermatology
Photobiology Unit
Department of Dermatology
Ninewells Hospital and Medical School
Dundee, UK

David P. D'Cruz, MD, FRCP
Consultant Rheumatologist
Louise Coote Lupus Unit
Guy's Hospital
London, UK

David de Berker, BA, MBBS, MRCP
Consultant Dermatologist and Honorary
Senior Lecturer
Bristol Dermatology Centre
Bristol Royal Infirmary Hospital
Bristol, UK

Danielle M. DeHoratius, MD
Clinical Associate
Department of Dermatology
Hospital of the University of Pennsylvania
Philadelphia, PA, USA

Min Deng, MD
Assistant Professor
Center for Dermatologic Surgery
West Virginia University School of Medicine
Morgantown, WV, USA

Seemal R. Desai, MD
Founder and Medical Director
Innovative Dermatology, PA
Clinical Assistant Professor
Department of Dermatology
University of Texas Southwestern Medical
Center
Dallas, Texas, USA

Georgina Devlin, BA (Hons)
Paediatric Dermatology Specialist Nurse
Salford Royal Foundation Trust
Manchester, UK

John J. DiGiovanna, MD
Senior Research Physician
DNA Repair Section
Laboratory of Cancer Biology and Genetics
Center for Cancer Research
National Cancer Institute
National Institutes of Health
Bethesda, MD, USA

Alexander Doctoroff, DO, MS
Clinical Assistant Professor of Dermatology
Columbia University Medical Center
New York, NY;
Medical Director and CEO
Metropolitan Dermatology
Clark, NJ, USA

Roni P. Dodiuk-Gad, MD
Vice Head - Dermatology Department
Emek Medical Center
Israel, Clinical Assistant Professor
Bruce Rappaport Faculty of Medicine
Technion - Institute of Technology
Israel, Research Fellow;
Division of Dermatology
Sunnybrook Health Sciences Centre
University of Toronto
Toronto, ON, Canada

Dawn Z. Eichenfield, MD, PhD
Departments of Medicine and Dermatology
University of California
San Diego School of Medicine
San Diego, CA, USA

Lawrence F. Eichenfield, MD
Professor of Dermatology and Pediatrics
Chief, Division of Pediatric Dermatology
Vice Chair, Department of Dermatology
University of California, San Diego and
Rady Children's Hospital
San Diego, CA, USA

Drore Eisen, MD, DDS
Dermatologists of Southwest Ohio
Cincinnati, OH, USA

Ure Eke, MBChB, MRCP
Consultant Dermatologist
University Hospitals Coventry and
Warwickshire NHS Trust
Coventry, UK

Dirk M. Elston, MD
Professor and Chairman
Department of Dermatology and
Dermatologic Surgery
Medical University of South Carolina
Charleston, SC, USA

Patrick O. M. Emanuel, MB, ChB
Dermatopathologist
Auckland District Health Board
Auckland, New Zealand

Clinton W. Enos, MD, MS
Eastern Virginia Medical School
Norfolk, VA

Shaheen H. Ensanyat, MS
The Tisch Cancer Institute
Mount Sinai School of Medicine
New York, NY, USA

Anna F. Falabella, MD, CWS
Voluntary Associate Professor
Department of Dermatology and Cutaneous
Surgery
University of Miami Miller School of Medicine
Miami, FL, USA

Aaron S. Farberg, MD
Department of Dermatology
Icahn School of Medicine at Mount Sinai
New York, NY, USA

Lawrence S. Feigenbaum, MD
Department of Dermatology
University of Texas Southwestern Medical
Center
Dallas, TX, USA

Kristen Heins Fernandez, MD
Assistant Professor
University of Missouri;
Chief of Dermatology
Harry S. Truman VA
Columbia, MO, USA

Nicole Fett, MD, MSCE
Associate Professor of Dermatology
Oregon Health and Science University
Portland, OR, USA

Andrew Y. Finlay, CBE, FRCP (Lond and Glasg)
Professor of Dermatology
School of Medicine
Cardiff University
Cardiff, UK

Bahar F. Firoz, MD MPH
Dermatologist
Dermatology Surgery Fellow
Derm Surgery Associates
Houston, TX, USA

Elnaz F. Firoz, BA
Dermatologist
Columbia University College of Physicians
and Surgeons
Short Hills, NJ, USA

James E. Fitzpatrick, MD
Professor of Dermatology and Pathology
(retired)
University of Colorado School of Medicine
Aurora, CO, USA

Amy E. Flischel, MD, FAAD
Clinical Assistant Professor of Dermatology
University of Illinois at Chicago College of
Medicine
Chicago, IL, USA

Kelly A. Foley, PhD
Medical Research Associate
Mediprobe Research, Inc.
London, ON, Canada

Derek Freedman, MD, FRCPI
Genitourinary Physician
GUIDE Clinic
St. James' Hospital
Dublin, Ireland

Georgina A. Fremlin, MBChB, MRCP
Dermatology Specialist Registrar
The Birmingham Skin Centre
Sandwell and West Birmingham Hospitals
NHS Trust Birmingham
Birmingham, UK

编者名单

13

Richard Fried, MD, PhD
Clinical Director
Yardley Dermatology
Yardley Clinical Research Associates
Yardley, PA, USA

Philip Friedlander, MD, PhD
Assistant Professor of Medicine
Department of Hematology and Oncology
Department of Dermatology
The Tisch Cancer Institute
Mount Sinai School of Medicine
New York, NY, USA

Adam Friedman, MD
Assistant Professor of Medicine (Dermatology)
Assistant Professor of Physiology and
Biophysics
Director of Dermatologic Research
Division of Dermatology
Montefiore-Einstein College of Medicine
Bronx, NY, USA

Amy K. Forrestel, MD
Dermatology / Internal Medicine
University of Pennsylvania
Philadelphia, PA, USA

Brian S. Fuchs, MPH, MD
Dermatologist
Department of Psychiatry
Mount Sinai School of Medicine
New York, NY, USA

Joanna E. Gach, MD, FRCP
Consultant Dermatologist
Department of Dermatology
University Hospital
Coventry, UK

Anjela Galan, MD
Associate Professor, Dermatology and
Pathology Associate Director
Dermatopathology Fellowship and Training
Program
Yale University School of Medicine
New Haven, CT, USA

Jaya Ganesh, MD
Associate Professor of Pediatrics
Cooper Medical School at Rowan University
Division Chief, Genetics
Cooper University Hospital
Camden, NJ, USA

Amit Garg, MD
Professor and Founding Chair
Department of Dermatology
Hofstra Northwell School of Medicine
SVP, Dermatology Service Line
Northwell Health
Hempstead, NY, USA

Lauren Geller, MD
The Mount Sinai Hospital
Department of Pediatrics
New York, NY, USA

Carlo M. Gelmetti, MD
Head, Unit of Pediatric Dermatology
Fondazione IRCCS Ca' Granda "Ospedale
Maggiore Policlinico," Milan
Department of Pathophysiology and
Transplantation, University of Milan
Milan, Italy

Elizabeth Ghazi, MD
Department of Dermatology
University of Pennsylvania, School of
Medicine
Philadelphia, PA, USA

Sneha Ghunawat, MD, DNB
Department of Dermatology Venereology
and Leprology
Maulana Azad Medical College
New Delhi, India

Leonard H. Goldberg, MD, FRCP
Medical Director and Chief of Surgery
Derm Surgery Associates PA
Clinical Professor in Dermatology
University of Texas Medical School;
Clinical Professor
Department of Dermatology
Weill Medical College of Cornell University;
Director
Procedural Dermatology Fellowship
The Methodist Hospital
Houston, TX, USA

Mark J. D. Goodfield, MD FRCP
Consultant Dermatologist
Department of Dermatology
Leeds General Infirmary
Leeds, UK

Marsha L. Gordon, MD
Professor and Vice Chairman
Department of Dermatology
Mount Sinai School of Medicine
New York, NY, USA

Asha Gowda, MS
University of Toledo College of Medicine
Toledo, OH, USA

Daniel A. Grabell, MD, MBA
Clinical Research Fellow
University of Texas Health Science Center
at Houston McGovern Medical School
Department of Dermatology
Houston, TX, USA

Matthew Grant, MD
Assistant Professor of Medicine
Section of Infectious Diseases
Yale School of Medicine
New Haven, CT, USA

Clive E. H. Grattan, MA, MD, FRCP
Consultant Dermatologist
St. John's Institute of Dermatology, Guy's
Hospital
London, UK

Malcolm W. Greaves, MD, PhD, FRCP
Emeritus Professor of Dermatology
Consultant Specialist in Dermatology and
Allergy
Cutaneous Allergy Clinic
St. John's Institute of Dermatology
St. Thomas' Hospital
London, UK

Justin J. Green, MD
Assistant Professor of Medicine, Division of
Dermatology
Cooper Medical School of Rowan University
Camden, NJ, USA

Christopher E. M. Griffiths, MD, FRCP, FMedSci
Foundation Professor of Dermatology
The University of Manchester, Manchester
Academic Health Science Centre
The Dermatology Centre, Barnes Building
Salford Royal NHS Foundation Trust
Manchester, UK

Charles A. Gropper, MD
Associate Clinical Professor of Dermatology
Icahn School of Medicine at Mount Sinai
Clinical Affiliate Professor of Medicine
CUNY School of Medicine
Chief of Dermatology Saint Barnabas Hospital
New York, NY, USA

Anna L. Grossberg, MD
Assistant Professor, Departments of
Dermatology and Pediatrics
The Johns Hopkins University School of
Medicine
Baltimore, MD, USA

Aditya K. Gupta, MD, PhD, FAAD, FRCP(C)
Department of Medicine
University of Toronto
Toronto, ON, Canada
Director
Mediprobe Research, Inc.
London, ON, Canada

Ali S. Hadi, MD
Department of Dermatology
Icahn School of Medicine at Mount Sinai
New York, NY, USA

Suhail M. Hadi, MBchB, MPhil, FAAD
Associate Professor
Department of Dermatology
Icahn School of Medicine at Mount Sinai
New York, NY, USA

Iris A. Hagans, MD
Cooper University Healthcare
Camden, NJ, USA

Bethany R. Hairston, MD
Private Practice
The Dermatology Clinic
Columbus, MS, USA

Analisa Vincent Halpern, MD
Assistant Professor
Division of Dermatology
Department of Medicine
Cooper Medical of Rowan University
Camden, NJ, USA

Caroline Halverstam, MD
Assistant Professor and Director
Dermatology Section
Montefiore-Wakefield Medical Center
Division of Dermatology
Albert Einstein College of Medicine
Bronx, NY, USA

Natasha Harper
EB Clinical Fellow
Department of Dermatology
Solihull Hospital
Solihull, UK

Matthew J. Harries, PhD, FRCP
Consultant Dermatologist and Honorary
Senior Lecturer
The University of Manchester,
Salford Royal NHS Foundation Trust
Salford, Greater Manchester, UK

John Harris, MD, PhD
Associate Professor of Dermatology
University of Massachusetts Medical School
Worcester, MA, USA

Shannon Harrison, MBBS, MMed, FACD
Honorary Clinical Lecturer
Department of Medicine
University of Melbourne
Melbourne, Australia

Michael M. Hatch, MD
Texas Tech School of Medicine
Texas Tech University Health Sciences
Center
Lubbock, TX, USA

Adrian H. M. Heagerty, BSc, MD, FRCP
Consultant Dermatologist
Department of Dermatology
Solihull Hospital
West Midlands, UK

Adelaide A. Hebert, MD
Professor
Departments of Dermatology and
Pediatrics
The University of Texas Health Science
Center at Houston
Houston, TX, USA

Stephen E. Helms, MD
Professor, Department of Dermatology
University of Mississippi Medical Center
Jackson, MS, USA

Camile L. Hexsel, MD
Dermatologist
Mohs/Procedural Dermatology Fellow
DermSurgery Associates and the Methodist
Hospital
Houston, TX, USA;
Investigator
Brazilian Center for Studies in Dermatology
Porto Alegre, Brazil

Doris M. Hexsel, MD
Instructor
Department of Dermatology
Pontifícia Universidade Católica do Rio
Grande do Sul;
Investigator
Brazilian Center for Studies in Dermatology
Porto Alegre, Brazil

Warren R. Heymann, MD
Professor of Medicine and Pediatrics
Head, Division of Dermatology
Cooper Medical School of Rowan
University
Camden, NJ;
Clinical Professor of Dermatology
Perelman School of Medicine at the
University of Pennsylvania
Philadelphia, PA, USA

Elisabeth M. Higgins†, MA, FRCP
Consultant Dermatologist
Department of Dermatology
King's College Hospital
London, UK

Claire L. Higgins, BSc (Hons), MBBS (Hons), MPH
Skin and Cancer Foundation, Inc.
Melbourne, Australia

Whitney A. High, MD, JD, MEng
Associate Professor of Dermatology and
Pathology
Director of Dermatopathology
University of Colorado School of Medicine
Denver, CO, USA

Herbert Hönigsmann, MD
Professor of Dermatology
Emeritus Chairman
Department of Dermatology
Medical University of Vienna
Vienna, Austria

Marcelo G. Horenstein, MD
Director
Department of Pathology
The Dermatology Group
West Orange, NJ, USA

George J. Hruza, MD, MBA
Adjunct Professor of Dermatology
St. Louis University
St. Louis, MO;
Medical Director
Laser & Dermatologic Surgery Center
Chesterfield, MO, USA

Andrea Hui, MD
Dermatologist
Department of Dermatology
State University of New York Downstate
Medical Center
Brooklyn, NY, USA

Ran Huo, MD
Dermatologist
Department of Dermatology and Cutaneous
Surgery
University of Miami Miller School of
Medicine
Miami, FL, USA

Sally H. Ibbotson, BSc (Hons), MBChB (Hons);
MD with Commendation; FRCP
Professor of Photodermatology
University of Dundee
Ninewells Hospital & Medical School
Dundee, UK

Sherrif F. Ibrahim, MD, PhD
Associate Professor, Dermatology
Division of Dermatologic Surgery
University of Rochester Medical Center
Rochester, NY, USA

Andrew Ilchyshyn, MBChB, FRCP
Consultant Dermatologist
Department of Dermatology
University Hospitals Coventry and
Warwickshire NHS Trust
Coventry, UK

Dina Ismail, MBBS, BSc, MRCP
Dermatologist
Salford Royal NHS Foundation Trust
Manchester, UK

Stefania Jablonska, MD
Professor Emeritus of Dermatology
Medical University of Warsaw
Warsaw, Poland

Heidi T. Jacobe, MD, MCS
Associate Professor
Department of Dermatology
University of Texas Southwestern Medical Center
Dallas, TX, USA

William D. James, MD
Paul R. Gross Professor
Department of Dermatology
Hospital of the University of Pennsylvania
Philadelphia, PA, USA

Aysha Javed, MBChB, MRCP
Consultant Dermatologist
Countess of Chester Hospital
Cheshire, UK

Gregor B. E. Jemec, MD, DMSc
Professor of Dermatology
Department of Dermatology
Zealand University
Hospital Health Sciences Faculty
University of Copenhagen
Copenhagen, Denmark

Graham A. Johnston, MB, ChB, FRCP
Associate Professor
Department of Molecular and Cell Biology
University of Leicester;
Consultant Dermatologist
Department of Dermatology
Leicester Royal Infirmary
Leicester, UK

Stephen K. Jones, MD, FRCP
Emeritus Consultant Dermatologist
Clatterbridge Hospital
Wirral Teaching Hospital NHS Foundation
Trust
Wirral, UK

Jacqueline M. Junkins-Hopkins, MD
Senior Dermatologist
Dermpath Diagnostics
Ackerman Academy of Dermatopathology
New York, NY, USA

Jessica Kaffenberger, MD
Assistant Professor of Dermatology
The Ohio State University Medical Center
Columbus, OH, USA

Kelly R. Kane, MD
Dermatologist
Paolini Dermatology
Cape May Court House, NJ, USA

Antonios Kanelleas, MD, PhD
Consultant Dermatologist
1st Department of Dermatology and
Venereology
A. Sygros Hospital for Skin and Venereal
Diseases
University of Athens School of Medicine
Athens, Greece

†deceased

Ayşe Serap Karadağ
Associate Professor
Dermatology
Istanbul Medeniyet University
Cherry Hill, NJ, USA

Laura Karas
Center for Clinical Studies
Houston, TX, USA

Ruwani P. Katugampola, MD, FRCP
Consultant Dermatologist
Welsh Institute of Dermatology, University
Hospital of Wales
Cardiff, UK

Bruce E. Katz, MD
Clinical Professor
Icahn School of Medicine at Mount Sinai
Director, Juva Skin & Laser Center,
New York, NY, USA

Roselyn Kellen, MD
Department of Dermatology
Mount Sinai School of Medicine
New York, NY USA

Murtaza Khan, MBBS, MRCP
Dermatologist
Department of Dermatology
University Hospitals Coventry &
Warwickshire
Coventry, UK

Hooman Khorasani, MD
Chief
Division of Dermatologic & Cosmetic
Surgery
Department of Dermatology
Assistant Professor of Dermatology
Icahn School of Medicine at Mount Sinai;
Program Director
Micrographic Surgery & Dermatologic
Oncology Fellowship Program
Program Director Dermatologic Cosmetic
Surgery Fellowship Program
Icahn School of Medicine at Mount Sinai
New York, NY, USA

Ellen J. Kim, MD
Sandra J. Lazarus Professor of Dermatology
Perelman School of Medicine at the
University of Pennsylvania
Philadelphia, PA, USA

Hee J. Kim, MD
Department of Dermatology
Icahn School of Medicine at Mount Sinai
New York, NY, USA

Brian Kirby, MD, FRCPI
Consultant Dermatologist and Associate
Clinical Professor
St. Vincent's University Hospital and
University College Dublin
Dublin, Ireland

Joslyn S. Kirby, MD
Assistant Professor of Dermatology
Penn State College of Medicine
Hershey Medical Center
Hershey, PA, USA

Rachel S. Klein, MD
Dermatologist
Department of Dermatology
University of Pennsylvania
Philadelphia, PA, USA

Kate Kleydman, DO
Mohs/Procedural Dermatology Fellow
Department of Dermatology
Division of Mohs, Reconstructive &
Cosmetic Surgery
The Mount Sinai Medical Center
New York, NY, USA

Dimitra Koch, MD, MRCP (UK)
Consultant Dermatologist
Dorset County Hospital
Dorchester, Dorset, UK

John J. Kohorst, MD
Mayo Clinic
Rochester, MN, USA

John Y.M. Koo, MD, FAAD
Professor
Psoriasis and Skin Treatment Center
University of California San Francisco
San Francisco, CA, USA

Sandra A. Kopp, MD
Assistant Clinical Professor
Department of Dermatology
Mount Sinai School of Medicine
New York, NY, USA

Neil J. Korman, MD, PhD
Professor of Dermatology
University Hospitals Cleveland Medical Center
Cleveland, OH, USA

Carrie Kovarik, MD
Associate Professor of Dermatology and
Dermatopathology
Perelman School of Medicine at the
University of Pennsylvania
Philadelphia, PA, USA

Kenneth H. Kraemer, MD
Chief, DNA Repair Section
Laboratory of Cancer Biology and Genetics
Center for Cancer Research
National Cancer Institute
Bethesda, MD, USA

Bernice R. Krafchik, MBChB, FRCP(C)
Professor Emeritus
Pediatrics and Medicine
University of Toronto
Toronto, ON, Canada

Karthik Krishnamurthy, DO
Associate Professor, Division of Dermatology
Albert Einstein College of Medicine
Bronx, NY, USA;
Program Director, Dermatology Residency
Orange Park Medical Center
Orange Park, FL, USA

Knut Kvernebo, MD, PhD, FRCS
Professor of Cardiothoracic Surgery
Oslo University Hospital
Oslo University
Oslo, Norway

Charlene Lam, MD, MPH
Dermatologist
Penn State College of Medicine Hershey
Medical Center
Hershey, PA, USA

Peter C. Lambert, MD
Dermatology
Rutgers New Jersey Medical School
Newark, NJ, USA

James A. A. Langtry, MBBS, MRCP, FACMS
Consultant Dermatologist and
Dermatological Surgeon
Department of Dermatology
Royal Victoria Infirmary
Newcastle Upon Tyne, UK

Amir A. Larian, MD
Clinical Instructor
Department of Dermatology
Mount Sinai School of Medicine
New York, NY, USA

Cecilia A. Larocca, MD
Physician
Department of Dermatology
Boston University School of Medicine
Boston, MA, USA

E. Frances Lawlor, MD, FRCP (lond), FRCPI, DcH, DRCOG
St. John's Institute of Dermatology
The London Clinic
London, UK

Clifford M. Lawrence, MD, FRCP
Consultant Dermatologist
Royal Victoria Infirmary
Newcastle Upon Tyne, UK

Mark G. Lebwohl, MD
Waldman Professor of Dermatology
Department of Dermatology
The Mount Sinai Medical Center
New York, NY, USA

Oscar Lebwohl, MD
Richard and Rakia Hatch Professor of
Medicine
Columbia University Medical Center
New York, NY, USA

Julia S. Lehman, MD, FAAD
Associate Professor of Dermatology and
Laboratory Medicine and Pathology
Mayo Clinic
Rochester, MN, USA

Tabi A. Leslie, BSc, MBBS, FRCP
Consultant Dermatologist
Royal Free Hospital
London, UK

Stuart R. Lessin, MD
Medical Director
KGL Skin Study Center
Philadelphia, PA, USA

Jacob O. Levitt, MD
Professor, Vice Chairman, and Residency
Director
Department of Dermatology
The Mount Sinai Medical Center
New York, NY, USA

Fiona M. Lewis, MD, FRCP
Consultant Dermatologist
St. John's Institute of Dermatology, Guy's &
St. Thomas' NHS Trust
London, UK

Maryam Liaqat, MD
Cooper University Hospital
Camden, NJ, USA

Kristina J. Liu, MD
Director
Dermatology Simulation Education
Instructor
Harvard Medical School
Boston, MA, USA

Michael P. Loosemore, MD, FAAD
Staff Physician
Dermatologic and Mohs Micrographic
Surgery
Mission Hospital
Asheville, NC, USA

Thomas A. Luger, MD
Professor and Chairman
Department of Dermatology
University of Münster
Münster, Germany

Omar Lupi, MD, MSc, PhD
Professor of Dermatology
Federal University of the State of Rio de
Janeiro (UniRio);
Chairman and Titular Professor
Policlinica Geral do Rio de Janeiro (PGRJ)
Professor of Immunology
Federal University of Rio de Janeiro (UFRJ)
Rio de Janeiro, Brazil

Boris D. Lushniak, MD, MPH
Dean and Professor
University of Maryland
School of Public Health
College Park, MD, USA

Calum C. Lyon, MA, FRCP
Consultant Dermatologist
Department of Dermatology
York Hospital
York, UK

Andrea D. Maderal, MD
Assistant Professor
Department of Dermatology and Cutaneous
Surgery
University of Miami Miller School of
Medicine
Miami, FL, USA

Bassel H. Mahmoud, MD, PhD, FAAD
Associate Professor of Dermatology
University of Massachusetts
Worcester, MA, USA

Slawomir Majewski, MD
Head of the Department of Dermatology
and Venereology
Medical University of Warsaw
Warsaw, Poland

Richard B. Mallett, MB, FRCP
Consultant Dermatologist
Dermatology
Peterborough City Hospital
Peterborough, UK

Steven M. Manders, MD
Professor of Medicine and Pediatrics
Division of Dermatology
Cooper Medical School of Rowan University
Camden, NJ, USA

Ranon Mann, MD
Instructor of Medicine
Department of Dermatology
Albert Einstein College of Medicine
New York, NY, USA

Yasaman Mansouri, MD, MRCP
Dermatologist
Department of Dermatology
Heart of England NHS Foundation Trust
Solihull Hospital
Solihull, UK

David J. Margolis, MD, PhD
Professor of Dermatology
Professor of Epidemiology
Assistant Dean for Faculty Affairs
Perelman School of Medicine
University of Pennsylvania
Philadelphia, PA, USA

Orit Markowitz, MD
Director of Pigmented Lesions and Skin
Cancer
Associate Professor of Dermatology
Icahn School of Medicine at Mount Sinai
New York, NY, USA

Alexander Marsland, BSc (Hons), MBChB, FRCP
Consultant Dermatologist and Honorary
Senior Lecturer
Salford Royal Foundation Trust and
University of Manchester
Manchester, UK

Agustin Martin-Clavijo, MRCP
Dermatologist
Queen Elizabeth Hospital
Birmingham, UK

Daniela Martinez
Department of Dermatology
Unirio Hugg Gaffree and Guinle University
Hospital
Universidade Federal do Estado do Rio de
Janeiro(UNIRIO)
Tijuca, Rio de Janeiro, Brasil

Catalina Matiz, MD
Assistant Clinical Professor of Dermatology
and Pediatrics
Division of Pediatric and Adolescent
Dermatology
University of California, San Diego
and Rady Children's Hospital, San Diego
San Diego, CA, USA

Marcus Maurer, MD
Professor of Dermatology and Allergy
Director of Research
Dpt. of Dermatology and Allergy
Allergie-Centrum-Charité
Charité - Universitätsmedizin
Berlin, Germany

Kevin McKerrow, MB, ChB
Consultant Dermatologist
Skin Specialist Centre,
Auckland, New Zealand

Nekma Meah, MB ChB, MRCP (Derm)
Department of Dermatology
Royal Liverpool and Broadgreen University
Hospitals NHS Trust
Liverpool, UK

Giuseppe Micali, MD
Professor and Chairman
Dermatology Clinic
University of Catania
Catania, Italy

Robert G. Micheletti, MD
Assistant Professor
Dermatology and Medicine
University of Pennsylvania
Philadelphia, PA, USA

Leslie G. Millard, MD
Consultant Dermatologist
Hathersage, UK

James E. Miller, MBBS, BSc, PgDip
Dermatology Specialist Registrar
University Hospitals Leicester
Leicester, UK

Jillian W. Wong Millsop, MD, MS
University of California, Davis
Sacramento, CA, USA

Daniel Mimouni, MD
Associate Professor
Skin Cancer Unit - Director
Sackler School of Medicine, Tel Aviv
University
Tel Aviv, Israel;
Dermatology Department
Rabin Medical Center
Petah Tikva, Israel

Ginat W. Mirowski, DMD, MD, FAAD
Adjunct Associate Professor
Department of Oral Pathology, Medicine
Radiology
Indiana University School of Dentistry
Indianapolis, IN, USA

Sultan A. Mirza, MD
Mayo Clinic
Rochester, MN, USA

Sonja Molin, MD
Dermatologist
Department of Dermatology and Allergy
Ludwig Maximilian University
Munich, Germany

Adisbeth Morales-Burgos, MD
Assistant Professor
Department of Dermatology
University of Puerto Rico School of Medicine
San Juan, Puerto Rico

Warwick L. Morison, MBBS, MD, FRCP
Professor
Department of Dermatology
Johns Hopkins University School of Medicine
Baltimore, MD, USA

Cato Mørk, MD, PhD
Consultant Dermatologist
Akershus Dermatological Clinic
Lørenskog, Norway

Colin A. Morton, MBChB, FRCP(UK)
Consultant Dermatologist
Department of Dermatology, Stirling
Scotland, UK

Richard J. Motley, MA, MD, FRCP
Consultant in Dermatology and Cutaneous
Surgery
Welsh Institute of Dermatology
University Hospital of Wales
Cardiff, UK

Megan Mowbray, BSc (Hons), FRCP, MD
Consultant Dermatologist
Department of Dermatology
Queen Margaret Hospital
Dunfermline, UK

Eavan G. Muldoon, MBBCh, MD, MPH
Consultant in Infectious Diseases
Mater Misericordiae University Hospital
Eccles Street
Dublin, Ireland

Anna E. Muncaster, MBChB, FRCP
Consultant Dermatologist
Department of Dermatology
Rotherham General Hospital
Rotherham, UK

George J. Murakawa, MD, PhD
Clinical Professor
Department of Internal Medicine
Michigan State University
Somerset Skin Centre Troy,
MI, USA

Jenny E. Murase, MD
Associate Clinical Professor
University of California, San Francisco
San Francisco, CA, USA

Michele E. Murdoch, BSc, FRCP
Consultant Dermatologist
Department of Dermatology
Watford General Hospital
Watford, UK

Adam S. Nabatian, MD
Department of Dermatology
Mount Sinai School of Medicine
New York City, NY, USA

Mio Nakamura, MD
Psoriasis & Skin Treatment Center
Department of Dermatology
University of California San Francisco
San Francisco, CA, USA

Rajani Nalluri, MBBS, MRCPCH, DiPD
Dermatologist
Department of Dermatology
Northwestern Deanery
Manchester, UK

Zeena Y. Nawas, MD
University of Texas Health Science Center at
Houston
Center for Clinical Studies
Houston, TX, USA

Glen R. Needham, PhD
Associate Professor
Department of Entomology
Center for Life Sciences Education
The Ohio State University
Columbus, OH, USA

Glenn C. Newell, MD, FACP
Associate Professor of Medicine
Cooper Medical School at Rowan University
Camden, NJ, USA

Julia Newton-Bishop, MD, FRCP
Professor of Dermatology
University of Leeds
Leeds, UK

Adam V. Nguyen, MD
Department of Internal Medicine
(Preliminary)
McGovern Medical School at The University
of Texas Health Science Center at Houston
Houston, TX, USA

Rosemary L. Nixon, BSc (Hons), MPH, FACD,
FAFOEM
Adjunct Clinical Associate Professor
Monash University
Honorary Associate Professor
University of Melbourne;
Director
Occupational Dermatology Research and
Education Centre
Skin and Cancer Foundation
Carlton, Victoria, Australia

Jack C. O'Brien, BS
Department of Dermatology
University of Texas Southwestern Medical
Center
Dallas, TX, USA

Stephanie Ogden, PhD, MB ChB with honours
Consultant Dermatologist
Salford Royal NHS Foundation Trust
Manchester, UK

Suzanne M. Olbricht, MD
Associate Professor of Dermatology, Harvard
Medical School
Chief of Dermatology, Beth Israel Deaconess
Hospital
Boston, MA, USA

Sally Jane O'Shea, MB BCh BAO, BMedSc,
MRCPI, PhD
Consultant Dermatologist
South Infirmary-Victoria University Hospital
Cork, Ireland

Cindy E. Owen, MD
Assistant Professor
Division of Dermatology
University of Louisville
Louisville, KY, USA

Michael Pan, MD
Department of Dermatology, Mount Sinai
Health System
New York, NY, USA

Lisa Pappas-Taffer, MD
Assistant Professor of Clinical Dermatology
University of Pennsylvania
Philadelphia, PA, USA

Jennifer L. Parish, MD
Assistant Professor of Dermatology and
Cutaneous Biology
Sidney Kimmel Medical College at Thomas
Jefferson University
Philadelphia, PA, USA

Lawrence Charles Parish, MD, MD (Hon)
Clinical Professor of Dermatology and
Cutaneous Biology
Director of the Jefferson Center for
International Dermatology
Sidney Kimmel Medical College at Thomas
Jefferson University
Philadelphia, PA, USA

Michael Payette, MD, MBA, FAAD
Assistant Professor
Associate Program Director
Dermatology
University of Connecticut
Farmington, CT, USA

Gary L. Peck, MD
Dermatologist
Dermatologic Surgery Center of Washington
LLC
Chevy Chase, MD, USA

Sandra Pena, BA
Department of Dermatology
Wake Forest University School of Medicine
Winston Salem, USA

Jarad Peranteau, MD
Clinical Research Fellow - Dermatology
Center for Clinical Studies
Houston, TX, USA

Frederick A. Pereira, MD
Assistant Clinical Professor of Dermatology
Department of Dermatology
Mount Sinai School of Medicine
New York, NY, USA

William Perkins, MBBS, FRCP
Consultant Dermatologist
Oxford University Hospitals
Oxford, UK

Clifford S. Perlis, MD, MBe
Assistant Professor
Fox Chase Cancer Center
Philadelphia, PA, USA

Robert G. Phelps, MD
Professor of Dermatology
Department of Dermatology
Professor of Pathology
Department of Pathology
Mount Sinai School of Medicine
New York, NY, USA

Tania J. Phillips, MD, FRCPC
Professor of Dermatology
Boston University School of Medicine
Boston, MA, USA

Maureen B. Poh-Fitzpatrick, MD
Professor Emerita and Special Lecturer
(Dermatology)
Columbia University College of Physicians
and Surgeons
New York, NY, USA

Miriam Keltz Pomeranz, MD
Associate Professor
The Ronald O. Perelman Department of
Dermatology
New York University School of Medicine
New York, NY, USA

Samantha R. Pop
Cooper Medical School of Rowan University
Camden, NJ, USA

Pierluigi Porcu, MD
Associate Professor of Internal Medicine
Division of Hematology
The Ohio State University Comprehensive
Cancer Center
Arthur G. James Cancer Hospital and
Richard J. Solove Research Institute
Columbus, OH, USA

James B. Powell, BSc, MRCP (UK)
Dermatology Department
Hereford County Hospital
Wye Valley NHS Trust
Herefordshire, UK

Lori D. Prok, MD
Assistant Professor
Department of Dermatology
University of Colorado Denver
Aurora, CO, USA

Tia M. Pyle, MD
Division of Dermatology
Cooper University Hospital
Cooper Medical School of Rowan University
Camden, NJ, USA

Surod Qazaz
Department of Dermatology
University Hospital
Coventry, UK

Vikram Rajkomar, MBChB, MRCP (UK)
(Dermatology)
Consultant Dermatologist
Salford Royal NHS Foundation Trust
Manchester, UK

Rabia S. Rashid, MRCP
University Hospitals Coventry and
Warwickshire
Coventry, UK

Mehdi Rashighi, MD
Resident-Physician
University of Massachusetts Medical School
Worcester, MA, USA
Research Member
Center for Research & Training in Skin
Diseases and Leprosy
Tehran University of Medical Sciences
Tehran, Iran

Ravi Ratnavel, DM, FRCP
Consultant Dermatologist
Buckinghamshire Hospitals Trust
Buckinghamshire, UK

Christie G. Regula, MD
Dermatologist
Department of Dermatology
Penn State Milton S. Hershey Medical
Center
Hershey, PA, USA

Michael Renzi Jr., BS
Rowan University
Glassboro, NJ, USA

Jean Revuz, MD
Private Practice
Paris, France

Rachel V. Reynolds, MD
Assistant Professor of Dermatology
Program Director
Harvard Combined Dermatology Residency
Training Program
Beth Israel Deaconess Medical Center
Department of Dermatology
Boston, MA, USA

Elisabeth Richard, MD
Assistant Professor of Dermatology
Johns Hopkins University School of
Medicine
Baltimore, MD, USA

Gabriele Richard, MD, FACMG
Chief Medical Officer
GeneDx, Inc.
Gaithersburg, MD, USA

Darrell S. Rigel, MD
Clinical Professor of Dermatology
New York University Medical Center
New York, NY, USA

Wanda Sonia Robles, MBBS, MD, PhD
Consultant Dermatologist
Department of Dermatology
Barnet and Chase Farm Hospitals NHS Trust
Middlesex, UK

Megan Rogge, MD
Assistant Professor
Department of Dermatology
The University of Texas Health Science
Center at Houston
Houston, TX, USA

Alain H. Rook, MD
Professor of Dermatology and Director,
Cutaneous Lymphoma Program
Perelman School of Medicine, University of
Pennsylvania
Philadelphia, PA, USA

Jamie R. Manning, MD
Department of Dermatology
Albert Einstein College of Medicine
Bronx, NY, USA

Ted Rosen, MD
Professor of Dermatology
Department of Dermatology
Baylor College of Medicine
Houston, TX, USA

Misha Rosenbach, MD
Associate Professor, Dermatology & Internal
Medicine
University of Pennsylvania,
Perelman School of Medicine
Philadelphia, PA, USA

David Rosenfeld, MA, BS
University of Missouri
Columbia, MO, USA

Christopher Rowland Payne, MB, BS, MRCP
Consultant Dermatologist
The London Clinic
London, UK

Adam I. Rubin, MD
Assistant Professor of Dermatology
Pediatrics, and Pathology and Laboratory
Medicine
Hospital of the University of Pennsylvania
The Children's Hospital of Philadelphia
Perelman School of Medicine at the
University of Pennsylvania
Philadelphia, PA, USA

Courtney Rubin, MD, MBE
University of Pennsylvania
Philadelphia, PA, USA

Malcolm H. A. Rustin, BSc, MD, FRCP
Professor of Dermatology
Dermatology Department
The Royal Free NHS Foundation Trust
London, UK

Thomas Ruzicka, MD
Professor of Dermatology and Allergy
Department of Dermatology and Allergy
Ludwig Maximilian University
Munich, Germany

Sara Samimi, MD
Physician
Department of Dermatology
University of Pennsylvania
Philadelphia, PA, USA

Lawrence A. Schachner, MD
Professor, Chair Emeritus and Stiefel
Laboratories Chair
Director of the Division of Pediatric
Dermatology
Department of Dermatology & Cutaneous
Surgery
University of Miami Miller School of
Medicine
Miami, FL, USA

Noah Scheinfeld, MD, JD
Clinical Professor of Dermatology
Weill Cornell Medical College
New York, NY, USA

Bethanee J. Schlosser, MD, PhD
Associate Professor
Departments of Dermatology Northwestern
University
Chicago, IL, USA

Rhonda E. Schnur, MD, FACMG
Professor of Pediatrics, Division of Genetics
Cooper Medical School of Rowan University
Camden, NJ, USA;
Senior Clinical Scientist, GeneDx
Gaithersburg, MD, USA

Robert A. Schwartz, MD, MPH, DSc (Hon), FAAD, FRCP (Edin), FACP
Professor & Head, Dermatology
Professor of Medicine
Professor of Pediatrics
Professor of Pathology
Visiting Professor
Rutgers School of Public Affairs and
Administration
Newark, NJ, USA

Matthew J. Scorer, BMBS
University Hospitals of Leicester
Leicester, UK

Bryan A. Selkin, MD
Dermatologist
Center for Dermatology and Cosmetic Laser
Surgery
Plano, TX, USA

Jamie Seymour, BSc (Hon), PhD
Associate Professor
School of Public Health and Tropical
Medicine
Faculty of Medicine, Health & Molecular
Sciences
James Cook University
Cairns, Queensland, Australia

Christine M. Shaver, MD
Drexel University College of Medicine
Philadelphia, PA, USA

Christopher R. Shea, MD
Eugene J. Van Scott Professor in
Dermatology
University of Chicago Medicine
Chicago, IL, USA

Neil H. Shear, MD, FRCPC
Professor of Medicine, Dermatology and
Clinical Pharmacology & Toxicology
University of Toronto, ON, Canada

Tang Ngee Shim, MB, BCh, MRCP (UK)
Dermatologist
Department of Dermatology
University Hospital
Coventry, UK

Hiroshi Shimizu, MD, PhD
Professor and Chairman
Department of Dermatology
Hokkaido University Graduate School of
Medicine
Sapporo, Japan

Julia Siegel, BA
University of Massachusetts Medical School
Worcester, MA, USA

Elisha Singer, MD
Dermatologist
Departments of Internal Medicine and
Dermatology
Northwestern University
Chicago, IL, USA

Maral Kibarian Skelsey, MD
Director of Dermatologic Surgery
Clinical Associate Professor
Department of Dermatology
Georgetown University Medical Center
Washington, DC, USA
Director, The Dermatologic Surgery Center
of Washington
Chevy Chase, MD, USA

Chris Sladden, MBBCh, FRCPC
Clinical Assistant Professor
Memorial University
St. John's Newfoundland, Canada

Michael Sladden, MAE, MRCP, FACD
Associate Professor of Dermatology
Department of Medicine
University of Tasmania
Launceston, Tasmania, Australia

Janellen Smith, MD
Professor
Department of Dermatology
University of California Irvine
Irvine, CA, USA

Joanne E. Smucker, MD
Department of Dermatology
Penn State/Hershey Medical Center
Hershey, PA, USA

Najwa Somani, MD, FRCPC
Department of Dermatology
Indiana University School of Medicine
Indianapolis, IN, USA

Lacy L. Sommer, MD
Assistant Professor of Medicine, Division of
Dermatology
Cooper Medical School of Rowan University
Camden, NJ, USA

Mary Sommerlad, BSc, MBBS, MRCP
Consultant Dermatologist
Homerton University Hospital
London, UK

Christine Soon, BM, MRCP
Consultant Dermatologist
Department of Dermatology
Northampton General Hospital
Northampton, UK

Jennifer A. Sopkovich, MD
Assistant Professor
Division of Dermatology
The Ohio State University Wexner Medical
Center
Columbus, OH, USA

Nicholas A. Soter, MD
Professor of Dermatology
Ronald O. Perelman Department of
Dermatology
New York University School of Medicine
New York, NY, USA

James M. Spencer, MD, MS
Professor of Clinical Dermatology
Department of Dermatology
Mount Sinai School of Medicine
New York, NY, USA

Richard C. D. Staughton, MA, MBBChir, FRCP
Consultant Dermatologist
Daniel Turner Clinic
Department of Dermatology
Chelsea and Westminster Hospital
London, UK

Jane C. Sterling, MBBChir, MA, FRCP, PhD
Consultant Dermatologist
Department of Dermatology
Addenbrooke's Hospital
Cambridge, UK

Cord Sunderkötter, MD
Chairman of the Department of
Dermatology
University Hospital of Münster
Münster, Germany

Saleem M. Taibjee, MBBCh, BMedSci, MRCPCH, DipRCPath
Consultant Dermatologist
Dorset County Hospital
Dorchester, UK

Deborah Tamura, MS, RN, APNG
Research Nurse
DNA Repair Section
Laboratory of Cancer Biology and Genetics
Center for Cancer Research
National Cancer Institute
National Institutes of Health
Bethesda, MD, USA

Eunice Tan, MB, FRCP
Consultant Dermatologist
Norfolk and Norwich University Hospital
NHS Foundation Trust
Norwich, UK

William Y-M. Tang, MBBS (HK), FRCP (Edin & Glasg), Dip Derm (London), FHKAM (Medicine)
Honorary Consultant Dermatologist
Department of Medicine & Geriatrics
Tuen Mun Hospital, Tuen Mun
Hong Kong, China

Lynsey Taylor, MB ChB, BSc (Hons), MRCP
Consultant Dermatologist
Department of Dermatology
Royal Infirmary of Edinburgh
Edinburgh, UK

Bruce H. Thiers, MD
Professor and Chairman Emeritus
Department of Dermatology and
Dermatologic Surgery
Medical University of South Carolina
Charleston, SC, USA

20

Lucy J. Thomas, MPharm, MBChB, MRCP (Derm)
Daniel Turner Dermatology Unit
Chelsea & Westminster Hospital
London, UK

Cody R. Thornton, MPH, MBA
Lieutenant Commander
U.S. Public Health Service
Acting Chief, International Response Policy
Branch
Office of the Assistant Secretary for
Preparedness and Response
U.S. Department of Health and Human
Services
Washington, DC, USA

Anne-Marie Tobin, MB, BSc, MRCPI
Consultant Dermatologist
Tallaght Hospital
Dublin, Ireland

Rochelle R. Torgerson, MD, PhD
Assistant Professor
Department of Dermatology
Mayo Clinic College of Medicine
Rochester, MN, USA

Antonella Tosti, MD
Fredric Brandt Endowed Professor
Department of Dermatology
Cutaneous Surgery, University of Miami
Miami, FL, USA

Fragkiski Tsatsou, MD, MSc, BSc
Dermatologist
Departments of Dermatology, Venereology,
Allergology and Immunology
Dessau Medical Center, Brandenburg
Medical School Theodore Fontane
Dessau, Germany

Yukiko Tsuji-Abe, MD, PhD
Dermatologist
Niigata City, Japan

William F. G. Tucker, MB, FRCP
Consultant Dermatologist
Private Practice
Worcester, UK

Stephen K. Tyring, MD, PhD, MBA
Clinical Professor
Department of Dermatology
University of Texas Medical School at
Houston
Houston, TX, USA

Jeremy Udkoff, MA, MAS
University of California, San Diego and
Rady Children's Hospital
San Diego, CA, USA

Robin H. Unger, MD
Assistant Professor
Department of Dermatology
Mt. Sinai Hospital
New York, NY, USA

Walter P. Unger, MD
Clinical Professor
Department of Dermatology
Mount Sinai School of Medicine
New York, NY, USA

Sarah Utz, MD
Icahn School of Medicine at Mount Sinai
New York, NY, USA

Martha C. Valbuena, MD
Consultant Dermatologist
Hospital Universitario Centro
Dermatológico Federico Lleras Acosta
Bogotá, Colombia

Peter van de Kerkhof, MD, PhD
Professor and Chairman
Department of Dermatology
Radboud University Nijmegen Medical Centre
Nijmegen, Netherlands

Abby S. Van Voorhees, MD
Chair, Program Director and Professor
Eastern Virginia Medical School Department
of Dermatology
Norfolk, VA, USA

Ramya Vangipuram, MD
Center for Clinical Studies
Houston, TX, USA

David Veitch, MBChB, BSc, MRCP
(Dermatology)
Leicester Royal Infirmary
Leicester, UK

Vanessa Venning, DM, FRCP
Consultant Dermatologist
Department of Dermatology
Churchill Hospital
Oxford, UK

Sarah G. Versteeg, MSc
Medical Research Associate
Mediprobe Research, Inc.
London, ON, Canada

Martha Viera, MD
Dermatologist
Department of Dermatology and Cutaneous
Surgery
University of Miami Miller School of
Medicine
Volunteer Faculty
Department of Dermatology
University of Miami
Miami, FL, USA

Carmela C. Vittorio, MD
Associate Professor
Department of Dermatology
Perelman School of Medicine
University of Pennsylvania
Philadelphia, PA, USA

Ruth Ann Vleugels, MD, MPH
Director, Autoimmune Skin Disease
Program
Brigham and Women's Hospital
Department of Dermatology
Associate Professor
Harvard Medical School Boston
Boston, MA, USA

Gorav N. Wali, MA (Hons), BMBCh, MRCP
Oxford University Hospitals
Oxford, UK

Joanna Wallengren, MD, PhD
Associate Professor
Department of Dermatology
Skane University Hospital
Lund, Sweden

Joy Wan, MD
Instructor
University of Pennsylvania
Philadelphia, PA, USA

Karolyn A. Wanat, MD
Assistant Professor of Dermatology and
Pathology
University of Iowa Hospitals and Clinics
Iowa City, IA, USA

Gabriele Weichert, MD, PhD
Medical Director
Skin Care West Medical and Surgical
Dermatology
Nanaimo, BC, Canada

Anja K. Weidmann, MBChB, MMedSci
Consultant Dermatologist
The Dermatology Centre
Stepping Hill Hospital
Stockport, UK

Jeffrey M. Weinberg, MD
Department of Dermatology
Mount Sinai St. Luke's
Mount Sinai Beth Israel
Associate Clinical Professor of Dermatology
Mount Sinai School of Medicine
New York, NY, USA

Victoria P. Werth, MD
Chief
Philadelphia Veterans Administration
Medical Center;
Professor
Department of Dermatology
University of Pennsylvania
Philadelphia, PA, USA

Lucile E. White, MD
Staff Dermatologist
The Methodist Hospital
Houston, TX, USA

Adam H. Wiener, DO
Dermatologist
Melbourne Dermatology Center
Melbourne, FL, USA

Jonathan K. Wilkin, MD
Dermatologist
Consultant, Wilkin Consulting LLC
Warner Robins, GA, USA

Nathaniel K. Wilkin, MD
Staff Dermatologist
Kaiser-Permanente Medical Center
Fresno, CA, USA

Jason Williams, BSc (Hons), MBChB (Hons),
MRCP
Consultant Dermatologist
Director
Contact Dermatitis Investigation Unit
Salford Royal Foundation Trust
Manchester, UK

Niall Wilson, BSc, MBChB, FRCP, FRCPI
Consultant Dermatologist
Royal Liverpool and Broadgreen University Hospital NHS Trust
Liverpool, UK

Karen Wiss, MD
Professor of Dermatology and Pediatrics
University of Massachusetts Medical School
Worcester, MA, USA

Joseph A. Witkowski†, MD, FACP
Emeritus Clinical Professor of Dermatology
University of Pennsylvania
Perelman School of Medicine
Philadelphia, PA, USA

Lauren E. Wiznia, MD
The Ronald O. Perelman Department of Dermatology
New York University School of Medicine
New York, NY, USA

Henry K. Wong, MD, PhD
Professor and Chairman
Department of Dermatology
University of Arkansas
College of Medicine
Little Rock, AR, USA

Junie Li Chun Wong, MBChB, MSc, MRCP
Dermatology Department
Royal Liverpool and Broadgreen
University Hospitals NHS Trust
Liverpool, UK

Andrew L. Wright, MB, FRCP
Hon Professor
University of Bradford
St. Luke's Hospital
Bradford, UK

Cooper C. Wriston, MD
Physician
Department of Dermatology
Mayo Clinic College of Medicine
Rochester, MN, USA

Benedict C. Wu, DO/PhD
Cell Biology
School of Osteopathic Medicine
Rowan University
Stratford, NJ, USA

Adam Wulkan, MD
Dermatologist
Department of Dermatology and Cutaneous Surgery
University of Miami Miller School of Medicine
Miami, FL, USA

Andrea L. Zaenglein, MD
Professor of Dermatology and Pediatrics
Penn State College of Medicine
Penn State/Hershey Medical Center
Hershey, PA, USA

Irshad Zaki, BMedSci (Hons), BMBS, FRCP
Consultant Dermatologist and Cutaneous Surgeon
Heart of England Foundation Trust
Solihull, UK

Joshua A. Zeichner, MD
Assistant Professor
Department of Dermatology
Mount Sinai School of Medicine
New York, NY, USA

Tian Hao Zhu, BA
Clinical Research Investigator
Psoriasis and Skin Treatment Center
Department of Dermatology
University of California
San Francisco
University of Southern California Keck School of Medicine
Los Angeles, CA, USA

John J. Zone, MD
Professor and Chairman
Department of Dermatology
University of Utah School of Medicine
Salt Lake City, UT, USA

Christos C. Zouboulis, MD, PhD
Departments of Dermatology, Venereology, Allergology and
Immunology
Dessau Medical Center, Brandenburg Medical School Theodore
Fontane
Dessau, Germany

Torstein Zuberbeir, MD
Department of Dermatology and Allergy
Allergy-centre-Charité
Charité-Universitätsmedizin Berlin
Charitéplatz, Berlin, Germany

† deceased

致 谢

本书作者在此感谢 Elsevier 编辑们的支持,他们是 Trinity Hutton, Humayra Rahman Khan, Russell Gabbedy, Charlotta Kryhl, Joshua Mearns 和 Srividhya Vidhyashankar。

感谢上一版的编者的工作,为新版修订奠定了良好的基础。我们还想感谢我们的同事们,他们为我们提供了许多临床照片,其中特别感谢 Joe Bikowski, MD。

献 词

感谢我们的夫人 Madeleine Lebwohl，Rhonda Schnur，
Rebecca Berth-Jones 和 Susan Christopher-Coulson 对我们工
作的坚定的支持。

版权声明

图片

第 2 章 : Courtesy of Neil Fernandes, MD.

第 14 章 : With permission from Mayo Foundation for Medical Education and Research. All rights reserved.

第 19 章 : Courtesy of Dr Angana Mitra.

第 29 章 : With permission from Lebwohl MG. Atlas of the Skin and Systemic Disease. Churchill Livingstone: Elsevier, 1995. Courtesy of Fabio Barbosa, MD.

第 30 章 : Courtesy of Joseph Bikowski, MD.

第 51 章 : Courtesy of Tamara Lazic, MD.

第 53 章 : Courtesy of Dr Terence Casey.

第 81 章 : Courtesy of Fitzsimons Army Medical Center

第 95 章 : Courtesy of University Hospitals of Leicester NHS Trust, Department of Medical Illustration.

第 118 章 : Courtesy of Joseph Bikowski, MD.

第 127 章 : Courtesy of Joseph Bikowski, MD.

第 128 章 : Courtesy of Joseph Bikowski, MD.

第 142 章 : Courtesy of Yale Dermatology Residents Slide Collection.

第 168 章 : Reprinted from Cowper SE, Robin HS, Steinberg SM, Su LD, Leboit PE. Scleromyxedema-like cutaneous disease in renal dialysis patients. Lancet, 356 (9234) 1000 to 1, 2000, with permission from Elsevier.

第 214 章 : Courtesy of Mark Lebwohl, MD.

第 242 章 : With permission from Tinea pedis. Busam Klaus J, ed. Dermatopathology: A Volume in the Series: Foundations in Diagnostic Pathology, 2nd edn. Philadelphia, PA: Elsevier, 2010.

表格

第 31 章 : 表 31. 1, Adapted from Veale D, Ellison N, Werner TG, Dodhia R, Serfaty MA, Clarke A. Development of a cosmetic procedure screening questionnaire (COPSs) for body dysmorphic disorder. J Plast Reconstr Aesthet Surg 2012; 65: 530–2.

第 259 章 : 表 259. 1, After Gupta AK. Cutis 1986; 37: 371–4 and Lotfolollhai L, et al. Tanaffos 2015; 14: 57–1.

框

第 195 章 : Adapted from Setji TL, Brown AJ. Polycystic ovary syndrome: update on diagnosis and treatment. Am J Med 2014; 127: 912–9.

第 207 章 : 框 207. 2, Modified from Schlosser BJ. Contact dermatitis of the vulva. Dermatol Clin 2010; 28: 697–706.

第 207 章 : 框 207. 3, Modified from Schlosser BJ. Contact dermatitis of the vulva. Dermatol Clin 2010; 28, 697–706.

第 259 章 : 框 259. 1, Modified from Decker A, et al. Skin Appendage Disord 2015; 1: 28–30.

目　录

证据等级

书中涉及的每种治疗方法都被分配了从 A（最多证据）到 E（最少证据）的字母，代表已发表证据的数量，分类标准如下：

A：双盲试验
至少一项前瞻性随机、双盲、对照试验，没有重大设计缺陷（作者的观点）。

B：临床试验，研究对象 ≥ 20 例
有 20 名或以上受试者的前瞻性临床试验，试验缺乏足够的对照，或设计有缺陷，这种研究一般多为描述性的（作者的观点）。

C：临床试验，研究对象 < 20 例
研究对象少于 20 人且设计有明显缺陷的小型试验，或病例数较多的病例报告（文献中 ≥ 20 例），或回顾性数据分析。

D：病例分析，研究对象 ≥ 5 例
文献报告的有效病例（文献中 ≥ 5 个病例）。

E：个案报道
文献中报告的个别病例数 < 5 例。

第 1 章 黑棘皮病

原作者 Lawrence S. Feigenbaum，Ponciano D. Cruz Jr.

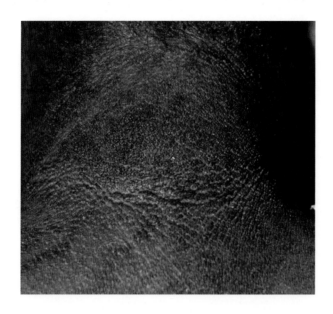

黑棘皮病（acanthosis nigricans）的特征为色素沉着、疣状或天鹅绒状斑块，通常发生在屈侧和间擦部位。常见于胰岛素抵抗，尤其是肥胖患者，其次与其他代谢障碍、遗传综合征、药物和恶性肿瘤有关。尽管高胰岛素血症、高雄激素血症、循环抗胰岛素受体抗体和成纤维细胞生长因子受体激活突变[见于家族性变异和与骨骼发育异常有关的症状，如克鲁宗综合征（Crouzon 综合征）]可能为致病因素，但确切的发病机制还不得而知。

治疗策略

对黑棘皮病患者的治疗取决于潜在病因，确定该病需要独特的病史、有目的的体检和针对性的实验室检查，有时需要进行放射学评估。

病史应包括发病年龄、家族史、用药史、移植史，以及是否存在与高胰岛素血症（有无糖尿病）、高雄激素血症（有无男性化现象）、皮质醇增多症和内脏恶性肿瘤（有无体重下降）相关的症状。

与黑棘皮病有关的药物包括烟酸、皮质类固醇、雌激素、睾酮、胰岛素、阿立哌唑、夫西地酸、蛋白酶抑制剂、三嗪苯酰胺、己烯雌酚、帕利夫明和重组生长激素。黑棘皮病也与肾移植和肺移植有关。

体格检查应记录肥胖、男性化、淋巴结肿大、库欣样特征和脏器肿大。初步实验室筛查应该包括空腹血糖和血清胰岛素水平，以确定或排除胰岛素抵抗（相对于葡萄糖的水平，胰岛素过度升高）。

因为肥胖是胰岛素抵抗和黑棘皮病最常见的病因，所以在无可疑药物病史或恶性肿瘤证据的肥胖患者中，肥胖就是黑棘皮病的病因。

胰岛素抵抗和黑棘皮病的少见病因有 A 型和 B 型综合征，前者的特征是胰岛素受体缺陷，主要表现为年轻女性具有男性化特征，后者多数发生于有循环抗胰岛素受体抗体的女性，与自身免疫性疾病如红斑狼疮有关。胰岛素抵抗和黑棘皮病的其他病因有多囊卵巢综合征，HAIR-AN 综合征（高雄激素血症、胰岛素抵抗和黑棘皮病），家族性脂肪营养不良和多种内分泌疾病。

与黑棘皮病相关的最常见的恶性肿瘤是胃腺癌。其他少见的恶性肿瘤有内分泌系统、泌尿生殖系统、肺脏和胃肠道肿瘤，以及更少见的黑色素瘤和皮肤 T 细胞淋巴瘤 / Sézary 综合征。恶性黑棘皮病可与内脏肿瘤的其他皮肤表现共存，如牛肚掌（tripe palm）、Leser-Trélat 征、菜花样皮肤乳头状瘤病和掌跖角化过度（胼胝形成）。如果怀疑为与恶性肿瘤相关的黑棘皮病，最初的实验室筛查应包括血常规、大便常规和大便潜血、胸部和胃肠道的放射学检查，以及胃肠道内镜。必要时可选择进行盆腔和直肠检查、盆腔超声，以及其他筛查。

缺少特定病因的客观证据时，可考虑为特发性黑棘皮病，可有或无家族性。治疗潜在的病因常常会使黑棘皮病消退。另外，多数已报道的疗法为对症治疗和 / 或美容性治疗，疗效缺乏对照研究证实。

特殊检查

- 根据标准体重、身高 / 体重、体重指数（body mass index，BMI）确定是否有肥胖。
- 同时测定空腹血糖和胰岛素水平。另外，对于肥胖患者，考虑测定糖化血红蛋白（HbA1c）、丙氨酸氨基转移酶（ALT）和空腹脂蛋白谱。
- 根据病史线索，筛查其他内分泌疾病。
- 考虑恶性肿瘤；如果怀疑恶性肿瘤，应转诊至相应的专科，以便确诊。
- 还考虑药物致病的可能性。
- 移植也可能为病因。
- 家族性 / 遗传性疾病也可为病因。

Acanthosis nigricans: a practical approach to evaluation and management. Higgins S, Freemark M, Prose N. Dermatol

Online J 2008; 14 (9): 2.

黑棘皮病的发病机制、临床特点和治疗的综述。

An approach to acanthosis nigricans. Phiske M. Indian Dermatol Online J 2014; 5: 239.

黑棘皮病的患病率、发病机制、类型和分类的综述。还讨论了鉴别诊断、相关的实验室 / 放射学检查和治疗方案。

Prevalence and significance of acanthosis nigricans in an adult obese population. Hud JA Jr, Cohen JB, Wagner JM, Cruz PD Jr. Arch Dermatol 1992; 128: 941–4.

本文描述了在 Dallas, Texas 的 Parkland Memorial Hospital 的成人肥胖诊所中,多达 74% 的成人肥胖患者患有黑棘皮病。皮肤病变可预测是否存在高胰岛素血症。

Juvenile acanthosis nigricans. Sinha S, Schwartz RA. J Am Acad Dermatol 2007; 57: 502–8.

评估儿童黑棘皮病的综述。

Genes, growth factors and acanthosis nigricans. Torley D, Bellus G, Munro C. Br J Dermatol 2002; 147: 1096–101.

本文介绍了合并黑棘皮病的颅缝早闭和骨骼发育不良综合征与成纤维细胞生长因子受体(fibroblast growth factor receptors, FGR),尤其是 FGFR3 激活突变有关。

Characterization of groups of hyperandrogenic women with acanthosis nigricans, impaired glucose tolerance, and/ or hyperinsulinemia. Dunaif A, Graf M, Mandeli J, Laumas V, Dobrjansky A. J Clin Endocrinol Metab 1987; 65: 499–507.

在患有多囊卵巢的肥胖女性中,50% 患黑棘皮病。

Malignant acanthosis nigricans: a review. Rigel D, Jacobs M. J Dermatol Surg Oncol 1980; 6: 923–7.

在 227 名与内脏肿瘤相关的黑棘皮病患者中,55% 患胃癌。其他腹腔恶性肿瘤占 18%,其余 27% 患腹腔外恶性肿瘤。

一线治疗	
• 治疗潜在的病因	D

Acanthosis nigricans: a cutaneous marker of tissue resistance to insulin. Rendon M, Cruz P, Sontheimer R, Bergstresser P. J Am Acad Dermatol 1989; 21: 461–9.

1 名系统性红斑狼疮和 B 型胰岛素抵抗综合征的女性患者,口服皮质类固醇,且皮下注射胰岛素后,黑棘皮病消退。自身免疫病治疗后,循环抗胰岛素抗体亦消失。

Clearance of acanthosis nigricans associated with the HAIR-AN syndrome after partial pancreatectomy: an 11-year follow-up. Pfeifer SL, Wilson RM, Gawkrodger DJ. Postgrad Med J 1999; 75: 421–2.

1 名患 HAIR-AN 综合征的肥胖女性,1 年后被诊断为胰岛素瘤(insulinoma)。切除肿瘤 1 年后,男性化现象消退,手术后 9 年,黑棘皮病明显好转。

Acanthosis nigricans in association with congenital adrenal hyperplasia: resolution after treatment. Kurtoğlu S, Atabek ME, Keskin M, Canöz O. Turk J Pediatr 2005; 47: 183–7.

出生 3 天的女婴,患盐消耗型 21- 羟化酶缺乏先天性肾上腺皮质增生症,两侧腋窝出现黑棘皮病。采用皮质类固醇和盐皮质激素治疗后,黑棘皮病消退。

二线治疗	
• 外用三氯乙酸	C
• 外用阿达帕林	C
• 外用维 A 酸 +/– 乳酸铵	C
• 口服二甲双胍	D
• 外用他扎罗汀	E
• 外用卡泊三醇	E
• 外用乙醇酸	E

Using trichloroacetic acid in the treatment of acanthosis nigricans: a pilot study. Zayed A, Sobhi R, Abdel Halim D. J Dermatolog Treat 2012; 25: 223–5.

在参与研究的 6 名女性中,每周外用 15% 三氯乙酸作为浅表化学剥脱,为期 4 周,增厚和色素沉着减轻,整体外观改善。

The efficacy of topical 0.1% adapalene gel for use in the treatment of childhood acanthosis nigricans: a pilot study. Treesirichod A, Chaithirayanon S, Wongjitrat N, Wattanapan P. Indian J Dermatol 2015; 60: 103.

16 名儿童黑棘皮病患者每日外用 0.1% 阿达帕林凝胶,为期 4 周,皮肤变黑减轻。

Topical therapy with tretinoin and ammonium lactate for acanthosis nigricans associated with obesity. Blobstein SH. Cutis 2003; 71: 33–4.

5 名患黑棘皮病的肥胖患者,一侧颈部外用 12% 乳酸铵霜,每日 2 次,0.05% 维 A 酸霜,每晚 1 次(另一侧作为对照),疗效很好。

没有提及在治疗期间肥胖患者是否减肥,这有益于病情改善。

Therapeutic approach in insulin resistance with acanthosis nigricans. Tankova T, Koev D, Dakovska L, Kirilov G. Int J Clin Pract 2002; 56: 578–81.

5 名肥胖患者（2 名儿童，3 名糖尿病成人患者）口服二甲双胍，每日 1 次，为期 6 个月，血浆胰岛素、体重和人体脂肪含量显著下降。2 名儿童和 1 名成人的黑棘皮病得到改善。

Acanthosis nigricans associated with primary hypogonadism: successful treatment with topical calcipotriol. Gregoriou S, Anyfandakis V, Kontoleon P, Christofidou E, Rigopoulos D, Kontochristopoulos G. J Dermatol Treat 2008; 19: 373–5.

1 名男性外用卡泊三醇软膏 50μg/g，每日 2 次，为期 8 周，黑棘皮病完全清除，观察 6 个月无复发。

Effective treatment by glycolic acid peeling for cutaneous manifestation of familial generalized acanthosis nigricans caused by FGFR3 mutation. Ichiyama S, Funasaka Y, Otsuka Y, Takayama R, Kawana S, Saeki H, et al. J Eur Acad Dermatol Venereol 2016; 30: 442–5.

2 名患者每 2 周进行 1 次 35%~70% 的乙醇酸剥脱，色素沉着和角质化减轻。每 2~5 个月剥脱治疗 1 次，3 年后持续改善。

三线治疗	
• 口服异维 A 酸	E
• 饮食中添加鱼油	E
• 口服避孕药	E
• 长脉冲翠绿宝石激光	E
• 连续波长 CO$_2$ 激光	E

Treatment of acanthosis nigricans with oral isotretinoin. Katz R. Arch Dermatol 1980; 116: 110–11.

患者女性，患黑棘皮病、糖尿病、肥胖、多毛，口服异维 A 酸，每日 2~3mg/kg，为期 4 个月，皮损痊愈。然而，需要长期治疗以维持疗效，因为停用维 A 酸后黑棘皮病复发。由于不良反应，长期服用异维 A 酸治疗良性疾病或许并不可行。

Acanthosis nigricans. Schwartz RA. J Am Acad Dermatol 1994; 31: 1.

1 名患脂肪营养不良性糖尿病和黑棘皮病的白人妇女服用鱼油补剂，皮损好转，但甘油三酯水平持续升高。

Remission of acanthosis nigricans associated with polycystic ovarian disease and a stromal luteoma. Givens JR, Kerber IJ, Wiser WL, Andersen RN, Coleman SA, Fish SA. J Clin Endocrinol Metab 1974; 38: 347–55.

1 名患黑棘皮病和多囊卵巢的女孩，口服避孕药 Ortho-Novum，每日 2 mg，皮损完全清除。

Treatment of acanthosis nigricans of the axillae using a long-pulsed (5-msec) alexandrite laser. Rosenbach A, Ram R. Dermatol Surg 2004; 30: 1158–60.

1 名腋窝部位患有黑棘皮病的妇女，一侧腋窝采用长脉冲翠绿宝石激光（5 毫秒）治疗，另外一侧不治疗，作为对照。治疗侧皮损显著改善。

（郭利劢　译，张建中　校）

第2章 项部瘢痕疙瘩性痤疮

原作者 William Perkins

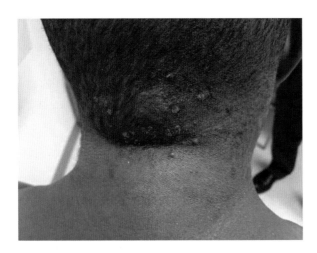

Neil Fernandes 博士惠赠

项部瘢痕疙瘩性痤疮（acne keloidalis nuchae，AKN）为发生于后颈部及枕部的慢性、特发性、炎症性疾病，主要发生于黑人男性。早期表现为枕部与后颈部的丘疹、脓疱，后渐融合成块，形成致密的瘢痕组织，中央伴有瘢痕性秃发。病因不清，但早期组织学均表现为急性和慢性毛囊炎，伴有毛囊破坏、毛囊周围炎以及异物肉芽肿反应。晚期表现可类似，但往往伴有肥厚性瘢痕形成。不当剃头被认为是 AKN 的一个病因，但在流行长发的 20 世纪 60—70 年代里，AKN 仍有发生。衣领摩擦及病人拔发所致的物理性损害也均被认为是其病因，但均未作进一步的系统性研究。无论是毛囊炎导致毛囊破坏，进一步形成异物肉芽肿反应，还是内生发的发展是其主要病因，"瘢痕疙瘩性痤疮"是一个误称。其他部位有瘢痕疙瘩或有瘢痕疙瘩家族史并非 AKN 的特征，切除病变部位后并不会形成瘢痕疙瘩。在 6 名患者中，5 名有须部假性毛囊炎，但在临床上或组织学上并没有发现表浅毛发的穿透现象。有报道长期应用环孢素的患者可出现类似 AKN 的皮损表现，偶尔结节病的丘疹也可表现为类似皮损。

治疗策略

明确诊断是治疗 AKN 的前提。典型病症表现为黑人男性枕部及后颈部炎症性丘疹、脓疱以及肥厚性瘢痕的形成，但高加索人也有发病，偶有女性发病。一般无须行活组织检查，但需要获得组织学上的确诊时要做，不能因担心瘢痕疙瘩的形成而不行活组织检查。此外，需要排除是否有毛囊炎继发细菌感染，主要是葡萄球菌的感染。葡萄球菌

毛囊炎的脓疱和丘疹分布更广泛，可超过头顶，培养可见大量葡萄球菌生长，口服抗生素类治疗效果好，但可能会复发，需要长期治疗。

鉴于剃发及拔发可能与 AKN 相关，故需询问这些因素，如果存在，需要避免。

根据临床分期进行治疗。多数患者在疾病早期倾向不治疗或保守治疗，故许多治疗方法的临床证据并不充分。在一项调查中发现只有 30% 患者进行了治疗。对早期后颈部及枕部散在分布的丘疹和脓疱，最好选用外用抗菌药、抗生素或强效糖皮质激素治疗。

当形成肥厚性瘢痕时，外用或皮损内糖皮质激素治疗效果较好。一旦出现瘢痕性秃发、肥厚性瘢痕和瘙痒、疼痛及窦道等症状时，推荐直接整个地切除病变部位的毛囊。

手术切除是重症患者唯一的治疗方法。影响手术切除的因素包括患者当时症状的严重度以及术中患者与医生之间建立的信任度。若患者只有枕部散在的丘疹和脓疱，无融合性肥厚性瘢痕形成，伴有症状少，往往会选择更保守的治疗。

选择手术切除并无严格分级，对于晚期的 AKN，笔者选择切除治疗。当患者拒绝手术切除时，可采取下列非手术方法。首先建议患者减少拔发（一直被认为与此病相关）和剃发，外用强效糖皮质激素的抗炎作用亦可减轻症状。早期轻症患者局部外用抗生素如 1% 克林霉素或红霉素治疗可能有效。口服抗葡萄球菌的抗生素如氟氯西林可能有效，但临床试验证据并不推荐此方法。疾病早期阶段，尚未形成瘢痕时，若对氟氯西林或红霉素治疗非常敏感，可能为葡萄球菌性毛囊炎，而非 AKN。长期口服四环素类抗生素对一些早期患者或许有效。对局限性肥厚性瘢痕行曲安西龙局封可能有效。异维 A 酸治疗也有效。

特殊检查

- 脓疱拭子。
- 深层活体组织检查。

检查对 AKN 的诊断并无助益，组织学检查也是切除治疗所附带的。若诊断不清，可行瘢痕组织及毛囊球部以下的深层活组织检查明确诊断。此外，需排除毛囊炎是否继发了金黄色葡萄球菌感染，主要依靠临床特征如皮损的分布及有无肥厚性瘢痕形成，但脓液的阳性培养结果可指导局部和系统性抗生素治疗。AKN 的脓疱性皮损中可有金黄色葡萄球菌生长，但在治疗时，普通细菌性毛囊炎的治疗

效果要比 AKN 好得多。

一线治疗	
• 劝阻拔发，停止不当剃发	E
• 外用 1% 克林霉素，2 次 /d	E
• 口服抗葡萄球菌的抗生素——氟氯西林 250mg，4 次 /d	E
• 口服四环素（赖甲四环素 408mg 1 次 /d）	E
• 外用丙酸糖皮质激素软膏，1 次 /d	B

Pseudofolliculitis barbae. Chu T. Practitioner 1989; 233: 307–9.

在一项开放试验中，1% 克林霉素局部外用对假性毛囊炎和瘢痕疙瘩性痤疮具有良好的效果。

An open label study of clobetasol propionate 0.05%and betamethasone valerate 0.12% foams in the treatment of mild to moderate acne keloidalis. Callender VD, Young CM, Haverstock CL, Feldman SR. Cutis 2005; 75: 317–21.

Acne keloidalis is a form of scarring alopecia. Sperling LC, Homoky C, Pratt L, Sau P. Arch Dermatol 2000; 136; 479–84.

对早期丘疹性皮损的内科治疗包括：皮损内注射糖皮质激素、外用糖皮质激素和外用或口服抗生素（常用四环素）。

二线治疗	
• 13- 顺 - 维 A 酸，0.5~1mg/（kg·d）	E
• 曲安西龙 10~40mg/ml 局部封闭，每 2 个月 1 次	E

Folliculitis nuchae scleroticans–successful treatment with 13-cis-retinoic acid (isotretinoin). Stieler W, Senff H, Janner M. Hautarzt 1988; 39: 739–42.

1 例 23 岁的白人男性患者，口服 13- 顺 - 维 A 酸（异维 A 酸）治疗几周后取得极好效果。

在一些病例中，如果抗生素治疗无效，口服异维 A 酸或许会有效。一旦发展成肥厚性瘢痕，口服或局部外用抗生素治疗效果就差，此时，须采取措施控制肥厚性瘢痕的形成。局部强效糖皮质激素乳膏外用或许有效，但用糖皮质激素如曲安西龙局封治疗可减小瘢痕组织。即使做了局封，病程仍会继续，故需要间断重复治疗。

三线治疗	
• 切除治疗，需达毛囊下的深部脂肪或筋膜，可在后发际线处行梭形切口。进行分期治疗，可获二期愈合或一期愈合。	C

The surgical management of extensive cases of acne keloidalis nuchae. Gloster HM. Arch Dermatol 2000; 136: 1376–9.

25 例泛发性 AKN 非洲裔加勒比年轻男患者，接受手术切除治疗，其中 20 例患者行一期手术，分层缝合，4 例患者行二期手术，予分层缝合，1 例患者进行切除后为二期愈合。所有患者对手术的美容效果评价为好至极好。没有 1 位患者完全复发；15 位患者在手术瘢痕上发生细小的脓疱和丘疹；5 位患者出现肥厚性瘢痕，但所有皮损经外用强效糖皮质激素和糖皮质激素局封治疗后恢复。巨大皮损需要行分期手术切除。

Surgical excision of acne keloidalis nuchae with secondary intention healing. Bajaj V, Langtry JA. Clin Exp Dermatol 2008; 35: 53–5.

麻醉较简单，可用 0.5% 或 1% 利多卡因加入 1∶200 000 肾上腺素，或 0.1% 利多卡因加入 1∶1 000 000 肾上腺素。后者的优点是可更长时间地控制出血，而出血在头皮大块切除术中是一个问题，因此在这种情况下可避免电切，因为电切可加重术后疼痛，并增加伤口裂开的风险。

致谢

感谢 Neil Fernandez 博士惠赠照片。

（孙青苗　译，方 红　张建中　校）

第3章 寻常性痤疮

原作者　Fragkiski Tsatsou, Christos C Zouboulis

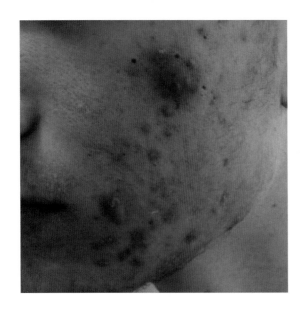

寻常性痤疮（acne vulgaris）是一种多因素参与发病的毛囊皮脂腺单位的慢性炎症性疾病。

治疗策略

寻常性痤疮的治疗取决于皮损类型及病情严重程度。联合治疗通常用于治疗多因素相关的痤疮。

轻度痤疮可采用外用药物治疗。对于粉刺性痤疮，以及无瘢痕形成的轻至中度丘疹脓疱性痤疮，首选外用药物治疗。对于较严重的痤疮，最好外用药物联合口服药物治疗或程序治疗。局部疗法也可作为维持治疗以抑制痤疮早期阶段微粉刺的形成。常用的外用药物包括维A酸类，抗生素，激素及中药，外用药物的起效时间一般为4~12周，无效则需更换治疗方案。

由于粉刺性痤疮的严重程度通常为轻到中度，一般选择外用维A酸类单用作为起始治疗，若治疗有效，维A酸类药物可用于维持治疗。外用维A酸类药物可溶解不同类型的粉刺并有直接的抗炎作用。批准用于治疗痤疮的外用维A酸类包括维A酸、异维A酸、阿达帕林和他扎罗汀，而视黄醛常用于化妆品制剂。外用维A酸类药物对轻至中度痤疮均有效，但其起效时间和耐受性因人而异。常见的皮肤局部不良反应包括红斑、干燥、瘙痒和刺痛，一般在用药最初的几周内好转，如果症状持续，可选择隔日用药。

对于没有瘢痕形成的轻度和中度丘疹脓疱性痤疮选择过氧化苯甲酰（benzoyl peroxide, BPO）联合外用维A酸类，或BPO联合外用抗生素。2.5%的BPO与0.1%或0.3%的阿达帕林，以及3%或5%的BPO与1%、1.2%、3%或5%的克林霉素磷酸酯的复方制剂可增加患者的依从性，因为每日只需使用1次。

局部外用抗生素在治疗痤疮丙酸杆菌（P.acnes）的同时也具有抗炎作用。常用的抗生素包括克林霉素和红霉素，由于可能诱导细菌耐药，故不推荐作为单药治疗。推荐联合外用维A酸类或BPO，以更快地清除病变并降低痤疮丙酸杆菌耐药的可能性。

15%的壬二酸凝胶或20%的壬二酸霜可有效治疗痤疮，也可用于维持治疗以及治疗炎症后色素沉着。

5%或7.5%的氨苯砜凝胶推荐用于治疗炎症性痤疮，尤其适用于成年女性。

阿达帕林，维A酸和过氧化苯甲酰可安全外用于儿童的青春期前痤疮。

硫、烟酰胺、间苯二酚、磺酰胺钠、氯化铝和锌用于治疗痤疮的依据尚不充足。

对于男性伴瘢痕形成的中度丘疹脓疱性痤疮，可选用口服抗生素。口服抗生素也被推荐用于对外用治疗有耐药性的炎症性痤疮。痤疮丙酸杆菌的数量与痤疮严重程度无相关性，但痤疮丙酸杆菌耐药的发生与临床疗效差相关。第二代四环素类药物（多西环素、米诺环素）具有抗炎特性，与四环素相比具有药代动力学优势，是治疗丘疹脓疱性痤疮的首选药物。红霉素的使用会增加细菌耐药性的风险，所以应加以限制。虽然口服红霉素和阿奇霉素可以有效治疗痤疮，但它们的使用应限于不能使用四环素类药物的患者（如孕妇或8岁以下儿童）。多西环素的用法为每日100mg或200mg，分2次口服。初始大剂量多西环素或米诺环素（100mg/d口服4周后，改为50mg/d口服）口服比一开始就50mg/d口服，在12周时显示疗效更佳。每日口服低剂量的多西环素可导致产生亚抑菌浓度，这样会促进细菌耐药性的产生。不推荐使用四环素和大环内酯以外的系统性抗生素治疗，因为关于其他药物试验的研究数据很少。甲氧苄啶-磺胺甲噁唑和甲氧苄啶的单独使用应仅限于不能耐受四环素的患者或难治性患者。

系统性抗生素治疗中度丘疹脓疱性痤疮的疗程应尽可能短。并应同时联合外用BPO或维A酸类药物预防抗生素耐药性的发生和维持治疗。应避免同时口服和局部使用抗生素。若痤疮复发，可以使用先前治疗有效的同种抗生素。在抗生素疗程之间也可以使用 5~7 天的 BPO 以避免痤疮丙酸杆菌出现耐药性。

口服异维 A 酸治疗结节囊肿性或聚合性痤疮。系统性使用异维 A 酸是最有效的抗痤疮药物,特别是在治疗严重顽固性结节囊肿性痤疮和预防痤疮瘢痕的发生上效果尤佳。口服异维 A 酸也可用于治疗中度难治性痤疮。

目前的指南建议异维 A 酸每日 0.5mg/kg,至少持续 4 个月。对于顽固性病例,可延长使用时间,特别是在胸部和背部皮损严重的情况下。异维 A 酸累积剂量与痤疮复发的关系是有争议的。可以从 10mg/d 的低剂量开始,逐渐增加到最大耐受剂量。积极治疗期间不推荐间歇给药,但可以在维持治疗期间间歇给药。使用每日低剂量方案、存在严重的痤疮、面部外受累以及病史过长等是导致治疗时间延长的因素。在一些患者中,一个疗程的口服异维 A 酸就能使痤疮完全缓解。痤疮在年轻患者中更易复发。

口服异维 A 酸治疗痤疮的前 3~4 周可出现炎症加重,偶尔会出现爆发性痤疮。轻度充血会自发好转,不需要调整口服剂量。情况严重时应系统应用糖皮质激素(30mg/d),只在个别病例中需要减量或停药。

口服异维 A 酸的副作用包括典型的剂量依赖性的皮肤黏膜副作用(唇炎、干燥症、黏膜干燥、结膜炎、鼻出血)、转氨酶和 / 或血脂升高、关节痛、肌肉痛,以及罕见的骨质增生或骨外钙化。建议在基线和出现治疗反应时常规进行肝功能、血清胆固醇和甘油三酯的检查。低剂量长期方案 [0.1~0.2mg/(kg·d)] 和具有类似疗效的小剂量异维 A 酸制剂可降低副作用发生的风险。

异维 A 酸可导致很高的自然流产率和致命性先天性畸形,且其潜在致畸性与剂量无关,故育龄期妇女在用药时必须采取安全避孕。所有接受异维 A 酸治疗的患者必须遵守 iPLEDGE 风险管理流程。建议在开始治疗前 1 个月、整个用药期间以及停药后 3 个月内采取避孕措施。妊娠期、哺乳期以及严重肝肾功能不全是口服异维 A 酸的绝对禁忌证。禁忌与维生素 A、四环素类和高剂量阿可匹林同时使用。有报道指出,在异维 A 酸治疗期间,已有抑郁、自杀、焦虑、双相情感障碍、精神病、精神分裂症和自杀意念的患者可出现病情恶化,尽管没有发现明确的因果关系,仍然要对患者进行密切随访。

异维 A 酸口服会影响伤口愈合,可能与皮肤术后过度肉芽组织增生有关。建议在停止治疗后 6~12 个月进行择期手术,如磨皮术或激光换肤术(如 CO_2 或 Er:YAG 激光)。文身、穿孔和脱毛也应该推迟。

对于暴发性痤疮,建议口服糖皮质激素(例如,泼尼松龙 30mg/d,最多 4 周)联合异维 A 酸治疗。

婴儿和儿童期痤疮的治疗方法有所不同。外用阿达帕林、维 A 酸和 BPO 对青春期前儿童痤疮的治疗安全有效。

有肾上腺高雄激素血症的痤疮患者,建议口服小剂量皮质激素联合系统性维 A 酸类药物治疗。

抗雄激素治疗不作为女性患者的一种主要的单药治疗方法,主要用于具有外周高雄激素血症症状或有高雄激素血症的患者。不过,对女性的迟发性痤疮、激素引起的痤疮加重(如经前期痤疮暴发)、对其他治疗抵抗的顽固性痤疮、以及有避孕要求的女性患者,和正在系统性应用异维 A 酸治疗需要避孕的女性患者,抗雄激素药物治疗有效。

含雌激素的复方口服避孕药是治疗女性炎症性痤疮的有效药物。复方口服避孕药(COC)同时含有雌激素和孕激素成分,其中孕激素可以是屈螺酮、醋酸环丙孕酮、醋酸氯马地酮或二烯雌酚(后三种在美国未注册)。此外,选择性醛固酮拮抗剂(例如,螺内酯 50~200mg/d)可用于治疗某些女性的痤疮。螺内酯总体耐受性良好,其副作用与剂量有关,包括高钾血症、多尿、月经不调、乳房胀痛、疲劳、头痛和头晕。孕期禁用,并建议同时使用 COC。

特殊检查
以下检查不作为常规检查
• 进行微生物学检查以排除革兰氏阳性 / 阴性毛囊炎
• 可疑高雄激素血症时进行内分泌检查

一线治疗	
粉刺性痤疮	
• 外用维 A 酸类	B
• 氨苯砜凝胶联合外用维 A 酸类	B
轻度丘疹脓疱性痤疮	
• 过氧化苯甲酰联合外用维 A 酸类	A
• 过氧化苯甲酰联合外用抗生素	A
无瘢痕形成的中度丘疹脓疱性痤疮	
• 过氧化苯甲酰联合外用维 A 酸类	A
• 过氧化苯甲酰联合外用抗生素	A
瘢痕形成的中度丘疹脓疱性痤疮	
• 男性患者:口服抗生素(四环素类、大环内酯类)联合外用过氧化苯甲酰或外用维 A 酸类药物	A
• 女性患者:口服抗雄激素避孕药联合外用过氧化苯甲酰和外用抗生素	A
结节囊肿性和 / 或聚合性痤疮 *	
• 口服异维 A 酸	A
爆发性痤疮	
• 口服异维 A 酸 * 联合口服小剂量糖皮质激素	C

* 仅适用于采取安全避孕的女性

Guidelines of care for the management of acne vulgaris.
Zaenglein AL, Pathy AL, Schlosser BJ, Alikhan A, Baldwin HE, Berson DS, et al. J Am Acad Dermatol 2016; 74: 945-73.

该文一篇回顾痤疮分级、外用及系统治疗痤疮的循证指南。

Treatment of acne in pregnancy. Chien AK, Qi J, Rainer B, Sachs DL, Helfrich YR. J Am Board Fam Med 2016; 29: 254–62.

这是一篇妊娠期常用疗法安全性的综述。局部壬二酸或 BPO 可作为基础治疗。炎症性痤疮可外用红霉素或克林霉素联合 BPO。对于中度至重度的炎症性痤疮，可口服几周的红霉素或头孢氨苄。对妊娠 3 个月后的暴发性结节囊肿性痤疮可短期口服泼尼松龙。

Topical retinoids in acne–an evidence-based overview. Thielitz A, Naser MB, Fluhr JW, Zouboulis CC, Gollnick H. J Dtsch Dermatol Ges 2010; 8 (Suppl 1): S15–23.

这是一篇根据循证医学（EBM）水平，对批准用于痤疮治疗的外用维 A 酸类在疗效和耐受性上的差异，以及它们的副作用的综述。

Efficacy and safety of once-daily dapsone gel, 7.5% for treatment of adolescents and adults with acne vulgaris: first of two identically designed, large,multicenter, randomized, vehicle-controlled trials. Stein Gold LF, Jaratt MT, Bucko AD, Grekin SK, Berlin JM, Bukhalo M, et al. J Drugs Dermatol 2016; 15: 553–61.

这是一项为期 12 周的随机、双盲、基质对照、多中心临床试验，对病程超过 12 年的中度炎症性痤疮患者进行研究，结果显示 7.5% 氨苯砜凝胶每日 1 次外用有效、安全、耐受性良好。氨苯砜是一种具有抗炎和抗菌特性的砜类，氨苯砜凝胶全身吸收最少且可提供临床有效剂量的氨苯砜。

Two randomized, double-blind, split-face studies to compare the irritation potential of two topical acne fixed combinations over a 21-day treatment period. Bhatia N, Bhatt V, Martin G, Pillai R. J Drugs Dermatol 2016; 15: 721–6.

配方技术的进步提供了新的复方制剂，在不影响疗效的前提下提高了有效成分的浓度，降低了潜在刺激性成分的浓度。采用自身半脸对照法对健康志愿者进行为期 21 天的临床试验，比较克林霉素 -BPO 3.75% 凝胶和阿达帕林 0.3%-BPO 2.5% 凝胶的耐受性。不良事件包括刺痛、红斑、干燥、脱屑、灼伤感和瘙痒，其中阿达帕林 0.3%-BPO 2.5% 凝胶的不良事件是克林霉素 -BPO 3.75% 凝胶的两倍。因此，对中重度痤疮克林霉素 -BPO 3.75% 凝胶的耐受性更好。

Effects of benzoyl peroxide 5% clindamycin combination gel versus adapalene 0.1% on quality of life in patients with mild to moderate acne vulgaris: a randomized single-blind study. Guerra-Tapia A. J Drugs Dermatol 2012; 11: 714–22.

与阿达帕林 0.1% 凝胶相比，BPO 5% 和克林霉素 1% 凝胶复方制剂能更早的改善生活质量。这可能是由于 BPO

5% 和克林霉素 1% 凝胶具有更好的疗效和耐受性。

A randomized, single-blind comparison of topical clindamycin + benzoyl peroxide (Duac) and erythromycin + zinc acetate (Zineryt) in the treatment of mild to moderate facial acne vulgaris. Langner A, Sheehan-Dare R, Layton A. J Eur Acad Dermatol Venereol2007; 21: 311–19.

这是一项比较两种复方制剂治疗面部痤疮的临床研究。对 1% 克林霉素磷酸酯加 5% 过氧化苯甲酰（CDP + BPO）混合凝胶每日 1 次外用，和 4% 红霉素加 1.2% 醋酸锌（ERY + Zn）混合溶液每日 2 次外用进行比较，发现 CDP + BPO 和 ERY + Zn 对痤疮治疗均有效，不过 CDP + BPO 起效快，可提高患者的依从性。

Study of the efficacy, tolerability, and safety of 2 fixed-dose combination gels in the management of acne vulgaris. Zouboulis CC, Fischer TC, Wohlrab J, Barnard J, Alió AB. Cutis 2009 ; 84 : 223–9.

对 1% 克林霉素 /5% 过氧化苯甲酰凝胶加保湿赋形剂（C/BPO-HE）和阿达帕林 0.1%/BPO 2.5% 凝胶进行比较。每日使用 1 次，12 周后，两组对炎性和非炎性皮损的改善相似，但 C/BPO-HE 起效更快，且具有较好的耐受性和安全性。

Clindamycin phosphate/tretinoin gel formulation in the treatment of acne vulgaris. Abdel-Naser MB, Zouboulis CC. Expert Opin Pharmacother 2008; 9: 2931–7.

1.2% 克林霉素磷酸酯和 0.025% 维 A 酸的复方制剂凝胶经食品药品监督管理局（FDA）批准可用于治疗 12 岁以上的痤疮患者。这种制剂不仅提高了有效性，并减少了刺激性。由于仅需每日 1 次外用，且起效快，耐受性良好，此类复方制剂可缩短病程、提高患者依从性并降低费用。

Making sense of the effects of the cumulative dose of isotretinoin in acne vulgaris. Rademaker M. Int J Dermatol 2016; 55: 518–23.

这是一篇探讨日剂量和累积剂量对痤疮复发影响的研究。对 1 453 名患者进行图表回顾，分别比较了接受 1 个疗程和 2 个或 2 个以上疗程的患者的日剂量和累积剂量及持续时间。采用不同剂量异维 A 酸治疗痤疮的患者，只要在痤疮完全消退后继续治疗 ≥2 个月，日剂量和累积剂量均不会影响寻常性痤疮的复发。

Interrelationships between isotretinoin treatment and psychiatric disorders: depression, bipolar disorder, anxiety, psychosis and suicide risks. Ludot M, Mouchabac S, Ferreri F. World J Psychiatry 2015; 5: 222–7.

这是一篇旨在明确异维 A 酸与特定精神疾病之间联系

的文献综述。许多研究表明口服异维 A 酸会增加抑郁、自杀未遂和自杀的风险。一些研究表明口服异维 A 酸会增加双相情感障碍患者症状恶化的风险。但异维 A 酸与精神疾病之间的联系尚未得到证实。

Hormonal antiandrogens in acne treatment. Zouboulis CC, Rabe T. J Dtsch Dermatol Ges 2010; 8 (Suppl 1): S60–74.

这是一篇关于抗雄激素的疗效、分类和作用机制的综述。炔雌醇联合醋酸环丙孕酮、醋酸氯麦冬酮、双烯雌酚、地索格列酮或屈螺酮具有最强的抗痤疮活性。不推荐单用促孕激素或雌激素、螺内酯、氟他胺、促性腺激素释放激素激动剂和外周雄激素代谢抑制剂。

Efficacy and safety of 3 mg drospirenone/20 mcg ethinylestradiol oral contraceptive administered in 24/4 regimen in the treatment of acne vulgaris: a randomized, double-blind, placebo-controlled trial. Koltun W, Lucky AW, Thiboutot D, Niknian M, Sampson-Landers C, Korner P, et al. Contraception 2008; 77: 249–56.

这种非雄激素性的含孕激素的避孕药在降低乙炔雌二醇的浓度（20μg）的同时，具有很强的抗雄激素活性（屈螺酮3mg）。因其疗效切确，副作用少，，可能会取代经典的口服避孕药—醋酸环丙孕酮 / 乙炔雌二醇和醋酸氯地酮 / 乙炔雌二醇。

Efficacy of a combined oral contraceptive containing 0.030 mg ethinylestradiol/2 mg dienogest for the treatment of papulopustular acne in comparison with placebo and 0.035 mg ethinylestradiol/2 mg cyproterone acetate. Palombo-Kinne E, Schellschmidt I, Schumacher U, Gräser T. Contraception 2009; 79: 282–9

与安慰剂相比，含有抗雄激素的地诺孕素和乙炔雌二醇的复方口服避孕药治疗丘疹脓疱性痤疮有效，且不逊于含有强效抗雄激素的醋酸环丙孕酮和乙炔雌二醇的复方避孕药。

二线治疗	
粉刺性痤疮	
• 外用过氧化苯甲酰	B
• 壬二酸	B
• 浅层表皮剥脱剂（辛酰水杨酸、水杨酸）	B
轻度至中度丘疹脓疱性痤疮	
• 壬二酸	A
• 外用过氧化苯甲酰	C
• 外用维 A 酸类	A
• 壬二酸联合外用克林霉素	A
• 壬二酸联合外用红霉素	A

• 氨苯砜凝胶	A
• 氨苯砜凝胶联合外用维 A 酸类	A
• 氨苯砜凝胶联合外用过氧化苯甲酰	A
• 系统性抗生素联合阿达帕林	C
• 外用红霉素联合外用维 A 酸类	C
• 口服锌	C
• 光动力疗法	B
• 强脉冲激光（IPL）	B
• 光动力疗法联合 IPL	B
• 蓝光	B
• 蓝 / 红光组合	C
• 低能量红宝石激光治疗（LLLT）	B
• 1 450nm 半导体激光	C
• 外用醋酸环丙孕酮	A
• 齐留通	C
• 低能量红宝石激光治疗（LLLT）	A
• 外用柯拜巴脂精油凝胶	A
• 外用 5% 茶树油凝胶	A
• 羟基乙酸水包油乳液	A
• 化学剥脱术（α- 羟基酸、羟基乙酸、β- 羟基酸、水杨酸）	B
• 微晶换肤术	C
结节囊肿性和 / 或聚合性痤疮 *	
• 口服抗生素联合外用维 A 酸类	C
• 口服抗生素联合壬二酸	C
• 口服抗生素联合外用维 A 酸类和过氧化苯甲酰	C

New and emerging treatments in dermatology: acne. Katsambas A, Dessinioti C. Dermatol Ther 2008; 21: 86–95.

这是一篇关于痤疮治疗的概述，包括新的治疗方法及前景。口服硫酸锌和葡萄糖酸锌可用于治疗炎症性寻常性痤疮，但疗效不肯定。锌通过抑制中性粒细胞的趋化和痤疮丙酸杆菌的生长起作用，其抗炎活性也可通过下列机制起作用：减少肿瘤坏死因子 -α 的产生、调节整合素的表达以及抑制角质形成细胞 TLR2 在表皮的表达。锌盐的用法为 30~150mg（锌含量）/d，共 3 个月。葡萄糖酸锌不会导致细菌耐药性，安全性好，可用于孕妇。

A multicenter, randomized, single-blind, parallel-group study comparing the efficacy and tolerability of benzoyl peroxide 3%/clindamycin 1% with azelaic acid 20% in the topical treatment of mild-to-moderate acne vulgaris. Schaller M, Sebastian M, Ress C, Seidel D, Hennig M.J Eur Acad Dermatol Venereol 2016；30：966–73.

一项为期 12 周的随机、单盲、平行组、多中心临床研究证实 1% 克林霉素 + BPO 在治疗轻中度痤疮方面疗效优于

20% 壬二酸。壬二酸主要具有抗菌作用,并有一定的溶解粉刺的作用。最常见的副作用是使用部位出现烧灼感。无明显系统性副作用,因此可安全用于怀孕和哺乳期痤疮的治疗。

Zileuton, a new efficient and safe systemic antiacne drug. Zouboulis CC. Dermato-Endocrinology 2009; 1: 188–92.

一项多中心研究表明,与安慰剂组相比,口服 5- 脂氧合酶抑制剂齐留通组的炎症性皮损显著减少。齐留通可减少中度痤疮的炎症性皮损数量,并抑制皮脂的合成。齐留通安全且耐受性良好。

Application of the essential oil from copaiba (Copaifera langsdori Desf.) for acne vulgaris: a double-blind, placebo-controlled clinical trial. Da Silva AG, Puziol Pde F, Leitao RN, Gomes TR, Scherer R, Martins ML, et al. Altern Med Rev 2012; 17: 69–75

1.0% 柯拜巴脂油治疗痤疮疗效显著。柯拜巴脂油树脂具有抗炎、修复、抗菌等作用,在传统医药中得到广泛应用。

The efficacy of 5% topical tea tree oil gel in mild to moderate acne vulgaris: a randomized, double-blind placebo-controlled study. Enshaieh S, Jooya A, Siadat AH, Iraji F. Indian J Dermatol Venereol Leprol 2007; 73: 22–5

5% 茶树油凝胶治疗痤疮有效。

Nutritional clinical studies in dermatology. Liakou AI, Theodorakis MJ, Melnik BC, Pappas A, Zouboulis CC. J Drugs Dermatol 2013; 12: 1104–9.

痤疮和饮食之间的关系,目前最关注的主要是高糖饮食和乳制品的摄入在痤疮发病中的作用。迄今为止,营养与皮肤之间的关系尚不明确,它们之间是否存在病因学关系有待进一步研究证实。

A 10% glycolic acid containing oil-in-water emulsion improves mild acne: a randomized double-blind place-bo-controlled trial. Abels C, Kaszuba A, Michalak I, Werdier D, Knie U, Kaszuba A. J Cosmet Dermatol 2011; 10: 202–9.

对 120 例轻度痤疮患者进行长达 90 天的研究,结果显示与安慰剂组相比,10% 羟基乙酸水包油溶液每晚 1 次外用的患者,45 天后轻度痤疮明显改善,且耐受性良好。α- 羟基酸具有溶解粉刺和抗菌特性。

Clinical evaluation of glycolic acid chemical peeling in patients with acne vulgaris: a randomized, double-blind, placebo-controlled, split-face comparative study. Kaminaka C, Uede M, Matsunaka H, Furukawa F, Yamomoto Y. Dermatol Surg

2014; 40: 314–22.

这是一项在亚洲人群中进行的前瞻性、随机、双盲、安慰剂对照、自身半脸对照临床试验。26 名中度痤疮患者,一半脸使用 40% 羟基乙酸(pH 2.0)治疗,另一半脸使用安慰剂,每 2 周 1 次,共 5 次,结果显示 40% 羟基乙酸对中度痤疮疗效显著。

Randomized trial comparing a chemical peel containing a lipophilic hydroxy acid derivative of salicylic acid with a salicylic acid peel in subjects with comedonal acne. Levesque A, Hamzavi I, Seite S, Rougier A, Bissonnette R. J Cosmet Dermatol 2011; 10: 174–82.

一项自身半脸对照研究。对 20 名受试者进行化学换肤,每 2 周 1 次,共 6 次,结果显示两者疗效相当。辛酰水杨酸是水杨酸的亲脂衍生物,具有溶解粉刺的特性。

Photodynamic therapy for the treatment of different severity of acne: a systematic review. Keyal U, Bhatta AK, Wang XL. Photodiagnosis Photodyn Ther 2016; 14: 191–9.

这是一篇关于光动力疗法(photodynamic therapy,PDT)治疗不同程度痤疮的系统性综述。选择了 36 项临床试验,其中 24 项试验是为了观察 PDT 对痤疮的效果,而 12 项试验是将 PDT 的效果与光或激光单独治疗进行比较。在 24 个仅使用 PDT 的试验中,3 个是有对照的临床试验,14 个是无对照的临床试验,6 个是随机对照试验(controlled trials,RCT),1 个是回顾性研究。大量研究表明 PDT 治疗痤疮安全有效。PDT 可以控制炎症性和非炎症性痤疮皮损,改善所有从轻度到重度的痤疮皮损。需要更多的随机对照试验来建立关于光敏剂的浓度和封包时间以及光源的最佳参数的标准指南。

Daylight photodynamic therapy with 1.5% 3-butenyl 5-aminolevulinate gel as a convenient, effective and safe therapy in acne treatment: a double-blind randomized controlled trial. Kwon HH, Moon KR, Park SY, Yoon JY, Suh DH, Lee JB. J Dermatol 2016; 43: 515–21.

这是一项日光 PDT 治疗痤疮的疗效和安全性研究。1.5% 3- 丁烯基丙酸丁酯凝胶是一种 5- 氨基乙酰丙酸(ALA)酯的新变体,治疗时仅以日光作为潜在的可见光源。46 例痤疮患者被随机分成 ALA-BU 组和赋形剂组,采用双盲研究。两组均隔天在面部痤疮皮损处外用发放的凝胶,共 12 周。日光 -PDT 治疗炎症性痤疮有效,耐受性好,使用方便。

A randomized controlled study for the treatment of acne vulgaris using high-intensity 414 nm solid state diode arrays. Ash C, Harrison A, Drew S, Whittall R. J Cosmet Laser Ther 2015; 17: 170–6.

一项随机对照试验证实蓝光设备作为自我疗法治疗痤疮是有效的。41 例患有轻至中度面部炎症性痤疮的成年人在 12 周的治疗后炎性皮损减轻。治疗过程中没有疼痛和副作用。使用窄波发光二极管（LED）的蓝光光疗安全有效，可作为治疗轻至中度痤疮的一种附加疗法。

Comparison of red and infrared low-level laser therapy in the treatment of acne vulgaris. Aziz-Jalali MH, Tabaie SM, Djavid GE. Indian J Dermatol 2012; 57: 128–30.

一项单盲随机研究评估两种不同波长的 LLLT（630nm 和 890nm）治疗痤疮的效果。对 28 例轻至中度寻常性痤疮患者的左右面部分别进行红光 LLLT（630nm）和红外线 LLLT（890nm）治疗，每周 2 次，共 12 次。630nm 组临床改善明显，而 890nm 组临床改善不明显。

Treating acne scars in patients with Fitzpatrick skin types IV to VI using the 1450-nm diode laser. Semchyshyn N, Prodanovic E, Varade R. Cutis 2013; 92: 49–53.

这是一项评估 1 450nm 半导体激光治疗 Fitzpatrick 皮肤类型 Ⅳ-Ⅵ 型参与者痤疮瘢痕的疗效和副作用的研究。结果表明非剥脱性 1 450nm 半导体激光在改善深色皮肤类型的萎缩性痤疮瘢痕方面是安全有效的。常见的不良事件是炎症后色素沉着。

Combined autologous platelet-rich plasma with microneedling versus microneedling with distilled water in the treatment of atrophic acne scars: a concurrent split-face study. Asif M, Kanodia S, Singh K. J Cosmet Dermatol 2016; 15: 434–43.

对 50 例萎缩性痤疮瘢痕患者的双侧面部进行微针治疗。右侧面部皮内注射富含血小板血浆（PRP），左侧面部皮内注射蒸馏水。每月 1 次，共 3 次。PRP 治疗萎缩性痤疮瘢痕有效。与单独使用微针相比，PRP 联合微针可提高临床疗效。

The efficacy of topical cyproterone acetate alcohol lotion versus placebo in the treatment of the mild to moderate acne vulgaris: a double blind study. Iraji F, Momeni A, Naji SM, Siadat AH. Dermatol Online J 2006; 12: 26.

这是一项对 86 例患有轻至中度寻常性痤疮的女性患者进行的临床试验。建议使用醋酸环丙孕酮酒精洗剂作为女性轻至中度痤疮的主要治疗方法之一，并作为中至重度寻常性痤疮的辅助治疗。

Superficial chemical peels and microdermabrasion for acne vulgaris. Kempiak SJ, Uebelhoer N. Semin Cutan Med Surg 2008; 27: 212–20.

在办公室向患者说明化学剥脱术的步骤及可能的并发症。在化学剥脱前后分别对患者进行评估。讨论了两种最常用的表皮剥脱剂（乙醇酸和水杨酸）的对照研究。

三线治疗	
轻度至中度痤疮	
• 化学剥脱术（α- 羟基酸、乙醇酸、β- 羟基酸、水杨酸）	B
• 微晶换肤术	B
痤疮窦道和瘢痕	
• 皮损内糖皮质激素	C
• 中度化学剥脱术［Jessner 溶液 / 三氯乙酸（TCA）、TCA、苯酚］	B
• 磨皮术 ± 富血小板血浆	B
• 射频消融术	C
• 点阵激光换肤术（剥脱性，非剥脱性）	B
• 外科瘢痕修复术	C
• 注射填充物	C

Trichloroacetic acid versus salicylic acid in the treatment of acne vulgaris in dark-skinned patients. Abdel Meguid AM, Elaziz Ahmed Attallah DA, Omar H. Dermatol Surg 2015; 41: 1398–404.

在 25 例寻常性痤疮患者中比较 25% TCA 换肤剂与 30% 水杨酸的疗效。右半脸使用 25% 三氯乙酸，左半脸使用 30% 水杨酸，2 周 1 次，疗程 2 个月。TCA 在治疗粉刺性皮损方面优于水杨酸，而水杨酸在治疗炎症性皮损方面效果更好，但两组结果无统计学差异。

Comparison of fractional microneedling radiofrequency and bipolar radiofrequency on acne and acne scar and investigation of mechanism: comparative randomized controlled clinical trial. Min S, Park SY, Yoon JY, Suh DH. Arch Dermatol Res 2015; 307: 897–904.

点阵微针射频（Fractional microneedling radiofrequency，FMR）是一种有前景的治疗痤疮的方法。此外，双极射频（BR）产生热量，诱导新胶原生成。在一项为期 12 周的前瞻性单盲随机临床试验中，20 例患有轻至中度痤疮和痤疮瘢痕的受试者在左右半脸分别采用 FMR 和 BR 治疗，共治疗 2 次，中间间隔 4 周。除红斑外，两种治疗均未出现严重不良事件。FMR 对痤疮和痤疮瘢痕的疗效优于 BR。

Treatment of acne scars by fractional bipolar radiofrequency energy. Gold MH, Biron JA. Cosmet Laser Ther 2012; 14: 172–8.

15 例患有轻至中度痤疮瘢痕的患者接受点阵双极 RF 设备 3 个月治疗。在 1 个月和 3 个月时经医生评估的痤疮瘢痕严重程度显著降低。不良事件主要为暂时性红斑，而干燥、瘀斑和结痂糜烂等情况少见。受试者评估皮肤的细纹和皱纹、亮度、紧致度、痤疮瘢痕质地和色素沉着均明显改善。

Deep peeling using phenol versus percutaneous collagen induction combined with trichloroacetic acid 20% in atrophic postacne scars: a randomized controlled trial. Leheta TM, Abdel Hay RM, El Garem YF. J Dermatolog Treat 2014; 25: 130–6.

用苯酚进行深层剥脱术以及用20%三氯乙酸进行经皮胶原诱导（percutaneous collagen induction，PCI）治疗痤疮后萎缩性瘢痕均有效。比较同组内不同类型瘢痕治疗后的改善程度，发现滚轮型瘢痕改善非常显著。

Treatment of acne vulgaris with salicylic acid chemical peel and pulsed dye laser: a split face, rater-blinded, randomized controlled trial. Lekakh O, Mahoney AM, Novice K, Kamalpour J, Sadeghian A, Mondo D, et al. J Lasers Med Sci 2015; 6: 167–70.

评估19例中至重度寻常性痤疮患者使用水杨酸换肤联合脉冲染料激光（pulsed dye laser，PDL）与单独使用水杨酸换肤的安全性和有效性。在水杨酸换肤治疗的基础上辅以PDL可以获得更好的痤疮治疗效果。

Comparison of two kinds of lasers in the treatment of acne scars. Reinholz M, Schwaiger H, Heppt MV, Poetschke J, Tietze J, Epple A, et al. Facial Plast Surg 2015; 31: 523–31.

一项比较点阵Er:YAG激光［掺铒钇铝石榴石（Er:Y3Al5O1)］或不同波长的二氧化碳（carbon dioxide，CO$_2$）激光治疗痤疮瘢痕的初步研究。14例双颊严重瘢痕患者采用半脸随机方法进行4次治疗，一侧用Er:YAG激光治疗，对侧用CO$_2$激光治疗。结果显示点阵CO$_2$激光比Er:YAG激光疗效更好。

Acne scars in ethnic skin treated with both nonablative fractional 1550 nm and ablative fractional CO$_2$ lasers: comparative retrospective analysis with recommended guidelines. Alajlan AM, Alsuwaidan SN. Lasers Surg Med 2011; 43: 787–91.

共纳入82例皮肤光型Ⅲ-Ⅴ型的患者，其中45例采用非剥脱性点阵（NaF）1 550nm激光治疗，37例采用剥脱性点阵（AF）CO$_2$激光治疗。两种激光治疗痤疮瘢痕均安全有效，患者满意度高。两组均观察到短暂的炎症后色素沉着，使用普通的美白霜后色素沉着减轻。

（孙青苗 译，方 红 张建中 校）

第4章 肠病性肢端皮炎

原作者 Joanna E. Gach

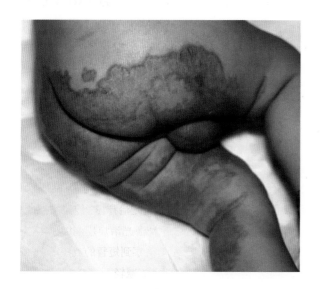

肠病性肢端皮炎（Acrodermatitis enteropathica，AE，OMIM 201100）是一种少见的常染色体隐性遗传性疾病，表现为锌缺乏。由位于 8q24.3 的 *SLC39A* 基因突变引起，该基因编码 *ZIP4* 肠道锌转运体，该转运体在肠上皮细胞表达参与小肠膳食锌的吸收。据估计，全世界每 50 万儿童中就有 1 人患病，没有明显的种族和性别差异。肠病性肢端皮炎在人工喂养的婴儿出生后很快发病，母乳喂养的婴儿断奶后不久发作。由于锌必须和胰腺分泌的低分子量配体相结合，对于婴儿来说，母乳中的锌比牛乳中的锌具有更高的生物利用度。特征性体征为肢端和腔口周围的皮损，首先表现为湿疹样、粉红色斑块伴脱屑，可进展成水疱、大疱、脓疱或表皮剥脱，类似婴儿的严重尿布皮炎。早期亦可见口角炎和甲沟炎。如果不进行治疗，肠病性肢端皮炎通常会导致腹泻、易怒和脱发，皮损处可继发细菌和白色念珠菌感染。在疾病后期影响患儿身心发育。婴儿饮食中适当补充锌剂，可迅速改善病情。

肠病性肢端皮炎仅指遗传性锌缺乏症，非遗传性锌缺乏症称为获得性锌缺乏症。短暂性新生儿锌缺乏症（transient neonatal zinc deficiency，OMIM 608118）发生在母乳喂养的足月婴儿中，由于母亲的 *ZnT2/SLC30A2* 基因突变，引起母乳中的锌浓度较低所致。临床症状与肠病性肢端皮炎相同，对婴儿补充锌，症状可缓解，母亲无须治疗。锌缺乏症的长期治疗和管理因疾病的严重程度不同而有差异。

治疗策略

腔口周围和肢端区域的慢性皮炎提示可能存在锌缺

乏，但确定肠病性肢端皮炎的诊断可能很困难。第一步是实验室测定血浆或血清锌水平。血液样本需要用不锈钢针抽到不含微量元素的收集管里。避免接触含有锌的橡皮塞，避免溶血，使用无锌抗凝剂，并在 45 分钟内将血浆或血清从细胞中分离出来。在低蛋白血症状态下，锌的水平会降低，因为锌在循环中与白蛋白相结合。如果锌缺乏症诊断成立，治疗相对简单：口服锌剂，疾病可明显缓解。尽管缺乏功能性 *ZIP4* 锌转运体，大剂量补充锌剂会增加细胞旁锌的吸收。

患者或其家人必须注意，治疗该疾病需要终身服用锌剂，并进行医疗监测。多食用富含锌的食物，如贝类、坚果和绿叶蔬菜。植酸盐天然存在于植物纤维中，可以降低锌的生物利用度，还可以定期补充铁剂。随着年龄的增加，饮食更加多样，每日服用锌的剂量可减少。锌疗法应定期监测晨起空腹标本、全血细胞计数、血清铜水平、粪便隐血检查。补锌理论上有降低铜吸收的风险，导致难治性小红细胞性贫血，在血清铜水平正常之前，铁治疗无效。

特殊检查

- 晨起空腹血浆或血清锌水平
- 尿锌排泄
- 血清白蛋白和碱性磷酸酶
- 血清铜水平
- 基因研究

正常的血浆锌水平为 70~110μg/dl，血清锌为 80~120μg/dl。可以检测尿锌，但不能用于确诊。

Homozygosity mapping places the acrodermatitis enteropathica gene on chromosomal region 8q24.3. Wang K, Pugh EW, Griffen S, Doheny KF, Mostafa WZ, al-Aboosi MM, et al. Am J Hum Genet 2001; 68: 1055–60.

Identification of SLC39A4, a gene involved in acrodermatitis enteropathica. Küry S, Dréno B, Bézieau S, Giraudet S, Kharfi M, Kamoun R, et al. Nature Genet 2002; 31: 239–40.

Overview of inherited zinc deficiency in infants and children. Kambe T, Fukue K, Ishida R, Miyazaki S. J Nutr Sci Vitaminol 2015; 61 Suppl: S44–6.

Genetic causes and gene-nutrient interactions in mammalian zinc deficiencies: acrodermatitis enteropathica and transient neonatal zinc deficiency as examples. Kasana S, Din J, Maret W. J Trace Elem Med Biol 2015; 29: 47–62.

一线治疗	
• 口服锌剂	A

多数情况下,根据锌缺乏的程度,口服 2~3 倍每日所需锌盐,即 30~55mg Zn^{2+},在数天至数周内足以恢复正常锌水平。元素锌的剂量必须以患者的血或血浆锌水平和体重而定。对于肠病性肢端皮炎患者,锌替代治疗的初始剂量应为每日服用元素锌 2~3mg/kg。每 3~6 个月检查 1 次血清或血浆锌,并相应调整锌的剂量。对于获得性或饮食性锌缺乏的患者,治疗的初始剂量为每日 0.5~1mg/kg。锌剂的种类有硫酸锌、醋酸锌、葡萄糖酸锌和丙酸锌。剂量依赖于制剂中的元素锌含量,不同的化合物有差别。例如,标准 220mg 胶囊的商品锌剂大约含有 55mg Zn^{2+},剂量适用于多数锌缺乏的患者。常用的制剂是锌酸盐,即 $ZnSO_4 \cdot 7H_2O$。

补充锌剂显著的副作用是胃刺激伴恶心、呕吐和胃出血。大量意外服用过量锌可能导致致命的多系统器官功能衰竭。

Zinc deficiency in acrodermatitis enteropathica: multiple dietary intolerance treated with synthetic diet. Barnes PM, Moynahan EJ. Proc Roy Soc Med 1973; 66: 327–9.

1973 年,Barnes 和 Moynahan 在治疗慢性、无反应的肠病性肢端皮炎患儿的肢端皮肤病,效果很差。然后,他们尝试了不同的疗法,其中一种就是口服锌。出乎意料的是,接受锌剂治疗的患者快速痊愈。

Acrodermatitis enteropathica and an overview of zinc metabolism. Maverakis E, Fung MA, Lynch PJ, Draznin M, Michael DJ, Ruben B, et al. J Am Acad Dermatol 2007; 56: 116–24.

本文是一篇关于肠病性肢端皮炎和其他锌缺乏疾病的优秀综述。

Zinc therapy in dermatology: a review. Gupta M, Mahajan VK, Mehta KS, Chauhan PS. Dermatol Res Pract 2014; 2014: 709152.

本文详尽总结了锌在 20 多种皮肤病中的应用。

致谢

我们感谢 Kenneth H.Neldner 博士对此章节所做的贡献。

（郭利劲　译,张建中　校）

第 5 章　日光性角化病

原作者　Sherrif F. Ibrahim，Marc D. Brown

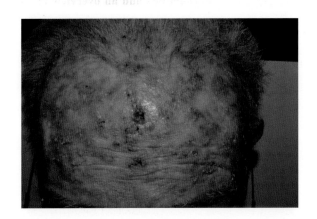

日光性角化病(actinic keratoses，AK)临床表现为边界不清的粉色或肤色的丘疹,上覆鳞屑,好发于长期光暴露部位,尤其是肤色偏白的个体。皮损常见于面部、耳、无毛发遮盖的头皮、前臂伸侧和手背。AK 常发展为鳞状细胞癌(squamous cell carcinoma,SCC),少数可发展为基底细胞癌(basal cell carcinoma,BCC)。据报告,澳大利亚人 AK 的发病率最高,达 60%;在美国,AK 是患者就诊皮肤科的第二大常见原因。

治疗策略

日光性角化病是常见的表皮内增生不良性损害,被认为是 SCC 的癌前病变。文献报告 AK 发生侵袭性 SCC 的概率不一,从每年 0.025% 至 25% 以上不等。AK 与 SCC 在组织病理学上有相似之处。介于 AK 可观的发病率和潜在的病死率与侵袭性疾病相关,多数医生主张积极治疗 AK。但是,至今仍没有随机对照研究证实治疗 AK 后 SCC 的发生率降低。

AK 的诊断主要依据临床表现,因为皮损比较表浅,有许多有效的治疗措施。可疑 AK 不一定需要进行皮肤活检,但对有多发性皮肤癌病史、使用免疫抑制剂、皮损出现在唇部或耳朵等高风险部位的患者,临床医生应放宽活检指征,以排除侵袭性 SCC。皮肤活检的指征包括:皮损处有触痛、快速增大或增厚、出血、过度角化和治疗效果不佳等。

AK 的预防措施包括避免日晒、经常使用广谱防晒霜和遮盖剂。这些方法可以防止新发 AK,并减少非黑素瘤性皮肤癌的发生率。

AK 的发生率随着光照的累积和年龄的增长而上升,需要采取消融或局部治疗。液氮冷冻治疗是目前最常用的治疗方法,因为该治疗可在诊室环境中快速且有效的实施。但是,在弥漫性光损害基础上的典型 AK、单发的边界

难以界定且累及大的、弥漫性区域的皮损需要 5- 氟尿嘧啶(5-FU)和咪喹莫特等外用药物行区域治疗。近期发现咪喹莫特的治愈率高、效果持久,最新采用的 3.75% 浓度的配方已成为 AK 治疗的一线药物。最近一种新的外用制剂,巨大戟醇甲基丁烯酸酯(Ingenol Mebutate),是南欧大戟属植物的提取物,可以有效地治疗 AK。局部用药的优点在于:患者可自行操作、没有侵袭性、发生瘢痕或色素沉着的可能性小,可用于解剖学上难以操作或对美容要求较高的部位。但是,使用这些药物要求患者有很好的依从性,并且局部会出现数周红斑。目前,氨基酮戊酸(aminolevulinic acid,ALA)或甲基氨基酮戊酸盐(methyl aminolevulinate,MAL)的光动力疗法(photodynamic therapy,PDT)越来越普遍应用于 AK 的治疗,这种方法疗效好,并且有极好的美容效果。光动力治疗是由临床医生操作的局部治疗手段,和几种外用药物相比炎症和红斑期较短,许多研究表明患者的满意度较高。依据光剂量、光源(包括周围的日光)、光敏剂及作用时间、治疗频率等的不同,治疗效果也不相同。不同治疗方案的头对头临床研究很难实行,因为不同治疗方案难以进行直接比较。最近,联合治疗成为治疗的新趋势,如冷冻前或冷冻后联合外用药物治疗,或是联合使用多种不同作用机制的外用药物序贯治疗。如果上述治疗效果不佳或出现严重光损伤时,也可考虑激光磨削术、化学剥脱术和皮肤磨削术治疗。最后,对于顽固的皮损或过度角化的皮损,可以采用刮除术或手术切除。

特殊检查
个别情况下:
• 皮肤活检

Actinic keratoses and the incidence of occult squamous cell carcinoma: a clinical-histopathologic correlation. Ehrig T Cockerell C, Piacquadio D, Dromgoole S. Dermatol Surg 2006; 32: 1261–5.

271 例临床诊断 AK 的病例行皮肤活检。91% 的临床诊断与组织病理诊断一致,大约 1/25 的损害实则为侵袭性鳞状细胞癌。

Clinical recognition of actinic keratoses in a high-risk population: how good are we？ Venna SS, Lee D, Stadecker MJ, Rogers GS. Arch Dermatol 2005; 141: 507–9.

15

皮肤癌病史的患者出现的 23 例典型的 AK 临床损害，其中 17 例损害（74%）经过组织病理检查证实为 AK。5 例损害（22%）显示为 SCC。

日光性角化病根据临床表现进行诊断。但是，对于有触痛、过度角化、面积大和顽固性皮损要通过皮肤活检排除恶变的可能。

一线治疗	
• 防晒霜	A
• 冷冻	B
• 外用 5-FU	A
• 外用咪喹莫特	A
• 光动力治疗	A

A randomized controlled trial to assess sunscreen application and beta carotene supplementation in the prevention of solar keratoses. Darlington S, Williams G, Neale R, Frost C, Green A. Arch Dermatol 2003; 139: 451–5.

在这项对于澳大利亚人的研究中，1 621 例成年患者被随机分成 2 组，一组每天使用防晒霜，一组随意使用防晒霜。结果表明每天使用者 AK 的发生率降低 24%。

Reduction of solar keratoses by regular sunscreen use. Thompson SC, Jolley D, Marks R. N Engl J Med 1993; 14: 1147–51.

一项对 588 名澳大利亚人进行的为期 6 个月的随机、安慰剂对照试验表明：每天使用 SPF17 的防晒霜不仅降低了新发 AK 的概率，已存在的 AK 皮损的消退速度也较安慰剂对照组加快。

A prospective study of the use of cryosurgery for the treatment of actinic keratoses. Thai K, Fergin P, Freeman M, Vinciullo C, Francis D, Spelman L, et al. Int J Dermatol 2004；43：687–92.

在这项前瞻性、多中心的研究中，90 例伴有 421 处面部和头皮 AK 损害的患者采用冷冻治疗，他们只用 1 个冻融周期，但冷冻时间不一。患者 3 个月后复查。整体完全缓解率（CR）达到 67.2%，完全缓解率从冷冻时间少于 5 秒的 39% 到冷冻时间长于 20 秒的 83% 不等。作者还发现 29% 的完全缓解的皮损出现色素减退。患者评价认为 94% 完全缓解的皮损达到好至非常好的美容效果。

Effect of a 1 week treatment with 0.5% topical fluorouracil on occurrence of actinic keratosis after cryosurgery. Jorizzo J, Weiss J, Furst K, VandePol C, Levy SF. Arch Dermatol 2004; 140: 813–16.

这项研究表明联合治疗对 AK 的治疗有一定的效果。在这项前瞻性、双盲、随机对照试验中，144 例患者中每名患者面部存在至少 5 个以上 AK 皮损，随机分成两组，一组每天外用 0.5% 5-FU 乳膏共 1 周，另外一组以安慰剂做对照。然后，所有患者均接受 1 个冻融周期的液氮冷冻治疗，冷冻时间为 10 秒。在第 4 周和第 6 个月时对患者进行随访。作者发现：第 4 周时，外用 5-FU 组中 16.7% 的患者皮损完全清除，而安慰剂组清除率为 0（$P<0.001$）。在治疗后 6 个月时，外用 5-FU 组中 30% 的患者皮损完全清除，而安慰剂组仅有 7.7% 的患者皮损完全清除（$P<0.001$）。

Imiquimod 5% cream for the treatment of actinic keratosis: results from two phase Ⅲ, randomized, double-blind, parallel group, vehicle-controlled trials. Lebwohl M, Dinehart S, Whiting D, LeePK, Tawfik N, Jorizzo J, et al. J Am Acad Dermatol 2004; 50: 714–21.

介绍了两项 Ⅲ 期双盲、安慰剂对照研究，美国 24 个中心的 436 例患者被随机分为 5% 咪喹莫特组和安慰剂组，每天外用 1 次，每周 2 天，共使用 16 周。治疗组的完全清除率为 45%，相反安慰剂组仅为 3.2%。治疗组 AK 皮损减少的中位百分数为 83%，而安慰剂组为 0%，表明低频率的外用咪喹莫特对 AK 的治疗相当有效。

Imiquimod 2.5% and 3.75% for the treatment of actinic keratoses: results of two placebo-controlled studies of daily application to the face and balding scalp for two 3-week cycles. Hanke CW, Beer KR, Stockfleth E, Wu J, Rosen T, Levy S. J Am Acad Dermatol 2010; 62: 573–81.

Imiquimod 2.5% and 3.75% for the treatment of actinic keratoses: results of two placebo-controlled studies of daily application to the face and balding scalp for two 2-week cycles. Swanson N, Abramovits A, Berman B, Kulp J, Rigel DS, Levy S. J Am Acad Dermatol 2010; 62: 582–90.

这两项背靠背研究证明了低浓度的咪喹莫特的有效性和耐受性，以及不同浓度的治疗时间表。有趣的是，结果表明：使用咪喹莫特连续 3 周每日治疗（共 2 轮）和连续 2 周每日治疗（共 2 轮）的疗效基本相同，两项研究中 3.75% 浓度组的效果均优于 2.5% 浓度组，但比前期研究中使用 5% 浓度的咪喹莫特每周 2 次，共 16 周的效果略差。

A randomized study of topical 5% imiquimod vs. topical 5-fluorourcil vs. cryosurgery in immunocompetent patients with actinic keratoses: a comparison of clinical and histological outcomes including 1-year follow-up. Krawtchenko N, Roewert-Huber J, Ulrich M, Mann I, Sterry W, Stockfleth E. Br J Dermotol 2007; 157 Suppl 2: 34–40.

这项研究比较咪喹莫特、5-FU 和冷冻治疗 AK 在基线和治疗 1 年后随访的临床皮损清除率、组织病理学清除率和美容效果。患者随机分为三组进行治疗。冷冻治疗组的临床清除率达到68%,5-FU治疗组达到96%,咪喹莫特治疗组达到85%。冷冻治疗组的组织病理学清除率达到32%,5-FU治疗组达到67%,咪喹莫特治疗组达到73%。治疗后随访第1年,冷冻治疗组的持续清除率为28%,5-FU治疗组为54%,咪喹莫特治疗组为73%。咪喹莫特治疗组的美容效果也优于其他两组。

Guidelines on the use of photodynamic therapy for nonmelanoma skin cancer: An international consensus. Braathen LR, Szeimies R, Basset-Seguin N, Bissonnette R, Foley P, Pariser D, et al. J Am Acad Dermatol 2007; 56: 125–43.

这是一篇基于循证医学的综述,推荐使用PDT治疗非黑素瘤性皮肤癌,包括AK。作者总结了PDT治疗AK的所有临床试验,总结出使用MAL和ALA的光动力疗法非常有效,美容效果极好,可以考虑作为一线治疗。

Intraindividual, right-left comparison of topical methyl-aminolaevulinate-photodynamic therapy and cryotherapy in subjects with actinic keratoses: a multicentre, randomized controlled study. Morton C, Campbell S, Gupta G, Keohane S, Lear J, Zaki I, et al. Br J Dermatol 2006; 155: 1029–36.

在这项24周的研究中,患者一侧面部采用PDT治疗1个疗程,另一侧面部采用2个冻融周期的冷冻疗法。在治疗的1 501个皮损中,PDT治愈率高(87% vs. 76%清除率)。两组患者和研究者均推荐PDT治疗,并且认为PDT治疗的美容效果更好。两组治疗均安全,并且耐受性好。

Multicentre intraindividual randomized trial of topical methyl aminolaevulinate-photodynamic therapy vs. cryo-therapy for multiple actinic keratoses on the extremities. Kaufmann R, Spelman L, Weightman W, Reifenberger J, Szermies RM, Verhaeghe E, et al. Br J Dermatol 2008; 158: 994–9.

这是另一项自体对照试验,患者身体一侧使用1个疗程的PDT治疗(不包括面部/头皮),另一侧采用冷冻治疗。在治疗的1 343个皮损中,两组治疗手段在24周时均有很好的疗效,然而冷冻组优于PDT组(PDT组为78%,冷冻组为88%)。研究者和患者都认为PDT治疗的美容效果远好于冷冻组(研究者认为治疗效果极佳的比例为79% vs. 56%;患者评价的比例为50% vs. 22%)。

Photodynamic therapy with aminolevulinic acid topical solution and visible blue light in the treatment of multiple actinic keratoses of the face and scalp: investigator-blinded, phase 3, multicenter trials. Piacquadio DJ, Chen DM, Farber HF, Fowler JF Jr, Glazer SD, Goodman JJ, et al. Arch Dermatol 2004; 140: 41–6.

在这项随机、安慰剂对照研究中243例患者随机分为安慰剂对照组和外用ALA的14至18小时内PDT治疗组。临床有效率定义为第8周和第12周有75%皮损清除率。在PDT治疗组,第8周完全有效率为77%,第12周时为89%。而安慰剂对照组只有18%和13%。大多数患者在治疗部位会出现红斑和水肿,这些表现在4周内好转。治疗过程中会出现刺痛、烧灼感或疼痛,可在24小时内消退。

Results of an investigator-initiated single-blind split-face comparison of photodynamic therapy and 5% imiquimod cream for the treatment of actinic keratoses. Hadley J, Tristani-Firouzi P, Hull C, Florell S, Cotter M, Hadley M. Dermatol Surg 2012; 38: 722–7.

这项研究中,61例患者的一侧面部使用5%咪喹莫特治疗(每周2次),另一侧使用2次ALA-PDT治疗。两组治疗的部分或整体清除率无明显差异;但是,ALA-PDT的平均皮损减少率高于咪喹莫特治疗组。

Daylight photodynamic therapy with MAL cream for larg-escale photodamaged skin based on the concept of 'actinic field damage': recommendations of an international expert group. Philipp-Dormston WG, Sanclemente G, Torezan L, Tretti Clementoni M, Le Pillouer-Prost A, Cartier H, et al. J Eur Acad Dermatol Venereol 2016; 30: 8–15.

这是一篇欧洲人和澳大利亚人使用日光PDT治疗的综述。日光MAL-PDT和传统光源PDT在治疗AK皮损的第3个月(澳大利亚的研究中皮损完全清除率分别为89% vs. 93%;欧洲的研究中皮损完全清除率分别为70% vs. 74%)和第6个月(97%的皮损维持完全清除状态)随访中疗效相当。日光PDT不仅有效,并且基本无痛和易于操作,所以,患者接受度很高,尤其是光暴露部位的治疗。

Network meta-analysis of the outcome'participant complete clearance'in nonimmunosuppressed partici-pants of eight interventions for actinic keratosis: a follow-up on a Cochrane review. Gupta AK, Paquet M. Br J Derm 2013; 169: 250–9.

这是一项关于8种常规治疗AK手段的meta分析,作者总结出5%5-FU的皮损清除率更高。本文中作者讨论了比较研究的内在困难。

二线治疗	
• 外用阿达帕林凝胶	A
• 外用双氯酚酸	A
• 外用巨大戟醇甲基丁烯酸酯	A

Assessment of adapalene gel for the treatment of actinic keratoses and lentigines: a randomized trial. Kang S, Goldfarb MT, Weiss JS, Metz RD, Hamilton TA, Voorhees JJ, Griffiths CE. J Am Acad Dermatol 2003; 49: 83–90.

在这项前瞻性、随机、安慰剂对照研究中 90 例患者分别使用 0.1% 阿达帕林凝胶、0.3% 阿达帕林凝胶或赋形剂治疗。初始时每天使用 1 次,4 周后改为每天使用 2 次,共治疗 9 个月。整体而言,0.1% 阿达帕林治疗组中 62% (P<0.01) 的患者和 0.3% 阿达帕林治疗组中 66% (P<0.01) 的患者达到中等以上的 AK 皮损缓解,而赋形剂组只有 34% 的患者得到缓解。阿达帕林组和对照组相比,较常发生的不良反应有轻度红斑、脱屑和干燥。

Three percent diclofenac in 2.5% hyaluronan gel in the treatment of actinic keratoses: a meta-analysis of the recent studies. Pirard D, Vereecken P, Melot C, Heenen M. Arch Dermatol Res 2005; 297: 185–9.

这篇 meta 文献综合了 3 项研究中的 364 例患者,比较了双氯酚酸和透明质酸赋形剂的治疗效果。结果表明,使用双氯酚酸治疗的患者皮损完全清除率显著较高。作者总结出双氯酚酸的平均治疗周期为 (75±21) 天,完全清除率为 39%。治疗中主要的副作用为对局部皮肤轻度至中度的刺激。

Diclofenac sodium 3% gel in the treatment of actinic keratoses postcryosurgery. Berlin JM, Rigel DS. J Drugs Dermatol 2008; 7: 669–73.

这篇全面的综述涵盖了 17 篇发表的最初双氯芬酸钠用于治疗 AK 的 III 期临床试验。本文讨论了该药物在治疗效果、耐受性和性能与其他局部用药的对比,以及该药物在联合治疗中的使用策略。

Ingenol mebutate gel for actinic keratosis. Lebwohl M, Swanson N, Anderson LL, Melgaard A, Xu Z, Berman B. N Engl J Med 2012; 366: 1010–19.

这项多中心、随机、双盲研究报道了使用 0.015% 巨大戟醇甲基丁烯酸酯 (ingenol mebutate, IM) 治疗面部和头皮的 AK 皮损,每日 1 次,连续 3 天,以及使用 0.05%IM 治疗躯干和四肢的 AK 皮损,每日 1 次,连续 2 天。在第 57 天评估治疗效果。面部 / 头皮组皮损的完全清除率为 42%,躯干 / 四肢组的则为 34%。局部皮肤反应的高峰介于第 3 天 ~ 第 8 天,实际为轻度至中度反应。这项研究排除了肥厚或角化过度的皮损。

Randomized, double-blind, double-dummy, vehicle-controlled study of ingenol mebutate gel 0.025% and 0.05% for actinic keratosis. Anderson L, Schmieder GJ, Werschler WP, Tschen EH, Ling MR, Stough DB, et al. J Am Acad Dermatol 2009; 60: 934–43.

该研究将来自 22 个美国医疗中心的 222 例患者的非面部 AK 皮损,随机使用安慰剂 3 天、0.025% 巨大戟醇甲基丁烯酸酯 (IM) 凝胶 3 天、安慰剂 1 天,随后 0.05% IM 凝胶 2 天,或者 0.05% IM 凝胶 3 天。和基线相比,三个治疗组的部分清除率 (与基线 AK 相比减少>75%) 和完全清除率都有明显升高,并且结果显示呈剂量依赖性。0.025%×3 天治疗组部分和完全清除率为 28%/20%,0.05%×2 天治疗组部分和完全清除率为 34%/24%,0.05%×3 天治疗组部分和完全清除率为 43%/31%。最常见的局部皮肤反应包括红斑、脱屑、结痂、肿胀、表皮剥脱 / 溃疡、水疱形成以及色素沉着,一般在第 15 天会有明显缓解。患者的满意度好。

三线治疗	
• 刮除术	E
• 皮损切除	E
• 激光磨削术	B
• 化学剥脱	D
• 皮肤磨削术	D

Full face laser resurfacing: Therapy and prophylaxis for actinic keratoses and non-melanoma skin cancer. Iyer S, Friedli A, Bowes L, Kricorian G, Fitzpatrick RE. Lasers Surg Med 2004; 34: 114–19.

在这项回顾性研究中,24 例患者面部的 30 多处 AK 皮损使用全面部超脉冲 CO_2 激光治疗或铒 (Er): YAG 激光磨削治疗。作者发现 21 例患者的皮损维持 1 年以上未复发。

Recurrence rates and long-term follow-up after laser resurfacing as a treatment for widespread actinic keratoses on the face and scalp. Ostertag JU, Quaedvlieg PJ, Neumann MH, Krekels GA. Dermatol Surg 2006; 32: 261–7.

本文对 25 位采用激光磨削术治疗头皮和 / 或面部广泛 AK 的患者进行回顾性病例对照研究。结果显示 44% 患者的皮损在平均 39 个月的随访期 (在 7~70 个月) 内无复发。

Nonablative fractional photothermolysis for facial actinic keratoses: 6-month follow-up with histologic evaluation. Katz TM, Goldberg LH, Marquez D, Kimyai-Asadi A, Polder KD, Landau JM, et al. J Am Acad Dermatol 2011; 65: 349–56.

在这项研究中,14 例患者接受了 5 次非剥脱性点阵磨削术,累及 32%~40% 的面积,每次治疗间隔 2~4 周。对临床照片和皮肤活检改善进行评估。虽然临床照片显示 AK 的皮损减少,实际上所有的组织病理检查显示仍有 AK 和 /

证据等级:A 双盲试验 B 临床试验,研究对象 ≥ 20 例 C 临床试验,研究对象 < 20 例 D 病例分析,研究对象 ≥ 5 例 E 个案报道

或 SCC。这项研究结果显示非剥脱性点阵磨削术并不适合治疗 AK。

A clinical comparison and long-term follow-up of topical 5-fluorouracil versus laser resurfacing in the treatment of widespread actinic keratoses. Ostertag JU, Quaedvlieg PJ, van der Geer S, Nelemans P, Christianen ME, Neumann MH, Krekels GA. Lasers Surg Med 2006 ; 38 : 731-9.

一项前瞻性的随机试验对比了 55 例分别行 5-FU 治疗和 Er : YAG 激光治疗的患者。在 3、6 和 12 月时激光治疗组比 5-FU 组的复发率显著较低。激光磨削术组的不良反应较多,包括红斑和色素减退。

Long-term efficacy and safety of jessner's solution and 35% trichloroacetic acid vs 5% fluorouracil in the treatment of widespread facial actinic keratoses. Witheiler DD, Lawrence N, Cox SE, Cruz C, Cockerell CJ, Freemen RG. Dermatol Surg 1997; 23: 191-6.

在这项前瞻性研究中,15 例严重面部 AK 的患者,一侧面部单次使用 Jessner's 溶液治疗(一种中等深度化学剥脱疗法),另一侧每天 2 次外用 5% 5-FU 治疗,共 3 周。作者发现在第 12 个月时两种治疗方式的皮损清除率相似,在第 12~32 个月中两组 AK 皮损数量均有增加。作者总结:两种方法对 AK 的疗效相当,12 个月以后需要对新发皮损再次治疗。

Dermabrasion for prophylaxis and treatment of actinic keratoses. Coleman WP, Yardborough JM, Mandy SH. Dermatol Surg 1996; 22: 17–21.

在这项回顾性研究中,23 例患者采用皮损磨削术治疗面部 AK,并随访 2~5 年。作者发现随着随访时间的延长,皮肤磨削术的效果逐渐减轻,皮肤磨削术治疗后的第 1 年,22 例患者无 AK 皮损。在 13 例随访达 5 年的患者,7 例无 AK 皮损。作者总结:皮肤磨削术在某些患者中可以达到长期清除 AK 皮损的疗效。

顽固的、治疗效果不佳的 AK 可以采取损坏性治疗方法,包括刮除术和外科切除。两种方式均可将组织行病理学检查。外科切除术尤其适用于疑似 SCC 的皮损,这样临床医生既可以治疗,又可以明确诊断。广泛的、巨大的 AK 适合采取区域损坏性治疗。这些治疗方法包括剥脱性激光磨削术,皮肤磨削术和化学剥脱。

(田 珊 译,张建中 校)

第6章 光线性痒疹

原作者 Robert S. Dawe，Martha C. Valbuena

（同义词：美国印第安人遗传性多形日光疹，Hutchinson 夏季痒疹，北美印第安人日光性皮炎）

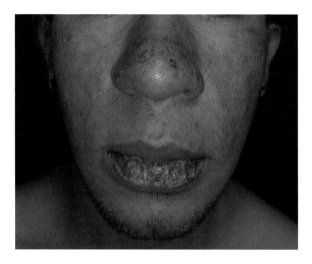

光线性痒疹（actinic prurigo，AP）是一种光线性皮肤病，诊断主要依据其典型的临床表现。本病常年存在，但在四季日光强度分明的国家，日照充足的月份皮疹会加重。皮损急性期表现为丘疹或丘疱疹（在拉丁美洲，发生水疱通常提示有湿疹化或者继发感染），以及持久糜烂性结节和/或湿疹样斑片（有时可累及非曝光部位）、瘢痕、鼻背部受累、唇炎和结膜炎。患者光敏感[对紫外线 A（UVA）、紫外线 B（UVB）]通常较重，但在儿童期发病的患者，尤其是 10 岁以前发病者，症状会逐渐好转（可能与患者逐渐适应该体质有关）。

治疗策略

本病的诊断比较容易，但是需与严重的多形日光疹和日光加重的特应性皮炎鉴别。欧洲人和美国印第安人光线性痒疹的皮疹略有不同，可能为两种相似的疾病或同一疾病由于人种和环境因素导致的差异。光试验和人类白细胞抗原（HLA）分型有时可辅助诊断。诊断时还应考虑到是否存在防晒霜引起的变应性接触性皮炎或光接触性皮炎，因为这些因素会影响下一步的治疗。

确诊后，初步的治疗包括避免日晒（包括改变习惯、穿着、外用防晒霜等）和外用强效或超强效糖皮质激素。外用他克莫司也可以用于治疗，尤其是面部皮损需要长期治疗时。这些措施对于多数患者仍不够，许多患者需要整个春季进行窄波（TL-01）UVB 或补骨酯—紫外线 A（PUVA）治疗。当有指征行光疗法时，仅需治疗平常光暴露部位。每次治疗后，在治疗部位外用强效糖皮质激素对于降低 AP 复发的风险有一定效果。

在苏格兰，光线性痒疹很少需要系统治疗，系统治疗仅用于无光疗条件的患者或是常年处于日光照射较强地区的患者。抗疟药和 β- 胡萝卜素也被用于治疗光线性痒疹，但疗效仍不肯定。沙利度胺治疗有效，但由于其致畸作用和不可逆的周围神经炎的不良反应，使用上有一定限制。己酮可可碱有抗肿瘤坏死因子（TNF）-α 的作用，尽管本文将之列为三线疗法，其安全性优于沙利度胺，在治疗中可优先考虑。

特殊检查
• 光试验
• HLA 分型
• 唇炎的组织病理学检查

Actinic prupigo-a specific photodermatosis? Addo HA, Frain-Bell W. Photodermatology 1984; 1: 119–28.

这项研究表明约 60% 的光线性痒疹患者在单色仪光试验中有异常的迟发性红斑反应。

光试验异常在光线性痒疹中比多形日光疹可能更加严重。

Actinic prurigo among the Chimila Indians in Colombia: HLA studies. Bernal JE, Duran de Rueda MM, Ordonez CP, Duran C, de Brigard D. J Am Acad Dermatol 1990; 22: 1049–51.

在这类人群中，光线性痒疹患者较对照组 HLA-1 抗原 Cw4 的表达增加。

HLA-DR4 may determine expression of actinic prurigo in British patients. Menage H du P, Vaughan RW, Baker CS, Page G, Proby CM, Breathnach SM, Hawk JL. J Invest Dermatol 1996; 106: 362–7.

Actinic prurigo and HLA-DR4. Dawe RS, Collins P, O'Sullivan A, Ferguson J. J Invest Dermatol 1997; 108: 233–4.

光线性痒疹与 HLA-Ⅱ抗原 HLA-DR4 的相关性更密切，尤其是 HLA-DRB1*0407。

Association of HLA subtype DRB10407 in Colombian patients with actinic prurigo. Suárex A, Valbuena MC, Rey M, de Porras Quintana L. Photodermatol Photoimmunol Photomed 2006; 22: 55–8.

这些相关 HLA 并非多形日光疹的特征。HLA-DR4 的缺失有助于排除 AP 的诊断,而 HLA-DRB1*0407 的存在有助于诊断 AP。

Actinic prurigo: clinical features and HLA associations in a Canadian Inuit population. Wiseman MC, Orr PH, MacDonald SM, Schroeder ML, Toole JW. J Am Acad Dermatol 2001; 44: 952–6.

光线性痒疹(AP)与 HLA-DR4(在研究人群中的频率)或 HLA-DRB1*0407 的相关性不具有统计学意义,而另一 HLA 亚型(DRB1*14)则比预期表达更高,尽管在 37 位 AP 患者中仅有 19 位表达。作者表明该结论可能与研究对象为另一人群中不同状态的 AP 患者有关。

Actinic prurigo in Singaporean Chinese: a positive association with HLA-DRB1*03: 01. Chen Q, Shen M, Heng YK, Theng TS, Tey HL, Ren EC, et al. Photochem Photobiol 2016; 92: 355–9.

在这类人群中 HLA-DRB1*03 :01 的相关性最显著,然而应注意:尽管与对照组相比相关性显著,该 14 位患有 AD 的新加坡华人中仅有 6 位存在该 HLA 等位基因。

这项发现表明我们应谨慎使用 HLA 分型作为诊断 AP 依据,尤其是在尚未明确紧密 HLA 关联的人群中。诊断还是要依据患者典型的临床表现。

Actinic prurigo of the lower lip–review of the literature and report of five cases. Mounsdon T, Kratochvil F, Auclair P, Neale J, Lee L. Oral Surg Oral Med Oral Pathol 1988; 65: 327–32.

Follicular cheilitis–a distinctive histopathologic finding in actinic prurigo. Herrera-Geopfert R, Magana M. Am J Dermatopathol 1995; 17: 357–61.

Actinic prurigo cheilitis: clinicopathologic analysis and therapeutic results in 116 cases. Vega-Memije ME, Mosqueda-Taylor A, Irigoyen-Camacho ME, Hojyo-Tomoka MT, Dominguez-Soto L. Oral Surg Oral Med Oral Pathol Oral Radiol Endod 2002; 94: 83–91.

曾有报导指出"滤泡性唇炎"是光线性痒疹的特征表现之一。据调查,墨西哥城 116 例就诊的光线性痒疹患者中 32 例以唇炎为此病的唯一表现。

唇部组织病理检查对疾病的诊断可能有帮助,尤其是对于仅有唇炎表现的患者。当皮肤、眼睛等出现典型表现时,唇部组织病理检查对诊断的帮助有多少则存在争议。

一线治疗	
• 避光:环境、行为、穿着、外用防晒霜	C
• 外用强效 / 超强效糖皮质激素	C
• 外用他克莫司	E
• 窄波 UVB 光疗(TL-01 灯)	C

Topical photoprotection for hereditary polymorphic light eruption of American Indians. Fusaro RM, Johnson JA. J Am Acad Dermatol 1991; 24: 744–6.

作者在这项开放性试验发现:30 例患遗传性多形日光疹(所描述的症状和光线性痒疹相同)的美国印第安人中 18 例经广谱防晒霜治疗后取得"好至非常好"的疗效。

虽然广谱防晒霜对治疗有效,但是其他避光措施,如穿合适衣物、避免光照等,对治疗也同样重要。

Actinic prurigo deterioration due to degradation of Derma-Gard window film. Kerr AC, Ferguson J. Br J Dermatol 2007; 157: 619–20.

窗户滤片可减少紫外线穿透,可作为环境光保护的措施之一。这篇病例报道介绍了 1 例由于这类窗户滤片老化、透光量增加导致 AP 病情加重的患者。由于窗户滤片的技术日趋成熟,类似滤片老化可能性减少,但仍要考虑这种可能性。

Treatment of actinic prurigo with intermittent short-course topical 0.05% clobetasol 17-propionate–a preliminary report. Lane PR, Moreland AA, Hogan DJ, Arch Dermatol 1990; 126: 1211–13.

8 例患者经过外用 0.05% 17- 丙酸氯倍他索乳膏或软膏间断治疗 3~14 天后,有 7 例皮损完全清除或明显改善。所有患者既往外用相对弱效糖皮质激素时效果均不理想。

Narrow-band UVB (TL-01) phototherapy: an effective preventative treatment for the photodermatoses. Collins P, Ferguson J. Br J Dermatol 1995; 132: 956–63.

此开放性试验包括 6 例光线性痒疹的患者。所有患者治疗后对日光的耐受性至少增强了 6 倍,治疗后可维持 4 个月。其中 1 例在治疗前光试验明显异常,治疗后复测结果显示正常。

Actinic prurigo: treatment with tacrolimus. Favorable response in two pediatric patients. Vivoda JL, Mantero N, Jaime LJ, Rueda ML, Grees SA. Rev Arg Derm 2015; 96: 30–4.

2 名女孩显示外用他克莫司软膏治疗 10 天后效果良好。

Treatment of actinic prurigo with tacrolimus 0.1%.
Gonzalez-Carrascosa Ballesteros M, De la Cueva DP, Hernanz Hermosa JM, Chavarria E. Med Cutan Ibero Lat Am 2006; 34: 233–6.

本病例报道了 1 例 13 岁男性 AP 患儿,只有面部受累,外用 0.1% 他克莫司起效迅速,而外用糖皮质激素(具体强度不详)治疗无效。

外用他克莫司可以治疗面部的 AP,尤其是担心外用糖皮质激素的不良反应时。

The quality of life of 790 patients with photodermatoses. Jong CT, Finlay AY, Pearse AD, Kerr AC, Ferguson J, Benton EC, et al. Br J Dermatol 2008; 159: 192–7.

英国三级转诊光疗中心的光线相关性皮肤病患者参与了这项研究,AP 患者的健康相关生活质量影响最大。我们不清楚评价这些每日治疗患者的健康相关生活质量是否有用,但在制定治疗方案时,我们应该考虑到其对 AP 患者生活质量的重要影响。

二线治疗	
• 补骨脂素 -UVA 光化学疗法	C
• 沙利度胺	C

Treatment of actinic prurigo with PUVA: mechanism of action. Farr PM, Diffey BL. Br J Dermatol 1989; 120: 411–18.

这项开放性试验中共有 5 例患者。临床症状好转,UVA 的最小红斑量也恢复正常。通过遮盖部位治疗前后光试验的比较发现,PUVA 疗法只在局部产生作用。遮盖部位的 UVA 最小红斑量在治疗前后没有变化。

由于没有 PUVA 光化学疗法和 TL-01 光疗的对照研究,通常将 PUVA 疗法可作为 TL-01 治疗失败后的选择方案。

Thalidomide in the treatment of actinic prurigo. Londoño F. Int J Dermatol 1973; 12: 326–8

34 例患者接受沙利度胺治疗,初始剂量为 300mg/d,逐渐减量至 15mg;经过治疗 32 例患者得到缓解,但停药后又复发。

Thalidomide in actinic prurigo. Lovell CR, Hawk JL, Calnan CD, Magnus IA. Br J Dermatol 1983; 108: 467–71.

14 例患者使用沙利度胺治疗(成人初始剂量 100~200mg/d),13 例患者得到缓解,其中有 1 例患者不能忍受药物所致的头晕而停药。11 例患者的缓解未复发,其中 8 例患者需要 50mg/ 周 ~100mg/d 维持治疗。

此篇文章中包括一项早期的开放性研究的综述,报道了沙利度胺在光线性痒疹中的应用。

三线治疗	
• β- 胡萝卜素	C
• 己酮可可碱	C
• 四环素和维生素 E	C
• 口服糖皮质激素	E
• 硫唑嘌呤	E
• 氯喹	E
• 环孢素滴眼液	E

Hereditary polymorphic light eruption in American Indians–photoprotection and prevention of streptococcal pyoderma and glomerulonephritis. Fusaro RM, Johnson JA. JAMA 1980; 244: 1456–9.

54 例患者参与此开放性研究,其中 17 例达到了完全光保护,另 16 例有明显改善。这些治疗有效的患者中血浆胡萝卜素水平升高。作者提出使用二羟丙酮和 2- 羟基 -1,4- 萘醌亦有效。

此研究中没有描述患者的临床特征,但是作者对遗传性多形日光疹的介绍性描述提示:患者中可能包含光线性痒疹。

Pentoxifylline in the treatment of actinic prurigo: a preliminary report of 10 patients. Torres-Alvarez B, Castanedo-Cazares JP, Moncada B. Dermatology 2004; 208: 198–201.

在 6 个月的开放性无对照试验中,10 例患者的临床症状均有所改善。

Treatment of actinic prurigo in Chimila Indians. Duran MM, Ordonez CP, Prieto JC, Bernal J. Int J Dermatol 1996; 35: 413–16.

1 组患者(8 例)使用四环素治疗(1.5g/d),另 1 组患者使用维生素 E 治疗(100IU/d)。随访 2 组患者的体征和瘙痒,发现并无差异。两种方法均有望用于光线性痒疹的治疗,并且使用四环素 - 维生素 E 联合治疗可能效果更佳。

这些治疗需要进一步的研究,当一线治疗效果不好沙利度胺禁忌使用或不能耐受,则可以考虑这些治疗。

The clinical features and management of actinic prurigo: a retrospective study. Lestarini D, Khoo LS, Goh CL. Photodermatol, Photoimmunol Photomed 1999; 15: 183–7.

这篇综述总结了 11 例患者的临床特点和发展过程。其中 3 例使用口服糖皮质激素治疗,1 例病情轻度改善。1 例患者皮损内注射激素治疗后好转。3 例患者口服硫唑嘌呤治疗,其中 2 例好转。

Actinic prurigo: clinico-pathological correlation. Hojyo-

Tomoka MT, Domighuez-Soto L, Vargasocamp F. Int J Dermatol 1978; 17: 706–10.

在这篇综述中,作者提出口服氯喹可能会使病情得到"暂时缓解",并且提示抗组胺药和安定药对光线性痒疹可能有效。

Use of topical ciclosporin for conjunctival manifestations of actinic prurigo. McCoombes JA, Hirst LW, Green WR. Am J Ophthalmol 2000; 130: 830–1.

Topical ciclosporin in the treatment of ocular actinic prurigo. Ortiz-Castillo JV, Boto-De-Los-Bueis A, De-Lucas-Laguna R, Pastor-Nieto B, Peláez-Restrepo N, Fonseca-Sandomingo A. Arch Soc Esp Oftalmol 2006; 81: 661–4.

2 例慢性 AP 结膜炎的患者经外用 2% 环孢素眼药水治疗后眼部症状得到改善。

（田　珊　译,张建中　校）

第7章 放线菌病

原作者　Jonathan E. Blume，Daniel Caplivski

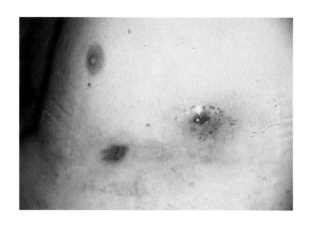

　　放线菌病（actinomycosis）是由一种与正常人群共生的厌氧、革兰阳性丝状菌引起的，早期较难辨认的惰性感染。感染通常是由细菌从口咽、胃肠道或阴道进入无菌空间而引起。因为该菌生长缓慢且偏好厌氧的培养环境，所以可能很难在微生物实验室里获得。在微观上，它的外观与诺卡氏菌属相似；然而，它不保留改良的抗酸染色特性，且菌落可能呈"磨牙样"外观。颈部区域感染的典型特征是经过数周至数月进展，下颌角处的皮肤渐变硬结。肿块有时可触及，由于进展缓慢且缺乏系统性炎症反应，此感染常与其他疾病混淆，例如恶性肿瘤。患者可观察到黄色小颗粒的排出，即硫黄颗粒。它们是病原体的宏观菌落，可经培养确诊，但硫黄颗粒的缺失不能排除考虑本诊断。

治疗策略

　　放线菌属对青霉素普遍敏感。疾病的严重程度将决定患者是否需要静脉或口服抗生素制剂，但一般原则是延长治疗至少 6 个月。在青霉素过敏患者中，可使用四环素类抗生素替代。为了确保皮损完全清除，需要手术切除脓肿。很少发生治疗失败的案例，一旦发生主要是由于来自口咽部共感染病原体所致，β- 内酰胺类抗生素与 β- 内酰胺酶抑制剂联用可能有效。碳青霉烯类，如亚胺培南、美罗培南或厄他培南对该菌也有效。

Clinical review: actinomycosis. Wong VK, Turmezei TD, Weston VC. BMJ 2011; 343: d6099.

Susceptibility of pathogenic actinomycetes to antimicrobial compounds. Lerner PI. Antimicrob Agents Chemother 1974; 5: 302–9.

Diagnostic methods for human actinomycosis. Holmberg K. Microbiol Sci 1987; 4: 72–8.

　　关于放线菌病诊断的综述。

　　诊断放线菌病最准确的方法是培养放线菌，但通常较为困难，需要巯基乙酸盐或脑心琼脂，在 37℃厌氧或微厌氧条件下进行。长出"磨牙样"或"面包屑"样的菌落可能需要 3 周。然而，确切的鉴定并不能只建立在菌落形态上，还需要生理和生化特征的测定（如，对氧的敏感性，预成酶的存在等）。

　　由于放线菌属的培养常不能成功，组织周围涂片或组织学观察到"硫黄颗粒"常有助于诊断。这些颗粒是细菌菌落，在 HE 染色中具有嗜碱性中心区，周围绕以嗜酸性"棒状体"。其他典型组织学发现包括广泛纤维化、慢性肉芽肿组织、窦道和散在微脓肿。

　　放线菌属鉴定可采用免疫荧光染色，可使用临床标本、颗粒和福尔马林固定的组织。直接免疫过氧化物酶技术可以通过光镜特异性显示福尔马林固定切片中的放线菌属。由于培养及组织鉴定的困难性，以上这些技术和基因测序（见下文）是潜在的诊断方式。

Cervicofacial actinomycosis: diagnosis and management. Oostman O, Smego RA. Curr Infect Dis Resp 2005; 7: 170–4.

　　放线菌属培养分离和显微镜检见革兰氏染色阳性、抗酸染色阴性、细长、有分枝的菌体仍是诊断面颈部放线菌病的最佳方法。

Diagnosis of pelvic actinomycosis by 16S ribosomal RNA gene sequencing and its clinical significance. Woo PCY, Fung AMY, Lau SKP, Hon E, Yuen KY. Diagn Microbiol Infect Dis 2002; 43: 113–18.

　　龋齿放线菌可以通过 rRNA 基因测序进行鉴定。由于 16S 核糖体 RNA 基因具有种内保守性，所以能够用以鉴定细菌的特异种别。

Cervicofacial actinomycosis: CT and MR imaging findings in seven patients. Park JK, Lee HK, Ha HK, Choi HY, Choi CG. AJNR Am J Neuroradiol 2003; 24: 331–5.

　　CT 和 MRI 的表现有助于面颈部放线菌病与恶性肿

瘤、结核和真菌感染的鉴别。

一线治疗	
• 青霉素	C

Antimicrobial susceptibility testing of Actinomyces species with 12 antimicrobial agents. Smith AJ, Hall V, Thakker B, Gemmell CG. J Antimicrob Chemother 2005; 56: 407–9.

作者检测了 87 株放线菌对 12 种不同抗微生物制剂的敏感性。所有分离株对青霉素和阿莫西林均敏感。

Actinmycosis. Smego RA, Foglis G. Clin Infect Dis 1998; 26: 1255–63.

作者建议对于轻型面颈部放线菌病采用 2 个月的口服青霉素 V（2~4g/d，每 6 小时口服 1 次）或四环素（例如，口服多西环素 100mg，每日 2 次）进行治疗。对于更复杂的感染，建议进行胃肠外青霉素 G（1 000 万 ~2 000 万 U/d，每 6 小时 1 次），连用 4~6 周，接着进行口服青霉素 V（2~4g/d，每 6 小时 1 次），连用 6~12 个月。对于青霉素过敏的患者，主张给予四环素、红霉素、克林霉素或头孢菌素进行治疗。

Actinomycosis and nocardiosis: a review of basic differences in therapy. Peabody JW Jr, Seabury JH. Am J Med. 1960; 28: 99–115.

作者综述了放线菌病的治疗并指出青霉素是首选药物。

二线治疗	
• 阿莫西林	C
• 头孢曲松	D
• 克林霉素	C
• 多西环素	D
• 红霉素	D
• 亚胺培南	C
• 米诺环素	C
• 四环素	D

The use of oral amoxycillin for the treatment of actinomycosis: a clinical and in vitro study. Martin MV. Br Dent J 1984; 156: 252–4.

10 例面颈部放线菌病的患者在应用阿莫西林（500mg 每日 4 次）联合外科治疗不足 6 个月后治愈。

Actinomycosis abscess of the thyroid gland. Cevera JJ, Butehorn HF, Shapiro J, Setzen G. Laryngoscope 2003; 113: 2108–11.

1 例 39 岁女性患者，拔牙后出现甲状腺腺体的放线菌病，应用甲状腺切除术和头孢曲松（每 12 小时静脉注射 1g）治疗 6 个月后治愈。

Successful treatment of thoracic actinomycosis with ceftriaxone. Skoutelis A, Petrochilos J, Bassaris H. Clin Infect Dis. 1994; 19: 161–2.

1 例 38 岁肺放线菌病患者，每日应用头孢曲松（2g 静脉注射）共 3 周，接着每日口服阿莫西林 3 月（未列出剂量但是常规为 500mg 口服，每 6 小时 1 次），得以成功治愈。

Mandibular actinomycosis treated with oral clindamycin. Badgett JT, Adams G. Pediatr Infect Dis J 1987; 6: 221–2.

Clindamycin in the treatment of cervicofacial actinomycosis. de Vries J, Bentley KC. Int J Clin Pharmacol 1974; 9; 46–8.

1 例 60 岁面颈部放线菌病男性患者，对青霉素和四环素耐药，应用 1 个月克林霉素（150mg/ 次每日 4 次）后治愈。

Clindamycin in the treatment of serious anaerobic infections. Fass RJ, Scholand JF, Hodges GR, Saslaw S. Ann Intern Med1973; 78: 853–9.

4 例面颈部放线菌病的患者和 1 例胸部放线菌病的患者采用静脉（1.8~2.7g/d）和口服（0.9~1.2g/d）克林霉素治疗成功。

Primary actinomycosis of the hand: a case report and literature review. Mert A, Bilir M, Bahar H, Torun M, Tabak F, Ozturk R, et al. Int J Infect Dis 2001; 5: 112–14.

1 例 35 岁男性，手部原发性放线菌病，应用静脉内氨苄西林（12g/d）1 个月，继之口服多西环素（200mg/d）11 个月后治愈。

Actinomycosis of the prostate. de Souza E, Katz DA, Dworzack DL, Longo G. J Urol 1985; 133: 290–1.

1 例由放线菌属引起的急性前列腺炎患者，采用长疗程红霉素治愈（每 6 小时静脉注射 500mg，接着每 6 小时口服 500mg），选择该药是由于其对前列腺分泌部具有良好的渗透性。

Actinomycosis of the temporomandibular joint. Bradley P. Br J Oral Surg 1971; 9: 54–6.

58 岁男性，颞下颌关节放线菌病，采用红霉素（500mg/ 次，每日 6 次）12 周后治愈。

Use of imipenem in the treatment of thoracic actinomycosis. Yew WW, Wong PC, Wong CF, Chau CH. Clin Infect Dis. 1994; 19: 983–4.

Report of eight cases of pulmonary actinomycosis and their treatment with imipenem-cilastatin. Yew WW, Wong PC, Lee J, Fung SL, Wong CF, Chan CY. Monaldi Arch Chest Dis 1994; 54: 126–9.

8 例肺放线菌患者中有 7 例采用胃肠外亚胺培南 - 西司他丁（每 8 小时静脉注射 500mg），4 周后治疗成功。

Cutaneous disseminated actinomycosis in a patient with acute lymphocytic leukaemia. Takeda H, Mitsuhashi Y, Kondo S. J Dermatol 1998; 25: 37–40.

1 例原发性皮肤播散性放线菌病患者，应用 3 个月静脉内米诺环素［2mg/(kg·d)］治愈。

Antibiotic treatment of cervico-facial actinomycosis for patients allergic to penicillin: a clinical and in vitro study. Martin, MV. Br J Oral Maxillofac Surg 1985; 23: 428–34.

6 例面颈放线菌病患者采用口服米诺环素（250mg/ 次，每日 4 次）8~16 周后治愈。1 年后无复发。

Primary actinomycosis of the quadriceps. Langloh JT, Lauerman WC. J Pediatr Orthop 1987; 7: 222–3.

1 例股四头肌放线菌病患者，外科引流术后接着口服四环素 6 周（每 6 小时 500mg）后治愈。

Comparative in vitro susceptibilities of 396 unusual anaerobic strains to tigecycline and eight other antimicrobial agents. Goldstein EJ, Citron DM, Merriam CV, Warren YA, Tyrrell KL, Fernandez HT. Antimicrob Agents Chemother 2006; 50: 3507–13.

替加环素（每 12 小时静脉滴注 50mg，其中 100mg 负荷剂量）对放线菌属具有良好的体外活性。

三线治疗	
• 环丙沙星	E
• 左氧氟沙星	E
• 利福平	E
• 高压氧疗	E

Treatment of recalcitrant actinomycosis with ciprofloxacin. Macfarlane DJ, Tucker LG, Kemp RJ. J Infect. 1993; 27: 177–80.

Treatment of pulmonary actinomycosis with levofloxacin. Ferreira D de F, Amado J, Neves S, Taveira N, Carvalho A, Nogueira R. J Bras Pneumol 2008, 34: 245–248.

Treatment of pulmonary actinomycosis with rifampin. Morrone N, De Castro Pereira CA, Saito M, Dourado AM, Pereira Da Silva Mendes ES. G Ital Chemioter 1982; 29: 121–4.

Pulmonary actinomycosis. Rapid improvement with isoniazid and rifampin. King JW, White MC. Arch Intern Med 1981; 141: 1234–5.

Adjunctive hyperbaric oxygen therapy for actinomycotic lacrimal canaliculitis. Shauly Y, Nachum Z, Gdal-On M, Melamed S, Miller B. Graefes Arch Clin Exp Ophthalmol 1993; 231: 429–31.

1 例 52 岁患者，因以色列放线菌引发治疗抵抗的泪管炎，采用高压氧治疗后治愈。

Hyperbaric oxygen in the treatment of actinomycosis. Manheim SD, Voleti C, Ludwig A, Jacobson JH. J Am Med Assoc 1969; 210: 552–3.

1 例 63 岁直肠周围放线菌病患者，在外科手术和静脉用青霉素治疗失败后，采用高压氧疗治愈。

（马玉帛　译，宋营改　李若瑜　校）

证据等级：A 双盲试验　　B 临床试验，研究对象≥ 20 例　　C 临床试验，研究对象< 20 例　　D 病例分析，研究对象≥ 5 例　　E 个案报道

第8章　急性泛发性发疹性脓疱病

原作者　Aysha Javed，Ian H. Coulson

急性泛发性发疹性脓疱病（acute generalized exanthematous pustulosis，AGEP）的特征是发热，急性起病，弥漫性红斑的基础上出现大量非毛囊性、无菌性小脓疱，伴血中性粒细胞增高。常发生于服药后（多在24小时内）。停药后皮疹快速消退。

治疗策略

AGEP 的治疗要建立在正确诊断的基础上，停用可疑药物（表8.1）。主要应与脓疱性银屑病相鉴别。需全面了解患者的用药史、银屑病既往史或家族史。

组织病理显示，表皮内或角层下脓疱，伴白细胞碎裂性血管炎，角质形成细胞灶性坏死，真皮乳头层明显水肿，嗜酸性粒细胞浸润。这有助于同脓疱性银屑病相鉴别，活检必不可少。

鉴别诊断必须排除其他炎性、中毒性或感染性疾病，如 Sneddon-Wilkinson 病（角层下脓疱性皮病）或严重的中毒性表皮坏死松解症，根据临床表现和病理改变很容易鉴别。然而，应该注意到 AGEP 也可能会出现多形红斑样靶型皮损、黏膜受累、面部水肿、紫癜和水疱大疱性损害。

抗生素（主要是青霉素或大环内酯类）是最常见的致病药物。许多病例报告列举了其他多种致病药物，包括钙通道阻滞剂、非甾体抗炎药（nonsteroidal antiinflammatory drugs，NSAID）、血管紧张素转换酶（angiotensin-converting enzyme，ACE）抑制剂和抗惊厥药（表8.1）。急性肠道病毒感染、支原体肺炎、巨细胞病毒、细小病毒 B19、蜘蛛咬伤、中药复方（银杏叶）、造影剂和水银暴露也可能为致病原因。

AGEP 没有特异性的治疗方法。皮肤拭子可判断脓疱无菌，如果可能，停用可疑药物可使皮损快速消退。仅需支持性治疗。在此期间，常出现浅表性脱屑，可采用简单的润肤剂治疗。一些病例报告中采用斑贴试验证实致敏药物。只有1例报告支持使用全身皮质类固醇治疗该自限性疾病。

特殊检查
• 详细的病史
• 血液学检查
• 脓疱的皮肤拭子
• 显微镜检、培养、革兰氏染色
• 皮肤活检

一线治疗	
• 停用可疑药物	E

Risk factors for acute generalized exanthematous pustulosis (AGEP)–results of a multinational case-control study (EuroSCAR). Sidoroff A, Dunant A, Viboud C, Halevy S, Bavinck JN, Naldi L, et al. Br J Dermatol 2007; 157: 989–96.

多国病例对照研究（97例 AGEP 和1 009例对照），评价了不同药物导致严重皮肤不良反应的风险。

最常见的致病药物是普那霉素（pristinamycin，法国上市的一种大环内酯类药物）、氨苄西林/阿莫西林、喹诺酮类、（羟）氯喹、抗感染的磺胺类药物、特比萘芬和地尔硫䓬。感染和银屑病的既往史或家族史并不是发生 AGEP 的重要危险因素。值得注意的是，抗生素的中位治疗时间是1天，所有其他相关药物是11天。

Acute generalized exanthematous pustulosis. Analysis of 63 cases. Roujeau JC, Bioulac-Sage P, Bourseau C, Guillaume JC, Bernard P, Lok C, et al. Arch Dermatol 1991; 127: 1333–8.

本文是 AGEP 病例的全面回顾性综述。90%的病例与药物有关，50%在服药后24小时内发生。

AGEP 与脓疱性银屑病的区别在于组织学方面的差异、多数病例有用药史、发热和出现脓疱的病程更急、血中性粒细胞增高，以及快速自发痊愈（15天以内）。

表 8.1 可导致 AGEP 的药物和其他物质

药物

抗生素

青霉素类：阿莫西林（amoxicillin）、
氨苄西林（ampicillin）、
巴氨西林（bacampicillin）、
吡哌酸（pipemidic acid）、
哌拉西林（piperacillin）、
丙匹西林（propicillin）、
他唑巴坦（tazobactam）、
美洛培南（meropenem）
大环内酯类：阿奇霉素（azithromycin）、
红霉素（erythromycin）
喹诺酮类：环丙沙星（ciprofloxacin）、
诺氟沙星（norfloxacin）、
氧氟沙星（ofloxacin）
四环素类：多西环素（doxycycline）、
米诺环素（minocycline）
头孢菌素类：头孢克洛（cefaclor）、
头孢唑啉（cefazolin）、
头孢呋辛（cefuroxime）、
头孢氨苄（cephalexin）、
头孢拉定（cephradine）
氨基糖苷类：庆大霉素（gentamicin）、
硫酸异帕米星（isepamicin sulfate）、
链霉素（streptomycin）
其他抗生素：氯霉素（chloramphenicol）、
克林霉素（clindamycin）、
复方磺胺甲噁唑（co-trimoxazole）、
亚胺培南/西司他丁（imipenem/
cilastatin）、
林可霉素（lincomycin）、
甲硝唑（metronidazole）、
硝呋齐特（nifuroxazide）、
磺胺甲噁唑（sulfamethoxazole）、
替考拉宁（teicoplanin）、
万古霉素（vancomycin）、
达托霉素（daptomycin）、
替拉万星（telavancin）

非甾体抗炎药

塞来昔布（celecoxib）、
依托昔布（etoricoxib）、
布洛芬（ibuprofen）、
萘普生（naproxen）、
尼美舒利（nimesulide）、
伐地昔布（valdecoxib）

血管紧张素转换酶抑制剂

卡托普利（captopril）、
依那普利（enalapril）

钙通道阻滞剂

硝苯地平（nifedipine）、
尼莫地平（nimodipine）、
地尔硫䓬（diltiazem）

抗惊厥药

卡马西平（carbamazepine）、
苯巴比妥（phenobarbital）、
苯妥英（phenytoin）

镇痛药（阿片类/非阿片类）

对乙酰氨基酚（acetaminophen）、
对乙酰氨基酚（paracetamol）、
吗啡（morphine）、
可待因（codeine）、
右旋丙氧芬（dextropropoxyphene）

抗血小板药

阿司匹林（aspirin）、
噻氯匹定（ticlopidine）、
氯吡格雷（clopidogrel）

苯二氮䓬类

氯巴占（clobazam）、
硝西泮（nitrazepam）、
四氢西泮（tetrazepam）

抗疟疾药

氯喹（chloroquine）、
羟氯喹（hydroxychloroquine）、
氯胍（proguanil）、
乙胺嘧啶（pyrimethamine）

抗精神病药

氯氮平（clozapine）、
氯丙嗪（chlorpromazine）

抗真菌药

两性霉素（amphotericin）、
氟康唑（fluconazole）、
伊曲康唑（itraconazole）、
制霉菌素（nystatin）、
特比萘芬（terbinafine）

抗病毒药

拉米夫定（lamivudine）、
洛匹那韦（lopinavir）、
利托那韦（ritonavir）、
齐多夫定（zidovudine）

抗结核药

异烟肼（isoniazid）、
利福平（rifampicin）

质子泵抑制剂

兰索拉唑（lansoprazole）、
奥美拉唑（omeprazole）

免疫抑制剂

硫唑嘌呤（azathioprine）

抗抑郁药

阿莫沙平（amoxapine）、
舍曲林（sertraline）

抗组胺药

氯马斯汀（clemastine）、
羟嗪（hydroxyzine）

β 受体激动剂

布酚宁（buphenine）、
非诺特罗（fenoterol）、
纳多洛尔（nadolol）

h2 受体拮抗剂

西咪替丁（cimetidine）、
法莫替丁（famotidine）、
雷尼替丁（ranitidine）

降低胆固醇药物

辛伐他汀（simvastatin）、
匹伐他汀（pitavastatin）、
非诺贝特（fenofibrate）

皮质类固醇

地塞米松（dexamethasone）、
甲泼尼龙
（methylprednisolone）、
泼尼松龙（prednisolone）

利尿剂

呋塞米（furosemide）、
氢氯噻嗪
（hydrochlorothiazide）

抗肿瘤药物

吉非替尼（gefitinib）、
伊马替尼（imatinib）、
维罗非尼（vemurafenib）

其他药物

乙酰唑胺（acetazolamide）、
别嘌呤醇（allopurinol）、
博莱霉素（bleomycin）、
卡比马唑（carbimazole）、
阿糖胞苷（cytaribine）、
双硫仑（disulfiram）、
盐酸乙哌立松（eperisone
hydrochloride）、
依普拉酮（eprazinone）、
氟茚二酮（fluindione）、
艾考糊精（icodextrin）、
干扰素（interferon）、
安乃近（metamizole）、
己酮可可碱（pentoxifylline）、
哌嗪（piperazine）、
巴米茶碱（bamifylline）、
普罗帕酮（propafenone）、
前列地尔（alprostadil）、
伪麻黄碱（pseudoephedrine）、
补骨脂素 +uva（psoralen+uva）、
奎尼丁（quinidine）、
舒布硫胺（sulbutiamine）、
番泻叶（senna）、
柳氮磺胺吡啶（sulfasalazine）、
特拉唑嗪（terazosin）、
沙利度胺（thalidomide）、
卡屈嗪（cadralazine）、
孕激素类（progestogens）、
达肝素（dalteparin）、
氨磺丁脲（carbutamide）、
盐酸安非他酮
（bupropion hydrochloride）、
雷诺嗪（ranolazine）

其他物质

吡啶甲酸铬（chromium
picolinate）
氨苯砜（diaphenylsulphone）
造影剂碘海醇和碘帕醇（contrast
agents iohexol and iopamidol）
水银（mercury）
肺炎球菌疫苗
（pneumococcal vaccine）
精油（essential oil）
穿心莲（andrographis paniculata）

Acute generalized exanthemic pustulosis. Manders SM, Heymann WR. Cutis 1994; 54: 194–6.

证据等级：A 双盲试验　　B 临床试验，研究对象 ≥ 20 例　　C 临床试验，研究对象 < 20 例　　D 病例分析，研究对象 ≥ 5 例　　E 个案报道

本文报告的 3 例 AGEP 中,2 例由青霉素导致。这篇关于 AGEP 的简短综述提供了有用的临床病理特征,有助于与脓疱性银屑病相鉴别。

Pustular eruption after drug exposure: is it pustular psoriasis or a pustular drug eruption?Spencer JM, Silvers DN, Grossman ME. Br J Dermatol 1994; 130: 514–9.

本文强调了遇到脓疱病和发热患者时的诊断挑战。4 例 AGEP 中,有 1 例发生在银屑病患者,因尿路感染服用甲氧苄啶(trimethoprim)。考虑到该患者的用药史,活检发现嗜酸性粒细胞,以及停用药物后症状快速消退,避免了脓疱性银屑病不必要的治疗。

Generalized pustular psoriasis or drug-induced toxic pustuloderma?The use of patch testing. Whittam LR, Wakelin SH, Barker JN. Clin Exp Dermatol 2000; 25: 122–4.

1 例长期患斑块型银屑病的患者,采用阿莫西林(amoxicillin)治疗睾丸附睾炎,出现了泛发性脓疱性皮损,1% 和 5% 阿莫西林制剂的斑贴试验证实了 4 型超敏反应。

A systemic reaction to patch testing for the evaluation of acute generalized exanthematous pustulosis. Mashiah J, Brenner S. Arch Dermatol 2003; 139: 1181–3.

作者报告了一种泛发性 AGEP 样反应,由可激发 AGEP 的药物进行的斑贴试验导致。有趣的是,可疑药物的试验结果为阴性。

二线治疗	
• 皮质类固醇	E
• 环孢素	E

Acute generalised exanthematous pustulosis. Criton S, Sofia B. Indian J Dermatol Venereol Leprol 2001; 67: 93–5.

在这篇病例报告中,作者认为系统使用(肠外)皮质类固醇可加速苄星青霉素引起的 AGEP 消退。

Successful treatment of hydroxychloroquine-induced recalcitrant acute generalized exanthematous pustulosis with ciclosporin: case report and literature review. Yalcin B, Cakmak S, Yidirim B. Ann Dermatol. 2015; 27: 431–4.

1 例 67 岁的类风湿关节炎患者由羟氯喹引起难治性 AGEP,环孢素 4mg/(kg·d)治疗有效,2 个月内环孢素逐渐减量。

(郭利劲　译,张建中　校)

第9章　变应性接触性皮炎及光变态反应

原作者　Harini Rajgopal Bala，Claire L. Higgins，Rosemary L. Nixon

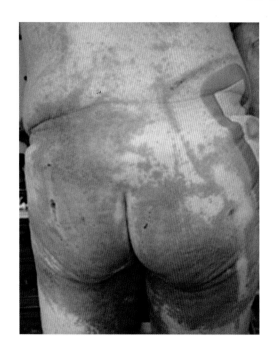

变应性接触性皮炎（allergic contact dermatitis，ACD）是一种迟发性或Ⅳ型超敏反应，通常发生在致敏后的个体再次接触致敏变应原后24~48小时。急性ACD皮疹的特点是红斑基础上有瘙痒性丘疹和水疱。皮损慢性化可能出现苔藓样斑块。最初，皮疹局限于致敏变应原的接触部位，但由于变应原转移至其他部位或"id反应"（自身敏感性湿疹），皮疹可扩展至其他部位。皮疹发生于接触部位之外是ACD的特征性表现，临床上可区别于刺激性接触性皮炎。

原发皮疹的位置是寻找致敏变应原线索：例如，耳朵和颈部的皮疹可能由饰品中的镍造成；手部的ACD可能是由手套中的橡胶促进剂造成的；永久染发剂中的苯二胺或其他中间体可能引起头皮、颈部和发际线处ACD的发生。致敏的个体通过口腔、静脉、肌肉、关节或吸入途径再次暴露于过敏原时，偶见发生系统性接触性皮炎。

是否会发生致敏取决于变应原的大小和化学性质、皮肤与变应原接触的时间和浓度及个体易感性，包括皮肤完整性和可能的遗传因素。一旦个体被致敏，再次接触微量致敏因子可能诱发ACD。

光变态反应性接触性皮炎（photoallergic contact dermatitis，PACD）或光变态反应，需要某种物质被紫外线（波长320~400nm）激活之后成为变应原。光变态反应的严重程度与光变应原或紫外线的剂量无关。目前，最重要的两种光变应原，一个是防晒霜中的紫外线吸收剂，特别是氰双苯丙烯

酸辛酯（octocrylene）和二苯酮-3（benzophenone-3），另一种是外用非甾体抗炎药（nonsteroidal antiinflammatory drugs，NSAID），如酮洛芬和依托非那酯。其他原因包括抗生素，如氟喹诺酮类和磺胺类抗菌药物、芳香剂和吩噻嗪类药物，如氯丙嗪和异丙嗪。此前，在除臭剂肥皂、龙涎香和香氛中的6-甲基香豆素、奎尼丁和一些杀虫剂中，卤代水杨酰苯胺被认为是重要的光致敏源。

慢性光化性皮炎（Chronic actinic dermatitis，CAD）比较罕见。表现为去除光变应原后，患者皮炎继续发展，并可能出现反复一过性复发或长期光变态反应。倍半萜内酯诱发慢性ACD后，加上慢性紫外线辐射，CAD可能发生。倍半萜内酯可在菊科植物、香味、地衣和非甾体抗炎药中发现。

治疗策略

ACD和光变态反应的首要治疗措施是鉴定并避免进一步接触致病的变应原和交叉致敏物质、教育和治疗。斑贴试验是确定变应原的金标准。从公共卫生的角度来讲，ACD，尤其是与职业相关的ACD是造成严重的临床、社会和经济负担。因此，减少暴露于已知变应原的环境是首选，这些环境可能是制造业、工作场所或个人方面，某些情况下需受法律管控。例如，在部分欧洲国家，立法明确限制接触皮肤的首饰等金属物品中的镍含量。欧盟在水泥中添加硫酸亚铁，有效减少了化学还原中铬酸盐的使用。制造商在产品中替换强致敏剂也很重要：婴儿湿巾和洗浴用品中的防腐剂甲基异噻唑啉酮目前是致使ACD的主要流行病学因素。

在工作场所，还应采取其他措施以减少暴露在于已知变应原的环境。如：用替代品替换已知变应原，改变技术流程设计以减少皮肤与化学品的接触、安装适当的通风换气设备以减少空气源性接触及使用个人防护装备。

在处理特殊化学品时，最重要的是戴手套。例如，工作与丙烯酸盐相关，应佩戴双丁腈手套。此外，应在橡胶或皮革手套内戴棉质手套，以预防橡胶促进剂及铬酸盐接触过敏。这一点对于在高温环境中工作尤为重要，因为在高温环境中更容易出汗、变应原也更易浸出。

初步治疗方案同湿疹治疗的原则，应避免刺激皮肤，包括潮湿工作、肥皂、过热、出汗。外用糖皮质激素和润肤霜仍然是控制急性发作最有效的治疗方法。外用钙调神经磷酸酶抑制剂如他克莫司和吡美莫司也有效。使用隔离霜来

预防皮炎的效果有限。重症患者,有时需短期口服糖皮质激素激素,如泼尼松龙(25~50mg/d,共1周)治疗。如果皮炎继发感染可能需要口服抗生素,如头孢菌素、红霉素、氟氯西林或克林霉素。外用抗生素,如莫匹罗星或夫西地酸可能有效,特别是对于持续破口或裂隙合并感染时。

一旦ACD的病因明确,除避免接触过敏原外,往往不需要长期治疗,尽管无意中接触致敏原可能会导致复发。重度皮炎加重有时可向复发性湿疹发展,称之为持久性职业性皮炎。一般认为,一个人患有严重的ACD的时间越长,病情在确定病因后需要越长时间才能得到治愈。脱敏疗法常用于速发超敏反应引起的过敏,对迟发超敏反应基本无效。

对一线治疗无效的慢性ACD成人患者,建议采取短期紫外线治疗,如窄谱UVB或PUVA(补骨脂素加UVA)。

阿维A酸对于治疗慢性手部湿疹有很强的证据基础,尽管不是所有的研究对象都患有ACD。事实上,许多关于慢性手部湿疹的治疗研究并没有明确ACD是否存在。有中度证据表明,全身免疫抑制剂环孢霉素的疗效。硫唑嘌呤和甲氨蝶呤的证据较少,但传统上认为是有益的。阿维A酸可以考虑使用,特别是手掌存在角化过度时。在光变态反应中,鉴定并避免光变应原是主要的治疗目标。如果不可能避免致敏原,则需要防晒衣物和防晒霜。若对化学防晒剂过敏,建议避免使用致敏原或用氧化锌或二氧化钛等物理防晒剂替代。

特殊检查
• 适当稀释的过敏原行斑贴试验
• 重复开放应用试验(ROAT)以确定致敏原产生弱(1+)阳性反应的个体,是否发生显著的变态反应。
• 若考虑光变应性皮炎需行光斑贴试验——采用过敏原的重复组合,48小时后每个部位用5J/cm² 的UVA进行照射,再过48小时后观察结果。
• 如果怀疑CAD,则进行光测试(例如,通过单色仪)。

Allergic contact dermatitis. Paz Castanedo-Tardan M, Zug KA. In: Goldsmith L, Katz S, Gilchrest B, Paller A, Leffell D, Fitzpatrick T, et al, eds. Fitzpatrick's Dermatology in General Medicine. New York: McGraw Hill Medical, 2012; Chapter 13.

此章摘自一本皮肤病学教科书,写得很精彩。

一线治疗	
变应性接触性皮炎	
• 避免接触过敏原和用过敏原替代品	C
• 皮肤护理教育	B
• 个人防护用品	D
• 外用糖皮质激素	B
• 润肤剂和肥皂代用品	C
• 隔离霜	B
• 钙调神经磷酸酶抑制剂(他克莫司、吡美莫司)	B
• 泼尼松龙	D
• 抗生素类——外用和系统应用	D
• 阿利维A酸	A
光变态反应	
• 避免接触过敏原和用过敏原替代品	C
• 光损伤防护	C
• 防晒霜——物理制剂	E

Skin care education and individual counseling versus treatment as usual in healthcare workers with hand eczema: randomised clinical trial. Ibler KS, Jemec GBE, Diepgen TL, Gluud C, Hansen JL, Winkel P, et al. BMJ 2012; 345: e7822.

255例患有手部湿疹的医护人员被随机分为干预组和对照组。干预组干预措施包括皮肤护理教育、基于斑贴和针刺试验的个人咨询、职业和家庭接触的评估。在5个月的随访中,干预组的手部湿疹在客观和主观两方面均明显优于对照组。

Determinants of epoxy allergy in the construction industry: a case–control study. Spee T, Timmerman JG, Rühl R, Kersting K, Heederik DJJ, Smit LAM. Contact Dermatitis 2016; 74: 259–66.

一项病例对照研究,比较了179例诊断为ACD的德国环氧树脂工人(病例)和151例没有此类过敏反应的环氧树脂工人(对照)。发现ACD因环氧树脂诱发的患病率不仅与异常高水平接触化学物品(OR 2.13)有关,还与个人防护依从性差有关,包括穿短袖和短裤(OR 2.38)和使用手套不正确(OR 2.12)有关。

The effect of a corticosteroid cream and a barrier-strengthening moisturizer in hand eczema. A double-blind, randomized, prospective, parallel group clinical trial. Lodén M, Wirén K, Smerud KT, Meland N, Hønnås H, Mørk G, et al. J Eur Acad Dermatol Venereol 2012; 26: 597–601.

44例患者被随机分为0.1%倍他米松组,每天1次,晚上使用尿素保湿剂;和0.1%倍他米松组,每天2次。试验得出的结论是,每天2次外用倍他米松并不优于每天1次的治疗。每天1次使用有效的隔离霜对中度湿疹患者有更好的治疗效果。

Tacrolimus 0.1% vs. mometasone furoate topical treatment in allergic contact hand eczema: a prospective random-ized clinical study. Katsarou A, Makris M, Papagiannaki

K, Lagogianni E, Tagka A, Kalogeromitros D. Eur J Dermatol 2012; 22: 192–6.

将 30 例患有慢性手部湿疹的成年人随机分为 0.1% 他克莫司软膏组和 0.1% 糠酸莫米松组。两组的所有参数在基线和第 90 天的结果之间均有显著差异。结果表明他克莫司是外用糖皮质激素的一种良好的替代疗法,具有相似的结果。

A phase 3, randomized, double-blind, placebo controlled study evaluating the efficacy and safety of alitretinoin (BAL4079) in the treatment of severe chronic hand eczema refractory to potent topical corticosteroid therapy. Fowler JF, Graff O, Hamedani AG. J Drugs Dermatol 2014; 13: 1198–204.

596 例参与者被随机分为 2 组,一组服用 30mg 阿利维 A 酸,另一组服用安慰剂,持续 24 周。试验主要终点是治愈或几乎治愈湿疹,在结束后,每 4 周对患者进行 1 次评估。阿利维 A 酸能显著改善严重的慢性手部湿疹。

New sunscreens confer improved protection for photosensitive patients in the blue light region. Moseley H, Cameron H, Macleod T, Clark C, Dawe R, Ferguson J. Br J Dermatol 2001; 145: 789–94.

对 7 例已知光敏性延伸至可见(蓝色)(430±30)nm 处的患者进行了新型反射式防晒试验,采用更大粒径氧化锌和色素级二氧化钛作为活性成分。测定了该波长的平均光保护系数。与使用化学紫外线吸收剂和分散辐射的微粒的防晒霜相比,新的防晒霜发现可以为对可见光(蓝光区域)敏感的患者提供保护,例如患有 CAD 的患者。

二线治疗	
接触性皮炎	
• 紫外线(PUVA,UVB)	B
• 硫唑嘌呤	C
• 环孢素	D
• 甲氨蝶呤	D
• 阿维 A 酸	E
• 镍皮炎低镍饮食	C

Local narrowband UVB phototherapy vs. local PUVA in the treatment of chronic hand eczema. Sezer E, Etikan I. Photodermatol Photoimmunol Photomed 2007; 23: 10–4.

15 例患有干燥和出汗障碍类型慢性手部湿疹的患者,使用窄谱 UVB 照射一只胳膊,从 150mJ/cm²,每次每部位增加 20% 照光密度,至最终剂量 2 000mJ/cm²。另一只手使用 0.1% 甲氧沙林凝胶涂抹,局部照射 PUVA

（paint-PUVA）,照射 9 周,每周 3 次。研究发现局部照射窄谱 UVB 疗法对慢性手部湿疹患者的疗效与 PUVA（paint-PUVA）疗效相同。

Azathioprine versus betamethasone for the treatment of Parthenium dermatitis: a randomized controlled study. Verma KK, Mahesh R, Srivastava P, Ranam M, Mukhopadhyaya AK. Indian J Dermatol Venereol Leprol 2008; 74: 453–7.

采用双盲法,将 55 例因空气中银胶菊引起的接触性皮炎患者随机分为硫唑嘌呤每日 100mg 组和倍他米松每日 2mg 组,共 6 个月,两组治疗效果相当。然而,倍他米松组表现出更多的不良反应。

Oral cyclosporin inhibits the expression of contact hypersensitivity in man. Higgins EM, McLelland J, Friedmann PS, Matthews JN, Shuster S. J Dermatol Sci 1991; 2: 79–83.

对 6 例用环孢素 5mg/(kg·d) 治疗的慢性接触性皮炎患者进行迟发性接触过敏表现的研究,所有 6 例斑贴试验定量反应均减少,且对一系列过敏原的浓度的反应均减轻。另外,ACD 的临床表现经环孢素治疗 2~3 周内完全改善。

Treatment of Parthenium dermatitis with methotrexate. Sharma VK, Bhat R, Sethuraman G, Manchanda Y. Contact Dermatitis 2007; 57: 118–9.

16 例对外用药物治疗无效的银胶菊皮炎患者用口服甲氨蝶呤、外用糖皮质激素和防晒霜治疗,观察到症状有一些改善,表明甲氨蝶呤有一定效果。

Open-label exploratory study of acitretin for the treatment of severe chronic hand dermatitis. Tan J, Maari C, Nigen S, Bolduc C, Bissonnette R. J Dermatolog Treat 2015; 26: 373–5.

在一项试验性研究中,9 例患有严重慢性手部皮炎的患者每天服用 10~30mg 阿维 A 酸,持续 24 周。期间 3 例患者退出了研究。其余的患者中,33.3% 的患者通过医生大体评估,达到治愈或接近治愈的水平。

Systemic nickel allergy: oral desensitization and possible role of cytokines interleukins 2 and 10. Ricciardi L, Carni A, Loschiavo G, Gangemi S, Tigano V, Arena E, et al. Int J Immunopathol Pharmacol 2013; 26: 251–7.

已知患有系统性镍过敏综合征(SNAS)的 22 例患者接受了为期 3 个月的低镍饮食作为口服脱敏治疗。患者对镍的耐受性明显改善,22 例患者中有 18 例在治疗结束时出现口服镍激发反应为阴性。

三线治疗	
变应性接触性皮炎	
• 己酮可可碱	E

The effect of the topical application of different pentoxifylline concentrations on the patch test results of nickel-sensitive patients. Saricaoglu H, Baskan EB, Tunali S. Int J Dermatol 2004; 43: 315–6.

对22例镍源性接触性皮炎患者进行三种浓度的己酮可可碱预处理,然后进行斑贴试验。虽然有一些证据表明斑贴试验反应被抑制,但是无统计学差异。

（杨玉玲　译,王秀丽　校）

第10章　斑秃

原作者　John Berth-Jones

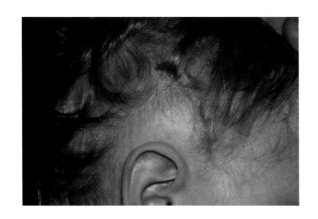

斑秃(alopecia areata,AA)是一种 T 细胞介导的毛囊自身免疫性疾病。临床特点为正常皮肤上出现的斑状毛发脱落,脱发区周边毛发呈"惊叹号"外观。多数患者存在一个或多个硬币大小的脱发斑,严重者可出现头皮全部毛发脱落(全秃,alopecia totalis,AT)或累及全身(普秃,alopecia universalis,AU)。脱发为非瘢痕性,多数病例数月后自行缓解。

治疗策略

对许多患者来说斑秃可不予处理,数月内自行缓解,而且任何治疗都不能改善长期预后。治疗可能费时、不适、存在潜在的毒副作用,治疗后复发也非常难处理。许多患者会感到不安,因此心理支持会有所帮助,此外谨慎对待治疗的"疗效期望值"。增加患者与其他患者和互助团体的联系也会有所帮助。

一线治疗方法最为有效、安全,但是对于任何治疗,由于脱发累及的范围和病程长短不同,治疗反应也不同。这是试验结果出现矛盾的原因之一。那些刚发生脱发斑的试验中,有较高的自发缓解率,而在那些对治疗抵抗和患病时间长的严重病例中,并没有否定轻型斑秃的疗效。

仅有 1 处或 2 处小脱发斑的成年患者皮损内糖皮质激素注射是一线治疗,如果患者可以耐受注射的不适,也可用于更大的头皮面积。最常用的是曲安奈德混悬液(2.5~10mg/ml)皮内注射 0.05~0.1ml,单次总剂量不超过 20mg。每隔 4~12 周治疗 1 次。2.5mg/ml 的浓度可以用于眉毛区域。多数副作用轻微,常伴短暂的点状萎缩。

局部免疫治疗是诱导头皮的接触过敏反应。接触过敏原包括二硝基氯苯(DNCB,现认为有潜在致癌性而不再使用),斯夸酸二丁(SADBE,稳定性差),二苯莎莫酮(DPCP)。后者有效性和安全性佳,易储藏,应用最为广泛。最初可以

在头皮小范围(2~4cm²) 使用 2% 的 DPCP 洗剂,直到用药部位出现红斑和瘙痒。然后每周 1 次连续大面积使用,常用浓度为 0.001%~0.1%。应该使用能够维持轻微红斑和瘙痒的最低浓度。我们常常先给患者治疗一半的头皮,直到有了满意的效果,再扩大到对侧头皮。这是有记载的治疗斑秃的最有效方法,也是治疗脱发广泛、持续时间长的病例最可能起效的方法。出现疗效的时间很难预测,因此只要患者愿意,通常继续坚持治疗。复发率可能较高。副作用包括区域淋巴结病,极少情况下可发生泛发性湿疹甚至是多形红斑样皮损。可能导致白癜风,常局限在治疗部位。因此,致敏治疗最好避免在有色皮肤的患者中应用。

外用糖皮质激素在治疗一些小斑片的斑秃时有效,尤其是使用强效的激素封包。治疗便宜且易于使用,主要副作用是暂时性毛囊炎。疗效因人而异,对于 AT 和 AU 没有效果。

外用前列腺素类似物可有效治疗 AU 患者的睫毛。

刺激剂包括蒽林和维 A 酸,治疗安全而适用,尽管其治疗有效性的证据较少。深色头发的患者,蒽林可以将脱发区头皮染成棕色而起到遮盖作用。治疗需要诱导明显的刺激才能生效,因此要较高浓度,而且需要经常使用。对于淡发色的患者,则更适合使用维 A 酸。

外用米诺地尔治疗安全,但是多数研究发现在多数患者的治疗反应并没有达到美容的要求。

系统糖皮质激素的剂量足够时,在一些患者中有效。但在 AT、AU 和环状斑秃中的疗效不是很好,且复发率高,使得这种存在潜在毒副作用的治疗较难被接受。鉴于与脱发相关的不同情绪障碍,在撤药时可能会遇到困难,难以证明使用该潜在有害治疗的合理性。

下文列出的非传统的三线治疗方法也有报道。许多患者可接受假发。对于一些患者来说眉毛的文身会使其具有更加被社会认可的形象。近期,由于口服 Janus 激酶(JAK)抑制剂托法替尼的报道,导致其在 AT、AU 和匐行性 AA 中超适应证应用。

尽管斑秃在发生数年后可自愈,但是多种治疗方法的研究证实了该疾病治疗的迫切性,且治疗上存在巨大的挑战性。

通常无须进行任何检查。但是当患者有自身免疫疾病的症状或家族史时,需进行进一步检查。

- 完整的血细胞计数,甲状腺功能检查,血清 B₁₂ 和自身抗体检查。

一线治疗	
• 皮损内糖皮质激素注射	A
• 局部外用丙酸氯倍他索	A
• 局部免疫治疗	B

Benefit of different concentrations of triamcinolone acetonide in alopecia areata: an intrasubject pilot study. Chu TW, Aljasser M, Albarbi A, Abahussein O, McElwee K, Shapiro J. J Am Acad Dermatol 2015; 73: 338–40.

4 例患者均接受生理盐水和曲安奈德（TCA）2.5mg/ml、5mg/ml 和 10mg/mL 的注射，每隔 6 周注射 1 次，共 6 次。所有患者注射三种浓度 TCA 的区域均产生相似的反应，疗效均优于安慰剂。

Intralesional treatment of alopecia areata with triamcinolone acetonide by jet injector. Abell E, Munro DD. Br J Dermatol. 1973; 88: 55–9.

报道 84 例患者使用 0.1ml 无针注射器注射 5mg/ml 曲安奈德，生理盐水作为对照。治疗 6 周后，治疗组 86% 的患者出现毛发再生，对照组仅 7%。轻度的暂时性萎缩常见。

Intralesional triamcinolone acetonide versus topical betamethasone valerate (BV) in management of localized alopecia areata. Devi M, Rashid A, Ghafoor R. J Coll Physicians Surg Pak 2015; 25: 860–2.

两组随机分组的 113 例患者分别接受 0.1% BV 每日 2 次外用治疗或 TCA 10mg/ml 皮损内注射治疗。在 12 周时，74% 的皮损内注射治疗组患者出现毛发再生，而外用药物组为 47%（$P<0.001$）。

Clobetasol propionate, 0.05%, vs. hydrocortisone, 1%, for alopecia areata in children. Lenane P, Macarthur C, Parkin PC, Krafchik B, DeGroot J, Khambalia A, et al. JAMA Dermatol 2014; 150: 47–50.

该研究是在相对敏感的人群中进行的双盲研究。在 24 周内，每天 2 次使用乳霜，持续 2 个 6 周用药、6 周停药的周期，共 24 周。氯倍他索产生更明显的反应。

Clobetasol propionate 0.05% under occlusion in the treatment of alopecia totalis/universalis. Tosti A, Piraccini B, Pazzaglia M, Vincenzi C. J Am Acad Dermatol 2003; 49: 96–8.

28 个病程 3~12 年且对免疫治疗无反应的顽固性 AT/AU 患者，在其一半头皮上使用 2.5g 丙酸氯倍他索软膏经塑料薄膜覆盖治疗，每周 6 晚，持续 6 个月。在 6~14 周开始出现毛发再生，8 例患者（28.5%）达到>75% 的毛发再

生，此后扩展到另一侧头皮。11 例患者发生了疼痛性毛囊炎，其中包括 6 例退出研究患者中的 5 例。经过 6 个月的随访，28 例患者中有 18% 保持完全再生。

Diphencyprone in the treatment of alopecia areata. Happle R, Hausen BM, Weisner-Menzel L. Acta Derm Venereol 1983; 63: 49–52.

这项研究很好地描述了治疗单侧头皮时出现的单侧反应，从而有力地证实了该治疗的有效性。

Topical immunotherapy with diphenylcyclopropenone in the treatment of chronic extensive alopecia areata. Sotiriadis D, Patsatsi A, Lazaridou E, Kastanis A, Vakirlis E, Chrysomallis F. Clin Exp Dermatol 2007; 32: 48–51.

在这项前瞻性开放性临床试验中，17 例患有 AT 或 AU，24 例患有重度斑秃（头皮受累>50%）。用含有 2% DPCP 的丙酮致敏后，每周 1 次逐渐升高浓度（0.001%~0.1%），持续 6~12 个月。在 41 例患者中，38 例完成治疗（其中 16 例患有 AT 或 AU，22 例患有弥漫性 AA）。5 例 AT 或 AU 患者（31.25%）和 10 例弥漫性 AA 患者（45.4%）中观察到明显的毛发再生。随访 12 月，66.6% 的患者维持了毛发再生。

二线治疗	
• 蒽林 / 地蒽酚	B
• 维 A 酸	B
• 米诺地尔	B
• 比马前列素 / 拉坦前列素滴眼剂	B

Treatment of alopecia areata by anthralininduced dermatitis. Plewig G, Braun-Falco O. Arch Dermatol 1979; 115: 1254–5.

在这项使用 0.5% 和 1.0% 浓度蒽林的研究中，平均反应时间为 11 周，达到美容效果的平均时间为 23 周（范围 8~60 周）。脱发面积<75% 的患者中有 29%（11/38）达到了美容效果，脱发面积>75% 的患者中有 20%（6/30）达到了美容效果。大约 75% 的有反应者通过继续治疗维持了足够的毛发生长。

Topical tretinoin as an adjunctive therapy with intralesional triamcinolone acetonide for alopecia areata. Clinical experience in northern Saudi Arabia. Kubeyinje EP, C'Mathur M. Int J Dermatol. 1997; 36: 320.

该开放性研究中，58 例患者为斑秃，每月曲安奈德注射 1 次；其中 28 例患者同时每日使用 0.05% 的维 A 酸霜。单独使用曲安奈德的患者 66.7% 出现超过 90% 的再生；而联合治疗的则有 85.7% 的患者出现 90% 以上的再生发，两组差异有统计学意义。

Comparative assessment of topical steroids, topical treti-noin (0.05%) and dithranol paste in alopecia areata. Das S, Ghorami RC, Chatterjee T, Banerjee G. Indian J Dermatol 2010; 55: 148–9.

这项包含 80 例 AA 患者的前瞻性研究中，局部外用治疗的患者中有 55% 的患者出现较好的反应，而局部外用糖皮质激素治疗和局部外用地蒽酚的患者中，分别有 70% 和 35% 的患者出现较好的反应。

Topical minoxidil solution (1% and 5%) in the treatment of alopecia areata. Fiedler-Weiss VC. J Am Acad Dermatol 1987; 16: 745–8.

66 例脱发 >75% 头皮面积的患者外用 1% 或 5% 米诺地尔，每日 2 次。即使是最高剂量组，仅 6% 的患者出现达到美容可接受程度的疗效。为达到最大疗效，晚上使用白凡士林来封包局部治疗部位非常必要。

Bimatoprost in the treatment of eyelash universalis alopecia areata. Vila OT, Camacho Martinez FM. Int J Trichology 2010; 2: 86–8.

在这项对 41 例患者的回顾性研究中，患者将 0.03% 的比马前列素滴眼液涂在眼睑边缘，每日 1 次，持续 1 年。24.3% 的患者出现睫毛完全再生，18.9% 的患者出现睫毛中度再生。

Latanoprost in the treatment of eyelash alopecia in alopecia areata universalis. Coronel-Perez IM, Rodriguez-Rey EM, Camacho-Martinez FM. J Eur Acad Dermatol Venereol 2010; 24: 481–5.

该研究是为期 2 年的前瞻性、非盲、非随机、对照研究，研究对象为 54 例 AU 和睫毛脱失患者。对照组包括 10 例受试者，于眉毛部位注射 $0.5mg/cm^2$ 的曲安奈德（TAC），受累头皮注射 $1mg/cm^2$ 的 TAC。治疗组包括 44 例患者，于头皮和眉毛部位接受与对照组相同的治疗方案，但他们每晚还向眼睑边缘滴加 0.005%（50μg/ml）的拉坦前列素眼药水。在治疗组中，完全再生率为 17.5%，中度再生率为 27.5%，轻度再生率为 30%，无反应率为 25%。对照组中没有患者出现达到美容效果的睫毛再生。

Lack of effcacy of topical latanoprost and bimatoprost ophthalmic solutions in promoting eyelash growth in patients with alopecia areata. Roseborough I, Lee H, Chwalek J, Stamper RL, Price VH. J Am Acad Dermatol 2009; 60: 705–6.

一项为期 16 周的包含 11 例患者的对照试验未证实任何效果。

另一项类似设计的小型试验也显示出相同的阴性结果。

Bimatoprost versus mometasone furoate in the treatment of scalp alopecia areata: a pilot study. Zaher H, Gawdat HI, Hegazy RA, Hassan M. Dermatology 2015; 230: 308–13.

一项针对头皮斑状 AA 的研究中，30 例成年受试者将每种疗法应用于不同的 AA 斑块。前列腺素类似物区域毛发再生更为明显。

这些前列腺素（$PGF_{2\alpha}$）类似物的使用有时与虹膜和眼睑色素沉着相关。

比马前列素（Latisse）在美国获得许可，是一种"化妆品"产品，可使正常的睫毛浓密生长，这种效果可能也对 AA 患者有益。

三线治疗	
• PUVA	B
• 系统糖皮质激素	B
• 系统环孢素	C
• 皮损内自体富血小板血浆注射	B
• 口服米诺地尔	B
• 柳氮磺胺吡啶	B
• 甲氨蝶呤	C
• 硫唑嘌呤	C
• 托法替尼	E
• 异丙肌苷	B
• 氮芥	C
• 皮肤划痕	B
• 冷冻治疗	B
• 脉冲红外二极管激光	C
• 准分子激光	C
• 局部外用蓓萨罗丁	C
• 局部外用壬二酸	C
• 辛伐他汀/依泽替米贝联合治疗	C
• 二苯莎莫酮联合咪唑莫特	C
• 羟氯喹	E
• 阿达木单抗	E
• 苯酚	C
• 芳香疗法	B
• 洋葱汁	B
• 大蒜凝胶联合戊酸倍他米松	B

Treatment of alopecia areata with three different PUVA modalities. Lassus A, Eskelinen A, Johansson E. Photoderma-tology 1984; 1: 141–4.

76 例严重斑秃患者，外用或口服 8- 甲氧沙林后接受局部或全身的 UVA 照射。43 例（57%）获得良好疗效，多数只需治疗 20~40 次。没有哪一种治疗方式更优越。对匍行性脱发的疗效比全秃或普秃好。疾病病程长、20 岁以前发病、特应性体质是预后不良的影响因素。6~68 个月的随访后，22 例患者复发。

High-dose pulse corticosteroid therapy in the treatment of severe alopecia areata. Seiter S, Ugurel S, Tilgen W, Reinhold U. Dermatology 2001; 202: 230–4.

该前瞻性开放性研究中共纳入 30 例患者，均有超过 30% 的头发脱落。使用甲泼尼龙 (8mg/kg) 连续 3 天治疗，每隔 4 周 1 次，共 3 个疗程。12/18 的斑秃患者达到 >50% 的再生。4 例 AT 患者、5 例 AU 患者、3 例匍行性斑秃患者都没有疗效。有 10 例患者在治疗后随访的第 10 个月仍然能维持生长。

Placebo-controlled oral pulsed prednisolone therapy in alopecia areata. Kar BR, Handa S, Dogra S, Kumar B. J Am Acad Dermatol 2005; 53: 1100–1.

43 例患者随机接受口服泼尼松龙 200mg/ 周 (23 例) 或安慰剂 (20 例) 治疗，共 3 个月。所有斑秃患者脱发都超过 40% 或者超过 10 个脱发斑，病程 9 个月以上。治疗组 23 人中有 8 个出现超过 30% 的再生，对照组没有。所有患者中有 2 例患者超过 60% 再生 (都是治疗组)。副作用在治疗组发生率为 55%，对照为 11%，所有的副作用都是暂时性的。

Oral cyclosporine for the treatment of alopecia areata. Gupta AK, Ellis CN, Cooper KD, Nickoloff BJ, Ho VC, Cha LS, et al. J Am Acad Dermatol 1990; 22: 242–50.

6 例斑秃患者使用口服环孢素治疗，6mg/(kg·d)，共 12 周。其中 2 例斑秃、1 例全秃、3 例普秃。治疗的第 2 或 4 周所有患者头发都有生长，但仅有 3 例达到美容可接受效果。没有病例停药后能维持 3 个月以上。

A randomized, doubleblind, placebo and active-controlled, half head study to evaluate the effects of platelet-rich plasma on alopecia areata. Trink A, Sorbellini E, Bezzola P, Rodella L, Rezzani R, Ramot Y, et al. Br J Dermatol 2013; 169: 690–4.

一项包含 45 例受试者的对照研究中，通过离心 36ml 外周血获得富血小板血浆 (PRP)，并将其注射于皮损内，每月 1 次，共 3 次。分别在治疗 2 个月、6 个月和 12 个月后进行评估，PRP 刺激毛发再生的效果显著优于无治疗、安慰剂和曲安奈德组。

Evaluation of oral minoxidil in the treatment of alopecia areata. Fiedler-Weiss VC, Rumsfield J, Buys CM, West DP, Wendrow A. Arch Dermatol 1987; 123: 1488–90.

65 例严重的斑秃患者口服米诺地尔 5mg，每日 2 次治疗。18% 出现美容效果。该剂量耐受良好，建议限制钠摄入 (2g/d)。高钠摄入增加水钠潴留的风险。

Treatment of persistent alopecia areata with sulfasala-zine. Rashidi T, Mahd AA. Int J Dermatol 2008; 47: 850–2.

在一项无对照的前瞻性试验中，39 例顽固性 AA 患者接受柳氮磺胺吡啶治疗，25.6% 的患者毛发再生超过 60%，30.7% 的患者出现中度毛发再生。

Longterm followup of the effcacy of methotrexate alone or in combination with low doses of oral corticosteroids in the treatment of alopecia areata totalis or universalis. Chartaux E, Joly P. Ann Dermatol Venereol 2010; 137: 507–13.

对接受甲氨蝶呤治疗的 33 例 AA 患者进行长期随访研究，每周服用 15~25mg 甲氨蝶呤的患者中有 57% 的患者毛发完全再生，每天服用 10~20mg 泼尼松的患者中有 63% 的患者毛发完全再生长。甲氨蝶呤减量或停药后，57% 的有效者发生 AA 复发。

Effcacy and tolerability of methotrexate in severe childhood alopecia areata. Royer M, Bodemer C, Vabres P, Pajot C, Barbarot S, Paul C, et al. Br J Dermatol 2011; 165: 407–10.

该回顾性研究中，14 例 AA 患儿的年龄为 8~18 岁，其中 5 例治疗后有效。该治疗每周 1 次，平均最大剂量为每周 18.9mg (0.38mg/kg)，平均治疗时间为 14.2 个月。

作者在随后的报告中指出，5 例有效者中有 2 例分别在治疗后 6 年和 4.3 年的随访中仍维持生长。

Could azathioprine be considered as a therapeutic alternative in the treatment of alopecia areata?A pilot study. Farshi S, Mansouri P, Safar F, Khiabanloo SR. Int J Dermatol 2010; 49: 1188–93.

该研究共纳入 20 例病程至少 6 个月的 AA 患者。硫唑嘌呤的服用剂量为 2mg/kg。平均毛发再生率为 52.3%，治疗前平均脱发面积为 72.7%，治疗 6 个月后平均脱发面积为 33.55%。

Killing two birds with one stone: oral tofacitinib reverses alopecia universalis in a patient with plaque psoriasis. Craiglow BG, King BA. J Invest Dermatol 2014; 134: 2988–90.

1 名患者在接受口服 JAK 抑制剂托法替尼早 10mg、晚 5mg 治疗后，斑秃和银屑病两种疾病均得到改善，且 8 个月内身体所有部位的头发完全再生。该药耐受性良好。

此外也有报道称另一种 JAK 抑制剂巴瑞替尼对 AA 有效。这是一类新型的免疫抑制剂。托法替尼常用于治疗银屑病。在这种情况下，局部应用可能有效，今后该药可能成为治疗 AA 的一种更为安全的治疗方法。

Inosiplex for treatment of alopecia areata: a randomized placebo-controlled study. Georgala S, Katoulis AC, Befon A, Georgala K, Stavropoulos PG. Acta Dermatol Venereol 2006; 86: 422–4.

该双盲研究中 32 例患者随机分组到治疗组或安慰剂组。这些患者均对常规药物治疗抵抗,其中 22 例斑秃、9 例匐行性脱发、2 例全秃。治疗组口服异丙肌苷 50mg/(kg·d),分 5 次口服,共 12 周。在治疗组 15 例完成试验的患者中有 33% 达到完全再生,53% 达到 50% 以上的再生。对照组的 14 例患者中没有完全再生的,28.5% 有 50% 以上的再生。在剂量减半治疗 6 个月后,没有出现复发。

A parallel study of inosine pranobex diphencyprone and both treatments combined in the treatment of alopecia totalis. Berth-Jones J Hutchinson PE. Clin Exp Dermatol 1991; 16: 172–5.

33 例 AT 患者随机分为 3 组,分别给予异丙肌苷 50mg/(kg·d)、外用 DPCP 以及两者合用治疗。所有异丙肌苷治疗的患者均没有疗效,而 22 例 DPCP 治疗的患者中也只有 2 例有效。

Treatment of alopecia areata with topical nitrogen mustard. Arrazola JM, Sendagorta E, Harto A, Ledo A. Int J Dermatol 1985; 9: 608–10.

每天 1 次外用盐酸氮芥 0.2mg/ml,共 4~8 周,11 例患者中的 7 例(包括 6 例全秃中的 2 例)获得达到美容效果的再生。2 例因过敏而终止治疗。

Topical nitrogen mustard in the treatment of alopecia areata: a bilateral comparison study. Bernardo O, Tang L, Liu H, Shapiro J. J Am Acad Dermatol 2003; 49: 291–4.

该研究中 10 例斑秃患者病程均在 1 年以上,脱发累及 50% 以上头皮,左右侧自身对照,外用氮芥每周 3 次,共 16 周。只有 1 例患者出现显著改善,另有 4 例患者没有完成研究。

Dermatography as a new treatment for alopecia areata of the eyebrows. Van der Velden EM, Drost RHIM, Ijsselmuiden OE, Baruchin AM, Hulsebosch HJ. Int J Dermatol 1998; 37: 617–21.

33 例眉毛受累的斑秃患者用皮肤划痕进行治疗。眉部使用 Van der Velden 皮肤注射器划出微小的点,形成网格状,不使用麻醉。平均治疗 2~3 次,每次需 1 个小时。治疗后随访 4 年。30 例效果非常显著,3 例效果良好。

Effect of superficial hypothermic cryotherapy with liquid nitrogen on alopecia areata. Lei Y, Nie Y, Zhang JM, Liao DY, Li HY, Man MQ. Arch Dermatol 1991; 127: 1851–2.

72 例斑秃患者,累及面积>25% 头皮(病程 3 天 ~15 年)。使用液氮冷冻治疗 2~3 秒,用棉试纸涂擦 2 个冻融循环。每周重复 1 次,共 4 周。40 例匹配的对照外用冰醋酸治疗,1 天 3 次,共 4 周。治疗组 70 例(97.2%)达到 60% 以上的再生,而对照组为 14 例(35%)。

Use of the pulsed infrared diode laser (904nm) in the treatment of alopecia areata. Waiz M, Saleh AZ, Hayani R, Jubory SO. J Cosmet Laser Ther 2006; 8: 27–30.

该开放性研究纳入 16 例治疗抵抗的患者,共 34 个脱发斑,病程 12 个月 ~6 年。使用 904nm 脉冲红外二极管激光每周治疗 1 次,共 4 次。有 7 例患者有对照的脱发斑。32 个脱发斑(94%)出现再生,7 个对照没有再生。在 2 个月的随访中疗效维持。

308-nm excimer laser for the treatment of alopecia areata. Al-Mutairi N. Dermatol Surg 2007 ; 33 : 1483-7.

18 例斑秃患者,共 42 个脱发斑,病程 6 个月以上。使用 308nm 准分子激光每周治疗 2 次,共 24 次。每个患者均留 1 个脱发斑不治疗。治疗组的斑片 41.5% 得到美容可接受的再生。未治疗的脱发斑无毛发再生。2 例患者在 6 个月时复发(斑片数量未明)。

Phase Ⅰ/Ⅱ randomized bilateral halfhead comparison of topical bexarotene 1% gel for alopecia areata. Talpur R, Vu J, Bassett R, Stevens V, Duvic M. J Am Acad Dermatol 2009; 61: 592–8.

在这项双侧半头皮的研究中,42 例患者接受 1% 蓓萨罗丁凝胶治疗,11 例(26%)患者出现至少 50% 的毛发再生。

Comparison of azelaic acid and anthralin for the therapy of patchy alopecia areata: a pilot study. Sasmaz S, Arican O. Am J Clin Dermatol 2005; 6: 403–6.

31 例患有斑状 AA 的受试者随机接受连续 12 周的 20% 壬二酸治疗(15 例受试者)或 0.5% 地蒽酚治疗(16 例受试者)。在随后的 8 周随访中,不涂抹任何乳霜。壬二酸组中 53.3% 的病例观察到较好的效果,而地蒽酚组为 56.2%。

Treatment of alopecia areata with simvastatin/ezetimibe. Latouf C, Jimenez JJ, Tosti A, Miteva M, Wikramanayake TC, Kittles C, et al. J Am Acad Dermatol 2015; 72: 359–61.

29 例 AA 患者接受辛伐他汀 40mg/d 和依泽替米贝 10mg/d 联合治疗。19 例患者完成了 24 周的治疗,其中 14

例治疗后有效(20% 的毛发再生)。停止治疗的 7 例有效者中 5 例复发,而继续治疗 24 周的 7 例有效者中 5 例患者疗效得到了维持。

Alopecia areata (AA) and treatment with simvastatin/ezetimibe: experience of 20 patients. Loi C, Starace M, Piraccini BM. J Am Acad Dermatol 2016; 74: e99–100.

该项研究中未观察到令人信服的治疗反应,该研究的受试人群似乎疾病程度更为严重。

Possible advantage of imiquimod and diphenylcyclopropenone combined treatment versus diphenylcyclopropenone alone: an observational study of nonresponder patients with alopecia areata. Wasylyszn T, Borowska K. Australas J Dermatol 2016; doi: 10.111/ajd. 12478.[epub ahead of print]

该研究纳入 20 例受试者,联合治疗组的疗效优于单一 DPCN 治疗组。

Successful treatment of alopecia totalis with hydroxychloroquine: report of 2 cases. Stephan F, Habre M, Tomb R. J Am Acad Dermatol 2013; 68: 1048–9.

每日 200mg 羟氯喹,治疗 2 个月和 5 个月后出现"惊人的"和"卓越的"疗效。

Hydroxychloroquine is ineffective in treatment of alopecia totalis and extensive alopecia areata: a case series of 8 patients. Nissen CV, Wulf HC. JAAD Case Rep 2016; 2: 117–8.

很遗憾,作者在使用羟氯喹 200mg/d 治疗 101~300 天后并没有观察到令人信服的结果。

Alopecia universalis successfully treated with adalimumab. Gorcey L, Gordon Spratt EA, Leger MC. JAMA Dermatol 2014; 150: 1341–4.

患者每 2 周接受阿达木单抗 40mg 皮下注射治疗,2 周内病情好转,停药后复发,恢复治疗后病情再次好转。

Evaluation of utility of phenol in alopecia areata. Chikhalkar S, Jerajani H, Madke B. Int J Trichology 2013; 5: 179–84.

该开放性研究共纳入 50 例斑状脱发患者。每隔 3 周进行 3 次 88% 的苯酚外用治疗。49 例患者出现了毛发再生,其中 20 例出现终毛。78% 的未治疗斑片出现中等程度的改善。该治疗可引起轻至中度烧灼感、结霜和脱皮,该方法通过刺激性反应而产生治疗效果。

Randomized trial of aromatherapy. Successful treatment for alopecia areata. Hay IC, Jamieson M, Ormerod AD. Arch Dermatol 1998; 134: 1349–52.

该双盲对照研究中 86 例患者随机分成两组。治疗组每天使用精油(百里香、迷迭香、熏衣草和雪松木)混合媒介油(希蒙得木油和葡萄籽油)按摩头皮。对照组只使用媒介油。治疗组中的 43 例患者有 19 例(44%)有改善,而对照组的 41 例中只有 6 例(15%)有改善。

这或许是最香的治疗!

Onion juice (Allium cepa L.), a new topical treatment for alopecia areata. Sharquie KE, Al-Obaidi HK. J Dermatol 2002; 29: 343–6.

62 例斑状脱发的患者随机分成两组,局部外用洋葱汁或自来水,每天 2 次,共 2 个月。患者平均病程分别为 3 周和 2.7 周。洋葱汁治疗组的 45 例患者中,23 例完成了试验,其中 20 例出现完全再生。自来水组只有 17 例出现再生。洋葱汁组有 14 例出现了轻度红斑。

Combination of topical garlic gel and betamethasone valerate cream in the treatment of localized alopecia areata: a double-blinded randomized controlled study. Hajheydari Z, Jamshidi M, Akbari J, Mohammadpour R. Indian J Dermatol Venereol Leprol 2007; 73: 29–32.

在这项随机双盲对照试验中,40 例患者分为进入大蒜凝胶组或安慰剂组。大蒜凝胶组中,大蒜凝胶封包于脱发斑处持续 1 小时,每日 2 次,治疗 3 个月。对照组使用安慰剂凝胶进行相同治疗。两组均接受糖皮质激素(0.1% 倍他米松异丙醇乳膏)每日 2 次外用治疗。大蒜凝胶组中 19 例(95%)患者、对照组中 1 例(5%)患者达到较好的治疗效果。缺点是气味难闻。

(周 城 李 博 译,张建中 校)

第 **11** 章 皮肤淀粉样变

原作者 William Y-M. Tang, Loi-yuen Chan

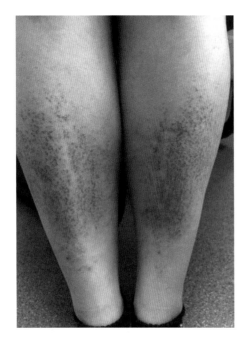

淀粉样蛋白是一种变性的不溶性蛋白,折叠于 β-褶皱片状结构中,并在细胞外沉积。淀粉样蛋白可沉积于一个或多个器官中,进而导致其功能不全。已有越来越多的蛋白质(超过 28 种)被确定会发生淀粉样变。常见的淀粉样蛋白有 AL(淀粉样蛋白轻链),AA(淀粉样蛋白协同体),ATTR(甲状腺素运转蛋白),以及 β₂-微球蛋白。

系统性淀粉样变包括原发性系统性淀粉样变(AL 淀粉样变性),继发性系统性淀粉样变(AA 淀粉样变性),透析相关淀粉样变性(β₂-微球蛋白),以及老年性系统性淀粉样变。皮肤表现包括瘀点、瘀斑、蜡样丘疹和斑块,甲营养不良,以及极少发生的水疱。系统性淀粉样变的治疗是复杂的,任何皮损的治疗都是依赖于治疗潜在的系统性淀粉样变,这部分不属于本章所讨论的范围。

皮肤淀粉样变可以是原发的或继发的。后者指例如脂溢性角化、汗孔角化症、钙化上皮瘤以及基底细胞癌等皮肤肿瘤中的淀粉样蛋白沉积,组织病理下可见。原发性局限性皮肤淀粉样变(PLCA)以皮肤淀粉样蛋白沉积为特征,不累及内脏器官。该病在东南亚、中国、中东和南美洲较常见。原发性局限性皮肤淀粉样变包括三类:苔藓样,斑状(二者角化性淀粉样蛋白均来自变性的角质形成细胞),以及结节状(AL 淀粉样蛋白,来自免疫球蛋白轻链)。斑块型及苔藓样型淀粉样变在一个患者中同时出现则称双相淀粉样变(Biphasic amyloidosis)。

苔藓样淀粉样变(如图)表现为持续存在的、多发的、红棕色角化过度的丘疹,常累及肢体伸侧,尤其是胫前。在不同研究结果中性别比从 2:1 到 1:2 不等。除了影响美观外,常发生剧烈瘙痒。已有家族性苔藓样淀粉样变病例报告,但大多数是与系统性疾病无关的散发病例。

斑状淀粉样变表现为小的、暗褐色或灰褐色、色素沉着斑,对称分布于上背、上臂部,呈网状或波纹状。可有瘙痒,患者多因美容需求就诊。

结节状淀粉样变,在 PLCA 中属罕见类型。皮损表现为单发或多发的,蜡样、质硬的、褐色或粉红色结节,位于下肢、头、躯干、上肢和外生殖器。通常无症状。

治疗策略

局限性皮肤淀粉样变常表现为影响美观的瘙痒性皮损。目前皮肤淀粉样变仍缺乏有效的治疗措施。抗组织胺药和外用糖皮质激素为常用药物。

光疗(UVB 或 PUVA)已成功用于减轻苔藓样淀粉样变的瘙痒。阿维 A 可用作联合治疗。激光在治疗皮肤淀粉样变中取得成功,包括 CO_2 激光、脉冲染料激光,以及 Nd:YAG 激光。

皮肤磨削术可以成功治疗苔藓样和结节状淀粉样变。此方法可美容,缓解瘙痒,但治疗过程中可能出现疼痛,以及皮肤萎缩。一项报告显示局部浸润麻醉可减轻在苔藓样淀粉样变进行皮肤磨削术产生的疼痛。

其他治疗包括他克莫司、经皮神经电刺激(TENS)、辣椒素、维 A 生育醇酯,以及阿米替林。据报道,外用二甲基亚砜(DMSO)对苔藓样和斑状淀粉样变有效。然而,最近一项针对 25 名患者的研究报告称其疗效不佳。

特殊检查
• 皮肤活检

各型淀粉样变有相似的组织学表现。光镜下,淀粉样蛋白呈粉红色、无定形物质。刚果红和结晶紫特殊染色可显示淀粉样蛋白沉积。结晶紫染色的淀粉样蛋白呈异染的红色。刚果红染色的淀粉样蛋白在偏振光显微镜下呈现为具双折光性的苹果绿色。

一线治疗	
• 有镇静作用的抗组胺药	E
• 外用强效糖皮质激素	E

尽管目前仍缺乏评估抗组织胺药和局部外用糖皮质激素对皮肤淀粉样变治疗效果的具体研究，但上述方案仍然是一线治疗方法。具有镇静作用的抗组胺药和强效糖皮质激素通常用以减轻瘙痒并使皮损变薄。

二线治疗	
• 光疗/光化学治疗	D
• 维A酸类口服	D
• 激光	D
• 他克莫司	E
• TENS	D
• 辣椒素	E
• 维A生育醇酯	D
• 阿米替林	E

Thermosensitive lichen amyloidosis. Parsi K, Kossard S. Int J Dermatol 2004; 43: 925–8.

1例26岁男性患者，有3年苔藓样淀粉样变病史，表现为皮温高的区域皮损较少。外用糖皮质激素及保湿剂疗效不佳。该患者在5个月内共接受了55次窄谱UVB光疗，平均每周3次。光疗使得瘙痒显著减轻，淀粉样蛋白沉积清除。

Successful treatment of lichen amyloidosis with combined bath PUVA photo-chemotherapy and oral acitretin. Grimmer J, Weiss T, Weber L, Meixner D, Scharffetter-Kochanek K. Clin Exp Dermatol 2007; 32: 39–42.

2例患有苔藓样淀粉样变男性患者，皮损位于小腿伸侧，给予每周3~4次PUVA浴，共11周，联合口服0.5mg/(kg·d)阿维A治疗共7个月。2例患者的皮损几乎完全消退。停药后8个月未见复发。

Widespread biphasic amyloidosis: response to acitretin. Hernandez-Nunez A, Dauden E, Moreno de Vega MJ, Fraga J, Aragues M, Garcia-Diez A. Clin Exp Dermatol 2001; 26: 256–9.

1例73岁老年男性患者，有15年双相型淀粉样变病史，给予阿维A 35mg［0.5mg/(kg·d)］每日1次治疗。2周后，瘙痒完全缓解。阿维A连续口服6个月后停药，随访6个月未见复发。

Efficacy of different modes of fractional CO_2 laser in the treatment of primary cutaneous amyloidosis: a randomized clinical trial. Esmat SM, Fawzi MM, Gawdat HI, Ali HS, Sayed SS. Lasers Surg Med 2015; 47: 388–95.

对25例原发性皮肤淀粉样变患者(16例MA和9例LA)使用局部麻醉乳膏后，对同一区域内皮损随机使用局部CO_2激光进行浅层和深层消融治疗。每名患者接受4个疗程，每次间隔4周。两种模式都能显著减少色素沉着、肥厚、瘙痒和淀粉样蛋白沉积。患者对浅层消融耐受性较好。

Successful treatment of lichen amyloidosis using a CO_2 surgical laser. Norisugi O, Yamakoshi T, Shimizu T. Dermatol Ther 2014; 27: 71–3.

对2例发生在下肢、外用糖皮质激素治疗反应不佳的LA患者，每月使用CO_2激光治疗2次，设定激光功率在10~15W，脉冲宽度0.12秒，休息时间0.36秒，激光光斑直径5mm。丘疹逐渐变平，视觉模拟评分(VAS)评估瘙痒明显减轻。未发现治疗并发症。

A case of lichen amyloidosis treated with pulsed dye laser. Sawamura D, Sato-Matsumura KC, Shibaki A, Akiyama M, Kikuchi T, Shimizu H. J Eur Acad Dermatol Venereol 2005; 19: 262–3.

1例59岁苔藓样淀粉样变男性患者，5年病史，接受2次585nm脉冲染料激光治疗。治疗参数光斑直径7mm，能量密度$6.0J/cm^2$。8周后再评估时虽然皮损没有完全消退，但是瘙痒明显减轻，丘疹缩小。治疗后皮损改善持续15个月以上。

532-nm and 1064-nm Q-switched Nd：YAG laser therapy for reduction of pigmentation in macular amyloidosis patches. Ostovari N, Mohtasham N, Oadras MS, Malekzad F. J Eur Acad Dermatol Venereol 2008；22；442–6.

对20例经病理证实的斑状淀粉样变患者使用调Q Nd：YAG激光治疗，部分斑块应用532nm波长激光，另一部分斑块应用1 064nm波长激光治疗。在激光治疗前和治疗后8周分别采用比色评分和数码照片对疗效进行评估。两种激光都能有效减少色素沉着，其中532nm治疗效果更为显著。对于532nm激光治疗的患者，90%的皮损有良好或非常好的反应；对于1 064nm治疗的斑片，60%的患者有良好或非常好的反应。

Lichen amyloidosis improved by 0.1% topical tacrolimus. Castanedo-Cazares JP, Lepe V, Moncada B. Dermatology 2002; 205: 420–1.

1例在临床上诊断为苔藓样淀粉样变的患者，外用0.1%他克莫司软膏治疗，每日2次。2周后瘙痒显著减轻，2个月后斑块厚度明显改善。

Transcutaneous electrical nerve stimulation for reduction of pruritus in macular amyloidosis and lichen simplex. Yüksek J, Sezer E, Aksu M, Erkokmaz U. J Dermatol 2011; 38: 546–52.

8 例斑状淀粉样变和 8 例苔藓样淀粉样变患者在其瘙痒最为剧烈的部位采取高频 TEN 治疗,每周 3 次,共 4 周,持续时间 30 分钟。所有斑状淀粉样变患者和 6 例(75%)单纯性苔藓患者的瘙痒均有缓解。

Successful treatment of lichen amyloidosis using capsaicin 8% patch. Zeidler C, Metze D, Stände S. J Eur Acad Dermatol Venereol 2016; 30 (7): 1236–8.

对 2 例长期存在对外用糖皮质激素及系统应用抗组胺药物疗效不佳的苔藓样淀粉样变男性患者,使用 8% 辣椒素贴片直接应用于瘙痒部位,每次 60 分钟。第 2 天瘙痒完全缓解,并持续 2~3 月。其作用机制是由于辣椒素诱导治疗区域的解剖学上正常的神经再生并恢复其正常的神经元功能。

Clinical effect of tocoretinate on lichen and macular amyloidosis. Terao M, Nishida K, Murota H, Katayama I. J Dermatol 2011; 38: 179–84.

维 A 生育醇酯是一种合成的维 A 酸和生育酚的酯化化合物,用于治疗皮肤溃疡,改善硬皮病、硬斑病和增生性瘢痕的皮损。10 例苔藓淀粉样变和斑状淀粉样变患者每日外用维 A 生育醇酯软膏治疗。4 例患者疗效非常好,2 例患者疗效良好,2 例患者疗效一般,2 例患者疗效不佳。体内实验的表皮分化正常化被认为对淀粉样变性的治疗是有益的。

Itch in familial lichen amyloidosis: effective treatment with amitriptyline in two cases. Yew YW, Tey HL. Dermatol Ther 2014; 27: 12–5.

2 例患有苔藓样变的中国男性患者,表现为累及胫骨区域的广泛的瘙痒性角化过度性丘疹。2 例患者外用强效糖皮质激素及口服抗组胺药均不能缓解瘙痒。阿米替林以 10mg 每隔 1 晚 1 次为起始剂量,治疗 3 周后瘙痒评分和皮肤病生活质量评分明显下降。分别在治疗 8 个月和 6 个月时瘙痒明显得到控制。副作用微弱。然而,苔藓样淀粉样变皮损没有变化。阿米替林的作用可能与其抑制 5- 羟色胺和去甲肾上腺素在脑干和脊髓的再摄取以及其对外周神经电压依赖钠钾离子通道的抑制有关。

(肖 彤 译,赵凯迪 肖生祥 校)

证据等级:A 双盲试验　　B 临床试验,研究对象≥20 例　　C 临床试验,研究对象<20 例　　D 病例分析,研究对象≥5 例　　E 个案报道

第12章　雄激素性秃发

原作者　Walter P. Unger，Robin H. Unger

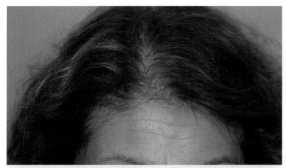

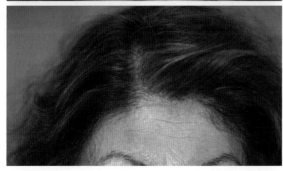

雄激素性秃发（androgenetic alopecia，AGA）是最常见的脱发类型，男女均可发病。脱发继发于由遗传易感性和激素水平导致的毛囊萎缩。其他因素如内分泌紊乱、营养不良、全身麻醉、合成代谢补充剂、脂溢性皮炎等均可加速脱发过程，引起休止期脱发。与男性型脱发（male pattern baldness，MPB）相关的激素主要是双氢睾酮（DHT），可引起毛囊小型化，缩短生长期，并延长易感毛囊的休止期。女性型脱发（female pattern hair loss，FPHL）的病因仍不明确。尽管 FPHL 中毛囊相关的致病机理与 MPB 相似，DHT 可能在雄激素水平升高的女性 FPHL 中发挥重要作用，但是皮内雌激素合成的减少、催乳素以及其他因素在女性型脱发中也起到了重要作用。

特殊检查
• 全血细胞计数
• 铁蛋白
• 甲状腺功能检查
• 女性雄激素筛查
• 毛发镜检查
• 摄影记录
• 头皮活检

对患者进行管理时，首先需要进行系统查体、完善相关的血液检查，并在必要时进行头皮活检。使用皮肤镜检查

（例如 FotoFinder 系统）对评估脱发有很大帮助。许多其他类型脱发（如斑秃、前额纤维性脱发和扁平苔藓）可出现与 AGA 相似的表现或掩盖 AGA 的脱发表现。

男性型脱发常通过 Hamilton-Norwood 分型标准进行分级，男性型脱发的患病率在 70 岁的白种人中高达 80%。医疗管理对于早期出现男性型脱发的患者尤为重要。女性型脱发也十分常见。Dawber 发现在绝经前的女性中，有 87% 存在 Ludwig 分级 Ⅰ～Ⅲ型的脱发。女性也可以出现男性型脱发，79% 的青春期后女性出现 Hamilton-Norwood Ⅱ型男性型脱发，50 岁时有 25%、60 岁时 50% 可进展为 Hamilton-Norwood Ⅳ级。女性型脱发通常是通过 Ludwig 分型标准进行分级的，但是一些著名的皮肤科医生提出了一种新的女性型脱发严重度指数（FPHL Severity Index），该指数结合了脱落头发的测量、正中线头发密度以及头皮毛发镜检查等指标。

Towards a consensus on how to diagnose and quantify female pattern hair loss–The'Female Pattern Hair Loss Severity Index (FPHL-SI).'Harries M, Tosti A, Bergfeld W, Blume-Peytavi U, Shapiro J, Lutz G, et al. Eur Acad of Dermatol and Venereol 2016; 30: 667–76.

Ludwig 分级标准长期以来一直用于评估 FPHL 患者，但存在许多方面的不足，如早期脱发无法被分级，分级不够精确，无法对治疗效果进行评估。该领域的九位专家提出了新的可用于临床实践的评估 FPHL 的量表。该量表最高分为 20 分，包括三个方面：脱发评估、正中线头发密度以及头皮毛发镜检查。

Imposters of androgenetic alopecia: diagnostic pearls for the hair restoration surgeon. Rogers N. Facial Plast Surg Clin North Am 2013; 21: 325–35.

这是一篇关于可能被误诊为 AGA 的脱发潜在病因的综述。文章讨论了通过诊断工具，如毛发镜和头皮活检来确定潜在病因。这对植发外科医生尤为重要，因为它可能导致植发后头发生长不良或未来可能发生的移植发脱落。

治疗策略

在脱发早期对 AGA 患者进行药物治疗，可能会逆转

毛囊小型化并减慢头发脱落的速度。已证实外用 5% 米诺地尔是 AGA 的有效治疗方法,且副作用极小。它是一种生物反应调节剂,其活性代谢产物硫酸米诺地尔可以开放钾离子通道并生成生长因子,从而延长毛囊生长期的持续时间并增大小型化毛囊。建议每日使用 2 次,在第 26~52 周时毛发生长可以达到高峰。使用 2 年后,40%~60% 的患者会出现临床改善。头顶部效果最好;然而近期研究表明,在较小比例的患者中,额部区域也可从治疗中获益。磺基转移酶的生物利用度在不同患者之间有所不同,可能解释了有效率出现差异的原因。持续使用对于保持长期疗效是必要的,患者在停止治疗 3~4 个月后可能出现明显的休止期脱发。

治疗男性型脱发的第二个选择为 5-α- 还原酶抑制剂。非那雄胺是 II 型 5-α- 还原酶的竞争性抑制剂,以 1mg/d 的剂量服用可将血清和头皮中 DHT 水平降低近 70%。使用非那雄胺 2 年可预防 99% 的患者疾病进展,66% 的患者可获得临床改善。持续改善与休止期毛囊重新进入生长期以及生长期的延长相关。如果停止用药,则毛发数量可在 1 年内恢复到基线水平。非那雄胺在男性中的副作用主要包括性欲减退、勃起功能障碍和精液量减少。已报道的其他副作用包括女性型乳房发育、抑郁症,以及精子数量和活力降低。2015 年进行的荟萃分析表明,相关研究中未明确显示该药的毒性信息和药物安全性信息。度他雄胺可阻断 I 型和 II 型 5-α- 还原酶,被许多专家用于 AGA 的适应证外治疗。研究表明,0.5mg/d 的剂量比非那雄胺对 AGA 的疗效更好。

美国 FDA 唯一批准的女性型脱发治疗方法为局部外用米诺地尔。已批准的 5% 米诺地尔每日使用 1 次,与每日 2 次 2% 米诺地尔相比具有更好的依从性和更好的治疗效果。在高达 80% 的患者中可出现临床改善。该药孕妇禁用,可引起头皮瘙痒、心悸,在低血压女性中可引起头痛,但通常耐受性良好。

女性型脱发的女性也可从抗雄激素药物的使用中获益,尽管这些药物已被证实对患有明显内分泌紊乱导致高雄激素血症的女性最为有效。除米诺地尔外,所有药物对于 FPHL 均为适应证外用药,包括醋酸环丙孕酮、氟他胺和螺内酯。许多医生使用非那雄胺 1~5mg/d 治疗女性型脱发。该方法的疗效存在争议,在对照研究中仍未得到证实。此外,该方法在女性治疗中的安全性并未明确,在子宫肌瘤患者以及存在乳腺癌或卵巢癌个人史或家族史的患者中,雌激素的增加(睾酮转化为雌二醇)尤其令人担忧。

外科治疗对于药物治疗无效或未达到明显美容效果的患者是一种有效的选择。毛发移植技术的进步使得即使外科医生单次手术后也能创造一个非常自然的在美容上显著增加头发密度的效果。随附的照片展示了一次毛发移植术后患者就能达到的效果。可通过单个椭圆切除(剥离)或毛囊单位提取(FUE)来获取相对永久性的发际线。无论

是通过机器、手动环钻还是电动环钻,后一种方法都越来越流行。两种方法都有其优点和缺点,一个好的外科医师应掌握所有方法。通过单个剥离获得的移植物具有明显的优势,即从供体区域中永久性毛发比例最高的区域中心获取。迄今为止有限的研究表明,剥离获取的移植物相比 FUE 有更高的存活率。在 2015 年度 ISHRS 国际会议上展示的一项小型初步研究发现,术后 14 个月,FUE 研究区域中 547/890 的毛囊生长(61.4%),而剥离移植研究区域中 765/890 的毛囊生长,两者相差 24.6%。希望将来能有进一步的研究来展示并改善 FUE 的治疗效果。无论采用何种技术,获取的毛囊单位都将植入毛发之间的小切口中,以此来显著增加男性和女性 AGA 患者的毛发密度。

富血小板血浆(platelet-rich plasma,PRP)治疗脱发仍然是未经证实的疗法,尽管在有限的研究病例报道和轶事报道中有令人鼓舞的结果。它可作为毛发移植手术的附加治疗,也可以作为独立的治疗方法。使用 PRP 作为 AGA 独立疗法的医师还可以使用微针或 ACell 粉末来提高疗效。然而,关于最佳治疗方法或每种治疗技术的疗效尚无共识。

其他治疗措施包括美容处理,如各种有色粉末或喷雾剂、头皮纹饰、假发或发片。接发可以增加头发的密度和长度,但会产生永久性的牵拉性脱发。具有蓬发功能的洗发水和喷雾剂有助于暂时性地在视觉上增加头发的体积。低能量激光也有一些支持性的证据。

一线治疗	
• 外用米诺地尔	A
• 非那雄胺	A
• 螺内酯	B

Androgenetic alopecia: an evidence-based treatment update. Varothai S, Bergfeld W. Am J Clin Dermatol 2014; 15: 217–30.

一篇基于循证医学的 AGA 治疗方案综述。众所周知,毛发脱落和生长的研究很难进行,这导致研究的患者群体有限或对照不良。作者对临床相关性进行了综述回顾。

A single-centre, randomized, double-blind, placebo controlled clinical trial to investigate the efficacy and safety of minoxidil topical foam in frontotemporal and vertex androgenetic alopecia in men. Hillman K, Garcia-Bartels N, Kottner J, Stroux A, Canfield D, Blume-Peytavi U. Skin Pharmacol Physiol 2015；28：236–44.

尽管 5% 米诺地尔在 AGA 患者头顶和中线处的疗效已在多项研究中得到证实,这是第一个证明该药在额颞区疗效的研究。在第 16 周可以看到明显的改善,但所有部位均用药到 24 周。累积的非毳毛直径与基线相比显著增加。

受试者的自我评估显示头皮所有区域的覆盖情况均有显著改善。2015 年 9 月发表的一项后续研究表明，尽管头发计数已恢复至基线水平，但美容效果持续了 104 周，没有明显的区域差异。

A randomized, single-blind trial of 5% minoxidil foam once daily versus 2% minoxidil solution twice daily in the treatment of androgenetic alopecia in women. Blume-Peytavi U, Hillmann K, Dietz E, Canfield D, Garcia Bartels N. J Am Acad Dermatol 2011; 65: 1126–34.

一项纳入 113 例女性 AGA 患者，为期 6 个月的研究表明，外用 5% 米诺地尔泡沫每日 1 次与外用含 2% 米诺地尔的丙二醇每日 2 次，其对刺激毛发生长和直径增加具有相同的疗效。由于使用方便且副作用少，患者更愿意每日 1 次使用 5% 米诺地尔泡沫。

Efficacy and safety of finasteride therapy for androgenetic alopecia: a systematic review. Mella JM, Perret MC, Manzotti M, Catalano HN, Guyatt G. Arch Dermatol 2010; 146: 1141–50.

一项纳入 12 项研究（3 927 例男性患者）的荟萃分析显示，中等质量的证据表明，每日口服非那雄胺 1~5mg 可显著增加毛发数量，改善患者和研究者对头发外观的评估，但同时增加了性功能障碍的风险。Jadad 评分被用于评估每项研究所用的研究方法（截至 2009 年）。

Finasteride treatment of female pattern hair loss. Iorizzo M, Vincenzi C, Voudouris S, Piraccini BM, Tosti A. Arch Dermatol 2006; 142: 298–302.

37 例患有 FPHL 的女性患者接受口服非那雄胺 2.5mg/d 治疗，同时口服含有屈螺酮和炔雌醇的避孕药。在 12 个月的随访中，通过整体拍摄观察到 37 例患者中有 23 例得到改善（12 例轻度改善、8 例中度改善、3 例明显改善），13 例无改善，1 例病情恶化。12 例患者的毛发密度评分有统计学上的显著增加。目前尚不清楚该方法的有效性是由于非那雄胺的剂量较前提高（2.5mg 替代 1mg），还是由于口服含有屈螺酮（具有抗雄激素作用）的避孕药。

Treatment of female patter hair loss with oral anti-androgens. Sinclair R, Wewerinke M, Jolley D. Br J Dermatol 2005; 152: 466–73.

对 80 例女性使用螺内酯或醋酸环丙孕酮治疗的结果显示这两种药物均有疗效。治疗组 44% 的女性出现头发再生，44% 的女性脱发不再进展，12% 的女性脱发继续进展。FPHL 基线脱发越重的，治疗越容易出现效果。该研究没有安慰剂组，也非研究者盲。在月经周期的第 5 天～第 15 天，螺内酯的用量一般为每天 100~200mg，环丙孕酮的用量为每天 52mg，而在月经周期的第 5 天～第 24 天，炔雌醇每天 2 次，每次 20μg。

二线治疗	
• 度他雄胺	A

Long-term safety and efficacy of dutasteride in the treatment of male patients with androgenetic alopecia. Tsunemi T, Irisawa R, Yoshiie H, Brotherton B, Ito H, Tsuboi R, et al. J Dermatol 2016; 43: 1051–8.

这项研究的目的是确定日本男性 AGA 患者长期服用度他雄胺 0.5mg/d（一种 Ⅰ 型和 Ⅱ 型 5-α- 还原酶抑制剂）的安全性、耐受性和疗效。

一项多中心、开放、前瞻性门诊研究共纳入了 120 例男性，每日服用度他雄胺 0.5mg，持续 52 周。

鼻咽炎、勃起功能障碍和性欲减退是最常报告的不良反应，多数为轻度。药物相关的不良反应发生率为 17%，均未导致患者退组。在研究过程中，毛发生长（第 52 周的平均目标区域毛发数量），毛发恢复（第 52 周的平均目标区域毛发直径），以及头发的整体外观（第 52 周的平均评分）与基线相比均有显著改善。度他雄胺在该日本人群中具有长期安全性。

Regenerative medicine and hair loss: how hair follicle culture has advanced our understanding of treatment options for androgenetic alopecia. Higgins CA, Christiano AM. Regen Med 2014; 9: 101–11.

一篇关于当前毛囊培养相关研究的综述。生长调节剂被发现可有效地培养毛囊，此前未被研究过，可能为 AGA 的治疗提供新选择。文章还介绍了当前毛囊干细胞移植的研究，这是一种未来潜在的治疗方法。

三线治疗	
• 植发手术	A
• 激光	C
• 富血小板血浆	C

Female hair restoration. Unger R. Facial Plast Surg Clin North Am 2013; 21: 407–19.

文章详细地描述了用于治疗女性脱发的最新外科技术。该文描述了 AGA、瘢痕性脱发或创伤性脱发的女性患者的治疗方法。文章描述了外科技术前沿。最重要的是介绍了规划女性头发再生手术所需独特方法中的要点。

Planning and organization. Unger WP. In: Unger WP, Shapiro R, Unger RH, Unger M, eds. Hair Transplantation, 5th edn. New York: Marcel Dekker, 2011; 106–52.

深入回顾了成功毛发移植规划中最重要的方面,包括头皮解剖标志的命名法、手术资格患者的确定,以及外科手术技术和获得长期审美效果所必需的美学原则。在男性和女性中都强调了外科手术规划的关键背景因素,尤其着重于解决未来年轻患者的脱发。

Robotic hair restoration. Rose P, Nusbaum B. Dermatol Clin 2014; 32: 97–107.

作者描述了机器人 FUE 使用的挑战和获益。该方法与人工或机器环钻完成 FUE 是十分相似的。挑战包括提取所需的时间,只有两个可用的环钻尺寸,以及供体区域的剃毛要求。机器人的存在允许医生在植发的过程中无需大量额外的支持人员;然而好的手术效果仍取决于受者区域的手术规划和艺术技巧。

Efficacy and safety of a low-level laser device in the treatment of male and female pattern hair loss: a multi-center, randomized, sham device-controlled, double-blind study. Jiminez J, Wikramanayake T, Bergfeld W, Hordinsky M, Hickman J, Hamblin M, et al. Am J Clin Dermatol 2014; 15: 115–27.

多中心招募了 128 例男性患者和 141 例女性患者,评估不同光线的家用低能量激光治疗(LLLT)脱发的疗效。患者随机分配到密闭包装的治疗仪器组和空白仪器组,每周治疗 3 次,共 26 周。在 16 周和 26 周时评估终毛密度,然后由一名盲态独立评估者根据照片评估毛发数量。荟萃分析结果表明在 26 周时平均终毛密度显著增加。与空白仪器组相比,治疗仪器组与基线相比在统计学上有显著改善。

The effect of platelet-rich plasma in hair regrowth: a randomized placebo-controlled trial. Gentile P, Garcovich S, Bielli A, Scioli MG, Orlandi A, Cervelli A. Stem Cells Transl Med 2015; 4: 1317–23.

该研究是一项评估 PRP 的随机、半侧头皮、安慰剂对照研究。结果由盲态评估者使用计算机毛发分析软件进行评估。该研究的主要缺点为仅招募了 20 例患者。以 30 天为间隔进行 3 次治疗后,与基线相比目标区域平均增加了 33.6 跟头发,平均头发密度增加了 45.9 根 /cm²。此外活检结果表明表皮厚度和毛囊数量增加,Ki-67 升高,提示细胞增殖。

（周 城　李 博　译,张建中　校）

第**13**章 嗜酸性粒细胞增多性血管淋巴样增生症

原作者　William Y. M. Tang，Loi yuen Chan

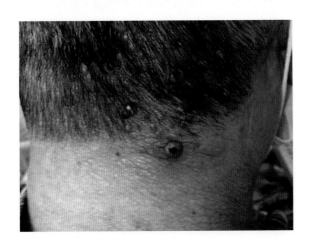

嗜酸性粒细胞增多性血管淋巴样增生症（angiolymphoid hyperplasia with eosinophilia，ALHE）1969 年由 Wells 和 Whimster 首先描述，是一种病因不明的血管良性增生，具有特征性的上皮样内皮细胞。这是一种罕见的疾病，所以关于它的自然病程和治疗反应的资料仅来自少数患者。

本病多见于 30 多岁的女性，表现为丘疹或皮下结节，有时表现为发生于头皮、颈部和耳周的炎症，而其他部位罕见。约 20% 的患者血嗜酸性粒细胞增多。尽管 ALHE 被认为是良性的，但病因尚不明确，致病因素可能为血管组织的肿瘤性增生，或创伤、感染、肾素或雌激素过多导致的血管组织反应性增生。它可出现畸形、出血、瘙痒和疼痛等症状，并与各种淋巴增生性疾病有关，这一点是它可能表现为单克隆 T 细胞增生的依据。

嗜酸性粒细胞增多性血管淋巴样增生症的鉴别诊断包括木村病、化脓性肉芽肿、皮肤淋巴细胞瘤、虫咬皮炎、结节病、卡波西肉瘤和血管肉瘤。本病和木村病被认为具有不同的临床病理特点。木村病是一种病因不明的慢性炎症性疾病，好发于亚裔青年男性，典型表现为颈部淋巴结肿大、头颈部皮下结节。然而有报道称本病和木村病可发生在同一患者。

治疗策略

嗜酸性粒细胞增多性血管淋巴样增生症极少自愈，常需要治疗。对于持续存在的皮损，建议手术完整切除。切除不完整可导致复发。也可选择激光治疗和射频消融术。冷冻疗法是一种传统的治疗方法，价格低廉且容易获得，但对其有效性缺乏报道。其他有效的治疗包括：外用和皮损内注射糖皮质激素、普萘洛尔、外用咪喹莫特、外用他克莫司、异维 A 酸、甲磺司特、皮损内注射干扰素 $-\alpha_{2b}$、沙利度胺和光动力治疗。

特殊检查
• 组织病理
• 影像学检查

显微镜下 ALHE 表现为不同大小的血管增生伴内皮细胞肿胀。组织细胞样内皮细胞增大。有丰富的嗜酸性或透明的胞浆和大的泡状细胞核。细胞多为立方形，偶见"鞋钉样细胞"，这与细胞质存在空泡，导致胞质突入管腔有关。血管周围可见淋巴细胞和嗜酸性粒细胞浸润。

潜在的血管畸形的位置和病变范围可通过血管造影、血管核磁共振成像和血管 CT 评估。

由于本病好发于女性，高雌激素水平可能是其致病因素。然而，尚未有利用激素成功治疗本病的报道。

Angiolymphoid hyperplasia with eosinophilia associated with pregnancy: a case report and review of the literature. Zarrin-Khameh N, Spoden JE, Tran RM. Arch Pathol Lab Med 2005; 129: 1168–71.

作者报告了 1 例 33 岁女性患者，妊娠中期右耳出现 ALHE。皮损被完全切除。并回顾了其他 5 例妊娠相关的病例。其中一些患者的皮损在怀孕期间增大。1 名患者停止口服避孕药后病情有所好转，而另 1 名患者的病灶在产后缩小了一半。2 名患者的皮肤活检显示有大量的雌激素和孕酮受体，但未累及非皮损处皮肤。

一线治疗	
• 手术	D
• 激光治疗	D
• 外用或皮损内注射糖皮质激素	E

A refractory case of angiolymphoid hyperplasia with eosinophilia successfully treated by surgery. Baghestani S, Firooz A, Ghazisaidi MR. J Dermatolog Treat 2011; 22: 49–51

作者报道了 1 名 30 岁的女性右耳部 ALHE 患者，在尝试了冷冻、电干燥法、皮损内注射及口服糖皮质激素等传统治疗方法治疗失败后，手术治疗成功。

Epidemiology and treatment of angiolymphoid hyperplasia

with eosinophilia (ALHE): a systematic review. Adler BL, Krausz AE, Minuti A, Silverberg JI, Lev-Tov H. J Am Acad Dermatol 2016; 74: 506–12.

本报告包括 416 项研究,详细介绍了 908 名患者。作者的结论是手术切除结果尽管不太理想,但却是最好的选择。脉冲染料激光或其他激光治疗也可能是其他合理的治疗选择。

Facial angiolymphoid hyperplasia with eosinophilia: sustained remission following treatment with carbon dioxide laser. Ali FR, Madan V. Clin Exp Dermatol 2016; 41: 96–8.

1 名 35 岁的女性经组织活检证实左太阳穴发生了 ALHE 皮损,发生于 5 年前怀孕期间。CO_2 激光治疗(15 周,4mm 光斑,10 600nm)在 8 个月内分 3 次进行治疗,临床反应良好,30 个月后无复发。

Angiolymphoid hyperplasia successfully treated with an ultralong pulsed dye laser. Angel CA, Lewis AT, Griffin T, Levy EJ, Benedetto AV. Dermatol Surg 2005; 31: 713–6.

患者男性 72 岁,在左耳后方及乳突区有一处触痛且增大的病灶,持续 1 年之久,皮损内注射糖皮质激素无效。采用超长波长脉冲染料激光(595nm,7mm 圆形点,3.0 毫秒脉冲宽度,15J/cm²)治疗 2 次后痊愈。治疗后 3 年没有复发。较长的波长穿透更深,能达到真皮组织,能更均一地使各种直径的靶血管凝固坏死。

Angiolymphoid hyperplasia with eosinophilia: successful treatment with the Nd: YAG laser. Kadurina MI, Dimitrov BG, Bojinova ST, Tonev SD. J Cosmet Laser Ther 2007; 9: 107–11.

本文是对 Nd:YAG 激光治疗 ALHE 的首次综述。1 名 31 岁女性病患,右耳耳廓及耳道有一快速扩大、发痒及出血的肿瘤。病灶采用 1 064nm Nd:YAG(6mm 圆形斑,两次 7.0 毫秒脉冲,脉冲间延迟 20 毫秒,100~150J/cm²)治疗。共进行了 5 次治疗,每次治疗间隔 30 天,经过 1 年的随访,患者病情完全缓解。

Angiolymphoid hyperplasia with eosinophilia treated with vascular laser. Alcántara González J, Boixeda P, Truchuelo Díez MT, Pérez García B, Jaén Olasolo P. Lasers Med Sci 2011; 26: 285–90

595nm PDL 和 1 064nm Nd:YAG 连续激光联合治疗,两种不同的波长靶向作用于不同真皮深度的组织。与 PDL 相比,Nd:YAG 激光可以破坏更深层血管,因此它可能更有效且复发率更低。有 3 名 ALHE 患者接受了连续激光治疗。其中 2 名患者在最后 1 次治疗 3 年后完全恢复,另外 1

名患者有明显改善。

二线治疗		
• 普萘洛尔		E
• 咪喹莫特	E	E
• 他克莫司		E
• 异维 A 酸	E	E
• 射频消融和硬化疗法		E

Propranolol: a novel treatment for angiolymphoid hyperplasia with eosinophilia. Horst C, Kapur N. Clin Exp Dermatol 2014; 39: 810–2.

1 名 32 岁的妇女在左耳周和头顶出现多发 ALHE 皮损。口服普萘洛尔,起始剂量为每天 40mg。6 周内,部分皮损缩小,红斑减轻。普萘洛尔随后在开始治疗的几个月后逐渐停用。普萘洛尔作用于 ALHE 的血管增殖因子,对于婴幼儿血管瘤同样有效。

Angiolymphoid hyperplasia with eosinophilia treated successfully with imiquimod. Isohisa T, Masuda K, Nakai N, Takenaka H, Katoh N. Int J Dermatol 2014; 53: e43–4.

1 名 49 岁女性,左耳后及外耳道有多发 ALHE 皮损。5% 咪喹莫特乳膏每周外用 1 次,共 5 周。2 周内瘙痒明显减轻。经过 22 周的治疗,小的皮损几乎完全消退。因此作者建议局部咪喹莫特可考虑用于 ALHE 的治疗,因其美容效果和安全性良好,特别是对于多发性损伤。其机制可能与咪喹莫特的免疫调节和抗血管生成作用有关。

Angiolymphoid hyperplasia with eosinophilia: efficacy of isotretinoin? El Sayed F, Dhaybi R, Ammoury A, Chababi M. Head Face Med 2006; 2: 32.

作者报道了 1 名 32 岁的男性患者,出现多发 ALHE 皮损,采用异维 A 酸 0.5mg/(kg·d)治疗 1 年,2 处头皮结节中的 1 处完全消退。2 处面颊和 2 处耳前皮损体积缩小,但未完全消退,采用外科手术切除。异维 A 酸可减少角质形成细胞产生的血管内皮生长因子,从而达到抗血管生成的作用。

Angiolymphoid hyperplasia with eosinophilia treated with a novel combination technique of radiofrequency ablation and sclerotherapy. Khunger N, Pahwa M, Jain RK. Dermatol Surg 2010; 36: 422–5.

3 名 ALHE 患者在接受了 3% 聚多卡醇局部硬化治疗后接受了射频消融(RFA)治疗。皮损大多数采用强度为 4U 的切除加凝血模式治疗。需要 1~4 个疗程才能达到完全缓解。经 6 个月 ~2 年的随访,未见复发。采用 RFA 消融皮损联合硬化剂治疗深部血管,可发挥协同作用。

证据等级:A 双盲试验　　**B** 临床试验,研究对象 ≥ 20 例　　**C** 临床试验,研究对象 < 20 例　　**D** 病例分析,研究对象 ≥ 5 例　　**E** 个案报道

三线治疗	
• 甲磺司特	E
• 干扰素 -α₂ᵦ	E
• 沙利度胺	E
• 光动力治疗	E

Angiolymphoid hyperplasia with eosinophilia on the leg successfully treated with T-helper cell 2 cytokine inhibitor suplatast tosilate. Bito T, Kabashima R, Sugita K, Tokura Y. J Dermatol 2011; 38: 300–2.

甲磺司特是一种 Th_2 细胞因子抑制剂,可抑制辅助 T 细胞产生白细胞介素 IL-4 和 IL-5,可减少嗜酸性粒细胞浸润及抑制 B 细胞产生 IgE。1 名 63 岁的男性患者右小腿发生 ALHE,同时口服和局部使用甲磺司特进行治疗,4 周后皮损明显改善,4 个月后完全消失,15 个月后未见复发。

另外有 1 例早期报道,1 名 32 岁的男性 ALHE 患者,口服甲磺司特 300mg/d 被成功治疗。

Angiolymphoid hyperplasia with eosinophilia responding to interferon-alpha2B. Oguz O, Antonov M, Demirkesen C. J Eur Acad Dermatol Venereol 2007; 21: 1277–8.

干扰素 -α 是良性血管增殖性疾病的一线疗法,有报道称局部皮损内注射干扰素 -α₂ᵦ 有效治疗了一名 27 岁女性枕部 ALHE 皮损。但 9 年后皮损复发,且再次干扰素 -α₂ᵦ 治疗疗效差。

在另一份报告中(Shenefelt PD et al.Arch Dermatol 2000;136:837–9),干扰素 α-2a 几乎完全治愈了 1 名患者的皮损,然而病灶在最后 1 次注射后约 1 年内复发,并在第 2 次注射时无效。

Successful management of refractory angiolymphoid hyperplasia with eosinophilia with thalidomide. Rongioletti F, Cecchi F, Pastorino C, Scaparro M. J Eur Acad Dermatol Venereol 2016; 30: 527–9.

1 名 58 岁妇女在枕部有多个 ALHE 皮损,对于口服普萘洛尔,冷冻疗法,局部、全身性应用激素和外用他克莫司均无效,她随后口服沙利度胺,50mg,每天 2 次,共 2 个月,然后每日口服 3 次,持续 4 个月,随后皮损颜色逐渐减退,变扁平并逐渐恢复。经过 6 个月的治疗,皮损基本消退。然而,她出现了神经系统症状而不得不停用,随访患者 3 个月未发现新的皮损。沙利度胺可发挥治疗作用是因为其抗血管生成、抗炎和抗肿瘤作用。

Angiolymphoid hyperplasia with eosinophilia: good response to photodynamic therapy. Sotiriou E, Apalla Z, Patsatsi A, Panagiotidou DD, Ioannides D. Clin Exp Dermatol 2009; 34: e629–31.

光动力疗法(PDT)是通过破坏肿瘤新生血管中的内皮细胞来抑制肿瘤生长。1 名 60 岁的妇女在前额有多发性 ALHE 皮损,用 2 次氨基乙酰丙酸(ALA)PDT 治疗,间隔 2 周。使用 20% 的 5-ALA 乳膏遮光 4 小时,然后在非相干光源下暴露于红光(570~670nm,剂量 $80J/cm^2$)。治疗 8 周后,虽然未完全恢复,但病情得到明显改善,且治疗维持了 4 个月。本次治疗效果不佳可能是由于光敏剂对皮损深部渗透不良。

(胡宇晴 译,张建中 校)

第 14 章　口角炎

原作者　Jennifer K. Chen，Janellen Smith

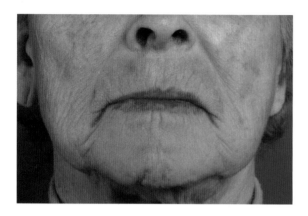

口角炎（angular cheilitis）是口角的慢性反应性炎症性疾病，以萎缩、裂隙、结痂、红斑和脱屑为特征。口角炎可由单一或多种病因引起，包括机械性（擦烂）、感染性、营养性、激素性及炎症性。口角炎也可以是系统疾病的局部表现。

治疗策略

治疗成功的关键在于发现并纠正其致病因素。义齿、腭部红斑和水肿可提示念珠菌病和义齿性口炎。舌苍白、乳头减少、萎缩提示铁缺乏。舌疼痛、光滑、乳头减少提示叶酸或维生素 B_{12} 缺乏。面下部湿疹性皮炎提示葡萄球菌感染，过敏性接触性皮炎史则提示过敏。

单侧损害通常是短期的，由机械因素引起，这也被报道为浆细胞唇炎的一种表现。双侧损害易变为慢性，由感染或营养缺乏导致，存在潜在疾病的可能性更大。

口角和相邻皮肤出现浸渍是机械性口角炎常见的非感染性病因。亦可由牙线引起的创伤、习惯性舔口唇和唾液过度分泌导致。口腔潮湿和干燥的周期性变化破坏了上皮的完整性，使口角处出现皲裂。这为轻度念珠菌感染和感染性湿疹样皮炎提供了理想的环境。其他的机械性因素包括义齿不合适、下颌垂直距离缩小、皮肤皱褶松弛、口干症和口周皮炎。

必须查找感染性和系统性因素。HIV 感染患者常发生口角炎，其中 10% 为局部念珠菌感染。高活性抗逆转录病毒治疗（HAART）可降低发病率。白念珠菌和金黄色葡萄球菌均能够在皲裂处定植。可伴贫血、营养缺乏、唐氏综合征、肠病性肢端皮炎、寻常型天疱疮、糖尿病、口腔肉芽肿和克罗恩病。

清除致病菌可预防口角炎的复发。应查找是否有义齿性口炎、念珠菌病和鼻腔葡萄球菌定植。可在饭后和睡前外用咪康唑乳膏治疗念珠菌感染，而外用莫匹罗星可治疗葡萄球菌感染。夜间应从口中取出义齿，早晨再次使用前彻底清洁。新义齿可修复面部轮廓，增加上下颌间和面部的垂直距离。口角处注射胶原可减轻致病性机械性因素。

特殊检查
● 念珠菌培养或湿涂片
● 细菌培养
● 对于难治性或复发病例，实验室评估应包括全血细胞计数；铁含量；维生素 B、叶酸和血清锌水平；血糖；糖化血红蛋白和 HIV 检测
● 斑贴试验。

Angular cheilitis, part 1: local etiologies. Park KK, Brodell RT, Helms SE. Cutis 2011; 87: 289–95.

Angular cheilitis, part 2: nutritional, systemic, and drugrelated causes and treatment. Park KK, Brodell RT, Helms SE. Cutis 2011; 88: 27–32.

关于口角炎的评估和多因素性质的讨论。

Epidemiology and etiology of denture stomatitis. Gendreau L, Loewy ZG. J Prosthodont 2011; 20: 251–60.

Angular cheilitis. Scully C, Bagan J-V, Eisen D, Porter S, Rogers RS III, eds. Dermatology of the Lips. Oxford: Isis Medical, 2000; 68–73.

优秀的临床照片和总结。

Excellent clinical photographs and summary. Nickel-induced angular cheilitis due to orthodontic braces. Yesudian PD, Memon A. Contact Dermatitis 2003; 48: 287–8.

一线治疗	
• 局部外用咪康唑、酮康唑或制菌霉素乳膏,每日 2~3 次,持续 2~3 周	D
• 外用多粘菌素 B 或莫匹罗星乳膏	D
• 每晚取下假牙,并用 2% 的氯己定溶液或 0.02% 的次氯酸钠溶液清洗。再次使用前清洗和风干。请注意氯己定和制霉菌素可使彼此失效,因此不应同时使用。	D

Oral candidiasis and angular cheilitis. Sharon V, Fazel N. Dermatol Ther 2010; 23: 230–42.

一篇关于念珠菌病局部和系统性治疗的优秀综述,作者建议对复发病例使用 0.12% 氯己定漱口水进行预防。

Diseases of the lips. Rogers Ⅲ, RS, Bekic M. Semin Cutan Med Surg 1997; 16: 325–36.

Discussion of the evaluation and treatment of angular cheilitis. Evren BA, Uludamar A, Iseri U, Ozkan YK. Arch Gerontol Geriatr 2011; 53: 252–7.

强调了不同居住地区老年人的社会经济地位、口腔卫生、义齿性口炎和口腔状况之间的联系。

二线治疗	
• 系统性抗真菌治疗(氟康唑)	E
• 两性霉素 B 乳膏	E

Oral candidiasis and angular cheilitis. Sharon V, Fazel N. Dermatol Ther 2010; 23: 230–42.

回顾念珠菌病的治疗,强调了对免疫缺陷患者治疗的挑战。

三线治疗	
• 填充物注射	E
• 牙齿修复的评估和治疗	E
• 咀嚼含木糖醇或含木糖醇及醋酸氯己定的口香糖	B
• 0.5% 紫龙胆紫溶液,每日 2 次	E
• 光动力治疗	E

Collagen implant in management of perleche (angular cheilosis). Chernosky ME. J Am Acad Dermatol 1985; 12: 493–6.

软组织增强术可减少口腔联合处的深度,从而减少唾液淤积。

Prosthodontic management of angular cheilitis and persistent drooling: a case report. Lu DP. Compend Contin Educ Dent 2007; 28: 572–7.

作者描述了将套管放入义齿内,从而将唾液引流入口咽部的方法,适用于长期流涎的患口角炎的老年残疾患者。

The effect of medicated chewing gums on oral health in frail older people: a 1-year clinical trial. Simons D, Brailsford SR, Kidd EA, Beighton D. J Am Geriatr Soc 2002; 50: 1348–53.

一项双盲对照研究,调查了 111 例有牙齿的患者。结果显示,使用含醋酸氯己定 / 木糖醇的口香糖的患者,义齿性口炎和口角炎的发病明显下降。

Oral candidiasis and angular cheilitis. Sharon V, Fazel N. Dermatol Ther 2010; 23: 230–42.

龙胆紫溶液的副作用如紫色染色、皮肤刺激和偶尔的黏膜溃疡可能令人难以忍受。

Antimicrobial photodynamic therapy to treat chemotherapy-induced oral lesions: report of three cases. Rocha BA, Filho MRM, Simoes A. Photodiagnosis Photodyn Ther 2016; 13: 350–2.

1 例单独使用制霉菌素无反应的口角炎患者,每日 4 次外用制霉菌素和 2% 咪康唑凝胶 48 小时内起效,并联合光动力治疗 2 日后序贯低剂量激光治疗以促进伤口愈合并改善疼痛。

(胡宇晴 译,张建中 校)

第15章 抗磷脂综合征

原作者 Julia S Lehman，Mark DP Davis

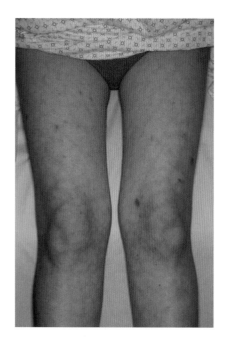

网状青斑，以皮肤的网状紫红色改变为特征。这是一种非特异性皮疹，可见于抗磷脂综合征

抗磷脂综合征（antiphospholipid syndrome，APS；Hughes综合征）的特征是反复发生静脉和动脉血栓和循环中存在抗磷脂结合蛋白抗体。APS 的诊断标准包括血管血栓形成史（静脉或动脉）或妊娠终止（例如，在孕 10 周内连续 ≥3 次不能解释的且排除其他原因的自发性流产），以及至少 2 次（间隔 12 周以上）查到至少一种血清抗磷脂（aPL）（即狼疮抗凝物，抗心磷脂，抗 β_2- 糖蛋白 1）抗体。重要的是，因为没有针对 APS 的实验室检查是完全特异的，故不能根据一项实验室检查异常而诊断为 APS。

尽管皮肤表现没有纳入诊断标准，但可能是 APS 最早的表现。皮肤表现是由皮肤血管血栓形成引起，包括网状或树枝状青斑，青斑血管病（白色萎缩），浅表血栓性静脉炎或溃疡。Sneddon 综合征的患者，以网状青斑合并脑血管病为特征，血清 aPL 可持续阳性。Sneddon 综合征是否代表 APS 的一个亚型仍有争议。

治疗策略

尽管一些 APS 是原发性的，但是寻找病因非常必要，如感染，致凝血药物（如口服避孕药），原发性的血液凝血性疾病（如 V 因子 Leiden、凝血素 G20210A 基因突变）和结缔组织病［如系统性红斑狼疮（SLE）］。如有必要应将患者转至相应的专科。

由于 APS 患者复发性血栓栓塞的风险增加，所以治疗的目标是预防血栓形成。

非药物干预包括减少促血栓形成的危险因素，如长期制动和口服避孕药。药物干预取决于患者的年龄、并发症、妊娠阶段、有无可校正的血栓形成因子和凝血史。持续高抗磷脂抗体但无血栓史（不符合严格的抗磷脂综合征诊断标准）的患者，阿司匹林对预防远期血栓无明显效果。在确诊 APS 并有静脉栓塞史的患者主要的治疗措施是长期应用华法林。华法林治疗的最佳持续时间还未确定。基于有限的资料，长期华法林治疗与仅治疗 6 个月相比，能降低血栓栓塞的复发率且无增加出血性并发症的危险。是否终止华法林治疗应视个人情况而定。因为肝素存在骨质减少的风险，不推荐长期肝素治疗。口服直接凝血酶抑制剂（达比加群）和 X a 因子抑制剂（利伐沙班、阿哌沙班、依多沙班）的早期报道尚无定论，正在进行随机临床试验。

反复静脉栓塞的患者需要应用下腔静脉滤器来预防肺栓塞。

动脉血栓栓塞或进行性反复血栓形成的 APS 患者，尽管华法林治疗达到了国际标准化比值（INR），也要考虑其他治疗方法。这些方法包括利妥昔单抗，静脉滴注免疫球蛋白和血浆置换，它们针对的是循环中的致病抗体，而不是由此产生的凝血功能紊乱。

对于 SLE 合并 APS 的患者，应用羟氯喹能降低 aPL 抗体水平且有内源性抗凝作用。未来潜在的 APS 治疗包括 mTOR 抑制剂、X a 因子抑制剂、口服直接血栓抑制剂和他汀类药物。建议纠正其他促凝因素，如停止口服避孕药和吸烟。

对于 APS 患者来说妊娠是高危状态，禁用华法林。患 APS 的女性应该在阿司匹林治疗后怀孕，以后应用低分子量肝素治疗。

对于急性血栓形成的患者，标准治疗是密切观察下使用静脉普通肝素或皮下注射低分子量肝素，随后可用或不用华法林治疗。对于威胁生命或有截肢危险的血栓形成，溶栓药（如链激酶，组织纤溶酶原激活剂 tPA）或经皮或外科干预是必要的。对于发展成广泛血栓形成伴终末器官损害的重症抗磷脂综合征（Catastrophic antiphospholipid syndrome，CAPS），需要加强多学科干预来阻止病情进展，逆转终末器官损害。血浆置换也能发挥一定的作用。

特殊检查

- 询问血栓栓塞、异常妊娠和用药史
- aPL 抗体(即,狼疮抗凝物、抗心磷脂 IgG 和 IgM 抗体、抗 β₂ 糖蛋白 -1 抗体)
- 凝血筛查[即,INR、部分凝血活酶时间(PTT)、蛋白 C、蛋白 S、抗凝血酶Ⅲ、凝血酶原 G20210A 基因突变、抗凝血酶原抗体、Ⅴ因子 Leiden、同型半胱氨酸水平]
- 筛查潜在的疾病(血液学、空腹血糖、空腹血脂、结缔组织病血清学检查、HIV、肝炎血清学检测)和其他血栓形成的危险因素

International consensus statement on an update of the classification criteria for definite antiphospholipid syndrome (APS). Miyakis S, Lockshin MD, Atsumi T, Branch DW, Brey RL, Cervera R, et al. J Thromb Haemost 2006; 4: 295–306.

指南中指出确诊抗磷脂综合征的条件为有血栓栓塞史和 aPL 抗体至少 2 次阳性(间隔至少 12 周以上)。

Controversies and unresolved issues in antiphospholipid syndrome pathogenesis and management. Backer WF Jr, Bick RL, Fareed J. Hematol Oncol Clin North Am 2008; 22: 155–74.

推荐对潜在的 (和可能纠正的) 疾病进行彻底的调查。

一线治疗

- 观察(aPL 持续升高但无血栓栓塞)	A
- 长期华法林治疗,目标 INR 2.0~3.0	A
- 纠正可逆的促凝因素	B
- 长期华法林治疗,目标 INR>3.0(复发的或动脉血栓形成)	B
- 低分子量肝素和小剂量的阿司匹林(妊娠)	B
- 肝素继之华法林治疗(急性血栓形成)	C
- 羟氯喹和小剂量的阿司匹林(SLE)	C
- 溶栓治疗或经皮 / 外科介入治疗(危险的血栓形成)	E
- 减少促血栓的危险因素,如长时间制动	E

Asprin for primary thrombosis prevention in the antiphospholipid syndrome. Erkan D, Harrison MJ, Levy R, Peterson M, Petri M, Sammaritano L. Arthritis Rheum 2007; 56: 2382–91.

一项随机双盲对照试验发现,与安慰剂相比,阿司匹林在 aPL 抗体持续阳性而无症状的患者中对预防原发血栓无效。

A comparison of two intensities of warfarin for the prevention of recurrent thrombosis in pationts with the antiphospholipid syndrome. Crowther MA, Ginsberg JS, Julian J, Denburg J, Hirsch J, Douketis J, et al. N Engl J Med 2003; 349: 113–18.

A randomized clinical trial of high-intensity warfarin vs. Conventional antithrombotic therapy for the prevention of recurrent thrombosis in patients with the antiphospholipid syndrome. Finazzi G, Marchioli R, Brancaccio V, Schinco P, Wisloff F, Musial J, et al. Thromb Haemost 2005; 3: 848–53.

两项随机双盲试验发现对于抗磷脂综合征患者,高强度的华法林治疗(目标 INR 3.0~4.0)与中等强度的华法林治疗(目标 INR 2.0~3.0)相比,两种给药方案对于预防继发血栓形成无明显差异。

A systematic review of secondary thromboprophylaxis in patients with antiphospholipid antibodies. Ruiz-Irastorza G, Hunt BJ, Khamashta MA. Arthritis Rheum 2007; 57: 1487–95.

在几项针对 APS 患者的队列研究显示,86% 华法林治疗的患者血栓栓塞复发时 INR<3.0。作者提出对于反复血栓或有动脉血栓形成的患者目标 INR 应>3.0。

Treatment of antiphospholipid antibody syndrome (APS) in pregnancy: a randomized pilot trial comparing low-molecular-weight heparin to unfractionated heparin. Stephenson MD, Ballen PJ, Tsang P, Purkiss S, Ensworth S, Houlihan E, et al. J Obstet Gynaecol Can 2004; 26: 729–34.

一项 28 例 APS 女性的随机试验,在妊娠前或妊娠早期接受小剂量的阿司匹林和低分子量肝素或普通肝素治疗。13 例接受低分子量肝素和小剂量阿司匹林治疗的患者中,9 例妊娠成功(69%),13 例接受普通肝素和小剂量阿司匹林治疗的患者中 4 例妊娠成功(31%)。

此外,因为低分子量肝素比普通肝素更安全,妇产科文献中更倾向应用前者。

二线治疗

- 长期低分子量肝素治疗(复发血栓形成)	D
- 利妥昔单抗(SLE)	D
- 羟氯喹(SLE)	E
- IVIG(妊娠)	E

Rituximab usage in systemic lupus erythematosus-associated antiphospholipid antibody syndrome: a single-center experience. Wang CR, Liu MF. Semin Arthritis Rheum 2016;46(1):102–8.

6 例 APS 患者接受利妥昔单抗治疗,平均随访期超过 3 年,无血栓复发。

Evidence-based management of thrombosis in the antiphospholipid antibody syndrome. Petri M. Curr Rheum Rep 2003; 5: 370–3.

羟氯喹可降低 SLE 患者 aPL 抗体滴度和复发血栓形成的风险。

这是一篇出色的关于 APS 治疗的循证医学综述。

A multicenter, placebo-controlled pilot study of interavenous immune globulin (IVIG) treatment of antiphospholipid syndrome during pregnancy. Branch DW, Peaceman AM, Druzin M, Sliver RK, El-Sayed Y, Silver RM. Gen Obstet Gynecol 2000; 182: 122–7.

这项针对 16 名 APS 妊娠女性的初步研究中，患者随机接受 IVIG 或安慰剂治疗，所有患者同时接受肝素和小剂量阿司匹林治疗。与安慰剂组相比，IVIG 组观察到相比胎儿生长受限减轻，但差异无统计学意义。

Intravenous immunoglobulins and antiphospholipid syndrome: how, when and why?A review of the literature. Tenti S, Cheleschi S, Guidelli GM, Galeazzi M, Fioravanti A.Autoimmun Rev 2016; 15: 226–35.

该文献分析结果表明，IVIG 对于使用低剂量阿司匹林和低分子量肝素治疗的产科 APS 患者疗效有争议。

三线治疗	
• 血浆置换（妊娠）	D
• 放置下腔静脉过滤器（难治，复发性静脉血栓）	D
• 他汀类药物（复发性静脉血栓）	E
• IVIG（复发性静脉血栓）	E
• 西罗莫司（APS 相关的动脉血管病）	E

Plasma exchange in the management of high risk pregnant patients with primary antiphospholipid syndrome. A report of 9 cases and a review of the literature. Ruffatti A, Marson P, pengo V, Favaro M, Tonello M, Boralati M, et al. Autoimmunity Rev 2007; 6: 196–202.

9 例 APS 伴 aPL 抗体阳性（3 例）患者接受血浆置换治疗作为妊娠期间二级预防。作者发现血浆置换和 IVIG 治疗有助于改善高危患者的妊娠结局。

Insertion of inferior vena cava flilteraa in patients with the antiphospholipid syndrome. Zifman E, Rotman-Pikielny P, Berlin T, Levy Y. Semin Arthritis Rheum 2009; 38: 472–7.

10 例复发血栓形成的 APS 患者，接受华法林和 IVC 滤过治疗。其中 1 例患者在介入治疗后出现肺栓塞，2 例出现不明原因的突然死亡（肺栓塞不排除）。作者指出，这些

结果提示 IVC 滤过对难治性 APS 有保护作用。

A prospective open-label pilot study of fluvastatin on proinflammatory and prothrombotic biomarkers in antiphospholipid antibody positive patients. Erkan D, Willis R, Murthy VL, Bastra G, Vega J, Ruiz-Limon P, et al. Ann Rheum Dis 2014; 73: 1176–80.

这项研究表明，在 aPL 抗体阳性的患者中每日氟伐他汀治疗显著降低促炎和血栓形成生物标志物的水平。

尽管一些小样本量报告显示 IVIG 作为辅助预防的优势，但仍缺乏大样本、精心设计的研究。

The NF-κβ specific inhibitor DHMEQ prevents thrombus formation in a mouse model of antiphospholipid syndrome. Nishimura M, Nii T, Trimova G, Miura S, Umezawak K, Ushiyama A, et al.J Nephropathology 2013 ;2 :114–21.

重症抗磷脂综合征	
• 抗凝，系统应用糖皮质激素和血浆置换或 IVIG	D
• 依库丽单抗	E

Catastrophic antiphospholipid syndrome (CAPS): proposed guidlines for diagnosis and treatment. ASherson RA, Espinosa G, Cervera R, Font J, Carles Reverter J. J Clin Rheumatol 2002; 8: 157–65.

基于 130 例累积 CAPS 的治疗经验，作者推荐肝素、系统糖皮质激素和血浆置换治疗。

Catastrophic antiphospholipid syndrome presenting with multiorgan failure and gangrenous lesions of the skin. Incalzi RA, Gemma A, Moro L, Antonelli M. Angiology 2008; 59: 517–8.

1 例 38 岁女性患者由于突然停用糖皮质激素而导致 CAPS，使用免疫抑制、抗生素和血浆置换治疗后痊愈。

Brief report: induction of sustained remission in recurrent catastrophic antiphospholipid syndrome via inhibition of terminal complement with eculizumab. Shapira I, Andrade D, Allen SL, Salmon JE. Arthritis Rheum 2012; 64: 2719–23.

依库丽单抗治疗 CAPS 的首次报道。更大规模的研究正在进行中。

（赵 琰 译，张建中 校）

证据等级：A 双盲试验　　　B 临床试验，研究对象≥ 20 例　　　C 临床试验，研究对象＜ 20 例　　　D 病例分析，研究对象≥ 5 例　　　E 个案报道

第16章 阿弗他口炎

原作者　Maryam Liaqat, Justin J. Green

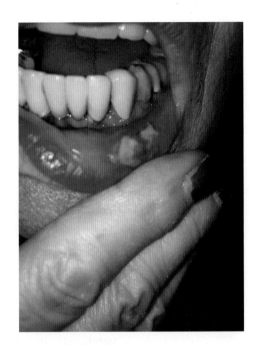

复发性阿弗他口炎（recurrent aphthous stomatitis，RAS）是口腔溃疡最常见的原因，影响5%~25%的人群。特征是在活动的口腔黏膜上一个或多个疼痛、表浅、边缘锐利的复发性溃疡，纤维素性基底，周围有红晕。有三种主要类型：轻型、重型和疱疹样阿弗他口炎，它们在大小、持续时间、数量、疤痕形成的可能性和溃疡的位置上有所不同。病因尚不清楚，遗传倾向（至少40%的患者有阳性家族史）、营养缺乏、感染、激素改变、免疫缺陷和环境因素与此有关。区分阿弗他口炎和其他病因引起的黏膜溃疡是很重要的。鉴别诊断包括病毒和细菌感染（单纯疱疹病毒、EB病毒、巨细胞病毒、水痘-带状疱疹病毒、柯萨奇病毒、梅毒、淋病、结核病）、多形性红斑、扁平苔藓、自身免疫性大疱病（寻常型天疱疮和瘢痕性类天疱疮）、接触性皮炎、慢性溃疡性口炎和外伤。当损害不能自愈时，恶性肿瘤和系统性血管炎也必须考虑。

治疗策略

阿弗他口炎的治疗方法取决于复发频率、持续时间和症状的严重程度。此外，潜在的血液学异常、营养缺乏和药物可能是诱因，以及系统性疾病：如Crohn病、Behcet病、口腔和外阴溃疡伴软骨炎综合征（MAGIC综合征）、周期性中性粒细胞减少症、Sweet综合征、反应性关节炎、HIV感染和自身炎症综合征：如周期性发热、阿弗他口炎、咽炎和颈淋巴结炎综合征（PFAPA综合征）。压力也在疾病进展中起作

用。但是，由于目前还没有可治愈的方法，因此治疗的重点是采取措施减轻症状和减少复发，避免严重的不良反应。

外用糖皮质激素是主要疗法。对于轻型病例，可使用糖皮质激素，如醋酸氟轻松。对于更严重的损害，应使用超强效糖皮质激素，如氯倍他索或卤倍他索。大多数医生建议饭后外用激素。可以使用封包疗法，如Orabase黏附性更好。也可用棉签蘸药涂抹30秒，用药后30分钟避免进食、饮水，可以增强药物的渗透性。重型阿弗他口炎可以使用初始浓度为3~10mg/ml的曲安奈德病变内注射，建议每隔2~4周重复注射1次。0.5mg/5ml的地塞米松酏剂漱口，每日3次，或二丙酸倍氯米松气雾剂用于治疗软腭或口咽溃疡。地塞米松酏剂可与硫糖铝或次水杨酸铋剂联合使用，以增强对溃疡的黏附性。当使用少于3周时，不会造成系统吸收和下丘脑-垂体-肾上腺轴抑制。

引发剧烈疼痛的RAS需要间歇性系统糖皮质激素治疗。每日口服泼尼松1mg/kg（40~60mg），2周后减量，或采用短期"冲击疗法"。可联合外用糖皮质激素。沙利度胺每日50~200mg，是最有效的减少激素用量的药物。这也是美国食品药品管理局（FDA）批准的唯一可用于治疗HIV阳性的阿弗他口炎患者的方法。氨苯砜每日100mg，己酮可可碱400mg每日3次，氯法齐明每日100mg，也可缓解阿弗他口炎。罗非昔布第1日口服50mg，之后每日25~50mg，或每日口服替硝唑1g，也可能有效。抗肿瘤坏死因子（TNF）-α治疗可能对顽固性病例有效。需要免疫抑制治疗但不能耐受全身药物副作用的患者可以尝试外用环孢素（ciclosporin）漱口500mg/5ml，每日3次，或干扰素-α2a，每日1 200IU，漱口1分钟，之后咽下。

应用5%氨来呫诺糊剂，每日4次，可减少阿弗他溃疡的愈合时间，颊黏膜有前驱症状的部位应用氨来呫诺口腔贴片（OraDisc），每日4次，可预防复发性轻型阿弗他溃疡。

利多卡因凝胶或喷雾剂、达克罗宁、苯海拉明（12.5/5ml）或苯佐卡因有助于减轻疼痛。患者必须避免整个口腔穹窿的麻痹，否则会导致自发创伤。复方麻醉漱口水（氢氧化铝-氢氧化镁、苯海拉明和利多卡因）具有更好的黏膜黏附性。系统应用非甾体抗炎药（NSAID）、硫糖铝混悬液、0.2%葡萄糖酸氯己定漱口液、三氯生或四环素混悬液（250mg/5mL）可减轻疼痛并缩短愈合时间，尽管这些药物的效果不及外用强效糖皮质激素。羧甲基纤维素等生物黏附制剂可形成保护膜，缩短愈合时间。使用激光疗法，包括CO_2激光、Nd:YAG和低能量光疗法治疗复发性阿弗他口

炎,也能改善因食用食物、饮料和刷牙引起的症状。

回避刺激因素也可能有效。易感因素包括食物(坚果、巧克力、西红柿、柑橘类水果和香料)、酒精和碳酸饮料、创伤、月经和压力。食物日记可能有助于发现加重因素。某些药物,如β-阻滞剂、非甾体抗炎药和抗氧化剂,以及对牙膏中的月桂醇硫酸钠敏感者,可能导致或发生阿弗他口炎复发。激素治疗可缓解与月经有关的RAS。确认疾病状况是良性的至关重要。如果压力是诱发因素,则可以应用放松技术或生物反馈。

特殊检查
• 全血细胞计数
• 维生素 B_1、B_2、B_6 和 B_{12},叶酸,锌和铁水平
• 阿弗他口炎培养/聚合酶链反应,以排除单纯疱疹病毒
• 考虑艾滋病病毒检测

Aphthous ulcers. Messadi DV, Younai F. Dermatol Ther 2010; 23: 281–90.

文章总结了阿弗他口炎可能的病因和临床表现、鉴别诊断和治疗方案。

Oral mucosal disease: recurrent aphthous stomatitis. Scully C, Porter S. Br J Oral Maxillofac Surg 2008; 46: 198–206.

文章强调 RAS 可能的病因和鉴别诊断。这篇文章建议检查全血细胞计数、叶酸、铁和维生素 B_{12},以及排除可能引起阿弗他口炎样溃疡的感染或系统性疾病,如 Behcet 病和 HSV 感染。

Haematological deficiencies in patients with recurrent aphthosis. Compilato D, Carroccio A, Calvino F, Di Fede G, Campisi G. J Eur Acad Dermatol Venerol 2010; 24: 667–73.

对 32 例 RAS 患者和 29 例健康对照者进行血液学检查。有 56.2% 的 RAS 患者和 7% 的对照组存在铁、叶酸和维生素 B_{12} 缺乏。所有 RAS 家族史阴性的患者在替代治疗后都表现出完全缓解,而 RAS 家族史阳性的患者治疗后则表现出复发频率和严重程度的降低。作者建议对血清铁、叶酸和维生素 B_{12} 缺乏症进行常规筛查。

一线治疗	
• 维生素和微量元素缺乏替代疗法	A
• 外用糖皮质激素	A
• 5% 氨来咕诺口腔贴片	A
• 皮损内注射糖皮质激素	B
• 四环素混悬液	A
• 抗菌漱口液	A
• 硫糖铝	A
• 羟丙基纤维素/羧甲基纤维素	C
• 草药补充剂	D

Urban legends: recurrent aphthous stomatitis. Baccaglini L, Lalla RV, Bruce AJ, Sartori-Valinotti JC, Latortue MC, Carrozzo M, et al. Oral Dis 2011; 17: 755–70.

本文回顾了有关阿弗他溃疡的几个案例,并特别强调了过去 6 年治疗的文献回顾。作者认为小剂量外用四环素类药物和氨来咕诺可能有用。

Topical corticosteroids in recurrent aphthous stomatitis. Systematic review. Quijano D, Rodriguez M. Acta Otorhinolaringol Esp 2008; 59: 298–307.

这是一个系统的文献综述,评价外用糖皮质激素治疗 RAS 的有效性。作者指出外用糖皮质激素能减少愈合时间,减少疼痛,但也指出缺乏高质量试验。

Efficacy and safety of dexamethasone ointment on recurrent aphthous ulceration. Lui C, Zhou Z, Lui G, Wang Q, Chen J, Wang L, et al. Am J Med 2012; 125: 292–301.

这是一项随机、双盲、安慰剂对照、平行、多中心的临床试验,结果显示,与安慰剂相比,0.1% 地塞米松软膏每日 3 次,持续 5 天,可以安全地减少阿弗他口炎的大小和持续时间。

Amlexanox for the treatment of recurrent aphthous ulcers. Bell J. Clin Drug Investig 2005; 25: 555–6.

对四项随机双盲对照试验(RCT)的回顾表明,与安慰剂相比,5% 氨来咕诺糊剂每日使用多达 4 次能显著减少溃疡大小。

Double-blind trial of tetracycline in recurrent aphthous ulceration. Graykowski EA, Kingman A. J Oral Pathol 1978; 7: 376–82.

RAS 患者采用四环素悬液 250mg/5ml,每日 4 次。口含悬液 2 分钟,之后咽下。研究发现,四环素疗法能显著缩短溃疡时间、大小,缓解疼痛,但不能改变复发率。

采用四环素或其衍生物(外用或口服)的其他研究得出的结论类似。

Chlorhexidine gluconate mouthwash in the management of minor aphthous ulceration. A double-blind, placebo-controlled cross-over trial. Hunter L, Addy M. Br Dent J 1987; 162: 106–10.

该项交叉研究纳入了 38 名患者,采用 0.2% 葡萄糖酸氯己定漱口液治疗,每日 3 次,连续 6 周。溃疡出现的总天数显著下降,发生溃疡的时间间隔延长。

0.1% 氯己定凝胶和漱口液也有效。氯己定漱口液可导致牙齿染色。

证据等级:A 双盲试验　**B** 临床试验,研究对象 ≥ 20 例　**C** 临床试验,研究对象 < 20 例　**D** 病例分析,研究对象 ≥ 5 例　**E** 个案报道

Effect of an antimicrobial mouth rinse on recurrent aphthous ulcerations. Meiller TF, Kutcher MJ, Overholser CD, Niehaus C, DePaola LG, Siegel MA. Oral Surg Oral Med Oral Pathol 1991; 72: 425–9.

一项为期 6 个月的双盲研究比较了李施德林杀菌剂和水醇对照强力漱口，每日 2 次。李施德林组，溃疡的持续时间和疼痛程度都显著下降。两组溃疡的发生率都降低。

Mouth rinses containing triclosan reduce the incidence of recurrent aphthous ulcers (RAU). Skaare AB, Herlofson BB, Barkvoll P. J Clin Periodontol 1996; 23: 778–81.

在一项双盲交叉研究中，0.15% 三氯生漱口液在试验期间可显著减少溃疡的数量。与 7.8% 乙醇和三氯生配方相比，丙二醇或更高浓度的乙醇（15.6%）作为溶剂，漱口液的效果下降。

Sucralfate suspension as a treatment of recurrent aphthous stomatitis. Rattan J, Schneider M, Arber N, Gorsky M, Dayan D. J Intern Med 1994; 236: 341–3.

硫糖铝每日 4 次治疗溃疡，在缩短疼痛持续时间、减少愈合时间、首次治疗的反应和缓解持续时间方面，疗效优于抗酸剂（氢氧化铝和氢氧化镁）和安慰剂。这项为期 2 年、前瞻性、随机、安慰剂对照、交叉试验纳入了采用传统疗法治疗无效的 21 名患者。

一项随机、安慰剂对照、双盲研究，采用硫糖铝，每日 4 次，治疗 Behcet 病的口腔和生殖器溃疡，口腔溃疡的发生频率、愈合时间和疼痛下降，生殖器溃疡的愈合时间和疼痛减少。

Performance of a hydroxypropyl cellulose film former in normal and ulcerated oral mucosa. Rodu B, Russell CM. Oral Surg Oral Med Oral Pathol 1988; 65: 699–703.

Zilactin，含有羟丙基纤维素，酸性激发后可以缓解疼痛，之后可再激发。

Orabase，含有羧甲基纤维素，联合外用糖皮质激素在试验中有效，可能原因是其黏附特性。

Efficacy and safety of topical herbal medicine treatment on recurrent aphthous stomatitis: a systemic review. Li CL, Huang HL, Wang WC, Li CL. Drug Des Devel Ther 2015; 10: 107–15.

对 9 个中英文电子数据库随机对照试验（RCT）进行评价。在数据库中检索临床对照试验，最后 13 个试验，共 1 515 名患者纳入分析研究。得出的结论是，外用中药治疗对于已确定的 RAS 有一些作用，副作用较少。研究者没有提出任何补充建议。

二线治疗	
• 口服糖皮质激素	A
• 秋水仙碱	A
• 沙利度胺	A
• 氨苯砜	A
• 硫酸锌	A
• 低强度激光治疗	B
• Omega 3	B

Systemic interventions for recurrent aphthous stomatitis. Brocklehurst P, Tickle M, Glenny AM, Lewis MA, Pemberton MN, Taylor J, et al. Cochrane Database Syst Rev 2012, 9: CD005411.

该文章共分析了 25 项试验，其中 22 项为安慰剂对照，有 8 项是对总共 21 种干预措施的头对头比较。其中包括免疫调节剂如氯法齐明、秋水仙碱、泼尼松与其他疗法如顺势疗法、四环素、维生素 B_{12} 和蜂胶。主要结论是，单一治疗方法是无效的，因此没有找到 RAS 的最佳系统干预。作者对试验方法的严谨性和偏倚风险提出了担忧。

Systemic treatment in severe cases of recurrent aphthous stomatitis: an open trial. Mimura MA, Hirota SK, Sugaya NN, Sanches JA Jr, Migliari DA. Clinics 2009; 64: 193–8.

一项为期 4 年的开放性临床试验，21 名 RAS 患者接受沙利度胺（100mg/d）、氨苯砜（100mg/d）、秋水仙碱（1.5mg/d）和己酮可可碱（400mg，3 次 /d）治疗。发现沙利度胺是最有效和耐受性最好的药物。氨苯砜和秋水仙碱治疗效果良好，但患者对氨苯砜的耐受性较差。己酮可可碱疗效甚微。

Comparison of colchicine versus prednisolone in recurrent aphthous stomatitis: a double-blind randomized clinical trial. Pakfetrat A, Mansourian A, Momen-Heravi F, Delavarian Z, Momen-Beitollahi J, Khalilzadeh O, et al. Clin Invest Med 2010; 33: E189–95.

在一项随机双盲对照试验中，34 名 RAS 患者被分为两组：口服泼尼松龙每日 5mg 或秋水仙碱每日 0.5mg，连续治疗 3 个月。结果显示两种药物在减少疼痛、复发、皮疹大小和数量方面同样有效。但是秋水仙碱不良反应较大。

Clinical, historic, and therapeutic features of aphthous stomatitis. Literature review and open clinical trial employing steroids. Vincent SD, Lilly GE. Oral Surg Oral Med Oral Pathol 1992; 74: 79–86.

泼尼松"冲击疗法"每日口服 40mg，为期 5 天，之后隔天口服 20mg，为期 1 周，联合外用 0.1% 或 0.2% 曲安奈德，每日 4 次，13 名患者中有 12 名阿弗他口炎完全或部分控制。

Effects of colchicine treatment on mean platelet volume and the inflammatory markers in recurrent aphthous stomatitis. Seçkin HY, Bütün I, Baş Y, Takcı Z, Kalkan G. J Dermatolog Treat 2016; 1–3.

RAS 与炎症标志物增多有关。对服用秋水仙碱的 15 名男性和 45 名女性 RAS 患者进行回顾性调查。分别在治疗前及治疗第 3 个月时观察研究对象的全血指标。发现秋水仙碱可降低中性粒细胞 - 淋巴细胞比率（NLR）、白细胞计数和红细胞分布宽度（RDW）。此外，平均血小板体积、血小板 - 淋巴细胞比率和血红蛋白未见变化。

Thalidomide for the treatment of oral aphthous ulcers in patients with human immunodeficiency virus infection. Jacobson JM, Greenspan JS, Spritzler J, Ketter N, Fahey JL, Jackson JB, et al. N Engl J Med 1997; 336: 1487–93.

该项双盲、随机、安慰剂对照临床试验研究了 57 名 HIV 阳性患者，采用沙利度胺每日 200mg 治疗口腔阿弗他溃疡。治疗 4 周后，沙利度胺组 29 名患者中 16 名（55%）溃疡完全愈合，而安慰剂组 28 患者中，只有 2 名（7%）溃疡完全愈合。

Refractory aphthous ulceration treated with thalidomide: a report of 10 years'clinical experience. Cheng S, Murphy R. Clin Exp Dermatol 2012; 37: 132–5.

对 15 名使用外用和口服激素治疗失败后改用沙利度胺口服的患者进行回顾性分析。15 名患者中，14 名症状得到改善；然而，9 名患者神经传导检测下降，与剂量无关。尽管有此类不良反应，但只有 3 名患者停止了治疗，而神经传导下降幅度最大的患者（80%）为避免溃疡复发风险而选择继续使用沙利度胺治疗。

The therapeutic and prophylactic role of oral zinc sulfate in management of recurrent aphthous stomatitis (RAS) in comparison with dapsone. Sharquie KE, Najim RA, Al-Hayani RK, Al-Nuaimy AA, Maroof DM. Saudi Med J 2008; 29: 734–8.

在这项双盲安慰剂对照研究中，45 名 RAS 患者分别采用硫酸锌 150mg 每日 2 次、氨苯砜 50mg 每日 2 次、葡萄糖 250mg 每日 1 次作为安慰剂治疗。结果显示硫酸锌和氨苯砜在减少溃疡大小方面具有显著疗效。他们得出结论：硫酸锌作用更快、更持久。

Recurrent aphthous stomatitis and pain management with low-level laser therapy: a randomized controlled trial. Albrektson M, Hedstrom L, Bergh H. Oral Surg Oral Med Oral Pathol Oral Radiol 2014; 117: 590–4.

这是一项在 40 名 RAS 患者中采用低能量激光进行的随机、单盲、安慰剂对照试验（波长 809nm，能量 60mW，频率 1 800Hz，持续时间 80 秒，剂量 6.3J/cm^2）。改善情况采用视觉模拟评分（VAS）和患者饮食、刷牙时的感受。与安慰剂相比，激光的 VAS 评分和其他症状在统计学上显著下降。

Efficacy of omega-3 in treatment of recurrent aphthous stomatitis and improvement of quality of life: a randomized, double-blind, placebo-controlled study. El Khouli AM, El-Gendy EA. Oral Surg Oral Med Oral Pathol Oral Radiol Endod 2014; 117: 191–6.

一项平行设计的双盲安慰剂对照研究中，50 名患者分别接受 omega-3（1g，每日 3 次）和对照治疗 6 个月。结果显示 omega-3 从治疗第 3 个月，溃疡发作次数、疼痛平均程度和每月溃疡持续时间显著减少。

三线治疗	
• 己酮可可碱	A
• 氯法齐明	B
• 抗坏血酸（维生素 C）	C
• 维生素 B$_{12}$	A
• 外用环孢素	D
• 口服干扰素 -α_{2a}	C
• CO$_2$ 激光	D
• 青霉素 G 钾片	A
• TNF-α 抑制剂	D
• 硝酸银	B
• 孟鲁司特	A

A randomized, double-blind, placebo-controlled trial of pentoxifylline for the treatment of recurrent aphthous stomatitis. Thornhill MH, Baccaglini L, Theaker E, Pemberton MN. Arch Dermatol 2007; 143: 463–70.

26 名患者随机接受己酮可可碱 400mg 每日 3 次或安慰剂治疗。服用己酮可可碱的患者疼痛较轻，溃疡较小，溃疡数量较少，无溃疡期更长，但无统计学差异。然而，治疗组溃疡大小的中位数更小，有统计学差异。不良反应常见，包括嗜睡、头痛、胃肠道症状和疲劳。

根据该项研究，服用有效药物的患者表示，即使该药物能有效治疗阿弗他溃疡，但因为其副作用，他们不会选用该药物。

Topical cyclosporine for oral mucosal disorders. Eisen D, Ellis CN. J Am Acad Dermatol 1990; 23: 1259–64.

8 例严重阿弗他口炎患者外用环孢素 500mg/5ml,每日漱口 3 次,其中 4 例溃疡几乎完全抑制。

Chronic recurrent aphthous stomatitis: oral treatment with low-dose interferon alpha. Hutchinson VA, Angenend JL, Mok WL, Cummins JM, Richards AB. Mol Biother 1990; 2: 160–4.

口服干扰素 -α_2(每日 1 200IU)结果显示,开始治疗 2 周内阿弗他口炎消退,而安慰剂组没有改善。安慰剂组同样使用干扰素 -α_2 治疗后,口疮完全消退。

Managing aphthous ulcers: laser treatment applied. Colvard M, Kuo P. J Am Dent Assoc 1991; 122: 51–3.

18 名轻型阿弗他溃疡患者经过 CO_2 激光治疗后,16 名患者疼痛缓解。

Evaluation of penicillin G potassium troches in the treatment of minor recurrent aphthous ulceration in a Chinese cohort: a randomized, double-blinded, placebo and no-treatment-controlled, multicenter clinical trial. Zhou Y, Chen Q, Meng W, Jiang L, Wang Z, Liu J, et al. Oral Surg Oral Med Oral Radiol Endod 2010; 109: 561–6.

对 258 名中国非青霉素过敏患者进行随机双盲对照试验,分为安慰剂组、治疗组和非治疗组。给予青霉素 G 钾片剂治疗的患者客观的溃疡大小明显减小,主观疼痛明显减轻。

Efficacy and safety of TNF-α inhibitors in refractory primary complex aphthosis: a patient series and overview of the literature. Sand FL, Thomsen SF. J Dermatolog Treat 2013; 24: 444–6.

在这个病例系列中,有 18 名患者因频繁复发的口腔和生殖器口炎或持续不愈的口炎而接受依那西普、阿达木单抗、英夫利昔单抗或格列木单抗治疗。其中 16 名完全或几乎完全治愈,5 名有不良反应。

Treatment of recurrent aphthous stomatitis with clofazimine. de Abrue MA, Hirata CH, Pimentel DR, Weckx LL. Oral Surg Oral Med Oral Pathol Radiol Endod 2009; 108: 714–21.

这项随机对照的部分盲法研究,观察了氯法齐明(每日 100mg,持续 30 天,然后隔日 100mg)和秋水仙碱(0.5mg,每日 3 次)治疗 RAS 6 个月。服用氯法齐明的患者在治疗的第 2、第 3、第 5 和第 6 个月较服用秋水仙碱的患者明显改善。

The effect of ascorbate on minor recurrent aphthous stomatitis. Yasui K, Kurata T, Yashiro M, Tsuge M, Ohtsuki S, Morishima T. Acta Paediatr 2010; 99: 442–5.

在这项研究中,16 名轻度 RAS 患者每天服用维生素 C(2 000mg/m^2)3 个月。然后停止治疗 3 个月,然后继续治疗 3 个月。与停止治疗的月份相比,治疗月份的患者口炎明显减少。

Effectiveness of vitamin B12 in treating recurrent aphthous stomatitis: a randomized, double-blind, placebo-controlled trial. Volkov I, Rudoy I, Freud T, Sardal G, Naimer S, Peleg R, et al. J Am Board Fam Med 2009; 22: 9–16.

在这项随机、双盲、安慰剂对照试验中,58 名 RAS 患者被分为 1 000μg 维生素 B_{12} 舌下含服组和安慰剂治疗组。没有患者维生素 B_{12} 基线水平低于 150pg/mL。无论维生素 B_{12} 的基线水平如何,治疗组的发作明显少于对照组。

值得注意的是,文献中也有几项研究否定了维生素替代治疗的益处。

Silver nitrate cautery in aphthous stomatitis: a randomized controlled trial. Alidaee MR, Taheri A, Mansoori P, Ghodsi SZ. Br J Dermatol 2005; 153: 521–5.

97 名疼痛性轻型阿弗他溃疡的患者随机接受硝酸银棒烧灼或安慰剂治疗。1 天后,硝酸银治疗组疼痛的程度显著减轻。7 天后检查,硝酸银不能延长或缩短愈合时间。无副作用。

作者指出,该疗法简单有效,且复发少。

Pilot study on recurrent aphthous stomatitis (RAS): a randomized placebo-controlled trial for the comparative therapeutic effects of systemic prednisone and systemic montelukast in subjects unresponsive to topical therapy. Femiano F, Buonaiuto C, Gombos F, Lanza A, Cirillo N. Oral Surg Oral Med Oral Pathol Oral Radiol Endod 2010; 109: 402–7.

在这项随机、双盲、安慰剂对照试验中,60 名轻型 RAS 患者被平均分为两组:泼尼松每日 25mg 逐渐减量治疗 2 个月;孟鲁司特每日 10mg 治疗 1 个月后隔日 1 次治疗 1 个月,以及服用纤维素(安慰剂)。与安慰剂相比,这两种干预措施都显著缓解疼痛,减少了口疮的数量。然而,泼尼松比孟鲁司特更有效。这表明孟鲁司特可能是泼尼松的安全替代品。

(彭 芬 译,张建中 校)

第 **17** 章　特应性皮炎

原作者　Jeremy Udkoff, Lawrence F. Eichenfield.

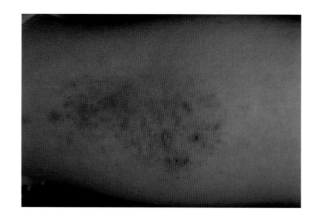

特应性皮炎(atopic dermatitis, AD)是一种慢性、复发性、剧烈瘙痒的皮肤病,多于婴幼儿时期发病,大部分患者有个人或家族特应性疾病史(过敏性鼻炎、哮喘或湿疹)。特应性皮炎与皮肤屏障功能异常和免疫功能失调密切相关。皮肤损害包括湿疹的急性渗出和结痂到丘疹样损害或苔藓样损害。

管理策略

特应性皮炎治疗方案应考虑患者的年龄、需求、特应性皮炎的严重程度、部位和病情变化的整个过程。其他需要考虑的因素还有:既往治疗效果、病情持续时间、炎症复发次数、感染倾向及既往感染病史(尤其是继发金黄色葡萄球菌和单纯疱疹病毒)。治疗的目的是对患者和其护理人员进行有关 AD 的患者教育,提高皮肤护理能力,降低疾病炎症程度和减少复发频率,监测药物使用的质量/数量,期望在此过程中,减缓特应性皮炎的整个疾病过程乃至特应性进程。

教育干预

教育在慢性疾病的治疗管理中是核心部分。除现场疾病教育外,其他学习方式比如讲义、网络书面教材和教育视频也有一定帮助。多学科联合的"湿疹门诊"进行强化教育,是 AD 长期管理的特色部分。这种模式,具有可长期复诊、针对性的教育课程、患者支持网络形式以及获取患者和家庭反馈的能力,与哮喘、糖尿病和其他慢性疾病的治疗策略一样有效。这些方法能够在改善临床症状和生活质量的同时,使患者和护理人员同时受益。这些教育方式的支出-效益比和可行性需要长期的对比评估。共同决策——与患者讨论治疗方案和推荐的理由,权衡风险和益处,以制订治疗策略——是一种可以持续改善患者预后的优良方法(例如,www.eczemacenter.org;www.nationaleczema.org;www.eczema.org)。

皮肤护理

良好的皮肤护理依然是治疗管理的基础。润肤剂可以改善与 AD 相关的干皮症和皮肤屏障功能障碍,减轻瘙痒以及减少抗炎处方药的使用。几乎没有证据表明一种润肤剂/保湿霜的使用效果优于另一种,选择润肤剂时需要考虑到患者和护理者的偏好,前提是一定要使用("使用的润肤剂比搁置在货架上的更好。")在夏季和潮湿的气候,封闭作用强的油膏可能会影响汗腺分泌和诱发毛囊炎;此时,乳剂可能是更好的选择。最好避免使用含有局部刺激物质(如:香精、新霉素、氨基苯甲酸乙酯)的润肤剂。一般情况下,患者需在局部应用任何药物治疗后立即涂抹润肤剂/保湿剂,促使药物渗透入皮肤,以达到最大的治疗效果。

目前,尽管大多数专家认为每日浴后使用润肤剂耐受性好且有所裨益,洗澡的作用和特应性皮炎患者应该洗几次澡以及如何洗澡仍存在争议。洗澡的主要作用包括:清洁、感染湿疹清创、提高局部药物渗透和皮肤水合度(浴后使用润肤剂可以"锁住"水分);潜在的缺点是如果浴后不使用润肤剂水分蒸发时会引起皮肤干燥和角质层屏障损伤。

丝聚蛋白是角质层的一种结构蛋白。丝聚蛋白基因缺失突变可导致经表皮水分丢失增加,以及增加罹患 AD、哮喘、过敏症和单纯疱疹病毒感染的风险。最近关于经表皮水分丢失量的研究数据认为:应用润肤剂/保湿剂的频率要比只在洗澡后应用重要得多(传统的"浸润和封闭"疗法),这一观点有待更大规模的对照研究证实。

美国食品药品管理局(FDA)已经批准了几种靶向和纠正表皮分子缺陷的皮肤屏障功能修复产品作为"510(k)医疗设备"。但是,在 AD 的治疗中,这些处方设备及特殊配方润肤剂与传统润肤剂/保湿剂相比,其有效性和安全性的研究有限。

"湿包裹"治疗是一种对常规局部治疗无效的重度特应性皮炎及其他难治性皮肤病的有效强化治疗方法。这种方法增加了皮肤水合度、为避免搔抓的有效物理屏障,具有局部封闭作用,提高了外用糖皮质激素的皮肤渗透,从而增加了严重皮损处的药物用量。需要注意,湿封包时,外用糖皮质激素制剂产生暂时性的系统性生物学活性以及封包诱发低温的可能。如果湿包裹使用过度或使用不当,可能会出现皮肤浸渍。鉴于以上几点,湿包裹应在医师的密切监督下进行。

外用药治疗

对良好皮肤护理和保湿剂无效的 AD 引起的皮肤炎症和瘙痒,外用糖皮质激素制剂仍然是一线治疗用药。对外用糖皮质激素制剂的处方习惯不同(如数量、频率和治疗疗程)非常常见,甚至在皮肤科专业医生中也普遍存在这种现象。一些医生开始使用效能足够强的外用糖皮质激素制剂以使病情缓解,之后随着皮损的改善相对快速降低效能。还有一些医生,仅在短时间内应用强效制剂,然后单用润肤剂直至复发。另一种治疗方案主张用低效能的糖皮质激素制剂进行长期维持治疗。周末外用糖皮质激素制剂以预防复发的疗法越来越流行。FDA 专科药物使用指导和大量临床试验资料有助于临床医生教育和指导患者如何使用糖皮质激素制剂。

外用钙调磷酸酶抑制剂(他克莫司软膏和吡美莫司乳膏)最大的优点是不会引起皮肤萎缩。目前认为,外用钙调磷酸酶抑制剂可作为非免疫功能低下的轻到中度(吡美莫司乳膏)或中到重度(他克莫司软膏)成人和儿童特应性皮炎患者的"短期和长期间断治疗"的二线用药,这些特应性皮炎患者往往对其他局部治疗方法效果不佳或不宜使用。那些在治疗过程中对激素耐受(而不是疗效差)、病情持续和 / 或炎症频繁复发以致持续需要局部使用糖皮质激素治疗的患者获益最大。外用钙调磷酸酶抑制剂特别适用于安全性和系统吸收备受关注的皮肤敏感薄嫩部位,如:眼周、面部、颈部和外阴。

目前已进行了多个关于他克莫司软膏和吡美莫司乳膏的安全性和有效性研究的短期(6 周)和长期(> 2 年)临床试验。这些试验数据显示:吡美莫司乳膏降低了 AD 发作次数和严重程度,延长了复发时间,减轻痒感及其他一系列与 AD 相关的临床症状。一项长达 10 年的前瞻性研究调查了 TCI 在儿童中的临床应用,研究显示 TCI 的使用与系统免疫抑制或皮肤癌风险的增加无相关性;也不影响迟发型超敏反应的应答。许多国家 2 岁以下儿童不推荐使用外用钙调磷酸酶抑制剂。0.03% 的他克莫司软膏应用于 2~15 岁儿童及成人,0.1% 的他克莫司软膏只适用于成人。

对于病情持续或反复发作的 AD 患者,推荐间歇性使用 TCS 或 TCI 进行"积极主动治疗"。与赋形剂相比,在 AD 患者病情缓解时,长期间歇使用他克莫司软膏可以显著延长病情再次复发的间隔时间和总缓解天数。尽管使用频率很高,但这些研究中副反应的发生率普遍较低,其中最常见的不适感是应用部位的暂时性刺痛。

磷酸二酯酶(PDE)-4 抑制剂是一种治疗 AD 的新型药物,研究表明,外用 Crisaborole 是一种治疗 AD 的有效药物,短期安全性良好。但需要进一步的研究来阐明长期外用 Crisaborole 的有效性及安全性。

细心的监管,加上对保湿剂、屏障修复剂、外用糖皮质激素制剂和外用钙调磷酸酶抑制剂的风险收益的了解,可实现患者的个性化治疗和优化护理。治疗应在"恰如所需"的基础上,利用现有的治疗方式进行快捷调整。对重症患儿,需要采用短时间内局部应用中到强效糖皮质激素制剂,联合或不联合湿封包治疗,取代长期应用弱效能的外用糖皮质激素制剂治疗的方法。有必要定期对患者进行密切复查,以评价局部和系统应用糖皮质激素治疗的有效性和耐受性。一旦炎症得到控制,可逐渐降低外用糖皮质激素制剂的效能,和 / 或从每日使用 1 次减少至间断用药(如每周 2~3 次)。也可考虑改用或联合使用非糖皮质激素制剂。积极、定期(每 2 周 1 次)局部应用抗炎药于易复发部位来预防 AD 发作,可获得正向风险收益比。在缓解期,治疗应过渡至强度较低的方案,以维持和恰当的皮肤护理为治疗核心。一些医生建议单独使用 TCI 或 PDE-4 抑制剂来控制复发,从而限制患者长期使用糖皮质激素制剂。

其他治疗注意事项

完全避免环境气源性过敏原几乎是不可能的,对特应性皮炎可能也不会有显著影响;避免已知的诱发因素是一种合理的措施。与非 AD 儿童相比,食物过敏在 AD 儿童中更常见,在一些个体中,食物过敏可能会加重 AD。美国国家食物过敏指南建议,5 岁以下中重度 AD 患儿进食牛奶、鸡蛋、花生、小麦和大豆后出现可靠的速发反应病史,或经充分管理和治疗后病情仍为中重度者,应考虑对上述食物进行食物过敏评估。此外,最近国家指南推荐患有重度 AD 和 / 或鸡蛋过敏的儿童应在生后第 1 年评估血清免疫球蛋白(IgE)或进行皮肤点刺试验,并建议尽早食用花生以减少花生过敏的发生。血清特异性 IgE 和皮肤点刺试验的假阳性率很高,对食物过敏诊断的预测值低,仅基于阳性检测结果并非真正的过敏而进行的严格饮食限制可能有害。因此,除非有摄入特定食物后立即发生过敏反应的可靠病史,否则应通过食物对照试验或其他手段来验证 IgE 检测的阳性结果。孕期和哺乳期的母亲饮食限制对 AD 的发生无显著作用,一般不推荐。

虽然应用具有镇静作用的抗组胺药物对控制特应性皮炎的瘙痒无直接效果,但服用羟嗪和盐酸苯海拉明可以改善病情炎症患者的睡眠质量。这一方法没有经过大样本、随机、双盲、安慰剂对照试验的严格评价,在白天服用该类药物可能引起困倦,这对学龄儿童的影响备受关注。非镇静类的第二代抗组胺药对特应性皮炎的治疗效果甚微,可能对具有过敏性触发因素的患者有益,且在某些研究中建议长期使用,可以降低其他特应性疾病的发生率(变态反应进程)。需要重点指出的是,由于局部使用抗组胺药可能会引起皮肤过敏,因此不推荐使用。

盐酸多塞平是一种具有抗焦虑作用的三环抗抑郁药,同时具有较强的 H_1 和 H_2 受体拮抗作用。经典使用方法是成人睡前口服 10~75mg,或 75mg,每日 2 次,尚未被批准应用于儿童。口服盐酸多赛平存在包括日间镇静、低血压、耐药及抑郁 / 自杀风险增加等副作用,因此通常作为重度 AD 患者的保留用药。有研究显示:外用 5% 的多赛平乳膏可减轻患者痒感;然而另外一些研究显示:外用多塞平也可以造成接触性皮炎和镇静。

由金黄色葡萄球菌生长繁殖引起的蜜黄色痂皮、毛囊炎和脓皮病是临床感染的明显征象,常致特应性皮炎患者病情可能会突然加重。此时,这些患者可局部和 / 或口服抗生素治疗,疗程要短,以避免耐药菌的产生。在开始使用抗生素治疗前,需先做皮肤细菌培养和药敏试验,因为耐甲氧西林金黄色葡萄球菌(MRSA)是一些患者的重要病原菌。如患者存在反复、深部金黄色葡萄球菌感染,应考虑其存在免疫缺陷性综合征的可能性,如高 IgE 综合征或 DOCK8 缺陷。

在洗澡水中加入防腐剂,如:稀释的漂白浴(像在泳池游泳),对大量细菌定植和 / 或严重感染的 AD 患者,可减少皮肤局部感染的数量和系统抗生素的治疗。使用 1/4~1/2 杯的 6% 的次氯酸钠溶液(氯漂白液)放在装满温水的浴盆中就可以制成浓度为 0.005% 的最佳漂白浴。患者可浸浴 5~10 分钟,可用清水再次冲洗皮肤,也可以不冲洗,用毛巾拍干,然后进行局部治疗和 / 或使用润肤剂 / 保湿剂。此外也可以使用含防腐剂的专用沐浴产品。为了增加便利性,专门配制了含漂白剂配方的新型产品,可以作为沐浴露、喷雾剂或凝胶剂使用。

卡波西水痘样疹很容易被误诊为细菌感染,在皮损泛发的 AD 患儿中存在严重风险。患者可出现广泛水疱、脓疱性损害和痛性"穿孔样"糜烂,口服抗生素治疗无效。在治疗前应通过培养和 / 或直接免疫荧光抗体检测以明确疱疹病毒感染,尽早进行抗病毒治疗。严重播散性卡波西水痘样疹患者应采用静脉治疗。口服阿昔洛韦(或同等剂量的其他抗病毒药物)对成人皮肤型单纯疱疹病毒感染有效;使用方法每次 400mg,每日 3 次,连服 10 天或每次 200mg,每日 4 次,连服 10 天。

抗真菌治疗已被证明可减轻因继发马拉色菌感染而使 AD 皮损严重程度加重的情况,尤其是在皮脂溢出区和头皮部位。有明确的皮肤真菌感染病史或马拉色菌 IgE 抗体的患者可从局部或系统抗真菌治疗中受益。

由于现在对皮肤、肠道和气道免疫反应有了更深入的了解,人们对益生菌产生了极大兴趣。迄今为止,关于益生菌预防或缓解特应性皮炎的有效性研究结果仍存在争议,因此,益生菌对治疗特应性皮炎方面的长期意义,需要进一步研究。

虽然光疗治疗特应性皮炎的确切机制尚不清楚,但目前认为光疗可抑制前炎症细胞因子(如 IL-2 和 IL-12),诱导 T 细胞凋亡。有报道显示:宽波 UVB、UVA、窄波 UVB (311nm)、UVA-1(340~400nm)和联合 UVAB 等光疗对泛发和顽固性 AD 有效。严重患者可采用补骨脂素和 UVA 光化学疗法。通常需要多次治疗才能有效,但可能给患者和其家人带来不便,因此,治疗应取决于患者能获得合适光源的便利性。光疗的副作用包括:皮肤疼痛、红斑、瘙痒和皮肤色素改变。同时,紫外线辐射可以增加皮肤发生过早老化和恶性肿瘤的远期风险。局部遮盖和保护眼睛可最大限度降低不必要的紫外线暴露程度。

系统治疗

虽然系统使用糖皮质激素的数据有限,但儿科门诊和急诊医生经常使用系统糖皮质激素治疗急性加重期的 AD 患者。由于使用系统糖皮质激素可显著改善患者的临床症状,其在临床中的使用还是具有很大的吸引力。然而,使用系统性糖皮质激素治疗 AD,存在突然停药后疾病易复发的倾向和众所周知的全身副作用。因此,最好不到"关键时刻"不使用,即使必须使用这类药物,也需要应尽快过渡为另一种系统性药物或光疗进行治疗。

环孢素是一种钙调神经磷酸酶抑制剂,可以阻断 T 淋巴细胞活性,降低细胞因子的转录,如:IL-2,而这些均与特应性皮炎的发病有关。环孢素可以被作为短期治疗,也可作为其他非激素替代疗法的选择之一。环孢素常规治疗剂量是 2.5~5mg/(kg·d),一般 2~3 周起效。或者,一些专家推荐儿童使用环孢素微乳液 3mg/(kg·d)或成人每日 150mg(低剂量)或 300mg(高剂量),因为微乳吸收性更可预测。环孢素停药后 AD 可复发,因此,使用环孢素治疗时应逐渐减量或使用其他免疫抑制剂维持治疗。环孢素在儿童和成人使用的安全性和有效性均得到了有效证实,其可减轻皮肤疾病并改善患者生活质量。使用环孢素,有发生高血压、肾毒性以及恶性肿瘤的风险,其长期使用受到限制。环孢素的治疗时间不宜超过 1 年,短期治疗多少次是安全次数目前也尚不确切。使用期间应定期监测血压、全血细胞计数、肝肾功能、镁及尿酸含量。

硫唑嘌呤是一种 6- 巯基衍生物,可抑制嘌呤合成,具有细胞毒性及免疫抑制作用,是治疗 AD 的有效单一疗法。硫唑嘌呤的主要副作用为骨髓抑制和肝毒性,需要密切监测全血细胞计数和肝功能。人群中有 1/300 的概率为携带低代谢活性等位基因的纯合子(与发生骨髓抑制的高风险相关),硫唑嘌呤应根据硫唑嘌呤甲基转移酶(TPMT)的基因型 / 水平进行给药。TPMT 活性正常的儿童和成人的剂量通常为 2.5mg/(kg·d),对于突变等位基因携带者和 / 或明确中等 TPMT 水平者调整为较低剂量,如 1.0mg/(kg·d)。

儿童使用的最高剂量为 5mg/(kg·d)。TPMT 活性很低或缺失，提示存在纯合 TPMT 突变的可能，可产生危及生命的骨髓毒性。另有药物过敏和消化道紊乱的报道。当硫唑嘌呤被长期使用以预防移植排斥反应或控制炎症性肠病时，恶性肿瘤的风险可增加。

甲氨蝶呤是一种叶酸类似物，通过抑制二氢叶酸还原酶、干扰 DNA 合成及淋巴细胞增殖达到抗炎效果。其优点在于与其他 AD 系统性治疗药物相比，其用于皮肤疾病治疗的剂量相对较低，且免疫抑制作用小。最近的一项为期24 周的开放性、前瞻性成人特应性皮炎临床试验发现，甲氨蝶呤在用药第 12 周左右达到反应平台期，在剂量 >15mg/周时几乎没有额外改善。另外，一些专家推荐使用甲氨蝶呤 2.5mg/d，每周连用 4 天。一项关于儿童的回顾性分析显示：0.5~0.8mg/(kg·w) 的剂量（每周 1 次或分为每周 3~4 天服用）可很好地控制病情。甲氨蝶呤在儿童和成人炎症性疾病中的应用历史悠久。服用药物期间，如有恶心和肝功能异常/肝毒性，则应减少剂量。肺部毒性也日益受到人们关注。目前尚不清楚补充叶酸在甲氨蝶呤治疗 AD 中的作用。

霉酚酸酯（MMF）具有良好的安全性，可作为治疗严重、顽固性 AD 的一种可能的替代治疗。它是一种参与从头嘌呤合成的肌苷单磷酸脱氢酶抑制剂，已被用作器官移植后的免疫抑制剂。几项成人研究显示每日 2g 的剂量有效。一项单独使用 MMF 治疗 14 名儿童 AD 的回顾性研究发现：幼儿使用 40~50mg/(kg·d)（使用量可能根据体表面积/体积比计算），青少年使用 30~40mg/(kg·d) 是安全、有效的，在治疗后 8~12 周效果最佳。治疗期间，应监测患者是否出现白细胞减少症和贫血，肾功能不全可导致药物血药浓度水平升高。MMF 与疱疹性视网膜炎、剂量相关的骨髓抑制和感染概率增加的相关性不明确。MMF 是治疗 AD 的一种有前景的药物，需要进一步的前瞻性对照研究进行验证。

干扰素 γ（IFN-γ）具有抑制 Th2 细胞增殖/和 IgE 反应的作用。几项成人 AD 研究已经证实了每周 3 次高剂量（150μg/m²）和低剂量（50μg/m²）治疗的有效性。该治疗方法的不良反应包括流感样症状（尤其在治疗早期）、骨髓抑制、神经毒性/错乱、低血压及心动过速和治疗费用较高。

针对特应性皮炎开发和试验的系统生物疗法正在迅速发展。Dupilumab 是一种针对 IL-4 和 IL-13 的 IL4 受体 α 阻滞剂，对中重度 AD 治疗有效，在 II 和 III 期临床试验中的总体安全性良好。

转诊、生活质量问题和教育资源

转诊至儿童皮肤科医生或成人皮肤科医生/AD 专家有助于对 AD 患者进行全面皮肤护理和屏障修复管理。中重度 AD 患者，对标准治疗无效者（包括外用中效糖皮质激

素）、病情持续和/或频繁复发者、病情较重需要住院治疗者、为防止复发和/或维持病情需要全身治疗者，均应该考虑转诊。在单纯性 AD 的常规评估和治疗中，过敏原检测通常不作为一线转诊的建议。但当对皮肤进行适当的护理无效和/或临床表现与特定的过敏原刺激强烈相关时，应咨询过敏专科医师。尚无证据证明空气变应原脱敏疗法可有效治疗 AD。如果潜在系统感染、嗜酸细胞性胃肠炎/食管炎，或生长迟缓在低龄 AD 患儿中频繁出现，必须备受关注时，需转诊至免疫科或消化科。

精神压力能使 AD 患者的病情加重，如：情绪沮丧、焦虑、尴尬或其他心理压力均能使痒感明显加重而导致搔抓。这一点在青少年中尤其重要。因为即使是较轻的皮损也会被认为是"毁容"。对一些患者来说，搔抓是为了缓解痒感；而对另外一些患者来说，搔抓已成为一种习惯。放松、生物反馈和行为纠正可能会对这些患者有帮助。当情绪因素成为患者疾病管理的障碍，或者生活质量受到明显影响的家庭，应该考虑对患者进行心理评估和咨询。患者治疗教育已被证明对 AD 的管理有益。

住院治疗

对红皮病型 AD、疑似合并广泛严重感染或患有其他严重的顽固性疾病的患者，可因住院治疗而获益。消除环境或情绪压力，加强治疗和护理教育是特应性皮炎的治疗目标。住院治疗特别适用于正需要过渡至系统治疗的患者，同时为多专业间协调护理提供了机会。

特殊检查
只适用于部分病例
• 皮肤活检：尤其是成人发病的 AD 和需与皮肤 T 细胞淋巴瘤进行鉴别诊断时
• IgE、IgA、IgM 和 IgG 水平
• 食品或环境过敏原的特异性血清 IgE 检测或食物激发试验
• 变应性接触性皮炎的斑贴试验：变应性接触性皮炎是 AD 的一种鉴别诊断和加重因素
• 细菌培养和药敏鉴定
• HIV ELISA（酶联免疫吸附试验）

Translating atopic dermatitis management guidelines into practice for primary care providers. Eichenfeld LF, Boguniewicz M, Simpson EL, Russell JJ, Block JK, Feldman SR, et al. Pediatrics 2015; 136: 554–65

儿童 AD 诊断和治疗策略的综述。

Guidelines of care for the management of atopic dermatitis: section 1. Diagnosis and assessment of atopic dermatitis. Eichenfeld LF, Tom WL, Chamlin SL, Feldman

SR, Hanifn JM, Simpson EL, et al. J Am Acad Dermatol 2014; 70: 338–51.

Guidelines of care for the management of atopic dermatitis: section 2. Management and treatment of atopic dermatitis with topical therapies. Eichenfeld LF, Tom WL, Berger TG, Krol A, Paller AS, Schwarzenberger K, et al. J Am Acad Dermatol 2014; 71: 116–32.

Guidelines of care for the management of atopic dermatitis: section 3. Management and treatment with phototherapy and systemic agents. Sidbury R, Davis DM, Cohen DE, Cordoro KM, Berger TG, Bergman JN, et al. J Am Acad Dermatol 2014; 71: 327–49.

Guidelines of care for the management of atopic dermatitis: Section 4. Prevention of disease flares and use of adjunctive therapies and approaches. Sidbury R, Tom WL, Bergman JN, Cooper KD, Silverman RA, Berger TG, et al. J Am Acad Dermatol 2014; 71: 1218–33

这套指南全面讨论了成人和儿童 AD 的管理——从诊断到治疗和预防。

Guidelines for the diagnosis and management of food allergy in the United States: report of the NIAID-sponsored expert panel. Boyce JA, Assaad A, Burks AW, Jones SM, Sampson HA, Wood RA et al. J Allergy Clin Immunol 2010; 126: S1–58.

以上包括食物过敏的定义共识和共患病的讨论以及 IgE 介导的和非 IgE 介导的食物反应。

Addendum guidelines for the prevention of peanut allergy in the United States: Report of the National Institute of Allergy and Infectious Diseases-Sponsored Expert Panel. Togias A, Cooper SF, Acebal ML, Assa'ad A, Baker JR Jr, Beck LA et al. Pediatr Dermatol 2017; 34: e1–21.

本文介绍了不同风险水平婴儿发生花生过敏(包括最高风险组)以及患有严重 AD 和 / 或鸡蛋过敏的指南。讨论的主题包括风险级别的定义、检测手段的恰当应用(特定的 IgE 测量、皮肤点刺和食物激发试验),以及引入含花生食品的时机和方法。

Seborrheic dermatitis-like and atopic dermatitis-like eruptions in HIV-infected patients. Cockerell CJ. Clin Dermatol 1991; 9: 49–51.

如患者皮损范围广泛,以肢体屈侧的结痂和苔藓样变为主,以 "AD 样" 皮炎为特征,可能提示晚期 HIV 感染。

一线治疗	
患者教育	A
润肤剂[*]	A
外用糖皮质激素	A
主动维持治疗	A
湿包裹	B

[*] 应根据个人喜好选择润肤霜或屏障修复霜

Age related, structured educational programmes for the management of atopic dermatitis in children and adolescents: multicentre, randomized controlled trial. Staab D, Diepgen T, Fartasch M, Kupfer J, Lob-Corzilius T, Ring J et al. Br ed J 2006; 332: 933–8.

这是一项针对父母接受 6 周强化教育的 AD 患儿与父母未接受教育的 AD 患儿的比较研究。研究人员对患儿父母进行适合患儿年龄的干预措施指导。在 12 个月内,"治疗" 组患者的主观生活质量评分和湿疹严重程度的客观指标均有显著改善。

Psychological and educational interventions for atopic eczema in children. Ersser SJ, Latter S, Sibley A, Satherley PA, Welbourne S. Cochrane Database Syst Rev 2007; 3: CD004054.

Emollients improve treatment results with topical corticosteroids in childhood atopic dermatitis: a randomized comparative study. Szczepanowska J, Reich A, Szepietowski JC. Pediatr Allergy Immunol 2008; 19: 614–8

一项 52 名 2~12 岁 AD 患者的随机研究发现,在特应性皮炎的激素治疗过程中,润肤剂的应用可以显著改善干燥和瘙痒,可在治疗结束后继续维持临床症状的改善。

Quantitative assessment of combination bathing and moisturizing regimens on skin hydration in atopic dermatitis. Chiang C, Eichenfeld LF. Pediatr Dermatol 2009; 26: 273–8.

在 5 名儿童 AD 患者和 5 名健康儿童皮肤中进行了一项交叉研究,经过各种沐浴和保湿方案组合后,评估皮肤水合状态的客观参数。这项研究发现,浴后不使用润肤剂可能会降低皮肤水分。沐浴联合使用润肤剂有利于皮肤保湿,低于单纯使用润肤剂组的保湿效果。

A pilot study of emollient therapy for the primary prevention of atopic dermatitis. Simpson EL, Chalmers JR, Hanifn JM, Thomas KS, Cork MJ, McLean WH, et al. J Allergy Clin Immunol 2 014 ; 134 : 818–23.

出生后使用润肤剂能提高皮肤屏障功能,可有效预防

AD,早期修复表皮屏障这一干预措施可作为 AD 的一级预防。在一项研究中,将罹患 AD 的高危新生儿随机分配为两组,一组每天使用润肤剂,另一组不接受任何干预。在 6 月龄时,润肤剂组有 21.8%(12/55)的受试者出现 AD,而对照组有 43.4%(23/53)的受试者出现 AD。因此,研究表明,高危新生儿每天使用润肤剂可以实现对 AD 的一级预防。

Application of moisturizer to neonates prevents development of atopic dermatitis. Horimukai K, Morita K, Narita M, Kondo M, Kitazawa H, Nozaki M, et al. J Allergy Clin Immunol 2014; 134: 824–30. e6.

一项来自日本的 118 名新生儿研究报告了相似的结果。与未干预组相比,润肤剂组的 59 名受试者在生后 32 周内发生 AD 的可能性降低了 32%。

Scoping systematic review of treatments for eczema. Nankervis H, Thomas KS, Delamere FM, Barbarot S, Rogers NK, Williams HC. NIHR Journals Library 2016; 4: 1–528.

一项系统回顾,包括 287 项试验,涉及 92 种不同的 AD 干预措施。

Topical corticosteroids for atopic eczema: clinical and cost effectiveness of once-daily vs. more frequent use. Green C, Colquitt JL, Kirby J, Davidson P. Br J Dermatol 2005; 152: 130–41.

一项系统回顾发现,每天 1 次和更频繁应用局部糖皮质激素,两组之间的治疗结果无明显差异。

A systematic review of the safety of topical therapies for atopic dermatitis. Callen J, Chamlin S, Eichenfeld LF, Ellis C, Girardi M, Goldfarb M et al. Br J Dermatol 2007; 156: 203–21.

这篇关于特应性皮炎局部用药治疗的回顾发现,尽管一些外用糖皮质激素确实发生了系统暴露,但生理上的改变并不常见,而且如果药物使用恰当,系统并发症很少见。

Effcacy and safety of wet-wrap dressings in children with severe atopic dermatitis: influence of corticosteroid dilution. Wolkerstorfer A, Visser RL, De Waard van der Spek FB, Mulder PG, Oranje AP. Br J Dermatol 2000; 143: 999–1004.

对于重度顽固性 AD 的患儿,在湿包裹治疗时,0.05% 的丙酸氟替卡松乳膏无论稀释程度如何(稀释至 5%,10% 和 25%),均显示了良好疗效。病情改善主要发生在第 1 周,不良反应主要为毛囊炎。

Wet dressing therapy in conjunction with topical cortico-steroids is effective for rapid control of severe pediatric atopic dermatitis: experience with 218 patients over 30 years at Mayo Clinic. Dabade TS, Davis DM, Wetter DA, Hand JL, McEvoy MT, Pittelkow MR, et al. J Am Acad Dermatol 2012; 67: 100–6.

住院强化治疗(使用湿包裹和局部糖皮质激素)对控制严重和顽固性特应性皮炎非常有效。

二线治疗	
• 外用免疫调节剂	A
• 反对常规外用抗菌药物	A
• 反对常规抗组胺药、抗焦虑药	A
• 避免真正的 IgE 介导的诱发因素	A
• 外用磷酸二酯酶抑制剂	A*

*在撰写本章时,这种药物尚未上市,因此被列为二线药物

Effcacy and safety of crisaborole ointment, a novel, nonsteroidal phosphodiesterase 4 (PDE4) inhibitor for the topical treatment of atopic dermatitis (AD) in children and adults. Paller AS, Tom WL, Lebwohl MG, Blumenthal RL, Boguniewicz M, Call RS, et al. J Am Acad Dermatol 2016; 75: 494–503. e6.

两项 III 期临床试验确定了 Crisaborole 的安全性和有效性。这些研究包括 1 522 名随机患者,1 016 名外用 Crisborole 软膏,506 名外用赋形剂,2 次 /d,共治疗 28 天。在研究结果时,受试者 ISGA 评分改善 ≥ 2 级,具有统计学意义(中心 $1P = 0.038$,中心 $2P < 0.001$)。此外,在 Crisaborole 组,ISGA 评分清零或几乎清零的患者比例(51.7% 和 40.6%)高于赋形剂组(40.6% 和 29.7%,$P = 0.005$ 和 $P < 0.001$)。在第 8 天,Crisaborole 组的瘙痒症状减轻(中心 1 和中心 2 的综合结果,$P < 0.001$)。外用药部位疼痛是最常见的不良反应,在 Crisaborole 组和赋形剂组分别占 4.4% 和 1.2%,其中 77.6% 的患者在疼痛症状出现后 1 天内缓解。

Effcacy and safety of pimecrolimus cream in the longterm management of atopic dermatitis in children. Sigurgeirsson B, Boznanski A, Todd G, Vertruyen A, Schuttelaar MA, Zhu X, et al. Pediatrics 2015; 135: 597–606.

一项长达 5 年的外用 1% 吡美莫司乳膏与 TCS 随机对照试验。5 年后,超过 85% 的患者整体和面部治疗均获得成功。此外,1% 吡美莫司乳膏的安全性也得到了验证。

A meta-analysis of the efficacy and tolerability of proactive treatment with TCS versus TCI. Schmitt J, von Kobyletzki L, Svensson A, Apfelbacher C. Br J Dermatol 2011; 164: 415–28.

这项 meta 分析显示，局部外用丙酸氟替卡松（*RR*=0.46）可能比局部外用他克莫司（*RR*=0.78）更能有效预防疾病复发。

0.03% Tacrolimus ointment applied once or twice daily is more effcacious than 1% hydrocortisone acetate in children with moderate to severe atopic dermatitis: results of a randomized double-blind controlled trial. Reitamo S, Harper J, Bos JD, Cambazard F, Bruijnzeel-Koomen C, Valk P, et al. European Tacrolimus Ointment Group. Br J Dermatol 2004; 150: 554–62.

这项研究包括 624 名 2~15 岁中重度 AD 患儿，结果显示每日 1 次或 2 次外用 0.03% 他克莫司软膏与每日 2 次外用 1% 醋酸氢化可的松软膏相比，更能明显降低 mEASI 评分（*P* <0.001）。

每天 1~2 次外用 0.03% 的他克莫司软膏治疗中重度儿童特应性皮炎的疗效优于外用 1% 醋酸氢化可的松。对于基线时为重度的 AD 患者，每日 2 次外用比每日 1 次更加有效。

Intermittent therapy for flare prevention and long-term disease control in stabilized atopic dermatitis: a randomized comparison of 3-times-weekly applications of tacrolimus ointment versus vehicle. Breneman D, Fleischer AB Jr, Abramovits W, Zeichner J, Gold MH, Kirsner RS, et al. J Am Acad Dermatol 2008; 58: 990–9.

一项为期 40 周的双盲研究，包含 197 名临床明确为中至重度特应性皮炎的患者，被随机分为 2 组，分别进行每周 3 次外用他克莫司或安慰剂的治疗。他克莫司软膏组与对照组相比无症状天数和复发周期都显著延长。

Topical calcineurin inhibitors and malignancies in AD patients. Legendre L, Barnetche T, Mazereeuw-Hautier J, Meyer N, Murrell D, Paul C. J Am Acad Dermatol 2015; 72: 992–1002.

一项针对局部应用糖皮质激素和钙调神经磷酸酶抑制剂在儿童 AD 治疗中长期安全性的系统回顾。

Systematic review of published trials: long-term safety of topical corticosteroids and topical calcineurin inhibitors in pediatric patients with atopic dermatitis. Siegfried EC, Jaworski JC, Kaiser JD, Hebert AA. BMC Pediatr 2016; 16: 75.

一项系统的文献综述包括他克莫司治疗儿童 AD 的多个试验研究。

该研究共 5 800 多名患者，没有发现淋巴瘤病例。

Long-term effcacy and tolerability of tacrolimus 0.03%

ointment in infants: a 2-year open-label study. Mandelin JM, Rubins A, Remitz A, Cirule K, Dickinson J, Ho V, et al. Int J Dermatol 2012; 51: 104–10.

0.03% 他克莫司软膏与 2 岁以下婴儿 AD 的临床改善显著有关。治疗耐受性与大龄儿童相似。

Effects of cefuroxime axetil on Staphylococcus aureus colonization and superantigen production in atopic dermatitis. Boguniewicz M, Sampson H, Leung SB, Harbeck R, Leung DY. J Allergy Clin Immunol 2001; 108: 651–2.

Staphylococcus aureus: colonizing features and influence of an antibacterial treatment in adults with atopic dermatitis. Bath-Hextall FJ, Birnie AJ, Ravenscroft JC, Williams HC. Br J Dermatol 2010; 163: 12–26.

本文纳入了共 1 229 名受试者在内的 26 项研究。作者发现，没有任何证据表明常规的抗葡萄球菌干预措施对无临床感染 AD 患者的治疗有帮助。

Children with atopic dermatitis appear less likely to be infected with community acquired methicillin-resistant Staphylococcus aureus: the San Diego experience. Matiz C, Tom WL, Eichenfeld LF, Pong A, Friedlander SFF. Pediatr Dermatol 2011; 28: 6–11.

在这项研究中，与普通门诊儿科人群相比，AD 儿童患社区获得性 MRSA 的比率要低得多。两组对克林霉素诱导的耐药率均较低。因此，在细菌培养结果回报前，头孢菌素类药物可能在那些无 MRSA 危险因素的、非危及生命的轻度感染患者的治疗中占有一席之地。

An evidence-based review of the effcacy of antihistamines in relieving pruritus in atopic dermatitis. Klein PA, Clark RA. Arch Dermatol 1999; 135: 1522–5.

对 16 个特应性皮炎相关的抗组胺试验进行了回顾性研究，发现大多数研究存在样本量不足和设计方面的缺陷。

A double-blinded, randomized, placebo-controlled trial of cetirizine in preventing the onset of asthma in children with atopic dermatitis: 18 months'treatment and 18 months'posttreatment follow-up. Warner JO, ETAC Study Group. J Allergy Clin Immunol 2001; 108: 929–37.

在此项双盲试验中 1~2 岁的 AD 婴儿被随机分入 2 组进行比较。一组每日 2 次使用西替利嗪，0.25mg/kg，另一组则使用安慰剂。18 个月治疗结束后，继续进行 18 月的随访。尽管治疗组与安慰剂组在哮喘的累积发生率方面没有明显区别（*P*=0.7），但是西替利嗪组似乎确实延缓了（甚至阻止了）对草籽、花粉和屋尘螨过敏患者哮喘的进展。

Management of sleep disturbance associated with atopic dermatitis. Kelsay K. J Allergy Clin Immunol 2006; 118: 198–201.

作者提出了临床医生治疗特应性皮炎相关的睡眠问题的方法。

New treatments for restoring impaired epidermal barrier permeability: skin barrier repair creams. Draelos ZD. Clin Dermatol 2012; 30: 345–8.

本文介绍了护肤霜的配方及效果。

三线治疗	
• Dupilumab	A*
• 减少尘螨	A
• 掌握固体食物添加时间	A
• 光疗	B
• 硫唑嘌呤	B
• 环孢素	B
• 甲氨蝶呤	B
• 霉酚酸酯	C
• γ 干扰素	B
• 系统糖皮质激素	B

*撰写本章时,药物尚无法商业获得,但基于两项Ⅲ期临床试验的优点而添加

Two phase 3 trials of dupilumab versus placebo in AD. Simpson EL, Bieber T, Guttman-Yassky E, Beck LA, Blauvelt A, Cork MJ, et al. New Eng J Med 2016; 375: 2335–48.

这项双中心、双盲随机对照试验对 671 名局部治疗未控制的中重度 AD 患者进行每周 1 次和每 2 周 1 次的 Dupilumab 治疗并与安慰剂进行比较。每周 1 次和每 2 周 1 次 Dupilumab 可使 36% 的 AD 患者 IGA 评分降低 2 分或 2 分以上,而安慰剂对照组仅为 10%。此外,与安慰剂组相比,Dupilumab 组患者的 EASI 评分变化> 75%,其 AD 严重程度改善显著（P <0.001）。Dupilumab 治疗还与其他临床终点统计学上的显著改善相关,包括瘙痒、焦虑和抑郁症状的减少,以及生活质量的改善。与安慰剂相比,Dupilumab 治疗组较常见的副作用是注射部位反应（8%~19% vs. 6%）和结膜炎（3%~5% vs. ≤ 1%）。

Prescribing practices for systemic agents in controlling pediatric AD. Totri CR, Eichenfeld LF, Logan K, Proudfoot L, Schmitt J, Lara-Corrales I, et al. J Am Acad Dermatol 2017; 76: 281–5.

这项治疗调查包括来自儿童皮肤病学会的 133 名皮肤科医生。在这些参与者中,86.5% 的医生使用系统疗法来治疗重度儿童 AD。环孢素（45.2%）、甲氨蝶呤（29.6%）和霉

酚酸酯（30.4%）是最常用的初始治疗方案。阻碍使用系统治疗的因素,主要包括不良反应和可能存在的长期药物毒性风险。

Double-blind controlled trial of effect of housedust-mite allergen avoidance on atopic dermatitis. Tan BB, Weald D, Strickland I, Friedmann PS. Lancet 1996; 347: 15–8.

在 48 名患特应性皮炎的患儿和成人家庭中,对联合高密度织物床罩、鞣酸苄酯喷雾和高滤真空吸尘器与使用棉床罩、水喷雾和传统的吸尘器这两种减少室内尘螨的方法进行比较。两组均可使屋尘螨抗原的浓度明显减少。两组湿疹的严重度都有降低,但积极组改善更显著。

Rice nightmare: kwashiorkor in 2 Philadelphia-area infants fed Rice Dream beverage. Katz KA, Mahlberg MJ, Honig PJ, Yan AC. J Am Acad Dermatol 2005; 52: S69–72.

Probiotics during pregnancy and breast-feeding might confer immunomodulatory protection against atopic disease in the infant. Rautava S, Kalliomäki M, Isolauri E. J Allergy Clin Immunol 2002; 109: 119–21.

Probiotic supplementation for the first 6 months of life fails to reduce the risk of atopic dermatitis and increases the risk of allergen sensitization in high-risk children: a randomized controlled trial. Taylor AL, Dunstan JA, Prescott SL. J Allergy Clin Immunol 2007; 119: 184–91.

Effects of early nutritional interventions on the development of atopic disease in infants and children: the role of maternal dietary restriction, breastfeeding, timing of introduction of complementary foods, and hydrolyzed formulas. Greer FR, Sicherer SH, Burks AW. Committee on Nutrition and Section on Allergy and Immunology. Pediatrics 2008; 121: 183–91.

The role of psoralen photochemotherapy (PUVA) in the treatment of severe atopic eczema in adolescents. Atherton DJ, Carabott F, Glover MT, Hawk JL. Br J Dermatol 1988; 118: 791–95.

PUVA 治疗 15 名湿疹患儿,其中有 14 名病情得到初步清除,9 名得到完全缓解。生长发育缓慢的患儿恢复了正常的生长发育。

Phototherapy for atopic eczema with narrow-band UVB. Grundmann-Kollmann M, Behrens S, Podda M, Peter RU, Kaufmann R, Kerscher M. J Am Acad Dermatol 1999; 40: 995–7.

5 名中重度 AD 患者，使用窄波 UVB 进行治疗，累积剂量为 9.2J/cm²，平均治疗 19 次。所有患者治疗 3 周后均有效。

Half-side comparison study on the effcacy of 8-methoxypsoralen bath-PUVA versus narrow-band ultraviolet B phototherapy in patients with severe chronic atopic dermatitis. Der-Petrossian M, Seeber A, Honigsmann H, Tanew A. Br J Dermatol 2000; 142: 39–43.

在一项随机、研究者单盲的研究中，12 名 AD 患者接受每周 3 次致红斑阈值剂量的照射，一侧使用 8- 甲氧补骨酯素浴后照射 P UVA，另一侧使用窄波 UVB，治疗共 6 周。以上两种治疗方法在等红斑剂量的情况下均有效。

Long-term efficacy of medium-dose UVA1 phototherapy in atopic dermatitis. Abeck D, Schmidt T, Fesq H, Strom K, Mempel M, Brockow K, et al. J Am Acad Dermatol 2000; 42: 254–7.

32 名出现急剧恶化的特应性皮炎患者使用中等剂量的 UVA1 治疗，共 15 次，疗程超过 3 周（累积剂量为 750J/cm²）。治疗结束时患者的皮肤状况得到明显改善，这种改善在 1 月后仍持续，但是 3 月后恢复到治疗前的水平。

Phototherapy in the management of atopic dermatitis: a systematic review. Meduri NB, Vandergriff T, Rasmussen H, Jacobe H. Photodermatol Photoimmunol Photomed 2007; 23: 106–12.

Azathioprine in severe adult atopic dermatitis: a double-blind, placebo-controlled, crossover trial. Berth-Jones J, Takwale A, Tan E, Barclay G, Agarwal S, Ahmed I, et al. Br J Dermatol 2002; 147: 324–30.

此项双盲、交叉试验中，重度成人 AD 患者分别给予每天 2.5mg/kg 的硫唑嘌呤和安慰剂治疗，为期 3 个月。六（区域）六（体征）评分法（SASSAD）是主要评定终点。硫唑嘌呤组 SASSAD 下降了 26%，而对照组为 3%，两组间存在显著差异。瘙痒、睡眠障碍、工作或日常活动受限情况在积极治疗后均明显改善，但硫唑嘌呤和安慰剂组的平均改善差异仅在工作或日常活动受限方面具有统计学意义。作者认为，长期治疗可进一步改善 AD。常见不良反应是胃肠道不适和转氨酶异常。入组的 37 名患者中，有 12 名使用硫唑嘌呤患者和 4 名使用安慰剂患者提前终止治疗。

A retrospective evaluation of azathioprine in severe childhood atopic eczema, using thiopurine methyltransferase levels to exclude patients at high risk of myelosuppression. Murphy LA, Atherton DJ. Br J Dermatol

2002; 147: 308–15.

Parallel-group randomized controlled trial of azathioprinein moderate to severe atopic eczema, using a thiopurine methyltransferase-based dose regimen. Meggitt SJ, Gray JC, Reynolds NJ. Br J Dermatol 2003; 149: 3.

本项研究中，硫唑嘌呤组（39%）的症状评分改善显著高于安慰剂组（24%）。在硫唑嘌呤组，瘙痒及医师整体评估也有明显改善。硫唑嘌呤组有 6 名患者因恶心或过敏反应退出。

Efficacy and tolerability at 3 and 6 months following use of azathioprine for recalcitrant atopic dermatitis in children and young adults. Hon KL, Ching GK, Leung TF, Chow CM, Lee KK, Ng PC. J Dermatolog Treat 2009; 20: 141–5.

使用硫唑嘌呤治疗的 17 名顽固性 AD 患者，分别于 3 个月和 6 个月评估其临床疗效及血液生化指标评价（血清 IgE 水平和肝肾功能）。疾病严重程度用特应性皮炎（SCORAD）评分进行评估。硫唑嘌呤可在 3 个月内降低这些 AD 儿童的疾病严重程度。治疗 6 个月时，女性患者的疗效更好。1 名患者出现轻度一过性丙氨酸氨基转移酶升高，另外 2 名患者血清胆红素轻度升高。

Systemic treatment of pediatric atopic dermatitis with azathioprine and mycophenolate mofetil. Waxweiler WT, Agans R, Morrell DS. Pediatr Dermatol 2011; 28: 689–94.

分析了 28 名硫唑嘌呤（AZ）或霉酚酸酯（MM）治疗的儿童 AD 患者的临床资料，包括实验室检查、TPMT 水平、症状、感染情况和其他相关数据。AZ 治疗的 28 名患者中 17 名（61%）和 MM 治疗的 12 名患者中 8 名（66%）病情显著改善。与 AZ 相比，MM 的实验室检查异常和副作用发生率更低；然而值得注意的是，两者皮肤感染的发生率相近。

Oral azathioprine for recalcitrant pediatric atopic dermatitis: clinical response and thiopurine monitoring. Caufeld M, Tom WL. J Am Acad Dermatol 2012; 68: 29–35.

本研究对口服硫唑嘌呤治疗的 12 名重症顽固性 AD 患儿进行了前瞻性研究，结果表明硫唑嘌呤对顽固性儿童 AD 有较好的治疗效果。此外，反复评估 TPMT 活性（不是硫嘌呤代谢物水平）可有助于监测对治疗无反应或反应发生改变。

Cyclosporine in the treatment of patients with atopic eczema–a systematic review and meta-analysis. Schmitt J, Schmitt N, Meurer M. J Eur Acad Dermatol Venereol 2007; 21: 606–19.

作者对系统使用环孢素治疗重度特应性皮炎的疗效进行了系统回顾,包括 15 项研究,共 602 名患者。在以上研究中,环孢素可持续减轻特应性皮炎的严重程度。从这 15 项研究中的 12 项研究,显示出剂量相关反应,在治疗 2 周后,小剂量环孢素(3mg/kg)组的疾病严重程度平均降低了 22%(95% CI:8%~36%),≥4mg/kg 组的疾病严重程度平均降低了 40%(95% CI:29%~51%)。治疗 6~8 周后,相对有效率为 55%(95% CI:48%~62%)。环孢素在成人和儿童中的疗效相似,但儿童的耐受性可能更好。

Double-blind, controlled, crossover study of cyclosporine in adults with severe refractory atopic dermatitis. Sowden JM, Berth-Jones J, Ross J, Motley RJ, Marks R, Finlay AY, et al. Lancet 1991; 338: 137–40.

一项对 33 名重度难治性特应性皮炎患者的多中心、随机、双盲、对照交叉的临床试验,观察了使用环孢霉素 5mg/(kg·d)对其生活质量的影响。使用环孢霉素治疗后,患者的生活质量显著改善。但是,患者生活质量参数与 AD 疾病严重程度和疾病活动度的临床指标之间没有相关性或相关性很差。20 名接受环孢霉素治疗的患者报告了不良事件,而安慰剂组中仅有 8 名。当停止应用环孢素后,疾病可复发。但是,这些患者的疾病活动性和疾病程度的平均评分低于其基线值。

Cyclosporine greatly improves the quality of life of adults with severe atopic dermatitis. Salek MS, Finlay AY, Luscombe DK, Allen BR, Berth-Jones J, Camp RD, et al. Br J Dermatol 1993; 129: 422–30.

在此项研究中,患者使用环孢素 5mg/(kg·d)治疗,其评分和生活质量均迅速改善。然而停止治疗后评分迅速恶化,但生活质量仍持续改善。

Cyclosporine in atopic dermatitis: time to relapse and effect of intermittent therapy. Granlund H, Erkko P, Sinisalo M, Reitamo S. Br J Dermatol 1994; 132: 106–12.

43 名重度 AD 患者接受疗程 6 周的环孢素治疗,剂量为 5mg/(kg·d),分别在 6~26 周的随访期(取决于复发的时间)给予相同疗程的环孢素进行再次治疗。环孢素治疗 2 周后可观察到疾病的活动度明显降低。在 2 个疗程后,大约半数患者在 2 周后复发,在随访 6 周后,第 1 和第 2 个疗程的复发率分别为 71%~90%。值得注意的是,在第 1 个疗程后,5 名患者在 26 周的随访中未再复发,在第 2 个疗程后,2 名患者未复发。1 年后这 7 名患者仍无复发。

Long-term effcacy and safety of cyclosporine in severe adult atopic dermatitis. Berth-Jones J, Graham-Brown RAC, Marks R, Camp RD, English JS, Freeman K, et al. Br J

Dermatol 1997; 136 76–81.

一项对 200 名患者进行的为期 48 周的开放性研究。在治疗过程中,评分、瘙痒和睡眠障碍均改善。65 名受试者完成了该试验,仅有 7 名因发生可能与治疗相关的不良事件而退出试验。

Cyclosporine in atopic dermatitis: review of the literature and outline of a Belgian consensus. Naeyaert JM, Lachapelle JM, Degreef H, de la Brassinne M, Heenen M, Lambert J. Dermatology 1999; 198: 145–52.

该文是一篇优秀的综述,总结了关于环孢素治疗 AD 的所有主要试验,为临床医生提供了实用的建议。这些作者建议将环孢素作为重度成人 AD 患者的保留用药,仅短期用于顽固性儿童 AD。初始剂量为 2.5mg/(kg·d),2 周后根据治疗反应的不同进行剂量调整,达到 5mg/(kg·d)的最高剂量。建议筛查妇科或者前列腺恶性肿瘤,还应注意行皮肤活检以除外皮肤 T 淋巴细胞瘤,并密切监测肾功能和血压。

An open-label, dose-ranging study of methotrexate for moderate-to-severe adult atopic eczema. Weatherhead SC, Wahie S, Reynolds NJ, Meggitt SJ. Br J Dermatol 2007; 156: 346–51.

这是一项评价甲氨蝶呤安全和有效性的开放性研究,为期 24 周。对 12 名中重度成人 AD 患者使用甲氨蝶呤的剂量范围、前瞻性试验进行了评估。

A randomized trial of methotrexate versus azathioprine for severe atopic eczema. Schram ME, Roekevisch E, Leeflang MM, Bos JD, Schmitt J, Spuls PI. J Allergy Clin Immunol 2011; 128: 353–9.

42 名患者被随机分组,分别接受为期 12 周的甲氨蝶呤或硫唑嘌呤治疗。两种治疗方法在短期内都是安全的,并且均在临床症状上取得相关改善,甲氨蝶呤和硫唑嘌呤可使 AD 严重程度分别降低 42% 和 39%。

Treatment of atopic eczema with oral mycophenolate mofetil. Neuber K, Schwartz I, Itschert G, Dieck AT. Br J Dermatol 2000; 143: 385–91.

10 名重度 AD 患者口服霉酚酸酯治疗,第 1 周初始剂量为 1g/d,随后 2g/d,共治疗 11 周。疾病严重度的中位数评分改善为 68%(1 名患者改善 100%,3 名患者>75%,其余患者均>50%)。

Mycophenolate mofetil for severe childhood atopic dermatitis: experience in 14 patients. Heller M, Shin HT, Orlow SJ, Schaffer JV. Br J Dermatol 2007; 157: 127–32.

Enteric-coated mycophenolate sodium versus cyclosporin A as long-term treatment in adult patients with severe atopic dermatitis: a randomized controlled trial. Haeck IM, Knol MJ, Ten Berge O, van Velsen SG, de Bruin-Weller MS, Bruijn-zeelKoomen CA. J Am Acad Dermatol 2011; 64: 1074–84.

一项观察者盲法随机对照试验，比较了肠溶霉酚酸钠（EC-MPS）和环孢素 A（CsA）在成人重症 AD 患者的长期治疗效果。本研究表明 EC-MPS 和 CsA 对 AD 维持治疗的疗效相同。然而，与 CsA 相比，EC-MPS 的临床改善较晚出现。停药后，EC-MPS 比 CsA 缓解持续时间更长。

Recombinant interferon gamma therapy for atopic dermatitis. Hanifn JM, Schneider LC, Leung DY, Ellis CN, Jaffe HS, Izu AE, et al. J Am Acad Dermatol 1993; 28: 189–97.

这是一项随机双盲试验，中重度 AD 患者每日皮下注射重组人干扰素 -γ（rIFN-γ，50μg/m²）或安慰剂，连续 12 周。rIFN-γ 组患者的红斑、瘙痒和脱屑明显减轻，水肿、丘疹、硬结、鳞屑、干燥和苔藓化也得到了较大改善，但与安慰剂组相比，差异无统计学意义。

Long-term effectiveness and safety of recombinant human interferon gamma therapy for atopic dermatitis despite unchanged serum IgE levels. Stevens SR, Hanifn JM, Hamilton T, Tofte SJ, Cooper KD. Arch Dermatol 1998; 134: 799–804.

AD 患者使用 rIFN-γ 长期治疗的一项研究，2 年后报告的初始疗效和不良反应保持不变。

Do some patients with atopic dermatitis require long term oral steroid therapy?. Sonenthal KR, Grammer LC, Patterson R. J Allergy Clin Immunol 1993; 91: 971–73.

3 名顽固性 AD 患者口服糖皮质激素治疗成功。

（汪 洋 译，申春平 校，马 琳 审）

第18章 非典型纤维黄瘤

原作者 Min Deng, Warren Heymann

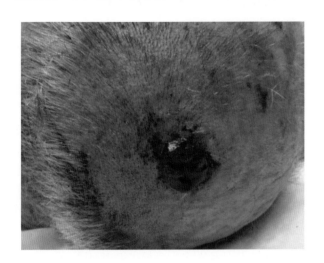

非典型纤维黄瘤(atypical fibroxanthoma, AFX)是一种罕见的、起源于间叶细胞或纤维组织细胞的皮肤肿瘤。AFX约占所有皮肤肿瘤的0.2%,主要发生于光损伤的皮肤,尤其是老年人的头颈部。极少数发生于患有着色性干皮病的儿童。本病的危险因素包括男性、紫外线照射、放疗史、免疫抑制及外伤。临床上,典型皮损表现为快速生长的、外生性、溃疡性、圆顶形结节,通常直径<2cm。尽管AFX具有显著的细胞异型性,但目前认为该病为良性肿瘤。需要与多形性真皮肉瘤(pleomorphic dermal sarcoma, PDS)和未分化的多形性肉瘤(undifferentiated pleomorphic sarcoma, UPS)鉴别。

纤维组织细胞性肿瘤的分类尚不清楚且存在争议。随着遗传学及分子学的研究进展,不断演变的命名法使之更加复杂。既往纤维组织细胞性肿瘤包括浅表AFX及其深部皮肤/皮下形式,即恶性纤维组织细胞瘤(malignant fibrous histiocytoma, MFH)。MFH的异质性明显,大部分MFH可以归入其他类别。因此自2002年起,WHO开始摒弃MFH这一术语,其中大多数被更好地列入其他分类中。2013年WHO的肉瘤分类已完全剔除了MFH一词。

在目前的分类中,AFX是指肿瘤局限于真皮,同时需要免疫组化染色进一步除外其他肿瘤。即便侵犯皮下组织,也仅限于表浅或局灶部位。如果出现广泛或深在性皮下组织受累、神经侵犯、淋巴血管侵犯或肿瘤坏死,虽组织学上类似非典型纤维黄瘤,但最好归入多形性真皮肉瘤,其预后较差。多形性真皮肉瘤这一命名由Dr. C. D. Fletcher于2012年提出,因此仅在新近的期刊中出现。

非典型纤维黄瘤和多形性真皮肉瘤可能代表着一个疾病谱系,但目前还未被证实。尽管文献报道认为典型PDS直径应>2cm,但在临床上很难与非典型纤维黄瘤区分。它们均好发于老年人光损伤部位,尤其是头皮。与非典型纤维黄瘤不同,多形性真皮肉瘤复发率高达29%,转移率高达20%。

UPS是排除其他类别(包括非典型纤维黄瘤及PDS)肉瘤的诊断。当MFH于2002年被摒弃后,很多作者使用UPS来描述PDS。自从2012年采用多形性真皮肉瘤后,UPS仅用来描述累及四肢和腹膜后的深部组织肉瘤。

治疗策略

治疗有赖于活检所示的病变深度。活检组织标本需要深达皮下组织以区分AFX和PDS。因为这些均为快速生长的肿瘤,一线治疗的目的是采取手术根除肿瘤。没有完全切除的肿瘤常在术后1年内复发。在没有完全切除PD时,复发时表现为卫星灶,提示转移。

由于本病罕见,目前缺乏手术切缘安全范围共识,并且与PDS存在临床交叉,对于原发肿瘤,尤其是显著皮下受累的肿瘤,Mohs显微外科手术可以完整评估手术边缘,优于广泛局部切除术(wide local excision, WLE)。复发的肿瘤应当使用Mohs显微手术来治疗。

尽管放疗和化疗常常作为辅助治疗,但切除局部肿瘤仍然为一线治疗。由于AFX和PDS可由放射暴露导致,因此放射治疗的效果尚不清楚。也有文献报道,放射导致的肉瘤对放射治疗反应差。

特殊检查
• 活检,具有足够的皮下组织。

诊断需要足够的活检组织。行相应的免疫组化染色(高分子量的角蛋白、S100、SMA、MelanA/MART1、EMA、CD34和CD31)以排除其他梭形细胞肿瘤,特别是鳞状细胞癌、黑色素瘤、血管肉瘤及平滑肌肉瘤。活检和切除标本应评估周围神经和血管淋巴管侵犯,以及肿瘤坏死,以鉴别非典型纤维黄瘤和PDS。

一线治疗	
• Mohs 显微手术	C

More than 2 decades of treating atypical fibroxanthoma at Mayo Clinic: what have we learned from 91 patients ?

Ang GC, Roenigk RK, Otley CC, Phillips PK, Weaver AL. Dermatol Surg 2009; 35: 765–72.

最新一项研究回顾性分析了 1980—2004 年在 Mayo 诊所治疗的 93 例 AFX 肿瘤。平均诊断年龄为 71.7 岁。大多数 (83.9%) 的肿瘤位于面部和头皮。平均大小为 1.5cm，免疫低下的患者肿瘤稍大 (1.6cm vs.1.3cm,*P*=0.10)。88 例患者有详细治疗信息。其中 66 例 (67%) 采取 Mohs 显微外科手术 (Mohs micrographic surgery,MMS),23/88 (26.1%) 采取 WLE,5 例采用电灼和刮治术 (electrodesiccation and curettage,ED&C),1 例采用片除法。根据作者的 MMS 治疗经验，切除 96.6% 的 AFX 肿瘤需要切除距肿瘤 2cm 的边缘。采用 MMS 治疗的肿瘤较 WLE 治疗的肿瘤大 (1.5cm vs.1.0cm,*P*=0.02)。随访 86 例患者，其中 2 例复发，均为 WLE 治疗。

MMS 治疗的患者中位随访时间短于 WLE 治疗患者 (4.5 年 vs. 8.7 年)；然而因复发多在术后 1 年，故本回顾性研究认为 MMS 可以提高疗效，尽管 MMS 治疗的肿瘤更大。

Clinical spectrum of atypical fibroxanthoma and undifferentiated pleomorphic sarcoma in solid organ transplant recipients: a collective experience. McCoppin HH, Christiansen D, Stasko T, Washington C, Martinez JC, Brown MD, Zwald FO. Dermatol Surg 2012; 38: 230–9.

这是一项回顾性研究，17 例 AFX 和 MFH/UPS 均为实质器官移植的受者 (肾、心、肝、肺)。与免疫正常的患者相比，这些患者更年轻 (AFX 的平均年龄为 62 岁,UPS/MF 为 65 岁)。所有患者均为男性，移植后平均 10.5 年发病。17 例中有 15 例 (88%) 发生于头颈部，1 例发生于胫部，1 例发生于前臂。8 例 AFX 和 UPS/MFH 采用 MMS 治疗，未见复发和转移。相比之下，采用单纯手术切除的 2/3 的 AFX 和 2/2 例 UPS/MFH 出现复发或转移。

这是一组免疫抑制患者采用 MMS 或 WLE 治疗的报道。尽管在两种治疗的患者中无肿瘤相关特点及切除原发肿瘤边缘大小的描述，这篇报道显示 MMS 治疗效果更好。

二线治疗	
• 局部广泛切除	C
• 放疗	D
• 化疗	B

Pleomorphic dermal sarcoma: adverse histologic features predict aggressive behavior and allow distinction from atypical fibroxanthoma. Miller K, Goodlad JR, Brenn T. Am J Surg Pathol 2012; 36: 1317–26.

本研究回顾性分析了组织学证实为 PDS 并采用 WLE 治疗的患者。就诊时中位年龄为 81 岁，男女比为 7∶1。除 1 例肿瘤外，所有肿瘤均发生在头部，大多数发生在头皮。

肿瘤较大，中位直径 2.5cm，厚 1.15cm。28% 的患者出现局部复发 (3 例采用 ED&C,3 例采用 WLE 治疗),10% 的患者出现转移。中位复发时间为 10 个月。

Atypical fibroxanthoma–histologic diagnosis, immunohistochemical markers, and concepts of therapy. Koch M, Freundl AJ, Agaimy A, Kiesewetter F, Junzel J, Cicha I, et al. Anticancer Res 2015; 35: 5717–35.

本研究报道了 18 例 AFX 患者,21 处肿物采用 WLE 治疗方案，并回顾了 1962—2014 年间文献中 2 912 例患者的 2 939 处肿物的治疗情况。18 例患者中有 17 例获得随访资料。其中 25% (5/20) 的肿物出现复发。复发时间在首诊后的 24 个月内。复发肿瘤通常距原发肿瘤或瘢痕 1cm 以内。1 例患者 (5%) 腮腺局部转移。在对已发表的 AFX 文献回顾中，大约 80% (1 031/1 289) 的肿瘤采用 WLE 治疗,17.2% (222/1 289) 采用 MMS 治疗。复发率大约为 7.6% (113/1488),WLE 和 MMS 的治疗复发率相似。转移率为 2.5%。

作者报告了用 WLE 方法治疗 21 处 AFX，复发率为 25%，转移率为 5%。尽管本研究全面分析了关于 AFX 的病例报道，但作者得出的结论是，基于已发表的病例，得出 MMS 不优于 WLE 的结论还为时过早，因为关于肿瘤参数 (大小、深度、AFX vs. PDS) 在用 WLE 和 MMS 治疗的人之间是否相似不得而知。因 WLE 治疗的 AFX 复发紧邻原发肿瘤，作者认为 <2cm 的 AFX 肿瘤采用 WLE 治疗时，手术边缘包含至少超过 1cm 的安全范围。

Radiation-associated undifferentiated pleomorphic sarcoma is associated with worse clinical outcomes than sporadic lesions. Dineen SP, Roland CL, Feig R, May C, Zhou S, Demicco E, et al. Ann Surg Oncol 2015; 22: 3913–20.

本研究回顾性分析了 1990—2012 年间单中心治疗的 1 068 例 UPS/MFH 患者。骨引起的肉瘤的患者未纳入研究。其中 55 例 (5.1%) 为放射诱发，其他为散发。从接触放射到发生肉瘤 (radiation-associated sarcoma,RAS) 的中位潜伏期为 9.33 年 (范围:1~40 年)。这些患者接受的中位剂量为 (50±5.2) Gy。24% 的 RAS 患者接受多次放疗，但并未降低局部复发率。

尽管放疗常用于局部肿瘤的辅助治疗，但本研究表明放射导致的肉瘤对该治疗无反应。

Pleomorphic dermal sarcoma: a more aggressive neoplasm than previously estimated. Tardio JC, Pinedo F, Aramburu JA, Suarez-Massa D, Pampin A, Requena, L et al. J Cutan Pathol 2016; 434: 101–12.

在这项回顾性研究收集了 18 例经组织学证实的 PDS，男女比为 1∶1。所有病变均发生于头部，一半为头皮。所有的病例均予以 WLE 方案治疗,另有 2 例接受辅助放疗。15 例患者获得随访,其中 3 例(20%)出现局部复发,3 例(20%)出现远处转移。复发患者中有一半为肿瘤未完全切除。1 例患者手术切缘干净,且术后予以辅助放疗,但仍于术后 11 个月出现肺部转移。

Pleomorphic dermal sarcoma. Adverse histologic features predict aggressive behavior and allow distinction from atypical fibroxanthoma. Miller K, Goodlad JR, Brenn T. Ann J Surg Pathol 2012; 36: 1317–26.

作者报告了一例多发皮肤转移的 PDS,且影像学检查提示淋巴结肿大。该病人对阿霉素和异环磷酰胺治疗反应良好,随访 79 个月未见复发和转移。

Randomized phase II study of gemcitabine and docetaxel compared with gemcitabine alone in patients with metastatic soft tissue sarcomas: results of Sarcoma Alliance for Research through Collaboration Study 002. Maki RG, Wathen K, Patel SR, Priebat DA, Okuno SH, Samuels B, et al. J Clin Oncol. 2007; 25: 2755–63.

这是一项多中心开放性的 2 期临床试验。该研究纳入了 122 例复发或进展的软组织肉瘤患者,并随机分成 2 组,分别给予吉西他滨,或吉西他滨联合多西他赛治疗。联合治疗组的 RECIST(实体瘤疗效评估标准)部分缓解率(16%∶8%)有所改善。在 MFH/UPS 亚组中,采用联合治疗的 11 例中的 4 例患者(31.6%)获得部分缓解,而单一吉西他滨治疗的 8 例患者中仅有 2 例(25%)获得部分缓解。联合治疗组的中位总生存期也获得延长(17.9 个月 vs. 11.5 个月)。

包括 AFX 和 PDS 在内的大多数软组织肉瘤的标准治疗为局部手术切除。因此对于局限于皮肤的肿瘤,没有系统化疗的相关文献。然而,转移性软组织肉瘤通常预后不良。在这项囊括多种类型的转移性软组织肉瘤的 2 期临床试验中,联合吉西他滨和多西他赛的治疗可以缩小肿瘤大小和延长总生存期。

三线治疗	
● 电灼和刮除术	D

Atypical fibroxanthoma: a case series and review of literature. Mahalingam S, Shah A, Stewart A. Auris Nasus Larynx 2015; 42: 469–71.

7 例 AFX 患者分别采用电灼和刮除术(5 例)和局部切除术(2 例)。对患者进行随访 2 年,采用电灼和刮除术的 2 例(40%)患者出现局部复发。复发患者采用手术完全切除未再复发。

这项系列研究和前面的研究均显示原发肿瘤未充分切除,将导致较高的复发率。

(徐教生 译,李 丽 校,马 琳 审)

第19章 非典型痣

原作者 Julia Newton-Bishop，Sally O'Shea

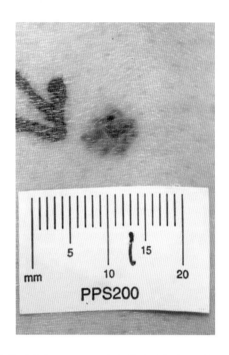

非典型痣（atypical nevi）是临床诊断术语，定义为直径大于5mm，边缘不规则或模糊，色素分布不均的痣。生物学上认为这种痣是一种黑素细胞肿瘤，它比普通的良性黑素细胞痣的增殖时间更长（导致基质反应）。非典型痣的组织病理特征表现为表皮突延长，相邻表皮突之间可见黑素细胞相连，散在的黑素细胞较成巢的黑素细胞多，真皮炎症反应伴真皮乳头纤维增生。尽管这些组织病理学改变是特征性的，但临床和组织病理学之间可能缺乏关联性，但不影响临床诊疗方案制订。

"非典型痣"也称之为"发育不良痣"。非典型痣认为是比其他黑素瘤诱因更高危的标志。当怀疑有恶变指征时需手术切除。当单发非典型痣的发病年龄比该病平均发病年龄大（超过50岁）时，可以预防性切除。值得注意的是约2/3的黑素瘤并非在痣的基础上发生，因此即使是黑素瘤遗传易感者，切除所有非典型痣也不能预防黑素瘤的发生。必须对具有患黑素瘤风险的患者进行全身皮肤检查，寻找明显不同于典型痣的"丑小鸭痣"。ABCDE记忆法对临床判断"丑小鸭痣"有所帮助（即不对称、边界不规则、色素不均匀、直径>6mm、皮损逐渐进展），但临床上大多数专家是根据全面的临床检查作出黑素瘤的诊断。ABCDE记忆法对于临床医师而言，就好比一个孩子在不理解自己名字中每个字母意思的情况下，就能够认出自己的全名，即临床医师能够通过这个法则较为准确地判断痣是否有恶变倾向。

有专家主张将非典型痣按照严重程度分为轻、中、重

三级（NIH共识：早期黑素瘤的诊断与治疗.JAMA 1992；268：1314-19）。但也有不同观点，认为这样分级重复性差，不主张分级。皮肤病理医师更倾向于将组织结构模式及细胞异型性进行分级。病理科医师认为非典型痣具有未知的恶性潜能，并建议最好将该病变视为黑素瘤进行局部扩大切除。

单发的非典型痣很常见。轻度非典型痣，皮肤镜下表现规则（良性），50岁以下者发生恶变的风险很小，不需要手术切除。教育患者如何监测病变很重要，最好给患者提供带有非典型痣和黑素瘤照片的信息手册便于让患者判别，仅仅要求患者"留意变化"是不够的。

当非典型痣表现出更明显的非典型特征时，尤其在老年人，需要手术切除。不建议复诊观察，患者会因为无不适感而耽误了治疗时机。单发的非典型痣通过切除病灶消除或显著降低非典型痣发生恶变的风险。如果非典型痣发生了一些恶变的特征，那么应该完全切除，而非局部切除取样。尽管有数据表明，良性中度"发育不良痣"活检后的临床复发率较低，但活检取样仍然存在风险，因为取材不当可能会导致组织病理学只存在肿瘤中较不典型的部分，完整切除是更安全的方法，黑素细胞的组织病理学很难界定良恶性，病理科医生可能会在这一灰色地带判断错误，所以在模棱两可的情况下，最好完全切除病灶。局部切除取样可能刺激残留黑素细胞的增殖，从而导致临床和组织学上与之相关的病变，称为"假性黑素瘤"。如果临床上在进行非典型痣的活检取样时，经验丰富的临床医生能够在活检取样中准确取到靶皮损，获得非典型病变的证据，从而支持非典型痣需要完整切除的观点。

普通痣数量的增多和/或临床多发具有非典型痣特征的患者可能发生"非典型痣综合征"，需要进行不同的诊疗管理。这些患者存在患黑素瘤的风险，不能通过切除这些痣来消除风险。良好诊疗的关键要素是：

- 详细记录家族史，以确定家族中是否有黑素瘤病史。风险评估很大程度上受到家族史的影响。（请参见 www.genomel.org）。
- 教育患者对痣进行监测。
- 进行一段时间的临床随访/监督，这段时间的长短取决于对患者的黑素瘤家族史或个人病史和临床表型的风险估计，以及患者辨别痣变化的能力。
- 在排除黑素瘤的情况下切除非典型痣。
- 教育患者严格防晒，避免维生素D缺乏。避免晒伤

至关重要,因为多项研究证实晒伤与黑素瘤风险相关。与晒伤无关的日光浴也可能增加患病风险,因此,非典型痣的患者,应避免日光浴。

治疗策略

治疗非典型痣的基本策略是一旦怀疑其有恶变可能,进行完整切除,同时避免过多的操作程序。皮损的病史、临床表现和皮肤镜表现都很重要。是否需要切除此类病变的决定因素是非典型痣在临床上的非典型性表现。例如,50 岁以上发生的非典型痣,或在过去 6 个月中疑似非典型痣的皮损发生迅速增长。皮肤镜检查可以提高诊断的准确性。尽管有报道可使用外用维 A 酸类药物、咪喹莫特、激光或冷冻来治疗非典型痣,但并不提倡。

非典型痣的治疗策略:

- 单发痣
  - 临床评估
  - 重新确定是否为普通痣,提供监测皮损的照片信息
  - 如果是交界痣,则考虑在 3 个月后拍照和复查
  - 进行皮肤镜检查后,若不能排除黑素瘤考虑切除
  - 如果痣是新发的和 / 或患者年龄超过 50 岁,则考虑切除
- 多发痣
  - 如果不能排除黑素瘤,则应切除痣
  - 根据皮损的病史、临床表现和家族史评估风险
  - 如果家族中有 3 个或更多的黑素瘤患者,需考虑进行遗传咨询,尤其是病例中有多个原发性黑素瘤或胰腺癌、葡萄膜黑素瘤、间皮瘤或脑膜瘤,遗传因子 BAP1 突变与其相关(请参见 www.genomel.org)
  - 用较高倍数的皮肤镜拍摄非典型痣
  - 教育患者及其伴侣进行自我体检
  - 在避免维生素 D 缺乏的情况下,教育全家人防晒

特殊检查

- 关于如何使用皮肤镜进行非典型痣和黑素瘤的检查及诊断本书不赘述,可以通过互联网上的皮肤镜教学网站学习,如 www.genomel.org 和来自 Medisave 的皮肤镜 CD 互动图谱以及相关著作。

皮肤镜检查提高了诊断的准确性。本书中,我们没有强调最近有关皮肤镜的文献,因为目前在临床实践中,皮肤镜的使用已成为皮肤黑素细胞病变的常规例行检查项目。在英国,NICE 黑素瘤临床指南推荐皮肤镜和皮肤镜摄影来评估所有怀疑黑素瘤的色素性病变。[Macbeth F, Newton-Bishop J, O'Connell S, Hawkins JE. Melanoma: summary of NICE guidance. BMJ 2015; 351: h308.]

Diameter of dysplastic nevi is a more robust biomarker of increased melanoma risk than degree of histologic dysplasia: a case-control study. Xiong MY, Rabkin MS, Piepkorn MW, Barnhill RL, Argenyi, Z, Erickson L et al. J Am Acad Dermatol 2014; 71 (6): 1257–8 e4.

在这项研究中,对 86 名黑素瘤患者及对照组患者进行了临床最不典型痣的活检。由 9 名对皮损来源并不知情的皮肤病理医师对皮损进行评估。有趣的是,皮损的直径与被抽样者的黑素瘤状况有关。然而,在多因素分析中,黑素瘤病例的组织异形增生程度并不比对照组更常见。对活检取材人员进行相关培训后,皮肤病理医师之间的诊断一致性得到提高。

Selective use of sequential digital dermoscopy imaging allows a cost reduction in the melanoma detection process: a Belgian study of patients with a single or a small number of atypical nevi. Tromme I, Devleesschauwer B, Beutels P, Richez P, Praet N, Sacre L, et al. PLoS One 2014; 9 (10): e109339.

这项回顾性研究比较了皮肤镜联合手术切除与皮肤镜摄影成像联合择期切除这两种方式在非典型痣中的作用。在皮肤镜联合手术切除组中,603 名患者共切除了 640 个病灶,切除的黑素瘤 / 非黑素瘤病变的比例为 1 : 8。在皮肤镜摄影成像联合择期切除组中,共有 219 名患者进行了 111 个病灶切除,切除的黑素瘤和非黑素瘤病变的比例为 1 : 2.5。

这项研究表明,两组患者每切除一个黑素瘤的总体成本差异约为 548 欧元,似乎皮肤镜摄影成像联合择期切除的治疗方案更有利。然而,由于采取这两种治疗方案的临床医疗环境是不同的,因此很难全面评估。皮肤镜联合手术切除组是由 12 名皮肤科医师分别于私人医院和公立医院进行的,而皮肤镜摄影成像联合择期切除组则由 2 名皮肤科医师在同一家专科医疗机构进行。

The impact of multispectral digital skin lesion analysis on German dermatologist decisions to biopsy atypical pigmented lesions with clinical characteristics of melanoma. Winkelmann RR, Hauschild A, Tucker N, White R, Rigel DS. J Clin Aesthet Dermatol 2015; 8 (10): 27–9.

本研究由 41 名皮肤科医生参与,旨在探讨多光谱数字皮损分析(MSDSLA)是否能提高非典型色素性病变诊断的准确性。这一手持设备可在 1 分钟内通过对一个皮损的组织紊乱进行相应的评分,从而判断其是否与黑素瘤 / 发育不良痣相关。皮肤科医生首先根据皮肤镜摄影成像结果诊断出可疑的 12 个病变,这些病变包括黑素瘤、原位黑素瘤、发育不良痣。然后,再结合 MSDSLA 提供的信息进一步诊断。

在使用 MSDSLA 之后,整体准确率提高了 8%($P<$

0.001），且可能将发育不良痣的活检率降低16%（$P <$ 0.001）。未来，对MSDSLA的进一步研究有助于了解它在临床实践中的实用性和成本效益。它的局限性在于该设备不能用于较厚的皮损（>2.5mm）检测。

Impact of guidance from a computer-aided multispectral digital skin lesion analysis device on decision to biopsy lesions clinically suggestive of melanoma. Rigel DS, Roy M, Yoo J, Cockerell CJ, Robinson JK, White R. Arch Dermatol 2012; 148 (4): 541–3.

在这项研究中，向179名皮肤科医生询问是否需要对提供的这24个皮损进行活检。开始仅仅向他们提供皮肤镜摄影成像结果就询问是否需要活检，接着继续补充这些皮损的MSDSLA信息后再次询问是否需要活检。研究发现，在提供了MSDSLA信息之前和之后的活检病理平均真阳性率分别为69%和94%。但在提供MSDSLA之后，真阴性率从54%降到40%。尽管补充了来自MelaFind的信息可以提高诊断的敏感性，但特异性却有所降低。但可能由于本研究用于评估的样本量很少所致。并且目前尚不清楚皮肤科医生是否对于色素性皮损会更加关注，因为这样会形成一定的选择偏倚，影响研究结果的可靠性。

To excise or not: impact of MelaFind on German dermatologists'decisions to biopsy atypical lesions. Hauschild A, Chen SC, Weichenthal M, Blum A, King HC, Goldsmith J, et al. J Dtsch Dermatol Ges Deutsche 2014; 12 (7): 606–14.

在这项网络调查中，有101名皮肤科医生使用皮肤镜摄影成像评估130个皮损，101人除了使用皮肤镜摄影成像评估外，增加了计算机成像系统MelaFind进行更多信息的获取。9名研究色素性皮损的专家仅仅使用皮肤镜摄影成像系统进行评估。130个评估的皮损包括发育不良痣和早期黑素瘤（皮损从原位至浸润深度最深达1.2mm）。在增加MelaFind信息参考的情况下，漏诊黑素瘤的平均例数为14，仅仅使用皮肤镜摄影成像系统进行评估小组漏诊黑素瘤的平均例数为20。尽管研究数据提示在皮肤镜摄影成像基础上，增加使用MelaFind后，漏诊黑素瘤的可能性减小，但活检率可能会随着提高：单独使用MelaFind进行评估获得的信息敏感性为97%，但特异性仅为9%。这项研究的重点在于早期发现黑素瘤，可能很难应用于黑素瘤的诊断。

一线治疗

Consensus statement: addressing the knowledge gap in clinical recommendations for management and complete excision of clinically atypical nevi/dysplastic nevi Pigmented Lesion Subcommittee consensus statement. Kim CC, Swetter SM, Curiel-Lewandrowski C, Grichnik JM, Grossman D, Halpern AC, et al. JAMA Dermatol 2015; 151 (2): 212–8.

黑素瘤预防工作小组的色素性皮损小组委员会发表了这份共识声明，该声明讨论了手术切缘阳性但临床没有色素残留的发育不良痣的治疗。委员会认为，应将可疑黑素瘤病变以最小的切缘完全切除，而临床的非典型痣可以进行密切临床监测。其他建议如下：如果切缘阳性，并且仍怀疑病变可能是黑素瘤，建议再次完整切除。如果临床怀疑其黑素瘤的可能性很高，即使组织学显示为低级别不典型增生，也建议再次切除边缘呈阳性的发育不良痣。如果有重度不典型增生和切缘阳性，应再次扩大切除病变边缘2~5mm。对于组织学边界清楚的轻度和中度发育不良痣不需要进一步切除。建议对组织学边界为阳性但临床无色素残留的轻度发育不良痣进行密切的临床观察。目前对于中度不典型增生病变的治疗证据不足，但可进行适当的临床观察。所有进行活检的部位都应监测复发情况，并应告知患者如何监测。

几项研究探讨了非典型色素性病变的手术方式。Cheng等人对607个经钻孔活检或刮取活检的黑素细胞病变进行了回顾性研究分析，发现这两种活检方法的切缘阳性率无差异。[Cheng R, Bialis RW, Chiu ST, Lawrence TJ, Lesesky EB.Punch biopsy vs.shave biopsy：a comparison of margin status of clinically atypical pigmented lesions.Br J Dermatol, 2015；173（3）：849-51.]然而，当环钻尺寸仅比病灶大1mm时，环钻活检比刮取活检出现阳性边缘的可能性更高。Lozeau等人对发育不良痣进行了回顾性研究，对其进行组织病理学诊断，但未对不典型增生程度进行分级。在17 024个发育不良痣中，有2/3切缘阳性，11%的病例进行再次切除，80%无残余黑素细胞病灶。然而，在再次切除的病例中，有2%的患者被诊断为黑素瘤。

[Lozeau DF, Farber MJ, Lee JB.A nongrading histologic approach to Clark（dysplastic）nevi：a potential to decrease the excision rate.J Am Acad Dermatol 2016；74：68-74]. Strazzula等人的一项研究发现，有42%的发育不良痣切缘为阳性。65%的再次切除病例中有18%的患者有发育不良痣的黑素细胞残留，2%的患者发展为重度发育不良痣。作者建议对组织病理学切缘呈阳性的轻中度发育不良痣进行密切临床监测，因为再次切除后获益低，恶变的风险也低。[Strazzula L, Vedak P, Hoang MP, Sober A, Tsao H, Kroshinsky D.The utility of reexcising mildly and moderately dysplastic nevi：a retrospective analysis.J Am Acad Dermatol 2014；71（6）：1071-6]. 在英国，强调对发育不良痣进行完全切除，切缘距皮损边缘2mm，这为病理科医生提供了最佳的诊断信息[Marsden JR, Newton-Bishop JA, Burrows L, Cook M, Corrie PG, Cox NH, et al.Revised U.K.guidelines for the management of cutaneous melanoma 2010.Br J Dermatol

2010 ; 163（2）: 238-56］。Strazzula 等人则是站在需要对病变进行密切临床监测的立场，但这种方案从经济效益的角度而言是不可行的，最好完整切除病变，以降低漏诊黑素瘤的风险，并减少未来进一步临床随访的需要。

Management of dysplastic nevi: a 14-year follow-up survey assessing practice trends among US dermatologists. Winkelmann RR, Rigel DS. J Am Acad Dermatol 2015; 73 (6): 1056–9.

在这项后续调查中，2015 年有 78% 的美国皮肤科医生认为，发育不良痣患者患黑素瘤的风险更高，而在 2001 年就只有 59% 的美国皮肤科医师这么认为。尽管如此，2015 年却只有 69% 的医生主张需要完整切除发育不良痣，而支持这一观点的皮肤科医师比例在 2001 年为 86%。针对切缘阳性的重度发育不良痣，绝大多数皮肤科医生会选择再次切除 (98%)，而切缘阳性的中度和轻度发育不良痣再次切除比例分别为 67% 和 12%。如果手术切缘呈阴性，约 50% 的皮肤科医生不会选择再次切除，但如果病变是重度发育不良痣，39% 的医生会进行再次切除 (2001 年这一比例为

57%)。在此研究期间，皮肤镜在本病中的使用增加了 56%。

The MPATH-Dx reporting schema for melanocytic proliferations and melanoma. Piepkorn MW, Barnhill RL, Elder DE, Knezevich SR, Carney PA, Reisch LM, et al. J Am Acad Dermatol 2014; 70 (1): 131–41.

黑素细胞病理评估工具和分级诊断报告系统 (MPATH-Dx) 的开发是为了标准化黑素细胞病变的组织病理学报告规范。这个评估工具包含一个管理建议。

3 位皮肤病理科医生在 1 年的时间里设计了这个评估报告系统。他们首先对来自数据库中随机选择的 240 个黑素细胞性病变进行盲法、独立检验分析。随后，他们举行了几次会议，共同评估 279 个病变，并针对诊断达成共识。共描述了 7 个诊断类别术语，从良性黑素细胞病变至黑素瘤。基于病理科医生对可疑风险的评估，提出治疗建议。这包括，如无须进一步治疗或进行广泛局部切除等。临床实践中的可靠性和可行性将在未来的研究中进一步探讨。

（张 婧 译，程 波 校）

第20章 自身免疫性孕酮皮炎

原作者　Ian Coulson，Adam Daunton，Tashmeeta Ahad

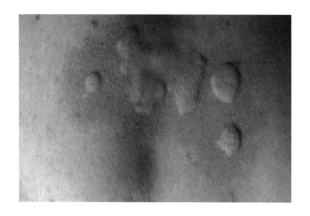

自身免疫性孕酮皮炎（autoimmune progesterone dermatitis）是一种罕见的周期性瘙痒性皮肤病，影响育龄期妇女。诊断依赖于月经前加重，而妊娠期缓解。临床表现多样，包括湿疹样水疱和丘疱疹，常伴荨麻疹样和多形红斑样皮损。血管性水肿和过敏性反应可能同时出现。在某些自身免疫性孕酮皮炎，可能与外源性的黄体酮（孕酮）暴露（常见为口服避孕药）相关。在月经初潮或妊娠期发病的患者，内源性孕酮可能是诱发因素。

诊断是排除性的，诊断依据包括周期性、月经前加重，抑制排卵有效，孕酮皮内试验和激发试验。

治疗策略

治疗主要是通过抑制排卵控制内源性孕酮分泌。通常给予结合型雌激素 0.625~1.25mg/d，21 天为 1 个周期。但是近来这个疗法被促性腺激素释放激素（GnRH）激动剂所替代。最初应用 GnRH 激动剂治疗后，皮疹会出现短暂恶化，随后皮疹好转。GnRH 激动剂主要副反应是骨密度降低，这一点也限制了治疗时间不超过 6 个月。但是同时使用骨保护性药物可部分降低这种风险而更长时间的治疗。患者往往又需要将 GnRH 激动剂恢复成雌激素治疗。

抗雌激素药他莫昔芬 20mg/d，或者 10mg 每日 2 次口服，可能通过竞争雌激素受体从而影响雌激素敏感性发挥作用。

口服避孕药在某些情况下可诱发自身免疫性孕酮皮炎，然而对于外源性孕酮无反应的患者，口服避孕药抑制排卵是有效的。

轻度的自身免疫性孕酮皮炎可在月经周期的黄体期前短期系统应用糖皮质激素控制病情。外用强效糖皮质激素和口服抗组胺药可能对极少数病例有效。

达那唑 200mg 每日 2 次口服，月经前 1~2 天开始，持续 3 天，可通过抑制垂体促性腺激素预防皮疹爆发。

对于重度、顽固性的病例，双侧卵巢切除术可治愈。

自身免疫性雌激素性皮炎是一种有别于自身免疫性孕酮皮炎的独立的疾病，临床上很难区分。皮内注射雌激素呈阳性而孕酮试验为阴性有助于自身免疫性雌激素性皮炎的诊断。他莫昔芬、孕酮和卵巢切除术对自身免疫性雌激素性皮炎均有效。

通过抑制排卵来抑制内源性孕酮的唯一替代方法是孕酮脱敏。这是保留患者生育能力的唯一选择，对于需要高剂量外源孕酮进行体外受精（IVF）的患者可能特别有用。脱敏治疗的方法存在很大差异。从理论上讲，脱敏治疗的担忧是可能会加重遗传易感女性的潜在自身免疫反应。

特殊检查

- 孕酮皮内试验

- 孕酮激发试验

- 酶联免疫吸附试验（ELISA）和酶联免疫斑点（ELISpot）试验

不同的作者对皮内试验中孕酮的使用量及稀释倍数有不同的看法。常用的方法是：浓度为 100mg/ml 孕酮 0.1ml 分别用生理盐水稀释为 0.1mg/ml、0.01mg/ml、0.001mg/ml，并用生理盐水作为对照。可能在 30 分钟内出现荨麻疹样反应，或者是 24~48 小时出现迟发型超敏反应。

还可以试用孕酮激发试验：在月经周期的前半个周期，应用甲羟孕酮 10~20mg 肌肉注射或者 10mg 口服。因为有严重的系统反应风险，故不建议应用醋酸甲基孕酮做肌肉注射试验。

ELISA 和 ELISpot 试验可检测孕酮激发后产生 IFN-γ 的外周血单核细胞的水平。

如果孕酮试验是阴性，要考虑雌激素致敏。可以尝试用浓度为 0.1mg/ml 的雌激素 0.1ml，或者浓度为 1μg/ml、10μg/ml、100μg/ml 结合型雌激素做皮内试验。阳性反应可能立即发生或延迟几小时，并持续超过 24 小时。近年来，已提出使用孕酮子宫帽作为诊断自身免疫性孕激素皮炎的有效工具。

Autoimmune progesterone dermatitis: update and insights. Nguyen T, Ahmed R. Autoimmun Rev 2016; 15: 191–7.

对以英文发表的 89 例进行系统回顾,测试诊断试验和治疗方法。

接受皮内注射的 67 例患者中,64 例孕酮激发在 24 小时内产生阳性反应。接受肌内注射试验的所有 6 例患者均出现阳性反应。1 例在接受阴道内激发试验后确诊。其余患者未接受孕酮激发试验。

4/86(5%)患者没有任何干预完全缓解。在其他治疗方式失败后,86 例中有 14 例(16%)最终接受了双侧卵巢切除术,随后全部获得完全缓解。在接受脱敏治疗的 7 例患者中,有 4/7(57%)获得了完全缓解,有 1/47(14%)得到部分控制。GnRH 类似物治疗的 12 例患者中,4 例患者(33%)达到了的完全缓解,而 3/12 达到了部分缓解。他莫昔芬治疗的 5 例患者中全部得到部分缓解。用雌激素 / 炔雌醇二联治疗的 19 例患者中有 1 例完全缓解,8/19 例部分缓解。联合口服避孕药治疗的 9 例患者中有 7 例部分缓解。

The role of intradermal skin testing and patch testing in the diagnosis of autoimmune progesterone dermatitis. Stranahan D, Rausch D, Deng A, Gaspari A. Dermatitis 2006; 17: 39–42.

一篇介绍了孕酮皮内试验不同方法的病例报告和详细综述,突出了试验标准化的需要。

Progesterone sensitive Interferon-gamma producing cells detected by ELISpot assay in autoimmune progesterone dermatitis. Cristaudo A, Bordignon V, Palamara F, De Rocco M, Pietravalle M, Picardo M. Clin Exp Dermatol 2007; 32: 439–41.

描述了诊断自身免疫性孕酮皮炎的 ELISpot 技术。

Oestrogen Dermatitis. Kumar A, Georgouras KE. Australas J Dermatol 1999; 40: 96–8.

这篇病例报告比较了孕酮皮炎和雌激素皮炎,也对两种疾病的皮内试验提供有用的技术信息,并进行了解释。

Iatrogenic autoimmune progesterone dermatitis caused by 17 alpha-hydroxyprogesterone caproate for preterm labor prevention. Bandino JP, Thoppil J, Kennedy JS, Hivnor CM. Cutis 2011; 88: 241–3.

1 例 30 岁女性患者,妊 2 产 1,在第 3 次注射 17- 羟孕酮己酸酯(17P)后 4 天后,出现了自身免疫性孕酮皮炎,表现为荨麻疹样发疹。直接免疫荧光阴性。停止注射后皮疹在 7 天内缓解。

对有早产风险的患者使用孕激素(17P),可能导致更多的自身免疫性孕酮皮炎被认识。

一线治疗	
• 促性腺激素释放激素激动剂	A
• 他莫昔芬	D
• 口服避孕药	E
• 口服糖皮质激素	E
• 外用强效糖皮质激素	E
• 抗组胺药	E

Recurrent anaphylaxis in menstruating women: treatment with a luteinizing hormone-releasing hormone agonist—a preliminary report. Slater JE, Raphael G, Cutler GB, Loriaux DL, Meggs WJ, Kaliner M. Obstet Gynecol 1987; 70: 542–6

一项双盲、安慰剂对照交叉研究,纳入 4 例与孕酮分泌相关周期性过敏的女性。其中 2 例接受促黄体激素释放激动剂 imbzlD-his[6]-pro[9]-Net-LHRH 4mg/(kg·d)治疗 4 个月,疾病发作是严重程度明显减轻,发作次数明显减少。妇科内分泌专家可帮助选择合适的 GnRH 激动剂和雌激素联合治疗。

Autoimmune progesterone dermatitis: a diagnosis easily missed. Toms-Whittle L, John L, Griffiths D, Buckley D. Clin Exp Dermatol 2010; 36: 378–80.

鼻内布舍瑞林 150μg 每天 3 次治疗有效。布舍瑞林最长治疗时间为 6 个月,停药后症状复发,正在考虑在骨预防治疗许可外继续使用布舍瑞林。

Autoimmune progesterone dermatitis. Cocuroccia B, Gisondi P, Gubinellli E, Girolomoni G. Gynecol Endocrinol 2006; 22: 54–6。

他莫昔芬每日 20mg 治疗 3 个月后可完全和持久地清除皮疹。

A case of autoimmune progesterone dermatitis in an adolescent female. Kakarla N, Zurawin RK. J Pediatr Adolesc Gynecol 2006; 19: 125–9.

报告了 1 例先前无外源性激素暴露,口服避孕药治疗有效的患者。对于无外源性孕酮暴露的患者口服避孕药被认为是一线疗法(制剂中含有 30μg 乙炔雌二醇和 0.15mg 左炔诺孕酮)。

Autoimmune progesterone dermatitis. Anderson RH. Cutis 1984; 33: 490–1.

1 例患者在月经期间口服泼尼松龙 20mg/d,共 10 天,治疗有效。泼尼松龙在几个周期后逐渐减量,患者最终可以仅外用糖皮质激素控制病情。

Autoimmune progesterone dermatitis associated with infertility treatment. Jenkins J, Geng A, Robinson-B ostom L. J Am Acad Dermatol 2008; 58: 353–5.

口服避孕剂和 GnRH 激动剂在本例不孕症患者是禁忌的。应用 0.05% 丙酸卤倍他索乳膏很好地控制了患者的病情。

Autoimmune progesterone dermatitis. Case report with histologic overlap of erythema multiforme and urti-caria. Walling HW, Scupham RK. Int Soc Dermatol 2008; 47: 380–2

月经前每日早晨口服西替利嗪 10mg 和晚上睡前羟嗪 10mg 可持久性改善皮疹。

二线治疗	
• 结合雌激素	E
• 达那唑	E
• 硫唑嘌呤	E
• 孕酮脱敏	D

Autoimmune progesterone dermatitis. Bemanian MH, Gharagozlu M, Farashahi MH, Nabavi M, Shirkhoda Z. Iran J Allergy Asthma Immunol 2007; 6: 97–9

1 例经期荨麻疹合并血管性水肿和呼吸症状的患者，应用结合雌激素 0.625mg，每天 1 次，改善了所有的症状。

Autoimmune progesterone dermatitis: effective prophy-lactic treatment with danazol. Shahar E, Bergman R, Pollack S. Int J Dermatol 1997; 36: 708–11.

达那唑 200mg 每天 2 次治疗了 2 名患者，月经前 1~2 天开始，持续 3 天，可有效预防性治疗。

Case 2. Diagnosis: erythema multiforme as a presentation of autoimmune progesterone dermatitis. Warin AP. Clin Exp Dermatol. 2001; 26: 107–8.

硫唑嘌呤 100mg/d 治疗显效。

Autoimmune progesterone dermatitis: clinical presenta-tion and management with progesterone desensitization for successful in vitro fertilization. Prieto-Garcia A, Sloane DE, Gargiulo AR, Feldweg AM, Castells M. Fertil Steril 2011; 95: 1121. e9–13.

6 例自身免疫性孕酮皮炎患者通过快速 8 步或 10 步方法进行脱敏，接受逐步加量的阴道内孕激素栓。初始剂量为 0.05 或 0.1mg。同样的剂量重复 2~3 次，然后增加 10 倍剂量。这种模式共完成了 8~10 剂。阴道栓剂每 20 分钟给药 1 次。其中 1 例患者接受了口服治疗方案。4 例患者成功脱敏，3 例随后成功进行了体外受精。

Iatrogenic autoimmune progesterone dermatitis treated with a novel intramuscular progesterone desensitization protocol. Hill JL, Carr TF. J Allergy Clin Immunol Pract 2013; 1: 537–8.

1 例患者进行肌内注射孕酮脱敏治疗。

Autoimmune progesterone dermatitis. Soloman M, Itsekson A, Lev-Sagie A. Curr Derm Rep 2013; 2: 258–63.

作者对自己的诊断和脱敏方案的描述。建议每月皮内注射孕酮脱敏，浓度为 50mg/ml 的孕酮，初始计量 0.04ml，每月加倍剂量，共 3 个月。

三线治疗	
• 双侧卵巢切除	E

Autoimmune progesterone dermatitis: treatment with oophorectomy. Medeiros S, Rodrigues-Alves R, Costa M, Afonso A, Rodrigues A, Cardosa J. Clin Exp Dermatol 2010; 35: e12–3.

双侧卵巢切除对于这例自身免疫性孕酮皮炎患者是治愈性的。在此之前患者对口服糖皮质激素和 GnRH 激动剂治疗均无效。

（赵 琰 译，张建中 校）

第21章 杆菌性血管瘤病

原作者 Lucy J. Thomas，Richard C. D. Staughton

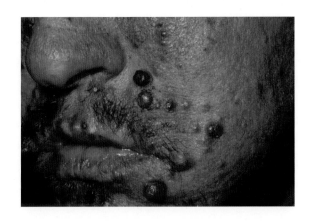

杆菌性血管瘤病（bacillus angiomatosis，BA）于 1983 年首次报告，是一种血管增生性疾病，由红细胞胞内寄生的汉赛巴尔通体（*Bartonella henselae*）和五日热巴尔通体（*Bartonella quintana*）（之前为罗克立马体菌属，*Rochalimaeaspp.*）引起。此病多见于严重免疫功能低下患者（如严重的 HIV 感染、器官移植术后和细胞毒性药物化疗），而接受新型生物治疗患者的发病率仍未知。皮肤病变表现为浅表的樱桃红色圆形丘疹，表面糜烂，与化脓性肉芽肿相似。也可表现为紫罗兰色苔藓样斑块和深在皮下结节。已有报道显示免疫力正常的患者只在接种部位出现单个皮损，而免疫缺陷的患者全身皮肤均受累。因本病血管丰富及皮损的浸润性可能被误诊为 Kaposi 肉瘤或进展转移的无色素性黑素瘤。除此之外，还应该与 HIV 感染及深部真菌感染（如隐球菌或组织胞浆菌）鉴别。皮肤外病变的患者可无皮肤表现，表现为呕吐、腹痛和肝功能紊乱（肝紫癜）或全血细胞减少、脾肿大（脾紫癜），也可能表现为发热、淋巴结肿大、盗汗、心内膜炎、失明和贫血。

汉赛巴尔通体通过猫抓挠或咬伤传播，发生局部皮肤丘疹和局部淋巴结炎，称之为"猫抓病"。五日热巴尔通体通过体虱传播，引起"战壕热"，表现为发热、头痛、头晕和胫骨疼痛。杆菌状巴尔通体通过沙蝇传播，引起"秘鲁疣"。秘鲁疣与杆菌性血管瘤病的局部皮肤表现相同，多发生在秘鲁、厄瓜多尔和哥伦比亚的免疫力正常的个体中。上述病原体发生的急性感染，例如"奥罗亚（Oroya）热"或"里翁（Carrion）病"会导致严重溶血性贫血，如果不治疗，死亡率超过 85%。

治疗策略

早期诊断对于预防致命性的传播至关重要。临床上遇

到 CD4 淋巴细胞计数低的患者（<100/mm³）或是其他类型的免疫缺陷患者，特别是有猫接触史（35% 以上的猫是汉赛巴尔通体的宿主），或有体虱（五日热巴尔通体的传播媒介）的，应特别注意发生本病的可能。治疗取决于菌体种属、临床病程和免疫情况。

抗生素治疗杆菌性血管瘤效果显著。红霉素为一线治疗（每次 500mg，每日 4 次），有抗炎、抗血管生成的作用。多西环素（每次 100mg，每日 2 次）也有效。严重或复杂的病例，建议选用上述其中 1 种药物联合利福平（300mg，每日 2 次）使用静脉给药方式治疗。仅有皮肤病变时，疗程需 3 个月；如累及骨骼或内脏，则疗程需 4 个月。治疗过程中如出现复发，则需长期使用红霉素或多西环素预防性治疗。然而，在临床实践中，应用高效抗逆转录病毒治疗（HAART）可以逆转患者低免疫力状态，减少长期使用抗生素的必要性。治疗前应评估患者内脏和骨骼受累情况，在初始使用抗生素治疗时也应警惕吉 - 海反应的发生。

发生秘鲁疣的患者，口服利福平治疗 [10mg/（kg·d），疗程 2~3 周]，93% 以上的患者痊愈。使用链霉素 [15~20mg/（kg·d），疗程续 2~3 周] 治疗，治愈率为 56%，因此推荐链霉素为二线药物。在缺乏随机临床试验的情况下，由临床经验、回顾性队列研究 / 病例分析和病原体敏感性数据指导治疗。文献中提到多种治疗药物，但缺乏体内和体外巴尔通体属对药物敏感性的关联，因此降低了实验室数据的使用价值。在巴尔通体属引起的不同疾病中，药物对巴尔通体属的治疗效果不同，这也使药物疗效显得更不确切。

特殊检查
• 全血细胞计数、肝功能、艾滋病毒血清学和 CD4 淋巴细胞计数
• 皮肤活检和 Warthin-Starry 染色或电镜检查
• 血和皮肤活检组织的长时间培养
• 皮肤活检组织的 PCR 检测
• 血清学——间接荧光检测

确认感染通常需要多次培养。革兰氏阴性巴尔通体属培养非常困难，需要特殊的培养基及长达 45 天的培养。如果患者使用了抗生素，培养结果往往为阴性。皮肤活检是必要的诊断方法，病理表现为典型的毛细血管和小静脉小叶性增生，内皮细胞肿胀，内含细菌团块。

Warthin-Starry 银染或电镜可以显示巴尔通体属，PCR 可确认种属。虽然免疫抑制患者的血清学检测结果不准

确,但疾控中心(CDC)认为间接荧光检测(IFA)滴度大于1∶64时为阳性结果。

Bacillary angiomatosis and bacillary peliosis in patients infected with HIV: clinical characteristics in a case-control study. Mohle-Boetani JC, Koehler JE, Berger TG, LeBoit PE, Kenper CA, Reingold AL, et al. Clin Infect Dis 1996; 22: 794–800.

文章评估了42例患者和84例对照组临床特征的差异。具有显著差异的临床特征包括：贫血(血细胞比容<0.36)，碱性磷酸酶和天冬氨酸氨基转移酶升高，CD4淋巴细胞计数降低(观察组与对照组的中位数分别为21/mm³和186/mm³)。而两组在白细胞计数、肌酐、胆红素和丙氨酸氨基转移酶方面没有差异。临床特征包括：发热、腹痛和淋巴结炎。

Bacillary angiomatosis in immunocompromised patients. Gasquet S, Maurin M, Brouqui P, Lepidi H, Raoult D. AIDS 1998; 12: 1793–803.

诊断仍然依靠组织病理学表现。HE染色的病理表现多变，因此Warthin-Starry染色是显示病原菌和确诊的基础。

Laboratory diagnosis of Bartonella infections. Agan BK, Dolan MJ. Clin Lab Med 2002; 22: 937–62.

细菌培养方法已经得到改善，但仍需要很长的培养时间。对于免疫力正常的患者，汉赛巴尔通体的血清学检测已成为最重要的诊断方法。用于酶联免疫分析的最佳抗原也已被确定。如果其他检测失败，现在还能够用PCR做出诊断。

Culture of Bartonella Quintana and Bartonella henselae from human samples: a 5-year experience (1993 to 1998). La Scola B, Raoult D. J Clin Microbiol 1999; 37: 1899–905.

大量的标本培养中，7例患者被诊断为杆菌性血管瘤病。在这些病例的诊断中，PCR检测敏感性为100%。相比之下，培养仅从3份标本中分离出巴尔通体属。血清学检测仅1例为阳性，无诊断意义。

Rapid identification and differentiation of Bartonella species using a single step PCR assay. Jensen WA, Fall MZ, Rooney J, Kordick DL, Breitschwerdt EB. J Clin Microbiol 2000; 38: 1717–22.

一步法PCR检测为鉴定巴尔通体属提供了简便、快速的方法。

一线治疗	
• 红霉素	C
• 多西环素	C
• 利福平	C

Pathogenicity and treatment of Bartonella infections. Angelakis E, Raoult D. Int J Antimicrob Agents 2014; 44: 16–25.

这是一篇出色的综述，总结了所有关于巴尔通体感染致病性的数据和治疗建议。表格清晰地总结了各种病原体、疾病表现和当前的治疗方案(包括剂量和疗程)。

Treatment outcomes of human bartonellosis: a systematic review and meta-analysis. Prutsky G, Domecq JP, Mori L, Bebko S, Matzumura M, Sabouni A, et al. Int J Infect Dis 2013; 17: e811–9.

这是一篇关于汉赛巴尔通体、五日热巴尔通体和杆菌状巴尔通体治疗方案的系统性综述，包括2个关于猫抓病和慢性菌血症治疗分析的随机对照试验和7个观察性研究。关于杆菌性血管瘤病，他们的结论是红霉素可能优于其他抗生素，但与多西环素相比，在统计学上没有显著差异。

Molecular diagnosis of deep nodular bacillary angiomatosis and monitoring of therapeutic success. Schlupen E-M, Schirren CG, Hoegl L, Schaller M, Volkenandt M. Br J Dermatol 1997; 136: 747–51.

1例HIV阳性男性患者，患有脚踝杆菌性血管瘤病10个月，使用红霉素500mg，每日4次治疗。治疗12周时，皮损拭子的PCR检测变为阴性，并成功停用抗生素治疗。

Clarithromycin therapy for bacillary peliosis did not prevent bacillary angiomatosis. Mukunda BN, West BC, Shekar R. Clin Infect Dis 1998; 27: 658.

1例患有杆菌性紫癜的AIDS患者，起初怀疑为鸟-胞内分枝杆菌复合群感染，使用克拉霉素、环丙沙星和利福喷汀进行治疗。但患者仍持续发热，15天后诊断为杆菌性血管瘤病。改用多西环素治疗，立即起效，共治疗6周。

AIDS commentary: bacillary angiomatosis and bacillary peliosis in patients infected with human immunodeficiency virus. Koehler JE, Tappero JW. Clin Infect Dis 1993; 17: 612–4.

这篇是关于50例患者使用红霉素和多西环素治疗后病变和症状改善的综述。

Molecularepidemiology of Bartonella infections in patients with bacillary angiomatosis-peliosis. Koehler JE, Sanchez MA, Garrido CS, Whitfeld MJ, Chen FM, Berger TC, et al. N Engl J Med 1997; 337: 1876–83.

一项纳入49例患者(92%为HIV阳性)的病例对照研究显示，患者对大环内酯类、多西环素、四环素和利福平有效。与此相反,用磺胺甲基异噁唑、环丙沙星、青霉素和头孢菌素类抗生素治疗的患者,通过 PCR 和培养仍能分离出巴尔通体属。

Bacillary angiomatosis: presentation of six patients, some-with unusual features. Schwartz RA, Nychay SG, Janniger CK, Lambert WC. Br J Dermatol 1997; 136: 60–5.

这篇文章介绍了各种成功的治疗方案,包括四环素及头孢菌素类抗生素。

虽然利福平在体外具有活性,但单独使用时的疗效尚未确定,因此建议联合红霉素或多西环素用于重症患者或累及神经系统的患者(多西环素具有良好的中枢神经系统渗透性)。利福平单药治疗秘鲁疣(病原体为杆菌状巴尔通体)是有效的。

二线治疗	
• 阿奇霉素	C
• 克拉霉素	C
• 链霉素	D

MICs of 28 antibiotic compounds for 14 Bartonella (formerly Rochalimaea) isolated. Maurin M, Gasquet S, Ducco C, Raoult D. Antimicrob Agents Chemother 1995; 39: 2387–91.

新一代大环内脂类抗生素对抑制细菌生长有很强作用,阿奇霉素和克拉霉素 MIC(minimum inhibitory concentration,最低抑菌浓度)90s 为 0.03μg/ml。而红霉素、多西环素和利福平的 MIC 90s 均为 0.25μg/ml。

Recommendations for the treatment of human infection-scaused by Bartonella species. Rolain JM, Brouqui P, Koehler JE, Maguina C, Dolan MJ, Raoult D. Antimicrob Agents Chemother2004; 48: 1921–33.

这是一篇很好的文章。虽然把红霉素和阿奇霉素作为杆菌性血管瘤病的一线治疗方法,但是研究方法为病例分析和病例报告,而非临床对照试验。

Bartonellosis (Carrion's disease) in the modern era. MaguinaC, Garcia PJ, Gotuzzo E, Cordero L, Spach DH. Clin Infect Dis2001; 33: 772–9.

这是一篇案例分析。利福平(80%)和链霉素(56%)对秘鲁疣治疗有效。

三线治疗	
• 庆大霉素	E
• 第三代和第四代头孢菌素类抗生素	E

Lack of bactericidal effect of antibiotics except aminoglyco-sides on Bartonella (Rochalimaea) henselae. Musso D, Drancourt M, Raoult D. J Antimicrob Chemother 1995; 36: 101–8.

氨基糖苷类抗生素在体外实验中有抗巴尔通体属活性,此结果为进一步临床研究奠定了基础。对于培养阳性的巴尔通体心内膜炎,使用多西环素治疗 6 周,并建议在治疗的前 14 天内联合静脉注射庆大霉素治疗。

Bacillary angiomatosis in a pregnant patient with acquired immunodeficiency syndrome. Riley LE, Tuomala RE. Obstet Gynecol 1992; 79: 818–19.

1 例孕妇使用了三代头孢菌素类抗生素(头孢唑肟)治疗,然而目前还没有足够的资料来支持此疗法。

(张 婧 译,程 波 校)

第 **22** 章 龟头炎

原作者 Maria Nasca, Giuseppe Micali, Dennis West, Ginat Mirouski

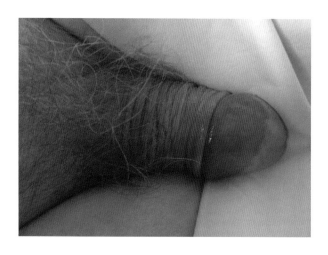

龟头炎(balanitis)为龟头炎症的总称,炎症可以延伸至包皮。龟头炎可见于各个年龄段,未行包皮环切术的男性更多见。龟头炎可由各种不同的原因引起,如炎症、感染、肿瘤等。个人卫生习惯不良、温度偏高、摩擦均可导致龟头炎加重。本章将重点讲述闭塞性干燥性龟头炎(balanitis xerotica obliterans, BXO, lichen sclerosus)和 Zoon 龟头炎(Zoon balanitis)。

浆细胞龟头炎(又称 Zoon 龟头炎)是一种非性病、非特异性、慢性的龟头炎,偶尔可延伸至包皮。几乎只发生在 20 岁以上未行包皮环切术的男性。可出现红色光滑的斑块,通常无其他症状,偶尔也可以出现瘙痒、排尿困难、疼痛等症状。诊断 Zoon 龟头炎应该全面评估病史和临床检查,以排除生殖器疱疹、二期梅毒和其他有阴茎皮损表现的疾病。Zoon 龟头炎也可能和外阴部位的皮肤病有关,比如糜烂性扁平苔藓、闭塞性干燥性龟头炎、阴茎银屑病(penile psoriasis)。

还要与过敏性接触性皮炎、Querat 增生性红斑或者龟头鲍温病、寻常型天疱疮等疾病进行鉴别诊断。Zoon 龟头炎的组织病理特点为:表皮萎缩,真皮乳头层中大量浆细胞呈带状浸润,其上覆以菱形角质形成细胞。可能的并发症有:裂隙、疼痛、包茎(由于伤口愈合 / 瘢痕形成导致包皮无法回收),以及尿道口狭窄或梗阻,需要手术矫正。

硬化性萎缩性苔藓的治疗和 Zoon 龟头炎的治疗相似。硬化萎缩性苔藓发病机制尚不明确,可能与自身免疫性甲状腺疾病、斑秃、白癜风等自身免疫病的发病机制相关。组织病理学可以诊断硬化萎缩性苔藓。该疾病有 4%~5% 发展成鳞状细胞癌的风险,因此,及时确诊并且继续随访很重要。

治疗策略

对龟头炎患者进行诊断前需详细询问病史(包括主诉、现病史、既往史、药物治疗、过敏史和系统回顾)、性行为习惯(性行为的次数、性取向、性伴侣的症状)和加重缓解的因素。需要了解患者的生殖器卫生习惯,以及口服和外用药物(避孕套、杀精剂、润滑剂等)的使用情况,以确定潜在的过敏原 / 刺激因素。还应对包括生殖器以外部位的黏膜和皮肤进行全面的检查。生殖器部位的检查应包括下腹部到肛周 / 臀裂的皮肤和软组织结构。检查结果用于指导微生物学检查(KOH 制备,细菌、真菌、病毒培养)、组织活检(苏木素和伊红、直接免疫荧光)和血清学检查。龟头炎的治疗需要以这些检查结果为依据。

龟头炎的初步治疗主要是注意卫生、外用润肤霜。需指导患者进行适当的局部卫生护理,并在清洗前缩回包皮。用清水或生理盐水清洗阴茎和龟头,性生活后也要清洗。肥皂和外用制剂可能会引起刺激,因此应避免使用。用清水 / 生理盐水清洗后外用润肤霜(纯白凡士林或类似产品),每日 2 次,可以最大程度地减少摩擦,改善屏障功能。

龟头炎的治疗主要为病因治疗。难治性病例需行包皮环切术。解剖结构严重扭曲或排尿功能受损的患者需行尿道切开 / 形成术、龟头重建术或其他外科手术。因此,需要与泌尿科医生合作。

特殊检查

- 真菌镜检
- Tzanck 涂片或直接荧光抗原检测疱疹病毒
- 包皮拭子找念珠菌,病毒 / 细菌培养
- 活检和直接免疫荧光检查(如有必要)
- 空腹血糖
- 梅毒、疱疹病毒、人类免疫缺陷病毒的血清学试验
- 水疱大疱性疾病血清学检查(系统性红斑狼疮、寻常型天疱疮、大疱性天疱疮等)
- 斑贴试验

2013 European guideline for the management of balanoposthitis. Edwards S, Bunker C, Ziller F, van der Meijden W. Int J STD AIDS 2014; 25: 615–26.

对龟头炎的多种病因进行全面综述,并提出诊断和治

疗的具体建议

Zoon balanitis: a comprehensive review. Dayal S, Sahu P. Indian J Sex Transm Dis 2016; 37: 129–38.

龟头炎的病史、鉴别诊断和治疗的完整的综述。

Balanitis xerotica obliterans in children and adolescents: a literature review and clinical series. Ceils S, Reed F, Murphy F, Adams S, Gillick J, Abdelhafeez A, et al. J Ped Urol 2014; 10: 34–9.

对 18 岁以下患有闭塞性干燥性龟头炎的儿童的诊断、治疗和处理的文献综述。

Dermoscopy in plasma cell balanitis: its usefulness in diagnosis and follow-up. Corazza M, Virgili A, Minghetti S, Toni G, Borghi A. J Eur Dermatol Venereol 2016; 30: 182–4.

1 例病例报告显示皮肤镜检查发现铁锈色模式，治疗前飞溅模式伴随有丰富的血管。在 3 个月每天 2 次的 2% 的夫西地酸和 0.1% 的倍他米松戊酸酯联合治疗后，显示出丰富的血管形态。治疗之后，铁锈色的模式仍然存在。

一线治疗	
• 注意个人卫生	B
• 润肤剂	B

Clinical features and management of recurrent balanitis: association with atopy and genital washing. Birley HD, Walker MM, Luzzi GA, Bell R, Taylor-Robinson D, Byrne M, et al. Genitourin Med 1993; 69: 400–3.

对 43 例复发性龟头炎患者进行了评估。31 例被诊断为刺激性接触性皮炎的患者一生中有较多的特应性反应和较频繁的生殖器清洁习惯，90% 的患者对传统治疗，使用润肤乳和限制肥皂使用有应答。

二线治疗	
• 外用抗真菌制剂	B
• 外用糖皮质激素	A
• 包皮环切术	B

Candida balanitis: rik factors. Lisboa G, Santos A, Dias C, Azevedo F, Pina-Vaz C, Rodrigues A. J Eur Acad Dermatol Venereol 2010; 24: 820–6.

一项对 478 例曾在性传播疾病诊所就诊的男性进行的前瞻性横断面研究显示，18% 的人患有念珠菌性龟头炎，其中超过 40% 的人伴有发生龟头炎的原因。白色念珠菌是最常见的分离菌，其定植和感染与年龄超过 60 岁、40 岁以上且患有糖尿病的男性有相关性。

Comparison of the efficacy and safety of oral fluconazole and topical clotrimazole in patients with candida balanitis. Stary A, Soeltz-Szoets J, Ziegler C, Kinghorn G, Roy R. Sex Transm Infect 1996; 72: 98–102.

一项随机、开放、平行、多中心的研究评估了 157 例男性单次口服 150mg 氟康唑的疗效，和每日 2 次连续 7 天外用的克霉唑的疗效的比较。单次口服 150mg 氟康唑和局部使用 7 天克霉唑的疗效相当。

Lichen sclerosus: review of the literature and current recommendations for management. Pugliese JM, Morey AF, Peterson AC. J Urol 2007; 178: 2268–76.

全面的文献回顾。治疗目标包括缓解症状，防止瘢痕形成和解剖畸形，防止恶变。一个关于闭塞性干燥性龟头炎的药物治疗和外科手术治疗的算法提示，局部使用糖皮质激素可作为一线治疗。作者认为，到目前为止，还没有对恶性转化的预防进行评估的文献。

British Association of Dermatologists'guidelines for the management of lichen sclerosus 2010. Neill SM, Lewis FM, Tatnall FM, Cox NH. Br J Dermatol 2010; 163: 672–82.

对于男性、女性和儿童的硬化萎缩性苔藓的评估和治疗的循证建议。外用糖皮质激素是首选治疗方法。不推荐使用睾酮。局部和系统使用维 A 酸对单纯闭塞性干燥性龟头炎无效，但对顽固性病例可能有效。只有在形成瘢痕和破坏的时候，才推荐使用手术治疗。包皮环切术非常有效，术后复发和同形反应已记录在案。

Systematic review and meta-analysis of randomized controlled trials on topical interventions for genital lichen sclerosus. Chi C, Kirtschig G, Baldo M, Lewis E, Wang S, Wojnarowska F. J Am Acad Dermatol 2012; 67: 305–12.

0.05% 的丙酸氯倍他索外用 3 个月和 0.05% 糠酸莫米松外用 5 周均优于安慰剂。1% 吡美莫司乳膏和 0.05% 的丙酸氯倍他索应用 12 周后均有助于缓解瘙痒和灼热的症状，两者没有明显的差异。没有发现证据支持外用雄激素类和黄体酮。

Conservative treatment of phimosis with fluticasone propionate 0.05%: a clinical study in 1185 boys. Zavras N, Christianakis E, Mpourikas D, Ereikat K. J Pediatr Urol 2009; 5: 181–5.

一项对怀疑有包茎的 1 185 例男孩进行的前瞻性研究结果表明，用 0.05% 丙酸氟替卡松乳膏（5 类糖皮质激素），每天 2 次，持续 4~8 周，治疗有效率（包皮完全回缩）为 91.1%。

Plasma cell balanitis of Zoon: response to Trimovate cream. Tang A, David N, Horton LW. Int J STD AIDS 2001; 12: 75–8.

10 例患有浆细胞性龟头炎的患者，外用 3% 土霉素、10 万 U/g 制霉菌素和 0.05% 丁酸氯倍他松（Trimovate）混合制剂治疗 3~12 周后症状完全消退，4 例需要再次治疗。

Lichen sclerosus of the male genitalia and urethra: surgical options and results in a multicenter international experience with 215 patients. Kulkarni S, Berbagli G, Kirpekar D, Mirri F, Lazzeri M. Eur Urol 2009; 55: 945–54.

215 例（年龄范围 11~85 岁）患有闭塞性干燥性龟头炎，且范围局限于包皮和/或尿道外口的男性，进行了包皮环切术或尿道重建手术。34 例包皮受累的闭塞性干燥性龟头炎患者接受了包皮环切术，成功率 100%，平均随访 65 个月无复发。尿道受累的患者需要更广泛的手术干预，但成功率较低。

Plasma cell balanitis: clinical and histopathological features-response to circumcision. Kumar B, Sharma R, Rajagopalan M, Radotra BD. Genitourin Med 1995; 71: 32–4.

包皮环切术治愈了 27 例浆细胞性龟头炎患者。随访 3 年无复发。

Plasma cell balanitis: clinicopathologic study of 112 cases and treatment modalities. Kumar B, Narang T, Dass Radotra B, Gupta S. J Cutan Med Surg 2006; 10: 11–5.

一项针对 112 例患有浆细胞性龟头炎的男性的研究表明，在 85 例接受包皮环切术的男性中，该病完全治愈且未复发。27 例患者中有 22 例在局部治疗（糖皮质激素、糖皮质激素 - 抗真菌药或他克莫司）治疗 2~3 个月后，得到治愈。

三线治疗	
• 外用他克莫司	B
• 外用吡美莫司	A/E
• 外用咪喹莫特	E
• CO_2 激光	C
• 铒:YAG 激光	B
• 光动力疗法	E
• 阿维 A	A

Multicentre, phase II trial on the safety and efficacy of topical tacrolimus ointment for the treatment of lichen sclerosus. Hengge UR, Krause W, Hofmann H, Stadler R, Gross G, Meurer M, et al. Br J Dermatol 2006; 155: 1021–8.

84 例硬化萎缩性苔藓（女性 49 例，男性 32 例，女童 3

例）每日 2 次使用 0.1% 的他克莫司软膏，共持续了 16 周。对他们的前瞻性、多中心的 II 期研究显示，24 周时，临床症状完全消退率为 43%，部分消退率为 34%。10~24 周时疗效最明显。治疗效果没有性别差异。

Safety and tolerability of adjuvant topical tacrolimus treatment in boys with lichen sclerosus: a prospective phase 2 study. Ebert AK, Rosch WH, Vogt T. Eur Urol 2008; 54: 932–7.

20 例经活检证实患有闭塞性干燥性龟头炎的男孩接受了包皮环切术，随后外用 0.1% 他克莫司软膏，每日 2 次，持续 3 周。所有患者均完成治疗，无不良反应，随访时未出现并发症。未行包皮环切术的外用他克莫司患者未进行评估。

Plasma cell balanitis of Zoon treated with topical tacrolimus 0.1%: report of 3 cases. Roe E, Dalmau I, Peramiquel L, Perez M, Lopez-Lozano HE, Alomar A. J Eur Acad Dermatol Venereol 2007; 21: 284–5.

3 例局部糖皮质激素、抗真菌药和抗菌药物难治的 Zoon 龟头炎患者，每天 2 次使用 0.1% 他克莫司软膏，持续 3~4 周，有良好的疗效。

Topical tacrolimus: an effective therapy for Zoon balanitis. Santos-Juanes J, Sanchez del Rio J, Galache C, Soto J. Arch Dermatol 2004; 140: 1538–9.

据报道，3 例患有 Zoon 龟头炎的患者每天局部使用 0.1% 他克莫司乳膏或软膏 2 次，连续 3~5 周后症状完全缓解。其中，1 例患者出现轻微刺激。

Pimecrolimus 1% cream in non-specific inflammatory recurrent balanitis. Georgala S, Gregoriou S, Georgala C, Papaioannou D, Befon A, Kalogeromitros D, et al. Dermatology 2007; 215: 209–12.

一项随机对照研究中，26 例患有非特异性龟头炎男性使用吡美莫司乳膏，每天 2 次，共 7 天。治疗组的 11 例男性中有 7 例，对照组的 11 例男性中有 1 例在第 14 天症状和皮损消退。按需使用 90 天显示出良好的疗效。

Two cases of Zoon's balanitis treated with pimecrolimus 1% cream. Bardazzi F, Antonucci A, Savoia F, Balestri R. Int J Dermatol 2008; 47: 198–201.

2 例耐药的 Zoon 龟头炎患者每天 2 次用局部吡美莫司 1% 乳膏治疗，持续 2 个月。1 例患者实现了完全的治愈。1 例患者的色素沉着过度有持久性改善。患者治疗耐受性良好。随访 9~10 个月均未复发。尽管使用钙调神经磷酸酶抑制剂似乎对 BXO 和 Zoon 龟头炎均有效，但持续

86

使用时须对鳞状细胞癌（尤其是 BXO）的发展进行监测，因为理论上这些药物会增加恶性肿瘤的风险。

Zoon's balanitis treated with imiquimod 5% cream. Marconi B, Campanati A, Simonetti O, Savelli A, Conocchiari L, Santinelli A, et al. Eur J Dermatol 2010; 20: 134–5.

每周 3 次使用 5% 的咪喹莫特乳膏治疗，持续 12 周，成功治愈 1 例 Zoon 龟头炎。

Ablative erbium: YAG laser treatment of idiopathic chronic inflammatory non-cicatricial balanoposthitis (Zoon's disease). A series of 20 patients with long-term outcome. Wollina U. J Cosmet Laser Ther 2010; 12: 120–3.

消融铒：YAG 激光治疗了 20 例 Zoon 龟头炎患者，所有患者均在 2~3 周内重新上皮化。

Genital lichen sclerosus treated by carbon dioxide laser. Aynaud O, Plantier E Eur J Dermatol 2010; 20: 387–8.

CO_2 激光成功治疗阴茎闭塞性干燥性龟头炎 4 例的报道，一篇 CO_2 激光治疗生殖器硬化性苔藓的文献综述。

Zoon's balanitis: presentation of 15 patients, five treated with a carbon dioxide laser. Retamar RA, Kien MC, Chouela EN. Int J Dermatol 2003; 42: 305–7.

5 例 CO_2 激光治疗 Zoon 龟头炎患者疗效不一的探讨。

Zoon's balanitis successfully treated with photodynamic therapy: case report and literature review. Borgia F, Vaccaro M, Foti A, Giuffrida R, Cannavò S. Photodiagnosis Photodyn Ther 2016; 13: 347–9.

拒绝包皮环切术的顽固性 Zoon 龟头炎患者，在使用 10% ALA 的聚乙二醇软膏封包 3 小时后，在距皮肤表面 50mm 的处用 630nm 红光照射，总时长 8 分钟，能量 $75J/cm^2$。患者共进行 3 次治疗，治疗间隔为 2 周。随访 3 个月，患者症状几乎完全消失。

Acitretin for severe lichen sclerosus of male genitalia: a randomized, placebo controlled study. Ioannides D, Lazaridou E, Apalla Z, S otiriou E, Gregoriou S, Rigopoulos D. J Urol. 2010; 183: 1395–9.

一项随机、双盲、安慰剂对照的研究评估了在重度、顽固的闭塞性干燥性龟头炎男性患者中，与安慰剂相比，每天服用 35mg 阿维 A 在 20 周内的疗效。在完成研究的 49 例患者中，阿维 A 组的 33 例患者中有 24 例症状完全或部分消退，而对照组的 16 例患者中只有 3 例症状有缓解。这项研究表明阿维 A 是安全有效的。

（李 杏 译，刘全忠 校）

第23章 基底细胞癌

原作者　James M. Spencer.

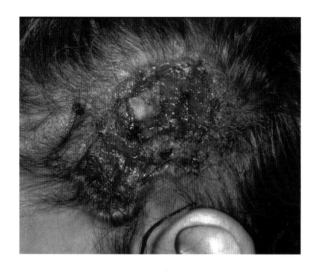

基底细胞癌（basal cell carcinoma，BCC）是一种来源于表皮的缓慢生长的恶性肿瘤，很少发生转移但具有破坏性。多发于长期暴露于紫外线的部位，尤其是头颈部。

治疗策略

基底细胞癌生长缓慢，但是会无休止地增大并且向深处生长，因此最好的治疗措施是完全去除肿瘤细胞。治疗不彻底的后果是局部复发。完全去除肿瘤细胞非常重要，因为复发肿瘤往往比未彻底治疗的原发肿瘤更大并更具侵袭性。治疗方案的选择除了要完全去除肿瘤组织，还要尽可能最大限度地保留功能并且达到美观的效果。常用的破坏性治疗手段包括冷冻、刮除联合电干燥法，一些复杂的肿瘤需要传统切除手术、Mohs手术或放射治疗。采用哪种治疗方法应该从以下四个方面进行评估：肿瘤的大小、位置、组织学表现以及病史（复发性还是原发性）。临床医生需要考虑以上四方面的风险高低，最终决定采取简单还是复杂的治疗方案。

大多数基底细胞癌被发现时为直径小于1cm的原发肿瘤。一般来说面部小于1cm和躯干小于2cm的肿瘤是低风险的。

组织学模式是一个独立危险因素。基底细胞癌的细胞学表现差异不大，也就是说，所有的基底细胞癌都分化好，细胞形态相对单一。但肿瘤的生长模式不同，选择的治疗方案就有很大区别。临床医生必须考虑肿瘤的生长模式是局限性的还是弥漫性的。大多数的基底细胞癌表现为经典的局限性内聚性生长模式，称之为结节型。结节型基底

细胞癌可能会表现出向其他组织结构的部分分化，例如囊肿性或角化性，但是这些都对治疗影响不大，因为生长模式仍然是结节型。硬斑病样型、微结节型、浸润型和浅表型基底细胞癌均为弥漫性生长模式。这些肿瘤由于亚临床扩散或更具侵袭性的行为（或两者均有）而更易复发。但是，多数活检报告仅提示"基底细胞癌"，而没有生长模式的信息。未完全治疗的结节型基底细胞癌经常以更具侵袭性的弥漫性生长模式复发，例如浸润型或微结节型。

肿瘤的位置也是选择治疗方案时要考虑的重要变量。基底细胞癌好发于长期光暴露部位，尤其是头颈部。大约80%发生在头颈部，且25%发生在鼻部。包含眼、鼻、口等器官的面中部基底细胞癌发病率最高，疾病本身以及直接针对该病的治疗方式所带来的结构破坏很容易影响这些器官的功能和美观。从面中部延伸至耳周所形成的大致H形区域，称为H区。发生于该区域的肿瘤复发率最高，因而治疗时要特别注意。这一区域还包含了最易受到破坏的结构，而且基底细胞癌的发病率最高。在H区内，要特别注意发生于耳道旁边的肿瘤。肿瘤可以耳道扩散为途径侵犯大脑，故当有证据表明耳道受累时，必须采取更广泛积极的治疗。

复发性肿瘤比起原发性肿瘤治疗更困难，因而需要更积极的治疗方案。

当临床医生遇到基底细胞癌的患者，一定要考虑以上四方面因素。患者的整体状况、病史和年龄也会影响到治疗方案的选择。

特殊检查

- 包含足够真皮成分的活检。

充分的活检对肿瘤评估至关重要。尤其是肿瘤的生长模式这一信息非常重要，如果仅将浅表成分送往实验室，肿瘤生长模式将无从判断。深刮、环钻、切开或切除活检均可以提供足够的真皮组织以评估生长模式。

正在研发中的一些非侵入性的成像技术可以在术前描绘出肿瘤的深度和广度，从而指导治疗。这些技术包括共聚焦显微镜、红外分光镜和超声，但是均停留在试验阶段，还未成为常规检查。

极少数情况下基底细胞癌可能被忽略，以至于长到很大直接侵犯到骨组织。如果高度怀疑这种可能性，就需要考虑行术前CT扫描。

基底细胞癌患者后续罹患其他内脏恶性肿瘤风险可能增高的说法虽已被提出多年,但至今仍有争议。目前不推荐额外对内脏恶性肿瘤进行评估。

Basal cell carcinoma and risk of subsequent malignancies: a cancer registry-based study in southwest England. Bower CP, Lear JT, Bygrave S, Etherington D, Harvey I, Archer CB. J Am Acad Dermatol 2000; 42: 988–91.

一项纳入 13 961 例在 1982—1988 年之间诊断为基底细胞癌患者的队列研究对其他恶性肿瘤的发生进行了随访。这些患者后续发生黑素瘤的风险显著升高,但是发生内脏恶性肿瘤的风险未见升高。

对维生素 D 为某些内脏肿瘤提供化学预防作用的讨论使得基底细胞癌与其他癌症的关系更加复杂。特别是,有人从理论上推测维生素 D 水平升高可以降低多种肿瘤的发病率,包括乳腺癌、结肠癌和前列腺癌。因为暴露于 UVB 的皮肤可以合成维生素 D,曾有人认为这些高 UVB 暴露的患者可能具有较高的基底细胞癌发病率,但是乳腺癌、结肠癌和前列腺癌的发病率降低。

Are patients with skin cancer at lower risk of developing colorectal or breast cancer? Soerjomataram I, Louwman WJ, Lemmens VE, Coebergh JW, de Vries E. Am J Epidemiol 2008; 167: 1421–9.

1972—2002 年,一项研究收集了荷兰 26 916 例确诊为皮肤癌的患者(4 089 例鳞状细胞癌,19 319 例基底细胞癌,和 3 508 例黑素瘤),分析其结肠直肠癌和乳腺癌的发病率。仅累及头颈部的鳞状细胞癌和基底细胞癌患者,结直肠癌的发病率较低,但是乳腺癌的发病率不低。黑素瘤患者乳腺癌的发病率较高。

维生素 D 对肿瘤发病率的影响仍存在争议。

一线治疗	
• 刮除联合电干燥法	B
• 冷冻术	B
• 切除手术	B
• Mohs 显微描记手术	B

Recurrence rates of treated basal cell carcinomas. Part 2: curettage–electrodesiccation. Silverman MK, Kopf AW, Grin CM, Bart RS, Levenstein MJ. J Dermatol Surg Oncol 1991; 17: 720–6.

这是一项对大学附属医院皮肤科门诊 2 314 例经刮除联合电干燥法治疗的原发性基底细胞癌的回顾性研究,发现 5 年复发率为 13.2%。进一步的分析发现,肿瘤大小和位置是重要的影响因素,5 年复发率从低危部位的 9.5% 到高危部位的 16.3% 不等。类似地,5 年复发率从直

径 0~5mm 肿瘤的 8.5%,到直径大于 20mm 肿瘤的 19.8% 不等。

Long-term recurrence rates in previously untreated (primary) basal cell carcinoma: implications for patient follow-up. Rowe DE, Carroll RJ, Day CL. J Dermatol Surg Oncol 1989; 15: 315–28.

此研究回顾了自 1947 年以来的文献,报道经刮除联合电干燥法治疗的原发性基底细胞癌的加权平均 5 年复发率为 7.7%。

Mohs surgery is the treatment of choice for recurrent (previously treated) basal cell carcinoma. Rowe DE, Carroll RJ, Day CL. J Dermatol Surg Oncol 1989; 15: 424–31.

据报道,复发性基底细胞癌经刮除或者电干燥法治疗后,5 年复发率大约 40%,提示刮除或电干燥法不适合复发性肿瘤。

现有的大量回顾性研究均支持使用刮除联合电干燥法治疗基底细胞癌,该方法简单、快速并且廉价。但是,目前缺乏直接比较该方法与其他治疗方法的前瞻性研究,而回顾性研究并未在肿瘤大小、组织学、位置和病史方面设立对照,故由其得到的结论无法进行比较。

Cryosurgery of basal cell carcinoma: a study of 358 patients. Bernardeau K, Derancourt C, Cambie M, Salmon-Ehr V, Morel M, Cavenelle F, et al. Ann Dermatol Venereol 2000; 127: 175–9.

一项对 358 例患者中 395 个基底细胞癌的回顾性研究报道了 5 年复发率为 9%,和其他报道结论一致,但采用冷冻探头或其他感温设备对预后没有影响。

A systematic review of treatment modalities for primary basal cell carcinomas. Thissen MR, Neumann MH, Schouten LJ. Arch Dermatol 1999 ; 135 : 1177–83.

对已发表的评估基底细胞癌治疗方法的研究进行 Meta 分析。纳入标准为对至少 50 例原发性基底细胞癌患者进行至少 5 年随访的前瞻性研究。有四项冷冻术的研究符合上述标准,复发率从 0 至 20.4% 不等。

一些大样本回顾性研究表明冷冻术的治愈率高于 95%。这些报道的作者们大多推荐进行两个冻融循环以最大限度地杀死肿瘤细胞并且利用冷冻探头监测达到的组织温度,−50℃ 是公认的足以杀死细胞的温度。

Surgical margins for basal cell carcinoma. Wolf DJ, Zitelli JA. Arch Dermatol 1987; 123: 340–4.

对切除组织各边缘进行详细的组织学检查,发现对于低危部位直径小于 1cm 的基底细胞癌而言,手术切缘到达

肿瘤周围外观正常皮肤 4mm 时可以达到 98% 的组织学治愈率。

Morpheaform basal-cell epitheliomas: a study of subclinical extensions in a series of 51 cases. Salasche SJ, Amonette RA. J Dermatol Surg Oncol 1981; 7: 387–94.

硬斑病样基底细胞癌的平均亚临床扩散可达到 7mm，因而 4mm 切缘是不足够的。

直径小于 1cm 的原发性结节型基底细胞癌可采用 4mm 切缘。直径更大的肿瘤、弥漫性生长模式的肿瘤和复发性肿瘤需要更大的切缘或者术中行组织学检查。

Efficacy of curettage before excision in clearing surgical margins of nonmelanoma skin cancer. Chiller K, Passaro D, McCalmont T, Vin-Christian K. Arch Dermatol 2000; 136: 1327–32.

术前行刮除可以更好地清除手术边缘，从而使术后切缘阳性率在统计学上有明显的降低，证明了手术切除前即刻行刮除的有效性。

Long-term recurrence rates in previously untreated (primary) basal cell carcinoma: implications for patient follow-up. Rowe DE, Carroll RJ, Day CL. J Dermatol Surg Oncol 1989; 15: 315–28.

对自 1947 年以来文献的回顾性分析表明，采用 Mohs 手术治疗的原发性基底细胞癌患者的加权平均 5 年复发率为 1%。

Mohs surgery is the treatment of choice for recurrent (previously treated) basal cell carcinoma. Rowe DE, Carroll RJ, Day CL. J Dermatol Surg Oncol 1989; 15: 424–31.

对自 1947 年以来文献的回顾性分析表明，采用 Mohs 手术治疗的复发性基底细胞癌患者的加权平均 5 年复发率为 5.6%。

此研究和既往研究均为回顾性研究而非前瞻性研究，因而难以做到和其他治疗方法直接对比。但显而易见的是，Mohs 手术适合于高风险肿瘤，而其他简单方法如刮除联合电干燥法，或者冷冻术适合于低风险肿瘤，因此采用 Mohs 手术的优势可能比此处引用的数据所展示的还高。

Surgical excision versus Mohs micrographic surgery for basal cell carcinoma of the face: a randomized clinical trial with 10 year follow up. van Loo E, Mosterd K, Krekels GA, Roozeboom MH, Ostertag JU, Dirksen CD, et al. Eur J Cancer 2014; 50: 3011–20.

多年来，Mohs 手术使用的证据主要包括回顾性的病例系列研究。在一项随机前瞻性研究中，408 例面部高风险基底细胞癌和 204 例面部复发性基底细胞癌患者接受了传统手术或 Mohs 手术。经过 10 年的随访发现，Mohs 手术的复发率为 4.4%，而传统手术的复发率为 12.2%。对于面部复发性基底细胞癌，Mohs 手术的复发率为 3.9%，而传统手术的复发率为 13.55%。该研究表明，对于无论是原发性高风险基底细胞癌还是面部复发性基底细胞癌，Mohs 手术都有较高的治愈率。

二线治疗	
• 放射治疗	B

Basal cell carcinoma of the face: surgery or radiotherapy? Results of a randomized study. Avril MF, Auperin A, Margulis A, Gerbaulet A, Duvillard P, Benhamou E, et al. Br J Cancer 1997; 76: 100–6.

一项随机临床试验将 347 例直径小于 4cm 的原发性基底细胞癌患者随机分到手术切除组和放射治疗组（radiotherapy，RT）。4 年复发率手术组为 0.7%，而放射治疗组为 7.5%。更显著的是，在患者和盲法评价美观效果时，手术组明显好于放射治疗组。

这是一项意义重大的结果，因为放射治疗一般都是推荐给不希望留瘢痕的患者。

Therapeutic ionizing radiation and the incidence of basal cell carcinoma and squamous cell carcinoma. The New Hampshire Skin Cancer Study Group. Lichter MD, Karagas MR, Mott LA, Spencer SK, Stukel TA, Greenberg ER. Arch Dermatol 2000; 136: 1007–11.

暴露于治疗性电离辐射的患者发生基底细胞癌的风险明显升高，具有统计学显著性差异。发生继发肿瘤是放射治疗显著的副作用。

对于不能耐受或者不愿意接受手术的患者，放射治疗是一种有效但是又贵又耗时的治疗方法。一般来讲，分 6~20 次给予 3 000~5 000cGy 能量，因此治疗需要一段时间。有多次报道治愈率在 90% 以上。侵犯周围神经的基底细胞癌局部复发率高，手术后行放射治疗不失为一种明智的防复发措施。

三线治疗	
• 皮损内注射干扰素	B
• 口服 / 外用维 A 酸	D
• 外用咪喹莫特	A
• 光动力治疗	A
• 外用 5- 氟尿嘧啶	A
• 二氧化碳激光	D
• 聚乙二醇 - 白介素 2	D
• 非甾体抗炎药	D

Intralesional recombinant interferon beta-1a in the treatment of basal cell carcinoma: results of an open-label multicentre study. Kowalzick L, Rogozinski T, Wimheuer R, Pilz J, Manske U, Scholz A, et al. Eur J Dermatol 2002; 12: 558–61.

133 例基底细胞癌接受皮损内注射干扰素 β-1a' 治疗, 每次 100 万单位, 每周 3 次, 持续 3 周。随访 16 周时, 66.9% 临床和活检均显示肿瘤已清除。随访 2 年时, 4.5% 肿瘤已清除的患者复发。

其他类型的干扰素还没有像干扰素 α-2a 那样成功过。

Treatment and prevention of basal cell carcinoma with oral isotretinoin. Peck GL, DiGiovanna JJ, Sarnoff DS, Gross EG, Butkus D, Olsen TG, et al. J Am Acad Dermatol 1988; 19: 176–85.

12 例不同原因引起的多发性基底细胞癌患者接受高剂量口服异维 A 酸治疗 [平均日剂量为 3.1mg/(kg·d)], 平均维持 8 个月。共监测了这些患者身上的 270 例肿瘤, 只有 8% 达到临床和组织学消退。

Topical tretinoin treatment in basal cell carcinoma. Brenner S, Wolf R, Dascalu DI. J Dermatol Surg Oncol 1993; 19: 264–6.

4 处皮损 (于同一患者身上) 接受 0.05% 维 A 酸外用, 一天 2 次, 外用 3 周后停 3 周为 1 个疗程, 治疗 2 个疗程。短期临床和组织学评估发现 4 处皮损可消退, 但是 9 个月内全部复发。

Topical treatment of basal cell carcinoma with tazarotene: a clinicopathological study on a large series of cases. Bianchi L, Orlandi A, Campione E, Angeloni C, Costanzo A, Sapagoli LG, et al. Br J Dermatol 2004; 151: 148–56.

154 例小的浅表型和结节型基底细胞癌接受外用他扎罗汀治疗, 每天 1 次, 共用 24 周。在治疗结束时, 70.8% 的皮损有缓解证据, 但是只有 30.5% 达到实际上的临床缓解。

维 A 酸类, 不管是系统使用还是外涂使用, 治疗基底细胞癌效果均不理想。然而, 维 A 酸确实对于基底细胞癌高危人群具有化学预防作用。

Imiquimod 5% cream for the treatment of superficial basal cell carcinoma: results from two phaseⅢ, random-ized, vehicle-controlled studies. Geisse J, Caro I, Lindholm J, Golitz L, Stampone P, Owens M. J Am Acad Dermatol 2004; 500: 722–33.

本文报道了 724 例患者的浅表型基底细胞癌接受外用咪喹莫特乳膏治疗, 每天用药 1 次, 每周 5~7 次, 共用 6 周。治疗后的 12 周进行随访, 切除肿瘤区域并且行病理学检查。切除区域显示: 每周用药 5 次组有 82% 无肿瘤, 每周用药 7 次组有 79% 无肿瘤。

Open study of the efficacy and mechanism of action of topical imiquimod in basal cell carcinoma. Vidal D, Matias-guiu X, Alomar. Clin Exp Dermatol 2004; 29: 518–25.

55 例直径大于 8mm 的基底细胞癌, 包括浅表型、结节型或组织学呈浸润生长的类型, 接受咪喹莫特外用治疗, 治疗方法包括, 每天 1 次, 每周 3 次, 连续 8 周, 或者每周 5 次, 连续 5 周。治疗 6 周后进行环钻活检, 并对患者进行临床随访 2 年, 发现: 4/4 (100%) 浅表型基底细胞癌, 7/8 (88%) 结节型基底细胞癌, 以及 30/43 (70%) 浸润性基底细胞癌在随访期间未发现肿瘤。

该产品在其他细胞因子中可以上调干扰素 α 和 γ, 以及白介素 12 水平。对于浅表型基底细胞癌效果好, 而对其他组织学生长方式的肿瘤效果较差。

Photodynamic therapy for the treatment of basal cell carcinoma. Wilson BD, Mang TS, Stoll H, Jones C, Cooper M, Dougherty TJ. Arch Dermatol 1992; 128: 1597–601.

37 例患者中的 151 例基底细胞癌接受光动力治疗, 卟吩姆钠是一种系统性光敏剂, 可以在肿瘤组织中积聚, 应用卟吩姆钠后再进行 630nm 激光照射。总体来说, 临床观察的完全缓解在 3 个月时达到 88%。

这些作者观察到对于高危位置的肿瘤治疗容易失败 (例如鼻部), 还有高危组织学类型也容易治疗失败 (例如硬斑病样型)。卟吩姆钠是一种系统性光敏剂, 皮肤和眼睛一定程度上会持续 4~6 周光敏性。其他多种系统性光敏剂目前仍在研究阶段。

Photodynamic therapy of multiple nonmelanoma skin cancers with verteporfinand red light-emitting diodes: two year results evauating tumor response and cosmetic outcomes. Lui H, Hobbs L, Tope WD, Lee PK, Elmets C, Provost N, et al. Arch Dermatol 2004; 140: 26–32.

54 例患者的 421 例非黑素瘤皮肤癌, 包括浅表型基底细胞癌、结节型基底细胞癌和原位鳞状细胞癌, 接受静脉注射维替泊芬后行不同光剂量的红光照射。治疗后 6 个月行治疗部位的活检, 并对患者进行 2 年的临床随访。最高光剂量的治疗组, 活检显示 93% 患者无肿瘤, 95% 患者 2 年随访临床未发现肿瘤。

和卟吩姆钠一样,维替泊芬也是静脉用药,但是它的优势在于患者只有 3~5 天的光敏性。

Five year follow-up of a randomized prospective trial of topical emthyl aminolevulinate photodynamic therapy vs. surgery for nodular basal cell carcinoma. Rhodes LE, de Rie MA, Leifdottir R, Yu RC, Bachmann I, Goulden V, et al. Arch Dermatol 2007; 143: 1131–6.

53 例结节型基底细胞癌接受 2~4 次甲基氨基酮戊酸盐光动力治疗(photodynamic therapy,PDT),52 例结节型基底细胞癌接受手术切除。5 年随访发现光动力治疗组复发率为 14%,而手术切除组为 4%。但是,美容效果光动力治疗组要高于手术切除组。

多次外用甲基氨基酮戊酸盐光动力治疗和手术切除相比,治愈率较低但是美容效果好。

含有 δ- 氨基 -γ- 酮戊酸(ALA)及其甲基化衍生物(mALA)的外用 PDT 越来越流行,并且在欧洲使用普遍。手术切除仍然是其他疗法必须与之比较的“金标准”。由于几乎没有进行任何随机前瞻性比较试验,因此很难比较不同的治疗方式。一项将使用 mALA 的 PDT 与常规手术切除相比较的为期 5 年随访研究已经完成。

Treatment of basal cell carcinoma of the skin with 5-fluorouracil ointment. A 10 year follow-up study. Reymann F. Dermatologica 1979; 158: 368–72.

95 例基底细胞癌接受 5% 5-FU 软膏治疗,10 年随访,复发率为 21.4%。

Fluorouracil paste treatment of thin basal cell carcinomas. Epstein E. Arch Dermatol 1985; 121: 207–13.

44 例薄的基底细胞癌接受 25% 浓度的 5-FU 用凡士林封包治疗 3 周,每周换 1 次敷料。5 年复发率为 21%。

这些较早的文献认为局部外用 5- 氟尿嘧啶对于治疗基底细胞癌不是一种好的选择。但是近期的两篇文献认为这个领域值得再次探讨。

5% 5-fluorouracil cream for the treatment of small superficial basal cell carcinoma;efficacy,tolerability,cosmetic outcome,and patient satisfaction. Gross K,Kircik L,Kricorian G.Dermatol Surg 2007 ;33 ;433-9.

31 例浅表型基底细胞癌患者接受 5% 的 5- 氟尿嘧啶治疗,每天 2 次,共 12 周。停止治疗 3 周后切除肿瘤区域,发现 90% 的治疗点没有肿瘤,虽然还有 10% 残余肿瘤。

Can the carbon dioxide laser completely ablate basal cell carcinomas?A histologcial study. Horlock N, Grobbelaar AO, Gault DT. Br J Plastic Surg 2000; 53: 286–93.

采用连续波二氧化碳激光破坏基底细胞癌,激光后切除肿瘤行组织学检查。躯干部位的浅表型基底细胞癌可以完全切除,但是结节型和浸润型(弥散生长模式)不能采用此方法治疗。

Effect of perilesional injections of PEG-interleukin-2 from one dose a week to four doses a week. Kaplan B, Moy RL. Dermatol Surg 2000; 22: 1037–40.

8 例患者的 12 例基底细胞癌接受不同剂量的皮损内注射白介素 -2,每周 1 剂至每周 4 剂,每次 3 000~12 000IU。其中 12 例中的 8 例(66%)完全缓解。

PEP005 (ingenol mebutate) gel for the topical treatment of super cial basal cell carcinoma: results of a randomized phase IIa trial. Siller G, Rosen R, Freeman M, Welburn P, Katsamas J, Ogbourne SM. Australas J Dermatol 2010; 51: 99–105.

在第 1 天和第 2 天应用 0.05% 巨大戟醇甲基丁烯酸酯凝胶可在临床和组织学上获得最高的清除率。本研究旨在验证巨大戟醇甲基丁烯酸酯的安全性和有效性。报告了巨大戟醇甲基丁烯酸酯良好的安全性和 71% 的肿瘤清除率。还需要进一步研究治疗浅表基底细胞癌的最佳剂量。

The pulsed dye laser for the treatment of basal cell carcinoma. Ballard CJ, Rivas MP, McLeod MP, Choudhary S, Elgart GW, Nouri K. Lasers Med Sci 2011; 26: 641–4.

9 个经活检证实的基底细胞癌及其周边 4mm 正常皮肤用 PDL(585nm 波长,单个脉冲 450 微秒,光斑大小 7mm,能量 9.0J/cm²)进行治疗。激光治疗过后 4 周进行深部刮取活检并进行了组织学检查。在组织学上,5/9(55.6%)位点没有显示出基底细胞癌的证据,但是有 4/9(44.4%)位点显示残留基底细胞癌。

Pulsed dye laser as a novel non-surgical treatment for basal cell carcinomas: response and follow up 12–21 months after treatment. Konnikov N, Avram M, Jarell A, Tannous Z. Lasers Surg Med 2011; 43: 72–8.

14 名患者的 20 例在躯干和四肢上经活检证实的基底细胞癌(直径 8~35mm)接受了 4 次连续 PDL 治疗,每次治疗间隔 3~4 周。边缘 4mm 临床正常的皮肤也得到治疗。不考虑大小和组织学亚型,经治疗的 20 例基底细胞癌中有 19 例可见完全临床反应。在最后一次 PDL 治疗后的 12~21 个月(中位数 18 个月)随访剩余的 19 个基底细胞癌。在这 19 个基底细胞癌中,只有 1 个在 17 个月的随访中复发。其余 18 个基底细胞癌在 12~21 个月的随访中未出现任何肿瘤残留或复发的临床迹象。

证据等级:A 双盲试验　　B 临床试验,研究对象≥ 20 例　　C 临床试验,研究对象< 20 例　　D 病例分析,研究对象≥ 5 例　　E 个案报道

脉冲染料激光已成为基底细胞癌的潜在治疗方法。虽然治疗方法尚未标准化,但是大多数试验都采用了高通量的四种治疗方法。对于低危肿瘤,短期随访一般在 2 年以下,病例系列的成功率从 65% 到 90% 不等。

Hedgehog pathway inhibitor therapy for locally advanced and metastatic basal cell carcinoma: a systematic review and pooled analysis of interventional studies. Jacobsen AA, Aldahan AS, Hughes OB, Shah VV, Strasswimmer J. JAMA Dermatol 2016; 152: 816–24.

一个对于 8 篇汇总文章的回顾,包括 744 名患者,其中 704 名患者临床上可评估。对于索尼德吉,没有提供足够的出版物来进行正式分析。局部晚期基底细胞癌对维莫德吉客观反应的加权平均值为 64.7%;完全反应率平均为 31.1%。转移性基底细胞癌的客观反应为 33.6%,完全反应平均为 3.9%,治疗中位时间为 35.8 周。中位疗程维莫德吉对局部晚期和转移性基底细胞癌有显著的及持续的作用。尽管对转移性基底细胞癌的反应优于所有传统方法,可以在其他标准治疗方案(包括手术及放射治疗)的范围内考虑 1a 期基底细胞癌的反应率。

A phase II, randomized, double-blind study of sonidegib in patients with advanced basal cell carcinoma. Dummer R, Guminski A, Gutzmer R, Dirix L, Lewis KD, Combemale P, et al. J Am Acad Dermatol 2016 ; 75 : 113–25.

90% 的基底细胞癌显示发生了声波刺猬通路的突变。平滑蛋白是该途径所必需的,现可获得该蛋白的两种抑制剂。关于维莫德吉的研究是相关研究中最早及最好的。在对 8 项研究的荟萃分析中,汇总数据显示,局部晚期基底细胞癌的客观部分有效率为 64.7%,而完全清除率为 31.3%。对于转移性基底细胞癌,客观部分有效率为 33.6%,完全清除率为 3.9%。

索尼德莫的分析证据较少。一篇论文试验了局部晚期和转移性基底细胞癌中的两种不同剂量。79 例局部晚期患者和 13 例转移性基底细胞癌患者服用 200mg 剂量。在此剂量下,局部晚期基底细胞癌的客观部分缓解率为 57.6%,完全清除率为 4.5%。对于转移性基底细胞癌,客观部分有效率为 7.7%。每天 800mg 的剂量,局部晚期基底细胞癌表现出 43.8% 的客观部分有效率和 1.6% 的完全清除率。对于转移性基底细胞癌,客观部分有效率为 17.4%。

(张 闯 陈丹阳 译,涂 平 校)

第24章 Becker 痣

原作者　Michael P. Loosemore, Adisbeth Morales-Burgos, Elnaz F. Firoz, Bahar F. Firoz, Leonard H. Goldberg

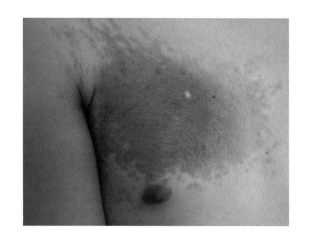

Becker 痣 (Becker's nevus) 也称为色素性毛表皮痣,是一种表皮(黑素细胞)、真皮(平滑肌)以及附属器(毛囊)成分增加的皮肤错构瘤。经典的 Becker 痣发生于青春期男性,累及肩部和胸部;但本病也可为先天性,累及全身各区域皮肤,女性也可发病。在青春期后的男性中,本病的发病率大约为 0.5%,即 1/200。

治疗策略

Becker 痣通常没有症状,一般由于美容目的或者明确诊断的原因引起医生的注意。重点是检查 Becker 痣患者是否伴随发育方面的缺陷,即 Becker 痣综合征,这是表皮痣综合征中的一种。目前已报告但不仅限于此的相关症状包括:

- 皮肤
  - 痤疮样皮疹
  - 少汗症
  - 扁平苔藓
  - 局限性脂肪萎缩
  - 局限性硬皮病
  - 多乳畸形
  - 银屑病样皮炎
  - 单侧乳房发育不全
  - 皮肤骨瘤
- 肌肉骨骼
  - 肢体不对称
  - 漏斗胸或鸡胸
  - 脊柱侧凸,或其他脊椎缺陷

已有 Becker 痣与皮肤肿瘤相关的病例报告。基底细胞癌和表皮内鳞状细胞癌(Bowen 病)分别在两例没有明显

危险因素(如光损伤、乳头状瘤病毒感染、砷接触)的青年女性中发生。尽管有 Becker 痣患者发生黑素瘤的病例,但其发生恶变的几率非常小,因此黑素瘤的常规筛查没有必要。

传统外科手术切除 Becker 痣,或不成功,或导致明显的疤痕。激光技术为临床医生提供了一种可以减轻 Becker 痣中经常出现的色素和多毛的方法,因此可以改善皮损的美观。对于没有症状的良性皮损的治疗,应以确定的诊断和详细完整的病理记录为前提。

Becker's nevus syndrome revisted. Danarti R, Konig A, Salhi A, Bittar M, Haple R. J Am Acad Dermatol 2004; 51: 965–9.

该综述提出 Becker 痣综合征可出现身体同侧乳房发育不全,伴其他皮肤异常,肌肉骨骼畸形以及颌面部病变。近显性遗传可用来解释本病偶然出现的家族聚集现象。

Becker nevus syndrome. Happle R, Koopman RJ. AM J Med Genet 1997; 68: 357–61.

该文提出了用"Becker 痣综合征"这个术语来描述 23 例伴发如身体同侧乳房发育不全以及其他皮肤、肌肉、骨骼异常的 Becker 痣。

Becker's nevus and malignant melanoma. Fehr B, Panizzon RG, Schnyder UW. Dermatologica 1991; 182: 77–80.

该文报告了 9 例伴发恶性黑素瘤的 Becker 痣。其中 5 例黑素瘤和 Becker 痣位于身体同侧,但只有一例出现在 Becker 痣之内。

A case of Becker's nevus with osteoma cutis. Park SB, Song BH, Park EJ, Kwon IH, Kim KH, Kim KJ. Ann Dermatol 2011; 23 (Suppl 2): S247–9.

该文报告了一例伴发皮肤骨瘤的 18 岁女性 Becker 痣患者。

特殊检查

- Becker 痣通过临床检查可以诊断。尽管皮肤活检有助于诊断,但通常没有必要。家族性 Becker 痣时有报道,因此有必要仔细询问其他家族成员的情况,尤其是同性别的兄弟姐妹。
- 某些时候较大的先天性色素痣和 Becker 痣鉴别比较困难。皮肤镜有助于诊断。网状色素斑、局部色素减退、沟状色素减退、毛囊及毛囊周围色素减退和血管是 Becker 痣皮肤镜的主要特征。

Familial Becker's nevus. Fretzin DF, Whitney D. J Am Acad Dermatol 1985; 12: 589–90.

首次报告的 2 例家族性 Becker 痣。

Dermoscopic features of congenital melanocytic nevus and Becker nevus in an adult male population: an analysis with a 10-fold magnification. Ingordo V, Iannazzone SS, Cusano F, Naldi L. Dermatology 2006; 212: 354–60.

评价 10 倍放大的光学皮肤镜在鉴别巨大先天性色素痣和 Becker 痣时的作用。

一线治疗

患者的治疗需求可以分成两个部分：

* 减少过多的色素
* 去除过多的毛发

减少过多的色素

* 铒钇铝石榴石（Er:YAG）激光	C
* 长脉冲翠绿宝石激光	D
* 掺铒光纤激光（飞梭）	D
* Q 开关红宝石激光（QSRL）	D

Becker's naevus: a comparative study between erbium: YAG and Q-switched neodymium: YAG; clinical and histo-pathological findings. Trelles MA, Allones I, Moreno-Arias GA, Vélez M. Br J Dermatol. 2005 Feb; 152: 308–13.

这项研究对比了 Er:YAG 激光和 Nd:YAG 激光治疗 Becker 痣的疗效，22 例患者，Er:YAG 激光组和 Nd:YAG 激光组各 11 人，结果显示两种方法均安全有效。对于去除色素来说，1 次 Er:YAG 激光治疗效果优于 3 次 Nd:YAG 激光治疗。

Treatment of Becker's nevi with a long-pulse alexandrite laser. Choi JE, Kim JW, Seo SH, Son SW, Ahn HH, Kye YC. Dermatol Surg 2009; 35: 1105–8.

11 例Ⅲ~Ⅴ型皮肤的 Becker 痣患者接受了 755nm 长脉冲翠绿宝石激光治疗，光斑大小为 15~18mm，能量密度为 20~25J/cm^2，脉宽为 3 毫秒，无冷却喷雾。2 例患者效果显著，5 例患者效果良好，4 例患者效果普通。1 例患者发生局限性肥厚性瘢痕，部分患者出现轻度色素沉着。所有患者均得到了美容可接受效果。

Fractional resurfacing: a new therapeutic modality for Becker's nevus. Glaich AS, Goldberg LH, Dai T, Kunishige JH, Friedman PM. Arch Dermatol 2007; 143: 1488–90.

使用 1 550nm 的掺铒光纤激光，能量 6~10mJ，每次治疗间隔 4 周，治疗 5~6 次。两例男性 Becker 痣患者治疗后 1 个月获得超过 75% 的色素消退，但多毛没有明显改善。

Q-swithed ruby laser treatment of tattoos and benign pigmented skin lesions: a critical review. Raulin C, Schonermark MP, Greve B, Werner S. Ann Plast Surg 1998; 41: 555–65.

文章综述了 3~10 次 Q 开关红宝石激光治疗色素沉着的情况，每次治疗间隔 1 个月，7~20J/cm^2。尚缺少 Q 开关红宝石激光对多毛症的长期疗效评价，但长脉宽（755nm）翠绿宝石激光有效。

The removal of cutaneous pigmented lesions with the Q-switched ruby laser and the Q-swithed neodymium: yttrium-aluminum-garnet laser. A comparative study. Tse Y, Levine VJ, McClain SA, Ashinoff R. J Dermatol Surg Oncol 1994; 20: 795–800.

Becker 痣麻醉后分成两部分，分别用 QSRL 或 QSNd: YAG 532nm 激光治疗。能量密度分别为 8.4J/cm^2 和 2.8J/cm^2，临床分别减轻 63% 和 43%。QSRL 在治疗中出现疼痛，而 QSNd: YAG 激光在治疗后有不适。

Formation of fibrosis after nonablative and ablative fractional laser therapy. Wind BS, Meesters AA, Kroon MW, Beek JF, van der Veen JP, van der Wal AC, et al. Dermatol Surg 2012; 38: 437–42.

18 例伴有色素异常的患者分为两组，红斑色素性色素沉着和炎症后色素沉着的患者接受 1 550nm 点阵激光治疗，能量 15mJ，覆盖面积 14%~20%；Becker 痣患者接受剥脱 10 600nm 点阵激光治疗，能量 10mJ，覆盖面积 35%~45%。共治疗 3~5 个疗程。末次治疗 3 个月后进行皮肤活检以评估纤维化的形成。接受非剥脱点阵激光治疗的患者未出现纤维化，而 50% 接受剥脱点阵激光的患者出现纤维化。

去除过多的毛发

* 普通模式红宝石激光	D

红宝石激光的普通模式和长脉宽模式已经用于脱毛。一个常见的副作用是皮肤色素减退，这可以在治疗 Becker 痣的多毛时被利用。据报道，低能量激光对脱毛也是有效的，且不良反应可能更少。

Treatment of a Becker's nevus using a 694-nm long-pulsed ruby laser. Nanni CA, Alster TS. Dermatol Surg 1998; 24: 1032–4.

1 例病例报告使用长脉宽红宝石激光治疗 3 次后，出现色素减退，毛发减少 90%，临床改善持续了 10 个月。

Hypertrichosis in Becker's nevus: effective low-fluence hair removal. Lapidoth M, Adatto M, Cohen S, Ben-Amitai D, Halachmi S. Lasers Med Sci 2014; 29: 191–3.

15 例接受低能量 808~810nm 二极管激光治疗的患者在 6 个月和 12 个月时毛发减少，且未出现不良反应。

二线治疗

减少过多的色素	
• 倍频 Q 开关钕钇铝石榴石（QSNd:YAG）激光	D

QSNd:YAG 激光在 532nm 波长时可以减少 Becker 痣的色素，但疗效不如红宝石激光。

去除过多的毛发	
• 电解	E

电解是很成熟的脱毛方法，但尚无报道将其用于去除 Becker 痣的毛发。

三线治疗	
• 螺内酯	E
• 矫正性化妆	E

Congenital linear Becker's nevus, with underlying breast hypoplasia that spontaneously corrected during pregnancy: role of androgen receptors. Felton SJ, Al-Niaimi F, Thornton J, Lyon CC. J Clin Trials 2012; 2: 125.

作者报告了 1 例患有先天性线性 Becker 痣和乳房发育不全的患者。已证实 Becker 痣中雄激素受体数目增加，当患者怀孕时乳房发育不全可得到改善。

Becker's nevus with ipsilateral breast hypoplasia: improvement with spironolactone. Hoon Jung J, Chan Kim Y, Joon Park H, Woo Cinn Y. J Dermatol. 2003; 30: 154–6.

雄激素受体在 Becker 痣尤其是乳房发育不全的发病机制中起重要作用。据报道上述情况可在怀孕期间通过螺内酯治疗得到改善。螺内酯是一种雄激素拮抗剂，在治疗 1 例合并乳房发育不全的 Becker 痣患者时，治疗 1 个月后，发育不全的乳房出现增大。

Becker 痣被认为是一种雄激素依赖性疾病，其在青春期后更加显著。男性皮损中毛发增多，雄激素受体数目和雄激素受体 mRNA 较正常皮肤升高。

Corrective camouflage in pediatric dermatology. Tedeschi A, Dall'Oglio F, Micali G, Schwartz RA, Janniger CK. Cutis 2007; 79: 110–12.

用防水、淡色、不透明的产品对 2 例患者进行矫正性的遮盖。其家长对美观效果非常满意。对于接受长期治疗或常规治疗无效的患者，矫正化妆可能是一种有效的辅助治疗方法。

（李 博 周 城 译，张建中 校）

证据等级：A 双盲试验　　B 临床试验，研究对象 ≥ 20 例　　C 临床试验，研究对象 < 20 例　　D 病例分析，研究对象 ≥ 5 例　　E 个案报道

第 25 章　臭虫

原作者　Whitney A. High，Glen R. Needham

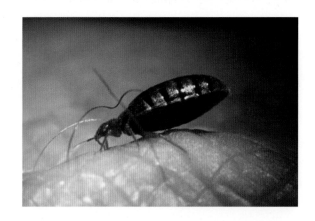

人类臭虫(温带臭虫)是一种需要以吸食人血来完成他们生命周期的昆虫，臭虫通过叮咬熟睡的人吸取血液。叮咬会引起过敏反应、产生瘙痒、红斑丘疹，常常进一步引起抓伤，甚至继发感染。

治疗策略

随着二氯二苯三氯乙烷(DDT，杀虫剂)的最终耐药及后来的禁用，臭虫大批滋生已经越来越常见。

大部分臭虫会待在靠近人睡觉的地方，一般在黎明前叮咬人。尽管臭虫叮咬无痛，但一些人会发生过敏反应，导致皮疹。臭虫倾向于叮咬暴露部位，例如四肢或头颈部。这种昆虫一般不会冒险钻到床上用品或床单下面。线状排列的咬痕很常见。

这种昆虫不会在人类身上寄生或产卵，因此，治疗重点在于发现和消灭这种家庭害虫。杀虫剂、生长调节剂和破坏性方式可用于杀死成虫、后代及虫卵。许多权威人士认为安全成功的根除办法需要专业援助。

在美国，杀虫剂的使用受环境保护局的监控。DDT延伸出的残留效应造成环境破坏，导致它最终被禁止使用。对DDT耐药，之后对有机磷杀虫剂(马拉松)耐药，这可能是造成臭虫再次泛滥成灾的一个原因。最近，拟除虫菊酯(如溴氰菊酯)已被用于控制臭虫感染，但耐药性又出现了。

人们常用极端温度根除害虫。蒸汽被用于消毒床垫，或用于类似的不能使用杀虫剂的材料，但是整个物体表面温度必须达到160~180°F。

有人对整体商业房间或整体房间用丙烷加热器和风扇进行对流循环，可以达113°F左右的目标温度，保持15~60分钟。尽管这个温度低于臭虫的热死亡温度(118°F)，但是这个温度经常是有效的，可能是强大的对流使昆虫变干了。其他比较简单的措施如防水床垫套，也被广泛使用。

目前，人们对昆虫信息素的操控也开始关注，因为臭虫利用信息素进行聚集交配和增加局部湿度，从而避免风干。麦角菌可阻断这种信息素传递，可能会对臭虫群体产生灾难性的影响。

被臭虫叮咬后可对症处理。出现皮疹是由于对叮咬时释放的唾液产生了过敏反应。并不是所有的人都会出现致敏，一些个体并无过敏反应。

被臭虫叮咬通常会产生浮肿性红斑，随后出现坚硬的红色丘疹，有时皮损中央会伴有小的出血点。也可见坏死性丘疹和大疱形成。叮咬处经常会瘙痒，且常常出现于睡觉时暴露在外面的部位，如头部、颈部、胳膊、腿及肩膀。对于有症状的叮咬会给予治疗，外用强效激素和抗组胺药。

美国疾病控制和预防中心(CDC)及大多数其他专家都认为，到目前为止还没有明确的证据表明血源性病原体可以通过臭虫叮咬传播。不建议对叮咬部位的感染进行额外的实验室细菌培养。

一般造成臭虫流行的因素是旅游。在酒店和其他公共场所，无论清洁与否或豪华程度，都可能被感染，而且在臭虫出没的住所停留一段时间后很可能把感染带回家。

在入住时检查住宿设施很重要。行李箱应该保持密封，甚至用塑料袋密封，之后在离开时将密封袋留在住处。用酒店的梳妆台和衣柜时应当注意。一般金属行李架比木制的要好。

The re-emergence of the bed bug as a nuisance pest: implications of resistance to the pyrethroid insecticides. Davies TG, Field LM, Williamson MS. Med Vet Entomol 2012; 26: 241–54.

臭虫对杀虫剂的耐药导致了其"死灰复燃"。全世界都有关于臭虫对除虫菊酯耐药性增加的报道。本文作者报道了在美国有20多个城市的臭虫群体都对溴氰菊酯产生了耐药性。

臭虫对杀虫剂的耐药性可能是由于靶蛋白的基因突变，解毒酶的过表达，或是由于昆虫表皮变厚，降低杀虫剂的渗透性。多种途径耐药的存在预示着根除害虫的问题日益严重。

Acute illnesses associated with insecticides used to control bed bugs–seven states, 2003–2010. Centers for Disease Control and Prevention (CDC), MMWR 2011; 60: 1269–74.

尽管存在多报或少报的问题，但CDC最近详细列出了2003—2010年期间的111例病例，其中包括一例死亡病例。这些病例都是由于对臭虫过度使用或不恰当使用了杀虫剂。作者鼓励被臭虫泛滥困扰的人们向职业灭虫服务寻求帮助。严格遵守产品使用说明和警告是有必要的。

专家不建议使用消费者级别的室内"喷雾"或"炸弹"对付臭虫，因为它们通常只会把臭虫分散在更大的区域。硅胶或硅藻土可能使用起来毒性更低（但是效果较差），可以通过脱水方式杀灭虫体。对臭虫而言，这里面没有有效的"驱虫剂"。

Identification of the airborne aggregation pheromone of the common bed bug, Cimex lectularius. Siljander E, Gries R, Khaskin G, Gries G. J Chem Ecol 2008; 34: 708–18.

成年雄虫、未交配的雌虫以及幼年臭虫能对空气中的聚集信息素做出反应。作者建议，有目的地使用这种聚集信息素对于诸如陷阱这类的控制装置可能有用。

臭虫通过创伤性授精繁殖，雌虫在构造上能适应这种损伤，但是雄虫却没有这种适应机制。年轻的雄虫分泌信息素来阻止其他成年雄虫进行破坏性的同性交配，这也是另一种潜在的易感途径。

Bedbugs as vectors for drug-resistant bacteria. Lowe CF, Romney MG. Emerg Infect Dis 2011; 17: 1132–4. https://dx. doi. org/10.3201/eid1706. 101978.

最近一篇加拿大的报道称，在贫困社区，臭虫可能会传播耐甲氧西林的金黄色葡萄球菌。

Bedbugs. Kolb A, Needham GR, Neyman KM, High WA. Dermatol Ther 2009; 22: 347–52.

作者在这篇综述中指出，回家后应立即检查行李或随身物品，有助于发现在运输途中带回的臭虫或其虫卵。在车库中打开包装和/或用真空吸尘器清理袋子的内部甚至外部，并立即将真空袋放入密封的塑料袋中处理，可能有助于防止臭虫不必要的转移。

特殊检查
• 通过检查、陷阱装置或驯化过的狗来找到虫体
• 皮肤活检

虫卵、成虫及幼虫阶段的虫体肉眼可见。因此，当临床怀疑是臭虫叮咬时，一个恰当的寻找虫体的方法是仔细检查睡觉的地方。其他检查虫体的方法包括用胶带简单地把床腿绑起来，将床腿放入隔离装置或陷阱装置中（自制或购买），以及训练过的犬类。

目视检查

目视检查应该从床周区域开始。成年臭虫有5~7mm长，颜色从浅棕到深棕。如果最近它们已吸血，甚至可以是紫罗兰色。若虫较小，如果没有吸血，外表则干净。虫卵长约1mm，卵圆形盖，具有黏性，在物体表面聚集性黏附。

除简单地查找虫体外，还应该在床上用品、席梦思或弹簧床垫边缘寻找其排泄物痕迹或血渍。臭虫，甚至是成虫，都可能适应家具上、脱落的墙皮处，甚至开关板后面非常狭窄的裂缝或缝隙。如果缝隙中可以插入信用卡，那它也可能是臭虫寄生之处。

最后，当臭虫数量特别密集时，可产生一种刺鼻但香甜的味道，如香菜或切碎的香菜味，可能会渗透到每一个被侵染的房间，甚至整个房子。

犬类检查

狗已经被成功训练能嗅出臭虫的气味。有专门商业犬的训练方案，但不知道能嗅出哪种气味。

捕捉臭虫装置

臭虫被人的热量、呼出的二氧化碳以及其他可能探测到的味道，如人体挥发出来的醛类和甲基庚烯酮（sulcatone）形成的混合物吸引而来。

利用这些信息，两种商业臭虫比浊装置已经上市，并且一个自制装置产品（利用猫食碗、干冰和保温瓶）的方法已有出售。

所有这些装置的原理都是为了吸引臭虫，再结合一个"陷阱区"，臭虫会掉进去且无法逃脱，或者用黏性物质将其困住。

其他装置

最近上市的一种装置（Climbup Interceptor）由两个嵌套的塑料碗组成，一个套在另一个里面，床腿可以放在碗里面。臭虫无论是进入床上或离开床上，都被夹在碗中间。沿着同样的路线，在床腿上放置反向的导管胶带，黏性的一面朝外。当臭虫迁移时，可在床腿上被粘住。

Effectiveness of bed bug monitors for detecting and trapping bed bugs in apartments. Wang C, Tsai WT, Cooper R, White J. J Econ Entomol 2011; 104: 274–8.

研究人员比较了几种臭虫监控器，包括CDC3000、NightWatch、自制干冰捕捉器以及一种无引诱的被动监控器（the Climbup Interceptor），这可以用来估计放置监控器前后的臭虫数量。在入住的公寓中，主动监测器的相对有效性如下：干冰捕捉器＞CDC3000＞NightWatch。在轻度感染的公寓中，"拦截器"(操作 7 天)捕获的臭虫数量与干冰捕捉器(操作 1 天)相似，但是前者比 CDC3000 和 NightWatch (操作 1 天)捕捉得多。作者认为，所有监控器对于臭虫早期的侵害和评估臭虫控制的结果来说都是有效的工具。

Ability of bed bug-detecting canines to locate live bed bugs and viable bed bug eggs. Pfiester M, Koehler PG, Pereira RM. J Econ Entomol 2008; 101: 1389–96.

作者研究了训练有素能够通过气味来定位臭虫的狗。在实验条件下，这种狗将臭虫从别的昆虫中鉴别出来的成功率是 97.5%，(有臭虫时可发出正确示意)假阳性为 0%。它们从死亡的臭虫、蜕皮、排泄物中鉴别出活体臭虫和可成活的臭虫卵的准确率为 95% 假阳性率为 3% 的。在实验设计的"酒店房间"中，培训过的犬找到床上活体臭虫的准确率为 98%。

皮肤活检

臭虫叮咬的组织学没有特异性，与许多其他昆虫和节肢动物的叮咬反应类似，包括真皮浅层血管周围淋巴细胞、组织细胞、嗜酸性粒细胞及肥大细胞浸润，可伴有真皮水肿和 / 或红细胞渗出。

Bullous reactions to bedbug bites reflect cutaneous vasculitis. deShazo RD, Feldlaufer MF, Mihm MC Jr, Goddard J. Am J Med 2012; 125: 688–94.

作者调查了臭虫叮咬造成的"严重"皮肤反应，称之为大疱或复杂反应，并认为这种现象并不少见。在网上发布的 357 张臭虫叮咬照片中发现，有 6% 是大疱性的。大疱性反应的组织病理学呈现出多形态，组织病理学证据显示，早期出现类似荨麻疹的反应，并迅速发展成一种混合性白细胞性血管炎，类似 Churg-Strauss 病患者的真皮内血管炎。

一线治疗	
• 识别和根除害虫	A
• 使用抗组胺药、外用糖皮质激素、在重症患者中使用口服激素来对叮咬相关的症状进行对症治疗	E

Toxicity and potential utility of ivermectin and moxidectin as xenointoxicants against the common bed bug, Cimex lectularius. Sheele JM, Ridge GE. Parasitol Res 2016; 115: 3071–81. http://dx. doi. org/10. 1007/s00436–016–5062-x.

在一项对照性实验室研究中，将实验室饲养的臭虫通过饲养装置暴露在不同浓度的伊维菌素和莫西菌素中。与莫西菌素相比，伊维菌素处理导致昆虫产生远期后遗症，包括繁殖力下降、进食困难以及不完全蜕皮，但是这不是一项临床试验。

尽管人们对异种毒理学方法很感兴趣，但作者推测，如果伊维菌素用于这个方案，可能每天需要 0.2mg/kg，共使用 20 天。然而这种方法在人类中的安全性尚未得到证实。

(刘小扬 译,张建中 校)

第26章 白塞病

原作者 Samantha R. Pop, Maryam Liaqat, Justin J. Green

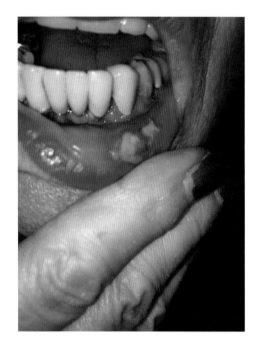

白塞病(Behçet's disease,BD)是一种慢性炎症性疾病,可导致以口腔溃疡(1 年内至少发作 3 次)为特征的系统性血管炎,加上以下两种表现:生殖器溃疡、皮肤损害(如结节性红斑样皮疹、脓疱病样皮疹、痤疮样皮损及假性毛囊炎)、葡萄膜炎或视网膜血管炎或者反应性试验阳性。多项研究广泛证实 BD 与 HLA-B51 具有很强的关联性。关节炎、胃肠道、心脏及神经系统表现也可发生。许多复发性口腔溃疡的有效治疗方案可以用于白塞病口腔溃疡的治疗(参见阿弗他口炎章节)。最近,32 个不同国家联合建立了新的国际指南,此外,2 556 名 BD 患者的数据被用来建立新的评分诊断系统。98% BD 患者均以口腔溃疡为特征。

治疗策略

BD 在没有多系统受累的情况下,根据皮肤黏膜损害程度和面积大小决定治疗策略。局部外用强效糖皮质激素凝胶或软膏是治疗口腔或生殖器溃疡的一线治疗方案。另外,对于较大的溃疡或严重的小溃疡也可采用皮损内注射糖皮质激素(曲安奈德 5mg/ml)进行治疗。其他可加速溃疡愈合或缓解溃疡疼痛的局部治疗方法包括:2%~5% 利多卡因直接外用于皮损处、5% 氨来占诺口腔贴剂、硫糖铝、四环素悬液、外用吡美莫司霜及 0.1% 他克莫司软膏。

秋水仙碱(0.6mg,每日 3 次)联合外用糖皮质激素可有效治疗 BD 的皮肤黏膜损害。同样,氨苯砜(100~200mg/d)

也有治疗效果,但是需要严密随访实验室指标。新药阿普斯特(30mg,每日 2 次)治疗口腔病变已被证实可有效减少溃疡及相关疼痛的中位值。

常规治疗无效或黏膜损害严重的 BD 患者需要接受积极治疗。对于重症患者,沙利度胺(100~300mg/d,儿童剂量为 1mg/(kg·w)~1mg/(kg·d)比低剂量的甲氨蝶呤(7.5~20mg/w)更加有效;此外,也可以使用泼尼松 1mg/(kg·d)逐渐减量,但是通常病情容易反复。

系统性应用 IFN-α_{2a} 和 TNF-α 可能最适用于有严重皮肤黏膜损害及非眼部受累的系统性表现的 BD 患者。依那西普(皮下注射 50mg/w)或英夫利昔单抗(5mg/kg 单次或多次静脉注射)治疗已被证实对于顽固性 BD 患者有效,并可以作为单独治疗方案或常规免疫抑制剂治疗的辅助手段。值得注意的是,英夫利昔单抗被证实可快速、有效治疗后葡萄球膜炎的患者。在进行抗 TNF 治疗前,要先筛查患者是否具有潜在结核感染的风险。伴有除皮肤损害以外的其他症状(如葡萄膜炎、微动脉瘤等)的 BD 患者需联合使用泼尼松及免疫抑制剂如环孢素、硫唑嘌呤、苯丁酸氮芥和环磷酰胺等进行治疗。单独的皮肤黏膜表现患者较少应用这种治疗方法;但是,这些药物对于皮肤和黏膜损害也具有较好的疗效。

特殊检查
● 皮肤针刺试验(反应性试验)
● 溃疡分泌物培养或 PCR 以排除 HSV 感染
● 维生素 B_1、B_2、B_6、B_{12},叶酸,锌,铁水平检测
● 尿液分析
● HLA-B51
● 排除炎症性肠病

Behçet's syndrome: immunopathological and histopathological assessment of pathergy lesions is useful in diagnosis and follow up. Jorizzo JL, Soloman AR, Cavallo T. Arch Pathol Lab Med 1985; 109: 747–51.

皮肤针刺检查(反应性试验)比缺乏组织学检查的其他标准方法更加敏感。

Behçet's disease and complex aphthosis. Ghate JV, Jorizzo JL. J Am Acad Dermatol 1999; 40: 1–8.

一篇关于在有复杂性口腔溃疡的患者中应实施的调查

的综述。HSV 感染、营养不良、中性粒细胞减少、淋巴细胞减少、活动性关节炎及炎症性肠病等均可模拟 BD 的口腔溃疡表现。

Evaluation of current therapeutic strategies in Behçet's disease. Alexoudi I, Kapsimali V, Vaiopoulos A, Kanakis M, Vaiopoulos G. Clin Rheumatol 2011; 30: 157–63.

一篇关于指导 BD 各个方面治疗的非常好的综述。

Interventions for the management of oral ulcers in Behçet's disease. Taylor J, Glenny AM, Walsh T, Brocklehurst P, Riley P, Gorodkin R, et al. Cochrane Database Syst Rev 2014; 9: CD011018.

这篇综述纳入了 15 项试验研究 (共 888 名随机参与者),其中 13 项为安慰剂对照,3 项为头对头对照 (2 项试验有 2 个以上的治疗组)。作者认为,由于试验的异质性,包括试验设计、干预的选择以及结果评判的选择和时机,不可能进行 meta 分析。

一线治疗	
• 外用或皮损内注射糖皮质激素	B
• 外用他克莫司软膏	A
• 外用吡美莫司霜	A
• 5% 氨来占诺贴剂	A
• 硫糖铝	A
• 四环素悬液	D
• 葡萄糖酸氯己定 (洗必泰)	D
• 秋水仙碱	A
• 硫酸锌	A

Management of Behçet's disease: a systematic literature review for the European League Against Rheumatism evidence-based recommendations for the management of Behçet's disease. Hatemi G, Silman A, Bang D, Bodaghi B, Chamberlian AM, Gul A, et al. Ann Rheum Dis 2009; 68: 1528–34.

在这篇 1966—2006 年的系统文献综述中,以治疗 BD 的不同方面为目的分析了其系统性药物治疗。

The use of sucralfate suspension in the treatment of oral and genital ulceration of Behçet disease: a randomized, placebo-controlled, double-blind study. Alpsoy E, Er H, Durusoy C, Yilmaz E. Arch Dermatol 1999; 135: 529–32.

该项随机、双盲研究共纳入 40 例 BD 患者,在常规口腔护理后及睡前,分别用 5ml 硫糖铝混悬液或安慰剂混悬液进行 1~2 分钟的口腔冲洗从而进行比较。结果显示:与安慰剂组相比,硫糖铝可显著降低口腔溃疡平均发生率、愈合时间及疼痛。

A double-blind trial of colchicine in Bechçet's syndrome. Yurdakul S, Mat C, Tuzun Y, Ozyazgan Y, Hamuryudan V, Uysal O, et al. Arthritis Rheum 2001; 44: 2686–92.

在一项前瞻性双盲对照试验中,116 例 BD 患者分别应用秋水仙碱或安慰剂进行治疗。结果显示:秋水仙碱 (1~2mg/d) 可以有效治疗关节炎和结节性红斑。这种治疗方法对女性患者的口腔生殖器溃疡更加有效。

Oral zinc sulfate in the treatment of Behçet's disease: a double blind cross-over study. Sharquie KE, Najim RA, Al-Dori WS, Al-Hayani RK. J Dermatol 2006; 33: 541–6.

该项前瞻性随机双盲对照试验按照年龄、性别配对的原则,纳入 27 例具有皮肤黏膜损害伴或不伴有关节疾病的 BD 患者作为试验组,30 例健康人作为对照组,分别给予硫酸锌和安慰剂治疗。结果表明:口服硫酸锌 (100mg,每日 3 次) 可有效减轻疾病严重程度,并且没有副作用。

试验组排除标准:伴有口腔、神经系统、心血管以及其他系统表现的患者。

Pimecrolimus versus placebo in genital aphthous ulcers of Behçet's disease: a randomized double-blind controlled trial. Chams-Davatchi C, Barikbin B, Shahram F, Nadji A, Moghaddassi M, Yousef M, et al. Int J Rheum Dis 2010; 13: 253–8.

在该项随机双盲对照试验中,给予具有生殖器口腔溃疡的 BD 患者每日 2 次吡美莫司或者安慰剂口服治疗。结果显示,吡美莫司治疗可显著缩短溃疡愈合时间,并可轻度缓解疼痛。

二线治疗	
• 氨苯砜	A
• 沙利度胺	A
• 甲氨蝶呤	E
• 系统应用糖皮质激素	B

Dapsone in Behçet's: a double-blind, placebo-controlled, cross-over study. Sharquie KE, Najim RA, Abu-Raghif AR. J Dermatol 2002; 29: 267–79.

该项随机、双盲、安慰剂对照交叉试验选取 20 例 BD 患者分别给予氨苯砜 (100mg/d) 或是安慰剂进行治疗。结果发现:氨苯砜治疗组的口腔生殖器溃疡及其他皮肤表现明显好转。

维生素 E (800IU/d) 可以降低氨苯砜所引起的溶血反应。其他的研究也证实氨苯砜可用于治疗 BD 的黏膜损害。

Thalidomide in the treatment of the mucocutaneous lesions of Behçet syndrome: a randomized, double-blind, placebo-controlled trial. Hamuryudan V, Mat C, Saip S, Ozyazgan Y, Sina A, Yurdakul S, et al. Ann Intern Med 1998; 128: 443–50.

一项随机、双盲、对照试验选取 96 例 BD 男性患者分为三组：沙利度胺（100mg/d）组、沙利度胺（300mg/d）组及安慰剂组，治疗 24 周。结果显示：两个治疗组在第 4 周时口腔溃疡均明显减少，第 8 周时生殖器溃疡以及滤泡性皮损也明显减少。11% 接受沙利度胺治疗的患者可痊愈。

Low-dose weekly methotrexate for unusual neutrophilic vascular reactions: cutaneous polyarteritis nodosa and Behçet's disease. Jorizzo JL, White WL, Wise CM, Zanolli MD, Sherertz EF. J Am Acad Dermatol 1991; 24; 973–8.

2 名伴有口腔和外阴溃疡、坏疽性脓皮病样皮损及皮肤脓疱性血管炎的女性 BD 患者接受甲氨蝶呤（15~20mg/w）治疗后皮损完全消退。

Practical treatment recommendations for pharmacotherapy of Behçet's syndrome. Yazici H, Barnes CG. Drugs 1991; 42: 796–804.

对于伴有严重或威胁生命的溃疡患者，推荐使用静脉冲击甲泼尼龙（1g/d，每隔 3 天）或者口服泼尼松（1mg/kg/d）连续数周，逐渐减量。

三线治疗	
• INF-$\alpha_{2\alpha}$	A
• 异维 A 酸	E
• 环孢素	A
• 硫唑嘌呤	A
• 环磷酰胺	E
• 苯丁酸氮芥	D
• 米诺环素	C
• 青霉素	B
• 前列腺素 E_1	D
• 瑞巴派特	A
• 依那西普	A
• 英夫利昔单抗	D
• 血液灌流吸附	E
• 阿奇霉素	D
• 口服避孕药	E
• 尼古丁贴片	D
• 吗替麦考酚酯	C
• 来那度胺	E
• 阿普斯特	A

Successful treatment of Behçet's disease with lenalidomide. Green J, Upjohn E, McMormack C, Zeldis J, Prince HM. Br J Dermatol 2008; 158: 197–8.

1 例 BD 患者口服来那度胺（10mg/d）改善口腔溃疡及嗜睡的病例报告。

值得注意的是，该患者对药物耐受性良好；然而，该患者发生了深静脉血栓，这可能与来那度胺或者 BD 疾病本身独立相关。

Interferon alfa-2a in the treatment of Behçet disease: a randomized placebo-controlled and double-blind study. Alpsoy E, Durusoy C, Yilmaz E, Ozgurel Y, Ermis O, Yazar S, Basaran E. Arch Dermatol 2002; 138: 467–71.

该随机、双盲、安慰剂对照试验对 23 例 BD 患者进行 IFN-α_{2a}（6×10^6IU）每周 3 次皮下注射的治疗。3 个月后，与安慰剂组相比，其中 15 例患者口腔、生殖器损害以及丘疹脓疱样皮疹症状得到改善。

Interferon-alpha treatment of Behçet's disease. O'Duffy JD, Calamia K, Cohen S, Goronzy JJ, Herman D, Jorizzo J, et al. J Rheumatol 1998; 25: 1938–44.

7 例 BD 患者接受每日皮下注射 300 万单位 IFN-α_{2a}。该开放性试验发现，皮肤黏膜病变与关节症状得到显著缓解。但该药有引起流感样症状、白细胞减少、银屑病、癫痫发作、甲状腺功能亢进症和精神症状等副反应的报告。

Systemic isotretinoin in the treatment of a Behçet's patient with arthritic symptoms and acne lesions. Akyol M, Dogan S, Kaptanoglu E, Ozcelik S. Clin Exp Rheumatol 2002; 20: S-55.

一例伴有口腔溃疡、面部痤疮及关节炎的 BD 患者进行了 6 个月的异维 A 酸（总剂量 120mg/kg）治疗。结果发现，与仅局部治疗组相比，该患者的面部痤疮和关节症状完全消失，口腔溃疡也有所减轻。

Double-masked trial of cyclosporin versus colchicine and long-term open study of cyclosporine in Behçet's disease. Masuda K, Nakajima A, Urayama A, Nakae K, Kogure M, Inaba G. Lancet 1989; 1: 1093–6.

与秋水仙碱（1mg/kg）相比，环孢素（10mg/kg）可以更有效地减少 BD 患者口腔溃疡及各种皮肤损害（结节性红斑样皮损、血栓性静脉炎、毛囊样损害）的数量和发作频率。

许多病例报道和开放研究与该结果一致。注意，本研究中使用了更高剂量的环孢素。

Cyclosporine in Behçet's disease: results in 16 patients after 24 months of therapy. Pacor ML, Biasi D, Lunardi

C, Cortina P, Caramaschi P, Girelli D, et al. Clin Rheumatol 1994; 13: 224–7.

16 例 BD 患者接受环孢素［5mg/（kg·d）］治疗 24 个月。3 个月后，所有患者症状得到明显改善；其中，14 例患者的临床症状完全缓解。2 例患者由于贫血和肾功能不全而退出研究，停用环孢素后贫血和肾功能不全症状也随之消失。

A controlled trial of azathioprine in Behçet's syndrome. Yazici H, Pazarli H, Barnes CG, Tuzun Y, Ozyazgan Y, Silman A, et al. N Engl J Med 1990; 322: 281–5.

一项随机、对照、双盲试验显示，与安慰剂组相比，硫唑嘌呤［2.5mg/（kg·d）］对 BD 患者有预防作用，并降低眼部损害的发生率。此外，硫唑嘌呤组口腔及生殖器溃疡的发生率也明显降低。

High-dose cyclophosphamide without stem cell rescue for the treatment of refractory Behçet's disease. Henderson CF, Brodsky RA, Jones RJ, Levine SM. Semin Arthritis Rheum 2011; 41: 301–4.

在本病例报告中，2 例难治性 BD 患者通过给予环磷酰胺（总量 200mg/kg，分 4 天静脉滴注）治疗达到 18~24 个月的无疾病缓解期。2 例患者均出现暂时地全血细胞减少，其中 1 例患者出现肺炎及梭状芽孢杆菌性结肠炎。

Long-lasting remission of Behçet's disease after chlorambucil therapy. Abdalla MI, Bahgat NE. Br J Ophthalmol 1973; 57: 706–11.

所有 7 例 BD 患者口服苯丁酸氮芥和糖皮质激素后溃疡完全消失，而单独服用糖皮质激素治疗组仅有小部分患者溃疡消失。

Streptococcal infection in the pathogenesis of Behçet's disease and clinical effects of minocycline on the disease symptoms. Kaneko F, Oyama N, Nishibu A. Yonsei Med J 1997; 38: 444–54.

11 例 BD 患者接受米诺环素（100mg/d）治疗后，口腔溃疡的发生率降低了 10%，而毛囊周围炎则完全好转。

Oral prostaglandin E1 as a therapeutic modality for leg ulcers in Behçet's disease. Takeuchi A, Hashinoto T. Int J Clin Pharm Res 1987; 7: 283–9.

5 例 BD 患者接受口服前列腺素 E_1（15~30μg/d）治疗后，2 周内，腿部溃疡开始结痂愈合。

Efficacy of rebamipide as adjunctive therapy in the treatment of recurrent oral aphthous ulcers in patients with Behçet's disease. Matsuda T, Ohno S, Hirohata S, Miyanaga Y, Ujihara H, Inaba G, et al. Drugs R & D 2003; 4: 19–28.

一项关于 BD 的多中心、随机、双盲、安慰剂对照的前瞻性研究中，治疗组为瑞巴派特（300mg/d）联合常规治疗（n=19），对照组为安慰剂联合常规治疗（n=16），结果显示：治疗组中 65% 的患者口腔溃疡及疼痛症状得到中度至显著改善，而安慰剂组仅有 36% 的患者有改善。

瑞巴派特在美国是不可用的，但在世界各地多个国家均可以买到，该药其他用途包括治疗复发性口腔溃疡。

Short-term trial of etanercept in Behçet's disease: a double blind, placebo controlled study. Melikoglu M, Fresko I, Mat C, Ozyazgan Y, Gogus F, Yurdakul S, et al. J Rheumatol 2005; 32: 98–105.

一项随机、双盲、对照试验中，40 例 BD 患者接受依那西普（25mg）或安慰剂治疗，每周 2 次皮下注射，共 4 周。研究表明，依那西普对于 BD 患者的口腔溃疡、结节性损害和丘疹脓疱性皮损有抑制作用。

Infliximab treatment for ocular and extraocular manifestations of Behçet's disease. Accorinti M, Pirraglia MP, Paroli MP, Priori R, Conti F, Pivetti-Pezzi P. Jpn J Ophthalmol 2007; 51: 191–6.

12 例对传统免疫抑制剂治疗无效的伴有葡萄膜炎的 BD 患者接受了英夫利昔单抗治疗（5mg/kg，第 0、2 周各 1 次，随后每月 1 次，连续 4~6 个月，随后 1~2 个月 1 次）。在 15 个月的随访观察中，其中 11 例患者眼损害复发明显减少；同时眼外症状也得到缓解，因此减少了后续糖皮质激素的用量。其中 1 例患者因治疗 2 个月后感染肺结核而终止治疗。

Anti-TNF agents for Behçet's disease: analysis of published data on 369 patients. Arida A, Fragiadaki K, Giavri E, Sfkakis P. Semin Arthritis Rheum 2011; 41: 61–70.

在一篇关于 anti-TNF 制剂治疗 BD 的基于循证学的文献综述中，作者认为，有足够的证据表明对于严重或顽固的 BD 患者可考虑使用 TNF 抑制剂治疗。

Treatment of Behçet's disease with granulocyte and monocyte adsorption apheresis. Kanekura T, Gushi A, Fukumaru S, Sakamoto R, Kawahara K, et al. J Am Acad Dermatol 2004; 51: S83–7.

有报道称，对 2 例伴有口腔和生殖器溃疡的 BD 患者分别进行 5 次和 8 次免疫吸附分离后，获得成功。

Clinical and immunological effects of azithromycin in Behçet's disease. Mumcu G, Ergun T, Elbir Y, Eksioglu-

Demiralp E, Yavuz S, Atalay T, et al. J Oral Pathol Med 2005; 34: 13–16.

对 8 例 BD 患者给予阿奇霉素 500mg,每周 3 次,共 4 周。结果显示:口腔溃疡愈合速度明显加快,毛囊炎样皮损也完全好转。

Effect of prophylactic benzathine penicillin on mucocutaneous symptoms of Behçet's disease. Calguneri M, Ertenli I, Kiraz S, Erman M, Celik I. Dermatology 1996; 192: 125–8.

一项关于 60 例 BD 患者的前瞻性随机试验研究显示,与秋水仙碱单药治疗相比,秋水仙碱联合苄星青霉素(120 万单位,每 3 周 1 次)可显著降低口腔溃疡及结节性红斑样皮损的发生频率及持续时间,同时亦可减少生殖器溃疡的发生频率。

该项研究显示是非盲性的,也没有安慰剂对照。

Behçet's disease: remission of patient symptoms after oral contraceptive therapy. Oh SH, Kwon JY, Lee JH, Hand EC, Bang D. Clin Exp Dermatol 2009; 34: e88–90.

在该病例报告中,一例 BD 患者在接受口服避孕药治疗后,其结节性红斑样损害以及口腔生殖器溃疡完全好转。停药后症状复发,然而,再次服药症状亦可消失。

Nicotine-patch therapy of mucocutaneous lesions of Behçet's disease: a case series. Ciancio G, Colina M, La Corte R, Lo Monaco A, De Leonardis F, Trotta F, et al. Rheumatology 2010; 49: 501–4.

本病例报告证实,尼古丁替代治疗可改善戒烟的 BD 患者的皮肤黏膜病变。

虽然该研究结果并不适用于非吸烟 BD 患者,但对于那些正在试图戒烟的 BD 患者来说,这代表一种有趣的治疗手段。

Mycophenolate sodium in the treatment of mucocutaneous Behçet's disease. Köse O, Simşek I, Pay S. Int J Dermatol 2011; 50: 895–6.

这项开放性、前瞻性试验研究证实,吗替麦考酚酯治疗 10 例伴有顽固性皮肤黏膜病变的 BD 患者具有良好效果,且无严重并发症。

Apremilast for Behçet's syndrome—a phase 2, placebo-controlled study. Hatemi G, Melikoglu M, Tunc R, Korkmaz C, Turgut Ozturk B, Mat C, et al. N Engl J Med 2015; 372: 1510–18.

在该项多中心、安慰剂对照 II 期临床研究中,111 名 BD 患者分别接受阿普斯特(30mg,每日 2 次)或安慰剂治疗,连续 12 周,随后是 12 周的延长观察期,在此期间,安慰剂组给予阿普斯特治疗,并给予 28 天的观察期。与安慰剂组相比,阿普斯特组患者的溃疡平均数显著降低,且疼痛平均减轻幅度更大。

该研究的时间长度及规模都不足以评估长期疗效。

阿普斯特是一种磷酸二酯酶 -4 抑制剂,有望成为 BD 患者口腔溃疡的有效治疗药物。

(武瑞芳　译,陆前进　校)

第 27 章　生物恐怖

原作者　Cody R. Thornton，Boris D. Lushniak

生物恐怖(bioterrorism)是利用病毒、细菌、真菌或来自活体生物的毒素在人类、动物或植物中造成死亡或疾病。最受关注的疾病有天花、炭疽、兔热病、鼠疫、出血热和肉毒杆菌中毒(无皮肤表现,在此不作进一步讨论)。下文探讨的几种疾病,包括天花、肺鼠疫和病毒性出血热等,对护理人员都具有传染性,因此必须采取适当的预防措施以防止疾病进一步传播。

天花

在世界范围进行疫苗接种后,最后一例自然病例发生在 1977 年的索马里,直至 1980 年世界卫生大会宣布根除天花。该病毒目前存储于美国和俄罗斯的安全实验室中。

天花(smallpox)是一种高度稳定的病毒,通过直接接触、短距离(1.8m)气溶胶传播,极少数情况下通过污染物传播。潜伏期 7~19 天不等,随后是 2~4 天的前驱期,表现为发热(38~40℃)、乏力、萎靡、肌肉酸痛。前驱期过后可出现离心性皮疹。皮疹以同步的形式进展,由斑疹(第 1 天)逐渐演变为丘疹(第 2~3 天)、深在带脐凹的紧张性水疱(第 3~5 天)、深在紧张性圆形脓疱(第 6~12 天)、结痂形成(第 13~20 天)、结痂脱落(第 21~28 天),最终形成凹陷性瘢痕。天花的并发症包括败血症、毒血症、脑炎和失明。

天花的鉴别诊断包括水痘、播散性单纯疱疹、播散性带状疱疹、传染性软疣、多形红斑、脓疱型药疹、暴发性紫癜、手足口病和猴痘。水痘前驱症状相对较轻,皮疹更为表浅且呈向心性分布,皮疹不同步进展,4~7 天结痂。

使用活牛痘病毒通过划痕技术进行天花疫苗接种可能会导致接种者及其密切接触者发生不良反应。非紧急疫苗接种的禁忌证包括免疫缺陷状态、免疫调节药物治疗、过敏反应、妊娠、心血管疾病、表皮破坏性疾病(如特应性皮炎、天疱疮、毛囊角化病)病史或家族史。局部皮肤反应包括接种部位剧烈的原发反应、牛痘的自体接种或接触传播以及眼部牛痘;也可发生伴发系统症状的全身皮肤反应,包括原发牛痘(远部位病毒血症扩散)、重症多形红斑、进行性牛痘(该部位的进行性坏死),以及发生在患有特应性皮炎或其他皮肤病患者的湿疹性牛痘(局部或全身播散)。疫苗接种的其他不良反应包括疫苗接种后脑炎、脑脊髓炎和心肌心包炎。新一代疫苗即非复制性减毒改良安卡拉痘苗(Imvamune)通过皮下途径给药,其不良反应已降至最低,可用于特应性疾病患者。美国国家战略储备库中已有这种新疫苗的储备,但使用时需要新药研究协议或紧急使用授权协议。

治疗策略

天花的管理包括原发病例的识别、诊断和隔离,通报公共卫生机构,疫苗接种,治疗,对患者的支持护理,以及对病例接触者进行疫苗接种和隔离。虽然现在还没有针对天花的特异性治疗方法,但目前与疾病治疗和疫苗接种不良反应相关的候选抗病毒药物研究正在进行。牛痘免疫球蛋白(VIG)可从 CDC 获取,用于治疗特定的不良反应。在疫情暴发的情况下,应采取根除计划中使用的"套环式接种"策略,即以扩大的环状方式对病例、病例接触者以及接触者的接触者进行接种。若在接触后的 3~4 天内接种疫苗,即可有效地控制疾病。

特殊检查
• Tzanck 涂片
• 抗水痘带状疱疹病毒(VZV)和单纯疱疹病毒(HSV)的直接免疫荧光抗体检查
• 针对 VZV、牛痘、天花以及其他痘病毒(猴痘)的聚合酶链式反应(PCR)
• 电子显微镜
• 痘病毒培养
• 血清学检查

Laboratory diagnosis to differentiate smallpox, vaccinia, and other vesicular/pustular illnesses. Besser JM, Crouch NA, Sullivan M. J Lab Clin Med 2003; 142: 246–51.

有患病风险的患者应进行实验室检查,包括在指定实验室进行的电子显微镜、PCR、痘病毒培养和天花血清学检查。HSV 和 VZV 的 Tzanck 涂片和实时定量 PCR 检测可以在标准化实验室中进行。

Cutaneous manifestations of category A bioweapons. Aquino LL, Wu JJ. J Am Acad Dermatol 2011; 65: 1213. e1–15.

该文对于可引起皮肤表现的生物战争制剂所导致疾病的诊断和治疗进行了综述,并提供了关于报告和遏制可能与生物恐怖有关疾病的信息。

Clinical management of potential bioterrorism-related conditions. Adalja AA, Toner E, Inglesby TV. N Engl J Med 2015; 372: 954–62.

这篇综述的目的在于强调生化武器相关病原体所导致蓄意感染的临床问题和管理。由于大多数这些情况可能是自然发生的,因此对生物恐怖的警觉取决于临床医生对不寻常病例的警惕性,如不明原因的聚集性感染。

Development and experience with and algorithm to evaluate suspected smallpox cases in the United State, 2002–2004. Seward JF, Galil K, Damon I, Norton SA, Rotz L, Schmid S, et al. Clin Infect Dis 2004; 39: 1477–83.

该文讲述了天花的诊断标准及如何用 CDC 算法评估和处理天花疑似病例。三种不同的情况(低危、中危和高危)对应随后不同的诊断策略。高危者需要进行特异的天花实验室检查。该算法的交互式版本可以在线获得:

http://www. bt. cdc. goc/agent/smallpox/diagnosis/riskalgorithm/index. asp.

一线治疗	
疑似病例	
• 隔离——负压隔离室	A
• 呼吸和接触隔离	A
• 疾病早期接种疫苗	A
• 保持湿度和营养充足	A
疫苗接种反应	
• 牛痘免疫球蛋白	D
• 角膜损害使用碘苷	D
• 抗病毒	E

Countermeasures and vaccination against terrorism using smallpox: pre-event and post-event smallpox vaccination and its contraindications. Sato H. Environ Health Prev Med 2011; 16: 281–9.

利用天花进行恐怖袭击的公共卫生管理核心内容是疫苗接种(套环式接种和大规模接种),不良事件监测,确诊和疑似天花病例的管理,接触者管理,识别、追踪和监测接触者,检疫。

Inactivation of poxviruses by upper-room UVC light in a simulated hospital room environment. McDevitt JJ, Milton DK, Rudnick SN, First MW. PloS ONE 2008; 3: e3186.

通过屋顶的 254nm 的杀菌性 UV(UVC)联合传统的吊扇来消毒空气,减少空气传播的天花病毒浓度。天花病毒基线的大量存活率和冬天牛痘对 UVC 的高敏感提示,尽管冬季受到天花气溶胶感染的风险很高,使用 UVC 消毒可能是此时最有效的保护方法。

Vaccinia virus infection after sexual contact with a military smallpox vaccinee. Morb Mortal Wkly Rep 2010; 59: 773–5.

卫生保健提供者在对临床上可能共存的生殖器皮损进行鉴别时应考虑牛痘病毒感染(性传播牛痘)。

Progressive vaccinia in a military smallpox vaccinee: United States, 2009. MMWR Morb Mortal Wkly Rep 2009; 58: 532–6.

该文总结了 1 例牛痘患者的临床病程和医疗管理。这是自 1987 年以来美国首例确诊的进行性牛痘病例。治疗方案包括咪喹莫特、牛痘免疫球蛋白,以及在紧急研制新药协议下口服和外用 ST-246(抗正痘活性抑制病毒形成的天花候选药物)、口服 CMX001(西多福韦的脂质结合物)。

Household transmission of vaccinia virus from contact with a military smallpox vaccinee: Illinois and Indiana, 2007. MMWR Morb Mortal Wkly Rep 2007; 56: 478–81.

该病例提醒临床医生在评估刚接种疫苗的患者及其家属的水疱 / 脓疱疹时保持高度警惕的必要性。这是自 1988 年以来美国首次报道的湿疹性牛痘病例。治疗包括西多福韦、牛痘免疫球蛋白,以及在紧急研制新药协议下口服 ST-246。

A randomized, double-blind, dose-finding phase II study to evaluate immunogenicity and safety of the third generation smallpox vaccine candidate Imvamune. von Krempelhuber A, Vollmar J, Pokorny R, Rapp P, Wulff N, Petzold B, et al. Vaccine 2010; 28: 1209–16.

Imvamune 是一种改良的安卡拉痘苗,目前正被开发成为更安全的第三代天花疫苗,特别是对那些传统天花疫苗有禁忌证的人群,如免疫缺陷人群或患有湿疹或皮炎的患者。Imvamune 表现出良好的安全性,最常观察到的反应为皮肤局部反应。

Smallpox vaccine, ACAM2000: sites and duration of viral shedding and effect of povidone iodine on scarification site shedding and immune response. Pittman PR, Garman PM, Kim SH, Schmader TJ, Nieding WJ, Pike JG, et al. Vaccine 2015; 33: 2990–6.

与当前的理论相反,这项研究表明当结痂脱落后,牛痘病毒可继续从接种部位流出。除半透性辅料外,使用聚维酮碘可降低天花疫苗接种人群中由接种部位引起的自体接种和接触传播的发生。

Adverse events following smallpox vaccination with ACAM2000 in a military population. Beachkofsky TM, Carrizales SC, Bidinger JJ, Hrncir DE, Whittemore

DE, Hivnor CM. Arch Dermatol 2010; 146: 656–61.

该文展示了第二代天花疫苗 ACAM2000 免疫后首次确诊的泛发性牛痘病例。此外，该文还描述了 7 例与 ACAM2000 相关的良性肢端丘疱疹病例。

Clinical efficacy of intramuscular Vaccinia immune globulin: a literature review. Hopkins RJ, Lane JM. Clin Infect Dis 2004; 39: 819–26.

牛痘免疫球蛋白（VIG）降低了进行性牛痘（坏死性牛痘）和湿疹性牛痘的发病率和死亡率。治疗的适应证包括泛发性牛痘、进行性牛痘、湿疹性牛痘和一些意外种植。该文也讨论了对天花接触者进行肌肉注射 VIG 来预防天花。

Pregnancy discovered after smallpox vaccination: Is vaccinia immune globulin appropriate? Napolitano PG, Ryan MA, Grabenstein JD. Am J Obstet Gynecol. 2004; 191: 1863–7.

致死性牛痘是在妊娠期接种天花疫苗的一种少见并发症。尽管有建议使用 VIG 治疗可以阻止致死性牛痘的发生，但目前尚未被批准使用，从硫柳汞防腐剂中汞的致畸性我们就可以想象其在孕妇中使用的危险性。只有当孕妇出现 VIG 适应证（如湿疹性牛痘、进行性牛痘或重症的泛发性牛痘）时，才能使用。

A prospective study of the incidence of myocarditis/pericarditis and new onset cardiac symptoms following smallpox and influenza vaccination. Engler RJ, Nelson MR, Collins LC Jr, Spooner C, Hemann BA, Gibbs BT, et al. PLoS One 2015; 10: e0118283.

天花免疫后，被动监测明显低估了心肌炎/心包炎的真实发生率。心肌炎/心包炎在天花后的发生率比天花前人群监测的发生率高 200 倍以上（RR 214，95% CI 65~558）。主动安全监测对于识别尚未充分了解或先前未认知的不良事件是必需的。

Traditional smallpox vaccination with reduced risk of inadvertent contact spread by administration of povidone iodine ointment. Hammarlund E, Lewis MW, Hanifin JM, Simpson EL, Carlson NE, Slifka MK. Vaccine 2008; 26: 430–9.

这种药膏可迅速灭活皮肤上的病毒，但不会降低中和抗体滴度或 T 细胞抗病毒反应。而且，外用聚维酮碘后愈合/焦痂分离并没有延迟。

二线治疗	
• 耐青霉素酶的抗生素用于继发皮肤感染	D
• 局部治疗——处理同烧伤患者	C
• 碘苷（外用）治疗角膜病变	C
• 牛痘疫苗的应用可能有效（见上文）	

三线治疗	
• 西多福韦联合 VIG 和候选药物 ST-246 或 CMX001（见疫苗接种反应）	D
• 西多福韦	E
• 西多福韦联合 VIG	E
• Imvamune	E
• 布罗福韦酯	E

Severe eczema vaccinatum in a household contact of a smallpox vaccinee. Vora S, Damon I, Fulginiti V, Weber SG, Kahana M, Stein SL, et al. Clin Infect Dis 2008; 466: 1555–61.

1 例 28 个月难治性特应性皮炎的儿童，在接触刚刚接受牛痘接种的军人父亲后，出现严重的湿疹性牛痘。这是在 1972 年停止常规牛痘接种后确诊的第一例湿疹性牛痘。患者静脉使用牛痘免疫球蛋白（首次在儿童使用）、西多福韦和 ST-246，后者是一种正在研究的用于治疗正痘病毒感染的药物。

Cidofovir in the treatment of poxvirus infections. De Clercq E. Antiviral Res 2002; 55: 1–13.

该文介绍了西多福韦治疗痘病毒感染的实验研究。

Cutaneous infections of mice with vaccinia or cowpox viruses and efficacy of cidofovir. Quenelle DC, Collins DJ, Kern ER. Antiviral Res 2004; 63: 33–40.

无毛小鼠中外用 5% 的西多福韦比系统治疗更能降低皮肤、肺、肾脏和脾脏的病毒载量。

Repeated high-dose (5×10 (8) TCID50) toxicity study of a third generation smallpox vaccine (Imvamune) in New Zealand white rabbits. Tree JA, Hall G, Rees P, Vipond J, Funnell SG, Roberts AD. Hum Vaccin Immunother 2016; 12: 1795–801.

对兔子进行皮下注射两种大剂量的 Imvamune，耐受性良好，仅在给药部位出现很小的变化。

The efficacy and pharmacokinetics of brincidofovir for the treatment of lethal rabbitpox virus infection: a model of smallpox disease. Trost LC, Rose ML, Khouri J, Keilholz L, Long J, Godin SJ, et al. Antiviral Res 2015; 117: 115–21.

在所有布罗福韦酯（BCV）治疗组中均观察到生存率呈剂量依赖性增长，这证实了在天花兔痘模型中 BCV 的活性以及根据模型中有效剂量提议人类天花剂量和方案的可行性。

炭疽

炭疽（anthrax）由革兰氏阳性不动炭疽杆菌的孢子引起。农场工人或羊毛、头发、皮革的加工者有患病风险。在20世纪50年代的家畜疫苗接种运动后，炭疽在美国成为一种非常罕见的疾病，1951—2000年间仅报道了409例（其中18例为吸入性，其余为皮肤炭疽）。2001年在一起生物恐怖事件中炭疽孢子通过美国邮政系统被传播，导致了11例吸入病例（5例死亡）和11例皮肤病例的发生。

皮肤炭疽是自然发生病例中的最常见类型。皮肤暴露并接种孢子1~12天后会形成无痛性瘙痒性斑疹，后出现丘疹。48小时内皮损发展为水疱或大疱，然后破裂，在水肿性红斑内形成黑色凹陷性坏死性溃疡（黑痂）。生物恐怖事件中最令人担忧的是吸入性炭疽，该病可在暴露后1~40天发病。早期前驱症状类似病毒感染，如肌肉疼痛、乏力、发热，继而出现缺氧、呼吸困难（影像学纵隔增宽）和呼吸衰竭。初次感染后，孢子产生的毒素对抗生素无反应。吸入性炭疽死亡率很高。

诊断任何类型的炭疽都需要高度警觉，必须通报公共卫生部门，尤其是在非农村地区。皮肤炭疽的鉴别诊断包括虫咬皮炎、棕色隐士蜘蛛叮咬、兔热病、立克次体病黑斑、坏疽性臁疮、葡萄球菌或链球菌性臁疮、猫抓病、羊痘疮，以及其他以焦痂或腺性溃疡为表现的疾病。

治疗策略

在评估皮肤炭疽疑似病例时，应采取全面的预防措施。环丙沙星和多西环素是治疗的主要手段。公共卫生部门将根据流行病学调查和暴露于孢子的可能性来确定是否需要使用抗生素进行暴露后预防性治疗。治疗和暴露后预防性治疗的持续时间可长达60天。

吸附炭疽疫苗（AVA）可诱导机体对毒素中的蛋白产生免疫。接种方案为在0、2、4周时进行皮下注射，并在6、12、18个月时进行加强剂量注射，共6次。疫苗接种仅针对危险实验室工作人员、特定的应急响应人员和军事人员。暴露后疫苗接种与抗生素联合使用可有效预防暴露于炭疽杆菌孢子后的疾病发生。

特殊检查
• 组织、血或其他体液的培养和革兰氏染色
• 皮肤炭疽使用涤纶或人造纤维拭子（而不是棉花）来擦拭水疱、溃疡或焦痂边缘
• 丘疹或水疱等皮损及边缘交界处皮肤环钻活检，福尔马林固定
• 如果皮损存在，需要从水疱和焦痂两处取活检
• 照相、数字图像或图表反映每个活检皮损的部位
• 免疫组化试验
• 血清学检查（CDC提供）
• PCR试验

Cutaneous manifestations of category A bioweapons. Aquino LL, Wu JJ. J Am Acad Dermatol 2011; 65: 1213. e1–15.

该文对伴皮肤表现的潜在生物战争制剂所致疾病的诊断、治疗、报告和控制等进行了综述。

Severe systemic Bacillus anthracis infection in an intravenous drug user. Veitch J, Kansara A, Bailey D, Kustos I. BMJ Case Rep 2014; 2014: pii: bcr2013201921.

该文总结了系统性炭疽感染患者的诊断步骤和治疗方案，包括广泛外科清创术和延长联合抗生素的疗程。

Anthrax infection. Sweeney DA, Hicks CW, Cui X, Li Y, Eichacker PQ. Am J Respir Crit Care Med 2011; 184: 1333–41.

炭疽感染的线索包括食草动物产品接触史，使用海洛因，或有类似呼吸道症状患者的聚集发作（提示生物恐怖事件）。该综述对炭疽的微生物学特点、发病机制、诊断和治疗进行了总结。

An overview of anthrax infection including the recently identified form of disease in injection drug users. Hicks CW, Sweeney DA, Cui X, Li Y, Eichacker PQ. Intensive Care Med 2012; 38: 1092–104.

消化道、吸入性或注射性炭疽患者可能会出现致命的严重感染。一旦怀疑炭疽，可通过革兰氏染色以及血液或组织培养来进行诊断，然后进行确诊性实验（如PCR）。

Application of r-PFE hyperimmune sera for concurrent detection of Bacillus anthracis, Yersinia pestis and staphylococcal enterotoxin B. Balakrishna K, Tuteja U, Murali HS, Batra HV. J Appl Microbiol 2014; 116: 1465–73.

该文评估了属间多域重组嵌合蛋白同时检测炭疽杆菌、鼠疫耶尔森菌和金葡菌肠毒素B的潜能。

一线治疗	
• 瑞西巴库单抗——人单克隆抗体	D
• 环丙沙星	D
• 多西环素	D

如果没有系统症状和恶性水肿，可以口服抗生素治疗头颈部以下的皮肤炭疽。否则需要静脉注射抗生素。

Anthrax prevention and treatment: utility of therapy combining antibiotic plus vaccine. Klinman DM, Yamamoto M, Tross D, Tomaru K. Expert Opin Biol Ther 2009; 9: 1477–86.

在不久的将来，疫苗接种将有赖于第一代和第二代疫苗以及免疫佐剂联合应用。初次免疫者的最佳暴露后治疗应包括疫苗联合抗生素治疗。

证据等级：A 双盲试验　　B 临床试验，研究对象≥20例　　C 临床试验，研究对象＜20例　　D 病例分析，研究对象≥5例　　E 个案报道

Raxibacumab [treatment of inhalation anthrax]. Mazumdar S. mABs 2009; 1: 531–8.

瑞西巴库单抗（ABthrax）是一种抗炭疽杆菌和保护性抗原的人类 IgG1 单克隆抗体，已获得美国 FDA 动物疗效原则的批准。

二线治疗	
• 阿莫西林	D
• 青霉素	D
• 氯霉素	D
• 克林霉素	D
• 系统应用糖皮质激素治疗水肿	E

Amoxicillin for postexposure inhalational anthrax in pediatrics: rationale for dosing recommendations. Alexander JJ, Colangelo PM, Cooper CK, Roberts R, Rodriguez WJ, Murphy MD.Pediatr Infect Dis J 2008 ;27 :955–7.

该文讨论了治疗暴露吸入性炭疽后的用药剂量和给药间隔。

三线治疗	
• 大环内酯类	E
• 氨基糖苷类	E
• 氯喹——试验性治疗	E
• 组合单克隆抗体——试验性治疗	E

Combinations of monoclonal antibodies to anthrax toxin manifest new properties in neutralization assays. Pohl MA, Rivera J, Nakouzi A, Chow SK, Casadevall A. Infect Immun 2013; 81: 1880–8.

尽管还没有针对致死因素（LF）具有明显毒素中和作用的单克隆抗体，但是 LF 免疫的小鼠完全免受炭疽杆菌的感染，这表明有效的毒素中和需要多克隆反应。多种单克隆抗体的组合可提供最有效的被动免疫，但需要注意的是，这些单克隆抗体可能会显示出保护性疗效的紧急特性。

A dual-purpose protein ligand for effective therapy and sensitive diagnosis of anthrax. Vuyisich M, Gnanakaran S, Lovchik JA, Lyons CR, Gupta G.Protein J 2008 ;27 :292–302.

该文报道了一种二价蛋白配体，该蛋白配体可同时用于炭疽的治疗和诊断。

预防性治疗	
• 疫苗接种	A
• 抗生素	A

Use of anthrax vaccine in the U. S.: recommendations of the Advisory Committee on Immunization Practices (ACIP). Wright JG, Quinn CP, Shadomy S, Messonnier N. MMWR 2010; 59: 1–30.

该文①提供了有关炭疽流行病学的最新信息；②总结了有关 AVA 有效性、免疫原性和安全性的证据；③为暴露前使用 AVA 提供了指导建议；④为暴露后使用 AVA 提供了指导建议。

A short course of antibiotic treatment is effective in preventing death from experimental inhalational anthrax after discontinuing antibiotics. Vietri NJ, Purcell BK, Tobery SA, Rasmussen SL, Leffel EK, Twenhafel NA, et al. J Infect Dis 2009; 199: 336–41.

在吸入性炭疽的治疗中，为防止抗生素停用后残留孢子萌发而引起的炭疽，采取延长抗生素疗程来进行预防性治疗可能不是必需的。

Comprehensive analysis and selection of anthrax vaccine adsorbed immune correlates of protection in rhesus macaques. Chen L, Schiffer JM, Dalton S, Sabourin CL, Niemuth NA, Plikaytis BD, et al. Vaccine Immunol 2014; 21: 1512–20.

在恒河猴完成 3 次 AVA 肌注后，末次抗 PA（保护性抗原）IgG 水平是评估吸入性炭疽生存率的最准确的单一指标。若对气溶胶暴露者无法进行末次抗 PA IgG 检测，则可检测第 7 个月抗 PA IgG 水平以及 TNA（毒素中和活性）反应作为替代。

兔热病

兔热病（tularemia）是一种由革兰氏染色阴性球菌弗朗西斯菌（Francisella tularensis）所致的疾病，该细菌存在于啮齿动物和野兔中，传染性极强，可导致 10~50 种生物体患病。疾病传播方式包括蚊虫叮咬（通常是受感染的扁虱或鹿蝇）、处理受感染的动物尸体、进食或饮用受污染的食物或水以及吸入传播。通常在暴露后 1~14 天出现症状，并未观察到人传人现象。吸入型（肺炎型）兔热病可能是生物恐怖事件中最受关注的类型。起病时类似突然发作的流感样疾病或不典型肺炎，伴发热、寒战、头痛、咽痛和肌肉疼痛。肺部症状包括干咳、胸膜炎性胸痛，若不及时治疗，可导致严重的支气管肺炎、咯血和呼吸衰竭，并伴有明显的肺门淋巴结炎。

溃疡淋巴腺型兔热病表现为接种部位的痛性丘疹。丘疹可发展为脓疱，之后发展为带有黑痂的痛性溃疡。丘疹出现后数天内，腹股沟淋巴结肿大伴疼痛（横痃）。眼腺型兔热病表现为化脓性结膜炎、眶周水肿、结膜溃疡或结节，伴随轻度的耳前或颈部淋巴结病。淋巴腺型兔热病以淋巴结病为特征，无溃疡形成。口咽型兔热病表现为胃肠道症状、口腔炎、渗出性咽炎或扁桃体炎，有时伴有溃疡和明显的颈部或咽后淋巴结病。

各类型的兔热病均可出现皮疹，可以为斑疹、丘疹、丘疱疹、脓疱或瘀斑，以面部和四肢最为显著。结节性红斑、多形性红斑和 Sweet 综合征也有报道。

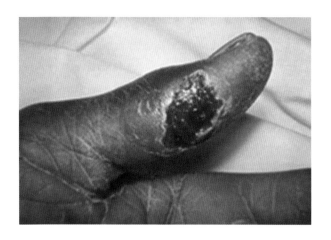

对本病保持高度的警惕是必要的，但溃疡淋巴腺型兔热病或眼腺型兔热病的临床表现相当直观，然而肺炎型兔热病可出现多种不同的肺部症状。

治疗策略

致病菌可以在分泌物、渗出物或活检组织中培养得到或通过直接免疫荧光或者免疫组化技术进行检测，也可使用抗原检测、聚合酶链式反应（PCR）、酶联免疫吸附试验（ELISA）和其他特殊技术。血清抗体滴度检测也有所帮助，但需等到病程 10 天后才能进行。

对于严重的病例，需进行静脉注射治疗。尽管链霉素已成功用于治疗兔热病多年，但并不能广泛获得，而且该药已被庆大霉素替代。链霉素具有耳毒性和肾毒性，妊娠时使用可引起胎儿听力丧失和肾脏损害。口服环丙沙星和多西环素被证实可有效治疗兔热病。目前尚无可用疫苗。

特殊检查
• 革兰氏染色
• 培养
• 血清——凝集试验和酶联免疫吸附试验（ELISA）
• 直接免疫荧光抗体和免疫组化
• PCR 试验

Ultrasound of lymph nodes. Clinical and laboratory findings of tularemia: a retrospective analysis. Koç S, Duygu F, Söğüt E, Gürbüzler L, Eyibilen A, Aladağ I. Kulak Burun Bogaz Ihtis Derg 2012; 22: 26-31.

该文旨在明确兔热病患者的人口统计学特征、临床和

实验室检查结果以及治疗结果的评估。兔热病应与上呼吸道感染和颈部淋巴结病相鉴别。

WHO guidelines on tularaemia. WHO/CDS/EPR. Geneva: World Health Organization, 2007.

该文提供了有关兔热病流行病学、临床表现、实验室诊断和治疗的综合数据。

Evaluation of clinical and sonographic features in 55 children with tularemia. Oz F, Eksioglu A, Tanır G, Bayhan G, Metin Ö, Teke TA. Vector Borne Zoonotic Dis 2014; 14: 571–5.

超声检查可能对淋巴结病的评估和分期有所帮助。

一线治疗	
• 链霉素	B
• 庆大霉素	B
• 无合并症病例使用环丙沙星	C

二线治疗	
• 多西环素	D
• 氯霉素	D

Tularemia: current diagnosis and treatment options. Hepburn MJ, Simpson AJ. Expert Rev Anti Infect Ther 2008; 6: 231–40.

该篇综述着重强调了培养、PCR 和血清学检查对于兔热病的重要性。此外，该文还对兔热病不同治疗方案的支持性证据进行了综述，强调了推荐治疗方案的有力支持性证据和当前知识的空缺。

Evaluation of tularaemia courses: a multicentre study from Turkey. Erdem H, Ozturk-Engin D, Yesilyurt M, Karabay O, Elaldi N, Celebi G, et al. Clin Microbiol Infect 2014; 20: O1042–51.

颈部淋巴结肿大是最常见的临床体征，淋巴结肉芽肿性炎症是最常见的组织病理学表现。口咽型兔热病最常见的并发症为化脓性淋巴结炎。因此，结核病的鉴别诊断对于兔热病患者十分重要。最常用的抗生素为链霉素和多西环素。

Tularemia in children: evaluation of clinical, laboratory and therapeutic features of 27 tularemia cases. Kaya A, Deveci K, Uysal IO, Güven AS, Demir M, Uysal EB, et al. Turk J Pediatr 2012; 54: 105–12.

对于儿童兔热病的治疗，链霉素为一线抗生素。

鼠疫

鼠疫（plague）由啮齿动物及其身上的跳蚤引起，致病

菌为鼠疫耶尔森菌(Yersinia pestis)。鼠疫发生于叮咬后,起病时首先出现发热和流感样症状,此后在叮咬部位附近区域出现痛性淋巴结肿大(横痃),通常发生于颈部、腋窝、大腿或腹股沟区域;叮咬部位还可出现水疱、脓疱、焦痂或溃疡。若不使用抗生素治疗,将出现继发性肺炎和败血症。高传染性的肺鼠疫可以是原发性的,并可在人与人之间传播(甚至在猫与人之间传播),也可继发于腺鼠疫或败血症鼠疫。在暴露后1~6天,肺鼠疫患者可出现发热、头痛、乏力和胃肠道症状,并迅速发展为肺炎,伴有呼吸困难、胸痛、咳嗽和咯血,最终可发展为呼吸衰竭和败血症。

治疗策略

早期诊断需要医生对该病保持高度警惕性。诊断手段包括抗原检测、免疫分析、免疫染色和PCR。痰液、血液、淋巴结抽吸物的培养和染色有助于诊断。病例应立即上报公共卫生部门。对于淋巴结炎应进行引流,并对分泌物进行处理。在治疗肺鼠疫的前48小时内应采取严格的呼吸隔离措施和飞沫防护措施。存在风险的接触者必须强制进行暴露后的预防性治疗。

链霉素是治疗鼠疫的首选药物,但是用途有限。该药具有耳毒性和肾毒性,妊娠妇女使用可导致胎儿听力丧失以及肾脏损害。庆大霉素也可用于鼠疫,孕妇优先选择。多西环素、环丙沙星和氯霉素也可用于鼠疫的治疗。若尽早使用,上述药物都是十分有效的。目前尚无可用疫苗。

特殊检查
• 痰液或淋巴腺引流液体的革兰氏染色和培养
• 血清学
• PCR

Sentinel laboratory guidelines for suspected agent of bioterrorism: Yersinia pestis. American Society for Microbiology, Washington DC, 2009.

该文是鼠疫耶尔森菌的综合指南。

Detection of Yersinia pestis using real-time PCR in patients with suspected bubonic plague. Riehm JM, Rahalison L, Scholz HC, Thoma B, Pfeffer M, Razanakoto LM, et al. Mol Cell Probes 2011; 25: 8–12.

实时PCR检测效果最好的是针对纤溶酶原激活因子基因(pla)的5'-核酸酶检测,在120例病例中均呈阳性。综上所述,当临床怀疑鼠疫时,推荐使用针对pla的5'-核酸酶检测以建立初步诊断。

Outbreak of human pneumonic plague with dog-to-human

and possible human-to-human transmission—Colorado, June-July 2014. Runfola JK, House J, Miller L, Colton L, Hite D, Hawley A, et al. MMWR Morb Mortal Wkly Rep 2015; 64: 429–34.

这次疫情表明:①在鼠疫流行地区,对包括狗在内的病畜进行鉴别诊断时,需考虑鼠疫;②自动诊断系统在鉴定鼠疫耶尔森菌等罕见细菌时,存在局限性;③服用抗菌药物的患者可能出现轻度的鼠疫症状。医院实验室人员应意识到自动识别系统的局限性。对于存在相似临床症状并可从体内分离出浅黄假单胞菌的患者,临床医生应高度怀疑鼠疫。

Bioterrorism: class A agents and their potential presentations in immunocompromised patients. Richard JL, Grimes DE. Clin J Oncol Nurs 2008; 12: 295–302.

该文着重讨论了免疫抑制的癌症患者中可能出现的各种症状和体征,重点是评估和早期识别疾病的暴发。此外还讨论了疫苗的有效性以及接种疫苗对癌症患者的影响。

一线治疗	
• 肌肉注射链霉素	A
• 肌肉注射或静脉应用庆大霉素	A

In vitro efficacy of antibiotics commonly used to treat human plague against intracellular Yersinia pestis. Wendte JM, Ponnusamy D, Reiber D, Blair JL, Clinkenbeard KD. Antimicrob Agents Chemother 2011; 55: 3752–7.

该文对发生鼠疫耶尔森菌生物恐怖事件后进行预防性治疗时的抗生素选择提供了一种理解。

二线治疗	
• 多西环素	C
• 环丙沙星	C

三线治疗	
• 氯霉素	D
• 磺胺类药物	D

Use of an in vitro pharmacodynamic model to derive a moxifloxacin regimen that optimizes kill of Yersinia pestis and prevents emergence of resistance. Louie A, Heine HS, VanScoy B, Eichas A, Files K, Fikes S, et al. Antimicrob Agents Chemother 2011; 55: 822–30.

通过模拟的药代动力学模型来评估人类服用氨苄西林、美罗培南、莫西沙星、环丙沙星和庆大霉素治疗10天的疗效,并与"金标准"链霉素进行比较。

病毒性出血热

病毒性出血热由四种不同家族的病毒引起:沙粒病毒、线状病毒、布尼亚病毒和黄病毒。它们均为 RNA 病毒,存在于可感染人类的动物或昆虫宿主中。在某些情况下,埃博拉、马尔堡病、拉沙热和克里米亚-刚果出血热可通过体液在人与人之间传播。这些疾病的传播方式、临床病程和死亡率因感染的病毒不同而有差异,但每种病毒都可引起出血热综合征,症状包括发热、乏力、头晕、肌肉疼痛、呕吐、腹泻和出血表现,如出血性或紫癜性皮肤损害、鼻衄、呕血、咯血、便血、多器官衰竭、低血压和休克。

治疗策略

由于 2014—2015 年西非暴发了埃博拉病,科学文献尤其是埃博拉病毒相关的文献有了重大更新。但对于检测和病例管理,很多基本要求依然适用,包括对出现高热和出血表现的患者保持高度警惕,为了保障医护人员安全进行严格的感染防控措施。患者可出现非典型症状,也可无症状。病例(甚至是疑似病例)应立即上报公共卫生部门。由于包括医护人员在内的密切接触者存在高感染风险,应采取严格而全面的预防措施、适当的屏障保护和隔离措施。必须密切监视疑似病例的接触者。作为主要的支持措施,护理在很大程度上取决于是否有适当的资源和治疗设施。利巴韦林对拉沙热或肾综合征出血热可能有效。诊断性实验仅在特定的联邦实验室进行。疫苗仅适用于黄热病和阿根廷出血热,目前针对埃博拉的未注册疫苗正在研发中。

特殊检查
• 通过抗原捕获 ELISA 检测抗原
• 通过抗体捕获 ELISA 检测 IgM 抗体
• 逆转录 PCR(RT-PCR)
• 由于病毒分离需要在生物安全级别 4 级的实验室进行,因此价值有限

Clinical presentation, biochemical, and haematological parameters and their association with outcome in patients with Ebola virus disease: an observational cohort study. Hunt L, Gupta-Wright A. Lancet Infect Dis 2015; 15: 1292–9.

埃博拉病毒病(EVD)血液和生化异常的发生率很高,即使在轻症和没有胃肠道表现的情况下亦是如此。针对低血容量、电解质素乱和急性肾损伤的临床护理可能会降低历史上较高的死亡率。

Clinical illness and outcomes in patients with Ebola in Sierra Leone. Schieffelin JS, Shaffer JG, Goba A, Gbakie

M, Gire SK, Colubri A, et al. N Engl J Med 2014; 371: 2092–100.

一项在塞拉利昂进行的对 106 名 EVD 阳性患者的研究表明,疾病潜伏期为 6~12 天,死亡率为 74%。常见临床表现发热、头痛、乏力、头晕、腹泻、腹痛和呕吐。与死亡相关的临床和实验室因素包括发热、乏力、腹泻,以及血尿素氮、天门冬氨酸氨基转移酶和肌酐水平升高。探索性数据分析表明,21 岁以下患者的死亡率低于 45 岁以上患者,EBOV 拷贝数小于 10 万/ml 患者的死亡率低于拷贝数超过 1 000 万/ml 者。

Confronting Ebola as a sexually transmitted infection. Fischer WA 2nd, Wohl DA. Clin Infect Dis 2016; 62: 1272–6.

对存活患者进行医疗护理时,必须考虑到埃博拉病毒在生殖液中持续存在并可通过性传播,同时在其他器官中残留的病毒也可能导致 EVD 复发。作者对肾综合征出血热的流行病学、病理生理学、临床表现、诊断、治疗和并发症进行了综述。

Prognostic indicators for Ebola patient survival. Crowe SJ, Maenner MJ, Kuah S, Erickson BR, Coffee M, Knust B, et al. Emerg Infect Dis 2016; 22: 217–23.

在首次出现埃博拉病毒阳性的血液样本中,病毒载量与生存率成反比:循环阈值(Ct 值)>24 的 60 例患者中有 52 例(87%)存活,而 Ct 值<24 的 91 例患者中有 20 例(22%)存活。Ct 值可能对临床医生做出治疗决策或管理患者及家属的生存期望有所帮助。

一线治疗	
• 支持治疗(体液置换、电解质管理)	A
• 静脉使用利巴韦林(拉沙热)	C
• 肾脏替代疗法	D
• 抗生素治疗	C

Severe Ebola virus disease with vascular leakage and multi-organ failure: treatment of a patient in intensive care. Wolf T, Kann G. Lancet 2015; 385: 1428–35.

通过通气支持、抗生素治疗、肾脏替代疗法,可有效治疗血管渗漏和多器官衰竭,维持严重 EVD 患者的生存直至血清学病毒消失。FX06 可能在支持疗法中起重要作用。

Review of the literature and proposed guidelines for the use of oral ribavirin as postexposure prophylaxis for Lassa fever. Bausch DG, Hadi CM, Khan SH, Lertora JJ. Clin Infect Dis 2010; 51: 1435–41.

该文建议仅对确定的高风险暴露的拉沙热采用口服利巴韦林进行暴露后预防治疗。该准则同样适用于其他对利巴韦林敏感的出血热病毒。

证据等级:A 双盲试验　　B 临床试验,研究对象 ≥ 20 例　　C 临床试验,研究对象 < 20 例　　D 病例分析,研究对象 ≥ 5 例　　E 个案报道

二线治疗	
● 恢复期患者血浆	B
● 通气支持(适当的感染控制 /ICU 配置)	C
● 疫苗研发	E

Protective monotherapy against lethal Ebola virus infection by a potently neutralizing antibody. Corti D, Misasi J, Mulangu S, Stanley DA, Kanekiyo M, Wollen S, et al. Science 2016; 351: 1339–42.

该文介绍了从一例存活患者中分离的单克隆抗体(mAbs)中和了最近及以前暴发的埃博拉病毒变异种,并在体外介导了抗体依赖、细胞介导的细胞毒作用。令人惊讶的是,在发病 5 天内给予 mAb114 单一疗法对恒河猴有保护作用。使用单一人类 mAb 治疗可能会成为一种简易的人类埃博拉病毒感染的治疗措施。

Update: management of patients with suspected viral hemorrhagic fever-United States. MMWR Morb Mortal Wkly Rep 1995; 44: 475–9.

该文是 CDC 关于病毒性出血热疑似病例的治疗指南。

Efficacy and effectiveness of an rVSV-vectored vaccine in preventing Ebola virus disease: final results from the Guinea ring vaccination, open-label, cluster-randomised trial. Henao-Restrepo AM, Camacho A, Longini IM, Watson CH, Edmunds WJ, Egger M, et al. Lancet 2017; 389: 505–18.

研究结果增加了中期评估的权重,rVSV-ZEBOV 可对埃博拉病毒病提供了实质性保护。在随机组和非随机组中,接种疫苗的个体从接种 10 天后均无病例出现。

Discovery of an antibody for pan-ebolavirus therapy. Furuyama W, Marzi A. Sci Rep 2016; 6: 20514.

对埃博拉病毒糖蛋白的特异性单克隆抗体,在体外可有效抑制目前已知的所有类型埃博拉病毒的分离株进入细胞,并在小鼠埃博拉病毒感染模型中显示出保护作用。

(李 博 周 城 译,张建中 校)

第 **28** 章 叮咬螫伤

原作者 Dirk M Elston.

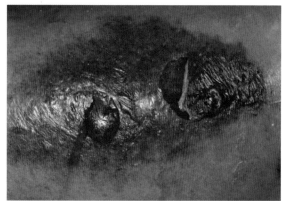

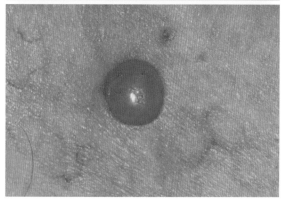

本章介绍如何预防和治疗叮咬螫伤及其并发症。

治疗策略

叮咬反应

避蚊胺可以有效地防止大多数节肢动物叮咬。羟乙基哌啶羧酸异丁酯可以有效地防蚊。氯菊酯可以用在纤维制衣物上。有关宠物跳蚤侵扰的问题应咨询兽医。抗蛇毒血清可用于治疗许多蜘蛛毒素,但多休息、足够的冰敷和抬高患处更加有效。

如果预防叮咬失败,二线处理的目标是减轻瘙痒。外用止痒剂是有效的,例如0.25%樟脑、薄荷,及含有普莫卡因和利多卡因等外用麻醉剂。对于持久的叮咬反应,局部或系统应用糖皮质激素有效。

过敏反应

有过对螫伤过敏反应的人都应向专业变态反应医师咨询脱敏治疗。为了避免过敏反应威胁生命,建议此类患者可随身携带快速脱敏药物。有明确过敏史的患者应该随身携带肾上腺素自动注射器(肾上腺素笔)。

虫媒病

大多数蜱媒病应用多西环素有效。对于早期莱姆病,有证据表明,疗程为10天的抗生素与更长时间的抗生素治疗同样有效。应用克林霉素和奎宁治疗巴贝斯虫病有效,但阿奇霉素和阿托喹酮可能与前者同样有效,同时副作用更少。阿托喹酮 - 氯胍片对伴免疫功能低下的难治性患者是有效的。

Scorpion-related cardiomyopathy: clinical characteristics, pathophysiology, and treatment. Abroug F, Souheil E, Ouanes I, Dachraoui F, Fekih-Hassen M, Ouanes Besbes L. Clin Toxicol (Phila) 2015; 53: 511–8.

据统计,每年会发生超过100万次蝎子螫伤事件。急性心源性休克和肺水肿是最严重的并发症,其致死率为0.27%。持续吸氧,维持至少92%的血氧饱和度,并且提供持续的气道正压,输注多巴酚丁胺,均可改善预后。

Immunological aspects of the immune response induced by mosquito allergens. Cantillo JF, Fernández-Caldas E, Puerta L. Int Arch Allergy Immunol 2014; 165: 271–82.

伊蚊属、库蚊属和按蚊属是与过敏反应有关的最常见蚊子的种类。用蚊子提取物进行过敏原特异性免疫治疗,可诱导保护性免疫应答,通过减少免疫球蛋白E抗体(IgE)的产生,提高IgG水平,以减轻皮肤和呼吸系统症状的严重程度。

Anaphylaxis to insect stings. Golden DB. Immunol Allergy Clin North Am 2015; 35: 287–302.

3%的成年人对昆虫叮咬过敏,甚至可能致命。在30%~65%的成年人中,昆虫叮咬有继发严重全身反应的风险,表现各有不同,血清类胰蛋白酶水平与疾病风险相关。毒液免疫治疗在预防叮咬螫伤引起的过敏反应的有效率达75%~98%。

Secondary cutaneous diphtheria due to the bite of a Thai centipede (Scolopendra). Jüngling C, Sadowski C, Glitsch M, Vandersee S. J Dtsch Dermatol Ges 2014; 12: 1043–4.

节肢动物叮咬或螫伤可能引起继发性感染,如皮肤白喉。

Scorpion stings in pregnant women: an analysis of 11 cases and review of literature. Kaplanoglu M, Helvaci MR. Clin Exp Obstet Gynecol 2015; 42: 228–30.

对于孕妇来说,尽管局部的疼痛、充血、肿胀和瘙痒十分常见,但是妊娠相关并发症并不常见。

Cutaneous and systemic mastocytosis in children: a risk factor for anaphylaxis? Matito A, Carter M. Curr Allergy Asthma Rep 2015; 15: 22.

对患肥大细胞增多症的儿童来说,与成人不同的是,由膜翅目螫伤引起过敏十分罕见。

Unusual reactions to Hymenoptera stings: what should we keep in mind? Mingomataj EÇ, Bakiri AH, Ibranji A, Sturm GJ. Clin Rev Allergy Immunol 2014; 47: 91–9.

缺氧和低血容量灌注引起的重要脏器血流动力学损害,以及 IgE 介导的过敏反应,是进行毒液免疫治疗的适应症。

Recognition, treatment, and prevention of anaphylaxis. Moore LE, Kemp AM, Kemp SF. Immunol Allergy Clin North Am 2015; 35: 363–74.

引起过敏反应发作最常见的诱因是药物、食物和昆虫叮咬。治疗包括立即给予肾上腺素和其他支持性治疗。

Centipede venom: recent discoveries and current state of knowledge. Undheim EA, Fry BG, King GF. Toxins (Basel) 2015; 7: 679–704.

蜈蚣的毒液蛋白种类高度多样化,包括 61 种不同毒液蛋白和多肽家族,与其他动物毒液的蛋白组成结构几乎没有重叠。

> **特殊检查**
> - 在棕隐士蜘蛛咬伤后查全血细胞计数和纤维蛋白裂解产物。
> - 立克次体免疫荧光检查和免疫过氧化物酶检查。
> - 莱姆病血清学检查。
> - 针对西尼罗病毒、登革热病毒和基孔肯雅热病毒的 ELISA、PCR 和免疫荧光检查。

对于体型过小的造成叮咬螫伤的昆虫,传统方式难以确认时,PCR 分析方法可以用于鉴定。

IgE 分型分析、皮试实验和嗜碱性粒细胞活化测试,可以用于过敏原检测。

类胰蛋白酶的水平可用于预测过敏反应的严重程度,以及在法医调查中确认死因是否为过敏造成。对 Th1 和 Th2 的表达水平的检测,有助于免疫治疗的随访。

Venom immunotherapy: an updated review. Antolín-Amérigo D, Moreno Aguilar C, Vega A, Alvarez-Mon M. Curr Allergy Asthma Rep 2014; 14: 449.

对于血清 IgE 及皮肤针刺实验阴性的患者来说,进一步进行嗜碱性粒细胞活化试验有望指导治疗。

Expression of Th1, Th2, lymphocyte trafficking and activation markers on CD4+ T-cells of Hymenoptera allergic subjects and after venom immunotherapy. Cabrera CM, Urra JM, Alfaya T, Roca Fde L, Feo-Brito F. Mol Immunol 2014; 62: 178–85.

在毒液的免疫治疗后,IFN-γ 水平升高,这是免疫应答向 Th1 型转变的特征性表现。

New directions in diagnostic evaluation of insect allergy. Golden DB. Curr Opin Allergy Clin Immunol 2014; 14: 334–9.

对毒液的重组变应原进行 IgE 水平检测,可以区分蜜蜂和蜂毒的交叉致敏和双重致敏,以便于将毒液免疫治疗局限于其中单一一种。

Anaphylaxis to insect venom allergens: role of molecular diagnostics. Ollert M, Blank S. Curr Allergy Asthma Rep 2015; 15: 26.

随着对膜翅目动物毒液的分子组成的不断研究,我们可以在毒液过敏患者对特异性 IgE 水平进行检测。毒液的重组过敏原目前还不能检测。

Advances in allergic skin disease, anaphylaxis, and hypersensitivity reactions to foods, drugs, and insects in 2014. Sicherer SH, Leung DY. J Allergy Clin Immunol 2015; 135: 357–67.

对作为血小板活化因子的乙酰水解酶的基线水平的检测,有望成为预测叮咬螫伤反应严重程度的指标。

一线治疗	
预防	
避蚊胺(DEET)	A
氯菊酯	A
羟乙基哌啶羧酸异丁酯	B
避蚊胺和氯菊酯混合制剂	A
宠物跳蚤的处理	
鲁芬奴隆	A
氟虫腈	A
吡虫啉	A

过敏反应

• 肾上腺素	A
• 免疫疗法	A

蜘蛛咬伤

• 休息、冷敷及抬高患处	B
• 棕隐士蜘蛛咬伤后应用四环素或曲安西龙	C
• 棕隐士蜘蛛毒素抗毒血清	C
• 黑寡妇蜘蛛及红背蜘蛛毒素抗毒血清	A

蝎螫伤

• 亚利桑那州的叮咬抗毒血清	B
• 印第安红蝎螫伤后应用哌唑嗪	A

节肢动物传播感染

莱姆疏螺旋体病

• 四环素	A
• 儿童应用阿莫西林	A
• 静脉注射头孢曲松	A

落基山斑疹热

• 多西环素	A

人单核细胞埃立克体病

• 多西环素	A

人无形体病

• 多西环素	A

巴贝斯虫病

• 阿奇霉素和阿托喹酮	A
• 奎宁和克林霉素	A

Venom immunotherapy: an updated review. Antolín-Amérigo D, Moreno Aguilar C, Vega A, Alvarez-Mon M. Curr Allergy Asthma Rep 2014; 14: 449.

毒液的免疫治疗是特异性免疫治疗在临床上最有效的应用形式。

Mildly heated forceps: a useful instrument for easy and complete removal of ticks on the skin. Jang YH, Moon SY, Lee WJ, Lee SJ, Kim Do W. J Am Acad Dermatol 2014; 71: e199–200.

把镊子加热后,更便于夹除附着在皮肤上的蜱虫。

Mosquito repellents for travelers. Stanczyk NM, Behrens RH, Chen-Hussey V, Stewart SA, Logan JG. BMJ 2015; 350: h99.

驱蚊剂配方已经得到很大的改善,在防止昆虫叮咬、预防蚊虫相关的疾病方面,可对人体提供持续性的防护。

Are we doing enough to promote the effective use of mosquito repellents ? Webb CE. Med J Aust 2015; 202: 128–9.

虽然驱蚊剂使用价值很广,但是实际上却没有得到充分的使用。

Are topical insect repellents effective against malaria in endemic populations?A systematic review and meta-analysis. Wilson AL, Chen-Hussey V, Logan JG, Lindsay SW. Malar J 2014; 13: 446.

荟萃分析表明,虽然局部使用驱蚊剂能对个体进行有效的防护,但在实际的疟疾的流行群体中,驱蚊剂持续防护的能力的有效性并没有达到统计学意义,所以我们建议在疟疾流行病区长期旅行者需要进行持续性的预防措施,及其他有效控制疟疾的相关策略。

二线治疗

驱虫药

• 避蚊胺植物性药材	C
• 新型拟除虫菊酯	C

缓解瘙痒

• 樟脑和薄荷	E
• 普莫卡因	E
• 利多卡因	E
• 苯佐卡因	E
• 利多卡因 / 丙胺卡因	E

治疗叮咬反应

• 局部应用超强效或强效糖皮质激素	E
• 儿童用药 : 选择弱效或中强效糖皮质激素	E
• 局部冰敷	C
• 局部热敷	C
• 新型免疫抑制剂	B
• 奥马利珠单抗治疗反应欠佳患者	C

印第安红蝎螫伤

• 卡托普利	C
• 抗毒血清	D

节肢动物传播感染

巴贝斯虫病

• 阿托喹酮 - 氯胍片用于免疫抑制患者	C

Insecticide-treated clothes for the control of vector-borne diseases: a review on effectiveness and safety. Banks SD, Murray N, Wilder-Smith A, Logan JG. Med Vet Entomol 2014; 28 (Suppl 1): 14–25.

微胶囊技术可以延长附着在衣服上的杀虫剂的作用持续能力,以免由于洗涤、紫外线照射和日常磨损导致杀虫功效降低。

Persistently high estimates of late night, indoor exposure to malaria vectors despite high coverage of insecticide treated nets. Bayoh MN, Walker ED, Kosgei J, Ombok M, Olang GB, Githeko AK, et al. Parasit Vectors 2014; 7: 380.

尽管使用了浸药的蚊帐,室内叮咬发生概率还是居高不下,这表明需要更好的药剂。

Developing a preventive immunization approach against insect bite hypersensitivity using recombinant allergens: a pilot study. Jonsdottir S, Hamza E, Janda J, Rhyner C, Meinke A, Marti E, et al. Vet Immunol Immunopathol 2015; 166: 8–21.

重组变应原的免疫学治疗已成功应用于马。

Treatment with a combination of omalizumab and specific immunotherapy for severe anaphylaxis after a wasp sting. Palgan K, Bartuzi Z, Gotz-Zbikowska M. Int J Immunopathol Pharmacol 2014; 27: 109–12.

毒液免疫治疗可引起急性过敏反应,反而不得不停止治疗。研究表明,使用抗免疫球蛋白 E(IgE)单克隆抗体奥马珠单抗,有助于毒液免疫治疗的继续。

三线治疗	
叮咬的处理	
• 皮损内注射糖皮质激素	E
• 增强透皮吸收性的局部抗组胺药物	B
驱虫剂	
• 新型制剂和植物类药物	C
• 正在研究中的媒介传播疾病疫苗	C

Good performances but short lasting efficacy of Actellic 50 EC Indoor Residual Spraying (IRS) on malaria transmission in Benin, West Africa. Aïkpon R, Sèzonlin M, Tokponon F, Okè M, Oussou O, Oké-Agbo F, et al. Parasit Vectors 2014; 30: 256.

室内滞留喷洒甲基嘧啶磷后,可显著降低蚊虫叮咬率(下降 94.25%)和昆虫学接种率(下降 99.24%)。

A Listeria monocytogenes-based vaccine that secretes sand fly salivary protein LJM11 confers long-term protection against vector-transmitted Leishmania major. Abi Abdallah DS, Pavinski Bitar A, Oliveira F, Meneses C, Park JJ, Mendez S, et al. Infect Immun 2014 ; 82 : 2736–45.

用单核细胞增生李斯特菌的减毒毒株制成的沙蝇唾液蛋白疫苗有望预防利什曼病。

Ethosomes-based topical delivery system of antihistaminic drug for treatment of skin allergies. Goindi S, Dhatt B, Kaur A. J Microencapsul 2014; 31: 716–24.

一种由药物、磷脂 90G 和乙醇制成的盐酸西替利嗪外用乙醇制剂,对特应性皮炎相关性瘙痒有效,并且有利于缓解虫咬反应。

Laboratory evaluation of citronella, picaridin, and DEET repellents against Psorophora ciliata and Psorophora howardii. Scott JM, Hossain T, Davidson C, Smith ML, Xue RD. J Am Mosq Control Assoc 2014; 30: 136–7.

基于香茅成分的蚊虫驱避剂比标准化学蚊虫驱避剂的效果差。

(姚雪妍 译,张建中 校)

第29章　芽生菌病

原作者　Wanda Sonia Roble, Mahreen Ameen

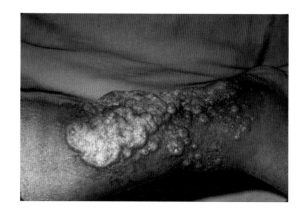

芽生菌病(blastomycosis)是由温度依赖性双相真菌皮炎芽生菌(*Blastomyces dermatitidis*)引起的系统性、化脓性感染性肉芽肿性疾病。孢子经呼吸道入肺，转化为酵母相而致病。它是一种主要流行于北美大陆，尤其以密西西比河沿岸和俄亥俄河以及大湖地区为主的地方性真菌病。在拉丁美洲、非洲、中东和印度也有病例报道。因此,"北美芽生菌病"的说法已过时。其在水道沿岸的森林区域也有散发的流行。

芽生菌病的临床类型表现为一个疾病谱,从亚临床感染到急性或慢性肺炎。多数病例仅累及呼吸系统,通常无症状。25%~40%伴发肺外感染,主要累及皮肤,皮肤损害包括丘疹、疣状和溃疡。骨骼、泌尿生殖系统和中枢神经系统也可受累。播散型多发生于免疫抑制患者,如器官移植受体和HIV感染患者。在免疫抑制患者中易发生中枢神经系统感染和成人呼吸窘迫综合征,其预后不良,故常需积极治疗。也有意外接种后发生原发性皮肤芽生菌病的报道,其中某些病例具有自限性。

治疗策略

对于免疫功能正常的患者,急性肺芽生菌病的症状较轻且具有自限性。然而所有确诊病例均需治疗以防止肺外播散。伊曲康唑是治疗无生命危险的非中枢神经系统感染的首选药物。推荐方案为:200mg/次,每日3次,治疗3天,随后改为200mg/次,每日1次或2次,治疗6~12个月。治疗期间每2周检测1次血清伊曲康唑浓度。由于酮康唑(400~800mg/d)和氟康唑(400~800mg/d)对芽生菌的疗效较差,且长期给予酮康唑治疗不良反应较大,故仅作为二线用药。新一代唑类药物,伏立康唑和泊沙康唑在体外试验和动物试验中均显示出抗皮炎芽生菌活性。有伏立康唑治疗

中枢神经系统芽生菌病成功的病例报道。对于唑类药物治疗无效、重症感染、免疫抑制患者、妊娠患者和中枢神经系统受累患者可给予两性霉素B治疗。目前,大部分病例使用两性霉素B脱氧胆酸钠制剂。由于两性霉素B脂质体在中枢神经系统具有更高的渗透性及患者长期用药耐受性好,故中枢神经系统感染常推荐使用两性霉素B脂质体。重度肺部感染亦推荐两性霉素B脂质体。两性霉素B起效后,降级为唑类药物治疗是常用的治疗方案。

特殊检查
• 直接镜检
• 培养
• 组织病理学检查
• 胸部放射线检查
• 骨扫描(放射性核素骨扫描/CT/MRI)
• HIV感染的血清学检查(相关时)

芽生菌病的诊断主要依靠组织病理见到特征性的厚壁、宽基的出芽酵母细胞及培养分离出芽生菌。直接镜检的标本可以是加入10% KOH处理的皮屑、皮损处的脓液、痰液以及感染部位的活检组织。痰液、组织活检标本、脑脊液或者尿液在沙氏培养基上25℃培养可产生白色丝状菌落,在血培养基上37℃培养可见棕色有褶皱的菌落。感染组织的组织病理表现为无干酪样变的化脓性肉芽肿反应及表皮假上皮瘤样增生。尿液、血液和其他体液标本可进行芽生菌抗原试验,但其诊断价值仍有待确认。抗体检测为非特异性且不敏感。

Cutaneous inoculation blastomycosis. Gray NA, Baddour LM. Clin Infect Dis 2002; 34: e44–9.

本文报告了1例成年男性在庭院作业时被投掷物击中后发生的接种感染,同时对已报道的21例皮肤接种感染进行综述。65%的患者皮损与淋巴结病或淋巴管炎相关。50%的病例暴露于临床环境(实验室或太平间)后发生。潜伏期平均为2周。1例为自限性,另外3例接受手术治疗,其余患者经抗真菌药物酮康唑和伊曲康唑治疗后痊愈。

一线治疗	
• 伊曲康唑	B
• 两性霉素B	C

Blastomycosis. Castillo CG, Kauffman CA, Miceli MH. Infect Dis Clin North Am 2016; 30: 247–64.

本综述提倡使用伊曲康唑治疗轻 - 中度肺部或肺外感染；对于重度或致命性感染推荐：两性霉素 B 脂质体治疗见效后改用伊曲康唑进行降级治疗。

Itraconazole therapy for blastomycosis and histoplasmosis. NIAID Mycoses Study Group; Dismukes WE, Badcher RW, Cloud JC, Kauffman CA, Chapman SW, George RB, et al. Am J Med 1992; 93: 489–97.

一项前瞻性、非随机、多中心临床试验，以 48 名肺部或无中枢神经系统受累的播散型芽生菌病患者为研究对象。给予 200~400mg/d 伊曲康唑治疗，中位治疗时间 6.2 个月，治愈率可达 90%（43/48）。患者耐受性好，更大剂量并未显示治疗优势。

Endemic blastomycosis in Mississippi: epidemiologic and clinical studies. Chapman SW, Lin AC, Hendricks KA, Nolan RL, Currier MM, Morris KR, et al. Semin Respir Infect 1997; 12: 219–28.

本文对密西西比河流域的确诊的 326 例芽生菌病进行了综述。其中肺部（91.4%）、皮肤（18.1%）、骨骼（4.3%）、泌尿生殖系统（1.8%）、中枢神经系统（1.2%）均有累及。皮肤或骨骼受累者一般都有多器官受累表现。经两性霉素 B 脱氧胆酸钠制剂治疗者，86.5% 患者治愈且无复发；经酮康唑治疗者，81.7% 治愈且无复发。酮康唑治疗的复发率（14%）高于两性霉素 B（3.9%）。

Blastomycosis of the central nervous system: a multicenter review of diagnosis and treatment in the modern era. Bariola JR, Perry P, Pappas PG, Proia L, Shealey W, Wright PW, et al. Clin Infect Dis 2010; 50: 797–804.

本文为一项回顾性研究，以 22 例经两性霉素 B 脱氧胆酸钠制剂或两性霉素 B 脂质体初始治疗后唑类药物（伏立康唑、氟康唑、或伊曲康唑）维持治疗的中枢神经系统感染患者为研究对象。

两性霉素 B 脂质体初始治疗后伏立康唑维持治疗可达到最好的治疗效果。

二线治疗	
• 酮康唑	B
• 氟康唑	B
• 伏立康唑	D
• 卡泊芬净	E
• 艾沙康唑	E

Treatment of blastomycosis and histoplasmosis with keto-

conazole. Results of a prospective randomized clinical trial. National Institute of Allergy and Infectious Diseases Mycoses Study Group; Dismukes WE, Cloud G, Bowles C. Ann Intern Med 1985; 103: 861–72.

这是一项多中心、前瞻性随机试验。65 例芽生菌病患者治疗 6 个月或更长时间，高剂量酮康唑（800mg/d）比低剂量（400mg/d）显著更有效（治愈率分别为 100% 和 79%，$P=0.001$）。60% 患者出现不良反应，且高剂量治疗组更易出现。因此，研究组建议治疗应从低剂量开始。

尽管酮康唑有效，但由于其不良反应及其他耐受性更好的唑类药物的出现，现已很少应用。

Treatment of blastomycosis with fluconazole: a pilot study. The National Institute of Allergy and Infectious Disease Mycoses Study Group; Pappas PG, Bradsher RW, Chapman SW, Kauffman CA, Dine A, Cloud GA, et al. Clin Infect Dis 1995; 20: 267–71.

一项多中心、随机、开放性初步试验比较两个剂量氟康唑（200mg/d 和 400mg/d）治疗非致命性的芽生菌病。23 名患者接受至少 6 个月的治疗。65%（15/23）的患者治疗有效且随访的 7 个月无复发。在治疗有效患者中，62%（8/15）接受 200mg/d 治疗，70%（7/10）接受 400mg/d 治疗。

该研究的结果是令人失望的。然而，氟康唑在中枢神经系统具有较好的渗透性，因此在治疗中枢神经系统感染方面发挥重要作用，但尚缺乏研究支持。

Treatment of blastomycosis with higher doses of fluconazole. The National Institute of Allergy and Infectious Disease Mycoses Study Group; Pappas PG, Bradsher RW, Kauffman CA, Cloud GA, Thomas CJ, Campbell GD Jr, et al. Clin Infect Dis 1997; 25: 200–5.

一个多中心随机开放研究探索了高剂量氟康唑（400~800mg/d）治疗非致命性芽生菌病的疗效。经过平均 8.9 个月的治疗后，治愈率可达 87%（34/39）。

该研究显示氟康唑治疗剂量为 400~800mg/d 时疗效更好。

The role of voriconazole in the treatment of central nervous system blastomycosis. Ta M, Flowers SA, Rogers PD. Ann Pharmacother 2009; 43: 1696–700.

报道了 7 例中枢神经系统芽生菌病患者经两性霉素 B 初始治疗，伏立康唑维持治疗后被成功治愈。

动物及人类研究提示伏立康唑在脑脊液及脑组织可达到高浓度。作者认为伏立康唑可作为两性霉素 B 脂质体治疗后的后续治疗药物选择或者患者对两性霉素 B 或其他唑类药物不耐受时，作为替代治疗。

Voriconazole use for endemic fungal infections. Hage CA, Bowyer S, Tarvin SE, Helper D, Kleiman MB, Joseph Wheat L. Clin Infect Dis 2010; 50: 85–92.

8 例芽生菌病患者经伏立康唑治疗后好转或维持稳定,尽管 2 例随后复发。在这些病例中,尤其当患者对其他抗真菌药物不耐受时,伏立康唑可被用作替代治疗。

Treatment of chronic pulmonary blastomycosis with caspofungin. Mardini J, Nguyen B, Ghannoum M, Couture C, Lavergne V. J Med Microbiol 2011; 60: 1875–8.

本文报道了 1 例用卡泊芬净成功治疗慢性肺部芽生菌病的病例。

由于棘白菌素类药物体外抗皮炎芽生菌活性较低且尚缺乏临床数据支持,目前尚不推荐使用棘白菌素类药物治疗芽生菌病。

Isavuconazole treatment of cryptococcosis and dimorphic mycoses. Thompson GR 3rd, Rendon A, Ribeiro Dos Santos R, Queiroz-Telles F, Ostrosky-Zeichner L, Azie N, et al. Clin Infect Dis. 2016; 63: 356–62.

一项开放性非随机性Ⅲ期试验来研究艾沙康唑治疗侵袭性真菌感染的疗效及安全性。

结果:耐受性好,具有抗地域性真菌临床活性,在一些大型研究中具有相似的安全性描述。

推荐该药物为目前已知病原真菌的替代治疗药物。

指南

Clinical practice guidelines for the management of blasto-mycosis: 2008 update by the Infectious Diseases Society of America. Infectious Diseases Society of America; Chapman SW, Dismukes WE, Proia LA, Bradsher RW, Pappas PG, Threlkeld MG, et al. Clin Infect Dis 2008; 46: 1801–12.

最新的以循证医学为基础的芽生菌病治疗指南,取代了 2000 年的旧版。依据感染的程度,中枢神经系统是否受累以及宿主免疫状态来指导治疗。以往,轻度肺芽生菌病较为保守,因为其常有自限性。然而,随着高效口服唑类药物的研发,主要是伊曲康唑,目前大部分患者都给予积极治疗以防止出现肺外播散和降低远期复发的风险。

- 伊曲康唑是治疗轻 - 中度肺部及播散型感染的首选药物。推荐剂量:200mg/ 次,每日 3 次,连续 3 天的初始负荷剂量,随后给予 200mg/ 次,每日 1 次或 2 次,持续治疗 6~12 个月。治疗 2 周后检测血清药物浓度以保证足够的药物暴露量。
- 两性霉素 B 是治疗严重肺部或播散型感染以及免疫受损患者感染的首选药物。给予两性霉素 B 脂质体 3~5mg/(kg·d) 或两性霉素 B 脱氧胆酸钠制剂 0.7~1mg/(kg·d) 1~2 周,或直到症状明显改善。推荐伊曲康唑进行降阶梯续贯治疗(先给予负荷剂量,再给予 200mg/ 次,每日 2 次,治疗 6~12 个月;对于免疫抑制患者,至少需要 12 个月治疗,或直至免疫抑制状态消除)。
- 推荐两性霉素 B 脂质体 5mg/(kg·d) 治疗中枢神经系统感染。治疗 4~6 周,后给予口服唑类药物(氟康唑 800mg/d,或伊曲康唑 200mg/ 次,每日 2~3 次,或伏立康唑 200~400mg/ 次,每日 2 次),至少治疗 12 个月,且直至脑脊液检查无异常。
- 两性霉素 B 是唑类药物治疗失败患者的首选药物。
- 两性霉素 B 也是唯一被批准能用于治疗芽生菌病妊娠患者的药物。

(刘 晓 译,宋营改 李若瑜 校)

第30章 水疱性远端指炎

原作者 Irshad Zaki

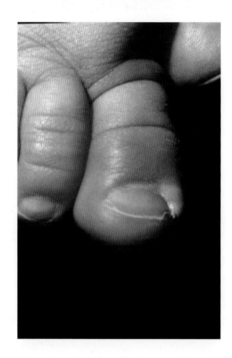

水疱性远端指炎（blistering distal dactylitis，BDD）是一种见于儿童和青少年的浅表性、紧张性、水疱性感染性疾病。最常见的病原体是 A 组 β- 溶血链球菌，也可能是 B 组链球菌、葡萄球菌和耐甲氧西林金黄色葡萄球菌（methicillin-resistant staphylococcus aureus，MRSA）。手指掌面的脂肪垫是最常发生的部位，偶可累及甲皱襞及脚趾。

治疗策略

因紧张性大疱进展迅速，家长易察觉此病。虽然没有全身症状，患者仍然会在感染初期就诊。症状一般不会自行缓解，但及时处理能够很快起效。水疱应当切开引流，疱液从水性清亮到脓性浑浊不等。外用抗生素有效，但也需口服抗生素。青霉素 V 是治疗链球菌感染的首选药物，青霉素过敏时红霉素可作为替代药物。难治性病例应排除 MRSA 或免疫抑制状态。

该病的鉴别诊断包括创伤性水疱、疱疹性瘭疽、葡萄球菌性大疱性脓疱病，以及 Weber-Cockayne 氏大疱性表皮松解症等。

特殊检查
• 疱液革兰氏染色
• 疱液培养
• 咽拭子细菌学检查

A clinically recognisable streptococcal infection. Hay GC, Mullard JE. Paediatrics 1975; 56: 129–31.

本文首次对 13 例水疱性远端指炎患者进行大型系列报告。所有病例疱液培养均发现链球菌，革兰氏染色通常能看到革兰氏阳性球菌。该研究提示了咽部感染与本病存在直接联系，但尚无其他案例报告证实该观点。

Blistering distal dactylitis in an adult. Kollipara R, DowningC, Lee M, Guidry J, Robare-Stout S, Tyring S. J Cutan Med Surg 2015; 19: 397–9.

虽然大多数案例发生于 2 岁以上的儿童，但是此病也可见于成年人，尤其是免疫抑制的个体。任何年龄的患者出现单个远端手指水疱都应进行细菌学检查。

一线治疗	
• 水疱切开引流	C
• 外用抗生素	C
• 系统性应用青霉素	C

Is blistering distal dactylitis a variant of bullous impetigo? Scheinfeld NS. Clin Exp Dermatol 2007; 32: 314–16.

这是一篇出色的治疗方面的综述，肯定了切开引流、良好包扎的重要性，以及当青霉素治疗无效的时候要考虑到金黄色葡萄球菌感染的可能性。

二线治疗	
• 系统性应用红霉素	D
• 静脉使用万古霉素	D

Blistering distal dactyliti: a manifestation of Group A beta-haemolytic streptococcal infection. Schneider JA, Parlette HL. Arch Dermatol 1982; 118: 879–80.

这是一篇关于作者临床经验的简短报告，提示了这是一个相对常见的疾病。系统性应用青霉素和红霉素均有效。临床上有很多不熟悉此病的医生可能把水疱性远端指炎误诊为大疱性脓疱疮。

MRSA blistering distal dactylitis and review of reported-cases. Fretzayas A, Moustaki M, Tsagris V, Brozou T, Nicolaidou P. Pediatr Dermatol 2011; 28: 433–5.

这是首个 MRSA 感染导致的水疱性远端指炎的报道。这个案例强调疱液培养的重要性，因为 MRSA 感染今后可能会增多。

三线治疗	
• 阿莫西林或克拉维酸	D
• 疱疹性瘭疽的保守治疗方案	D

A review and report of blistering distal dactylitis due to Staphylococcus aureus in two HIV-positive men. Scheinfeld N. Dermatol Online J 2007; 13: 8.

2 例 HIV 阳性患者发生了水疱性远端指炎，金黄色葡萄球菌是其病因。阿莫西林三水化合物与复方克拉维酸钾治疗后病情好转。该报告还强调了水疱性远端指炎临床上并非一定出现水疱，还可以表现为溃疡。

Coexistent infections on a child's distal phalanx: blistering dactylitis and herpetic whitlow. Ney AC, English JC 3rd, Greer KE. Cutis 2002; 60: 46–8.

该报告提示水疱性远端指炎用抗生素治疗无效时应考虑可能合并有其他疾病。

（张 婧 译，程 波 校）

证据等级：A 双盲试验　　B 临床试验，研究对象 ≥ 20 例　　C 临床试验，研究对象 < 20 例　　D 病例分析，研究对象 ≥ 5 例　　E 个案报道

第31章　体形变化认知障碍(非皮肤病性疾病)

同义词：非皮肤病性疾病，躯体畸形病，畸形恐惧症
原作者　Colin A. Morton

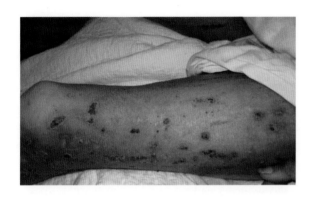

体形变化认知障碍(body dysmorphic disorder, BDD)是患者对自身躯体形象的感知改变，导致想象出一个外表缺陷，或者将一个微小的缺陷过分夸大。过分专注的行为可能引起临床上明显的情绪障碍，严重影响患者正常社交，工作或其他重要功能。这种过分关注观念使他们频繁的关注自己面部和头部，皮肤和头发是最常见的关注部位。此外，身体的任何部位都可能涉及。患者难以抗拒持续且痛苦的对皮肤症状的关注状态。这些患者的洞察力通常很差，并且感知中常常有妄想的成分。大多数患者都有牵连观念，会认为其他人会特别注意或嘲笑他们感知到的缺陷。几乎所有患者都存在重复行为，例如过度检查或修饰，反复在皮肤科和整形科门诊就诊，不断需要别人参考意见和保证，以及各种皮肤治疗。大约四分之一的BDD患者有自杀念头，企图自杀的风险较高。

治疗策略

BDD患者在皮肤科中很常见，患病率估计为11.9%。对这些患者的识别极为重要，因为他们通常精神质，生活质量降低，社会心理和职业功能受损。此类患者不适合进行皮肤治疗。有对主治医生不满、愤怒，甚至攻击行为的报道。

BDD患者常伴有精神疾病，包括重度抑郁，药物滥用和依赖性，社交恐惧症和强迫症(obsessive-compulsive disorder, OCD)。最近的研究表明，磁共振影像显示异常的大脑网络组织，这可能为自知觉中的特征性畸变提供生物学基础。这些患者大多数还患有人格障碍。适当的精神病治疗对患者有利。

过分关注的身体部位包括：

- 面部：面部瘙痒和灼热，沉迷于想象中的粉刺、瘢痕、

皱纹、色素沉着、油腻、发红、苍白、面部血管和面部毛发，特别是鼻子、耳朵和毛孔过大。事实上其他人通常看不到这些细微的缺陷或不存在的缺陷，但患者仍可以在镜子前待上几个小时，严重影响其工作和社交。
- 头皮：感觉异常(灼热或发痒)和想象中的脱发。
- 生殖器：生殖器大小，阴囊、会阴和肛周灼伤，外阴发红和灼伤。

此外普遍过度担心性传播疾病或肿瘤。

这些症状可能使患者失去正常生活或工作能力。

体形变化认知障碍的诊断标准

表现出与主诉不相称的极端关注，并伴有少量客观体格检查结果的患者应怀疑BDD可能。特征表现包括痴迷、沉思和极端的心理困扰。这些患者通常会主诉对先前的医生不满，并描述过往医疗和手术干预的不良结果。特征行为包括是拔毛癖，过度晒黑，过度修饰以及反复寻求保证。纠正他们的看法通常徒劳无功，因为他们的感知扭曲，相关的认知已根深蒂固。这些扭曲观念通常来自妄想，无法对客观逻辑和说服反馈。患者经常依赖浓妆、戴帽子、太阳镜、围巾和其他衣物，以掩盖自己的缺陷和丑陋感。

BDD患者通常认为美容手术会改变或改善他们的生活，因此会提出过多的美容手术要求。社交和工作等社会心理功能障碍表现明显。此外，常常伴有抑郁症，自杀史并不罕见。值得注意的是，有医疗暴力行为倾向。

与这些患者的临床互动和咨询通常很长很困难，会消耗很多精力。无论与他们在一起的实际时间长短如何，BDD患者通常都会感到他们没有得到足够的时间和关注。如前所述，对这些患者进行手术是不明智的，因为对皮肤美容或外科手术结果满意的患者不足10%。

血清素选择性再摄取抑制剂(serotonin selective reuptake inhibitors, SSRI)和认知行为心理治疗(cognitive behavior psychotherapy, CBT)仍然是首选治疗方法。氟西汀、氟伏沙明和西酞普兰是目前最好的药物，但最近的证据表明所有SSRI可能都是有效的。患者通常需要比抑郁症治疗方案更高的剂量治疗。例如，氟西汀和西酞普兰应每天累积60mg，氟伏沙明应每月增加至300mg。在评估疗效之前，患者应接受12~16周的疗程。如果一种药物失效，则应及

时更换另一种药物,因为患者对不同药物的敏感度不一样。尽管 BDD 可能会导致自我感知严重失真,但 SSRI 比镇静剂更有效。有趣的是,只有大约 20% 的患者会摆脱妄想。但是,思想和烦恼的侵扰性将充分降低,许多患者能够恢复某些社会和职业功能。

认知行为疗法是基于现实的"当下疗法"(in-the-present therapy),针对患者的认知和相关的情感体验治疗。关键要素被称为暴露、预防反应、知觉再培训和认知重构。暴露包括让患者讲感知缺陷暴露在社交和工作环境中。预防反应技术可帮助患者避免重复行为的出现,例如回避其他人、过度伪装、拔毛癖、过度通气等。感知再培训涉及培养更全面的正面感知。认知结构调整可以帮助患者挑战并最终改变他们对外表的错误观念。理想情况下,BDD 的治疗应同时包括 CBT 和 SSRI。

开始治疗或介绍转诊时,请以温和的方式告知患者可能患有 BDD 的病情。医生可以表示对患者过度专注和情绪困扰的关心,从而推荐精神科转诊。如果可能,皮肤科医生应与有经验的精神卫生专业人员保持一致。对于诸如皮肤情感专家之类的精神科医师的委婉说法,可能会减少患者转诊上的耻辱感,并增加患者的接受度。如果无法转诊,则用 SSRI 治疗可能会成功。如果患者有自杀想法或意图,建议立即住院。

框 31.1　筛查问题

1. 您目前对皮肤问题有多关注?

2. 在一天中,您平均每天花费多少时间思考自己的皮肤问题?请您尽量算上所有时间。

3. 您是否觉得自己的皮肤难看或没有吸引力?

4. 您认为您的皮肤问题有多显眼?

5. 您的皮肤问题当前是否引起许多困扰?

6. 您通常每天在镜子前或用手指检查皮肤几次?

7. 在社交场合中,您是否对皮肤问题感到焦虑? 是否会导致您避免社交场合?

8. 您的皮肤问题是否对约会或现有人际关系造成影响?

9. 您的皮肤问题是否干扰了您的工作、学习或者正常生活能力?

(Adapted from Veale D, Ellison N, Werner TG, Dodhia R, Serfaty MA, Clarke A.Development of a cosmetic procedure screening questionnaire(COPSs) for body dysmorphic disorder.J Plast Reconstr Aesthet Surg 2012; 65; 530–2.)

为原著表 31.1

特殊检查

- 评估潜在的自杀风险;如果需要危机干预,主动转诊和适当的预警。
- 评估任何身体或情感虐待的证据
- 评估物质滥用的证据
- 评估伴随的基础精神疾病(如抑郁症/焦虑症/OCD/精神错乱),并进行适当的精神科转诊

- 适当诊断并确认真正的皮肤疾病(如脱发、痤疮、酒渣鼻、牛皮癣、湿疹、毛发角化病、脂溢性角化病、皮肤异色症),并提供合理的治疗
- 认真对待皮肤感觉变化,以排除潜在的疾病的非典型表现;在适当的时候进行细菌、病毒、真菌培养,皮肤活检,血清学和影像学研究

Depression, anxiety, anger, and somatic symptoms in patients with body dysmorphic disorder. Phillips KA, Siniscalchi JM, McElroy SL. Psychiatr Q 2004; 75: 309–20.

75 名 BDD 患者完成了症状问卷,评估了抑郁、焦虑、躯体/躯体化和愤怒敌对情绪。与正常对照组相比,BDD 受试者在所有四个量表上的得分均显著升高,表明严重的困扰和心理病理状态。当用氟伏沙明治疗时,所有症状均明显改善。

Quality of life for patients with body dysmorphic disorder. Phillips KA. J Nerv Ment Dis 2000; 188: 170–5.

这是目前唯一关于 BDD 患者生活质量(QOL)的研究。患者的心理健康 QOL 比其他严重疾病(如 2 型糖尿病、心肌梗死或抑郁症)患者所报告的都要差。这些发现凸显了心理疾病的严重影响。

Thirty-three cases of body dysmorphic disorder in children and adolescents. Albertini RS, Phillips KA. J Am Acad Child Adolesc Psychiatry 1999; 38: 453–9.

33 例病例研究发现,BDD 发病通常在青春期,但有时发生在儿童时期,尽早识别和治疗可能避免不必要的美容和医疗干预以及自杀风险。

Gender differences in body dysmorphic disorder. Phillips KA, Diaz S. J Nerv Ment Dis 1997; 185: 570–7.

这项研究调查了一系列 DSM-IV 诊断为 BDD 的患者,发现 1/4 的患者曾尝试自杀,症状严重的女性患者患病风险更高。

Suicide in dermatological patients. Cotterill JA, Cunliffe WJ. Br J Dermatol 1997; 137: 246–50.

一项 16 名自杀的患者的研究表明,这些患者大多数患有痤疮或 BDD,具有面部不适的女性和具有面部瘢痕的男性似乎更有自杀的风险。早期异维 A 酸治疗预防瘢痕,可能可以预防 BDD 易感者发病。

辅助诊断

The Body Dysmorphic Disorder Symptom Scale: development and preliminary validation of a self-report scale

of symptom specific dysfunction. Wilhelm S, Greenberg JL, Rosenfield E, Kasarskis I, Blashill AJ. Body Image 2016; 17: 82–7.

本报告评估并比较了 99 名被诊断为 BDD 的成年患者中 BDD-SS（体形变化认知障碍症状量表）与其他 BDD 的特质测量（如身体形象和抑郁心理计量特征）。

一线治疗	
• SSRI	A
• 认知行为治疗	B

Treating body dysmorphic disorder with medication: evidence, misconceptions, and a suggested approach. Phillips KA, Hollander E. Body Image 2008; 5: 13–27.

SSRI 可以改善 BDD 的核心症状，包括社会心理功能、生活质量、自杀倾向以及 BDD 的其他方面问题。

Pharmacotherapy and psychotherapy for body dysmorphic disorder. Ipser JC, Sander C, Stein DJ. Cochrane Database Syst Rev. 2009; 1: CD005332.

支持 SSRI 的疗效。

A randomized placebo-controlled trial of fluoxetine in body dysmorphic disorder. Phillips KA, Albertini RS, Rasmussen SA. Arch Gen Psychiatry 2002; 59: 381–8.

这是唯一的安慰剂对照 BDD 药物治疗研究，在接受研究的 74 位患者中，氟西汀比安慰剂有效得多，缓解率分别为 53% 和 18%。

Pharmacotherapy relapse prevention in body dysmorphic disorder: a double-blind, placebo-controlled trial. Phillips KA, Keshaviah A, Dougherty DD, Stout RL, Menard W, Wilhelm S. Am J Psychiatry 2016; 173: 887–95.

100 名 BDD 受试者接受西酞普兰治疗 14 周，缓解率为 81%。58 名有效患者接受了额外的西酞普兰或安慰剂治疗 6 个月。安慰剂组为 40%，而西酞普兰为 18%。研究支持正在进行的维持治疗。

An open label study of venlafaxine in body dysmorphic disorder. Allen A, Hadley SJ, Kaplan A, Simeon D, Friedberg J, Priday L, et al. CNS Spectr 2008; 13: 138–44.

17 名患者入选治疗，11 位患者每天至少接受 150mg 的文拉法辛治疗 12~16 周，全部 11 例患者均明显好转。

Clomipramine versus desipramine crossover trial in body dysmorphic disorder: selective efficacy of a serotonin reuptake inhibitor in imagined ugliness. Hollander E, Allen A, Kwon J, Mosovich S, Schmeidler J, Wong C. Arch Gen Psychiatry 1999; 56: 1033–9.

这项针对 29 位患者的随机双盲研究发现，氯米帕明（SSRI）优于地昔帕明（一种非 SSRI 三环抗抑郁药）。

Efficacy and safety of fluvoxamine in body dysmorphic disorder. Phillips KA, Dwight MM, McElroy SL. J Clin Psychiatry 1998; 59: 165–71.

氟伏沙明的开放式研究显示 30 例患者中有 19 例（63%）有良好的临床反应。

Delusionality and response to open-label fluvoxamine in body dysmorphic disorder. Phillips KA, McElroy SL, Dwight MM, Eisen JL, Rasmussen SA. J Clin Psychiatry 2001; 62: 87–91.

在这项开放试验中，有 30 例 BDD 患者接受了氟伏沙明治疗 16 周。接受治疗的患者中有 63% 明显改善。需要注意的是，妄想和非妄想症状的患者反应相似。

Change in psychosocial functioning and quality of life of patients with body dysmorphic disorder treated with fluoxetine: a placebo-controlled study. Phillips KA, Rasmussen SA. Psychosomatics 2004; 45: 438–44.

一项为期 12 周的安慰剂对照研究，调查了 60 位患者的心理社会功能和与心理健康相关的 QOL。基线时，患者的社会心理功能受损，与心理健康相关的生活质量明显较差。随着功能和生活质量的改善，BDD 严重程度明显降低。

Modular cognitive behavioral therapy for body dysmorphic disorder: a randomized controlled trial. Wihelm S, Phillips KA, Didie E, Buhlmann U, Greenberg JL, Fama JM, et al. BehavTher 2014; 34: 314–27.

36 例成年人接受了 22 次模块化的 CBT 治疗，81% 的 BDD 症状明显改善，对治疗的满意度很高。

Cognitive-behavioral body image therapy for body dysmorphic disorder. Rosen JC, Reiter J, Orosan P. J Consult Clin Psycho 1995; 63: 263–9.

在接受认知行为组疗法治疗 8 周的 27 名女性中，有 77% 的女性有效地预防了暴露和反应。治疗组的受试者比未治疗候补名单对照组的受试者改善更多。

Body dysmorphic disorder: a cognitive behavioral model and pilot randomized controlled trial. Veale D, Gournay K, Dryden W, Boocock A, Shah F, Wilson R, et al. Behav Res Ther 1996; 34; 717–29.

19 名患者被随机分配到 CBT 治疗组或等候名单对照组，CBT 组的 BDD 症状明显改善。

二线治疗	
• 其他精神药物和以自知力为导向的心理治疗	D

Treating body dysmorphic disorder with medication: evidence, misconceptions, and a suggested approach. Phillips KA, Hollander E. Body Image 2008; 5: 13–27.

关于替代药物的综述，精神药物包括氯米帕明、文拉法辛、丁螺环酮、匹莫齐特。

An open study of buspirone augmentation of serotonin-reuptake inhibitors in body dysmorphic disorder. Phillips KA.Psychopharmacol Bull 1996 ;32 :175–80.

对 SSRI 治疗没有反应的患者或仅对 SSRI 仅部分反应的 13 例 DSM-Ⅳ BDD 患者，在方案中添加了丁螺环酮。这些受试者中有 6 例（46%）有所改善。降低或停用丁螺环酮的 3 例患者的症状严重程度增加。

（钱 欢 译，郑 敏 校）

证据等级：A 双盲试验　　B 临床试验，研究对象≥ 20 例　　C 临床试验，研究对象＜ 20 例　　D 病例分析，研究对象≥ 5 例　　E 个案报道

第 **32** 章 鲍恩病和 Queyrat 红斑增生症

原作者　Colin A. Morton

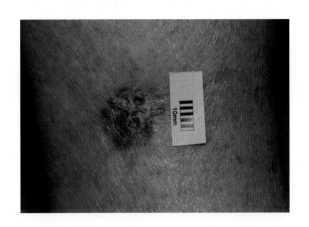

　　鲍恩病(原位鳞状细胞癌、原位 SCC)和 Queyrat 红斑增生症(erythroplasia of Queyrat,EQ)是一种表皮内鳞状细胞癌,后者发生在阴茎。临床表现为境界清楚但边缘不规则的角化性红斑,可持续存在并缓慢进展。Queyrat 红斑增生症的发生在龟头或包皮内面,可以呈光滑或鳞状/疣状增生。其发病的危险因素根据病灶的不同部位而不同,总的来说包括日照、HPV 感染、砷接触、辐射,以及 HIV 及其他形式的免疫抑制性疾病。

诊断

　　推荐首先进行诊断性活检,尤其对于 Queyrat 红斑增生症和不典型的鲍恩病。对于典型的鲍恩病,结合皮肤镜辅助检查,可以在临床诊断的基础上开始治疗。

The specific dermoscopic criteria of Bowen's disease. Zalaudek I, Di Stefani A, Argenziano G. J Eur Acad Dermatol Venereol 2006; 20: 361–2.

　　皮肤镜可以辅助诊断鲍恩病,其以不规则的簇状、卷曲的"小球状血管"、表面鳞屑为特征,以及小的色素球和/或均一性色素沉着。

治疗策略

　　对于这两种疾病的治疗目标是:治疗并防止其进展为侵袭性鳞状细胞癌。有 3%~5% 典型鲍恩病、10% Queyrat 红斑增生症可进展为鳞状细胞癌。在选择可行的治疗方案时,循证指南力求达到治疗效果、耐受性、美观性以及治疗成本的平衡。Queyrat 红斑增生症患者的性伴侣需进行筛查,以确定其是否有生殖器部位 HPV 引起的其他形式的上皮内瘤变。

British Association of Dermatologists'guidelines for the management of squamous cell carcinoma in situ (Bowen's disease) 2013. Morton CA, Birnie AJ, Eedy DJ. Br J Dermatol 2014; 170: 245–60.

　　其详细回顾了已经报道的鲍恩病和 Queyrat 红斑增生症治疗方法的循证依据。最有力的循证依据是光动力疗法(PDT)、5- 氟尿嘧啶(5-FU)、咪喹莫特乳膏以及冷冻疗法。非手术治疗的方法更多地被应用,其在较大的、多发的皮损的治疗上具备优势。尽管手术切除和刮除术的循证医学的可行性较低,这种方法仍然被普遍应用。对于相似的治疗方法,Queyrat 红斑增生症患者和鲍恩病患者耐受性不同,Queyrat 红斑增生症患者耐受性更低。

　　如果病灶较小且边界清,尤其怀疑可能为侵袭性鳞状细胞癌,最好的治疗是手术切除。电干燥法、刮除术或冷冻疗法也能清除病灶。Mohs 显微手术(MMS)用于严重和复发的 Queyrat 红斑增生症,以及特定部位病灶(比如手指的鲍恩病)需要保留关键性的正常组织时。激光和放疗的循证依据更加有限,而且有报道放疗后愈合不良。也有文献报道几种治疗方法联合应用,但是至今缺少确实的循证依据。

一线治疗	
• 光动力疗法	A
• 冷冻疗法	A
• 标准手术切除	B
• 电干燥法和刮除术	B

Interventions for cutaneous Bowen's disease. Bath-Hextall FJ, Matin RN, Wilkinson D, Leonardi-Bee J. Cochrance Database SystRev 2013; 6: CD007281.

　　回顾性分析 9 项原位鳞状细胞癌干预措施的随机对照试验(RCT),手术切除和局部咪喹莫特乳膏的数据有限。氨基乙酰丙酸甲酯光动力疗法(MAL-PDT)比冷冻法疗效好,和局部外用 5-FU 疗效相当。氨基酮戊酸光动力疗法(ALA-PDT)比 5-FU 病灶清除率高,而 5-FU 和冷冻疗法效果无差别。

Comparison of topical methyl aminolevulinate photody-

namic therapy with cryotherapy or fluorouracil for treatment of squamous cell carcinoma in situ. Morton C, Horn M, Leman J, Tack B, Bedan C, Tjioe M, et al. Arch Dermatol 2006; 142: 729–35.

对于原位鳞状细胞癌,MAL-PDT 光动力疗法的 1 年完全缓解率是最高的,为 80%(间隔 1 周共进行 2 次治疗,MAL 在红光照射治疗前应用 3 小时),而冷冻疗法为 67%(最少 20 秒的冻结 / 解冻周期),5% 的 5-FU 为 69%(疗程 4 周,首周每天 1 次,以后每天 2 次),但是这三种方法在 24 个月时是相同的。MAL-PDT 治疗后的美观效果是最好的。

鉴于本研究中 5-FU 治疗的 30 个病例的样本量较小,而且比较对象是根据临床医生的喜好选择的,而其他研究数据也比较有限,因此,局部使用 5-FU 在本章节中被视为二线治疗方法。

European guidelines for photodynamic therapy. Part 1: treatment delivery and current indications-actinic keratoses, Bowen's disease, basal cell carcinoma. Morton CA, Szeimies RM, Sidoroff A, Braathen LR. J Eur Acad Dermatol Venereol 2013; 27: 536–44.

文献回顾性发现鲍恩病典型病灶经 MAL-PDT 治疗后 3 个月的有效率高达 86%~93%,持续清除率为 68%~71%,与冷冻疗法和局部 5-FU 相同。光动力疗法对直径超过 3cm 的较大病灶清除率为 96%,同时也为需要保留关键组织的手指、下颌以及乳头部位的病灶提供治疗选择。

Methyl-aminolevulinate photodynamic therapy for the treatment of erythroplasia of Queyrat in 23 patients. Fai D, Romano I, Cassano N, Vena GA. J Dermatolog Treat 2012; 23: 330–2.

尽管在 MAL-PDT 治疗过程中通常局部出现不良反应,但是 23 个病例中,有 19 个病例经治疗后临床完全缓解,并且平均 18 个月没有任何复发的迹象。

Bowen's disease involving the urethra. Yasuda M, Tamura A, Shimiza A, Takahashi A, Ishikawa O. J Dermatol 2005; 32: 210–13.

为一份病例报告,强调早期手术治疗对于 Queyrat 红斑增生症的重要性。因为 Queyrat 红斑增生症若延及尿道口内,可选择的治疗方法将很有限。

Comparison of cryotherapy with curettage in the treatment of Bowen's disease: a prospective study. Ahmed I, Berth-Jones J, Charles-Holmes S, O'Callaghan CJ, Ilchyshyn A. Br J Dermatol 2000; 143: 759–66.

将 80 个病例随机分为两组,冷冻组 36 例,刮除术组 44 例,随访时间平均为 2 年。刮除术与冷冻疗法治愈率相

当,但刮除术其愈合更快,疼痛更少而且并发症更少。

二线治疗	
• 5-FU	B
• 5% 咪喹莫特乳膏	B
• Mohs 显微手术	B

Topical treatment of Bowen's disease with 5-fluorouracil. Bargman H, Hochman J. J Cutan Med Surg 2003; 7: 101–5.

介绍了外用 5-FU 治疗鲍恩病的研究,治疗 26 人,在治疗后的 10 年随访中,病理检查证实的复发率仅为 2/26。

Imiquimod 5% cream monotherapy for cutaneous squamous cell carcinoma in situ (Bowen's disease): a randomized, double-blinded, placebo-controlled trial. Patel GK, Goodwin R, Chawla M, Laidler P, Price PE, Finlay AY, et al. J Am Acad Dermatol 2006; 54: 1025–32.

5% 咪喹莫特乳膏单一疗法治疗 31 例皮肤的原位鳞癌,73% 的患者获得了临床缓解,且其后的 9 个月内无复发。

Treatment of Bowen's disease with topical 5% Imiquimod cream: retrospective study. Rosen T, Harting M, Gibson M. Dermatol Surg 2007; 33: 427–31.

49 名鲍恩病患者,采用外用 5% 咪喹莫特乳膏治疗,随访 1 年半,结果 42 名患者获得了完全临床缓解。

Erythroplasia of Queyrat treated with imiquimod 5% cream. Micali G, Nasca MR, De Pasquale R. J Am Acad Dermatol 2006; 55: 901–3.

病例报告证实,有 1 例 Queyrat 红斑增生症的老年患者,在用 5% 的咪喹莫特乳膏治疗后获得了临床和组织学的完全治愈。

Cutaneous squamous carcinoma in situ (Bowen's disease): treatment with Mohs micrographic surgery. Leibovitch I, Huilgol SC, Selva D, Richards S, Paver R, J Am Acad Dermatol 2005; 52: 997–1002.

对 270 例鲍恩病患者进行 Mohs 显微手术治疗,经过 5 年随访并进行系列评估后得出复发率大约为 6%。大部分治疗的皮损位于头颈部,而且很多是在治疗时为复发病灶。

Extensive Bowen's disease of the penile shaft treated with fresh tissue Mohs micrographic surgery in two separate operations. Moritz DL, Lynch WS. J Dermatol Surg Oncol 1991; 17: 374–8.

证据等级:A 双盲试验　　**B** 临床试验,研究对象 ≥ 20 例　　**C** 临床试验,研究对象 < 20 例　　**D** 病例分析,研究对象 ≥ 5 例　　**E** 个案报道

三线治疗	
• 激光	C
• 放疗	C

Bowen's disease treated by carbon dioxide laser. A series of 44 patients. Covadonga Martinez-Gonzalez M, del Pozo J, Paradela S, Fernández-Jorge B, Fernández-Torres R, Fonseca E. J Dermatology Treat 2008; 19: 293–3.

一项关于使用超脉冲模式（$2W/cm^2$）CO_2激光治疗 44 例原位鳞状细胞癌的大型回顾性研究，其中 86% 的病例在一次治疗后皮损清除，其余的病例，除 1 例以外，经过 2~4 次治疗后皮损也被清除。

Radiation therapy for Bowen's disease treated by carbon dioxide laser. A series of 44 patients. s disease of the skin. Lukas VanderSpek LA, Pond GR, Wells W, Tsang RW. Int J Radiat Oncol Biol Phys 2005; 63: 505–10.

这项回顾性研究表明，对 44 例鲍恩病患者进行了放疗，在平均 2.5 年的随访时间内，有 42 例患者获得缓解，其中 3 例复发。为了比较放疗的有效性和安全性，进行了多种放疗剂量治疗效果的评估，结果显示低、中、高三种放疗剂量与疾病的缓解和复发的关系无显著性差异。

（王 梅 译，刘全忠 校）

第**33**章 大疱性类天疱疮

原作者　Brett T Summey Jr, Victoria P Werth

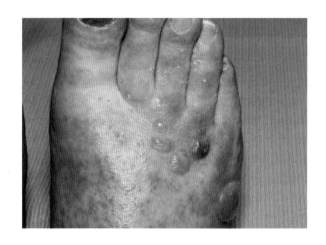

大疱性类天疱疮(bullous pemphigoid, BP)是一种自身免疫性表皮下大疱性皮肤病,主要发生于老年人,但也可发生于儿童。IgG型自身抗体结合半桥粒内的BPAg1(BP230)和BPAg2(BP180或胶原蛋白ⅩⅦ)抗原,形成抗原抗体复合物,随后激活补体、释放组织分解性蛋白酶,引起表皮下疱的产生。在大多数患者中也发现了抗BPAg2 IgE型抗体,并已被证明其具有致病性。临床上表现为泛发性或局限性的紧张性水疱、大疱,但是也存在其他一些临床表现,如荨麻疹型、小疱型、增殖型、红皮病型和结节痒疹型。BP可伴有明显的瘙痒,严重时可影响患者的生活质量。少数患者可累及黏膜,出现小水疱或糜烂。虽然BP可能会出现复发和恶化,但往往有自限性,大多数成人患者5年内可缓解,而儿童的缓解更快。老年患者和健康情况较差的患者死亡率较高。

治疗策略

2011年,Cochrane Skin Group更新了其关于BP治疗方面的综述,这篇综述集中了10项临床随机对照试验(randomized controlled trial, RCT)的结果以指导医生选择治疗方案。尽管多数试验因规模较小、缺少盲法限制了其证据的质量,其中2项研究规模较大,包含了综述中半数以上的样本量(Joly 2002, Joly 2009)。研究发现超强效外用激素治疗用于BP十分有效,并且安全,较弱效制剂则对轻症者有效。结果显示:泼尼松龙的剂量大于0.75mg/(kg·d)的疗效与小于该剂量的疗效相比没有任何增益,但会增加不良反应风险。数据也显示,在控制疾病方面局部应用0.05%丙酸氯倍他索霜(40g/d)与口服糖皮质激素疗效相当,并且具有副作用小的特点。这些是目前具有有力证据支持的推荐治疗方法。

局限性发病的患者可采用0.05%丙酸倍氯米松外用或皮损内注射糖皮质激素。局部治疗疗效不佳的泛发型患者,可依据皮损的严重程度和患者的一般情况系统使用泼尼松治疗,0.5~0.75mg/(kg·d)。系统使用糖皮质激素长期和短期的风险众所周知,尤其在老年患者群体。临床医生应积极寻找控制疾病所需的最小的糖皮质激素量。除少数患者外,几乎所有的老年患者在开始应用糖皮质激素的同时也需要同时补充钙、维生素D和双膦酸盐。所有系统使用糖皮质激素的患者均应密切随访,进行结核的筛查并监测血压和血糖水平。

四环素联合烟酰胺可用于对糖皮质激素不能耐受或存在禁忌证的患者。如果胃肠道副作用明显,可用米诺环素替代。四环素也曾被报道单独使用成功治疗了一个病例。

硫唑嘌呤可作为二线治疗的选择之一,可单独应用,或者在严重病例中作为糖皮质激素助减剂。硫唑嘌呤经硫代嘌呤甲基转移酶(TPMT)代谢,由于其表达具有基因多态性,应用硫唑嘌呤前检测TPMT的水平有助于医生确定合适的使用剂量。硫唑嘌呤起效缓慢,在急性期需要同时使用糖皮质激素,往往在治疗后的3~4周起效。霉酚酸酯作为另一种免疫抑制剂,在BP的治疗中已用作有效的糖皮质激素助减剂。患者通常对其有较好的耐受性,而且不具有硫唑嘌呤的肝毒性风险。当组织病理检查示中性粒细胞为主的浸润时,氨苯砜尤其有效。甲氨蝶呤是另外一种可能对BP治疗有效的糖皮质激素助减剂,可每周小剂量使用,类似于其在银屑病中的用法。

对严重性和顽固性BP,多种免疫抑制和免疫调节治疗已被证明有效,这些治疗包括:静脉用丙种球蛋白、苯丁酸氮芥、静脉滴注糖皮质激素冲击疗法、环磷酰胺、环孢素、依那西普、利妥昔单抗、达珠单抗、奥马珠单抗等。

一项关于BP治疗终点及疾病严重程度评估的国际共识近期已出版,可便于将来在各项研究间进行更好的比较(Defnitions and outcome measures for bullous pemphigoid: recommendations by an international panel of experts. Murrel DF, Daniel BS, Joly P, Borradori L, Amagai M, Hashimoto T, et al. J Am Acad Dermatol 2012; 66: 479-85)。

特殊检查
• 评估既往治疗以排除药物所致 BP
• 根据患者的年龄和一般健康状况进行治疗选择
• 取完好皮损进行病理活检（H-E 染色）
• 取病损周围皮肤进行直接免疫荧光检查（通过 Michel 运送培养基转运）
• 取血液或疱液样本行 BP180（BPAg2）ELISA 检查或间接免疫荧光检查
• 空腹血糖筛查
• 抗磷脂抗体筛查

Drug-induced pemphigoid: bullous and cicatricial. Vassileva S. Clin Dermatol 1998; 16: 379–87.

已确认多种药物可诱发 BP，包括呋塞米、布美他尼、螺内酯、非那西汀、青霉素、布洛芬、D- 青霉胺、卡托普利、氟西汀、β- 肾上腺素受体阻滞剂、特比萘芬、加巴喷丁、利培酮，以及补骨脂素联合长波紫外线（PUVA）。

Prediction of survival for patients with bullous pemphigoid: a prospective study. Joly P, Benichou J, Lok C, Hellot MF, Saiag P, Tancrede-Bohin E, et al. Arch Dermatol 2005; 141: 691–8.

这是目前唯一一项关注 341 名 BP 患者生存影响因素的前瞻性研究，研究发现老龄和一般健康状况较差是导致死亡的直接原因，而疾病活动度与死亡结局无相关性。

Increased frequency of diadetes mellitus in patients with bullous pemphigoid: a case-control study. Chuang TY, Korkij W, Soltani K, Clayman J, Cook J. J Am Acad Dermatol 1984; 6: 1099–102.

在系统使用糖皮质激素前，BP 患者中的糖尿病发生率（20%）明显高于对照组（2.5%）。

Bullous pemphigoid and comorbidities: a case-control study in Portuguese patients. Teixeira VB, Cabral R, Brites MM, Vieira R, Figueiredo A. An Bras Dermatol 2014; 89: 274-8

与对照组相比，BP 患者在确诊 BP 前具有至少一种神经系统疾病的患病率显著升高。研究者们未发现 BP 与恶性肿瘤或糖尿病有关。

Antiphospholipid antibodies in patients with autoimmune blistering disease. Echigo T, Hasegawa M, Inaoki M, Yamazaki M, Sato S, Takehara K. J Am Acad Dermatol 2007; 57: 397–400.

与正常对照相比，在自身免疫性大疱性皮肤病（寻常型天疱疮，落叶型天疱疮，大疱性类天疱疮，瘢痕型类天疱疮及线状 IgA 大疱性皮病）中抗磷脂抗体的检测阳性率更高。在 10 例抗磷脂抗体阳性的自身免疫性大疱性皮肤病患者中，7 名患者发生潜在的血栓栓塞。

一线治疗	
• 0.05% 丙酸氯倍他索	B
• 系统应用糖皮质激素	B
• 四环素和烟酰胺	B
• 米诺环素	C
• 四环素	E

A comparison of oral and topical corticosteroids in patients with bullous pemphigod. Joly P, Roujeau JC, Benichou J, Picard C, Dreno B, Delaporte E, et al. N Engl J Med 2002; 346: 321–7.

341 位 BP 患者参加了一项非盲法的、随机化的多中心试验，根据疾病的严重程度（中度或严重）不同这些患者被分为不同的层次。她们被随机分配到不同的治疗组，分别接受单用外用氯倍他索乳膏（40g/d）或口服泼尼松龙（中度者 0.5mg/kg，严重者 1mg/kg）治疗。结果显示，在中度患者中，外用糖皮质激素治疗在生存率和有效性上与口服糖皮质激素相当。对泛发性严重的患者，外用糖皮质激素的疗效反而更佳。

A comparison of two regimens of topical corticosteroids in the treatment of patients with bullous pemphigoid: a multicenter randomized study. Joly P, Roujeau JC, Benichou J, Delaporte E, D'Incan M, Dreno B, et al. J Invest Dermatol 2009; 129: 1681–7.

312 位 BP 患者参加了这项非盲法、随机化的临床试验，根据疾病严重程度（中度或严重）分为不同层次并随机分至不同治疗组，分别接受小剂量外用丙酸氯倍他索乳膏（10~30g/d，共 4 个月）及标准剂量丙酸氯倍他索乳膏（40g/d，1 年内逐渐减量）。结果表明对于中度或重度患者，小剂量治疗组与标准剂量组同样有效。与标准剂量组相比，小剂量组累积外用激素量减少了 70%，具有更小的副作用。小剂量激素方案可降低中度 BP 患者的死亡风险或危及生命的并发症风险。

Treatment of bullous pemphigoid with prednisolong only: 0.75mg/(kg·d) versus 1.25mg/(kg·d). A multicenter randomized study. Morel P, Guillaume JC. Ann Dermatol Venereol 1984; 11: 925–8.

一项对于 50 名 BP 患者的随机化、前瞻性研究发现，较大剂量的泼尼松龙与较小剂量泼尼松龙的疗效无明显差别。

Bullous pemphigoid in infants: characteristics, diagnosis and treatment. Schwieger-Briel A, Moellmann C, Mattulat B, Schauer F, Kiritsi D, Schmidt E, et al. Orphanet J Rare Dis 2014; 9: 185.

一群研究者通过对婴儿 BP 患者的研究总结了婴儿 BP 的首选治疗原则。结果表明所有患者均应接受中至强效的外用激素治疗，对于中度至严重程度的患者则也应接受系统性糖皮质激素治疗。

Nicotinamide and tetracycline therapy of bullous pemphigoid. Fivenson DP, Breneman DL, Rosen GB, Hersh CS, Cardone S, Mutasim D. Arch Dermatol 1994; 130: 753–8.

一项对 20 名 BP 患者进行的随机化开放性试验显示联合应用烟酰胺(500mg，每日 3 次)和四环素(500mg，每日 4 次)治疗可取得与系统使用糖皮质激素相同的疗效，而且毒性较小。

Minocycline as a therapeutic option in bullous pemphigoid. Loo WJ, Kirtschig G, Wojnarowska F. Clin Exp Dermatol 2001; 26: 376–9.

对 22 名接受米诺环素(50~100mg/d)辅助治疗的 BP 患者行回顾性分析，6 名患者疗效明显，11 名患者疗效尚可，5 名患者无疗效。

Generalized bullous pemphigoid controlled by tetracycline therapy alone. Pereyo NG, Loretta SD. J AM Acad Dermatol 1995; 32: 138–9.

1 例 82 岁女性泛发性 BP 患者，经口服四环素(500mg，每日 2 次)治疗 2 周后完全缓解。随后四环素逐渐减量，于第 6 周成功停药。

二线治疗	
• 硫唑嘌呤	B
• 霉酚酸酯	B
• 氨苯砜	C
• 甲氨蝶呤	C

Azathioprine in the treatment of bullous pemphigoid. Greaves MW, Burton JL, Marks J. Br Med J 1971; 1: 144–5.

在 11 名系统用糖皮质激素长期维持治疗的患者中，9 名患者使用硫唑嘌呤单药可维持完全缓解，2 名患者的糖皮质激素剂量可减少使用。

Azathioprine plus prednisone in treatment of pemphigoid. Burton J, Harman R, Peachey R, Warin R. Br Med J 1978; 2: 1190–1.

一项 25 名患者的对照试验，比较硫唑嘌呤(2.5mg/kg，每日 1 次)加泼尼松和泼尼松单药的疗效，结果显示硫唑嘌呤的使用大大减少了泼尼松的用量，并且改善了预后。

A comparison of oral methylprednisolone plus azathioprine or mycophenolate mofetil for the treatment of bullous pemphigoid. Beissert S, Werfel T, Frieling U, Bohm M, Sticherling M, Stadler R, et al. Arch Dermatol 2007; 143: 1536–42.

一项随机对照、非盲法研究以对 73 名应用甲泼尼龙的 BP 患者为对象，其中 38 名服用硫唑嘌呤 2mg/(kg·d)，35 名服用霉酚酸酯 2g/d。结果两者作用相同，但是硫唑嘌呤组可更快缓解，甲泼尼龙的累积剂量更小。硫唑嘌呤也和更大的肝毒性有关。两个治疗组的皮损均达 100% 缓解。

Dapsone as first line therapy for bullous pemphigoid. Venning VA, Millard PR, Wojnarowska F. Br J Dermatol 1989; 120: 83–92.

在一项开放性试验中，13 名患者应用氨苯砜作为初治药物治疗，其中 6 名患者病情在使用氨苯砜(50~100mg/d)时完全控制。于是提出氨苯砜可能由于 BP 的有效初始治疗，尤其当患者存在使用糖皮质激素或免疫抑制剂的禁忌证时。

Combined treatment with low-dose methotrexate and initial short-term superpotent topical steroids in bullous pemphigoid: an open, multicentre, retrospective study. Du-Thanh A, Merlet S, Maillard H, Bernard P, Joly P, Esteve E, et al. Br J Dermatol 2011; 165: 1337–43.

在一项回顾性研究中，70 例同时使用超强效外用激素及低剂量甲氨蝶呤(5~15mg/ 周)的患者最终都达到了临床完全缓解。76% 患者维持使用低剂量甲氨蝶呤能保持临床缓解，平均疗程为 8 个月。24% 患者发生 1 个或以上的并发症，主要累及血液系统或胃肠道。

Low-dose methotrexate treatment in elderly patients with bullous pemphigoid. Paul MA, Jorizzo JL, Fleischer AB, White WL. J Am Acad Dermatol 1994; 31: 620–5.

在一项对 34 名 BP 患者进行的回顾性调查中，8 名治疗抵抗的患者接受每周低剂量甲氨蝶呤(平均 5~10mg)联合口服泼尼松治疗。1 个月后，接受联合治疗的患者与基线相比所需泼尼松的剂量明显减少。

Low-dose oral pulse methotrexate as monotherapy in elderly patients with bullous pemphigoid. Heilborn JD, Stahle-Backdahl M, Albertioni F, Vassilaki I, Peterson C, Stephansson E. J Am Acad Dermatol 1999; 40: 741–9.

对 11 名口服低剂量甲氨蝶呤(5~12.5mg/周)的老年泛发性 BP 患者进行回顾性研究,所有患者疾病活动度均在 4~30 天内迅速下降。

三线治疗	
• 静脉注射丙种球蛋白	C
• 苯丁酸氮芥 + 泼尼松龙	C
• 静脉滴注糖皮质激素冲击治疗	D
• 环磷酰胺 + 静脉滴注糖皮质激素冲击疗法	E
• 环磷酰胺	E
• 环孢素	E
• 依那西普	E
• 利妥昔单抗	E
• 达珠单抗	E
• 奥马珠单抗	E

Consensus statement on the use of intravenous immunoglobulin therapy in the treatment of autoimmune mucocutaneous blistering diseases. Ahmed AR, Dahl MV. Arch Dermatol 2003; 139: 1051–9.

文献报道 32 名传统治疗无效的 BP 患者中,静脉用丙种球蛋白对 27 名患者有明显效果,可产生长期疗效,同时不良反应小。通常建议每个治疗周期剂量为 2mg/kg,并将总剂量分为三等分,在连续 3 日内给药。治疗前应完善 IgA 水平检测。每次治疗应间隔 3~4 周,并缓慢减量以减少复发及维持其治疗效果。

Chlorambucil as a steroid-sparing agent in bullous pemphigoid. Chave TA, Mortimer NJ, Shah DS, Hutchinson PE. Br J Dermatol 2004; 151: 1107–8.

对 45 名患者行回顾性研究,其中 26 名只接受泼尼松龙治疗,19 名接受泼尼松龙和苯丁酸氮芥治疗[开始为 0.1mg/(kg·d),2 周后减至 0.05mg/(kg·d),1 个月后减至 2mg/d]。接受苯丁酸氮芥治疗的患者总治疗时间缩短并且总糖皮质激素的使用量较少。

High-dose methylprednisolone in the treatment of bullous pemphigoid. Siegel J, Eaglstein WH. Arch Dermatol 1984; 120: 1157–65.

8 名住院的活动期 BP 患者接受甲泼尼龙冲击治疗(15mg/kg 静脉滴注,1 小时内给药,每日 1 次,共 3 天),其中 7 名患者 24 小时内见效,维持治疗需要口服中等剂量的泼尼松(0.4mg/kg)。

Severe bullous pemphigoid responsive to pulsed intravenous dexamethasone and oral cyclophosphamide. Dawe RS, Naidoo DK, Ferguson J. Br J Dermatol 1997; 137: 826–7.

1 名 59 岁患有难治性 BP 及糖尿病的女性患者,接受静脉地塞米松冲击治疗(100mg 地塞米松溶于 5% 葡萄糖溶液 500ml,4 小时内给药,连续 3 天,每月 1 次),并口服低剂量环磷酰胺(50mg/d,于冲击治疗间隔时服用)后,其病情明显好转。

Successful treatment of bullous pemphigoid with pulsed intravenous cyclophosphamide. Itoh T, Hosokawa H, Shirai Y, Horio T. Br J Dermatol 1996; 134: 931–3.

1 名 67 岁难治性 BP 的男性患者经每月 1 次静脉环磷酰胺冲击(500~1 000mg)结合低剂量口服环磷酰胺(50mg/d)治疗后好转。

Treatment of bullous pemphigoid with low-dose oral cyclophosphamide: a case series of 20 patients. Gual A, Iranzo P, Mascaro JM Jr. J Eur Acad Dermatol Venereol 2014; 28: 814–8.

一项回顾性研究对中至重度 BP 患者进行了口服低剂量环磷酰胺的有效性及安全性研究。结果显示 79% 患者取得较好疗效。此外,在取得临床完全缓解的患者中,73% 患者仍需维持口服小剂量环磷酰胺。

Effects of cyclosporin on bullous pemphigoid and pemphigus. Thivolet J, Harthelemy H, Rigot-Muller G, Bendelac A. Lancet 1985; 1: 334–5.

环孢素[6mg/(kg·d)],使血药浓度在 80~180μg/L,已成功用于治疗 2 名 BP 患者。

Treatment of coexisting bullous pemphigoid and psoriasis with the tumor necrosis factor antagonist etanercept. Yamauchi PS, Lowe NJ, Gindi V. J Am Acad Dermatol 2006; 54: s121–2.

一名 64 岁的银屑病和大疱性类天疱疮的男性患者,在霉酚酸酯治疗失败后,开始使用泼尼松 60mg/d 治疗。为避免糖皮质激素减量中的反跳,加用依那西普 50mg,每周 1 次。泼尼松减量的时候皮疹出现反复,因此依那西普的用量增加至 50mg,每周 2 次。在此剂量下,泼尼松顺利逐渐减量,银屑病和 BP 得到持续缓解。

Rituximab for treatment-refractory pemphigus and pemphigoid: a case series of 17 patients. Kasperkiewicz M, Shimanovich I, Ludwig R, Rose C, Zillikens D, Schmidt E. J Am Acad Dermatol 2011; 65: 552–8.

2 名 BP 患者及 5 名黏膜类天疱疮接受了剂量为

375mg/m^2,每周 1 次,共 4 次,或每次 1 000mg,2 周 1 次,共两次的利妥昔单抗治疗。1 名黏膜类天疱疮患者完全缓解后停药,4 名患者(2 名 BP 患者,2 名黏膜类天疱疮患者)在治疗期达到完全缓解,其余 2 名黏膜类天疱疮患者达到部分缓解。7 名患者中的 6 名进行了联合免疫抑制剂治疗。

Bullous and mucous membrane pemphigoid show a mixed response to rituximab: experience in seven patients. Lourari A, Herve C, Doffoel-Hantz V, Meyer N, Bulai-Livideanu C, Viraben R, et al. JEADV 2011; 25: 1230–42.

一项回顾性研究包含了 5 名 BP 患者及 2 名黏膜类天疱疮患者,所有患者均接受了每周 1 次,每次 375mg/m^2 利妥昔单抗注射治疗。其中 1 名患者在随访 11 个月后因复发额外接受了 4 剂利妥昔单抗治疗。4 名患者在治疗后达到完全缓解,2 名患者部分缓解。平均起效时间为 4 个月。

Daclizumab: a novel therapeutic option in severe bullous pemphigoid. Mockenhaupt M, Grosber M, Norganer J. Acta Dermatol Venereol 2005; 85: 65–6.

1 名 52 岁泛发性 BP 患者,经泼尼松龙 100mg/d 加硫唑嘌呤 100mg/d,环孢素 A 200mg/d 以及霉酚酸酯 2g/d 联合治疗后无效。因糖耐量受损,糖皮质激素减量至 5mg/d,加用达珠单抗 1mg/(kg·d)。经 6 次治疗后,用泼尼松龙 5mg/d 和硫唑嘌呤 50mg/d 维持治疗,2 周后皮损完全消退。

Pathogenicity of IgE in autoimmunity: successful treatment of bullous pemphigoid with omalizumab. Fairley J, Baum C, Brandt D, Messingham K. J Allergy Clin Immunol 2009; 123: 704–5.

1 名具有 1 年 BP 病史的 70 岁老年女性在接受糖皮质激素 40mg/d,硫唑嘌呤 150mg/d 及米诺环素 200mg/d 治疗下病情控制不佳。因此予停用泼尼松,改用奥马珠单抗 300mg 皮下注射,每 2 周 1 次,共 16 周。疗程结束时,皮疹面积由全身体表面积的 50% 降至 5%。该患者停用奥马珠单抗 4 月后复发,但重新开始治疗后皮疹好转。该患者未出现并发症。

Omalizumab therapy for bullous pemphigoid. Yu KK, Crew AB, Messingham KA, Fairley JA, Woodley DT. J Am Acad Dermatol 2014; 71: 468–74.

研究者对 6 名 BP 患者系统性应用奥马珠单抗,即抗 IgE 单克隆抗体治疗,取得良好疗效,并且没有患者出现并发症。

Successful management of severe infant bullous pemphigoid with omalizumab. Dufour C, Souillet AL, Chaneliere C, Jouen F, Bodemer C, Jullien D, et al. BJD 2012; 166: 1140–1.

1 名 5 月龄婴儿 BP 患者采用泼尼松龙 2.5mg/(kg·d) 疗效不佳后,加量至 3mg/(kg·d),并加用氨苯砜 2mg/(kg·d),阿奇霉素 10mg/(kg·d),3 次静脉注射甲泼尼龙冲击疗法,每次 120mg,以及外用 0.05% 倍他米松后也未能控制皮疹。故该患者接受了奥马珠单抗 100mg 皮下注射治疗,并在 8 日后病情得到控制。患者继续接受奥马珠单抗治疗,每 2 周 1 次,共 3 个月,而后每月 1 次,共 4 个月。在接下来 7 月的随访中患者维持临床缓解。

(李沅蔚 王晶莹 译,潘 萌 校)

证据等级:A 双盲试验 B 临床试验,研究对象 ≥ 20 例 C 临床试验,研究对象 < 20 例 D 病例分析,研究对象 ≥ 5 例 E 个案报道

第**34**章 灼口综合征（舌灼痛）

原作者 John J. Kohorst, Cooper C. Wriston, Rochelle R. Torgerson

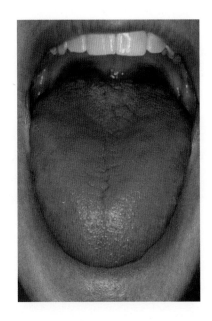

原发性灼口综合征（Burning mouth syndrome, BMS）是一种罕见的慢性衰弱性疾病，以口腔灼痛为特点，而患者无系统性疾病，且在体格检查与实验室检查中无明显异常。现有证据表明，中枢或外周神经系统在神经生理机制上的改变可能是该病的病因。原发性灼口综合征的诊断是一项排除性临床诊断。由多种其他疾病或药物导致的口腔灼痛则被归为继发性灼口综合征。

治疗策略

明确口腔灼痛所有可能的及可纠正的病因，需要一份完整详尽的病史与体格检查。多种与之相关的因素可能同时表现，需同步治疗。可纠正的相关因素可以是局部因素、系统性因素或者精神因素。

局部因素

局部因素包括口干症（年龄相关、药物相关、放疗相关），直接刺激（口腔护理产品、烟草），机械性创伤（粗暴的牙齿修复、义齿佩戴不当），口腔功能异常习惯（磨牙症、吐舌习惯），微生物感染或定植（念珠菌、疱疹病毒、梭状螺旋体），地图舌或裂纹舌，黏膜与皮肤疾病（扁平苔藓、天疱疮、类天疱疮），以及变应性接触性口腔炎（调味品、食品添加剂、牙科材料）。

系统性因素

系统性因素包括营养缺乏状态（铁、锌、叶酸、维生素 B_{12}、维生素 B_1、维生素 B_2、维生素 B_6、维生素 C、镁），自身免疫性疾病（干燥综合征），胃肠道疾病（胃食管反流病），神经系统疾病（三叉神经痛、听神经瘤、帕金森病、舌咽神经痛），药物相关性［血管紧张素转换酶抑制剂（ACEI），血管紧张素受体拮抗剂（ARB）、抗抑郁药、抗组胺药、抗逆转录病毒药、苯二氮䓬类药物、质子泵抑制剂（PPI）、抗癫痫药、放化疗］，以及内分泌病（甲状腺功能减退、糖尿病）。

精神性因素

精神性因素包括焦虑（包含恐癌症）、抑郁、适应障碍和社会心理压力因素。

特殊检查

实验室评估与经验性治疗应当建立在病史与体格检查结果的基础上。若在排除或治疗潜在的局部、系统性以及精神性因素之后，口腔灼痛仍然存在，则可以采纳原发性灼口综合征的诊断。尽管目前缺乏对于原发性灼口综合征的治疗共识，类似用于慢性神经性疼痛的多模式综合治疗已被多次证实具有一定疗效。

Pathophysiology of primary burning mouth syndrome. Jaaskelainen SK. Clin Neurophysiol 2012; 123: 71–7.

这是一篇对灼口综合征发病机理中外周或中枢神经系统的神经生理学改变的综述。建议对个体患者进行神经生理评估以明确其神经病理学特征及靶向治疗。

Psychiatric comorbidity in patients with burning mouth syndrome. Bogetto F, Maina G, Ferro G, Carbone M, Gandolfo S. Psychosom Med 1998; 60: 378–85.

一项 102 位灼口综合征患者的病例对照研究中，59.8% 的患者伴随有精神障碍。

Interventions for the treatment of burning mouth syndrome. Zakrzewska JM, Forssell H, Glenny AM. Cochrane Database

Syst Rev 2005; CD002779.

在九项关于灼口综合征的对照研究中,只有 α 硫辛酸、氯硝西泮和认知行为疗法被证实有效。止痛药、激素和抗抑郁药的治疗效能未被证实。

Clinical assessment and outcome in 70 patients with complaints of burning or sore mouth symptoms. Drage LA, Rogers RS, 3rd. Mayo Clin Proc 1999; 74: 223–8.

此回顾性研究分析了 70 位口腔灼痛或疼痛的患者,分别伴有精神疾病(30%)、口干症(24%)、地图舌(24%)、营养缺乏(21%)以及变应性口腔炎(13%)。

特殊检查

病史

口腔症状	起病时间、性质、持续时间、位置、加重 / 减轻因素
药物	依法韦仑、氯硝西泮、氟西汀、舍曲林、文拉法辛、依那普利、卡托普利、赖诺普利、坎地沙坦、依普沙坦、奥美拉唑、托吡酯、激素替代治疗
牙科	义齿、近期治疗操作、牙膏、外用药物
口腔功能异常习惯	磨牙症、吐舌习惯
系统回顾	虚弱、头痛、乏力、注意力、睡眠障碍、关节痛

体格检查

口腔	全面的口腔检查,包括头部和颈部(取下所有的义齿)
淋巴结	淋巴结肿大
肌肉骨骼系统	颞颌关节

实验室检查

血液系统	全血细胞计数,铁蛋白、血清叶酸、维生素 B_{12}(及甲基丙二酸、同型半胱氨酸)
代谢系统	血清维生素 B_1、B_2、B_6,锌(及碱性磷酸酶),镁
内分泌系统	糖化血红蛋白、促甲状腺激素(及游离甲状腺素)
免疫系统	抗核抗体(及抗 Ro/SSA 抗体、抗 La/SSB 抗体)
皮肤	若口腔检查无可见异常,可进行活检(及直接免疫荧光检查)
微生物检测	单纯疱疹[聚合酶链反应(PCR)],水痘带状疱疹(PCR),念珠菌病(拭子于痛处取样做直接检查与培养),人类免疫缺陷病毒筛查

会诊咨询

耳鼻喉科	鼻咽镜检查
消化科(胃肠系统)	食道、胃、十二指肠镜检查
口腔 / 颌面外科	根尖周射线照相、磁共振检查
心理健康	心理精神咨询
神经科	神经系统检查、磁共振检查
超敏反应检测	斑贴试验(防腐剂、食用调料、金属、黏合剂)

Burning mouth syndrome: an update. Lopez-Jornet P, Camacho-Alonso F, Andujar-Mateos P, Sánchez-Siles M, GómezGarcia F. Med Oral Patol Oral Cir Bucal 2010; 15: e562–8.

此综述认为灼口综合征是一种慢性口面部疼痛障碍。5- 羟色胺再摄取抑制剂、氯硝西泮和辣椒素可能是有效的治疗手段。

Burning mouth syndrome. Torgerson RR. Dermatol Ther 2010; 23: 291–8.

本文综述了灼口综合征多种可能的病因,包括神经源性、外分泌功能障碍、味觉障碍、黏膜萎缩和心理精神疾病,并给出了评估建议与治疗策略。

一线治疗	
• 向患者告知并确认其症状和体验;并再次确认以消除疑虑	E
• 避免接触刺激物(含酒精的口腔清洁护理液、腐蚀性的漱口水、含香料的牙膏、酸性食物、碳酸饮料)	E
• 治疗口干症(催涎剂、人工口腔润滑剂)	D
• 停用或换用相关药物[ACEI、ARB、选择性 5- 羟色胺再摄取抑制剂(SSRI)、5- 羟色胺 - 去甲肾上腺素再摄取抑制剂、苯二氮䓬类药物、非核苷逆转录酶抑制剂、PPI、抗癫痫药、抗胆碱能药]	E
• 维生素 B_1、B_2、B_6、B_{12}、叶酸、铁、锌、维生素 C、镁的替代治疗	C
• 控制伴发的精神疾病	C
• 评估处理口腔功能异常的习惯(磨牙症、吐舌习惯)	E
• 评估义齿与口腔功能	C
• 异吡唑 / 唑类药物治疗(若存在功能性疼痛)	C

Patients complaining of a burning mouth. Further experience in clinical assessment and management. Main DM, Basker RM. Br Dent J 1983; 154: 206–11.

相当一部分口腔灼痛可归因于义齿设计的缺陷。

Glossodynia from Candida-associated lesions, burning mouth syndrome, or mixed causes. Terai H, Shimahara M. Pain Med 2010; 11: 856–60.

95 位口腔检查无异常的舌灼痛患者接受功能性疼痛(进食时疼痛急剧加重或休息时无舌痛)评估。72 位(75.7%)功能性舌灼痛患者在接受异吡唑治疗(25ml 凝胶,每日 4 次,持续 2~4 周)后症状得到改善。

Drug-induced burning mouth syndrome: a new etiologic

diagnosis. Salort-Llorca C, Minguez-Serra MP, Silvestre FJ. Med Oral Patol Oral Cir Bucal 2008; 13: E167–70.

作用于肾素血管紧张素系统的降压药物是导致药物相关性灼口综合征的最常见原因。依法韦仑、氯硝西泮、文拉法辛、氟西汀和舍曲林也与之相关。

Proton pump inhibitors. Scully C. Br Dent J 2010; 208: 147.

停用奥美拉唑后，类似灼口综合征的症状得到缓解的病例报道1例。

Topiramate-induced burning mouth syndrome. Friedman DI. Headache 2010; 50: 1383–5.

停用托吡酯后，灼口综合征得到缓解，再用药后症状复发的病例报道1例。

Zinc deficiency may be a cause of burning mouth syndrome as zinc replacement therapy has therapeutic effects. Cho GS, Han MW, Lee B, Roh JL, Choi SH, Cho KJ, et al. J Oral Pathol Med 2010; 39: 722–7.

一项276位灼口综合征患者的研究中，55位锌缺乏患者在接受补锌治疗后较未接受补锌治疗的患者口腔疼痛得到更大程度的缓解（P=0.004）。

二线治疗	
• 外用辣椒素	A
• 外用氯硝西泮	B
• 小剂量氯硝西泮	A
• 小剂量三环类抗抑郁药（多虑平）	C
• 帕罗西汀	D
• 米那普仑	D
• 小剂量普瑞巴林	E
• 度洛西汀	E
• 小剂量奥氮平	E
• 认知行为治疗	B

Application of a capsaicin rinse in the treatment of burning mouth syndrome. Silvestre FJ, Silvestre-Rangil J, Tamarit-Santafé C, Bautista D. Med Oral Patol Oral Cir Bucal 2012; 17: e1–4.

此项随机、双盲、交叉对照研究中，每日3次外用辣椒素洗剂（0.02%）的灼口综合征患者疼痛评分降低，而安慰剂组无变化。

Spice R, Hagen NA. Capsaicin in burning mouth syndrome: titration strategies. J Otolaryngol 2004; 33: 53–4.

灼口综合征中辣椒素应用的指南与建议。

Topical clonazepam in stomatodynia: a randomised placebo-controlled study. Gremeau-Richard C, Woda A, Navez ML, Attal N, Bouhassira D, Gagnieu MC. Pain 2004; 108: 51–7.

48名舌灼痛患者"含服"氯硝西泮或安慰剂，每次1片（1mg），每日3次，共14天后，氯硝西泮组口痛的减轻率显著高于安慰剂组。

A double-blind study on clonazepam in patients with burning mouth syndrome. Heckmann SM, Kirchner E, Grushka M, Wichmann MG, Hummel T. Laryngoscope 2012; 122: 813–6.

20位舌灼痛患者接受氯硝西泮或安慰剂治疗，每日0.5mg，共9周后，氯硝西泮组患者疼痛减轻。

Outcome predictors affecting the efficacy of clonazepam therapy for the management of burning mouth syndrome (BMS). Ko JY, Kim MJ, Lee SG, Kho HS. Arch Gerontol Geriatr 2012; 55: 755–61.

100位舌灼痛患者接受氯硝西泮治疗，每次0.5mg，每日1~2次，共4周。精神症状较少、初始疼痛评分较高、有口干症或味觉障碍的患者治疗效果更为显著。

A population-based study of the incidence of burning mouth syndrome. Kohorst JJ, Bruce AJ, Torgerson RR, Schenck LA, Davis MD. Mayo Clin Proc 2014: 1545–52.

经年龄、性别校正后的灼口综合征年发病率为11.4/100 000。

An open-label, noncomparative, dose escalation pilot study of the effect of paroxetine in treatment of burning mouth syndrome. Yamazaki Y, Hata H, Kitamori S, Onodera M, Kitagawa Y. Oral Surg Oral Med Oral Pathol Oral Radiol Endod 2009; 107: e6–11.

52位舌灼痛患者中，42位（80.8%）对12周帕罗西汀治疗（每日10~30mg）反应良好。19位（70.4%）在治疗周期结束时取得完全缓解。疗效呈现剂量依赖性。

Milnacipran dose-effect study in patients with burning mouth syndrome. Kato Y, Sato T, Katagiri A, Umezaki Y, Takenoshita M, Yoshikawa T. Clin Neuropharmacol 2011; 34: 166–9.

56位舌灼痛患者接受一项关于米那普仑的开放性、剂量递增的初步研究。日剂量90mg与60mg组的累积应答率分别为67.9%和50.8%。

Marked response of burning mouth syndrome to pregabalin treatment. Lopez V, Alonso V, Martí N, Calduch L, Jordá E. Clin Exp Dermatol 2009; 34: e449–50.

普瑞巴林治疗(每日 50mg)有效的灼口综合征的案例报告 1 例。

Gabapentin has little or no effect in the treatment of burning mouth syndrome: results of an open-label pilot study. Heckmann SM, Heckmann JG, Ungethüm A, Hujoel P, Hummel T. Eur J Neurol 2006; 13: e6–7.

初步研究显示加巴喷丁剂量递增在灼口综合征的治疗中近乎无效。最大滴定剂量为每日 2 400mg。

Burning mouth syndrome responsive to duloxetine: a case report. Mignogna MD, Adamo D, Schiavone V, Ravel MG, Fortuna G. Pain Med 2011; 12: 466–9.

度洛西汀治疗(每日 60mg)有效的灼口综合征的案例报告 1 例。

Two cases of burning mouth syndrome treated with olanzapine. Ueda N, Kodama Y, Hori H, Umene W, Sugita A, Nakano H. Psychiatry Clin Neurosci 2008; 62: 359–61.

奥氮平治疗(每日 2.5~5.0mg)有效的灼口综合征 2 例。

Alpha lipoic acid in burning mouth syndrome: a randomized double-blind placebo-controlled trial. Cavalcanti DR, da Silveira FR. J Oral Pathol Med 2009; 38: 254–61.

α 硫辛酸未能取得治疗效果。

Cognitive therapy in the treatment of patients with resistant burning mouth syndrome: a controlled study. Bergdahl J, Anneroth G, Perris H. J Oral Pathol Med 1995; 24: 213–5.

这项关于治疗抵抗的灼口综合征的随机试验显示认知疗法优于注意力计划。

三线治疗	
• 避免接触过敏原	E
• 团体心理治疗	B
• 弱激光疗法(二极管)	D

Burning mouth syndrome. Zakrzewska J, Buchanan JA. BMJ Clin Evid 2016. Pii; 1301.

系统性回顾苯二氮䓬类药物、盐酸苄达明、认知行为疗法、SSRI 类药物和三环类抗抑郁药物在灼口综合征治疗中的应用。

Type 3 burning mouth syndrome: psychological and allergic aspects. Lamey PJ, Lamb AB, Hughes A, Milligan KA, Forsyth A. J Oral Pathol Med 1994; 23: 216–9.

在 33 位舌灼痛同时伴有非典型部位间歇性症状的患者中,65% 对调味品、食品添加剂的斑贴试验呈阳性。其中 80% 的患者在避免接触致敏原后症状得到改善。

Group psychotherapy: an additional approach to burning mouth syndrome. Miziara ID, Filho BC, Oliveira D, Rodrigues dos Santos RM. J Psychosom Res 2009; 67: 443–8.

44 位舌灼痛患者随机进入试验组或对照组。对照组口服胶囊(安慰剂)共 30 天,试验组接受心理面试,并且每周接受团体心理治疗,为期 3 个月。17 位接受团体心理治疗的患者(70.8%)和 8 位接受安慰剂胶囊的患者(40%)疼痛有所改善。

The low level laser therapy in the management of neurological burning mouth syndrome. A pilot study. Romeo U, Del Vecchio A, Capocci M, Maggiore C, Ripari M. Ann Stomatol (Roma) 2010; 1: 14–8.

25 位舌灼痛患者接受每周两次的双二极管弱激光疗法(当时采用波长为 650nm 和 910nm,能量密度为 $0.53J/cm^2$,时长为 15 分钟),对舌侧进行照射,持续 4 周。17 位患者(68%)疼痛减轻。

Treatment of burning mouth syndrome with a low-level energy diode laser. Yang HW, Huang YF. Photomed Laser Surg 2011; 29: 123–5.

17 位舌灼痛患者接受二极管弱激光疗法(波长为 800nm,功率为 3W,采用 50ms 间歇脉冲,频率为 10Hz),对患侧舌体表面进行 1~7 次不等的治疗。疼痛平均减轻 47.6%,并且疗效最长持续 12 个月。

(徐 彰 王晶莹 译,潘 萌 校)

证据等级:A 双盲试验 B 临床试验,研究对象 ≥ 20 例 C 临床试验,研究对象 < 20 例 D 病例分析,研究对象 ≥ 5 例 E 个案报道

第35章 皮肤钙质沉着症

原作者 Ian H. Coulson，Rajani Nalluri

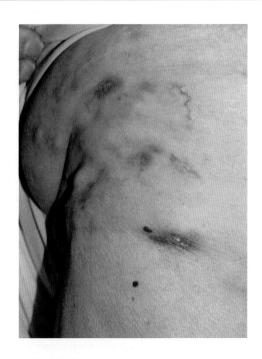

皮肤钙质沉着症（calcinosis cutis）是一种钙质在皮肤和皮下组织中异常沉积导致的少见性皮肤病，主要包括四种类型：

- 特发性：无组织损伤或代谢障碍（如特发性阴囊钙质沉着症）；
- 营养不良性：（最常见的类型）继发于组织损伤或胶原、弹力纤维、皮下脂肪的改变，而钙磷正常（如自身免疫性结缔组织病、创伤后或感染）；
- 代谢性：钙磷代谢异常，导致正常组织中钙盐沉积（如甲状旁腺功能亢进、结节病、慢性肾功能不全、恶性肿瘤）；
- 医源性：继发于治疗或手术操作（如钙或磷酸盐输注外渗）。

其他少见类型的皮肤钙质沉着症包括局限性钙质沉着症、泛发性钙质沉着症、肿瘤性钙质沉着症、移植相关性钙质沉着症和特发性粟丘疹样皮肤钙质沉着症（通常与唐氏综合征相关）。皮损表现为白色或黄色坚实的皮肤丘疹、斑块或皮下结节。可出现溃疡，可挤出白垩样物质。通常累及关节伸侧，尤其是手指，也可累及身体其他部位。皮肤的硬化可限制关节的活动和功能，指端的皮损可伴有疼痛。

治疗策略

该病的治疗首先在于寻找潜在的病因。25%的硬皮病

患者可出现营养不良性钙质沉着症，而儿童皮肌炎中可以达到10%~40%，但在SLE中很少见。因此建议此病患者进行结缔组织病相关的检查。皮肤活检可用来鉴别皮肤骨化。

在儿童皮肌炎患者中发现 IL-1、IL-6、IL-1β 和 TNF-α 水平升高。伴有钙质沉着症的硬皮病患者中甘露糖结合凝集素水平显著升高，它与抗着丝粒抗体、抗 PM/Scl 抗体和抗心磷脂抗体呈正相关。

一些恶性肿瘤可能存在代谢性钙质沉着症（如白血病和多发性骨髓瘤）。但是治疗这些潜在病因后，皮肤钙化有时并不能得到改善，常需要其他治疗。目前缺少皮肤钙质沉着症治疗的大规模研究，多数治疗都是基于病例报告。

钙盐可能发生自发性挤压，需要进行外科处理。一般措施如避免吸烟、压力和寒冷暴露对于改善四肢血流至关重要。糖皮质激素局部封闭、氢氧化铝补剂、双膦酸盐、地尔硫䓬、秋水仙碱和丙磺舒等治疗都有成功报告，尤其是伴有皮肌炎的钙质沉着症。有报告指出，小剂量的米诺环素可以减少局限性硬皮病患者皮肤钙化出现溃疡和炎症的概率，其可能作用机制是阻断基质金属蛋白酶作用和抗炎作用。

有学者建议皮肌炎和系统性硬化相关的皮肤钙化使用华法林治疗。CO_2 激光和体外震波碎石术最近也尝试治疗 CREST 综合征的皮肤钙质沉着症。

特殊检查
- 全血细胞计数
- 血尿素、肌酐
- 血钙、血磷
- 甲状旁腺激素水平
- 维生素 D 水平
- 血清电泳
- 肌酶：肌酸激酶、乳酸脱氢酶（LDH）、醛缩酶
- 结缔组织病筛查：抗核抗体（ANA）和其他抗体
- 皮肤活检
- X 线检查
- 放射性核素骨显像
- 计算机断层扫描（CT）和磁共振成像（MRI）

一线治疗	
- 不治疗 / 自愈	E
- 地尔硫䓬	C
- 氢氧化铝	D
- 糖皮质激素局部封闭 / 口服	E

Self-healing dystrophic calcinosis following trauma with transepidermal elimination. Pitt AE, Ethington JE, Troy JL. Cutis 1990; 45: 28–32.

1 例外伤后营养不良性钙质沉着症患者,8 周后经皮肤自行排出后自愈。

Calcinosis cutis: part II. Treatment options. Reiter N, El-Shabrawi L, Leinweber B, Berghold A, Aberer E. J Am Acad Dermatol 2011; 65: 15–22.

皮肌炎患者的皮肤钙质沉着症可使用地尔硫革 2~4mg/(kg·d)治疗,而较低剂量无效。手术切除术或刮除术是特发性皮肤钙质沉着症尤其是阴囊钙质沉着症的首选治疗方法。该方法对于小的散发皮肤钙化也有效。1 例患有局限性硬皮病的 16 岁男性患者在双侧手臂、前胸和左侧大腿出现小的钙质沉着,静脉给予头孢曲松钠 2g/d 治疗 20 天,数周内钙化减少。

A case of juvenile dermatomyositis with severe calcinosis and successful treatment with prednisone and diltiazem. Jiang X, Yi Q, Liu D, Wang S, Li L. Int J Dermatol 2011; 50: 74–7.

1 例儿童皮肌炎合并皮肤钙质沉着症的 12 岁男性患者使用地尔硫革 30mg/d 进行治疗,4 个月后达到明显软化、影像学消退、功能改善的效果。

Calcinosis cutis occurring in association with autoimmune connective tissue disease: the Mayo Clinic experience with 78 patients, 1996 to 2009. Balin SJ, Wetter DA, Andersen LK, Davis MD. Arch Dermatol 2012; 148: 455–62.

17 例自身免疫性结缔组织病患者中,9 例接受地尔硫革 <480mg/d 治疗后部分改善,建议将其作为一线治疗。8 例患者接受秋水仙碱 <1.2g/d 治疗,1 例完全改善,2 例部分改善。6 例患者接受米诺环素 200mg/d 治疗,仅 1 例出现部分改善,2 例无改善,3 例患者疗效未知。4 例患者接受华法林治疗,仅 1 例部分改善。仅接受手术切除的 11 例患者中,全部患者均有效,其中 8 例完全改善。另有 17 例患者接受外科手术治疗和药物治疗,14 例完全改善,2 例部分改善,1 例无改善。

Large subcutaneous calcification in systemic lupus erythematosus: treatment with oral aluminium hydroxide administration followed by surgical excision. Park YM, Lee SJ, Kang H, Cho SH. J Korean Med Sci 1999; 14: 589–92.

1 例患有系统性红斑狼疮的 22 岁女性患者出现软组织钙化,伴溃疡、感染和脓肿形成。患者口服氢氧化铝 600mg 每日 3 次治疗,9 个月后沉积物体积缩小、软化。

Calcinosis cutis in juvenile dermatomyositis responsive to aluminum hydroxide treatment. Nakagawa T, Takaiwa T. J Dermatol 1993; 20: 558–60.

1 例儿童皮肌炎合并皮肤钙质沉着症的患者,口服氢氧化铝治疗,8 个月后皮损基本清除。治疗中未出现不良反应。

在肾功能不全的患者中使用这些药物可能会导致铝中毒。

Localized calcinosis in juvenile dermatomyositis: successful treatment with intralesional corticosteroids injection. Al-Mayouf SM, Alsonbul A, Alismail K. Int J Rheum Dis 2010; 13: e26–8.

1 例儿童皮肌炎合并左肘部钙质沉着症的 10 岁男性患儿,在超声引导下使用甲泼尼龙 80mg 和 1% 利多卡因治疗后改善明显。

Severe calcinosis cutis with cutaneous ulceration in juvenile dermatomyositis. Meher BK, Mishra P, Sivaraj P, Padhan P. Indian Pediatr 2014; 51: 925–7.

1 例重度皮肤钙质沉着症伴发溃疡的 7 岁女性患者,在接受口服泼尼松龙 1mg/(kg·d)和甲氨蝶呤 10mg/ 周治疗后病情改善,溃疡愈合、结节消退。

二线治疗	
• 双膦酸盐	D
• 丙磺舒	E
• 秋水仙碱	E
• 米诺环素	E

Dramatic improvement of subcutaneous calcinosis by intermittent, high-dose etidronate plus cimetidine in a patient with juvenile dermatomyositis. Wakabayashi T, Sasaki N, Chinen N, Suzuki Y. Case Rep Rheumatol 2015; 2015: Article ID 817592.

1 例患有儿童皮肌炎的 17 岁男性患者,双下肢钙质沉着蔓延至皮下组织和肌肉,使用大剂量依替膦酸钠(800mg/d 持续 3 个月)每 6 个月 1 次和西咪替丁治疗 5 年以上,病情明显改善。

Effectiveness of the treatment with intravenous pamidronate in calcinosis in juvenile dermatomyositis. Marco Puche A, Calvo Penades I, Lopez Montesinos B. Clin Exp Rheumatol 2010; 28: 135–40.

3 例儿童皮肌炎患者接受静脉帕米膦酸钠 1mg/(kg·d)治疗,每 3 个月连续治疗 3 天。3 例患者钙质沉着均明显减少,其中 1 例钙化灶完全清除。

证据等级:A 双盲试验　　B 临床试验,研究对象 ≥ 20 例　　C 临床试验,研究对象 < 20 例　　D 病例分析,研究对象 ≥ 5 例　　E 个案报道

Improvement of calcinosis using pamidronate in a patient with juvenile dermatomyositis. Martillotti J, Moote D, Zemel L. Pediatr Radiol 2014; 44: 115–8.

1 例儿童皮肌炎的 7 岁女性患者,接受广泛的药物治疗后发生了严重的钙质沉着。给予静脉帕米膦酸钠治疗 3 次(每月 1mg/kg,连续 3 个月)后,钙质沉着、疼痛和功能均在诱导治疗后 1 年内得到显著改善。

Efficacy of probenecid for a patient with juvenile dermatomyositis complicated with calcinosis. Nakamura H, Kawakami A, Ida H, Ejima E, Origuchi T, Eguchi K. J Rheumatol 2006; 33: 1691–3.

1 例儿童皮肌炎合并双腿钙质沉着的男性患者,使用丙磺舒治疗后钙化明显减轻,同时血磷水平恢复正常。

Treatmet of cutaneous calcinosis in limited systemic sclerosis with minocycline. Robertson LP, Marshall RW, Hickling P. Ann Rheum Dis 2003; 62: 267–9.

在这项开放性研究中,局限性皮肤型系统性硬化症患者给予 50mg/d 或 100mg/d 米诺环素治疗,9 例患者中有 8 例得到显著改善。治疗后,钙质沉着相关的皮肤溃疡和炎症发生的概率明显降低。钙质沉着在 5 个月内有所减小,但没有预期的明显。平均治疗时间为 3.5 年。

另见 Balin 等早期关于秋水仙碱和米诺环素的报道。

三线治疗	
• 华法林	D
• 头孢曲松	E
• 利妥昔单抗	E
• 静脉注射免疫球蛋白	D
• 静脉注射硫代硫酸钠	E
• 局部外用硫代硫酸钠	E
• 局部外用焦亚硫酸盐	E
• 手术	C
• 二氧化碳激光	E
• 体外震波碎石术	D

Low dose warfarin treatment for calcinosis in patients with systemic sclersosis. Cukierman T, Elinav E, Korem M, Chajek-Shaul T. Ann Rheum Dis 2004; 63: 1341–3.

3 例播散性皮肤钙质沉着症患者使用小剂量的华法林(1mg/d)治疗 1 年。2 例患者(皮损相对较小,直径 2cm)在 2 个月内完全缓解;1 例患者(皮损大而长期存在,直径 5cm)治疗无效。所有患者均未出现凝血酶原时间、部分凝血活酶时间的延长,也没有出血倾向的增加。

另见 Reiter 等早期关于头孢曲松的报道。

Rituximab-induced regression of CREST-related calcinosis. de Paula DR, Klem FB, Lorencetti PG, Muller C, Azevedo VF. Clin Rheumatol 2013; 32: 281–3.

1 例局限性皮肤型硬皮病的 54 岁女性伴双手皮肤钙质沉着,输注利妥昔单抗(每周输注 375mg/m², 共 4 次)治疗,首剂治疗 7 个月后钙化完全消退。

Treatment of systemic sclerosis-associated calcinosis: a case report of rituximab-induced regression of CREST-related calcinosis and review of the literature. Daoussis D, Antonopoulos I, Liossis SN, Yiannopoulos G, Andonopoulos AP. Semin Arthritis Rheum 2012; 41: 822–9.

某 CREST 患者广泛钙质沉着症伴频繁溃疡和疼痛,接受利妥昔单抗(每周 375mg/m², 共 4 次)治疗 2 个疗程后,钙化显著改善,疼痛消失。

Intravenous immunoglobulin for treatment of dermatomyositis-associated dystrophic calcinosis. Galimberti F, Li Y, Fernandez AP. J Am Acad Dermatol 2015; 73: 174–6.

在一项皮肌炎相关钙质沉着症的回顾性分析中,8 例中的 5 例在静脉输注免疫球蛋白(每月 2 天,1~3g/kg)后出现显著临床改善。

Calcinosis cutis associated with amyopathic dermatomyositis: response to intravenous immunoglobulin. Peñate Y, Guillermo N, Melwani P, Martel R, Hernández-Machín B, Borrego L. J Am Acad Dermatol 2009; 60: 1076–7.

1 例患有无肌病性皮肌炎的 55 岁女性患者,合并四肢进行性营养不良性钙质沉着症伴溃疡和疼痛,对各种免疫抑制剂和地尔硫䓬治疗均无反应。该患者连续 5 天以 0.4g/d 的剂量静脉输注免疫球蛋白(每月 2g/kg),联合小剂量泼尼松龙治疗。经过 5 个疗程后,皮肤钙化在临床上和影像学上均减轻,症状消失。

Successful treatment of severe iatrogenic calcinosis cutis with intravenous sodium thiosulfate in a child affected by T-acute lymphoblastic leukemia. Raffaella C, Annapaola C, Tullio I, Angelo R, Giuseppe L, Simone C. Pediatr Dermatol 2009; 26: 311–15.

1 例患有急性 T 淋巴细胞白血病的 5 岁男性患儿在静脉输注 10% 葡萄糖酸钙的部位出现软组织钙化。每周 3 次使用 435mg/kg 的硫代硫酸钠静脉注射治疗 3 个月后,软组织钙化大量减少,患肢功能恢复。

Sodium thiosulfate for the treatment of calcinosis secondary to juvenile dermatomyositis. Pagnini I, Simonini G, Giani T, Marrani E, Moretti D, Vannucci G, et al. Clin Exp Rheumatol 2014; 32: 408–9.

1 例儿童皮肌炎合并皮肤溃疡和进展性钙质沉着症的患者使用硫代硫酸钠治疗有效。

Dramatic diminution of a large calcification treated with topical sodium thiosulfate. Ratsimbazafy V, Bahans C, Guigonis V. Arthritis Rheum 2012; 64: 3826.

1 例左肘部巨大皮下钙化的 12 岁男性患者每日局部外用硫代硫酸钠治疗，6 个月后肿块在临床上和影像学上均出现明显缩小。

Topical sodium metabisulfite for the treatment of calcinosis cutis: a promising new therapy. Del Barrio-Díaz P, Moll-Manzur C, Álvarez-Veliz S, Vera-Kellet C. Br J Dermatol 2016; 175: 608–11.

4 例女性皮肤钙质沉着症患者每日 2 次局部外用 25% 硫代硫酸钠，治疗 6 周后钙化灶体积减小，红斑和疼痛均减轻。

另见 Reiter 等早期关于手术切除的报道。

Surgical debridement of painful fingertip calcinosis cutis in CREST syndrome. Saddic N, Miller JJ, Miller OF 3rd, Clarke JT. Arch Dermatol 2009; 145: 212–3.

1 例 CREST 综合征的 58 岁女性患者接受了 2 毫米刮除术。术后疼痛立即缓解，并在 7 个月后钙化未复发。

另见 Balin 等早期的报道。手术切除大的、散发的、有症状的病灶对患者有益。

A dystrophic calcinosis cutis case treated with CO₂ laser. Kutlubay Z, Yardimci G, Gokler G, Engin B. J Cosmet Laser Ther 2014; 16: 144–6.

1 例 12 岁男性患者右膝出现 2~4mm 大小钙质沉着，使用波长 10 600nm 的 CO_2 激光（Candela CO₂RE）传统模式治疗 8~10 遍，光斑 3~5mm，能量 5mJ，脉宽 0.104ms。治疗有效且 3 个月后无复发。

Therapy of calcinosis cutis using erbium-doped yttrium aluminum garnet laser treatment. Meissner M, Ochsendorf F, Kaufmann R. Dermatol Surg 2010; 36: 727–8.

对皮下结节直径小于 2cm 的皮肤钙化患者进行局部麻醉，然后使用聚焦的掺钕钇铝石榴石（Er: YAG）激光（5J/cm²，直径 5mm，5Hz）打开肿块上方皮肤。用拭子或刮匙除去白垩状物质。在 2~3 周和 14 周分别观察到表皮再生和美容恢复。

Treatment of calcinosis cutis by extracorporeal shock-wave lithotripsy. Sultan-Bichat N, Menard J, Perceau G, Staerman F, Bernard P, Reguiaï Z. J Am Acad Dermatol 2012; 66: 424–9.

一项纳入 8 例患者（伴有 10 处钙质沉着皮损）的单中心研究中，患者每隔 3 周进行 3 次体外震波碎石术治疗，共治疗 6 个月。治疗结束时，3 个钙质沉着皮损平均面积减少超过 50%，5 例患者疼痛评分显著降低，3 例患者镇痛药使用量减少，在不同的潜在钙化病因之间没有明显差异。

（李 博 周 城 译,张建中 校）

证据等级：A 双盲试验　　B 临床试验,研究对象≥ 20 例　　C 临床试验,研究对象< 20 例　　D 病例分析,研究对象≥ 5 例　　E 个案报道

原作者　Alexander Doctoroff

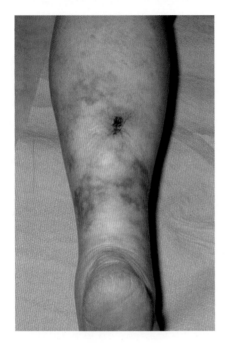

转移性钙化（calciphylaxis）又称为钙化防御，是一种严重的致死性的血管钙化 - 皮肤坏死综合征。常发生于肾脏病患者，但发病率在无肾脏病患者也逐渐增加。转移性钙化被认为是与心肌梗死等同的皮肤疾病。病理上小动脉血管壁中层钙化、内膜增生和血管纤维化导致小动脉狭窄，随之血栓形成和血管闭塞，出现皮肤坏死和脂膜炎的症状，临床上可表现为有压痛的皮下斑块或皮肤溃疡，可在病程的不同阶段出现。

治疗策略

转移性钙化是一种致死性疾病，死亡率高达 80%，早期诊断和积极治疗非常重要，诊断主要依靠皮肤活检。监测患者的代谢微环境尤为重要，通过无钙的磷酸盐结合剂可控制高磷酸血症。建议限制含磷饮食，暂停补充维生素 D。停用华法林具有促凝效应，是至关重要的措施。对转移性钙化的患者需尽快行伤口清创术。很多患者最终死于败血症，因此监测可能出现的感染和合理使用抗生素是主要的治疗方法。

静脉注射硫代硫酸钠是一种具有前景的新疗法。硫代硫酸钠主要用于氰化物中毒的解毒和预防癌症患者治疗后的毒性反应。硫代硫酸钠发挥作用的机制是其对钙的螯合作用，将沉积的钙溶解。此外，硫代硫酸钠也可作为抗氧化剂，减少血管内的活性氧造成的损伤。虽然仅有少数的病

例报告支持硫代硫酸钠的治疗，但其安全且无毒性。因此硫代硫酸钠治疗可作为治疗转移性钙化的一线治疗方案。

二磷酸盐是另一组单独或与硫代硫酸钠联合使用的药物，正逐渐成为转移性钙化治疗的重要组成部分。它们可抑制局部促炎细胞因子和减少动脉钙化。

西那卡塞也可用于甲状旁腺激素升高的患者。这种药物通过降低血清甲状旁腺激素、稳定钙磷水平来发挥作用。它对高甲状旁腺素血症的患者很有效。在治疗过程中应全程监测甲状旁腺激素，以降低与西那卡塞治疗相关的骨生成不良的风险。

如果患者的转移性钙化在早期阶段未被发现（皮损表现为硬结斑块，无溃疡），口服泼尼松可能有效。使用无钙或低钙的透析液透析也可用于治疗，因其能诱导钙离子进入血管内，降低血钙。高压氧疗也有效，对部分患者非常有帮助。

对高甲状旁腺素血症的患者，甲状旁腺切除术是有效的治疗，通过切除甲状旁腺，可调节血清中钙、磷酸盐和甲状旁腺激素水平。尽管该治疗存在争议，但能使许多患者的溃疡快速愈合。大多数情况下使用西那卡塞可避免甲状旁腺切除术。

对转移性钙化的治疗应多个学科共同努力，需要内科医生、重症护理专家、肾脏科、皮肤科、感染科和外科医生以及疼痛专家的共同参与。

特殊检查
• 皮肤活检
• 血甲状旁腺素、血钙、血磷
• 骨扫描
• 血氧饱和度测量
• X 线片或干板 X 线片

Pathogenesis of calciphylaxis: Hans Selye to nuclear factor kappa-B. Weenig RH. J Am Acad Dermatol 2008; 58: 458–71.

Calciphylaxis from nonuremic causes: a systematic review. Nigwekar SU, Wolf M, Sterns RH, Hix JK. Clin J Am Soc Nephrol 2008; 3: 1139–43.

一篇包含 38 例肾功能正常的转移性钙化患者的综述。相关疾病包括恶性肿瘤、结缔组织疾病、甲状旁腺功能

亢进、酒精性肝硬化和血栓性(蛋白 S 和 C 缺乏)。近期使用类固醇、抗凝剂和减肥也与之相关。

Calcium use increases risk of calciphylaxis: a case-control study. Zacharias JM, Fontaine B, fine A. Perit Dial Int 1999; 19: 248–52.

对 8 例患者进行的一项回顾性病例对照研究认为,摄入钙是引起转移性钙化的危险因素。

Risk factors and mortality associated with calciphylaxis in end-stage renal disease. Mazhar AR, Johnson RJ, Gillen D, Stivelman JC, Ryan MJ, Davis CL, et a1. Kidney Int 2001; 60: 324–32.

对 19 例患者进行的一项回顾性病例对照研究认为:女性、高磷(酸盐)血症、高碱性磷酸酶水平、低蛋白血症是转移性钙化的危险因素。

Calciphylaxis: natural history, risk factor analysis, and outcome. Weenig RH, Sewell LD, Davis MD, McCarthy JT, Pittelkow MR. J Am Acad Dermatol 2007; 56: 569–79.

对 64 例患者进行的一项回顾性病例对照研究认为:肥胖、肝脏疾病、系统使用糖皮质激素、高血钙、高磷酸盐结合产物和高血清白蛋白水平是转移性钙化的危险因素。

The evolving pattern of calciphylaxis: therapeutic considerations. Llach F. Nephrol Dial Transplant 2001; 16: 448–51.

该研究与其他研究提示,使用不含钙的磷酸盐结合剂(如盐酸司维拉姆)能显著降低血磷水平。其他的治疗包括饮食控制,限制钙和磷的摄入,积极的创面清创和监测感染。8 例进行无钙透析液血液透析治疗的患者中 6 例疗效显著。

Sodium thiosulfate as first-line treatment for calciphylaxis. Ackermann F, Levy A, Daugas E, Schartz N, Riaux A, Derancourt C, et a1. Arch Dermatol 2007; 143: 1336–7.

多个报告显示静脉注射硫代硫酸钠可成功治疗转移性钙化,该文是其中之一。治疗剂量为 25g 硫代硫酸钠静脉注射,每周 3 次。

Calciphylaxis is usually non-ulcerating: risk factors, outcome and therapy. Fine A, Zacharias J. Kidney Int 2002; 61: 2210–17.

这项回顾性研究中,36 例转移性钙化的患者皮损表现为腿部皮下硬性的斑块,无溃疡形成。经糖皮质激素(泼尼松 30~50mg/d 口服,持续 3~8 周)治疗,效果显著,80% 的患者皮损得到改善。出现溃疡或易发生感染的患者禁用糖皮质激素。

Proximal calciphylaxis treated with calcimimetic "cinacalcet." Mohammed IA, Sekar V, Bubtana AJ, Mitra S, Hutchison AJ. Nephr Dial Transpl 2008; 23: 387–9.

盐酸司维拉姆 3mg/d 成功治疗转移性钙化的 1 例报告,其他患者使用 30~120mg/d 的剂量治疗。

Rapid improvement of calciphylaxis after intravenous pamidronate therapy in a patient with chronic renal failure. Monney P, Nguyen QV, Perroud H, Descombes E. Nephrol Dial Transplant 2004; 19: 2130–2.

1 例患者经其他治疗后病情加重,使用氨羟二磷酸二钠 30mg 静脉注射治疗 5 次后,溃疡愈合。出院 6 周后转移性钙化复发,再次使用氨羟二磷酸二钠治疗,剂量在原基础上加量 30mg。

Multiintervention management of calciphylaxis: a report of 7 cases. Baldwin C, Farah M, Leung M, Taylor P, Werb R, Kiaii M, et al. Am J of Kidney Dis 2011; 58: 988–91.

在 7 例转移性钙化患者中,有 6 例患者在经过静脉注射硫代硫酸钠(12.5~25g 静脉注射,每周 3 次)、氧疗(通过面罩或高压氧舱)和西那卡塞的混合治疗后得到了恢复。

Calciphylaxis: a syndrome of skin necrosis and acral gangrene in chronic renal failure. Hafner J, Keusch G, Wahl C, Burg G. Vasa 1998; 27: 137–43.

一项对 1936—1996 年报告的所有转移性钙化患者进

行的 meta 分析研究提示,接受甲状旁腺切除术的患者生存率为 70%,而未接受手术治疗的患者仅为 43%。该项研究未将患者分为伴有和不伴有甲状旁腺功能亢进症进行研究。

三线治疗	
• 蛆虫疗法和喷托维林	E
• 臭氧治疗	E
• 冷却过滤法	E

Hyperbaric oxygen in the treatment of calciphylaxis: A case series. Podymow T, wherrett C, Burns KD. Nephrol Dial Transplant 2001; 16: 2176.

在这项回顾性研究中,5 例转移性钙化患者接受高压氧疗,其中 2 例溃疡完全愈合。

Successful treatment of severe calciphylaxis in a hemodialysix patient using low-calcium dialysate and medical parathyroidectomy: case report and literature review. Wang HY, Yu CC, Huang CC. Renal Failure 2004; 26: 77–82.

使用低钙透析液进行血透治疗成功治疗转移性钙化。

Skin necrosis and protein C deficiency associated with vitamin K depletion in a patient with renal failure. Soundararajan R, Leehey DJ, Yu AW, Miller JB. Am J Med 1992; 93: 467–70.

1 例维生素缺乏的患者,补充维生素 K 后转移性钙化的病情改善。

Low-dose tissue plasminogen activator for calciphylaxis. Sewell LD, Weenig RH, Davis MD, McEvoy MT, Pittelkow MR. Arch DermatoJ 2004; 140: 1045–8.

1 例转移性钙化患者使用组织纤维蛋白溶酶原激活剂 10mg/d 静脉注射,连续治疗 14 天后,使用华法林抗凝治疗,溃疡愈合。

Painful ulcers in calciphylaxis-combined treatment with maggot therapy and oral pentoxyfillin. Tittelbach J, Graefe T, Wollina U. J Dermatol Treat 2001; 12: 211–14.

1 例病程 6 月的转移性钙化患者,经蛆虫疗法和 800mg/d 喷托维林治疗后,溃疡痊愈。

Ozone therapy in a dialyzed patient with calcific uremic arteriolopathy. Biedunkiewicz B, Tylicki L, Lichodziejewska-Niemierko M, Liberek T, Rutkowski B. Kidney Int 2003; 64: 367–8.

进行臭氧自血疗法(O3-AHT),臭氧浓度为 50~70μg/ml,3 周为一疗程,同时用臭氧水清洗伤口,15 个疗程后坏死区域皮损治愈。

Intensive tandem cryofiltration apheresis and hemodialysis to treat a patient with severe calciphylaxis, cryoglobulinemia, and end-stage renal disease. Siami GA, Siami FS. J Am Soc Artif Intern Org 1999; 45: 229–33.

此文报告 1 例危重患者,同时患有 Ⅱ 型混合性冷球蛋白血症、丙型肝炎、转移性钙化和尿毒症等疾病,先后经过 18 次的血浆置换和血液透析治疗,其中某月增加 4 次血液透析治疗后,该患者的血浆冷球蛋白水平下降,转移性钙化病情得到改善。

（兰佳佳 译,陶 娟 校）

第37章 毛细血管炎（色素性紫癜性皮肤病）

原作者　Cord Sunderkötter, Thomas A. Luger

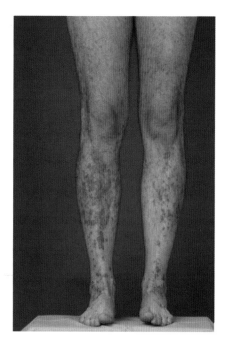

毛细血管炎（capillaritis）（各种类型色素性紫癜性皮肤病的统称）的皮疹一般表现为淤点性斑疹或斑块，组织病理学以红细胞外渗和血管周围T淋巴细胞浸润为特征。因巨噬细胞内含铁血黄素的沉积，皮疹特征性地呈现棕色至橘黄色。这种情况也可以伴随其他特征性的皮疹表现，皮疹有时在形态学上会有重叠，于是出现了一些描述性的或以人名命名的病名：丘疹性色素性紫癜性苔藓样皮肤病（Gougerot-Blum病）或罕见的丘疹性肉芽肿性色素性紫癜（伴有淋巴细胞浸润的非坏死性肉芽肿）；伴有湿疹样海绵形成和瘙痒的湿疹样紫癜；环状紫癜伴有毛细血管扩张的毛细血管扩张性环状紫癜（Majocchi病）；常表现为孤立的黄褐色斑块或斑片伴带状浸润，且可见境界带（grenz zone）的金黄色苔藓。好发部位大多是双下肢。单侧线性毛细血管炎或累及其他皮肤部位的形式很少见。色素性紫癜性皮肤病也发生在儿童中，尽管相对于成人更少见。

毛细血管炎及上述变异型的病因学尚不明。红细胞外渗的原因并不是血管炎性纤维蛋白样坏死（无血管炎）。可通过治疗解决的可能的病理生理因素包括：细胞介导的免疫反应、静脉压增加、血管通透性增加或由于细胞外基质中的细微缺陷引起的血管脆性。

治疗策略

具有诊断意义的皮损表现为：黄棕色或橘黄色斑片，表

面覆有辣椒粉样针尖大小的瘀点，玻片压之不褪色。主要与白细胞碎裂性或小血管炎相鉴别。鉴别要点是毛细血管炎缺乏可触及的浸润，但也有仅伴有瘀点性斑疹的小血管炎变异型。因此当诊断难以确定时，应进行皮肤活检。

鉴别诊断中，过敏性接触性皮炎可表现为紫癜性或出血性的皮疹（例如，对纺织品或偶氮染料的反应），酷似毛细血管炎。还应除外血小板减少症，Waldenström高丙种球蛋白血症性紫癜，以及蕈样霉菌病的色素性紫癜性皮炎样变异型。毛细血管炎表现为良性病程，因此必须与这些更严重的疾病区分开。

除非患者瘙痒严重或容貌受损，否则通常无需治疗。治疗时，应尽量查出并避免可能诱发此病的因素。已报道的原因包括：

- 药物（在一项病例系列中占14%），例如：对乙酰氨基酚，阿司匹林，含溴药物，卡马西平，呋塞米，干扰素-α，非甾体抗炎药（nonsteroidal antiinflammatory drugs, NSAID），雷洛昔芬（选择性雌激素受体调节剂），硫胺素或西地那非。

通常，药物诱发的毛细血管炎更泛发，而且一般不会出现表皮受累或苔藓样浸润；它的发作时间是在服用疑似药物后约10天。

- 膳食补充剂或成分；已报道的触发物包括肌酸或可口可乐和苹果樱桃味水果汽水，以及能量饮料的成分（维生素B复合物、咖啡因、牛磺酸）。
- 慢性感染，例如病毒性乙型或丙型肝炎（相关性尚存疑）或牙源性感染。

当病因仍不清楚时，则不得不采取试验性治疗。免疫组化分析表明此病可能是一个细胞介导的免疫反应，因此外用糖皮质激素、钙调磷酸蛋白酶抑制剂，或是补骨脂素联合UVA（psoralen plus UVA, PUVA）是合理的。静脉压增高（尤其是腿部）或运动不是诱发疾病的直接原因，但可加重毛细血管炎病情。此时弹力袜可能会有所帮助。

有一些证据表明本病存在血管通透性增加、或细胞外基质中的细微缺陷引起的血管脆性。这可能解释了这类疾病对于生物类黄酮（可能是由于其对弹性蛋白酶和透明质酸酶以及白细胞活化的抑制作用），维生素C（具有抗氧化和可能降低血管通透性的作用）和苯磺酸硅酸钙（通过其抗氧化特性部分降低微血管通透性）有较好的治疗反应。

特殊检查

- 详细的用药史
- 寻找慢性感染或类风湿性关节炎的证据
- 排除慢性静脉功能不全和紫癜性接触性湿疹(例如,通过在皮损部位进行改良的斑贴试验来确定对偶氮染料的瘀点反应)
- 皮肤镜
- 血液学(全血细胞计数)
- C反应蛋白
- 免疫球蛋白,蛋白质电泳
- 组织学
- 在肉芽肿变异型中:血甘油三酯和胆固醇

Purpura simplex (inflammatory purpura without vasculitis): a clinicopathologic study of 174 cases. Ratnam KV, Su WP, Peters MS. J Am Acad Dermatol 1991; 25: 642–7.

这是一篇对174例患者的回顾性综述。14%患者的紫癜样皮损与药物相关。对其中87例患者进行随访,67%的患者皮损最终全部消退。

Pigmented purpuric dermatosis: clinicopathologic characterization in a pediatric series. Coulombe J, Jean SE, Hatami A, Powell J, Marcoux D, Kokta V, et al. Pediatr Dermatol 2015; 32: 358–62.

这是一篇涉及17名儿童的病例回顾。13例色素性紫癜性皮肤病完全缓解,其中5例未经治疗的患者中位病程<1年;局部外用皮质类固醇治疗的患者改善了75%,采用窄带UVB治疗的患者改善了100%。未发现相关的疾病或药物暴露。

Granulomatous pigmented purpuric dermatosis: report of a case with atypical clinical presentation including dermoscopic findings. MacKenzie AI, Biswas A. Am J Dermatopathol 2015; 37: 311–4.

肉芽肿性色素性紫癜性皮肤病很少见,并且主要累及远东亚洲患者的肢端。与高脂血症或其他相关的系统性紊乱有关。

Progression of pigmented purpura-like eruptions to mycosis fungoides: report of three cases. Barnhill RL, Braverman IM. J Am Acad Dermatol 1988; 19: 25–31.

最初的皮疹在临床和组织学上均类似于色素性紫癜性皮炎,但在平均8.4年的随访期内发展为组织学确诊的蕈样霉菌病。

排除或诊断蕈样霉菌病可能需要重复活检。在毛细血管炎中,应不存在表现出亲表皮性的小的脑回状淋巴细胞。

Drug-induced purpura simplex: clinical and histological characteristics. Pang BK, Su D, Ratnam KV. Ann Acad Med Singapore 1993; 22: 870–2.

这是一项涉及183例单纯性紫癜患者的前瞻性研究。其中27例被证实是由药物引起,停用相关药物后紫癜在4个月内消退。NSAID、利尿药、甲丙氨酯和氨苄西林是诱发此类疾病最常见的药物。

Acetaminophen-induced progressive pigmentary purpura (Schamberg's disease). Abeck D, Gross GE, Kuwert C, Steinkraus V, Mensing H, Ring J. J Am Acad Dermatol 1992; 27: 123–4.

Pigmented purpura dermatosis and viral hepatitis: a case-control study. Ehsani AH, Ghodsi SZ, Nourmohammad-Pour P, Aghazadeh N, Damavandi MR. Australas J Dermatol 2013; 54: 225–7.

一项前瞻性病例对照研究包括60名色素性紫癜性皮肤病患者和230名随机选择的对照者。色素性紫癜性皮肤病患者和对照组中HBS Ag的阳性率分别为3%和4.3%,HCV的患病率分别为1.7%和1.3%。因此,尚不确定HBV或HCV是否直接参与了色素性紫癜性皮肤病的发病机制。

Chronic pigmented purpura associated with odontogenic infection. Satoh T, Yokozeki H, Nishioka K. J Am Acad Dermatol 2002; 46: 942–4.

5名患者的牙周炎、牙髓炎或是两者都给予治疗后,紫癜样斑点均消退。

Capillaritis associated with interferon-alfa treatment of chronic hepatitis C infection. Gupta G, Holmers SC, Spence E, Mills PR. J Am Acad Dermatol 2000; 43: 937–8.

Pigmented purpuric dermatosis after taking a dietary supplement. Unal E, Ergül G. Cutan Ocul Toxicol 2015; 10: 1–3.

Dermoscopy of pigmented purpuric dermatoses (lichen aureus): a useful tool for clinical diagnosis. Zaballos P, Puig S, Malvehy J. J Arch Dermatol 2004; 140: 1290–1.

皮肤镜有助于毛细血管炎的诊断。在苔藓样组织反应浓缩的金黄色苔藓中,可以呈现出铜红至褐色、弥漫性着色的背景(这可能是因真皮浸润和血管外或细胞内含铁血黄素颗粒引起的),还可以见到相互连接的色素线部分交织成网(基底层的色素沉着过度及色素释放入真皮层);圆形或椭圆形的红色小点、小球或斑片(这可反映血管扩张和红细胞外渗);以及灰色小点(可能是含有含铁血黄素的巨噬细胞聚集所致)的表现。这些标准可能也适用于其他类型的毛细血管炎，只是它们的侧重点不同。

Cutaneous symptoms of various vasculitides. Sunderkötter C, Pappelbaum KI, Ehrchen J. Hautarzt 2015; 66: 589–98.

详细的临床检查可将毛细血管炎与小血管炎或类似疾病区分开。

一线治疗	
• 口服生物类黄酮和维生素 C	C
• 瘙痒 / 湿疹或瘙痒性紫癜时初始外用糖皮质激素	D
• 窄谱 UVB 或 PUVA	D
• 羟苯磺酸钙	D
• 静脉压增高致病情加重时穿弹力袜	E

Early treatment with rutoside and ascorbic acid is highly effective for progressive pigmented purpuric dermatosis. Schober SM, Peitsch WK, Bonsmann G, Metze D, Thomas K, Goerge T, et al. J Dtsch Dermatol Ges 2014; 12: 1112–9.

一项回顾性分析纳入了 35 例接受 1 000mg 维生素 C 和 2 × 50mg 芸香苷（一种生物类黄酮，通常为非处方药）的患者。平均治疗时间为 8.2 个月。71.4% 的患者皮疹完全消退，20.0% 的患者皮疹改善了 50% 以上；9 例（25.1%）停药后复发，其中 7 例成功重新开始治疗。仅 3 名患者报告了轻微的不良反应。病程较短的患者表现出更好、更快的治疗成功及更低的复发风险。

Treatment of progressive pigmented purpura with oral bioflavonoids and ascorbic acid: an open pilot study in 3 patients. Reinhold U, Seiter S, Ugurel S, Tilgen W. J Am Acad Dermatol 1999; 41: 207–8.

这种治疗方案的第一份报告；治疗 4 周后皮疹完全消退。

我们建议选择芸香苷（每天 2 次，每次 50mg）和维生素 C（每天 2 次，每次 500mg）这一治疗方案，因为它是有效的，尤其是在疾病早期时，并且比紫外线或局部外用糖皮质激素具有更少的潜在副作用。

Capillaritis: a manifestation of rheumatoid disease. Wilkinson SM, Smith AG, Davis M, Dawes PT. Clin Rheumatol 1993; 12: 53–6.

此文报告了 7 例毛细血管炎合并类风湿性关节炎的病例。大部分患者外用糖皮质激素治疗后，瘙痒症状和皮疹自发消退。

PUVA therapy in lichen aureus. Ling TC, Goulden V, Goodfield MJ. J Am Acad Dermatol 2001; 45: 145–6.

光化学疗法（PUVA）成功治疗金黄色苔藓的 1 例报告。

Treatment of pigmented purpuric dermatoses with narrow-band UVB: a report of six cases. Fathy H, Abdelgaber S. J Eur Acad Dermatol Venereol 2011; 25: 603–6.

在经过 24~28 次治疗及 9 次维持治疗后，所有 6 名患者均治疗成功。2 名患者出现了皮疹复发，再次予 14 次治疗后得到了有效控制。

Calcium dobesilate (Cd) in pigmented purpuric dermatosis (PPD): a pilot evaluation. Agrawal SK, Gandhi V, Bhattacharya SN. J Dermatol 2004; 31: 98–103.

9 名男性患者（7 例 Schamberg 病，1 例 Gougerot-Blum 苔藓样皮病和 1 例金黄色苔藓）给予羟苯磺酸钙治疗，初始剂量 500mg，每天 2 次，服用 2 周，然后改为 500mg，每天 1 次，服用 3 个月。所有患者 2 周内没有出现新皮损，且瘙痒症状未再发生。停止治疗后随访 1 年，11.11% 患者皮损获得中等程度的改善，66.67% 的患者得到轻度改善；22.22% 患者无改善。

二线治疗	
• 己酮可可碱	E
• 局部外用钙调磷酸酶抑制剂	E
• 宽谱脉冲光的先进荧光技术（advanced fluorescence technology，AFT）	D

Successful treatment of Schamberg's disease with pentoxifyline. Kano Y, Hirayama K, Orihara M, Shiohara T. J Am Acad Dermatol 1997; 36: 827–30.

给予了 3 例 Schamberg 病患者口服己酮可可碱治疗，每天 300mg，服用 8 周。2~3 周内即可见显著疗效，停止治疗后，1 名患者病情复发，但是恢复治疗后，病情迅速得到改善。

Resolution of lichen aureus in a 10-year-old child after topical pimecrolimus. Bohm M, Bonsmann G, Luger TA. Br J Dermatol 2004; 150: 519–20.

1 名 10 岁患金黄色苔藓的男童，外用糖皮质激素治疗 4 个月无效。外用吡美莫司霜每天 2 次后，3 周内病情得到显著改善。

不同于外用糖皮质激素，局部应用免疫调节剂不会导致血管脆性。因此，对于因血管脆性和通透性增加而引起的这类疾病，应用免疫调节剂更好。

Treatment of Schamberg's disease with advanced fluorescence technology. Manolakos DA, Weiss J, Glick B, Weiss

KD, Weiss E. J Drugs Dermatol 2012; 11: 528–9.

使用先进荧光技术脉冲光（一种宽谱脉冲光平台设备，用于光损伤皮肤的非剥脱性治疗）有效治疗了 5 例 Schamberg 病患者。

三线治疗	
• 秋水仙碱	E
• 环孢霉素	E
• 甲氨蝶呤	E

考虑到可能引起严重的不良事件或副反应以及毛细血管炎的良性病程，作者不建议使用环孢霉素 A 或甲氨蝶呤。

Benefit of colchicine in the treatment of Schamberg's disease. Geller M. Ann Allergy Asthma Immunol 2000; 85: 246.

Purpura pigmentosa chronica successfully treated with oral cyclosporin A. Okada K, Ishikawa O, Miyachi Y. Br J Dermatol 1996; 134: 180–1.

Purpura annularis telangiectodes of Majocchi: case report and review of the literature. Hoesly FJ, Huerter CJ, Shehan JM. Int J Dermatol 2009; 48: 1129–33.

甲氨蝶呤疗效的 1 例病例报告。

（王姊娟 译，涂 平 校）

第38章 猫抓病

原作者　Adam H. Wiener, Bryan A. Selkin, George J. Murakawa

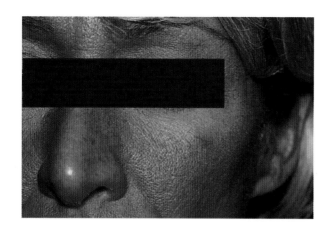

猫抓病(cat scratch disease, CSD)是一种由革兰氏阴性多形杆菌汉塞巴尔通体(*Bartonella henselae*)(原名亨氏罗卡利马氏体菌)引起的良性、自限性的疾病。原发皮损为0.5~1cm大小的丘疹或脓疱,可发展为溃疡,邻近单侧淋巴结肿大是本病的标志。系统症状和并发症包括低热、乏力、非特异性皮疹、肝脾肿大、溶骨性损害、帕里诺眼 - 腺综合征(肉芽肿性结膜炎、耳前淋巴结肿大)及脑病。

治疗策略

猫抓病没有明确的治疗指南。对于轻到中度猫抓病患者,抗生素的收益仍有待商榷,这类患者可采取保守的对症治疗。猫抓病引起的淋巴结肿大具有自限性,通常在2~4个月内消退。因此,大部分患者可以通过观察的方式至淋巴结消退。

对于伴有系统症状和 / 或并发症的患者,应进行抗生素治疗。免疫功能正常的猫抓病患者,阿奇霉素(第1天,500mg,第2~5天,250mg/d)是唯一经过双盲安慰剂对照试验证实有效的抗生素。一项针对猫抓病治疗的回顾性研究发现,202名患者经过至少3天的抗生素治疗,发现只有4种抗生素(利福平、环丙沙星、庆大霉素和甲氧苄啶 - 磺胺甲噁唑)临床证实有效。据推测,病原体和宿主炎性反应的不足导致了抗生素的疗效不佳。

在免疫抑制的患者中,猫抓病杆菌感染可呈病谱改变,从经典的猫抓病到杆菌性血管瘤病(bacillary angiomatosis, BA)、紫癜或菌血症(见杆菌性血管瘤章节)。此类患者抗生素治疗有效,常用治疗方案为红霉素500mg,4次 /d,或多西环素100mg,2次 /d。其他针对杆菌性血管瘤有效的抗生素包括四环素、米诺环素、阿奇霉素以及甲氧苄啶 - 磺

胺甲噁唑。需注意初次治疗时可能出现赫氏反应(Jarisch-Herxheimer)反应。对于伴有 AIDS 的患者需要终身使用抗生素治疗。

需要注意的是,免疫功能正常的猫抓病患者的体内很难分离出汉塞巴尔通体,但在免疫抑制患者中可能出现培养阳性,单剂量口服抗生素可迅速导致血培养和皮损培养阴性。

特殊检查
• 组织病理
• 培养
• 血清学检查
• 聚合酶链反应(polymerase chain reaction, PCR)检测

The agent of bacillary angiomatosis. Relman DA, Loutit JS, SchmidtTM, Falkow S, TompkinsLS. N Engl Med 1990; 323: 153–80.

取假定感染杆菌性血管瘤病的组织为样本,采用PCR对细菌 16S rRNA 区域基因进行扩增、克隆和测序,随后对序列进行分析并结合其他患者感染组织的研究,发现杆菌性血管瘤病可能是一种与昆塔纳罗卡利马体菌(*Rochalimaea Quintana*)密切相关的立克次氏体样微生物感染所致。

***Bartonella*-associated infections.** Spach DH, Koehler JE. Infect Dis Clin North Am 1998; 12: 137–55.

免疫功能正常的猫抓病患者淋巴结活检结果依赖于感染的发生阶段。在疾病早期以淋巴样增生和小动脉增生为主。随后肉芽肿逐渐形成。在病程后期,多发性星状微脓疡较明显。Warthin-Starry 染色有时可以见到簇集的多形性杆菌。

Evaluation of sensitivity, specificity and cross-reactivity in *Bartonella henselae* serology. Vermeulen MJ, Verbakel H, Notermans DW, Reimerink JH, Peeters MF. J Med Microbiol 2010; 59: 743–5.

联合使用 IFA、IgM 及 IgG 检查(Houston 菌株)能提高诊断敏感性,但同时会显著降低特异性。由于错误的诊断会对患者造成严重的不良影响,我们认为对于 IgG 的结果必须慎重解读。

Cat-scratch disease. Midani S, Ayoub EM, Anderson B. Adv Pediatr 1996; 43: 397–422.

PCR 是一种有效检测汉塞巴尔通体的方法，但无法广泛普及。应用 PCR 可以在 1~2 天内检测出淋巴结排出物或皮损内的汉塞巴尔通体。到目前为止，血清学和 PCR 检查均具有诊断价值。

Detection by immunofluorescence assay of *Bartonella henselae* in lymph nodes from patients with cat scratch disease. Rolain JM, Gouriet F, Enea M, Anoud M, Raoult D. Clin Diagn Lab Immunol 2003; 10, 4: 686–91.

利用汉塞巴尔通体的特异性单抗和商品化血清学试验（IFA）对淋巴结涂片进行免疫荧光检测，发现其相较于 PCR 而言，对汉塞巴尔通体的诊断具有更高的特异性，尤其在结合组织学和传统细菌培养时。

The use of *Bartonella henselae*-specific age dependent IgG and IgM in diagnostic models to discriminate diseased from non-diseased in cat scratch disease serology. Henselae M, Vermeulen MJ, Van de Kassteele J, Baker J, Schellekens JF, Koopmans MP. J Microbio Meth 2007; 71: 107–13.

一种结合酶联免疫吸附实验（enzyme-linked immunosorbent assay，ELISA）IgM 和 IgG 结果并可校正年龄因素的诊断模型可用于猫抓病的血清学诊断。

一线治疗	
• 观察	C

Bartonellosis. Murakawa GL, Berger T, In: Freedberg IM, Eisen AZ, Wolff K, Austen KF, Goldsmith LA, Katz SI, et al, eds. Dermatology in general medicine, 5th edn. New York: McGraw-Hill, 1999; 2249–56.

对于大多数猫抓病患者，密切观察数月即可。淋巴结肿大自动消退通常需 6 个月以上。

二线治疗	
• 阿奇霉素	A

Prospective randomrized double blind placebo-controled evaluation of azithromycin for treatment of cat-scratch disease. Bass JW, Freitas BC, Freitas AD, Sisler CL, Chan DS, Vincent JM, et al. Pediatr Infect Dis J 1998; 17: 447–52.

阿奇霉素治疗 14 例患者（第 1 天 500mg，第 2~5 天，每天 250mg），30 天后观察发现其中 7 例患者淋巴结缩小 80%，而安慰剂治疗组中 15 例患者只有 1 例淋巴结缩小 80%。

这是使用抗生素治疗猫抓病唯一的临床对照试验，其他抗生素的应用都基于病例报告。

三线治疗	
• 红霉素	C
• 多西环素	C
• 利福平	C
• 环丙沙星	C
• 庆大霉素	C
• 甲氧苄啶 - 磺胺甲噁唑	C
• 外科治疗	C

免疫功能正常的个体

Antibiotic therapy for cat-scratch disease: clinical study of therapeutic outcome in 268 patients and a review of the literature. Margileth AM. Pediatr Infect Dis J 1992; 11: 474–8.

在 60 例有系统症状的猫抓病患者中，与未经抗生素治疗或经无效抗生素治疗相比较，以下 4 种抗生素均能有效缩短 72% 以上的病程。利福平［10~20mg/（kg·d），7~14 天］，或环丙沙星［20~30mg/（kg·d），7~14 天］，或庆大霉素［5mg/（kg·d），静滴，分 3 次给药，每 8 小时 1 次，至少 3 天］，或甲氧苄啶 - 磺胺甲噁唑［6~8mg/kg，每天 2~3 次，用药 7 天］。

Antimicrobial sucsceptibility of *Bartonellaquintana, Bartonella vinsonii,* and the newly recognized *Rochalimaea henselae*. Maurin M, Raoult D, J Antimicrob Chemother 1993; 32: 587–94.

此项体外实验表明，β 内酰胺类抗生素对于罗卡利马体菌属无效，四环素类中度敏感，红霉素和利福平最有效。

Hepatosplenic cat-scratch disease in children: selected clinical features and treatment. ArisoyES, Correa AG, Wagner ML, Mkaplan SL. Clin Infect Dis 1999; 28: 78–84.

16 例肝脾肿大的猫抓病患儿，单独应用利福平［15~20mg/（kg·d）］，或联合庆大霉素［7.5mg/（kg·d）］，或联合甲氧苄啶 / 磺胺甲噁唑（10~12mg（kg·d））治疗，1~5 天内临床症状改善。

Successful treatment of cat-scratch disease with ciproflorxacin. Holley HP. JAMA 1991; 265: 1563–5.

5 位接受环丙沙星（500mg，口服，每次 2 次）治疗的患者，在数天内临床症状显著改善，随访无复发。

值得注意的是，喹诺酮类可引起关节病，故不推荐用于儿童和青少年。且体外实验显示该菌对于环丙沙星仅中度敏感。

Cat-scratch disease of the head and neck in pediatric population: surgical indications and outcomes. Munson PD, Boyce

TG, Salomao DR, Orvidas LJ. Otolaryngol Head Neck Surg 2008; 139: 358–63.

在药物治疗失败的儿童患者中,该病常表现为持续的淋巴结肿大,表面紫罗兰色改变,触之柔软,甚至可伴有慢性渗出。此类患者可进行外科手术和组织检查,利大于弊。

Molecular epidemiology of *Bartonella* infections in patients with bacillary angiomatosis-peliosis. Koehler JE, S anchez MA, Carrido CS, Whitfeld MJ, Chen FM, Berger TG, et al. N Engl J Med 1997; 337: 1876–83.

使用大环内酯类抗生素(如红霉素、克拉霉素)治疗由巴尔通体属引起感染的患者有效。

Cat scratch disease, bacillary angiomatosis, and other infections due to *Rochalimaea*. Adal KA, Cockerell CJ, Petri WA. N Engl j Med 1994; 330: 1509-15。

对于杆菌性血管瘤病、杆菌性紫癜样肝病及巴尔通体属导致的菌血症综合征的治疗,红霉素(500mg,每日 4 次)是有效的药物,几乎所有患者使用该药治疗后均获得极好的临床反应。

Cutaneous vascular lesions and disseminated cat-scratch disease in patients with the acquired immunodeficiency syndrome (AIDS) and AIDS-related complex. Koehler JE, LeBoit PE, Egbert BM, Berger CT. Ann Intern Med 1988; 109: 449–55.

在 3 例伴有 HIV 感染的皮肤血管瘤样结节患者中,使用红霉素(500mg,每日 4 次),利福平和多西环素(100mg,每日 2 次)治疗取得良好疗效。

(张名望 译,杨蓉娅 校)

第39章　脂肪团

原作者　Bruce E. Katz, Doris M. Hexsel, Camile L. Hexsel

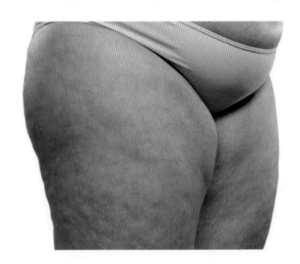

特殊检查

- 体格检查：患者取站立位，臀部肌肉放松。观察不同患者脂肪团的多态性，其对治疗方式的选择有帮助：
  - 脂肪团凹陷的部位和深度
  - 局部脂肪和肥胖
  - 肌肉松弛和脂肪疝
- 治疗前后的照片（臀部肌肉放松）
- 确定脂肪团严重程度（CSS），用于不同治疗前后的客观评估
- 皮下分离术前评估：凝血酶原时间（PT），部分凝血酶原时间（PTT）和国际标准化比值（INR），凝血疾病病史；调节凝血药物用药史

脂肪团由皮肤表面凹凸变化的不规则外观组成，如橘皮样、干酪样或床垫样，主要位于大腿和臀部，但也存在于手臂、腹部、腿部和其他部位。凹陷性病变是由于存在纤维隔，其将皮肤表面向下拉。解剖学和影像学研究证明，凸起的区域由皮下脂肪突出到皮肤表面形成。由于皮下隔的结构和解剖与男性不同，女性最容易受到这种情况影响。此外，脂肪团会因皮肤和肌肉松弛、局部脂肪沉积和肥胖而加重。另外，在脂肪团的发病机制中还涉及其他因素，如激素、生化、炎症和循环等。

Subcision: a treatment for cellulite. Hexsel DM, Mazzuco R. Int J Dermatol 2000; 39: 539–44.

对 232 例患者治疗前后的照片进行临床评估，结果显示皮下分离术治疗高度脂肪团是有效的。针对脂肪团患者皮肤表面的凹陷，有以下针对性治疗机制：切断造成凹陷的结缔组织隔，刺激新的结缔组织形成。

治疗策略

特殊治疗：

- 皮下分离术，用于治疗将皮肤下拉的皮下隔，针对特殊的脂肪团凹陷。
- 改善肌肉松弛和脂肪突出，针对局部脂肪的设备。
- 控制体重至正常身体质量指数（body mass index，BMI）。
- 口服药物治疗。
- 局部治疗。

诊断可仅依靠临床表现，临床实践中影像学检查不是必需的。

A validated photonumeric cellulite severity scale. Hexsel DM, Dal'forno T, Hexsel CL. J Eur Acad Dermatol Venereol 2009; 23: 523–8.

该文开发并验证了一种以外观为基础的定量和定性量表。制定了脂肪团的 5 个主要形态学特征。每个项目的评分从 0~3，根据 CSS 评分的总和，可以将脂肪团分为轻度、中度和重度。

Side-by-side comparison of areas with and without cellulite depressions using magnetic resonance imaging. Hexsel DM, Abreu M, Rodrigues TC, Soirefmann M, do Prado DZ, Gamboa MM. Dermatol Surg 2009; 35: 1471–7.

该文纳入 30 例臀部有脂肪团凹陷的女性患者，其皮损下方均有潜在的较厚、有分叉、垂直于皮肤表面的纤维隔。

一线治疗	
皮下分离术	B
激光治疗	B
射频消融治疗	B

Magnetic resonance imaging of cellulite depressed lesions successfully treated by subcision. Hexsel D, Dal Forno T, Hexsel C, Schilling-Souza J, Naspolini Bastos F, Siega C. Dermatol Surg 2016; 42: 693–6.

该文对 2 例进行皮下分离术的凹陷性脂肪团患者进行了 7 个月的术后随访，结果显示皮损的数量和深度明显减少，CSS 分级明显降低（从严重到中度）。作者利用核磁共振成像证实，手术切除后，病灶下方的真皮下部分隔已经消

失。这一发现表明,皮下分离术可产生永久性的解剖学改变,对减轻脂肪团皮损效果良好。

Treatment of cellulite using a 1440-nm pulsed laser with one-year follow-up. DiBernardo BE. Aesthet Surg J 2011; 31: 328–41.

10 例股部脂肪团的女性患者接受了 1 440nm 脉冲激光治疗。平均皮肤厚度(超声示)和皮肤弹性增加。医师评估显示脂肪团外观明显改善。

Quantitative and qualitative evaluation of effcacy of a 1440 nm Nd: YAG laser with novel bi-directional optical fber in the treatment of cellulite as measured by 3-dimensional surface imaging. Katz BE. J Drugs Dermatol 2013; 12: 1224–30.

15 例女性脂肪团患者接受 1 440nm 脉冲激光治疗。在两位独立观察员的影像评估中,68% 的受试者脂肪团有所改善,在医生的评估中显示从较好到极好的结果,在三维表面成像评估中,65% 的受试者的脂肪团有显著改善。

Multicenter pivotal study of vacuum-assisted precise tissue release for the treatment of cellulite. Kaminer MS, Coleman III WP, Weiss RA, Robinson DM, Coleman IV WP, Hornfeldt C. Derm Surg 2015; 41: 336–47.

50 例中重度脂肪团女性患者接受了一种真空辅助精确组织释放装置的治疗。通过受试者照片、脂肪团严重程度量表、全球美容改善量表(GAIS)和受试者满意度进行的评估显示,显著改善持续时间长达 1 年。

Reduction in thigh circumference and improvement in the appearance of cellulite with dual-wavelength, low-level laser energy and massage. Gold MH, Khatri KA, Hails K, Weiss RA, Fournier N. J Cosmet Laser Ther 2011; 13: 13–20.

在该项对照、非盲、多中心研究中,83 例轻中度脂肪团患者接受了 8 次低强度、双波长(650nm 和 915nm,以脂肪为目标)激光治疗,结合热诱导和机械抽吸按摩(Smoothshapes),并与未经处理的对侧腿对比。治疗 1 个月时,大腿周径最多减少了 0.82cm。主观上对照治疗前后的照片,脂肪团外观有临床改善。

A single center, randomized, comparative, prospective clinical study to determine the effcacy of the VelaSmooth system versus the Triactive system for the treatment of cellulite. Nootheti PK, Magpantay A, Yosowitz G, Calderon S, Goldman MP. Lasers Surg Med 2006; 38: 908–12.

该研究纳入 20 例女性患者,每周治疗 2 次,共 6 周,随机选择一侧使用 VelaSmooth 治疗,另一侧则为 TriActive。Velasmooth 结合了红外线(680~1 550nm)和双极射频技术,并通过真空吸引进行机械按摩。Triactive 有 6 个二极管激光

器(808/810nm),结合机械按摩、吸引和局部冷却。在这两个治疗组中,25% 的患者的脂肪团外观有所改善,VelaSmooth 和 TriActive 的粗糙度平均改善百分比分别为 7% 和 25%。脂肪团程度有明显变化,其中 75% 的受试者显示使用 VelaSmooth 治疗的一侧有改善,而 55% 的受试者显示使用 TriActive 侧有改善。两组各变量间差异无统计学意义(P > 0.05)。

Cellulite treatment using a novel combination radiofrequency, infrared light, and mechanical tissue manipulation device. Alster TS, Tanzi EL. J Cosmet Laser Ther 2005; 7: 81–5.

20 例臀部、股部有中度脂肪团皮损的女性患者接受了每 2 周 1 次,共计 8 次的随机选择治疗,包括双极射频(radiofrequency,RF),红外(infrared,IR)光和抽吸为主的机械按摩装置(Velasmooth),分别为 20W RF,20W IR(700~1 500nm)光和 200 毫巴真空(750mmHg 负压)。在平均完成 50% 的治疗时,由两位医师在单盲情况下评估临床改善评分。结果显示治疗侧大腿周径减少了 0.84cm。

A prospective clinical study to evaluate the effcacy and safety of cellulite treatment using the combination of optical and RF energies for subcutaneous tissue heating. Sadick NS, Mulholland RS. J Cosmet Laser Ther 2004; 6: 187–90.

35 例大腿或臀部有脂肪团皮损的女性患者接受了 VelaSmooth 治疗,每周 2 次,共 8~16 次。根据医生对治疗前后照片的评估,所有患者的皮肤纹理和脂肪团都有一定程度的改善。大腿周径平均缩短 0.8 英寸(2.03cm)。

The effectiveness of anticellulite treatment using tripolar radiofrequency monitored by classic and high-frequency ultrasound. Mlosek RK, Woźniak W, Malinowska S, Lewandowski M, Nowicki A. J Eur Acad Dermatol Venereol 2012; 26: 696–703.

在这项随机对照研究中,28 例 I ~ III 级脂肪团女性患者接受了 8 次射频治疗。安慰剂组有 17 例女性,治疗过程中不释放射频。治疗开始时为 110J/cm², 在随后的治疗中增加了 10~20J/cm²。根据 Nürnberger-Müller 量表,接受射频治疗的女性中,89.3% 的患者脂肪团减少。在安慰剂组中,未观察到有统计学意义的变化。

A multicenter study of cellulite treatment with a variable emission radio frequency system. Van der Lugt C, Romero C, Ancona D, Al-Zarouni M, Perera J, Trelles MA. Dermatol Ther 2009; 22: 74–84.

50 例臀部脂肪团患者接受双极射频技术(ThermaLipo)治疗,剂量为 6J/cm²。每周 12 次,每次每侧臀部 12 分钟,皮肤温度达到 42℃时治疗结束。对比基线的 2 个月时的照片,在盲法原则下由独立临床医师对脂肪团进行评估,结果显示 66% 的患者效果明显。

Unipolar radiofrequency treatment to improve the appearance of cellulite. Alexiades-Armenakas M, Dover JS, Arndt KA. J Cosmet Laser Ther 2008; 10: 148–53.

在该项随机盲法分离设计研究中,共纳入 10 例临床可见股部剩余皮下脂肪和脂肪团(分级 Ⅱ~Ⅳ)的患者,最多进行了 6 次(平均 4.22 次,范围 3~6 次)单侧单极射频(Accent)治疗,间隔 2 周。未治疗的一侧大腿作为对照。研究结果在盲法原则下由 2 例研究者通过照片和脂肪团分级量表进行评估。作者提出了一种新的定量四点法脂肪团分级系统。所有参与者对治疗都有反应。使用脂肪团分级量表对照片进行盲法评价,结果显示治疗组与对照组相比,平均评分有以下改善:凹陷密度改善 11.2%,凹陷分布改善 10.7%,凹陷深度改善 2.5%,平均评分提高了 8%±2.8%。

二线治疗	
• 外用维生素 A、咖啡因和鲁斯可皂苷元	B
• 外用咖啡因和绿茶、黑胡椒籽、柑橘、生姜和肉桂的提取物封闭治疗	B
• 外用维生素 A	C
• 外用咖啡因	B
• 外用磷脂酰胆碱凝胶和发光二极管 (LED) 治疗	C

A double-blind evaluation of the activity of an anticellulite product containing retinol, caffeine, and ruscogenin by a combination of several noninvasive methods. Bertin C, Zunino H, Pittet JC, Beau P, Pineau P, Massonneau M, et al. J Cosmet Sci 2001; 52: 199–210.

一项安慰剂对照、双盲研究(n = 46)评估了一种局部抗脂肪团药物,该药物结合了维生素 A 微胶囊、咖啡因、积雪草、左旋肉碱、马栗树糖苷和鲁斯可皂苷元。与安慰剂对比,该药物有效减少"橘皮"样外观,并改善皮肤微循环。

A two-center, double blinded, randomized trial testing the tolerability and effcacy of a n ovel therapeutic agent for cellulite reduction. Rao J, Gold MH, Goldman MP. J Cosmet Dermatol 2005; 4: 93–102.

该项安慰剂对照研究(n = 34,均为中度脂肪团女性患者)在生物陶瓷涂层氯丁橡胶短裤辅助的前提下,评估了一种含有咖啡因、绿茶提取物、黑胡椒籽提取物、柑橘提取物、生姜根提取物、肉桂皮提取物和辣椒树脂的乳霜。实验组大腿周径平均下降 1.9cm,安慰剂组平均下降 1.3cm。回顾研究前后的照片,皮肤科医师发现治疗组中 68% 的受试者有更大改善。

Topical retinol improves cellulite. Kligman AM, Pagnoni A, Stoudmayer T. J Dermatol Treat 1999; 10: 119–25.

这项安慰剂对照研究(n = 19)对脂肪团患者一侧股部进行为期 6 个月的外用 0.3% 维生素 A 治疗,临床皮肤科评估显示,在 63.1% 的患者中,治疗的一侧脂肪团皮损明显改善。

Parallel placebo-controlled clinical study of a mixture of herbs sold as a remedy for cellulite. Lis-Balchin M. Phytother Res 1999; 13: 627-9

该项安慰剂对照临床研究显示外用混合成分药物品 Cellasene 疗效不佳。

Evaluation of the effects of caffeine in the microcirculation and edema on thighs and buttocks using the orthogonal polarization spectral imaging and clinical parameters. Lupi O, Semenovitch IJ, Treu C, Bottino D, Bouskela E. J Cosmet Dermatol 2007; 6: 102–7.

该项临床对照研究评估了 7% 的咖啡因溶液的疗效(n =134)。超过 80% 的女性脂肪团患者大腿围减少了 2.1cm。没有对脂肪团外观的改变进行特定评估。

The effectiveness and safety of topical PhotoActif phosphatidylcholine-based anticellulite gel and LED (red and near-infrared) light on grade Ⅱ-Ⅲ thigh cellulite: a randomized, double-blinded study. Sasaki GH, Oberg K, Tucker B, Gaston M. J Cosmet Laser Ther 2007; 9: 87–96.

在该项安慰剂对照双盲研究中,9 名 Ⅱ~Ⅲ 级大腿脂肪团的受试者随机在一侧股部使用磷脂酰胆碱抗脂肪团凝胶,每侧股部接受 15 分钟 LED 阵列 (660nm 和 950nm) 治疗,每周 2 次,共 24 次。3 个月后,通过临床检查、影像检查和查体试验评估,9 例患者中 8 例有明显改善。18 个月后再次评估这 8 例患者,有 5 例股部脂肪团恢复到原始的评分。

三线治疗
• 尚在探索中(译者注)。

Cellulite treatment: a myth or reality: a prospective randomized, controlled trial of two therapies, Endermologie and aminophylline cream. Collis N, Elliot LA, Sharpe C, Sharpe DT. Plast Reconstr Surg 1999; 104: 1110–4. Discussion 1115–7.

该项随机对照试验评估了氨茶碱乳膏和 Endermologie 技术的疗效(n=52)。这两种治疗方法都是无效的。

(房小凯 译,张福仁 校)

第 40 章　蜂窝织炎和丹毒

原作者　Adrian HM Heagerty，Natasha Harper

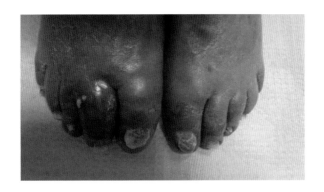

Eron 分类系统

Ⅰ类——患者无全身中毒症状，亦无未受控制的合并症。

Ⅱ类——患者有全身中毒症状，或无系统症状但存在合并症（如周围动脉疾病、慢性静脉功能不全或病态肥胖），可能会影响对感染的控制和治疗。

Ⅲ类——患者有明显系统症状，如急性意识障碍、心动过速、呼吸急促、低血压或其他可能干扰治疗的合并症，或因血管损伤而出现肢体严重感染。

Ⅳ类——患者发生脓毒血症，或发生坏死性筋膜炎等危及生命的感染。

蜂窝织炎（cellulitis）为急性、亚急性或慢性的皮下组织感染，而丹毒（erysipelas）为真皮及浅表皮下组织的感染。更为表浅的组织感染可引起浅表的水肿和炎症，后续可形成一可触及的、进行性发展的边缘。根据文献报道，这类感染近来常与脓肿及伤口感染等相关皮病进行共同归类，并被称为"急性细菌性皮肤及皮肤组织感染"（acute bacterial skin and skin-structure infection，ABSSSI）。感染的病原体多为链球菌，其他分离出的致病菌还包括葡萄球菌、流感嗜血杆菌、更少见的有嗜水气单胞菌、铜绿假单胞菌及革兰氏阴性杆菌和真菌。爆发性蜂窝织炎、坏死性蜂窝织炎及筋膜炎较为少见，多与免疫抑制或非典型病原体感染相关。尽管罕见，但坏死性筋膜炎的死亡率却高达 50%。

治疗策略

蜂窝织炎和丹毒的治疗应先评估是否存在脓毒血症的系统症状，以明确是否有必要就医和／或静脉抗感染治疗，并尝试明确引起感染的病原体，然后选择合适的抗感染治疗措施。同时寻找潜在的易感因素，并进行治疗以防止复发。

明确区分化脓性与非化脓性病例尤为重要，因其各自治疗方法不同。化脓性蜂窝织炎（有脓性分泌物或脓疱）以葡萄球菌引起更为常见，其中包括耐甲氧西林金黄色葡萄球菌（MRSA）。而非化脓性蜂窝织炎的病例主要由链球菌所致。

尽管 Eron 分类系统更适用于基层医疗机构，但在美国国家卫生与保健研究所提供的临床知识总结中仍建议将其用于蜂窝织炎患者的评估。

如患者未出现任何全身中毒症状（Eron Ⅰ类），单纯的蜂窝织炎和丹毒不需要住院治疗。这类患者可选用针对 A 组链球菌和葡萄球菌的口服广谱抗生素治疗，具体可选择口服青霉素 V（苯氧甲基青霉素）和／或氟氯西林（尤其是怀疑存在葡萄球菌感染时）。当高剂量使用时，氟氯西林可有效对抗链球菌和葡萄球菌，因此英国多份当地抗生素用药指南均推荐将氟氯西林单药使用作为一线治疗方案。若患者对青霉素过敏，可选用克拉霉素。因可明显增加组织的渗透性，一些专家建议使用克林霉素，而不建议使用大环内酯类，但克林霉素可致难辨梭菌的感染率增加。同时，尽管大部分 A 组 β 溶血性链球菌对克林霉素敏感，但耐克林霉素的 MRSA 的感染率有增加，另外克林霉素的广泛使用也可能会使耐药菌的产生增加。尤其是美国，MRSA 所致 ABSSSI 的发生率日益增加。因此，化脓部位应进行拭子培养、治疗无效时需考虑是否存在 MRSA 感染，都是非常重要的。免疫受损患者、全身毒血症状及虚弱患者（Eron Ⅱ～Ⅳ类）应静脉使用抗菌药。根据当地指南，一线治疗主要为青霉素 G（苄星青霉素）和／或氟氯西林。二线方案可选择多种类型抗生素，如环丙沙星、万古霉素、替考拉宁、亚胺培南／西司他定、达托霉素、利奈唑胺，以及奥利万星等新型抗生素。部分患者还可在门诊（门诊肠外抗菌疗法）得到妥善治疗。如果有证据表明存在头颈部或静脉窦感染，应联合使用阿莫西林克拉维酸治疗，以覆盖流感嗜血杆菌感染。

应积极寻找导致感染的病原体入侵的皮肤病变，如湿疹的搔抓、破损或外伤，一旦发现这些情况应积极治疗。趾缝间的足癣非常常见，却可能不易被识别和治疗，从而存在引发感染的可能性。淋巴水肿也与蜂窝织炎的反复发作有关，需尽早进行有效治疗。

虽然长期使用抗生素治疗蜂窝织炎存在一些相互矛盾的证据,但 PATCH I 和 II 试验发现,使用抗生素预防后,蜂窝织炎的复发率能够降低近 1/3。

特殊检查
• 血培养——由于阳性率低,不作为轻症患者的常规检测
• 脓液、分泌物或皮损处拭子检测
• ASO 滴度 / 抗 DNase B
• 脓液等抽吸物培养
• 皮肤真菌检查

虽然仅有大约 10%~25% 的病例血培养阳性,但怀疑有全身毒血症状或葡萄球菌感染的患者仍应行血培养检查。伤口及破损处的拭子检查有利于治疗,未破损处的拭子检查临床意义较小。如果可能的话,可抽取皮肤大疱疱液进行培养。皮肤活检环钻取材比针刺取材标本培养的阳性率略高。

若怀疑脓肿存在,应进行超声检查,以便对治疗提供帮助。

链球菌抗体滴度升高(ASO 滴度和抗 DNase B)有助于诊断,但通常更具有回顾性价值。

位于下肢的蜂窝织炎或丹毒,应行足趾的真菌镜检。位于面部的丹毒则应行鼻旁窦放射线检查,以排除潜在的鼻窦炎。出现捻发音提示梭状芽孢菌、非孢子形成厌氧菌感染,或同时伴有其他细菌的感染,如假单胞菌、大肠埃希菌或克雷伯菌。

Cellulitis: a review. Raff AB, Kroshinsky D JAMA 2016; 316: 325–37.

这篇 2016 年的综述建议不伴有全身中毒症状的非化脓性蜂窝织炎应予抗链球菌治疗。

Current and future trends in antibiotic therapy of acute bacterial skin and skin-structure infections. Russo A, Concia E, Cristini F, De Rosa FG, Esposito S, Menichetti F, et al. Clin Microbiol Infect 2016; 22 (Suppl 2): S27–36.

新名词——急性细菌性皮肤及皮肤组织感染(ABSSSI)。这一新的分类包括蜂窝织炎、丹毒、严重的皮肤脓肿以及皮肤大面积受累的伤口感染,文中清楚地提及了这一严重皮肤感染的亚型。

Blood cultures in the evaluation of uncomplicated cellulitis. Bauer S, Aubert CE, Richli M, Chuard C. Eur J Intern Med 2016; 36: 50–6.

由于阳性率低,因此血培养不再作为轻症患者的常规检测。

Methicillin-resistant S. aureus infections among patients in the emergency department. Moran GJ, Krishnadasan A, Gorwitz RJ, Fosheim GE, McDougal LK, Carey RB, et al. N Engl J Med 2006; 355: 666–74.

这项在美国开展的研究对 422 例皮肤和软组织化脓性感染患者进行拭子检测,发现 59% 检出 MRSA,17% 检出甲氧西林敏感的金黄色葡萄球菌,2.9% 检出 β 溶血性链球菌。此研究证明了拭子检测在这类疾病诊治中的重要意义。

Costs and consequences associated with misdiagnosed lower extremity cellulitis. Weng QY, Raff AB, Cohen JM, Gunasekera N, Okhovat JP, Vedak P, et al. JAMA Dermatol 2016. 2017; 153: 141–6.

下肢蜂窝织炎的误诊较为常见,并可能由此出现不必要的病患发病率和过度医疗支出。

一线治疗	
• 青霉素 G	B
• 青霉素 G 联合氟氯西林	B
• 青霉素 V	B
• 高剂量氟氯西林	A
• 阿莫西林联合克拉维酸	B
• 头孢曲松	A
• 罗红霉素	B

Interventions for cellulitis and erysipelas. Kilburn SA, Featherstone P, Higgins B, Brindle R. Cochrane Database Syst Rev. 2010; 16: CD004299.

基于各种报道中治疗方案及结果的巨大差异性,这篇 2010 年的综述并未对蜂窝织炎和丹毒的治疗提出特定的抗生素方案。

The course, costs and complications of oral versus intravenous penicillin therapy of erysipelas. Jorup-Ronstrum C, Britton S, Gavlevik A, Gunnarsson K, Redman AC. Infection 1984; 12: 390–4.

该项研究中,60 例丹毒患者使用青霉素治疗,静脉用药的疗效与口服用药相比无明显优势。因此,在无明显感染并发症的情况下,推荐口服抗生素治疗。

Management and morbidity of cellulitis of the leg. Cox NH, Colver GB, Paterson WD. J R Soc Med 1998; 91: 634–7.

这项研究综述了 92 例住院患者,腿部均因轻伤致上行性蜂窝织炎。平均住院天数 10 天。细菌学检查帮助不大,但提示 G 组链球菌为最常见的致病菌。43 例患者(46%)使用苄星青霉素治疗。作者强调使用苄星青霉素、治疗足癣及血清学回顾性诊断链球菌感染的重要性。

Skin concentrations of phenoxymethylpenicillin in patients with erysipelas. Sjoblom AC, Bruchfeld J, Eriksson B, Jorup-pRönström C, Karkkonen K, Malmborg AS, et al. Infection 1992; 20: 30–3.

45 例丹毒患者口服青霉素（青霉素 V）治疗后检测其皮肤和血清中的浓度，最小抑菌浓度 > 链球菌的 MIC，证实口服抗生素治疗有效。

A randomized comparative study of once-daily ceftriaxone and 6-hourly flucloxacillin in the treatment of moderate to severe cellulitis. Vinen J, Hudson B, Chan B, et al. Clin Drug Invest 1996; 12: 221–5.

这是一项 58 例蜂窝织炎患者的随机对照试验；静脉使用头孢曲松 4~6 天后治愈率为 92%，而静脉使用氟氯西林治愈率仅 64%。

Roxithromycin versus penicillin in the treatment of erysipelas in adults: a comparative study. Bernard P, Plantin P, Roger H, Sassolas B, Villaret E, Legrain V, et al. Br J Dermatol 1992; 127: 155–9.

这一前瞻性、随机、多中心研究比较了口服罗红霉素和静脉使用苄星青霉素的疗效，总体疗效相似。

Amoxicillin combined with clavulanic acid for the treatment of soft tissue infections in children. Fleischer GR, Wilmott CM, Capos JM. Antimicrob Agents Chemother 1983; 24: 679–81.

这是一项采用阿莫西林 / 克拉维酸联合治疗治疗葡萄球菌、链球菌及嗜血杆菌所致的儿童脓疱疮和蜂窝织炎疗效的研究，并与头孢克洛治疗相比较。联合治疗组的治愈率 100%，头孢菌素治疗组为 90%；治疗后的复发率、再感染率及副反应均很小，但联合治疗的上述反应相对较大。

Nurse-led management of uncomplicated cellulitis in the community: evaluation of a protocol incorporating intravenous ceftriaxone. Seaton RA, Bell E, Gourlay Y, Semple L. J Antimicrob Chemother 2005; 55: 764–7.

该研究纳入 114 例门诊蜂窝织炎患者和 230 例历史对照，评价以护士为主导的静脉使用抗生素的安全性和疗效。与早期医生占主导地位的门诊患者治疗相比，在治疗结果、并发症及再入院率方面无区别。疗程从 4 天减至 3 天。

Prospective evaluation of the management of moderate to severe cellulitis with pareteralantibiotics at a paediatric day treatment centre. Gouin S, Chevalier I, Gautier M, Lamarre V. Paediatr Child Health 2008; 44: 214–18.

对日间治疗中心 92 例患儿门诊治疗的效果进行前瞻性研究，经平均 2 天半的静脉治疗后，73 例患者（79.3%）改为口服治疗，并从日间治疗中心出院回家。这组病例无复发。

Oral flucloxacillin and phenoxymethylpenicillin versus flucloxacillin alone for the emergency department outpatient treatment of cellulitis: study protocol for a randomised controlled trial. Quirke M, Wakai A, Gilligan P, O'Sullivan R. Trials 2013; 14: 164.

目前尚无对氟氯西林单药口服或联合青霉素 V 治疗蜂窝织炎进行对比的研究，但爱尔兰的这项试验已在计划开展中。

二线治疗	
• 环丙沙星	B
• 替考拉宁	B
• 亚胺培南 / 西司他丁	B
• 利奈唑胺	A
• 达托霉素	A
• 万古霉素	A
• 奥利万星	A

Comparative efficacy of antibiotics for the treatment of acute bacterial skin and skin structure infections (ABSSSI): a systematic review and network meta-analysis. Thom H, Thompson JC, Scott DA, Halfpenny N, Sulham K, Corey GR. Curr Med Res Opin 2015; 31: 1539–51.

这篇纳入 52 例研究的 meta 分析显示万古霉素、达托霉素、利奈唑胺和新型抗菌药物奥利万星具有等价的疗效。不过作者强调了各项证据的异质性，指出还需进一步研究明确。

Ciprofloxacin for soft tissue infections. Wood MJ, Logan MN. J Antimicrob Chemother 1986: 18; 159–64.

21 例蜂窝织炎或其他软组织感染患者口服环丙沙星治疗。19 例得到临床治愈或缓解，1 例因恶心和呕吐退出研究。18 例细菌培养阳性者中 9 例患者经过治疗后细菌清除，多数治疗失败者多为葡萄球菌和链球菌感染。

Teicoplanin in the treatment of skin and soft tissue infections. Turpin PJ, Taylor GP, Logan MN, Wood MJ. J Antimicrob Chemother 1998: 21; 117–22.

24 例蜂窝织炎或其他软组织感染患者口服替考拉宁治疗，每日 1 次，临床达到缓解或改善，无严重副作用发生，某些患者血小板计数增加。

Twice daily intramuscular inipenem/cilastatin in the treatment of skin and soft tissue infections. Sexton DJ, Wlodaver

证据等级：A 双盲试验　　B 临床试验，研究对象 ≥ 20 例　　C 临床试验，研究对象 < 20 例　　D 病例分析，研究对象 ≥ 5 例　　E 个案报道

CG, Tobey LE, Yangco BG, Graziani AL, MacGregor RR. Chemotherapy 1991: 37; 26–30.

这项研究纳入 102 例轻～中度皮肤和软组织感染患者,74 例患者资料可评估,其中 20 例为蜂窝织炎,23 例有伤口感染,31 例为脓肿。亚胺培南 / 西司他丁每 12 小时肌注 500mg 或 750mg。在本试验中,未按感染类型进行分析,且有 82% 治愈,16% 好转。8 例患者发生轻微不良反应。

Randomized comparison of linezolid (PNU-100766) versus oxacillin-dicloxacillin for treatment of complicated skin and soft tissue infections. Stevens DL, Smith LG, Bruss JB, McConnell-Martin MA, Duvall SE, Todd WM, et al. Antimicrob Agents Chemother 2000; 12: 3408–13.

826 例住院的成人患者随机分为 2 组,1 组接受静脉注射利奈唑胺 600mg,每 12 小时 1 次,另 1 组予苯唑西林 2g,每 6 小时 1 次。临床症状明显改善后,患者改为口服对应药物治疗(利奈唑胺 600mg 每 12 小时口服 1 次,或双氯西林 500mg 每 6 小时口服 1 次)。临床治愈率分别为 88.6% 和 85.8%。

三线治疗	
• 泼尼松龙,抗生素的辅助治疗	A
• 粒细胞集落刺激因子(G-CSF)	A
• 高压氧	E

Antibiotic and prednisolone therapy of erysipelas: a randomized, double blind, placebo-controlled study. Bergkvist PI, Sjobeck K. Scand J Infes Dis 1997: 29; 377–82.

尽管泼尼松龙可能导致感染,但与静脉抗生素联合治疗可将平均治疗时间减少 1 天(5 天 vs. 6 天);90% 百分位的痊愈时间从 14.6 天减至 10 天,平均住院天数从 6 天减至 5 天。两组中 3 周内的复发率基本一致。

Randomized placebo controlled trial of grannulocyte-colony stimulating factor in diabetic foot infection. Gough A, Clapperton M, Rolando N, Foster Foster A. Lancet 1997; 350: 855–9.

这项随机对照试验比较了 G-CSF 治疗糖尿病患者蜂窝织炎的疗效,以治愈作为治疗终点。G-CSF 可刺激糖尿病患者受损的中性粒细胞的反应,该细胞反应对防御感染极为重要。治疗的不良反应主要为白细胞计数增多,易导致冠心病和脑血管事件发生。

Cellulitis owing to Aeromonas hydrophilia: treatment with hyperbaric oxygen. Mathur MN, Patrick WG, Unsworth IP, Bennett FM. Aust NA J Surg 1995: 65; 367–9.

报告 1 例嗜水气单胞菌引起的蜂窝织炎,抗生素及外科清创术治疗无效,高压氧治疗有效。尽管在链球菌坏死性筋膜炎的治疗中仅有少量的报告,但目前认为,高压氧治疗可降低各型坏死性筋膜炎的死亡率。

预防	
• 小剂量口服青霉素	A
• 每周肌注青霉素	C
• 治疗易感因素	E

Prophylacitc antibiotics in erysipelas. Duvanel T, Merot Y, Saurat JH. Lancet 1985; 1: 1401.

16 例患者每周 1 次肌注青霉素作为预防性治疗,并随访 2 年。停止预防治疗后,复发的风险快速恢复至未治疗 / 无预防治疗水平。

Cellulitis and erysipelas. Morris A. Clin Evid 2004; 12: 2268–74.

尽管大家认为成功治疗易感因素,如腿部湿疹、足癣及外伤性伤口,能降低蜂窝织炎的发生率,但目前尚无随机对照试验或观察研究结果支持这一观点。

Prophylactic antibiotics for the prevention of cellulitis (erysipelas) of the leg: results of the UK Dermatology Clinical Trials Network's PATCH II trial. UK Dermatology Clinical Trials Network's PATCH Trial Team. Br J Dermatol 2012; 166: 169–78.

一项双盲随机对照试验对下肢蜂窝织炎后预防性使用抗生素能否防止复发进行了探究。123 例患者纳入研究并随机分为低剂量口服青霉素 V 组和安慰剂组。6 个月评估复发率,青霉素组为 20%,安慰剂组为 33%(P=0.08)。

Prophylactic antibiotics to prevent cellulitis of the leg: economic analysis of the PATCH Ⅰ & Ⅱ trials. Mason JM, Thomas KS, Crook AM, Foster KA, Chalmers JR, Nunn AJ, et al. PLoS One 2014; 9: e82694.

对 PATCH 研究进行经济层面分析,提示下肢蜂窝织炎首次或再次发作后,预防性使用小剂量青霉素是一种低价且临床有效的方法,能够预防复发。

Antibiotic prophylaxis for preventing recurrent cellulitis: a systematic review and meta-analysis. Oh CC, Ko HC, Lee HY, Safdar N, Maki DG, Chlebicki MP. J Infect 2014; 69: 26.

这篇 meta 分析发现,预防性使用抗生素可防止蜂窝织炎复发,但在用药节点的判断、药物品种的选择和剂量方案上需要进一步研究。

（唐　慧　译,徐金华　校）

第41章 软下疳

原作者　Iris A. Hagans，Glenn C. Newell

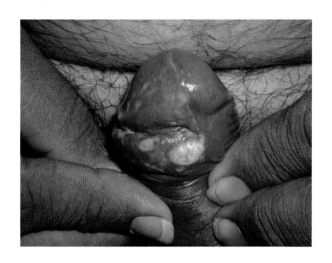

软下疳（chancroid）是由革兰氏阴性的兼性厌氧菌杜雷嗜血杆菌引起的一种生殖器溃疡性疾病，在世界多个地方流行，包括非洲、加勒比地区、西南亚等地，世界范围内的发病率正在下降，但是在一些发达国家，当旅行者从高危地区进行无保护措施的性生活返回后会引起疾病的爆发。典型的软下疳表现为不规则的、较深的痛性生殖器溃疡，直径3~20mm，周围可有红斑，基底一般覆盖有灰黄色渗出物。皮损一般单发，也可因自身接种而多发（对吻病变），也可以发生非生殖器部位的皮疹。30%~60%的患者伴发疼痛性淋巴结炎，其中1/4的患者发展为化脓性横痃（腹股沟淋巴结炎）。值得注意的是，包皮过长的男性可能感染风险更高，且治疗周期更长。

诊断和治疗策略

单靠临床表现诊断困难。痛性溃疡易被误诊为生殖器疱疹或二期梅毒。一个或多个疼痛的生殖器溃疡，伴有或不伴有化脓性横痃，单纯疱疹病毒（HSV）和梅毒的实验室检查阴性时需考虑软下疳的诊断。与这两种疾病同时感染的患者多达10%。

确定诊断需要取溃疡基底的分泌物或化脓性腹股沟淋巴结炎中的脓液做培养。溃疡底部分泌物直接涂片可见革兰氏阴性球菌排列成鱼群状。培养需要使用特殊的培养基，而且标本需要在熟悉杜克雷嗜血杆菌的实验室操作。值得注意的是，DNA扩增技术显示的培养灵敏度低至75%。较新的核酸扩增试验（NAAT）阳性率更高，且不依赖活细菌，这就显得特别有用。但是只有少数实验室建立了用于软下疳诊断的NAAT。聚合酶链反应检测具有同时检测杜氏梭菌、梅毒和单纯疱疹病毒的优点。

同时感染艾滋病毒会改变软下疳的临床表现。HIV病毒可以延长软下疳的潜伏期，使溃疡数目增多，导致溃疡不易愈合，并常出现生殖器外溃疡。最近的研究表明，这可能与HSV而不是HIV的共同感染关系更密切。有无合并HIV感染，治疗方法是一样的，对合并HIV感染者要做好密切随访，治疗时间也要相应延长，因为合并HIV感染会增加治疗失败的可能。此外，软下疳可能通过破坏黏膜完整性增加HIV的易感性。患者应在诊断软下疳时进行HIV检测，如果初始检测呈阴性，则应在软下疳诊断后3个月再次进行HIV检测。

最近的一项研究发现，许多被诊断为雅司病的皮损都是杜克雷嗜血杆菌感染引起的。这些损害通常不是通过性传播，在儿童和成人中都可以发现（详见下文特别注意事项）。

特殊检查
• 溃疡基底或横痃脓液革兰染色
• 溃疡基底部或横痃抽吸液培养维生素 B_1、B_2、B_6 和 B_{12}，叶酸，锌和铁水平
• NAAT
• 梅毒血清学检查
• HIV 血清学检查

一线治疗	
• 阿奇霉素 1g 口服（单次）	A
• 头孢曲松 250mg 肌肉注射（单次）	A

European guideline for the management of chancroid.
Kemp M, Christensen JJ, Lautenschlager S, Vall-Mayans M, Moi H. Int J STD AIDS 2011; 22: 241–4.

这是一篇软下疳的诊断与治疗的全面综述。作者引用了一项非盲前瞻性研究，发现头孢曲松和阿奇霉素在先前提到的剂量上同样有效。

UK National Guideline for the management of chancroid.
O'Farrell N, Lazaro N. Int J STD AIDS 2014; 25: 975–83.

这篇全面指南确定了软下疳治疗选择以及流行病学更新。软下疳的发病率，即使在一些流行地区也在下降，而现在 HSV 感染是全世界生殖器溃疡最常见的原因。

二线治疗	
• 环丙沙星 500mg，每日 2 次，共 3 日	B
• 红霉素 500mg 口服，每日 4 次，共 7 日	B
• 甲砜霉素颗粒 5.0g，口服（单次）	B

A randomized, double-blind, placebo-controlled trail of single dose ciprofloxacin versus erythromycin for the chancroid in Nairobi, Kenya. Malonza IM, Tyndall MW, Ndinya-Achola JO, Maclean I, Omar S, MacDonald KS, et al. J Infect Dis 1999; 180: 1886–93.

这项 111 例患者参加的临床试验比较了单次使用环丙沙星和 7 天红霉素治疗软下疳的疗效，结果显示 2 者的治愈率分别为 92% 和 91%。治疗失败是因为溃疡由 HSV 或梅毒感染所致。

A comparative study of a single-dose treatment of chancroid using thiamphenicol versus azithromycin. Junior WB, Di Chiacchio NG, Di Chiacchio N, Romiti R, Criado PR, Velho PE, Braz J. Infect Dis 2009; 13: 218–20.

54 例软下疳患者单剂量阿奇霉素治疗治愈率为 73%，甲砜霉素治疗治愈率为 89%。HIV 血清阳性与治疗失败相关（P=0.001）。所有接受阿奇霉素治疗的 HIV 阳性患者均失败（P=0.002），所以这些合并感染者应避免使用阿奇霉素治疗。在作者看来，甲砜霉素是软下疳治疗中最有意义的单剂量方案。

特别注意：横痃的引流与异常表现

Incision and drainage versus aspiration of fluctuant buboes in the emergency department during an epidemic of chancroid. Ernst AA, Marvez-Valls E, Martin DH. Sex Transms Dis 1995; 22: 217–20.

历史上一直建议引流横痃以防止瘘管形成，针吸术是以前常用的方法。这项研究比较了美国路易斯安那州一次流行期间化脓性横痃的切开、引流、填塞和针吸。发现治愈率无明显差异；然而，6/15 的针吸术患者需要重复针吸。因此，作者建议将切开引流作为针吸的替代方法。

Haemophilus ducreyi: from sexually transmitted infection to skin ulcer pathogen. Lewis DA, Mitjà O. Curr Opin Infect Dis 2016; 29: 52–7.

这篇综述的作者讨论了最近的调查，发现雅司病和软下疳是流行地区慢性皮肤溃疡的罪魁祸首。他们认为鉴别慢性肢体溃疡时应考虑软下疳。

（彭 芬 译，张建中 校）

第 42 章 冻疮

原作者 Antonios Kanelleas，John Berth-Jones

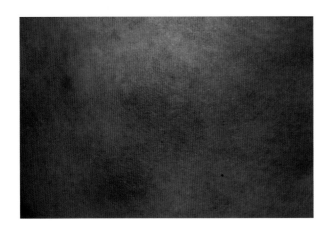

冻疮(chilblains，又称肢端冻伤、冻伤病，perniosis)是由于暴露于零度以下的寒冷环境引起的局限性、炎症性红斑损害。湿度过高和强风天气加速人体热量的消耗，也是冻疮发生的重要因素。冻疮发病原因是皮下深层的小动脉持续收缩，伴随浅表小静脉舒张。本病好发于秋冬季节，温带气候地区冬季急剧降温且湿度较高时，人们难以适应，冻疮较多见。临床表现为急性起病的单个或多发鲜红或暗红色水肿性斑，有时可伴有溃疡或水疱。常常伴有瘙痒或烧灼感。好发于手指、足趾、足跟、下肢、大腿、鼻和耳部。一种特殊类型的冻疮发生于大腿部位，患者穿着紧身、不透气裤子(例如年轻的女骑马手)所致。冻伤病也常见于有饮食障碍的人群(如厌食症、营养不良)和某些系统疾病患者(红斑狼疮、血液系统肿瘤)。

治疗策略

有时需要进行适当的检查以除外骨髓增生障碍、结缔组织疾病、饮食障碍。特别是在儿童中，冻疮可能与冷敏感蛋白异常血症相关。在年长患者和有溃疡性皮损的患者中，需排除周围血管功能不全。冻疮还需与冻疮样红斑狼疮鉴别。后者是红斑狼疮的一种皮肤表现，皮疹类似冻疮。冻疮在寒冷气候时容易发生，但有持续存在和溃疡倾向。冻疮样红斑狼疮可能伴随盘状红斑狼疮。约 20% 的冻疮样红斑狼疮患者会进展至系统性红斑狼疮。

寒冷诱导的肢端冻疮的病理学机制尚不明确，预防是最主要的治疗。可以通过穿着保暖衣物、取暖、适当减少房屋散热得以实现。避免暴露于寒冷气候也同样重要。一旦冻疮发生，通常呈自限性病程，几周后恢复。治疗手段包括于温暖环境中休息、按需局部外用止痒药物。血管扩张剂——钙离子通道阻滞剂(硝苯地平 20~60mg/d，地尔硫䓬 60~120mg 每日 3 次)是有效的治疗手段，对于特发性肢端冻伤患者及低体重相关的冻伤患者，该药也是预防手段。戊肟氟林是安全的替代性药物。关于外用血管舒张剂和其他治疗已有大量循证基础。

特殊检查
典型病例一般不需要常规检查，但也可考虑进行:

- 全血细胞计数
- 自身免疫谱
- 冷球蛋白
- 冷凝集素
- 冷纤维蛋白原
- 老年人血管评估
- 组织学和免疫荧光

Chilblain lupus erythematosus-a review of literature. Hedrich CM, Fiebig B, Hauck FH, Sallmann S, Hahn G, Pfeiffer C, et al. Clin Rheumatol 2008; 27: 949–54.

本文综述冻疮样红斑狼疮的临床表现，病理，诊断和治疗。

Pernio. A possible association with chronic myelomonocytic leukaemia. Kelly JW, Dowling JP. Arch Dermatol 1985; 121: 1048–52.

报道 4 例老年男性以冻疮为首发表现的慢性粒细胞性白血病。

Anorexia nervosa associated with acromegaloid features, onset of acrocyanosis and Raynaud's phenomenon and worsening of chilblains. Rustin MH, Foreman JC, Dowd PM. J Roy Soc Med 1990; 83: 495–6.

本文报道了 2 例与神经性厌食症相关的严重冻疮。

Perniosis in association with anorexia nervosa. White KP, Rothe MJ, Milanese A, Grant-Kels JM. Paediatr Dermatol 1994; 11: 1–5.

Celiac disease presenting with chilblains in an adolescent

girl. St Clair NE, Kim CC, Semrin G, Woodward AL, Liang MG, Glickman JN, et al. Pediatr Dermatol 2006; 23: 451–4.

报道 1 例以冻疮为持续表现的乳糜泻。患者为青年女性,无谷胶饮食后患者冻疮好转,体重增加。

Childhood pernio and cryoproteins. Weston WL, Morelli JG. Pediatr Dermatol 2000; 17: 97–9.

在一项对 8 例冻疮患儿 10 年的回顾性研究中,4 例患儿冷球蛋白血症或冷凝集素阳性,2 例患儿类风湿因子阳性。

一线治疗	
保守治疗	C
避免进一步冷刺激	E
钙离子通道阻滞剂	C
局部糖皮质激素	E

Clinical characteristics, etiologic associations, laboratory findings, treatment, and proposal of diagnostic criteria of pernio (chilblains) in a series of 104 patients at Mayo Clinic, 2000 to 2011. Cappel JA, Wetter DA. Mayo Clin Proc 2014; 89: 207–15.

28 例病人中 23 例完成随访,均通过保守治疗(例如保暖、干燥、戒烟)完全缓解。

The treatment of chilblains with nifedipine: the results of a pilot study, a double blind placebo-controlled randomized study and a long term open trial. Rustin MH, Newton JA, Smith NP, Dowd PM. Br J Dermatol 1989; 120: 267–75.

在这项为期 12 周的双盲交叉试验中,10 例严重的肢端冻疮患者服用 20mg 硝苯地平缓释片或安慰剂治疗。治疗期间,患者均未出现新发皮损,平均治疗 8 天后,70% 的患者皮损消退。在开放性研究中,34 位患者服用 60mg 硝苯地平缓释片,共 2 个月,可以有效缓解皮损症状并缩短皮损恢复时间。

Diltiazem vs. nifedipine in chilblains: a clinical trial. Patra AK, Das AL, Ramadasan P. Indian J Dermatol Venereol Leprol 2003; 69: 209–11.

作者比较 2 组冻疮患者。A 组 12 例,给予地尔硫䓬 60mg,每日 3 次;B 组 24 例,给予 10mg 硝苯地平,每日 3 次至完全缓解,再给予 20mg,每日 2 次维持治疗。作者总结硝苯地平疗效优于地尔硫䓬(B 组治疗 14 天后,80%~90% 缓解)。

Corticosteroid therapy for pernio. Gaynor S. J Am Acad Dermatol 1983; 8: 13.

作者报告了通过每晚外用糖皮激素(0.025% 氟轻松霜)

局部封包成功治疗趾端冻疮。

外用糖皮质激素常用于冻疮的治疗,但尚无对照试验的支持。

二线治疗	
外用硝酸甘油	C
己酮可可碱	A
外用 2% 烟酸乙酯霜	E
5% 米诺地尔溶液	E
酸化硝酸盐乳膏	E
他莫昔芬	E

Topical nitroglycerine in perniosis/chilblains. Verma P. Skinmed 2015; 13: 176–7.

关于 0.2% 硝酸甘油软膏的非对照性研究。22 例患者中 18 例皮损于 1 周内消退。

Treatment of primary perniosis with oral pentoxifylline (a double-blind placebo-controlled randomized therapeutic trial). Al-Sudany NK. Dermatol Ther 2016; 29: 263–8.

一项在伊拉克进行的双盲试验中,己酮可可碱 400mg 每日 3 次,治疗 3 周,效果显著优于安慰剂对照。

Chilblains. Dowd PM, Blackwell V. In: Lebwohl M, Heymann W, Berth-Jones J, Coulson I, eds. Treatment of Skin Disease: Comprehensive Therapeutic Strategies, 2nd edn. Chicago: Mosby, 2006; 39–40.

本文报告伴有雷诺现象的冻疮患者使用 2% 烟酸乙酯霜和 5% 米诺地尔溶液治疗,每日 3 次;钙离子通道阻滞剂不耐受的患者使用酸化硝酸盐乳膏(3% 水杨酸 +3% 硝酸钾)。与神经性厌食相关的冻疮患者使用小剂量他莫昔芬(每日 5mg)治疗有效。

三线治疗	
硫酸沙丁胺醇软膏	E
非激素抗炎药物	E
泼尼松龙	E
羟氯喹	E
强脉冲光	E

Anon: http://www. drdo. gov. in/drdo/labs/INMAS/collaboration/brochure. htm. **Accessed 5/4/16.**

印度国防研究与发展组织(DRDO)在对高海拔地区的士兵和工人进行初步研究后,建议使用 0.5% 硫酸沙丁胺醇软膏预防冻伤。

Treatment of perniosis with oral pentoxifylline in compari-

son with oral prednisolone plus topical clobetasol ointment in Iraqi patients. Noaimi AA, Fadheel BM. Saudi Med J 2008; 29: 1762–4.

40 例冻疮患者随机分为 2 组,A 组给予口服泼尼松龙 [0.5mg/(kg·d),分 2 次服用],外用丙酸氯地塞米松软膏治疗 2 周;B 组给予己酮可可碱片(400mg,每日 3 次,2 周)。B 组 9 名患者中 5 名疗效显著,A 组 11 名患者中 3 名疗效显著。

Major cluster of chilblain cases in a cold dry Western Australian winter. Larkins N, Murray KJ. J Paediatr Child Health 2013; 49: 144–7.

本文描述了 32 例肢端冻疮患者。大部分患者接受了包括非激素抗炎药物、泼尼松龙或硝苯地平治疗,但大部分患者随着气候转暖或采取保温措施而自发缓解。

Successful treatment of perniosis with hydroxychloroquine. Yang X, Perez OA, English JC 3rd. J Drugs Dermatol 2010; 9: 1242–6.

在这项回顾性研究中,5 例肢端冻疮患者中的 4 例通过羟氯喹改善症状。

Pernio of the hips in young girls wearing tight-fitting jeans with a low waistband. Weismann K, Grønhøj Larsen F. Acta Dermatol Venereol 2006; 86: 558–9.

作者报告 2 例丹麦的年轻女孩,均为右侧臀部冻疮,可能与穿着紧身低腰牛仔裤后上臀部的寒冷暴露有关。2 例均用强脉冲光治疗(555~950nm),14J/cm²,治疗 3 个月后红斑消退。

（于 聪 译,张建中 校）

证据等级:A 双盲试验　　B 临床试验,研究对象≥ 20 例　　C 临床试验,研究对象< 20 例　　D 病例分析,研究对象≥ 5 例　　E 个案报道

第**43**章 慢性耳轮结节性软骨皮炎

原作者 Clifford Lawrence

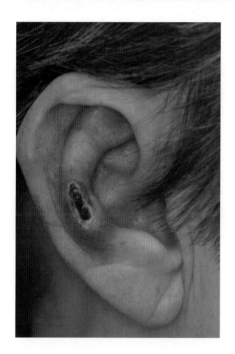

慢性耳轮结节性软骨皮炎(chondrodermatitis nodularis helicis chronica,以下简称软骨皮炎)是一种良性疾病,治疗的主要指征是出现影响睡眠的疼痛,无疼痛的区域可不治疗或保守治疗。耳轮处的皮损比对耳轮处的皮损更易手术切除、更易治愈。对耳轮处的皮损,手术之外的首选方法是使用减压垫。

治疗策略

软骨皮炎好发于睡觉时常被压住的耳侧,通常是由于睡觉时耳部被头部的重量压进枕头所致。耳部损伤或手术可能使软骨边缘的形状不规则,使其成为睡眠相关压力的中心点。往往最突出的部位最易受压,在男性多为耳轮,在女性多为对耳轮。因关节炎等疾病睡觉时只能侧向固定一边的人群特别易患病。该病发病率随年龄增长而升高,因为耳软骨弹性随年龄增长而变差。医生应告知患者该病不是皮肤肿瘤,使其安心,建议患者使用柔软、头枕时仍可压缩的枕头,并改变睡姿。所有患者均可尝试保守治疗或药物治疗,如利多卡因凝胶、外用强效糖皮质激素、自黏泡沫敷料或减压垫。如果患者的睡眠不受影响,不在意美观因素,就不必进一步干预。

外科治疗软骨皮炎的方法很多,其中大部分手术策略有一定的作用。我们倾向于认为一些手术会导致剧烈的疼痛,迫使患者调整睡姿,直至皮损自行消退。目前公认的手术原则是切除受累的软骨,而不需要切除皮肤或溃疡。也有医生主张进行破坏性的手术,但效果较差。软骨切除对对耳轮的皮损效果很好,因此许多医生将此作为一线治疗方案。

特殊检查
• 无需进一步检查。
• 活检仅需用于有手术指征或未确诊的患者,保守治疗的患者不必活检。

一线治疗	
• 告知患者软骨皮炎不是肿瘤,使其安心	B
• 保守治疗	B
• 外用糖皮质激素	B
• 皮损内注射糖皮质激素	B
• 外用 0.2% 硝酸甘油	C

Treatment of chondrodermatitis nodularis helicis and conventional wisdom ? Beck MH. Br J Dermatol. 1985; 113: 504–5.

外用糖皮质激素(0.025% 戊酸倍他米松乳膏),一天 2 次,共 6 周,皮损内注射曲安奈德(0.2~0.5ml,10mg/ml),接近 25% 的患者症状得到改善、利于治愈。

Intralesional triamcinolone for chondrodermatitis nodularis a follow-up study of 60 patients. Cox NH, Denham PF. Br J Dermatol. 2002; 146: 712–3.

一项对 60 名软骨皮炎患者进行的回顾性研究中,皮损内注射 0.1ml 曲安奈德(10mg/ml)或己曲安奈德(5mg/ml),43% 耳轮受累的患者和 31% 对耳轮受累的患者反应良好。

The usefulness of 0.2% topical nitroglycerin for chondrodermatitis nodularis helicis. Sanz-Motilva V, Martorell-Calatayud A, Gutiérrez García-Rodrigo C, Hueso-Gabriel L, Garcia-Melgares ML, Pelufo-Enguix C, et al. Actas Dermosifiliogr 2015; 106: 555–61.

平均随访 5.9 个月,29 名接受外用 0.2% 硝酸甘油治疗的患者中,93% 临床有所改善。使用 0.2% 的制剂比原 2% 软膏的副作用更少。

告知患者该病不是肿瘤以减轻患者的精神压力。多数患者症状较轻,可以忍受,不需要重大干预。治疗初期应使用保守疗法,外用强效激素 6 周,改变睡姿,使用柔软、头枕时仍可进一步压缩的枕头。

二线治疗	
• 耳轮皮损——软骨切除,保留皮肤	B
• 对耳轮皮损——减压垫或减压设备	B

The treatment of chondrodermatitis nodularis with cartilage removal alone. Lawrence CM. Arch Dermatol. 1991; 127: 530–5.

手术切除受累的软骨而保留皮肤,耳轮受累的患者治愈率为 84%,对耳轮受累的患者治愈率为 75%。局部应用利多卡因和肾上腺素可以减少术中出血,提高手术视野清晰度,也不会引起耳部皮肤坏死。在耳轮处,沿着耳轮边缘切开,皮肤反折后暴露软骨。在对耳轮处,要掀起内侧皮瓣以暴露软骨。在切除暴露的软骨后,要注意确保所有剩余的软骨边缘平整,并平缓地倾斜至未受累的软骨,以防止复发,因为粗糙或凸起的软骨边缘易成为复发点。只切除软骨不会影响耳郭外观,如果术后复发,可进一步切除软骨边缘。

Treatment of chondrodermatitis nodularis with removal of the underlying cartilage alone. de Ru JA, Lohuis PJ, Saleh HA, Vuyk HD. J Laryngol Otol. 2002; 116: 677–81.

大多数耳鼻喉科专家采用楔形切除术治疗软骨皮炎,但患者的两只耳朵会不对称,患耳出现畸形。作者描述了他们只切除软骨的结果:平均随访 30 个月后,34 名患者的症状均全部缓解,只有 1 名患者需要再次手术。

Twelve years'experience of simplified surgical treatment of chondrodermatitis nodularis by cartilage trimming and sutureless skin closure. Hussain W, Chalmers RJ. Br J Dermatol 2009; 160: 116–8.

切开皮肤后,用蚊式血管钳一点点地去掉软骨碎片,使轮廓平整,而不需要暴露整个软骨边缘。不需要切除皮肤结节或溃疡,让它们自行愈合。最后用胶条闭合皮肤。34 名软骨皮炎患者(7 名对耳轮受累,27 名耳轮受累)中,32 名(94%)术后 4 个月无不适感、无复发。

Chondrodermatitis nodularis chronica helicis et antihelicis. Munnoch DA, Herbert KJ, Morris AM. Br J Plast Surg. 1996; 49: 473–6.

54 名软骨皮炎患者(36 名耳轮受累,18 名对耳轮受累),其中包括 23 名手术后复发的患者,采用小面积皮肤切除联合广泛软骨切除,术后无复发,基本无术后畸形。

Narrow elliptical skin excision and cartilage shaving for

treatment of chondrodermatitis nodularis. Rex J, Ribera M, Bielsa I, Mangas C, Xifra A, Ferrándiz C. Dermatol Surg. 2006; 32: 400–4.

在结节处采用梭形小切口,接着切开下方的软骨,仔细修整、清除每一块软骨碎片。本文回顾分析了 74 名患者,均达到较好的美容效果。中位随访 54 个月后,耳轮皮损复发率为 10%。中位随访 50 个月后,对耳轮皮损复发率为 37%。

Modified surgical excision for the treatment of chondrodermatitis nodularis. Ormond P, Collins P. Dermatol Surg. 2004; 30 (2 pt 1): 208–10.

从治疗和美观的角度,仅切除软骨都是有效的。为了简化手术过程,在结节处皮肤采用梭形小切口,用水替代器械分离邻近皮肤,水分离能在皮肤和软骨间形成平整的裂隙。这两处改善保持了治疗和美观的效果,且简化了手术过程。

以上所有操作技巧都基于切除受损软骨、避免软骨边缘不规则。因为不规则的边缘是复发的焦点部位。治疗的效果依赖于操作者。如果将皮肤一并切除能让手术过程更简单,也可以切除皮肤,但这不是手术成功的必要条件。

Auricular pressure relieving cushions for chondrodermatitis nodularis helicis. Allen DL, Swinson PA, Armstein PM, J Maxillofac Prosthet Tech 1998; 2: 5–10.

46 名患者采用耳郭减压垫治疗,35 名患者的症状完全缓解。

Effective treatment of chondrodermatitis nodularis chronica helicis using a conservative approach. Moncrieff M, Sassoon EM. Br J Dermatol. 200; 15: 892–4.

减压耳垫简单易做,去掉沐浴海绵的中间部分,将它用发带系在头上便可。15 名患者中,13 名使用 1 个月后好转。

用沐浴海绵制作的减压耳垫能在市场上买到(CNH ear protector,Delasco)。

Management of chondrodermatitis nodularis chronica helicis using a'doughnut pillow'. Sanu A, Koppana R, Snow DG. J Laryngol Otol. 2007; 121: 1096–8.

采用现代骨科的"记忆海绵"制成圆环状枕头,可使卧位时头部的重量更加均衡,减轻患耳受到的压力。随访 1 年,23 名患者中有 13 名(56%)持续无疼痛感。

Management of chondrodermatitis nodularis helicis by auricular pressure-relieving device: a retrospective study. Belgi A, Logan RA. Br J Dermatol 2007; 157 (Suppl 1): 68.

78 名软骨皮炎患者使用由颌面技师设计定做的耳部减压装置,48 名患者参加了关于疗效的问卷调查,只有 7 人(15%)感觉有效,20 人(42%)感觉无效,20 人(42%)感觉一般。

Management of chondrodermatitis helicis by protective padding: a series of 12 cases and a review of the literature. Timoney N, Davison PM. Br J Plast Surg. 2002; 55: 387–9.

对14名软骨皮炎患者进行前瞻性登记研究,晚上用耳保护垫进行治疗。大多数患者的症状很快消失,但愈合的时间相对较长。

Chondrodermatitis nodularis chronica helicis: a conservative therapeutic approach by decompression. Kuen-Spiegl M, Ratzinger G, Sepp N, Fritsch P. J Dtsch Dermatol Ges 2011; 9: 292–6.

晚上使用自制的泡沫塑料绷带,12名患者中有11名1个月内疼痛明显减轻,平均1.75个月后疼痛消失。

Self-adhering foam: a simple method for pressure relief during sleep in patients with chondrodermatitis nodularis helicis. Travelute CR. Dermatol Surg 2013; 39: 317–9.

一种廉价的方式是连续数月每晚在耳背放置自黏性泡沫海绵(Reston Foam 3M, St Paul, MN),对于耳轮和对耳轮的皮损均有效。

以上描述了多种耳垫,它们的目的都一样,都是为了将睡觉时头部的重量从耳朵转移至周围的头皮。作者介绍了该方法的多种优点,15%~80%的患者无须行手术治疗。这篇文章的结果比较令人失望,这个技术对手术失败、皮肤薄且无法调整睡姿的虚弱患者的对耳轮皮损有一定帮助。在以上情况下,更容易出现术后复发。

三线治疗	
• 刮除术	B
• 切开和软骨刮除术	E
• CO_2 激光磨削	C
• 钻孔移植	B

Chondrodermatitis nodularis chronica helicis treated with curettage and electrocauterization: follow-up of a 15-year material. Kromann N, Hoyer H, Reymann F. Acta Derm Venereol. 1983; 63: 85–7.

对142名软骨皮炎患者主要使用刮除后电烙治疗,78名患者在平均7.1年后进行复查,这种简单的手术方法的复发率为31%。

The surgical management of chondrodermatitis nodularis chronica helicis. Coldiron BM. J Dermatol Surg Oncol. 1991; 17: 902–4.

溃疡周围去掉一块梭形皮肤,用刮匙刮除中心坏死或受损的软骨,缝合皮肤。未见系列报道。

Chondrodermatitis nodularis chronica helicis. Successful treatment with the carbon dioxide laser. Taylor MB. J Dermatol Surg Oncol. 1991; 17: 862–4.

用 CO_2 激光气化皮肤结节和受累软骨,创面无需特殊护理,只需用过氧化氢消毒并外用抗生素软膏。本文共治疗12处皮损,2~15个月后未见复发。

The punch and graft technique: a novel method of surgical treatment for chondrodermatitis nodularis helicis. Rajan N, Langtry JA. Br J Dermatol. 2007; 157: 744–7.

23处皮损(15处耳轮受累,3处对耳轮受累,5处未说明)采用钻孔法移除结节和下方软骨,再用同样的钻孔取耳后的全厚皮片来填补这个小缺损。

新的"钻孔-移植"手术方法避开了只切除软骨、保留平整的软骨边缘的教条,但治愈率仍达83%。

有人用冷冻法,但未见文献报告。

(冒丹丹 译,张建中 校)

第 **44** 章 着色芽生菌病

原作者　Wanda Sonia Robles, Mahreen Ameen

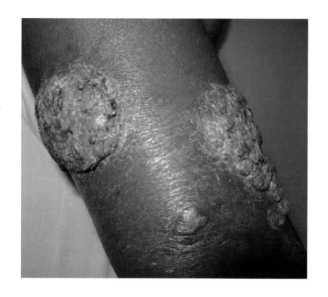

着色芽生菌病(chromoblastomycosis)是皮肤及皮下组织的慢性真菌感染性疾病,在美洲中部及南部、非洲、澳大利亚和日本呈地方性流行。该病由暗色真菌外伤接种所致,在感染的组织中产生特征性的厚壁硬壳小体(也称铜币或 Medlar 小体),最常见的致病菌是裴氏着色霉、疣状瓶霉和卡氏枝孢霉。着色芽生菌病临床表现为斑块状、结节状或疣状外生性皮损,好发于足部和下肢。皮损发展缓慢,数年内逐渐向外扩展,中心区域遗留瘢痕。皮损通常为局限性,但可以通过自身接种或淋巴转移泛发至远离原发灶的部位。该病的并发症包括溃疡、继发细菌感染和淋巴水肿。极少数慢性皮损可发生恶变(鳞状细胞癌),系统受累也有报道。

治疗策略

着色芽生菌病是一种难治性的深部真菌病,特点是治愈率低、复发率高,尤其是慢性泛发性病变。文献报道的临床及真菌学治愈率差别很大,从 15% 到 80% 不等。治疗方法的选择和疗效取决于病原体类型、皮损范围、皮损表面状况及有无并发症(皮肤纤维化和水肿可能会降低组织的抗真菌药物浓度)。裴氏着色霉是最常见的病原体,但它对主要的系统性抗真菌药物的敏感性最差。疣状瓶霉和卡氏枝孢霉对抗真菌药物更敏感,治疗反应更好。

手术切除可能对小面积的皮损和局限性皮损的治疗较成功。手术切除范围要广,并常辅以药物治疗,以降低复发

率。一般不推荐刮除法和电干燥法,因为它们可能诱发淋巴转移。其他物理治疗方法包括液氮冷冻和热疗法(局部加热,控制温度在 42~45℃,从而抑制真菌生长)。热疗法的加热方法较多,包括苯袖珍取暖器和手帕式袖珍取暖器等。冷冻治疗和热疗法的优势是价格相对便宜。

目前尚无抗真菌药物治疗着色芽生菌病的对照试验。伊曲康唑(100~400mg/d)和特比萘芬(250~500mg/d)被视为一线治疗,在体外试验中,这两种药物抗着色芽生菌病病原体的活性很强。它们通常需要大剂量、长时间的应用。如果患者的经济能力和耐受性较好,推荐使用伊曲康唑和特比萘芬联合疗法。两种及两种以上治疗方法联合使用也较常见,如口服抗真菌药物联合手术切除、冷冻治疗或热疗法。例如,大范围皮损推荐应用伊曲康唑和/或特比萘芬联合冷冻治疗,先给予抗真菌药物治疗约 6~12 月,待皮损范围尽可能地缩小后再使用数次冷冻治疗。

其他抗真菌药物中,不推荐使用酮康唑治疗着色芽生菌病,因为酮康唑毒性反应较大,不能大剂量、长时间应用。尽管很早之前的一些病例报告报道氟康唑成功治疗着色芽生菌病,然而目前的体外试验证实此药几乎没有抗暗色真菌的活性,因此也不推荐使用。氟胞嘧啶(在真菌细胞内转化为 5- 氟尿嘧啶)是早期的治疗方法,有一定疗效,但容易引起耐药,如果和其他抗真菌药物联合使用会降低耐药率。由于氟胞嘧啶有一定的肝毒性和骨髓毒性,需要定期监测患者的血药浓度。随着新型抗真菌药物的出现,氟胞嘧啶现在很少使用,除非对其他药物耐药。单用两性霉素 B 对该病无效,即使联合其他药物使用疗效也不佳。但是两性霉素 B 和氟胞嘧啶联合治疗的效果良好,体外试验证实这两种药物有协同作用。新型第二代三唑类药物,如泊沙康唑和伏立康唑或许能有效地治疗深部皮肤真菌病,但它们在疾病流行地区价格昂贵,目前临床使用经验有限。

特殊检查
● 真菌直接镜检
● 真菌培养
● 组织病理学

刮取感染部位的皮屑,滴上 10% 氢氧化钾溶液,在显微镜下进行直接镜检,如发现棕色的厚壁硬壳细胞,即为着色芽生菌病的特征性表现,但不能确定致病菌的类型。如果将皮

损表面肉眼可见的"黑点"进行镜检,阳性率更高。培养可以鉴定出致病菌,但暗色真菌生长缓慢,可能因形态分化较差而难以通过培养进行鉴定。聚合酶链反应(PCR)可以用来鉴定裴氏着色霉和卡氏枝孢霉,血清学试验如酶联免疫吸附试验(ELISA)可用来评估治疗反应,但是 PCR 和 ELISA 在大多数疾病流行地区并非普遍应用。组织病理可以在肉芽肿样皮损中发现典型的硬壳小体,并且有经上皮排出的现象。

一线治疗	
● 伊曲康唑	B
● 特比萘芬	B
● 泊沙康唑	D

Treating chromoblastomycosis with systemic antifungals. Bonifaz A, Paredes-Solís V, Saúl A. Expert Opin Pharmacother. 2004; 5: 247–54.

这是一篇重点介绍该病治疗难点的综述,作者指出采用大剂量的伊曲康唑和特比萘芬联合治疗至少 6~12 个月,可以达到最佳疗效。

Chromoblastomycosis. Lopez Martinez R, Mendez Tovar Lj. Clin Dermatol 2007; 25: 188–94.

这是一篇系统综述,文中提到一些病例可使用伊曲康唑和手术联合治疗。

Chromoblastomycosis: an overview of clinical manifestations, diagnosis and treatment. Queiroz-Telles F, Esterre P, Perez-Blanco M, Vitale RG, Salgado CG, Bonifaz A. Med Mycol 2009; 47: 3–15.

作者指出没有优选的治疗方法,而是有几种方法可供选择。他们建议抗真菌药物联合物理治疗。系统联合治疗可能会提高治愈率,但出现副作用的风险也会提高。

Chromoblastomycosis: clinical and mycologic experience of 51 cases. Bonifaz A, Carrasco-Gerard E, Saúl A. Mycoses. 2001; 44: 1–7.

文章报道了墨西哥一家三级转诊中心 17 年间诊断的 51 名患者,90% 的病例由裴氏着色霉引起,各种治疗方法的总体治愈率为 31%,另有 57% 的患者临床有改善。对于大面积的皮损,伊曲康唑最为有效,而小面积皮损冷冻治疗即可。伊曲康唑联合冷冻治疗也有效。

Subcuteneous mycoses. Queiroz-Telles F, McGinnis MR, Salkin I, Graybill JR. Infect Dis Clin North Am. 2003; 17: 59–85.

这项在巴西进行的研究包括了 30 名着色芽生菌病患者。他们主要由裴氏着色霉引起,根据临床严重程度应用

伊曲康唑 200~400mg/d 进行治疗,12 个月(5~31 个月)后 19 名(63%)患者获得了临床和真菌学治愈。治疗成功与否取决于皮损的大小和范围。

这是单用伊曲康唑治疗着色芽生菌病的病例数最多的临床总结。

Pulse itraconazole 400 mg daily in the treatment of chromoblastomycosis. Ungpakorn R, Reangchainam S. Clin Exp Dermatol 2006; 31: 24–57.

这项泰国的小型研究纳入了 6 名裴氏着色霉感染的患者。他们采用了伊曲康唑间歇冲击治疗,具体剂量为 400mg/d,连服 1 周后停药 3 周。所有患者均达到临床和真菌学治愈。4 名患者在 12 轮冲击治疗后治愈,1 名患者在 15 轮后治愈,剩下的 1 名患者则经历了 20 轮冲击治疗外加冷冻治疗。疾病的严重程度和病程并不能预测治疗反应。这项研究表明,每月冲击治疗耐受性好,和传统的针对裴氏着色霉的 200~400mg/d 连续疗法效果类似。本文作者建议在组织学和组织培养证实病原体消除后再停止治疗。间歇冲击治疗的药物总剂量减少,治疗费用也因此降低了 50%~75%。作者也指出虽然疗程长,但间歇冲击治疗的患者依从性更高。

在疾病流行地区伊曲康唑的长期治疗费用昂贵,让这项研究显得重要且具有现实意义。

Chromoblastomycosis: a clinical and molecular study of 18 cases in Rio de Janeiro, Brazil. Mouchalouat Mde F, Gutierrez Galhardo MC, Zancopé-Oliveira RM, Monteiro Fialho PC, de Oliveira Coelho JM, Silva Tavares PM, et al. Int J Dermatol 2011; 50: 981–6.

绝大多数病例是由裴氏着色霉引起的,病程为 4 个月 ~ 32 年不等。系统治疗包括伊曲康唑 200~400mg/d 单药治疗(n=6)或伊曲康唑 200~400mg/d 联合氟康唑 200mg/d(n=5),疗程为 12~60 个月,治愈率为 80%,且随访 2 年无复发。

这项研究证实了唑类药物联合治疗的耐受性好,且对于较严重病例的治疗效果好,提示氟康唑可用于联合伊曲康唑。

Treatment of chromoblastomycosis with terbinafine: preliminary results of an open pilot study. Esterre P, Inzan CK, Ramarcel ER, Andriantsimahavandy A, Ratsioharana M, Pecarrere JL, et al. Br J Dermatol. 1996; 134: 33–6.

这是一项在马达加斯加进行的多中心研究。治疗的 43 名患者中,36 名(29 名由裴氏着色霉引起,7 名由卡氏枝孢霉引起)可进行完整的数据分析。大约 1/3 的患者对之前治疗采用的噻苯达唑耐药。予患者特比萘芬 500mg/d 口服,共 6~12 月。治疗 2~4 月时临床症状即有显著改善,同时继发的细菌感染、水肿和象皮肿也缓解。治疗 12 个

月后,裴氏着色霉感染的患者中 83%(24/29)得到真菌学治愈,卡氏枝孢霉感染的患者中 1 名治愈,另有 3 名有临床改善。甚至在咪唑类抗真菌药物耐药或病情长达 10 年之久的患者中,都观察到了痊愈现象。治疗中一些患者出现了一过性、轻度的转氨酶升高,但未见严重的不良反应发生。

Treatment of chromoblastomycosis with terbinafine: experience with four cases. Bonifaz A, Saúl A, Paredes-Solis V, Araiza J, Fierro-Arias L. J Dermatolog Treat 2005; 16: 47–51.

墨西哥的 4 名患者(3 名由裴氏着色霉引起,1 名由疣状瓶霉引起)口服特比萘芬 500mg/d 进行治疗。平均治疗 7 个月后,3 名患者达到临床和真菌学治愈。治疗耐受性好,无患者出现转氨酶异常。

Treatment of chromoblastomycosis with terbinafine: a report of four cases. Xibao Z, Changxing L, Quan L, Yuqing H. J Dermatolog Treat 2005; 16: 121–4.

4 名中国患者(2 名由卡氏枝孢霉引起,2 名由裴氏着色霉引起)口服特比萘芬 500mg/d,1 个月,后改为 250mg/d,治疗 4~8 个月后痊愈,随访半年未见复发。特比萘芬治疗总剂量为 37.5~60g。

Alternate week and combination itraconazole and terbinafine therapy for chromoblastomycosis caused by *Fonsecaea pedrosoi* in Brazil. Gupta AK, Taborda PR, Sanzovo AD. Med Mycol 2002; 40: 529–34.

4 名标准治疗方法无效、病程较长的患者采用伊曲康唑(200~400mg/d)和特比萘芬(250~1 000mg/d)每周交替的联合治疗,经证实此方法更有效,且耐受性好。

作者认为伊曲康唑和特比萘芬在联合使用时有协同作用,这一点在体外针对其他真菌的试验中已得到证实。还需要大型研究来评估联合治疗方法。但必须注意,在疾病流行地区这两种药物都很昂贵。

Posaconazole treatment of refractory eumycetoma and chromoblastomycosis. Negroni R, Tobón A, Bustamante B, Shikanai-Yasuda MA, Patino H, Restrepo A. Rev Inst Med Trop Sao Paulo 2005; 47: 339–46.

6 名标准抗真菌疗法无效的着色芽生菌病患者口服泊沙康唑(800mg/d,分次口服)治疗,5 名患者痊愈。其中最长的治疗时间为 34 个月,治疗耐受性好。

这种新型三唑类抗真菌药具有很好的疗效和耐受性,但是因为过于昂贵,目前在大多数疾病流行地区使用有限。

Chromoblastomycosis: a neglected tropical disease. Queiroz-Telles F. Rev Inst Med Trop Sao Paulo 2015; 57 (Suppl 19): 46–50.

伊曲康唑,单药治疗或联合其他药物、物理治疗,是治疗该病的主流治疗方案。近期,光动力疗法也被成功用于联合抗真菌药物进行治疗。

二线治疗	
• 冷冻治疗	B
• 手术切除	D
• 热疗法	D

Treatment of chromoblastomycosis with itraconazole, cryosurgery, and a combination of both. Bonifaz A, Martínez-Soto E, Carrasco-Gerard E, Peniche J. Int J Dermatol 1997; 36: 542–7.

这项研究将 12 名患者分为 3 组,第 1 组为小面积皮损,予伊曲康唑 300mg/d;第 2 组也为小面积皮损,予 1 次或多次冷冻治疗;第 3 组为大面积皮损,先予伊曲康唑 300mg/d,皮损缩小后,再进行 1 次或多次冷冻治疗。结果显示,第 1 组和第 3 组 4 名患者中各有 2 名达到临床和真菌学治愈,第 2 组患者全部治愈。

虽然病例数少,但是这篇文章说明对于小面积皮损,冷冻治疗比抗真菌药物更合适。

Treatment of chromoblastomycosis by cryosurgery with liquid nitrogen: 15 years' experience. Castro LG, Pimentel ER, Lacaz CS. Int J Dermatol. 2003; 42: 408–12.

这项回顾性研究包括 22 名由裴氏着色霉引起的着色芽生菌病患者。小面积皮损单次冷冻,大面积皮损分片冷冻,患者平均冷冻 6.7 次(1~22 次不等)。9 名患者(40.9%)治愈(临床无症状至少 3 年),8 名患者(36.4%)仍在随访(临床无症状随访未满 3 年),其余患者治疗无效。

这项研究表明冷冻治疗的疗效好。这项研究和其他研究一样,均提示对于小面积皮损,冷冻治疗有效且便宜。

Successful treatment of chromoblastomycosis with tropical heat therapy. Tagami H, Ginoza M, Imaizumi S, Urano-Suehisa S. J Am Acad Dermatol 1984; 10: 615–19.

4 名患者(3 名分离出裴氏着色霉)接受袖珍取暖器发出的可耐受的局部热疗,3 名患者分别在第 2、3 和 6 个月时起效,1 名患者治疗不规律,12 个月后治愈。

三线治疗	
• 氟胞嘧啶	C
• 两性霉素 B	D
• 伏立康唑	E
• 泊沙康唑	E

Six years' experience in treatment of chromomycosis with 5-fluorocytosine. Lopes CF, Alvarenga RJ, Cisalpino EO, Resende MA, Oliveira LG. Int J Dermatol 1978; 17: 414–8.

23 名着色芽生菌病的患者口服 2~67 个月的氟胞嘧啶进行治疗，16 名（59%）达到临床及真菌学治愈，但是 7 名患者出现耐药，后期使用两性霉素 B、钙化醇或噻苯哒唑也无效。病程长或皮损多发的患者，耐药多见。

A case of chromoblastomycosis with an unusual clinical manifestation caused by *Phialophora verrucosa* on an unexposed area: treatment with a combination of amphotericin B and 5-flucytosine. Park SG, Oh SH, Suh SB, Lee KH, Chung KY. Br J Dermatol 2005; 152: 560–4.

这名韩国患者单用两性霉素 B 脂质体治疗 3 个月有一定疗效，加用 5- 氟胞嘧啶（4g/d）后仅 1 月后临床疗效显著，因此停用两性霉素 B 脂质体，予 5- 氟胞嘧啶和伊曲康唑（200mg/d）联合治疗 12 个月后，患者达到真菌学痊愈。

这篇文章说明了单用两性霉素 B 疗效不佳，但联合 5- 氟胞嘧啶后有协同作用。5- 氟胞嘧啶经肾脏排泄，因此和其他具有肾毒性的药物联合使用时需监测肾功能。尽管这两种药物具有毒性，但一些真菌学家认为这种组合是替代唑类的一种非常有用的方法。

Extensive chromoblastomycosis caused by *Fonsecaea pedrosoi* successfully treated with a combination of amphotericin B and itraconazole. Paniz-Mondolfi AE, Colella MT, Negrín DC, Aranzazu N, Oliver M, Reyes-Jaimes O, et al. Med Mycol 2008; 46: 179–84.

这篇报告介绍了 1 名右下肢完全受累 22 年的患者，他之前采用酮康唑和氟康唑治疗 15 年失败。予该患者两性霉素（累积剂量为 2 150mg）联合伊曲康唑 100mg，每日 2 次，约 3 个月，后改为伊曲康唑 100mg/d，共 1 年，达到了临床和真菌学治愈。

Extensive long-standing chromomycosis due to *Fonsecaea pedrosoi*: three cases with relevant improvement under voriconazole therapy. Criado PR, Careta MF, Valente NY, Martins JE, Rivitti EA, Spina R, et al. J Dermatolog Treat 2011; 22: 167–74.

对 3 名病程长（10 年、20 年和 21 年）、泛发性、之前伊曲康唑和特比萘芬治疗无效的患者，予伏立康唑 200mg，每天 2 次，共 12 个月。在治疗 30~50 天后临床疗效显著，治疗结束后虽然患者临床改善明显，但均未能治愈。在治疗过程中，所有患者的血清 γ- 谷氨酰转肽酶升高，但没有临床相关性，1 名患者出现了视觉异常和震颤，导致药物减量。

这是第一篇关于伏立康唑治疗着色芽生菌病的报道。疾病只得到部分缓解可能是因为病情严重。这篇报道提示对于泛发、常规治疗无效的病例，伏立康唑是一种选择。

Photodynamic therapy combined with terbinafine against chromoblastomycosis and the effect of PDT on Fonsecaea monophora in vitro. Hu Y, Huang X, Lu S, Hamblin MR, Mylonakis E, Zhang J, et al. Mycopathologia 2015; 179: 103–9.

本文报道了 9 次光动力疗法联合特比萘芬治疗 1 例难治性着色芽生菌病。2 个疗程 5- 氨基酮戊酸光动力疗法后皮损有改善，每个疗程均包括 9 次光动力治疗，间隔 1 周，联合特比萘芬 250mg/d 口服。

Successful sequential treatment with itraconazole and ALA-PDT for chromoblastomycosis because of Alternaria alternata. Liu ZH, Xia XJ. Dermatol Ther 2014; 27: 357–60.

这篇文章报道了 1 例应用系统性抗真菌药物和随后的 5- 氨基酮戊酸光动力疗法成功治疗了由链格孢引起的着色芽生菌病。

Photodynamic antifungal therapy against chromoblastomycosis. Lyon JP, Pedroso e Silva Azevedo Cde M, Moreira LM, de Lima CJ, de Resende MA. Mycopathologia 2011; 172: 293–7.

这篇文章报道了用亚甲蓝作为光敏剂、用发光二极管作为光源治疗着色芽生菌病。

（冒丹丹　译，张建中　校）

第 **45** 章　慢性光化性皮炎

原作者　John LM Hawk, Sandra Albert, Roy A Palmer.

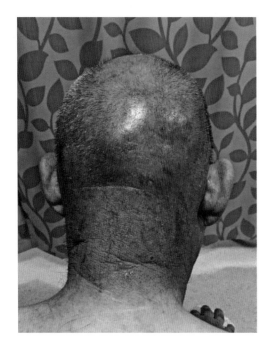

慢性光化性皮炎（chronic actinic dermatitis，CAD）是主要累及光暴露部位的一种慢性皮肤炎症性疾病，与皮肤对光敏感性有关。造成皮肤光敏反应的光谱范围很广，主要以 UVB 为主，UVA 也常常参与发病，甚至是可见光也参与其中。该病被认为是一种免疫性疾病，目前未发现特异性的遗传易感性。典型的 CAD 主要累及老年男性，但是需要特别指出的是，在年轻的特应性皮炎患者中，CAD 也较常见。事实上，大部分 CAD 是基于特应性皮炎、脂溢性皮炎、变应性接触性皮炎等皮炎类疾病而发生。超过 75% 的 CAD 患者的斑贴试验阳性，提示了 CAD 与变应性接触性皮炎的相关性。患者和临床医生往往由于病史时间长、非光暴露部位也有受累等原因，意识不到病情与日晒的关系，造成诊断的延误。

治疗策略

CAD 的治疗中重要的第一步是准确的诊断，排除其他可能的情况：如光照后加重的湿疹，尤其包括药物相关性光敏性在内的可逆性反应等。光试验是必要的，单色仪光试验检测是"金标准"，可以精确确定造成敏感反应的光波长（作用光谱）、光敏感性的程度。光防护对治疗而言是非常关键的，包括环境措施，行为措施[使用窗户贴膜阻止过量的紫外线（ultraviolet，UV）穿透，严重光敏感患者需要使用双层结构的紧凑型荧光灯管或 LED 灯、在日间遮蔽

皮肤或避免阳光暴露]，衣着选择紧密编织的服装（如果对可见光敏感时需要选择深色衣物），使用高 SPF 值且无香料添加的防晒霜。对患者加强教育，告诉他们要避免暴露在接触性过敏原环境中是十分重要的，因为接触性过敏状态具有长时间持续的趋势，而光敏感性却具有一定的自限倾向。

CAD 活动期，应当积极使用润肤剂，并局部外用糖皮质激素类药物治疗。当出现严重的潮红或红斑时，可能需要将患者收入医院病房，以便患者在光防护屏的保护下接受护理与治疗。系统性应用糖皮质激素可控制急性期的皮损，皮损控制后数周内逐渐减量。光（化学）脱敏治疗也是可选的，但是一些患者由于对 UVB 过于敏感，从而难以耐受 UVB 治疗，故补骨脂素-UVA（PUVA）治疗的有效性和耐受性更胜一筹。如果上述措施都不足以控制 CAD，那么就需要考虑系统性使用免疫抑制剂进行治疗。

特殊检查

- 光试验（单色仪或广谱光源产生的 UVA、UVB 和可见光）
- 激发试验（光刺激或其他广谱光源刺激）
- 斑贴试验和光斑贴试验
- 考虑是否合并其他疾病

The construction and development of a grating monochromator and its application to the study of the reaction of the skin to light. MacKenzie LA, Frain-Bell W. Br J Dermatol 1973; 89: 251–64.

如果条件允许，推荐使用辐射单色仪进行光试验。

False-negative monochromator phototesting in chronic actinic dermatitis. Kerr AC, Dawe RS, Lowe G, Ferguson J. Br J Dermatol 2010; 162: 1406–8.

A case of false-negative monochromator phototesting in a patient with chronic actinic dermatitis taking prednisolone. Ferguson J, Ibbotson SH. Br J Dermatol 2012; 167: 214–5.

如果相关试验提示，尽管局部外用了糖皮质激素治疗，仍表现有严重的光敏性，可以作出肯定的诊断。但事实上，局部糖皮质激素治疗后，甚至小剂量口服泼尼松龙治疗

(10mg/d),均可能引起误导性的假阴性结果。

Chronic actinic dermatitis in the elderly: recognition and treatment. Dawe RS. Drugs Aging 2005; 22: 201–7.

诊断 CAD 需要进行光试验。这篇文章为没有相关专业设备的机构该如何进行测试提供了指导。

A preliminary investigation into the effect of exposure of photosensitive individuals to light from compact fluorescent lamps. Eadie E, Ferguson J, Moseley H. Br J Dermatol 2009; 160: 659–64.

Energy-saving lamps and their impact on photosensitive and normal individuals. Fenton L, Ferguson J, Ibbotson S, Moseley H. Br J Dermatol 2013; 169: 910–5.

Tungsten lamp and chronic actinic dermatitis. Hu SC, Lan CE. Australas J Dermatol 2017; 58: e14–6.

Is photodynamic diagnostic flexible ureterorenoscopy suitable for a patient presenting with chronic actinic dermatitis？ Valentine R, Kata S, Ibbotson S, Nabi G, Moseley H. Photoderm Photoimmunol Photomed 2015; 31: 279–81.

需要注意的是,CAD 患者在紧凑型荧光灯(节能灯)的照射下也有受到紫外线辐射致敏的风险。事实上,CAD 患者如果对光非常敏感,在广泛的光谱内都具有严重的光敏性,那么包括各种可见光及其他各种人工光源都是需要避免的(如通过窗户玻璃的可见光,以及用于清洁耳朵用的亮度很高的"普通"钨光源),在治疗时应该对病史进行仔细调查,并进一步处理。

Contact allergic sensitivity to plants and the photosensitivity dermatitis and actinic reticuloid syndrome. Frain-Bell W, Johnson BE. Br J Dermatol 1979; 101: 503–12.

Contact and photocontact sensitization in chronic actinic dermatitis: sesquiterpene lactone mix is an important allergen. Menagé H du P, Ross JS, Norris PG, Hawk JLM, White IR. Br J Dermatol 1995; 132: 543–7.

A European multicenter photopatch test study. European Multicenter Photopatch Test Study (EMCPPTS) Taskforce. Br J Dermatol 2012; 166: 1002–9.

Photopatch testing: recommendations for a European photopatch test baseline series. Goncalo M, Ferguson J, Bonevalle A, Bruynzeel DP, Gimenez-Amau A, Goossens A, et al. Contact Dermatitis 2013; 68: 239–43.

接触性过敏和 / 或光接触性过敏在 CAD 患者中十分常见。包括香料、植物、防晒剂等成分在内的标准变应原是否参与发病是需要考虑的。斑贴试验和光斑贴试验可以依据病史规律,每隔一段时间就进行重复检测,以免"错过"新发的变应原或光变应原。因为许多 CAD 患者对光斑贴试验中的 UVA 异常敏感,所以这项技术可能难以开展和解读试验结果。尽管如此,我们也应该尽可能去进行亚红斑量 UVA 的光斑贴试验。

Contact and photocontact sensitization in chronic actinic dermatitis: a changing picture. Chew AL, Bashir SJ, Hawk JLM, Palmer R, White I, McFadden JP. Contact Dermatitis 2010; 62: 42–6.

随着暴露时间变长,我们应该注意变应原也会发生变化。CAD 患者对苯二胺的敏感程度往往增加。

Chronic actinic dermatitis in Asian skin: a Singaporean experience. Tan AW, Lim KS, Chong WS. Photoderm Photoimmunol Photomed 2011; 27: 172–5.

来自新加坡的 26 名 CAD 患者中有 3 名 HIV 检测阳性。

其他的病历统计中,有更多比例的 CAD 患者被发现患有 HIV。虽然这一发现并不能证明两者之间的因果关系,但是这提示我们考虑两者之间可能存在的关系。

Sunlight exposure behavior and vitamin D status in photosensitive patients: longitudinal comparative study with healthy individuals at UK latitude. Rhodes LE, Webb AR, Berry JL, Felton SJ, Marjanovic EJ, Wilkinson JD, et al. Br J Dermatol 2014; 171: 1478–86.

光敏症患者更容易同时患有维生素 D 不足或缺乏,所以我们需要重视 CAD 患者体内的维生素 D 水平。

一线治疗	
• 避光	C
• 避免相关的接触性变应原	C
• 外用糖皮质激素	C
• 外用软化剂	C

Photodermatoses: environmentally induced conditions with high psychological impact. Rizwan M, Reddick CL, Bundy C, Unsworth R, Richards HL, Rhodes LE. Photochem Photobiol Sci 2013; 12: 182–9.

本研究对光敏症患者进行了抑郁、焦虑和皮肤病生活质量指数评估,260 例收回 185 例问卷。23% 的患者表现出焦虑,7.9% 的患者表示出抑郁,突出的危险因素是面部受累,以及光敏感的持续时间。该研究提示,光敏症患者并发心理疾病比例较高。

Chronic actinic dermatitis: a retrospective analysis of 44 cases referred to an Australian photobiology clinic. Yap LM, Foley P, Crouch R, Baker C. Australas J Dermatol 2003; 44: 256–62.

防晒及避免变应原暴露,并使用防晒霜及局部外用糖皮质激素,可使得 36% CAD 患者症状得以缓解。其余患者可加用口服的免疫抑制剂或者进行光疗。

Photosensitivity dermatitis/actinic reticuloid syndrome an Irish population: a review and some unusual features. Healy E, Rogers S. Acta Derm Venereol 1995; 75: 72–4.

该研究的 9 名 CAD 患者使用了防晒霜、润肤剂、局部外用糖皮质激素、回避变应原的治疗。6 名患者反应良好,2 名患者获得完全缓解,4 名患者仅使用外用的糖皮质激素即可控制,其中 5 名患者治疗初期是需要口服糖皮质激素进行控制的。

Protection against ultraviolet radiation by commercial summer clothing: need for standardized testing and labeling. Gambichler T, Rotterdam S, Altmeyer P, Hoffmann K. BMC Dermatol 2001; 1: 6.

分光光度仪检测了 236 种夏季衣物的紫外线防护指数,70% 以上的羊毛和聚酯衣物,30% 以下的棉制品、亚麻布和粘胶纤维的 UPF 值可以超过 30。

New advances in protection against solar ultraviolet radiation in textiles for summer clothing. Aguilera J, de Galvez MV, Sanchez-Roldan C, Herrera-Ceballos E. Photochem Photobiol 2014; 90: 1199–206.

一些衣物,如普通的衬衫,防护紫外线照射(ultraviolet radiation,UVR)的能力很低,衣物纺织标签上应该表明它的紫外线防护能力。

Dosimetric investigation of the solar erythemal UV radiation protection provided by beards and moustaches. Parisi AV, Turnbull DJ, Downs N, Smith D. Radiat Prot Dosimetry 2012; 150: 278–82.

面部毛发可以在一定程度上防护紫外线照射,紫外线保护系数在 2~21 之间。但是,特别是在太阳天顶角较高时的保护级别并不高。因此,在 CAD 患者中,胡须不应被视为一种可靠的光防护。

二线治疗	
• 硫唑嘌呤	A

• 环孢素	E
• 霉酚酸酯	E
• 羟基脲	E
• PUVA	D
• UVB	D
• 外用他克莫司和吡美莫司	B

Chronic actinic dermatitis. Paek SY, Lim HW. Dermatol Clin 2014; 32: 355–61.

当 CAD 患者对光防护、局部的治疗无效时,系统性免疫抑制剂,如糖皮质激素、硫唑嘌呤、环孢素或霉酚酸酯可能有效。

Azathioprine treatment in chronic actinic dermatitis: a double-blind controlled trial with monitoring of exposure to ultraviolet radiation. Murphy GM, Maurice PD, Norris PG, Morris RW, Hawk JL. Br J Dermatol 1989; 121: 639–46.

8 名 CAD 患者口服硫唑嘌呤 150mg/d 治疗,有 5 名患者在 6 个月内完全缓解。10 名安慰剂治疗的 CAD 患者未见明显疗效。但目前仍尚不清楚硫唑嘌呤是否能在客观上改善光敏性。

Azathioprine in dermatology: a survey of current practice in the UK. Tan BB, Gawkrodger DJ, English JSC. Br J Dermatol 1997; 136: 351–5.

此项研究对 253 名英国皮肤科医生进行问卷调查。调查结果显示,68% 的医生使用硫唑嘌呤治疗 CAD,使用硫唑嘌呤治疗的医生中,66% 单用硫唑嘌呤治疗,34% 用于糖皮质激素减量的过程中。多数医生使用的剂量为 100mg/d,13% 的医生根据患者的体重计算药物用量。与其他使用硫唑嘌呤治疗的疾病相比,此药对 CAD 疗效最明显(62%)。

Severe chronic actinic dermatitis treated with cyclosporine: 2 cases. Paquet P, Piérard GE. Ann Dermatol Venereol 2001; 128: 42–5.

2 名 CAD 患者经数周口服大剂量糖皮质激素治疗后效果不佳,给予口服环孢素后病情明显缓解,并且未见明显副作用。其中 1 名患者维持 3 年无复发。

Chronic actinic dermatitis treated with mycophenolate mofetil. Thomson MA, Stewart DG, Lewis HM. Br J Dermatol 2005; 152: 784–6.

2 名 CAD 患者,对外用糖皮质激素、口服泼尼松龙、PUVA、硫唑嘌呤和环孢素治疗出现抵抗和 / 或不良反应,经霉酚酸酯治疗数周后,病情明显缓解,并且未出现不良反应。

Chronic actinic dermatitis (photosensitivity dermatitis/ actinic reticuloid syndrome): beneficial effect from hydroxy- urea. Gramvussakis S, George SA. Br J Dermatol 2000; 143: 1340.

1 名 CAD 患者在每天 500~1 000mg 的羟基脲治疗后获得缓解。

PUVA therapy of chronic actinic dermatitis. Hindson C, Spiro J, Downey A. Br J Dermatol 1985; 113: 157–60.

4 名严重的 CAD 患者使用 PUVA 治疗,每周 2 次,UVA 初始剂量为 0.25J/cm², 每次增加 0.25~1J/cm², 逐渐增加至 10J/cm²。前 6 次治疗后立即外用糖皮质激素。所有患者治疗效果都好,均每月 2 次 10J/cm²UVA 照射来维持治疗。

Chronic actinic dermatitis: two patients with successful management using narrowband ultraviolet B phototherapy with systemic steroids. Khaled A, Kerkeni N, Baccouche D, Zeglaoui F, Kamoun M, Mohamed R. EDP Sciences 2011; 66: 453–7.

2 名 CAD 患者经过窄波 UVB 治疗及系统性糖皮质激素治疗后康复。

Actinic reticuloid. A clinical photobiologic, histopatho- logic, and follow-up study of 16 patients. Toonstra J, Henquet CJ, van Weelden H, van der Putte SC, van Vloten WA. J Am Acad Dermatol 1989; 21: 205–14.

15 名 CAD 患者使用广谱 UVB 治疗,每周 5 次,初始剂量为 1/10 的最小红斑量,然后根据皮肤的反应逐渐加量。13 名患者临床症状明显好转,对日光的耐受性有所增加,但停止治疗后皮损逐渐复发。

Treatment with topical tacrolimus favors chronic actinic dermatitis: a clinical and immunopathological study. Ma Y, Lu Z. J Dermatolog Treat 2010; 21: 171–7.

40 名 CAD 患者外用 0.1% 他克莫司治疗,其中 15 名患者治疗前后进行了皮肤活检。25 名患者(63%)有效,病例提示朗格汉斯细胞 / 树突状细胞功能被显著下调。

Erythrodermic chronic actinic dermatitis responding only to topical tacrolimus. Evans AV, Palmer RA, Hawk JLM. Photodermatol Photoimmunol Photomed 2004; 20: 59–61.

红皮病 CAD 患者对口服免疫抑制剂及和光疗不能耐受或产生抵抗时,外用 0.1% 他克莫司治疗后病情好转。

Successful treatment of chronic actinic dermatitis with topical pimecrolimus. Larangeira de Almeida H. Int J Dermatol 2005; 44: 343–4.

吡美莫司可被认为是一种备选疗法。

没有相关对比研究报告。强效局部皮质类固醇通常比局部钙调神经磷酸酶抑制剂更常用,但此类新的局部免疫调节剂适用于对局部皮质类固醇疗效欠佳的患者。

三线治疗	
• 羟氯喹	D
• 四环素	E
• 达那唑	E
• 沙利度胺	E
• 干扰素	E
• 英夫利昔单抗	E

Chronic actinic dermatitis. An analysis of 51 patients evalu- ated in the United States and Japan. Lim HW, Morison WL, Kamide R, Buchness MR, Harris R, Soter NA. Arch Dermatol 1994; 130: 1284–9.

51 名 CAD 患者采用光防护措施及局部外用糖皮质激素治疗均有效。硫唑嘌呤 50~200mg/d 的治疗也是普遍有效的。PUVA 和口服糖皮质激素治疗对 7 名患者有效,环孢素治疗对 4 名患者有效,阿维 A 酯治疗对 2 名患者有效。羟氯喹 200mg 每日 1 次或 200mg 每日 2 次治疗后 9 名患者的病情得到改善。

Chronic actinic dermatitis responding to danazol. Humbert P, Drobacheff C, Vigan M, Quencez E, Lauret R, Agache P. Br J Dermatol 1991; 124: 195–7.

1 名伴有 α_1- 抗胰蛋白酶水平降低的 CAD 患者,经达那唑 600mg/d 治疗 3 周后,病情明显好转,但停药后复发,再次用药仍然有效,维持治疗 18 个月效果佳。达那唑可以升高血清中 α_1- 抗胰蛋白酶和蛋白酶抑制因子水平。许多皮肤病中蛋白酶 - 抗蛋白酶系统的失衡导致异常炎症反应的发生。

Recalcitrant chronic actinic dermatitis treated with lowdose thalidomide. Safa G, Pieto-Le Corvaisier C, Hervagault B. J Am Acad Dermatol 2005; 52: E6.

1 名 CAD 患者,使用 PUVA、硫唑嘌呤、环孢素和羟氯喹治疗均无效,使用沙利度胺口服治疗,初始剂量 100mg/d,逐渐减至每周口服 2 次 50mg,治疗 5 个月后患者的皮损明显好转,未出现副作用。

Actinic reticuloid: treatment with recombinant interferon alpha-2b. Trevisi P, Farina P, Borda G, Passarini B, Bonelli

U. G Ital Dermatol Venereol 1993; 128: 327–31.

Natural α-interferon in chronic actinic dermatitis. Report of a case. Parodi A, Gallo R, Guarrera M, Rebora A. Acta Derm Venereol 1995; 75: 80.

1名CAD患者口服环孢素治疗,发生高血压后停药,经天然 α- 干扰素治疗(每周 3 次,每次 3mU)有效。

Successful therapy of chronic actinic dermatitis with inflix-imab. Schopf RE, Poblete-Gutiérrez P. Exp Dermatol 2009; 18: 302 (abstract at 36th Annual Meeting of Arbeitsgemein-schaft Dermatologische Forschung, Heidelberg, 2009).

1名CAD患者输注英夫利昔单抗治疗后获得显著改善,而先前包括局部外用糖皮质激素、PUVA 和环孢素等治疗无效。

(姚雪妍　译,张建中　校)

证据等级:A 双盲试验　　B 临床试验,研究对象≥ 20 例　　C 临床试验,研究对象< 20 例　　D 病例分析,研究对象≥ 5 例　　E 个案报道

第46章 球孢子菌病

原作者 Mahree Ameen，Wanda Sonia Robles

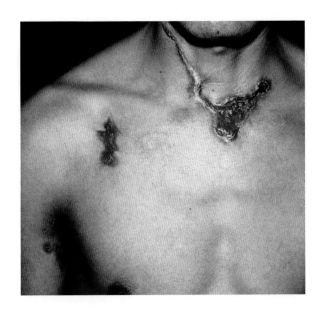

球孢子菌病（coccidiodomycosis）是通过吸入双向真菌球孢子菌（*C.immitis* 和 *C.posadasii*）所引起的系统性、地方性真菌病。好发于美国西南部、美洲中部以及南部的沙漠地区。原发的肺部感染通常为亚急性，并具有自限性，免疫功能不全者易导致慢性肺部疾病，约1%的患者出现播散性肺部感染，细胞免疫功能低下者患病风险更大。球孢子菌是一种机会感染致病菌，HIV晚期患者及CD4细胞数少于250/μl的患者容易感染。实体器官移植，血液系统恶性肿瘤，长期服用免疫抑制药物（如糖皮质激素、TNF-α拮抗剂）的患者也较易感染。肺外血液播散可以累及几乎所有器官，但最常累的器官是皮肤、淋巴结、骨骼系统和脑膜。播散至皮肤可以产生溃疡样和疣状皮损，好发于鼻唇部。临近的淋巴结、骨骼和关节受累时可以导致皮下脓肿、窦道和瘘管。皮肤的其他表现包括原发肺部感染时出现的结节性红斑和多形红斑，皮肤原发感染较为罕见。

皮肤科医生应该注意，同时有不典型的皮损、肺部损害和曾有疫区居住史的患者要考虑到播散性球孢子菌病的可能。

治疗策略

治疗方法应视患者的病情轻重和易感因素而定，对只有原发肺部感染而没有其他危险因素的患者，只需要定期随诊2年，以确保自愈。但是有些临床医生倾向于口服唑类抗真菌药物，以防止病情进展，这一点并没有临床试验的支持。抗真菌治疗适用于严重或慢性的肺炎，进行

性或播散性的感染。氟康唑（400~800mg/d）和伊曲康唑（200~600mg/d）是治疗大多数慢性肺炎和播散性感染的首选，酮康唑（400mg/d）的疗效和其他唑类药物相当，但是长期应用的副作用较大。目前对重症急性感染导致呼吸衰竭、快速进行性播散性感染、孕期感染以及唑类药物治疗无效的患者，推荐使用静脉滴注两性霉素B［两性霉素脱氧胆酸盐0.5~1.5mg/（kg·d）或两性霉素脂质体2.0~5.0mg/（kg·d）］。关于两性霉素B的应用，报告的文献只有少量的开放性试验，没有随机对照研究，尚无两性霉素脂质体临床试验的文献报道。新型抗真菌药物包括三唑类药物、泊沙康唑和伏立康唑可用于难治性感染病例，有体外试验证实它们有效，但尚缺乏和其他已证实用于治疗球孢子菌病的唑类药物的对照试验来证明其有效性。之前有报道卡泊芬净（一种棘白菌素）成功治疗球孢子菌病，但与体外试验的研究结果差别很大。

除了药物治疗，手术治疗可用于清除局灶的感染，如肺部空腔、局灶骨感染或软组织清创术。长期预防性使用唑类药物适用于免疫功能低下的患者，脑膜感染的患者需要终身服用唑类药物防止复发。患者治愈后可获得终身免疫，这也为疫苗的研究提供了可能性。

Treatment considerations in pulmonary coccidioidomycosis. Hartmann CA, Aye WT, Blair JE. Expert Rev Respir Med 2016; 10: 1079–91.

这篇综述讨论了目前有关治疗的文献，包括各种三唑类药物和两性霉素B制剂。此外，文章还讨论了单纯性和复杂性肺部感染、它们的后遗症，以及对特殊人群感染球孢子菌的治疗方法，如孕妇、接受器官移植者，HIV感染者和服用TNF-α拮抗剂的患者。

特殊检查
• 真菌镜检
• 真菌培养
• 血清学检查
• 影像学检查（胸部和骨骼X线）
• HIV/AIDS感染的血清学检查（如有相关性时）

取痰液、脑脊液或脓液，滴上10%氢氧化钾溶液，在显微镜下进行直接镜检，如发现球形孢子即为球孢子菌病的特征性表现。培养可以明确诊断，球孢子菌在大多数培养

基上 5 天内生长很快,球孢子菌在菌丝态时有很强的传染性,因此培养时操作人员要多加小心。血清学检查能评估患者对治疗的反应。

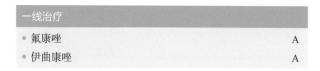

一线治疗	
• 氟康唑	A
• 伊曲康唑	A

Fluconazole therapy for coccidioidal meningitis. The NIAID Mycoses Study Group. Galgiani JN, Catanzaro A, Cloud GA, Higgs J, Friedman BA, Larsen RA, et al.; The NIAID Mycoses Study Group. Ann Intern Med. 1993; 119: 28–35.

一项非对照性的临床试验纳入了 50 例球孢子菌脑膜炎患者,评价了其中 47 位:25 位未经过治疗,9 位 HIV 抗体阳性。这 47 位中,37 位(79%)治疗有效,先前经过或未经过治疗的患者有效率无差异。

氟康唑对球孢子菌脑膜炎有效。

Comparison of oral fluconazole and itraconazole for progressive, nonmeningeal coccidioidomycosis. A randomized, double-blind trial. Galgiani JN, Catanzaro A, Cloud GA, Johnson RH, Williams PL, Mirels LF, et al. Ann Intern Med. 2000; 133: 676–86.

这项随机双盲安慰剂对照试验中,给予 198 例肺炎、非脑膜炎患者每天 400mg 氟康唑或伊曲康唑 200mg,每天 2 次。这两种方法 12 个月后有效率相似(伊曲康唑 63%,氟康唑 50%),但是,伊曲康唑治疗骨感染的显效率更高(52%:26%,P=0.05),复发率无差异(伊曲康唑 18%,氟康唑 28%,P>0.2),两种药物耐受性均好。

这是两种唑类药物治疗地方性真菌病的第一个随机双盲安慰剂对照试验,结果证明伊曲康唑和氟康唑对非脑膜炎患者均有效。

二线治疗	
• 两性霉素 B	D
• 酮康唑	B

Amphotericin B and coccidioidomycosis. Johnson RH, Einstein HE. Ann NY Acad Sci. 2007; 1111: 434–41.

这篇综述全面介绍了两性霉素 B 在球孢子菌病的应用,由于唑类和三唑类抗真菌药物的药效显著,两性霉素 B 目前仅用于广泛播散性的感染、对唑类药物不耐受的患者或禁忌使用唑类药物者,如怀孕等情况。

到目前为止,两性霉素 B 治疗球孢子菌病的研究病例数较少,这篇综述对目前的使用情况进行了详细的介绍。

Ketoconazole therapy of progressive coccidioidomycosis. Comparison of 400-and 800-mg doses and observations

at higher doses. Galgiani JN, Stevens DA, Graybill JR, Dismukes WE, Cloud GA. Am J Med. 1988; 84: 603–10.

这是一项纳入 112 例患者的随机临床试验,这些患者分别患有慢性肺炎、骨关节感染或软组织感染。小剂量和大剂量酮康唑治愈率相似(23.2%:32.1%),大剂量组不良反应发生率较高(66%:38%)。尽管复发率与受累的器官有关,但大剂量组的复发率更高(52%:11%)。这项研究证实,大剂量酮康唑对非脑膜感染患者几乎没有或完全没有益处。

三线治疗	
• 泊沙康唑	B
• 伏立康唑	C
• 卡泊芬净	D
• 干扰素 -γ 辅助免疫疗法	E

Safety, tolerance, and efficacy of posaconazole therapy in patients with nonmeningeal disseminated or chronic pulmonary coccidioidomycosis. Catanzaro A, Cloud GA, Stevens DA, Levine BE, Williams PL, Johnson RH, et al. Clin Infect Dis. 2007; 45: 562–8.

在这项多中心研究中,给予 20 例慢性肺炎和非脑膜播散性感染的患者每天 400mg 泊沙康唑,至少服用 6 个月(平均 173 天)。17 例患者(85%)疗效满意(真菌学评分降低 ≥50%),无严重不良反应报告。4 例患者治疗前球孢子菌培养阳性,治疗后转阴,9 例患者中有 3 例复发,这 3 例患者随访期间未服用抗真菌药物。

Posaconazole therapy for chronic refractory coccidioidomycosis. Stevens DA, Rendon A, Gaona-Flores V, Catanzaro A, Anstead GM, Pedicone L, Graybill JR. Chest. 2007; 132: 952–8.

这是一项开放性的多国试验,纳入 15 例患者,7 例肺炎,8 例播散性感染,均对单用两性霉素 B 或联合使用唑类药物不敏感,给予每天 800mg 泊沙康唑,根据个体情况服用 34~365 天不等(平均 306 天),73%(11/15)治疗有效,4 例痊愈。耐受性好。

Treatment of refractory coccidioidomycosis with voriconazole or posaconazole. Kim MM, Vikram HR, Kusne S, Seville MT, Blair JE. Clin Infect Dis 2011; 53: 1060–6.

在这项单中心回顾性研究中,所有患者均使用伏立康唑(21 例)或泊沙康唑(16 例)治疗。伏立康唑和泊沙康唑平均治疗 6 个月和 17 个月,改善率分别是 67% 和 75%。

作者认为使用伏立康唑和泊沙康唑可行,但治疗难治性球孢子菌病并不是绝对可靠。

Use of the echinocandins (caspofungin) in the treatment of disseminated coccidioidomycosis in a renal transplant

recipient. Antony S. Clin Infect Dis. 2004; 39: 879–80.

单用卡泊芬净成功治愈这例播散性感染的非脑膜炎患者。

Treatment of pediatric refractory coccidioidomycosis with combination voriconazole and caspofungin: a retrospective case series. Levy ER, McCarty JM, Shane AL, Weintrub PS. Clin Infect Dis 2013; 56: 1573–8.

一项回顾性研究,9例难治性球孢子菌病的患儿在使用传统药物(三唑类、两性霉素B或两者联合)治疗无效后改用伏立康唑和卡泊芬净联合治疗。其中8例病情得到缓解。

Two cases illustrating successful adjunctive interferon-γ immunotherapy in refractory disseminated coccidioidomycosis. Duplessis CA, Tilley D, Bavaro M, Hale B, Holland SM. J Infect 2011; 63: 223–8.

作者报告了2例难治性球孢子菌病,结果表明辅助使用干扰素-γ可改善病情。

干扰素-γ能增强效应免疫细胞对抗各种真菌的活性,辅助免疫疗法和化学药物疗法合用可以提高宿主的免疫应答能力,促进病原体彻底清除。

现有指南

Coccidioidomycosis. Infectious Diseases Society of America. Galgiani JN, Ampel NM, Blair JE, Catanzaro A, Johnson RH, Stevens DA, et al. Clin Infect Dis 2005; 41: 1217–23.

这些指南取代了旧版指南,扩展了早期球孢子菌感染(最常见的临床表现)的诊断和治疗建议,以及球孢子菌性脑膜炎的治疗。另外,还特别提及球孢子菌病在特殊高危人群(包括HIV感染者、实体器官移植患者、孕妇)的治疗方法。2005版指南的显著之处是氟康唑和伊曲康唑替代两性霉素B,成为大多数慢性及播散性感染的一线治疗药物。这些常用的唑类药物的推荐剂量是氟康唑400~800mg/d,伊曲康唑400~600mg/d。

(刘 艳 译,张建中 校)

原作者　Dina Ismail, Noah Scheinfelt, Ian Coulson

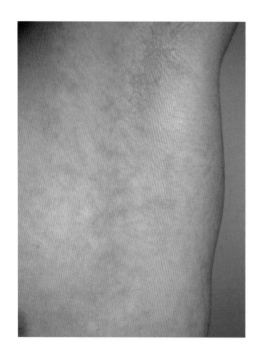

同义词:Gougerot-Carteaud 综合征;色素性乳头状瘤病;融合性网状色素性乳头状瘤病;Gougerot 和 Carteaud 网状和融合性乳头状瘤病

融合性网状乳头状瘤病(confluent and reticulated papillomatosis,CARP)是一种罕见的表皮角化性疾病。主要见于青壮年,发病率在两性间无差异。目前认为该病有多种病因,其中包括宿主对糠秕马拉色菌定植的异常免疫反应。细菌定植也可能起到一定作用,尽管目前还没有分离出一致的菌种。大多数病例是散发的,但也有几个家系的报道。也有研究指出存在代谢和内分泌的异常。

典型的皮损起初为过度角化的扁平红色丘疹,这些丘疹聚集在一起形成融合的斑块,周围有棕色网状图案,分布于胸背部,类似于花斑糠疹或黑棘皮病。

治疗策略

对于没有症状的患者,不处理也是一种选择。除了使用润肤剂和避免使用肥皂外,还可以外用弱效糖皮质激素来治疗各种原因引起的瘙痒。自发的缓解和加重都可能出现。

目前尚无关于融合性网状乳头状瘤病治疗方法的随机对照试验。治疗建议来源于回顾性分析、病例分析和病例报告,并提出了诊断标准。

广谱抗生素和外用制剂有效,但复发率高,经常需要重复治疗。外用和口服抗真菌药通常无效。米诺环素为

一线治疗,每天 50~200mg,持续至少 6 周。其他被发现有效的大环内酯类抗生素包括克拉霉素(每天 500mg,持续 5 周),阿奇霉素(每天 500mg,持续 1~4 周),红霉素(每天 1 000mg,持续 6 周)和罗红霉素(每天 300mg,持续 8 周)。替代抗生素包括多西环素(每天 200mg,连续 3 个月),阿莫西林(250mg,每日 3 次,连续 3 个月),夫西地酸(每天 1 000mg,连续 4 周),头孢地尼(每天 300mg,连续 3 天)和外用 2% 莫匹罗星软膏,持续 1 个月。

局部治疗既可以作为单一药物使用,也可以作为系统治疗的辅助药物使用。病例报告外用他扎罗汀(0.1%)凝胶和不同浓度(0.1%、0.01% 和 0.25%)的维 A 酸治疗 6~8 周均有效。0.1% 他克莫司软膏每日使用 2 次,疗程 3 个月,取得临床疗效。也有使用外用维生素 D 衍生物的报道。

高剂量和低剂量口服维 A 酸在病例报道中都是有效的,但考虑到相关的副作用,通常仅用于病情顽固的患者。

特殊检查
• 真菌学检查
• 活检
• 不需要

融合性网状乳头状瘤病是一种临床诊断,具有典型临床表现的青年人应该考虑此病。行真菌镜检镜下未见菌丝可排除花斑糠疹。如果临床特征仍不清楚,可以进行活检以获取提示融合性网状乳头状瘤病的组织学特征。这些特征包括局灶性角化不全、棘层肥厚、乳头瘤样增生和浅血管周围淋巴细胞浸润。

一线治疗	
• 米诺环素	C
• 无处理	E

Confluent and reticulated papillomatosis: response to minocycline. Montemarano AD, Hengge M, Sau P, Welch M. J Am Acad Dermatol 1996; 34: 253–6.

9 例确诊为融合性网状乳头状瘤病的患者服用米诺环素 50mg,每日 2 次,治疗 6 周。平均随访 11 个月,除 2 例外,其余患者治疗均达到 90%~100% 的缓解。有 3 名患者复发,再次使用米诺环素治疗仍有效。

Confluent and reticulate papillomatosis (Gougerot-Carteaud syndrome): a minocycline-responsive dermatosis without evidence for yeast in pathogenesis. A study of 39 patients and a proposal of diagnostic criteria. Davis MD, Weenig RH, Camilleri MJ. Br J Dermatol 2006; 154: 287–93.

一项 39 例融合性网状乳头状瘤病病例的回顾性分析中有 22 例患者服用米诺环素。大多数患者口服 100mg 每日 2 次，持续 1~3 个月。18 例患者中有 14 例（78%）皮疹完全清除，4 例（22%）部分缓解。6 例停药后复发，平均间隔时间为 8 个月。作者还提出了一个有用的融合性网状乳头状瘤病的诊断标准，其中包括对米诺环素的良好反应。

Clinicopathological and diagnostic characterisation of Confluent and Reticulate Papillomatosis of Gougerot and Carteaud: a retrospective study in a South-East Asian population. Huang W, Ong G, Chong WS. Am J Clin Dermatol 2015; 16: 131–6.

这是一项 29 例抗真菌治疗失败的融合性网状乳头状瘤病的回顾性分析。11 例接受米诺环素治疗后皮损完全或明显缓解。3 例接受了多西环素治疗，并获得皮损完全清除。4 例复发，复发间隔时间平均 19.4 个月，且经重复治疗后痊愈。接受局部抗真菌药物、维 A 酸和水杨酸治疗的患者皮损未缓解。

A clinical analysis of 20 patients with confluent and reticulate papillomatosis. Zeng YP, Ma DL, Qu T, Liu YH, Jin HZ, Sun QN, et al. J Clin Dermatol 2011; 40: 206–9.

10 例患者服用米诺环素，其中 8 例（80%）皮疹完全消退，2 例停药后复发，2 例（20%）未缓解。

Confluent and reticulated papillomatosis: successful treatment with minocycline. Fung MA, Frieden IJ, LeBoit PE, Berger TG, Epstein E, Kay D, et al. Arch Dermatol 1996; 132: 1400–1.

米诺环素治疗 8 例。7 例皮损完全清除，1 例好转。3 例复发。

来自世界各地的其他几个病例分析表明融合性网状乳头状瘤病对米诺环素初期有效率很高。

Chronology of confluent and reticulated papillomatosis: spontaneous regression in a case after long-term follow-up may imply transient nature of the condition. Sakiyama T, Amagi M, Ohyama M. J Dermatol 2015; 42: 335–6.

1 例 50 岁男性IgA 肾病患者外用酮康唑无效，并拒绝口服药物。皮损反复约 2 年零 3 个月，最终好转。

二线治疗

阿奇霉素	E
多西环素	E
克拉霉素	E
红霉素	E
罗红霉素	E
口服夫西地酸	E
头孢地尼	E
阿莫西林	E
外用维 A 酸	E
外用他克莫司	E
维生素 D 衍生物	E
外用莫匹罗星	E

对于米诺环素禁忌或无效的患者，使用其他大环内酯类抗生素已获得成功。局部治疗也是一种选择，可单独使用或与口服药物联合使用。

Confluent and reticulate papillomatosis: successful treatment with azithromycin. Raja Babu KK, Snehal S, Sudha Vani D. Br J Dermatol 2000; 142: 1252–3.

17 岁男性患者，最初接受局部抗真菌治疗（1% 克霉唑）和角质溶解治疗，但没有改善。阿奇霉素 500mg，每日 1 次，疗程 7 天。在第 4 周观察到皮损完全消退。5 个月后复发，重复疗程后 3 周皮损消退。随访 3 个月无复发。

Treatment of confluent and reticulated papillomatosis with azithromycin. Gruber F, Zamolo G, Saftic M, Peharda V, Kastelan M. Clin Exp Dermatol 1998; 23: 191.

18 岁患者，每日服用阿奇霉素 500mg，连续 7 天。4 周内完全清除，无复发。1 名 15 岁女孩最初用 1% 克霉唑乳膏治疗 2 周，没有好转。之后患者每日服用阿奇霉素 500mg，持续 1 周，皮疹消退。

其他几个病例报告证实阿奇霉素每天 500mg，连用 7 天，与常规方案同样有效。

Confluent and reticulated papillomatosis accompanied by obesity: three cases. Demirseren DD, Emre S, Akoğlu G, Kılınç F, Yavuz SO, Metin A. 2014. Turk J Dermatol 2014; 3: 166–9.

3 例 20 多岁的肥胖女性患者，每日服用多西环素 100mg，治疗 2 个月，其中 2 例复发。

Confluent and reticulated papillomatosis (Gougerot-Carteaud syndrome) in 2 brothers. Acikgoz G, Huseynov S, Ozmen I, Ozturk Meral A, Gamsizkan M, Caliskan E. Acta Dermato Venerologica Croatica 2014; 22: 57–9.

兄弟两人每日服用多西环素 100mg,同时外用维 A 酸乳膏。3 个月后皮损明显改善。

Updated diagnostic criteria for confluent and reticulated papillomatosis: a case report. Jo S, Park HS, Cho S, Yoon HY. Ann Dermatol 2014; 26: 409–10.

1 例患者服用多西环素 100mg,每日 2 次,2 个月后痊愈。最初口服伊曲康唑无缓解。

还有其他类似的病例报告;通常每天服用 100mg,持续 2~3 个月。

Confluent and reticulated papillomatosis (Gougerot-Carteaud syndrome) case successfully treated with oral doxycycline and calcipotriol ointment combination. Acikgoz G, Toklu S, Calickan E, Tunca M, Gamsizkan M. Gazi Med J 2015; 26: 112–4.

1 例女性患者外用抗真菌药物治疗失败之后,每天服用多西环素 100mg,疗程 2 个月,同时外用 0.005% 卡泊三醇软膏。患者要求再治疗 2 个月已达到痊愈。随访 6 个月无复发。

Six cases of confluent and reticulated papillomatosis alleviated by various antibiotics. Jang HS, Oh CK, Cha JH, Cho SH, Kwon KS. J Am Acad Dermatol 2001; 44: 652–5.

1 例患者每日口服米诺环素 100mg,连续治疗 8 周后皮损消退。皮疹在 8 个月后复发,但通过重复治疗后消退。2 例患者每日口服夫西地酸 1 000mg,治疗 4 周后皮疹消退。其中 1 名患者在两年后复发进行重复治疗。1 名 14 岁女孩每天服用克拉霉素 500mg,连续治疗 5 周后皮损消退。1 例患者每天口服红霉素 1 000mg,连续 6 周后皮损消退。1 例 24 岁男性患者,病史 5 年,口服阿奇霉素 500mg,每周 3 次,疗程 3 周。

A case of confluent and reticulated papillomatosis that successfully responded to roxithromycin. Ito S, Hatamochi A, Yamazakis S. J Dermatol 2006; 33: 71–2.

1 例 28 岁的日本男性患者起初口服米诺环素,每日 200mg,治疗 3 个月后病情无明显改善。改服罗红霉素每日 300mg。治疗 8 周后皮疹几乎完全消失。

Two cases of confluent and reticulate papillomatosis: successful treatments of 1 case with cefdinir and another with minocycline. Yamamoto A, Okubo Y, Oshima H, Oh-i T, Koga M. J Dermatol 2000; 27: 598–603.

1 例 24 岁男性患者,每日服用头孢地尼 300mg,疗程 3 天,效果良好。因复发重复治疗,皮疹在 2 周后消失,随访 16 个月无复发。

Confluent and reticulated papillomatosis successfully treated with amoxicillin. Davis RF, Harman KE. Br J Dermatol 2007; 156: 583–4.

1 例妊娠期女性患者因呼吸道感染服用阿莫西林 250mg,每日 3 次,发现融合性网状乳头瘤病病情好转。皮疹在 3 个月后复发,再次使用阿莫西林 1 个月,3 周后皮损完全消退。

Response of confluent and reticulate papillomatosis of Gougerot and Carteaud to topical tretinoin. Schwartzberg JB, Schwartzberg HA. Cutis 2000; 66: 291–3.

3 例患者接受局部维 A 酸治疗获得良好效果。兄弟两人均每日外用 0.025% 维 A 酸凝胶 1 次,7~8 周后病情明显改善或消退。第 3 位患者使用 0.01% 维 A 酸凝胶,每天 1 次。6 周后有明显改善,10 周后皮损完全消退。

Confluent and reticulated papillomatosis: response to tazarotene. Bowman PH, Davis LS. J Am Acad Dermatol 2003; 48: S80–1.

1 例患者外用 0.1% 他扎罗汀凝胶治疗,每日 2 次。色素沉着和斑块在 1 周内明显减少,2 个月后皮疹完全消退,随访 9 个月无复发。

Confluent and reticulated papillomatosis (Gougerot-Carteaud): report of a case successfully treated with tazarotene. Gallo L, Ayala F, Lembo S, Mansueto G. G Ital Dermatol Venereol 2006; 141: 529–32.

1 例 11 岁的女性患者外用 0.05% 他扎罗汀凝胶,每日 2 次,2 个月后皮损完全消退。

Tacrolimus in confluent and reticulated papillomatosis of Gougerot Carteaud. Tirado-Sanchez A, Ponce-Olivera RM. Int J Dermatol 2013; 52: 513–4.

1 例 18 岁女性患者在口服米诺环素治疗完成后出现病情复发。外用 0.1% 他克莫司软膏,每日 2 次,治疗 3 个月获得良好疗效,停药 2 个月无复发。

Confluent and reticulated papillomatosis: treatment with topical calcipotriol. Gulec AT, Seckin D. Br J Dermatol 1999; 14: 1150–1.

1 例 34 岁女性患者,外用卡泊三醇软膏(50μg/g),每日 2 次,每周剂量不超过 100g。治疗 4 周后完全缓解,随访 11 个月无复发。

Confluent and reticulated papillomatosis: response to topical calcipotriol. Kürkçüoğlu N, Çelebi CR. Dermatology 1995; 191: 341–2.

1 例 25 岁患者,外用卡泊三醇软膏(50μg/g),每日 2 次,治疗 1 个月后皮损消退。

Confluent and reticulated papillomatosis (Gougerot-Carteaud) successfully treated with topical tacalcitol. Ginarte M, Fabeiro JM, Toribio J. J Dermatolog Treat 2002; 13: 27–30.

1 例 14 岁患者,同时患有融合性网状乳头瘤病和糠 秕马拉色菌感染。抗真菌治疗部分皮损消退,仍有皮损存 留。外用他卡西醇治疗,每天 2 次,连续 6 周,随访 8 个月 无复发。

Calcipotriol treatment of confluent and reticulated papillomatosis (Gougerot-Carteaud syndrome). Carrozzo AM, Gatti S, Ferranti G, Primavera G, Vidolin AP, Nini G. J Eur Acad Dermatol Venereol 2000; 14: 131–3.

外用 0.005% 卡泊三醇软膏,每日 2 次,连用 3 周,效果 显著。

Two different therapeutic choices in confluent and reticulated papillomatosis. Patrone P, Trotter D, Stinco G. G Ital Dermatol Venereol 2004; 139: 499–503.

外用 0.005% 卡泊三醇软膏,每日 2 次,疗程 3 个月,病 情缓解,没有发现复发。

Successful treatment of confluent and reticulated papillomatosis with topical mupirocin. Gonul M, Cakmak SK, Soylu S, Kilic A, Gul U, Ergul G. J Eur Acad Dermatol Venereol 2008; 22: 1140–2.

19 岁患者,外用 2% 莫匹罗星软膏治疗 1 个月,融合性 网状乳头瘤病皮损改善。

Gougerot-Carteaud syndrome treated with 13-cis-retinoic acid. Carlin N, Marcus LS, Carlin R. J Clin Aesthet Dermatol

2010; 3: 56–7.

1 例米诺环素治疗复发后,每日给予异维 A 酸 1mg/kg 治疗 20 周,疗效显著。

Confluent and reticulated papillomatosis: favourable response to low-dose isotretinoin. Erkek, E, Ayva S, Atasoy P, Emeksiz MC. J Eur Acad Dermatol Venereol 2009; 23: 1342–3.

1 例 48 岁女性患者,隔日服用异维 A 酸 20mg(0.25mg/kg)。 在 4 周观察到了良好的反应,在第 8 周,皮损基本消退后停 止用药。患者的瘙痒症状也有所缓解。

Confluent and reticulated papillomatosis: response to high dose oral isotretinoin therapy and reassessment of epidemiologic data. Lee MP, Stiller MJ, McClain SA, Shupack JL, Cohen DE. J Am Acad Dermatol 1991; 31: 327–31.

Confluent and reticulated papillomatosis: response to isotretinoin. Hodge JA, Ray MC. J Am Acad Dermatol 1991; 24: 654.

Two patients with confluent and reticulated papillomatosis: response to oral isotretinoin and 10% lactic acid lotion. Solomon BA, Laude TA. J Am Acad Dermatol 1996; 35: 645–6.

这些是每日服用异维 A 酸 0.5~1mg/kg 最多 4 个月的 病例报告,大多数治疗后缓解。

Confluent and reticulated papillomatosis. Treatment with etretinate. Baalbaki SA, Malak JA, al-Khars MA. Arch Dermatol 1993; 129: 961–3.

报道了 5 名酮康唑治疗失败的成年男子对阿维 A(每 天 0.25~0.4mg/kg,持续 1 个月)治疗的反应。

(王 睿 译,李承新 校)

第48章 冷吡啉相关周期性综合征

原作者 Alexander Marsland

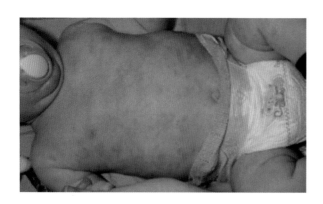

冷吡啉相关周期性综合征(cryopyrin-associated periodic syndrome, CAPS)是一种罕见的遗传性疾病,其特征为荨麻疹、发热、乏力、关节受累和炎症,若不及时治疗,可能会导致远期不可逆的终末器官损伤。本病涵盖了以往因炎症性疾病的遗传学在分子水平上缺乏充分理解,而被认为是独立疾病实体的一系列疾病。这些疾病包括家族性寒冷性自身炎症综合征(FCAS)、Muckle-Wells 综合征(MWS)、慢性婴儿神经皮肤关节综合征(CINCA)及其重叠综合征(FCAS-MWS 和 MWS-CINCA)。

CAPS 由 NLRP3 基因的获得性功能突变引起,导致炎症状态持续活跃,从而出现皮疹、结膜炎和关节受累,通常由寒冷暴露诱发。严重受累的患者可能还会出现感音神经性耳聋、视力丧失、慢性脑膜炎和淀粉样变性。CAPS 的治疗旨在抑制这种炎症状态,从而减轻症状,改善功能,预防终末器官损伤。

治疗策略

CAPS 的早期诊断和积极治疗对抑制炎症症状和预防终末器官损伤至关重要。如果处理得当,可逆转早期 CAPS 的特异性症状。但一些严重的临床表现,如骨骼畸形和骨骼过度生长则可能无法逆转。

本病可能于出生时即出现症状,或者症状较轻,直到儿童期甚至成年早期才显现出来。即使可采用 NLRP3 的分子遗传学分析,也无法总能证明获得性功能突变的存在,这一事实使诊断变得棘手;因此,可建议转诊至专家处,以根据临床来明确诊断。目前提出的 CAPS 诊断模型包括一条必备标准[C-反应蛋白(CRP)或血清淀粉样蛋白 A

(SAA)升高]加上 6 种 CAPS 典型症状中的至少 2 种(荨麻疹、感冒/应激性发作、感音神经性耳聋、关节症状、慢性无菌性脑膜炎,以及骨骼症状,如前额隆起或骨骺过度生长)。

CAPS 最好由在自身炎症性疾病(AID)方面具有专长的三级中心的多学科团队治疗,在那里患者可以获得遗传咨询和心理社会支持。此外,还应给予患者适当的辅助治疗,如助听器、矫形器和物理治疗等。药物治疗的主要方法是使用阻断白细胞介素 1(IL-1)的药物。一旦确诊,必须尽快开始治疗,以防止并发症。症状发作时,可予短期服用非甾体抗炎药(NSAID)或口服糖皮质激素作为辅助治疗。对于症状通常控制较好的患者,炎症急性发作时,还必须考虑与 CAPS 本身无关的感染及其他导致炎症的原因。

目前有三种 IL-1 阻滞剂用于治疗 CAPS:阿那白滞素、卡那单抗和利纳西普,均为皮下注射给药。阿那白滞素是一种重组 IL-1 受体拮抗剂,通常每日 1 次给药;卡那单抗是一种针对 IL-1β 的人单克隆抗体,半衰期较长,通常每 8 周 1 次给药;利纳西普是一种融合蛋白,由 IL-1 受体的结合域及其与人 IgG1 的 Fc 部分相连的辅助蛋白组成,通常每周 1 次给药。目前,这三种药物均已获得美国食品药品管理局(FDA)批准用于治疗 CAPS,而欧洲药品管理局(EMA)目前(2017 年 1 月)仅批准了阿那白滞素和卡那单抗。

IL-1 阻滞剂所致的副作用包括注射部位反应和易患感染,如上呼吸道和下呼吸道感染、胃肠炎、鼻窦炎及耳部感染等。头痛和关节痛都是 CAPS 的严重症状,但也可能是 IL-1 阻滞剂的副作用。与其他生物制剂一样,IL-1 受体阻滞剂具有免疫抑制作用,因此建议接种灭活疫苗。

阿那白滞素的起始剂量为 100mg/d(成人)或 0.5~2mg/(kg·d)(儿童)。然而,某些患者需要更高的剂量:成人发作时可能需要 100mg,每日 2 次进行治疗,据报道,部分儿童需要高达 8mg/(kg·d)的剂量。

卡那单抗的起始剂量为 150mg,每 8 周 1 次给药(成人)或 2mg/kg,每 8 周 1 次(儿童),但有些患者需要剂量增加到每 8 周 600mg(成人)或每 8 周 8mg/kg(儿童)。

利纳西普已被用于 MWS 和 FCAS,其中成人剂量为每周160mg,儿童剂量为2.2mg/kg。经FDA批准,利纳西普可用于12岁及以上的MWS和FCAS患者。2012年,营销授权持有人出于商业原因,主动撤回了欧洲营销授权。

特殊检查

- CRP和SAA在诊断时显示炎症状态升高,并可监测治疗效果。
- 对*NRLP3*突变进行基因检测以明确诊断(由于回复镶嵌,某些患者可能检测不到突变)。

检查

- 全面体格检查,包括眼科检查
- 听力测试
- 尿蛋白分析
- 儿童生长监测
- CRP和SAA炎症活动的实验室证据
- 评估生活质量的有效工具,如皮肤病生活质量指数(DLQI)或儿童皮肤病生活质量指数(CDLQI)
- 评估疾病活动的有效工具,如MWS-DAS或AIDAI
- 终末器官损伤评分系统,如自身炎症性疾病损伤指数(ADDI)

重症患者需考虑

- 认知测试
- 脑、内耳和骨骼的影像学检查
- 腰椎穿刺以检查无菌性脑膜炎

一线治疗

阿那白滞素	B
卡那单抗	A
利纳西普	A

Recommendations for the management of autoinflammatory diseases. ter Haar NM, Oswald M, Jeyaratnam J, Anton J, Barron KS, Brogan PA, et al. Ann Rheum Dis 2015; 74: 1636–44.

自身炎症性疾病的治疗指南,包括了CAPS,由国际共识委员会在系统文献综述后制定。

Efficacy and safety of anakinra therapy in pediatric and adult patients with the autoinflammatory Muckle-Wells syndrome. Kuemmerle-Deschner JB, Tyrrell PN, Koetter I, Wittkowski H, Bialkowski A, Tzaribachev N, et al. Arthritis Rheum 2011; 63: 840–9.

对12例重症MWS患者(5例儿童和7例成人)的观察性研究显示,所有患者在2周内均反应良好,在5~14个月(中位时间11个月)的观察期内病情持续改善,其中2例患者的听力有所改善。

Sustained response and prevention of damage progression in patients with neonatal-onset multisystem inflammatory disease treated with anakinra: a cohort study to determine 3-and 5-year outcomes. Sibley CH, Plass N, Snow J, Wiggs EA, Brewer CC, King KA, et al. Arthritis Rheum 2012; 64: 2375–86.

对26例接受阿那白滞素治疗3~5年的CINCA患者(成人和儿童)进行观察性研究,某些患者增加了用药剂量,阻止了眼、耳和中枢神经系统的损伤进展,但骨损伤仍在进展。

Long-term safety profile of anakinra in patients with severe cryopyrin-associated periodic syndromes. Kullenberg T, Löfqvist M, Leinonen M, Goldbach-Mansky R, Olivecrona H. Rheumatology (Oxford, England) 2016; 55: 1499–1506.

一项开放式前瞻性研究,对43例CAPS重症患者进行了长达5年的治疗,其中14例患者共发生了24例严重不良事件,如肺炎和胃肠炎等。所有症状均在研究期间得到了缓解,并且未导致停药。在感染期间继续给予阿那白滞素治疗似乎未使病情恶化,并且预防了CAPS的并发症。

Anakinra use during pregnancy in patients with cryopyrin-associated periodic syndromes (CAPS). Chang Z, Spong CY, Jesus AA, Davis MA, Plass N, Stone DL, et al. Arthritis Rheumatol 2014; 66: 3227–32.

对9例妊娠1~4次(共24次)的女性患者进行观察性研究,同时对所有类型的CAPS患者给予阿那白滞素治疗。研究发现,没有妊娠或早产相关严重并发症的发生。1例双胎妊娠剂量增加后,导致其中1个(携带CAPS突变者)因肾脏发育不全而死亡。

Use of canakinumab in the cryopyrin-associated periodic syndrome. Lachmann HJ, Kone-Paut I, Kuemmerle-Deschner JB, Leslie KS, Hachulla E, Quartier P, et al. N Engl J Med 2009; 360: 2416–25.

在开放导入期后,一项随机、双盲、安慰剂对照的停药研究表明,35例4~75岁且伴有NLRP3突变的CAPS患者中,有34例对治疗完全应答。在接受安慰剂治疗的16例患者中,有13例出现疾病发作,而在研究的停药阶段,接受卡那单抗治疗的15例患者仍处于缓解状态。

Real-life effectiveness of canakinumab in cryopyrin-associated periodic syndrome. Kuemmerle-Deschner JB, Hofer F, Endres T, Kortus-Goetze B, Blank N, Weissbarth-Riedel E, et al. Rheumatology (Oxford) 2016; 55: 689–96.

对68例(27例儿童,41例成人)接受卡那单抗治疗的所有类型CAPS患者进行观察性研究,中位随访期为28个月。其中72%的患者达到完全缓解,53%的患者仅使用标准剂量即可完全缓解。总体而言,儿童常需增加剂量,而病情较轻者常可完全缓解。

Efficacy and safety of rilonacept (interleukin-1 Trap) in patients with cryopyrin-associated periodic syndromes: results from two sequential placebo-controlled studies. Hoffman HM, Throne ML, Amar NJ, Sebai M, Kivitz AJ, Kavanaugh A, et al. Arthritis Rheum 2008; 58: 2443–52.

一项为期6周的随机双盲试验中,47例携带 *NLRP3* 突变和有 CAPS 症状的患者,每周接受 160mg 利纳西普注射与安慰剂治疗。随后进行了第二项研究,包括9周的单盲治疗。87% 接受利纳西普治疗的患者的主要症状评分至少降低了 50%,而接受安慰剂的患者仅降低了 8%。

Long-term efficacy and safety profile of rilonacept in the treatment of cryopyrin-associated periodic syndromes: results of a 72-week open-label extension study. Hoffman HM, Throne ML, Amar NJ, Cartwright RC, Kivitz AJ, Soo Y, et al. Clin Ther 2012; 34: 2091–103.

共对 101 例患者进行了研究,包括之前参加了Ⅲ期研究 47 例中的 44 例。所有患者均有 *NLRP3* 基因突变。在利纳西普治疗后 96 周的观察期内,可见治疗 6 周后即出现改善,并且在治疗后 48 周内可见生物标记物持续正常。

某些患者在使用非甾体抗炎药(NSAID)和口服糖皮质激素作为辅助治疗(与前面描述的 IL-1 阻滞剂联合使用)后,症状有所改善。在 IL-1 阻滞剂问世之前,曾使用 NSAID 和口服糖皮质激素进行单一治疗,但效果有限;由于 IL-1 阻滞剂具有潜在的改善疾病的能力,且缺乏糖皮质激素 /NSAID 的证据(以及糖皮质激素的长期副作用),因此不推荐使用 NSAID 和口服糖皮质激素进行单一治疗。

二线治疗	
• NSAID	D
• 口服糖皮质激素	D

Treatment of autoinflammatory diseases: results from the Eurofever Registry and a literature review. Ter Haar N, Lachmann H, Özen S, Woo P, Uziel Y, Modesto C, et al. Ann Rheum Dis 2013; 72: 678–85.

对欧洲发热登记处的 94 例 CAPS 患者分析发现,在已经接受 IL-1 阻滞剂治疗的患者中,NSAID 和糖皮质激素分别对 25/36 和 19/24 患者有益。仅接受 NSAID 治疗的患者中,4 例部分缓解,1 例完全缓解。1 例患者对单用糖皮质激素有部分反应,2 例患者对 NSAID 和糖皮质激素联合使用有部分反应。

(汤自洁 译,李承新 校)

证据等级:A 双盲试验　　B 临床试验,研究对象≥20例　　C 临床试验,研究对象<20例　　D 病例分析,研究对象≥5例　　E 个案报道

第49章　隐球菌病

原作者　Wanda Sonia Robles，Mahreen Ameen

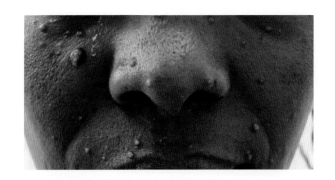

隐球菌病（cryptococcosis）是一种呼吸道传播的系统性真菌病，通常以肺部感染为首发病灶。该病由鸟类粪便相关酵母菌引起，此菌有两个变种——新型隐球菌和隐球菌格特变种。新型隐球菌世界范围内均有分布，而隐球菌格特变种仅限于亚热带地区，且通常只侵犯免疫力正常的宿主。肺部感染通常无症状，且具有自限性。血源性播散的典型表现是中枢神经系统（central nervous system，CNS）感染，引起隐球菌性脑膜炎。10%~15% 的患者播散至皮肤，皮损表现多样，包括肉色或红色的丘疹和结节。在免疫力受损的患者，可出现传染性软疣样或痤疮样的皮损，尤其好发于面部。坏死性血管炎性隐球菌蜂窝织炎常见于免疫力受损患者，临床表现与细菌性蜂窝织炎相似。

随着全球范围内 AIDS 发病率的增高，隐球菌病的发生率也随之增高，成为晚期 HIV 感染者最常见的侵袭性真菌病之一。由于伴发 HIV 感染，病变常广泛分布，肺、脑膜、皮肤、骨髓和泌尿生殖系统，包括前列腺在内均可累及。在高效抗逆转录病毒疗法（highly active antiretroviral therapy，HAART）的时代，隐球菌病总体存活率得到显著提高；免疫恢复和血清隐球菌抗原的低滴度与隐球菌病复发率降低有关。然而，开始进行 HAART 治疗时，一部分 HIV 感染者有发生免疫重建炎症综合征（immune reconstitution inflammatory syndrome，IRIS）的风险，IRIS 相关隐球菌病可能很严重。其他免疫抑制患者包括接受实体器官移植患者、恶性血液病患者以及长期接受免疫抑制疗法，例如糖皮质激素治疗和抗 TNF-α 治疗的患者，均为隐球菌病的易感人群。生物治疗相关感染的报道也有所增加。

治疗策略

隐球菌感染如果不加以治疗可致命。治疗的方法取决于疾病的程度以及患者自身的易感因素，尤其是 AIDS 或其他免疫抑制患者。对于有症状的非脑膜感染的免疫力正常的患者，推荐使用氟康唑，200~400mg/d，连用 3~6 个月；或伊曲康唑，200~400mg/d，连用 6~12 个月。较严重的非脑膜感染患者可用两性霉素 B（amphotericin B，AmB），0.5~1.0mg/（kg·d），连续使用 6~10 周。免疫力正常或非 HIV 感染的免疫力受损患者的脑膜感染用 AmB，0.7~1.0mg/（kg·d），联合 5- 氟胞嘧啶，100mg/（kg·d），连用 2 周，继以氟康唑 400mg/d，连用至少 10 周（直至 6~12 个月，依患者临床状态而定）。

伴有 HIV 感染的隐球菌病必须治疗。非播散性隐球菌感染，可选氟康唑（200~400mg/d）或伊曲康唑（200~400mg/d）。更严重的感染使用氟康唑（400mg/d）联合氟胞嘧啶（100~150mg/（kg·d），连用 10 周，继以氟康唑维持治疗（200mg/d）。伴有 HIV 感染的隐球菌性脑膜炎，使用 AmB［0.7~1.0mg/（kg·d）］联合氟胞嘧啶［100mg/（kg·d）］治疗，经过 2~10 周的诱导期治疗，继以氟康唑维持治疗；或氟康唑（400~800mg/d）联合氟胞嘧啶［100~150mg/（kg·d）］，连用 6 周。肾功能不全的患者可以选用 AmB 脂质体。现已有试验资料表明在进行 HAART 的隐球菌性脑膜炎患者，当血液 CD4 细胞数量增加至＞100/μl 时，采用间断的维持治疗是安全的。

广谱唑类（泊沙康唑和伏立康唑）可能在抢救情况下有效。棘白菌素类在体内无抗隐球菌活性。

地塞米松作为辅助治疗不能降低 HIV 相关隐球菌性脑膜炎的死亡率。

特殊检查
• 真菌镜检
• 真菌培养
• 隐球菌抗原检测（乳胶凝集试验或 ELISA）
• 组织学（Mayer mucicarmine 和 Masson-Fontan 银染法检测新生隐球菌）
• 肺部和脑部影像学检查
• HIV 血清学检测

从脑脊液（cerebrospinal fluid，CSF），脓液，皮屑以及其他体液标本中，用印度墨汁染色法可以查出隐球菌酵母细胞，皮肤组织、CSF、血液、痰、尿液或骨髓标本的培养可以确定隐球菌感染。隐球菌抗原检测（CSF、血液和尿液）具有较高的敏感性和特异性，可作为监测治疗效果的指标。病

理组织切片的普通 HE 染色难以显示新生隐球菌,需要使用特殊染色。

Cryptococcal disease and HIV infection. Waters L, Nelson M. Expert Opin Pharmacother 2005; 6: 2633–44.

本文对 HIV 感染患者隐球菌病的流行病学、临床特征和治疗进行了综述。主要聚焦于抗真菌治疗方面的现有指南和未来发展。

Adjunctive dexamethasone in HIV-associated cryptococcal meningitis. Beardsley J, Wolbers M, Kibengo FM, Ggayi AB, Kamali A, Cuc NT, et al. N Engl J Med 2016; 374: 542–54.

这是一项双盲、随机的安慰剂对照研究。在纳入 451 例患者后由于安全性因素而中止研究。据报道,第 10 周时,地塞米松组的死亡率为 47%,安慰剂组为 41%。研究结论为地塞米松不能降低 HIV 相关隐球菌性脑膜炎患者的死亡率。而与安慰剂相比,地塞米松确实与更多的不良事件和致残有关。

一线治疗	
• 两性霉素 B	B
• 两性霉素 B 联合氟胞嘧啶	B
• 氟康唑	B

Treatment of cryptococcosis in the setting of HIV coinfection. Khawcharoenporn T, Apisarnthanarak A, Mundy LM. Expert Rev Anti Infect Ther 2007; 5: 1019–30.

这篇综述讨论了现存基于证据的抗真菌药物的治疗算法,以及在感染隐球菌性脑膜炎的 HIV 感染宿主中维持正常颅内压的重要性。表明难治性感染和隐球菌相关 IRIS 的治疗,以及辅助治疗的作用均需进一步研究。一线和二线预防策略仍然是隐球菌病全球控制策略的关键。

Epidemiology and management of cryptococcal meningitis: developments and challenges. Pukkila-Worley R, Mylonakis E. Expert Opin Pharmacother 2008; 9: 551–60.

这篇文章探讨了隐球菌性脑膜炎的治疗进展,包括新型抗真菌制剂和控制颅内压升高的新策略。

Cryptococcosis in human immunodeficiency virus-negative patients in the era of effective azole therapy. Pappas PG, Perfect JR, Cloud GA, Larsen RA, Pankey GA, Lancaster DJ, et al. Clin Infect Dis 2001; 33: 690–9.

这是一项 1990—1996 年关于非 HIV 感染者隐球菌病患者的多中心病例研究。306 例研究对象中,109 例有肺部感染,157 例有 CNS 感染。肺部感染患者常采用氟康唑治疗(63%),而 CNS 感染者通常采用 AmB 治疗(92%)。2/3

的患者应用氟康唑巩固治疗。治疗有效率为 74%。隐球菌病的死亡率为 12%。

Clinical and epidemiological features of 123 cases of cryptococcosis in Mato Grosso do Sul, Brazil. Lindenberg Ade S, Chang MR, Paniago AM, Lazera Mdos S, Moncada PM, Bonfim GF, et al. Rev Inst Med Trop Sao Paolo 2008; 50: 75–8.

在此项研究中,84.5%(104/123)的患者伴有 HIV 感染,4.9%(6/123)伴有其他易感因素,10.6%(13/123)为免疫力正常患者。有 CNS 感染的占 83.7%(103/123);其中 89.6% 为新生隐球菌引起,10.4% 为隐球菌格特变种引起。86%(106/123)的患者采用 AmB 治疗,60%(57/123)的患者继之采用氟康唑治疗。

该患者队列代表了其他研究队列中发现的此类感染的特征。

Combination antifungal therapies for HIV-associated cryptococcal meningitis: a randomized trial. Brouwer AE, Rajanuwong A, Chierakul W, Griffin GE, Larsen RA, White NJ, et al. Lancet 2004; 363: 1764–7.

这项对照试验评估了联合应用 AmB、氟胞嘧啶和氟康唑在治疗隐球菌性脑膜炎时的杀真菌活性。64 位初发 HIV 相关的隐球菌性脑膜炎患者被随机分组:AmB 治疗组[0.7mg/(kg·d)],AmB 联合氟胞嘧啶[100mg/(kg·d)]治疗组,AmB 联合氟康唑(400mg/d)治疗组,以及三药联合治疗组。结果表明,CSF 隐球菌清除率呈指数增加,而且 AmB 与氟胞嘧啶联合治疗组的清除速度远远快于其他组。

Primary cutaneous cryptococcosis in Brazil: report of 11 cases in immunocompetent and immunosuppressed patients. Marques SA, Bastazini Jr I, Martins AL, Barreto JA, Barbieri D'Elia MP, Lastória JC, et al. Int J Dermatol 2012; 51: 780–4.

经培养证实的 11 例病例,均具有非典型的临床表现,包括浸润性和肿瘤性病变。氟康唑 400mg/d 对所有病例均有效。

原发性皮肤感染非常罕见,通常但不总是与潜在的免疫抑制有关。

Cutaneous cryptococcosis in solid organ transplant recipients. Sun HY, Alexander BD, Lortholary O, Dromer F, Forrest GN, Lyon GM, et al. Med Mycol 2010; 48: 785–91.

氟康唑和 AmB 脂质体分别用于治疗局灶性和播散性皮肤隐球菌病。两组的结局相当。

这项研究描述了皮肤隐球菌病,表现为移植受体的播散性感染,好发于四肢。

Successful use of amphotericin B lipid complex in the treat-

ment of cryptococcosis. Baddour LM, Perfect JR, Ostrosky-Zeichner L. Clin Infect Dis 2005; 40: S409–13.

在 106 位患者中评估了 AmB 脂质复合体（AmB lipid complex, ABLC）的疗效和肾脏安全性，其中 83 位患者 (78%) 有 CNS 感染。27 位同时接受了唑类治疗。66% 的参评患者 (67/101) 取得了临床应答（治愈或改善）。有和无 CNS 感染患者的应答率分别为 65% (51/78) 和 70% (16/23)，而 HIV 感染者的应答率为 58% (30/52)。平均血清肌酐水平降低 0.02mg/dL。ABLC 是免疫抑制患者隐球菌感染的有效治疗方法。

High-dose amphotericin B with flucytosine for the treatment of cryptococcal meningitis in HIV-infected patients: a randomized trial. Bicanic T, Wood R, Meintjes G, Rebe K, Brouwer A, Loyse A, et al. Clin Infect Dis 2008; 47: 123–30.

在这项来自南非的研究中，将 64 位 HIV 血清学阳性、未进行过抗逆转录病毒治疗的初发型隐球菌性脑膜炎患者随机分为 2 组，1 组（30 人）接受 AmB，0.7mg/(kg·d) 联合氟胞嘧啶，25mg/kg，每日 4 次治疗；另 1 组（34 人）接受 AmB，1mg/(kg·d) 联合氟胞嘧啶，25mg/kg，每日 4 次治疗。两种方法分别治疗 2 周后，继以氟康唑口服治疗。主要的结局指标为 CSF 隐球菌培养，用以评价早期杀真菌活性。结果表明，前一治疗组的早期杀真菌活性显著高于后者。10 周死亡率为 24%，无组间差别。

二线治疗	
• 伊曲康唑	B
• 氟胞嘧啶联合氟康唑	C
• 伏立康唑	B

The efficacy of fluconazole 600 mg/day versus itraconazole 600mg/day as consolidation therapy of cryptococcal meningitis in AIDS patient. Mootsikapun P, Chetchotisakd P, Anunnatsiri S, Choksawadphinyo K. J Med Assoc Thai 2003; 86: 293–8.

在这项研究中，原发性隐球菌性脑膜炎的 HIV 感染者应用 AmB 2 周后，随机分成 2 组，1 组给予氟康唑 (600mg/d)，另 1 组给予伊曲康唑 (600mg/d)，连用 10 周。结果显示，两种疗法的效果相当。同时，该研究表明，以上药物的高剂量组的疗效可能优于低剂量组。

Voriconazole treatment for less-common, emerging, or refractory fungal infections. Perfect JR, Marr KA, Walsh TJ, Greenberg RN, DuPont B, de la Torre-Cisneros J, et al. Clin Infect Dis 2003; 36: 1122–31.

一项多中心对照临床试验，评估了伏立康唑作为二线

用药的有效性、耐受性和安全性，治疗对象为难治性真菌感染患者、对其他治疗不耐受的患者或一线治疗效果不佳者。伏立康唑治疗隐球菌病的有效率为 38.9%。据报道，患者对伏立康唑耐受性良好，服药过程中终止治疗者低于 10%。

三线治疗

Recombinant interferon-gamma 1b as adjunctive therapy for AIDS-related acute cryptococcal meningitis. Pappas PG, Bustamante B, Ticona E, Hamill RJ, Johnson PC, Reboli A, et al. J Infect Dis 2004; 189: 2185–91.

这是一项两期双盲、安慰剂对照研究，用以评估患有急性隐球菌性脑膜炎的 AIDS 患者应用重组 IFN-γ 1b 辅助性治疗的安全性和抗真菌效果。患者接受 100μg 或 200μg 的 IFN-γ 1b 或安慰剂治疗，每周 3 次，连用 10 周，治疗期间接受标准治疗（AmB，联合或不联合氟胞嘧啶，后续应用氟康唑）。参与研究的 75 例患者，2 周培养阴转率：安慰剂组为 13%，重组 IFN-γ 1b (100μg) 治疗组为 36%，重组 IFN-γ 1b (200μg) 治疗组为 32%。接受重组 IFN-γ 1b 辅助治疗的患者在真菌学指标和临床疗效方面均有所改善 (26% : 8%, P= 0.078)，治疗耐受性良好。

此研究提示了辅助性疗法的作用。

指南

Clinical practice guidelines for the management of cryptococcal disease: 2010 update by the Infectious Diseases Society of America. Perfect JR, Dismukes WE, Dromer F, Goldman DL, Graybill JR, Hamill RJ, et al. Clin Infect Dis 2010; 50: 291–322.

最新的指南强调，宿主免疫力的控制、感染部位、抗真菌药物毒性和潜在疾病仍然是成功治疗隐球菌病的最关键因素。隐球菌病的治疗策略分为四个主要类别，并细分为以下亚组：脑膜脑炎的治疗（HIV 感染者、移植受体及其他）；非脑膜性隐球菌病（肺部和肺外部位）的治疗；治疗期间的并发症（包括 IRIS 和复发）和特殊临床情况下的隐球菌病（妊娠、儿童、资源有限的地区和隐球菌格特变种感染）。

对于轻至中度非脑膜性隐球菌病的免疫抑制和免疫力正常的患者，推荐的治疗方法为氟康唑 400mg/d，持续 6~12 个月。对于 HIV 感染和隐球菌性脑膜炎患者，首选的治疗方法为：胃肠外使用 AmB 0.7~1.0mg/(kg·d)，联合口服氟胞嘧啶 100mg/(kg·d)，诱导治疗 2 周，随后改为氟康唑 400mg/d 维持治疗，至少使用 8 周。AmB 脂质体可用于肾功能不全的患者。建议所有 HIV 感染者均应接受隐球菌病预防治疗，并维持终生。可给予氟康唑 200mg/d 或对于不能耐受氟康唑的患者，给予伊曲康唑 200mg/ 次，每日 2 次治疗。

第50章 皮肤念珠菌病及慢性皮肤黏膜念珠菌病

原作者　Caroline Halverstam，Steven R. Cohen

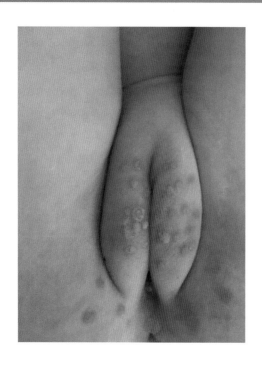

皮肤念珠菌病

　　皮肤念珠菌病（cutaneous candidiasis）常由白念珠菌引起，白念珠菌是皮肤、胃肠道及泌尿生殖器的正常菌群，菌群平衡的情况下细菌会抑制其过度生长。其他的念珠菌属也可导致皮肤黏膜的感染，第二常见的是热带念珠菌。在某些特殊条件下，念珠菌属可过度生长而成为致病菌。温暖潮湿的间擦部位（腋下、腹股沟区、腹部皮肤皱褶、乳房下皮肤皱褶），皮肤 pH 增高以及抗生素的应用会破坏正常的细菌菌群，导致念珠菌增殖。临床上，念珠菌病表现为鳞屑性红斑，同时存在卫星状分布的丘疹及脓疱。诊断依赖于真菌镜检发现孢子或假菌丝，或真菌培养。

治疗策略

　　外用抗真菌制剂治疗，常用药物包括但不仅限于多烯类、唑类、丙烯胺类及环吡酮胺。很多研究建议外用治疗每日 2 次，持续 4 周方能确保真菌完全清除。需要注意的是，镜检阴性常常早于临床治愈出现。

　　外用糖皮质激素是一种存在争议的治疗方法。尽管在外用抗真菌药物中加入糖皮质激素可减轻急性念珠菌感染的炎症反应，但由于其免疫抑制作用，使用时间最好限制在 1~2 天。

　　系统治疗常用于免疫受损患者、对外用治疗反应不佳的广泛感染或是对外用治疗依从性欠佳的患者。氟康唑每周 150mg 与每天 50mg 疗效相当；在外用治疗中，镜检阴性发生在临床治愈之前。从 2013 年开始，鉴于酮康唑的严重肝毒性以及对肾上腺功能的影响，FDA 已经禁止口服该药物治疗念珠菌或皮肤癣菌感染。

特殊检查
● 真菌 KOH 镜检
● 真菌培养。

一线治疗	
● 外用抗真菌药物	A
● 外用抗真菌药物及糖皮质激素	A

The efficacy and safety of sertaconazole cream in diaper dermatitis. Bonifaz A, Tiredo-Sanchez A, Graniel MJ, Mena C, Valencia A, Ponce-Olivera RM. Mycopathologia 2013; 175: 249–54.

　　27 例临床及真菌学诊断为念珠菌尿布皮炎的患者用舍他康唑外用治疗，每日 2 次，治疗 2 周。89% 在 4 周后（治疗结束 2 周后）达到临床及真菌学治愈。

A multicenter, open-label study to assess the safety and efficacy of ciclopirox topical suspension 0.77% in the treatment of diaper dermatitis due to _Candida albicans_. Gallup E, Plott T. J Drugs Dermatol 2005; 4: 29–34.

　　一项多中心、开放试验纳入了 44 例年龄 6~29 个月，白念珠菌尿布皮炎男女婴儿患者。研究组在感染区域外用环吡酮胺溶液，每日 2 次，时间 1 周，真菌学治愈及症状严重程度评分下降与对照组相比均有统计学差异。

Topical treatment of dermatophytosis and cutaneous candidiasis with flutrimazole 1% cream: double-blind randomized comparative trial with ketoconazole 2% cream. Del Palacio A, Cuetara S, Perez A, Garau M, Calvo T, Sánchez-Alor G. Mycoses 1999; 42: 649–55.

　　一项双盲、随机试验研究了 1% 氟曲吗唑软膏，每日 1 次外用，连用 4 周，治疗 60 例皮肤癣菌（47 例）、念珠菌（13 例）皮肤感染的有效性及安全性。结果显示 1% 氟曲吗唑软膏与 2% 酮康唑软膏相比,对于念珠菌、皮肤癣菌皮肤感染同样安全有效。

Naftifine cream in the treatment of cutaneous candidiasis. Zaias N, Astorga E, Cordero CN, Day RM, de Espinoza ZD, DeGrryse R, et al. Cutis 1988; 42: 238–40.

本项双盲、平行组对照的临床试验中,60 例皮肤念珠菌病患者被随机分配接受 1% 奈替芬霜或其基质治疗,每日 2 次,疗程 3 周。治疗结束 2 周后,77% 的奈替芬治疗组患者真菌学治愈(KOH 真菌镜检及真菌培养均为阴性),临床症状消失,基质治疗组仅 3% 的治愈率。

A comparison of nystatin cream with nystatin/triamcinolone acetonide combination cream in the treatment of candida inflammation of the flexures. Beveridge GW, Fairburn E, Finn OA, Scott OL, Stewart TW, Summerly R. Curr Med Res Opin 1977; 4: 584–7.

在一项多中心、双盲试验中,31 例双侧间擦部位皮肤念珠菌病患者,一侧外用制霉菌素,另一侧外用制霉菌素与曲安奈德的复方制剂,连用 14 天。两种治疗方法对于真菌学治愈率及临床症状改善同样有效。因为症状缓解更快,医生和患者似乎都更倾向于复方制剂的治疗。

二线治疗	
• 唑类药物系统治疗	B

Prospective aetiological study of diaper dermatitis in the elderly. Foureur N, Vanzo B, Meaume S, Senet P. Br J Dermatol 2006; 155: 941–6.

在 46 例 85 岁以上的尿布皮炎患者中,24 例为念珠菌感染。其中 8 例(33%)联苯苄唑外用 1 个月后治愈,3 例(12.5%)临床改善,13 例(54%)加用氟康唑每日 100mg 口服 1 月后治愈。尽管外用抗真菌药物治疗是成人尿布皮炎的一线治疗,本研究中一半以上的患者需要口服治疗来达到完全治愈。

A comparison of the efficacy of oral fluconazole, 150 mg/week versus 50 mg/day, in the treatment of tinea corporis, tinea cruris, tinea pedis, and cutaneous candidosis. Nozickova M, Koudelkova V, Kulikova Z, Malina L, Urbanowski S, Silny W. Int J Dermatol 1998; 37: 703–5.

患者口服氟康唑 150mg/ 周或 50mg/d 治疗,直至临床治愈或最长 4 周疗程。在本研究的念珠菌病患者中,11 例每周口服氟康唑 150mg 的患者中 10 例达到真菌学治愈并伴明显的临床改善,13 例每日氟康唑 50mg 口服患者中,12 例达到上述观察终点,因此氟康唑的每周治疗方案与每日服药方案疗效相当。

口服抗真菌药物治疗皮肤念珠菌病的临床试验和双盲研究很少。

三线治疗	
• 熏衣草油	E
• 外用莫匹罗星	C

Antifungal activity of *Lavandula angustifolia* essential oil against *Candida albicans* yeast and mycelial form. D'Auria FD, Tecca M, Strippoli V, Salvatore G, Battinelli L, Mazzanti G. Med Mycol 2005; 43: 391–6.

本研究观察了熏衣草油及其主要成分芳樟醇、醋酸芳樟酯的抗真菌作用。熏衣草油对白念珠菌同时存在杀菌及抑菌作用。

Perianal candidosis-a comparative study with mupirocin and nystatin. De Wet PM, Rode H, Van Dyk A, Millar AJ. Int J Dermatol 1999; 38: 618–22.

本临床试验评估了 2% 聚乙二醇为基质的莫匹罗星及制霉菌素霜治疗尿布区念珠菌感染的有效性及临床结局。外用莫匹罗星治疗(每日 3~4 次或每次更换尿布时)的 10 例患者经过 2~6 天治疗(平均 2.6 天)获得了念珠菌的完全清除,10 例接受制霉菌素霜治疗的患者在 5 天内(平均 2.8 天)成功清除了念珠菌。两种制剂均能清除念珠菌,但尿布皮炎对莫匹罗星的反应更显著,可能与莫匹罗星充分的杀菌作用相关。作者得出结论,莫匹罗星是一种有效的抗真菌制剂,由于其多效性抗微生物作用,是尿布皮炎的理想治疗药物。

慢性皮肤黏膜念珠菌病

慢性皮肤黏膜念珠菌病(chronic mucocutaneous candidiasis,CMC)是一组复发性、进展性皮肤、黏膜、甲白念珠菌感染的异质性疾病。CMC 患者的临床表现各异,可以是复发、顽固的鹅口疮伴有轻度皮疹和指甲营养不良,或严重的、泛发的、结痂性斑块。感染个体的 T 细胞免疫存在缺陷,尤其是 Th17 细胞。CMC 常在儿童期发病,半数患者被诊断为自身免疫多分泌腺病 - 念珠菌病 - 外胚层发育不良(APECED)。APECED 由 *AIRE* 基因突变引起,在免疫耐受中起关键作用,以甲状旁腺功能减退、甲状腺功能减退、肾上腺或性腺功能衰竭为特征。APECED 中的念珠菌易感性与 IL-17 和 IL-22 的自身抗体相关。1/3 的患者会出现吸收不良、胃细胞萎缩或自身免疫性肝炎。脱发、白癜风、牙釉质发育不良、角膜炎是常见的相关症状。

CMC 的其他亚型包括伴或不伴甲状腺疾病的常染色体显性 CMC 和常染色体隐性、分离的 CMC。最近发现常染色体显性 CMC 与 *STAT1* 基因突变相关,并导致 Th1 和

Th17 反应缺陷。胸腺瘤与罕见的 IL-17 和 IL-22 自身抗体阳性的 CMC 有关。

治疗策略

一旦白念珠菌培养阳性，确定了病因，就应该进行免疫缺陷检测。应检查 APECED 涉及的内分泌腺功能。如果临床高度怀疑 APECED，可以对 AIRE 基因进行遗传学分析。成人发病的 CMC 与铁代谢异常或胸腺瘤相关，因此在 HIV 阴性、成人发病的 CMC 患者中有必要进行血清铁和胸腺影像学检查。

通常给予唑类药物口服治疗，最常用的是氟康唑每日 100~200mg；提倡间歇性治疗以防止耐药发生。然而 CMC 患者对一线抗真菌药物的耐药较为常见，可选药物还包括第二代唑类药物如伏立康唑、泊沙康唑及棘白菌素类药物如卡泊芬净、米卡芬净等。酮康唑因肝毒性和肾上腺功能不全的风险应避免使用。两性霉素 B 可口服给药，疗效各异，但副作用小。静脉输注两性霉素 B 由于毒性较大，一般限于短期治疗，然后过渡到替代疗法。由于遗传性免疫缺陷因素仍然存在，上述药物停止治疗后疾病容易复发，因此增强免疫反应的治疗策略是非常有益的，包括转移因子（口服或注射）或高剂量的西咪替丁。

特殊检查
• 全血细胞计数及分类
• HIV 抗体检测
• 促甲状腺素激素（TSH）
• 快速血糖
• 血浆皮质醇水平
• 甲状旁腺素
• 血清钙
• 血清铁及铁蛋白
• 胸部 X 线或 CT 扫描（如怀疑胸腺瘤）
• 如怀疑 APECED 对 AIRE 基因进行检测

Chronic mucocutaneous candidiasis in APECED or thymoma patients correlates with autoimmunity to Th17-associated cytokines. Kisand K, Boe Wolff AS, Podkrajsek KT, Tserel L, Link M, Kisand KV, et al. J Exp Med 2010; 207: 299–308.

在 APECED 患者中发现对于白念珠菌抗原诱导的 IL-17F 及 IL-22 水平严重下降。

STAT1 mutations in autosomal dominant chronic muco-cutaneous candidiasis. van der Veerdonk FL, Plantinga TS, Hoischen A, Smeekens SP, Joosten LA, Gilissen C, et al. N Engl J Med 2011; 365: 54–61.

DNA 测序发现了 *STAT1* 的错义突变。

一线治疗	
• 唑类抗真菌药物系统治疗	C

Fluconazole in the management of patients with chronic mucocutaneous candidiasis. Hay RJ, Clayton YM. Br J Dermatol 1988; 119: 683–4.

8 例 CMC 患者（5 例特发患者，3 例 APECED 患者）伴口咽念珠菌感染，口服氟康唑每日 50mg 治疗，至少应用 4 周，平均 10 日内获得临床及真菌学缓解。3 例患者在 4 个月内复发（平均 56 天），但对每日氟康唑 50mg，连用 3 天反应良好。作者建议间歇性口服抗真菌药物是管理 CMC 患者诱导缓解后口腔念珠菌病的最佳方法。

Itraconazole in the treatment of two young brothers with chronic mucocutaneous candidiasis. Tosti A, Piraccini BM, Vincenzi C. Pediatr Dermatol 1997; 14: 146–8.

2 例口腔黏膜及甲念珠菌感染的 CMC 患儿，伊曲康唑每日 200mg，口服 2 个月后成功治愈。观察到这两种感染被快速治愈，且药物耐受性良好。在 1 年多的随访中，没有发现口腔念珠菌病或指甲念珠菌病的复发。

Voriconazole: a broad spectrum triazole for the treatment of serious and invasive fungal infections. Maschmeyer G, Haas A. Future Microbiol 2006; 1: 365–85.

这是一篇关于伏立康唑（第二代三唑类药物）治疗致命真菌感染的优秀综述。伏立康唑有口服（40kg 以上患者每 12 小时 200mg，40kg 以下患者每 12 小时 100mg）及静脉注射（负载剂量每 12 小时 6mg/kg，用药 2 次，然后维持剂量每 12 小时 4mg/kg）剂型。对氟康唑敏感及耐药的念珠菌病均有效。伏立康唑的耐受性好，尽管存在短暂性视觉障碍、转氨酶异常、皮肤肿瘤及皮疹等不良反应，但很少因此而停止治疗。

Successful treatment of chronic mucocutaneous candidiasis caused by azole-resistant *Candida albicans* with posacon-azole. Firinu D, Massidda O, Lorrai MM, Serusi L, Peralta M, Barca MP, et al. Clin Dev Immunol 2011: 4. Article ID 283239.

39 岁女性家族性 CMC 患者，念珠菌感染并伴发多种抗真菌药物耐药，应用两性霉素 B 治疗。首先给予两性霉素 B 50mg/d 静脉注射 2 周，然后改用泊沙康唑口服，400mg 每日 2 次。2 个月后，泊沙康唑剂量减少到 200mg/d，没有复发症状。泊沙康唑停药 2 周后，口腔念珠菌病复发，此后成功应用泊沙康唑 200mg，每日 3 次，每月服药 15 天维持。

二线治疗	
• 棘白菌素	E
• 口服两性霉素 B	E
• 静脉两性霉素 B	D

Activity of amphotericin B, anidulafungin, caspofungin, micafungin, posaconazole, and voriconazole against *Candida albicans* with decreased susceptibility to fluconazole from APECED patients on long-term azole treatment of chronic mucocutaneous candidiasis. Rautemaa R, Richardson M, Pfaller MA, Perheentupa J, Saxen H. Diagn Microbiol Infect Dis 2008; 62: 182–5.

从 23 例 APECED 患者中分离得到了 43 株白念珠菌菌株,并对各种抗真菌药物的耐药性进行了检测。分离株被分为 2 组:氟康唑剂量依赖性敏感组和氟康唑敏感组。所有分离株对两性霉素 B 和棘白菌素高度敏感。泊沙康唑和伏力康唑对所有分离株均有活性,但对氟康唑敏感组活性更强,提示患者在服用氟康唑时可能对这些药物产生一定的交叉耐药。

Successful treatment of azole-resistant chronic mucocutaneous candidiasis with caspofungin. Jayasinghe M, Schmidt S, Walker B, Rocken M, Schaller M. Acta Derm Venereol 2006; 86: 563–4.

1 例 18 岁 CMC 女性患者氟康唑治疗 3 年后发生了唑类药物耐药的白念珠菌感染。卡泊芬净 70mg 静脉输注负载剂量后,调整至 50mg,每周 4~7 次,连用 12 个月;随后的 12 个月随访中,口腔黏膜及皮肤念珠菌病的临床症状持续得到改善。治疗的耐受性好,出现的唯一不良反应是暂时性转氨酶升高,并未影响治疗。

Prolonged oral treatment of chronic mucocutaneous candidiasis with amphotericin B. Montes LF, Cooper MD, Bradford LG, Lauderdale RO, Taylor CD. Arch Dermatol 1971; 104: 45–56.

4 例 CMC 患者给予两性霉素 B 口服治疗,1 000~ 1 800mg/d。1 例患者治疗 6 个月后广泛的肉芽肿样皮疹完全清除;1 例患者疗效较慢,但反应良好;2 例患者反应不好或没有反应,其中 1 例伴甲状腺功能减退,1 例伴胸腺瘤。值得注意的是,前两例患者的血清药物水平明显高于后两例。所有口服两性霉素 B 治疗的 4 例患者在临床和实验室研究中均无副作用发生。

Chronic mucocutaneous candidiasis treated with amphotericin B. Case report. Waweru HW, Owili DM. East Afr Med J 1983; 60: 588–91.

1 例 5 岁的 CMC 女孩,应用 1mg/kg,隔日 1 次两性霉素 B 静脉输注治疗,至累计剂量 200mg。痂和斑块完全清除,但遗留皮肤萎缩、色素减退及瘢痕性脱发。随访 2 年无复发。

三线治疗	
• 转移因子	C
• 西咪替丁和硫酸锌	E

Case report: successful treatment with cimetidine and zinc sulphate in chronic mucocutaneous candidiasis. Polizzi B, Origgi L, Zuccaro G, Matti P, Scorza R. Am J Med Sci 1996; 311: 189–90.

本试验评估了口服高剂量西咪替丁 400mg,每日 3 次,及硫酸锌 200mg,每日 2 次(随后调整至维持血锌浓度达正常高值)16 个月治疗 CMC 的临床疗效。该治疗显著减少了感染事件的发生概率,与 CD4 细胞(辅助性/诱导性)计数增加相关。

Transfer factor in chronic mucocutaneous candidiasis. Masi M, De Vinci C, Baricrdi OR. Biotherapy 1996; 9: 97–103.

15 例 CMC 患者分别应用对白念珠菌抗原特异性的转移因子和/或血液供者中提取的转移因子进行治疗:第 1,2 周每周 40 000 万 U,以后每周 10 000 万 U,持续 6~12 个月。除 1 例患者外,所有患者经治疗后症状得到显著改善。

(李厚敏 译,张建中 校)

第51章 皮肤幼虫移行症

原作者　Georgina A. Fremlin，Anthony Abdullah

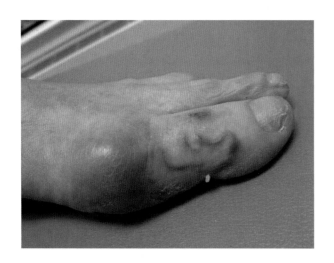

钩虫相关的皮肤幼虫移行症（Hookworm-related cutaneous larva migrans Hr-CLM）是由动物钩虫幼虫偶然经皮侵入，并在皮肤中移行而引起的疾病，常见的有巴西钩虫、犬钩虫、狭头刺口钩虫、牛羊钩虫。易感人群是热带和亚热带的居民和返乡旅客，以及常在沙坑里玩耍的儿童。潜伏期可以是暴露于受污染的土壤或沙子后数日至7个月。临床表现为特征性的"匐行疹"，可见匐行性、丘疹样、水疱大疱性和红斑性病变。皮疹随寄生虫每日在皮肤中的移行而变化位置，常见部位是脚、臀部和腿。罕见的并发症包括肺部嗜酸性粒细胞浸润，钩虫毛囊炎和口腔黏膜病变。

治疗策略

皮肤幼虫移行症为自限性疾病。人类是寄生虫的"死亡终宿主"，大部分皮疹可以在2~8周内消退。然而，皮疹可以非常瘙痒，而且泛发，也可能显著降低生活质量，因此还是需要治疗。

系统用药多针对2岁以上患者，口服阿苯达唑400mg，每日1次，连续3天。作为替代治疗，成人患者以及5岁以上或者体重>15kg的儿童患者和可选用伊维菌素单一剂量12mg（200μg/kg）口服。局部外涂用药可选用噻苯达唑脂质体。

特殊检查

临床表现极具特征性。可见外周嗜酸性粒细胞增多以及血清IgE升高。

一线治疗	
• 系统使用阿苯达唑	B
• 系统使用伊维菌素	B

One-week therapy with oral albendazole in hookworm-related cutaneous larva migrans: a retrospective study on 78 patients. Veraldi S, Bottini S, Rizzitelli G, Persico MC. J Dermatolog Treat 2012; 23: 189–91.

78例有多发和/或泛发皮损的Hr-CLM患者使用400mg/d的阿苯达唑治疗，为期1周。随访3个月的治愈率为100%。治疗2~3天后瘙痒消失，5~7天皮损消退。作者得出的结论是，该方案非常有效，无严重不良反应。

Cutaneous larva migrans: clinical features and management of 44 cases presenting in the returning traveller. Blackwell V, Vega-LopeZ E. Br J Dermatol 2001; 145: 434–7.

31例患者接受了阿苯达唑400mg/d的口服治疗，疗程3~5天，24例（77%）治愈。5例患者接受了10%的噻苯达唑软膏治疗，疗程10天，4例（80%）治愈。没有观察到不良反应。4例无须治疗。

A randomized trial of ivermectin versus albendazole for the treatment of cutaneous larva migrans. Caumes E, Carriere J, Datry A, Gaxotte P, Danis M, Gentilini M. Am J Trop Med Hyg1993; 49: 641–4.

口服伊维菌素（12mg）和口服阿苯达唑（400mg）之间的疗效比较。21例患者被随机分配接受伊维菌素（n=10）或阿苯达唑（n=11）治疗。所有接受伊维菌素治疗的患者均有效且无复发（治愈率100%）。除1名患者以外的所有接受阿苯达唑治疗的患者均有效，但平均11天后有5例复发（治愈率46%；P=0.017）。没有观察到重大不良反应。作者建议单剂量的伊维菌素比单剂量阿苯达唑更有效。

Hookworm-related cutaneous larva migrans in Northern Brazil: resolution of clinical pathology after a single dose of ivermectin. Schuster A, Lesshafft H, Reichert F, Talhari S, de Oliveira SG, Ignatius R, et al. Clin Infect Dis 2013; 57: 1155–7.

92例患者接受了单剂量200μg/kg伊维菌素的治疗，平均年龄为9.5岁。所有患者均有临床疗效。治疗2周后大片的皮疹明显消退,在治疗后第4周全部消失,临床症状明显改善。

The efficacy of single dose ivermectin in the treatment of hookworm related cutaneous larva migrans varies depending on the clinical presentation. Vanhaecke C, Perignon A, Monsel G, Regnier S, Bricaire S, Caumes E. J Eur Acad Dermatol Venereol 2014; 28: 655–7.

患有 Hr-CLM 和匐行性皮炎的62位旅行者使用200μg/kg伊维菌素单剂量治疗。其中6例患者还合并钩虫性毛囊炎。所有患者对伊维菌素的耐受性良好。59例患者(95%)在1次治疗后就有效,仅表现为匐行性皮炎的患者其治疗有效率为98%,6例合并钩虫性毛囊炎的患者其治疗有效率为66%(4/6,P=0.02)。治疗失败的2名患者中,1名患者使用了第二剂伊维菌素后起效,另1名患者使用了第二剂伊维菌素并口服阿苯达唑(400mgBID)5天后起效。非钩虫性毛囊炎对第二剂伊维菌素的治疗有效。

Treatment of 18 children with scabies or cutaneous larva migrans using ivermectin. Del Mar Saez-De-Ocariz M, McKinster CD, Orozco-Covarrubias L, Tamayo-Sánchez L, Ruiz-Maldonado R. Clin Exp Dermatol 2002; 27: 264–7.

病例报告18例14个月~17岁的儿童,其中7名有Hr-CLM。全部7例患者均以150~200μg/kg的伊维菌素单一剂量治愈,无明显不良反应。作者认为伊维菌素是一种安全有效的替代疗法,可用于儿童皮肤寄生虫病。

二线治疗	
• 局部外用噻苯达唑脂质体	D

Efficacy and tolerability of thiabendazole in a lipophilic vehicle for cutaneous larva migrans. Chatel G, Scolari C, Gulletta M, Casalini C, Carosi G. Arch Dermatol 2000; 136: 1174–5.

6例患者使用15%噻苯达唑软膏局部外涂,每天2次,疗程5天。具体方法是将噻苯达唑片剂压碎并加入亲脂性赋形剂中,后者含脂肪乳(24g)和二甲基亚砜凝胶(35g)。平均48小时后,所有患者均获得临床疗效。所有患者均经3个月临床随访,无不良反应和复发。

使用在亲水赋形剂中浓度为10%~15%的噻苯达唑软膏治疗,可有98%的有效率,治疗有效的平均天数为10天。

三线治疗	
• 外用阿苯达唑	E
• 冷冻治疗	E

Efficacy of albendazole ointment on cutaneous larva migrans in 2 young children. Caumes E. Clin Infect Dis 2004; 38: 1647–8.

2例2岁患者接受了10%阿苯达唑治疗软膏,软膏通过压碎3片400mg的阿苯达唑于12g凡士林中制成。每天外用3次,疗程10天,皮损1周内消退。1例患者在3个月时复发,并且皮损在重复治疗后1周内消失。作者认为阿苯达唑软膏是一种安全有效的治疗方法可用于儿童Hr-CLM。

A case of cutaneous larva migrans presenting in a pregnant patient. Kudrewicz K, Crittenden KN, Himes A. Dermatol Online J 2014; 20 (10): 25526012.

使用液氮冷冻疗法治疗1例处于怀孕期的患者,其皮疹和症状完全消退。口服驱虫药是孕期的用药禁忌。

(唐 慧 译,徐金华 校)

第52章 结节性多动脉炎

原作者 Cindy E. Owen, Jeffrey P. Callen

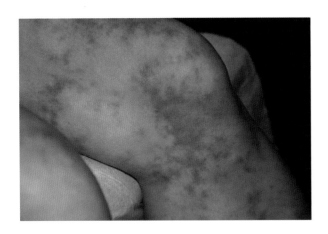

结节性多动脉炎（polyarteritis nodosa，PAN）是一种侵犯中小血管的坏死性血管炎。典型的结节性多动脉炎的特征是发热、体重减轻、皮肤溃疡、网状青斑、肌痛无力、关节痛或关节炎、神经病变、腹痛、肠管缺血、睾丸痛、高血压和肾衰。显微镜下多动脉炎（microscopic polyarteritis，MPA）可侵犯同等大小血管以及更小的血管，临床表现为肾小球肾炎和伴有肺泡出血的肺毛细血管炎。MPA可发展为小血管炎（可触及的紫癜）、网状青斑（有或无结节）和/或皮肤溃疡。皮肤结节性多动脉炎（cutaneous PAN，cPAN）被认为是皮肤的良性多动脉炎，特征是网状青斑、结节和溃疡，经常发生在下肢；cPAN是一种局部坏死性动脉炎，并不侵犯内脏，呈慢性良性过程。但是许多报告把cPAN和炎症性肠病或者乙型、丙型肝炎相关联。个别报告认为cPAN和抗磷脂抗体、冷凝集蛋白或抗中性粒细胞胞质抗体（pANCA或非典型ANCA较cANCA更常见）相关。最近的一份报告显示，大约40%的患者白细胞介素-6水平升高。在一些早期cPAN和早发性血管病变患者中，已发现*CERC1*基因突变导致ADA2蛋白缺陷。一些病例发生在使用丙硫氧嘧啶和米诺环素治疗的患者中。cPAN多发生在儿童。本病虽然通常是良性的，但有报告可引起神经损伤和内脏受累。

治疗策略

皮肤结节性多动脉炎可引起疼痛、不适以及溃疡，并可致残疾。治疗包括局部治疗如穿弹力袜，或系统治疗如系统用糖皮质激素、甲氨蝶呤、硫唑嘌呤、己酮可可碱和静滴免疫球蛋白。此病较少见，大多数报告是无对照的或者小样本的。

通常需要对潜在和相关的疾病进行治疗。

特殊检查
• 皮肤活检
• 乙型和丙型肝炎的血清学检查，结核病的评估，抗链球菌溶血素O抗体效价测定，抗中性粒细胞胞浆抗体、抗磷脂抗体和冷球蛋白检测
• 系统受累的评估
• 炎症性肠病的评估
• 毛细胞白血病的评估
• 与cPAN相关药物的评估
• 在早发病例中，测定ADA2水平

Cutaneous periateritis nodosa: a clinicopathological study of 79 cases. Daoud MS, Hutton KP, Gibson LE. Br J Dermatol 1997; 136: 706–13.

本文对79例患者进行了回顾性分析，评估了cPAN的临床和组织学特征，以找出病程迁延患者在临床、病理和免疫学上与其他患者的不同点。大多数患者（60%）未合并其他疾病。此病病程迁延但呈良性经过，且不会发展成系统性结节性多动脉炎。此病的溃疡持续时间长且经常合并神经病变。治疗方法多种多样，无溃疡的患者的治疗反应比有溃疡的患者要好。研究显示，糖皮质激素、硫唑嘌呤、己酮可可碱和羟氯喹对部分患者有效。

High titer of phosphatidylserine-prothrombin complexantibodies in patients with cutaneous polyarteritis nodosa. Kawakami T, Yamazaki M, Mizoguchi M, Soma Y. Arthritis Rheum 2007: 57: 1507–13.

16例cPAN患者的抗磷脂酰丝氨酸-凝血酶原复合物和/或抗心磷脂抗体均为阳性，而对照组均为阴性。

Epidemiological, clinical and laboratory profiles of cutaneous polyarteritis nodosa patients: report of 22 cases andliterature review. Criado PR, Marques GE, Morita TC, Freire de Carvalho J. Autoimmun Rev 2016; 15: 558–63.

cPAN在女性中更为常见（77%），确诊时的平均年龄为39.4岁（年龄范围为9~61岁）。临床表现的发生频率由多到少依次为溃疡、网状青斑、皮下结节、白色萎缩样损害、紫癜。所有病例均累及下肢，躯干和上肢受累的频率均为27%。无1例cPAN患者进展为系统性PAN。症状包括疼痛（64%）和感觉异常（30%）。23%的患者被诊断为多发性单神经炎。本研究中最常见的感染源是结核分枝杆菌。cPAN患者应在流行地区进行结核检测。

Polyarteritis-like vasculitis in association with minocycline use: a single center case series. Kermani T, Ham E, Camilleri M, Warrington K. Semin Arthritis Rheum 2012; 42: 213–21.

9例发生在使用米诺环素的情况下。4人患有皮肤病。所有病例pANCA阳性。米诺环素停用后，6名患者需要免疫抑制治疗。也有报道使用异维A酸和安非他命治疗的患者中出现类似于cPAN的血管疾病。

一线治疗	
局部治疗（穿弹力袜、局部伤口护理）	E
非甾体抗炎药、青霉素（如果有链球菌感染）、糖皮质激素系统治疗	E
免疫抑制剂：硫唑嘌呤、甲氨蝶呤、霉酚酸酯、咪唑利宾	E

Low-dose weekly methotrexate for unusual neutrophilic vascular reactions: cutaneous polyarteritis nodosa and Behcet's disease. Jorizzo JL, White WL, Wise CM, Zanolli MD, Sherertz EF. J Am Acad Dermatol 1991; 24: 973–8.

3例患者有显著反应。

Use of mizoribine in two patients with recalcitrant cutaneous polyarteritis nodosa. Kawakami T, Soma Y. J Am Acad Dermatol 2011; 64: 1213–4.

在美国没有这种抗代谢药物/免疫抑制剂，但在日本经常用于治疗PAN和cPAN。

Ulcerative cutaneous polyarteritis nodosa treated with mycophenolate mofetil and pentoxifylline. Kluger N, Guillot B, Bessis D. J Dermatolog Treat 2011; 22: 175–7.

此病例报告联合使用了二线和三线治疗方案。

二线治疗	
静脉滴注免疫球蛋白（IVIG）	E
己酮可可碱	E

Intravenous immunoglobulins as treatment of severe cutaneous polyarteritis nodosa. Marie I, Miranda S, Girszyn N, Soubrane JC, Vandhuick T, Levesque H. Intern Med J 2012; 42: 459–62.

3例出现累及下肢的疼痛性溃疡和足趾坏死的难治性cPAN患者被给予IVIG 1g/（kg·d），每月2日用药。皮肤体

征在第二次输液后明显改善，第三次输液后完全愈合。

Successful treatment of cutaneous PAN with pentoxifylline. Calderon MJ, Landa N, Aguirre A, Diaz-perez JL Br J Dermato 1993; 12: 706–8.

1例对阿司匹林和青霉素无效的患者接受了己酮可可碱的治疗。停用己酮可可碱后皮损复发，再次用药后对治疗有反应。

三线治疗	
他莫昔芬	E
英夫利昔单抗	E
依那西普	D
利妥昔单抗	E
扁桃体切除	D
华法林	E

Estrogen-sensitive cutaneous polyarteritis nodosa: response to tamoxifen. Cvancara JL, Meffert JJ, Elston DM. J Am Acad Dermatol 1998; 39: 643–6.

他莫昔芬是一种抗雌激素药物，给予一名应用雌激素治疗后病情加重的患者每天用药10-20mg后疾病得到控制。治疗中断后的5天内疾病复发，重新用药后迅速起效。

Successful response to infliximab in a patient with undifferentiated spondyloarthropathy coexisting with polyarteritis nodosa-like cutaneous vasculitis. Garcia-Porrua C, Gonzalez-Gay MA. Clin Exp Rheumatol 2003; 21: S138.

Remission induced by infliximab in a childhood polyarteritis nodosa refractory to convention immunosuppression and rituximab. Campanilho-Marques R, Ramos F. Joint Bone Spine 2014; 81: 267.

1例13岁男孩在使用泼尼松龙、甲氨蝶呤、环磷酰胺和利妥昔单抗治疗失败后对用英夫利昔单抗治疗有反应。

Successful treatment of childhood cutaneous polyarteritis nodosa with infliximab. Vega Gutierrez J, Rodriguez Prieto MA, Garcia Ruiz JM. J Eur Acad Dermatol Venereol 2007; 21: 570–1.

1例患者对使用英夫利昔单抗治疗有反应。

A case of refractory cutaneous polyarteritis nodosa in a patient with hepatitis B carrier status successfully treated with tumor necrosis alpha blockade. Zoshima T, Matsumura M, Suzuki Y, Kakuchi Y, Mizushima I, Fujii H, et al. Mod

Rheumatol. 2013; 23: 1029–33.

使用依那西普成功治疗 1 例患者。作者回顾了 5 个对该药物有反应的类似病例。

Young male patient diagnosed with cutaneous polyarteritis nodosa successfully treated with etanercept. Valor L, Monteagudo I, de la Torre I, Fernández CG, Montoro M, Longo JL, et al. Mod Rheumatol 2014; 24: 688–9.

1 例 7 岁男孩在用大剂量糖皮质激素和环磷酰胺无效后对用依那西普治疗有反应。

Rituximab in refractory cutaneous polyarteritis. Krishnan S, Bhakuni DS, Kartik S. Int J Rheum Dis 2012; 15: e127.

1 例 34 岁女性 cPAN 患者对泼尼松龙和环磷酰胺无效，出现两指的指端坏疽，经使用利妥昔单抗治疗（2 个疗程）后，溃疡在 4 周内完全愈合。之后 6 个月使用泼尼松龙和硫唑嘌呤治疗时随访无复发。

Cutaneous polyarteritis nodosa: therapy and clinical course in four cases. Misago N, Mochizuki Y, Sekiyama-Kodera H, Shirotani M, Suzuki K, Inokuchi A, et al. J Dermatol 2001; 28: 719–27.

行扁桃体切除术治愈 2 例患者。作者认为慢性链球菌感染可能与 cPAN 有关。

Use of warfarin therapy at a target international normalized ratio of 3. 0 for cutaneous polyarteritis nodosa. Kawakami T, Soma Y. J Am Acad Dermatol 2010; 63: 602–6.

3 例抗磷脂酰丝氨酸 - 凝血酶原复合物抗体阳性的患者经过持续服用华法林治疗后痊愈。

（吕嘉琪　孙凯律　译，常建民　校）

第 53 章　毛囊角化病

原作者　Genevieve A. Casey, Susan M. Cooper

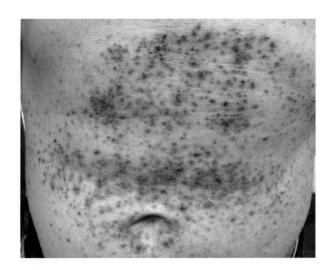

Courtesy of Dr Terence Casey.

毛囊角化病（Keratosis follicularis），也称 Darier 病（Darier disease）是一种常染色体显性遗传病，发病率 1∶25 000~1∶100 000，皮损特点为持久的油腻性角化过渡性丘疹。本病是由编码 2 型肌浆 / 内质网钙离子 ATP 酶（SERCA2）的 *ATP2A2* 基因突变所致。

治疗策略

毛囊角化病的疣状角化性丘疹，通常在 20 岁前出现，可有恶臭和刺激性，且皮损外观不佳。间擦部位皮损易形成肥厚性斑块，并伴有异味。治疗的首要目标是减少皮肤刺激。外用简单的润肤剂、肥皂替代品、局部使用糖皮质激素乳膏均有助于减少皮肤刺激。穿舒适的纯棉衣物有助于保持皮肤清爽，有光敏史的患者建议使用防晒霜。

对于轻症患者或表现为遗传镶嵌现象的线性皮损，局部外用维 A 酸类药物可能有效。这些药物包括外用异维 A 酸（0.05%）、维 A 酸乳膏（0.05%）、阿达帕林凝胶（0.1%）和他扎罗汀凝胶（0.1% 浓度短暂接触皮肤 15 分钟）。因为药物具有刺激性，初始治疗时一般采用隔日疗法，其后可增至每日 1 次。治疗期间局部交替使用糖皮质激素可以减轻维 A 酸类药物的副作用。糖皮质激素引发的病毒和细菌的双重感染是常见并发症，因此推荐联合应用糖皮质激素和抗生素制剂。

重症患者需要口服维 A 酸类药物。阿维 A（每日 10~25mg，剂量可以逐渐增加）、异维 A 酸（每日 0.5~1.0mg/kg）和阿利维 A 酸（每日 30mg）均有效。应注意此类药物可致

畸，故停用阿维 A 2 年内及停用异维 A 酸或阿利维 A 酸 1 个月内禁止妊娠。因为所需避孕时间短，异维 A 酸或阿利维 A 酸是育龄期妇女治疗的首选药物。对患者可采用长期治疗或间断的短期治疗。

罕见的水疱大疱型毛囊角化病可能需用泼尼松治疗。对维 A 酸类药物治疗无效的间擦部位肥厚性皮损，可考虑外科治疗，包括激光、电灼、清创、手术切除等。但是存在复发的问题。

口服锂剂会加重病情，应尽量避免。

特殊检查

- 皮肤活检。特征性表现为局灶性棘层松解性角化不良，棘层松解部位在基底层上
- 皮肤拭子或刮片可用于细菌、病毒和真菌培养

Darier-White disease: a review of the clinical features in 163 patients. Burge SM, Wilkinson JD. J Am Acad Dermatol 1992; 27: 40–50.

这组患者中有 14% 合并单纯疱疹。

毛囊角化病患者出现疼痛性水疱通常是由于继发金黄色葡萄球菌或单纯疱疹病毒感染所致。

一线治疗

穿凉爽的纯棉衣物	E
使用润肤剂	D
外用糖皮质激素	D
外用维 A 酸类药物	D

Darier's disease. Cooper SM, Burge SM. Am J Clin Dermatol 2003; 4: 97–105.

本文详细回顾了毛囊角化病的治疗方案。

遗传咨询可以给患者提供帮助，建议给予患者相应的书面材料。

Topical isotretinoin in Darier's disease. Burge SM, Buxton PK. Br J Dermatol 1995; 133: 924–8.

11 例毛囊角化病患者外用 0.05% 异维 A 酸治疗，其中 6 例病情好转。但红斑、烧灼感、刺激等副作用常见。

Successful treatment of Darier's disease with adapalene gel.

199

Abe M, Inoue C, Yokoyama Y, Ishikawa O. Pediatr Dermatol 2011; 28: 197–8.

1 例 12 岁的男孩外用 0.1% 阿达帕林凝胶治疗腹部皮损 2 个月，效果显著。

二线治疗	
• 口服维 A 酸类药物	B
• 外用 5% 5- 氟尿嘧啶	E
• 外用 0.03% 或 0.1% 他克莫司	E
• 外用 3% 双氯芬酸钠	E

三线治疗	
• 环孢素	E
• 口服泼尼松龙（仅限水疱大疱型）	E
• 激光（CO_2 激光、Er：YAG 激光、脉冲染料激光）	E
• 光动力疗法	D
• 肉毒杆菌毒素	E
• 电子束放射治疗	E
• 皮肤磨削术	E
• 清创术	E
• 手术切除	E

Clinical and ultrastructural effects of acitretin in Darier's disease. Lauharanta J, Kanerva L, Turjanmaa K, Geiger JM. Acta Dermatol Venereol 1988; 68: 492–8.

13 例毛囊角化病患者口服阿维 A 治疗，初始剂量为每日 30mg。为期 16 周。所有患者的病情均有一定程度的改善，但是存在瘙痒（5 例）和脱发（2 例）等副作用。

Isotretinoin treatment of Darier's disease. Dicken CH, Bauer EA, Hazen PG, Krueger GG, Marks Jr JG, McGuire JS, et al. J Am Acad Dermatol 1982; 6: 721–6.

这项多中心、开放性研究评估了异维 A 酸的短期和长期疗效。初始剂量是 0.5mg/kg，但是长疗程使用剂量可根据患者症状改善程度做相应的调整。异维 A 酸治疗本病效果显著，但不能使患者症状得到长期缓解。一些患者采用隔日或者隔周用药以维持治疗。

Successful treatment with oral alitretinoin in women of childbearing potential with Darier's disease. Zamiri M, Munro CS. Br J Dermatol 2013; 169: 709–10.

2 例女性患者口服阿利维 A 酸，每日 30mg，4~6 周后症状有所改善。停药后皮损复发，其中 1 名患者继续服药治疗了 18 个月。

A case of Darier's disease successfully treated with topical tacrolimus. Rubegni P, Poggiali S, Sbano P, Risulo M, Fimiani M. J Eur Acad Dermatol Venereol 2006; 20: 84–7.

患者外用 0.1% 他克莫司软膏治疗面颈部皮损，6 周后症状完全缓解，外用 0.03% 他克莫司软膏维持治疗 1 年，皮损未复发。

Improvement of Darier disease with diclofenac sodium 3% gel. Millan-Parrilla F, Rodrigo-Nicolas B, Moles-Poveda P, Armengot-Carbo M, Quecedo-Estebanez E, Gimeno-Carpio E. J Am Acad Dermatol 2014; 70: e89–90.

Darier's disease: severe eczematization successfully treated with cyclosporine. Shahidullah H, Humphreys F, Beveridge GW. Br J Dermatol 1994; 131: 713–6.

环孢素对伴有泛发性湿疹的毛囊角化病可能有治疗效果，但是对基础疾病无效。

Vulval Darier's disease treated successfully with cyclosporine. Stewart LC, Yell J. J Obstet Gynaecol 2008; 28: 108–9.

对其他治疗无效的 1 例毛囊角化病患者使用环孢素治疗，初始剂量为 5mg/kg，6 个月后病情缓解，随后用阿维 A 维持治疗。

Vesiculobullous Darier's disease responsive to oral prednisolone. Speight EL. Br J Dermatol 1998; 139: 934–5.

1 例水疱大疱型毛囊角化病患者短期口服泼尼松龙后症状缓解。

泼尼松龙可能对湿疹样型毛囊角化病也有效。

Extensive recalcitrant Darier disease successfully treated with laser ablation. Brown VL, Kelly SE, Burge SM, Walker NPJ. Br J Dermatol 2010; 162: 227–8.

在全身麻醉的情况下，用 CO_2 激光治疗患者躯干、四肢、头皮的皮损，每隔 2 个月治疗 1 次，伤口在 33 周内愈合，部分区域皮损持续 9 年未复发。

Darier-White disease treated with fractional CO_2 laser in two cases. Raszewska-Famielec M, Dudra-Jastrzebska M, Borzecki A, Chodorowska G. Dermatol Ther 2015; 24: 254–57.

患者使用表面麻醉剂（5% EMLA）后接受 CO_2 点阵激光治疗，每 6 周治疗 3 次，密度 0.8~1mm，可去除其丘疹皮损。6 个月后可见部分皮损复发。

Efficacy of erbium：YAG laser ablation in Darier disease

证据等级：A 双盲试验　　**B** 临床试验，研究对象 ≥ 20 例　　**C** 临床试验，研究对象 < 20 例　　**D** 病例分析，研究对象 ≥ 5 例　　**E** 个案报道

and Hailey-Hailey disease. Beier C, Kaufmann R. Arch Dermatol 1999; 135: 423–7.

2 例患者使用铒激光治疗后皮损消退,但是随诊时间不足 2 年。

Successful treatment of Darier disease with the flashlamp-pumped pulse-dye laser. Roos S, Karsai S, Ockenfel HM, Raulin C. Arch Dermatol 2008; 144: 1073–5.

经脉冲染料激光治疗 8 周后,患者乳房下皮损有所改善,15 个月内皮损未进展。

Treatment of Darier's disease with photodynamic therapy. Exadaktylou D, Kurwa HA, Calonje E, Barlow RJ. Br J Dermatol 2003; 149: 606–10.

6 例患者接受了以 5- 氨基酮戊酸作为光敏剂的光动力学治疗,其中 1 例患者不能耐受治疗退出,其余 5 例治疗后症状得到改善。6 例患者治疗初期均出现了持续 2~3 周的炎症反应。

Botulinum toxin type A: an alternative symptomatic

management of Darier's disease. Kontochristopoulos G, Katsavou AN, Kalogirou O, Agelidis S, Zakopoulou N. Dermatol Surg 2007; 33 :882–3.

肉毒毒素作为辅助疗法可治疗乳房下的毛囊角化病:局部注射 100U,症状缓解持续 4 个月。减少出汗可以减轻浸渍和减少细菌感染。

Treatment of recalcitrant Darier's disease with electron beam therapy. Kittridge A, Wahlgren C, Fuhrer R, Zirwas M, Patton T. Dermatol Ther 2010; 23: 302–4.

采用电子束放射治疗患者乳房下皮损,初期出现严重的局部皮炎,18 个月后皮损完全消退。

The surgical treatment of hypertrophic Darier's disease. Wheeland RG, Gilmore WA. J Dermatol Surg Oncol 1985; 11: 420–3.

在局麻下切除顽固性、肥厚性皮损,该疗法使患者症状改善维持 2 年。

(黄　昕　译,杨　勇　向睿宇　校)

第54章 压疮

原作者 Joseph A. Witkowski, Lawrence Charles Parish, Ayse Serap Karadag, Jennifer L. Parish

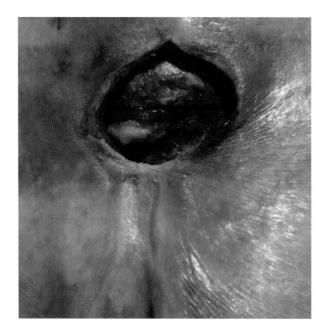

压疮（pressure ulcer）是一种皮肤缺损，可深达皮下组织、肌层，甚至骨骼。

治疗策略

预防

有患压疮风险的卧床患者应定时变换体位，然而，应间隔多长时间进行翻身，目前尚未确定。翻身的频率主要取决于发生压疮的风险程度及红斑压之变白的持续时间。枕头和泡沫垫常用于保持患者体位，并可保持骨突部位不受压。对于完全丧失活动能力的患者，应放置枕头或特制靴，使其足跟抬起。并且如果没有使用专业病床，应避免使骨的隆突部位着力。为此，一般采用水平抬高30°的体位，床头抬高时角度不应超过30°。一般每2小时变换1次体位，但这不是强制规定的，可因国家而异，甚至因设备而异。

尽可能使用升降装置或者垫单来变换体位或转运患者。在适当的情况下，应将患者置于减压装置上，如泡沫垫、可调节的气垫、凝胶垫或水垫等。

长期坐轮椅的患者也应频繁变换体位，可以每小时变换1次，并教会患者每15分钟转移1次重心。建议使用一种由泡沫、凝胶、气体或三者组合制成的减压装置。遗憾的是，即使对于截瘫患者，至今仍未确定变换体位的确切间隔时间。

从理论上讲，压疮应该是可以预防的，但实际上，尽管采取了诸多措施，许多患者仍有罹患。如果压疮由长期不活动、持久受压和痛觉丧失等引起，则该病可以而且应该得到有效预防。临床工作中，由于我们对压疮的发病机制了解有限，以及某些并发症、合并症的发生，往往使得本病无法有效预防。还有一些证据表明，许多深部溃疡是由深部组织的多发性微血栓引起的。因此，脱水以及任何可能增加血液凝固性的因素，都应加以处理。

治疗

压力所致皮肤损伤处理的四项原则：
- 消除相对/持续压力
- 清除坏死组织
- 保持创面湿润
- 纠正潜在的致病因素

溃疡部位不能再受压。有些患者易再次发生溃疡，且可在使原有溃疡不受压的情况下更换多种体位，应将其置于静态支撑表面（如空气、泡沫或水）。如果患者在静态支撑表面上不能保持溃疡部位不受压或使臀部受力，或者溃疡在经过2~4周的精心护理后仍未愈合，则应尽可能将患者放在动态支撑表面上——交替式气垫床、低气损失床或流体悬浮床。如果患者有多处大而深的溃疡（Ⅲ~Ⅳ期），或者完整的皮肤过度潮湿，请使用低气损失床或流体悬浮床。情况允许的话，臀部有溃疡者不应取坐位。

清除坏死组织

外科清创术适用于除足跟以外的伴坏死组织和焦痂的感染性溃疡；然而，组织清除的程度区别很大。足跟的焦痂只有在局部出现波动感、溢脓或周围出现蜂窝织炎，并且当患者出现脓毒症时，才应予以切除。

大的清创术应在手术室进行，但小的锐性切除清创术可在床旁操作。对于前者，术中应系统应用抗生素以预防菌血症的发生。若骨外露或采取最佳治疗2~4周后，仍未愈合的深部溃疡（Ⅲ期或Ⅳ期）建议进行骨活检。

其他溃疡可通过每4~6小时使用盐水湿纱布-干纱布进行清创，还可使用带有19号留置针的35ml注射器或涡流清创。酶解清创用于没有发生感染的溃疡，自溶性清创术用于不易感染的非感染性溃疡。

在适当阶段可行清创术,因此需要对患者的溃疡进行分期。

保持创面湿润

合成敷料的选择取决于是否存在感染、渗液的多少、溃疡周围皮肤的状况以及患者的疼痛程度。盐水和藻酸盐敷料适用于感染性溃疡。薄膜类合成敷料用于渗液极少的溃疡,水胶体膜用于中度渗出的溃疡,泡沫和藻酸盐用于渗液较多的溃疡。溃疡周围的皮肤易受损或发生炎症,应予以水凝胶膜或非黏附性泡沫膜覆盖。所有的封闭敷料都能缓解疼痛,但水凝胶膜的效果最好。

纠正潜在的致病因素

身体状况很重要,应引起重视。糖尿病、营养状况(营养不良、低蛋白血症、贫血)、周围血管疾病、心脏病、恶性肿瘤、心理健康问题,甚至阿尔茨海默病都可能影响溃疡的愈合。遗憾的是,有时即使给予最好的治疗手段,也无法治愈。

一般处理

如果考虑以下建议,可使压疮的治疗简单有效:

- 生理盐水可用于清洁大多数压力性创面;肥皂和消毒剂刺激性太强,只能偶尔使用。擦洗也刺激性太大,因此建议轻柔清洗。
- 当溃疡没有感染时,只有在合成敷料脱落或伤口渗液从敷料下溢出的情况下,才需要更换敷料。
- 溃疡周围的皮肤必须保持干燥,这样不仅可避免发生浸渍,也可使敷料紧贴于皮肤。
- 为了消除空腔,在使用合成敷料前,先用水胶体、水凝胶伤口填充剂或藻酸盐填充条松散地填充在深部溃疡内。当溃疡出现潜行性边缘时,这些材料置于溃疡边缘的下方。外科清创后出血常使用藻酸盐敷料来止血。用盐水湿润可使黏附于肉芽组织上的藻酸盐敷料松解。
- 对于无愈合倾向并有红斑、水肿和皮温升高等炎症体征的干净溃疡,有脓性分泌物和持续的大量渗出,肉芽组织变色或变黑,有恶臭气味以及局部疼痛加剧者,都应使用抗菌药物治疗,如1%磺胺嘧啶银、卡地姆碘、三联抗生素或瑞他帕林等,连用2周,以减少细菌感染可能。然而,外用抗生素可能有出现耐药菌株的风险。但是甲硝唑不会,而且外用甲硝唑凝胶可去除感染性溃疡的臭味。在临床未出现感染症状时,细菌数量增多就可能影响溃疡的愈合。系统应用抗生素适用于菌血症、败血症、进展期的蜂窝织炎或骨髓炎患者。

- 虽然大多数合成敷料可以缓解疼痛,但中重度痛的治疗可能还需使用局部麻醉药(利多卡因)、非甾体抗炎药(NSAID)、阿片类药物、抗抑郁药和镇静剂等。

压之变白的红斑和压之不变白的红斑

压之变白的红斑和压之不变白的红斑是压疮的早期表现,后者在早期呈鲜红色,随后变为暗红色或紫色。两者均可用黏附性合成敷料进行治疗,以保护皮损免受摩擦力和剪切力的作用,还可外用糖皮质激素或氧化锌糊剂。鲜红色皮损可用2%硝酸甘油软膏治疗,在患处涂抹厚约0.5~1cm的药膏,并用防渗的塑料薄膜(如保鲜膜)包裹,每天使用12小时。

压疮性皮炎

压疮性皮炎可外用糖皮质激素、凡士林纱布或水凝胶膜治疗。出现大疱时,在使用敷料前应进行清创。

浅部和深部溃疡

无坏死组织的浅部和深部溃疡可用盐水湿纱布 - 干纱布或黏附性合成敷料来处理。在使用合成敷料之前,应用合成伤口填充剂松散地填塞于深部溃疡内。有坏死组织的深度溃疡需要先清创,再按照清洁溃疡进行治疗。

酶清创或使用抗代谢药物有助于去除焦痂。在切痂前,将黏附性的封闭敷料覆盖于焦痂上数日,使焦痂软化,有利于焦痂切除。当干性焦痂与组织紧密黏附但尚未附着于下层骨组织时,可通过5-氟尿嘧啶乳膏将其与周围皮肤分离。涂抹氧化锌糊剂保护周围皮肤后,将5-氟尿嘧啶涂抹在焦痂(包括边缘)上,然后用防渗的保鲜膜覆盖,每8小时重复1次,焦痂分离后即可切除。

潜在的致病因素

贫血、营养不良、糖尿病、水肿和大小便失禁等潜在致病因素的管理至关重要。患者应每天摄入约30~35cal/kg(1cal=4.18J)的热量和1.25~1.5g/kg的蛋白质。维生素C 500mg,每日2次,可促进伤口愈合。

特殊检查
- 进行患者分类
- 进行压疮分期
- 总蛋白、血清白蛋白、每日热量摄入量
- 全血细胞计数
- 并发症护理

临床查体是诊断的关键。皮肤活检对于诊断无济于事，但如果怀疑感染，取活组织行需氧和厌氧菌培养可能会有帮助。深部分泌物拭子的细菌检测和分析价值有限。临床工作中，感染(指组织中细菌数量大于 105CFU/g)并不十分常见。

患者分类

根据基础疾病的进展，将压疮的危险因素分为：

- 身体其他状况良好的脊髓损伤患者；
- 无内科疾病但有严重的神经系统疾病，如多发性硬化症或造成身体功能障碍的脑血管疾病；
- 体质虚弱，患多种疾病(如动脉硬化、糖尿病、帕金森病、阿尔茨海默病、恶性肿瘤、营养不良和外周血管疾病)的患者；
- 一些外科手术(如心血管或骨科手术)的患者，要求患者长时间固定于手术台上。

分级和评估

压疮的分级和评估可通过皮肤病学观察和分期来完成。请记住，压疮的分期是人为的，并不能反映溃疡形成的动态过程。

皮肤病学观察

观察有无：

- 压之变白的红斑
- 压之不变白的红斑
- 压疮性皮炎
- 浅表溃疡
- 深部溃疡
- 焦痂
- 坏死
- 坏疽

分期

分期如下：

- Ⅰ期：皮肤完整，有压之不变白的红斑；
- Ⅱ期：部分皮肤缺失，累及表皮和／或真皮；
- Ⅲ期：全层皮肤缺损，皮下组织受损，可深至筋膜，但未穿透筋膜；
- Ⅳ期：全层皮肤缺损伴有广泛破坏，组织坏死，肌肉、骨骼或支持结构受损。
- 不可分期：全层组织缺损，溃疡的底部被腐肉和／或焦痂覆盖。溃疡的真实深度无法分辨

大多数浅表溃疡不会进展到Ⅱ~Ⅳ期溃疡。分期也不

代表溃疡的连续过程。

越来越多的证据表明，许多溃疡(大部分为Ⅲ和Ⅳ期)最初可能起源于深层组织间隙，并向外扩散到真皮和表皮(由内向外理论)。

病理生理学

Pathophysiology of acute wound healing. Li J, Chen J, Kirsner R. Clin Dermatol 2007; 25: 9–18.

Dilemmas about the decubitus ulcer: skin-fold ulcerations and apposition lesions. Parish LC, Lowthian PT. Exp Rev Dermatol 2008; 3: 287-91

压疮的病因仍不明确。

组织病理学

Pressure ulcer tissue histology: an appraisal of current knowledge. Edsberg LE. Ostomy Wound Manage 2007; 53: 40–9.

风险评估工具

Predictive validity of pressure ulcer risk assessment tools for elderly: a meta-analysis. Park SH, Lee YS, Kwon YM. West J Nurs Res 2016; 38: 459–83.

由于研究过程中的异质性，用于压疮风险的典型筛查工具(Braden、Norton 和 Waterlow 量表)在老年人中的有效性和准确性有限。

25 years of pressure ulcers. Parish LC, Sibbald RG. Adv Skin Wound Care 2012; 25: 57–8.

分期可能会带来混乱，而非好处。

Pressure ulcer staging-revisited. Spear M. Plast Surg Nurs 2013; 33: 192–4.

欧洲压疮顾问委员会于 1998 年制定了由 1~4 级四个阶段组成的压疮分期系统。使用最广泛的分期系统是 1989 年由美国国家压疮咨询委员会(NPUAP)提出的。该系统已经过更新和修订。并于 2007 年纳入了一个新的分期，即疑似深部组织压力性损伤。

压疮的危险因素

Nutritional parameters predicting pressure ulcers and short-term mortality. Montalcini T, Moraca M, Ferro Y, Romeo S, Serra S, Raso MG, et al. J Transl Med 2015; 13: 305.

低血红蛋白和白蛋白与压疮呈负相关，在压疮中，

低白蛋白患者的短期死亡率明显高于高血清白蛋白的患者。

Factors predicting the development of pressure ulcers in an at-risk population who receive standardized preventive care. Demarre L, Verhaeghe S, Van Hecke A, Clays E, Grypdonck M, Beeckman D. J Adv Nurs 2015; 71: 391-403

Ⅱ~Ⅳ期压疮与压之不变白的红斑、泌尿生殖系统疾病和体温升高显著相关。引起浅表压疮的预测因素包括因内科疾病住院、失禁相关性皮炎、压之不变白的红斑和 Braden 评分较低。失禁相关性皮炎与骶骨浅层压疮关系密切。

Risk factors associated with pressure ulcer development in critically ill traumatic spinal cord injury patients. Wilczweski P, Grimm D, Gianakis A, Gill B, Sarver W, McNett M. J Trauma Nurs 2012; 19: 5–10.

与压疮相关的危险因素有大小便失禁、酸中毒、支撑面、糖皮质激素和辅助设备,其中低血压是在 94 例脊髓损伤患者压疮的最强预测因子。

Predicting pressure ulcer development in clinical practice: evaluation of Braden scale scores and nutrition parame-ters. Miller N, Frankenfield D, Lehman E, Maguire M, Schirm V. J Wound Ostomy Continence Nurs 2016; 43: 133–9.

有感染、创伤、胃肠道、泌尿/肾脏和神经系统疾病的住院患者与医院相关压疮的发生有关,而伴心血管、呼吸系统和血液学/肿瘤学疾病则与之无关。体重指数(BMI)较高可以通过缓冲骶骨上的受压点来预防院内压疮。

治疗

Revised National Pressure Ulcer Advisory Panel Pressure Injury Staging System: Revised Pressure Injury Staging System. Edsberg LE, Black JM, Goldberg M, McNichol L, Moore L, Sieggreen M. J Wound Ostomy Continence Nurs 2016; 43: 585–97.

在一次来自不同学科的 24 个利益相关者组织的共识会议上,与会者一致认为,压疮在很大程度上是可以预防的,但并不总是可以避免的。

Pressure ulcer treatment strategies: a systematic comparative effectiveness review. Smith ME, Totten A, Hickam DH, Fu R, Wasson N, Rahman B, et al. Ann Intern Med 2013; 159: 39–50.

中等强度的证据表明,使用流体悬浮床、补充蛋白质、

辐射热敷料和电刺激可以促进成人压疮的愈合。

一线疗法	
• 解除压迫	C
• 减压和减压设备	C
• 姑息治疗	B
• 清除坏死组织	C
• 保持创面湿润	C
• 合成敷料	B
• 外用抗生素	B
• 清洁	C
• 营养支持	C
• 膳食补充	C

解除压力和减轻压力装置

An Investigation of Geriatric Nursing Problems in Hospital. Norton D, McClaren R, Exton-Smith AN. London: Churchill Livingstone, 1975; 238

每 2~3 小时翻一次身的患者发生压力性溃疡的概率较低。

根据 1916 年出版的一本书改编。

Shearing force as a factor in decubitus ulcers in paraplegics. Reichel SM. JAMA 1958; 166: 762–3.

由于剪切力的作用,骶部血管扭曲变形,组织可能缺血坏死。

Drawsheets for prevention of decubitus ulcer. Witkowski JA, Parish LC. N Engl J Med 1981; 305: 1594.

使用垫单可减少摩擦所致损伤的发生。

Prevention of pressure ulcers among people with spinal cord injury: a systematic review. Groah SL, Schladen M, Pineda CG, Hsieh CH. PM&R 2015; 7: 613–36.

有证据表明,90° 侧卧位时,大转子会承受较高压力,并有压力性溃疡的风险,应避免这种体位。取坐位时,若侧倾,压力将在坐位区域呈线性重新分布;而侧倾也会增加皮肤受剪切力的风险。

A randomized controlled clinical trial of repositioning, using the 30° tilt, for the prevention of pressure ulcers. Moore Z, Cowman S, Conroy RM. J Clin Nurs 2011; 20: 2633–44.

有压疮风险的老年人应在夜间每 3 小时变换体位 1 次。与常规护理相比,采取 30° 侧卧可以最大限度地减少压疮的发生。

Repositioning for treating pressure ulcers. Moore ZE, Cowman S. Cochrane Database Syst Rev 2015; 1: CD006898.

目前有一些随机实验,以评估改变体位对患者压疮愈合率的影响。从一项经济评估得出的有限数据表明,使用30° 侧卧位每 3 小时改变翻身 1 次是否比使用 90° 侧卧每 6 小时翻身 1 次的标准护理更有效以及是否在护理时间方面成本更低,这一点尚无定论。

缓和医疗

Pressure ulceration and palliative care: prevention, treatment, policy and outcomes. Stephen-Haynes J. Int J Palliat Nurs 2012; 18: 9–16.

从事缓和医疗的护士需要了解压疮的发展过程,掌握预防和管理压疮的相关知识。

How to reduce hospital-acquired pressure ulcers on a neuroscience unit with a skin and wound assessment team. McGuinness J, Persaud-Roberts S, Marra S, Ramos J, Toscano D, Policastro L, et al. Surg Neurol Int 2012; 3: 138.

为了减少医院获得性压疮,需要改进一些措施:每 1~2 小时给患者翻身 1 次,重新调整体位,使用专用床,以及组织皮肤和伤口护理团队(由 1~2 名专业护理助理 / 护士组成),每周至少查房 1 次,注意观察病房内的所有患者。

清创术

Collagenase in the treatment of dermal and decubitus ulcers. Rao DB, Sane PG, Georgiev EL. J Am Geriatr Soc 1975; 23: 22–30.

酶类可以单独使用或与其他清创术联用。

Debridement of cutaneous ulcer: medical and surgical aspects. Witkowski JA, Parish LC. Clin Dermatol 1991; 9: 585–93.

可通过手术刀切除、外用化学物质或用封闭敷料使自身组织溶血破坏来完成清创。

Maggot debridement therapy: a systematic review. Shi E, Shofler D. Br J Community Nurs 2014; Suppl Wound Care: S6–13.

蛆虫清创治疗,尽管令人感到恶心,但可通过清创、消毒和促进组织增生来加速伤口愈合。该方法可用于清创不愈合的坏死的皮肤和软组织伤口,特别是压疮和糖尿病足溃疡。

The role of surgical debridement in healing of diabetic foot ulcers. Gordon KA, Lebrun EA, Tomic-Canic M, Kirsner RS.

Skinmed 2012; 10: 24–6.

支持清创促进愈合的证据很少,也没有足够的数据支持静脉溃疡和压疮的清创。

清洁

Cleansing the traumatic wound by high pressure syringe irrigation. Stevenson TR, Thacker JG, Rodeheaver GT, Bacchetta C, Edgerton MT, Edlich RF. J Am Coll Emerg Phys 1976; 5: 17–21.

清洁伤口可以有效清除细菌、碎屑和松软的焦痂。

Wound cleansing for pressure ulcers. Moore ZE, Cowman S. Cochrane Database Syst Rev 2013; 3: CD004983.

研究使用含有芦荟、氯化银和癸基葡萄糖苷的盐水喷雾,等渗盐水溶液以及脉冲冲洗、水和假灌洗(冲洗水流直接引流到伤口旁参与者看不见的洗脸盆中)等。

目前尚无有力的试验证据支持使用特定的伤口清洁溶液或技术来治疗压疮。

Wound cleansing, topical antiseptics and wound healing. Atiyeh BS, Dibo SA, Hayek SN. Int Wound J 2009; 6: 420–30.

聚维酮碘、氯己定、酒精、醋酸、过氧化氢、硼酸、硝酸银、磺胺嘧啶银和次氯酸钠等伤口清洁剂可能会影响正常人体细胞,并可能具有抗有丝分裂的作用,对正常组织修复产生不利影响。在没有适应证的情况下,反复过度使用防腐剂处理伤口可能会产生不良后果;然而,在恰当的时机,使用合适的浓度时,某些防腐剂可能会作为临床医生用以促进创面愈合的工具。

抗菌药物

Topical metronidazole for odor control in pressure ulcers. Lyvers E, Elliott DP. Consult Pharm 2015; 30: 523–6.

每日 2~3 次将甲硝唑涂抹于创面,0.75% 和 1% 甲硝唑乳膏、凝胶、洗剂和静脉注射液均有效,2~7 日内几乎可完全消除伤口异味。尽管存在全身吸收的风险,但文献中几乎没有全身性不良反应的报道。由于长期使用仍有可能引起恶心、胃肠道不适和神经毒性,因此仍需进行检测。

Which medical device and/or which local treatment are to be used, as of 2012, in patients with infected pressure sore? Developing French guidelines for clinical practice. Arzt H, Fromantin I, Ribinik P, Barrois B, Colin D, Michel JM, et al. Ann Phys Rehabil Med 2012; 55: 498–507.

研究并没有发现某种外用药比其他药更适合伤口清洁。当有局部感染时,可应用局部抗菌治疗;当有广泛感染时,应系统使用抗菌药物治疗。藻酸盐敷料、羧甲基纤维素

（CMC）、引流敷料或吸收性敷料可确保渗液和脓液的排出，有条件的话，可用非封闭性敷料覆盖，直到感染消退。

Bacteriology of pressure ulcers in individuals with spinal cord injury: what we know and what we should know. Dana AN, Bauman WA. J Spinal Cord Med 2015; 38: 147–60.

金黄色葡萄球菌、奇异变形杆菌、铜绿假单胞菌和粪肠球菌是压疮中最常见的细菌。

营养

A nutritional formula enriched with arginine, zinc, and antioxidants for the healing of pressure ulcers: a randomized trial. Cereda E, Klersy C, Serioli M, Crespi A, D'Andrea F; OligoElement Sore Trial Study Group. Ann Intern Med 2015; 162: 167–74.

高热量、高蛋白的膳食配方中加入精氨酸、锌和抗氧化剂可促进压疮愈合，干预 8 周后压疮面积减少 20%。

The role of nutrition for pressure ulcer management: National Pressure Ulcer Advisory Panel, European Pressure Ulcer Advisory Panel, and Pan Pacific Pressure Injury Alliance white paper. Posthauer ME, Banks M, Dorner B, Schols JM. Adv Skin Wound Care 2015; 28: 175–88.

体重过轻或体重突然明显下降的成年人可能需要额外的能量摄入。如果通过膳食摄入方式，营养需求仍然不足，则可提供强化食品和 / 或高热量、高蛋白的口服营养补充。当口服摄入不足时，考虑肠内或肠外营养支持。

合成敷料

Successful treatment of unstageable pressure ulcers by using advanced wound dressing. Sunarti S. Med Indones 2015; 47: 251–2.

愈合过程分为清创期、肉芽增生期和上皮形成期三期。清创期建议使用藻酸盐敷料、葡聚糖敷料、亲水性纤维敷料、亚麻敷料、含银敷料或含酶敷料，而对于肉芽增生期，应使用藻酸盐敷料、水胶体敷料、亚麻敷料、聚氨酯泡沫敷料或柔软的湿敷料。对于上皮形成期，可以使用亲水性纤维敷料、水胶体敷料、水凝胶敷料、亚麻敷料和半透性敷料。

二线疗法	
• 水胶体敷料	C
• 水凝胶	C
• 合成敷料	C

Using transparent polyurethane film and hydrocolloid

dressings to prevent pressure ulcers. Dutra RA, Salomé GM, Alves JR, Pereira VO, Miranda FD, Vallim VB, et al. Wound Care 2015; 24: 268, 270-1, 273–5.

160 例患者的研究证实，透明聚氨酯膜（8.7%）预防压疮的效果优于水胶体敷料（15%）。

Hydrogel dressing for treating pressure ulcers. Dumville JC, Stubbs N, Keogh SJ, Walker RM, Liu Z. Cochrane Database Syst Rev 2015; 2: CD011226

目前尚不清楚水凝胶敷料在治疗压疮方面是否比其他疗法更有效，或者不同的水凝胶是否有不同的效果。在该领域进行的大多数试验规模很小，报道也很少，因此不能明确是否存生偏倚。

Dressings and topical agents for preventing pressure ulcers. Moore ZE, Webster J. Cochrane Database Syst Rev 2013; 8: CD009362

尽管使用敷料保护皮肤可以减少压疮的发生，但由于纳入的试验质量较低，结果受到了影响。这些试验可能存在很大的偏倚和临床异质性（人群和干预技术的差异）；因此，无法对其结果作出定论。

三线疗法	
• 硝酸甘油软膏	D
• 贝卡普勒明凝胶	A
• 5- 氟尿嘧啶乳膏	D
• 高压氧	E
• 蜂蜜	B
• 富血小板血浆	B
• 电刺激	C
• 负压创面治疗	C
• 手术治疗	D

Hyperbaric oxygen therapy for chronic wounds. Kranke P, Bennett MH, Martyn-St James M, Schnabel A, Debus S. Cochrane Database Syst Rev 2012; 4: CD004123.

目前还没有充分的证据证明高压氧对压疮或动脉溃疡有效。

Nonpharmacologic interventions to heal pressure ulcers in older patients: an overview of systematic reviews (the SENATOR-ONTOP series). Vélez-Díaz-Pallarés M, Lozano-Montoya I, Abraha I, Cherubini A, Soiza RL, O'Mahony D, et al. J Am Med Dir Assoc 2015; 16: 448–69.

在这些试验中，研究最多的干预措施是支撑面（13 项研究）、营养（8 项）和电疗（6 项）。由于证据等级太低，不足以证明任何支撑面、营养干预、多成分干预、更换体位或其他辅助治疗(超声波、负压、激光、电磁、光、冲击波、水疗、射频或振动疗法),可提高老年患者的压疮愈合率。尽管证据质量不高,但是电疗法在压疮的治疗中可能显示出一些有益作用。

Honey as a topical treatment for wounds. Jull AB, Cullum N, Dumville JC, Westby MJ, Deshpande S, Walker N. Cochrane Database Syst Rev 2015; 3: CD005083.

蜂蜜因比传统疗法(包括聚氨酯薄膜、石蜡纱布、沙弗霉素浸渍纱布、无菌亚麻布以及烧伤暴露疗法)更快地治愈部分深度烧伤,并且比防腐剂和纱布更快地治愈术后感染伤口,已逐渐流行,但其证据仍然无法令人信服。

Role of local application of autologous platelet-rich plasma in the management of pressure ulcers in spinal cord injury patients. Singh R, Rohilla RK, Dhayal RK, Sen R, Sehgal PK. Spinal Cord 2014; 52: 809–16.

在25例Ⅳ级脊髓损伤合并压疮愈合的患者研究中,局部应用富血小板血浆(PRP)可能是替代标准生理盐水敷料的理想选择。

Negative pressure wound therapy for treating pressure ulcers. Dumville JC, Webster J, Evans D, Land L. Cochrane Database Syst Rev 2015; 5: CD011334.

目前尚无严格的随机对照试验(RCT)证据比较负压伤口疗法(NPWT)与其他疗法治疗压疮的效果。

Phototherapy for treating pressure ulcers. Chen C, Hou WH, Chan ES, Yeh ML, Lo HL. Cochrane Database Syst Rev 2014; 7: CD009224.

研究将光疗与单独标准护理(6个试验)、假光疗法(1个试验)进行了比较。在报告溃疡面积变化率的5项研究中,有3项研究发现2组之间没有统计学上的显著差异。对于光疗治疗压疮的效果,尚不明确。由于偏倚风险不明确,可供分析的试验数量较少,证据质量非常低。

Electromagnetic therapy for treating pressure ulcers. Aziz Z, Bell-Syer SE. Cochrane Database Syst Rev 2015; 9: CD002930.

没有强有力的证据表明使用电磁疗法(EMT)治疗压疮有益;然而,由于只纳入了2项试验,均存在方法学上的限制,且参与者很,因此有益或有害效果的可能性都不能排除。

A review of the surgical management of heel pressure ulcers in the 21st century. Bosanquet DC, Wright AM, White RD, Williams IM. Int Wound J 2016; 13: 9–16.

外科手术,如单纯清创、部分或全跟骨切除、合并周围血管疾病时的动脉血运重建,或使用游离组织瓣,可能是Ⅳ期压疮成功愈合的唯一手段。手术失败的患者可能需要截肢。对于某些高危或预后不良的患者,截肢可能是明确的一线治疗方法。

(宋翠豪　译,李承新　校)

第55章 寄生虫病妄想症

原作者 Mio Nakamura, Jillian W. Wong Millsop. John Y. M. Koo

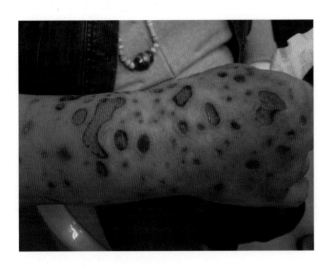

寄生虫病妄想症(delusions of parasitosis)是一种妄想性精神障碍,属于妄想症躯体妄想型(同样称为单症状疑病症精神病)的一种,患者多有皮肤的感觉异常,导致其不断搔抓皮肤,以"拔除"某些患者自认为侵入皮肤的生物或"异物"。患者企图挖出臆想的寄生虫,多可导致正常皮肤出现表皮剥脱、人工性结节及溃疡。患者多根据其症状精心编造复杂的故事,而且他们坚定的信念不能通过理性说服。患者常常用瓶瓶罐罐或拉链袋收集各种各样的"样品",或者是线头、头发、碎屑、皮屑,甚至是家中发现的常见的昆虫,并使用这些标本以"证明"导致其疾病的潜在原因。许多患者均有触觉幻觉体验,并与其妄想相一致。最典型的幻觉症状为蚁走感,表现为皮肤出现虫爬感、叮咬感或螫刺感。瘙痒也是常见的主诉之一。

此病呈现双峰的年龄分布特点,在青年(男女均可)及老年(大部分为女性)患者中均可出现。寄生虫幻想症中还可出现继发的精神病,如抑郁和焦虑,严重时可致患者自杀。

治疗策略

首先,医生需对患者进行详细的病史调查以排除其他皮肤病(如不典型的疥疮)或其他器质性疾病,如神经病变(如多发性硬化)、内分泌疾病(如糖尿病)、血液/肿瘤疾病(如淋巴瘤)、营养疾病(如维生素 B_{12} 或叶酸缺乏)、感染(如人类免疫缺陷病毒)、心血管疾病(如充血性心力衰竭)或肾脏疾病(如尿毒症性皮肤瘙痒),以及滥用药物(如可卡因)等。此病也可发生在患者及其家属或宠物发生真正的寄生虫感染之后,因此需要排除真正的寄生虫感染。当患者不

知道发生瘙痒的原因时,医生应更加考虑其他诊断,而不是首先考虑寄生虫妄想症,因为妄想症患者多"知道"导致其症状的原因。

其次,医生应对患者进行全面的体格检查,包括检查各种患者带来的"标本"。可以用显微镜仔细检查这些标本,能让患者觉得他/她的关注得到重视。医生不应直接下结论以加重患者的妄想意念,比如直接告知患者具体的病因,因为这样的结论可使患者更加坚定自己错误的信念,导致难于治疗。此外,尝试与患者(如果确实有)进行理性争论,或使患者明白他的妄想是错误的,都会适得其反。皮肤科医生应告诉患者,可以了解他们的感受和痛苦,并许诺会尽一切力量去提供帮助。

此外,治疗继发性皮肤改变也同样重要。通过以上的措施,可与患者建立良好治疗依从性。在治疗中还应考虑使用安抚浴液及外用药,如联合使用糖皮质激素与麻醉药的复合制剂、含薄荷的润肤剂等。

逆转患者的妄想意念最佳的方法是使用抗精神病药物治疗。如果医生告诉患者将使用抗精神病药物治疗,很少患者会接受。但如果用合适的方式介绍治疗方案,强调可能改善症状,如减轻虫爬感、叮咬感或螫刺感,而不是介绍病理生理学或药物的治疗机制,患者可能更愿意接受治疗。

治疗寄生虫妄想症的经典药物为传统的抗精神病药物匹莫齐特,一种精神类镇静剂。该药无论是对典型寄生虫妄想症,或是仅有蚁走感而无妄想症的患者均有较好的疗效。匹莫齐特起始剂量应控制在 0.5~1mg/d,以减少药物的不良反应。以后可逐渐增加剂量,直至达到最佳临床效果,如蚁走感、精神过于专注、焦虑的改善。匹莫齐特的剂量可每次增加 0.5~1mg,每 2 周或每月增加 1 次,缓慢加量,直到出现显著的临床效果,一般在每日剂量为 3~5mg 时临床症状改善最为明显。患者的治疗剂量超过每日 5mg 者罕见,在治疗寄生虫妄想症时几乎未使用过每日超过 10mg 的剂量。一旦患者达到稳定、耐受性好的药物剂量,焦虑、精神过于集中及蚁走感的症状消退,该治疗剂量可维持数月。在这段治疗时间中,如果患者症状持续改善,匹莫齐特的剂量可每 2~4 周减量 1mg,直到减至所需的最低剂量,或患者完全停药。

如果临床症状恶化,出现妄想症状,蚁走感再次发作,患者可再次使用匹莫齐特治疗,在疾病发作时服药。大部分患者通过间断性治疗,数月后可逐渐停止匹莫齐特,但有

的患者需要长期低剂量维持治疗。

匹莫齐特阻断多巴胺受体,可产生锥体束外副作用,如肌肉、关节僵硬或静坐不能。匹莫齐特的其他可能的副作用包括急性肌张力低下和迟发性运动障碍,由于药物使用剂量相对较低,这种副作用在治疗寄生虫妄想症时较少发生。发生以上副作用时,可采用抗胆碱能药物治疗,如苯扎托品1~2mg,每日至多4次,或苯海拉明25mg,每日4次,以控制僵硬和多动症。发生静坐不能和类似帕金森病等副作用时,并不一定需要停药,以上介绍的任何一种药物都可以用于治疗此副作用。

在理论上,匹莫齐特可延长QT间期或致心律失常,因此使用该药物前及服用药物后,需定期检查心电图,尤其是老年人或有心律失常病史的患者。需要指出的是,除老年人或有心律失常病史患者外,每日使用剂量≤5mg时,发生包括QT间期延长等心电图异常的风险较低。此外,肝肾功能异常者慎用。

近年来,非传统的抗精神病药物,如利培酮和奥氮平,已被用于治疗寄生虫妄想症。该类药物更多的阻断5-羟色胺2型受体,而非D₂受体。5-羟色胺是某些精神病,尤其是强迫症及自残的关键致病因子,这些病症在寄生虫妄想症患者中同样常见。因此,非传统的抗精神病药物通过同时阻断5-羟色胺和多巴胺受体,可作为治疗寄生虫妄想症一个较好的选择。同传统的抗精神病药物相比,该类药物的副作用较少。劝说患者服用利培酮或奥氮平,可能比匹莫齐特更困难,因为后者的主要适应证为抽动秽语综合征,而前两种药物的适应证为精神分裂症。

无论如何,在过去的数年中,临床医生已报告了多例服用非传统抗精神病药物成功治疗寄生虫病妄想症的病例。一般建议服用这些药物治疗时从小剂量开始,需要时逐渐加量以避免副作用的发生(利培酮初始剂量为0.5mg,每日1~2次,每日最大剂量为5mg)。迄今为止,尚无随机、双盲、安慰剂对照试验对比匹莫齐特和非传统药物的疗效,大部分关于非传统抗精神病药物的文献均为病例报告。

在任何时候,如果可行的话,应将患者转诊至精神科医师治疗。但多数患者拒绝精神专科医师治疗,坚持自己的疾病并非精神类疾病。因此,作为皮肤科医生,能够掌握抗精神病药物的用法,可能是这类患者得以接受治疗的唯一方法。同时,由于患者的想法和医生对其体验的理解之间存在差异,所以对寄生虫妄想症患者治疗最大困难在于患者的配合。即使采取了上述的各种沟通技巧,许多患者仍不愿意接受抗精神病药物治疗。所以,医生应向患者强调,这些药物在治疗其他患者时效果好,而且就他们的巨大痛苦而言在充分的安全监督下进行"试错"是利大于弊的。尽管对以皮肤表现为主的精神疾病患者进行治疗是巨大的挑战,但是假如能够和患者建立良好的关系,减轻他们的痛苦,这些患者很可能会是皮肤科医生职业生涯中对其最心怀感激的一群人。

特殊检查

根据患者的临床表现,需考虑以下检查:

• 全血细胞计数

• 全代谢检测,包括肝功能检测

• 甲状腺功能检测

• 血清维生素 B₁₂、铁蛋白

• 匹莫齐特治疗前和治疗过程中定期心电图检查

• 用药史

Clinical, epidemiologic, histopathologic and molecular features of an unexplained dermopathy. Pearson ML, Selby JV, Katz KA, Cantrell V, Braden CR, Parise ME, et al. PLoS ONE 2012; 7: e29908.

此项研究纳入了115例患者,由位于美国北加州Kaiser医疗机构的疾病控制中心中资助。这些患者自我报告其皮肤中发现纤维、线、颗粒或其他固体物质。这项研究收集了患者的流行病学资料,临床评估以及固体物质分析的结果。这些患者最终被诊断为表现为寄生虫病妄想症的精神疾病。

Contemporary Diagnosis and Management in Advanced Psychodermatology. Nguyen CM, Beroukhim K, Danesh MJ, Koo JYM. Longboat Key: Handbooks in Health Care, 2015.

这是一部精神皮肤病学的综合手册,包括寄生虫病妄想症的诊断和治疗。

Delusions of parasitosis: ethical and clinical considerations. Fabbro S, Aultman JM, Mostow N. J Am Acad Dermatol 2013; 69: 156–9.

就一个病例对皮肤科医生在治疗原发性精神疾病时遇到的困境进行讨论。在伦理推理中使用基于原则和叙述的方法,寻找最佳的临床和伦理治疗策略。

Delusional infestation is typically comorbid with other psychiatric diagnoses: review of 54 patients receiving psychiatric evaluation at Mayo Clinic. Hylwa SA, Foster AA, Bury JE, Davis MD, Pittelkow MR, Bostwick JM. Psychosomatics 2012; 53: 258–65.

该回顾性研究显示74%的寄生虫病妄想症患者患有多种已知或潜在的精神疾病。因此建议尽可能对该病患者进行精神科检查。

Diffuse pruritic lesions in a 37-year-old man after sleeping in an abandoned building. Dunn J, Murphy MB, Fox KM. Am J Psychiatry 2007; 14: 1166–72.

1例极佳的寄生虫病妄想症的病例报告,全面讨论了有关的鉴别诊断。

一线治疗	
• 匹莫齐特	B

Pimozide in dermatologic practice: a comprehensive review. Lorenzo CR, Koo J. Am J Clin Dermatol 2004; 5: 339–49.

本文综述了匹莫齐特在皮肤科领域的使用。

Delusional parasitosis: a dermatologic, psychiatric, and pharmacologic approach. Driscoll MS, Rothe MJ, Grant-Kels JM, Hale MS. J Am Acad Dermatol 1993; 29: 1023–33.

匹莫齐特是皮肤精神疾病中推荐的一线用药。停药后易复发。

Neurotropic and psychotropic drugs in dermatology. Tennyson H, Levine N. Dermatol Clin 2001; 19: 179–97.

本文综述了抗精神病药物在精神皮肤疾病中的应用，如寄生虫病妄想症。

二线治疗	
• 利培酮	D
• 奥氮平	D
• 喹硫平	E
• 阿立哌唑	E
• 齐拉西酮	E
• 三氟拉嗪	E
• 氟哌啶醇	E
• 舒必利	E
• 氟奋乃静	E
• 氟哌噻吨	E
• 丙嗪	E

Second-generation antipsychotics in primary and secondary delusional parasitosis: outcome and efficacy. Freudenmann RW, Lepping P. J Clin Psychopharmacol 2008; 28: 500–8.

首个基于病例的回顾性研究，分析了434份出版物中63例患者使用第二代抗精神病药物的疗效。在这类药物中，利培酮和奥氮平是最常用的，服用后分别有69%和72%的患者的病情获得了全部或部分的缓解。

Therapeutic update: use of risperidone for the treatment of monosymptomatic hypochondriacal psychosis. Elmer KB, George RM, Peterson K. J Am Acad Dermatol 2000; 43: 683–6.

作者讨论了利培酮可有效治疗寄生虫病妄想症，同时避免了匹莫齐特长期治疗的副作用（如前所述）。

Primary delusional parasitosis treated with olanzapine. Freudenmann RW, Schönfeldt-Lecuona C, Lepping P. Int Psychogeriatr 2007; 19: 1161–8.

单独使用奥氮平成功和安全的治疗了1例老年女性寄生虫病妄想症患者的病例报告。作者同时综述了非传统抗精神病药物治疗寄生虫病妄想症。

Aripiprazole as a viable alternative for treating delusions of parasitosis. Ladizinski B, Busse KL, Bhutani T, Koo JY. J Drugs Dermatol 2010; 9: 1531–2.

1则使用阿立哌唑安全有效的治疗寄生虫病妄想症的病例报道。

Ziprasidone in the treatment of delusional parasitosis. Contreras-Ferrer P, de Paz NM, Cejas-Mendez MR, Rodri-guezMartin M, Souto R, Bustiduy MG. Case Rep Dermatol 2012; 4: 150–3.

这是一项使用匹莫齐特和齐拉西酮成功治疗寄生虫病妄想症的病例报道。

Promazine in the treatment of delusional parasitosis. Cubala WJ, Jakuszkowiak-Wojten K, Burkiewicz A, Wrońska A. Psychiatria Danubina 2011; 23: 198–9.

这项病例报道证实了丙嗪可以安全有效得用于寄生虫病妄想症的老年患者。

Antipsychotic treatment of primary delusional parasitosis: systematic review. Lepping P, Russell I, Freudenmann RW. Br J Psychiatry 2007; 191: 198–205.

该文章系统综述了寄生虫病妄想症患者中传统及非传统抗精神病药物的治疗。分析发现，两类药物均可有效地治疗大部分患者。可达到完全或部分缓解的药物有：奥氮平、三氟拉嗪、氟哌啶醇、舒必利、氟奋乃静和氟哌噻吨。

（唐 慧 译，徐金华 校）

第56章 人工皮炎

原作者　Tian Hao Zhu, Jillian W. Wong Millsop, John Y. M. Koo

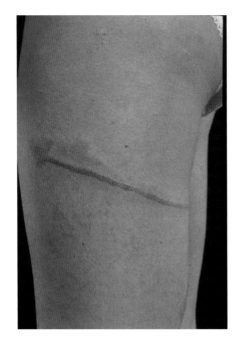

人工皮炎（dermatitis artefacta, DA），也称人为皮炎，是一种患者通过各种方法引起的不同皮肤损害的心理疾病，相对罕见。造成皮损的动机通常是为了寻求关注或医疗照顾而有意识或无意识的心理需要，可能是由于儿童时期的被遗弃或被忽略感。目前发现该疾病女性与男性比例4：1，平均年龄为12.5岁。最近的研究表明，大部分人工皮炎患者可能同时合并广泛性焦虑症、重度抑郁或边缘性人格障碍。

造成皮损的方法通常比简单的表皮剥脱更加复杂。皮损的外观取决于它所形成的方式，皮损的范围可以从轻微的划伤到大面积的创伤，特点是特殊形状的皮损，周围围绕以正常皮肤，皮损的部位是惯用手容易接触到的部位。常见的自我伤害的方式有化学和热烧伤、注射外源性物质、阻断血液循环、破坏已经存在的瘢痕或手术切口部位的旧皮损等。更加严重的损伤可导致脓肿、坏疽或者其他危及生命的感染。

患者被问及有关皮损发展的过程，他或她往往否认他们对自己造成的伤害。他们的回答通常很模糊，一般无动于衷，无法提供足够的细节，这种疾病的特殊之处称作"空白的病史"。

治疗策略

最重要的首要要排除诈病。如果是为了获得额外利益如伤残或保险福利，故意造成皮损，这种情况不再以精神病学为依据。相反，这种行为是一种犯罪行为，可能最终需要法律来解决。如果病变已经形成，并且不涉及潜在的物质或个人利益，那么这种情况是一种疾病，必须进行医学/心理干预。

大多数治疗措施是对症和支持治疗。保护性敷料，如Unna靴子，可以保护伤处以免患者再次自我伤害。

抗抑郁药物，如选择性5-羟色胺再吸收抑制剂（SSRI），可能对伴有原发或继发抑郁症的患者有帮助。如果有精神障碍的临床证据，可以考虑使用匹莫奇特。近期也有报告指出，当其他治疗如抗抑郁药和抗精神病药物失败时，非典型抗精神病药物奥氮平有效。

重要的是医生应认识到人工皮炎的患者有精神疾病，皮损通常是一种求助的信号。但是，提示该疾病是基于精神障碍的，通常会对患者的社会关系产生负面影响。如果可能，应尽量避免直接对抗，而应通过短时间（以免皮肤科医生厌倦）而频繁（以满足病人需求）的复诊建立一个良好的就诊环境和稳定的医患关系。医生不应持批评的态度，应该同情患者的痛苦、不适及疾病所带来的限制，尽可能地探究患者生活中可能承受的事情和压力。

对于青少年患者，应该鼓励他们的父母了解患者的心理压力，调整环境以满足他们的需要。某些父母可能会排斥这样的诊断，对医生愤怒或不满，所以建议谨慎处理。如果青春期患者与父母之间存在强烈的对抗，建议最好是独自看患者，而不是在父母陪同下，以优化与患者良好关系的可能性。一旦患者和医生之间建立了稳定的信任关系，医生就可以帮助患者认识到疾病的社会心理影响，并建议咨询精神科医生或进行心理治疗。然而，这种方法只有在临床医生认为治疗的融洽性足够并可能取得成功的情况下才能尝试，这样才能不被患者误解或防范。

大多数人工皮炎都是慢性的、反复的病程。因此，即使病情控制，医生也应该定期随诊，以确保患者没有重新开始自我破坏行为。不管皮损是否存在，定期随访可以让患者感觉受到关怀和减少通过自残来寻求帮助的需要。

特殊检查
• 排除诈病
• 除外任何器质性的皮肤病
• 评估相关的精神异常（如抑郁）

Contemporary Diagnosis and Management in Advanced Psychodermatology. Nguyen C, Beroukhim K, Danesh M, Koo J. 2015; 21–2.

本手册是对人工皮炎诊断和治疗的最新回顾。

Self-induced skin lesions: a review of dermatitis artefacta. Gattu S, Rashid RM, Khachemoune A. Cutis 2009; 84: 247–51.

本文是人工皮炎的最新综述。

Cutaneous manifestations of psychiatric disease that commonly present to the dermatologist—diagnosis and treatment. Koblenzer CS. Int J Psychiatry Med. 1992; 22: 47–63.

该文描述了精神疾病患者的常见皮肤表现,包括人工皮炎。

Dermatitis artefacta in pediatric patients: experience at the National Institute of Pediatrics. Saez-de-Ocariz M, Orozco-Covarrubias L, Mora-Magaña I, Duran-McKinster C, Tamayo-Sanchez L, Gutierrez-Castrellon P, et al. Pediatr Dermatol. 2004; 21: 205–11.

在这项研究中,人工皮炎的发病率为 1:23 000,儿童较少见;报告的 29 名患者中有 12 名伴有相关的慢性病,其中 7 人有轻度的智力迟钝。

Diagnostic clues to dermatitis artefacta. Joe EK, Li VW, Magro CM, Arndt KA, Bowers KE. Cutis 1999; 63: 209–14.

该病例报告中讨论了人工皮炎的临床和组织病理学特征、辅助诊断、治疗以及预后。

一线治疗	
• 封闭性敷料	D
• 精神科药物	D
• 心理治疗(即使是支持性的)	D
• 继发皮肤并发症的治疗	D

Self-inflicted skin diseases. A retrospective analysis of 57 patients with dermatitis artefacta seen in a dermatology department. Nielsen K, Jeppesen M, Simmelsgaard L, Rasmussen M, Thestrup-Pedersen K. Acta Derm Venereol. 2005; 85: 512–5.

这项对 57 名患者的回顾性分析结果显示:当皮炎的主要原因被假定为自残时(n=30),只有 1 名患者同意去看心理医生,而 2/3 的患者否认自残,而且拒绝后续的治疗。10 名患者被确诊有精神疾病。最常见的主诉为疼痛(59%)、瘙痒(37%)。三种常见的皮损表现为皮肤溃疡(72%)、抓痕(46%)和红斑(30%)。57 名患者中,61% 接受了抗焦虑或抗抑郁药物治疗。其中 32 名患者使用了封包疗法,除 2 例外,皮损明显减改善。

Training future dermatologists in psychodermatology. Van Moffaert M. Gen Hosp Psychiatry. 1986 Mar; 8 (2): 115–8.

姑息疗法通过满足人工皮炎患者渴望的象征性的医疗照顾和关心,对精神疾病均具有治疗作用,如绷带封包、软膏或安慰剂药物、住院治疗包括护士帮助沐浴和按摩。

Dermatitis artefacta clinical features and approach to treatment. Koblenzer CS. Am J Clin Dermatol 2000; 1: 47–55.

本文是一篇很好的关于人工皮炎的综述。

The current management of delusional parasitosis and dermatitis artefacta. Koblenzer CS. Skin Therapy Lett 2010; 15: 1–3.

本文简要回顾了人工皮肤炎的治疗方法,包括使用阿立哌唑。

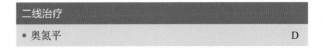

二线治疗	
• 奥氮平	D

Treatment of self-mutilation with olanzapine. Garnis-Jones S, Collins S, Rosenthal D. J Cutan Med Surg. 2000; 4: 161–3.

低剂量的奥氮平成功治疗 3 名其他多种治疗均失败(包括抗抑郁及抗精神病药物)的患者。

(赵 琰 译,张建中 校)

第57章　疱疹样皮炎

原作者　John J Zone

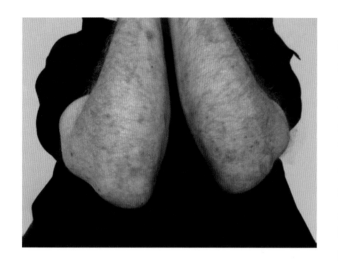

疱疹样皮炎(Dermatitis herpetiformis,DH)是肠道疾病的一种皮肤表现。很少有例外被报道,特别是在日本人群中。超过85%的患者患有肠道组织学严重程度不尽相同的谷胶敏感性肠病。皮肤疾病和肠道炎症均对饮食谷胶限制有反应,而与肠道炎症的严重程度无关。疱疹样皮炎患者可有不同严重程度的疾病谱,轻者表现为肘部和膝盖的瘙痒性丘疹,严重的表现为伸侧多处严重瘙痒性水疱性皮损。高加索人群疱疹样皮炎的发病率约为(10~39)/100 000。1/6被诊断患有谷胶敏感性肠病的患者患有疱疹样皮炎。通过特征性的组织学和免疫学表现以及相关的胃肠道表现,可将疱疹样皮炎与其他大疱性疾病区分开。从组织学的角度来看,在2/3的病例中发生了真皮 - 表皮交界处的水疱形成以及真皮乳头中性粒细胞浸润的现象,但其他病例可能仅显示出非特异性的炎症表现。直接免疫荧光显示颗粒状或纤维状的IgA沉积于病灶周围皮肤的真皮乳头顶端或基底膜上。

治疗策略

疱疹样皮炎的病程取决于诊断后治疗方法的选择,如果患者选择严格的无谷胶饮食,并同时改变饮食习惯和生活方式,将长期免受皮肤疾病的困扰,相关的肠道反应也会减轻,但如果饮食不注意就会复发。组织抗谷氨酰胺转移酶IgA抗体水平升高是肠道疾病的特征,与肠道炎症程度和不严格的谷胶饮食限制相关。表皮抗谷氨酰胺转移酶IgA抗体水平升高是疱疹样皮炎的特征,并且与具有诊断价值的IgA在皮肤中的沉积有关。如果选择氨苯砜或磺胺吡啶治疗,皮损会受到很好的控制,但是必须注意药物可能

的副作用,而且存在的肠道症状并不能减轻。偶尔有患者(10%~20%)在没有药物治疗或饮食控制的情况下症状自行缓解,具体原因不明。

氨苯砜是治疗疱疹样皮炎的药物之一,并且是目前唯一通过美国食品药品管理局(FDA)许可的治疗该疾病的药物。成人服用的起始剂量为25mg/d,通常在24~48小时内可以改善瘙痒症状,1周内改善丘疹水疱皮损。如果氨苯砜停用,皮损可能在24~48小时内复发。儿童服用起始剂量相对较小(0.5~1mg/kg)。维持剂量可每周进行调整,直到完全控制症状,平均维持剂量为0.5~1.0mg/(kg·d)。即使氨苯砜剂量合适,患者有时也会发生面部和头皮皮损暴发。对氨苯砜治疗反应不良的最常见原因是误诊。

坚持无谷胶饮食可以改善疱疹样皮炎患者的症状。谷胶饮食限制的优点包括减少氨苯砜的剂量和减轻并发症,改善胃肠道的症状(痉挛性疼痛和腹泻),并且是针对病因治疗而不是对症治疗。无谷胶饮食也可以降低疱疹样皮炎和肠道疾病患者淋巴瘤的患病风险,而氨苯砜没有这个功效。氨苯砜可以改善皮损但对肠道症状无效。严格坚持无谷胶饮食是有难度的,而重新摄入谷胶会加剧疱疹样皮炎症状。限制摄入谷胶对极少数数患者无效。作者认为,治疗疱疹样皮炎的有效方法是首先采用氨苯砜和无谷胶饮食同时治疗,控制疱疹样皮炎症状,随后逐渐减少氨苯砜剂量。燕麦对大多数疱疹样皮炎患者无害并可能增加饮食选择。最近无麸质食品变得越来越容易获得,并且患者支持小组可以提供广泛的信息。

磺胺吡啶是氨苯砜不耐受患者的另一个治疗选择,它也有显著的治疗效果。磺胺吡啶初始剂量为每次500mg,每天3次,一般增加到最大维持剂量为每次1.5g,每天3次。磺胺吡啶在美国无法购买,且一定是复合制剂。硫氮磺胺吡啶可用作替代品。它被肠道细菌代谢为磺胺吡啶和5-氨基水杨酸。推荐剂量是500~1 000mg,每天2次。

其他报告对疱疹样皮炎有疗效的药物包括烟酰胺、四环素(或烟酰胺和四环素联合治疗)、肝素、环孢素、硫唑嘌呤、霉酚酸酯、秋水仙碱和系统性糖皮质激素。利妥昔单抗最近被证明可以对疱疹样皮炎和潜在的肠道疾病均有效。单独外用糖皮质激素通常无法控制疱疹样皮炎的症状。但是强效的糖皮质激素凝胶制剂可以缓解氨苯砜或无谷胶饮食治疗过程中偶尔发生的皮损症状,可使患者避免增加氨苯砜的剂量。

特殊检查
• 皮肤活检病理和直接免疫荧光检查
• 全血细胞计数和肝功能检查
• 葡萄糖 -6- 磷酸脱氢酶水平
• 组织谷氨酰胺转移酶 IgA 抗体
• 表皮谷氨酰胺转移酶 IgA 抗体

Dermatitis herpetiformis: a cutaneous manifestation of coeliac disease. Collin P, Salmi TT, Hervn K, Kaukinen K, Reunala T. Ann Med 2016; 8: 1–25.

疱疹样皮炎在几乎所有情况下都是肠道疾病的皮肤表现。并非所有病例都有异常的抗 2 型抗谷氨酰胺转移酶 IgA 抗体或异常的小肠活检结果,但几乎所有病例都对饮食谷胶限制治疗有缓慢的反应。如果对疱疹样皮炎患者的一级亲属进行测试,其中 5% 可患有肠道疾病。

Deposition of granular IgA relative to clinical lesions in dermatitis herpetiformis. Zone JJ, Meyer LJ, Petersen MJ. Arch Dermatol 1996; 132: 912–18.

皮损周围临床表现正常的皮肤有颗粒状 IgA 沉积是疱疹样皮炎最可靠的诊断标准。尽管特征性的临床表现和病理特征高度提示疱疹样皮炎,但是如果没有发现真皮乳头处颗粒状 IgA 沉积就不应诊断为疱疹样皮炎。如果直接免疫荧光阴性而组织学提示疱疹样皮炎,则建议重复活检做直接免疫荧光检查。

一线治疗	
• 氨苯砜	B
• 无谷胶饮食	B

Suggested guidelines for patient monitoring: hepatic and hematologic toxicity attributable to systemic dermatologic drugs. Wolverton SE, Remlinger K. Dermatol Clin 2007; 25: 195–205.

开始服用氨苯砜的 3~12 周会引起药物超敏综合征和肝毒性,因此需要监测患者的谷草转氨酶(Aspartate Transaminase,AST),谷丙转氨酶(alanine transaminase,ALT)和嗜酸性粒细胞数。肝细胞毒性作用的发生与药物剂量有关,特别在剂量高于 2mg/kg 时。当药物剂量增加时需要监测 AST 和 ALT。氨苯砜可以引起三种主要的血液毒性反应:溶血、高铁血红蛋白血症和粒细胞缺乏症。除非患者有潜在心肺疾病,高铁血红蛋白血症通常较轻。粒细胞缺乏症很少见,一般发生在治疗后的 3~12 周。如果患者出现咽炎、发热和口腔溃疡等症状应引起注意。几乎所有患者都会出现溶血,血红蛋白可以降低 1~3g/dL。患者可能会出现代偿性网织红细胞增多,可以监测网织红细胞数。葡

萄糖 -6- 磷酸脱氢酶(G-6PD)缺乏的患者发生的溶血更为严重,非裔和南地中海地区的患者在开始治疗前需要评估 G-6PD 水平以避免可能发生的严重的溶血性贫血。

在开始治疗的前 3 个月内应每 2~3 周检查全血细胞数和肝功能,之后每 3~6 个月检查 1 次。

Celiac disease and the gluten-free diet: consequences and recommendations for improvement. Theethira TG, Dennis M. Dig Dis 2015; 33: 175–82.

无谷胶饮食是治疗谷胶敏感性肠病和疱疹样皮炎的基石。这篇综述探讨了使用无谷胶饮食的肠病患者营养状况的改善,以及无谷胶饮食可能缺乏纤维、铁和微量矿物质带来的潜在问题。他们还回顾了由于市售的无谷胶食品热量高而导致坚持该饮食的肠病患者体重增加的问题。无谷胶饮食很复杂,患者需要有经验的营养师进行全面的营养教育。患者支持小组经常针对特定饮食问题提供答案。

A long-term gluten-free diet as an alternative treatment in severe forms of dermatitis herpetiformis. Nino M, Ciacci C, Delfino M. J Dermatol Treat 2007; 18: 10–12.

在这项研究中评价了仅用无谷胶饮食和无谷胶饮食、氨苯砜联合治疗,对皮肤症状严重的疱疹样皮炎患者的疗效。无谷胶饮食组 87% 患者在 18 个月内皮肤症状完全缓解(67% 为重症患者)。联合治疗组 89% 患者皮肤症状缓解(70% 为重症患者),11% 症状改善。

二线治疗	
• 磺胺吡啶和柳氮磺胺吡啶	E
• 成分饮食	C

Management of dermatitis herpetiformis. Cardones AR, Hall RP. Immunol Allergy Clin North Am 2012; 32: 275–81.

磺胺吡啶在美国是不容易获得的,但可以开处方后到调制药房(compounding pharmacies)购买。柳氮磺胺吡啶,相对来讲更容易获得,可代谢为 5- 氨基水杨酸和磺胺吡啶。据报道患者对 2~4g/d,每日 2 次的柳氮磺胺吡啶反应可。

The effect of elemental diet with and without gluten on disease activity in dermatitis herpetiformis. Kadunce DP, McMurry MP, Avots-Avontins A, Chandler JP, Meyer LJ, Zone JJ. J Invest Dermatol 1991; 97: 175–82.

成分饮食治疗严重的难治性疱疹样皮炎病例是有效的,在 2~4 周内就明显改善临床症状。成分饮食指仅摄取氨基酸和碳水化合物,可以买到如 Vivonex 的商品。它能很快治愈肠道症状,缓解皮肤症状,但是其设计专为胃管饮食,且大多数人认为口味较差。

根据作者的经验,含有短链多肽的成分饮食会降低效果。

三线治疗	
• 四环素和烟酰胺	E
• 肝素	E
• 环孢素	E
• 秋水仙碱	E
• 系统糖皮质激素	E
• 利妥昔单抗	E

Dermatitis herpetiformis effectively treated with heparin, tetracycline and nicotinamide. Shah SAA, Ormerond AD. Clin Exp Dermatol 2000; 25: 204–5.

报告 1 例不能耐受氨苯砜和磺胺吡啶治疗的严重疱疹样皮炎患者。该患者通过皮下注射低剂量肝素、烟酰胺 1.5g/d 分次使用和四环素 2g/d 联合治疗后,皮损得到缓解。此例患者同时也进行无谷胶饮食治疗。

A rare case of dermatitis herpetiformis requiring parenteral heparin for long-term control. Tan CC, Sale JE, Brammer C, Irons RP, Freeman JG. Dermatology 1996; 192: 185–6.

1 例不能耐受氨苯砜和磺胺吡啶治疗的严重疱疹样皮炎患者经肝素治疗后,1 周内皮肤症状完全缓解。但这种治疗不能长期使用。

Efficacy of cyclosporine in two patients with dermatitis herpetiformis resistant to conventional therapy. Stenveld HJ, Starink TM, van Joost T, Stoof TJ, J Am Acad Dermatol 1993; 28: 1014–15.

2 例常规治疗不能耐受和 / 或无效的严重疱疹样皮炎患者,环孢素 5~7mg/(kg·d)治疗后皮损缓解。

Treatment of dermatitis herpetiformis with colchicine. Silver DN, Juhlin EA, Berczeller PH, McSorley J, Arch Dermatol 1980; 116: 1373–84.

口服秋水仙碱治疗 4 例疱疹样皮炎,3 位患者的皮肤症状显著改善。作者建议当患者出现氨苯砜和磺胺吡啶禁忌证时,可以使用秋水仙碱治疗。

Rituximab treatment for recalcitrant dermatitis herpeti-formis. Albers LN, Zone JJ, Stoff BK, Feldman RJ. JAMA Dermatol. 2017; 153: 315–8.

1 例难治性疱疹性皮炎患者,第 1 天和第 15 天使用利妥昔单抗 1 000mg 治疗后完全缓解,值得注意的是其组织和表皮抗转谷氨酰胺酶的 IgA 抗体水平也恢复正常。

（赵文哲　王晶莹　译,潘　萌　校）

第58章　隆突性皮肤纤维肉瘤

原作者　Daniel Bernstein，Kate Kleydman，Hooman Khorasani

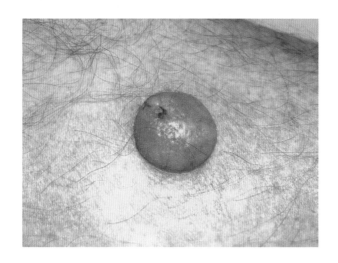

隆突性皮肤纤维肉瘤（dermatofibrosarcoma protuberans，DFSP）是来源于真皮的软组织间质肿瘤，罕见，往往为低级别、CD34 阳性、Ⅷ因子阴性，具有侵袭深部软组织的特征。DFSP 具有局部复发高风险和广泛的亚临床扩展。DFSP 的发病率占所有恶性肿瘤的 0.1%，所有软组织肉瘤 1.8%。DFSP 多发于 20~50 岁的成年人；儿童、婴儿，特别是先天 DFSP 病例罕见。DFSP 多发生于躯干（50%~60%）或双上臂（25%）。头颈部约占 10%~15%，常不容易完全切除。如果未及时治疗 DFSP，肿瘤会缓慢增长，侵袭周围组织和血管神经束。尽管 DFSP 具有局部侵袭性，但其较少转移。

治疗策略

外科切除是 DFSP 的主流治疗方案。DFSP 通常具有浸润生长模式，扩展超过其临床边缘，因此推荐广泛切除 DFSP：超过肉眼可见肿瘤边缘 2~3cm 或更多，深度超过或包括筋膜。尽管局部广泛切除，文献报道 DFSP 的局部复发率达 10%~80%。肿瘤大小和位置可辅助确定合适的手术操作步骤，因在临床实践中扩大切除并未总能实现，特别是肢端位置的 DFSP。DFSP 的预后已被广泛研究，发现肢端 DFSP 与无瘤生存率的下降显著相关，而总生存率在发生转移的 DFSP 病例中下降。

DFSP 有手术切除后局部复发的倾向，使用 Mohs 显微外科手术（MMS）可达到优异治愈率（报告 463 病例中总平均复发率为 1.3%）和组织保存率；因此，MMS 被认为是 DFSP 治疗方案的选择。进行连续组织边缘对照的 Mohs 手术需切除较少的组织、允许全部组织学边缘评估、复发率低，已迅速成为 DFSP 的一线治疗方案。近来一篇系统综述报道尽管缺少随机性前瞻性证据，与传统手术相比，通过 MMS 控制边缘具有更好的效果。一些皮肤外科医生已采用改良 Mohs 技术（所谓的慢 Mohs 技术），通过快速石蜡切片代替新鲜组织。

从细胞遗传角度来看，DFSP 具有 t(17 ;22)(22 ;q13) 基因变异、17 号染色体胶原纤维 1α（COL1A1）基因和 22 号染色体血小板源性生长因子 β（PDGFB）基因融合的特征，使肿瘤对酪氨酸激酶抑制剂靶向治疗（如甲磺酸伊马替尼）产生应答。甲磺酸伊马替尼，最初批准用于治疗慢性粒细胞性白血病，随后发现其在 DFSP 中具有显著的治疗效果。2006 年，食品药品管理局（FDA）批准甲磺酸伊马替尼（Gleevec）作为具有难以切除、复发和 / 或转移的 DFSP 成年患者的单药治疗，推荐剂量为口服 800mg/d。在开始甲磺酸伊马替尼治疗之前，细胞遗传研究证实患者具有 PDGFB 基因重组可协助预测甲磺酸伊马替尼在临床治疗中的效果；推荐所有 DFSP 患者在治疗前完成细胞遗传学评估。

近来研究已提出 DFSP 的伊马替尼新辅助治疗方案，被用于作为局部晚期或复发 DFSP 的手术前治疗方案，可以减轻肿瘤负荷、促进肿瘤细胞凋亡、缩小手术范围。

辅助放射治疗，用于手术前或手术后辅助治疗，显著降低具有或可能具有组织学边缘阳性肿瘤患者的局部复发风险。放射治疗可单独或手术后应用于组织学边缘阳性疾病（原发或复发）。

DFSP 是对放射线敏感的肿瘤，通常考虑 50~60Gy 能量的放射线。放射治疗不推荐用于相对年轻患者（50 岁以下，增加放射皮炎和瘢痕形成的风险）和既往使用过放射治疗的患者。放射治疗也是具有结缔组织疾病或有潜在皮肤肿瘤患者的禁忌证（如戈林症候群或着色性干皮病）。当单独广泛切除造成美观或功能障碍，可考虑联合保留切除和手术后放疗。

特殊检查
• 活检
• 遗传（基因）检查

Dermatofibrosarcoma protuberans is a unique fibrohistiocytic tumor expressing CD34. Aiba S, Tabata N, Ishii H, Ootani H, Tagami H. Br J Dermatol 1992; 127: 79–84.

DFSP 可被误诊为瘢痕疙瘩,组织病理可协助鉴别两者,只有 DFSF 肿瘤细胞表达 CD34。表达于肿瘤细胞的 CD34 是诊断 DFSP 极其有效的标志。

Stromelysin-3 (ST3) expression in the differential diagnosis of dermatofibroma (DF) and dermatofibrosarcoma protuberans: comparison with factor XIIIa and CD34. Kim HJ, Lee JY, Kim SH, Seo YJ, Lee JH, Park JK, et al. Br J Dermatol 2007; 157: 319–24.

近来研究表明皮肤纤维瘤(DF)表达 ST3,然而 DFSP 罕见表达 ST3。在 DF 和 DFSP 鉴别诊断中,ST3 染色比 XIIIa 染色更可靠。

一线治疗	
● Mohs 显微外科手术	B
● 广泛局部切除	C

Dermatofibrosarcoma protuberans: a report on 29 patients treated by Mohs micrographic surgery (MMS) with long-term follow-up and review of the literature. Snow SN, Gordon EM, Larson PO, Bagheri MM, Bentz ML, Sable DB. Cancer 2004; 101: 28–38.

回顾研究 29 例 DFSP 患者,和研究已发表文献中 136 例接受 Mohs 显微外科手术的 DFSP 患者 5 年以上的随访结果。这些患者没有区域或远处转移,然而在常规 5 年随访以后可能出现晚期复发。

Dermatofibrosarcoma protuberans: wide local excision vs. Mohs micrographic surgery. Paradisi A, Abeni D, Rusciani A, Cigna E, Wolter M, Scuderi N, et al. Cancer Treat Rev 2008; 34: 728–36.

回顾 1990—2005 年接受广泛局部切除(WLE;n=38)或 MMS 治疗(n=41)的 79 例 DFSP 患者。5 例接受广泛局部切除的 DFSP 患者(随访时间 =4.8 年)出现复发[13.2%,95% 可信区间(CI):4.4%~28.1%],无 1 例(95% CI:0%~8.6%)接受 MMS 的患者出现复发(随访时间 =5.4 年)。

Outcomes in 11 patients with dermatofibrosarcoma protuberans treated with Mohs micrographic surgery. Galimberti G, Montaño AP, Kowalczuk A, Ferrario D, Galimberti R. Int J Dermatol 2012; 51: 89–93.

对 6 年内接受 MMS 治疗的 DFSP 患者进行回顾性图表研究。进行连续组织边缘对照的 MMS 可最大程度的保留组织、复发率低,迅速成为 DFSP 的一线治疗方案。

Dermatofibrosarcoma protuberans: 35 patients treated with Mohs micrographic surgery using paraffin sections. Tan WP, Barlow RJ, Robson A, Kurwa HA, McKenna J, Mallipeddi R. Br J Dermatol 2011; 164: 363–6.

对 35 例接受石蜡组织切片法慢 Mohs 的 DFSP 患者进行病例回顾。17 例患者需 1 次水平组织切片确定肿瘤边界,10 例患者需 2 次,8 例患者需 3 次或更多。29.5 个月中位随访期后,未观察到 1 例患者出现肿瘤残留。

Current treatment options in dermatofibrosarcoma protuberans. Lemm D, Mügge LO, Mentzel T, Höffken K. J Cancer Res Clin Oncol 2009; 135: 653–65.

文献回顾 DFSP 的诊断模式,包括 CD34 阳性和独特的 17、22 号染色体易位(17 ;22)(22 ;q13),和对治疗后结局的分析。尽管手术切除是 DFSP 主流的治疗方法,但 MMS 可提高组织边缘对照和减少复发率。在部分患者放射或伊马替尼辅助治疗是必要的,特别是具有难以手术切除的肿瘤。化学治疗可能仅有少量甚至无益处。

Dermatofifibrosarcoma protuberans treated with wide local excision and followed at a cancer hospital: prognostic significance of clinicopathologic variables. Erdem O, Wyatt AJ, Lin E, Wang X, Prieto VG. Am J Dermatopathol 2012; 34: 24–34.

对 122 例 DFSP 患者回顾性研究,比较多种手术切除方法,研究包括复发率和总生存率的多变量分析。无复发生存率的降低与肢端 DFSP 最相关;在转移 DFSP 病例中,总生存率降低。

Surgical treatment of Darier-Ferrand dermatofibrosarcoma: a systematic review. Pallure V, Dupin N, Guillot B; Association for Recommendations in Dermatology. Dermatol Surg. 2013; 39: 1417–33.

系统文献回顾 DFSP 病例建立侧缘对照共识。尽管缺乏正式证据,与切除肿瘤边缘<3cm 相比,切除肿瘤边缘超过 3cm 可以降低复发率。MMS 通常具有更好的临床治疗效果。手术后患者应当至少随访 10 年,理想上应一直定期随访,监视 DFSP 是否复发。

Mohs micrographic surgery for dermatofibrosarcoma protuberans (DFSP): a single-center series of 76 patients treated by frozen-section Mohs micrographic surgery with a review of the literature. Loghdey MS, Varma S, Rajpara SM, Al-Rawi H, Perks G, Perkins W. J Plast Reconstr Aesthet Surg 2014; 67: 1315–21.

回顾 76 例患者和回顾 DFSP 相关文献比较不同切除边缘的治疗结局。清除 DFSP 肿瘤组织需要根据不同情况改变切除边缘的大小,由于 DFSP 肿瘤不对称的特征需要完整边缘对照。该结论支持使用可降低复发率的 MMS。此外,阳性或窄边缘需考虑放射辅助治疗或伊马替尼治疗。

二线治疗	
• 甲磺酸伊马替尼（格列卫）	B
• 放射治疗	B

Treatment of advanced dermatofibrosarcoma protuberans with imatinib mesylate with or without surgical resection. Rutkowski P, Dębiec-Rychter M, Nowecki Z, Michej W, Symonides M, Ptaszynski K, et al. J Eur Acad Dermatol Venereol 2011; 25: 264–70.

分析15例局部晚期/无法手术/转移DFSP患者接受伊马替尼400mg/d或800mg/d的治疗后数据。2年无进展生存率为60%,2年总生存率为78%。

Using imatinib as neoadjuvant therapy in dermatofibrosarcoma protuberans: potential pluses and minuses. Johnson Jahangir H, Sherman W, Ratner D. J Natl Compr Canc Netw 2010; 8: 881–5.

甲磺酸伊马替尼新辅助治疗方案显示出具有减少手术前肿瘤大小、减少清除残余DFSP手术发生率。手术前使用伊马替尼,需要选择合适患者、仔细权衡潜在风险和治疗益处。

Imatinib mesylate as a preoperative therapy in dermatofibrosarcoma: results of a multicenter phase Ⅱ study on 25 patients. Kérob D, Porcher R, Vérola O, Dalle S, Maubec E, Aubin F, et al. Clin Cancer Res 2010; 16: 3288–95.

25例原发或复发DFSP患者被纳入Ⅱ阶段多中心研究。临床应答百分率被定义为术前每日服用600mg甲磺酸伊马替尼2个月后进行WLE。9例(36%)患者实现临床应答(95% CI:18.9~57.5)。中位相对肿瘤减少为20%(−12.5%~100%)。除了预期Ⅱ级或Ⅲ级副作用,观察到1例Ⅲ级中性粒细胞减少、1例Ⅲ级斑丘疹皮损、1例Ⅳ级短暂的转氨酶升高。

Radiation in management of patients with dermatofibrosarcoma protuberans. Suit H, Spiro I, Mankin HJ, Efird J, Rosenberg AE. J Clin Oncol 1996; 14: 2365–9.

评估18例接受单独放射治疗或放射治疗合并手术DFSP患者的治疗结局。3例接受单独放射治疗的患者达到肿瘤局部控制。15例接受手术和放射治疗的DFSP患者中,3例出现局部复发。

Dermatofibrosarcoma protuberans: treatment results of 35 cases. Sun LM, Wang CJ, Huang CC, Leung SW, Chen HC, Fang FM, et al. Radiother Oncol 2000; 57: 175–81.

对超过10年时间范围,35例接受手术伴或不伴有放射治疗的病理证实DFSP患者进行回顾性研究。其中11例患者接受辅助放射治疗,放射剂量为46~68Gy(1例手术前,10例手术后)。在50个月中位随访期内,11例患者出现局部复发(9例患者无放射治疗)。在所有接受手术切除伴或不伴有放射治疗的DFSP患者,10例患者实现疾病控制。

（索慧男　译,陶娟　校）

第59章 皮肌炎

原作者 Ruth Ann Vleugels，Jeffrey P. Callen

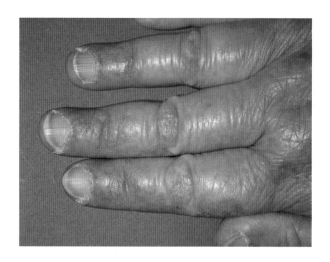

皮肌炎（dermatomyositis）是一种特发性炎症性肌病，以眶周紫红色水肿性斑、Gottron 丘疹、光暴露部位红斑和/或甲周改变为皮损特征。具有皮肤损害的皮肌炎患者往往伴有近端肌群肌无力，血清肌酸激酶或醛缩酶增高，或肌电图、磁共振及肌肉组织活检发现异常。然而，也有部分患者的皮肤损害发生在肌肉病变之前，或者只具有皮肤损害而不伴有横纹肌异常病变（临床称之为特发性皮肌炎）。此外，很多患者在肌肉病变得到充分控制后的很长一段时间内仍有持续性的皮肤表现。儿童和青少年的皮肌炎可并发钙质沉着，尤其是在治疗延迟的情况下。成人皮肌炎在确诊后的 3 年内罹患或发展为恶性肿瘤的风险增加。

治疗策略

在治疗前，要全面评估患者皮肤和肌肉病变的严重程度；了解心脏、肺及胃肠道等系统的受累情况以及是否伴有恶性肿瘤。

治疗目标是改善肌无力症状，恢复机体的正常功能，预防肌肉挛缩。儿童和青少年皮肌炎患者需要预防或治疗钙质沉着，该症状也可偶发于成年人。具有皮肤损害的皮肌炎患者可伴有剧烈的瘙痒、光敏感以及损容性容貌。因此，即使在肌肉症状得到有效控制或是特发性皮肌炎的患者，治疗也很重要。

系统应用糖皮质激素，多数情况下联合应用免疫抑制剂，是肌病患者的标准治疗方案。该方案对绝大部分患者治疗有效，针对少数疗效不佳患者，大剂量静脉注射免疫球蛋白有一定疗效（intravenous immune globulin，IVIG）。皮肌炎患者的皮损具有光敏性，需注意防晒，可外用防晒霜、穿

防晒服以及行为矫正，也可针对皮损局部外用糖皮质激素和钙调磷酸酶抑制剂，严重者口服抗疟药及免疫抑制剂治疗。大剂量 IVIG 也可用于顽固性皮疹的治疗。最终，治疗目标是通过结合患者病情及合并症情况，选择合适的局部和/或系统用药组合来缓解皮肤炎症和相关症状。

迄今为止，所有关于皮肌炎皮肤症状治疗的相关报道都缺乏一个有效的评价疾病活动性和治疗方案有效性的公认标准。目前，已制定三种皮肌炎皮肤损害评价标准，分别是皮肌炎的皮损面积和严重程度指数（the Cutaneous Dermatomyositis Area and Severity Index, CDASI）(Arch Dermatol Res 208; 300: 3-9, Br J Dermatol 2012; 162: 669-73)，皮肌炎皮肤的严重程度指数（the Dermatomyositis Skin Severity Index, DSSI)(Br J Dermatol 2008; 158: 345-50）以及青少年皮肌炎皮肤状况评估指标（Arthritis Rheum 2008; 59: 35-6)。遗憾的是，这些评判标准都没有被常规地用于研究皮肌炎的治疗干预措施，然而这些评判标准的使用越来越频繁，有望在未来成为评估皮肌炎皮肤疾病反应的标准。

特殊检查

- 全面评估排除其他原因造成的肌病
- 恶性肿瘤筛查，包括胸部、腹部和骨盆的计算机断层扫描（computed tomography，CT），经阴道盆腔超声，大便隐血试验和适龄的消化道内镜检查，巴氏涂片，乳房 X 线照相术，全血细胞计数，代谢功能全套试验，CA-125，CA 19-9，尿液分析，以及全面体检
- 血清肌酸激酶及醛缩酶
- 肌电图、磁共振成像或肌肉超声检查
- 肌肉组织活检
- 系统受累情况评估（如肺部疾病、心血管异常、食道功能异常等）
- 肌炎特异性抗体检测

治疗

Scalp involvement in dermatomyositis. Often overlooked or misdiagnosed. Kasteler JS, Callen JP. JAMA 1994; 272: 1939–41.

皮肌炎患者的皮损，尤其是头皮部位，容易与银屑病、脂溢性皮炎相混淆，皮损形态往往类似于皮肤型红斑狼疮或扁平苔藓。

Influence of age on characteristics of polymyositis and dermatomyositis in adults. Marie I, Hatron PY, Levesque H, Hachulla E, Hellot MF, Michon-Pasturel U, et al. Medicine (Baltimore) 1999; 78: 139–47.

这项课题研究比较了年轻皮肌炎患者与老年皮肌炎患者的临床特征,结果发现老年皮肌炎患者组恶性肿瘤发生率较高,导致这部分患者的预后较差。

Frequency of specific cancer types in dermatomyositis and polymyositis: a population-based study. Hill CL, Zhang Y, Sigurgeirsson B, Pukkala E, Mellemkjaer L, Airio A, et al. Lancet 2001; 357: 96–100.

该研究表明,恶性肿瘤如卵巢癌、胰腺癌、胃癌、结肠癌、直肠癌及非霍其金淋巴瘤等在皮肌炎患者中较为常见。皮肌炎患者确诊后其恶性肿瘤的发生频率逐年降低,3 年后发生率接近背景水平。

恶性肿瘤的评估应以病史、体格检查或常规实验室检查的异常情况为依据。初筛检查应包括胸部、腹部和骨盆的 CT 扫描,每年重复 1 次,至少连续 3 年。此外还应包括年度全身健康体检。

正电子发射断层显像 -CT 扫描(positron emission tomography-CT,PET-CT)也逐渐用于皮肌炎病情评估。

A new approach to the classification of idiopathic inflammatory myopathy: myositis-specific autoantibodies define useful homogeneous patient groups. Love LA, Leff RL, Fraser DD, Targoff IN, Dalakas M, Plotz PH, et al. Medicine (Baltimore) 1991; 70: 360–74.

这项研究在 212 例成人患者中,比较了肌炎特异性自身抗体[抗氨酰 -tRNA 合成酶、抗信号识别颗粒(抗 SRP)和抗 Mi-2]与疾病标准临床分类(多发性肌炎、皮肌炎、重叠肌炎、肿瘤相关性肌炎和包涵体肌炎)在预测临床症状、体征及疾病预后等方面的作用。与肌炎特异性抗体阴性的患者相比,抗氨酰 -tRNA 合成酶抗体阳性的患者(n=47)具有明显的关节炎、发热、肺间质病变及“机械手”等临床表现,泼尼松的平均使用剂量明显升高,接受细胞毒性药物治疗的患者比例增加,且死亡率较高。抗 SRP 抗体阳性的患者(n=7)更易发生心悸、肌痛,病情严重难治,且死亡率较高。抗 Mi-2 抗体阳性的患者(n=10)往往伴有 V 形和披肩样皮疹、角皮过度增生,对治疗的反应良好。上述研究表明,肌炎特异性抗体比临床分类在评估病情方面更有意义。该作者认为,未来皮肌炎的研究在流行病学、病因学和治疗学等方面需要将皮肌炎特异性抗体考虑在内。

目前,只有抗氨酰 -tRNA 合成酶自身抗体被广泛应用于临床实践中。

A novel dermato-pulmonary syndrome associated with

MDA-5 antibodies: report of 2 cases and review of the literature. Chaisson NF, Park J, Orbai AM, Casciola-Rosen L, Fiorentino D, Danoff S, et al. Medicine (Baltimore) 2012; 91: 220–8.

这篇文献介绍了具有黑色素瘤分化相关蛋白 5(melanoma differentiation-associated protein 5,MDA-5) 这种新型自身抗体阳性患者的典型临床特征:可迅速进展的间质性肺病、关节炎和特征性的皮肤表型,包括 Gottron 丘疹部位的溃疡、Gottron 征、沿外侧甲壁的痛性掌部丘疹和显著的脱发(这种表型最早由 Fiortentino 等人于 2011 年报道,The mucocutaneous and systemic phenotype of dermatomyositis patients with antibodies to MDA5(CADM-140):a retrospective study.J Am Acad Dermatol 2011;65:25-34)。大多数 MDA-5 抗体阳性的患者在临床上表现为无肌病性皮肌炎。尽管这一表型最初在亚洲人群中被发现,但后来也在其他人群中被报道。

Most patients with cancer-associated dermatomyositis have antibodies to nuclear matrix protein NXP-2 or transcription intermediary factor 1-γ. Fiorentino DF, Chung LS, ChristopherStone L, Zaba L, Li S, Mammen AL, et al. Arthritis Rheum 2013; 65: 2954–62.

在 2 组大样本皮肌炎患者队列中,发现 83% 的转录中介因子 -1γ(transcription intermediary factor-1γ,TIF-1γ) 或 NXP-2 反应性抗体阳性患者为肿瘤相关性皮肌炎。多因素分析显示,这类患者的恶性肿瘤发生率与老龄、男性以及抗 TIF-1γ 或抗 NXP-2 抗体有关(OR 3.78)。

目前,MDA-5 和 TIF-1γ 自身抗体主要用于科学研究中,而在商业化实验室中并未常规使用。在美国,现有两家实验室可检测此抗体(分别为 Johns Hopkins 和 Oklahoma 医学研究基金会肌炎检测实验室)。这些自身抗体可用于临床亚群分类,有助于皮肌炎患者的疾病预后预测。其主要目的不是诊断皮肌炎,而是希望在今后对皮肌炎患者的预测和改变筛查方法提供帮助。

Interstitial lung disease in classic and skin-predominant dermatomyositis: a retrospective study with screening recommendations. Morganroth PA, Kreider ME, Okawa J, Taylor L, Werth VP. Arch Dermatol 2010; 146: 729–38.

在这项回顾性队列研究中,CT 结果显示 23% 的皮肤型皮肌炎患者存在间质性肺病(interstitial lung disease,ILD),并且这些患者的肺功能检测均显示肺部弥散功能(DLCO)降低。无论是否合并肌肉病变,ILD 患病率在两组患者间没有统计学差异。因此作者认为,对所有皮肌炎患者进行 DLCO 检查,以此筛选肺部受累患者是合理的。

Incidence of dermatomyositis and clinically amyopathic

dermatomyositis: a population-based study in Olmstead County, Minnesota. Bendewald MJ, Wetter DA, Li X, Davis MD. Arch Dermatol 2010; 146: 26–30.

这项以人群为基础的回顾性研究发现,经年龄和性别调整的皮肌炎(包括所有亚型在内)的总体发病率为9.63/100万(95% CI:6.09~13.17),而临床无肌病性皮肌炎的发病率为每2.08/100万(95% CI:0.39~3.77)。在这一人群中,20%的皮肌炎病例是无肌病性皮肌炎。

这项流行病学研究也支持其他数据结果,即20%~30%的成人皮肌炎患者没有肌肉受累表现。

一线治疗	
针对皮肤症状	
• 防晒霜	E
• 外用糖皮质激素	E
• 抗疟药:羟氯喹和氯喹	D
• 联合抗疟治疗(奎纳克林加羟氯喹或氯喹)	E
• 甲氨蝶呤	D
针对肌肉症状	
• 系统应用糖皮质激素	B
• 免疫抑制剂:甲氨蝶呤、霉酚酸酯和硫唑嘌呤	A

The use of pulse corticosteroid therapy for juvenile dermatomyositis. Paller AS, Pediatr Dermatol 1996; 13: 347–8.

这份报告指出,系统皮质类固醇的脉冲式给药方法可减少糖皮质激素的毒副作用,并且有助于预防钙质沉着。

Cutaneous lesions of dermatomyositis are improved by hydroxychloroquine. Woo TY, Callen JP, Voorhees JJ, Bickers D, Hanno R. J Am Acad Dermatol 1984; 10: 592–600.

在一项开放性研究中,对7例经皮质类固醇和/或免疫抑制剂治疗无效的皮肌炎皮肤损害采用羟氯喹(每次200mg,每日1~2次)治疗。结果显示在加用羟氯喹后,7例患者的皮肤症状明显好转;其中有3例患者的皮损完全消退;有2例患者的糖皮质激素剂量可减量。然而,羟氯喹对于皮肌炎的肌肉症状并没有任何改善作用。

Combination antimalarials in the treatment of cutaneous dermatomyositis: a retrospective study. Ang GC, Werth VP, Arch Dermatol 2005; 141: 855–9.

在这项回顾性分析中,17例患者中有7例仅使用抗疟治疗就出现了至少接近消除的皮肤症状:其中4例患者需要联合治疗(硫酸羟氯喹200mg,每日1~2次+盐酸米帕林100mg,每日1次;或磷酸氯喹250mg/d+奎纳克林100mg/d),另外3人对抗疟药单药治疗反应良好。疗效中位时间为3个月。

当考虑联合使用抗疟药作为一种治疗方案时,由于奎纳克林没有眼毒性,因此可以在使用羟氯喹或氯喹的基础上联用奎纳克林。羟氯喹和氯喹都有眼毒性,不宜同时服用。

Adverse cutaneous reactions to hydroxychloroquine are more common in patients with dermatomyositis than in patients with cutaneous lupus erythematosus. Pelle MT, Callen JP. Arch Dermatol 2002; 138: 1231–3.

在这项病例对照研究中,31%的皮肌炎患者使用羟氯喹后出现皮肤反应,而皮肤型红斑狼疮患者的这一比例仅为2.5%。

鉴于羟氯喹是皮肤型皮肌炎治疗的一线药物,有必要意识到大约1/3的皮肌炎患者在服用该药后出现皮肤反应的风险增加,甚至导致皮肤型皮肌炎病情恶化,并需要停止服用羟氯喹。因此,患者在服用羟氯喹之前需要被预先告知此风险,以便让患者及时发现皮肤问题,提醒临床医生作出相应治疗。

二线治疗	
针对皮肤症状	
• 局部外用钙调磷酸酶抑制剂(他克莫司或吡美莫司)	D
• 霉酚酸酯	D
• 静脉注射免疫球蛋白	A
针对肌肉症状	
• 其他的免疫抑制剂:环磷酰胺,苯丁酸氮芥,环孢素和他克莫司	D
• 静脉注射免疫球蛋白	A
• 美罗华(利妥昔单抗)	A

Topical tacrolimus 0.1% ointment for refractory skin disease in dermatomyositis: a pilot study. Hollar CB, Jorizzo JL, J Dermatol Treat 2004; 15: 35–9.

在一项6例皮肌炎患者的开放性实验中,患者均给予外用他克莫司治疗。其中2例患者反应很好,1例患者中效,而3例患者皮损基本上没有任何改变。

这项试验有一定价值,但无法证实外用他克莫司能取得显著的治疗效果。

Low-dose methotrexate administered weekly is an effective corticosteroid-sparing agent for the treatment of the cutaneous manifestations of dermatomyositis. Kasteler JS, Callen JP. J Am Acad Dermatol 1997; 36: 67–71.

该文章回顾分析了13例每周口服2.5~30mg甲氨蝶呤的皮肌炎患者。在此之前,这些患者的皮损病变经防晒、外用糖皮质激素、口服泼尼松、抗疟药治疗及硫唑嘌呤或苯丁酸氮芥等治疗方法未完全缓解。试验结束后,4例患者皮损完全消退,另外4例也基本消退。在余下的5例患者中,皮肤损害经甲氨蝶呤治疗后也可中度缓解。在所有的患者中,甲氨蝶呤可以使其他药物(包括泼尼松)的治疗剂量减量甚至停用。

Mycophenolate mofetil as an effective corticosteroid-sparing therapy for recalcitrant dermatomyositis. Edge JC, Outland JD, Dempsey JR, Callen JP. Arch Dermatol 2006; 142: 65–9.

Mycophenolate mofetil in dermatomyositis: **is it safe**？Rowin J, Amato AA, Deisher N, Cursio J, Meriggioli MN. Neurology 2006; 66: 1245–7.

这两项开放性试验表明:每天2次,每次1~1.5g的霉酚酸酯对于60%~70%肌炎患者的皮肤和肌肉症状有效,是一种有效的类固醇保护剂。另外,少量病例也发现霉酚酸酯会引起一些毒性反应。例如在第1项研究中发现EB病毒相关的中枢神经系统淋巴瘤,停止霉酚酸酯治疗后淋巴瘤缓解;第2项研究中发现存在机会性感染,其中1例死亡。

霉酚酸酯对某些难治性皮肌炎患者治疗有效,但用药过程中需要监测病情变化,警惕感染及潜在肿瘤的发生。

A controlled trial of high-dose intravenous immune glob-ulin infusions as treatment for dermatomyositis. Dalakas MC, IIIa I, Dambrosia JM. N Engl J Med 1993; 329: 1993–2000.

该课题进行了一项双盲、安慰剂对照试验,试验对象为15例经肌肉活检确诊,且对治疗抵抗的皮肌炎患者。试验期间,患者维持口服泼尼松治疗(平均每日25mg),并随机分为静脉注射免疫球蛋白组(治疗剂量为2g/kg)或安慰剂组,每月1次,治疗3个月;之后可选择是否交换治疗方案继续治疗3个月。试验结束后,免疫球蛋白治疗组(8例)的肌肉力量($P<0.018$)和肌肉神经症状($P<0.035$)得到明显改善,而安慰剂治疗组(7例)却没有明显改变。经过6个月治疗,最终共有12例患者接受了免疫球蛋白治疗,其中9例严重功能障碍患者的症状得到明显改善,功能几乎恢复正常。而11例接受安慰剂治疗的患者的病情没有显著改善,其中3例有轻度改善,3例没有任何改善,5例病情恶化。在接受免疫球蛋白治疗的患者中,其皮肤损害也有所缓解,12例患者中有8例的皮肤损害经临床照片评估达到"完全清除"。

Intravenous immunoglobulin for refractory cutaneous derma-tomyositis: **a retrospective analysis from an academic medical center.** Femia AN, Eastham AB, Lam C, Merola JF, Qureshi AA, Vleugels RA. J Am Acad Dermatol 2013; 69:

654–7.

Clinical efficacy of intravenous immunoglobulins for the treatment of dermatomyositis skin lesions without muscle disease. Bounfour T, Bouaziz JD, Bezier M, Cordoliani F, Saussine A, Petit A, et al. J Eur Acad Dermatol Venereol 2014; 28: 1150–7.

自Dalakas等人进行小型随机对照试验以来,有2项回顾性研究专门总结了IVIG在难治性皮肤型皮肌炎中的作用。第1项研究(Femia等人)入组了13例接受IVIG特异性治疗皮肤型皮肌炎的患者。除2例外,其余所有患者在入组前均接受过各种系统应用免疫抑制剂和免疫调节剂、光保护和局部外用药的治疗。研究根据经验证的CDASI结合临床照片的方式来评估治疗反应。所有13例患者在接受IVIG治疗后均表现出病情改善,其中8例达到临床完全缓解。除2例外,其余患者在经IVIG治疗后,其原本服用的免疫抑制剂可停用。第2项回顾性研究(Bounfour等人)入组了27例接受IVIG治疗难治性皮肤型皮肌炎患者,也获得了可喜的结果。通过临床检查和照片评估治疗反应,发现27例患者中有19例对治疗有显著反应,4例显示部分反应,4例无反应。

Chlorambucil. An effective corticosteroid-sparing agent for patients with recalcitrant dermatomyositis. Sinoway PA, Callen JP. Arthritis Rheum 1993; 36: 319–24.

5例顽固性皮肌炎患者口服苯丁酸氮芥,每日4mg,其间停止使用其他免疫抑制剂。4~6周后5例患者病情均发生了明显的改善,其中4例停止使用糖皮质激素。4例患者在连续治疗13~30个月后停止使用苯丁酸氮芥,病情依然缓解。试验中观察到苯丁酸氮芥有一定的毒性作用,表现为2例患者出现白细胞减少症。

尽管苯丁酸氮芥治疗有效,但是由于它有潜在的致癌作用,不是理想的选择。

Ciclosporin A and intravenous immunoglobulin treatment in polymyositis/dermatomyositis. Danieli MG, Malcangi G, Palmieri C, Logullo F, Salvi A, Piani M, et al. Ann Rheum Dis 2002; 61: 37–41.

对20例患者进行回顾性研究分析,其中12例诊断为皮肌炎。结果显示联合泼尼松、环孢素以及静脉免疫球蛋白是最佳治疗方案。

A pilot trial of rituximab in the treatment of patients with dermatomyositis. Chung L, Genovese MC, Fiorentino DF. Arch Dermatol 2007; 143: 763–7.

在这项开放性试点研究中入组7例可评估的患者,均接受利妥昔单抗每次1g,每隔2周注射1次的治疗,其中只有 3 例对肌肉疾病有部分反应。使用经验证的 DSSI 评估发现患者的皮肤症状在研究期间均没有显著改善。

Rituximab in the treatment of refractory adult and juvenile dermatomyositis (DM) and adult polymyositis (PM): a randomized, placebo-phase trial (the RIM Study). Oddis CV, Reed AM, Aggarwal R, Ascherman DP, Barohn RJ, Feldman BM, et al. Arthritis Rheum 2013; 65: 314.

这项多中心随机对照研究由 200 名患者组成，其中包括 76 例皮肌炎患者，48 例青少年皮肌炎患者和 76 例多发性肌炎患者。研究将患者随机分配至"早期利妥昔单抗"组，即在第 0 和 1 周接受药物治疗，在第 8 和 9 周接受安慰剂治疗；或"晚期利妥昔单抗"组，即在第 0 和 1 周接受安慰剂治疗，在第 8 和 9 周接受利妥昔单抗治疗。结果显示该项研究既没有达到主要观察终点标准（即根据特定肌肉参数设定的疾病改善的时间点），也没有达到次要观察终点标准（即根据肌肉参与情况设定的观察点）。尽管如此，83% 的患者在第 44 周时达到症状改善的定义（definition of improvement, DOI）。此外，观察发现两组研究中利妥昔单抗均具有类固醇保护剂作用。作者认为，由于研究试验设计问题（特别是 8 周的短期安慰剂阶段的设定），降低了检测组间关于利妥昔单抗治疗后达到 DOI 的平均时间的差异的能力。值得注意的是，在利妥昔单抗治疗炎症性肌病中（rituximab for inflammatory myopathy, RIM Study）中未使用经过验证的皮肌炎皮肤指数进行相关指标测定。

尽管 RIM 研究的设计问题就利妥昔单抗在皮肌炎中的应用提出了建议，但其仍用于难治性肌肉疾病的治疗。然而，目前鲜有数据支持利妥昔单抗治疗专用于皮肤型皮肌炎治疗。

三线治疗	
• 氨苯砜治疗皮肤症状	E
• 沙利度胺治疗皮肤症状	E
• 抗雌激素药物治疗皮肤症状	E
• 地尔硫䓬治疗钙质沉着	D
• 全身放疗	D
• 利妥昔单抗治疗皮肤症状	D
• 来氟米特	E
• 西罗莫司	E
• 托珠单抗	E
• 阿那白滞素（重组人 IL-1 受体拮抗剂）	D
• 西法木单抗（抗干扰素 -α 单克隆抗体）	D
• 托法替尼，芦可替尼（JAK 抑制剂）	D,E
• 干细胞移植	D

Calcinosis cutis occurring in association with autoimmune connective tissue disease: the Mayo Clinic experience with 78 patients, 1996 to 2009. Balin SJ, Wetter DA, Andersen LK, Davis MD. Arch Dermatol 2012; 148: 455–62.

这项回顾性研究发现皮肌炎和系统性硬化病是最常见的与皮肤钙质沉着有关的自身免疫性结缔组织疾病。17 例患者接受地尔硫䓬的治疗，其中有 9 例显示部分受益。28 例患者接受手术切除一个或多个病变，其中有 22 例显示完全缓解，5 例部分缓解，1 例无缓解。

现有多种药物用于皮肌炎相关的钙质沉着症的治疗，尽管没有一种药物是一致推荐有效的。

Open-label trial of anti-TNF-alpha in dermato-and polymyositis treated concomitantly with methotrexate. Hengstman GJ, De Bleecker JL, Feist E, Vissing J, Denton CP, Manoussakis MN, et al. Eur Neurol 2008; 59: 159–63.

尽管各种病例报道表明抗肿瘤坏死因子 α（anti-tumor necrosis factor alpha, TNF-α）可能对皮肌炎治疗有效，但这项开放性试验却发现了不同的结果。由于患者入组率低以及许多患者对该项治疗反应较差，导致该试验被提前终止。作者表明肿瘤坏死因子拮抗剂类药物不作为对皮肌炎的治疗选择。

A randomized, pilot trial of etanercept in dermatomyositis. Amato A. Ann Neurol 2011; 70: 427–36.

在这项随机、双盲、安慰剂对照的临床试验中，共入组 16 例皮肌炎正在服用泼尼松治疗的患者（11 例被随机入组为接受依那西普治疗，予以每周皮下注射 50mg 依那西普，持续 52 周；另外 5 例患者接受安慰剂治疗），结果显示在治疗组中有 5 例表现出类固醇保留效果。CDASI 检测两组间皮肤症状改善情况，显示无显著统计学差异。此外，5 例在依那西普治疗后出现皮肤症状恶化。

除了用抗 TNF-α 治疗皮肌炎患者存在潜在的肌肉症状恶化的情况，还报道了肿瘤坏死因子抑制剂相关的皮肌炎病例的出现。因此，皮肌炎患者应慎用抗 TNF 治疗，甚至有专家建议抗 TNF 治疗在糖尿病患者中的应用是谨慎的，甚至有专家建议仅在获批的临床试验中才可使用这一类药物治疗皮肌炎。

Improvement in dermatomyositis rash associated with the use of antiestrogen medication. Sereda D, Werth VP. Arch Dermatol 2006; 142: 70–2.

这项报道指出，2 名妇女的皮肌炎相关性皮肤症状在服用抗雌激素药物（选择性雌激素受体调节剂他莫昔芬或芳香化酶抑制剂阿那曲唑）后得到改善。当第 1 名患者规律使用他莫昔芬 4 年后停止治疗时，其皮肤型皮肌炎病情恶化，常规免疫抑制剂治疗仍难以控制。这一观察结果为女性皮肌炎患者的治疗提供了一个新的思考方向。然而，文献中没有关于这两种药物的进一步报道。

Rapamycin (sirolimus) as a steroid-sparing agent in dermatomyositis. Nadiminti U, Arbiser JL. J Am Acad Dermatol 2005; 52: 17–9.

1例对先前的治疗抵抗的皮肌炎患者，使用这种抗排斥药物（雷帕霉素）以每天5mg持续治疗2周，之后以每天2mg维持治疗，发现患者的肌肉病变及皮肤症状均有改善。

Anakinra treatment in patients with refractory inflammatory myopathies and possible predictive response biomarkers: a mechanistic study with 12 months of follow-up. Zong M, Dorph C, Dastmalchi M, Alexanderson H, Pieper J, Amoudruz P, et al. Ann Rheum Dis 2014; 73: 913–20.

一项开放性研究共入组15例难治性肌炎患者，其中4例为皮肌炎患者，所有患者均予以阿那白滞素治疗，周期为12个月。结果显示4例皮肌炎患者中有3例的皮肤症状有所改善，但未使用经过验证的皮肤指数评估。

Remission of recalcitrant dermatomyositis treated with ruxolitinib. Hournung T, Janzen V, Heidgen FJ, Wolf D, Bieber T, Wenzel J. N Engl J Med 2014; 371: 2537–8.

偶然发现1例难治性皮肌炎患者的肌无力和皮肤症状在服用芦可替尼（一种JAK1和2选择性抑制剂）治疗并发的骨髓纤维化时，根据CDASI评分，表现为完全缓解。患者在服用芦可替尼期间，可以停止系统给予糖皮质激素、霉酚酸酯以及静脉注射免疫球蛋白治疗。对芦可替尼或其他JAK抑制剂的深入研究和观察或许可以进一步丰富皮肌炎药物治疗的选择种类。

Efficacy of allogeneic mesenchymal stem cell transplantation in patients with drug-resistant polymyositis and dermatomyositis. Wang D, Zhang H, Cao M, Tang Y, Liang J, Feng X. J Ann Rheum Dis 2011; 70: 1285–8.

一项针对10例进行了干细胞移植（stem cell transplntation，SCT）的难治性皮肌炎（$n=4$）或多发性肌炎患者的开放研究显示，有3例患者出现疾病复发，2例死亡。其余患者的肌肉病变，肺部疾病和慢性皮肤溃疡均有改善。

其他有关成人和青少年皮肌炎患者的报告指出，在严重病例中，经SCT治疗后皮肤疾病和钙质沉着均有改善。考虑到感染风险，目前仅在高度难治性皮肌炎病例中考虑使用SCT治疗。

（谭怡忻　译，陆前进　校）

第60章 尿布皮炎

原作者 Catalina Matiz, Lawrence F. Eichenfield

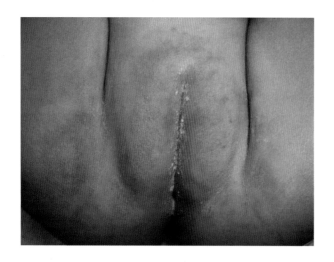

尿布皮炎(diaper dermatitis)包括多种疾病,尽管最常见的形式是刺激性接触性皮炎。刺激性尿布皮炎通常表现为大腿近端内侧、下腹部和臀部区域凸面皮肤的红斑和轻度鳞屑。由于皱褶部位皮肤不易接触到刺激物,故此病通常不累及腹股沟皱褶部位。本病发生年龄早至生后数天,晚至生后数年。大龄残疾人和老年患者由于使用尿布也可因相同的发病机理而出现尿布皮炎体征。许多其他皮肤病,例如银屑病、脂溢性皮炎、变应性接触性皮炎、肠病性肢端皮炎、感染(念珠菌、葡萄球菌和链球菌)及朗格汉斯细胞组织细胞增生症亦会累及尿布区域,需要排除。

治疗策略

刺激性尿布皮炎是由于尿布封包区域的皮肤刺激物残留而导致的。尿液和粪便使局部皮肤潮湿,从而增加皮肤的摩擦系数,导致皮肤摩擦损伤。尿液和粪便里含有的酶可使皮肤表面 pH 值升高,进而使这些酶激活后加重皮肤腐蚀损伤,从而进一步破坏皮肤的完整性。皮肤屏障功能减低和 pH 值升高使得皮肤继发感染的易感性增加,如白色念珠菌,从而进一步加重尿布皮炎。所以,防治的重点在于防止尿布区域皮肤的过度水化和摩擦损伤。

勤换尿布,尤其是在排便后,可降低局部皮肤湿度和表面刺激物聚集。这是尿布皮炎防治最重要的步骤之一。含有超强吸收凝胶材质和透气性尿布后片的一次性尿布优于其他尿布,可优先选择。尽量避免棉质尿布,因为与一次性尿布相比,它更易增加尿布皮炎的发病率。

尿布区域的皮肤可以用清水、柔和的皂剂或用市售湿巾清洁。婴儿湿巾最好不含香料、异噻唑啉酮、氨基甲酸碘

丙基丁酯以及酒精。应避免摩擦局部皮肤以防止局部皮肤损伤。

每次更换尿布后应外涂屏障隔离霜,使皮肤与刺激物之间形成一道屏障,从而减少皮肤与尿液和粪便的接触,以及皮肤与尿布间的摩擦。

严重的尿布皮炎可以外用弱效糖皮质激素,如 1% 氢化可的松软膏,但必须谨慎使用,以避免局部皮肤萎缩和全身吸收的副作用。强效糖皮质激素,包括强效糖皮质激素与抗生素的混合制剂应避免在尿布皮炎使用。

当合并或疑似白色念珠菌感染时,建议局部外用抗真菌制剂。

特殊检查
• 近期抗生素使用情况(念珠菌的诱因)
在特定病例
• 真菌镜检,真菌和细菌培养
• 血清锌、生物素水平
• 皮肤活检
• 斑贴试验

Diaper dermatitis: clinical characteristics and differential diagnosis. Coughlin CC, Eichenfield LF, Frieden IJ. Pediatr Dermatol 2014; 31 (Suppl 1): 19–24.

这篇文章描述了三种情况:尿布引起的皮疹,尿布引起的皮疹加重,以及无论有无尿布都发生的皮疹。由于尿布的存在而引起的皮疹包括刺激性尿布皮炎及其不同表现,以及变应性接触性皮炎。由于使用尿布导致皮疹加重的情况包括感染引发的皮疹(酵母菌和细菌),脂溢性皮炎及银屑病。第三组疾病包括婴儿血管瘤、朗格汉斯细胞组织细胞增多症、锌缺乏、川崎病以及柯萨奇病毒引起的皮疹。

Potential allergens in disposable diaper wipes, topical diaper preparations and disposable diapers: under-recognized etiology of pediatric perineal dermatitis. Yu J, Treat J, Chaney K, Brod B. Dermatitis 2016; 27: 110–8.

植物提取物,包括菊科植物,是婴儿湿巾和外用制剂中最可能的过敏原。其他经鉴定能引起过敏的成分包括生育酚、芳香剂、丙二醇、对苯二甲酸酯、碘丙基丁基氨基甲酸酯和羊毛脂。

Patch test series for allergic perineal dermatitis in the diapered infant. Yu J, Treat J, Brod B. Dermatitis 2017; 28: 70–5.

推荐使用的两组评估儿童会阴皮炎的过敏原样本。

The role of allergic contact dermatitis in diaper dermatitis. Smith WJ, Jacob SE. Pediatr Dermatol 2009; 26: 369–70.

要考虑的过敏原包括许多添加到尿布中的化学物质，以及婴儿湿巾中的防腐剂。例如，山梨醇倍半油酸盐、芳香剂和分散染料导致尿布区域的接触性皮炎的报道逐渐增多。橡胶添加剂环己基甲基邻苯二甲酰亚胺和巯基苯并噻唑往往会导致"幸运卢克"皮炎（即牛仔的橡皮枪套与皮肤接触时局部出现类似枪套形状的皮炎）。作者建议对治疗效果不佳的尿布皮炎进行斑贴试验。

一线治疗	
• 防水屏障隔离霜	A
• 勤换尿布	B
• 使用具有超强吸收性的一次性尿布	A

Modern diaper performance: construction, materials, and safety review. Dey S, Kenneally D, Odio M, Hatzopoulos I. Int J Dermatol 2016; 55 (Suppl 1): 18–20.

现代典型的尿布不含乳胶和分散染料等相关成分，而是使用具有良好的安全性的氨纶和颜料。如今的一次性尿布都有多层和内衬设计，以达到最佳的尿液和粪便吸收效果。

Prevention, diagnosis, and management of diaper dermatitis. Nield LS, Kamat D. Clin Pediatr (Philadelphia) 2007; 46: 480–6.

本文以表格的形式分步介绍了尿布皮炎的鉴别诊断、预防和治疗策略。最关键的预防措施是保持局部皮肤的干燥。方法如下：使用具有超强吸收能力的一次性尿布、勤换尿布、避免刺激（例如避免使用含香料和酒精的湿巾）、使用防水润肤剂和减少尿布使用时间。

Diaper dermatitis and advances in diaper technology. Odio M, Friedlander SF. Curr Opin Pediatr 2000; 12: 342–6.

研究表明，吸收性凝胶材质（AGM）与仅使用纤维素材质的一次性尿布相比，可以减少皮肤过度水化，减少尿布皮炎的复发频率，减轻其严重程度。一项对近4 000例儿童的研究中，发现使用AGM与减少重症尿布皮炎的发生率相关。聚合物覆盖层或薄膜，即透气网面，可以使尿布中的水分蒸发排出，从而减少局部皮肤的过度水化。尿布内面设计成在使用时可持续释放以凡士林为基质的配方成分到皮肤表面，这样可以有效、持续地降低尿布皮炎的严重程度。

Clinical approaches to skin cleansing of the diaper area: practice and challenges. Coughlin CC, Frieden IJ, Eichenfield LF. Pediatr Dermatol 2014; 31 (Suppl 1): 1–4.

作者很好地回顾了尿布区域护理的重要因素，包括皮肤pH值、局部微生态、某些产品的刺激性和潜在过敏原，以及局部药物的应用。研究显示：湿巾使用广泛，在包括早产儿在内的多组人群中，其具有良好的耐受性及有效性。

二线治疗	
• 1%氢化可的松软膏	D
• 局部外用抗真菌药（咪康唑、克霉唑、制霉菌素、酮康唑）	A

A prospective 2-year assessment of miconazole resistance in Candida spp. with repeated treatment with 0.25% miconazole nitrate ointment in neonates and infants with moderate to severe diaper dermatitis complicated by cutaneous candidiasis. Blanco D, van Rossem K. Pediatr Dermatol 2013; 30: 717–24.

这项多中心、开放、长期、Ⅳ期研究调查了月龄≤15个月的中、重度尿布皮炎合并皮肤念珠菌病的婴儿对0.25%硝酸咪康唑反复外用的潜在耐药性。研究结果显示：约半数患者达到临床治愈，45.8%的患者真菌性治愈，29.2%的患者临床和真菌均治愈。0.25%硝酸咪康唑软膏治疗有效，耐受性良好。没有证据表明念珠菌对咪康唑耐药。

Efficacy and safety of two different antifungal pastes in infants with diaper dermatitis: a randomized, controlled study. Hoeger PH, Stark S, Jost G. J Eur Acad Dermatol Venereol 2010; 24: 1094–8.

这项双盲多中心试验比较了1%克霉唑与含20%氧化锌的制霉菌素治疗尿布性皮炎合并念珠菌感染的疗效。克霉唑在减轻症状方面优于制霉菌素。两者的微生物学治愈率均为100%，并且均具有良好的安全性和耐受性。

Absorption and efficacy of miconazole nitrate 0.25% ointment in infants with diaper dermatitis. Eichenfield LF, Bogen ML, J Drugs Dermatol 2007; 6: 522–6.

一项关于中、重度尿布皮炎患儿外用咪康唑治疗后，系统吸收药物的相对安全性的评估。24例患儿，其中19例接受0.25%硝酸咪康唑软膏治疗，5例接受2%硝酸咪康唑霜治疗，疗程7天。结果表明：外用0.25%咪康唑治疗组的患儿血药浓度很低（83%阴性，17%低浓度），从而证实外用咪康唑用于治疗尿布皮炎是安全的。

Pediatricians who prescribe clotrimazole-betamethasone diproprionate (Lotrisone) often utilize it in inappropriate settings regardless of their knowledge of the drug's potency.

227

Railan D, Wilson JK, Feldman SR, Fleischer AB. Dermatol Online J 2002; 8: 3.

　　强效的外用糖皮质激素可以引起局部皮肤萎缩及系统吸收。应避免在尿布区使用抗生素与强效糖皮质激素联合的复方制剂。

三线治疗	
• 持续使用释放氧化锌和凡士林的一次性尿布	A
• 口服抗真菌药	E

Skin benefits from continuous topical administration of a zinc oxide/petrolatum formulation by a novel disposable diaper. Baldwin S, Odio MR, Haines SL, O'Connor RJ, Englehart JS, Lane AT, J Eur Acad Dermatol Venereol 2001; 1: 5–11.

　　一项随机、双盲、对照的临床研究，对 268 例婴儿进行 4 周观察，1 组使用普通尿布，1 组使用持续释放氧化锌和凡士林的尿布。结果表明：与对照组相比，软膏配方可有效地使皮肤接触氧化锌和凡士林，显著减少了皮肤红斑和皮疹的发生。

Contact dermatitis. Friedlander SF. Pediatr Rev 1998; 19: 166–71.

　　部分患儿在应用一线和二线方案治疗后尿布皮炎仍持续存在。对于这些病情顽固的患儿，口服制霉菌素可能有效。此外，应注意检测妈妈乳头和阴道是否存在真菌感染从而反复感染患儿。若有感染，短疗程（一般 5~7 天）口服氟康唑有助于根除感染。

　　　　　　　　　　　　　（焦　磊　译，梁　源　校，马　琳　审）

第61章 盘状湿疹

原作者 Ian H. Coulson

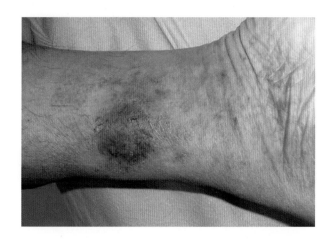

盘状湿疹(discoid eczema)表现为界限相对清楚、通常多发的钱币状的斑块。急性期常有渗出,慢性期皮损散在,可有角化过度和苔藓样变,常伴瘙痒。多见于四肢(腿部最多),躯干次之,面部及皱褶部位少见。

治疗策略

盘状湿疹(钱币状湿疹)的病因很多。老年患者通常是特发性的,但接触性过敏反应可发生类似皮损,如手足湿疹、特应性皮炎(AD)、淤滞性皮炎相关"id"反应,以及局部皮炎(如外伤、虫咬皮炎、色素痣的"晕皮炎"等)。有研究表明,多种药物如金制剂、肿瘤坏死因子(TNF)拮抗剂、干扰素和维A酸会导致盘状湿疹样的反应。如果发病部位和病因不清楚,那么这些疾病之间就无从比较,易于混淆。

关于盘状湿疹的病理生理学文献很少,治疗缺乏依据。有记载与皮肤干燥有关,并且服用异维A酸过程中可能会出现盘状湿疹(异维A酸可以减少皮脂腺的分泌)。但是,皮肤干燥并不持续存在,盘状湿疹的表现与干皮症及乏脂性湿疹不同。

有报告指出,盘状湿疹的患者患干燥症的比例和同年龄对照组相似,但对搔抓导致的过敏原侵入所引起的迟发型过敏反应较为强烈。这可能和特应性体质有关,但患者血清的IgE水平往往正常。

潜在的感染(如牙源性脓肿)及导致皮肤干燥的感染性疾病(如麻风)与盘状湿疹关系不大。幽门螺杆菌感染可能与其有关,但证据不足。

因为发病原因太多,且缺乏相关的文献支持,给盘状湿疹制订出明确的治疗方案有一定的难度,绝大多数报告是某个单位进行的回顾性分析及个案报告,都不是正式的研究。主要的治疗方法有:

- 排除其他疾病,特别是真菌感染、银屑病、鲍恩病、蕈样肉芽肿、结节病等。
- 详细询问用药史及饮酒史。
- 需进行斑贴试验,金属和药物(如夫西地酸、羊毛脂、新霉素和十八醇十六醇混合物)是最可能有关的。
- 和其他湿疹的治疗方案类似,如果考虑与皮肤干燥有关,则应使用润肤剂。
- 主要的药物为外用糖皮质激素,瘙痒严重时需使用强效糖皮质激素,并且疗效较好。由于皮损一般在四肢,面积不大,很少发生于面部和皱褶部位等菲薄的皮肤,所以比较安全,使用糖皮质激素浸渍的带子、强效糖皮质激素水胶敷料或绷带封堵对慢性苔藓样病变疗效较好。
- 钙调神经磷酸酶拮抗剂单独使用和与局部糖皮质激素联合治疗特应性皮炎均可取得成功,但缺乏专门研究盘状湿疹疗效的试验。
- 如果出现渗出,使用湿敷(例如万分之一的高锰酸钾溶液)将有助于使皮损干燥,并且防止皮损粘在衣服或敷料上。
- 继发性脓疱在渗出期是比较常见的,联合使用局部抗生素或杀菌剂,或使用口服抗葡萄球菌的抗生素都有帮助。
- 以焦油为基础的治疗和绷带湿敷可减少抓挠的影响。
- 睡前服用抗组胺药镇静剂将有助于减少夜间搔抓和擦伤。
- 通常不需要全身免疫抑制治疗。

一些新药如生物制剂(dupilumab)和小分子药物如apremilast和PDE 4拮抗剂在特应性湿疹中效果良好,但至今仍缺乏关于盘状湿疹的报道。

特殊检查
• 一般不需要鉴别诊断,除非需要排除其他疾病
• 应考虑到药物导致的可能性
• 应考虑到真菌感染的可能性

- 斑贴试验
- 如果怀疑可能有继发感染,进行细菌学鉴定
- 如果病情持久不愈,要考虑到潜在的感染

Pityriasis rosea and discoid eczema: dose related reactions to treatment with gold. Wilkinson SM, Smith AG, Davis MJ, Mattey D, Dawes PT. Ann Rheum Dis. 1992; 51: 881–4.

进行金制剂治疗的患者中近 30% 发生盘状湿疹,可能与剂量相关。

Severe, generalized nummular eczema secondary to interferon alfa-2b plus ribavirin combination therapy in a patient with chronic hepatitis C virus infection. Moore MM, Elpern DJ, Carter DJ. Arch Dermatol. 2004; 140: 215–7.

Cutaneous disease and alcohol misuse. Higgins EM, du Vivier AW. Br Med Bull. 1994; 50: 85–98.

这篇文章说明盘状湿疹和饮酒有很大关系。

Patch testing in discoid eczema. Fleming C, Parry E, Forsyth A, Kemmett D. Contact Dermatitis. 1997; 36: 261–4.

对严重、持久的盘状湿疹患者进行的回顾性研究发现,48 例患者中 24 例对橡胶、甲醛、新霉素、铬酸盐和镍产生阳性反应(16 人有关)。

Patch testing in discoid eczema. Khurana S, Jain VK, Aggarwal K, Gupta S. J Dermatol. 2002; 29: 763–7.

50 名慢性盘状湿疹的患者中,28 名斑贴试验结果阳性,主要是对重铬酸盐、镍、钴和香料过敏。44% 为单纯手足型,只有 12% 发生在躯干和四肢。

Challenge with metal salts.(II). Various types of eczema. Veien NK, Hattel T, Justesen O, Nørholm A. Contact Dermatitis. 1983; 9: 407–10.

斑贴试验有助于病因学诊断。样本量较大的临床试验显示斑贴试验有 50% 的阳性率,多数有临床意义。不过,这些临床试验是在慢性患者和疗效不佳的患者中所进行的(潜在的非典型病例组)。用来测试的物质包括铬酸盐、镍、汞、硫柳汞、橡胶、甲醛、新霉素、芳香剂、芦荟、乙二胺、氰基丙烯酸酯胶、纺织染料和环氧树脂。口服金属激发试验很少引起盘状湿疹的发作。刺激物可诱发盘状湿疹。

Dental infection associated with nummular eczema as an overlooked focal infection. Tanaka T, Satoh T, Yokozeki H. J Dermatol 2009; 36: 462–5.

全身性盘状湿疹 13 例患者经全景 X 线检测均伴中重度牙源性感染,其中 11 例经牙科治疗后,皮损部分或完全改善。

一线治疗	
外用糖皮质激素 ± 抗生素	C
润肤剂	C
焦油制剂	C
口服抗生素	C
口服抗组胺药物	C
外用多赛平	A

其中绝大多数是盘状湿疹的标准治疗方法,但是,依据循证级别,大多数研究包括了多种类型的湿疹,很少有专门关于盘状湿疹的文章,并且缺少对照试验。

Successful treatment of therapy-resistant atopic dermatitis with clobetasol propionate and a hydrocolloid occlusive dressing. Volden G. Acta Derm Venereol Suppl (Stockh). 1992; 176: 126–8.

钱币状的特应性皮炎皮损很快消退。

外用糖皮质激素治疗通常作为一线治疗,试验性的证据限于制药公司资助的研究,但不是针对盘状湿疹的。

Nummular eczema. A review, follow-up and analysis of a series of 325 cases. Cowan MA. Acta Derm Venereol. 1961; 41: 453–60.

本文报告以焦油制剂为主治疗盘状湿疹。25% 的患者皮疹有复发,53% 的患者终断治疗后皮疹复发,表明疾病有自然病程,但是也反映当时治疗方法的局限性。(其他方法有氢化可的松和浅部 X 线治疗。)

焦油制剂曾用来治疗盘状湿疹,现已被作为一线治疗药物外用糖皮质激素取代。

The antipruritic effect of 5% doxepin cream in patients with eczematous dermatitis. Drake LA, Millikan LE. Arch Dermatol. 1995; 131: 1403–8.

第 1 天瘙痒有明显改善,第 7 天无明显改善。

研究显示多赛平仅对瘙痒作用且时间短暂。

抗细菌药物(如氯碘羟喹)或抗生素通常在皮损潮湿、结痂的情况下使用。继发葡萄球菌感染(如 AD)会加重盘状湿疹的病情。

AD 引起的盘状湿疹患者,疗效不佳时,外用糖皮质激素封包治疗,皮损会很快消退。我们推荐多种类型的湿疹治疗前先用清水浸泡 20 分钟。

和其他瘙痒性的皮肤病类似,有镇静作用的抗组胺药物会减轻症状。瘙痒是由皮损中的肥大细胞增多引起,而组胺并无作用。

二线治疗	
• 光疗（宽波或窄波 UVB，311nm）	E
• 光化学疗法（补骨脂加 UVA 或 PUVA）	E
• 局部免疫调节剂	E
• 环孢素	E
• 皮损内注射糖皮质激素	E
• 口服糖皮质激素	E

对于盘状湿疹的治疗缺乏正规试验，证据等级较低，但是，所有的治疗都对 AD 和其他皮炎有效（见第 17 章），因此可能也对盘状湿疹有效。个人经验认为，对于某些患者，窄波 UVB 和环孢素可有较好的疗效。

Photochemotherapy beyond psoriasis. Honig B, Morison WL, Karp D. J Am Acad Dermatol. 1994; 31: 775–90.

这是一篇综述，但不是关于盘状湿疹的，指出 PUVA 治疗对某些湿疹有效。

Half-side comparison study on the efficacy of 8-methoxy-psoralen bath-PUVA versus narrow-band ultraviolet B phototherapy in patients with severe chronic atopic dermatitis. Der-Petrossian M, Seeber A, Hönigsmann H, Tanew A. Br J Dermatol. 2000; 142: 39–43.

两种方法对 AD 的疗效相当（在相同的红斑量下）。

光疗也可减少葡萄球菌和超抗原，可以改善湿疹的渗出和感染。

Antimicrobial effects of phototherapy and photochemotherapy in vivo and in vitro. Yoshimura M, Namura S, Akamatsu H, Horio T. Br J Dermatol. 1996; 135: 528–32.

单次照射后抗菌效果明显。

Suppressive effect of ultraviolet (UVB and PUVA) radiation on superantigen production by *Staphylococcus aureus*. Yoshimura-Mishima M, Akamatsu H, Namura S, Horio T. J Dermatol Sci. 1999; 19: 31–6.

Hand dermatitis: a review of clinical features, therapeutic options, and long-term outcomes. Warshaw E, Lee G, Storrs FJ. Am J Contact Dermat. 2003; 14: 119–37.

这是一篇综述，推荐对手部盘状湿疹的患者外用他克莫司或吡美莫司，但没有有价值的证据。

Long-term efficacy and safety of cyclosporin in severe adult atopic dermatitis. Berth-Jones J, Graham-Brown RA, Marks R, Camp RD, English JS, Freeman K, et al. Br J Dermatol.

1997; 136: 76–81.

这是一项对 100 名 AD 患者的开放性试验，多数患者疗效好。

不良反应（药物相互作用、高血压及肾毒性）限制了环孢素在老年盘状湿疹患者中的应用，间断的短时期应用或许有用。

一般没有必要口服糖皮质激素治疗。皮损内注射糖皮质激素仅用于某些患者的少数肥厚性皮损。

三线治疗	
• 硫唑嘌呤	E
• 甲氨蝶呤	C
• 霉酚酸酯	E
• 催眠疗法	D
• 放松治疗	D

尚缺乏用于盘状湿疹二线治疗的药物资料，而且证据级别不高。不过因为这些治疗对特应性皮炎和其他皮炎有效（见第 17 章），因此可能也对盘状湿疹有效。

Azathioprine in dermatological practice. An overview with special emphasis on its use in non-bullous inflammatory dermatoses. Scerri L. Adv Exp Med Biol. 1999; 455: 343–8.

证明硫唑嘌呤对特应性皮炎和汗疱疹有效。

Azathioprine in dermatology: a survey of current practice in the U. K. Tan BB, Lear JT, Gawkrodger DJ, English JS. Br J Dermatol. 1997; 136: 351–5.

一项对 248 名皮肤病医生的调查问卷显示，无人使用硫唑嘌呤治疗盘状湿疹。

硫唑嘌呤一般用于治疗严重的皮肤病，包括许多种湿疹，因此可能对盘状湿疹也有效，即使该使用硫唑嘌呤的英国皮肤病医生也认为盘状湿疹不是适应证。

Methotrexate is a safe and effective treatment for pediatric discoid (nummular) eczema: a case series of 25 children. Roberts H, Orchard D. Australas J Dermatol 2010; 51: 128–30.

在平均 10.5 个月的时间里，25 名儿童中有 16 人在每周服用 5~10mg 的甲氨蝶呤后，湿疹完全消失。另外 3 名患者反应良好但未完全治愈。治疗的耐受性很好，所以甲氨蝶呤可以考虑应用于顽固性或致残疾病。

Hypnosis in dermatology. Shenefelt PD. Arch Dermatol. 2000; 136: 393–9.

催眠疗法是可以改善盘状湿疹皮疹和瘙痒的辅助治疗。

Treatment of atopic dermatitis: a comparison of psychological and dermatologic approaches to relapse prevention. Ehlers A, Stangier U, Gieler J. Consult Clin Psychol 1995; 63: 624–35.

虽然本研究与成人特应性皮炎有关，但对盘状湿疹也

可能适用。放松疗法的疗效可超过 1 年，并显著减少局部糖皮质激素的使用。

（胡宇晴　译，张建中　校）

第62章 盘状红斑狼疮

原作者 Bruce H Thiers

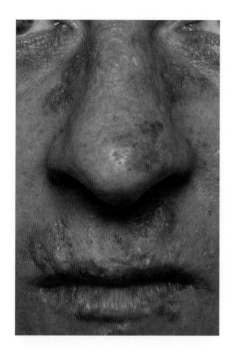

盘状红斑狼疮（discoid lupus erythematosus, DLE）是一种最常见的慢性皮肤红斑狼疮（CCLE）。皮损好发于曝光部位，特别是面部、头皮、上胸部、上背部及上肢伸侧。早期皮损包括边界清楚、红色、常伴有色素沉着、角化过度的丘疹和小斑块，表面附有黏着性鳞屑。部分患者皮损可向周边扩大，中央形成萎缩性瘢痕，并伴有脱发、毛细血管扩张及色素脱失。

治疗策略

盘状红斑狼疮的皮损具有特征性，尤其是在后期。当无法明确诊断时，可行皮肤活检。组织学检查通常具有诊断性，对于可疑患者还可行直接免疫荧光检查。要注意仔细询问患者的病史，并进行体格检查，以排除系统性疾病。实验室检查包括血细胞计数和分类、红细胞沉降率、血清生化及尿常规。血清学检测包括抗核抗体（ANA）、Ro（SSA）抗体和La（SSB）抗体。应强调的是，尽管盘状红斑狼疮是慢性皮肤红斑狼疮中最常见的一种类型，但绝大多数患者不伴有系统受累。当出现广泛的皮肤损害、贫血、白细胞减少和ANA阳性（尤其滴度较高时）等危险因素时，需要警惕盘状红斑狼疮患者发生系统损害的可能。尽管盘状红斑狼疮的系统损害发生率较低，但是由于DLE皮损的瘢痕影响美容，故需要积极治疗。特征性的"地毯钉"样鳞屑提示毛囊受累，可导致永久性瘢痕性脱发。此外，皮损处色素脱失

可以毁容，在肤色较深的患者更明显。该病的治疗目标是尽快阻止炎症的发展，最大限度地减少后遗症。皮损好发于外露部位，迅速有效地治疗非常重要。

应该告知患者紫外线可以加重病情，应当尽量避免紫外线照射并使用防晒霜。皮损数目较少的患者，外用或皮损内注射糖皮质激素是基本治疗方法。尽管羟氯喹以及其他抗疟药起效较慢，但具有明显的光保护作用。系统应用维A酸类药物对于角化过度的皮损效果较好。细胞毒性药物通常用于治疗顽固性病例。沙利度胺和沙利度胺类似物（来那度胺）也可用于治疗盘状红斑狼疮。

特殊检查
• 自身抗体检测
• 系统性疾病的检查

Cutaneous lupus erythematosus: an update on pathogenesis, diagnosis and treatment. Hejazi EZ, Werth VP. Am J Clin Dermatol 2016; 17: 135–46.

这篇文章综述了三种公认的皮肤型红斑狼疮亚型，包括急性、亚急性和慢性，以及疾病的非特异性皮肤表现。文中讨论了包括组织病理学、免疫病理学、血清学和其他实验室研究在内的诊断策略，并提供了治疗的概述。

一线治疗	
• 防晒霜	B
• 外用或皮损内注射糖皮质激素	B
• 外用钙调磷酸酶抑制剂	B

A multicenter photoprovocation study to identify potential biomarkers by global peptide profiling in cutaneous lupus erythematosus. Calderon C, Zucht HD, Kuhn A, Wozniacka A, Szepietowski JC, Nyberg F, et al. Lupus 2015; 24: 1406–20.

紫外线暴露可恶化和加重皮肤型红斑狼疮。人们已经尝试鉴定能预测光敏性的生物标志物。推荐使用广谱防晒霜，同时阻挡UVB（防晒系数15或更高）和UVA（例如氧苯酮、阿伏苯酮或依莰舒），是基本的疾病管理策略。

Efficacy of tacrolimus 0.1% ointment in cutaneous lupus erythematosus: a multicenter, randomized, double-blind, vehicle controlled trial. Kuhn A, Gensch K, Haust M, Schneider SW, Bonsmann G, Gaebelein-Wissing N, et al. J Am

Acad Dermatol 2011; 65: 54–64.

Effectiveness of topical calcineurin inhibitors as monotherapy or in combination with hydroxychloroquine in cutaneous lupus erythematosus. Avgerinou G, Papafragkaki DK, Nasiopoulou A, Arapaki A, Katsambas A, Stavropoulos PG. J Eur Acad Dermatol Venereol 2012; 26: 762–7.

大环内酯类的免疫抑制剂,如他克莫司、吡美莫司,已经被报道在局部治疗 DLE 皮损中是有效的,尽管大多数报道只包含了非对照的病例研究。这些研究证实,其至少可以帮助急性、水肿性、非角化性皮损的患者获得暂时性的好转,尤其是出现疾病本身所致或与治疗相关的皮肤萎缩时。肥厚性病变可能对钙调磷酸酶抑制剂或其他局部治疗反应不佳,可能是由于药物局部的渗透有限。局部钙调磷酸酶抑制剂也可与全身治疗(如羟氯喹)联合使用。

二线治疗	
• 抗疟药	B
• 系统应用维 A 酸类药物	B

Updated recommendations on the use of hydroxychloroquine in dermatologic practice. Anthony P. Fernandez. J Am Acad Dermatol 2017; 76: 1176–1182.

关于筛选氯喹和羟基氯喹视网膜病变的建议(2016 年修订版)。Marmor MF, Kellner U, Lai TY, Melles RB, Mieler WF, American Academy of Ophthalmology. Ophthalmology 2016; 123: 1386-94.

Long-term response to hydroxychloroquine in patients with discoid lupus erythematosus. Wahie S, Meggitt SJ. Br J Dermatol 2013; 169: 653–9.

The effect of increasing the dose of hydroxychloroquine (HCQ) in patients with refractory cutaneous lupus erythematosus (CLE): an open-label prospective pilot study. Chasset F, Arnaud L, Costedoat-Chalumeau N, Zahr N, Bessis D, Francés C. J Am Acad Dermatol 2016; 74: 693–9.

Influence of smoking on the efficacy of antimalarials in cutaneous lupus: a meta-analysis of the literature. Chasset F, Francés C, Barete S, Amoura Z, Arnaud L. J Am Acad Dermatol 2015; 72: 634–9.

抗疟药物是长期治疗 DLE 的首选药物,尽管在某些人群中长期应答率<50%,但对许多单用局部治疗不成功的患者有效。对于大多数患者来说,需要 6 周的时间起效。羟氯喹(200mg,每天 1 次或每天 2 次)是最常用的药物,氯喹(250~500mg,每天 1 次)可用于治疗反应不佳的患者。奎那

克林过去曾被广泛使用,但现在越来越难获得。基线狼疮严重程度可以预测对羟氯喹的反应,而吸烟是否对抗疟药物疗效存在影响,目前还有争议。治疗失败可能与药物的血药浓度不足有关,可通过增加每日羟氯喹剂量,使血药浓度达到 750ng/ml 以上。

Drugs for discoid lupus erythematosus. Jessop S, Whitelaw DA, Delamere FM. Cochrane Database Syst Rev 2009; 4: CD002954.

无论是异维 A 酸[1mg/(kg·d),分 2 次服用]还是阿维 A(25~50mg/d,1 次或分 2 次服用),口服维 A 酸类药物都对 DLE 的治疗有效,特别是肥厚性 DLE。因为 DLE 患者通常是育龄期妇女,因此,此类药物的致畸作用必须得到重视。在制订治疗计划时必须考虑长期使用维 A 酸类药物的副作用包括高甘油三酯血症和骨畸形。与其他治疗 DLE 的药物一样,即使持续治疗偶尔也会复发。

三线治疗	
• 细胞毒性药物	D
• 免疫反应调节剂	D
• 外用沙丁胺醇	B

Treatment of cutaneous lupus erythematosus: current practice variations. Reich A, Werth VP, Furukawa F, Kuhn A, Szczęch J, Samotij D, et al. Lupus 2016; 25: 964–72.

目前缺乏治疗 DLE 常用药物疗效的循证医学数据,相关随机对照试验也较少。病例报告研究发现,多种具有不同作用机制的系统治疗药物有效,包括抗生素类药物(如磺胺嘧啶、氨苯砜)和生物制剂(如依那西普、英夫利昔单抗、利妥昔单抗),以及传统和新型免疫调节剂(如氯法齐明、阿普瑞司特、富马酸酯)。免疫抑制药物(如硫唑嘌呤、甲氨蝶呤、霉酚酸酯)也已被用于传统治疗抵抗的患者,也可选择脉冲染料激光治疗。

Thalidomide and lenalidomide for the treatment of refractory dermatologic conditions. Nahmias Z, Nambudiri VE, Vleugels RA. J Am Acad Dermatol 2016; 75: 210–2.

Lenalidomide treatment of cutaneous lupus erythematosus: the Mayo Clinic experience. Kindle SA, Wetter DA, Davis MD, Pittelkow MR, Sciallis GF. Int J Dermatol 2016; 55: e431–9.

Lenalidomide for refractory chronic and subacute cutaneous lupus erythematosus. Fennira F, Chasset F, Soubrier M, Cordel N, Petit A, Francès C. J Am Acad Dermatol 2016; 74: 1248–51.

沙利度胺(20~100mg/d)已用于治疗难治性的皮肤红斑

234

狼疮患者。治疗反应具有差异但总体还是有效的。必须强调的是,该病通常好发于育龄期妇女,因此药物的致畸作用不容忽视。感觉神经病变和血栓栓塞事件是沙利度胺的其他潜在并发症。一些研究显示,虽然具有类似的不良反应,来那度胺(沙利度胺的一种类似物)可以作为沙利度胺的一种替代药物。

A randomized controlled trial of R-salbutamol for topical treatment of discoid lupus erythematosus. Jemec GB, Ullman S, Goodfield M, Bygum A, Olesen AB, Berth-Jones J, et al. Br J Dermatol 2009; 161: 1365–70.

沙丁胺醇具有抗炎作用,虽然还没有被商业开发,但这项研究显示 0.5% 沙丁胺醇乳膏每天 2 次使用 8 周具有良好的治疗效果。

(罗帅寒天　译,陆前进　校)

第63章 头皮分割性蜂窝织炎

原作者 Vikram Rajkomar, Matt Harries

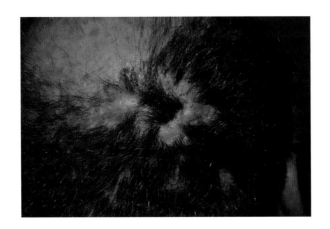

分割性蜂窝织炎（dissecting cellulitis，又称为头部脓肿性穿掘性毛囊周围炎）是一种罕见的头皮炎症性疾病，其特点是顶枕部头皮多个波动性的结节和脓肿，伴有枕部穿掘性窦道形成和脓性分泌物。头皮分割性蜂窝织炎（DCS）表现为进行性复发的病程，最终导致永久性脱发和增生性瘢痕形成。该病主要影响20~40岁的男性，在非洲裔中更为常见。分割性蜂窝织炎可与化脓性汗腺炎（HS）和聚合性痤疮同时并发，形成"毛囊闭锁三联征"。可能的致病机制是毛囊闭塞引发真皮和皮下组织内的中性粒细胞或肉芽肿性毛囊炎，导致窦道、脓肿和进行性纤维化的形成。对（可能是共生的）细菌异常的宿主反应可能也是疾病发展的一个因素。

治疗策略

分割性蜂窝织炎是一种慢性、进行性加重的疾病，治疗后可有一过性的缓解，停止治疗后易复发。目前尚无大规模的有关治疗的临床试验，治疗的建议多建立在病例报告和病例系列研究的基础上。应排除炎症性头癣和少见的鳞状细胞癌的并发症。尽管尚未发现特异性的致病微生物，但应取拭子进行细菌培养和抗生素药敏试验。

轻症或病变局限的患者，其治疗包括改善头皮卫生、使用杀菌剂、外用抗生素、皮损内注射糖皮质激素和对有波动皮损的引流。在疾病早期，系统使用抗生素，如四环素可减轻炎症以控制疾病。对严重的病例，联合系统应用抗生素，如克林霉素与利福平，加或者不加糖皮质激素可更有效。但由于认识到口服异维A酸可以提供持续的病情缓解，目前，大部分医生认为这一药物是DCS的一线治疗。据说也有长期口服硫酸锌治疗成功的报告。近期的研究重点提到

了抗-TNF的疗法可成功治疗对标准治疗无反应的患者。阿利维A酸和光动力疗法是目前新兴的治疗方法。

在对药物疗法无反应的病例中，可考虑外科手术。X线脱毛已基本被激光脱毛技术所取代。顽固病例多需要外科切除和皮肤移植。

特殊检查
• 拭子细菌学检查
• 皮屑刮片及拔毛行真菌学检查
• 头皮活检行组织学和真菌培养

Inflammatory tinea capitis (kerion) mimicking dissecting cellulitis. Sperling LC, Major MC. Int J Dermatol 1991; 30: 190–2.

报道了2例以炎症性头癣为表现的DCS。如果初步的真菌学检测阴性，应考虑行皮肤活检以进行组织学检查和真菌培养。

Squamous cell carcinoma arising in dissecting perifolliculitis of the scalp. Curry SS, Gaither DH, King LE. J Am Acad Dermatol 1981; 4: 673–8.

在DCS的基础上可发生少见的鳞状细胞癌的并发症。

一线治疗	
• 口服异维A酸	D

Dissecting cellulitis of the scalp: reponse to isotretinoin. Scerri L, Williams HC, Allen BR. Br J Dermatol 1996; 134: 1105–8.

3例头DCS患者服用异维A酸治疗后有持续的疗效。作者推荐异维A酸的起始剂量为每日1mg/kg，临床缓解后至少再使用4个月且维持剂量不少于每日0.75mg/kg。

Dissecting cellulitis of the scalp: a retrospective study of 7 cases confirming the efficacy of oral isotretinoin. Koudoukpo C, Abdennader S, Cavelier-Balloy B, Gasnier C, Yédomon H. Ann Dermatol Venereol 2014; 141: 500–6.

Dissecting cellulitis of the scalp: a retrospective study of 51 patients and review of literature. Badaoui A, Reygagne P,

Cavelier-Balloy B, Pinquier L, Deschamps L, Crickx B, et al. Br J Dermatol 2016; 174: 421–3.

回顾性分析了 1996—2013 年之间 51 例 DCS 患者的临床资料。35 例患者接受了异维 A 酸治疗,剂量为 0.5~0.8mg/(kg·d),完全缓解率达到 92%。

二线治疗	
• 系统使用抗生素	D
• 皮损内糖皮质激素注射	D
• 切开引流	D
• 外用抗生素或维 A 酸	E
• 系统性使用糖皮质激素	E
• 口服锌剂	E

Dissecting cellulitis of the scalp responding to oral quinolones. Greenblatt DT, Sheth N, Teixeira F. Clin Exp Dermatol 2008; 33: 99–100.

Dissecting cellulitis (perifolliculitis capitis abscedens et suffodiens: a comprehensive review focusing on new treatments and findings of the last decade with commentary comparing the therapies and causes of dissecting cellulitis to hidradenitis suppurativa. Scheinfeld N. Dermatol Online J 2014; 20: 22692.

回顾了治疗 DCS 的各种策略。口服抗生素和口服异维 A 酸,无论是单药治疗还是联合治疗,是主要有效的治疗方法。皮损内糖皮质激素的注射或切开引流可能会改善局部症状。抗生素治疗方案包括利福平 300mg 2 次 /d 和克林霉素 300mg 2 次 /d,四环素(例如多西环素 100~200mg/d),环丙沙星 250~500mg 2 次 /d 和复方磺胺甲噁唑 960mg 2 次 /d。治疗反应和复发率取决于所选择的方案。

Perifolliculitis capitis abscedens et suffodiens successfully controlled with topical isotretinoin. Karpouzis A, Giatromanolaki A, Sivridis E, Kouskoukis C. Eur J Dermatol 2003; 13: 192–5.

1 例使用外用异维 A 酸和克林霉素凝胶后病情获得控制的 DCS 病例。

Perifolliculitis capitis: successful control with alternate day corticosteroids. Adrian RM, Arndt KA. Ann Plast Surg 1980; 4: 166–9.

研究报道,使用大剂量口服泼尼松龙可成功控制 DCS,并使用泼尼松龙隔日 5mg 口服维持 2 年。

Successful treatment of dissecting cellulitis and acne conglobate with oral zinc. Kobayashi H, Aiba S, Tagami H.

Br J Dermatol 1999; 141: 1136–8.

1 例头皮分割性蜂窝织炎合并聚合性痤疮患者,口服硫酸锌 135mg,每日 3 次,共治疗 12 周,疗效显著。后续减量维持。

三线治疗	
• 切除和植皮	E
• 激光脱毛	E
• 放疗脱毛	E
• 氨苯砜	E
• PDT	E
• 阿利维 A 酸	E
• 英夫利昔 / 阿达木单抗	E

Dissecting cellulitis of the scalp. Williams CN, Cohen M, Ronan SG, Lewandowski CA. Plast Reconstruct Surg 1986; 77: 378–82.

4 例头皮泛发皮疹患者对大范围切除和分层厚皮片植皮有良好的治疗反应。

Dissecting cellulitis treated with the long-pulsed Nd: YAG laser. Krasner BD, Hamzavi FH, Murakawa GJ, Hamzavi IH. Dermatol Surg 2006; 32: 1039–44.

4 例患者治疗 1 年后有持续的改善,治疗部位有一些新生头发。

Use of an 800-nm pulsed-diode laser in the treatment of recalcitrant dissecting cellulitis of the scalp. Boyd AS, Binhlam JQ. Arch Dermatol 2002; 138: 1291–3.

经过每月 1 次、共 4 次的治疗后,顽固的病灶得以完全清除,病情持续缓解 6 个月。

Modern external beam radiation therapy for refractory dissecting cellulitis of the scalp. Chinnalayan P, Tena LB, Brenner MJ, Welsh JS. Br J Dermatol 2005; 152: 777–9.

4 例患者接受电子束治疗后快速好转。随访 4~13 年,无复发的报道。

Successful treatment of recalcitrant dissecting cellulitis of the scalp with ALA-PDT: case report and literature review. Liu Y, Ma Y, Xiang LH. Photodiagnosis Photodyn Ther 2013; 10: 410–3.

作者报道了使用 ALA-PDT 治疗顽固性 DCS,每周 1 次,连续 6 周。随访 5 个月后病情维持缓解。

Successful treatment with alitretinoin of dissecting cellulitis of the scalp in keratitis-ichthyosis-deafness syndrome.

Prasad SC, Bygum A. Acta Derm Venereol 2013; 93: 473–4.

1 例患有 DCS 和角膜炎 - 鱼鳞病 - 耳聋 (KID) 综合征的患者使用阿利维 A 酸治疗，每天 10mg，持续 2 个月，再续以 20mg/d 的治疗。治疗 5 个月后症状显著改善。

Perifolliculitis capitis abscedens et suffodiens successfully controlled with infliximab. Brandt HRC, Malheiros APR, Teixeira MG, Machado MCR. Br J Dermatol 2008; 159: 506–7.

1 例口服抗生素和异维 A 酸无效的患者，使用英夫利昔单抗治疗，每 8 周 1 次，连续 12 个月后痊愈。

Three cases of dissecting cellulitis of the scalp treated with adalimumab. Navarini AA, Trüeb RM. Arch Dermatol 2010; 146: 517–20.

患者经阿达木单抗治疗后症状迅速改善，但停药后复发。作者建议持续治疗或手术切除病变区域以防止复发。

（唐 慧 译，徐金华 校）

第64章　药疹

原作者　Roni P. Dodiuk-Gad, Neil H. Shear

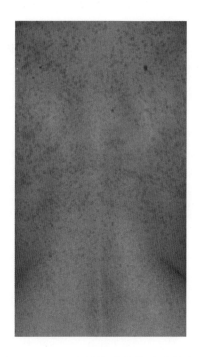

药疹（drug eruptions）是接受药物治疗的患者中最常见的不良反应之一。其临床表现多样，可由多种药物，经多种病理生理机制引起。因此，药疹的诊断和治疗具有一定挑战性。药疹既可表现为仅累及皮肤的轻微皮损，也可发生伴系统损害的严重、复杂皮疹，如中毒性表皮坏死松解症（toxic epidermal necrolysis, TEN）。即使对于皮肤表现较轻的患者，也应注意其系统损害，因为皮肤表现和系统损害的严重程度不是完全对应的。图示躯干部泛发红斑、丘疹、连接成片的斑丘疹型药疹（maculopapular exanthems, MPE），显示了泛发的红斑和丘疹合并成不良斑块的树干斑丘疹形态的皮肤药疹。此型可局限于皮肤（单纯药疹），也可伴有全身受累（复杂药疹）。

治疗策略

以下是作者诊疗药疹患者的方案，即 4D 原则（Diagnosis, Differential diadnosis, Drug exposure, Determine probabilities）。药物不良反应的诊断（Diagnosis）基于三个关键的临床要素：①皮损形态：根据原发病损的形态分为四种主要类型：斑丘疹型、荨麻疹型、大疱型和脓疱型。②根据系统表现区分仅涉及皮肤的简单反应和系统受累的复杂反应。通过评估患者的症状，如发热、面部水肿、精神萎靡、寒战、呼吸困难、咳嗽、心悸、恶心、呕吐、腹泻、咽喉痛、关节痛，以及基础的实验室检查，包括全血细胞计

数、肝肾功能检查和尿液分析来评估患者的系统损害程度。③组织病理学：利用组织病理学诊断药疹，并与其他皮肤病鉴别，如果必要的话，使用直接免疫荧光检查。此外，如果可能的话，使用明确的诊断标准来诊断特殊类型的药疹非常重要。目前，只有急性泛发性发疹性脓疱病（acute generalized exanthematous pustulosis, AGEP）和伴嗜酸粒细胞增多和系统症状的药疹（drug reaction with eosinophilia and systemic symptoms, DRESS）具有明确的诊断标准。

鉴别诊断（Differential diagnosis）

建立纳入所有可能诊断的鉴别诊断是必要的。

药物史（Drug exposure）

所有的药物，无论给药途径如何，都必须考虑，特别是在发生药疹前 8 周内服用的新药。由于不同药疹的滞后时间不同，因此，对滞后期（从用药开始到皮肤反应开始之间的时间）的评估是至关重要的。关于药物史分析，推荐绘制时间表，以便将时间顺序可视化，并促进对过程的理解。

确定概率（Determine probabilities）

评估药疹的一个重要步骤是确定可疑药物和临床事件之间是否存在因果关系。以下方法会有所帮助：①患者病史：应询问患者既往是否有药疹病史，停用该药物后是否能改善病情。②文献分析：PubMed（http://www.ncbi.nlm.nih.gov/pubmed/）和 Litt's D.E.R.M. 数据库（http://www.drugeruptiondata.com/）。③体内外诊断评估：包括人类白细胞抗原（HLA）基因检测。通过发现特定 HLA 等位基因、药物、种族背景和药疹之间的联系，对几种药疹的潜在机制的研究已取得重大进展。这些检测最好用于使用药物前的基因筛查。同时，这可以作为一种确定特殊药物和特殊类型药疹之间联系的简单、安全、可靠的方法，如卡马西平（carbamazepine）和别嘌呤醇（allopurinol）引起的 TEN 和 DRESS。其他体外试验可包括淋巴细胞转化试验和嗜碱性细胞活化试验。斑贴试验是一种重要的体内试验，可用于评估药疹。对于这些体内外试验的假阳性和假阴性结果，应始终保持谨慎，不应将任何试验作为激发试验的理由。

在诊断药疹后，医生必须向患者提供关于药疹的信息，包括药物的名称、潜在的可能发生交叉反应的药物，以及

可以作为替代品安全使用的药物。对于出现复杂反应的病例,还需要向患者解释可能出现的长期并发症,向患者提供医疗随访和支持的信息,并进行家族调查,因为易感性可能是遗传的。医生还必须向患者的卫生保健提供者、药品制造商和监管机构报告该事件。

特殊检查
• 根据以下四种分类确定原发皮损形态:斑丘疹型、荨麻疹型、大疱型和脓疱型
• 根据患者的生命体征和症状评估系统受累情况
• 根据基础实验室检查评估系统受累情况,包括全血细胞计数、肝肾功能检查和尿液分析
• 取皮肤活检行组织病理学检查,必要时行直接免疫荧光检查
• 条件允许时使用确证的诊断标准
• 建立纳入所有可能诊断的鉴别诊断
• 药物史分析:确定滞后期,制作时间线
• 根据患者病史、参考文献、体内外诊断试验(包括 HLA 基因检测)确定可疑药物和临床事件之间的联系

Phenotype standardization for immune-mediated drug-induced skin injury. Pirmohamed M, Friedmann PS, Molokhia M, Loke YK, Smith C, Phillips E, et al. Clin Pharmacol Ther 2011; 89: 896–901.

一个由各领域专家组成的药物性皮肤损伤(drug-induced skin injury, DISI)专家工作组确定了 DISI(SJS/TEN、AGEP 和 DRESS)的最低表型标准。此外,还提出了一种有助于对 DISI 患者进行适当临床分类的算法。

Acute generalized exanthematous pustulosis (AGEP)—a clinical reaction pattern. Sidoroff A, Halevy S, Bavinck JN, Vaillant L, Roujeau JC. J Cutan Pathol 2001; 28: 113–19.

本文提出了一种确认 AGEP 病例的方案。

Variability in the clinical pattern of cutaneous side-effects of drugs with systemic symptoms: does a DRESS syndrome really exist? Kardaun SH, Sidoroff A, Valeyrie-Allanore L, Halevy S, Davidovici BB, Mockenhaupt M, et al. Br J Dermatol 2007; 156: 609–11.

本文提出了 DRESS 病例分类的评分系统。

The lymphocyte transformation test in the diagnosis of drug hypersensitivity. Pichler WJ, Tilch J. Allergy 2004; 59: 809–20.

淋巴细胞转化试验(Lymphocyte transformation test, LTT)在体外测量药物刺激后的 T 细胞增殖反应。该试验的主要优点是适用于不同免疫反应中的多种药物。它的主要缺点是测试技术要求高、灵敏度有限。

A multicentre study to determine the value and safety of drug patch tests for the three main classes of severe cutaneous adverse drug reactions. Barbaud A, Collet E, Milpied B, Assier H, Staumont D, Avenel-Audran M, et al. Toxidermies group of the French Society of Dermatology. Br J Dermatol 2013; 168: 555–62.

在一项多中心研究中,对 AGEP、DRESS 和 SJS/TEN 的患者进行了贴片试验。结果发现,斑贴试验对诊断严重的皮肤药物不良反应是有效且安全的,斑贴试验的价值取决于药物类型和药疹类型。建议对所有可能的试剂进行检测,以鉴定通常不被怀疑的药品。

HLA associations and clinical implications in T-cell mediated drug hypersensitivity reactions: an updated review. Cheng CY, Su SC, Chen CH, Chen WL, Deng ST, Chung WH. J Immunol Res 2014; 2014: 565320.

药物遗传学研究的最新进展表明,HLA 等位基因与药物超敏反应的易感性有很强联系。本文综述了近年来药物遗传学的研究进展和药物遗传学筛选的临床应用。

在特异性 HLA 和药物超敏性之间发现了多种联系。以下是与严重皮肤药物不良反应相关的:HLA-B*1502 和亚洲人群中卡马西平导致的 SJS/TEN,HLA-A*31∶01 和亚洲人群及高加索人群中卡马西平导致的 DRESS,HLA-B*5701 和高加索人群中阿巴卡韦(abacavir)超敏综合征,HLA-B*5801 和亚洲人群及高加索人群中别嘌呤醇导致的 SJS/TEN 或 DRESS。

一线治疗	
• 停用致敏药物	D
• 支持治疗	E
• 单纯性药疹(仅累及皮肤):口服抗组胺药,局部外用糖皮质激素	E
• 复杂性药疹(除皮肤外有系统累及):根据药疹类型进行特殊治疗	E

Clinical practice. Exanthematous drug eruptions. Stern RS. N Engl J Med 2012; 366: 2492–501.

识别和停用致敏药物是药疹治疗中最重要的步骤。在单纯药疹中,使用抗组胺药物和强效的局部糖皮质激素对症治疗可能有效。如果该药物至关重要,可以决定继续用药并提供对症治疗,但必须仔细权衡这一选择的风险效益比,同时仔细监测药疹的演变。在复杂药疹中,必须停止致敏药物。

二线治疗	
• 环孢素	B
• 静脉免疫球蛋白 G	E

证据等级:A 双盲试验　　**B** 临床试验,研究对象≥20例　　**C** 临床试验,研究对象<20例　　**D** 病例分析,研究对象≥5例　　**E** 个案报道

• TNF 抑制剂	E
• 黏膜护理	E
• 皮肤护理	E
• 缓解疼痛	E

Open trial of cyclosporine treatment for Stevens-Johnson syndrome and toxic epidermal necrolysis. Valeyrie-Allanore L, Wolkenstein P, Brochard L, Ortonne N, Maitre B, Revuz J, et al. Br J Derm 2010; 163: 847–53.

29 例诊断为 SJS 或 TEN 的患者接受环孢素［3mg/(kg·d)，持续 10 天，逐渐减少，持续 1 个月］治疗后，死亡率和皮肤剥脱的进展均好于预期。

Stevens-Johnson syndrome and toxic epidermal necrolysis: an update. Dodiuk-Gad RP, Chung WH, Valeyrie-Allanore L, Shear NH. Am J Clin Dermatol 2015; 16: 475–93.

该综述总结了关于 SJS/TEN 的最新进展，并描述了评估和治疗的方案。

Management of drug reaction with eosinophilia and systemic symptoms (DRESS). Descamps V, Ben Saïd B, Sassolas B, Truchetet F, Avenel-Audran M, Girardin P, et al. Groupe Toxidermies de la Société française de dermatologie. Ann Dermatol Venereol 2010; 137: 703–8.

该文在法国皮肤病学会专家共识的基础上，描述了 DRESS 的治疗方案。根据系统损害的严重程度，提出了治疗方案的决策树。

其他治疗	
• 为患者及家属提供咨询	E
• 向患者的医疗保健提供者、药品制造商和监管机构报告该事件	E

（房小凯　译，张福仁　校）

第65章　嗜酸性筋膜炎

原作者　Jamie R. Manning, Shaheen H. Ensanyat, Amir A. Larian, Brian S. Fuchs, Marsha L. Gordon

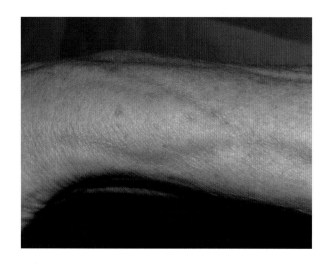

嗜酸性筋膜炎(Eosinophilic Fasciitis, EF), 也称为 Shulman 综合征, 是一种罕见的纤维化疾病, 以迅速出现的四肢对称性硬化为特征。躯干部和颈部可受累, 手足部和面部通常不受累。临床上嗜酸性筋膜炎患者的皮损初起为水肿和红斑, 继而皮肤出现小凹陷, 呈橘皮样外观, 进一步发展为木质样硬化和四肢僵硬。按压浅静脉出现 gutter 或 groove 征。实验室检查通常发现外周血高丙种球蛋白血症、红细胞沉降率升高和嗜酸性粒细胞增多, 由于只是一过性的改变, 故不能作为确诊的依据。组织学上, 嗜酸性筋膜炎表现为明显的筋膜增厚, 伴有炎症浸润, 炎症细胞由浆细胞、嗜酸性粒细胞、组织细胞和淋巴细胞组成, 最终可导致真皮硬化。病因尚不明确, 但据报道, 许多病例在起病前有剧烈运动史和感染发生, 推测其可能诱发了异常的免疫反应。

治疗策略

嗜酸性筋膜炎需与硬皮病相鉴别。嗜酸性筋膜炎患者无肢端硬化、雷诺现象和血清自身抗体。与硬皮病不同, 嗜酸性筋膜炎患者通常起病更快, 甲皱襞毛细血管正常, 内脏极少受累, 糖皮质激素治疗有效。虽然器官受累在嗜酸性筋膜炎中并不常见, 但少数报道病例有明显的蛋白尿, 可能表示存在被忽视的系统性受累。嗜酸性筋膜炎也需与嗜酸性肌痛综合征相鉴别, 它的特点是弥漫性肌肉疼痛和无力、多发神经病变, 呼吸和肺部病变, 大部分患者有被污染的左旋色氨酸摄入史。

据报道, 嗜酸性筋膜炎与血液疾病相关, 包括再生障碍性贫血、溶血性贫血、血小板减少症、白血病和淋巴瘤。另

外, 嗜酸性筋膜炎在一定程度上与服用辛伐他汀或接触三氯乙烯有关, 应该在病史中加以询问。

临床和实验室检查有助于嗜酸性筋膜炎的诊断, 然而, 只有通过皮肤至肌肉全层活检组织病理学检查才能确诊, 其特征是深部真皮纤维化和筋膜增厚, 并伴有淋巴细胞、浆细胞和嗜酸性粒细胞炎症浸润。磁共振成像(MRI)、超声和正电子发射断层显像/计算机断层扫描(PET/CT)是确诊、选择最佳活检位置并监测疗效的无创手段。深浅筋膜典型 MRI 表现为 T_1、T_2 及短时间反转恢复序列(STIR)增强成像中呈高信号强度。

嗜酸性筋膜炎虽可自行缓解, 但治疗有助于预防患者的关节挛缩和活动受限。临床治疗反应表现为皮肤厚度的显著改善, 纤维化组织变软, 使得关节活动范围变大。血清醛缩酶水平已被认为是监测疾病活动性的指标。

已有研究一致认为, 治疗嗜酸性筋膜炎的一线药物是中至高剂量糖皮质激素, 以泼尼松为标准, 起始剂量为 40~60mg/d。在用药后最初几周即可观察到临床症状改善, 随后可在数月内逐渐减量, 直至隔日给药。激素治疗抵抗者, 可加用羟氯喹 200~400mg/d, 单用羟氯喹也有良好疗效。

对于糖皮质激素部分反应或无反应者, 免疫抑制剂经常作为二线治疗方法。使用环孢素 3.7mg/(kg·d), 逐渐减量至 2.5mg/(kg·d), 患者临床症状在 1 个月内得以改善, 并且 1 年后无复发。甲氨蝶呤每周 15~20mg 与泼尼松联合使用也取到了良好的疗效。

部分患者应用西咪替丁治疗(400mg, 每 6~12 小时)有效。对于需要更积极治疗的患者, 甲泼尼龙冲击治疗(1g/d, 连用 5 天), 同时联合应用环孢素(150mg, 每日 2 次)是另一种有效的治疗方案。英夫利昔单抗、青霉胺、酮替芬、氯喹、补骨脂素联合紫外线(PUVA)、硫唑嘌呤、灰黄霉素、氨苯砜、柳氮磺胺吡啶均被报道有治疗作用。

特殊检查
• 全血细胞计数
• 血清醛缩酶
• MRI
• 超声
• 氟代脱氧葡萄糖(FDG)PET/CT
• 排除色氨酸、辛伐他汀、三氯乙烯用药史
• 感染

Eosinophilic fasciitis. sirack LA, Mazur EM, Hoffman R, Bollet AJ. Clin Rheum Dis 1982; 8: 443–54.

除了骨髓再生障碍的患者,疾病活动期患者通常出现外周血嗜酸性粒细胞增多。嗜酸性粒细胞增多为暂时性的,可发生于临床症状出现之前。

The use of an elevated aldolase in diagnosing and managing eosinophilic fasciitis. Nashel J, Steen V. Clin Rheumatol 2015; 34: 1481–4.

在对15名患者的回顾性研究中,与嗜酸性粒细胞增多和炎症标志物相比,醛糖酶水平是最后一个恢复正常的指标,也是第一个升高的指标。

Eosinophilic fasciitis: spectrum of MRI findings. Moulton SJ, Kransdorf MJ, Ginsburg WW, Abril A, Persellin S. AJR Am J Roentgenol 2005; 184: 975–8.

在6名经组织学证实为嗜酸性筋膜炎的患者中,MRI显示了特征性改变:包括皮肤增厚、信号异常、浅筋膜对比信号增强、少数深部肌肉筋膜对比信号也增强。

Ultrasound assessment of subcutaneous compressibility: a potential adjunctive diagnostic tool in eosinophilic fasciitis. Kissin EY, Garg A, Grayson PC, Dubreuil M, Vradii D, York M, et al. J Clin Rheumatol 2013; 19: 382–5.

对12名嗜酸性筋膜炎患者的横断面研究显示,通过超声定量测量,皮下组织可压缩性显著降低。

Usefulness of FDG PET/CT in the diagnosis of eosinophilic fasciitis. Kim HJ, Lee SW, Kim GJ, Lee JH. Clin Nucl Med 2014; 39: 801–2.

该病例PET/CT检查显示FDG在浅筋膜和深筋膜中摄取增加,提示FDG PET/CT可能作为一种非侵入性的检查方法,特别是当MRI检查有禁忌时,用以确定更具体的受累组织范围。

Eosinophilic fasciitis associated with tryptophan ingestion: a manifestation of eosinophilia myalgia syndrome. Gordon ML, Lebwohl MG, Phelps RG, Cohen SR, Fleischmajer R. Arch Dermatol 1991; 127: 217–20.

摄入受污染的色氨酸可引起与嗜酸性筋膜炎临床表现非常相似的疾病——嗜酸粒细胞增多-肌痛综合征。

虽然嗜酸性粒细胞增多-肌痛综合征的诊断已成为过去,但2011年仍有一篇新的病例报道。

Eosinophilic fasciitis associated with Mycoplasma arginine infection. Silló P, Pintér D, Ostorházi E, Mazán M, Wikonkál N, Pónyai K, et al. J Clin Microbiol 2012; 50: 1113–7.

1名23岁男性,曾是健美运动员,有促蛋白合成类固醇服用史,被诊断为嗜酸性筋膜炎合并精氨酸支原体感染,提示其可能是与本病相关的一个致病原因。

Eosinophilic fasciitis. A pathologic study of twenty cases. Barnes L, Rodnan GP, Medsger TA, Short D. Am J Pathol 1979; 96: 493–517.

疾病早期可见深筋膜和皮下组织中淋巴细胞、浆细胞、组织细胞和嗜酸性粒细胞浸润。病程后期可见真皮硬化,胶原纤维增多。

Analysis of leukemia inhibitory factor, type 1 and type 2 cytokine production in patients with eosinophilic fasciitis. Viallard JF, Taupin JL, Leng B, Pellegrin JL, Moreau JF. J Rheumatol 2001; 28: 75–80.

嗜酸性筋膜炎患者外周血单核细胞产生2型细胞因子如白介素-5(IL-5)和IL-10的能力增加。同一患者中1型细胞因子[干扰素γ(IFN-γ)和IL-2]和白血病抑制因子升高,可能是一种补偿性反应。

一线治疗	
● 系统应用糖皮质激素和甲氨蝶呤	B
● 系统应用糖皮质激素	B
● 甲泼尼龙冲击疗法	D
● 泼尼松和青霉胺	C

Epidemiology and treatment of eosinophilic fasciitis: an analysis of 63 patients from 3 tertiary care centers. Wright NA, Mazori DR, Patel M, Merola JF, Femia AN, Vleugels RA. JAMA Dermatol 2016; 152: 97–9.

对63名嗜酸性筋膜炎患者的回顾性分析显示,与单独使用糖皮质激素(30%)、联合其他治疗(29%)和不使用糖皮质激素(17%)相比,联合使用糖皮质激素和甲氨蝶呤(64%)的患者更可能达到完全缓解。

Eosinophilic fasciitis: clinical spectrum and therapeutic response in 52 cases. Lakhanpal S, Ginsburg WW, Michet CJ, Doyle JA, Moore SB. Semin Arthritis Rheum 1988; 17: 221–31.

52名患者中,34名应用泼尼松治疗(40~60mg/d)。其余18名患者应用羟氯喹、秋水仙碱、青霉胺治疗或不给予药物治疗。经泼尼松治疗的34名患者中,有20名获得部分改善,有5名完全缓解。9名泼尼松疗效不佳的患者中,8名加用羟氯喹200~400mg/d治疗,2名完全好转,2名皮损改善大于50%,3名失访。8名患者单用羟氯喹治疗也有效。有些患者出现病情复发。

Eosinophilic fasciitis (Shulman disease): new insights into the therapeutic management from a series of 34 patients. Lebeaux D, Francés C, Barete S, Wechsler B, Dubourg O, Renoux J, et al. Rheumatology (Oxford) 2012; 51: 557–61.

泼尼松作为所有患者的一线治疗。在治疗开始前,15名患者接受甲泼尼龙冲击治疗(MPP),从而减少了免疫抑制剂的使用,并增加了完全缓解的可能性。治疗开始后,12名患者接受甲氨蝶呤作为二线治疗。10名患者预后不佳,这与诊断时病程超过 6 个月,且在开始治疗时未用 MPP 有关。总体而言,69% 的患者得到完全缓解。

Severe eosinophilic fasciitis: comparison of treatment with D-penicillamine plus corticosteroids vs. corticosteroids alone. Mendoza FA, Bai R, Kebede AG, Jimenez SA. Scand J Rheumatol 2015; 73: 1010.

一项对 16 名临床病理诊断为严重嗜酸性筋膜炎的患者进行的前瞻性、非随机、非盲试验显示,青霉胺与糖皮质激素联合治疗比单独使用糖皮质激素更有效。两组中最常见的不良事件是蛋白尿。

Four prolonged cases of eosinophilic fasciitis in children. Hui-Yuen J, Lauren C, Garzon M, Starr AJ, Imundo LF. Arthritis Rheumatol 2014; 66: S85.

4 名嗜酸性筋膜炎儿童患者证实了糖皮质激素作为一线治疗的有效性。所有患者都加用了甲氨蝶呤或者吗替麦考酚酯,其中 3 名患者同时使用了两者,这表明儿童患者病程更复杂。

二线治疗	
• 羟氯喹	C
• 环孢素	E
• 甲氨蝶呤	D
• 西咪替丁	C

Eosinophilic rheumatic disorders. Clauw DJ, Crofford LJ. Rheum Clin North Am 1995; 21: 231–46.

羟氯喹 200~400mg/d 可单独应用或与糖皮质激素联合应用。

Eosinophilic fasciitis successfully treated with ciclosporin. Bukiej A, Dropiński J, Dyduch G, Szczeklik A. Clin Rheumatol 2005; 24: 634–6.

1 名 45 岁女性患者接受泼尼松龙加西咪替丁治疗无效,在给予环孢素治疗后临床症状缓解,环孢素 5mg/(kg·d)治疗 4 周后逐渐减少至 2.5mg/(kg·d)。

Eosinophilic fasciitis: clinical characteristics and response to methotrexate. Berianu F, Cohen MD, Abril A, Ginsburg WW. Rheum Dis 2015; 18: 91–8.

16 名经病理检查证实为嗜酸性筋膜炎的患者,在单独使用泼尼松或与硫唑嘌呤或羟氯喹联合使用后,给予甲氨蝶呤进行治疗。治疗 6 个月内出现临床疗效。

The fasciitis-panniculitis syndromes. Clinical and pathologic features. Naschitz JE, Boss JH, Misselevich I, Yeshurun D, Rosner I. Medicine 1996; 75: 6–16.

应用西咪替丁(400mg 每天 2 次)治疗后,9 名患者完全好转,5 名患者部分缓解。3 名患者单用西咪替丁治疗无效。

三线治疗	
• PUVA	E
• 体外光化学治疗	E
• 青霉胺	E
• 硫唑嘌呤	E
• 氯喹	E
• 柳氮磺吡啶	E
• 手术	E
• 英夫利昔单抗	E
• 羟嗪	E
• 利妥昔单抗	E
• 氨苯砜	E
• UVA1-维 A 酸-糖皮质激素联合	E
• 吗替麦考酚酯	E
• 托珠单抗	E

Eosinophilic fasciitis treated with psoralen-ultraviolet A bath photochemotherapy. Schiener R, Behrens-Williams SC, Gottlober P, Pillekemp H, Peter RU, Kerscher M, Br J Dermatol 2000; 142: 804–7.

1 名 56 岁患者应用 PUVA 疗法治疗 6 个月,疗效好,无副作用。

Extracorporeal photochemotherapy in the treatment of Eosinophilic fasciitis. Romano C, Rubegni P, De Aloe G, Stanghellini E, D'Ascenzo G, Andreassi L, et al. J Eur Acad Dermatol Venereol 2003; 17: 10–13.

3 名患者用体外光化学疗法治疗。经过 1 年的治疗后 2 名患者均明显改善。

D-penicillamine in the treatment of eosinophilic fasciitis: case reports and review of the literature. Manzini CU, Sebastiani M, Giuggioli D, Manfredi A, Colaci M, Cesinaro AM, et al. Clin Rheumatol 2012; 31: 183–7.

　　3 名患者使用青霉胺治疗效果好,其中 2 名曾使用激素治疗无效。

Eosinophilic fasciitis with late onset arthritis responsive to sulfasalazine. Jones AC, Doherty M. J Rheumatol 1993; 20: 750–1.

　　该患者应用柳氮磺胺吡啶每日 2g,治疗 3 个月,取得良好疗效。

Surgical management of eosinophilic fasciitis of the upper extremity. Suzuki G, Itoh Y, Horiuchi Y, J Hand Surg 1997; 22: 405–7.

　　4 名患者在筋膜切除术后口服泼尼松龙,数周后活动能力均有改善。

Infliximab may be effective in the treatment of steroid-resistant eosinophilic fasciitis: report of three cases. Khanna D, Agrawal H, Clements PJ. Rheumatology (Oxford) 2010; 49: 1184–8.

　　3 名患者最初对泼尼松治疗抵抗(60mg/d),其中 2 名同时使用了甲氨蝶呤治疗(20mg/ 周),开始使用英夫利昔单抗治疗(每 8 周 3mg/kg)后,8 周内出现临床改善,最终达到撤药缓解。

Eosinophilic fasciitis successfully treated with oral hydroxy-zine: a new therapeutic use of an old drug？Uchun A, Sipahi T, Akgun D, Oksal A. Eur J Pediatr 2002; 161: 118–9.

　　报道了 1 名 3 岁男孩,经病理证实诊断为嗜酸性筋膜炎,应用羟嗪[2mg/(kg·d)]15 天后成功治愈。

Severe aplastic anemia associated with eosinophilic fasci-itis: report of 4 cases and review of the literature. de Masson A, Bouaziz JD, Peffault de Latour R, Benhamou Y, Moluçon-Chabrot C, Bay JO, et al. Medicine 2013; 92: 69–81.

　　4 名嗜酸性筋膜炎患者伴有严重再生障碍性贫血,应用标准治疗方案无效,其中 1 名患者接受利妥昔单抗治疗后,皮肤和血液系统症状明显改善。

Dapsone treatment for eosinophilic fasciitis. Smith LC, Cox NH. Arch Dermatol 2008; 144: 845–7.

　　报道 1 名 38 岁女性患者口服激素疗效甚微,又不能耐受环孢素,改用氨苯砜治疗并取得显著临床改善。

Eosinophilic fasciitis and combined UVA1-retinoid cortico-steroid treatment: two case reports. Weber HO, Schaller M, Metzler G, Rocken M, Berneburg M. Acta Dermatol Venereol 2008; 88: 304–6.

　　2 名患者接受 UVA1 光疗(60J/cm^2)每周 3~5 次、异维 A 酸 20mg/d 和泼尼松治疗,2~3 周内取得显著改善。

Eosinophilic fasciitis in a pediatric patient. Loupasakis K, Derk CT. J Clin Rheumatol 2010; 16: 129–31.

　　1 名 9 岁男孩在早期使用了高剂量糖皮质激素治疗,随后使用吗替麦考酚酯(900mg,每日 2 次),2 年后几乎完全消退。

Efficacy of tocilizumab in the treatment of eosinophilic fasciitis: report of one case. Espinoza F, Jorgensen C, Pers YM. Joint Bone Spine 2015; 82: 460–1.

　　报道 1 名经活组织检查确诊的嗜酸性筋膜炎患者,对大剂量糖皮质激素和甲氨蝶呤治疗抵抗,而应用针对 IL-6 受体的人源单克隆抗体妥珠单抗效果很好。

　　　　　　　　　　　　　　(张慧明　译,陆前进　校)

第66章 表皮痣

原作者 Jeffrey M. Weinberg

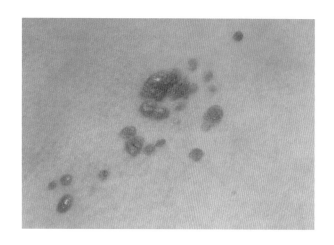

表皮痣(epidermal nevi)是一种胚胎外胚层来源的先天性错构瘤。根据错构瘤的主要成分进行分类,其成分可有皮脂腺、大汗腺、小汗腺、毛囊或角质形成细胞。据统计,约有1/3的表皮痣患者合并其他内脏系统受累,这时可称为表皮痣综合征(epidermal nevus syndrome)。

最常见的表皮痣是疣状表皮痣,最好采用外科手术或激光技术进行消融治疗。而炎性表皮痣可使用局部或系统治疗。

胚胎外胚层中的多能干细胞具有分化成表皮或皮肤附属器中任何细胞成分的能力。因此,这些细胞可以分化成各种痣。在表皮痣中,可根据主要的细胞成分进行分类。但也有一些表皮痣存在多种细胞成分,或同一种表皮痣出现在皮肤不同部位。

本章重点讨论角质形成细胞来源的表皮痣。其中最常见的是疣状表皮痣(verrucous epidermal nevus)。另外,还有炎性线状疣状表皮痣(inflammatory linear verrucous epidermal nevus)、棘层松解性痣或Darier样痣,或表现为表皮松解型以及线状汗孔角化的表皮痣。表皮痣极少合并先天缺陷,但文献中记载有表皮痣综合征。

疣状表皮痣可以是局限、节段性的,系统性少见。单一的皮疹可为粉色、棕色或灰色的疣状丘疹,这些可能是镶嵌现象的结果。若为性腺镶嵌型,表皮痣可能会遗传给后代。

表皮痣极少恶变,若出现恶变,多为鳞状细胞癌和基底细胞癌。

治疗策略

治疗的重点是改善外观。由于外科切除时如不切除真皮,皮损很难清除,所以认为真皮在表皮痣的发育中可能发挥一定作用。表皮痣的外科治疗比较困难。浅表治疗仅去除表皮,复发率高;而切除或烧蚀较深时可能造成明显的瘢痕。激光技术为外科医生提供了更精确的工具,可在减少瘢痕的同时获得最大的疗效。若皮疹广泛,可采取外用药物治疗,以及系统使用维A酸类药物,有一定效果。

炎性线状疣状表皮痣一般在幼儿期出现,表现为伴有瘙痒的红色线状斑块。临床表现有时类似银屑病,而且某些病例对于治疗银屑病的药物也有效,如外用维生素D的衍生物、糖皮质激素和蒽林。因此,有些学者认为这可能是一种痣样的银屑病。而表皮松解痣和棘层松解痣对维A酸类药物治疗反应较好。

特殊检查

- 皮肤活检
- X线、磁共振、CT检查,以及眼科检查

表皮痣一般通过临床表现和皮损分布即可作出诊断。如果必要,皮肤活检可以帮助确定诊断,还可以确定表皮痣的主要细胞成分,观察是否有炎症改变、棘层松解或发育不良。根据组织活检的结果,我们还可以选择更合适的治疗方法。当组织病理学表现为表皮松解痣的时候,要注意这种突变可能遗传给后代,后代可能表现为广泛的皮肤受累。皮肤活检还可以发现表皮痣中罕见的鳞状细胞癌或基底细胞癌。

表皮痣综合征指表皮痣患者伴有皮肤外的器官受累,如中枢神经系统、眼部或骨骼。系统受累的情况应根据表皮痣的临床范围和皮肤以外的临床表现及症状来评估。

Generalized epidermolytic hyperkeratosis in two unrelated children from parents with localized linear form, and prenatal diagnosis. Chassaing N, Kanitakis J, Sportich S, Cordier-Alex MP, Titeux M, Calvas P, et al. J Invest Dermatol 2006; 126: 2715–7.

作者报告了2名无亲缘关系的表皮松解性角化过度患儿,两人父亲或母亲患有表皮松解性表皮痣;其中1名母亲连续两次妊娠,产前诊断胎儿患表皮松解性表皮痣。

Squamous cell carcinoma arising in a verrucous epidermal nevus. Ichikawa T, Saiki M, Kaneko M, Saida T. Dermatology 1996; 193: 135–8

报道了1名74岁的表皮痣患者发生了鳞状细胞癌。

作者还回顾了 18 篇关于表皮痣恶变的文章。

Basal cell carcinoma developing in verrucous epidermal nevus. De D, Kanwar AJ, Radotra BD. Indian J Dermatol Venereol Leprol 2007; 73: 127–8.

1 名 58 岁的农民自出生时在右侧颞顶部即有一块伴有色素沉着的质软疣状斑块,8 个月前出现溃疡。诊断为疣状表皮痣继发基底细胞癌。皮肤活检与基底细胞癌一致。

Epidermal nevus syndromes. Sugarman JL. Semin Cutan Med Surg 2007; 26: 221–30.

描述了几种表皮痣综合征亚型的特征表现,包括:皮脂腺痣综合征、Proteus 综合征、CHILD 综合征、Becker 痣综合征、黑头粉刺痣综合征和色素角化性斑痣性错构瘤病。

Epidermal nevus syndromes: clinical findings in 35 patients. Vidaurri-de la Cruz H, Tamayo-Sanchex L, Duran-McKinster C, de laLuz Orozco-Covarrubias M, Ruiz-Maldonado R. Pediatr Dermatol 2004; 21: 432–9.

表皮痣患者中约有 10%~18% 累及眼部、骨骼和神经系统。

Does inflammatory linear verrucous epidermal nevus represent a segmental type 1/type 2 mosaic of psoriasis？ Hofer T. Dermatology 2006; 212: 103–7.

作者推测炎性线状疣状皮疹,包括痣样银屑病 / 线状银屑病,可能是潜在的 1 型 /2 型节段性镶嵌性银屑病。若存在 (疣状) 表皮痣,出现上述皮疹的可能性较高。本病可能有遗传倾向。

Papular epidermal nevus with skyline basal cell layer (PENS): three new cases and review of the literature. Luna PC, Pannizardi AA, Martin CI, Vigovich F, Casas JG, Larralde M. Pediatr Dermatol 2016; 33: 296–300.

伴有 "天际线" 基底细胞层的丘疹性表皮痣是最近描述的一种表皮痣,具有特征性组织病理学表现。作者指出有 Blaschkoid 分布、皮肤外表现和家族性病例的报道。在具有 4 个以上皮损的患者中,合并皮肤外表现的风险高 6.3 倍,需要更密切随访。

疣状表皮痣

一线治疗	
• 局部麻醉下切除	D
• 局部麻醉下消除或刮除	D
• 冷冻治疗	C

Comparison of treatment modalities for epidermal nevus: a case report and review. Fox BJ, Lapins NA. J Dermatol Surg Oncol 1983; 9: 879–85.

文章报告 1 例疣状表皮痣的治疗。同时,作者回顾了可用于本病的治疗方法。作者认为外科切除只适用于皮损较小者;浅表的皮肤磨削术易造成复发,若增加磨削深度,则可能造成肥厚性瘢痕。冷冻治疗的利弊同皮肤磨削术。

Epidermal nevus: surgical treatment by partial-thickness skin excision. Dellon AL, Luethke R, Wong L, Barnett N. Ann Plast Surg 1992; 28: 292–6.

文章报道了 1 例使用次全层切除法治疗系统性表皮痣的病例。此方法虽可清除皮损,但导致广泛的肥厚性瘢痕和瘢痕疙瘩。

对于皮损面积较小的疣状表皮痣,切除可获得较好的美容效果。在这种情况下,首选这种治疗方法。若皮损面积较大,或处于影响美观的敏感部位,就不适合采取切除的方法。当皮损面积较大时,可选择削除法,但易复发。冷冻治疗也可以治疗表皮痣,但也易复发。以上几种方法均比较便宜,且易于操作。

Treatment of verrucous epidermal nevus: experience with 71 cases. Lapidoth M, Israeli H, Ben Amitai D, Halachmi S. Dermatology 2013; 226: 342–6.

作者回顾了 71 名患者,其中 62 名对于单独冷冻疗法反应良好,9 名面部疣状表皮痣患者需要联合 CO_2 激光治疗。小范围皮损需要的治疗次数相对少 (平均 3.4 次),大范围皮损需要更多次数的治疗 (平均 7.4 次),且治疗反应不佳。

Assessment of cryotherapy for the treatment of verrucous epidermal nevi. Panagiotopoulos A, Chasapi V, Nikolaou V, Stavropoulos PG, Kafouros K, Petridis A, et al. Acta Derm Venereol 2009; 89: 292–4.

9 名疣状表皮痣患者和 2 名单侧广泛表皮痣患者,接受冷冻手术治疗。根据痣的大小和深度不同,进行 2~5 个疗程的治疗,其中使用 2 个周期的开放式喷雾技术,每次 10~15 秒,10 名患者治疗效果好。作者指出该方法美容效果好,没有瘢痕。有 1 名患者在治疗 8 个月内复发。术后愈合时间为 10~20 天。

二线治疗	
• 激光磨削	B
• 皮肤磨削术	E
• 红宝石激光	E
• 铒:YAG 激光	C

Epidermal nevi treated by carbon dioxide laser vaporization: a series of 25 patients. Paradela S, Del Pozo J, Fernández-Jorge B, Lozano J, Martínez-González C, Fonseca E. J Dermatolog Treat 2007; 18: 169–74.

共 25 名患者接受超脉冲 CO_2 激光治疗。在质软、扁平的表皮痣患者中，92% 的患者治疗效果好，而在角化性表皮痣患者中，只有 33% 的患者有较好效果。作者认为超脉冲 CO_2 激光是治疗疣状表皮痣的一种安全有效的方法，并且较其他激光治疗复发率低。作者指出，影响美容效果的主要因素是痣的厚度。

Laser therapy of verrucous epidermal naevi. Hohenleutner U, Landthaler M. Clin Exp Dermatol 1993; 18: 124–7.

43 名患者（41 名疣状表皮痣和 2 名炎性线状疣状表皮痣）接受氩激光或 CO_2 激光治疗。质软、乳头瘤样的皮疹氩激光治疗效果较好，而质硬的角化性皮损此激光治疗无效。CO_2 激光效果较好，但有遗留肥厚性瘢痕的可能性。

Er: YAG laser treatment of verrucous epidermal nevi. Park JH, Hwang ES, Kim SN, Kye YC. Dermatol Surg 2004; 30: 378–81.

20 名疣状表皮痣患者接受了铒：YAG 激光治疗。单次治疗后，15 名患者皮损成功消退。5 名（25%）患者的皮损在治疗后 1 年内复发。

Successful treatment of dark-colored epidermal nevus with ruby laser. Baba T, Narumi H, Hanada K, Hashimoto I. J Dermatol. 1995; 22: 567–70.

5 名伴有色素沉着的表皮痣患者接受 1~4 次普通模式红宝石激光治疗后，皮疹完全消退。其中 2 名患者在治疗部位出现了继发性色素减退。

无论是使用物理性的皮肤磨削术还是激光技术，如铒：YAG 激光或 CO_2 激光，均可以获得很好的疗效。但这些技术都需要依赖于操作人员，且激光技术的装置比较昂贵。伴有色素沉着的痣可使用治疗色素沉着皮损的激光，如红宝石激光。

三线治疗	
• 系统使用维 A 酸	D
• 外用维 A 酸及 5- 氟尿嘧啶	E
• 光动力疗法	E

A case of verrucous epidermal naevus successfully treated with acitretin. Taşkapan O, Doğan B, Baloğlu H, Harmanyeri Y. Acta Derm Venereol 1998; 78: 475–6.

报告 1 名 20 岁的疣状表皮痣患者，每日口服阿维 A 75mg，获得良好效果。停止治疗后 6 周，皮疹复发。

Topical tretinoin and 5-fluorouracil in the treatment of linear verrucous epidermal nevus. Kim JJ, Chang MW, Shwayder T. J Am Acad Dermatol 2000; 43: 129–32.

1 名 7 岁的男孩，面部有广泛的表皮痣，联合使用 0.1% 维 A 酸霜和 5- 氟尿嘧啶后，皮损明显好转。

Verrucous epidermal nevus successfully treated with photodynamic therapy. Sim JH, Kang Y, Kim YC. Eur J Dermatol 2010; 20: 814–5.

1 名 9 岁女孩在右大腿上有无症状的线状、乳头瘤状、角化过度性丘疹，出生时即有。既往无治疗史。经过 4 个疗程甲基氨基乙酰丙酸光动力疗法（methyl-aminolevulinate-photodynamic therapy，MAL-PDT）后，皮损几乎完全消退，遗留轻度色素沉着。经过 3 个月随访，患者临床疗效和美容效果均满意。随访 5 个月，未见复发。

系统使用维 A 酸可用于皮疹广泛或影响美观的皮损，可减轻角化过度。但需要长期使用才能维持疗效。据报告，外用维 A 酸及 5- 氟尿嘧啶也有显著疗效。最近光动力疗法也有报道。

炎性 / 发育不良性表皮痣

一线治疗	
• 外用糖皮质激素	D

Successful treatment of inflammatory linear verrucous epidermal nevus with tacrolimus and fluocinonide. Mutasim DF. J Cutan Med Surg 2006; 10: 45–7.

报告外用强效糖皮质激素和他克莫司软膏成功治疗炎性线状疣状表皮痣。

若表皮痣存在炎症、表皮松解、棘层松解或发育不良等特征，药物治疗可能比外科治疗效果好。炎性线状疣状表皮痣是一种相对罕见的类型，常在儿童期出现，治疗起来较困难。外用糖皮质激素常作为一线治疗，但它的作用因人而异。关于外用糖皮质激素治疗的临床资料较少，并且多是根据临床经验，而不是基于循证医学的证据。但不管怎样，外用糖皮质激素价格相对低廉，并且安全。

二线治疗	
• 外用卡泊三醇 / 他卡西醇	D
• 外用维 A 酸	E
• 口服维 A 酸	E
• 外用蒽林	E

Topical calcipotriol for treatment of inflammatory linear verrucous epidermal nevus. Zvulunov A, Grunwald MH,

Halvy S. Arch Dermatol 1997; 133: 567–8.

报告了卡泊三醇可用于治疗炎性线状疣状表皮痣。

Successful therapy of an ILVEN in a 7-year-old girl with calcipotriol. Böhm I, Bieber T, Bauer R. Hautarzt 1999; 50: 812–4.

报告了使用 0.005% 卡泊三醇软膏成功治疗 1 名炎性线状疣状表皮痣患者。治疗 8 周后,皮疹几乎全部消失。停止治疗 25 周后未见复发。

Acitretin treatment of a systematized inflammatory linear verrucous epidermal naevus. Renner R, Rytter M, Sticherling M. Acta Derm Venereol 2005; 85: 348–50.

该患者最初口服阿维 A 25mg/d,治疗 3 天后,面部和左腿红斑加重,遂将剂量减至 20mg/d。此后缓慢增加剂量至 30mg/d。治疗 2 周后,红斑几乎完全消失,且过度角化明显减轻。治疗 8 周后,炎性皮损和角化过度性皮损几乎完全消失。

Dithranol in the treatment of inflammatory linear verrucous epidermal nevus. de Mare S, van de Kerkhof PC, Happle R. Acta Derm Venereol 1989; 69: 77–80.

外用蒽林可完全缓解瘙痒并清除线状皮损,仅在胫前遗留小的疣状带。

三线治疗	
• 脉冲染料激光	E
• CO₂ 激光	E
• 外科切除	D
• 依那西普	E
• 光动力疗法	E

Pulsed dye laser treatment for inflammatory linear verrucous epidermal naevus. Sidwell RU, Syed S, Harper JI. Br J Dermatol 2001; 144: 1267–9.

脉冲染料激光成功治疗了 3 名 2~8 岁炎性线状疣状表皮痣的儿童。作者推测激光破坏毛细血管可能减少了炎症介质的释放。

Carbon dioxide laser therapy for an inflammatory linear verrucous epidermal nevus: a case report. Ulkur E, Celikoz B, Yuksel F, Karagoz H. Aesthetic Plast Surg 2004; 28: 428–30.

报告 1 例 CO_2 激光治疗炎性线状疣状表皮痣的病例。治疗后所有症状全部消失,包括红斑、表皮剥脱、皮肤表面粗糙和瘙痒,遗留浅的色素沉着。

Full-thickness surgical excision for the treatment of inflammatory linear verrucous epidermal nevus. Lee BJ, Mancini AJ, Renucci J, Paller AS, Bauer BS. Ann Plast Surg 2001; 47: 285–92.

作者报告外科手术全层切除成功治疗 4 名皮疹广泛的炎性线状疣状表皮痣患者。

Successful treatment of a widespread inflammatory verrucous epidermal nevus with etanercept. Bogle MA, Sobell JM, Dover JS. Arch Dermatol 2006; 142: 401–2.

患者女性,55 岁,诊断为广泛性炎性疣状表皮痣。患者曾用过多种治疗方法,如使用润肤剂,外用或肌注糖皮质激素,外用乳酸、吡美莫司霜和异维 A 酸等。

作者给予患者皮下注射依那西普 25mg,每周 2 次。1 个月后,患者瘙痒和红斑症状开始缓解。依那西普剂量增加至 50mg,每周 2 次,治疗 3 个月后,近 50% 的皮损改善。继续接受此剂量治疗 6 个月时,瘙痒症状完全消失,皮肤粗糙和红斑也有明显改善。之后将剂量调整为 25mg,每周 2 次,随访中未见皮损加重。

Inflammatory linear verrucous epidermal nevus successfully treated with methyl-aminolevulinate photodynamic therapy. Parera E, Gallardo F, Toll A, Gil I, Sánchez-Schmidt J, Pujol R. Dermatol Surg 2010; 36: 253–6.

作者报道了 1 名 67 岁炎性线状疣状表皮痣男性患者,多种治疗手段失败。在经过 3 个疗程的甲基氨基乙酰丙酸光动力疗法治疗后(每周 1 次),皮损基本完全消退,瘙痒感完全消失,仅在皮损周边遗留散在痒疹样小丘疹。随访 15 个月,皮疹无复发。

（谷 盈 译,张建中 校）

第67章 疣状表皮发育不良

原作者 Slawomir Majewski, Stefania Jablonska

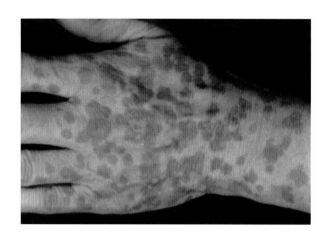

疣状表皮发育不良（Epidermodysplasia verruciformis, EV）是一种罕见的遗传病，其特征是对人乳头状瘤病毒（human papillomavirus, HPV）免疫应答缺陷和发生 HPV 相关皮肤肿瘤。其慢性感染的发生与潜在高致癌性 HPV 5 型、8 型和非致癌性 HPV 亚型相关。临床表现为幼年出现扁平疣和花斑癣样皮损，渐泛发。40~50 岁时，50%~70% 的患者开始出现多发皮肤肿瘤，主要是鳞状细胞癌。研究显示，疣状表皮发育不良主要与位于 17 号染色体上的两个基因的突变有关：*EVER1/TCM6* 基因和 *EVER2/TCM8* 基因，均编码位于内质网的跨膜蛋白并参与锌转运。然而，约 25% 的疣状表皮发育不良病例与这些基因突变无关。

在免疫抑制个体中发生的一种疣状表皮发育不良亚型，称为获得性疣状表皮发育不良（acquired epidermodysplasia verruciformis）。这类疣状表皮发育不良样综合征在人类免疫缺陷病毒（human immunodeficiency virus, HIV）感染、器官移植、霍奇金病、常见变异型免疫缺陷病、系统性红斑狼疮、免疫球蛋白 M 缺乏、成人 T 细胞白血病、部分移植物抗宿主病等患者中均有报道。获得性疣状表皮发育不良包括两种亚型：HPV-3 相关的泛发性疣病（又称良性疣状表皮发育不良）以及通常与疣状表皮发育不良无关的多种 HPV 相关的变型。

遗传性疣状表皮发育不良恶变的风险较高，获得性疣状表皮发育不良恶变的风险降低。

治疗策略

无任何药物能直接作用于 HPV，也无任何治疗能彻底治愈致癌性 HPV 引起的良性疣状或角化性损害。紫外线是致癌因素之一，疣状表皮发育不良治疗中最重要的是对紫外线的防护。指导患者避免日光直晒，外用防晒霜（防晒系数，sun protection factor >50），同时需避免其他致癌因素（如放射治疗、免疫抑制剂）。对于癌前病变、不易清除的良性皮肤损害可以采取各种破坏性技术治疗：外科治疗（冷冻术、削除术、刮除术、激光和全切除术）或化学疗法（三氯乙酸、5% 5- 氟尿嘧啶）。

对于泛发皮损，有癌前病变或恶性肿瘤可能性的，建议应用软化角质的药物，例如口服或外用维 A 酸、维生素 D₃ 衍生物、干扰素和咪喹莫特。对于早期癌变皮损，光动力疗法疗效较好，泛发的癌变皮损应行自体皮肤移植。

> **特殊检查**
> - 询问家族史且为其他家族成员进行体格检查
> - 皮肤活检
> - HPV 分型检测以鉴定潜在致癌和非致癌 HPV 亚型
> - 免疫状态评估，有无产生或增强免疫抑制的因子：HIV、先天性和获得性免疫缺陷综合征、医源性免疫抑制

Common variable immunodeficiency syndrome associated with epidermodysplasia verruciformis. Vu J, Wallace GR, Singh R, Diwan H, Prieto V, Rady P, et al. Am J Clin Dermatol 2007; 8: 307–10.

Generalized verrucosis: a review of the associated diseases, evaluation, and treatments. Sri JC, Dubina MI, Kao GF, Rady PL, Tyring SK, Gaspari AA. J Am Acad Dermatol 2012; 66: 2292–311.

阐明了泛发性疣病和与泛发性疣相关的不同疾病（包括疣状表皮发育不良）。讨论了组织病理学检查、HPV 分型和其他实验室检查，以及潜在治疗方案的适应证。

Acquired epidermodysplasia verruciformis: a comprehensive review and proposal for treatment. Zampetti A, Giurdanella F, Manco S, Linder D, Gnarra M, Guerriero G, et al. Derm Surg 2013; 39: 974–9.

获得性疣状表皮发育不良的治疗并不规范，本文介绍了几种治疗方法。联合治疗（例如光动力疗法和维 A 酸）可以取得较好疗效。

Deleterious effect of radiation therapy on epidermodys-

plasia verruciformis patients. de Oliveira WR, da Cruz Silva LL, Neto CF, Tyring S. J Cutan Med Surg 2015; 19: 416–21.

放射治疗可能与疣状表皮发育不良进展为鳞状细胞癌有关,因此建议在该患者群体中避免这种治疗方法。

一线治疗	
• 避光 / 防晒	E
• 液氮冷冻	E
• 外用 0.05%~0.1% 维 A 酸治疗影响美观的良性扁平皮损	E
• 削除术治疗扁平皮损	E
• 外科切除癌变皮损	E

二线治疗	
• 干扰素 -α 与维 A 酸类药物(阿维 A)	E
• 系统应用异维 A 酸	E
• 5% 咪喹莫特乳膏	E
• 外用 15% 乙醇酸洗剂	C
• 外用 0.015% 巨大戟醇甲基丁烯酸酯凝胶	E
• 外用 2% 方正酸二丁酯溶液	E
• 口服硫酸锌	E
• HIV 阳性患者的高效抗逆转录病毒疗法	E

Treatment of epidermodysplasia verruciformis with a combination of acitretin and interferon alfa-2a. Anadolu R, Oskay T, Erdem C, Boyvat A, Terzi E, Gürgey E. J Am Acad Dermatol 2001; 45: 296–9.

本文报道的 1 名患者口服阿维 A 50mg/d,并皮下注射 300 万单位干扰素 -α₂ₐ,每周 3 次,持续 6 个月。治疗有效,但停药即复发,再次给予同样治疗。用药 4 个月后停干扰素,阿维 A 减至 25mg/d,再持续 3 个月后停药。随访 12 个月未见复发。应用干扰素 -α 单药治疗,疗效较弱,不推荐使用。

Systemic low-dose isotretinoin maintains remission status in epidermodysplasia verruciformis. Rallis E, Papatheodorou G, Bimpakis E, Butanska D, Menounos P, Papadakis P. J Eur Acad Dermatol Venereol 2008; 22: 523–5.

本病例报道,每日口服异维 A 酸 0.8mg/kg,治疗 6 个月,皮损完全消退,停药 4 个月后复发。维持治疗剂量为 20mg/d,可持续缓解。该病例中疣状表皮发育不良与 HPV-3 相关,是较良性的亚型,对治疗反应敏感。

Treatment of a patient with epidermodysplasia verruciformis carrying a novel EVER2 mutation with imiquimod. Berthelot C, Dickerson MC, Rady P, He Q, Niroomand F, Tyring SK, et al. J Am Acad Dermatol 2007; 56: 882–6.

Acquired epidermodysplasia verruciformis syndrome in HIV-infected pediatric patients: prospective treatment trial with topical glycolic acid and human papillomavirus genotype characterization. Moore RL, de Schaetzen V, Joseph M, Lee IA, Miller-Monthrope Y, Phelps BR, et al. Arch Dermatol 2012; 148: 128–30.

外用 15% 乙醇酸洗剂治疗患获得性疣状表皮发育不良的儿童 HIV 感染者,疗效及安全性好。

Treatment of imiquimod resistant epidermodysplasia verruciformis with ingenol mebutate. Kim C, Hashemi P, Caglia M, Shulman K. J Drugs Dermatol 2016; 15: 350–2.

1 名前额疣状表皮发育不良患者,接受 5% 咪喹莫特治疗 6 周无效,随后采用 0.015% 巨大戟醇甲基丁烯酸酯凝胶治疗 3 天好转。

Epidermodysplasia verruciformis: successful treatment with squaric acid dibutylester. Kehdy J, Erickson C, Rady P, Tyring S, Gaspari AA. Cutis 2015; 96: 114–8.

1 名病程 25 年的顽固性疣状表皮发育不良患者,在外用接触致敏剂方正酸二丁酯后痊愈。方正酸二丁酯以往被用于治疗斑秃和顽固性疣等多种皮肤病。

Efficacy of oral zinc therapy in epidermodysplasia verruciformis with squamous cell carcinoma. Sharma S, Barman KD, Sarkar R, Manjhi M, Kumar Garg V. Ind Derm Online J 2014; 5: 55–8.

作者报道 1 名 24 岁疣状表皮发育不良患者,每日口服锌溶液 550mg/kg,效果满意,面部和四肢疣样皮损消退 30%~40%。右手鳞状细胞癌外科手术完整切除。

Epidermodysplasia verruciformis in human immunodeficiency virus-infected patients: a marker of human papillomavirus-related disorders not affected by antiretroviral therapy. Jacobelli S, Laude H, Carlotti A, Rozenberg F, Deleuze J, Morini JP, et al. Arch Dermatol 2011; 147: 590–6.

尽管对于患获得性疣状表皮发育不良的 HIV 阳性患者的治疗尚无循证医学证据,高效抗逆转录病毒疗法联合对症治疗可以取得一定疗效。在多数情况下,尽管在部分病例中,这种疗法效果不佳,但由于病毒载量降低和 CD4 细胞数量增多,皮损有所改善。

三线治疗	
• 光动力疗法	E
• CO₂ 激光治疗癌前及癌变皮损	E
• 自体皮肤移植术	E

Photodynamic therapy for human papilloma virus-related diseases in dermatology. Szeimies RM. Med Laser Appl 2003; 18: 107–16.

外用 20% 5- 氨基酮戊酸(5-aminolevulinic acid) 光动力疗法治疗 1 名 HPV-5、8、36 及其他亚型的疣状表皮发育不良患者取得很好的效果。随访 12 个月后皮损开始复发，再次行光动力治疗后皮损消退。本文作者提出即使每年 1 次光动力治疗也是安全的，可有效控制疣状表皮发育不良皮损。

CO_2 laser treatment of warts in immunosuppressed patients. Lauchli S, Kempf W, Dragieva G, Burg G, Hafner J. Dermatology 2003; 206: 148–52.

CO_2 激光和钕激光可用于治疗疣状表皮发育不良患者中顽固性 HPV 感染引起的皮肤疣，激光治疗在免疫抑制个体和正常人中都有效。

Skin autografts in epidermodysplasia verruciformis: human papillomavirus-associated cutaneous changes need over 20 years for malignant conversion. Majewski S, Jablonska S. Cancer Res 1997; 57: 4214–16.

对于皮疹广泛且不断产生新皮损并治疗无效的患者，唯一有效的方法是切除病变皮损(通常在额部)，并于非暴露部位(如上肢内侧)取皮，行皮肤移植。

（谷 盈 译，张建中 校）

第 **68** 章 大疱性表皮松解症

原作者 Anna F Falabella, Ysabel M Bello, Lawrence A Schachner

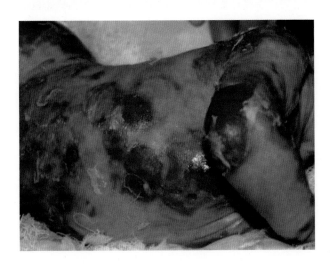

大疱性表皮松解症 (epidermolysis bullosa, EB) 是一类复杂的机械性大疱性疾病，其特征为皮肤轻微创伤即引起疼痛性水疱。除获得性大疱性表皮松解症外，其余类型均为遗传性疾病。2014 年 6 月，研究者对遗传性大疱性表皮松解症的分类标准进行了修订，根据其水疱在皮肤中的层次主要分为四型：单纯型或表皮内型（"表皮松解性"）、交界型或透明板内型（"透明板松解性"）、营养不良型或致密层下型（"真皮松解性"）和 Kindler 综合征或混合型。此类疾病可累及皮肤、黏膜和内脏器官。大疱性表皮松解症的临床表现轻重不一，皮肤受累可局限或泛发。

大疱性表皮松解症除四种主要类型外，还有由至少 18 个结构基因上 1 000 多个突变所致的数十种亚型。其遗传异质性导致了临床表现的多样性，不同亚型皮肤外临床表现、疾病严重程度和早期死亡风险差异较大。

治疗策略

遗传性大疱性表皮松解症的传统治疗为支持治疗，包括：避免创伤、水疱护理、伤口护理、控制感染及营养支持。最近的许多研究试图通过识别和治疗疾病的潜在原因来改善皮肤创伤的愈合能力以及避免新的创伤。

避免创伤以保持皮肤完好非常重要但也很困难，穿戴柔软衬垫的衣服有所帮助，特别是肘、膝等受压部位。水疱护理包括用无菌针头刺破新的水疱以避免水疱扩展，被刺破的区域需要应用局部抗生素和非黏附型敷料覆盖。

伤口护理包括评估伤口的位置和特征，若出现结痂或污垢，用低毒溶液清洗（如生理盐水、水），清创后使用适当的非黏附敷料覆盖伤口，每日进行伤口评估及治疗。一般

而言，在浴缸（水中）浸泡 5~10 分钟有助于伤口清洁和去除敷料。此外，在水中加入低浓度的醋酸或漂白剂也有助于抑制伤口中过量的细菌。

最大限度地减少创面至关重要。Mepilex 是一种非黏附、可吸收的聚乌拉坦泡沫垫，可以在伤口上外敷、揭下，再次外敷重复使用而无明显不适感，且不会损伤创面，也不会阻碍创面愈合。其他非黏附性的敷料，如白凡士林纱布、水凝胶和泡沫类敷料也可使用，同时辅以纱布包扎或弹力绷带。

多种皮肤移植术已经被用于治疗大疱性表皮松解症患者的皮肤损伤，包括刃厚皮片的皮肤移植、异体或自体培养的角质形成细胞及冻存人体无细胞真皮。一项关于皮下注射异体成纤维细胞的研究证实其对隐性营养不良型大疱性表皮松解症 (RDEB) 有治疗潜力。许多研究发现，人工皮肤 (Apligraf) 有非常好的疗效，人工皮肤为一种双层、由婴儿包皮来源的包含活角质形成细胞及成纤维细胞的组织工程皮肤。另一种异体复合皮肤培养物 (OrCel) 已经被美国食品药品管理局批准用于隐性营养不良型大疱性表皮松解症患者手部或供皮区。近年来，羊膜也被用来治疗大疱性表皮松解症患者的慢性不愈合伤口。

预防伤口感染同样十分重要，可以促进伤口快速愈合，预防发生较高致死率的重症感染及败血症。通常外用抗生素，但应注意避免单一用药以防发生耐药。外用抗生素无效的皮肤感染必须口服抗生素治疗，但是不推荐以长期口服抗生素作为预防措施。

大疱性表皮松解症的患者常常面临的营养问题包括咀嚼和吞咽困难、营养不良、便秘，以及维生素、矿物质缺乏。避免营养不良需要积极且持续的营养支持。尽早进行营养补充可促进儿童更好的生长，促进皮损快速愈合。对于已经出现食管狭窄的患者，有必要联合食管球囊扩张术和加强营养支持来达到较好效果。推荐日常补充多种维生素、微量元素和锌。大疱性表皮松解症患者可出现贫血，对于铁缺乏的患者应予口服补铁。铁含量低于 500mU/ml 时，应补充红细胞生成素。部分不能耐受口服补铁的患者推荐静脉铁剂治疗。应监测白蛋白以评估患者的营养状况。如果有必要，可以在饮食中添加蛋白质补充剂。严重营养不良可通过胃管置入进行肠内喂养治疗。

许多系统治疗，如补骨脂素联合 UVA 光疗法（PUVA）、糖皮质激素、维生素 E、环孢素、抗疟药、维 A 酸类、苯妥英钠、四环素和赛庚啶，都已被用于治疗大疱性表皮松解症，

但疗效尚未得到证实。

最新的治疗聚焦于基因、蛋白及细胞水平的技术。角质形成细胞离体基因改造和在体移植技术已经有所进展，学术界认为表皮干细胞转基因治疗联合组织工程治疗的方法具有治疗前景。

特殊检查
• 皮肤活检进行透射电镜检查。
• 皮肤活检免疫荧光检查进行抗原定位。
• 基因突变分析。

The classification of inherited epidermolysis bullosa (EB): Report of the Third International Consensus Meeting on Diagnosis and Classification of EB. Fine JD, Eady RA, Bauer EA, Bauer JW, Bruckner-Tuderman L, et al. J Am Acad Dermatol. 2008; 58: 931–50.

透射电镜及免疫荧光均已被成功用于大疱性表皮松解症的诊断。电子显微镜可以直观地观察到角蛋白丝、半桥粒及锚定纤维，虽然其具有重要的科研价值，但限于拥有专业电子显微镜实验室较少，电子显微镜在诊断中的应用逐渐减少。免疫荧光抗原定位价格相对较低且操作简单，仅需免疫荧光设备。它可以通过显示基底膜带中蛋白的表达层次，定位表皮裂隙的部位。基因突变分析是一种很好的研究工具，可以帮助我们确定其遗传模式、分子突变的精确位置和突变类型，但并不适合作为一线的诊断方法。

一线治疗	
• 无菌敷料和外用抗生素	B
• 营养支持	C

Best practice guidelines for skin and wound care in epidermolysis bullosa. International consensus. Denyer J, Pillay E. DEBRA, 2012.

伤口护理是大疱性表皮松解症患者治疗的基石。本篇文献旨在帮助护理这些患者。皮肤和伤口的护理必须根据大疱性表皮松解症的类型和伤口的特征。大疱性表皮松解症是一种终身性疾病，需要通过专科医生的干预以减少并发症和提高生活质量。

Management of epidermolysis bullosa in infants and children. Bello YM, Falabella AF, Schachner LA. Clin Dermatol. 2003; 21: 278–82.

对于开放或部分愈合的皮肤糜烂面，最佳治疗为：外用多黏菌素、杆菌肽或者磺胺嘧啶银，后以凡士林纱布或非黏附合成敷料包扎，每日更换。莫匹罗星可用于治疗一般抗生素无效的感染，但是应避免用于常规治疗，以防产生耐药。

The challenges of meeting nutritional requirements in children and adults with epidermolysis bullosa: proceedings of a multidisciplinary team study day. Hubbard L, Haynes L, Sklar M, Martinez AE, Mellerio JE. Clin Exp Dermatol 2011; 36: 579–83.

这是 2010 年 3 月 3 日在伦敦举行的一个旨在探讨大疱性表皮松解症患者营养需求的研讨会。护理大疱性表皮松解症患者的国家和国际多学科小组（MDT）成员参加了这次活动。讨论的重点是与大疱性表皮松解症的营养状况密切相关的四个具有挑战性的管理，包括缺铁性贫血、胃管置入和喂养、肌肉质量和活动性，以及牙齿健康，这四个方面需要 MDT 成员之间的密切合作。

此次讨论活动为致力于改善这类罕见而且复杂疾病治疗管理的营养师、医生、护士、物理治疗师、心理学家、心理治疗师、牙科医生、牙科卫生师和职业治疗师提供了一个独特的平台，方便他们分享知识。

二线治疗	
• 皮肤移植	C
• 人工培养角质形成细胞	C
• 角蛋白凝胶	C
• 成纤维细胞疗法	D
• 羊膜	D

Punch grafting of chronic ulcers in patients with laminin-332-deficient, non-Herlitz junctional epidermolysis bullosa. Yuen WY, Huizinga J, Jonkman MF. J Am Acad Dermatol 2012; 68: 93–7.

对 4 例层粘连蛋白 -332 缺陷的交界型大疱性表皮松解症（JEB-nH）患者进行了环钻皮肤移植治疗。在 10 年期间，23 个溃疡接受了环钻皮肤移植治疗，没有任何并发症或不良反应。溃疡在治疗前平均持续时间为 6 年。环钻皮肤移植愈合率为 70%（n=16），平均愈合时间 2 个月。30%（n=7）溃疡的治疗没有完全愈合，但确实有改善。术后 3 个月复发率为 13%（n=2），为水疱复发所致。环钻皮肤移植可作为 JEB-nH 患者持续小溃疡的一线治疗方法。

Tissue-engineered skin (Apligraf) in the healing of patients with epidermolysis bullosa wounds. Falabella AF, Valencia IC, Eaglstein WH, Schachner LA. Arch Dermatol. 2000; 135: 1219–22.

一项开放性无对照研究包括 15 例患者，共有 69 处急性伤口及 9 处慢性伤口，予以组织工程皮肤（人工皮肤）治疗，1 周后，79% 的伤口愈合。患者及其家属认为与传统敷料相比，通过组织工程皮肤治疗愈合较快、痛苦较少且生活质量得以提高。

Apligraf in the treatment of severe mitten deformity associated with recessive dystrophic epidermolysis bullosa. Fivenson DP, Scherschum L, Cohen LV. Plast Reconstruct Surg 2003; 112: 584–8.

应用生物工程皮肤治疗 5 例隐性营养不良型大疱性表皮松解症患者的手部"拳击手套样畸形"。这些患者手部均活动度增加,保持指蹼分离超过 12 个月,生活质量得到改善。

Keratin gel in the management of epidermolysis bullosa. Denyer J, Marsh C, Kirsner RS. J Wound Care 2015; 24: 446–50.

这项初步研究将角蛋白凝胶(从羊毛中提取的富含角蛋白的水凝胶)引入了不同类型的大疱性表皮松解症伤口的管理中,以维持其护理的其他方面。据报道,该疗法具有更快的治愈速度,10 例患者中 6 例有效,2 例无效,另有 2 例患者因瘙痒而停药。

Amniotic membrane grafting in patients with epidermolysis bullosa with chronic wounds. Lo V, Lara-Corrales I, Stuparich A, Pope E. J Am Acad Dermatol 2010; 62: 1038–44.

对 2 例接受羊膜治疗的大疱性表皮松解症患者的回顾性研究显示,羊膜移植在促进大疱性表皮松解症患者慢性伤口愈合方面具有潜在的作用。

三线治疗	
• 骨髓移植	E
• 四环素	C
• 磺胺甲噁唑 - 甲氧苄啶	D
• 赛庚啶	C
• 异维 A 酸	C
• 基因治疗	E
• 粒细胞集落刺激因子	C

Bone marrow transplantation for recessive dystrophic epidermolysis bullosa. Wagner JE, Ishida-Yamamoto A, McGrath JA, Hordinsky M, Keene DR, Woodley DT, et al. N Engl J Med 2010; 363: 629–39.

7 例隐性营养不良型大疱性表皮松解症患儿接受免疫清除性化疗和异基因干细胞移植治疗。1 例患者在移植前死于心肌病。其余 6 例患者中,1 例患者出现了严重的与方案(治疗)相关的皮肤毒性,所有患者在移植后 30~130 天内均改善了伤口愈合,并减少了水疱的形成。在 6 例受体中,有 5 例在真皮 - 表皮交界处观察到Ⅶ型胶原(C7)沉积增加,尽管锚定纤维没有恢复正常。5 例受体在移植后 130~799 天存活;1 例在 183 天死于移植物排斥反应和感染。这 6 例受体的皮肤中有相当比例的供体细胞,没有 1

例可检测到抗 C7 抗体。

Allogeneic blood and bone marrow cells for the treatment of severe epidermolysis bullosa: repair of the extracellular matrix. Tolar J, Wagner JE. Lancet 20135; 382: 1214–23.

多项研究表明,异体血和骨髓移植的蛋白质替代疗法可以减轻大疱性表皮松解症的黏膜表现,提高患者的生活质量。这些疗法需要进一步的研究。

Treatment of epidermolysis bullosa simplex with tetracycline. Veien NK, Buus SK. Arch Dermatol. 2000; 136: 424–5.

这是一项基于使用四环素治疗长达 7 年的大样本临床观察。笔者称夏季大疱形成增多,但当患者应用四环素治疗后大疱愈合较快且痛苦减轻。

Tetracycline and epidermolysis bullosa simplex: a double-blind, placebo-controlled, crossover randomized clinical trial. Weiner M, Stein A, Cash S, de Leoz J, Fine JD. Br J Dermatol. 2004; 150: 613–4.

这是一项四环素治疗单纯型 EB 的双盲、安慰剂对照的随机临床试验,患者数量有限,12 例患者中 6 例至少一只手臂获痊愈,4 例患者 EB 皮损总数减少;与之相反,2 例患者经过 4 个月积极治疗(口服四环素,每早 1 000mg、每晚 500mg)皮损数量增多。四环素应用于儿童可能会导致牙齿色斑,故需平衡症状的严重程度及长期用药的危害。

A systematic review of randomized controlled trials of treatment for inherited forms of epidermolysis bullosa. Langan SM, Williams HC. Clin Exp Dermatol 2009; 34: 20–5.

有 5 项遗传性大疱性表皮松解症的随机、双盲、安慰剂对照试验交叉研究。有 2 项研究报道了口服四环素治疗,但其有益效果尚不清楚。另外 2 个随机对照试验(RCT)评估了大疱性表皮松解症中使用 20% 的六水氯化铝溶液和 5% 的布法西克乳膏没有比安慰剂更有效。在 36 名患者的随机对照试验中,苯妥英钠与安慰剂相比没有显示出统计学差异。

The efficacy of trimethoprim in wound healing of patients with epidermolysis bullosa: a feasibility trial. Lara-Corrales I, Parkin PC, Stephens D, Hamilton J, Koren G, Weinstein M, et al. J Am Acad Dermatol 2012; 66: 264–70.

这是一项应用甲氧苄啶(TMP)治疗 10 例隐性营养不良型大疱性表皮松解症患者的研究。该研究评估了皮损数量、生活质量和抗生素耐药性的出现。所有患者在服用甲氧苄啶后伤口愈合均有改善,但是一级和二级转归指标均无统计学意义。这项验证研究证明了甲氧苄啶在促进隐性营养不良型大疱性表皮松解症(RDEB)伤口愈合方面的潜在疗效,并为进一步的前瞻性研究提供了有用的信息。

Chemoprevention of squamous cell carcinoma in recessive dystrophic epidermolysis bullosa: results of a phase I trial of systemic isotretinoin. Fine JD, Johnson LB, Weiner M, Stein A, Suchindran C. J Am Acad Dermatol 2004; 50: 563–71.

隐性营养不良型大疱性表皮松解症患者发生鳞状细胞癌（SCC）的风险很高。一项针对 20 名 15 岁或以上的患者进行的初步研究报告称，口服异维 A 酸 0.5mg/（kg·d）、持续 8 个月是安全的。然而，它的化学预防作用尚未得到证实。

Correction of junctional epidermolysis bullosa by transplantation of genetically modified epidermal stem cells. Mavillo F, Pellegrini G, Ferrari S, Di Nunzio F, Di Nunzio F, DiIorio E, et al. Nature Med 2006; 12: 1397–402.

在离体对携带致病基因的表皮干细胞的转导正常基因拷贝，然后用这些经过基因改造的细胞形成的上皮薄片重建患者的皮肤，在 1 年的随访期间可保持表皮的牢固黏附和稳定。

Risk of squamous cell carcinoma in junctional epider-molysis bullosa, non-Herlitz type: report of 7 cases and a review of the literature. Yuen WY, Jonkman MF. J Am Acad Dermatol 2011; 65: 780–9.

鳞状细胞癌是隐性营养不良型大疱性表皮松解症患者最严重的并发症和最常见的死亡原因。鳞状细胞癌复发率高，病程侵袭性强，可导致 1/5 的患者死亡。因此，建议从 25 岁开始，每年对所有交界型大疱性表皮松解症患者进行鳞状细胞癌的检查。

Systemic granulocyte colony-stimulating factor (G-CSF) enhances wound healing in dystrophic epidermolysis bullosa (DEB): results of a pilot trial. Fine JD, Manes B, Frangoul H. J Am Acad Dermatol 2015; 73: 56–61.

7 例营养不良型大疱性表皮松解症患者皮下注射粒细胞集落刺激因子（每剂 10μg/kg），每日 1 次，连续 6 天，皮损缩小，水疱 / 糜烂数减少。然而，这项初步研究的局限性是患者数量少，但可以作为传统治疗失败后的一个选择，且需要新的前瞻性研究。

（李建丹　译，王秀丽　校）

256

第69章 获得性大疱性表皮松解症

原作者 Lawrence S Chan

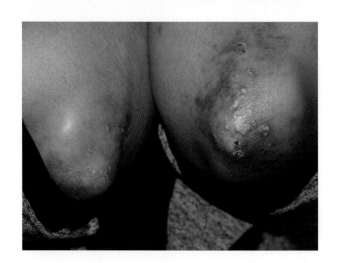

获得性大疱性表皮松解症（epidermolysis bullosa acquisita）是一种较罕见、获得性的累及皮肤黏膜的慢性自身免疫性大疱病，好发于老年人，发病部位主要分布于易受摩擦外伤处的皮肤（非炎症性瘢痕性机械性大疱亚型）或泛发全身皮肤（泛发性炎症性非瘢痕性亚型）。本病主要由于 IgG 型（或罕见情况下 IgA 型）自身抗体选择性作用于皮肤基底膜带的Ⅶ型胶原蛋白（锚定纤维）引起，而物理损伤是促进大疱形成的重要因素。

治疗策略

获得性大疱性表皮松解症，特别是非炎症机械性大疱亚型，治疗棘手。对于免疫介导的疱病，机体内存在靶向于皮肤组织的自身抗体，理论上可通过降低机体免疫反应、减少抗Ⅶ型胶原自身抗体的产生、减弱自身抗体的作用来进行治疗，但当前尚无相关的特异性靶向治疗方案。目前只能选用非特异靶向的免疫抑制剂，此方案可以抑制针对Ⅶ型胶原免疫反应，同时也减弱了机体对病原体的免疫防御，造成相对的免疫缺陷状态。因此，治疗此类患者时，应尽量选用抗炎药而非免疫抑制剂。免疫抑制剂在使用时应尽可能短时间、低剂量，并在条件允许时尽快换用其他抗炎药物。常用的初始治疗方案是系统使用糖皮质激素联合霉酚酸酯或氨苯砜，或者同时应用后两者以减少糖皮质激素用量。对于成人，无特殊用药禁忌者，初始可予口服泼尼松［1mg/（kg·d）］、霉酚酸酯（1~2g/d）及氨苯砜（100~200mg/d）联合治疗。由于获得性大疱性表皮松解症非常罕见，目前，尚无针对该病的严格对照的临床试验。以下治疗方案主要根据既往小样本或个案病例报告。

据报道其他药物亦有一定疗效。如秋水仙素［1~2mg/（kg·d）］可有效改善症状。环孢素［5~9mg/（kg·d）］可显著减少水疱形成、加快愈合。静脉注射免疫球蛋白（IVIG）疗法［400mg/（kg·d）］同样可减少新水疱形成以及促进愈合。此外，体外光化学疗法已被成功应用于部分患者。近期，一种特异性作用于 B 淋巴细胞 CD20 分子的单克隆抗体利妥昔单抗（rituximab）（常用剂量 375mg/m² 体表面积，多次使用）被应用于少量患者的治疗，疗效较好，但其费用昂贵，难以获得医疗保险支付。

除药物治疗外，应嘱患者尽可能避免外伤、避免皮肤剧烈摩擦、避免接触刺激性强的肥皂及热水。指导患者及时处理开放性伤口、注意避免伤口感染，感染后及时就医。

特殊检查

- 取皮肤活检及血清分别进行直接和间接免疫荧光，分别检测皮肤基底膜上结合的和血液循环中游离的 IgG 型（或 IgA 型、IgM 型）特异性抗基底膜自身抗体。
- 血清酶联免疫吸附试验（ELISA）检测 IgG 型（或 IgA 型、IgM 型）特异性抗Ⅶ型胶原自身抗体。
- 胃肠道检查排查炎症性肠病

Epidermolysis bullosa acquisita: ultrastructural and immunological studies. Yaoita H, Briggaman RA, Lawley TJ, Provost TT, Katz SI. J Invest Dermatol. 1981; 76: 288–92.

Identification of the skin basement-membrane autoantigen in epidermolysis bullosa acquisita. Woodley DT, Briggaman RA, O'Keefe EJ, Inman AO, Queen LL, Gammon WR. N Engl J Med. 1984; 310: 1007–13.

所有患者直接免疫荧光检查均发现表真皮交界处线状 IgG 沉积；间接免疫荧光检测中，使用盐裂的正常皮肤（salt-separated normal skin substrate）作为底物，约 50% 患者自身抗体结合于真皮侧。

Development of an ELISA for rapid detection of anti-type Ⅶ collagen autoantibodies in epidermolysis bullosa acquisita. Chen M, Chan LS, Cai X, O'Toole EA, Sample JC, Woodley DT. J Invest Dermatol. 1997; 108 (1): 68–72.

利用真核细胞来源的Ⅶ型胶原蛋白非胶原（NC1）结构域重组蛋白进行 ELISA 分析，是检测本病患者血液循环中

IgG 型自身抗体的最具敏感性及特异性的方法。

The use of biochip immunofluorescence microscopy for the serological diagnosis of epidermolysis bullosa acquisita. Marzano AV, Cozzani E, Biasin M, Russo I, Alaibac M. Arch Dermatol Res 2016; 308: 273–6.

一种新型生物芯片技术可在初筛中有效检测到血液循环中的抗Ⅶ型胶原蛋白自身抗体。

IgA-mediated epidermolysis bullosa acquisita: two cases and review of the literature. Vodegel RM, de Jong MC, Pas HH, Jonkman MF. J Am Acad Dermatol. 2002; 47: 919–25.

一些罕见病例中，抗Ⅶ型胶原自身抗体并非 IgG 型，而是 IgA 型，其临床表型与经典 IgG 型抗体的表型无明显差异。但 IgA 型患者瘢痕形成倾向性较低，对氨苯砜治疗反应更好。

IgM-type epidermolysis bullosa acquisita. Omland SH, Gniadecki R. Br J Dermatol 2015; 173: 1566–8.

这是一种极为罕见的情况，作用于Ⅶ型胶原的自身抗体是 IgM 型抗体。

Epidermolysis bullosa acquisita and inflammatory bowel disease. Raab B, Fretzin DF, Bronson DM, Scott MJ, Roenigk HH Jr, Medenica M. JAMA. 1983; 250 (13): 1746–8.

炎症性肠病，尤其是克罗恩病，与获得性大疱性表皮松解症有明显相关性。故应询问所有患者有无炎症性肠病症状；若存在相应症状，则应行全面胃肠道检查。

The epidermolysis bullosa acquisita antigen (type Ⅶ collagen) is present in human colon and patients with crohn's disease have autoantibodies to type Ⅶ collagen. Chen M, O'Toole EA, Sanghavi J, Mahmud N, Kelleher D, Weir D, Fairley JA, Woodley DT. J Invest Dermatol. 2002; 118: 1059–64.

消化道组织中存在Ⅶ型胶原，且部分不伴皮肤表现的炎症性肠病患者存在抗Ⅶ型胶原抗体，说明肠道与皮肤存在相关性。

Black patients of African descent and HLA-DRB1*15: 03 frequency overrepresented in epidermolysis bullosa acquisita. Zumelzu C, Le Roux-Villet C, Loiseau P, Busson M, Heller M, Aucouturier F, et al. J Invest Dermatol 2011; 131: 2386–93.

该研究报道，获得性大疱性表皮松解症的患病人群中非裔黑色人种比例更高，其人白细胞抗原 HLA-DRB1*15 :03 等位基因可能与本病发生相关。

Congenital epidermolysis bullosa acquisita: vertical transfer

of maternal autoantibody from mother to infant. Abrams ML, Smidt A, Benjamin L, Chen M, Woodley D, Mancini AJ. Arch Dermatol 2011; 147: 337–41.

虽然获得性大疱性表皮松解症可在儿童期偶见发生，但在该文发表之前，尚无婴儿患病的报道。而该文报道了 1 例由母亲过继给婴儿的获得性大疱性表皮松解症，提示临床遇到新生儿疱病时应考虑本病可能。

医生应认识到母体向婴儿传递自身抗体的可能性，此时水疱是一过性的（无须行系统治疗）。本例中获得性大疱性表皮松解症的被动传递证实了自身抗体是导致本病的原因，这与相应动物疾病模型所阐述的机制一致。

一线治疗	
• 系统应用糖皮质激素	D
• 霉酚酸酯	E
• 氨苯砜	D

Epidermolysis bullosa acquisita--a pemphigoid-like disease. Gammon WR, Briggaman RA, Woodley DT, Heald PW, Wheeler CE Jr. J Am Acad Dermatol. 1984; 11: 820–32.

5 例泛发性炎症性亚型患者应用泼尼松（40~120mg/d），联合或不联合硫唑嘌呤 100mg/d 治疗，至少达到部分缓解。

Childhood IgA-mediated epidermolysis bullosa acquisita responding to mycophenolate mofetil as a corticosteroid-sparing agent. Tran MM, Anhalt GJ, Barrett T, Cohen BA. J Am Acad Dermatol 2006; 54: 734–6.

1 例 2 岁 IgA 型获得性大疱性表皮松解症患儿在糖皮质激素减量过程中疾病复发，给予霉酚酸酯（700mg/d）联合泼尼松龙（25mg/d）和氨苯砜（25mg/d）治疗。增加霉酚酸酯治疗后，系统性糖皮质激素在 9 个月内逐渐减量至完全停用。本报道阐述了霉酚酸酯应用于儿童期患者的有效性。

Mycophenolate mofetil in epidermolysis bullosa acquisita. Kowalzick L, Suckow S, Zuiegler H, Waldmann T, Pönnighaus JM, Gläser V. Dermatology 2003; 207: 332–4.

霉酚酸酯（1g 每日 2 次）配合血浆置换疗法成功治疗 1 例获得性大疱性表皮松解症患者，该患者对糖皮质激素治疗不敏感，且经硫唑嘌呤（150mg/d）和泼尼松龙（60mg/d）治疗失败。霉酚酸酯治疗后患者临床症状改善且自身抗体滴度降低。

Bullous pemphigoid and epidermolysis bullosa acquisita: presentation, prognosis, and immunopathology in 11 children. Edwards S, Wakelin SH, Wojnarowska F, Marsden RA, Kirtschig G, Bhogal B, Black MM. Pediatr Dermatol. 1998; 15: 184–90.

证据等级：A 双盲试验　　B 临床试验,研究对象 ≥ 20 例　　C 临床试验,研究对象 < 20 例　　D 病例分析,研究对象 ≥ 5 例　　E 个案报道

一项对 5 例儿童初发病例的研究显示,联合应用糖皮质激素和氨苯砜有较好临床疗效,且长期预后较好。

Epidermolysis bullosa acquisita responsive to dapsone therapy. Hughes AP, Callen JP. J Cutan Med Surg. 2001; 5: 397–9.

1 例经泼尼松(40mg/d)联合四环素、烟酰胺治疗失败的患者接受氨苯砜(150mg/d)治疗 2 个月后,达到完全控制活动性水疱。

二线治疗	
• 静脉注射免疫球蛋白	D
• 秋水仙素	D
• 环孢素	D

Severe, refractory epidermolysis bullosa acquisita complicated by an oesophageal stricture responding to intravenous immune globulin. Harman KE, Whittam LR, Wakelin SH, Black MM. Br J Dermatol. 1998; 139: 1126–7.

1 例非炎症性机械性水疱亚型伴食管狭窄患者,既往予泼尼松(增至 80mg/d)、氨苯砜(100mg/d)、环磷酰胺(150mg/d)和硫唑嘌呤(3mg/kg/d)治疗均不敏感。此患者以单用静脉注射免疫球蛋白治疗,每间隔 4~6 周连续应用 5 天[0.4g/(kg·d)],其外周循环抗基底膜 IgG 自身抗体滴度显著下降,新生水疱减少,吞咽困难消失。然而,本文中并非所有患者均有效。此疗法最大的不足是费用过高。

Treatment of epidermolysis bullosa acquisita with intravenous immunoglobulin in patients non-responsive to conventional therapy: clinical outcome and post-treatment long-term follow-up. Ahmed AR, Gürcan HM. J Eur Acad Dermatol Venereol 2012; 26: 1074–83.

本报道中,研究者对 10 例获得性大疱性表皮松解症患者(平均年龄 57.4 岁)进行评估,此 10 例患者均经过 16~31 次(平均 23.1 次)静脉注射免疫球蛋白治疗(每次 2g/kg),治疗全程持续 30~52 个月(平均 38.8 个月),在开始接受静脉注射免疫球蛋白治疗后,其他药物治疗在 5~9 个月内(平均 7.2 个月)逐渐减量至停用,此后仅接受静脉注射免疫球蛋白治疗。所有患者均有好转。治疗结束后 29~123 个月(平均 53.9 个月)随访时未见复发,无严重不良反应报告。

Colchicine for epidermolysis bullosa acquisita. Cunningham BB, Kirchmann TT, Woodley D. J Am Acad Dermatol. 1996; 34: 781–4.

4 例非炎症性机械性大疱亚型患者,部分对泼尼松治疗不敏感,予秋水仙素口服(1~2mg/d),联合或不联合环磷酰胺(50mg/d)治疗。所有患者均有显著的临床改善,表现

为皮肤脆性降低,自发性新生大疱减少。推荐使用初始剂量 0.4~0.6mg/d,之后每周增加 0.6mg/d 直至发生腹泻,随后选择最大可耐受的剂量。除腹泻外,长期服用秋水仙素(长达 4 年)耐受性较好。腹泻不良反应提示对于伴发炎症性肠病的患者使用秋水仙素值得商榷。

Oral cyclosporine in the treatment of inflammatory and noninflammatory cases. A clinical and immunopathologic analysis. Gupta AK, Ellis CN, Nickoloff BJ, Goldfarb MT, Ho VC, Rocher LL, et al. Arch Dermatol 1990; 126: 339–50.

对 2 例获得性大疱性表皮松解症患者(亚型不详)予口服环孢素[6mg/(kg·d)]治疗,疗程 8 周。2 例患者新发水疱和糜烂的频率均逐渐降低。环孢素有肾毒性,其长期使用的合理性存在质疑,或仅作为最后的治疗选择。

三线治疗	
• 利妥昔单抗	D
• 米诺环素	E

Successful adjuvant treatment of recalcitrant epidermolysis bullosa acquisita with anti-CD20 antibody rituximab. Schmidt E, Benoit S, Brocker EB, Zillikens D, Goebeler M. Arch Dermatol. 2006; 142: 147–50.

1 例皮肤和口腔黏膜均有受累的患者,既往使用泼尼松龙(增至 250mg/d),氨苯砜(150mg/d),而后硫唑嘌呤(增至 175mg/d)和秋水仙素(2.5mg/d)均无明显好转。更换疗法为注射利妥昔单抗每周 700mg(375mg/m²),连续 4 周,之后继续以硫唑嘌呤(175mg/d)和秋水仙素(2.5mg/d)治疗,同时减少泼尼松龙剂量。此患者在注射利妥昔单抗后 11 周皮损全部愈合,遂逐渐减少系统应用激素、秋水仙素和硫唑嘌呤的用量。停用秋水仙素和泼尼松龙 14 周后,患者仍处于临床缓解状态。除一次深静脉血栓外,无其他并发症。

A successful therapeutic trial of rituximab in the treatment of a patient with recalcitrant, high-titre epidermolysis bullosa acquisita. Crichlow SM, Mortimer NJ, Harman KE. Br J Dermatol. 2007; 156: 194–6.

1 例皮肤、口腔黏膜均有受累的、高滴度抗基底膜 IgG 自身抗体(间接免疫荧光检测滴度达 1:3 200)的患者,经传统药物治疗[泼尼松龙增至 60mg/d、霉酚酸酯 2g/d,随后静脉注射免疫球蛋白(每月 2g/kg)]未获明显疗效。此外,此患者不能耐受硫唑嘌呤(因其肝毒性)和环孢素(因其肾毒性和高血压)。同时,患者病情加重,自身抗体滴度增加,并出现食管受累。因此,予利妥昔单抗注射每周 1 次(每平方米体表面积 375mg)和霉酚酸酯(2g/d)、泼尼松龙(30mg/d)。病情渐稳定改善,所有皮疹在使用利妥昔单抗 5 个月后完全愈合。使用利妥昔单抗 1 年后,患者仍处于部分缓解期,仅

偶然出现外伤性水疱,且其自身抗体滴度降至1∶10。

Epidermolysis bullosa acquisita following bullous pemphigoid, successfully treated with the anti-CD20 monoclonal antibody rituximab. Wallet-Faber N, Franck N, Batteux F, Mateus C, Gilbert D, Carlotti A, Avril MF, Dupin N. Dermatology. 2007; 215: 252–5.

1例初诊为大疱性类天疱疮患者,随病情加重,皮疹泛发,全身皮肤及黏膜(口腔和外生殖器)部位均有大疱生成,通过抗原学检测确诊为获得性大疱性表皮松解症。初始时治疗[泼尼松龙1.5mg/(kg·d)联合硫唑嘌呤100mg/d]有效,激素减量过程中病情迅速恶化,继发可致死性的肺炎军团菌感染,此外,患者不能耐受霉酚酸酯治疗。故予利妥昔单抗(375mg/m²)连续治疗4周,每周1次,患者病情明显改善。在利妥昔单抗治疗后随访10个月后,患者仅有少量肉眼可见的水疱。

Treatment-resistant classical epidermolysis bullosa acquisita responding to rituximab. Sadler E, Schafleitner B, Lanschuetzer C, Laimer M, Pohla-Gubo G, Hametner R, Hintner H, Bauer JW. Br J Dermatol. 2007; 157: 417–19.

1例皮损累及皮肤及多处黏膜(口腔、喉和食管)的患者,既往多种传统的免疫抑制剂治疗均无效,以利妥昔单抗治疗获效。在为期6年的治疗中,患者以下列药物治疗均不能获临床完全缓解:甲泼尼松龙[增至5mg/(kg·d)]、硫唑嘌呤(增至2.5mg/kg)、环孢素[增至9mg/(kg·d)]、霉酚酸酯[增至30mg/(kg·d)]、环磷酰胺[静注500mg/m²,随后1mg/(kg·d)口服]、秋水仙素(增至1.5mg/d)、静脉注射免疫球蛋白(增至每次2.5g/kg)、金制剂(每周1mg/kg静注,随后改为肌注和口服)、达利珠单抗(1mg/kg,3周内输注6次)。在此情况下,予低剂量利妥昔单抗(每周1次,144mg/m²,持续5周)联合硫唑嘌呤[2mg/(kg·d)]治疗,患者对此疗法耐受较好且无任何副反应、无感染发生。在利妥昔单抗开始治疗4周后,患者症状显著改善,且所有药物治疗相继终止。终止所有药物治疗2年后,此患者疾病活动轻微。

Clinical response of severe mechanobullous epidermolysis bullosa acquisita to combined treatment with immunoadsorption and rituximab (anti-CD20 monoclonal antibodies). Niedermeier A, Eming R, Pfütze M, Neumann CR, Happel C, Reich K, Hertl M. Arch Dermatol. 2007; 143: 192–8.

2例机械性大疱性获得性大疱性表皮松解症患者,予免疫吸附治疗(为期8天,每天1次)联合利妥昔单抗(375mg/m²,每周1次,共4周)治疗。此疗程中维持原霉酚酸酯治疗不变(1~3g/d)。2例患者既往曾行多种治疗均未成功,包括环孢素、硫唑嘌呤、氨苯砜、地塞米松冲击、环磷酰胺冲击。1例患者接近完全临床缓解,而另外1例患者仅维持病情稳定。此报告说明本病对治疗的抵抗性。

Inflammatory epidermolysis bullosa acquisita effectively treated with minocycline. Kawase K, Oshitani Y, Mizutani Y, Shu E, Fujine E, Selshima M. Acta Derm Venereol 2014; 94: 615–6.

在本报道中,1例泛发性炎症性亚型患者在接受具有抗炎作用的抗生素治疗后,病情获得有效控制。

(曹 智 译,王秀丽 校)

第70章 糜烂性脓疱性皮病

原作者 Bhavnit K. Bhatia，Jenny E. Murase

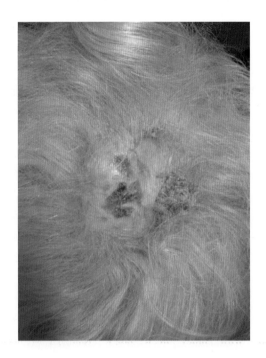

糜烂性脓疱性皮病（erosive pustular dermatosis，EPD）是一种罕见的皮肤病，其临床特点为头皮部红斑、无菌性脓疱，常出现在因局部头皮萎缩、日光性损害或外伤引起的脱发区域。本病老年人常见，好发于头皮，也有少量文献报道本病可发生于腿部。EPD病程迁延不愈，治疗困难。在本病诊断上，组织病理和实验室检查均缺乏特异性。

治疗策略

传统治疗上，糖皮质激素局部外用有效，但也有在使用后几个月内反应不一，同时因长期使用糖皮质激素易引起皮肤萎缩或形成瘢痕，目前已逐渐使用0.1%他克莫司软膏、卡泊三醇乳膏、口服锌或光动力疗法（PDT）作为替代治疗。有研究证实5%氨苯砜凝胶对EPD治疗有效，有口服氨苯砜1例成功的报道。口服糖皮质激素与局部外用抗生素、局部糖皮质激素、他克莫司乳膏、口服氨苯砜联合口服锌治疗也有一定疗效，抗生素和抗真菌治疗无效。

一线治疗	
• 外用强效糖皮质激素	D

Chronic atrophic erosive dermatosis of the scalp and extremities: a recharacterization of erosive pustular dermatosis. Patton D, Lynch PJ, Fung MA, Fazel N. J Am Acad Dermatol 2007; 57: 421–7.

外用以氯倍他索为主的糖皮质激素，成功地治疗了11例患者中的10例，另外1例对他克莫司治疗有效。其中，11例患者中有9例患者伴头皮EPD，且除1例以外，其余均为老年人。

Erosive pustular dermatosis of the scalp. Pye RJ, Peachey RD, Burton JL. Br J Dermatol 1979; 100: 559–66.

在文献中有6例关于EPDS的首次报道，其中有5例在局部使用强效糖皮质激素后痊愈，特别是0.025%曲安奈德联合0.75%哈喹诺，0.01%倍他米松和新霉素及0.05%丙酸氯倍他索（通常联合新霉素或制霉菌素）。现有3组23例病例关于外用强效糖皮质激素的报道。

二线治疗	
• 光动力疗法	D
• 外用5%氨苯砜凝胶	E
• 外用0.1%他克莫司软膏	E

Aminolevulinic acid photodynamic therapy in the treatment of erosive pustular dermatosis of the scalp: a case series. Yang CS, Kuhn H, Cohen LM, Kroumpouzos G. JAMA Dermatol 2016; 152: 694–7. Yang CS, Kuhn H, Cohen LM, Kroumpouzos G. JAMA Dermatol 2016; 152: 694–7.

8例EPDS患者在行刮除术治疗后1~2周，进行氨基乙酰丙酸介导的光动力疗法，其中6例患者完全治愈，另外2例患者在完成第二个周期的刮除术和PDT治疗后，皮损完全消退。

文献报道了1~2个PDT治愈的病例报告。尽管病例报道文献中展示了在PDT治疗之后呈现的良好效果，但仍特别提示，PDT治疗可能是诱发EPD进展的一个危险因素。

Erosive pustular dermatosis of the scalp: a review with a focus on dapsone therapy. Broussard KC, Berger TG, Rosenblum M, Murase JE. J Am Acad Dermatol 2012; 66: 680–6

第1例患者曾用氯倍他索泡沫、氟西尼德溶液、局部水杨酸和紫外线（UV）光疗，但效果不佳。在局部使用200mg氨苯砜治疗17周后，达到良好效果。第2例患者，使用氟轻松3个月后效果不佳，改用5%氨苯砜凝胶治疗3个月，皮损消失。第 3 例患者,每天 2 次局部外用氨苯砜 3 个月,皮损改善。最后一例患者口服泼尼松、头孢氨苄、米诺环素、多西环素,外用磺胺嘧啶银乳膏、他克莫司软膏、丙酸倍他米松软膏,病灶内用曲安奈德及用银离子敷料护理伤口,效果不佳。但氯倍他索软膏和 5% 氨苯砜凝胶外用的平行对照试验发现使用氨苯砜更有效,可在 4 周内消除皮损。

Erosive pustular dermatosis of the scalp: treatment with topical tacrolimus. Laffitte E, Kaya G, Piguet V, Saurat JH. Arch Dermatol 2003; 139: 712–4.

2 例患者,局部用 0.1% 他克莫司软膏 2 周,皮损有明显改善,萎缩的皮肤在 6~8 个月内恢复。另外 1 例患者,添加了 0.05% 的视黄醛乳膏,但使用 1 周后由于病变复发而停用。

文献中有 13 例关于外用他克莫司软膏的报道,其中 2 例与口服糖皮质激素联用,另外 2 例作为局部糖皮质激素短期成功治疗后的维持疗法。

Erosive pustular dermatosis of the scalp after photodynamic therapy. López V, López I, Ramos V, Ricart JM. Dermatol Online J 2012; 18: 13.

患者外用糠酸莫米松乳膏治疗,每天 2 次,持续 1 周,然后用他克莫司软膏每天 2 次,治疗 1 个月,伴有瘢痕性脱发,但在 4 个月的随访中未复发。

三线治疗	
• 口服氨苯砜	E
• 口服糖皮质激素	E
• 口服锌	E
• 维 A 酸	E
• 外用卡泊三醇乳膏	E

Disseminated erosive pustular dermatosis also involving the mucosa: successful treatment with oral dapsone. Feramisco JD, George T, Schulz SE, Ma HL, Metze D, Steinhoff M. Acta Derm Venereol 2012; 92: 91–2.

1 名患者在使用抗真菌药膏、抗菌溶液和口服抗生素治疗失败后,将抗菌溶液、强效糖皮质激素、口服锌替代物和口服氟康唑联合使用得到轻度改善。患者最初口服 50mg 氨苯砜,每天 2 次,持续 1 周;然后口服 50mg 氨苯砜,每天 3 次,同时每天口服 1 000mg 的维生素 C。几天后,症状明显改善,6 周内脓疱完全消退。

Erosive pustular dermatosis of the scalp successfully treated with oral prednisone and topical tacrolimus. Zahdi MR,

Seidel GB, Soares VC, Freitas CF, Mulinari-Brenner FA. An Bras Dermatol 2013; 88: 796–8.

患者最初服用泼尼松 40mg/d,起初有明显改善;但是,当用药逐渐减量时,患者脓性分泌物增多。使用 0.1% 他克莫司和泼尼松重新治疗时,病变在 10 周后完全愈合,泼尼松逐渐减量。

Erosive pustular dermatosis of the scalp: an uncommon condition typical of elderly patients. Vaccaro M, Guarneri C, Barbuzza O, Guarneri B. J Am Geriatr Soc 2008; 56: 761–2.

1 例 EPDS 患者接受了口服甲基泼尼松龙 16mg/d(逐渐递减),口服硫酸锌 200mg/d,以及外用 0.05% 丙酸氯倍他索泡沫的治疗,2 个月后症状完全消退。

9 例口服糖皮质激素治疗的病例被报道,其中 3 例与锌和局部糖皮质激素合用,另外 2 例与他克莫司局部用药合用。

Erosive pustular dermatosis of the scalp successfully treated with oral zinc sulfate. Ikeda M, Arata J, Isaka H. Br J Dermatol 1982; 106: 742–3.

1 例患者每天服用 90mg 硫酸锌,服用 5 天后,患者的脓疱消失。此后每天将剂量增加至 180mg,无复发。

有 6 例口服锌治疗的患者,其中有 5 例与局部使用糖皮质激素合用,2 例与口服及局部使用糖皮质激素合用。

Erosive pustular dermatosis of the scalp responding to acitretin. Darwich E, Muñoz-Santos C, Mascaró JM Jr. Arch Dermatol 2011; 147: 252–3.

1 例患者在米诺环素、倍他米松 17- 戊酸酯和夫西地酸乳膏治疗失败后,开始服用阿维 A,50mg/d,外用 0.1% 他克莫司软膏。他克莫司因烧伤 10 天后停用。3 个月后病灶完全愈合。

文献中有 4 例使用维 A 酸类药物的病例,1 例伴有糜烂恶化,3 例联合使用锌、局部糖皮质激素、他克莫司、抗生素、局部防腐剂、口服氨苯砜后效果良好。

Erosive pustular dermatosis of the scalp successfully treated with calcipotriol cream. Boffa MJ. Br J Dermatol 2003; 148: 593–5.

在患有皮肤严重萎缩的患者中,应避免使用局部糖皮质激素,并用卡泊三醇治疗 EPDS,最初每天 1 次,然后每天 2 次。卡泊三醇在皮损完全消退 2 个月后停止使用,在治疗后 3 个月和 9 个月的随访中观察到有毛发再生。

（沈长兵 薛 珂 王文菊 译,崔 勇 校）

第71章 离心性环状红斑

原作者 Christie G. Regula, Bryan E. Anderson

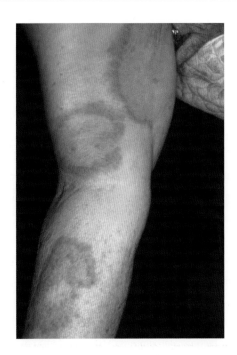

离心性环状红斑（erythema annulare centrifugum，EAC）是一种回状红斑，其特征是轻度瘙痒的多环状红色斑片或斑块，每天向外扩展 2~3mm，中央消退。本病有两种类型，较常见的浅表型为在红斑的内侧边缘附有少量鳞屑，深在型则为无鳞屑的红色浸润性斑块。本病可能持续数十年，平均病程为 2.8 年，其治疗常较困难。

治疗策略

本病是一种对外界多种因素发生的超敏反应现象。因此，寻找和治疗潜在的疾病是首要的治疗措施。但本病通常找不到潜在的病因。

最常见的潜在原因与合并皮肤感染有关。真菌、细菌、病毒、分枝杆菌和寄生虫均有引起本病的报告。典型的病例中，皮肤感染并不累及离心性环状红斑的皮损。多达 48% 的 EAC 患者患皮肤真菌病。因此，应仔细检查患者的皮肤，特别是足部、腹股沟和指甲以确定是否存在皮肤真菌病。合并其他类型皮肤感染的散发报告包括传染性软疣、疱疹病毒感染和阴虱。少见的感染包括内脏和肠道贾第鞭毛虫病或念珠菌病。潜在 EB 病毒感染、人类免疫缺陷病毒（HIV）、慢性病毒性肝炎、阑尾炎、扁桃体炎、二期梅毒、泌尿系大肠杆菌感染和线虫感染均有报告。尽管典型的离心性环状红斑与活动性感染有关，但也有带状疱疹病毒再次激活后在相应皮节发生本病的报告。

本病可能与良性或恶性血液系统和实体肿瘤有关。这种副肿瘤现象被认为是人体对新生肿物释放的肿瘤蛋白过敏所致。但若临床上未高度怀疑，不建议大范围筛查恶性肿瘤。若查出肿瘤存在，本病的活动性与肿瘤对治疗的反应可相关。

药物使用也与本病可能相关。一些病例报告下列药物与本病有关：乙酰唑胺、阿米替林、氨苄西林、氯喹、西咪替丁、环戊甲噻嗪、复方磺胺甲噁唑、依替唑仑、非那雄胺、金制剂、氢氯噻嗪、羟氯喹、布洛芬、铁剂、硅酸铝和颠茄制剂、氧烯洛尔、聚乙二醇干扰素 α-2a 联合利巴韦林、吡罗昔康、利妥昔单抗、水杨酸盐、螺内酯、氨硫脲、Ustekinumab 单抗。早期报告的抗疟药作为本病病因尚存在争议，这些报告中所认为的离心性环状红斑实际上可能是未被识别的亚急性皮肤型红斑狼疮。本病还可能与其他摄入物质的超敏反应有关，如蓝色奶酪青霉菌。

其他病因还包括甲状腺疾病、肝病、嗜酸性粒细胞增多综合征、结节病、外科创伤、线状 IgA 皮病和自身免疫性疾病，如复发性多软骨炎、类风湿性关节炎、寻常型天疱疮、溶血性贫血、多腺体自身免疫性疾病、自身免疫性肝炎和妊娠等。一种 EAC 类型被称为自身免疫性孕酮皮炎（见第 20 章），孕酮（黄体酮）皮内注射或斑贴试验可诱发，可能与 Th1 型细胞因子有关。本病的另一种类型可每年或季节性的出现，持续 2~40 年，可能与遗传性乳酸脱氢酶缺陷有关。本病也可是家族性的，有累及一对双胞胎的报告。本病还可为接触性皮炎的一种形式，已有对局部接触的镍和钴过敏引发本病的报告。

如果潜在的疾病得到治疗，本病常可自然消退。但是本病病因常难以确定，治疗通常为经验性和姑息性的。本病可自行消退，因而评价治疗效果较困难。外用糖皮质激素可缓解症状并改善外观。在 1 个病因不明的离心性环状红斑病例报告中，外用卡泊三醇治疗后皮损完全清除。外用他克莫司治疗也有效。另外 1 个病例中，患者在口服治疗玫瑰痤疮的甲硝唑后，其离心性环状红斑也消退。试验性使用抗菌药可能有助于清除潜在的临床上未检测出的感染，病例系列报道显示口服红霉素治疗 EAC 有明显好转。如果这些较保守的治疗方法无效的话，应重新评估患者的治疗需求，但更强的治疗对患者的不利可能超过疾病本身。系统性糖皮质激素常可抑制本病，但当疗程结束后常复发，且不被推荐常规使用。若本病对患者影响极大，可考虑其他系统性免疫调节剂。曾有 1 名患者对依那西普治疗反应良好。

本病需与临床上易混淆的以下疾病相鉴别：体癣、环状肉芽肿、结节病、蕈样肉芽肿、银屑病、玫瑰糠疹、花斑癣、皮肤狼疮、干燥综合征的环状红斑、面部肉芽肿、坏死松解性游走性红斑、大疱性类天疱疮、二期梅毒、麻风、环形荨麻疹型和固定型药疹、嗜酸性粒细胞增多性皮炎、婴儿环状红斑和其他反应性红斑如多形红斑、匐行性回状红斑、游走性红斑和边缘性红斑。上述临床疑诊可通过常规的组织学检查排除。

特殊检查

- 皮肤组织病理学检查
  浅表型：局部海绵水肿，浅层血管周围淋巴细胞浸润。
  深在型：浅层和深层血管周围淋巴组织细胞浸润。
- 全身皮肤检查，寻找潜在皮肤感染。
- 真菌镜检或培养可疑的离心性环状红斑皮损和检查可能的皮肤癣菌感染部位。
- 伍德灯检查。
- 毛癣菌或念珠菌皮内注射和结核菌素试验检测潜在感染。
- 回顾药物使用情况。
- 系统检查：血常规检查、肝功能检查、尿液分析尿酸、胸片；若有合理根据，可查抗核抗体、促甲状腺激素（TSH）、HIV、梅毒、恶性肿瘤筛查包括血清蛋白/尿蛋白免疫固定电泳。

Gyrate erythema. White JW Jr. Dermatol Clin 1985; 3: 129–39.

Allergic confirmation that some cases of erythema annulare centrifugum are dermatophytids. Jillson OF. Arch Dermatol Syphilol 1954; 70: 54–8.

Erythema annulare centrifugum and intestinal candida albicans infection--coincidence or connection:[letter] Schmid MH, Wollenberg A, Sander CA, Bieber T. Acta Dermatol Venereol 1997; 77: 93–4

毛癣菌或念珠菌皮内注射试验可证实局部皮肤超敏反应性。这些试验可帮助证实反应类型以及在尽管无法确定病原部位时，支持经验性抗真菌治疗。

Erythema annulare centrifugum: a review of 24 cases with special reference to its association with underlying disease. Mahood JM. Clin Exp Dermatol 1983; 8: 383–7.

筛查内脏疾病的基本检查包括全血细胞计数、肝功能测试、尿液分析和胸片。

Erythema annulare centrifugum: results of a clinicopathologic study of 73 patients. Weyers W, Diaz-Cascajo C, Weyers I. Am J Dermatopathol 2003; 25: 451–62.

Clinicopathologic analysis of 66 cases of erythema annulare centrifugum. Kim KJ, Chang SE, Choi JH, Sung KJ, Moon KC, Koh JK. J Dermatol 2002; 29: 61–7.

Erythema annulare centrifugum in a HIV-positive patient. Gonzalez-Vela MC, Gonzalez-Lopez MA, Val-Bernal JF, Echevarria S, Arce FP, Fernandez-Llaca H. Int J Dermatol 2006; 45: 1423–5.

Unusual huge erythema annulare centrifugum presentation of second syphilis. Liu ZH, Chen JF. QJM 2014; 107: 231–2.

Erythema annulare centrifugum induced by generalized phthirus pubis infestation. Bessis D, Chraibi H, Guillot B, Guilhou J. Br J Dermatol 2003; 149: 1291.

Erythema annulare centrifugum. A case due to tuberculosis. Burkhart CG. Int J Dermatol 1982; 21: 538–9.

Erythema annulare centrifugum and Escherichia coli urinary infection. Borbujo J, de Miguel C, Lopez A, de Lucas R, Casado M. Lancet 1996; 347: 897–8.

Erythema annulare centrifugum following herpes zoster infection: Wolf's isotopic response？Lee HW, Lee DK, Rhee DY, Chang SE, Choi JH, Moon KC, et al. Br J Dermatol 2005; 153: 1241–3.

Erythema annulare centrifugum revealing chronic lymphocytic leukemia. Stokkermans-Dubois J, Beylot-Barry M, Vergier B, Bouabdallah K, Doutre MS. Br J Dermatol 2007; 157: 1045–7.

Erythema annulare centrifugum as the presenting sign of breast carcinoma. Panasiti V, Devirgiliis V, Curzio M, Rossi M, Roberti V, Bottoni U, et al. J Eur Acad Derm Venereol 2008; 23: 318–20.

Erythema annulare centrifugum as presenting sign of activation of breast cancer. Topal IO, Topal Y, Sargan A, Duman H, Gungor S, Goncu OE, et al. An Bras Dermatol 2015; 90: 925–7.

Erythema annulare centrifugum associated with ovarian cancer. Batycka-Baran A, Zychowska M, Baran W, Szepietowski JC,

Maj J. Acat Derm Venereol 2015; 95: 1032–3.

Erythema annulare centrifugum associated with mantle B-cell non-Hodgkin's lymphoma. Carlesimo M, Fidanza L, Mari E, Pranteda G, Cacchi C, Veggia B, et al. Acta Derm Venereol 2009; 89: 319–20.

Erythema annulare centrifugum: a rare skin fnding of auto-immune hepatitis. Aygun C, Kocaman O, Gurbuz Y, Celebi A, Senturk O, Hulagu S. Gastroenterol Res 2010; 3: 96–8.

Pemphigus vulgaris presenting as erythema annulare centrifugum. Aguilar-Duran S, Deroide F, Mee J, Rustin M. Clin Exp Dermtol 2015; 40: 466–7.

Erythema annulare centrifugum as the presenting sign of the hypereosinophilic syndrome: observations on therapy. Shelley WB, Shelley ED. Cutis 1985; 35: 53–5.

Erythema annulare centrifugum-like mycosis fungoides. Ceyhan AM, Akkaya VB, Chen W. Bircan Aust J Dermatol 2010; 52: e11–3.

Erythema annulare centrifugum following pancreaticobiliary surgery. Thami GP, Sachdeva A, Kaur S, Mohan H, Kanwar AJ. J Dermatol 2002; 29: 347–9.

Linear IgA dermatosis presenting with erythema annulare centrifugum lesions: report of three cases in adults. Dippel E, Orfanos CE, Zouboulis CHC. J Eur Acad Dermatol Venereol 2000; 15: 167–70.

Erythema annulare centrifugum and relapsing polychondritis. Dippel E, Orfanos CE, Zouboulis C. Ann Dermatol Venereol 2000; 127: 735–9.

Erythema annulare centrifugum in a patient with polyglandular autoimmune disease type 1. Garty B. Cutis 1998; 62: 231–2.

Pregnancy as a possible etiologic factor in erythema annulare centrifugum. Dogan G. Am J Clin Dermatol 2009; 10: 33–5.

Autoimmune progesterone dermatitis manifested as erythema annulare centrifugum: confrmation of progesterone sensitivity by in vitro interferon-gamma release. Halevy S, Cohen AD,

Lunenfeld E, Grossman N. J Am Acad Dermatol 2002; 47: 311–3.

Contact erythema annulare centrifugum. Sambucety PS, Agapito PG, Preto MAR. Contact Dermatitis 2006; 55: 309–10.

一线治疗	
• 治疗潜在疾病	E
• 停用潜在致病药物	E
• 外用糖皮质激素	E
• 紫外线治疗	E
• 口服红霉素	D

Erythromycin as a safe and effective treatment option for erythema annulare centrifugum. Chuang FC, Lin SH, Wu WM. Indian J Dermatol 2015; 60: 519.

8 名 EAC 患者给予硬脂酸红霉素 1 000mg/d,持续 2 周。所有受试者在 2 周时均显示病灶缩小及红斑减轻。疗程结束后,有 3 名患者出现复发,红霉素再治疗仍有效。

Erythema annulare centrifugum caused by Aldactone. Carsuzaa F, Pierre C, Dubegny M. Ann Dermatol Venereol 1987; 114: 375–6.

Ampicillin-induced erythema annulare centrifugum. Gupta HL, Sapra SM. J Indian Med Assoc 1975; 65: 307–8.

Erythema annulare centrifugum secondary to treatment with fnasteride. Al Hammadi A, Asai Y, Patt MI, Sasseville D. J Drugs Dermatol 2007; 6: 460–3.

Erythema annulare centrifugum: an unusual case due to hydroxychloroquine sulfate. Hudson LD. Cutis 1985; 36: 129–30.

Erythema annulare centrifugum-like eruption associated with pegylated interferon treatment for hepatitis C. Naccarato M, Yoong D, Solomon R, Ostrowski M. Dermatol Reports 2013; 29: 5.

EAC 与许多药物有关,停用可疑的药物可能有效。

Erythema annulare centrifugum. A case due to hypersensitivity to blue cheese *Penicillium*. Shelley WB. Arch Dermatol 1964; 90: 54–8.

Erythema annulare centrifugum and Hodgkin's disease: association with disease activity. Leimert JT, Corder MP,

Skibba CA, Gingrich RD. Arch Intern Med 1979; 139: 486–7.

Erythema annulare centrifugum responding to natural ultra-violet light. Coronel-Perez IM, Morillo-Andújar M. Actas Dermosifliogr 2010; 101: 177–8

2 名患者，年龄分别为 22 岁和 27 岁，均有超过 8 年的 EAC 病史，局部使用糖皮质激素治疗失败。1 名患者经多年避光后，在夏季太阳暴露中皮损完全清除。而另外 1 名患者在夏季太阳暴露中皮损得到明显改善。

二线治疗	
• 经验性抗菌药物	E
• 外用或系统用止痒药物	E
• 外用他克莫司	E

Annular erythema responding to tacrolimus ointment. Rao NG, Pariser RJ. J Drugs Dermatol 2003; 2: 421–4

2 名病因不明的环状红斑患者将 0.1% 他克莫司软膏每日 2 次局部外用于挑选好的皮损部位。经治疗的皮损 2~6 周消退，其他未经治疗的皮损直至使用他克莫司后才出现好转。

提示皮损好转是他克莫司的作用，而非自发消退。

三线治疗	
• 系统用糖皮质激素	E
• 免疫调节剂	E
• 外用卡泊三醇	E
• 甲硝唑	E

Erythema annulare centrifugum. Seidel DR, Burgdorf WHC. In: Demis DJ, et al., eds. Clinical dermatology. Philadephia: Lippincott Williams&Wilkins, 1999; Ch7–5, p 1–4.

Calcipotriol for erythema annulare centrifugum. Gniadecki R. Br J Dermatol 2002; 146: 317–19.

1 名病因不明的 73 岁女性患者对外用和系统应用糖皮质激素、抗真菌药和 PUVA 治疗抵抗。患者外用卡泊三醇每日 1 次，治疗 3 个月后皮损完全消退。

Erythema annulare centrifugum successfully treated with metronidazole. De Aloe G, Rubegni P, Risulo M, Sbano P, Poggiali S, Fimiani M. Clin Exp Dermatol 2005; 30: 583–4.

1 名 38 岁男性患者使用口服抗生素、抗真菌药和外用卡泊三淳治疗无效。系统应用糖皮质激素使皮损暂时缓解。由于患者患玫瑰痤疮，口服甲硝唑每日 400mg，治疗 6 周后本病皮损也消退。

A novel therapeutic approach to erythema annulare centrifugum. Minni J, Sarro R. J Am Acad Dermatol 2006; 54: S134–5.

1 名广泛性离心性环状红斑的患者使用依那西普 25mg 每周注射 2 次，皮损消退。经 4 周治疗，患者皮损清除率达 95%，持续治疗获得完全缓解。停止治疗 6 个月后皮损复发，再次用该药物治疗仍有效。

（邵 蕾 译，王建琴 校）

证据等级：A 双盲试验　　B 临床试验，研究对象 ≥ 20 例　　C 临床试验，研究对象 < 20 例　　D 病例分析，研究对象 ≥ 5 例　　E 个案报道

第72章 持久性色素异常性红斑

原作者 Christine Soon，John Berth-Jones

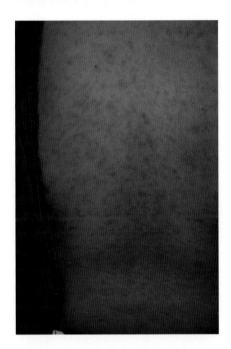

治疗

• 无须治疗	D
• 外用糖皮质激素	E
• 抗组胺药	E
• 外用他克莫司	E
• 异维 A 酸	E
• 氨苯砜 100mg/d，治疗 3 个月	D
• 口服糖皮质激素	E
• 氯法齐明 100mg/d，治疗 3 个月	E

持久性色素异常性红斑（erythema dyschronicum perstans，EDP）是一种获得性的弥漫性真皮色素增加性皮肤病，病因不明。此病无明显的自觉症状，临床表现为大小不等的蓝灰色斑片，好发于躯干和四肢近端。皮损有时表现为红斑和丘疹。所有种族均可发病，好发于深色皮肤的拉丁美洲人群。EDP 在临床上与色素性扁平苔藓和 Ramirez 报道的"灰皮病"相似，但这三种疾病之间的具体关系仍不清楚。

治疗策略

组织学检查显示：基底层细胞空泡变性和色素失禁，真皮血管周围淋巴细胞和组织细胞浸润，可见许多噬黑素细胞。

EDP 需要同品他病的晚期皮疹相鉴别。需要行梅毒的暗室野镜检查和血清学检查，以排除可疑的密螺旋体疾病。特发性发疹性斑状色素沉着也可表现为类似的皮疹。组织学检查显示色素局限于表皮的基底细胞层，并且 EDP 不会出现苔藓样炎症表现。

虽然持久性色素异常性红斑可持续多年，有病例报道该病可自行消退。外用遮盖剂可以起到美容目的。此外，治疗方法参考个案报道。使用光保护剂、剥脱性乳液、抗生素、外用氢醌、外用糖皮质激素治疗、抗疟药及灰黄霉素等治疗均无效。

Erythema dyschromicum perstans in children: a report of 14 cases. Torrelo A, Zaballos P, Colmenero I, Mediero IG, de Prada I, Zambrano A. J Eur Acad Dermatol Venereol 2005; 19: 422–6.

这项研究中患者未使用药物治疗。6 例患者的皮损在随访的 1~5 年内清除或明显改善。

Erythema dyschromicum perstans: identical to ashy dermatosis or not ? Numata T, Harada K, Tsuboi R, Mitsuhashi Y. Case Rep Dermatol 2015; 7: 146–50.

这例患者外用糖皮质激素治疗红斑改善，且使用抗组胺药物瘙痒可缓解。

Erythema dyschromicum perstans: response to topical tacrolimus. Mahajan VK, Chauhan PS, Mehta KS, Sharma AL. Indian J Dermatol 2015; 60: 525.

这项研究中，2 例患者使用 0.1% 他克莫司治疗，每天 2 次，治疗 2~3 个月后皮损消退。

Erythema dyschromicum perstans response to isotretinoin. Wang F, Zhao YK, Wang Z, Liu JH, Luo DQ. JAMA Dermatol 2016; 152: 841–2.

1 例 41 岁男性 EDP 患者使用异维 A 酸（20mg/d），治疗 4 个月后，90% 的皮损得到改善。在 7 年的随访中，剂量降到 10mg/d 时皮损有间断复发。

Erythema dyschromicum perstans in phototype Ⅱ women: three unusual clinical cases studied with electron micros-copy. Persechino S, Caperchi C, Cortesi G, Persechino F, Raffa S, Pulcini F, et al. Eur J Dermatol 2011; 21: 261–2.

这项研究中,3 例患者使用氨苯砜 100mg/d,治疗 3 个月后,色素沉着明显减轻。

Erythema dyschromicum perstans: a case report and review. Osswald SS, Proffer LH, Sartori CR. Cutis 2001; 68: 25–8.

1 例 EDP 患者的皮损炎症明显,口服糖皮质激素治疗 3 周有效。作者未标明使用剂量。

Involvement of cell adhesion and activation molecules in the pathogenesis of erythema dyschromicum perstans (ashy dermatitis). The effect of clofazimine therapy. Baranda L, Torres-Alvarez B, Cortes-Franco R, Moncada B, Potales-Perez DP, Gonzalez-Amaro R. Arch Dermatol 1997; 133: 325–9.

一项前瞻性的临床和免疫组化研究表明氯法齐明可以减轻 EDP 的炎症反应。6 例患者使用氯法齐明 100mg/d 治疗,其中 4 例患者治疗 3 个月后皮损明显改善。

（田 珊 译,张建中 校）

第 73 章　持久性隆起性红斑

原作者　Tashmeeta Ahad，Emma Benton，Ian Coulson

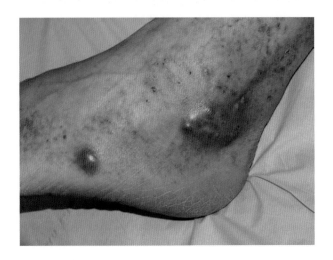

持久性隆起性红斑（erythema elevatum diutinum，EED）为一种罕见的嗜中性皮病，可于关节伸侧、臀部、生殖器、躯干和面部出现紫色、棕色或红色的丘疹、斑块和结节，偶为水疱大疱。早期皮损为质地软的红斑，进展期皮损呈现硬的结节，继而纤维化。本病是一种免疫复合物介导的白细胞破碎性血管炎，但其病因不明。与感染（包括人类免疫缺陷病毒和链球菌）、血液系统异常、自身免疫性疾病和其他疾病有关。

治疗策略

本病为慢性病程，仅少数病例自行消退，维持长期不复发。

已报道，本病与艾滋病、血液系统疾病、炎症性肠病、乳糜泻（腹腔疾病）、疣状癌、系统性红斑狼疮、原发性干燥综合征、眼科疾病（周围性角膜炎）和肺淋巴上皮瘤样癌（可能是副肿瘤综合征的表现）有关，故应查找是否有上述疾病的证据。据报道，治疗这些相关疾病有助于促进 EED 皮损消退。药物诱导的持久性隆起性红斑可能与以下药物应用有关：β 干扰素、促红细胞生成素、抗结核药和顺铂。

治疗上述任何可能的潜在疾病后，氨苯砜 100mg/d 为首选治疗。可部分缓解，且与剂量相关。其他患者用糖皮质激素皮损内注射以及口服（泼尼松龙 30~40mg/d）治疗也取得良好疗效。

磺胺类药物（磺胺甲氧哒嗪 500mg 每日 1 次和磺胺吡啶 0.5~1g 每日 3 次），烟酰胺 100mg 每日 3 次，秋水仙碱 0.5mg 每日 2 次（先予 0.5mg 每日 3 次，用 3~4 天以减少病情发作），以及氯喹 300mg/d 也可使皮损消退。

特殊检查

- 全血细胞计数
- 整体代谢模式
- 免疫球蛋白和血清蛋白电泳 / 免疫固定电泳
- 抗核抗体（ANA）
- 抗中性粒细胞胞浆抗体（ANCA）
- 抗天然脱氧核苷酸抗体（n-DNA-Ab）
- 抗磷脂抗体
- 乳糜泻筛查
- 乙肝和丙肝血清学检测
- HIV 检测
- 胸片
- 尿液分析
- 组织学检查
- 皮肤活检

Erythema elevatum diutinum: clinical, histopathologic, and immunohistochemical characteristics of six patients. Wahl CE, Bouldin MB, Gibson LE. Am J Dermatopathol 2005; 27: 397–400.

EED 患者的血管内皮细胞经 CD31、CD34、血管内皮生长因子（VEGF）和凝血因子Ⅷ染色阳性，凝血因子ⅩⅢa、转化生长因子 -β（TGFB）、潜伏核抗原（LANA）染色阴性。该染色模式并不能将其与表现类似的皮损区分开。本病有慢性和复发性的特征，这是将其与其他临床和组织学类似的疾病区分开的主要方法。

Erythema elevatum diutinum and IgA paraproteinaemia：'a preclinical iceberg'. Chowdhury MMU, Inaloz HS, Motley RJ, Knight AG. Int J Dermatol 2002; 41: 368–70.

免疫固定电泳较免疫电泳更灵敏，它将区带电泳法和免疫沉淀结合，用特异性抗血清可检测出血清和尿液中非常低浓度的单克隆免疫球蛋白或轻链。该方法有助于持久性隆起性红斑的诊断，因为患者常有异常蛋白血症，某些患者还可能出现恶变。

作者注意到，在单克隆性疾病中，20% 的患者长期随访时可出现无症状性肿瘤增生和恶变可能。由于可能进展为 IgA 骨髓瘤，因此，推荐对患持久性隆起性红斑和 IgA 异常血蛋白症的患者长期随访并监测。

Is IgA antineutrophil cytoplasmic antibody a marker for patients with erythema elevatum diutinum？A further three cases demonstrating this association. Crichlow SM, Alexandroff AB, Simpson RC, Saldanha G, Walker S, Harman KE. Br J Dermatol 2011; 164: 675–7.

两项研究评价了持久性隆起性红斑患者中,抗中性粒细胞胞浆抗体的分布。所有 EED 患者都可检测到 IgA 型 ANCA。

Erythema elevatum diutinum and HIV infection：a case report of five cases. Muratori S, Carrera C, Gorani A, Alessi E. Br J Dermatol 1999; 141: 335–8.

同患持久性隆起性红斑和 HIV 感染的患者病例数报道最多。5 例患者中有 4 例因链球菌感染加重。本病可模拟卡波西肉瘤和杆菌性血管瘤的表现,尤其在 HIV 阳性患者,本病易与这两种疾病相混淆。因此,建议行组织病理检查以明确诊断。

Erythema elevatum diutinum associated with perpheral ulcerative keratitis. Vaiyavatjamai P, Wattanakrai P. J Eur Acad Dermatol Venereol 2011; 25: 741–2.

Progressive keratolysis with psuedopterygium associated with erythema elevatum diutinum. Lekhanont K, Patarakittam T, Mantachote K, Waiyawatjamai P, Vongthongsri A. Ophthalmology 2011; 118: 927–33.

Erythema elevatum diutinum with verrucous carcinoma：a rare association. Nair SR, Viswanath V, Sonavane AD, Doshi AC, Parab MG, Torsekar RG. Indian J Dermatol Venereol Leprol 2010; 76: 420–2.

Erythema elevatum diutinum as a paraneoplastic syndrome in a patient with pulmonary lymphoepithelioma-like carcinoma. Liu T-C, Chen I-S, Lin T-K, Lee JY-Y, Kirn D, Tsao C-J. Lung Cancer 2009; 63: 151–3.

Erythema elevatum diutinum presenting with a giant annular pattern. Di Giacomo TB, Marinho RT, Nico MMS. Int J Dermatol 2009; 48: 290–2.

Erythema elevatum diutinum associated with pyoderma gangrenosum in an HIV-positive patient. Maksimovic L, Duriez P, Lascaux-Cametz A-S, Andre C, Bagot M, Revuz J, et al. Ann Dermatol Venereol 2010; 137: 386–90.

Erythema elevatum diutinum in systemic lupus erythema-tosus. Chan Y, Mok CC, Tang WYM. Rheumatol Int 2011; 31: 259–62.

这些引文指出了 EED 发病相关的病理学范畴。

一线治疗	
● 氨苯砜	D
● HIV 相关性疾病应用氨苯砜联合抗逆转录病毒药物	E
● 氨苯砜联合其他药物(如糖皮质激素,抗体)	D

Erythema elevatum diutinum: a review of presentation and treatment. Momen SE, Jorizzo J, Al-Niaimi F. J Eur Acad Dermatol Venereol 2014; 28: 1594–602.

作为多个系列病例或病例报告,氨苯砜是治疗持久性隆起性红斑的主要药物。没有随机对照试验评价氨苯砜对持久性隆起性红斑的治疗效果。1977—2012 年的这篇文献综述报道了 66 例氨苯砜治疗的 EED 患者,包括 59 例仅应用氨苯砜治疗,其中,80%(47/59)氨苯砜单一治疗的 EED 患者皮损面积减少或完全恢复。研究发现,氨苯砜也可以改善 EED 患者皮肤外症状,如关节痛(10 例 EED 患者关节痛症状改善)。

13 例 HIV 检测阳性的 EED 患者接受氨苯砜治疗后,11 例患者临床治疗反应良好。

对于进展期纤维结节状 EED 患者,氨苯砜通常无效,在这种情况下,应当把糖皮质激素、秋水仙碱或者磺胺类药物加入治疗。

氨苯砜的有效治疗剂量范围是每天 50mg~300mg。研究表明,药物疗效可能是剂量依赖的。常用剂量为每日 100mg,较低剂量(25~50mg)作为治疗的起始用药,依据患者对药物的耐受性和治疗反应,逐渐增加剂量。

其他治疗方法显示不同的结果。单一口服糖皮质激素或与氨苯砜联合应用可以改善 EED 症状。磺胺类抗生素治疗 9 例 EED 患者,3 例患者临床症状改善。克拉霉素、红霉素、青霉素分别治疗 3 例 EED 患者,其中 2 例联合手术切除治疗,1 例联合氨苯砜治疗,3 例 EED 患者的治疗反应不同。

EED 患者一旦出现结节状皮损,氨苯砜治疗是无效的。治疗相关伴随疾病,常常有益于 EED 的治疗。

Alternative procedure to allow continuation of dapsone therapy despite serious adverse reaction in a case of dapsone-sensitive erythema elevatum diutinum. Seneschal J, Guillet S, Ezzedine K, Taieb A, Milpied B. Dermatology (Basel) 2012; 224: 115–9.

患者对氨苯砜治疗反应好,但发生了超敏反应,出现了药物超敏综合征(DRESS),体外通过检测循环氨苯砜特异性 T 细胞的存在证实了这一点。由于能够替代氨苯砜的药物有限,建议通过干扰素分析和改良的淋巴细胞转化试验来确认氨苯砜超敏反应综合征。确证后,为了获得对氨苯砜耐受性,需要通过一段时间诱导来建立对氨苯砜耐受性,最终获得耐受,可以继续应用氨苯砜。

Nodular lesions of erythema elevatum diutinum in patients infected with the human immunodeficiency virus. LeBoit PE, Cockerell CJ. J Am Acad Dermatol 1993; 28: 919–22.

本文对伴 HIV 感染并有少见的结节性皮损的 4 例 EED 患者进行了临床病理研究。所有患者对口服氨苯砜都无效,作者认为无效的现象可能反映了这些进展期皮损内以纤维化为主,而非中性粒细胞浸润。

二线治疗	
• 磺胺类药物	D
• 秋水仙碱	D
• 口服糖皮质激素	D
• 烟酰胺和四环素	E
• 氯喹	E
• 甲氨蝶呤	E
• 氨苯砜联合环孢素	E

Erythema elevatum diutinum: a case successfully treated with colchicine. Henriksson R, Hofer PA, Hornqvist R. Clin Exp Dermatol 1989; 14: 451–3.

本文报告 1 例 68 岁男性 EED 患者对口服氨苯砜治疗抵抗,但用秋水仙碱 0.5mg 每日 2 次,治疗 6 周后治疗反应好。将秋水仙碱的剂量增加至 0.5mg 每日 3 次,用 3~4 天,可控制较小的疾病反复,同时不会引起腹泻。

Erythema elevatum diutinum treated with niacinamide and tetracycline. Kohler IK, Lorinez AL. Arch Dermatol 1980; 116: 693–5.

本文报告了 1 例 60 岁女性患者经口服烟酰胺 100mg 每日 3 次和盐酸四环素 250mg 每日 4 次治疗,4 周后皮损完全消退。之后,仅口服烟酰胺就可以抑制病情复发。

Successful combination therapy with dapsone and cyclosporine for erythema elevatum diutinum with unusual appearance. Takahashi H, Fukami Y, Honma M, Ishida-Yamamoto A, Iizuka H. J Dermatol 2012; 39: 486–7.

本文报告了 1 例 EED 患者,皮损分布在少见的脚掌、手指、躯干、足部等部位,且伴有溃疡,开始每日口服氨苯砜 75mg,治疗失败。在此基础上,增加口服环孢素 4mg/(kg·d)后,皮损改善。

三线治疗	
• 外用 5% 氨苯砜	E
• 局部手术切除(结节性 EED)	E
• 环磷酰胺	E
• 血浆置换 ± 沙利度胺	E
• 小剂量环孢素	E
• 经皮尼古丁贴片	E
• 甲基泼尼松龙	E
• 结肠切除术	E
• 无谷蛋白饮食	E
• 苯乙双胍	E

Novel use of topical dapsone 5% gel for erythema elevatum diutinum: safer and effective. Frieling GW, William NL, Lim SJ. J Drugs Dermatol 2013; 12: 481–4.

本病例报告显示口服氨苯砜治疗前,皮损局部外用 5% 氨苯砜 1 周后,EED 患者的红斑和扁平隆起损害得到改善。

在某些病例报告中,局部外用治疗,包括糖皮质激素外用或皮损内激素注射,这些治疗的效果不尽一致。

Successful surgical treatment of advanced erythema elevatum diutinum. Rinard JR, Mahabir RC, Greene JF, Grothaus P. Can J Plast Surg 2010; 18: 28–30.

本病例报告中,晚期结节性 EED 患者没有采用其他药物治疗,而是采取连续外科手术切除复发的结节缓解症状。

纤维化结节皮损通常对氨苯砜治疗反应差;外科切除有效。

Erythema elevatum diutinum in a patient relapsing polychondritis. Bernard P, Bedane C, Delrous JL, Catanzano G, Bonnetblanc JM. J Am Acad Dermatol 1992; 26: 312–5.

1 例有复发性多软骨炎病史的 69 岁男性患者出现了持久性隆起性红斑,经口服环磷酰胺 100mg/d 和泼尼松龙 20mg/d 治疗有效。2 个月后停用环磷酰胺,随后泼尼松龙逐渐减量至 15mg/d。

Erythema elevatum diutinum associated with IgA paraproteinemia successfully controlled with intermittent plasma exchange. Chow RK, Benny WB, Coupe RL, Dodd WA, Ongley RC. Arch Dermatol 1996; 132: 1360–4.

有病例报道:间歇血浆置换可以有效控制合并 IgA 副蛋白血症的 EED 患者的病情。

Case of erythema elevatum diutinum associated with IgA paraproteinemia successfully controlled with thalidomide and plasma exchange. Manni E, Cervadoro E, Papineschi F.

Ther Apher Dial 2015; 19: 195.

1 例 83 岁老年女性 EED 患者氨苯砜治疗 1 年后,发现患者有 Ig 的 Kappa 轻链副蛋白血症,与未定义单克隆丙球蛋白血症一致,给予血浆置换治疗,由 3 次 / 周减到 1 次 / 周。第 13 周开始口服沙利度胺每日 200mg 或者每日口服 100mg 替代治疗,血浆置换每 2 周 1 次。然后,继续沙利度胺治疗。经过血浆置换 ± 沙利度胺治疗周期后,可以改善皮损,稳定升高的 IgA 水平。

Erythema elevatum diutinum after liver transplantation: disappearance of the lesions associated with a reduction in cyclosporine dosage. Hernandez-Cano N, De Lucas, Lazaro TE, Mayor M, Buron I, Casado M. Pediatr Dermatol 1998; 15: 411–2.

1 例 10 岁的 EED 患者曾因先天性胆道闭锁接受过尸体肝移植,环孢素减量后皮损消退。

Erythema elevatum diutinum manifesting as a penile ulcer. Yoshii N, Kanekura T, Higashi Y, Oyama K, Azagami K, Kanzaki T. Clin Exp Dermatol 2007; 32: 211–3.

1 例 74 岁男性患者,用每 24 小时释放 6.25mg 药物的尼古丁贴治疗后,四肢皮损缓解。阴茎部位的皮损对尼古丁贴和氨苯砜均抵抗,需用甲基泼尼松龙(40mg/d)治疗。

Erythema elevatum diutinum-an unusual association with ulcerative colitis. Buahene K, Hudson M, Mowat A, Smart L, Ormerod AD. Clin Exp Dermatol 1991; 16: 204–6.

1 例 58 岁女性患者在溃疡性结肠炎加重后出现 EED,行结肠切除术后皮损消退。

Erythema elevatum diutinum in association with coliac disease. Tasanen K, Raudasoja R, Kallioinen M, Ranki A. Br J Dermatol 1997; 136: 624–7.

1 例 47 岁女性患者,有本病典型的临床表现,同时检查出之前未诊断的乳糜泻(腹腔疾病)。用氨苯砜治疗取得部分疗效,经严格的无谷胶饮食后其皮损才完全消退。只需无谷胶饮食即可维持疗效。

Erythema elevatum diutinum: cutaneous vasculitis, impaired clot lysis, and response to phenformin. Schumacher HR, Carroll E, Taylor F, Shelley WB, Wood MG. J Rheumatol 1977; 4: 103–12.

患者尝试各种治疗方法后无效,用苯乙双胍 50mg 每日 3 次口服,治疗 11 个月和 16 个月时取得了明显的疗效。

苯乙双胍是双胍类降糖药,但由于发生酸中毒的风险高,在很多国家已经停用。

(禚风麟　译,张建中　校)

第 74 章　多形性红斑

原作者　Jean Revuz

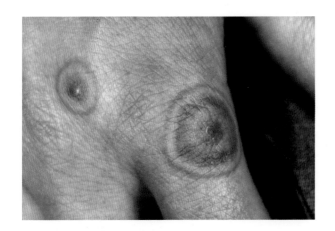

多形性红斑（erythema multiforme, EM）是机体对外界不同刺激的一种独特的皮肤反应,主要是单纯疱疹病毒（HSV）感染,本病主要发生在青壮年,是一种自限性疾病,有复发倾向。皮疹呈典型的靶环状,主要分布于肢端。轻重程度主要根据黏膜受累部位的多少,超过 1 个部位即为重型多形性红斑。有一种特殊的类型,仅表现为黏膜部位损害而无皮肤受累。重型多形性红斑需与 Stevens-Johnson 综合征相鉴别,Stevens-Johnson 综合征缺乏典型的靶样皮损和肢端分布的特点,主要表现为不规则斑片或非靶型皮损且分布在躯干。多形性红斑常被误诊为荨麻疹,少数情况下可被误诊为皮肤型红斑狼疮、血管炎、环形红斑或药疹。

治疗策略

约 30%~50% 的多形性红斑患者病因不清。最公认的病因是单纯疱疹病毒感染,包括 HSV Ⅰ型和Ⅱ型。60%~70% 的患者皮损区可以分离出 HSV 特异 DNA。在表皮朗格汉斯细胞的循环前体中发现有 HSV 的病毒颗粒。一些其他的致病因素还包括:病毒感染（如 orf、VZV、EBV、CMV、HIV）;细菌感染（主要是肺炎支原体）,以及真菌感染（主要是组织胞浆菌病）。据报道,多种药物可引起多形性红斑,但其中大多数病例其实是 Stevens-Johnson 综合征。还有极少数病例属于接触过敏。

多形性红斑急性发作的大多数病例只需对症治疗。反复发作的多形性红斑严重影响生活质量,可选择针对 HSV 感染的预防性治疗,但病因不明时,治疗也许高度抵抗。各种类型的多形性红斑持续被报道,一些多形性红斑患者发现有抗桥粒蛋白抗体,这些抗体的意义存在争论:可能是多形红

斑的伴随现象,或者是一种新型天疱疮?

目前没有关于急性发作的多形性红斑的双盲或开放性治疗的研究。大多数病例,特别是轻型多形红斑,常呈自限性经过。对症处理包括口服抗组胺药和外用弱至中效的糖皮质激素软膏来减轻瘙痒。有基础性疾病的,主要是肺炎支原体感染,应该治疗原发病。复发型的多形红斑（1 年内发作 6 次以上）可选择阿昔洛韦长程治疗。对阿昔洛韦耐药的病例可选择其他治疗方法（参见下文）。

黏膜损害常见,高达 70% 的多形红斑患者有黏膜表现。最常见的受累部位是颊黏膜和唇部。对症治疗包括漱口液、软食、外用麻醉剂（利多卡因凝胶、苯唑卡因喉糖片或 0.15% 的盐酸苄达明）或外用糖皮质激素（如 0.1% 曲氨奈德糊膏）。布地耐德或氯倍他索吸入剂（每日 3~4 次,每次 1 喷）可作为炎性黏膜损害处外用糖皮质激素的另一种选择。口腔黏膜受累严重的患者可短程应用大剂量泼尼松。严格眼部护理减少继发感染和瘢痕形成,这些眼部护理包括用盐水清洗以去除结痂、局部应用抗生素以及频繁的清创,以避免球结膜和睑结膜的粘连。

特殊检查

• 组织病理学 / 免疫荧光

多形性红斑是一个临床诊断。组织学包括直接免疫荧光有助于不典型病例的诊断,以排除其他可有口腔黏膜损害的大疱性疾病,如寻常性天疱疮和瘢痕性类天疱疮。

潜在致病病原学的检查包括 HSV 和其他病原体的培养以及血清学检查,特别是有相关临床表现时的肺炎支原体检查。

一线治疗

• 抗病毒药物（阿昔洛韦、伐昔洛韦、更昔洛韦）	A

Recurrent erythema multiforme: clinical features and theatment in a large series of patients. Schofield JK, Tatnall FM, Leigh IM. Br J Dermatol 1993; 128: 542–5.

这篇文章回顾了 65 例复发性多形性红斑患者,71% 患者 EM 发作与 HSV 感染有关。标准剂量的阿昔洛韦治疗 HSV 感染的效果令人失望;持续阿昔洛韦 400mg 每日 2 次,连用 6 个月较有效,一些患者可获得缓解;还有一些患者经氨苯砜、抗疟药、硫唑嘌呤（10/11）和人免疫球蛋白治疗有效。

273

A double-blind, placebo-controlled trial of continuous aciclovir therapy in recurrent erythema multiforme. Tatnall FM, Schofield JK, Leigh IM. Br J Dermatol 1995; 132: 267–70.

阿昔洛韦 400mg 每日 2 次,连用 6 个月,11 例患者中的 7 例多形红斑(包括 1 例显然是特发性的多形红斑)病情得到控制。2 例患者获得完全缓解。

即使缺乏 HSV 的临床证据,应用阿昔洛韦进行试验性治疗也是合理的。因其长期使用安全性好,阿昔洛韦 400mg 每日 2 次,可以连用 6 个月 ~2 年。该药对疱疹样皮疹或多形红斑皮疹出现的急性发作期治疗无效。停药后复发常见。

Recurrent erythema multiforme unresponsive to acyclovir prophylaxis and responsive to valacyclovir continuous therapy. Kerob D, Assier-Bonnet H, Esnault-Gelly P, Blanc F, Saiag P. Arch Dermatol 1998; 134: 876–7.

阿昔洛韦的疗效弱可能是由于该药口服的生物利用度较低。可选择用第二代的抗病毒药如伐昔洛韦 500mg 每日 1 次或泛昔洛韦 250mg 每日 2 次。

Recurrent erythema multiforme: clinical characteristics, etiologic associations, and treatment in a series of 48 patients at Mayo Clinic, 2000 to 2007. Wetter DA, Davis MD. J Am Acad Dermatol 2010; 62: 45–53.

48 例 EM 患者中,HSV 感染者有 11 个(23%);病因不明者 28 例(58%)。大多数患者系统应用糖皮质激素治疗。33 例接受持续抗病毒治疗的患者中,16 例病情部分或完全缓解。8 例接受霉酚酸酯治疗后,6 例病情部分或完全缓解。

Erythema multiforme major associated with CMV infection in an immunocompetent patient. Vitiello M, Echeverria B, Elgart G, Kerdel F. J Cutan Med Surg 2011; 15: 115–7.

更昔洛韦治疗效果好。

二线治疗	
• 氨苯砜	C
• 硫唑嘌呤	C
• 沙利度胺	B
• 碘化钾	C
口腔多形红斑	
• 外用糖皮质激素	B
• 左旋咪唑	B
• 系统糖皮质激素	D

Dapsone-responsive persistent erythema multiforme. Mahen-

dran R, Grant JW, Norris PG. Dermatology 2000; 200: 281–2.

1 例卵巢癌患者用氨苯砜 100mg/d 治疗后,多形红斑得到控制。

Characteristics of the oral lesions in patients with cutaneous recurrent erythema multiforme. Farthing PM, Maragou P, Coates M, Tatnall F, Leigh IM, Williams DM. J Oral Pathol Med 1995; 24: 9–13.

在这项有 82 例典型的皮肤多形红斑患者参与的研究中,70% 患者有口腔黏膜的损害。5 例治疗抵抗的患者在应用硫唑嘌呤(100~150mg/d)后病情得到控制。

Azathioprine therapy in the management of persistent erythema multiforme. Jones RR. Br J Dermatol 1981; 105: 465–7.

硫唑嘌呤 100~150mg/d 对 2 例患者有效,且减少了糖皮质激素的用量。

Treatment by thalidomide of chronic erythema multiforme: its recurrent and continuous variants. A retrospective study of 26 patients. Cherouati K, Claudy A, Souteyrand P, Cambazard F, Vaillant L, Moulin G, et al. Ann Dermatol Venereol 1996; 123: 375–7.(In French.)

沙利度胺可减少复发性多形红斑的发作持续时间,平均达 11 天;特别在持续性类型中尤其有效。小剂量(25~50mg/d)沙利度胺即可维持缓解。

Potassium iodide in erythema nodosum and other erythematous dermatoses. Horio T, Danno K, Okamoto H, Miyachi Y, Imamura S. J Am Acad Dermatol 1983; 9: 77–81.

16 例多形红斑患者(6 例与 HSV 感染有关)用碘化钾 300mg 每日 3 次治疗,其中 14 例在 1 周内好转。这种治疗可出现胃肠道和皮肤的不良反应。

Erythema multiforme-response to corticosteroid. Ting HC, Adam BA. Dermatologica 1984; 169: 175–8.

13 例轻型多形红斑患者接受系统糖皮质激素的治疗,并与 12 例未予治疗的进行了比较。除了能缩短发热时间,糖皮质激素组并未比非糖皮质激素治疗组反应更好。

治疗轻型多形红斑不选择糖皮质激素,但重型还应选用。

Open preliminary clinical trial of clobetasol propionate ointment in adhesive paste for treatment of chronic oral vesiculoerosive disease. Lozada-Nur F, Huang MZ, Zhou GA. Oral Surg Oral Med Oral Pathol 1991; 71: 283–7.

0.05% 丙酸氯倍他索软膏与口腔糊膏 1:1 混合,每日

2~3 次,用于 4 例慢性口腔多形红斑的患者,效果良好。

Erythema multiforme: diagnosis, clinical manifestations and treatment in a retrospective study of 22 patients. Sanchis JM, Bagán JV, Gavaldá C, Murillo J, Diaz JM. J Oral Pathol Med 2010; 39: 747–52.

系统应用糖皮质激素对控制皮疹暴发是有效的,但用于维持治疗的疗效不是很明确。

Prednisone and azathioprine in the treatment of patients with vesiculoerosive oral diseases. Lozada F. Oral Surg Oral Med Oral Pathol 1981; 52: 257–63.

在这项开放性研究中,2 例口腔多形红斑的患者在使用硫唑嘌呤(50mg/d)的同时需小剂量的泼尼松龙(隔日 15~20mg)治疗。

Recurrent oral erythema multiforme. Clinical experience with 11 patients. Bean SF, Quezada RK. JAMA 1983; 249: 2810–2.

在这项回顾性研究中,患有重度复发口腔多形红斑的患者接受泼尼松 40~60mg/d 治疗,在随后的 2~3 周内逐渐减量。这种方法可以缩短口腔糜烂愈合的时间,但并不减少复发。

一些作者认为,多形红斑使用泼尼松有导致病情频发和慢性化的风险。

三线治疗	
• 抗疟药	D
• 人免疫球蛋白	D
• α 干扰素	E
• 利妥昔单抗	D
• 三苯氧胺	E
• 硫酸锌	E
• 甲氰咪呱	E
• 环孢素	E
• 甲泼尼龙冲击治疗	E

Recurrent erythema multiforme: clinical features and treatment in a large series of patients. Schofield JK, Tatnall FM, Leigh IM. Br J Dermatol 1993; 128: 542–5.

这项研究报道了在少数患者中使用人免疫球蛋白和抗疟药治疗多形红斑。每月 1 次肌内注射 750g 人免疫球蛋白治疗 13 例多形红斑患者,其中 11 例治疗有效。1 例患者在停止治疗后仍持续缓解。4 例使用抗疟药(羟氯喹和阿的平)的患者 50% 有效。

Recurrent erythema multiforme and chronic hepatitis C: efficacy of interferon alpha. Dumas V, Thieulent N, Souillet AL, Jullien D, Faure M, Claudy A. Br J Dermatol 2000; 142: 1248–9.

1 例患有复发性多形性红斑和丙型肝炎的患者使用 2 个疗程的 IFN-α(每周 9MU,分别连用 6 个月和 8 个月)治疗有效。

Severe erythema multiforme responding to interferon alfa. Geraminejad P, Walling HW, Voigt MD, Stone MS. J Am Acad Dermatol 2006; 54: S18–21.

1 例患丙型肝炎相关的复发性多形红斑的患者接受 IFN-α 治疗后 6 年病情完全缓解。在丙型肝炎未复发的情况下,IFN-α 治疗新复发的多形性斑仍然有效。

干扰素可能是伴丙型肝炎病毒感染患者的一线治疗药物。

Rituximab, a new treatment for difficult to treat chronic erythema multiforme major. Five cases. Hirsch G, Ingen-Housz-Oro S, Fite C, Valeyrie-Allanore L, Ortonne N, Buffard V, et al. J Eur Acad Dermatol Venereol 2016; 30: 1140–3.

慢性持续性或复发性多形红斑对多种药物耐药,包括阿昔洛韦、糖皮质激素和沙利度胺;4 例患者抗桥斑蛋白抗体阳性,这 4 例 EM 患者应用利妥昔单抗治疗后完全恢复。

Progesterone-induced erythema multiforme. Wojnarowska F, Greaves MW, Peachey RD, Drury PL, Besser GM. J Roy Soc Med 1985; 78: 407–8.

月经周期黄体期相关的多形红斑使用三苯氧胺治疗有效。

Topical treatment of recurrent herpes simplex and post-herpetic erythema multiforme with low concentrations of zinc sulphate solution. Brody I. Br J Dermatol 1981; 104: 191–4.

对 1 例患者进行的为期 2 年多的观察,发现在疱疹病毒感染区使用硫酸锌溶液可减少疱疹后多形红斑的发作。在皮肤和口腔黏膜分别使用了 0.025~0.05% 和 0.01~0.025% 的硫酸锌溶液。

Cimetidine prevents recurrent erythema multiforme major resulting from herpes simplex virus infection. Kurkcuoglu N, Alli N. J Am Acad Dermatol 1989; 21: 814–15.

1 例阿昔洛韦治疗无效的多形性红斑患者在接受甲腈咪呱 400mg 每日 3 次治疗后有效。

Cyclosprine therapy for bullous erythema multiforme. Wilkel CS, McDonald CJ. Arch Dermatol 1990; 126: 397–8.

1 例患者有不典型大疱性皮损,组织学上具有多形红斑特征,用大剂量环孢素[5~10mg/(kg·d)]治疗有效。环孢素的使用可减少糖皮质激素的用量。

（禚风麟 译,张建中 校）

原作者　Amy Forrestel, Misha Rosenbach

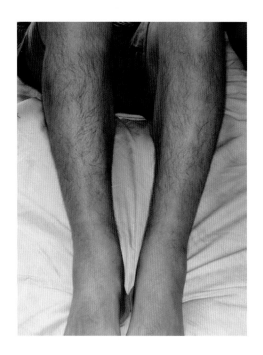

结节性红斑(Erythema nodosum, EN)是一种间隔性脂膜炎,临床上皮疹常在双下肢伸侧出现,表现为有压痛的红色结节和斑块。总体上是一种孤立、特发性或是更多见于其他系统性疾病(见下面列举)继发的皮肤反应过程。皮损一般2~6周消退,持续性损害和间歇复发性损害不常见。结节性红斑通常伴有系统症状如发热、疲劳、关节炎、咳嗽和胃肠道不适。

治疗策略

结节性红斑的治疗首先要积极寻找潜在病因,包括详细的病史、系统回顾和针对性评估。常见的病因包括慢性炎症状态、感染、对药物或激素反应和恶性肿瘤。但是即便经过系统评估,仍有很多结节性红斑患者找不到可能的病因,被称为特发性结节性红斑。

结节性红斑多数与感染因素相关。细菌和原生生物包括链球菌(最常见)、肺炎支原体、肺炎衣原体、沙眼衣原体、小肠结肠炎耶尔森菌、肠炎沙门氏菌、蓝氏贾第鞭毛虫、志贺氏杆菌、克雷伯氏菌属、结核杆菌、布鲁氏杆菌、鹦鹉热衣原体、汉塞巴尔通体(猫抓病)、杜克雷嗜血杆菌(软下疳)、土拉弗朗西斯菌(野兔病)、立克次体、钩端螺旋体、弯曲菌属。病毒性因素包括乙型肝炎、丙型肝炎、HIV和单纯疱疹病毒。真菌感染包括芽生菌病、孢子丝菌病、球孢子菌病、组织胞浆菌病、诺卡氏菌病,以及真菌性脓癣。

有持续慢性炎症状态的患者可能患结节性红斑,如结节病(最常见)、炎症性肠病、白塞病、急性发热性嗜中性皮病、面部脓皮病和憩室炎。

药物因素包括口服避孕药(最常见)、其他女性激素药物、抗生素(尤其是青霉素和磺胺类)、碘化物、溴化物、喹诺酮类药物、利多卡因注射液、芳香化酶抑制剂、全反式维A酸、丙基硫氧嘧啶、粒细胞集落刺激因子、紫锥花补充剂和醋酸格拉替雷、丙戊酸盐、非甾体抗炎药(NSAID)、沙利度胺和氨苯砜。近期有报道,靶向化疗药物如BRAF和MEK抑制剂可引起结节性红斑样脂膜炎。尽管发生概率低,多种疫苗也可引起结节性红斑,疫苗对健康的益处超过疫苗引起的少见不良反应。

恶性肿瘤如白血病、淋巴瘤、骨髓增生异常综合征和甲状旁腺癌可引起结节性红斑。

若病史和体征都支持结节性红斑,并不一定必须行皮肤组织病理活检。活检主要用于非典型病例、病程久的病例、治疗抵抗病例或需要与较多疾病鉴别的病例,活检可以排除其他病因。本病的病理表现为皮下组织脂肪小叶间隔的炎症。炎症类型有急性炎症和慢性炎症,炎症细胞包括多核巨细胞(Meischer肉芽肿)。组织病理上还可能出现纤维化、脂肪小叶间隔增厚、血管周围放射状巨噬细胞等。组织活检有助于本病与其他类型的脂膜炎进行鉴别,若可能存在感染因素,应行组织培养、染色,寻找病原菌。

确诊EN后,积极治疗或消除潜在病因通常可使EN的皮损同时消退。这是EN的主要治疗策略,应该在所有病例中强调这一点。如果有促使EN发病的基础疾病,应先治疗此基础疾病,如果有促使EN发病的相关药物,应当停止应用此药物。本病的治疗首先是卧床休息,抬高腿部,加压疗法,非甾体类消炎药和碘化钾。多种NSAID都对本病有效,如萘普生和吲哚美辛。吲哚美辛50mg每日3次口服是其合理的初始剂量。需要注意的是,已有研究报道非甾体类消炎药是可能诱发EN的药物,在这种情况下,不推荐应用非甾体类消炎药治疗。碘化钾总体上耐受性好且有效,无免疫抑制效应,但碘化钾有时市场上没有。经典的碘化钾应用剂量是其过饱和溶液每次1~2滴,每日3次,逐渐增加到每次5滴(经常将碘化钾溶液加入橙汁内服用,这样可以增加味觉的耐受性),每日3次。剂量可以每日每次增加1滴直至出现临床症状缓解。长期使用碘化钾可造成甲状腺功能低下和高血钾症;碘浓缩可诱导嗜中性皮损暴发(也称为碘疹)。治疗过程中,应每月监测促甲状腺激素水平。

对上述治疗失败的病例，可以考虑其他替代治疗。泼尼松对本病有效，尤其对于难治性、播散性或症状明显病例，可快速有效控制病情。在应用激素前，要排除感染和恶性肿瘤。如后文描述，秋水仙碱、羟氯喹、氨苯砜和一些免疫调节或免疫抑制剂治疗 EN 也有效。

特殊检查
• 全血计数（用于鉴别诊断），血沉（ESR），C-反应蛋白（CRP）
• 抗链球菌素 O（ASO）滴度或者抗脱氧核糖核苷酸 B（抗 -DNase-B）滴度，咽拭子培养
• 尿液分析和孕检
• 胸片
• 结核标准化皮肤检测（PPD 试验）或者 α 干扰素释放试验
• 皮肤活检

Erythema nodosum. A review. Soderstrom RM, Krull EA. Cutis. 1978; 21: 806–10.

结节性红斑最常见的病因是链球菌感染，与结节性红斑关系最密切的疾病是结节病。所有的结节性红斑患者都应行胸部影像学检查、抗链 O 滴度、咽拭子培养，以及 PPD 试验 / 潜伏结核检测。

Erythema nodosum: an evaluation of 100 cases. Mert A, Kumbasar H, Ozaras R, Erten S, Tasli L, Tabak F, et al. Clin Exp Rheumatol. 2007; 25: 563–70.

文章指出，在结节性红斑患者中，女性患者明显多于男性，女性和男性患者比例为 6∶1，其中 53% 的病例为特发性，11% 与链球菌感染相关，10% 与结核相关，10% 与结节病相关，6% 与白塞病相关，5% 为药物反应，3% 与炎症性肠病相关，2% 由妊娠诱发。

一线治疗	
• 非甾体消炎药	E
• 碘化钾	B

Suppression of erythema nodosum by indomethacin. Ubogy Z, Persellin RH. Acta Derm Venereol. 1982; 62: 265–7.

文章描述了 3 例因患链球菌性咽炎导致的继发性结节性红斑患者。患者对红霉素、青霉素和阿司匹林治疗无效，给予患者口服吲哚美辛 100~150mg/d，治疗 2 周后收到良好效果。

Chronic erythema nodosum treated with indomethacin. Barr WG, Robinson JA. Ann Intern Med. 1981; 95: 659.

文章描述了 1 例 32 岁的特发性结节性红斑患者，此患者对阿司匹林治疗无效，但给予吲哚美辛每日 3 次，每次

25mg，治疗 1 个月后症状缓解。

Control of chronic erythema nodosum with naprox. Lehman CW. Cutis. 1980; 26: 66–7.

1 例 28 岁的复发性结节性红斑患者，对保泰松和阿司匹林治疗均无效，给予患者每日口服萘普生治疗，每次 250mg，每日 2 次，共 1 个月。患者在治疗 96 小时内，症状消失，至治疗 14 天时，皮疹消退。停止治疗后出现复发，再次口服萘普生后，皮疹很快再次消退。

Potassium iodide in erythema nodosum and other erythematous dermatoses. Horio T, Danno K, Okamoto H, Miyachi Y, Imamura S. J Am Acad Dermatol. 1983; 9: 77–81.

16 例结节性红斑患者接受碘化钾治疗，其中 12 例在治疗几天内出现症状改善，治疗 10~14 天症状完全缓解。6 例患者出现复发，重复使用相应剂量的碘化钾后症状缓解。越早用药治疗，治疗效果越好。

对于不能耐受非甾体类消炎药或糖皮质激素的患者，碘化钾不失为一种很好的治疗选择。

Treatment of erythema nodosum and nodular vasculitis with potassium iodide. Schulz EJ, Whiting DA. Br J Dermatol. 1976; 94: 75–8.

28 例结节性红斑患者接受碘化钾 300~900mg/d 治疗，其中 24 例在 48 小时内出现症状改善，2 周内症状完全缓解。

Potassium iodide in dermatology. A 19th century drug for the 21st century-uses, pharmacology, adverse effects, and contraindications. Sterling JB, Heymann WR. J Am Acad Dermatol. 2000; 43: 691–7.

这是一篇出色的文献综述。

二线治疗	
• 秋水仙碱	D
• 羟氯喹	E
• 泼尼松	E

Traitement de l'erythème noueux par la colchicine. De Coninck P, Baclet JL, Di Bernardo C, Buschges B, Plouvier B. Presse Med 1984; 13; 680.

5 例女性患者接受了秋水仙碱治疗（最初 3 天，2mg/d，此后 2~4 周，1mg/d）。治疗 72 小时内出现症状改善，停药后未见复发。

Erythema nodosum treatment with colchicine. Wallace SL. JAMA. 1967; 202: 1056. No abstract available.

报告了使用秋水仙碱成功治疗了 1 例结节性红斑患者。

Hydroxychloroquine in the treatment of chronic erythema nodosum. Alloway JA, Franks LK. Br J Dermatol. 1995; 132: 661–70.

1 例 38 岁的女性结节性红斑患者，病史长达 24 年，几乎每月都有新发皮疹，对阿司匹林和吲哚美辛耐药，给予患者羟氯喹口服治疗，每次 200mg，每日 2 次。治疗 3 个月，患者皮疹显著缓解，至 6 个月时，病情仍稳定。

Hydroxychloroquine and chronic erythema nodosum. Jarrett P, Goodfield MJ. Br J Dermatol. 1996; 134: 373.

1 例 52 岁对非甾体消炎药和泼尼松治疗无效的特发性结节性红斑患者，给予羟氯喹口服治疗，每次 200mg，每日 2 次；以及泼尼松，每次 15mg，每日 4 次。治疗 8 周后，症状缓解，停用泼尼松，并将羟氯喹的剂量减半继续应用 8 周。此后患者出现复发，又将羟氯喹恢复至起始剂量。继续口服 3 个月后停药，但有时还需要间断服用本药。

三线治疗	
• 氨苯砜	E
• 体外单核细胞粒细胞净化疗法	E
• 红霉素	E
• 霉酚酸酯	E
• 依那西普	E
• 阿达木单抗	E
• 英夫利昔单抗	E
• 预防性使用青霉素	E
• 维生素 B_{12}（若水平低）	E
• 四环素	E

Acne fulminans and erythema nodosum during isotretinoin therapy responding to dapsone. Tan BB, Lear JT, Smith AG. Clin Exp Dermatol. 1997; 22: 26–7.

1 例患者在使用异维 A 酸治疗 3 周后出现暴发性痤疮和结节性红斑，使用氨苯砜未加用口服泼尼松治疗有效。

Extracorporeal monocyte granulocytapheresis was effective for a patient of erythema nodosum concomitant with ulcerative colitis. Fukunaga K, Sawada K, Fukuda Y, Matoba Y, Natsuaki M, Ohnishi K, Fukui S, Satomi M, Shimoyama T. Ther Apher Dial. 2003; 7: 122–6.

1 例溃疡性结肠炎合并结节性红斑的患者，对大剂量的糖皮质激素治疗无效，而通过使用体外单核细胞粒细胞净化疗法每周 1 次，共 5 周，溃疡性结肠炎和结节性红斑的症状均得到改善。该患者同时口服 5- 氨基水杨酸。

Severe erythema nodosum due to Behçet's disease responsive to erythromycin. Kaya TI, Tursen U, Baz K, Ikizoglu G, Dusmez D. J Dermatol Treat. 2003; 14: 124–7.

1 例患有顽固性白塞病合并结节性红斑的患者，在使用红霉素治疗红癣时，结节性红斑症状也出现缓解。

Use of mycophenolate mofetil in erythema nodosum. Boyd AS. J Am Acad Dermatol. 2002; 47: 968–9.

1 例因使用雌激素替代治疗而诱发结节性红斑的患者，采取终止激素和硫唑嘌呤治疗，效果不佳。给予患者霉酚酸酯治疗，每次 750mg，每日 2 次，皮疹消失，缓慢减量后未见复发。

Dermatologic manifestations of Crohn disease in children: response to infliximab. Kugathasan S, Miranda A, Nocton J, Drolet BA, Raasch C, Binion DG. J Pediatr Gastroenterol Nutr. 2003; 37: 150–4.

1 例克罗恩病合并对多种治疗抵抗的结节性红斑患者，给予英夫利昔单抗 5mg/kg 治疗后，皮疹消退，后给予 6- 巯基鸟嘌呤继续治疗。

Treatment of chronic erythema nodosum with infliximab. Clayton TH, Walker BP, Stables GI. Clin Exp Dermatol. 2006; 31: 823–4.

1 例 26 岁的女性患有炎症性肠病合并结节性红斑，接受英夫利昔单抗治疗后病情改善。

Etanercept treatment of erythema nodosum. Boyd AS. Skinmed. 2007 Jul-Aug; 6 (4): 197–9.

1 例有 5 年病史的顽固性结节性红斑患者接受了依那西普治疗，每周 2 次，每次 25mg 皮下注射，治疗后 4 个月皮损消退。6 个月后，依那西普减量至每周 1 次，每次 25mg 皮下注射。

Prophylaxis of recurrent erythema nodosum with penicillin. Bhalla M, Thami GP. Dermatology. 2007; 215: 363–4.

3 例复发性结节性红斑患者接受了苄星青霉素治疗，患者每月肌注 1 次，每次 240 万 U。3 例患者中的 1 例 ASO 滴度升高，另外 2 例经皮肤组织活检诊断为特发性结节性红斑。随访 6 个月，3 例患者皮疹均消失。

Refractory chronic erythema nodosum successfully treated with adalimumab. Ortego-Centen N, Callejas-Rubio JL, Sanchez-Cano D, Caballero-Morales T. J Eur Acad Dermatol Venereol. 2007; 21: 408–10. No abstract available.

1 例 79 岁慢性顽固性结节性红斑患者，应用阿达木单抗每 2 周 1 次，每次 40mg 皮下注射治疗，随访 7 个月，皮疹消退。

Adalimumab for the treatment of Japanese patients with intestinal Behcet's disease. Tanida S, Inoue N, Kobayashi K, Naganuma M, Hirai F, Iizuka B, et al. Clin Gastroenterol Hepatol 2015; 13: 940–8. e3.

20 例活动性肠道白塞病的患者,之前应用糖皮质激素和 / 或免疫调节剂治疗无效,更换为阿达木单抗治疗,起始剂量为 160mg,2 周后 80mg,然后隔周 40mg,连续应用 52 周。第 52 周时,88% 伴有结节性红斑的胃肠外白塞病患者皮损完全消退。

Successful treatment of chronic erythema nodosum with vitamin B₁₂. Volkov I, Rudoy I, Press Y. J Am Board Fam Pract. 2005; 18: 567–9.

1 例结节性红斑患者同时存在血清维生素 B$_{12}$ 水平降低。针对患者血清维生素 B$_{12}$ 水平较低,给予维生素 B$_{12}$ 注射,每周 2 次,每次 1 000μg,患者结节性红斑症状也出现

缓解。

Response of recalcitrant erythema nodosum to tetracyclines. Davis MD. J Am Acad Dermatol 2011; 64: 1211–2.

1 例肾移植合并顽固性 EN 的患者,应用米诺环素 100mg,每日 2 次口服,1 个月后皮疹缓解,因为出现色素沉着的副作用,停用米诺环素。停药 1 周内,EN 皮损复发,改为四环素 500mg,每天 2 次口服后皮疹消退。

Role of tetracycline in recalcitrant erythema nodosum. Rohatgi S, Basavaraj KH, Ashwini PK, Kanthraj GR. Indian Dermatol Online J 2014; 5: 314–5.

1 例 40 岁患有慢性复发性 EN 的老年男性,给予四环素 500mg,每日 4 次口服,连续服药 2 周后皮疹消退。然后患者更换为多西环素口服后,皮疹复发,再次给予四环素口服后,持续 6 个月皮疹未见复发。

（禚风麟 译,张建中 校）

第76章 红癣

原作者 Melissa C. Barkham

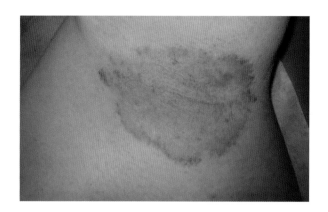

红癣(erythrasma)的最典型表现为界限清楚、红棕色、边缘曲折的斑块，上覆细小鳞屑，皮损中央无愈合倾向。趾间型的红癣也可表现为趾间浸渍。

红癣由一种定植于皮肤的正常菌群——微小棒状杆菌引起。易感因素包括糖尿病、肥胖、人类免疫缺陷病毒(HIV)感染、高龄，以及潮湿的环境。

治疗策略

红癣通常引起轻微的感染，但由于影响外观或引起瘙痒而需要治疗。当与皮肤癣菌或白念珠菌发生合并感染时，可能会影响治疗策略。

不伴有酵母菌或霉菌感染时，可局部外用夫西地酸乳膏，有效性和耐受性均较好。

当伴有酵母菌或霉菌感染时，可局部外用咪唑类药物(咪康唑、克霉唑、联苯苄唑)。

当皮损较为广泛或局部外用药物依从性较差时，可考虑口服抗生素，如单剂量克拉霉素或红霉素。

对于顽固性感染，尤其是趾间型的感染，可选择联合口服和局部治疗。

特殊检查
• 伍德灯检查。
• 皮肤鳞屑真菌镜检。

伍德灯(长波紫外线)照射检查可帮助快速确诊。微生物产生的粪卟啉Ⅲ在照射下产生特征性的珊瑚红色荧光。但检查前洗澡则有可能会看不到荧光。由于微生物往往生成不良，因此依靠培养确诊并不可靠。皮肤鳞屑显微镜下镜检可帮助寻找是否伴发真菌感染，如真菌菌丝或酵母的存在。

一线治疗	
• 夫西地酸乳膏	A
• 咪康唑乳膏	B
• 克霉唑乳膏	D
• 克林霉素洗剂或溶液	E
• 联苯苄唑乳膏	E

A comparison between the effectiveness of erythromycin, single dose clarithromycin and topical fusidic acid in the treatment of erythrasma. Avci O, Tanyildizi T, Kusku E. J Dermatolog Treatment 2013; 24: 70–4.

本研究包括 151 名患者。大约 2/3 的患者有趾间感染。在这项双盲、安慰剂对照的试验中，在用 2% 夫西地酸乳膏，每日 2 次治疗 14 天后，30/31 的患者观察到完全缓解(治疗后伍德灯照射无荧光)。效果优于口服克拉霉素(20/30)、口服红霉素(16/30)、外用安慰剂乳膏(4/30)，以及口服安慰剂(1/30)。作者承认依赖于荧光的强弱来评价治疗效果的评分系统的局限性，并且提出外用夫西地酸乳膏比口服抗生素效果更好，可能是由于外用乳膏时去除了角质层中的粪卟啉Ⅲ。尽管单独外用夫西地酸乳膏具有明显的效果，但作者支持以前的观点，即联合口服和外用药物来治疗广泛的或者顽固的趾间型感染。

A clinical double-blind trial of topical miconazole and clotrimazole against superficial fungal infections and erythrasma. Clayton YM, Knight AG. Clin Exp Dermatol 1976; 1: 225–32.

这项研究对治疗皮肤癣菌的两种制剂进行了比较。同时研究了 11 名红癣患者：6 名采用咪康唑治疗，5 名采用克霉唑治疗，均为每日 2 次。两组患者均于 4 周后感染被清除。

Topical treatment for erythrasma. Cochran RJ, Rosen T, Landers T. Int J Dermatol 1981; 20: 562–4.

2 名患者外用 2% 克林霉素溶液，每日 2 次或 3 次，共 1 周。6 周后无复发。

Bifonazole-an antifungal and antibacterial agent with excellent in vitro activity against *Corynebacterium minutis-*

simum-an in vitro study of erythrasma. Nenoff P, Herrmann J, Kruger C, Tchernev G, Becker N. Mycoses 2012; 55: 338.

联苯苄唑在体外试验中对棒状杆菌属具有良好的抑制作用。联苯苄唑乳膏是一种用于治疗趾间型皮肤癣菌感染的非处方药。由于两者的合并感染很常见,联苯苄唑可能对于两者都有效。

二线治疗	
• 单剂量克拉霉素	B
• 红霉素	C

Erythrasma treated with single-dose clarithromycin. Wharton JR, Wilson PL, Kincannon JM. Arch Dermatol 1998; 134: 671–2.

3 名患者采用单剂量 1g 克拉霉素治疗,2 周后未见残留皮损。这种治疗方法的依从性可能较好。

Systemic or local treatment of erythrasma？A comparison between erythromycin tablets and Fucidin cream in general practice. Hamann K, Thorn P. Scand J Prim Health Care 1991; 9: 35–9.

这项双盲试验比较了为期 14 天的治疗,包括每日 2 次口服红霉素 500mg,每日 2 次外用 2% 夫西地酸乳膏,以及口服安慰剂的三种治疗方法。治疗后 4 周后,口服红霉素的 21 名患者中有 18 名痊愈,外用夫西地酸乳膏的 25 名患者中有 23 名痊愈。两组效果均优于安慰剂组。

Antibiotic susceptibility of *Corynebacterium minutissimum* isolated from lesions of Turkish patients with erythrasma. Turk BG, Turkmen M, Aytimur D. J Am Acad Dermatol 2011; 65: 1230–1.

这项研究检测了抗生素对于微小棒状杆菌的敏感性。有趣的是,红霉素具有较高的耐药性,而夫西地酸和阿莫西林克拉维酸盐具有较高的敏感性。

(胡 坚 译,张建中 校)

第77章 红皮病

原作者 Tang Ngee Shim，John Berth-Jones

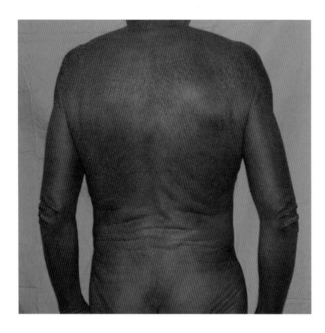

红皮病（erythroderma）也称剥脱性皮炎（Exfoliative dermatitis），是一种累及至少 90% 体表面积的皮肤炎症，以广泛红斑和不同程度的鳞屑或脱屑为特征。红皮病通常是已有的慢性皮炎或一个系统性疾病所表现的结果（框 77.1）。其中包括一些遗传性疾病和先天性疾病，例如严重的鱼鳞病和鱼鳞病样红皮病；严重皮肤病如银屑病、特应性皮炎、脂溢性皮炎或变应性接触性皮炎；皮肤 T 细胞淋巴瘤（cutaneous T-cell lymphoma，CTCL）；药物过敏反应（框 77.2）以及内脏恶性肿瘤的皮肤表现（以淋巴瘤和其他淋巴网状内皮系统恶性肿瘤多见）。除以上多种原因之外，还有 25% 红皮病患者找不到明确的诱因，称为"特发性"红皮病。

治疗策略

红皮病，尤其是暴发性红皮病，是一种严重威胁生命的皮肤功能障碍状态，充分表明皮肤同其他内脏器官一样对生命起着重要的作用。这种危险状态体现在以下几点：皮肤功能障碍可导致皮肤丧失对细菌的屏障作用，丧失对体温的调节作用，通过蒸发或渗出丧失过多的体液，并因增生和代谢活性的增加致严重的脱屑造成蛋白的丢失以及出现高输出性心力衰竭的危险。这些危害对儿童和老年人的威胁更大。没有合并其他疾病的患者尚可以耐受这种慢性和持久的红皮病，而对于儿童和老年人，暴发性红皮病可发展为败血症，在几小时内死亡。

框 77.1 可表现为红皮病或发展成红皮病的皮肤病

特应性皮炎	扁平苔藓
大疱性类天疱疮	红斑狼疮
变应性接触性皮炎	Ofuji 丘疹性红皮病
先天性鱼鳞病	落叶性天疱疮
皮肤 T 细胞淋巴瘤	毛发红糠疹
皮肌炎	银屑病
皮肤癣菌病	Reiter 综合征
移植物抗宿主病	类肉瘤
家族性良性慢性天疱疮	脂溢性皮炎
人类免疫缺陷病毒	疥疮
鱼鳞病	自敏性淤积性皮炎

框 77.2 可引起红皮病的药物

别嘌呤醇	硝酸异山梨酯
胺碘酮	拉莫三嗪
抗疟药	锂制剂
阿司匹林	米诺环素
氨曲南	硝苯地平
安非他酮	奥美拉唑
卡马西平	青霉素
头孢菌素	吩噻嗪类
西咪替丁	苯妥英钠
磷酸可待因	奎尼丁
二氨基二苯砜（氨苯砜）	贯叶连翘
地尔硫䓬	磺胺类药物
二苯乙内酰脲（苯妥英钠）	磺脲类药物
庆大霉素	特比萘芬
伊马替尼	噻嗪类药物
依地那韦	甲氧苄啶
异烟肼	万古霉素

无论何种病因，红皮病的治疗策略都是类似的。事实上，我们通常需要在不明确其病因的情况下治疗红皮病。然而，为了更好地进行进一步长期治疗，仍应尽可能明确诊断。对于很多红皮病患者，此前就已经存在相关的皮肤疾病，通过病史可以对其进行确诊。但是对于一些新发的红皮病病例，寻找病因非常困难，甚至无法找到。应该详细追问患者的用药史，包括所有的非处方药和草药（如贯叶连翘）。若患者伴有严重的瘙痒，提示可能存在潜在的特应性皮炎或淋巴瘤。对红皮病患者进行体格检查后，很可能未发现特异性表现，但是某些线索，如水疱可提示大疱性类天疱疮或落叶型天疱疮。若患者脱屑非常明显，提示可能是

由银屑病导致的红皮病。毛发红糠疹性红皮病表现为红斑区域内的岛状正常皮肤，同时伴随着橙黄色掌跖角化以及膝盖、肘部和手足背的滤泡性角栓。若红皮病患者皱褶部位皮肤未受累时（deck-chair sign），应考虑可能是 Ofuji 丘疹性红皮病。红皮病常伴淋巴结肿大，但多数为反应性肿大，而非恶性肿瘤引起的。

红皮病的皮肤组织学表现通常是非特异性的，很少为病理特异性的。有时偶然能在组织切片上发现较大的不典型的淋巴细胞，这提示 CTCL 可能。有时，在组织切片上还可能发现银屑病、苔藓样反应或毛发红糠疹的线索。重复、多次的皮肤组织活检可协助诊断。当考虑自身免疫性大疱性皮肤病时，应行免疫荧光检查，观察是否有免疫球蛋白沉积。

对于急性发作的红皮病患者最好住院治疗，以便密切观察病情进展和及时给予对症支持治疗，而且卧床休息本身也是十分有益的。应停用所有不必要的药物。好的皮肤护理也是非常重要的。频繁使用大量温和的润肤霜如凡士林对润肤保湿很重要，这也在某种程度上有助于恢复皮肤的屏障功能。渗出或结痂部位可以采用燕麦浴和湿敷，然后局部外用温和润肤霜和弱效糖皮质激素。与此同时，应密切关注患者的体温、体液平衡和营养状态。

在对红皮病患者进行药物治疗时，应充分考虑所选药物是否适合。部分红皮病患者可能对多种药物过敏。当怀疑红皮病由恶性肿瘤引起时（尤其是皮肤淋巴瘤），应避免使用免疫抑制性药物。对红皮病患者进行外用药物治疗时也应谨慎，其使用外用药治疗时出现的刺激症状通常较一般患者重，且系统吸收较多。治疗上，较常使用预防性的抗生素，如红霉素口服。糖皮质激素往往是局部外用，同时联合口服抗组胺药，抗组胺药在此主要起到镇静作用。

当红皮病的诊断明确时，停用可疑药物或针对原有皮肤病进行治疗，辅以上文中提到的支持疗法，通常可使病情迅速好转。当诊断不明确时，应结合临床症状和组织病理学表现推断可能的病因，并对其进行有针对性的治疗。

特殊检查

- 血液学检查
- 尿素氮和电解质
- 肝功能检查
- 血培养
- 监测体温和重要的生命体征
- 鼻腔及皮肤细菌涂片
- 皮肤活检
- T 细胞受体分析
- 淋巴结活检
- 筛查结缔组织病
- 筛查免疫缺陷
- 真菌镜检及培养

Diagnosing erythrodermic cutaneous T-cell lymphoma. Russel-Jones R. Br J Dermatol 2005; 153: 1-5

这是一篇非常实用的综述，文章介绍了如何鉴别由皮肤 T 细胞淋巴瘤引起的红皮病和其他反应性原因引起的红皮病。作者提出针对发病原因不明的慢性红斑患者诊断的三个关键步骤：皮损区皮肤活检，外周血分析和淋巴结活检。每个样本都要分析其形态学、免疫表型和 T 细胞克隆。

Survival outcomes and prognostic factors in mycosis fungoides/Sézary syndrome: validation of the revised International Society for Cutaneous Lymphomas/European Organisation for Research and Treatment of Cancer staging proposal. Agar NS, Wedgeworth E, Crichton S, Mitchell TJ, Cox M, Ferreira S, et al. J Clin Oncol 2010; 28: 4730–9.

本文发现早期仅有红斑的患者（T1a/T2a）和同时有红斑和斑块的患者（T1b/T2b）生存率和疾病进展程度存在明显差异。

Erythrodermic bullous pemphigoid. Amato L, Gallerani I, Mei S, Pestelli E, Caproni M, Fabbri P. Int J Derm 2001; 40: 343–6.

2 例表现为剥脱性红皮病的大疱性类天疱疮病例。通过口服泼尼松治疗均达到临床痊愈。

A case of erythrodermic dermatomyositis associated with gastric cancer. Kim SW, Kang YS, Park SH, Lee UH, Park HS, Jang SJ. Ann Dermatol 2009; 21: 435–9.

Subacute cutaneous lupus erythematosus presenting as erythroderma. Kalavala M, Shah V, Blackford S. Clin Exp Dermatol 2007; 32: 388–90.

红皮病偶尔也可以是皮肌炎或者狼疮的表现。

Idiopathic erythroderma: a follow-up study of 28 patients. Sigurdsson V, Toonstra J, van Vloten WA. Dermatology 1997; 194: 98–101.

在对患者的平均长达 33 个月的随访期间，35% 的患者进入缓解期，52% 的患者症状改善。有 3 例女性患者为持续性红皮病，其中 2 例进展为 CTCL（1 例为 Sézary 综合征，1 例为蕈样肉芽肿）。

Interleukin-36γ (IL-1F9) identifies psoriasis among patients with erythroderma. Braegelmann J, D'Erme AM, Akmal S, Maier J, Braegelmann C, Wenzel J. Acta Derm Venereol 2016; 96: 386–7.

本文对 46 例红皮病患者的组织学特征进行了一个回

顾分析,并发现了一个可用于鉴别银屑病的相对特异性高的特殊染色。

Inherited ichthyoses: a review of the histology of the skin. Scheimberg I, Harper JI, Malone M, Lake BD. Pediatr Pathol Laboratory Med 1996; 16: 359–78.

本文回顾分析了 46 例先天性鱼鳞病组织学特征。通过基本的 HE 染色可鉴别大疱性鱼鳞病样红皮病、Netherton 综合征和中性脂质贮积病。有时也需要借助电镜、冰冻切片和其他诊断技术。

Early skin biopsy is helpful for the diagnosis and management of neonatal and infantile erythrodermas. Leclerc-Mercier S, Bodemer C, Bourdon-Lanoy E, Larousserie F, Hovnanian A, Brousse N, et al. J Cutan Pathol 2010; 37: 249–55.

皮肤活检有助于早期诊断婴儿红皮病,特别是对有免疫缺陷和 Netherton 综合征的婴儿有帮助。

Use of the frozen section "jelly roll" technique to aid in the diagnosis of bullous congenital ichthyosiform erythroderma (epidermolytic hyperkeratosis). Galler B, Bowen C, Arnold J, Kobayashi T, Dalton SR. J Cutan Pathol 2016; 43: 434–7.

1 例最初通过对脱落皮肤的组织学检查诊断的新生儿病例。

Congenital erythrodermic psoriasis: case report and literature review. Salleras M, Sanchez-Regana M, Umbert P. Pediatr Dermatol 1995; 12: 231–4.

1 例女性患儿自出生即有红皮病、掌跖过度角化和头皮脱屑。1 岁时行皮肤组织活检,提示有银屑病的特征。患者在 4 岁时接受阿维 A 治疗,获得良好效果。至 7 岁时发展为斑块型银屑病。

Erythroderma due to dermatophyte. Gupta R, Khera V. Acta Dermatol Venerol 2001; 81: 70.

皮肤癣菌病很少表现为红皮病。在此病例中,真菌镜检示多条真菌菌丝,但未发现真菌孢子,证实了皮肤癣菌病的诊断。患者通过口服氟康唑 150mg/d 联合外用 2% 硝酸咪康唑霜治疗,脱屑和红斑完全消退。

Erythroderma as the initial presentation of the acquired immunodeficiency syndrome. Janniger CK, Gascon PM, Schwartz RA, Hennessey NP, Lambert WC. Dermatologica 1999; 183: 143–5.

红皮病可以是 HIV 感染的表现。

一线治疗	
• 住院卧床休息	C
• 润肤剂	C

二线治疗	
• 外用糖皮质激素	C
• 补骨脂素联合 UVA 照射(PUVA)	C
• 系统使用糖皮质激素	C
• PUVA 联合维 A 酸类药物	E

Cushing's syndrome caused by short-term topical glucocorticoid use for erythrodermic psoriasis and development of adrenocortical insufficiency after glucocorticoid withdrawal. Durmazlar SP, Oktay B, Eren C, Eskioglu F. Eur J Dermatol 2009; 19: 169–70.

Salicylism from topical salicylates: review of the literature. Brubacher JR, Hoffman RS, J Toxicol Clin Toxicol 1996; 34: 431–6.

Hypercalcemia caused by vitamin D3 analogs in psoriasis treantment. Braun GS, Witt M, Mayer V, Schmid H. Int J Dermatol 2007; 46: 1315–17.

Low but detectable serum levels of tacrolimus seen with the use of very dilute, extemporaneously compounded formulations of tacrolimus ointment in the treatment of patients with Netherton syndrome. Shah KN, Yan AC. Arch Dermatol 2006; 142: 1362–3.

这些报道表明,通过红皮病皮肤系统性吸收的局部治疗药物可能产生意外的毒性作用。红皮病患者的局部用药及其剂量需要注意。

Ofuji's papuloerythroderma: a study of 17 cases. Bech-Thomson N, Thomsen K. Clin Exp Dermatol 1998; 23: 79–83.

本篇文章回顾了 17 例丘疹性红皮病患者的临床表现、实验室检查结果、组织病理学表现、治疗方法和病程。无论是联合使用 PUVA 疗法和口服泼尼松 10mg~20mg/d,或单独使用均对本病有良好疗效。另外,UVB 光疗联合外用糖皮质激素也对本病有效。

Treatment of papuloerythroderma of Ofuji with Re-PUVA: a case report and review of the therapy. Mutluer S, Yerebakan O, Alpsoy E, Ciftcioglu MA, Yilmaz E. J Eur Acad Dermatol Venerol 2004; 18: 480–3.

本文报道了 1 位 60 岁的 Ofuji 丘疹性红皮病患者,对

证据等级:A 双盲试验　　**B** 临床试验,研究对象 ≥ 20 例　　**C** 临床试验,研究对象 < 20 例　　**D** 病例分析,研究对象 ≥ 5 例　　**E** 个案报道

PUVA 联合维 A 酸类药物（Re-PUVA）治疗有效。

A dermatitis-eosinophilia syndrome. Treatment with methylprednisolone pulse therapy. Dahl MV, Swanson DL, Jacob HS. Arch Dermatol 1984; 120: 1595–7.

1 例因黄蜂叮咬而发展成持续性红皮病的病例，虽然给予充分的治疗，包括局部治疗和口服糖皮质激素，病程仍然持续了 4 个月。最后给予甲泼尼龙 2g 静脉冲击治疗，每周重复 1 次，皮疹最终消退。

Toxic shock syndrome responsive to steroids. Vergis N, Gorard DA, J Med Case Rep 2007; 1: 5.

当患者出现不明原因发热、红皮病和感染性休克时，要考虑中毒性休克综合征。系统使用糖皮质激素，常可挽救患者生命。

三线治疗	
• 环孢素	B
• 细胞毒性药物 / 抗代谢药物	C
• 系统应用维 A 酸类药物	C
• 体外光化学疗法	C
• UVA1 光疗	C
• 外用卡泊三醇	E
• 外用他克莫司	D
• 红霉素	E
• 光分离置换法和干扰素	C
• 乌司奴单抗	E
• 布罗利尤单抗	D
• 英夫利昔单抗	C
• 依那西普	C
• 阿仑单抗	E
• 达克珠单抗	E
• 贝沙罗汀	D

Management of erythrodermic psoriasis with low-dose ciclosporin. Studio Italiano Multicentrico nella Psoriasi (SIMPSO). 1993; 187: 30–7.

在这项开放性多中心研究中，入组 33 例红皮病型银屑病患者，病情缓解后，环孢素［初始平均剂量为 4.2mg/（kg·d）］治疗剂量以每 2 周减少 0.5mg/kg 的速度递减。67% 的患者获得了完全缓解，27% 的患者在 2~4 个月时得到明显改善。

Papuloerythroderma of Ofuji responding to treatment with ciclosporin. Sommer S, Henderson CA. Clin Exp Dermatol 2000; 25: 293–5.

1 例 Ofuji 丘疹性红皮病患者对口服糖皮质激素治疗有效，但在激素减量过程中症状又出现加重。此时，给患者加用环孢素，皮疹很快消退，且停药后未见复发。

Psoriatic erythroderma and bullous pemphigoid treated successfully with acitretin and azathioprine. Roder C, Driesch PV. Eur J Dermatol 1999; 9: 537–9.

1 例 59 岁患有严重银屑病合并大疱性类天疱疮的男性患者。给予患者阿维 A 联合硫唑嘌呤治疗获得良好效果，避免了口服糖皮质激素治疗。

Methotrexate in psoriasis: 26 years' experience with low-dose long-term treatment. Haustein UF, Rytter M. J Eur Acad Dermatol Venereol 2000; 14: 382–8.

这一回顾性综述包含了 36 例用不同剂量甲氨蝶呤（起始剂量 7.5~40mg/ 周，维持剂量 7.5~15mg/ 周）治疗的红皮病型银屑病患者。患者在治疗后 1~4 周时开始对治疗有反应。

Systemic methotrexate treatment in childhood psoriasis: further experience in 24 children from India. Kaur I, Dogra S, De D, Kanwar AJ. Pediatr Dermatol 2008; 25: 184–8.

试验对象包括一些患红皮病型银屑病的儿童。除了 2 例患者，其余的患者都对治疗有明显效果（PASI 评分降低 >75%）。本研究支持在专家严格监管和实验室监测下，甲氨蝶呤可用于治疗严重的儿童银屑病。

An appraisal of acitretin therapy in children with inherited disorders of keratinization. Lacour M, Mehta-Nikhar B, Atherton DJ, Harper JI. Br J Dermatol 1996; 134: 1023–9.

本篇综述回顾了 46 例严重的鱼鳞病和红皮病患儿接受阿维 A 和阿维 A 酯治疗的过程。使用阿维 A 治疗安全有效，并可以最小维持量获得良好的效果，但需监测药物的不良反应。

Treatment of classic pityriasis rubra pilaris. Dicken CH. J Am Acad Dermatol 1994; 31: 997–9.

典型的毛发红糠疹常可发展成为红皮病。这是一篇针对 75 例患者的回顾性综述。维 A 酸类药物是目前本病最有效的治疗方法。当使用维 A 酸类药物治疗失败或有使用禁忌证时，可选择甲氨蝶呤进行替代治疗。

Treatment of refractory adult-onset pityriasis rubra pilaris with TNF-alpha antagonists: a case series. Garcovich S, Di Giampetruzzi AR, Antonelli G, Garcovich A, Didona B. J Eur Acad Dermatol Venereol 2010; 24: 881–4.

毛发红糠疹是一种罕见的以红皮病为临床表现的炎

症性皮炎。7 例对传统系统性治疗抵抗或有禁忌证的患者（6 例为红皮病型）接受了单次英夫利昔单抗或依那西普治疗，或联合低剂量阿维 A［>0.25mg/（kg·d）］。其中 6 例患者在单次使用抗 TNF-α 治疗后得到了完全缓解。

Evidence-based practice of photopheresis 1987 to 2001: a report of a workshop of the British Photodermatology Group and the UK Skin Lymphoma Group. McKeena KE, Whittaker S, Rhodes LE, Taylor P, Lloyd J, Ibbotson S, et al. Br J Dermatol 2006; 154: 7–20.

Extracorporeal photopheresis in Sézary syndrome: hematologic parameters as predictors of response. Evans AV, Wood BP, Scarisbrick JJ, Fraser-Andrews EA, Chinn S, Dean A, et al. Blood 2001; 98: 1298–1301.

本文分析了 23 例 Sézary 综合征患者的治疗情况，所有患者只接受单独的体外光分离置换法（extracorporeal photopheresis，ECP）治疗，每月 1 次，持续 1 年。结果显示 57% 的患者红斑较基线减轻 25% 以上。

U. K. consensus statement on the use of extracorporeal photopheresis for treatment of cutaneous T-cell lymphoma and chronic graft-versus-host disease. Scarisbrick JJ, Taylor P, Hlltick U, Makar Y, Douglas K, Berlin G, et al. Br J Dermatol 2008; 158: 659–78.

本文支持 ECP 可作为一种治疗 CTCL 和慢性移植物抗宿主疾病（graft-versus-host disease，GVHD）的有效治疗手段。

Treatment of severe erythrodermic acute graft-versus-host disease with photochemotherapy. Kunz M, Wilhelm S, Freund M, Zimmermann R, Gross G. Br J Dermatol 2001; 144: 901–22.

1 例 34 岁有Ⅳ级 GVHD 男性患者，对三种不同种类的大剂量免疫抑制剂治疗无效，但对光疗有反应。

PUVA 疗法对急性 GVHD 有效，但是目前对严重的 GVHD 治疗成功的案例并不多。

"High-dose" UVA1 therapy of widespread plaque-type, nodular, and erythrodermic mycosis fungoides. Zane C, Leali C, Airo P, De Panfilis G, Pinton PC. J Am Acad Dermatol 2001; 44: 629–33.

在 13 例患者中，有 11 例患者在每日接受 100J/cm² UVA1 照射治疗后出现临床症状和组织学上的完全缓解，未接受照射的对照部位皮疹无改善。严重的短期不良反应未见报道。对于皮肤蕈样肉芽肿，使用大剂量的 UVA1 照射的疗效至少与 PUVA 疗法相当。

Bullous congenital ichthyosiform erythroderma: safe and effective topical treatment with calcipotriol ointment in a child. Bogenrieder T, Landthaler M, Stolz W. Acta Dermatol Venereol 2002; 83: 52–5.

1 例患有角化障碍性皮肤病的 9 岁男孩，长期外用卡泊三醇软膏超过 3 年，该文对其安全性进行了描述。

Successful treatment of Netherton's syndrome with topical calcipotriol. Godic A, Dragos V. Eur J Dermatol 2004; 14: 115–17.

Efficacy and safety of tacrolimus 0.03% ointment in a 1-month-old 'red baby': a case report. Leonardi S, Rotolo N, Marchese G, La Rosa M. Allergy Asthma Proc 2006; 27: 523–6.

Erythrodermic chronic actinic dermatitis responding to topical tacrolimus. Evans AV, Palmer RA, Hawk JL. Photodermatol Photoimmunol Photomed 2004; 20: 59–61.

1 例 55 岁慢性红斑性光化性皮炎男性患者标准化局部和系统治疗失败，但对局部 0.1% 他克莫司软膏治疗有反应。

Successful treatment of bullous congenital ichthyosiform erythroderma with eryromycin. Freyhaus K, Kaiser HW, Proelss J, Tuting T, Bieber T, Wenzel J. Dermatol 2007; 215: 81–3.

这名患者对每天 30mg 阿维 A 治疗无反应。改用红霉素每天 2 次，每次 500mg 治疗，1 个月内临床症状改善明显。

Combination therapy with extracorporeal photopheresis, interferon-alpha, PUVA and topical corticosteroids in the management of Sézary syndrome. Brooken N, Weiss C, Utikal J, Felcht M, Goerdt S, Klemke CD. J Dtsch Dermatol Ges 2010; 428–38.

对 12 例 Sézary 患者进行回顾性分析，评价 ECP、干扰素 -α、PUVA 和局部糖皮质激素的联合治疗效果。所有的 Sézary 患者在诊断时都有红皮病，广泛的淋巴结病和外周血循环的 Sézary 细胞（>1 000/μl）。4 例患者获得部分缓解，1 例患者病情稳定。

Efficacy and safety of biologics in erythrodermic psoriasis: a multicenter, retrospective study. Viguier M, Pagés C, Aubin F, Delaporte E, Descamps V, Lok C, et al. Br J Dermatol 2012; 167: 417–23.

这个研究在 28 例患者中分析了生物制剂治疗（英夫利昔单抗、阿达木单抗、依那西普、乌司奴单抗和依法利

珠单抗）的有效性和安全性。总体而言，42% 的红皮病型
银屑病患者在开始治疗的 10~14 周达到了 75% 的皮肤
症状缓解。安全性主要取决于是否有皮肤源性的感染并
发症。

Erythrodermic psoriasis improved by ustekinumab: a report of two cases. Kim YS, Kim HJ, Lee S, Park YL. Ann Dermatol 2016; 28: 121–2.

在 2 例难治性病例里报道了持续的症状缓解。

Efficacy and safety of brodalumab in patients with generalized pustular psoriasis and psoriatic erythroderma: results from a 52-week, open-label study. Yamasaki K, Nakagawa H, Kubo Y, Ootaki K. Br J Dermatol 2017; 176: 741–51.

在这项为期 52 周的研究中，18 例红皮病型银屑病患者的症状得到了改善或缓解。

Infliximab as sole or combined therapy, induces rapid clearing of erythrodermic psoriasis. Takahashi MDF, Castro LG, Romiti R. Br J Dermatol 2007; 157: 828–31.

这是一项针对 7 例红皮病型银屑病患者的开放式、单中心研究。1 例患者接受了甲氨蝶呤 15mg/ 周和第 0、4、6 周英夫利昔单抗（5mg/kg）的治疗。4 例患者接受了英夫利昔单抗（剂量同前）和阿维 A 0.3~0.6mg/kg 的治疗。所有 5 例患者在第 6 周接受第 3 次治疗后报道了明显的缓解。

Treatment of erythrodermic psoriasis with etanercept. Esposito M, Mazzotta A. Br J Dermatol 2006; 155: 156–9.

一项入组 10 例红皮病型银屑病患者的开放式研究。患者接受每周 2 次的 25mg 依那西普皮下注射，在第 24 周时有 6 例患者达到 PASI 75，2 例达到 PASI 50。这些改善最早在第 12 周发现。

Alemtuzumab for relapsed and refractory erythrodermic cutaneous T-cell lymphoma: a single institution experience from the Robert H Lurie Comprehensive Cancer Center. Querfeld C, Mehta N, Rosen ST, Guitart J, Rademaker A, Gerami P, et al. Leuk Lymphoma 2009; 50: 1969–76.

这是一项针对 19 例进展期和治疗前的重症红皮病型 T 细胞淋巴瘤患者的阿仑单抗的开放性临床试验。

Novel treatment of Sézary-like syndrome due to adult T-cell leukaemia/lymphoma with daclizumab (humanized anti-interleukin-2 receptor alpha antibody). Osborne GE, Pagliuca A, Ho A, du Vivier AW. Br J Dermatol 2006; 15: 617–20.

1 例以红皮病为表现的 T 细胞白血病 / 淋巴瘤患者对多种治疗方法无效，但在接受达克珠单抗治疗后，症状很快缓解并长期处于完全缓解状态。达克珠单抗是抗 IL-2α 受体的抗体，提示本类型药物在治疗 T 细胞白血病 / 淋巴瘤过程中有重要作用。

The treatment of cutaneous T-cell lymphoma with a novel retinoid. Heald P. Clin Lymphoma 2000; 1: S45–9.

给予 4 例红皮病型 CTCL 患者口服大剂量贝沙罗汀治疗。所有患者红皮病症状很快（2 周内）得到改善。

Bexarotene therapy for mycosis fungoides and Sézary syndrome. Abbott RA, Whittaker SJ, Morris SL, Russell-Jones R, Hung T, Bashir SJ, et al. Br J Dermatol 2009; 160: 1299–307.

这项对 66 例患者的回顾性研究发现，贝沙罗汀在大多数患者中有良好的耐受性，且在大约一半的处于不同疾病阶段的患者中反应良好。2 例患者在接受贝沙罗汀治疗后得到了完全缓解（1 例随后接受了低剂量干细胞移植，另外 1 例继续使用贝沙罗汀）。

（黄 馨 译，陆前进 校）

第 78 章　红斑角皮病

原作者　Gabriele Richard

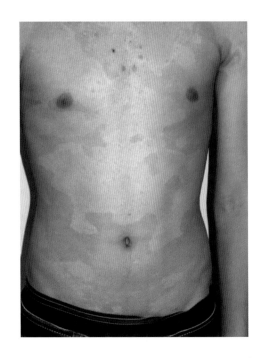

红斑角皮病（erythrokeratodermas）是一组在临床及遗传学上具有异质性的罕见遗传性角化性皮肤病。具有两种独特的形态学特征：局限性角化过度和红斑。可变性红斑角皮病（erythrokeratodermia variabilis，EKV）典型表现为边界清楚的短暂性、图形状红斑及角化过度，皮损局限或泛发。进行性对称性红斑角皮病（progressive symmetric erythrokeratoderma，PSEK）表现为红斑基础上固定、缓慢进展、对称且界限清楚的角化过度性斑片，好发于四肢伸侧、躯干及面部。进行性对称性红斑角皮病和可变红斑角皮病可出现在同一个家系中，且在两种疾病患者中发现了相同的致病基因 *GJB4*（连接蛋白 30.3）的突变。这些发现表明，有一类进行性红斑角皮病的病例亚型属于可变性红斑角皮病谱系。因此，建议将此类亚型命名为可变性红斑角皮病进展期。然而，在一部分进行性红斑角皮病病例中，并没有发现明确的连接蛋白基因的突变，它们可能代表一组其他类型的在临床和分子水平上仍有待明确的异质性疾病。

治疗策略

红斑角皮病作为遗传性慢性疾病通常需要终身治疗。治疗方法取决于角化过度的严重程度及范围，可能受患者个体差异影响，或随时间而变化。轻者仅为膝部、肘部固定性角化过度斑片，重者可为泛发性角化过度，伴皮纹加深、剥脱，或伴刺状突起的厚斑块或豪猪样外观。

外用药物治疗疗效在一些病例中虽不理想但仍是本病的基础治疗。对于轻度的局限性角化过度常对症采用外用治疗，包括保湿、润肤和角质剥脱。部分患者外用润肤剂如凡士林每天 1~2 次即可缓解症状，但大部分患者仍需外用角质剥脱剂治疗。每天 1~2 次外用乳酸（6%~12%）及尿素并联合润肤剂疗效较好，但该疗法有刺激性，临床应用受到限制，尤其对于儿童患者。α- 羟基酸，水杨酸（3%~6%）、丙二醇、羟基乙酸（11%）、外用维生素 D 类制剂（卡泊三醇），或含有这些成分的复合制剂均可作为替代药物。外用维 A 酸类及其衍生物对部分患者（特别是可变性红斑角皮病）治疗有效，但对其他患者无效。新合成的维 A 酸类药物，如外用他扎罗汀联合润肤剂在可变性红斑角皮病的治疗中具有良好的应用前景。此外，避免导致皮肤损伤的因素如温度骤变、摩擦或机械刺激等对治疗有益。

对于皮损广泛的红斑角皮病患者，一般选择系统应用维 A 酸类药物。系统用药对可变性红斑角皮病疗效较好，但对进行性对称性红斑角皮病疗效欠佳。不管是在其他角化性疾病还是在红斑角皮病，系统应用阿维 A 或阿维 A 酯的疗效优于异维 A 酸。建议起始以小剂量的阿维 A 治疗 3~6 周，然后逐渐增加剂量直至达到预期疗效。可变性红斑角皮病患者所需最小有效维持量通常低于进行性对称性红斑角皮病患者，维 A 酸类药物能够快速、显著改善皮肤症状，消除角化过度，减轻红斑。部分可变性红斑角皮病患者红斑可完全消退。然而，维 A 酸类药物需要长期应用以巩固疗效。因此，应慎重考虑长期应用所致的副作用，尤其对于儿童。在部分病例中，间歇性、周期性采用系统性维 A 酸药物治疗可平衡其利弊。据报道，PUVA 单独或联合阿维 A 治疗对进行性对称性红斑角皮病患者有效。很少有患者在口服小剂量维生素 A 或多芳香族维 A 酸（芳香维 A 酸乙酯）治疗后皮肤消退。

可变性红斑角皮病患者的红斑可能影响美观，暴露部位皮损可化妆及应用遮盖剂。部分患者的可变性红斑可能伴随烧灼感、瘙痒等严重不适，在治疗上有难度。若单用维 A 酸类药物无法减轻或抑制红斑及烧灼、瘙痒症状时，可加用镇静性 H_1 抗组胺药。

特殊检查

- 家族史。

- 组织病理学检查。

Connexin disorders of the skin. Richard G. Clin Dermatol 2005; 23: 23–32.

这篇综述总结了可变红斑角皮病与其他连接蛋白相关疾病的临床特征和分子遗传学,讨论了连接蛋白基因 *GJB3* 和 *GJB4* 致病性错义突变的种类和致病机制,这两个基因分别编码的连接蛋白 β-3(connexin-31,Cx31)和 β-4(connexin-30.3,Cx30.3)与可变红斑角皮病相关。还介绍了其他表皮连接蛋白基因的突变种类,包括 *GJB2*(Cx26),*GJB6*(Cx30),和 *GJA1*(Cx43)。

The missense mutation G12D in connexin 30. 3 can cause both erythrokeratodermia variabilis of Mendes da Costa and progressive symmetric erythrokeratodermia of Gottron. Van Steensel MAM, Oranje AP, van der Schroeff JG, Wagner A, van Geel M. Am J Med Genet Part A 2008; 149A: 657–61.

对 2 例进行性对称性红斑角皮病患者和 3 例可变红斑角皮病患者进行突变分析,发现在他们的 *GJB4*(Cx30.3)基因上存在共同的 G12D 突变。另有 5 例荷兰籍患者均在疾病突变基因位点具有相同的超过 2Mb 的单倍型,表明 G12D 可能是荷兰病例中的原始基因突变,该突变可能导致患者表现出进行性对称性红斑角皮病或可变红斑角皮病的临床特点。据报道,对 1 例进行性对称性红斑角皮病的成年男性患者在冬季系统应用 20~40mg 阿维 A 酯后取得了较满意的临床治疗效果。为突显这类疾病的临床多样性,建议命名为可变红斑角皮病进展期。

Dominant de novo mutations in GJA1 cause erythrokeratodermia variabilis et progressiva, without features of oculodentodigital dysplasia. Boyden LM, Craiglow BG, Zhou J, Hu R, Loring EC, Morel KD, et al. J Invest Dermatol 2015; 135: 1540–7.

在 3 例互不相关的具有可变红斑角皮病进展期特点的患者中,发现了 *GJA1* 基因的致病性错义突变,他们的皮损呈瓷白色新月状,逐渐增大。*GJA1* 基因编码的连接蛋白 43(Cx43)是表达最广泛的连接蛋白,与 *GJB3* 和 *GJB4* 在表皮中共表达该基因。相反,*GJA1* 基因大多数致病的序列突变会导致多系统眼齿指发育不良(oculodentodigital dysplasia,ODDD),在极少数情况下可能包括掌跖角化病。

Evidence for the absence of mutations at GJB3, GJB4 and LOR in progressive symmetric erythrokeratodermia. Wei S, Zhou Y, Zhang TD, Huang ZM, Zhang XB, Zhu HL, et al. Clin Exp Dermatol 2011; 36: 399–405.

在 25 例进行性对称性红斑角皮病患者中,未发现连接蛋白基因 *GJB3*(Cx31)、*GJB4*(Cx30.3),以及 loricrin 基因的致病性突变,提示在多数情况下,进行性对称性红斑角皮病是一种与可变红斑角皮病不同的疾病,其分子遗传学机制

尚不清楚。

一线治疗	
● 润肤剂	E
● 外用角质剥脱剂	E
● 外用维 A 酸	E
● 外用卡泊三醇	E

Erythrokeratodermia variabilis successfully treated with topical tazarotene. Yoo S, Simzar S, Han K, Takahashi S, Cotliar R. Pediatr Dermatol 2006; 23: 382–5.

给予 1 例 16 月龄的可变红斑角皮病患儿他扎罗汀(0.05% 凝胶)短时接触疗法(15 分钟),每天 1 次,继之在湿润皮肤外用糖皮质激素(氟轻松油膏)和亲水性软膏。1 个月内患儿角化过度斑块及红斑完全消退。静止期继续给予润肤剂,复发时继续用上述治疗。

他扎罗汀是一种外用的、受体选择性的维 A 酸类药物。

Erythrokeratodermia variabilis. Report of 3 clinical cases and evaluation of the topical retinoic acid treatment. Lacerda e Costa MH, de Brito Caldeira J. Med Cutan Ibero Lat Am 1975; 3: 281-7

3 例可变性红斑角皮病患者外用维 A 酸(0.1% 的乳膏)后角化过度减轻,停药后迅速复发。

Progressive symmetrische erythrokeratodermie Darier-Gottron. Ott H, Lehmann S, Poblete-Guitierrez P, Frank J. Hautarzt 2004; 10: 994–6.

1 例患有进行性对称性红斑角皮病的 5 岁男童伴有严重的掌跖角化,导致双手屈曲挛缩,外用尿素和多种不同强度的糖皮质激素后症状未持续性改善。外用 0.03% 维 A 酸乳膏和亲水性软膏联合物理治疗几周后皮肤症状持续显著改善,关节挛缩也有所缓解。

Erythrokeratodermia variabilis. Case report and review of the literature. Knipe RC, Flowers FP, Johnson FR Jr, DeBusk FL, Ramos-Caro FA. Pediatr Dermatol 1995; 12: 21–3.

外用 0.025% 曲安奈德乳膏和 0.05% 维 A 酸乳膏 4~6 周对 1 例 5 月龄可变红斑角皮病男婴治疗无效。

Progressive symmetric erythrokeratoderma: report of an Indian family. Gupta LK, Saini P, Khare AK, Mittal A. Int J Dermatol 2014; 53: e317–9.

对临床诊断为进行性对称性红斑角皮病的多代家系的先证者外用润肤剂、尿素和水杨酸软膏或 25mg/d 阿维 A 治疗 3 个月后,症状未见明显改善。

Progressive symmetric erythrokeratoderma-response to topical calcipotriol. Bilgin I, Bozdağ KE, Uysal S, Ermete M. J Dermatol Case Rep. 2011; 5: 50–2.

1 例确诊为进行性对称性红斑角皮病的女性患者,皮损表现为屈侧对称分布的红棕色角化过度斑块,伴有掌跖角化。口服 0.5mg/(kg·d)异维 A 酸 2 个月后症状未见改善。局部外用卡泊三醇软膏,每天 2 次,角化过度在 2 周内显著改善。

二线治疗	
• 阿维 A	C
• 异维 A 酸	E

Clinical and genetic heterogeneity of erythrokeratodermia variabilis. Common JFA, O'Toole EA, Leigh IM, Thomas A, GriffltHs WAD, Venning V, et al. J Invest Dermatol 2005; 125: 920–7.

6 例可变性红斑角皮病患者,口服阿维 A［0.125~0.25mg/(kg·d)］治疗,其中 4 例获得满意疗效。其中 2 例皮损完全消退,1 例用阿维 A 20mg/d。其余患者仍残留角化过度,尤其在小腿。

Erythrokeratodermia variabilis caused by a recessive mutation in GJB3. Fuchs-Telem D, Pessach Y, Mevorah B, Shirazi I, Sarig O, Sprecher E. Clin Exp Dermatol 2011; 36: 406–11.

这篇病例报告报道了第 3 例由 *GJB3*(Cx31)基因的常染色体隐性突变导致可变红斑角皮病的近亲婚配家系。1 例 14 岁的可变红斑角皮病男童在低剂量阿维 A(25mg,每周 4 次)治疗后,角化过度显著改善,但迁移性红斑依旧存在。

Erythrokeratodermia variabilis. Hunzeker CM, Soldano AC, Levis WR. Dermatol Online J 2008; 14: 13.

1 例 51 岁的可变红斑角皮病女性患者口服 25mg/d 阿维 A 治疗 4 个月后,除了残留的色素沉着,红斑和角化过度斑块基本完全消退,没有观察到明显的副作用。

Erythrokeratoderma variabilis responding to low-dose isotretinoin. Singh N. Pediatr Dermatol 2010; 27: 111–3.

1 例 2 岁的可变红斑角皮病男童在口服低剂量［0.5mg/(kg·d)］异维 A 酸联合外用润肤剂治疗后,角化过度斑块和红斑显著改善。在随后继续治疗的 6 个月中没有观察到明显的副作用。作者认为,相比高剂量疗法,低剂量异维 A 酸治疗耐受性更好,副作用更少,且价格更便宜。

Both low-dose arotinoid ethylester and acitretin are effective in the treatment of familial erythrokeratodermia variabilis. Zhang L, Hong Y, Zheng S, Huo W, Qi R, Geng L, et al. Dermatol Ther 2014; 27: 240–3.

临床诊断为可变红斑角皮病的两姐弟分别在口服 2 周 0.03mg/d 芳香族维 A 酸乙酯和 2 个月阿维 A 30mg/d 后皮损明显改善,降低剂量维持治疗 6~12 个月后,症状完全消退。两者分别在系统治疗停止 3 个月和 6 个月时复发。

Erythrokeratodermia variabilis with adult onset: report of a sporadic case unresponsive to systemic retinoids. Erbagci Z, Tuncel AA, Deniz H. J Dermatol Treat 2006; 17: 187–9.

报道了 1 例不同寻常的病例,在 23 岁时首发固定性红斑角化。外用糖皮质激素、局部 PUVA 治疗 3 个月联合使用角质剥脱剂(10% 水杨酸)未获得满意的治疗效果。继之以系统口服异维 A 酸［0.7mg/(kg·d)］联合外用 20% 尿素软膏 3 个月后,症状仍未见好转。口服阿维 A［0.5mg/(kg·d)］5 个月治疗效果仍不明显。但是,口服镇静性 H_1 抗组胺药物对缓解瘙痒有益。

三线治疗	
• PUVA	E
• 抗组胺药物	E

Erythrokeratodermia variabilis: successful treatment with retinoid plus psoralen and ultraviolet A therapy. Yüksek J, Sezer E, Köseoglu D, Marcoç F, Yildiz H. Jpn Dermatol Assoc J 2010; 725–7.

1 例可变红斑角皮病女性患者初次治疗采用 10mg/d 阿维 A。1 周后,联合 0.5J/cm² UVA 的 PUVA 治疗,每周 2 次,治疗剂量从 0.5J/cm² UVA 逐渐增加达到 129J/cm² 的累积剂量。3 个月后,角化过度和红斑明显改善。停止 PUVA 治疗后,继续口服阿维 A 共 9 个月。嘴唇干燥是观察到的唯一副作用。停药后随访未见报道。

Gottron's erythroderma congenitalis progressiva symmetrica. Levi L, Beneggi M, Crippa D, Sala CP. Hautarzt 1982; 33: 605–8.(In German.)

1 个进行性对称性红斑角皮病家系中的 1 例成年患者接受芳香族维 A 酸治疗 8 周,患者的孩子接受了 63J/cm² UVA 的 PUVA 治疗。上述两种治疗均有效,角化过度减轻。但相比之下,PUVA 疗效更加理想。

Erythrokeratodermia variabilis: case report and review of literature. Papadavid E, Koumantaki E, Dawber RPR. J Eur Acad Dermatol Venereol 1998; 11: 180–3.

口服阿维 A 酯,起始剂量为 25mg/d、维持量为 10mg/d 进行系统性治疗疗效好。规律性口服 H_1 受体拮抗剂有助于减轻可变性红斑角皮病患者的瘙痒症状。

（刘 萌 译,康 彤 肖生祥 校）

第**79**章 红斑肢痛症

原作者 Cato Mørk，Knut Kvernebo

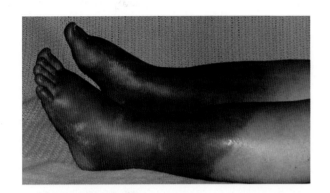

红斑肢痛症（erythromelalgia）是一类少见的以红斑、皮温升高、疼痛为特征的神经血管性疾病。该病常见于四肢，温暖会加重疼痛，寒冷可缓解疼痛，临床症状间歇出现，故在体格检查中易被遗漏，发作间歇期可能会出现手足发绀、冻疮和雷诺现象。症状的严重程度从轻微不适（最常见）到伤残性疼痛和坏疽不等。轻症患者往往会被漏诊，而重症红斑肢痛症又较为罕见。

红斑性肢痛症可以是原发性疾病，也可以继发于微血管事件或自主神经功能障碍。无论病因如何，最终结果是引起皮肤血流灌注分布不均，深层血管丛温度调节灌注增加，真皮乳头营养灌注相对不足，造成不同程度的皮肤缺氧。

一些红斑性肢痛症患者有 *SCN9A* 基因突变的家族史，该基因编码电压门控钠离子通道 Nav1.7。此突变改变了周围神经系统对有害刺激的检测和传递，继而改变了个体对疼痛的敏感性。该基因的遗传变异还可导致其他疾病。

治疗策略

在开始治疗之前，应该根据原发性或继发性、病因（对于继发性病例）和严重程度对患者进行分类。红斑性肢痛症可继发于其他疾病，如骨髓增生性疾病、结缔组织病、心血管系统疾病、感染性疾病和神经系统疾病、糖尿病、血管炎和肿瘤。如果为继发性，应首先治疗原发病。已有许多关于骨髓增生性疾病治疗后皮损得到缓解的报道。据报道，红斑肢痛症可由改变血管张力的药物诱发，如钙通道阻滞剂、溴隐亭、去甲肾上腺素、培高利特、噻氯匹定、环孢素、碘剂，以及蘑菇和汞中毒。

所有患者均可通过局部皮肤降温（用毛巾或湿沙冷敷、在冰冷的地板甚至雪地上行走、停留在空调房中或冷水浸泡）与抬高患肢缓解病痛。但剧烈的降温可能会造成伤害

甚至加重病情。舒适的鞋子可以缓解足底的压力。应避免所有可能使症状加重的因素，如温度升高、运动、患肢承重、鞋子和手套过紧、饮酒，等等。

目前，尚未发现普遍有效的药物或其他治疗方式，部分患者可自行缓解，患者对治疗的反应有着明显差异。几乎没有相关的随机对照临床试验研究发表，主要原因可能是患病率低，患者的异质性较大，以及缺乏实验室评估方法。

镇痛剂，包括阿片类镇痛剂，通常效果有限。许多药物被用来治疗此病，并取得了不同程度的疗效，少数患者使用阿司匹林后症状消失。有个案报道或病例分析显示血管扩张剂（前列腺素 E$_1$ 或前列环素及其类似物、硝普钠、萘替呋喃、钙通道阻滞剂）有效。其他可能有效的药物包括钠通道阻滞剂、降压药和抗惊厥药。

有许多基于病例报道的治疗方法可供选择，如外用阿米替林、氯胺酮、利多卡因、辣椒素、米多君和硝酸甘油。酮色林、甲基丝氨酸、匹索替芬、β受体阻滞剂、赛庚啶或其他抗组胺药、卡马西平、氯硝西泮、皮质类固醇或其他免疫抑制剂、己酮可可碱、苯氧苄明、阿片类药物、哌唑嗪和普瑞巴林据报道均有效。也有学者提出高压氧治疗、脊髓刺激、丘脑刺激和硬膜外阻滞等治疗方法。交感神经切除术对一些患者有效，而对另一些患者则会导致症状加重。催眠、生物反馈和避免诱发因素等治疗方式对缓解疼痛可能有益。一项针对红斑肢痛症协会（The Erythromelalgia Association，TEA，www. red melalgia.org）成员的调查显示，已有 50 多种治疗方案被尝试。TEA 是一个非营利性组织，可能在提供信息和支持等方面有所帮助。

特殊检查
• 全血细胞计数和白细胞分类
• 血生化，包括血糖
• 抗核抗体及相关免疫学检查
• 可以考虑皮肤活检

Nonspecific capillary proliferation and vasculopathy indicate skin hypoxia in erythromelalgia. Kalgaard OM, Clausen OP, Mellbye OJ, Hovig T, Kvernebo K. Arch Dermatol 2011; 147: 309–14.

Platelet-mediated erythromelalgic, cerebral, ocular and coronary microvascular ischemic and thrombotic manifesta-

tions in patients with essential thrombocythemia and polycythemia vera: a distinct aspirin-responsive and Coumadin-resistant arterial thrombophilia. Michiels JJ, Berneman Z, Schroyens W, Koudstaal PJ, Lindemans J, Neumann HA, et al. Platelets 2006; 17: 528–44.

Erythromelalgia—a thrombotic complication in chronic myeloproliferative disorders. Tarach JS, Nowicka-Tarach BM, Matuszek B, Nowakowski A. Med Sci Monit 2000; 6: 204–8.

在骨髓增生性疾病中,红斑肢痛症继发于血小板凝集和外周微血管闭塞。如果不治疗,可能会进展为疼痛性肢端发绀,甚至坏疽。皮损在治疗原发病后得到缓解。

一线治疗	
• 治疗基础疾病	C
• 阿司匹林	D
• 前列腺素、前列环素或其类似物	A

继发性红斑肢痛症的治疗包括原发病的治疗、病症的治疗和药物因素的去除。成功治疗原发病或去除原发因素后,红斑肢痛症的症状得到改善,说明两者之间存在因果关系。

Aspirin-responsive, migraine-like transient cerebral and ocular ischemic attacks and erythromelalgia in JAK2-positive essential thrombocythemia and polycythemia vera. Michiels JJ, Berneman Z, Gadisseur A, Lam KH, De Raeve H, Schroyens W. Acta Hematol 2015; 133: 56–63.

对于继发于骨髓增生性疾病的红斑肢痛症患者,250~500mg/d 或更小剂量的阿司匹林即可完全消除症状。这种反应可能是由抗血小板作用所致。通过羟基脲等药物抑制巨核细胞增殖,减少血小板数量,同样可以缓解症状。

The Erythromelalgia Association Survey 2003. www. Erythromelalgia. org.

在一项调查中,128 例受访者使用过阿司匹林(80~250mg/d),4 例症状完全缓解,17 例症状中度缓解,22 例症状轻度缓解,78 例无效,6 例症状加重。

所有无使用禁忌证的红斑肢痛症患者均应试用阿司匹林。

Erythromelalgia-a condition caused by microvascular arteriovenous shunting. Kvernebo K. Vasa 1998; 27: 3–39.

基于动静脉分流假说,使用前列腺素 E_1(prostaglandin E_1, PGE_1)和前列环素静脉滴注改善皮肤营养灌注情况,以治疗严重的红斑肢痛症。10 例患者接受了连续 3 天的 PGE_1 静脉滴注治疗,初始计量为 6ng/(kg·min),随后为

10ng/(kg·min),最后为 12ng/(kg·min),其中 9 例有效。2 例儿童患者痊愈(治疗后随访时间>25 年),其他患者的缓解时间在 3 个月至 2 年不等。

Prostacyclin reduces symptoms and sympathetic dysfunction in erythromelalgia in a double-blind randomized pilot study. Kalgaard OM, Mørk C, Kvernebo K. Acta Derm Venereol 2003; 83: 442–4.

与使用安慰剂的 4 例患者相比,8 例接受前列环素静脉滴注治疗的患者,症状和交感神经功能障碍显著减轻。

The prostaglandin E1 analog misoprostol reduces symptoms and microvascular arteriovenous shunting in erythromelalgia-a double-blind, crossover, placebo-compared study. Mørk C, Salerud EG, Asker CL, Kvernebo K. J Invest Dermatol 2004; 122: 587–93.

口服米索前列醇(0.4~0.8mg/d)比安慰剂更能缓解症状。尽管对部分患者无效,米索前列醇仍被推荐为一线治疗药物。

二线治疗	
• 钠离子通道阻滞剂(利多卡因、美西律、布比卡因、XEN402)	C,D
• 加巴喷丁	D
• 抗抑郁药(文拉法辛、舍曲林)	D
• 硝普钠	D

Treatment of Nav1.7-mediated pain in inherited erythromelalgia using novel sodium channel blocker. Goldberg YP, Price N, Namdari R, Cohen CJ, Lamers MH, Winters C, et al. Pain 2012; 153: 80–5.

在 4 名 *SCN9A* 基因突变的遗传性红斑肢痛症患者中进行了一项探索性、随机、双盲、二期交叉试点研究,口服 $Na_v1.7$ 拮抗剂 XEN402(400mg,每天 2 次)和安慰剂各 2 天,其间间隔 2 天。红斑肢痛症相关的疼痛得到缓解,但 XEN402 尚未商业化销售。

Mexiletine as a treatment for primary erythromelalgia: normalization of biophysical properties of mutant L858F NaV 1.7 sodium channels. Gregg R, Cox JJ, Bennett DL, Wood JN, Werdehausen R. Br J Pharmacol 2014; 171: 2255–63.

美西律可以使 L858F 功能获得性突变导致的 NaV1.7 病理性门控功能恢复正常。

Lidocaine patch for pain of erythromelalgia: follow-up of 34 patients. Davis MD, Sandroni P. Arch Dermatol 2005; 141: 1320–1.

证据等级:A 双盲试验　　B 临床试验,研究对象≥20 例　　C 临床试验,研究对象<20 例　　D 病例分析,研究对象≥5 例　　E 个案报道

阻断钠离子通道的麻醉剂(利多卡因、布比卡因、美西律)可以局部、经静脉、口服、硬膜外注射或鞘内注射使用。静脉滴注利多卡因可减轻90%的疼痛,但需要住院治疗。每天12小时外用5%利多卡因贴片可作为重症红斑肢痛症患者的一线和辅助治疗。其中16例患者无效,18例患者的疼痛评分减少了5%~90%。

Pediatric erythromelalgia: a retrospective review of 32 cases evaluated at Mayo Clinic over a 37-year period. Cook-Norris RH, Tollefson MM, Cruz-Inigo AD, Sandroni P, Davis MDP, Davis DMR. J Am Acad Dermatol 2012; 66: 416–23.

据报道,早期使用加巴喷丁(6例患者中2例有效)和抗抑郁药(10例患者中4例有效)非常有效或有一定帮助。

Treatment of familial erythromelalgia with venlafaxine. Firmin D, Roguedas AM, Greco M, Morvan C, Legoupil D, Fleuret C, et al. J Eur Acad Dermatol Venereol 2007; 21: 836–7.

一对亲兄弟同时接受了文拉法辛治疗,1人无效,另外1人在用药1周后因胃痛和眩晕停止服药。

Erythromelalgia-a condition caused by microvascular arteriovenous shunting. Kvernebo K. Vasa 1998; 27: 3–39.

硝普钠以1,3,5μg/(kg·min)的递增剂量静脉滴注7天,治疗2例重症红斑肢痛症患者获得成功。同时,2例患者的皮肤灌注和经皮血氧饱和度测定结果恢复正常。

三线治疗
其他疗法
• 口服:钙通道阻滞剂、镁、普瑞巴林
• 局部外用:阿米替林、氯胺酮、米多君、辣椒素　　　　　C

Erythromelalgia: new theories and new therapies. Cohen JS. J Am Acad Dermatol 2000; 43: 841–7.

多种钙通道阻滞剂可能对大约25%的红斑肢痛症患者(共43例)有效。由于它们可能诱发或加重症状,因此应谨慎使用,且起始应使用短效药物。

此类药物被广泛使用,但被证实有效者却很少(14例患者中的6例)。其作用机制可能是松弛平滑肌和减弱由β_2肾上腺素受体引起的血管反应。

High-dose oral magnesium treatment of chronic, intractable erythromelalgia. Cohen JS. Ann Pharmacother 2002; 36: 255–60.

镁是一种天然的钙通道阻滞剂。使用不同剂量(最高1 000mg/d)、剂型的镁剂后,13例患者中有8例症状改善,4例无效,1例恶化。

Erythromelalgia. Davis MD, Rooke T. Curr Treat Options Cardiovasc Med 2006; 8: 153–65.

一篇综述。

Response of primary erythromelalgia to pregabalin therapy. Kalava K, Roberts C, Adair JD, Raman V. J Clin Rheumatol 2013; 19: 284–5.

1例14岁的女性患者使用普瑞巴林100mg,每天3次,6周内病情得到改善。

Topical amitriptyline combined with ketamine for the treatment of erythromelalgia: a retrospective study of 36 patients at Mayo Clinic. Potrucha TJ, Weiss WT, Warndahl RA, Rho RH, Sandroni P, Davis MD, et al. J Drugs Dermatol 2013; 12: 308–10.

有报道,局部外用阿米替林-氯胺酮复方制剂后,疼痛改善了75%。该药的耐受性好。

Topically applied midodrine, 0.2%, an α1-agonist, for the treatment of erythromelalgia. Davies MD, Morr CS, Warndahl RA, Sandroni P. JAMA Dermatol 2015; 151: 1025–6.

12人中有11人好转,只有2人出现不良反应(1人胃肠道不适,1人血压升高)。

The use of capsaicin cream in a case of erythromelalgia. Muhiddin KA, Gallen IW, Harries S, Pearce VR. Postgrad Med J 1994; 70: 841–3.

1例68岁的女性患者使用0.025%辣椒素乳膏(每天2次)48小时后症状缓解。

（高 萌 译,向睿宇 杨 勇 校）

第80章 红细胞生成性原卟啉症

原作者 Maureen B. Poh-Fitzpatrick

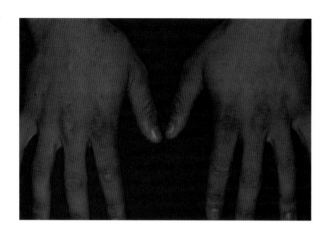

红细胞生成性原卟啉症（Erythropoietic protoporphyria）是一种基因缺陷导致骨髓红细胞亚铁螯合酶活性缺乏，引起原卟啉在红细胞、血浆、肝脏、胆汁以及粪便中异常增高的代谢性疾病。原卟啉是血红素合成过程中光敏性中间产物，皮肤中的原卟啉暴露于长波紫外线（UV）或可见光辐射可诱发氧依赖的急性皮肤光毒性反应。原卟啉经过肝胆管排泄，易导致胆石症。原卟啉的肝毒性可进展至不可逆肝衰竭。小细胞低色素性贫血临床症状较轻，几乎不需要治疗。另一种表型相似的罕见病（X 连锁显性遗传性原卟啉症，X-linked dominant protoporphyria，XLDPP），由红细胞特异性 5- 氨基酮戊酸合成酶（ALAS2）基因的功能获得性突变引起，该病中过量的红细胞锌原卟啉与无金属原卟啉的比例远大于红细胞生成性原卟啉病。两者可采用相同的治疗方法。

治疗策略

原卟啉性光敏反应通常需要避免阳光（如改变生活方式、穿防护衣、物理防晒），但可能导致维生素 D 缺乏。外用防晒剂如二氧化钛、氧化锌、氧化铁或二羟基丙酮可阻挡或过滤长波紫外线和可见光光谱，但也仅能有限地缓解症状。通过中波紫外线（UVB）或补骨脂素加长波紫外线（PUVA）光疗，或 α- 黑素细胞刺激激素类似物（阿法诺肽，afamelanotide）使表皮变黑增厚，可增加皮肤的日光耐受性。β- 胡萝卜素、半胱氨酸、维生素 E、维生素 C、黄酮类和维生素 B₆ 等口服药物能够灭活活化的氧自由基类物质，被认为有光保护作用。抗组胺药可减轻光毒反应。胆结石需要手术治疗。最好避免使原卟啉诱导的肝毒性加重的因素，如酒精、导致胆汁淤积的药物，以及饮食上碳水化合物限制。

推荐接种甲型肝炎和乙型肝炎疫苗。下列方法有时能逆转肝功损伤，这些方法包括：肠道吸附剂（考来烯胺、活性炭）可阻断卟啉的肠肝循环，胆汁酸（刺激胆原性原卟啉分泌），输血或换血，正铁血红蛋白（hematin）输注，或补充葡萄糖（延缓内源性卟啉产生），铁剂（增加原卟啉向血红素转化），或几种方法的结合。西咪替丁被认为具有抑制卟啉产生的作用。终末期肝病需要肝移植，并需辅以换血、输血红蛋白、血浆置换、维生素 E 等措施以降低术前、术中、术后卟啉水平。手术室的灯应有滤光片以滤除可严重损害卟啉光敏性皮肤和内脏器官的某些波长的光线。在经高度选择的病例中，造血干细胞移植是有效的，且对于原发性或移植性原卟啉性肝病，造血干细胞移植是最佳的预防方法。

特殊检查

- 红细胞、血清或血浆、尿、粪中的卟啉分析（包括无金属原卟啉与锌原卟啉的比值）
- 全血细胞分析，贫血时的铁检查
- 肝功能检查，临床需要时进行肝脏影像学检查和活检
- 突变分析（用于确诊和家庭咨询）
- 维生素 D 评估，骨密度扫描

在所有病例中，约有 <5% 的患者发生肝功能衰竭。在无并发症的患者中，尿液中通常没有过量的卟啉，因此，监测粪卟啉尿有助于确定患者是否存在无症状的肝功能障碍。

Erythropoietic protoporphyria. Lecha M, Puy H, Deybach JC. Orphanet J Rare Dis 2009; 4: 19.

一篇关于原卟啉症的全面综述。

一线治疗	
外用防晒剂，物理防晒	C
β- 胡萝卜素	B
阿法诺肽	A
维生素 D 和钙剂	D

Efficiency of opaque photoprotective agents in the visible light range. Kaye ET, Levin JA, Blank IH, Arndt KA, Anderson RR. Arch Dermatol 1991; 127: 351–5.

含氧化锌、二氧化钛、氧化铁的防晒霜的功效及化妆品

质量。

Erythropoietic protoporphyria: IV. Protective from sun-light.
Fusaro RM, Runge WJ. Br Med J 1970; 1: 730–1.

7 例患者在应用 3% 二羟基丙酮和 0.13% 散沫花素软膏后日光耐受时间延长,该药物使皮肤角质层染成棕褐色。

Beta-carotene therapy for erythropoietic protoporphyria and other photosensitivity diseases.
Mathews-Roth MM, Pathak MA, Fitzpatrick TB, HarberLH, Kass EH. Arch Dermatol 1977; 113: 1229–32.

133 例原卟啉病患者在服用药用 β- 胡萝卜素后,84%的患者光耐受增加了 3 倍。该药现为非处方药(Lumitene, Tischcon)。应在季节性症状出现前 4~6 周开始应用,以达到血清药物水平约 800μg/dl(儿童 30~120mg/d,成人 120~300mg/d,分 2~3 次,随餐同服)。但效果不一,有很大一部分患者无效。在肿瘤防治试验中,严重吸烟者在使用 β- 胡萝卜素后肺癌发生进展,因此,吸烟者禁用该药。

Long-term observational study of afamelanotide in 115 patients with erythropoietic protoporphyria.
Biolcati G, Marchesini E, Sorge F, Barbieri L, Schneider-Yin X, Minder EI. Br J Dermatol 2015; 172: 1601–12.

Afamelanotide for erythropoietic protoporphyria.
Langendonk JG, Balwani M, Anderson KE, Bonkovsky HL, Anstey AV, Bissell DM, et al. N Engl J Med 2015; 373: 48–59.

阿法诺肽促进皮肤变黑,还可能有其他益处。一种皮下植入式的阿法诺肽进行的临床试验包含了全球 300 名原卟啉症患者。它在欧洲可以凭处方购买,但在美国还有待食品药品管理局(FDA)的批准。

Bone mineral density and vitamin D levels in erythropoietic protoporphyria.
Allo G, del Carmen Garrido-Astray M, MéndezM, De Salamanca RE, Martínez G, Hawkins F. Endocrine 2013; 44: 803–7.

10 例原卟啉病患者中 9 例维生素 D 水平低,8 例骨密度低。建议定期监测血清维生素 D 水平并补充维生素 D 和钙剂。

二线治疗	
• 光疗(UVB,PUVA)	D

Narrow-band (TL-01) UVB phototherapy: an effective preventative treatment for the photodermatoses.
Collins P, Ferguson J. Br J Dermatol 1995; 132: 956–63.

6 例原卟啉病患者在连续窄波 UVB 治疗后其日光耐受性增加。

Photo (chemo) therapy and general management of erythropoietic protoporphyria.
Roelandts R. Dermatology 1995; 190: 330–1.

PUVA 能增加原卟啉病患者日光耐受性;文献还综述了其他治疗方法。

三线治疗	
• 半胱氨酸	A
• 抗组胺药	D
• 维生素 E	D
• 维生素 C	A
• 维生素 B₆	E
• 黄酮类	E
• 铁剂	D
• 考来烯胺、活性炭	D
• 输血或血液置换	D
• 血红蛋白输注	D
• 血浆置换	D
• 胆汁酸	D
• 肝移植	B
• 造血干细胞移植	D

Long-term treatment of erythropoietic protoporphyria with cysteine.
Mathews-Roth MM, Rosner B. Photodermatol Photoimmunol Photomed 2002; 18: 307–9.

在一项为期 3 年的三期临床试验中,47 例患者在接受了 1 个月安慰剂后给予半胱氨酸 500mg,每日 2 次。记录患者病史和光暴露日志;部分患者接受了光照试验。无论是主观感觉还是客观指标,半胱氨酸均能极大增加患者日光耐受性。

Inhibition of photosensitivity in erythropoietic protoporphyria with terfenadine.
FarrPM, Diffey BL, Matthews JNS. Br J Dermatol 1990; 122: 809–15.

7 例受试者服用特非那定 60~120mg,每日 2 次,持续 48 天。与治疗前相比,在进行蓝光试验中,照射的中心区域红斑无变化,但周围的红晕反应明显减轻。

临床上抗组胺药并不能有效缓解症状。

Cimetidine reduces erythrocyte protoporphyrin in erythropoietic protoporphyria.
Yamamoto S, Hirano Y, Horie Y, Am J Gastroenterol 1993; 88: 1465–6.

1 例原卟啉性肝病患者口服 H₂ 受体拮抗剂西咪替丁(800mg 口服,每日 4 次)。在治疗期间红细胞原卟啉从

16 000μg/dl 降到 11 000μg/dl。推测西咪替丁可抑制血红素的合成。

本例患者仅进行了 3 次卟啉检测，分别在口服西咪替丁前、服药后 2 周，以及停药后 2 周。

现有用西咪替丁治疗儿童红细胞生成性原卟啉症的新疗法。有文献简要报告了 3 名儿童在西咪替丁治疗后出现光敏性、红细胞原卟啉及肝转氨酶的改善，但仍需进一步研究验证。（Tu JH, Sheu SL, Teng JM. JAMA Dermatol 2016; 152: 1258-61）。

A case of erythropoietic protoporphyria with liver cirrhosis suggesting a therapeutic value of supplementation with alpha-tocopherol. Komatsu H, Ishii K, Imamura K, Maruyama K, Yonei Y, Masuda H, et al. Hepatol Res 2000; 18: 298–309.

1 例重症原卟啉性肝病患者给予静脉内维生素 E 500IU/d 治疗。红细胞原卟啉明显下降，肝功能改善。16 周后，所有临床和生化恢复正常。

维生素 E 偶尔用于原卟啉病，通常作为辅助治疗。

A double-blind, placebo-controlled, crossover trial of oral vitamin C in erythropoietic protoporphyria. Boffa MJ, Ead RD, Reed P, Weinkove C. Photodermatol Photoimmunol Photomed 1996; 12: 27–30.

给患者服用维生素 C 1g/d，口服 4 周，12 例患者中有 9 例自评光敏性较安慰剂组减轻，但数据无显著性差异。

维生素 C、维生素 E 是一类抗氧化剂，被认为可以灭活体内卟啉产生的氧自由基。

Relief of the photosensitivity of erythropoietic protoporphyria by pyridoxine. Ross JB, Moss MA. J Am Acad Dermatol 1990; 22: 340–2.

2 例患者口服不同剂量的维生素 B_6，剂量从每日 100mg 到每日 1g 后光耐受增加。

Treatment of erythropoietic protoporphyria with hydroxy-ethylrutosides. Schoemaker JH, Bousema MT, Zijlstra H, Vander Horst FA. Dermatology 1995; 191: 36–8.

1 例患者服用黄酮类化合物 3 个月，在此期间光试验和主观评价均显示光敏性降低。

Iron therapy for hepatic dysfunction in erythropoietic protoporphyria. Gordeuk VR, Brittenham GM, Hawkins CW, Mukhtar H, Bickers DR. Ann Intern Med 1986; 105: 27–31.

1 例合并原卟啉病、缺铁性贫血以及肝功能异常的患者口服羰基铁 400~4 000mg/d，15 周后红细胞卟啉下降，光敏性改善，肝功恢复正常。

同一病例中，肝功能异常和卟啉水平再次恶化时给予

硫酸亚铁口服，300mg/d，肝功再次恢复正常，且维持稳定数年。

Symptomatic response of erythropoietic protoporphyria to iron supplementation. Holme SA, Thomas CL, Whatley SD, Bentley AV, Badminton MN. J Am Acad Dermatol 2007; 56: 1070–2.

1 例患者口服硫酸亚铁 200mg/d，每日 2 次，服药后光耐受性明显提高。

Erythropoietic protoporphyria and iron therapy. McClements BM, Bingham A, Callendar ME, Trimble ER. Br J Dermatol 1990; 122: 423–4.

1 例耐受铁剂的患者口服富马酸亚铁 580mg/d 后发生光敏反应。停用铁剂后，异常的转氨酶得到改善，红细胞原卟啉下降。

In ferrochelatase-deficient protoporphyria patients, ALAS2 expression is enhanced and erythrocytic protoporphyrin concentration correlates with iron availability. Barman-Aköen J, Minder EI, Schubiger C, Biolcati G, Schneider-Yin X. Blood Cells Mol Dis 2015；54：71–7.

据推测，轻微缺铁可能限制红细胞生成性原卟啉症中原卟啉生成，只有缺铁症状严重时才应补铁。

补铁在原卟啉治疗中尚存争议，补铁后患者病情部分好转，部分加重。幸而轻度缺铁性贫血通常没有症状。

Fecal protoporphyrin excretion in erythropoietic protopor-phyria：effect of cholestyramine and bile acid feeding. McCullough AJ, Barron D, Mullen KD, Petrelli M, Mukhtar H, Bickers DR. Gastroenterology 1988; 94: 177–81.

1 例肝功能障碍患者每日服用 12g 考来烯胺（而不是胆汁酸 300~900mg），可使粪原卟啉排泄增加 3 倍。服用考来烯胺 1 年后其肝功能和光敏性改善。

另外 1 例患者服用胆汁酸后肝功能改善，红细胞卟啉水平降低，但最终仍因肝衰竭死亡。

服用胆汁酸疗效尚不确定，但胆汁酸联合肠道吸附剂对于某些病例而言是合理的治疗。

Liver failure in protoporphyria：long-term treatment with oral charcoal. Gorchein A, Foster GR. Hepatology 1999; 29: 995–6.

1 例肝功能恶化的患者给予口服活性炭 10~12.5g，每日 4 次，持续 2 年后肝功能改善，血卟啉和光敏性下降。其他治疗包括输血、维生素补剂、阿米洛利、雷尼替丁和乳果糖，但其相对优劣难以评估。

Liver disease in erythropoietic protoporphyria：insights

and implications for management. Anstey AV, Hift RJ. Gut 2007; 56: 1009–18.

该文详细综述了原卟啉性肝病的发病机制,并介绍了本病的监测与治疗。

Liver transplantation for erythropoietic protoporphyria in liver disease. Mcguire BM, Bonkovsky HL, Carithers RL, Chung RT, Goldstein LI, Lake JR, et al. Liver Transplant 2005; 11; 1590–6.

本文综述了美国1999—2004年共20例原卟啉病患者接受肝移植的经验,包括血红蛋白的术前应用及是否联合血浆置换的情况。

Liver transplantation for erythropoietic protoporphyria in Europe. Wahlin S, Stal P, Adam R, Karam V, Porte R, Seehofer D, et al. Liver Transpl 2011; 17: 1021–6.

一份类似的欧洲综述回顾了1983—2008年的35例肝移植手术。3例患者进行了造血干细胞移植,以防止因疾病复发而导致移植物损失。建议为肝衰竭高危患者实施治疗性干细胞移植,以避免肝移植。

Perioperative measures during liver transplantation for erythropoietic protoporphyria. Meerman L, Verwer R, Sloof MJH, van Hattum J, Beukeveld GJ, Kleibeuker JH, et al. Transplantation 1994; 57: 155–8.

本文详细介绍了肝移植中输血和手术室灯光屏蔽规范。

The value of intravenous heme-albumin and plasmapheresis in reducing postoperative complications of orthotopic liver transplantation for erythropoietic protoporphyria. Reinchheld JH, Katz E, Banner BF, Szymanski IO, Saltzman JR, Bonkovsky HL. Transplantation 1999; 67: 922–8.

1例严重肝功能障碍者给予静脉输注血红蛋白(4g/d,每日1次～每周1次),高碳水化合物饮食(300mg/d),静脉输注葡萄糖,口服熊去氧胆酸(900mg/d),口服考来烯胺(10g,每日3次),共治疗3个月,最初病情有改善,后期恶化,最终进行了紧急移植手术。每日输注亚铁血红素(连续18天)、血浆置换(19天中进行了1~1.5个体积的血浆置换12次),以及输血(14U浓缩红细胞,19天),在实施成功移植手术前可减少血卟啉,术中应将300~480nm波长光过滤掉。

在卟啉危象时,须进行积极的药物治疗,以逆转病情恶化,有助于移植的成功。以后发生的复发性肝功能障碍,采用血红素-白蛋白和血浆置换可再次控制病情(Do KD, Banner BF, Katz E, Szymanski IO, Bonkovsky HL.Transplantation 2002 ; 73 :469-7)。

Treatment of recurrent allograft dysfunction with intravenous hematin after liver transplantation for erythropoietic protoporphyria. Dellon ES, Szczepiorkowski ZM, Dzik WH, Graeme-Cook F, Ades A, Bloomer JR, et al. Transplantation 2002; 73: 911-15).

1例患者进行同种异体移植700天后原卟啉性肝病复发,间歇性给予血红素2年,耐受性良好,并有助于疾病缓解和维持。

Erythropoietic protoporphyria: altered phenotype after bone marrow transplantation for myelogenous leukemia in a patient heteroallelic for ferrochelatase gene mutations. Poh-Fitzpatrick MB, Wang X, Anderson K, Bloomer JR, Bolwell B, Lichten AE. J Am Acad Dermatol 2002; 46: 861–6.

1例含有2个亚铁螯合酶突变基因的女性患者进展为白血病,进行骨髓移植治疗,供者为其胞妹。其胞妹基因轻度受累,只有一个突变,表现为血卟啉轻度升高。移植后患者原卟啉水平和皮肤光敏感性显著下降,白血病也缓解。

Sequential liver and bone marrow transplantation for treatment of erythropoietic protoporphyria. Rand ER, Bunin ER, Cochran W, Ruchelli E, Olthoff KM, Bloomer JR. Pediatrics 2006; 118: e1896–9.

1例14岁男孩肝移植后6个月实施骨髓移植纠正了患者的严重表型,阻止了原卟啉诱导的肝移植损伤。

Curative bone marrow transplantation in erythropoietic protoporphyria after reversal of severe cholestasis. Wahlin S, Aschan J, Björnstedt M, Broomé U, Harper P. J Hepatol 2007; 46: 174–9.

1例男性患者经80天药物治疗后肝生化指标恢复正常,组织学改善,其后接受了骨髓移植。移植后随访10个月,肝脏和卟啉检测正常,无光敏感现象。

（康彤 译,刘萌 肖生祥 校）

第81章 乳房外 Paget 病

原作者 Lori D Prok,James E Fitzpatrick

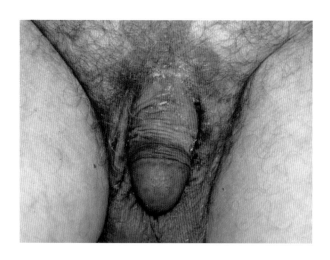

乳房外 Paget 病(extramammary Paget's disease,EMPD)由 Crocker 在 1889 年首次描述,他发现 1 例男性患者阴茎和阴囊处的皮损与 Paget 在 1874 年发现的乳头部位的疾病表现完全相同。虽然该病罕见,但乳房外 Paget 病应包括在会阴部及腹股沟区慢性皮炎的临床鉴别诊断中。乳房外 Paget 病在绝经后的白人妇女中较常见,但也可见于其他族裔的男性;表现为有顶泌汗腺部位的皮肤边界清楚的慢性红色鳞屑性斑块,多发生于外生殖器、腋窝、肚脐和外耳道,瘙痒是其最常见的症状。原发性乳房外 Paget 病是由肿瘤腺体细胞的表皮浸润引起,这些细胞与大汗腺细胞具有相同的组织学和免疫组化特征。近来有证据显示,该疾病的病理线索细胞为 Toker 细胞(又名透明细胞,于 10% 的正常乳头中存在,最近发现该细胞也存在于乳腺和外阴)。约 25% 的患者继发于潜在的腺癌向皮肤扩散,泌尿生殖器官最为常见。

治疗策略

对临床上怀疑为乳房外 Paget 病的患者应立即行皮肤活检。组织病理学上,肿瘤细胞的特点是胞浆苍白、空泡化,细胞核异型性明显,可浸润表皮各层。常累及皮肤附属器。这些细胞含有丰富的黏蛋白,除苏木精和伊红染色(HE)外,可通过一系列免疫组化,包括癌胚抗原(CEA)、上皮细胞膜抗原、CK7、大囊肿病液体蛋白 15 和 / 或 Ber-EP4 来区分乳房外 Paget 病、Paget 样原位鳞状细胞癌和原位黑色素瘤。近期的研究还表明,HER2/neu 的过度表达可帮助乳房外 paget 病的诊断以及鉴定出可能对曲妥珠单抗有反应的侵袭性病例。活检可以确定是否有真皮的浸润,这有

助于确定需要做前哨淋巴结活检的患者亚群。

经组织病理学证实的乳房外 Paget 病患者都应进行全身皮肤和淋巴结检查。应对患者进行潜在恶性肿瘤的相应的评估——包括年龄、性别以及适当的筛查(包括巴氏涂片检查、大便潜血、结肠镜检查、膀胱镜和前列腺特异抗原的筛查)。进一步的检查(如影像学检查和阴道镜检查等)应根据初步的筛查结果和皮损的解剖学位置来选择。

乳房外 Paget 病常采用局部手术切除,是否采用其他辅助治疗应根据患者实际情况决定。Mohs 显微手术是首选方法,因其具有最好的可控性手术切缘,组织保留最多,复发率最低。但是,由于乳房外 Paget 病可有非接触性扩散,可累及临床上外观正常的皮肤,因此该技术的应用也受到限制。

特殊检查

- 皮肤活检。

- 全身皮肤检查及淋巴结评估。

- 对肿瘤的筛查:根据年龄、性别进行适当的检查 (包括巴氏涂片检查、大便潜血、结肠镜检查、膀胱镜和前列腺特异抗原的筛查)。

- 对有真皮和 / 或淋巴结浸润的患者进行前哨淋巴结活检。

Extramammary Paget disease: treatment, prognostic factors and outcome in 76 patients. Hatta N, Yamada M, Hirano T, Fujimoto A, Morita R. Br J Dermatol 2008; 158: 313–8.

这是一篇对 76 例乳房外 Paget 病患者的回顾性综述。手术切缘与局部复发没有相关性。17 例出现了系统转移,10 例死亡。原发肿瘤的结节、临床淋巴结肿大、血清 CEA 升高水平、肿瘤浸润深度和淋巴结是否转移与患者预后显著相关。肿瘤侵犯深度和血清 CEA 升高水平与患者生存率降低相关。

Usefulness of sentinel lymph node biopsy for the detection of metastasis in the early stages of extramammary Paget's disease. Kusatake K, Harada Y, Mizumoto K, Kaneko S, Niihara H, Chinuki Y, et al. Eur J Dermatol 2015; 25: 156–61.

该前瞻性研究共纳入原发性 EMPD 患者 18 例。18 例患者中有 9 例有真皮肿瘤细胞浸润的组织学证据。其中 3/9(33%)前哨淋巴结活检阳性,而仅表皮受累的患者均未出现前哨淋巴结活检阳性。作者认为,前哨淋巴结活检有

助于检测淋巴结转移。

房外 Paget 病患者，术后复发率为 22%。医生在术中冰冻切片中使用了 CK7 染色指导局部的切除范围。

一线治疗	
• 大范围局部切除，可行或不行淋巴结的清扫	B
• 冰冻切片指导局部的切除范围	B
• Mohs 显微外科手术	B

二线治疗	
• 光动力疗法	B
• 放疗	B
• 系统化疗	B
• 外用咪喹莫特	B

Indications for lymph node dissection in the treatment of EMPD. Surg 2003; 29: 21–4.

本文是对 34 例生殖器或会阴部位乳房外 Paget 病患者进行局部大范围切除的前瞻性研究。患者如发生临床或病理组织学可证实的转移，则行淋巴结的清扫。原位癌的患者或镜下真皮乳头侵袭的无淋巴结转移患者的 5 年生存率为 100%。肿瘤侵袭至真皮网状层的患者 5 年生存率为 33%。肿瘤侵袭至皮下组织的患者全部发生淋巴结转移，5 年生存率为 0。

Clinicopathological study of invasive extramammary Paget's disease: subgroup comparison according to invasion depth. Shiomi T, Noguchi T, Nakayama H, Yoshida Y, Yamamoto O, Hayashi N, et al. J Eur Acad Dermatol Venereol 2013; 27: 589–92.

本文是对 51 例原发性侵袭性 EMPD 手术标本的回顾性分析。病例按浸润深度分为：真皮浸润 ≤1mm（最小浸润）和真皮浸润 >1mm。在 26 例最小浸润患者中，有 2 例（7.7%）发现淋巴结转移，在真皮浸润深度 >1mm 的患者中，有 22/25 例（88%）发现淋巴结转移。证据表明，1mm 的侵袭深度对患者的分期、预后评估和治疗有意义。

Frozen section-guided wide local excision in the treatment of penoscrotal extramammary Paget disease. Zhu Y, Ye DW, Chen ZW, Zhang SL, Qin XJ. BJU Int 2007; 100: 1282–7.

对 38 例阴茎阴囊的原发乳房外 Paget 病患者进行了术中冰冻切片指导的大范围切除和术中冰冻切片分析，并对其进行了回顾性研究。32% 患者术中冰冻发现切缘阳性，进而进行了扩大切除。40% 的患者在传统的扩大 2cm 切缘局部切除后发现切缘阳性。平均随访了 33 个月，16% 的患者术后复发，4 例患者发生系统累及。

Comparison of mohs micrographic surgery and wide excision for extramammary Paget disease. O'Connor WJ, Lim KK, Zalla MJ, Gagnot M, Otley CC, Nguyen TH, Roenigk RK. Dermatol Surg 2003; 29: 723–7.

该研究回顾了梅奥临床医院 Mohs 显微手术和非 Mohs 显微手术的乳房外 Paget 病患者术后复发率。该文献发现对接受 Mohs 显微手术的局部扩大切除乳房外 Paget 病患者，术后复发率为 8%；对接受非 Mohs 显微手术的乳

Photodynamic therapy with M-ALA as nonsurgical treatment option in patients with primary extramammary Paget's disease. Fontanelli R, Papadia A. Martinelli F, Lorusso D, Grijuela B, Merola M, et al. Gynecol Oncol 2013; 130: 90–4.

本文前瞻性研究了 32 例接受氨乙酰丙酸甲酯光动力治疗（M-ALA PD）的外阴 EMPD 患者。患者至少接受 3 个周期治疗，然后评估是否接受额外的治疗。3 个周期后，3 例患者完全缓解（9%），25 例患者部分缓解（78%），其余 4 例患者（13%）病情稳定。作者的结论是：虽然 M-ALA PD 方案通常不能治愈，但可以控制 EMPD、保留美观性和 / 或解剖功能。

Radiation therapy for extramammary Paget's disease: treatment outcomes and prognostic factors. Hata M, Koike I, Wada, Miyagi E, Kasuya T, Kaizu H, et al. Ann Oncol 2014; 25: 291–7.

本文对 41 例 EMPD 患者的预后进行回顾性分析，其中包括 15 例区域淋巴结转移患者。平均放疗 33 次，总剂量为 46~80.2Gy（中位数 60Gy）。5 年局部无进展和无病生存期分别为 82% 和 46%。5 名患者（12%）因肿瘤进展而死亡。作者的结论是：放射治疗是安全有效的，对于无法手术的患者，这是一种治疗选择。

Combination chemotherapy for metastatic extramammary Paget disease. Oashi K, Tsutsumida A, Namikawa K, Tanaka R, Omata W, Yamamoto Y, et al. Br J Dermatol 2014; 170: 13547.

作者研究了 7 例转移性 EMPD 患者，第 1 天给予表柔比星、丝裂霉素 C、长春新碱联合化疗，第 2 天采用卡铂，第 2~6 天采用 5- 氟尿嘧啶联合化疗。7 例患者至少都达到了部分缓解或肿瘤缩小；然而，没有一例完全缓解。1 年生存率为 43%。作者的结论是：这种联合化疗可作为转移性 EMPD 患者的一种治疗选择。

Combination chemotherapy of low-dose 5-fluorouracil and cisplatin for advanced extramammary Paget's disease. Tokuda Y, Arakura F, Uhara H. Int J Clin Oncol 2015; 29: 1947.

本文回顾性研究了 22 例给予 5- 氟尿嘧啶、顺铂联合化疗的晚期（转移性）EMPD 患者。总体生存率为 5~51 个

月,22 例患者中有 13 例对治疗产生完全缓解或部分缓解。22 例患者中 3 例有疾病进展。作者认为,对于晚期 EMPD,这是一种相对有效的治疗选择。

Usefulness of docetaxel as first-line chemotherapy for metastatic extramammary Paget's disease. Yoshino K, Fujisawa Y, Kiyohara Y, Kadono T, Murata Y, Uhara H, et al. J Dermatol 2016; 43: 6337.

多中心回顾性分析了 13 例接受多西紫杉醇治疗的转移性 EMPD 患者,平均治疗周期为 9.1 个(每月 1 次)。7 例患者(58%)出现部分缓解,3 例患者病情稳定(25%),2 例患者病情进展(17%)。作者的结论是:多西紫杉醇是转移性 EMPD 的一个有前景的治疗,但需要前瞻性临床试验来验证这些结果。

Effects of imiquimod on vulvar Paget's disease: a systematic review of the literature. Machida H, Moenini A, Roman LD, Matsuo K. Gynecol Oncol 2015; 139: 165–71.

本文系统性回顾了外阴 Paget 病外用咪喹莫特的治疗方案,其中包括 63 例未经治疗和复发的 EMPD。有多种治疗方案,但最常见的方案是每周外用 3 次或 4 次,平均治疗持续时间为 4 个月。63 例(72%)患者中有 35 例在 6 个月时出现完全缓解。35 例女性中 3 例复发。

Treatment of extramammary Paget disease of the vulva with imiquimod: a retrospective, multicenter study by the German Colposcopy Network. Luyten A, Sörgel P, Clad A, Gieseking F, Maass-Poppenhusen K, Lellé RJ, et al. J Am Acad Dermatol 2014; 70: 64450.

多中心回顾性分析了 21 例初发或复发性外阴 EMPD 患者外用咪喹莫特的治疗方案。剂量和持续时间因患者而异,然而平均治疗时间超过 16 周。21 例患者中有 11 例(52%)完全缓解,21 例患者中有 6 例(29%)部分缓解,其余 4 例患者病情稳定。作者的结论是:局部外用咪喹莫特对于复发性 EMPD 是一个有用的治疗选择,以避免广泛切除。

三线治疗	
• 雄激素受体拮抗剂	E
• 皮损内干扰素 α-2b 注射	E
• 外用 5- 氟尿嘧啶和维 A 酸	E
• 曲妥单抗	E

Androgen-deprivation regimen for multiple bone metastases of extramammary Paget disease. Yoneyama K, Kamada N, Kinoshita K, Kawashima T, Otani M, Endo H, Shinkai H, Utani A. Br J Dermatol. 2005; 153: 853–5.

1 例多发骨转移的乳房外 Paget 病患者接受了抗雄激素(比卡鲁)和激素类似物激动剂亮丙瑞林的治疗,结果转移瘤得到有效抑制。在随后 2 个月的随访中,患者的肿瘤标志物水平显著降低,骨扫描显示转移灶消失。然而在治疗后第 70 天,肿瘤标志物水平再次升高,抗雄激素(比卡鲁)和系统的化疗治疗无效。骨转移灶重新出现,该患者最终在初次接受抗雄激素(比卡鲁)治疗的 14 个月后死亡。作者推测,该患者对抗雄激素(比卡鲁)的快速耐药的原因可能与患者体内雄激素受体基因的突变和扩增有关,该现象也见于某些前列腺癌患者。

Intralesional interferon alfa-2b as neoadjuvant treatment for perianal extramammary Paget disease. Panasiti V, Bottoni U, Devirgiliis V, Mancini M, Rossi M, Curzio M, Calvieri S. J Eur Acad Dermatol Venereol. 2008; 22: 522–3.

1 例肛周乳房外 Paget 病患者拒绝手术,因此采用病灶内干扰素 α-2b 注射治疗。治疗 7 周后肿瘤直径缩小,再行手术切除。随访 108 个月无临床复发。

EMPD resistant to surgery and imiquimod monotherapy but responsive to imiquimod combination topical chemotherapy with 5-fluorouracil and retinoic acid: a case report. Ye J, Rhew D, Yip F, Edelstein L. Cutis 2006; 7: 24550.

1 例 EMPD(手术后复发且对局部外用咪喹莫特耐药)的患者,后给予外用咪喹莫特联合 5- 氟尿嘧啶和维 A 酸方案后好转。

Metastatic extramammary Paget s disease of scrotum responds completely to single agent trastuzumab in a hemodialysis patient: case reports, molecular profiling and brief review of the literature. Barth P, Dulaimi Al-Saleem E, Edwards KW, Millis SZ, Wong Y-N, Geynisman DM. Case Rep Oncol Med 2015; 2015: 895151.

单药曲妥珠单抗治疗 Her2/neu 过度表达转移性 EMPD 1 例。患者完全缓解。作者指出,该方案对于过度表达 Her2/neu 的 30%~40% 的 EMPD 适用。

(田阳子 译,高天文 校)

第 82 章　Fabry 病

原作者　Jaya Ganesh，Rhonda E Schnur，Fiona child

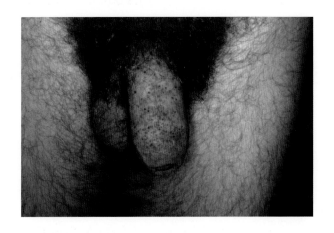

Fabry 疾病（或 Anderson-Fabry 病，OMIM 301500）是一种由于 α- 半乳糖苷酶 A（GLA）缺乏或不足引起的进行性 X 连锁溶酶体贮积症。GLA 缺乏或者不足导致球形三脂酰基鞘鞍醇（Gb3）和相关糖鞘脂在溶酶体内沉积。Fabry 病的全身性表现包括肾功能不全、心肌病和心律失常、脑血管并发症、角膜和晶状体混浊、耳鸣和听力丧失、胃肠紊乱、肺部疾病、骨质减少和抑郁症。死亡原因包括终末期肾衰（ESRD）、心脏病或脑卒中。男性受影响更严重，但女性携带者的症状主要取决于 X 染色体失活模式（电离）。

皮肤特征包括血管角皮瘤，少汗症（男性 53%，女性 28%），毛细血管扩张（男性 23%，女性 9%）和淋巴水肿（男性 16%，女性 6%）。

弥漫性血管角皮瘤是 Fabry 病的典型皮肤表现，应提醒临床医生诊断 Fabry 病。它们通常对称、簇集性地分布在脐周、髋部、背部、股部、臀部、阴茎和阴囊（躯干下部分布）。皮损的数量和大小会随时间逐渐增多增大；并可能与疾病的全身表现严重程度相关。在其他溶酶体贮积病中也可见到弥散性血管角皮瘤，包括岩藻糖苷病、唾液酸贮积症、天冬氨酰葡糖尿症和 β- 半乳糖苷酶缺乏症。肢端感觉异常会引起间断烧灼感，剧烈疼痛以及掌跖持续性的麻刺感。疼痛危象是由糖脂在自主神经系统和血管内皮中的沉积引起的。Fabry 相关的少汗症是类似的机制。

治疗策略

Fabry 病需要多学科综合治疗，包括酶替代疗法和常规治疗联合。

由 Fabry 病引起的血管角皮瘤通常无症状，可以通过手术切除、电凝和冷冻手术来治疗，不需要靶向治疗。目前

已有多种激光用于治疗，包括 CO_2 激光、氩激光、铜蒸气和闪光灯泵浦染料激光器。由于铜蒸气激光的波长能够特异性地吸收血红蛋白，因此优于氩激光。而闪光灯泵浦染料激光疼痛度轻、出血和色素沉着较少。

神经性疼痛和肢端感觉异常应避免一些触发因素，例如剧烈运动和体温变化。苯妥英钠、卡马西平、加巴喷丁、托吡酯和三环类抗抑郁药物可用于镇痛。非甾体抗炎药（NSAID）通常无效，应尽可能避免使用麻醉药。

与酶替代疗法（ERT）、血管紧张素转换酶抑制剂和血管紧张素受体阻滞剂联合使用可减少蛋白尿和稳定肾小球滤过率（GFR）。肾功能衰竭患者可采用腹膜透析、血液透析以及肾移植的方法。

胃肠道并发症包括胃排空延迟和消化不良，可用甲氧氯普胺、胰脂肪酶、洛哌丁胺和 H_2 阻断剂治疗。助听器有助于中度听力损失，而重度耳聋则需要植入耳蜗。推荐使用阿司匹林或氯吡格雷预防心血管疾病。传统治疗方法也被用于 Fabry 病心血管症状的管理。

两种人类酶产品已用于 ERT：agalsidase-β（β- 半乳糖苷酶）（Fabrazyme Sanofi-Genzyme）和 agalsidase-α（α- 半乳糖苷酶）（Replagal，Shire Genetic Therapies）。这两种药物都在 2001 年获得了欧洲医疗产品评估机构的批准，但只有 β- 半乳糖苷酶获得了美国食品药品管理局（FDA）批准，可以在美国使用。该酶每 2 周静脉给药 1 次，剂量分别为 0.2mg/kg（α- 半乳糖苷酶）和 1.0mg/kg（β- 半乳糖苷酶）。在一项随机、对照、前瞻性研究中，两种制剂的临床疗效没有明显差异。

ERT 可以稳定或减慢肾脏和心脏疾病的进程，减轻神经性疼痛，稳定听力损失，并改善出汗功能和生活质量。接受 ERT 治疗的患者向重大临床事件（终末期肾病、心肌梗死、脑卒中或死亡）的进展缓慢。在最近一项对 Fabry 注册登记的 969 名男性和 442 名女性患者的纵向分析中，与那些病情较轻和较早接受 ERT 的患者相比，在开始 ERT 治疗前已进入较晚期的患者发生与 Fabry 相关的严重临床事件的风险明显升高。ERT 与免疫原性相关，可导致抗体介导的输液反应，这也可能降低其疗效。

目前，正在积极研究新型、改良的和更有效的治疗方法。一种被称为活性位点特异性伴侣的小分子是很有前景的治疗策略，它可能对某些类型的突变有效。在 Fabry 病中，错义突变会导致突变的 GLA 酶错误折叠并使其保留在内质网中。然后保留的酶被降解，而不是被运输到细胞中

适当的位置，即溶酶体。伴侣蛋白是一种口服活性分子，可选择性地与错误折叠的酶结合，促进正确折叠，并有助于运送至溶酶体。该酶的某些突变形式更易于靶向，并对米加司他（1-脱野尻霉素）敏感。米加司他是一种口服的分子伴侣药物，于2004年被FDA认定为孤儿药。隔日口服1次。在67名患者中，75%的突变患者对米加司他敏感。在该组患者中，GFR、左心室质量指数和胃肠道症状得到了改善。

减少底物疗法是另一种治疗方法，主要涉及抑制由GLA缺乏而产生累积的球形三脂酰基鞘氨醇（Gb3）。葡萄糖神经酰胺合酶抑制剂减慢了Gb3的合成速度，从而降低了溶酶体内的贮积。Eliglustat tartrate（Genz 112638）是一种正在研究的免疫糖类似物，作为葡萄糖神经酰胺合酶抑制剂，用于治疗戈谢病和包括Fabry病在内的其他溶酶体贮积症。

在美国的某些州，Fabry病已被添加到新生儿疾病筛查项目列表中。

特殊检查

诊断性检查

- 家族史
- 酶的定量分析（血浆、白细胞、培养的细胞、血斑滤纸筛查）（仅测男性，女性不稳定）
- α-半乳糖苷酶（GLA）DNA分析（男性患者几乎100%敏感；是对女性最可靠的方法）
- 羊膜穿刺或绒毛膜静脉取样进行植入前基因诊断或产前诊断（酶分析和/或分子分析）

系统性检查（男性和女性）

- 肾功能检查　包括尿液分析、24小时尿微量白蛋白和肌酐清除率的评估
- 心功能评价包括心电图、超声心动图、24小时动态心电图和心脏磁共振（MRI）
- 皮肤科评估
- 尿GB3，血LysoGB3（Fabry相关糖鞘脂）水平
- 听力检测
- 眼底检查和裂隙灯检查
- MRI评估神经系统
- 肺功能检测
- 胃肠镜检查

Angiokeratoma: decision making aid for the diagnosis of Fabry disease. Zampetti A, Orteu CH, Antuzzi D, Bongiorno MR, Manco S, Gnarra M, et al. and the Interdisciplinary Study Group on Fabry Disease. Br J Dermatol 2012; 166: 712–20.

本文提出了一种诊断Fabry病的算法，并详细回顾了血管角皮瘤的临床和组织学特征。该算法将个人史和家族史、血管角皮瘤的数量和分布、皮肤活检、皮肤镜检查（以检

测更细微的病变）、电子显微镜和遗传研究作为诊断过程中的工具。

Treatment of Fabry disease: current and emerging strategies. Rozenfeld P, Neumann PM. Curr Pharm Biotechnol 2011; 12: 916–22.

这是一篇针对Fabry病治疗非常好的综述，包括新的治疗策略，如伴侣蛋白。

Fabry disease and the skin: data from FOS, the Fabry Outcome Survey. Orteu CH, Jansen T, Lidove O, Jaussaud R, Hughes DA, Pintos-Morell G, et al. Br J dermatol 2007; 157: 331–37.

作者纵向研究了欧洲多中心数据库中Fabry调查结果（FOS）中Fabry病的相关数据。本文讨论了该队列中患者的皮肤表现。

A case of multiple angiomas without any angiokeratomas in a female heterozygote with Fabry disease. Mirceva V, Hein R, Ring J, Möhrenschlager M. Australas J Dermatol 2010; 51: 36.

这篇文章报道了1例Fabry病少症状女性患者，多发性血管瘤是其唯一皮肤表现。

Fabry disease. Germain DP. Orphanet J Rare Dis 2010; 5: 30.

这篇文章非常全面地概述了Fabry病的临床特征，现有的治疗手段和最新进展。

Fabry disease: a review of current management strategies. Mehta A, Beck M, Eyeskens F, Feliciani C, Kantola I, Ramaswami U, et al. Q J Med 2010; 103: 641–59.

这篇综述是由在Fabry病方面有丰富临床经验的专家小组撰写的，总结了最新的文献和相关数据，以帮助提供治疗建议。

Human Gene Mutation Database: 2008 update. Stenson PD, Mort M, Ball EV, Howells K, Phillips AD, Thomas NST, et al. Genome Med 2009; 1:13. http://www. hgmd. org. The Institute of Medical Genetics, Cardiff, United Kingdom, 2011. Accessed Sept 5, 2016.

目前已鉴定出800多个GLA基因突变，包括错义突变和功能丧失突变。突变信息可用于诊断，尤其对于女性杂合子的产前检测，并与临床表型部分相关。突变特异性对药物基因组管理也具有重要意义，例如，对于可能引起蛋白质错误折叠的错义突变患者，伴侣蛋白是一种潜在的治疗方法。

Fabry disease. Mehta A, Hughes DA. In: Pagon RA, Adam

MP, Ardinger HH, Wallace SE, Amemiya A, Bean LJH, et al, eds. GeneReviews, Seattle, WA: University of Washington.

这是一个 Fabry 病数据库,易于访问且经常更新,提供了临床、生化和分子方面的全面综述,并提供有关诊断检测和患者资源的信息链接。

Fabry disease in infancy and early childhood: a systematic literature review. Laney DA, Peck DS, Atherton AM, Manwaring LP, Christensen KM, Shankar SP, et al. Genet Med 2015; 17: 323–30.

作者对 120 篇经同行评议的出版物和有关儿童 Fabry 人群的病例报告进行了系统的回顾性分析。共有 41 名年龄小于 5 岁的患者。肢端感觉异常是最常见的临床症状,在 9 例患者中有报道。幼童的其他症状包括热敏感和胃肠道疾病,尤其是反复出现的腹痛和腹泻。重要的是,甚至在临床上没有出现显著的尿蛋白之前,就已经注意到肾小球足细胞足突消失的肾脏损害。

一线治疗	
• 酶替代疗法	A
• 激光治疗	E
• 强脉冲光	E
• 手术切除	E
• 苯妥英钠	B
• 冷冻疗法	E

Enzyme replacement therapy for Anderson-Fabry disease. El Dib RP, Pastores GM. Cochrane Database Syst Rev 2010; 5: CD006663.

这篇 Cochrane 综述总结了涉及 α- 半乳糖苷酶和 β- 半乳糖苷酶的 5 项随机对照临床试验(代表 23 篇出版物)的可用证据。作者得出的结论是:ERT 可以改变接受治疗的 Fabry 病患者的病程,改善神经痛、心脏形态和肾功能。对生活质量也有积极影响。尽管中和抗体可能会影响临床结果,但治疗的耐受性一般较好。对发病率和死亡率的长期影响仍有待确定。

Response of women with Fabry disease to enzyme-replacement therapy: comparison with men, using data from the FOS the Fabry Outcome Survey. Hughes DA, Barba Romero MÁ, Hollak CE, Giugliani R, Deegan PB. Mol Genet Metab 2011; 103: 207–14.

数据来自数据库 Fabry 调查结果(FOS),观察了 78 名女性和 172 名男性 Fabry 病患者对酶替代疗法的反应。观察的临床结局包括心脏结构和功能、肾功能、生活质量、疼痛,以及各种其他临床特征和可量化的指标。两性对 α- 半乳糖苷酶的反应相似。无汗症得到改善,而血管角皮瘤没

有改善。

Agalsidase beta treatment is associated with improved quality of life in patients with Fabry disease: findings from the Fabry registry. Watt T, Burlina A, Cazzorla C, Shonfeld D, Banikazemi M, Hopkin RJ, et al. Genet Med 2010; 12: 703–12.

接受 β- 半乳糖苷酶治疗的 71 名男性和 59 名女性接受了基线和治疗后的生活质量测量。与健康相关的生活质量在两性中都有所改善,尽管这种影响在男性中更为明显。

Four-year prospective clinical trial of agalsidase alfa in children with Fabry disease. Schiffmann R, Martin RA, Reimschisel T, Johnson K, Castaneda V, Lien YH, et al. J Pediatr 2010; 156: 832–7.

在最初完成 6 个月的 α- 半乳糖苷酶开放式研究的 24 名儿童中,有 17 名参加了为期 3.5 年的扩展研究。疼痛度和 Gb3 水平降低,心率变异性改善,肾脏功能和左室质量保持稳定。

Risk factors for severe clinical events in male and female patients with Fabry disease treated with agalsidase beta enzyme replacement therapy: data from the Fabry Registry. Hopkin RJ, Cabrera G, Charrow J, Lemay R, Martins AM, Mauer M, et al. Mol Genet Metab 2016; 119: 151–9.

本文对使用 ERT 治疗的大量患者中发生严重临床事件的危险因素进行了深入综述,强调了对多学科护理和辅助疗法的需求。

Angilkeratomas in Fabry's disease and Fordyce's disease: successful treatment with copper vapor laser. Lapins J, Emtestam L, Marcusson JA. Acta Dermatol Venereol 1993; 73: 133–5.

2 名接受铜蒸汽激光治疗的患者随访 3 个月未发现血管角皮瘤复发,治疗后皮肤光滑,几乎没有色素沉着。

Successful treatment of angiokeratoma with potassium titanyl phosphate laser. Gorse SJ, James W, Murson MSC. Br J Dermatol 2004; 150: 620–1.

报道了 2 例血管角皮瘤,使用磷酸钛钾激光器治疗后效果显著。

Angiokeratomas of Fabry successfully treated with intense pulsed light. Morais P, Santos AL, Baudrier T, Mota AV, Oliveira JP, Azevedo F. J Cosmet Laser Ther 2008; 10: 218–22.

在 12 个月的随访中,1 名严重受影响的受试者血管角皮瘤几乎完全清除,且未复发。

Fabry disease: recognition and management of cutaneous

manifestations. Mohrenschlager M, Braun-Falco M, Ring J, Abech D. Am J Clin Dermatol 2003; 4: 189–96.

回顾有关 Fabry 病血管角皮瘤激光治疗的文章，包括可变脉宽 532nm 钕：钇铝石榴石（Nd：YAG）激光，578nm 铜蒸气激光和闪光灯脉冲染料激光。

Intravenous infusion of phenytoin relieves neuropathic pain: a randomized, double-blinded, placebo-controlled, crossover study. McCleane GJ. Anesth Analg 1999; 89: 985–8.

这项研究评估了 20 名神经性疼痛急性发作的患者。苯妥英钠静滴可减轻烧灼感、刺痛、敏感性、麻木和全身疼痛。

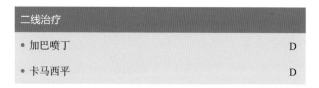

二线治疗	
• 加巴喷丁	D
• 卡马西平	D

Use of gabapentin to reduce chronic neuropathic pain in Fabry disease. Ries M, Mengel E, Kutschke G, Kim KS, Birklein F, Krummenauer F, et al. J Inherit Metab Dis 2003; 26: 413–4.

6 名 Fabry 病患者在加巴喷丁治疗 4 周后比基线时疼痛减轻，副作用少。

Carbamazepine in Fabry s disease: effective analgesia with dose-dependent exacerbation of autonomic dysfunction. Filling-Katz MR, Merrick HF, Fink JK, Miles RB, Sokol J, Barton NW. Neurology 1989; 39: 598–600.

患者自我评估结果显示，卡马西平治疗后，7 名 Fabry 病患者中 5 名疼痛度达到中度或完全缓解。并发症包括原有自主神经功能障碍加重、肠梗阻、尿潴留和胃肠功能紊乱。

三线治疗及未来治疗策略	
• 位点特异性伴侣疗法（migalastat）	A
• 减少底物疗法（eliglustat tartrate, Genz 112638）	
• 基因替代疗法	
• 肾移植 / 血液透析	C

Co-administration with the pharmacological chaperone AT1001 increases recombinant human α-galactosidase A tissue uptake and improves substrate reduction in Fabry mice. Benjamin ER, Khanna R, Schilling A, Flanagan JJ, Pellegrino LJ, Brignol N, et al. Mol Ther 2012; 20: 717–26.

本研究评估了酶替代疗法（ERT）联合伴侣治疗的疗效。与单用 ERT 相比，Fabry 成纤维细胞与重组人 α- 半乳糖苷酶 A（rhα-Gal A）和 AT1001（1- 脱氧半乳糖苷霉素，盐酸米加司他）共同孵育后细胞内 α-GalA 水平高出 4 倍，Gb3 降低约 30%。在大鼠中，AT1001 使 rhα-GalA 的循环半衰期延长了 2.5 倍以上，而在 GLA 敲除小鼠中，α-GalA 水平可高出 5 倍，GL-3 可减少 4 倍。

Treatment of Fabry s disease with the pharmacologic chaperone migalastat. Germain DP, Hughes DA, Nicholls K, Bichet DG, Wilcox WR, Feliciani C, et al. New Eng J Med 2016; 375: 545–55.

67 名从未接受过 ERT 或在入组前 6 个月内未接受 ERT 的 Fabry 病患者被随机分到米加司他或安慰剂组治疗 6 个月，后开放式给予米加司他 6~12 个月。所有患者均进行了基因分型，其中 50 例患者具有适用于米加司他靶向的突变酶。在 GFR 的年化变化率、左心室质量指数（心脏不良事件的重要预测指标）的降低以及胃肠道症状的改善，均显示出较好的效果。在研究期间，接受米卡司他治疗的患者中无一例进展为终末期肾病、脑卒中以及心脏相关的死亡。

Kidney transplant outcomes in patients with Fabry disease. Shah T, Gill J, Malhotra N, Takemoto SK, Bunnapradist S. Transplantation 2009; 87: 280–5.

这项研究评估了 1987—2007 年 197 名患有 Fabry 病和 ESRD 的肾脏移植接受者。移植丢失和移植死亡率与患有其他（非 Fabry）原因的 ESRD 肾移植受者以及 10：1 匹配的患有其他原因的 ESRD 移植受者进行比较。与其他（非 Fabry）ESRD 患者相比，Fabry 病患者的移植物存活率更高，患者存活率相似。然而，与匹配的队列相比，本组死亡风险更高。

（田阳子　译，高天文　校）

第83章 皮肤潮红

原作者 Jennifer A. Sopkovich, Jonathan K. Wilkin

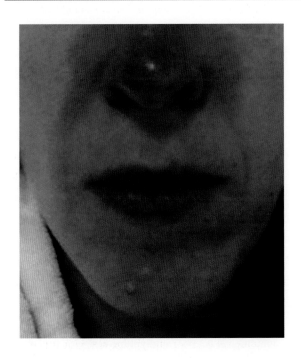

皮肤潮红（flushing）为发生在面部的短暂性皮肤发红，也常发生于其他部位如颈部、上胸部、耳郭及上腹部。尽管为局限性分布的红斑，但其实质为泛发性的皮肤血流增多。

治疗策略

治疗皮肤潮红患者的第一步是作出特异性诊断。首先是要区分自主神经介导的皮肤潮红与血管舒张剂导致的皮肤潮红。自主神经介导的皮肤潮红伴出汗，又称"湿性皮肤潮红"。血管舒张剂导致的皮肤潮红不伴有出汗，称为"干性皮肤潮红"。"干性皮肤潮红"可进一步分为伴或不伴有显著的感觉异常两种类型。

不伴有感觉异常的干性皮肤潮红患者可能接触了内源性或外源性的血管舒张物质。外源性的血管舒张物质可以从病史中发现。患者需要列出每天的食物、饮料、药物及活动情况等等，能够帮助查明刺激剂。治疗方法是避免接触血管舒张物质，但也有例外，如高脂血症中需要使用烟酸，乳腺癌中需要使用他莫昔芬，对于这两种情况，在继续使用血管扩张剂治疗的同时给予患者抗皮肤潮红的药物。

内源性的血管舒张剂最有可能源自潜在的肿瘤，可引起皮肤潮红和突出的相关特征（例如瘙痒、荨麻疹、高血压、盗汗、腹泻）。与皮肤潮红相关的显著特征包括在胆碱能性荨麻疹、胆碱能性红斑、焦虑反应、食物不耐受、更年期潮红、倾倒综合征、糖尿病、胰性霍乱、甲状腺髓质癌、嗜铬细胞瘤、多发性内分泌瘤综合征 II 型和 III 型、肥大细胞增生症和类癌综合征中。

特殊检查
• 尿 5- 羟基吲哚乙酸
• 尿组胺
• 血 / 血小板 5- 羟色胺检测
• 血浆组胺检测
• 血清类胰蛋白酶

The red face: flushing disorders. Wilkin JK. Clin Dermatol 1993; 11: 211–23.

进行检查和治疗之前，明确皮肤潮红的诊断并排除其他引起红脸的原因是关键，例如：光敏性、红斑狼疮、脂溢性和其他情况等。这篇综述描述了三种类型的皮肤潮红，包括对低剂量、长效非选择性 β 受体阻滞剂（如每晨服用纳多洛尔 40mg）有反应的类型。使用阿司匹林可以治疗烟酸引起的潮红，使用阿米替林可以治疗面部感觉异常。

Red face revisited: flushing. Ikizoglu G. Clin Dermatol 2014; 32: 800–8.

本文综述了皮肤面部潮红的鉴别诊断，包括常见的良性疾病和罕见的恶性疾病。还讨论了药物引起的潮红。

Influence of a serotonin-and dopamine-rich diet on plate-let serotonin content and urinary excretion of biogenic amines and their metabolites. Kema IP, Schellings AM, Meiborg G, Hoppenbrouwers CJ, Muskiet FA. Clin Chem 1992; 38: 1730–6.

检查分泌儿茶酚胺的肿瘤，无饮食限制。建议在检查类癌时收集尿 5- 羟基吲哚乙酸之前，避免使用含 5- 羟色胺的食物。与尿 5- 羟基吲哚乙酸相比，血小板血清素更敏感，而且不受饮食影响。

24 小时尿 5- 羟基吲哚乙酸水平可用于后续血清素生成率高的类癌肿瘤。其最初也可用于诊断，但仅在低血清素饮食期间呈阳性时才有意义。如果患有潮红但尿 5- 羟基吲哚乙酸水平未升高，则应获得血小板或血液中的血清素水平。

Mastocytosis: the puzzling clinical spectrum and chal-lenging diagnostic aspects of an enigmatic disease. Gülen

T, Hägglund H, Dahlén B, Nilsson G. J Intern Med 2016; 279: 211–28.

面部潮红是肥大细胞增多症的主要症状,包括潮红、心悸、头晕和低血压。血清类胰蛋白酶水平是诊断的第一步。

Comparison of clinical trials with sildenafil, vardenafil and tadalafil in erectile dysfunction. Doggrell SA. Expert Opin Pharmacother 2005; 6: 75–84.

在所有选择性 5 型磷酸二酯酶抑制剂的临床试验中,潮红都被认为是副反应。

Facial flushing response to alcohol and the risk of esophageal squamous cell carcinoma: a comprehensive systematic review and meta-analysis. Andrici J, Hu SX, Eslick GD. Cancer Epidemiol 2016; 40: 31–8.

在东亚人中,酒精引起的面部潮红与中重度饮酒者食管鳞状细胞癌的风险增加有关。

Heat urticaria: a revision of published cases with an update on classification and management. Pezzolo E, Peroni A, Gisondi P, Girolomoni G. Br J Dermatol 2016; 175: 473–8.

暴露于热环境后立即出现的荨麻疹,也可能与潮红和其他的全身症状有关。

Scombroid fish poisoning, Pennsylvania, 1998. Centers for Disease Control and Prevention. MMWR Morb Mortal Wkly Rep 2000; 49: 398–400.

宾夕法尼亚州的 4 名成年人食用金枪鱼后出现面部潮红、恶心、腹泻、盗汗、口中金属味和烧灼感。青花鱼中毒主要与食用金枪鱼、鲯鳅和蓝鱼有关。

一线治疗	
• 冰敷	B
• 阿司匹林	B
• 激素替代疗法	A
• 溴莫尼定	A

Oral thermal-induced flushing in erythematotelangiectatic rosacea. Wilkin J. J Invest Dermatol 1981; 76: 15–8.

饮用热咖啡后引起的潮红不是咖啡因的作用,而是热量导致的。

吸吮冰块可以缓解绝经引起的轻度潮红及热量或辛辣食物引起的潮红。

Aspirin blocks nicotinic acid-induced flushing. Wilkin JK, Wilkin O, Kapp R, Donachie R, Chernosky ME, Buckner J. Clin Pharmacol Ther 1982; 31: 478–82.

不仅阿司匹林能阻断烟酸引起的潮红,其他环氧合酶抑制剂(非激素)也可阻断这种前列腺素介导的潮红反应。抑制环氧合酶并不减少烟酸类的降脂作用。

有大量的患者在服用烟酸的同时服用了非甾体药物,应指导患者在服用烟酸前 1 小时服用非甾体药物。

Aspirin attenuation of alcohol-induced flushing and intoxication in Oriental and Occidental subjects. Truitt EB, Gaynor CR, Mehl DL. Alcohol 1987; 1: 595–9.

8 名东方人和 3 名西方人对酒精敏感,表现为面部潮红,在饮酒前 1 小时服用 0.64g 阿司匹林后,潮红明显改善。

Combined versus sequential hormonal replacement therapy: a double-blind, placebo-controlled study on quality of life-re-lated outcome measures. Bech P, Munk-Jensen N, Obel EB, Ulrich LG, Eiken P, Nielsen SP. Psychother Psychosom 1998; 67: 259–65.

激素替代疗法(HRT)在许多临床症状上均优于安慰剂,包括绝经早期女性的潮热。尽管激素替代疗法可以有效地控制热潮红,但其还有一些潜在风险,对许多妇女来说还是禁忌的。

Brimonidine gel 0.33% rapidly improves patient-reported outcomes by controlling facial erythema of rosacea: a randomized, double-blind, vehicle-controlled study. Layton AM, Schaller M, Homey B, Hofmann MA, Bewley AP, Lehmann P, et al. J Eur Acad Dermatol Venereol 2015; 29: 2405–10.

溴莫尼定凝胶是一种 α_2 肾上腺素能激动剂,已被批准局部用于与酒渣鼻相关的红斑。每天 1 次使用溴莫尼定凝胶可显著改善酒渣鼻导致的持久性面部红斑。

Dermatological adverse events associated with topical brimonidine gel 0.33% in subjects with erythema of rosacea: a retrospective review of clinical studies. Holmes AD, Waite KA, Chen MC, Palaniswamy K, Wiser TH, Draelos ZD, et al. J Clin Aesthet Dermatol 2015; 8: 29–35.

对与局部使用溴莫尼定有关的不良事件的回顾性研究表明,潮红和红斑是最常见的副作用。但这些不良事件不常见而且是短暂性的。

二线治疗	
• H_1 和 H_2 抗组胺药	C
• 可乐定	A
• 选择性 5- 羟色胺再吸收抑制剂	A
• 5- 羟色胺 - 去甲肾上腺素再吸收抑制剂	A

Histamine receptor antagonism of intolerance to alcohol in

证据等级:A 双盲试验　　B 临床试验,研究对象≥20 例　　C 临床试验,研究对象＜20 例　　D 病例分析,研究对象≥5 例　　E 个案报道

the Oriental population. Miller NS, Goodwin DW, Jones FC, Pardo MP, Anand MM, Gabrielli WF, et al. J Nerv Mental Dis 1987; 175: 661–7.

17 名受试者在饮酒前 1 小时分别接受安慰剂、苯海拉明 50mg 和西咪替丁 300mg，单独使用或联用。单用西咪替丁治疗潮红比单用苯海拉明或安慰剂效果更明显，但比联用抗组胺药的效果差。

在用西咪替丁和非甾体类药物联合预处理之前，应对患者进行酒精筛查，并警告患者药物的致胃炎和镇静作用。

Primary care for survivors of breast cancer. Burstein HJ, Winer EP. N Engl J Med 2000; 343: 1086–94。

多种非雌激素药，包括选择性 5- 羟色胺再吸收抑制剂、选择性 5- 羟色胺 - 去甲肾上腺素再吸收抑制剂和可乐定可改善乳腺癌幸存者的潮热。

可乐定贴片通常与接触性皮炎有关，因此作者建议口服可乐定。

Nonhormonal therapies for menopausal hot-flashes. Nelson HD, Vesco KK, Haney E, Fu R, Nedrow A, Miller J, et al. JAMA 2006; 295: 2057–71.

在对已发表的随机对照试验的回顾性研究中，有证据显示，选择性 5- 羟色胺再吸收抑制剂、5- 羟色胺 - 去甲肾上腺素再吸收抑制剂、可乐定和加巴喷丁在控制更年期潮热中的有效性。但是，这些非激素疗法的效果较雌激素效果差。

Treatment strategies for reducing the burden of menopause-associated vasomotor symptoms. Umland EM. J Manag Care Pharm 2008; 14: S14–9.

据报道，血管舒缩性症状是绝经期最不适的症状。放松术、避免过热、减轻体重、运动和戒烟等非药物治疗可减轻这些症状。

三线治疗	
• 生长抑素类似物	E
• 类癌切除术	D
• 对于严重的难治性潮红行交感神经切除术	B
• β 受体阻滞剂	D
• 外用羟甲唑啉	E
• 肉毒毒素注射	D
• 脉冲染料激光	D
• 布洛芬凝胶	B

Treatment of type Ⅱ gastric carcinoid tumors with somatostatin analogs. Tomassetti P, Migliori M, Caletti GC, Fusaroli P, Corinaldesi R, Gullo L. N Engl J Med 2000; 343: 551–4.

本文报道了使用兰乐肽或醋酸奥曲肽治疗 3 名 Ⅱ 型多发性胃类癌瘤患者。在 6 个月生长抑素治疗后，3 名患者类癌瘤大小和数量均减少，1 年后完全消失。也报道了奥曲肽治疗 Ⅲ 型多发性胃类癌瘤，效果明显。

Management of facial blushing. Licht PB, Pilegaard HK. Thorac Surg Clin 2008; 18: 223–8.

本文讨论了皮肤潮红，特别是由于情绪、社交及压力引起的脸红。胸腔镜下交感神经切除术是药物治疗失败后治疗面部潮红的一种手术治疗方式。

Carvedilol for the treatment of refractory facial flushing and persistent erythema of rosacea. Hsu CC, Lee JY. Arch Dermatol 2011; 147: 1258–60.

尽管缺乏客观的实验室证据来证明在潮红发作期间 β 受体阻滞剂对皮肤血管的直接影响，但观察到服用 β 受体阻滞剂的患者临床症状减少。低剂量卡维地洛可能是治疗严重酒渣鼻潮红的有效药物，与传统的 β 受体阻滞剂相比，其发生低血压的风险较小。

Symptomatic treatment of idiopathic and rosacea-associated cutaneous flushing with propranolol. Craige H, Cohen JB. J Am Acad Dermatol 2005; 53: 881–4.

通过服用不同剂量的普萘洛尔，9 名患者中有 8 名患者的症状和阵发性潮红减轻。必须监测副作用，例如低血压、心动过缓、头晕、乏力、嗜睡和性功能障碍等。

Successful treatment of the erythema and flushing of rosacea using a topically applied selective alpha 1-adrenergic receptor agonist, oxymetazoline. Shanler SD, Ondo AL. Arch Dermatol 2007; 143: 1369–71.

2 名治疗抵抗的红斑毛细血管扩张性酒渣鼻的患者局部外用羟甲唑啉，每日 1 次，红斑减轻，阵发性红斑（潮红）减少，烧灼和刺痛的症状缓解，且无反弹或耐受现象。局部外用 1% 盐酸羟甲唑啉乳膏于 2017 年 1 月获得美国 FDA 认证。

Impact of intradermal abobotulinumtoxinA on facial erythema of rosacea. Bloom BS, Payongayong L, Mourin A, Goldberg DJ. Dermatol Surg 2015; 41: S9–16.

肉毒毒素注射治疗酒渣鼻的红斑既安全又有效。

Idiopathic flushing with dysesthesia: treatment with the 585nm pulsed dye laser. Fogelman JP, Stevenson ML, Ashinoff R, Soter NA. J Clin Aesthet Dermatol 2015; 8: 36–41.

585nm 脉冲染料激光可有效减轻特发性潮红患者的感觉障碍和潮红发作。

Topical ibuprofen inhibits blushing during embarrassment and facial flushing during aerobic exercise in people with a fear of blushing. Drummond PD, Minosora K, Little G, Keay W. Eur Neuropsychopharmacol 2013; 23: 174753.

在这项试验中,30 名受试者将布洛芬凝胶敷在一侧面颊的小贴片上,另一侧面颊作为对照。

Phytoestrogens for vasomotor menopausal symptoms. Lethaby A, Marjoribanks J, Kronenberg F, Roberts H, Eden J, Brown J, et al. Cochrane Database Syst Rev 2007; 4: CD001395.

目前的证据表明,植物雌激素没有临床意义的作用。

（李可可　李承旭　沈　雪　译,崔　勇　校）

证据等级:A 双盲试验　　B 临床试验,研究对象≥20 例　　C 临床试验,研究对象<20 例　　D 病例分析,研究对象≥5 例　　E 个案报道

第 **84** 章　毛囊黏蛋白病

原作者　Mary Sommerlad, Malcolm Rustin

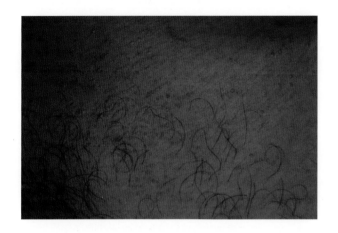

毛囊黏蛋白病（follicular mucinosis）组织学上表现为外毛根鞘和皮脂腺黏液变性的炎性浸润,浸润的细胞主要为淋巴细胞、组织细胞和嗜酸性粒细胞。皮损表现为红斑、鳞屑和浸润性斑块并具有毛囊性丘疹或显著的毛孔,有时伴有脱发。良性毛囊黏蛋白病主要发生在青年人群（40 岁以下）,皮损较少,通常出现在头部及颈部。尽管皮损在 2 年内可自行消退,但发生在躯干和四肢的皮损可能呈慢性复发性病程,持续数年。毛囊黏蛋白病与淋巴瘤有关,尤其是蕈样肉芽肿,占 15%~30%。毛囊黏蛋白病是否是蕈样肉芽肿的过渡形式仍不清楚。尽管蕈样肉芽肿患者在头部和颈部出现原发皮损者罕见,但是目前没有临床或组织学特征能预测哪些患者会是良性病程。皮损较广且年龄超过 30 岁的患者,如有盗汗、体重减轻和淋巴结肿大等系统性症状的,易伴发淋巴瘤。

治疗策略

目前尚无毛囊黏蛋白病的标准治疗方案,而且由于自发消退是以良性形式出现的,因此,对于局限性皮损的年轻患者观察即可。然而需要注意的是,必须进行随访和评估从而排除淋巴瘤的可能。与蕈样肉芽肿和其他肿瘤性或炎症性疾病相关的毛囊黏蛋白病可通过处理潜在的关联性疾病进行治疗。

特殊检查
• 皮肤活检
• 免疫组织化学和 T 细胞基因受体分析检测是对皮肤活检的补充
• 依照临床表现选择相应检查来排除淋巴瘤或其他潜在性疾病（全身检查、X 线和 CT）

The cutaneous mucinoses. Truhan AP, Roenigk HH. J Am Acad Dermatol 1986; 14: 1–18.

Follicular mucinosis: a clinicopathologic, histochemical, immunohistochemical and molecular study comparing the primary benign form and the mycosis fungoides-associated follicular mucinosis. Rongioletti F, De Lucchi D, Meyes D, Mora M, Rebora A, Zupo S, et al. J Cutan Pathol 2010; 37: 15–9.

以上是两篇关于毛囊黏蛋白病的优秀文献,包括组织病理学和调查报告。

Pediatric follicular mucinosis: presentation, histopathology, molecular genetics, treatment and outcomes over an 11-year period at the Mayo Clinic. Alikhan A, Griffin J, Nguyen N, Davis D, Gibson L. Pediatr Dermatol 2013; 30: 192–8.

儿童毛囊黏蛋白病合并蕈样肉芽肿和不合并蕈样肉芽肿的临床和组织病理学表现、治疗和临床结果的综述。

一线治疗	
• 局部或皮损内注射糖皮质激素	D
• 氨苯砜	E
• 米帕林	E
• 四环素	E

Follicular mucinosis: a study of 47 patients. Emmerson RW. Br J Dermatol 1969; 81: 395–413.

局部或病灶内注射糖皮质激素改善了 22 例良性疾病患者中 8 例患者的皮肤表面湿疹样改变,皮损在 2 年内自行消退,这种消退不一定与治疗相关。10 例病程超过 2 年的慢性良性患者中有 6 例在接受局部或皮损内注射糖皮质激素治疗后皮损略微改善。

Neonatal follicular mucinosis. Dalle S, Marrou K, Balme B, Thomas L. Br J Dermatol 2007; 157: 60910.

1 名出生 21 天的新生儿枕部头皮处有一个孤立的粉红色斑块,对局部应用弱效糖皮质激素反应良好,并在 2 个月内消退。

Urticaria-like follicular mucinosis responding to dapsone.
Al Harthi F, Kudwah, A, Ajlan A, Nuaim A, Shehri F. Acta Dermatol Venereol 2003; 83: 389–90.

25 岁男性患者,面部、胸部和背部荨麻疹样丘疹,伴瘙痒,持续 2 年。口服泼尼松龙治疗无效后,给予氨苯砜 100mg/d 治疗有效,减量后皮损复发。

Atypical follicular mucinosis controlled with mepacrine.
Sonnex TS, Ryan T, Dawber RPR. Br J Dermatol 1981; 105: 83–4.

39 岁男性患者,口服米帕林 100mg,每日 2 次,面部皮损好转。停止治疗后复发。

A case of follicular mucinosis treated successfully with minocycline. Yotosumoto S, Uchiniya H, Kanzaki T. Br J Dermatol 2000; 142: 841–2.

36 岁男性患者,在他的头部、颈部和胸部出现发痒的丘疹病灶。经病理组织学确诊后,尝试吲哚美辛(时间不详)无效。予米诺环素 100mg/d,连续 6 周后完全缓解。

Follicular mucinosis: clinical, histologic and molecular remission with minocycline. Parker S, Murad M. J Am Acad Dermatol 2010; 62: 13941.

28 岁男性患者,患有毛囊黏蛋白病和 T 细胞受体 γ 链基因的克隆性重排,予米诺环素 100miu/d,治疗 1 年,临床、组织学和分子水平均有缓解。

二线治疗			
• 异维 A 酸	E	• 光动力治疗	E
• 补骨脂素紫外线疗法(PUVA)	E	• 羟氯喹	D
• 紫外线疗法(UVA1)	E	• 外用他克莫司	E
• 吲哚美辛	E	• 外用吡美莫司	E
• 干扰素	E	• 外用贝沙罗丁	E
• 系统应用糖皮质激素	E	• 外用 5% 咪喹莫特	E
• 浅表放射线治疗	D		

Follicular mucinosis presenting as an acneiform eruption: report of four cases. Wittenberg GP, Gibson LE, Pittelkow MR, el-Azhary RA. J Am Acad Dermatol 1988; 38: 849–51.

2 名 40 岁以下的女性患者,面部痤疮样皮损。其中 1 名患者外用 0.01% 维 A 酸凝胶、口服己酮可可碱 400mg,每日 3 次,持续 2 年后,口服异维 A 酸,40mg/d,皮损的数量和大小均减少。另外 1 名患者口服异维 A 酸,40mg/d,联合氯倍他索乳膏间断外用治疗后皮损显著改善。

Follicular mucinosis treated with PUVA. Kenicer KJA, Lakshmipathi T. Br J Dermatol 1982; 107: 48–9.

79 岁女性患者,面部、躯干及四肢丘疹,无系统性疾病。外用糖皮质激素联合放射治疗(100Gy,为期 5 天)效果不佳。经过 98 次补骨脂素紫外线治疗 5 个月(总曝光剂量 45.4J/cm^2)后,疾病治愈。

Treatment of idiopathic mucinosis follicular with UVA1 cold light phototherapy. Von Kobyletzki G, Kreuter JA, Nordmeier R, Stucker M, Altmeyer P. Dermatology 2000; 201: 76–7.

26 岁高加索女性患者,躯干部出现瘙痒性毛囊性丘疹 7 个月,病理诊断为毛囊黏蛋白病,强效糖皮质激素治疗无效。用 UVA1(340~530nm)治疗,每周 5 次,为期 3 周,诱导缓解期维持了 3 个月。

Follicular mucinosis response to indomethacin. Kodama H, Umemura S, Nohara N. J Dermatol 1988; 15: 72–5.

48 岁男性患者,面部、背部斑块及丘疹,无皮肤淋巴瘤表现,外用糖皮质激素、UVA 或氨苯砜治疗均无效。外用含 1% 吲哚美辛的凡士林,直到皮损消失。每日口服吲哚美辛 75mg 使皮损减轻,但患者不能耐受。这名患者随访 5 年后皮损完全消失。

Successful treatment of recalcitrant primary follicular mucinosis with indomethacin and low-dose intralesional interferon alpha. Kim KR, Lee JY, Kim MK, Yoon TY. Ann Dermatol 2009; 21: 285–7.

52 岁女性,双颊斑块,米诺环素、氨苯砜、局部类固醇和甲氨蝶呤治疗均无效。患者使用吲哚美辛 25mg,每日 2 次,联合皮损内注射糖皮质激素治疗 3 个月后效果显著。此后的 4 个月,患者停止皮损内注射糖皮质激素,使用半剂量吲哚美辛维持缓解,直到因有效性丧失而停用。为控制复发的红斑,皮损内注射干扰素 α-2a 3×10^6 IU,每 2 周 1 次,持续 5 周,随后增加注射频率至每周 4 次后得到控制。患者 6 个月后完全缓解,此后随访 4 个月没有复发。

Acneiform follicular mucinosis. Passaro EMC, Silveira MT, Valente NYS. Clin Exp Dermatol 2004; 29: 396–8.

36 岁男性,患痤疮样毛囊黏蛋白病 1 年,泼尼松龙每日 40mg 治疗 20 天后,症状很快改善,第 48 天停药。直到写这篇文章时,患者已 7 个月无皮损。

Alopecai mucinosa: a follow-up study. Coskey RJ, Mehregan AH. Arch Dermatol 1970; 102: 193–4.

面部具有一处或两处皮损的患者接受浅表 X 线放射治疗,每周 7.5Gy 共 4 周(3 例),或者应用 X 线放射和外用糖皮质激素联合治疗(6 例)。所有患者皮损均消退。

证据等级:A 双盲试验　　B 临床试验,研究对象 ≥ 20 例　　C 临床试验,研究对象 < 20 例　　D 病例分析,研究对象 ≥ 5 例　　E 个案报道

Primary follicular mucinosis: excellent response to treatment with photodynamic therapy. Fernandcz-Guarino M, Harto Castano A, Cariilo R. J Eur Acad Dermatol Venereol 2008; 22: 393–404.

74 岁女性患者,面部顽固性斑块 4 年,经光动力治疗 1 次后消退(局部甲基氨基乙酰丙酸,红光 630nm,37J/cm², 7.5 分钟)。患者曾外用糖皮质激素、NB-UVB 和砜类治疗均无效。现患者治疗后,临床治愈状态已维持 9 个月。

Treatment of so-called idiopathic follicular mucinosis with hydroxychloroquine. Schneider SW, Metze D, Bonsmann G. Br J Dermatol 2010; 163: 420–3.

6 名患者接受羟氯喹 200mg,每日 3 次治疗,持续 10 天,随后根据体重调整剂量,200mg,每天 2 次。所有患者均在 6 周内病情改善,并在 2~5 个月内完全缓解,毛发再生。对个体患者进行了 3~23 年的随访观察,未见复发。

Follicular mucinosis treated with topical 0.1% tacrolimus ointment. Kluk J, Krassilnik N, McBride S. Clin Exp Dermatol 2014; 39: 227–8.

36 岁男性,皮损累及前额中央、上部脸颊、下巴和颈部,每天 2 次外用 0.1% 他克莫司软膏治疗,第 10 天观察到明显改善。此后局部使用 0.1% 他克莫司软膏的剂量逐渐减少,治疗时间超过 4 周,缓解期维持了 1 年。

A case of follicular mucinosis treated successfully with pimecrolimus. Gorpelioglu C, Sarifakioglu E, Bayrak R. Clin Exp Dermatol 2008; 34: 86–7.

24 岁男性,下巴处孤立的斑块在局部糖皮质激素治疗无效后,每天 2 次外用 1% 吡美莫司,患者 1 个月内完全缓解,终止治疗。随访 7 个月,未复发。

A case of idiopathic follicular mucinosis treated with bexarotene gel. Heyl J, Mehregan D, Kado J, Campbell M. Int J Dermatol 2014; 53: 838–41.

34 岁男性,胫骨受累部位皮损使用 0.05% 氯倍他索软膏和窄波 UVB 治疗失败,每天 2 次外用贝沙罗丁凝胶,持续治疗 6 周,之后由于局部红斑(贝沙罗汀的已知副作用)而减少到每天 1 次。26 周时胫骨上的毛发再生。

Treatment of primary follicular mucinosis with imiquimod 5% cream. Alonso de Celada R, Feito Rodriguez F, Noguero Morel L, Beato Merino M, De Lucas Laguna R. Pediatr Dermatol 2014; 31: 406–8.

10 岁儿童应用丙酸氯倍他索治疗失败,每日外用 5% 咪喹莫特,治疗 8 周后完全缓解,经过 3 年的随访,仍然维持完全缓解状态。

（王子仪　竞　艳　译,崔　勇　校）

第 85 章　毛囊炎

原作者　Chen "Mary" Chen，Robert G. Phelps

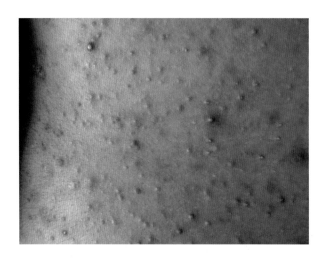

毛囊炎（folliculitis）指毛囊皮脂腺单位周围的炎症。当炎症仅累及毛囊表浅部分时，在临床上表现为红色丘疹和脓疱，亦可累及深部，发展成疖和脓肿。毛囊炎的病因可大致分为感染性和非感染性两种。感染性毛囊炎的主要原因为细菌感染，包括革兰阳性的金黄色葡萄球菌和革兰阴性的假单胞菌属。另外还有疱疹病毒和软疣病毒感染引起的病毒性毛囊炎、念珠菌和糠秕孢子菌感染引起的真菌性毛囊炎及蠕形螨、疥疮或游走性幼虫引起的寄生虫性毛囊炎。

感染源的鉴定、详细的病史、仔细的体格检查有助于确定诊断。长期用抗生素治疗的痤疮患者，应高度怀疑革兰阴性菌性毛囊炎。接触水池或按摩池污染的水可导致铜绿假单胞菌引起的毛囊炎。糠秕孢子菌性毛囊炎常发生于湿热的气候，好发于躯干上部。蠕形螨毛囊炎可见于面部玫瑰痤疮样皮疹在口周加重部位。毛囊炎在青春期的年轻患者很常见，但也可能与人体免疫缺陷病毒（HIV）感染或白血病有关。免疫功能不全的患者，尤其感染 HIV 的患者可产生多种由细菌、病毒或寄生虫引起的广泛毛囊炎症性损害，以及由免疫抑制和重建引起的特征性的无菌性嗜酸性毛囊炎。

非感染性毛囊炎可能与机械性因素（摩擦、毛孔堵塞或外伤）有关，包括拔毛。切削油和煤焦油会引起刺激性毛囊炎，而日晒会引起光化性毛囊炎。其他相关因素包括风湿性疾病（白塞病、Reiter 综合征、系统性红斑狼疮、类风湿关节炎和混合性结缔组织病）、炎症性肠病、淋巴增殖性疾病和妊娠。穿凿性毛囊炎不仅与糖尿病和肾功能衰竭有关，而且与肿瘤坏死因子（TNF-α）抑制剂（英夫利昔单抗）有关。药物亦可导致毛囊炎的发生，包括表皮生长因子受体

（EGFR）抑制剂、TNF-α 抑制剂、曲妥珠单抗、索拉非尼、锂、卤素类和糖皮质激素。

治疗策略

感染性毛囊炎优先采用抗菌药物治疗。治疗方法包括使用杀菌剂和外用或系统应用抗生素。在高危人群和地区，早期应用能覆盖耐甲氧西林金黄色葡萄球菌（MRSA）的药物，嗜酸性毛囊炎可以采用外用药物治疗，而 EGFR 抑制剂诱导的毛囊炎对四环素类药物反应良好。非感染性毛囊炎在去除病因后会得到好转，虽然有时候需要经过几周甚至几个月症状才能改善。肌肉注射免疫球蛋白和光动力学疗法是治疗难治性毛囊炎的新方法。

特殊检查

- 临床病史：用药史、现患疾病、光暴露情况、家族史。
- 细菌、真菌或病毒培养和聚合酶链反应（PCR）方法检测及药敏试验。
- 革兰氏染色、刮取细胞（Tzanck）涂片和真菌镜检。
- 皮肤组织病理学检查和微生物染色。
- 全血细胞计数、免疫缺陷相关检查、常规血液生化检查、肾功能、HIV 检查。
- 对慢性细菌感染病例的患者行鼻分泌物培养。

一线治疗

外用药物

莫匹罗星、克林霉素和瑞他帕林治疗金黄色葡萄球菌感染	A
莫匹罗星根治金黄色葡萄球菌在鼻孔的定植	A
每日用氯己定或茶树油皂洗浴治疗复发性葡萄球菌属感染	B
硫化硒洗发剂或丙二醇治疗糠秕孢子菌属感染	C
二氯苯醚菊酯、伊维菌素或甲硝唑用于蠕形螨感染	D
糖皮质激素或他克莫司治疗嗜酸性脓疱性毛囊炎	C\D

系统治疗

双氯西林或头孢氨苄治疗 MSSA 感染	B
甲氧苄啶 / 磺胺甲噁唑、克林霉素、多西环素或利奈唑胺治疗 MRSA 感染	B
环丙沙星治疗假单胞菌感染	C

• 氨苄西林、甲氧苄啶 / 磺胺甲噁唑或环丙沙星治疗革兰氏阴性菌感染	B
• 伊曲康唑或氟康唑治疗糠秕孢子菌属感染	A
• 阿昔洛韦、伐昔洛韦或泛昔洛韦治疗疱疹病毒感染	A
• 伊维菌素联合甲硝唑治疗蠕形螨感染	A
• 吲哚美辛或环孢素治疗嗜酸性脓疱性毛囊炎	C
• 四环素治疗 EGFR 抑制剂诱导的毛囊炎	B

Facial bacterial infections: folliculitis. Laureano AC, Schwartz RA, Cohen PJ. Clin Dermatol 2014; 32: 711–4.

连用 7~10 天双氯西林(250~500mg,每天 4 次)或头孢氨苄(250~500mg,每天 4 次)可治愈传统的面部毛囊炎。

Topical retapamulin ointment, 1%, versus sodium fusidate ointment, 2%, for impetigo: A randomized, observer-blinded, noninferiority study. Oranje AP, Chosidow O, Sacchidanand S, Todd G, Singh K, Scangarella N, et al. Dermatology 2007; 215: 331–40.

外用瑞他帕林在治疗浅表性皮肤感染时与夫西地酸钠疗效相当。但在治疗 MRSA 菌株时瑞他帕林更有效。

Practice guidelines for the diagnosis and management of skin and soft tissue infections: 2014 update by the Infectious Diseases Society of America. Infectious Diseases Society of America, Stevens DL, Bisno AL, Chambers HF, Dellinger EP, Goldstein EJ, Gorbach SL, et al. Clin Infect Dis July 15, 2014; 59 (2): e10–52.

专家小组推荐非定植菌治疗方案为:外用莫匹罗星和每天氯己定洗浴 5 天,以及每天对个人物品消毒,以防止复发。

Demodex mites: facts and controversies. Elston DM. Clin Dermatol. 2010; 28: 502–4.

外用 5% 二氯苯醚菊酯乳膏、口服伊维菌素和口服甲硝唑是合理的治疗。

Recalcitrant papulopustular rosacea in an immunocompetent patient responding to combination therapy with oral ivermectin and topical permethrin. Kallen KJ, Davis CL, Billings SD, Mousdicas N. Cutis 2007; 80: 149–51.

联合使用 5% 扑灭司林和伊维菌素治愈毛囊炎。

Successful treatment of eosinophilic pustular folliculitis with topical tacrolimus 0.1% ointment. Ng SS, Tay YK. Dermatol Online J 2012; 18: 10.

1 例毛囊炎患者在每日 2 次 0.1% 他克莫司软膏治疗 2

周后得到改善,1 个月后皮疹完全消退。

Community-acquired methicillin-resistant *Staphylococcus aureus* skin infections: implications for patients and practitioners. Cohen PR. Am J Clin Dermatol 2007; 8: 259–70.

口服甲氧苄啶 / 磺胺甲噁唑(1~2 片,每日 2 次)、克林霉素(300~450mg,每日 4 次)或多西环素(100mg,每日 2 次)10~14 天疗程最有效。

Treatment of methicillin-resistant *staphylococcus aureus* (MRSA) soft tissue infections: an overview. Morgan M. Injury, Int. J. Care Injured 2011; 42: S11–7.

推荐用于 MRSA 引起的毛囊炎的抗生素包括复方磺胺甲噁唑、克林霉素、多西环素、利奈唑胺、利福平和夫西地酸。

Folliculitis: recognition and management. Luelmo-Aguilar J, Santandreu MS. Am J Clin Dermatol 2004; 5: 301–10.

假单胞菌性毛囊炎在保持良好的皮肤卫生和避免使用受污染的水 7~10 天可被清除。口服环丙沙星(250~750mg,每日 2 次)可用于严重患者或免疫功能低下患者。

Short-term treatment of pityrosporum folliculitis: a double blind placebo-controlled study. Parsad D, Saini R, Negi KS. J Eur Acad Dermatol Venereol 1998; 11: 188-90

一项随机对照试验显示,26 例糠秕孢子菌性毛囊炎患者在伊曲康唑(每天 200mg,连用 7 天)治疗 5 周后与安慰剂对比疗效显著。

Evidence-based Danish guidelines for the treatment of *Malassezia*-related skin diseases. Hald M, Arendrup MC, Svejgaard EL, Lindskov R, Foged EK, Saunte DM. Acta Derm Venereol 2015; 95: 12–9.

尽管有更多的证据表明伊曲康唑是有效的,但口服氟康唑仍广泛使用,因其有更小的副作用和较低的药物相互作用风险。

Evaluation of the effcacy of oral ivermectin in comparison with ivermectin-metronidazole combined therapy in the treatment of ocular and skin lesions of *Demodex folliculorum*. Salem DA, El-Shazly A, Nabih N, El-Bayoumy Y, Saleh S. Int J Infect Dis 2013; 17: e343.

在 120 例皮肤损害及睑缘炎患者中,口服伊维菌素联合口服甲硝唑比单独口服伊维菌素更能有效地减少螨虫数。

Therapeutic effectiveness of various treatments for eosino-

philic pustular folliculitis. Fukamachi S, Kabashima K, Sugita K, Kobayashi M, Tokura Y. Acta Derm Venereol 2009; 89: 155–9.

11 例嗜酸性脓疱性毛囊炎患者显示口服环孢素和吲哚美辛均有显著疗效。

Folliculitis induced by epidermal growth factor receptor (EGFR) inhibitors, preventive and curative effcacy of tetracyclines in the management and incidence rates according to the type of EGFR inhibitor administered. Bachet JP, Peuvrel L, Bachmeyer C, Reguiai Z, Gourraud PA, Bouché O, et al. Oncologist 2012; 17: 555–68.

使用 EGFR 抑制剂的同时应预防性地使用四环素类药物(多西环素,每天 200mg)用来预防毛囊炎。

二线治疗

抗生素治疗

• 外用夫西地酸治疗金黄色葡萄球菌	A
• 外用过氧化苯甲酰清洗和消毒剂浴治疗复发性葡萄球菌	B
• 口服替加环素和万古霉素治疗 MRSA 菌	A

其他治疗方法

• 肌肉注射免疫球蛋白	B
• 光动力疗法	D

High usage of topical fusidic acid and rapid clonal expansion of fusidic acid-resistant *Staphylococcus aureus*: a cautionary tale. Williamson DA, Monecke S, Heffernan H, Ritchie SR, Roberts SA, Upton A, et al. Clin Infect Dis 2014; 59: 1451.

外用夫西地酸曾是首选治疗方案,但已发现金黄色葡萄球菌对夫西地酸的耐药性增加,该药物在美国已不容易获得。

Effcacy and safety of tigecycline compared with vancomycin or linezolid for treatment of serious infections with methicillin-resistant *Staphylococcus aureus* or vancomycinresistant *Enterococci*: a Phase Ⅲ, multicenter, doubleblind, randomized study. Florescu I, Beuran M, Dimov R, Razbadauskas A, Bochan M, Fichev G, et al. J Antimicrob Chemother 2008; 62 (Suppl 1): i17–28.

替加环素和万古霉素对 MRSA 引起的皮肤及皮肤组织感染的临床治愈率相似。

Intramuscular immunoglobulin for recalcitrant suppurative diseases of the skin: a retrospective review of 63 cases. Goo B, Chung HJ, Chung WG, Chung KY. Br J Dermatol 2007; 157: 563–8.

肌肉注射人体免疫球蛋白可减少顽固性化脓性皮肤病(包括毛囊炎)患者的新发皮疹和减轻疾病严重程度。

Topical methyl aminolevulinate photodynamic therapy for the treatment of folliculitis. Horn M, Wolf P. Photodermatol Photoimmunol Photomed 2007; 23: 145–7.

7 例顽固性毛囊炎患者在 1 次甲基氨基酮戊酸盐光动力治疗后,有 6 例患者炎症明显减轻。

(邵 蕾 译,王建琴 校)

证据等级:A 双盲试验　B 临床试验,研究对象≥20 例　C 临床试验,研究对象<20 例　D 病例分析,研究对象≥5 例　E 个案报道

第86章 秃发性毛囊炎

原作者 Nekma Meah，Matthew Harries

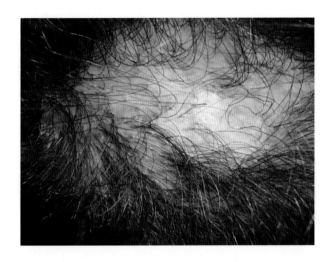

秃发性毛囊炎（folliculitis decalvans）是一种罕见的以中性粒细胞为主的炎症反应，表现为头皮的单发或多发的脱发斑，伴脓疱形成，红斑和鳞屑增加，并在结痂的脱发斑边缘有特征性的"簇状发"。秃发性毛囊炎可累及头皮任何部位，常以头顶和枕部多见，非头皮受累不常见。秃发性毛囊炎倾向于慢性、渐进性病程。一个大型回顾性系列病例的多因素分析表明，发病年龄小于 25 岁和脓疱的存在，与疾病的严重程度独立相关。

本病男女均可发生，但多见于成年男性。病灶皮肤中可分离出金黄色葡萄球菌，抗金葡菌治疗后症状改善，提示细菌参与了疾病的发展，这可能是由于遗传易感个体的异常宿主反应所致。但最近发现病灶毛囊中有较深的非葡萄球菌性细菌生物膜，提示还存在导致疾病活动的其他微生物因素。

治疗策略

秃发性毛囊炎的主要治疗目标是：阻止炎症过程和防止脱发。初步检查应排除其他已知的与秃发性毛囊炎相似的疾病（例如头癣）。因为细菌的耐药性是很常见的，建议对病灶处的皮肤进行细菌拭子培养和药敏。在确诊的带菌者中，也应考虑消除鼻葡萄球菌。

目前尚无关于秃发性毛囊炎治疗的随机对照试验的报道。疗效数据仅可从病例报告、系列病例和小型研究中获得。系统使用抗生素仍然是首选的主要治疗手段，尽管停止治疗后易复发。口服利福平和克林霉素联合治疗 10 周，可减少疾病活动并缓解病情，被认为是秃发性毛囊炎最有效的方法。不建议利福平单药使用，因可能产生耐药

风险。

氨苯砜每天 75~100mg 的剂量也能得到满意的效果，但需要低剂量维持治疗以维持缓解。口服异维 A 酸是另一种有效治疗方法，据报道在停止治疗后，其复发率低于抗生素。另有建议口服硫酸锌作为单一治疗方法，或与夫西地酸联用。

局部、病灶内和口服糖皮质激素可作为辅助性治疗方法，可暂时抑制炎症，虽然因其副作用不能长期使用。局部外用他克莫司，光动力治疗和人免疫球蛋白治疗也提示有效。最近，抗肿瘤坏死因子阿达木单抗和英夫利昔单抗已成功用于病情严重顽固患者的治疗。

对药物治疗不敏感的患者可采取外科干预治疗，如手术切除、激光脱毛或者浅表放射线治疗，使头皮永久脱毛，从而消除炎症病灶。

特殊检查
• 头皮拭子的细菌学检查
• 鼻拭子的细菌学检查
• 头皮和毛发的真菌检查
• 头皮活检
• 免疫缺陷筛查

How not to get scar (r) ed: a guide to diagnosis in primary cicatricial alopecias. Harries MJ, Trueb R, Messenger A, Tosti A, Chaudhry I, Sinclair R, et al. Br J Dermatol 2009; 160: 482–501.

提出了一种用于准确诊断瘢痕性脱发（包括秃发性毛囊炎）的系统方法。

Tinea capitis mimicking folliculitis decalvans. Tangjaturon rusamee C, Piraccini BM, Vincenzi C, Starace M, Tosti A. Mycoses 2011; 54: 87–8.

1 例由犬小孢子菌引起的类似秃发性毛囊炎的头癣。

Folliculitis decalvans and cellular immunity-2 brothers with oral candidiasis. Shitara A, Igareshi R, Morohashi M. Jpn J Dermatol 1974; 28: 133.

患有重症秃发性毛囊炎的 2 例同胞兄弟，伴发慢性口腔念珠菌病，证实其有细胞免疫缺陷。

一线治疗	
局部外用抗生素	
• 夫西地酸、克林霉素、红霉素、莫匹罗星	E
系统应用抗生素	
• 利福平和克林霉素	C
• 四环素、米诺环素、氟氯西林和第三代头孢菌素	C
• 阿奇霉素	D

Management of primary cicatricial alopecias: options for treatment. Harries MJ, Sinclair RD, MacDonald-Hull S, Whiting DA, Griffiths CE, Paus R. Br J Dermatol 2008; 159: 1–22.

基于循证医学的原发性瘢痕性秃发治疗选择的评价。

Folliculitis decalvans: a multicentre review of 82 patients. Vañó-Galván S, Molina-Ruiz AM, Fernández-Crehuet P, Rodrigues Barata AR, Arias-Santiago S, Serrano-Falcón C, et al. J Eur Acad Dermatol Venereol 2015; 29: 1750–7.

82 例秃发性毛囊炎病例的回顾性分析。90%~100% 的患者每天口服 100mg 多西环素和阿奇霉素 500mg，每日 3 次，或克林霉素和利福平联合使用，病情改善。

Effective treatment of folliculitis decalvans using selected antimicrobial agents. Sillani C, Bin Z, Ying Z, Zeming C, Jian Y, Xingqi Z. Int J Trichology 2010; 2: 20–3.

13 例轻至中度秃发性毛囊炎患者，米诺环素 100mg 每日 2 次单药治疗，6 例有效，另有 3 例米诺环素和利福平联合治疗有效。

Folliculitis decalvans including tufted folliculitis: clinical, histological and therapeutic findings. Powell JJ, Dawber RPR, Gatter K. Br J Dermatol 1999; 140: 328–33.

18 例秃发性毛囊炎患者口服利福平 300mg 和克林霉素 300mg，每日 2 次，共 10 周。所有患者治疗期间均获得改善，其中 10 例达到长期缓解。

二线治疗	
• 夫西地酸和口服硫酸锌	E
• 氨苯砜	E
• 系统 / 病灶内使用糖皮质激素	D
• 异维 A 酸	D

Folliculitis decalvans. Long-lasting response to combined therapy with fusidic acid and zinc. Abeck D, Korting HC, Braun-Falco O. Acta Dermatol Venereol 1992; 72: 143–5.

3 例患者口服夫西地酸（500mg，每日 3 次）和局部夫西

地酸乳膏治疗 3 周，联合口服硫酸（200mg，每日 2 次），6 个月之后改为每日 1 次。疾病复发与停止使用硫酸锌的时间相吻合。

Dapsone treatment of Folliculitis decalvans. Paquet P, Pierard GE. Ann Dermatol Venereol 2004; 131: 195–7.

2 例接受每日 75~100mg 剂量氨苯砜治疗的患者，在治疗后 1~2 个月病情缓解。维持剂量为每天 25mg，获得持续缓解。

Retrospective review of folliculitis decalvans in 23 patients with course and treatment analysis of long-standing cases. Bunagan MJ, Banka N, Shapiro J. J Cutan Med Surg 2015; 19: 4-9

口服四环素，联合曲安西龙病灶内给药（每 4~6 周 1 次），局部外用氯倍他索，10 例患者中有 7 例缓解。

Oral isotretinoin as the most effective treatment in folliculitis decalvans: a retrospective comparison of different treatment regimens in 28 patients. Tietze JK, Heppt MV, von Preußen A, Wolf U, Ruzicka T, Wolff H, et al. J Eur Acad Dermatol Venereol 2015; 29: 1816–21.

口服异维 A 酸 0.2~0.5mg/（kg·d），连续 5~7 个月，之后每日 10mg，每周 2~3 次。10 例患者中有 9 例完全缓解，3 例患者需要长期口服低剂量异维 A 酸。

三线治疗	
• 手术切除	E
• 头皮剃毛	E
• 浅表放射治疗	E
• 激光脱毛	E
• 口服酪氨酸	E
• 外用 0.1% 他克莫司软膏	E
• 角质松解剂及焦油洗发水	E
• 抗 TNF-α 治疗	E
• 免疫球蛋白治疗	E
• 光动力治疗	C

Tufted hair Folliculitis. Tong AK, Baden HP. J Am Acad Dermatol 1989; 21: 1096–9.

簇状毛囊炎通过手术切除成功治疗。

Treatment of folliculitis decalvans using intensity-modulated radiation via tomotherapy. Elsayad K, Kriz J, Haverkamp U, Plachouri KM, Jeskowiak A, Sunderkötter C, et al. Strahlenther Onkol 2015; 191: 883–8.

1 例顽固性秃发性毛囊炎患者，2 次共 11Gy 的放射治

疗剂量后起效。

Nd: YAG laser treatment of recalcitrant folliculitis decalvans. Parlette EC, Kroeger N, Ross EV. Dermatol Surg 2004; 30: 1152–4.

1 例 Fitzpatrick Ⅵ型皮肤的患者通过激光脱毛得到缓解。

Treatment of folliculitis decalvans with tacrolimus ointment. Bastida J, Valeron-Almazan P, Santana-Molina N, Medina Gil C. Int J Dermatol 2012; 51: 216–20.

4 例顽固性患者每日 2 次外用 0.1% 他克莫司软膏,均获得满意效果。

Successful use of infliximab in a patient with recalcitrant folliculitis decalvans. Mihaljevic N, von den Driesch P. J Dtsch Dermatol Ges 2012; 10: 58–92.

难治性秃发性毛囊炎患者应用英夫利昔单抗治疗 (5mg/kg)得到快速缓解,12 个月随访期内无复发。

Therapy-resistant folliculitis decalvans and lichen plano pilaris successfully treated with adalimumab. Kreutzer K, Effendy I. J Dtsch Dermatol Ges 2014; 12: 74–6.

2 例秃发性毛囊炎患者对阿达木单抗反应良好(每 2

周注射 40mg),8~12 周后改善显著。

Intramuscular immunoglobulin for recalcitrant suppurative diseases of the skin: a retrospective review of 63 cases. Goo B, Chung HJ, Chung WG, Chung KY. Br J Dermatol 2007; 157: 563–8.

3 例秃发性毛囊炎患者,每月 1 次肌注人免疫球蛋白后被评级为"效果良好"。

Intravenous human immunoglobulin for treatment of folliculitis decalvans. Ismail N, Ralph N, Murphy G. J Dermatol Treat 2015; 26: 471–2.

静脉注射人免疫球蛋白(第 1 个月为 2g/kg,第 2~4 个月为 1g/kg)可获得临床改善。

Treatment of folliculitis decalvans with photodynamic therapy: results in 10 patients. Miguel-Gomez L, Vano-Galvan S, Perez-Garcia B, Carrillo-Gijon R, Jaen-Olasolo P. J Am Acad Dermatol 2015; 72: 1085–7.

每 4 周进行 1 次局部光动力治疗的前瞻性研究,9 例患者(90%)在 16 周时获得了临床改善。

（殷 玥 译,魏爱华 校）

第 **87** 章　Fox-Fordyce 病

原作者　Ian Coulson

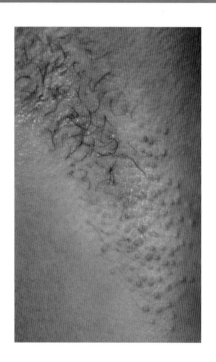

Fox-Fordyce 病（Fox-Fordyce disease, FFD）较为罕见，患者可有阵发性剧烈瘙痒。发病因角蛋白堵塞顶泌汗腺分布区的毛囊漏斗部所致。在情绪激动等刺激下，顶泌汗腺会持续分泌，以致腺管阻滞与破裂，导致瘙痒和表皮内海绵状水疱形成。本病多发生于 13~35 岁女性，在青春期前和绝经后的女性以及男性中均很少有报道。特点表现为腋窝、耻骨部、脐周以及乳晕周围皮肤的顶泌汗腺分布区出现圆顶形皮色角化性丘疹伴瘙痒。常见于腋毛稀疏和有多汗症的人群，但很少会因多汗症而加重。妊娠和口服避孕药期间皮损可以部分消退，推测与内分泌因素调节有关，但是对血液中性激素水平监测结果并不支持这一结论。少数病例发生于双胞胎和家庭成员中，这表明本病可能与遗传有关。本病可发生于激光脱毛后，并且已有报道发生于 Turner 综合征患者中。

治疗策略

目前尚无任何药物进行过临床对照试验研究。

治疗常外用和皮损内注射糖皮质激素，但疗效有限，同时腋窝皮肤萎缩会限制其疗效及应用时间。外用维 A 酸类和阿达帕林可减轻瘙痒症状，但需要与弱效糖皮质激素交替使用以减轻维 A 酸类药物的刺激作用。克林霉素洗剂也具有一定疗效。某些女性患者口服避孕药（oral contraceptive pill, OCP）可以减轻症状。口服异维 A 酸制剂具有短期治疗效果。电烙术和手术切除乳晕周围皮肤可以

使本病痊愈。最近有报告指出，采用显微套管抽脂术去除大汗腺，可治疗本病。有文献报告 1 例患者皮损内注射肉毒素对腋窝皮损的治疗有效。

特殊检查

- 组织活检。

Fox-Fordyce disease: diagnosis by transverse histologic sections. Stashower ME, Krivda SJ, Turiansky GW. J Am Acad Dermatol 2000; 42: 89–91.

和传统切片相比，横切面的切片更容易观测到毛囊角栓和漏斗部棘细胞层水肿现象。

Patterns histopathologic of Fox-Fordyce disease. Böer A. Am J Dermatopathol 2004; 26: 482–92.

这是一篇全面详细介绍 FFD 皮肤病理的综述。

Dilation of apocrine glands. A forgotten but helpful histopathological clue to the diagnosis of axillary Fox-Fordyce disease. Macarenco RS, Garces S JC. Am J Dermatopathol 2009; 31: 393–7.

大汗腺扩张可作为低倍镜下考虑本病的线索，随后应进一步寻找组织学改变以确认或排除诊断。

Clinicopathological study of Fox-Fordyce disease. Kao PH, Hsu CK, Lee JY. J Dermatol 2009; 36: 485–90.

漏斗部浅层局灶性海绵水肿伴毛囊周围纤维化和淋巴组织细胞浸润是本文所有病例的一致特征。

Axillary perifollicular xanthomatosis resembling Fox-Fordyce disease. Kossard S, Dwyer P. Australas J Dermatol 2004; 45: 146–8.

Fox-Fordyce-like disease following laser hair removal appearing on all treated areas. Helou J, Maatouk I, Moutran R, Obeid G. Lasers Med Sci 2013; 28: 1205–7.

最新的报道强调，在一些解剖部位行激光脱毛可能会诱发 FFD。

Perifollicular xanthomatosis as a key histologic finding in

Fox-Fordyce disease. Mataix J, Silvestre JF, Niveiro M, Lucas A, Pérez-Crespo M. Actas Dermosifiliogr 2008; 99: 145–8.

这两种疾病很难鉴别。对于毛囊周围黄瘤病是否为 Fox-Fordyce 病的一种亚型尚存争议。

一线治疗	
• 外用和皮损内注射糖皮质激素	D
• 外用克林霉素	E
• 口服避孕药	D
• 外用维 A 酸类药物	D
• UVB	D
• 外用吡美莫司和他克莫司	D

A new treatment of Fox-Fordyce disease. Helfamn RJ. South Med J 1962; 55: 681–4.

仅有一篇文献报告指出,用 10mg/ml 的曲安西龙与等体积的 1% 利多卡因混合后,于腋窝的 4 个部位注射,3 个月中用药 9 次,有效减轻腋窝皮损的症状。

Fox-Fordyce disease-successful treatment with topical clindamycin in alcoholic propylene glycol solution. Feldmann R, Masouye I, Chavaz P, Saurat IH. Dermatology 1992; 184: 310–13

一篇文献报告将 1% 的克林霉素加入丙二醇的酒精溶液中(克林霉素 10mg/ml,丙二醇 50mg/m1,异丙醇 0.5mg/ml),外用于 Fox-Fordyce 病患者腋窝、耻骨部以及腹股沟等部位,治疗 1 个月。9 个月后观察皮损无复发。作者推测疗效主要来自丙二醇的角质溶解作用。

Fox-Fordyce disease. Treatment with an oral contraceptive. Kronthal HI, Poineranz JR, Sitomer G. Arch Dermatol 1965; 91: 243–5.

大剂量雌激素、口服避孕药、异炔诺酮以及美雌醇联合治疗对 2 例女性患者疗效明确。

Fox-Fordyce disease. Control with tretinoin cream. Giacobetti R, Caro WA, Roenigk HH Jr Arch Dermatol 1979; 115: 1365–6.

文献报告隔日夜间使用 0.1% 的维 A 酸乳膏可减轻腋窝部位的瘙痒症状,并可使该部位毛发再生。外用 1% 的氢化可的松乳膏可减轻外用维 A 酸类药物引起的刺激。

Fox-Fordyce disease: response to adapalene 0. 1%. Kassuga LE, Medrado MM, Chevrand NS, Salles Sde A, Vilar EG. An Bras Dermatol 2012; 87: 329–31.

0.1% 阿达帕林乳膏对 1 例 FFD 患者的症状和体征有令人满意的改善作用。对于痤疮,该产品比维 A 酸刺激性

小,说明其可能是一种更容易被耐受的外用维 A 酸。

Treatment of Fox-Fordyce disease. Pinkus HJAMA l973; 223: 924.

对一些患者采用红斑剂量 UVB 照射(每周 1 次,治疗 4~6 周)可使症状得到长期缓解。

Pimecrolimus is effective in Fox-Fordyce disease. Pock L, Svrcková M, Macháčková R, Hercogová J. Intel Dermatol 2006; 45: 1134–5.

3 名患者外用吡美莫司有效。

Clinical effects of topical tacrolimus on Fox-Fordyce disease. Kaya Erdoğan H, Bulur I, Kaya Z. Case Rep Dermatol Med 2015: 205418.

2 名患者,其中 1 名,每天 2 次使用 0.1% 他克莫司软膏,持续 3 个月后,瘙痒有明显改善。

The treatment of Fox-Fordyce disease. Shelley WB. JAMA 1972; 222: 1069.

这是一篇关于目前有效治疗方法的简要综述。作者指出有时所有的治疗方案均可无效,女性患者到绝经时症状会自然缓解。

二线治疗	
• 口服异维 A 酸	E
• 电烙术	D
• 手术切除	D
• 显微套管抽脂术去除大汗腺	E
• 肉毒素	E

Fox-Fordyce disease in a male patient-response to oral retinoid treatment. Effendy L, Ossowski B, Happle R. Clin Exp DermatoI 1994; 19: 67–9.

口服异维 A 酸(30mg/d, ,服用 8 周,然后 15mg/d,服用 2 个月)治疗,患者症状暂时缓解。停药 3 个月后复发。

Fox-Fordyce disease in the postmenopausal period treated successfully with electrocoagulation. Pasricha JS, Nayyar KC. Dermatologica 1973; 147: 271-3

局麻下对 2 名患者腋窝部皮损进行电凝法治疗,深度达 3~4mm,治愈本病。

Surgical treatment of areolar hidradenitis suppurativa and Fox-Fordyce disease. Chavoin J-P Charasson T Barnard J-D. Ann Chir Plast Esthet 1994; 39: 233–8.

分离乳晕部真皮层,切除其下顶泌汗腺,再将其复位以达到美容目的。这项治疗远期疗效不明确。

Axillary Fox-Fordyce disease treated with liposuction assisted curettage. Chae KM, Marschall MA, Marschall SF. Arch Dermatol 2002; 138: 452–4.

采用小吸脂套管刮除顶泌汗腺技术，可缓解症状，且不影响外观。目前已随访 8 个月。通过一个小切口在腋下放入一个吸脂套管，套管口朝向真皮下方，刮除深部真皮，诱发炎症并引起纤维化。这项技术也可用于治疗腋部多汗症。

Successful treatment of refractory pruritic Fox-Fordyce disease with botulinum toxin type A. González-Ramos J, Alonso-Pacheco ML, Goiburú-Chenú B, Mayor-IbargurenA, Herranz-Pinto P. Br J Dermatol 2016; 174: 458–9.

1 名女性患者，于两侧腋窝分别注射肉毒杆菌 100U 后，随访 8 个月以上，瘙痒完全缓解，丘疹部分消退。

（吕嘉琪　孙凯律　译，常建民　校）

第88章 疖病

原作者 Charles A Gropper, Karthik Krishnamurthy

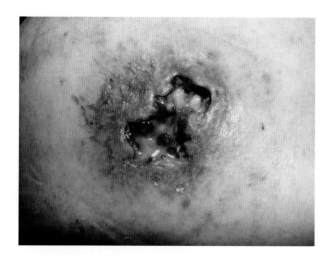

疖病(furunculosis),通常称为"疖子",指毛囊皮脂腺的深部感染。皮损可发生在任何有毛发分布的体表,包括鼻孔。当皮损累及多个毛囊时,常称之为痈(carbuncle)。这些较大的化脓性皮损常伴有明显的压痛,可有多个排脓口。

治疗策略

引起感染的最常见的病原菌是金黄色葡萄球菌。目前认为耐甲氧西林的金黄色葡萄球菌(MRSA)与本病关系最大。近年来,社区获得性 MRSA(CA-MRSA)与医院获得性 MRSA(HA-MRSA)的名称已变得模糊,这是由于两者在抗生素敏感性和后遗症风险方面的趋同。诊断不及时或初始治疗时未使用恰当的抗生素都可能导致全身受累,包括较罕见硬脑膜脓肿、细菌性心内膜炎和肺部感染。

其他的病原菌,如 A 群溶血性链球菌和革兰氏阴性菌也应进行鉴别诊断。除此之外,分枝杆菌属特别是偶分枝杆菌可引起无反应性疖病,曾有报道患者因在美容沙龙进行足浴而患该病。

鼻部、咽部、腋窝、会阴和直肠的病原体感染与复发性疾病有关。只有很少一部分存在中性粒细胞功能受损和免疫缺陷综合征,如普通变异性免疫缺陷病和高 IgE 综合征的患者会出现复发性疖病。

单发皮损应行切开引流。多项(大多是观察性的)研究表明,无论是否使用抗葡萄球菌的抗生素,术后治愈率都很高(85%~90%)。根据美国疾病预防控制中心(2006)和美国传染病学会(2011)建议,以下情况应给予经验抗生素治疗:

- 严重或广泛的感染(例如,涉及多个部位的感染)
- 出现蜂窝织炎的情况下快速进展

- 有全身性疾病的体征和症状
- 相关并发症/免疫抑制(糖尿病、人类免疫缺陷病毒、肿瘤)
- 极端的年龄
- 脓肿在难以完全排脓的部位(如面部、手部和生殖器)
- 相关性脓毒性静脉炎
- 单纯切开引流效果不佳

应用拭子取脓性分泌物行细菌培养;抗生素治疗可根据敏感性和临床情况进行调整。若患者有疖疗的经历,应行抗酸染色及培养。目前,美国食品药品管理局(FDA)指出,可抗 MRSA 的抗生素包括:利奈唑仑、头孢唑啉("高级"一代头孢菌素)、替拉万辛(类似万古霉素)、替加霉素(米诺环素的衍生物)和替考拉宁。这些主要是需要住院治疗的复杂感染使用。其他具有抗 MRSA 活性的抗生素包括:甲氧苄胺嘧啶/磺胺甲噁唑(TMP-SX)、达托霉素、万古霉素、多西环素、米诺环素、克林霉素、利福平、奎奴普丁-达福普汀。复发性病例应注意寻找鼻腔携带葡萄球菌感染的证据,并口服利福平(非单一疗法)或鼻用夫西地酸或莫匹罗星清除治疗。

特殊检查
• 脓液培养和药敏试验。
• 必要时行抗酸染色及培养。
• 湿润鼻腔行拭子培养(如果是复发性病例)。
• 中性粒细胞计数和免疫球蛋白水平(如果相关和/或复发性病例)。

一线治疗	
● 外科手术——切开和引流	D

Randomized, double-blind, placebo-controlled trial of cephalexin for treatment of uncomplicated skin abscesses in a population at risk for community-acquired methicillin-resistant Staphylococcus aureus infection. Rajendran PM, Young D, Maurer T, Chambers H, Perdreau-Remington F, Ro P, et al. Antimicrob Agents Chemother 2007; 51: 4044–8.

166 例门诊患者的随机双盲试验,在皮肤软组织脓肿切开引流后,给予头孢氨苄 500mg 口服每日 4 次,连续 7 天,与安慰剂进行比较。主要结果是术后 7 天临床治愈或

321

失败。分泌物检测发现 87.8% 为 MRSA，84 例安慰剂组临床治愈率为 90.5%（95% CI 0.82~0.96），82 例头孢氨苄组临床治愈率为 84.1%（95% CI 0.74~0.91）（两组比例的差异为 0.000 6，95% CI −0.046 1~0.047 2，P=0.25）。本研究为 MRSA 社区菌株引起的简单皮肤软组织脓肿在切开引流术后可能不需要使用抗生素治疗提供了强有力的证据。

二线治疗	
• 多西环素或米诺环素	B
• 甲氧氨苄嘧啶 / 磺胺甲噁唑	B
• 克林霉素	B
• 利奈唑胺	B

Clinical practice guidelines by the Infectious Diseases Society of America for the treatment of methicillin-resistant Staphylococcus aureus infections in adults and children: executive summary. Liu C, Bayer A, Cosgrove SE, Daum RS, Fridkin SK, Gorwitz RJ, et al. Clin Infect Dis 2011; 52: 285–92.

可作为经验性治疗 CA-MRSA 的口服抗生素包括 TMP-SMX、多西环素（或米诺环素）、克林霉素和利奈唑胺。一些观察研究和一项小的随机试验表明 TMP-SMX、多西环素、米诺环素对这种感染是有效的。克林霉素对儿童 CA-MRSA 皮肤软组织感染（skin and soft tissue infection，SSTI）有效。利奈唑胺是 FDA 批准的治疗 SSTI 的药物，但并不优于更便宜的替代品。

Tetracyclines as an oral treatment option for patients with community onset skin and soft tissue infections caused by methicillin-resistant Staphylococcus aureus. Ruhe JJ, Menon A. Antimicrob Agents Chemother 2007; 51: 3298–303.

276 例门诊者的回顾性研究。感染 MRSA 患者对四环素敏感的中位百分比为 95%。共有 225 例患者（80%）行切开引流术。90 例患者给予多西环素或米诺环素治疗（32%）；其他 192 例皮肤软组织感染患者给予 β- 内酰胺类药物治疗，接受 β- 内酰胺类抗生素与治疗失败有关。

Prevalence, severity, and treatment of community-acquired methicillin-resistant Staphylococcus aureus (CA-MRSA) skin and soft tissue infections in 10 medical clinics in Texas: a South Texas Ambulatory Research Network (STARNet) study. Forcade NA, Parchman ML, Jorgensen JH, Du LC, Nyren NR, Treviño LB, et al. J Am Board Fam Med 2011; 24: 543–50.

10 个初级保健诊所参与了这项基于社区的前瞻性研究。总的来说，119 例符合资格要求的 SSTI 患者中，有 73 例（61%）有 CA-MRSA。大多数行切开引流术加抗生素治疗（64%）。常用的抗生素单药治疗包括：TMP-SMX（78%）、克林霉素（4%）、多西环素（2%）和莫匹罗星（2%）。其余患者接受 TMP-SMX 联合其他抗生素治疗。分离出的菌株对克林霉素的敏感性为 93%，对 TMP-SMX、多西环素、万古霉素和利奈唑胺的敏感性为 100%。

Trimethoprim-sulfamethoxazole or clindamycin for treatment of community-acquired methicillin-resistant Staphylococcus aureus skin and soft tissue infections. Hyun DY, Mason EO, Forbes A, Kaplan SL. Pediatr Infect Dis J 2009; 28: 57–9.

对 508 例 MRSA 患者进行回顾性研究，这些 MRSA 感染患者是通过外科手术引流或者感染部位的自发引流而分离出的；215 例患者给予 TMP-SMX 口服治疗，200 例给予克林霉素口服治疗。由于病情恶化或处置不彻底而返回的人数百分比没有显著差异。大多数患者进行了切开引流术（94% TMP-SMX 治疗的患者，86% 克林霉素治疗的患者），因此结果可能显示切开引流术比抗生素更能促进病情改善。

三线治疗 / 预防	
• 局部使用那氟沙星	B
• 鼻腔使用莫匹罗星	B
• 漂白浴	E
• 低致病性葡萄球菌定植	E
• 瑞他帕林	E
• 夫西地酸	B

Efficacy and safety of nadifloxacin for bacterial skin infections: results from clinical and postmarketing studies. Narayanan V, Motlekar S, Kadhe G, Bhagat S. Dermatol Ther 2014; 4: 233–48.

研究共纳入 272 例受试者，受试者随机分为三组：那氟沙星组 92 人，莫匹罗星组 90 人，曲霉菌素组 90 人。与莫匹罗星组、曲霉菌素组和夫西地酸组相比，那氟沙星组的细菌感染症状的平均分显著降低。在临床研究中未见不良事件（AE）。

Randomized controlled trial of chlorhexidine gluconate for washing, intranasal mupirocin, and rifampin and doxycycline versus no treatment for the eradication of methicillin-resistant Staphylococcus aureus colonization. Simor AE, Phillips E, McGeer A, Konvalinka A, Loeb M, Devlin HR, et al. Clin Infect Dis 2007; 44: 178–85.

使用该方案治疗 7 天是安全有效的，住院患者清除 MRSA 定植至少 3 个月。

Hypochlorite killing of community-associated methicillin-

resistant Staphylococcus aureus. Fisher RG, Chain RL, Hair PS, Cunnion KM. Pediatr Infect Dis J 2008; 27: 934–5.

次氯酸盐（漂白剂）抗 CA-MRSA 的体外研究。在 2.5μl/ml 漂白剂中,5 分钟后杀灭率最高。2.5μl/ml 漂白剂溶液大约相当于在 1/4 桶水中加入半杯漂白剂。需要进行体内研究以显示临床疗效。

Recurrent staphylococcal infection in families. Steele R. Arch Dermatol 1980; 116: 189–90.

在 17 个接种了低致病性金黄色葡萄球菌菌株的家庭中,有 15 个家庭在 6 个月后仍未发病,而在对照组的 15 个家庭中只有 4 个家庭没有复发。

In vitro activity of retapamulin against Staphylococcus aureus

isolates resistant to fusidic acid and mupirocin. Woodford N, Afzal-Shah M, Warner M, Livermore DM. J Antimicrob Chemother 2008; 766–8.

瑞他帕林能抑制 99.9% 的金黄色葡萄球菌菌株。进一步的体内研究表明,以评估治疗疖病的疗效。

Treatment and prevention of recurrent staphylococcal furunculosis: clinical and bacteriologic follow-up. Hedstrom SA. Scand J Infect Dis 1985; 17: 55–8.

20 例中有 10 例使用夫西地酸软膏预防鼻疖病,每天 2 次,持续 1 个月。对照组全部使用抗生素,20 例患者中有 3 例未发生疖病。1 年后,使用局部治疗的患者复发性病变较少。

（张 敏 译,宋志强 校）

第 **89** 章　尖锐湿疣

原作者　Brian Berman, Sadegh Amini, Andrea Maderal

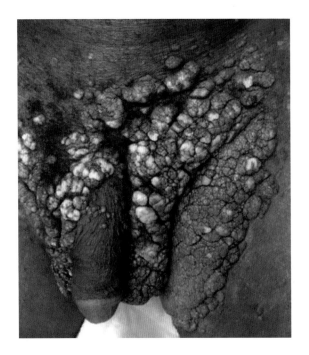

外生殖器疣发生在生殖器和肛周的皮肤和黏膜表面。由人乳头瘤病毒(human papillomavirus, HPV)感染引起，大约65%的病例通过性行为传播。在100余种HPV类型中，至少有40种能够感染生殖道。尖锐湿疣(CA)是肛门-生殖器疣的典型形式，"低危型"HPV 6型和11型常与此密切相关(高达95%)，但也可能是高危型HPV16、18、31、33和35型所致。

治疗策略

大多数病例无症状。然而，该病可影响外观，导致身体不适，引起心理上伤害、内疚和愤怒，严重影响生活质量。未经治疗的生殖器疣大小或数量可能会增加、保持不变或自行消退。目前的治疗侧重于刺激宿主的免疫反应，以增强对病毒识别。治疗分为两类：患者应用(即鬼臼毒素、咪喹莫特和茶多酚/sinecatechin)或医务人员施治。必要时可给予鬼臼毒素2次/d，持续3天，停4天，共4~6个疗程。

5%、3.75%或2.5%的咪喹莫特乳膏可刺激宿主的免疫反应，5%咪喹莫特乳膏夜间使用，用药后6~10小时洗去，每周3次，直到疣体清除或最多用药16周。3.75%咪喹莫特乳膏每晚使用，最多使用8周。

15%茶多酚软膏为茶树中的绿茶提取物，其含有表没食子儿茶素没食子酸酯，具有抗病毒、抗肿瘤和免疫刺激特性。每天使用3次，直至疣体清除或最多使用16周。

医务人员治疗方法有局部用药或手术治疗。外用药物包括鬼臼毒素、鬼臼树脂、二氯醋酸(BCA)、三氯醋酸(TCA)、皮肤内注射博来霉素和丁烯酸酯。外科治疗包括冷冻治疗、用冷刀切屑刮除或剪除、电切或不电切削除以及激光(CO_2和脉冲染料激光, PDL)。皮损内注射干扰素-α和博来霉素也有效的疗法。鬼臼树脂用药1~6小时，在干燥区域如阴茎、阴囊和大阴唇效果较差。

妊娠期使用鬼臼树脂(C类)、咪喹莫特(C类)和茶多酚(C类)的安全性尚未确定。每周根据需要可使用80%~90%的TCA和BCA溶液。

冷冻治疗可使HPV宿主的角质形成细胞分解坏死。液氮冷冻可通过喷涂或使用低温探针，每次治疗通常需要1~2次冻融周期，治疗2~3次。然而，从疣体周围1cm处可检测到HPV，故冷冻复发率可达40%。

外科手术和CO_2激光可用于治疗面积大的巨大的瘤体(如Buschke Lowenstein瘤)尿道内、顽固性疣。

重组HPV4型(6—11—16—18)疫苗安全有效，可使顽固性肛门生殖器疣和宫颈癌的发病率降低90%，并且14~19岁的女性中使用后的6年内上述类型中的HPV患病率降低了64%。最近还批准了一种9型人乳头瘤病毒疫苗。

由于分析方法、患者人群和随访时间的不同，很难评估不同治疗方法的清除率和复发率。任何治疗方法都不能保证清除生殖器疣而不复发。物理消融治疗后使用免疫调节剂的联合治疗可降低复发率，但应该综合考虑此联合疗法有增加发生不良反应的可能性。

特殊检查

- 巴氏涂片
- HPV分型(非常规)
- 活检
- 3%~5%醋酸(不推荐)

Evaluation of human papillomavirus testing in primary screening for cervical abnormalities: comparison of sensitivity, specificity, and frequency of referral. Kulasingam SL, Hughes JP, Kiviat NB, Mao C, Weiss NS, Kuypers JM, et al. JAMA2002; 288: 1749–57.

HPV DNA检测比巴氏单层细胞涂片筛查具有更高的敏感性，但是特异性较低。在某些情况下(即间隔长时间的筛查或随机筛查），HPV DNA 检测可替代育龄妇女细胞学筛查。

Evidence-based treatment and prevention of external genital warts in female pediatric and adolescent patients. Thornsberry L, English JC. J Pediatr Adolesc Gynecol 2012; 25: 150–4.

肛门 - 生殖器疣通常是临床诊断，不建议进行 HPV DNA 分型和 3%~5% 的醋酸试验以发现亚临床病变。肛门镜检查和 / 或窥镜检查对于评估肛管、阴道或宫颈是必要的，典型的尖锐湿疣不需要活检，但对于非典型和顽固性病变或免疫缺陷患者必须进行活检。

一线治疗	
• 5%、3.75% 咪喹莫特	A
• 鬼臼毒素	A
• 绿茶中的茶多酚提取物	A
• 冷冻疗法	A
• 鬼臼树脂	B

Imiquimod, a patient-applied immune response modifier for treatment of external genital warts. Beutner KR, Tyring SK, Trofatter KF Jr, Douglas JM Jr, Spruance S, Owens ML, et al. Antimicrob Agents Chemother 1998; 42: 789–94.

一项多中心随机双盲对照临床试验，入组了 279 名患者，评价了患者每天自行使用咪喹莫特 16 周的疗效和安全性。在 16 周时，三组分别给予 5% 咪喹莫特、1% 咪喹莫特和安慰剂治疗的患者疣体清除率为 52%、14%、4%（$P<0.000\ 1$）。使用 5% 咪喹莫特治愈的患者中，复发率为 19%。

Imiquimod cream 2.5% and 3.75% applied once daily to treat external genital warts in men. Rosen T, Nelson A, Ault K. Cutis 2015; 96: 277–82.

两项多中心、随机、双盲、安慰剂对照研究评估了 447 名患者，随机分为 3.75%、2.5% 咪喹莫特乳膏或安慰剂治疗组，每天 1 次，直到完全清除或最多使用 8 周。研究结束时 3.75% 咪喹莫特组完全清除率为 18.6%，2.5% 咪喹莫特组为 14.3%。这项研究中两组都明显优于安慰剂组。

Human papillomavirus (HPV) viral load and HPV type in the clinical outcome of HIV-positive patients treated with imiquimod for anogenital warts and anal intraepithelial neoplasia. Sanclemente G, Herrera S, Tyring SK, Rady PL, Zuleta JJ, Correa LA, et al. J Eur Acad Dermatol Venereol 2007; 21: 1054–60.

37 例 HIV 阳性的肛门生殖器疣或肛门上皮内瘤样病变（AIN）的男性患者采用 5% 咪喹莫特治疗。20 周后，46% 的患者病变 100% 清除，14 名患者病变清除 50% 以上。100% 清除的患者中有 29% 复发。清除率与患者 CD4 计数、疣体位置、HIV 或 HPV 病毒载量无关。

A multicenter, randomised, double-blind, placebo controlled study of cryotherapy versus cryotherapy and podophyllotoxin cream as treatment for external anogenital warts. Gilson RJ, Ross J, Maw R, Rowen D, Sonnex C, Lacey CJ. Sex Transm Infect 2009; 85: 514–9.

140 例患者接受冷冻联合鬼臼毒素治疗或单独使用冷冻疗法。鬼臼毒素软膏或安慰剂为每天 2 次，每周 3 天，疗程 4 周。如果需要，每周 1 次冷冻治疗持续到第 12 周。完成联合冷冻疗法与单独冷冻疗法的清除率分别为 60.0% 和 45.7%（无统计学差异）。在第 24 周两组清除率相似，新发和复发皮损分别为 16.7% 和 18.8%。

Safety and efficacy of 0.5% podofilox gel in the treatment of anogenital warts. Tyring S, Edwards L, Cherry LK, Ramsdell WM, Kotner S, Greenberg MD, et al. Arch Dermatol 1998; 134: 33–8.

在一项多中心双盲随机、对照的临床试验中，326 名肛门生殖器疣患者采用 0.5% 鬼臼毒素治疗。8 周后，安慰剂治疗组 88.4% 的疣体治疗后无变化，而 0.5% 鬼臼毒素治疗后有 35.9% 的疣无变化（$P=0.001$）。

Efficacy, safety and tolerability of green tea catechins in the treatment of external anogenital warts: a systematic review and meta-analysis. Tzellos TG, Sardeli C, Lallas A, Papazisis G, Chourdakis M, Kouvelas D. J Eur Acad Dermatol Venereol 2011; 25: 345–53.

三项双盲研究（$n=1\ 247$）评估了茶多酚软膏的疗效、安全性和耐受性，每天使用 3 次，最多 16 周，完全清除率为 52.6%~64.6%，复发率为 5.9%~10.6%。

A single-blinded randomized controlled study to assess the efficacy of twice daily application of sinecatechins 1% ointment when used sequentially with cryotherapy in the treatment of external genital warts. On SC, Linkner RV, Haddican M, Yaroshinsky A, Gagliotti M, Singer G, et al. J Drugs Dermatol 2014; 13: 1400–5.

在一项单盲、随机对照试验中，42 名受试者单独使用冷冻疗法与冷冻联合使用 15% 茶多酚软膏（每天 2 次，疗程 16 周），与单独的冷冻疗法组相比，联合治疗组的病灶数量减少（–5 个病灶 vs. –2.1 个病灶，$P = 0.07$）。

Treatment of external genital warts: a randomized clinical

trial comparing podophyllin, cryotherapy, and electrodesiccation. Stone KM, Becker TM, Hadgu A, Kraus SJ. Genitourin Med 1990; 66: 16–9.

所有治疗每周 1 次，直到清除或总共进行 6 次治疗。指导患者在第 1 次治疗后 2 小时洗净药物；此后每次治疗清洗间隔时间 2 小时至最多不超过 12 小时。450 名患者参加本研究，采用鬼臼树脂治疗的完全清除率为 41%，冷冻疗法为 79%，电干燥法为 94%。3 个月清除率分别为 17%、55% 和 71%。

妊娠期应用冷冻疗法安全性好。然而，鬼臼树脂有严重系统毒性，不能用于妊娠妇女。

二线治疗	
• 手术切除（采用冷刀或剪刀）	B
• 激光（CO_2 和 PDL）	B
• 电热圈环切术	B
• 电干燥法（请参阅上文）	B
• 三氯醋酸（请参阅上文）	B

Comparison of podophyllin application with simple surgical excision in clearance and recurrence of perianal condyloma acuminata. Jensen SL. Lancet 1985; 2: 1146–8.

60 例患者随机接受鬼臼树脂（每周 6 小时，连续 6 周）或手术治疗。完全清除率分别为 76.6% 和 93.3%。3 个月时，鬼臼树脂或手术治疗的累计清除率分别为 43% 和 18%。

Human papilloma virus type and recurrence rate after surgical clearance of anal condylomata acuminata. D'Ambrogio A, Yerly S, Sahli R, Bouzourene H, Demartines N, Cotton M, et al. Sex Transm Dis 2009; 36: 536–40

140 例肛管尖锐湿疣患者行烧灼手术，120 天后复发率为 25%。据统计，HPV 11 型的复发率较高。

CO (2) laser therapy versus cryotherapy in treatment of genital warts; a randomized controlled trial (RCT). Aziz-jalali M, Ghaffarpour G, Mousavifard B. Iran J Microbiol 2012; 4: 187–90.

160 例尖锐湿疣的患者接受了 CO_2 激光或冷冻疗法。完全清除率 CO_2 激光治疗达到 95% 和冷冻治疗 46.2%（P <0.001）。与冷冻疗法相比，激光疗法的复发率更低（0.05% vs. 0.18%）。

Treatment of genital warts in males by pulsed dye laser. Badawi A, Shokeir HA, Salem AM, Soliman M, Fawzy S, Samy N, et al. J Cosmet Laser Ther 2006; 8: 92–5.

174 例成年男性患者（550 处单纯肛门生殖器疣）采用闪光灯泵脉冲染料激光治疗，96% 病灶完全消退，复发率 5%。

Treating vaginal and external anogenital condylomas with electrosurgery vs. CO_2 laser ablation. Ferenczy A, Behelak Y, Haber G, Wright TC Jr, Richart RM. J Gynecol Surg 1995; 148: 9–12.

208 例患者采用电热圈环切术，疗效和不良反应同激光类似。不良反应包括出血，产生瘢痕。

阴茎产生瘢痕可引起机能障碍，因此对于阴茎部位的疣体，多数医生倾向于采用 CO_2 激光或冷冻疗法。

Treatment of external genital warts comparing cryotherapy and trichloroacetic acid. Abdullah AN, Walzman M, Wade A. Sex Transm Dis 1993; 20: 344–5

该项随机试验中纳入 86 例患者，最多 6 次治疗后，采用冷冻疗法的患者完全清除率为 86%，而采用三氯醋酸治疗的患者完全清除率为 70%，30% 采用三氯醋酸治疗的患者治疗部位出现溃疡。

三线治疗	
• 皮损内注射干扰素 -α	A
• 干扰素 -β 凝胶	A
• 口服异维 A 酸	B
• 皮损内注射氟尿嘧啶 / 肾上腺素凝胶	A
• 西多福韦	B
• 氨酮戊酸（ALA）—光动力治疗	B
• 博来霉素	C
• 巨大戟醇甲基丁烯酸酯	C

Natural interferon alfa for treatment of condyloma acuminata. Friedman-Kien AE, Eron LJ, Conant M, Growdon W, Badiak H, Bradstreet PW, et al. JAMA 1988; 259: 533–8.

在该项双盲、随机对照研究中，皮损内注射干扰素 -α，每周 2 次，治疗 8 周时，治疗组 62% 的患者完全清除，而安慰剂组只有 21% 的患者完全清除。干扰素治疗联合冷冻、鬼臼树脂或激光切除治疗结果很有前景。

Treatment of condylomata acuminata with oral isotretinoin. Tsambaos D, Georgiou S, Monastirli A, Sakkis T, Sagriotis A, Goerz G. J Urol 1997; 158: 1810–2.

56 例有顽固性尖锐湿疣病史的男性患者口服异维 A 酸，39.6% 获得完全清除。对于不成熟、小的尖锐湿疣，口服异维 A 酸有效，耐受性也较好。

Topical cidofovir (HPMPC) is an effective adjuvant to surgical treatment of anogenital condylomata acumi-

nata. Coremans G, Margaritis V, Snoeck R, Wyndaele J, De Clercq E, Geboes K. Dis Colon Rectum 2003; 46: 1103–8.

27 例患者反复接受电凝治疗与 20 例患者 1% 西多福韦乳霜外用于疣体处相比较，再发比率分别为 3.7% 和 55%。西多福韦乳霜每天 5 小时，连续 5 天，每周重复 1 次，长达 18 周或直到完全清除为止。西多福韦的完全和部分缓解率分别为 32% 和 60%。经西多福韦治疗后患者残留病灶较少。

Combined surgery and cidofovir is an effective treatment for genital warts in HIV-infected patients. Orlando G, Fasolo MM, Beretta R, Merli S, Cargnel A. AIDS 2002; 16: 447–50.

74 例 HIV 阳性患者分别接受了电灼治疗、1% 西多福韦凝胶剂（每周 5 天，疗程 6 周）外用或电凝治疗后 1 个月内联合西多福韦（每周 5 天，疗程 2 周）治疗。患者完全缓解率分别为 93.1%、76.2%、100%（P = 0.033）。6 个月后三组的复发率分别为 73.68%、35.24%、27.27%（P = 0.018）。

Evaluation of photodynamic therapy using topical aminolevulinic acid hydrochloride in the treatment of condylomata acuminata: a comparative, randomized clinical trial. Liang J, Lu XN, Tang H, Zhang Z, Fan J, Xu JH. Photodermatol Photoimmunol Photomed 2009; 25: 293–7.

在一项试验中，有 91 例患者接受了 ALA-PDT 或 CO_2 激光治疗。完全缓解率分别为 95.93% 和 100%（P>0.05）。在随访的第 12 周，分别有 9.38% 和 17.39% 的复发病灶（P<0.05）。不良反应分别为 8.82% 和 100%（P<0.05）。

Preliminary study of intralesional bleomycin injection for the treatment of genital warts. Lee JY, Kim CW, Kim SS. Ann Dermatol 2015; 27: 239–41.

164 例难治性尖锐湿疣患者中有 15 例予博来霉素治疗，皮损内注射 1.5mg/ml，每 2 周 1 次直到清除，清除率达 73.3%。

Ingenol mebutate gel is effective against anogenital warts–a case series in 17 patients. Schopf RE. J Eur Acad Dermatol-Venereol 2016; 30: 1041–3.

在 17 例患者接受了 1~3 次巨大戟醇甲基丁烯酸酯治疗后，16 例可达到完全缓解。

（王春又　译，宋志强　校）

第 **90** 章　地图舌

原作者　Jennifer K. Chen，Janellen Smith

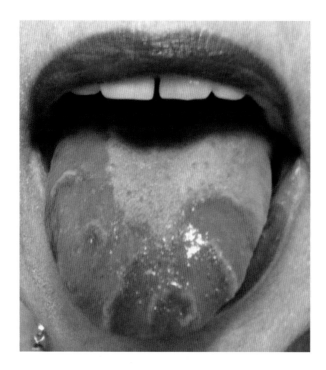

地图舌（geographic tongue）是一种反应性黏膜炎症性疾病，其特点为肥大或萎缩的丝状乳头相互交替形成弧形或环形的地图状，也称作良性移行性舌炎、斑状迁移性舌炎。地图舌多无症状，常被偶然发现。口腔其他部位也可以出现类似地图舌的表现（地图状口腔炎或良性移行性口腔炎）。

治疗策略

地图舌是一种常见的舌炎，发病率为 2%，发病无种族差异，可见于任何年龄，但儿童较成人多见。地图舌是一种良性的疾病，并不是系统性疾病的表现，多无症状，因此不需要进行治疗。地图舌常可以自发消退，但也可持续数年。偶尔患者会出现灼痛不适，尤其是在萎缩的部位。取得有效的治疗有一定挑战性。

地图舌可见于银屑病（特别是脓疱型银屑病）、Reiter病、毛发红糠疹、特应性体质患者、唐氏综合征、营养不良、糖尿病，以及激素的变化；药物也是影响因素，如锂、口服避孕药、血管内皮生长因子或多激酶抑制剂（如贝伐单抗、舒尼替尼、索拉非尼）。见到地图舌时，临床医师也应考虑到有无急性或慢性萎缩性念珠菌病。

对有症状的患者，处理措施包括避免烫的、辛辣或酸性的食物，轻柔地刷舌，避免刺激性强的抗菌漱口剂、口香糖

和薄荷糖。可以用盐水漱口缓解不适，有时可在饭后或睡前外用含氟激素或苯海拉明酏剂，局部麻醉漱口剂或凝胶可暂时缓解症状，抗真菌治疗可能减轻病情。

特殊检查

- 念珠菌培养
- 对有症状的患者，考虑检查全血细胞计数、铁水平、维生素 B、叶酸和锌水平、葡萄糖和糖化血红蛋白
- 无症状患者无须检查

Geographic stamotitis: a critical review. Hume WJ. J Dent 1975; 3: 25–43.

作者认真综述了这个论题和鉴别诊断。对舌进行酵母菌培养有助于指导治疗。患者需要确认自己并未患系统性疾病。筛查糖尿病或营养缺乏（维生素 B、叶酸、锌或铁），可合理排除该病的系统因素。

一线治疗

避免辛辣食物、漱口剂、嚼口香糖和薄荷糖。	D
外用糖皮质激素（如 0.05% 醋酸氟轻松凝胶、地塞米松酏剂）	C
外用抗组胺药（如 12.5~25.0mg/ml 苯海拉明酏剂用水稀释 1∶4）	C
抗酵母菌治疗	E

Symptomatic benign migratory glossitis: Reports of two casas and literature review. Sigal MJ, Mock D. Pediatr Dent 1992; 14: 392–6.

文章就外用糖皮质激素和抗组胺药物进行了讨论。

Common tongue conditions in primary care. Reamy BV, Derby R, Bunt CW. Am Fam Physician 2010; 81: 627–34.

Glossitis and other tongue disorders. Byrd JA, Bruce AJ, Rogers RS III. Dermatol Clin 2003; 21: 123–34.

文章对地图舌和其他舌部疾病进行了综述。

Painful geographic tongue (benign migratory glossitis) in a child. Menni S, Boccardi D, Crosti C. J Eur Acad Dermatol Venereol 2004; 18: 737–8.

作者报道了 1 例疼痛性地图舌患儿，仅能接受外用糠酸莫米松治疗。对于儿童患者，由于治疗药物味道不佳或难以进行口腔冲洗，导致治疗困难。

Prevalence of fungi in cases of geographic tongue and fissured tongue. Dudko A, Kurnatowska AJ, Kurnatowski P. Ann Parasitol 2013; 59: 113–7.

在本文病例中，真菌培养最常见的是念珠菌种，它对制霉菌素比咪康唑更敏感。在不刷舌头的人群中，真菌的发病率最高。

二线治疗	
● 外用麻醉剂	C
● 外用维 A 酸	E
● 停用牙膏与口腔清新剂	D
● 外用他克莫司	E

The treatment of geographic tongue with topical retin-A solution. HelfmanRJ. Cutis 1979; 24: 179–80.

作者报告 3 例患者，外用维 A 酸溶液进行治疗。有趣的是，我们发现维 A 酸凝胶的作用时间更长，患者的耐受性更好。

Geographic tongue treated with topical tacrolimus. Ishibashi M, Tojo G, Watanabe M, Tamabuchi T, Masu T, Aiba S. J Dermatol Case Rep 2010; 4: 57–9.

作者报道 2 例患者，外用 0.1% 他克莫司软膏，每天 2 次，持续 2 周，症状消失。

三线治疗	
● 环孢素	E

Successful treatment with cyclosporine administration for persistent benign migratory glossitis. Abe M, Sogabe Y, Syuto T, Ishibuchi H, Yokoyama Y, Ishikawa O. J Dermatol 2007; 34: 340–3.

作者报道使用环孢素成功治疗 1 例有 5 年顽固性疼痛病史的患者，环孢霉素 3mg/（kg·d）治疗 2 个月，后维持 1.5mg/（kg·d）。

（葛 兰 译，宋志强 校）

Gianotti-Crosti 综合征（GCS）由 Ferdinando Gianotti 在 1955 年首次描述，以面、臀、四肢对称性分布的发疹性丘疹为特点。本病全身症状轻微，病程长，但为良性。该术语现已用于包括所有由微生物或疫苗引起的以丘疹或丘疱疹为特征的所有发疹性肢端皮肤病。第一个与本病相关的是乙型肝炎病毒（HBV）；EB 病毒（EBV）感染目前是文献中最常报道的病因。随着免疫接种次数的增加和更多联合疫苗的应用，注射后 GCS 病例数量将会增加。

Gianotti-Crosti 综合征又称为儿童丘疹性肢端皮炎、婴儿丘疹性肢端皮炎和丘疱疹性肢端综合征。

治疗策略

GCS 是临床诊断，与其他病毒性疾病一样，本病主要发行于学龄前儿童。典型皮疹为形态单一、扁豆大小的皮损，对称分布于面部、臀部和四肢。皮损为丘疹或丘疱疹，有时为水肿性，紫癜样皮疹罕见。在肘部与膝部，皮损可融合。虽然发疹早期可在躯干处短暂出现皮疹，但黏膜不受累，发疹期可能会引发同形反应。皮疹在 1 周内发展，通常从大腿和臀部开始，然后发展到上肢伸侧，最后是面部。皮损为玫瑰红色至红褐色皮疹。瘙痒轻微，抓痕少见。皮疹 3~4 周内逐渐消退，伴轻度脱屑，罕见复发。腹股沟和腋窝淋巴结肿大很常见。

在合并乙肝病毒感染的患者中，肝炎与 GCS 可同时发生，或在 GCS 发病 1~2 周后发生肝炎。通常有肝脏肿大，无压痛，黄疸除外。在感染期间，肝脏转氨酶增高，病毒标志物检测阳性。外周血的异常不一致；血沉不增快。

在未感染乙肝病毒的患者中，如果出现肝脏肿大和肝功能异常，一般较轻微，可能是由一些能够引起 GCS 的病毒引起，这些病毒被认为是一种轻度嗜肝性病毒。

对于 GCS 没有特异性治疗方法。然而，若出现瘙痒，可予口服抗组胺药或外用止痒药。虽然有时会使用糖皮质激素药物，但效果并不肯定，因为糖皮质激素可以延长或延迟疾病的恢复。

对于合并乙肝病毒感染的患者，可用干扰素 -α2b 或聚乙二醇干扰素治疗，可加或不加阿德福韦、恩替卡韦、替比夫定、替诺福韦和拉米夫定等核苷类似物，拉米夫定已批准用于儿童。发现和治疗家庭成员中乙肝病毒携带者或者接种疫苗很重要。

特殊检查
• 转氨酶。
• 病毒血清学检查：EB 病毒、乙型肝炎病毒、甲型肝炎病毒、巨细胞病毒。
• 总 IgE（PRIST）和特异性 IgE（RAST）或（ISAC）。

其他可能引起本病的因素包括柯萨奇病毒、腺病毒、肠病毒、人疱疹病毒 6 型、弧病毒、水痘病毒、幼儿急疹、轮状病毒、呼吸道合胞病毒、莱姆病、肺炎支原体、脑膜炎球菌等感染以及预防接种。

Gianotti-Crosti syndrome associated with transfusion acquired hepatitis B virus infection in a patient of sickle cell anemia. Pise GA, Vetrichevvel TP, Agarwal KK, Thappa DM. Indian J Dermatol Venereol Leprol 2007; 73: 123–4.

1 例 9 岁 Gianotti-Crosti 综合征患者。肝功能检查提示间接胆红素血症和肝脏转氨酶轻度升高，乙肝表面抗原阳性。给予抗组胺药治疗后 2 周内皮疹消退。

Gianotti-Crosti syndrome in a child following hepatitis B virus vaccination. Karakas M, Durdu M, Tuncer I, Cevlik F. J Dermatol 2007; 34: 117–20.

1 例 5 岁的男性患儿，Gianotti-Crosti 综合征病史 1 个月，在第一次接受乙肝病毒重组疫苗接种 3 周后出现皮疹。

Gianotti-Crosti syndrome and erythema nodosum: two distinct entities or two manifestations of the same infection? Bassi

A, Venturini E, Montagnani C, de Martino M, Galli L. J Pediatr 2016; 172: 217.

1 例 18 个月男性患儿，泛发性"瘙痒"性皮疹，与 GCS 一致。此外，结节性红斑的结节出现在皮疹发生后 3 天，皮疹并在随后的几天内增大。

Gianotti-Crosti syndrome as presenting sign of cytomegalovirus infection: a case report and a critical appraisal of its possible cytomegalovirus etiology. Drago F, Javor S, Ciccarese G, Parodi A. J Clin Virol 2016; 78: 120–2.

1 例 3 岁女性患儿，GCS 与 CMV 原发感染有关，被认为可能是感染的表现。

Gianotti-Crosti syndrome following immunization in an 18 months old child. Babu TA, Arivazhahan A. Indian Dermatol Online J 2015; 6: 413–5.

据报道，1 例 18 个月大的患儿，白喉 - 百日咳 - 破伤风（DPT）以及口服脊髓灰质炎免疫接种后发生了 GCS 的罕见病例，文献中也回顾了类似疫苗诱导的 GCS 病例。

Gianotti-Crosti syndrome. Brandt O, Abeck D, Gianotti R, Burgdorf W. J Am Acad Dermatol 2006; 54: 136–45.

目前 EB 病毒感染是诱发 Gianotti-Crosti 综合征最常见的原因。另外，还有很多其他病毒与本病有关，包括甲型肝炎病毒，CMV，HHV6，柯萨奇病毒（A16、B4、B5），轮状病毒，细小病毒属 B19，呼吸道合胞病毒，流行性腮腺炎病毒，副流感病毒 1 和 2。HIV 也可能诱发 Gianotti-Crosti 综合征。尽管罕见，巴尔通体、肺炎支原体、β 溶血性链球菌和疏螺旋体也可能诱发 Gianotti-Crosti 综合征。人们很早就发现 GCS 与接种各种疫苗有关。虽然已证实，乙肝病毒与 Gianotti-Crosti 综合征发生有关，但接种乙肝疫苗很少诱发 Gianotti-Crosti 综合征。

Atypical Gianotti-Crosti syndrome in two HIV and hepatitis B coinfected adults. Cocciolone R, Morey A, Panasiuk P, Whitfeld MJ. Australas J Dermatol 2011; 52: 32–6.

描述了 2 例不相关的患非典型的 GCS 成年男性，同时合并乙型肝炎和 HIV 感染。免疫过氧化物酶研究表明，病变皮肤和病变周围皮肤的血管中均存在 HBsAg，为免疫介导的发病机制提供了进一步的支持。

Gianotti-Crosti syndrome and allergic background. Ricci G, Patrizi A, Neri I, Specchia F, Tosti G, Masi M, Acta Dermatol Venereol. 2003; 83: 202–5.

29 例患 Gianotti-Crosti 综合征的患儿和 59 例年龄、性别相匹配的对照研究发现，与对照组（6.8%）相比，特应性皮炎的发生率（24.1%）明显升高（$P<0.005$）。

一线治疗	
• 系统使用抗组胺药	E
• 系统使用糖皮质激素	E
• 外用糖皮质激素	E
• 外用杀菌剂	E
• 外用止痒药	E
• 系统使用糖皮质激素	E
• 系统使用抗生素	E
• 利巴韦林	E
• 润肤剂	E
• 维生素 C	E
• 干扰素 -α	B
• 核苷类似物	B
• 乙肝疫苗	B

Acute disseminated erythematous papulovesicular skin lesions in a 7-year-old child: a quiz. Diagnosis: vesicular Gianotti-Crosti syndrome. Linke M, Géraud C, Schneider SW, Goerdt S, Utikal J. Acta Derm Venereol 2011; 91: 491–4.

1 例 7 岁女性儿童，除手足有紧张性水疱外，还出现符合 GCS 的皮肤病变。口服糖皮质激素和抗组胺药，局部外用消毒剂。1 周内皮损消退，未复发。

Recurrent Gianotti-Crosti syndrome. Metelitsa AI, Fiorillo L. J Am Acad Dermatol 2011; 65: 876–7.

1 例 2 岁男性儿童患 Gianotti-Crosti 综合征。皮疹出现 2 周后，他接种了流感疫苗，并且在注射部位出现了新的皮损。检测发现尿培养 CMV 阳性，EBV IgM 阳性。患儿外用氢化可的松乳膏治疗后皮疹消退。12 个月后，在流感疫苗接种处出现了类似的皮疹。由于 GCS 是一种轻度自限性疾病，因此，不用禁忌进一步的疫苗接种。

Efficacy of ribavirin in a case of long lasting and disabling Gianotti-Crosti syndrome. Zawar V, Chuh A. J Dermatol Case Rep 2008; 2: 63–6.

1 例 6 岁女性儿童在出现普通感冒症状发烧后，出现符合 GCS 的瘙痒性皮疹。尽管使用了多种药物治疗，如外用润肤剂、外用和系统使用糖皮质激素、外用和系统使用抗生素以及口服抗组胺药，但仍未缓解。采用每日口服利巴韦林 300mg，连续 5 天，5 天后病情显著缓解。

（王 欢 译，宋志强 校）

第 **92** 章 淋病

原作者 Ted Rosen

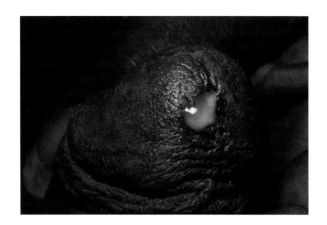

淋病(Gonorrhea)是最常见、最严重的性传播疾病之一，由需氧的革兰阴性奈瑟双球菌感染引起，主要累及尿道黏膜、宫颈内膜、直肠黏膜以及咽喉黏膜。该疾病也会播散，引起瘀点或肢端脓疱性皮疹、腱鞘炎、关节痛、感染性关节炎、肝炎，以及少见的心内膜炎或脑膜炎。

治疗策略

淋病患者应该尽早进行治疗：①以预防附睾炎或盆腔炎等感染及其所致的不孕不育或异位妊娠；②防止播散性的淋球菌感染的发生（其发病率为1%~3%）；③同时防止病菌在性伴之间传播。由于美国淋球菌病发病率的回升和对多种抗生素耐药性的增加，及时管理变得尤为重要。

尿道炎的典型症状是尿道口出现黏液脓性或脓性的分泌物，排尿过程出现烧灼感。排尿困难也可以是唯一的症状。

淋菌性宫颈炎的典型症状是宫颈的黏液脓性分泌物。但是，这种宫颈分泌物并非特异的，因为宫颈的淋球菌感染通常无症状。

90%以上的咽部淋球菌感染患者无临床症状。

直肠感染多发生于同性恋患者，可引起肛门疼痛及异常分泌物。在女性患者，直肠感染可以由阴道分泌物的传播导致，并非一定由肛交所致。

淋球菌感染的患者常常同时伴有沙眼衣原体感染，无论有无衣原体疾病的诊断证据，都应使用阿奇霉素治疗以覆盖该病菌。淋病患者曾进行过无保护措施的性交，因此，也应对梅毒和HIV进行检测。

如果症状持续或在治疗后复发，应告知患者重新进行评估，并在患者及其性伴侣治愈之前禁止性交。由于再次感染非常常见，美国疾病预防控制中心（CDC）建议所有淋

病患者在治疗3个月后重新复查。治疗后3~4周的治愈检测不再推荐。

抗生素耐药性也是一个突出的问题，这使治疗淋球菌的药物选择有所限制。为了减少淋病耐药菌株的进一步传播，如果患者的症状在最初治疗后不能得到缓解，医生应强烈鼓励患者的性伴侣在60天内进行评估和治疗，并进行细菌培养，以评估任何患者个体的细菌抗生素敏感性。

特殊检查
男性
• 尿道分泌物革兰氏染色镜检
• Thayer-Martin 培养基培养
• 可用的基于免疫诊断的非培养试验
女性
• Thayer-Martin 培养基培养
• 可用的基于免疫诊断的非培养试验

Male urethritis with and without discharge. A clinical and microbiological study. Janier M, Lassau F, Casin I, Grillot P, Scieux C, Zavaro A, et al. Sex Transm Dis 1995; 22: 244–52.

有尿道分泌物的患者中，21%的患者查到了淋球菌，而无分泌物的患者未检测出淋球菌。作者认为对无尿道分泌物、缺乏性接触史证据的患者不推荐采用针对淋球菌的系统治疗。

Sexually Transmitted Diseases Treatment Guidelines, 2015. Workowski KA, Bolan GA; Centers for Disease Control and Prevention. MMWR Recomm Rep 2015; 64: 1–137.

有临床症状的男性患者，对其尿道标本进行革兰氏染色镜检，革兰氏染色具有高度的特异性(>99%)和敏感性(>95%)，如果多核白细胞内出现革兰氏染色阴性的双球菌，可以诊断为奈瑟淋球菌感染。在无临床症状的男性患者和女性患者以及非生殖器部位感染的患者（直肠和咽部），培养是最有用的诊断方法。非培养方法不能提供药敏试验结果，但能快速、准确地确定临床诊断。

Screening tests to detect *Chlamydia trachomatis* and *Neisseria gonorrhoeae* infections-2002. Johnson RE, Newall WJ, Papp JR, Knapp SJ, Black CM, Gift TL, et al. MMWR

Recomm Rep 2002; 51: 1–38.

非培养方法——核酸杂交试验和核酸扩增试验（NAAT）已经开发。商业的 NAAT 有不同的扩增方法和不同的靶核苷酸序列。检测宫颈分泌物拭子和男性尿道拭子是否有沙眼衣原体和奈瑟淋球菌感染的商业 NAAT，大多数已经得到 FDA 批准。NAAT 对宫颈分泌物拭子检测的敏感性要比尿液高。不推荐用 NAAT 检测直肠和咽部的拭子标本。

一线治疗（宫颈、尿道、直肠、咽、结膜单纯淋病）	
• 头孢曲松 250mg 肌肉注射单一剂量 + 阿奇霉素 1g 口服	B
• 仅当头孢曲松不能立即使用时：头孢克肟 400mg 口服单剂量 + 阿奇霉素 1g 口服	B

Oral cefixime versus intramuscular ceftriaxone in patients with uncomplicated gonococcal infections. Portilla I, Lutz B, Montalvo M, Mogabgab J, Sex Transm Dis 1992; 19: 94–8.

目前唯一被 CDC 推荐用来治疗淋球菌感染的抗生素种类是头孢菌素类。400mg 的头孢克肟能治愈 97% 的无合并症的泌尿生殖器和肛肠淋球菌感染。其优点是可以口服治疗。然而，头孢克肟不再属于可靠的一线治疗（见下文）。

Sexually Transmitted Diseases Treatment Guidelines, 2015. Workowski KA, Bolan GA; Centers for Disease Control and Prevention. MMWR Recomm Rep 2015; 64: 1–137.

自 2006 年以来，在美国和许多其他国家淋球菌菌株的体外试验中对孢克肟的最低抑菌浓度已经逐步增加。这表明，头孢克肟的有效性可能正在下降。此外，在亚洲、欧洲、南非和加拿大，也有使用头孢克肟（或其他类似的口服头孢菌素）治疗失败的报道。因此，美国 CDC 不再推荐头孢克肟作为治疗淋病的一线方案。单次注射头孢曲松 250mg 是一种安全、有效的治疗方案，可用于单纯淋球菌感染。而且头孢曲松治疗失败也很少报道。因此，目前只推荐一种方案，即头孢曲松和阿奇霉素的双重治疗，用于成人所有部位的淋病治疗。所有淋病患者可能与沙眼衣原体合并感染，也应如此应用阿奇霉素治疗并且获得淋球菌的附加杀菌效果。

First Neisseria gonorrhoeae strain with resistance to cefixime causing gonorrhea treatment failure in Austria, 2011. Unemo M, Golparian D, Stary A, Eigentler A. Euro Surveil 2011; 16: 1–3.

在全球范围内，淋球菌对抗菌治疗的敏感性正在下降，包括一线治疗方案头孢曲松和头孢克肟。

UK national guideline for the management of gonorrhea in adults, 2011. Bignell C, Fitzgerald M, Guideline Development Group, British Association for Sexual Health and HIV UK. Int J STD AIDS 2011; 22: 541–7.

2011 年，英国报告了 3 例头孢克肟治疗失败的案例。在英国，所有病例淋球菌感染的一线治疗均建议进行推荐的治疗方案：头孢曲松 500mg 肌肉注射加阿奇霉素 1g 口服。头孢克肟仅仅用于有肌肉注射禁忌证，患者拒绝或不能立即治疗时才建议使用。

二线治疗（不优于一线治疗）	
• 头孢唑肟 500mg 肌注单剂 + 阿奇霉素 1g 口服	B
• 头孢西丁 2g 肌注与丙磺舒 1g 口服 + 阿奇霉素 1g 口服	B
• 头孢噻肟 500mg 肌注单剂 + 阿奇霉素 1g 口服	B

Neisseria gonorrhoeae with high-level resistance to azithromycin: case report of the first isolate identified in the Unite States. Katz AR, Komeya AY, Soge OO, Kiaha MI, Lee MV, Wasserman GM, et al. CID 2012; 54: 841–3.

美国加州分离出了第一株对阿奇霉素高水平耐药的菌株，随后在夏威夷分离鉴定出 8 个对阿奇霉素敏感性降低的菌株。在此之前，阿根廷、苏格兰、英格兰、威尔士和爱尔兰都曾报告过具有高水平耐药菌株的发现。

Spectinomycin resistance in *Neisseria spp*. due to mutations in IGSrRNA. Galimand M, Gerbaud G, Courvalin P. Antimicrob Agents chemother 2000; 44: 1365–6.

尽管罕见，但仍有可能出现耐大观霉素奈瑟淋球菌株感染。大观霉素价格昂贵，且必须肌肉注射，因此，仅用于不能耐受头孢菌素类和喹诺酮类的患者。

美国辉瑞公司停止 2005 年 11 月美国大观霉素的供应。

Update to CDC's sexually transmitted disease treatment guidelines 2006: fluoroquinolones no longer recommended for treatment of gonococcal infections. MMWR Morb Mortal Wkly Rep 2007; 56: 332–6.

由于耐药性的增加，美国 CDC 不再建议在美国、亚洲或太平洋岛屿获得感染的患者使用氟喹诺酮类药物。最近的数据表明，在美国获得的所有分离菌株中，耐药株约占 13%。氟喹诺酮类药物 10 年后仍未列入淋病的推荐治疗名单。

Surveillance of antibiotic resistance in Neisseria gonorrhoeae in the WHO Western Pacific and South East Asian Regions, 2009. WHO Western Pacific and South East Asia Gonococcal Antimicrobial Surveillance Programmes. Commun Dis Intell 2011; 35: 2–7.

最近来自中国、日本和亚洲其他地区的数据也显示氟喹诺酮类药物的耐药率非常高。澳大利亚和新西兰

35%~45% 的分离菌株对喹诺酮耐药。

Annual report of the Australian Gonococcal Surveillance Programme, 2010. Australian Gonococcal Surveillance Programme. Commun Dis Intell 2011; 35: 229–36.

在澳大利亚,青霉素已经从标准治疗方案中移除,因为在全国范围内存在耐药性(某些地区高达 44%)。然而,在澳大利亚发病率极高的偏远地区,用青霉素治疗往往仍然有效。其他工业化国家的情况也是如此。

Cephalosporin resistant Neisseria Gonorrhoeae: time to consider gentamicin? Ross JD, Lewis DA. Sex Transm Infect 2012; 88: 6–8.

20 世纪 70 年代和 80 年代关于庆大霉素疗效的研究显示,该药的治愈率为 65%~100%,没有不良反应的报告。

Neisseria gonorrhoeae antimicrobial susceptibility surveillance-The Gonococcal Isolate Surveillance Project, 27 sites, United State, 2014. Kirkcaldy RD, Harvey A, Rapp JR, Del Rio C, Soge OO, Holmes KK, et al. MMWR surveil Summ 2016; 65: 1–19.

这是第一份来自美国淋球菌分离监测项目(GISP)提供的全面监测数据的报告,总结了淋球菌随时间的易感性,并强调了新出现的头孢菌素耐药性对公共卫生的影响。抗生素敏感性模式因美国境内的地理区域和性伴侣的性别而异。例如,对四环素、环丙沙星、青霉素或所有三种抗生素具有耐药性的分离株在与男性发生性行为的男性中所占的百分比要大于只与女性发生性行为的男性。由于头孢曲松联合阿奇霉素的双重治疗是唯一推荐的淋病治疗方法,阿奇霉素和头孢菌素最小抑菌浓度的增加引起了人们对这些药物的耐药性的关注。阿奇霉素易感性的降低的比例(定义为最低抑制浓度 22.0μg/ml)从 2013 年的 0.6% 增加到 2014 年的 2.5%。目前还不清楚,阿奇霉素敏感性降低的分离菌株百分比的增加是否标志着一种不良趋势的开始。

特别关注

咽部感染

Treating uncomplicated Neisseria gonorrhoeae infections: is the anatomic site of infection important? Moran JS. Sex Transm Dis 1995; 22: 39–47.

对已发表的各种抗生素治疗试验的一份系统评价显示,在无合并症的淋病患者中,咽部感染是较难达到生物学治愈的。头孢菌素是其最佳的选择,大约能治愈至少 80% 的咽部感染。大观霉素治疗不可靠,其只有 52% 的有效率。阿奇霉素可提高口服头孢菌素治疗咽部感染的疗效。

播散性淋球菌感染

建议住院进行初步治疗。专家建议以头孢曲松 1g 肌注或静脉注射每 24 小时 1g 作为初始方案,再加上阿奇霉素单次口服 1g。在临床显著改善后的 24~48 小时内,可以根据抗菌药物敏感性测试的结果改用口服药物,总疗程至少为 7 天。可接受的替代疗法包括头孢噻肟或头孢唑肟,这两种药物的剂量都是每 8 小时静脉注射 1g,外加单剂量阿奇霉素(1g)。

妊娠

Treatment of gonorrhoeae in pregnancy. Cavenee MR, Farris JR, Spalding TR, Barnes DL, Castaneda YS, Wendel GD Jr. Obstet Gynecol 1993; 81: 33–8.

252 例患有淋病的孕妇被随机分配,接受三种不同的治疗方案:头孢曲松 250mg 肌肉注射,大观霉素 2g 肌肉注射,阿莫西林 3g 和丙磺舒 1g 口服。三种疗法的总的有效率分别为 95%、95% 和 89%。未增加致先天畸形的发生率。头孢曲松和大观霉素是最佳的治疗方案。孕妇不应用喹诺酮类或四环素类药物治疗。(注:由于美国已不再供应大观霉素,因此头孢曲松是首选的默认药物,与阿奇霉素一起推荐使用,推荐标准剂量。)不能耐受头孢菌素的孕妇应一次性给予阿奇霉素 2g。

新生儿眼炎

为预防新生儿淋球菌性眼炎,所有新生儿均需在双眼内注射预防药物,事实上这一程序是大多数州的法律所规定的。预防药物包括红霉素(0.5%)眼膏,可在出生后每只眼睛单一应用。眼部预防是必要的,因为它可以预防影响视力的淋球菌性眼炎,有良好的安全记录,易于管理,且便宜。当在结膜渗出液中发现典型的革兰氏阴性双球菌时,强烈建议对淋球菌性眼炎在获得细菌培养后就可以进行治疗。推荐的方案是头孢曲松单次 25~50mg/kg 静脉或肌注,不超过 125mg。无论是否使用全身性抗生素,局部治疗都是不合适的。

男 - 男性交者

Gonorrhea screening among men who have sex with men: value of multiple anatomic site testing, San Diego, California, 1997–2003. Gunn RA, O'Brien CJ, Lee MA, Gilchick RA. Sex Transm Dis 2008; 35: 845–8.

这一人群应每年在尿道、咽部和直肠部位筛查淋病感染。

[评论:美国 CDC 现在也建议每年对所有在 25 岁以下的性行为活跃的妇女和有较高感染风险的老年妇女(如有新的性伴侣,不止 1 个性伴侣或有性传播疾病的性伴侣)进行淋病

感染筛查。淋病的其他危险因素包括：在非一夫一妻制的人群中不使用避孕套，以前或共存的性传播疾病，以及用性交换金钱或药物。属于这些类别的个人也应该每年接受筛查。]

治疗失败

疑似治疗失败的患者或感染了在体外试验中显示有耐药性的菌株的患者，应咨询传染病专家，可能会考虑使用庆大霉素或吉米沙星。患者应使用至少250mg头孢曲松肌注或静脉，并确保性伴侣治疗。应及时向公共卫生机构报告这一情况。

（马景月　译，刘全忠　校）

第**93**章　移植物抗宿主病

原作者　Robert G.Micheletti

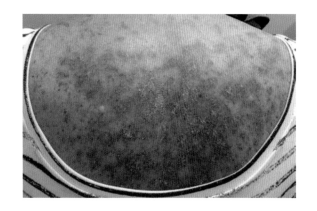

移植物抗宿主病(graft-versus-host disease,GVHD)是异基因造血干细胞移植术后幸存者发病和死亡的主要来源,移植后发生率约30%~70%。本病可累及皮肤、肝脏、胃肠道及其他器官,其发病原因为供者免疫细胞将宿主视为异己,导致炎症反应和器官损伤。在所有受累器官中,皮肤表现最为常见,也是受累最为严重的。

治疗策略

GVHD 的危险因素、发病时间、临床表现和治疗手段依赖于许多因素,包括移植的类型、HLA 相合度、供受者性别、移植前预处理的强度、GVHD 的预防方案。随着移植技术的发展,例如降低预处理强度、移植受体年龄的增加、新的预防方案、供者淋巴细胞回输,以及对重叠现象和晚发型急性 GVHD 认识的提高,已经淡化了对 GVHD 作为一种暂时性表现的经典理解。因为急性和慢性 GVHD 均可在发生于移植后的任何时间,两者基于临床表现可进行鉴别。非典型的临床表现,特别是慢性 GVHD,能够模拟其他皮肤科疾病,在诊断上存在一定困难;皮肤科医生的适时介入和皮肤活检,能够帮助诊断和治疗。

GVHD 的首要管理策略是预防方案的调整。对轻度皮肤型 GVHD,选择最佳的器官特异性支持治疗和局部治疗可能有足够的疗效。但当疾病更加严重时,最大化进行局部治疗,能够使得系统性免疫抑制治疗的需求尽可能减少,也能同时减少相关的不良反应。对中重度 GVHD,系统糖皮质激素是一线治疗,但许多 GVHD 表现出激素耐药或激素依赖。二线和三线治疗的证据来源于几个小型临床试验或病例分析,并常常出现争议性结果。因此,对于激素耐药的急慢性 GVHD 的最佳疗法尚不明确。已报道的有效性

及安全性均良好的常用药物包括:钙调磷酸酶抑制剂、体外光分离置换、霉酚酸酯、mTOR 抑制剂、鲁索替尼(应用逐渐增多)等。窄谱 UVB 和 PUVA 光疗等其他针对皮肤的疗法也可以使某些患者受益。未来,使用标准化方法来确定有效的疗法是必要的。除了帮助诊断和优化皮肤定向疗法,皮肤科医生可以在评估治疗反应、严重程度评分和研究中发挥重要作用。

急性 GVHD

特殊检查

- 皮肤活检
- 病史
- 肝功能检查
- 全血细胞计数
- 血清生化检查
- 生物标记物
- 可考虑病毒学检查(如巨细胞病毒)
- 可考虑肠镜/内镜

Clinical differentiation of acute cutaneous graft-versus-host disease from drug hypersensitivity reactions. Byun HJ, Yang JI, Kim BK, Cho KH. J Am Acad Dermatol 2011; 65: 726–32.

急性 GVHD 的皮肤表现通常缺乏特异性。但是累及面部(包括耳郭)、手掌、足跖的麻疹样皮疹对急性 GVHD 有提示意义,如出现腹泻和高胆红素血症则通常在皮疹出现后 2~3 天内。无上述表现倾向药物超敏反应的诊断,但不可排除 GVHD。

Quantitative analysis of eosinophils in acute graft-versus-host disease compared with drug hypersensitivity reactions. Weaver J, Bergfeld WF. Am J Dermatopathol 2010; 32: 31–4.

界面皮炎伴有基底层空泡变性和角化不良细胞以及卫星灶样细胞坏死是 GVHD 特征性的病理表现,但非特异性表现。只有当组织中嗜酸性粒细胞显著增多(每 10 个高倍视野内嗜酸性粒细胞 ≥ 16 个)时,方可放心地诊断药物超敏反应,而排除急性 GVHD。因此,急性 GVHD 诊断和治疗的决定不应依赖皮肤活检结果。

ST2 as a marker for risk of therapy-resistant graft-versus-host disease and death. Vander Lugt MT, Braun TM, Hanash S, Ritz J, Ho V T, Antin JH, et al. N Engl J Med 2013; 369: 529–39.

血清生物标志物帮助诊断和预测 GVHD 的严重程度及预后正在研究之中，但目前尚不能应用于临床。其中之一就是 suppression of tumorigenicity 2（ST2），它是白介素 -1 受体家族中的一员，能够预测 GVHD 治疗抵抗的风险和骨髓移植后非复发性死亡率。

一线治疗	
• 局部糖皮质激素	D
• 系统糖皮质激素［甲泼尼龙 1~2mg（kg·d）］	A

局部糖皮质激素，皮肤护理和预防性治疗（例如，环孢素、他克莫司、甲氨蝶呤），对轻度皮肤型 GVHD（Ⅰ级，定义为皮肤 GVHD 受累面积 ≤ 50% 体表面积，无肝脏和胃肠道受累）有足够疗效。

Effectiveness and safety of lower dose prednisone for ini-tial treatment of acute graft-versus-host disease: a random-ized controlled trial. Mielcarek M, Furlong T, Storer BE, Green ML, McDonald GB, Carpenter PA, et al. Haematologica 2015; 10: 842–8.

对于 Ⅱ 级及以上急性 GVHD（皮肤 GVHD 受累面积 >50% 体表面积，或肝脏、胃肠道受累），系统糖皮质激素是初始治疗的主要药物，一般泼尼松剂量为 2mg/（kg·d）或相当剂量，随后逐渐减量。一项随机对照试验比较了标准剂量和低剂量［0.5~1mg/（kg·d）］糖皮质激素的疗效，结果表明低剂量泼尼松作为急性 GVHD 的初始治疗可能是有效的。

二线治疗	
• 霉酚酸酯	B
• 体外细胞光分离置换	B
• 依那西普	B
• 钙调磷酸酶抑制剂（他克莫司、环孢素）	B
• mTOR 抑制剂（西罗莫司）	B

First-and second-line systemic treatment of acute graft-versus-host disease: recommendations of the American Society of Blood and Marrow Transplantation. Martin PJ, Rizzo JD, Wingard JR, Ballen K, Curtin PT, Cutler C, et al. Biol Blood Marrow Transpl 2012; 18: 1150–63.

在本篇关于急性 GVHD 的主要和次要治疗的综述中，二线治疗的证据来源于小型试验或病例分析，且常常互相矛盾。对于激素耐药的急性 GVHD 的最佳治疗手段尚不明确。

Etanercept, mycophenolate, denileukin, or pentostatin plus corticosteroids for acute graft-versus-host disease: a randomized phase 2 trial from the Blood and Marrow Transplant Clinical Trials Network. Alousi AM, Weisdorf DJ, Logan BR, Bolaños-Meade J, Carter S, Difronzo N, et al. Blood 2009; 114: 511–7.

在这项 Ⅱ 期、随机临床试验中，系统皮质类固醇治疗联合霉酚酸酯比联合依那西普、地尼白介素、喷司他丁有更高的总应答率和总生存率，感染性并发症发生率更低。

Phase 3 clinical trial of steroids/mycophenolate mofetil vs. steroids/placebo as therapy for acute GVHD: BMT CTN 0802. Bolaños-Meade J, Logan BR, Alousi AM, Antin JH, Barowski K, Carter SL, et al. Blood 2014; 124: 3221–7.

霉酚酸酯常用于急性 GVHD 的二线治疗，虽然似乎比其他二线药物更有效，但它的实际疗效有限。该 Ⅲ 期随机双盲试验在糖皮质激素联合霉酚酸酯与单独使用糖皮质激素治疗无效后提前结束。

Etanercept plus methylprednisolone as initial therapy for acute graft-versus-host disease. Levine JE, Paczesny S, Mineishi S, Braun T, Choi SW, Hutchinson RJ, et al. Blood 2008 ; 111 : 2470–5.

与单独使用糖皮质激素相比，依那西普联合糖皮质激素的治疗方案更有可能达到完全缓解（69% vs. 33%）和更高的 100 天生存率（82% vs. 66%）。

Sirolimus for treatment of steroid-refractory acute graft-versus-host disease. Hoda D, Pidala J, Salgado-Vila N, Kim J, Perkins J, Bookout R, et al. Bone Marrow Transplant 2010; 45: 1347–51.

西罗莫司用于 34 名激素耐药的急性 GVHD 患者的初始治疗。总体应答率为 76%，其中 44% 完全应答。并发症包括骨髓抑制和溶血性尿毒综合征。

Extracorporeal photopheresis versus anticytokine therapy as a second-line treatment for steroid-refractory acute GVHD: a multicenter comparative analysis. Jagasia M, Greinix H, Robin M, Das-Gupta E, Jacobs R, Savani BN. Biol Blood Marrow Transplant 2013; 19: 1129–33.

一项 98 例激素耐药型急性 GVHD 患者的回顾性分析表明，接受光分离置换术比抗细胞因子（依那西普或伊诺莫单抗）治疗有更高的完全缓解率（54% vs. 20%）和生存率。体外光分离置换具有优异的安全性。

Diagnosis and management of acute graft-versus-host disease. Dignan FL, Clark A, Amrolia P, Cornish J, Jackson G, Mahendra P, et al. Br J Haematol 2012; 158: 30–45.

循证为基础的急性 GVHD 指南的综述。喷司他丁、阿仑单抗、间充质干细胞和甲氨蝶呤作为二线治疗失败后的三线治疗或在临床试验中的内容。这些药物大部分数据有限或有负面 / 有冲突的数据。其他对激素耐药型急性 GVHD 可能有治疗意义的药物包括：鲁索替尼、托珠单抗、抗胸腺细胞球蛋白等。

Ruxolitinib in corticosteroid-refractory graft-versus-host disease after allogeneic stem cell transplantation: a multicenter survey. Zeiser R, Burchert A, Lengerke C, Verbeek M, Maas-Bauer K, Metzelder SK, et al. Leukemia 2015; 29: 2062–8.

54 例使用 Jak1/2 抑制剂鲁索替尼治疗激素耐药型急性 GVHD，其应答率为 82%，包括 25 例完全应答。这类药物在急性和慢性 GVHD 的治疗方面越来越受到关注。

A phase Ⅲ study of infliximab and corticosteroids for the initial treatment of acute graft-versus-host disease. Couriel DR, Saliba R, de Lima M, Giralt S, Andersson B, Khouri I, et al. Biol Blood Marrow Transplant 2009; 15: 1555–62.

尽管一些病例分析证明了英夫利昔单抗的益处，但本试验的 63 例 Ⅱ~Ⅳ级急性 GVHD 患者与单独使用甲基泼尼松龙相比，初始联合使用激素和英夫利昔单抗并没有获益。

Basiliximab for the treatment of steroid-refractory acute graft-versus-host disease after unmanipulated HLA-mismatched/haploidentical hematopoietic stem cell transplantation. Wang JZ, Liu KY, Xu LP, Liu DH, Han W, Chen

H, et al. Transplant Proc 2011; 43: 1928–33.

嵌合的 IL-2 受体拮抗剂巴利昔单抗在 46 例 /53 例激素耐药型急性 GVHD 患者中产生了治疗反应。

The mesenchymal stromal cells dilemma—does a negative phase Ⅲ trial of random donor mesenchymal stromal cells in steroid-resistant graft-versus-host disease represent a death knell or a bump in the road? Galipeau J. Cytotherapy 2013; 15: 2–8.

尽管 Ⅱ 期研究取得了可喜的结果，Ⅲ 期试验在新发和激素耐药急性 GVHD 的主要治疗终点结果均以失败告终。

Narrowband ultraviolet B phototherapy for treatment of steroid-refractory and steroid-dependent acute graft-versus-host disease. Feldstein JV, Bolaños-Meade J, Anders VL, Abuav R. J Am Acad Dermatol 2011; 65: 733–8.

14 例以皮肤受累为主要表现的激素耐药或依赖型急性 GVHD 中，11 例取得了完全或部分缓解，表明窄谱 UVB 对既定的急性 GVHD 患者是一种潜在的有效、低风险且直接作用皮肤的治疗手段。

慢性 GVHD

National Institutes of Health consensus development project on criteria for clinical trials in chronic graft-versus-host disease: I. Diagnosis and staging working group report. Filipovich AH, Weisdorf D, Pavletic S, Socie G, Wingard JR, Lee SJ, et al. Biol Blood Marrow Transplant 2005; 11: 945–56.

慢性 GVHD 的诊断性皮肤表现包括皮肤异色，苔藓样皮疹，苔藓样硬化样、硬斑样和硬皮病的表现。本位详细论述了反应标准、分期、分级的标准。

Atypical manifestations of graft-versus-host disease. Cornejo CM, Kim EJ, Rosenbach M, Micheletti RG. J Am Acad Dermatol 2015; 72: 690–5.

GVHD 有很多常见的和不典型的表现。活检和其他检查可能有助于无诊断性特征的慢性 GVHD 的确诊。

一线治疗	
• 系统糖皮质激素	A
• 系统糖皮质激素联合钙调磷酸酶抑制剂	C

Organ-specific management and supportive care in chronic graft-versus-host disease. Dignan FL, Scarisbrick JJ, Cornish J, Clark A, Amrolia P, Jackson G, et al. Br J Haematol 2012; 158: 62–78.

初始治疗的选择依赖于疾病严重程度、受累器官和其他因素。器官特异性支持治疗（例如，保湿、防晒）和多学科联合治疗是有益的。

Diagnosis and management of chronic graft-versus-host disease. Dignan FL, Amrolia P, Clark A, Cornish J, Jackson G, Mahendra P, et al. Br J Haematol 2012; 158: 46–61.

对于中重度慢性 GVHD 患者，糖皮质激素是一线系统治疗手段，通常起始剂量为泼尼松 1mg/（kg·d），根据临床反应情况逐渐减量。缺乏比较高剂量和低剂量糖皮质激素治疗的随机研究。对于仅累及皮肤的慢性 GVHD，适当的局部激素治疗和直接作用皮肤的治疗可能减少激素用量。

Therapy for chronic graft-versus-host disease: a randomized trial comparing cyclosporine plus prednisone versus pred-nisone alone. Koc S, Leisenring W, Flowers ME, Anasetti C, Deeg HJ, Nash RA, et al. Blood 2002; 100: 48–51.

泼尼松联合环孢素初始治疗比单一泼尼松治疗可能减少激素相关毒副作用，但在死亡率和治疗结束的时间方面两者并无差异。对照单一泼尼松治疗，其他药物作为慢性 GVHD 的初始治疗的随机试验均以失败告终。

二线治疗	
• 钙调磷酸酶抑制剂	C
• 体外光分离置换	B
• 霉酚酸酯	C
• mTOR 抑制剂（西罗莫司、依维莫司）	C
• 利妥昔单抗	B
• 伊马替尼	C
• UVB，窄谱 UVB	C
• PUVA，UVA1	C

Consensus conference on clinical practice in chronic GVHD: second-line treatment of chronic graft-versus-host disease. Wolff D, Schleuning M, von Harsdorf S, Bacher U, Gerbitz A, Stadler M, et al. Biol Blood Marrow Transplant 2011; 17: 1–17.

泼尼松 1mg/（kg·d）初始治疗仍病情进展的、4~6 周治疗后无反应的，或者试图减量至 0.5mg/（kg·d）时反弹的慢性 GVHD 需要额外的治疗。初始二线治疗包括文献中列述的有治疗活性且有足够安全性的药物，如钙调磷酸酶抑制剂、体外光分离置换术、霉酚酸酯、mTOR 抑制剂、伊马替尼或利妥昔单抗。遗憾的是，对于治疗反应缺乏预测，试验性治疗是唯一能够确定某一药物针对指定患者的有效性和是否适合联合治疗的手段。

Extracorporeal photopheresis for the treatment of acute and chronic graft-versus-host disease in adults and children: best practice recommendations from an Italian Society of Hemapheresis and Cell Manipulation (SIdEM) and Italian Group for Bone Marrow Transplantation (GITMO) consen-sus process. Pierelli L, Perseghin P, Marchetti M, Messina C, Perotti C, Mazzoni A, et al. Transfusion 2013; 53: 2340–52.

735 名激素抵抗或激素依赖型慢性 GVHD 患者中，体外光分离置换术的应答率为 50%~65%。约 25%~35% 的患者能够明显减少激素用量。

Efficacy of mycophenolate mofetil in the treatment of chronic graft-versus-host disease. Lopez F, Parker P, Nademanee A, Rodriquez R, Al-Kadhimi Z, Bhatia R, et al. Biol Blood Marrow Transplant 2005; 11: 307–13.

接受霉酚酸酯作为二线治疗的患者中，18 名（75%，$n=24$）对治疗应答，14 名（64%，$n=22$）使用泼尼松的患者能够减少激素剂量。并发症包括胃肠道副作用、血液系统毒性和感染发生。

Therapy of sclerodermatous chronic graft-versus-host disease with mammalian target of rapamycin inhibitors. Jedlickova Z, Burlakova I, Bug G, Baurmann H, Schwerdtfeger R, Schleuning M. Biol Blood Marrow Transplant 2011; 17: 657–63.

34 名重度硬皮病样慢性 GVHD 患者对西罗莫司或依维莫司有 76% 的总应答率。在小部分患者中可发生高脂血症、伤口愈合困难、全血细胞减少、感染和血栓性微血管病。

A randomized phase II crossover study of imatinib or ritux-imab for cutaneous sclerosis after hematopoietic cell trans-plantation. Arai S, Pidala J, Pusic I, Chai X, Jaglowski S, Khera N, et al. Clin Cancer Res 2016; 22: 319–27.

一项 II 期随机对照研究中，35 名激素耐药的硬化型慢性 GVHD 患者，9 名（26%）接受伊马替尼治疗，10 名（37%）接受利妥昔单抗治疗，均取得了一定程度皮肤硬化和关节活动度的改善。该研究的应答率较以往报道的相同药物的应答率更低，这反映出对应答标准的更加严格，以及硬化型慢性 GVHD 难治性的本质。

Graft-versus-host disease: part Ⅱ. Management of cutaneous graft-versus-host disease. Hymes SR, Alousi AM, Cowen EW. J Am Acad Dermatol 2012; 66: 535.

PUVA、PUVA 浴、UVB、窄谱 UVB 和 UVA1 在小样本病例系列中均展示一定疗效。UVB 和窄谱 UVB 对扁平苔藓样表现疗效最佳，PUVA 和 UVA1 穿透力更深，更适合硬皮病样 GVHD。

三线治疗（系统治疗）	
• 鲁索替尼	C
• 糖皮质激素冲击治疗	C
• 白介素 -2	C
• 喷司他丁	B
• 低剂量甲氨蝶呤	C
• 沙利度胺	B
• 羟氯喹	C
• 英夫利昔单抗	C
• 依那西普	C
• 阿法塞特	C
• 阿仑单抗	C
• 环磷酰胺	C
• 维 A 酸 / 异维 A 酸 / 阿维 A	C
• 氯法齐明	C
• 胸腹部放射治疗	C
• 间充质干细胞治疗	C

三线治疗（口腔 GVHD）	
• 局部糖皮质激素	C
• 局部钙调磷酸酶抑制剂	C
• 口腔内 PUVA	C
• 口腔 UVB	C

Ruxolitinib in corticosteroid-refractory graft-versus-host disease after allogeneic stem cell transplantation: a mul-ticenter survey. Zeiser R, Burchert A, Lengerke C, Verbeek M, Maas-Bauer K, Metzelder SK, et al. Leukemia 2015; 29: 2062–8.

一项多中心回顾性研究，35 名 /41 名（85%）激素耐药型慢性 GVHD 患者对 JAK1/2 抑制剂鲁索替尼应答。并发症包括全血细胞减少和巨细胞病毒再活化。

Interleukin-2 and regulatory T cells in graft-versus-host dis-ease. Koreth J, Matsuoka K, Kim HT, McDonough SM, Bindra B, Alyea EP 3rd, et al. N Engl J Med 2011; 365: 2055–66.

低剂量白介素 -2 刺激调节性 T 细胞增殖。一项纳入 23 名患者的 Ⅰ 期研究中 12 名部分应答，11 名病情稳定。

Phase Ⅱ study of pentostatin in patients with corticosteroid-refractory chronic graft-versus-host disease. Jacobsohn DA, Chen AR, Zahurak M, Piantadosi S, Anders V, Bolaños-Meade J, et al. J Clin Oncol 2007; 25: 4255–61.

58 名重度预处理的慢性 GVHD 患者（4 种先前治疗中位数）接受每 2 周喷司他丁 $4mg/m^2$ 治疗 12 次。总应答率为 55%（32/58），31 名可见明显改善。2 年生存率为 70%，主要合并症为感染。

（于 聪 译，张建中 校）

第94章　环状肉芽肿

原作者　Eanas Bader，Andrew Ilchyshyn

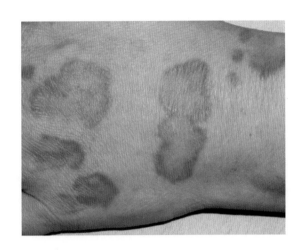

环状肉芽肿（granuloma annulare，GA）是一种自限性皮肤病，典型皮疹为光滑的肤色、淡红色或紫色的串珠状斑块，常呈弓形或环形，分布于四肢末端。其他类型包括播散型、穿通型和皮下型。其典型的病理表现是中央胶原渐进性坏死及周围淋巴组织细胞浸润。

GA 的病因及发病机制尚不清楚，目前其与糖尿病的关系存在争议，既往研究证据不一。近来也有环状肉芽肿伴发血脂异常、自身免疫性甲状腺炎、病毒性肝炎（乙型肝炎和丙型肝炎）、人类免疫缺陷病毒（HIV）感染、恶性肿瘤（淋巴瘤和实体器官肿瘤）的少许报道。

治疗策略

局限型环状肉芽肿常可根据临床表现来诊断，但对于比较少见的亚型则需要通过皮肤活检来明确诊断。一旦明确诊断，应慎重除外糖尿病的可能，上述的其他疾病与 GA 的关联比较罕见。

大部分环状肉芽肿没有明显的临床症状且具有自限性，因此，是否需要积极治疗值得斟酌。对许多患者而言，向其告知本病是良性的且能够自愈即可。对于疼痛和影响美观的皮损可考虑予以积极地治疗，尽管证据显示许多治疗方法的效果并不理想。

局限型环状肉芽肿可予糖皮质激素外用或局部封闭。外用丙酸氯倍他索（特美肤）洗剂后，用硅胶封包，每周更换 1 次敷料，最长可持续使用 6 周。另外，也可以皮损内局部注射曲安奈德，必要时可间隔 6~8 周重复 1 次；使用液氮冷冻疗法可以根据需要每 3~4 周重复 1 次。对于顽固的皮损可选用光动力疗法、紫外线 A1 光疗（UVA1）、干扰素局部封闭、激光疗法；较大及隆起的皮损则可能需要行手术切除。

播散型环状肉芽肿可持续很长时间不消退，患者常因影响美观寻求治疗。治疗可选用 UVA，补骨脂素联合 UVA（psoralen and ultraviolet A，PUVA）疗法，但易复发。异维 A 酸和氨苯砜对改善或清除播散型环状肉芽肿有效。外用他克莫司和吡美莫司治疗播散型环状肉芽肿比治疗局限型环状肉芽肿更有效。另外，文献报告还可使用激光、富马酸酯、羟氯喹、甲氨蝶呤、氯霉素、环孢素、羟基脲、多西环素、三联抗生素冲击疗法，系统使用类固醇激素、阿达木单抗、英夫利昔单抗、蒽林、维生素 E、别嘌呤醇、烟酰胺、己酮可可碱和去纤苷。

特殊检查

- 检查糖化血红蛋白（hemoglobin A1C，HbA1c）

类脂质渐进性坏死与糖尿病有着密切的关联，但环状肉芽肿和糖尿病的相关性尚不清楚。虽然如此，进行糖化血红蛋白检测以除外糖尿病也许是明智的。

Carbohydrate tolerance in patients with granuloma annulare. Study of fifty-two cases. Haim S, Freidman-Birnbaum R, Haim N, Shafrir A, Ravina A. Br J Dermatol 1973; 88: 447–51.

在 39 例局限型环状肉芽肿患者中，23% 的患者糖耐量异常，与对照人群的发生率相同；而 13 例播散型肉芽肿患者中则有 77% 的患者糖耐量异常。

Absence of carbohydrate intolerance in patients with granuloma annulare. Gannon TF, Lynch PJ. J Am Acad Dermatol 1994; 30: 662–3.

在纳入研究的 23 例环状肉芽肿患者中，平均糖化血红蛋白水正常。其中 13 例为局限型，另 10 例为播散型。

Localised granuloma annulare is associated with insulindependent diabetes mellitus. Muhlemann MF, Williams DDR. Br J Dermatol 1984; 111: 325–9.

本回顾性研究纳入了 557 例 1 型糖尿病患者，并发现其中 16 例有环状肉芽肿，明显高于预期值 0.9 例。

局限型环状肉芽肿

Granuloma annulare and necrobiosis lipoidica treated by jet injector. Sparrow G, Abell E. Br J Dermatol 1975; 93: 85–9.

该研究 45 例 GA 患者,每 6~8 周皮损内注射 1 次曲安奈德,连续 3 次,可使 68% 环状肉芽肿患者达到完全有效。约一半的患者出现复发,但复治仍然有效。

Successful outcome of cryosurgery in patients with granuloma annulare. Blume-Peytavi U, Zouboulis CC, Jcobi H, Scholz A, Bisson S, Orfanos CE. Br J Dermatol 1994; 130: 494–7.

在 31 例环状肉芽肿患者中,22 例使用液氮冷冻,另 9 例使用一氧化氮,仅经过 1 次冻融循环后 81% 的皮损消退。4 例患者的巨大皮损在使用液氮冷冻后出现持久的萎缩性瘢痕。

冻融循环的时间避免超过 10 秒及注意避免治疗区域的重叠,应该有可能防止出现上述情况。

Granuloma annulare of childhood successfully treated with potent topical corticosteroids previously unresponsive to tacrolimus ointment 0.1%: report of three cases. Rallis E, Stavropoulou E, Korfitis C. Clin Exp Dermatol 2009; 34: e475–6.

在 3 例 7~10 岁的儿童中,使用 0.05% 丙酸氯倍他索或 0.1% 糠酸莫米松外用于患处(未封包),每日 2 次,连续使用 2~3 周后局限性 GA 完全缓解。

Successful treatment of chronic skin diseases with clobetasol propionate and a hydrocolloid occlusive dressing. Volden G. Acta Dermatol Venereol 1992; 72: 69–71.

在本试验中,使用硅胶敷料封包丙酸氯倍他索治疗多种慢性皮肤病。3 例的环状肉芽肿患者在治疗 4 周后达到完全有效标准。

此疗法的优点是无痛,但其疗效证据并不强。

Treatment of granuloma annulare with the 595 nm pulsed dye laser (PDL), a multicenter retrospective study with long-term follow-up. Passeron T, Fusade T, Vabres P, Bousquet Rouaud R, Collet-Vilette A-M, Dahan S, et al. J Eur Acad Dermatol Venereol 2013; 27: 785–8.

在这项研究中,5 例局限性 GA 患者和 8 例播散型 GA 患者接受了 3 次脉冲染料激光治疗,只有局限性 GA 患者出现了有效反应。

Granuloma annulare treated with excimer laser. Bronfenbrener R, Ragi J, Milgraum S. J Clin Aesthet Dermatol 2012; 5: 43–5.

1 例 73 岁,有播散型 GA 病史 40 年余的女性患者,其手背接受准分子激光治疗。每次治疗剂量为 $300mJ/cm^2$(5 频次)。经过 15 次治疗后皮损完全消退,随访 6 个月治疗部位无复发。

Photodynamic therapy for granuloma annulare: more than a shot in the dark. Weisenseel P Kuznetsov AV, Molin S, Ruzicka T, Berking C, Prinz JC. Dermatology 2008; 217: 329–32.

对 7 例 GA 患者局部使用氨基酮戊酸光动力治疗(photodynamic therapy with topical aminolevulinic acid, ALA-PDT),每次治疗间隔 2~4 周,共 3 个疗程。2 例患者皮损完全清除,2 例明显改善,3 例无反应。

A retrospective analysis of real-life practice of off-label photodynamic therapy using methyl aminolevulinate (MAL-PDT) in 20 Italian dermatology departments. Part 1: inflammatory and esthetic indications. Calzavara-Pinton PG, Rossi MT, Aronson E, Sala R, Arpaia N, Burtica EC. J Photochem Photobiol Sci 2013; 12: 148–57.

13 例 GA 患者中有 9 例病情出现好转。

Successful treatment of granuloma annulare with imiquimod cream 5%: A report of four cases. Badavanis G, Monastirli A, Pasmatzi E, Tsambaos D. Acta Dermatol Venereol 2005; 85: 547–8.

四肢有多个皮损的 4 例环状肉芽肿患者,每天使用 5% 的咪喹莫特软膏治疗 1 次。大部分皮损在 12 周内消退,随访 18 个月未见复发。

Granuloma annulare: Dramatically altered appearance after application of 5% imiquimod cream. Stephenson S, Nedorost S. Pediatr Dermatol 2008; 25: 138–9.

1 例儿童在使用 5% 咪喹莫特治疗附近的扁平疣时误将药物用于环状肉芽肿皮损,使环状肉芽肿皮损加重。

Management of periocular granuloma annulare using topical dapsone. Kassardjian M, Patel M, Shitabata P, Horowitz D. J Clin Aesthet Dermatol 2015; 8: 48–51.

1 例 41 岁男性病患,右上眼睑及外眼角有弓形 GA,每日 2 次外用 5% 氨苯砜凝胶治疗,3 周后病情明显改善。

Periorbital granuloma annulare successfully treated with tacrolimus 0.1% ointment. Gomez-Moyano E, Vera-Casaño A, Martinez S, Sanz A. Int J Dermatol 2014; 53: e156–7.

Scarification treatment of granuloma annulare. Wilkin JK, DuComb D, Catrow FF. Arch Dermatol 1982; 118: 68–9.

使用划痕法成功治疗了 2 例环状肉芽肿患者,治疗方法为使用 19 号注射器针头在皮损画一横线使毛细血管出血。每周治疗 1 次,连续 8 周,之后每 3 周治疗 1 次。

Surgical pearl: surgical treatment of tumor-sized granuloma annulare of the fingers. Shelley WB, Shelley ED. J Am Acad Dermatol 1997; 37: 473–4.

本例个案报告采用外科方法削除病灶治疗 1 例结节性环状肉芽肿,创面达到 2 期愈合。

Multiple localized granuloma annulare: Ultraviolet A1 phototherapy. Frigerio E, Franchi C, Garutti C, Spadina S, Altomare GF. Clin Exp Dermatol 2007; 32: 762–4.

4 例有多个局限型环状肉芽肿的患者使用大剂量的 UVA1 治疗有效。治疗方案为:第 1 天起始剂量 60J/cm^2,之后每日剂量 100J/cm^2,每周 5 次,连续 3 周。

Treatment of granuloma annulare by local injections with low-dose recombinant human interferon gamma. Weiss JM, Muchenberger S, Schopf E, Simon JC. J Am Acad Dermatol 1998; 39: 117–19.

3 例局限型环状肉芽肿患者皮损内注射重组人 γ- 干扰素(每处皮损 2.5 × 10^5 IU),连续 7 天,然后每周 3 次,持续 2 周,所有皮损都在疗程结束时消退。

Granuloma annulare treated with rifampin, ofloxacin, and minocycline combination therapy. Marcus DV, Mahmoud BH, Hamzavi IH. Arch Dermatol 2009; 145: 787–9.

6 例局限性 GA 患者使用利福平 600mg、氧氟沙星 400mg、米诺环素 100mg 联合治疗,每月 1 次,3~5 个月后

皮损完全清除。

播散型环状肉芽肿

一线治疗	
• UVA1	B
• PUVA	C
• 窄波 UVB(NB-UVB)	D
• 异维 A 酸	C
• 口服氨苯砜	C
• 外用他克莫司	E
• 局部光动力治疗	E

UVA1 Phototherapy for disseminated granuloma annulare. Schnopp C, Tzaneva S, Mempel M, Schulmerster K, Abeck D, Tanew A. Photodermatol, Photoimmunol Photomed 2005; 21; 68–71.

20 例播散性环状肉芽肿患者接受 UVA1(340~400nm)光疗,其中一半的患者获得了较好或极好的效果,大部分的患者满意,但停止治疗很快复发。

Psoralen and ultraviolet A in the treatment of granuloma annulare. Browne F, Turner D, Goulden V. Photodermatol Photoimmunol Photomed 2011; 27: 81–4.

一项包含 33 例患者的回顾性研究显示,经过每周 2 次的 PUVA 治疗,50% 的患者皮损得以清除,16% 有良好改善,25% 中度改善,9% 效果欠佳。79% 的患者在 6 个月时皮损仍缓解,但只有 32% 的患者在 12 个月时仍维持缓解状态。

Clearance of generalized papular umbilicated granuloma annulare in a child with bath PUVA therapy. Batchelor R, Clark S. Pediatr Dermatol 2006; 23: 72–4.

PUVA 光疗清除了 GA 皮损。

NB-UVB phototherapy for generalized granuloma annulare. Pavlovsky M, Samuelov L, Sprecher E, Matz H. Dermatol Ther 2016; 29: 152–4.

一项包含 13 例播散型 GA 患者的回顾性研究显示,54% 的患者对窄波紫外线光疗有完全或部分反应。

Generalized granuloma annulare in a patient with type 2 diabetes mellitus: successful treatment with isotretinoin. Sahin M, Türel-Ermertcan A, Oztürkcan S, Türkdogan P. J Eur Acad Dermatol Venereol 2006; 20: 111–4.

A case of generalized granuloma annulare with myelodys-

plastic syndrome: successful treatment with systemic isotretinoin nd topical pimecrolimus 1% cream combination. Baskan EB, Turan A, Tunali S. J Eur Acad Dermatol Venereol 2007; 21: 693–5.

1例播散型GA男性患者,口服异维A酸0.5mg/(kg·d),同时每日2次外用1%吡美莫司乳膏,治疗4个月后病情完全缓解。

关于异维A酸[0.5~1mg/(kg·d)]成功用于播散型GA治疗的病例多有报道。

The response of generalised granuloma annulare to dapsone. Czarnecki DB, Gin D. Acta Derm Venereol 1986; 66: 82–4.

6例播散性环状肉芽肿患者使用氨苯砜治疗,剂量为100mg/d。所有患者都达到了完全缓解,其中5例在8周之内皮损完全消退,4例在停用氨苯砜治疗后20个月持续缓解。

Efficacy of dapsone on disseminated granuloma annulare: a case report and review of literature. Martin-Sáez E, Fernández-Guarino M, Carrillo-Gijòn R, Muñoz-Zato E, Jaén-Olasolo P. Actas Dermosifiliogr 2008; 99: 64–8.

1例患者口服氨苯砜100mg/d,2个月时病情开始改善,15个月时皮损得以清除,停药数月未见复发。

Successful treatment of disseminated granuloma annulare with topical tacrolimus. Jain S, Stephens GJM. Br J Dermatol 2004; 150: 1042–3.

4例患者外用0.1%他克莫司乳膏治疗,每日2次,治疗6周后,2例患者的皮损完全清除,另外2例患者亦有明显改善,停药6周后病情无复发或恶化。

Generalized granuloma annulare treated with methylaminolevulinate photodynamic therapy (MAL-PDT). Piaserico S, Zattra E, Linder D, Peserico A. Dermatology 2009; 218: 282–4.

3例持续性播散型GA患者接受MAL-PDT治疗后有效。

二线治疗	
• 外用糖皮质激素	E
• 系统使用糖皮质激素	E
• 外用吡美莫司	E
• 羟氯喹	D
• 延胡索酸酯	C
• 苯丁酸氮芥	D
• 多西环素	E
• 别嘌呤醇	E
• 烟酰胺	E
• 己酮可可碱	E
• 口服骨化三醇	E
• 每月1次口服利福平、氧氟沙星和米诺环素	D
• 环孢素	E
• 甲氨蝶呤	E
• 羟基脲	E
• 去纤苷	E
• 蒽林	E
• 阿达木单抗	D
• 英夫利昔单抗	E
• 益赛普	E
• Nd:YAG激光	E
• 口服维生素E和白三烯抑制剂	E
• 外用维生素E	E

A contact dermatitis reaction to clobetasol propionate cream associated with resolution of recalcitrant, generalised granuloma annulare. Agarwal S, Berth-Jones J. J Dermatol Treat 2000; 11: 279–82.

1例播散型GA患者局部使用氯倍他索皮损得以清除,但该患者出现了药物接触过敏,推测该反应可能也发挥了一定的治疗作用。

Granuoma annulare, generalised. Larralde J. Arch Dermatol 1963; 87: 777–8

1例个案报告描述了系统使用糖皮质激素治疗播散型环状肉芽肿的情况。

系统使用糖皮质激素可能会使已患有的糖尿病加重。

Pimecrolimus 1% cream in the tretment of disseninated granuloma annulare. Rigopoulos D, Prantsidis A, Christofidou E, Ioannides D, Gregoriou S, Katsambas A. Br J Dermatol 2005; 152: 1364–5.

1例成人患者,每日2次外用吡美莫司乳膏,连续3个月,病情改善。

Antimalarials for control of disseminated granuloma annulare in children. Simon M, von den Driesch p. J Am Acad Dermatol 1994; 31: 1064–5.

6例患儿使用羟氯喹3~6mg/(kg·d)治疗,6周内皮损完全消退,随访2年半病情无复发。

Treatment of generalized granuloma annulare with hydroxychloroquine. Cannistraci C, Lesnoni La Parola I, Falchi M, Picardo M. Dermatology 2005; 211: 167–8.

9 例患者中有 4 例在服用羟氯喹 4 个月后完全缓解，药物减量方案如下：9mg/(kg·d)，持续 2 个月；6mg/(kg·d)，持续 3 个月；2mg/(kg·d)，持续 4 个月。1 例儿童患者按上述剂量的 50% 进行治疗。

Therapy of noninfectious granulomatous skin diseases with fumaric acid esters. Breuer K, Gutzmer R, Völker B, Kapp A, Werfel T. Br J Dermatol 2005; 152: 1290–5.

13 例播散型 GA 患者接受 Fumaderm（一种富马酸二甲酯制剂）治疗，在可耐受的情况下逐渐增加剂量，8 例患者病情得到改善，疗程为 3 个月至 14 个月以上。

Treatment of disseminated granuloma annulare recalcitrant to topical therapy: a retrospective 10 year analysis with comparison of photochemotherapy alone versus photochemotherapy plus oral fumaric acid esters. Wollina U, Langner D. J Eur Acad Dermatol Venereol 2011; 26: 1319–21.

一项回顾性研究比较了单独使用 PUVA 和口服 PUVA 加延胡索酸酯的疗效。研究显示 PUVA 和延胡索酸酯联合使用有更好的皮损清除率，可使皮损完全或几乎完全清除，且达到相同疗效需要的 UVA 总剂量更低。

有一小部分患者按照延胡索酸酯治疗银屑病的用药方案治疗播散型 GA，疗效明确。

Low-dose chlorambucil in che tretment of generalised granuloma annulare. Kossard S, Winkelmann PK. Dermatologica 1979; 158: 443–50.

苯丁酸氮芥（2mg，每日 2 次）治疗 6 例患者，其中 5 例治疗 12 周后有明显改善。作者认为只有在处理难治且有迫切治疗需求的环状肉芽肿患者时才应考虑使用苯丁酸氮芥，且疗程最多不超过 12 周。

Generalized granuloma annulare response to doxycycline. Duarte AF; Mota A, Pereira M, Baudrier T, Azevedo F. J Eur Acad Dermatol Venereol 2009; 23: 84–5.

1 例 GA 女性患者，在使用多西环素（100mg/d）治疗 10 周后病情几乎完全缓解。

Treatment of disseminated granuloma annulare with allopurinol: case report. Mazzatenta C, Ghilardi A, Grazzini M. Dermatol Ther 2010; 23 (Suppl 1): S24–7.

别嘌呤醇对难治性播散性 GA 患者是一种选择，剂量为 300mg，每日 2 次。

Response of generalized granuloma annulare to high-dose niacinamide. Ma M, Medenica M. Arch Dermatol 1983; 119: 836–9.

1 例播散型 GA 患者，经过烟酰胺 1 500mg/d 治疗 6 个月后，病情缓解。

Generalised granuloma annulare successfully treated with pentoxifylline. Rubel DM, Wood G, Rosen R, Jopp-Mckay A. Australas J Dermatol 1993; 34: 103–8.

1 例播散型 GA 男性患者在接受己酮可可碱（400mg，每日 3 次）治疗 4 周后，丘疹得到显著清除。

Granuloma annulare responsive to oral calcitriol. Boyd AS. Int J Dermatol 2012; 51: 120–2.

1 例患者口服骨化三醇（0.25μg/d）治疗，1 个月时瘙痒开始缓解，3 个月时皮损开始改善。

Monthly rifampicin, ofloxacin, and minocycline therapy for generalized and localized granuloma annulare. Garg S, Baveja S. Indian J Dermatol Venereol Leprol 2015; 81: 35–9.

5 例播散型 GA 病患者和 1 例局限性 GA 患者接受利福平 600mg、氧氟沙星 400mg、米诺环素 100mg 冲击治疗，每月 1 次，直至皮损清除。疗程持续 4~8 个月，随访 9~18 个月病情无复发。

Disseminated granuloma annulare: efficacy of cyclosporine therapy. Spadino S, Altomare A, Cainelli C, Franchi C, Frigerio E, Garutti C, et al. Int J Immunopathol Pharmacol 2006; 19: 433–8.

4 例播散性 GA 患者接受环孢素［4mg/(kg·d)］治疗，3 周内皮损完全消退，随访 12 个月无复发。

Cyclosporine for the treatment of granuloma annulare. Fiallo P. Br J Dermatol 1998; 138: 369–70.

2 例患者接受环孢素［3mg/(kg·d)］治疗，1 个月内皮损变平、消退。治疗 2 个月后逐渐减量并停药，随访 12 个月无复发。

Successful treatment of disseminated granuloma annulare with methotrexate. Plotner AN, Mutasim DF. Br J Dermatol. 2010; 163: 1123–4.

1 例患者接受甲氨蝶呤（15mg，每周 1 次）治疗，同时每天补充叶酸，治疗 6 周后，大部分皮损都得缓解。因手术 2 次停用甲氨蝶呤，病情在 1 个月内复发。

Treatment of recalcitrant disseninated granuloma annulare with hydroxyurea. Hall CS, Zone JJ, Hull CM. J Am Acad Dermatol 2008; 58: 525.

1 例难治性播型 GA 患者经羟基脲（500mg，每周 3 次）治疗有效；另外 1 例患者接受羟基脲（500mg，每日 2 次）治疗,皮损在 2~5 个月内得以清除,持续缓解 4~6 个月,停药后病情复发,再次治疗仍有效。

考虑到羟基脲的毒副作用及用药风险,如非必要,需谨慎使用。

A case of disseminated granuloma annulare treated with defibrotide: complete clinicl remission and progressive hair darkening. Rubegni P, Sbano P, Fimiani M. Br J Dermatol 2003; 149: 437–8.

1 例播散型 GA 合并深静脉血栓的男性患者,在使用去纤苷治疗 30 天内,皮损得到了改善,90 天后 GA 完全缓解。

Treatment of disseminated granuloma annulare with anthralin. Jantke ME, Bertsch H-P, Schön MP, Fuchs T. Hautarzt. 2011; 62: 935–9.

2 例患者经蒽林治疗后病情明显好转。

Treatment of recalcitrant granuloma annulare (GA) with adalimumab: a single-center, observational study. Min MS, Lebwohl M. J Am Acad Dermatol 2016; 74: 127–33.

7 例播散型 GA 患者予阿达木单抗 80mg 皮下注射,起始治疗 1 周后,予阿达木单抗 40mg 隔周 1 次皮下注射,要求患者 1 个月、3 个月时复诊。如果患者皮损已清除或要求终止治疗,则停用阿达木单抗。如果 3 个月后病情仅有轻微改善,则增加剂量,每周注射 1 次。停用阿达木单抗后病情复发的患者可以重新开始治疗。经上述治疗,7 名患者皮损均消退,其中 2 例需要每周注射 1 次,3 例在停止治疗后 40 个月仍处于缓解状态。

Disseminated granuloma annulare: a cutaneous adverse effect of anti-TNF agents. Ratnarathorn M, Raychaudhuri S, Naguwa S. Indian J Dermatol 2011; 56: 752–4.

1 例女性患者,因类风湿性关节炎接受阿达木单抗治疗后出现了 GA。停用阿达木单抗后 GA 消退。更换为依那西普治疗时,病情再次出现。

Antitumor necrosis factor-α treatment with infliximab for disseminated granuloma annulare. Murdaca G, Colombo BM, Barabino G, Caiti M, Cagnati P, Puppo F. Am J Clin Dermatol 2010; 11: 437–9.

1 例 62 岁女性患者,在第 0、2、6 周静脉注射英夫利昔单抗,剂量为 5mg/kg,此后 10 个月每间隔 1 个月注射 1 次。大多数 GA 皮损在治疗 8 周内得到改善,并在 10 个月内逐渐消退。

Rapid improvement of recalcitrant disseminated granuloma annulare upon treatment with the tumor necrosis factor-α

inhibitor, infliximab. Hertl MS, Haendle I, Schuler G, Hertl M. Br J Dermatol 2005; 152: 552–5.

1 例合并 1 型糖尿病的 59 岁女性患者,难治性播散型 GA 病史 4 年余,在第 0、2、6 周分别给予英夫利昔单抗 5mg/(kg·d),此后 4 个月每间隔 1 个月注射 1 次。多数疾患者皮损在 4~6 周内消退,随访 16 个月无复发。

依那西普治疗 GA 是否有效,既往报道结论不一。

Resolving granuloma annulare with etanercept. Shupack J, Siu K. Arch Dermatol 2006; 142: 394–5.

1 例播散型 GA 患者经过依那西普治疗 12 周后,病情改善。

Failure of etanercept therapy in disseminated granuloma annulare. Kreuter A, Altmeyer P, Gambichler T. Arch Dermatol 2006; 142: 1236–7.

4 例患者接受益赛普(25mg 或 50mg,每周 2 次)治疗,2 例病情无明显改善,另外 2 例在治疗 12 周后皮损面积扩大。

Fractional photothermolysis for the treatment of granuloma annulare: a case report. Karsai S, Hammes S, Rütten A, Raulin C. Lasers Surg Med 2008; 40: 319–22.

4 处皮损经 1440nm Nd:YAG 激光治疗 2~3 次后出现缓解。

Treatment of disseminated granuloma annulare with a 5-lipoxygenase inhibitor and vitamin E. Smith KJ, Norwood C, Skelton H. Br J Dermatol 2002; 146: 667–70.

3 例患者服用维生素 E(400IU)和 Zileuton(2 400mg)联合治疗,每日 1 次,3 个月内皮损均达到了临床清除标准。

Disseminated granuloma annulare: therapy with vitamin E topically. Burg G. Dermatology 1992; 184: 308–9.

1 例播散型 GA 患者每日 2 次外用维生素 E,治疗 2 周后病情好转。

治疗同时存在的病毒感染或恶性肿瘤。

据报道,以副肿瘤形式存在或与糖尿病和病毒感染有关的 GA,治疗共病的同时皮损也得到改善或消退。

Disseminated granuloma annulare as a presentation of acquired immunodeficiency syndrome (AIDS). McGregor JM, McGibbon DH. Clin Exp Dermatol 1992; 17: 60–2.

患者在接受 zidovudine 治疗时,GA 皮损也消退。

Generalized granuloma annulare associated with chronic hepatitis B virus infection. Ma H, Zhu W, Yue X. J Eur Acad

Dermatol Venereol 2006; 20: 186–9.

播散型 GA 经干扰素 -α 治疗 3 个月后明显好转。

Generalized granuloma annulare associated with gastrointestinal stromal tumour: case report and review of clinical features and management. Chiu MLS, Tang MBY. Clin Exp Dermatol 2008; 33: 469–71.

胃肠间质瘤手术切除 1 个月后，播散型 GA 消退。

Generalized granuloma annulare with open comedones in photoexposed areas. Bhushan P, Aggarwal A, Yadav R, Baliyan V. Clin Exp Dermatol 2011; 36: 495–8.

合并糖尿病的 GA 患者，服用二甲双胍和格列美脲后，皮损迅速改善。

（郭独一　译，张春雷　校）

第 95 章　面部肉芽肿

原作者　Nevianna Bordet

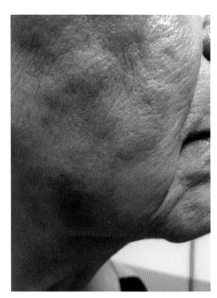

感谢 University Hospitals of Leicester NHS Trust，Department of Medical Illustration 提供插图

　　面部肉芽肿（granuloma faciale）是一种罕见、良性、由面部局限性血管炎引起的慢性皮炎。本病好发于白种人的中年男性，通常表现为面部的单发皮损，但也有达 1/3 的患者会出现多发皮损，并且有报道称眼睛和上呼吸道也可发生类似损害。鼻子的广泛受累可出现类似鼻赘的皮损。

　　皮损表现为红棕色、紫红色或皮色斑块和结节，中央有毛囊性开口。临床诊断困难，鉴别诊断包括结节病、红斑狼疮、皮肤淋巴细胞瘤、持久性虫咬反应和淋巴瘤。组织病理的鉴别诊断包括持久性隆起性红斑和伴嗜酸性粒细胞增多性血管淋巴样增生。

治疗策略

　　面部肉芽肿表现为慢性病程，自然缓解非常少见。皮损通常无症状，但还是需要治疗以免影响美观。由于该病对治疗反应差并且罕见，故尚无规范的治疗试验。治疗方法可被分为破坏性治疗和抗炎治疗。最佳治疗方案视皮损的大小、部位和厚度而定。对一些孤立或皮损数目较少的病例，可以选择皮损内注射糖皮质激素，以及一些破坏性治疗如冷冻、激光或手术切除。对于皮损数目较多的泛发性病例，可以给予系统治疗，比如氨苯砜或氯法齐明。近年来，有越来越多应用钙调神经磷酸酶抑制剂治疗单发或多发皮损成功的病例报告。

　　对于一些扁平的皮损可选用美容性遮盖剂。

特殊检查
• 皮肤活检
• 血液学检查（全血细胞计数）
• 皮肤镜检查

　　组织学发现包括真皮浅层（有时也可影响真皮深层）血管周围致密的嗜酸性粒细胞和中性粒细胞浸润。表皮不受累，可见境界带。常见毛细血管扩张。有报道见白细胞碎裂性血管炎。通常可以见到真皮纤维化改变。

Granuluma faciale: a clinicopathologic study of 66 patirnts.
Ortonne N, Wechsler J, Bagot M, Grosshans E, Cribir. J Am Acad Dermatol 2005; 53: 1002–9.

　　文章指出，有时可见外周血嗜酸性粒细胞增高。

Dermoscopic patterns of common facial inflammatory skin disease. Lallas A, Argenziano G, Apalla Z, Gourhant JY, Zaballos P, Di Lernia V, et al. J Eur Acad Dermatol Venereol 2014; 28: 609–14.

　　皮肤镜检查越来越多地用于面部肉芽肿的辅助诊断，最常见的皮肤镜下表现为毛囊异常，如扩张的毛囊口、毛囊周围的白色晕圈、毛囊角栓及平行排列的线状、树枝状血管。

一线治疗	
• 糖皮质激素	D
• 钙调神经磷酸酶抑制剂	D
• 冷冻	D
• 激光	D
• 5- 氟尿嘧啶	E

Granuloma faciale treated with intradermal dexamethasone. Arundell FD, Burdick KH. Arch Dermatol 1960; 82: 437–8.

　　该文报道了地塞米松、曲安奈德、己曲安奈德等药物的疗效，并指出应告知患者用药后有皮肤萎缩及色素改变等风险。

Granuluma faciale: is it a new indication for pimecrolimus?A case report. Eetam I, Ertekin B, Unal I, Alper S. J Dermatol Treat 2006; 17: 238–40.

个案报道：1处面中部的皮损在外用 1% 吡美莫司乳膏（每日 2 次）2 个月后奇迹般痊愈。

Granuluma faciale: treatment with topical tacrolimus. Marcoval J, Moreno A, Bordas X, Peyri J. J Am Acad Dermatol 2006; 55: S110–1.

本文及其他报道介绍了外用他克莫司有时可在数月内取得疗效，包括一些此前对其他治疗无效的患者。皮损持续缓解长达 2 年。

Assessment of the efficacy of cryosurgery in the treatment of granuloma faciale. Panagiotopoulos A, Anyfantakis V, Rallis E, Chasapi V, Stavropoulos P, Boubouka C, et al. Br J Dermatol 2006; 154; 357–60.

文章报告 9 例患者分别接受喷雾冷冻疗法或封闭冻融探头治疗。其中开放式喷雾技术治疗为 1~2 个冻融周期，每次 20~30 秒；冷冻治疗为 1~3 个周期，每次 15~20 秒。1~3 个月后，再接受重复治疗。患者均在 6 个月后病灶消退。其中 1 例出现严重的炎性反应（水疱）。另有 2 例出现色素减退，但 4 个月后恢复。随访 2~4 年均未复发。

Granuluma faciale: successful treatment of nine cases with a combination of cryotherapy and intralsional corticosteroid injection. Dowlati B, Firooz A, Dowlati Y. Int J Dermatol 1997; 36: 548–51.

文章介绍一种在皮损内注射 5mg/ml 的曲安奈德之后实施的冷冻疗法：每次 20~30 秒。所有 9 例患者的皮损均得到完全清除。

Granuluma faciale treated with pulsed-dye laser: a case series. Cheung S-T, Lanigan SW. Clin Exp Dermatol 2005; 30: 373–5.

文章报道对 4 例冷冻治疗无效的患者采用 595nm 的脉冲染料激光治疗，2 例皮损消除。这种治疗对鼻部皮损，尤其是扁平皮损的疗效更佳。

文献中有面部肉芽肿对氩激光和 KTP 激光有反应的报告，但最常见的是使用脉冲染料激光。

Carbon dioxide laser treatment of granuluma faciale. Wheeland RG, Ashley JR, Smith DA, Ellis DL, Wheeland DN. J Dermatol Surg Oncol 1984; 10: 730–3.

患者接受 1 次二氧化碳激光治疗，愈后未留下明显的瘢痕，1 年后无复发。

Rhinophyma-like granuloma faciale successfully treated with carbon dioxide laser. Bakkour W, Madan V. Br J Dermatol 2014; 170: 474–5.

文章报告 1 例对局部外用、皮损内注射类固醇激素及 150mg 氨苯砜治疗无效的患者对二氧化碳激光表现出很好的疗效，18 个月后无复发。

其他一些病例报告显示二氧化碳激光有益处。

Treatment of laser resistant granuloma faciale with intralesional triamcinolone acetonide and 5-fluorouracil combination therapy. Norris DL, Apikian M, Goodman GJ. J Cutan Aesthet Surg 2015; 8: 111–3.

报告 1 例局部外用他克莫司和脉冲染料激光治疗无效的患者，使用 0.8ml 5- 氟尿嘧啶（浓度为 50mg/ml）和 0.2ml 曲安奈德皮损内注射取得很好疗效。作者认为每次治疗剂量不应超过 2ml。

二线治疗	
氨苯砜	E
手术	E

On the efficacy of dapsone in granuloma faciale. Van de Kerkhof PCM, Acta Dermatol Venereol 1994; 74: 61–2.

有文献报道，患者 1 处 4cm 大的斑块用氨苯砜 200mg/d 治疗后疗效显著。使用氨苯砜需严密监测，许多患者对 200mg/d 的剂量不能耐受。

也有不少作者提及过此种疗法无效。

Granuloma faciale treated with topical dapsone: a case report. Babalola O, Zhang J, Kristjansson A, Whitaker-Worth D, McCusker M. Dermtol Online J 2014; 20: 25148282.

文章报告 1 例既往对局部皮损类固醇激素注射、外用强效类固醇激素及口服多西环素 6 个月（20mg，每日 2 次）治疗均无效的患者，局部外用 5% 氨苯砜凝胶，每日 2 次，9 个月时近乎痊愈，随访 18 个月未复发。

Recurrent facial plaques following full-thickness grafting. Phillips DK, Hymes SR. Arch Dermatol 1994; 130: 1436–7.

尽管许多文献都提到外科手术，但即使采取全（层）皮切除和移植手术，复发仍难以避免。

三线治疗	
氯法齐明	E
局部 PUVA 治疗	E

Granuluma faciale mimicking rhinophyma: response to clofazimine. Gomez-de la Fuente E, del Rio R, Guerra A, Rodriguez-Peralto JL, Iglesias L. Acta Dermatol Venereol 2000; 80: 144.

1 例患者的鼻部皮损经组织学证实为面部肉芽肿，病史已长达 10 年,在接受氯法齐明治疗 5 个月之后(300mg,每日 1 次)有显著疗效。文章还引用了 2 例相似的报道。

Granuluma faciale: treatment with topical psoralen and UVA. Hudson LD. J Am Acad Dermatol 1983; 8: 559.

文献报道,1 例病史 1 个月的 62 岁患者,鼻翼部皮损经活检证实为面部肉芽肿,接受 24J 的 PUVA 治疗 10 周,疗效十分明显,至 6 个月后残留皮损全部消失。

早期文献中还介绍过皮损内注射金剂、铋剂、放射疗法、口服秋水仙碱、异烟肼、亚砷酸钾、睾(丸)酮,以及抗疟药等治疗方法,但近 30 年来已无这些药物治疗有效的报告。

致谢

感谢本章上版作者 Susan E.Handfield-Jones 博士。

(孙志琳 译,张春雷 校)

证据等级:A 双盲试验　B 临床试验,研究对象 ≥ 20 例　C 临床试验,研究对象 < 20 例　D 病例分析,研究对象 ≥ 5 例　E 个案报道

第96章 腹股沟肉芽肿

原作者 Ted Rosen

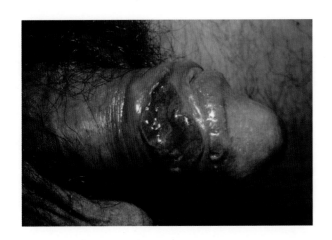

腹股沟肉芽肿（granuloma inguinal）或杜诺凡病（donovanosis）是指由感染导致的生殖器、腹股沟和会阴部皮肤的肉芽肿性溃疡。对于本病来说，宫颈病变是很少见的，但可能模拟肿瘤的临床表现。在所有病例中，生殖器外病变的发生率大约是6%。本病在西欧和美国极为罕见，在澳大利亚土著居民中较少见，但在印度、南非、巴西和巴布亚新几内亚仍有区域性流行。其致病微生物是肉芽肿克雷伯菌，一种细胞内革兰氏阴性杆菌。

本病通常表现为皮下肉芽肿或结节，逐渐发展为典型的无痛性、进行性溃疡，不伴区域淋巴结肿大。最常见的病变是溃疡性肉芽肿，表现为高度充血（深红色外观），且碰触后容易出血。

治疗策略

对于腹股沟肉芽肿患者，治疗应注意以下几点：①防止病情逐渐发展，以免引起生殖器畸形或极为罕见的危及生命的播散性感染；②避免性接触传播；③防止人免疫缺陷病毒（human immunodeficiency virus，HIV）的合并传播。

在缺乏安慰剂随机对照试验证据的情况下，抗生素治疗策略是基于当地临床经验和个例报道而制订的，通常涉及相对较少的患者。

2015年，美国疾病预防控制中心（CDC）的推荐药物是阿奇霉素，同时有很多替代方案（如多西环素、环丙沙星、红霉素及复方磺胺甲噁唑等）。2016年，欧洲关于腹股沟肉芽肿的指南中也推荐了阿奇霉素。CDC还推荐，如果最初几天治疗无效，可添加氨基糖苷类药物如庆大霉素。

药物治疗应持续至皮损完全愈合，这个过程通常是由外向内的。在初期有效治疗的6~18个月之后，本病仍有复发的可能。对面积较大且药物治疗无效的皮损，必要时可手术切除。值得注意的是，有报道称鳞状细胞癌与活动性腹股沟肉芽肿可同时发生，甚至可以在已经愈合的部位发展，使长期存在的病例趋于复杂。

腹股沟肉芽肿患者的性伴侣如果有下列情况也应进行检查与治疗：①与患者在发病前60天内曾有性接触；②有本病的症状与体征。

特殊检查
• 采用瑞氏染色或吉姆萨染色对组织涂片或活检标本进行镜检
• 筛查其他性传播疾病（如艾滋病、梅毒等）
• 细菌培养（不易获得）
• 多聚酶链式反应（PCR）检测（不易获得）

Genital ulcer disease: accuracy of clinical diagnosis and strategies to improve control in Durban, South Africa. O'Farrell N, Hoosen AA, Coetzee KD, Van den Ende *J. Genitourin Med 1994; 70: 7–11*

腹股沟肉芽肿临床诊断的准确度相对较高（男性为63%，女性为83%），碰触后易出血，通常不伴腹股沟淋巴结肿大。

Donovanosis. Hart G. *Clin Infect Dis 1997; 25: 24–32*

实验室协助确诊腹股沟肉芽肿的首选方法是从皮损部位获取的涂片或活检标本中看到大的单核细胞内有典型的杜诺凡小体，单核细胞直径约25~90μm，呈泡状核或固缩核。

Sexually transmitted disease surveillance 2010. Centers for Disease Control and Prevention. U. S. Department of Health and Human Services, *Atlanta; 2011*

采用瑞氏染色或吉姆萨染色对组织涂片或临床可疑病例（肛门生殖区一个或多个无痛或轻微疼痛的肉芽肿性病变）的肉芽组织活检标本进行镜检，若能看到杜诺凡小体即可确诊。

A colorimetric detection system for Calymmatobacterium granulomatis. Carter JS, Kemp DJ. Sex *Transm Infect 2000; 76: 134–6.*

文章介绍了一种新型PCR检测技术，可在设备完善的实验室中进行，主要是一种研究手段。

Squamous cell carcinoma complicating donovanosis not a thing of the past！ Sethi S, Sarkar R, Garg V, Agarwal S. *Int J STD AIDS 2014; 25: 894–7.*

文章指出鳞状细胞癌与活动性、甚至是已治愈的腹股沟肉芽肿相关。

一线治疗	
• 阿奇霉素	B

Donovanosis: treatment with azithromycin. Bowden FJ, Savage J. *Int J STD AIDS 1998; 9: 61*

澳大利亚学者报道，用阿奇霉素治疗超过 100 例的腹股沟肉芽肿患者，无一失败。他们介绍了两种方案：500mg 每日 1 次，连服 7 天；或每周 1g，连服 4 周。1996—1997 年版澳大利亚抗生素治疗指南将阿奇霉素列为腹股沟肉芽肿的一线治疗药物。该药被列为 B1 类妊娠用药，这意味着可以进行产前治疗。

2016 European guideline on donovanosis. O'Farrell N, Moi H. *Int J STD AIDS 2016; 27: 605–7.*

推荐的一线治疗方法是口服阿奇霉素 1g 每周 1 次，或 500mg 每日 1 次，直到完全缓解。二线治疗方法与美国 CDC 列举的建议一致（见下文）。

Centers for Disease Control and Prevention Sexually Transmitted Diseases Treatment Guidelines, 2015. Workowski KA. *Clin Infect Dis 2015; 61 (Suppl 8): S759–62.*

治疗选择为口服阿奇霉素 1g 每周 1 次，或 500mg 每日 1 次，至少持续 3 周，直到所有的皮损完全消退。二线治疗方法包括：口服多西环素 100mg 每日 2 次，至少持续 3 周，直到所有皮损完全愈合；口服环丙沙星 750mg 每日 2 次，至少持续 3 周，直到所有皮损完全愈合；口服红霉素 500mg 每日 4 次，至少持续 3 周，直到所有皮损完全愈合；口服复方磺胺甲噁唑双倍剂量片剂（160mg/800mg）1 片，每日 2 次，至少持续 3 周，直到所有皮损完全愈合。

二线治疗	
• 多西环素	C
• 红霉素	C
• 甲氧苄啶 - 磺胺甲噁唑	B
• 环丙沙星	C

Clinico-epidemiologic features of granuloma inguinale in the era of acquired immune deficiency syndrome. Jamkhedkar

PP, Hira SK, Shroff HJ, Lanjewar DN. *Sex Transm Dis 1998; 25: 196–200*

印度学者采用红霉素 2g 每日 1 次的方案治疗了 50 例腹股沟肉芽肿患者（21 例 HIV 阳性，29 例 HIV 阴性），HIV 血清学阳性的患者溃疡愈合时间较长（平均 25.7 vs. 16.8 天）。

Granuloma inguinale. Rosen T, Tschen JA, Ramsdell W, Moore J, Markham B. *J Am Acad Dermatol 1984; 11: 433–7.*

20 例腹股沟肉芽肿患者接受了甲氧苄啶 - 磺胺甲噁唑治疗，证明该药安全有效。该药在印度应用广泛并取得了良好的疗效。

三线治疗	
• 头孢曲松	C
• 庆大霉素	C
• 外科手术治疗	E
• 诺氟沙星	C
• 曲伐沙星	C
• 氨苄西林	C
• 氯霉素	C
• 甲砜霉素	C

Ceftriaxone in the treatment of chronic donovanosis in Central Austrilia. Merianos A, Gilles M, Chuah J. *Genitourin Med 1994; 70: 84–9.*

8 例女性和 4 例男性腹股沟肉芽肿患者接受了头孢曲松（1g，用 1% 利多卡因 2ml 稀释，每日 1 次）注射治疗，治疗后大多数的皮损有明显改善，在接受总剂量 7~10g 治疗后，4 名患者痊愈且没有复发。

1998 Guidelines for treatment of sexually transmitted diseases. Centers for Disease Control and Prevention. *MMWR Recomm Rep 1998; 47 (RR-1): 1–116*

美国 CDC 中心推荐，如果在治疗的最初几天皮损没有改善，可以加用庆大霉素（每 8 小时静脉输注 1mg/kg）。

Surgical treatment of granuloma inguinale. Bozbora A, Erbil Y, Berber E, Ozarmagan S. *Br J Dermatol 1998; 138: 1079–81.*

抗生素治疗无效的多发性瘘管和脓肿可能需要外科治疗。

Treatment of donovanosis with norfloxacin. Ramanan CR, Sarma PSA, Ghorpade A, Das M. *Int J Dermatol 1990; 29: 298–9.*

10 例腹股沟肉芽肿患者口服诺氟沙星 400mg 每日 2

次,治疗 2~11 天痊愈。

Trovafloxacin for the treatment of chronic granuloma inguinale. Hsu SL, Chia JK. *Sex Transm Infect 2001; 77: 137.*

1 例患者在服用多西环素、氨苄西林、红霉素、复方磺胺甲噁唑、头孢曲松、庆大霉素和氯霉素治疗失败后,每日服用 200mg 曲伐沙星,2 个月后皮损完全消失。

The diagnosis and treatment of donovanosis (granuloma inguinale). Richens J. *Genitourin Med 199 1; 67: 441–52.*

氨苄西林疗效不明确,不推荐作为一线治疗。

Donovanosis in Papua New Guinea. Maddocks I, Anders EM, Dennis E. *Br J Vener Dis 1976; 52: 190–6.*

50 例腹股沟肉芽肿患者接受氯霉素(500mg,每日 4 次)治疗,其中 43 例在临床表现和细菌学检查方面完全愈合或接近完全愈合。

氯霉素治疗有效,但发生再生障碍性贫血的风险限制了其在威胁生命疾病中的使用。

Donovanosis treated with thiamphenicol. Belda W, Velho PE, Arnone M, Romitti R. *Braz J Infect Dis 2007; 11: 388–9.*

10 例阴茎杜诺凡病的患者接受了甲砜霉素的治疗,用量为第 1 天口服 2.5g,随后每日 1g,连续用药 14 日,包括 2 名 HIV 阳性患者在内的 8 名患者皮损均愈合且没有复发。

甲砜霉素比氯霉素更有优势,因为它每日只需给药 1 次,而且缺乏严重骨髓毒性的报道。

特别关注

妊娠

孕妇或哺乳期妇女需要接受红霉素治疗,并考虑添加肠外氨基糖苷类药物,阿奇霉素可能也是安全有效的。对于孕中期和孕晚期的妇女,考虑到牙齿和骨骼变色的风险,应尽量避免应用多西环素,但哺乳期是可以接受的。环丙沙星在妊娠期对胎儿的影响较小,但磺胺类药物与葡萄糖 -6- 磷酸脱氢酶缺乏症(又称蚕豆病)所致的罕见但严重的核黄疸相关,在孕晚期及哺乳期都应避免应用。

HIV 感染

HIV 感染的患者可按照上述方案治疗,但需要长期治疗,并考虑加用庆大霉素。

儿童

儿童应接受阿奇霉素的短期治疗,剂量为 20mg/kg。患有腹股沟肉芽肿的母亲所生的婴儿应预防性地接受 3 天阿奇霉素治疗,剂量为 20mg/kg,每日 1 次。

(李婷婷 译,张春雷 校)

第97章　肉芽肿性唇炎

原作者　Charlene Lam，Bryan E. Anderson

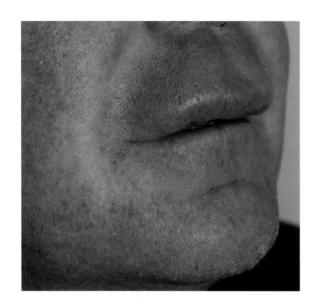

肉芽肿性唇炎（granulomatous cheilitis，GC）临床特征为单唇或双唇无痛性肿胀，组织病理学表现为非干酪坏死性肉芽肿性炎症，属于口面部肉芽病（orofacial granulomatosis）疾病谱。该疾病谱包含局限性病变如 GC、米歇尔唇炎（Miescher cheilitis），及系统病变如 Melkersson-Rosenthal 综合征（MRS）等。MRS 以反复口面部水肿、面神经麻痹及皱襞舌（舌皲裂）三联症为特点。许多研究者认为孤立的 GC 是单一症状型 MRS。

治疗策略

肉芽肿性唇炎的治疗极具挑战性。由于发病机制不明，人们曾尝试多种治疗方法。迄今为止，尚无相关随机性临床试验及比较性研究成果。病情起伏多变导致治疗效果难以评价。肉芽肿性唇炎偶可自发缓解，使得疗效评估更加困难。此外，近期一项回顾性研究表明，GC 的治疗可能需要长期局部用药和 / 或联合治疗。

肉芽肿性唇炎的治疗目的是防止永久性唇畸形。急性肉芽肿性唇炎的保守治疗措施包括冷敷和口服抗组胺药物以减少红斑，及外用软膏以预防口唇皲裂。初期治疗常用糖皮质激素，可外用、皮损内注射或系统用药。如曲安奈德或氯倍他索（与明胶混合后应用）外用，或 10~40mg/kg 糖皮质激素皮损内注射。在需要使用大剂量、低浓度糖皮质激素的情况下，神经阻滞可以减轻患者的不适症状。短期使用泼尼松可以缓解组织水肿，但停药后常复发。

有报道用氯法齐明（Clofazimine）成功治疗肉芽肿性唇炎，但疗效不一。可能的副作用包括暂时性橘红色皮肤色素异常、恶心和呕吐。超出肉芽肿性唇炎推荐治疗剂量时可能出现致死性肠病。沙利度胺（Thalidomide）同样可用于治疗，特别是难治性病例。使用过程中，需监测患者周围神经病变的发生并告知患者其致畸可能。甲硝唑、四环素、阿奇霉素、羟氯喹或柳氮磺吡啶等药物的单药治疗疗效虽证据不足，但临床也可试用。以上药物可以和糖皮质激素联合使用。激素停药后加用米诺环素（100mg，2 次 /d）或四环素（500mg/d）可预防病情复发。氨苯砜和局部外用他克莫司治疗肉芽肿性唇炎效果尚不明确。生物制剂如英夫利昔单抗及阿达木单抗同样有效。

肉芽肿性唇炎可能慢性、持续存在。永久性容貌畸形或功能障碍的患者可采用唇成形术进一步治疗。手术治疗仅在多种保守治疗失败且炎症静止后进行。MRS 患者在接受手术干预治疗或其他任何外科手术治疗时，由于麻醉造成的荨麻疹反应是一个值得注意的重要问题。此前，术后患者多采用糖皮质激素注射缓解病情，而最近，越来越多的报告显示术后无须行额外治疗病情也可达到长期缓解。

肉芽肿性唇炎表现与多种疾病相关，需要进一步评估，其中包括克罗恩病、结节病、感染（结核、麻风、深部真菌病、人类免疫缺陷病毒感染及梅毒感染）、获得性或遗传性血管神经性水肿、腺性唇炎及白血病浸润表现。同时，排除刺激性因素，如牙源性感染及过敏性致敏剂作用也很重要。口面部肉芽肿病与克罗恩病有关，特别在儿童中，可先于胃肠道症状出现。克罗恩病的症状及体征可能十分隐蔽，需要对患者进行全面的体格检查及长期监测评估。

组织病理活检方面，肉芽肿性唇炎初期皮损内可见淋巴管扩张伴非特异性炎症细胞浸润及水肿，晚期可见典型非干酪坏死性肉芽肿，活检无肉芽肿表现并非肉芽肿性唇炎的排除标准。肉芽肿性唇炎主要依赖临床诊断。

特殊检查

- 组织病理活检：偏振光，真菌及抗酸杆菌涂片 / 培养
- 全血细胞计数及血生化，包括血钙
- 血管紧张素转化酶水平
- 胸片
- C1 酯酶抑制剂，C1 酯酶抑制剂功能测定，补体 C_1、C_2 和 C_4 水平
- 若怀疑牙源性感染，请口腔科医生会诊
- 若有消化道不适，请胃肠医生会诊
- 标准斑贴试验（金属、烘烤食品、牙科相关及其他可能需要的斑贴类型）和食物过敏原检查以排查致病性过敏原

Orofacial granulomatosis. Miest R, Bruce A, Rogers RS. ClinDermatol 2016; 34: 505–13.

此文对口面部肉芽肿病及诱发因素进行综述，并讨论了可能的病因及鉴别诊断。

A comprehensive review of current treatments for granulomatouscheilitis. Banks T, Gada S. Br J Dermatol 2012; 166: 934–7.

Characteristics of patients with orofacial granulomatosis. McCartan BE, Healy CM, McCreary CE, Flint SR, Rogers S, Toner ME. Oral Dis 2011; 17: 696–704.

119 例口面部肉芽肿病患者临床及实验室检查结果的目前最大规模综述。患者平均年龄 28 岁，男女比例相等。几乎所有患者有嘴唇和 / 或面部肿胀的临床证据，超过 50% 患者活检提示肉芽肿性炎。

Melkersson-Rosenthal syndrome: a review of 36 patients. Greene RM, Rogers RS Ⅲ . J Am AcadDermatol 1989; 21: 1263–70.

Cheilitisgranulomatosa. van der Waal RIF, Schulten EAJM, van de Scheur MR, Wauters IM, Starink TM, van der Waal I. J EurAcadDermatolVenereol 2001; 15: 519–23.

Cheilitisgranulomatosa: overview of 13 patients with long-term follow-up: results of management. van der Waal RIF, Schulten AJM, van der Meij E, van de Scheur MR, Starink TM, van der Waal I. Int J Dermatol 2002; 41: 225–9.

Orofacial granulomatosis: clinical features and long-term outcome of therapy. Al Johani KA, Moles DR, Hodgson TA, Porter SR, Fedele S. J Am AcadDermatol 2010; 62: 611–20.

Anesthetic management of patients with Melkersson-Rosenthal syndrome. Tekin M, Kati I. J Anesth 2008; 22: 294–6.

Is orofacial granulomatosis in children a feature of Crohn's disease?Khouri JM, Bohane TD, Say AS. ActaPaediatr 2005; 94: 501–4.

Re: Melkersson-Rosenthal syndrome as an early manifestation of Crohn's disease. Narbutt P, Dziki A. Colorectal Dis 2005; 7: 420–1.

Orofacial granulomatosis in a patient with Crohn's disease. van der Scheur MR, van der Waal RI, Völker-Dieben JH, Klinkeberg-Knol ED, Starink TM, van der Waal I. J Am AcadDermatol 2003; 49: 952.

Cheilitisgranulomatosa and Melkersson-Rosenthal syndrome: evaluation of gastrointestinal involvement and therapeutic regimens in 14 patients. Ratzinger G, Sepp N, Vogetseder W, Tilg H. J EurAcadDermatolVenereol 2007; 21: 1065–70.

Orofacial granulomatosis as the initial presentation of Crohn's disease in an adolescent. Bogenrieder T, Lehn N, Landthaler M, Stolz W. Dermatology 2003; 206: 273–8.

Cutaneous Crohn's disease mimicking Melkersson-Rosenthal syndrome: treatment with methotrexate. Tonkovic-Capin V, Galbraith SS, Rogers III RS, Binion DG, Yancey K. J EurAcadDermatolVenereol 2006; 20: 449–52.

Asymptomatic granulomatous vulvitis and granulomatous cheilitis in childhood: the need for Crohn disease workup. Nabatian AS, Shah KN, Iofel E, Rosenberg S, Javidian P, Pappert A, et al. J PediatrGastroenterolNutr 2011; 53: 100–1.

Orofacial granulomatosis: three case reports illustrating the spectrum of disease and overlap with Crohn's disease. Smith VM, Murphy R. ClinExpDermatol 2013; 38: 33–5.

以上文章强调了克罗恩病可与 GC 同时存在或在其确诊后出现。Narbutt 等人强调，尽管 GC 的治疗主要关注于体表，但克罗恩病作为一种全身性疾病，可能存在多种潜在性并发症。

尽管口腔克罗恩病及口面部肉芽肿病间存在许多相似的临床表现及组织病理学特征，两者之间的关系仍存在争议。有人认为青少年 GC 是克罗恩病的预测因子。GC 患者发展为克罗恩病的比例目前尚不清楚，但这一潜在危险需要对 GC 患者谨慎告知。

Melkersson-Rosenthal syndrome and cheilitis granulomatosa. A clinicopathologic study of thirty-three patients with special reference to their oral lesions. Worsaae N, Christensen KC, Schiødt M, Reibel J. Oral Surg Oral Med Oral Pathol 1982; 54: 404–13.

本文发现，18 例牙源性感染患者中，感染消除后，11 例患者口面部水肿好转。

The Melkersson-Rosenthal syndrome and food additive hypersensitivity. McKenna KE, Welsh MY, Burrows D. Br J Dermatol 1994; 131: 921–2.

Contact hypersensitivity in patients with orofacial granulomatosis. Armstrong DKB, Biagonia P, Lamey PJ, Burrows D. Am J Contact Dermatol 1997; 1: 35–8.

本文报道了 48 例患者中有 10 例在标准斑贴试验中对口腔组反应阳性。10 例中 7 例在避免致敏饮食后症状好转，大部分患者无法完全缓解。

Patch testing for food-associated allergies in orofacial gran-ulomatosis. Fitzpatrick L, Healy CM, McCartan BE, Flint SR, McCreary CE, Rogers S. J Oral Pathol Med 2011; 40: 10–3.

Orofacial granulomatosis associated with hypersensitivity to dental amalgam. Tomka M, Machovcova A, Pelclova D, Petanova J, Arenbergerova M, Prochazkova J. Oral Surg Oral Med Oral Pathol 2011; 112: 335–41.

一线治疗	
• 皮损内糖皮质激素注射 ± 局部免疫调节剂	C
• 口服糖皮质激素	C

Long-term effectiveness of intralesional triamcinolone ace-tonide therapy in orofacial granulomatosis: an observa-tional cohort study. Fedele S, Fung PPL, Bamashmous N, Petrie A, Porter S. Brit J Dermatol 2014; 170: 794–801.

该文为第一篇回顾观察性队列研究（n=22），研究证实病灶内曲安奈德 40mg/ml 注射治疗具有长期有效性。将 0.1ml 曲安奈德溶液平均分配、等计量注射于唇部四个等距离位点（左、右唇角及中线两侧），每周 1 次，3 周为 1 个疗程。大部分患者（14/22）接受了 1 个疗程的治疗后无复发。未观察到明显副作用。

Clinical behavior and long-term therapeutic response in orofacial granulomatosis patients treated with intralesional triamcinolone acetonide injections alone or in combina-tion with topical pimecrolimus 1%. Mignogna MD, Pollio A, Leuci S, Ruoppo E, Fortuna G. J Oral Pathol Med 2013; 42: 763–81.

将 40mg/ml 曲安奈德溶液用生理盐水按照 2∶1 进行稀释（25mg/ml），每 2 周注射 1 次，最长持续 3 个月（共 6 次）。多数患者（11/19）获益，其余 8 例，部分缓解后接受每天 2 次 1% 吡美莫司局部外用治疗，最终达到临床缓解。

Effectiveness of small-volume, intralesional, delayed-release triamcinolone injections in orofacial granulomatosis: a pilot study. Mignogna MD, Fedele S, Lo Russo L, Adamo D, Satriano

RA. J Am AcadDermatol; 2004; 51: 265–8.

该研究采用 40mg/ml 曲安奈德局部注射治疗，每次注射计量为 0.1ml，每周 2~3 次。于前唇及唇黏膜间注射，针尖指向口腔黏膜以避免唇部皮肤萎缩及色素减退。

越来越多证据证实了病灶内高浓度、低剂量糖皮质激素注射治疗的安全性及有效性，神经阻滞疗法用于低浓度、大剂量局部糖皮质激素注射治疗的需求受到限制。

Melkersson-Rosenthal syndrome and orofacial granuloma-tosis. Rogers RS III. DermatolClin 1996; 14: 371–9.

口服泼尼松 1~1.5mg/d，3~6 周逐步减量，对较严重和伴有症状发作的 GC 患者有效。

二线治疗	
• 氯法齐明	C
• 生物制剂，包括英夫利昔单抗、阿达木单抗	C
• 阿奇霉素 / 罗红霉素	D
• 米诺环素 / 四环素 ± 口服糖皮质激素	E
• 甲硝唑 ± 皮损内糖皮质激素注射	E
• 吗替麦考酚酯 ± 局部糖皮质激素外用	E

Clofazimine as elective treatment for granulomatous cheilitis. Fernandez-Freire LF, Gotarredona AS, Wittel JB, Ruis AP, Cabrera R, Ortoga MN, et al. J Drugs Dermatol 2005; 4: 374–7.

3 例 GC 患者经氯法齐明 200~300mg/d 治疗 3~6 个月后好转，副作用包括皮肤色素沉着及肝脏转氨酶升高。

CheilitisgranulomatosaMiescher: treatment with clofazimine and review of the literature. Ridder GJ, Fradis M, LöhleE. Ann OtolRhinolLaryngol 2001; 110: 964–7.

1 例 15 岁女性 GC 患者，经氯法齐明 100mg/d 治疗，30 天后好转。氯法齐明减量至 100mg/ 次，每周 3 次，持续 3 个月，患者嘴唇恢复至正常大小。随访 6 年未见复发。

本文回顾了数篇氯法齐明治疗 GC 的病例报告及一系列相关病例，并讨论了其疗效差异。

Melkersson-Rosenthal syndrome: clinical, pathologic, and therapeutic considerations. Sussman GL, Yang WH, Stein-berg S. Ann Allergy 1992; 69: 187–94.

10 例 GC/MRS 患者，采用氯法齐明（100mg/ 次，每周 4 次）治疗 3~11 个月后，5 例完全缓解，3 例部分临床缓解，2 例无反应。

其他研究报告氯法齐明 100mg/d 治疗 10 天后，改为每周 200~400mg，用药 3~6 个月治疗有效。

Experience with anti-TNF-α therapy for orofacial granu-loma-tosis. Elliot T, Campbell H, Esudier M, Poate T, Nunes C, Lomer M, et al. J Oral Pathol Med 2011; 40: 14–9.

一项回顾性综述报道了 14 例不伴克罗恩病的口面部肉芽肿病患者,接受英夫利昔单抗及阿达木单抗治疗情况。10 例经英夫利昔单抗后达到短期缓解,用药 1 年后 8 例、2 年后 4 例仍对该药物有反应。另外 2 例对英夫利昔单抗治疗无反应患者使用阿达木单抗有效。

Treatment of granulomatous cheilitis with infliximab. Barry O, Barry J, Langan S, Murphy M, Fitzgibbon J. Arch Dermatol 2005; 141: 1081–3.

1 例 24 岁顽固性 GC 女性患者接受英夫利昔单抗治疗,为降低输液反应风险,治疗开始前给予氢化可的松 200mg 静脉输注。治疗后患者唇形恢复正常,继续予英夫利昔单抗输注以维持疗效。

Melkersson-Rosenthal syndrome: a form of pseudoangio-edema. Kakimoto C, Sparks C, White AA. Ann Allergy Asthma Immunol 2007; 99: 185–9.

1 例 19 岁女性顽固性 GC 患者接受英夫利昔单抗输注治疗。患者于第 2 次输注后症状明显好转,第 3 次输注后达到完全缓解。因不良反应,后续治疗方案改为阿达木单抗(40mg 皮下注射,每周 1 次),无复发。

Successful treatment of granulomatous cheilitis with ada-limumab. Ruiz Villaverde R, Sanchez Cano D. Int J Dermatol 2012; 51: 118–20.

1 例 46 岁女性顽固性 GC 患者接受阿达木单抗治疗,第 1 周予 80mg 皮下注射,第 2 周予 40mg 皮下注射,后减量至每 2 周注射 1 次。用药 3 次后,症状明显缓解,治疗 6 个月无复发。

Orofacial granulomatosis responding to weekly azithromy-cin pulse therapy. Yadav S, Dogra S, De D, Saikia UN. JAMA Dermatol 2015; 151: 219–20.

5 例特发现口面部肉芽肿病患者经阿奇霉素口服治疗(500mg/d,每周连用 3 天)1 个月后症状改善,治疗 3 个月后症状明显缓解。

Granulomatous cheilitis successfully treated with roxi-thromycin. Inui S, Itami S, Katayama I. J Dermatol 2008; 35: 244–5.

1 例 37 岁男性 GC 患者经罗红霉素(300mg/d)治疗,6 周内肿胀消失,罗红霉素逐渐减量,随访 1 年后症状完全缓解。

Successful treatment of granulomatous cheilitis with roxi-thromycin. Ishiguro E, Hatamochi A, Hamasaki Y, Ishikawa S, Yamazaki S. J Dermatol 2008; 35: 598–600.

1 例 13 岁男性 GC 患者经罗红霉素 150mg/d 治疗后,随访 6 个月未见复发。

Melkersson-Rosenthal syndrome in childhood: successful management with combination steroid and minocy-cline therapy. Stein SL, Mancini AJ. J Am AcadDermatol 1999; 41: 746–8.

2 例儿童 MRS 患者接受米诺环素及强的松治疗后好转。

恒牙萌出前通常禁止使用四环素治疗。

Minocycline in granulomatous cheilitis: experience with 6 cases. VellerFornasa C, Catalano P, Peserico A. Dermatology 1992; 185: 220.

6 例 GC 患者在其他口服疗法(糖皮质激素、氯法齐明、羟氯喹及手术治疗)失败后,接受米诺环素治疗。6 人中仅有 1 人对米诺环素治疗有反应,该患者此后被确诊患有慢性肉芽肿病。

Treatment and follow-up of persistent granulomatous chei-litis with intralesional steroid and metronidazole. Coskun B, Saral Y, Cicek D, Akpolat N. J Dermatol Treat 2004; 15: 333–5.

Cheilitisgranulomatosa treated with metronidazole. Miralles J, Barnadas MA, de Moragas JM. Dermatology 1995; 191: 252–3.

1 例 30 岁单一症状型 MRS 女性患者,接受甲硝唑 750~1 000mg/d 治疗 8 个月后好转。

甲硝唑被成功用于治疗 2 例伴克罗恩病的 GC 患者,同时也有治疗失败的报告。

Orofacial granulomatosis successfully treated with myco-pheno-latemofetil. Antonyan AS, Pena-Robichaux V, McHargue CA. J Am AcadDermatol 2014; 70: 137–9.

1 例 59 岁面部肉芽肿病女性患者经吗替麦考酚酯(500mg,2 次 /d)治疗 1 个月后症状明显改善,6 个月后近乎完全缓解。

三线治疗	
• 唇成形术 ± 术后病灶内糖皮质激素注射	C
• 沙利度胺	E
• 羟氯喹	E

Plastic surgical solutions for Melkersson-Rosenthal syndrome: facial liposuction and cheiloplasty procedures. Tan O, Atik B, Calka O. Ann PlastSurg 2006; 56: 268–73.

本文讨论了 4 例患者手术治疗方案,包括黏膜、黏膜下层及浅表切线肌肉切除唇减容成形术、新月形口角成形术及面部吸脂术。中位随访时间 13.7 个月,术后未予糖皮质激素治疗,随访期间未见复发。

Cheilitisgranulomatosa: successful treatment with combined local triamcinolone injections and surgery. Krutchkoff D, James R. Arch Dermatol 1978; 114: 1203–6.

1 例男性 GC 患者采用曲安奈德注射治疗后行双唇成形术。4 个月后,再次行上唇成形术时发现肉芽肿较最初增多且增大。术后糖皮质激素注射维持疗效,皮损无复发。作者推荐唇成形术后予糖皮质激素注射治疗预防复发加重。

Long-term results after surgical reduction cheiloplasty in patients with Melkersson-Rosenthal syndrome and cheilitisgranulomatosa. Ellitsgaad N, Andersson AP, Worsaaae N, Medgyesi S. Ann PlastSurg 1993; 31: 413–20.

13 例患者接受唇还原成形,尽管术后 6 人术后出现疾病活动,但患者均对手术结果满意。

Lip reduction cheiloplasty for Miescher's granulomatous macrocheilitis (cheilitisgranulomatosa) in childhood. Oliver DW, Scott MJL. ClinExpDermatol 2002; 27: 129–31.

1 例 11 岁男性 GC 患者成功接受唇部减容成形术,说明手术治疗对于儿童同样安全。

Treatment of Miescher'scheilitisgranulomatosa in Melkersson-Rosenthal syndrome. Camacho F, Garcia-Bravo B, Carrizosa A. J EurAcadDermatolVenereol 2001; 15: 546–9.

作者认为,顽固性 GC 最佳治疗方法是手术后立即注射曲安奈德,继以 1 个疗程四环素口服治疗。

Successful treatment of granulomatous cheilitis with thalidomide. Thomas P, Walchner M, Ghoreschi K, Rocken M. Arch Dermatol 2003; 139: 136–8.

1 例 39 岁女性患者,经沙利度胺 100mg/d 治疗 6 个月后嘴唇肿胀几乎完全消失,沙利度胺减量至隔日 100mg 治疗 2 个月后停药。1 年后患者病情稳定,未见复发。

沙利度胺用药前及用药期间需对神经系统功能进行监测评估。

Thalidomide in treatment of refractory orofacial granulomatosis. Eustace K, Clowry J, Kirby B, Lally A. Br J Dermatol 2014; 171: 423–5.

Cheilitisgranulomatosa: report of six cases and review of the literature. Allen CM, Camisa C, Hamzeh S, Stephens L. J Am AcadDermatol 1990; 23: 444–50.

据报道,羟氯喹 200~400mg/d 对 GC 治疗有效。氯喹治疗 MRS 无效。

（邵雅昆　孙凯律　译,常建民　校）

第 **98** 章　慢性家族性良性天疱疮

原作者　Anthony J. Chiaravalloti Michael Payette

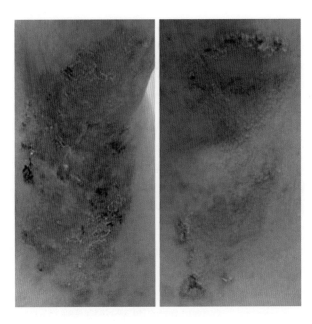

慢性家族性良性天疱疮（Hailey-Hailey disease）是一种罕见的遗传性皮肤病，在 1939 年首次由姓 Hailey 的医生兄弟提出，故名 Hailey-Hailey disease。该病以复发性水疱、痛性糜烂面以及渗出性斑块等破损为特征，尤其好发于身体的屈侧。患者症状常在 20~40 岁间开始出现。本病皮损一般比较局限，但也可泛发，出现严重的临床表现。皮损好发于腋下、腹股沟、颈部以及乳房下等间擦部位。该病可有同形反应，并且常发于有外伤或其他疾病造成的炎性皮损处。

慢性家族性良性天疱疮是一种表型多变的显性遗传性疾病。缺陷基因 *ATP2C1* 编码人分泌途径钙离子转运 ATP 酶（SCPA1）。SCPA1 是一个高尔基体膜上的 ATP 依赖性钙、锰通道泵，它的缺陷在下游表现为角质形成细胞间桥粒功能的丧失。其临床和组织病理与毛囊角化病和暂时性棘层松解性皮病相类似（可参阅相关章节）。

治疗策略

慢性家族性良性天疱疮的治疗需要改变生活方式、药物和／或手术治疗相结合。由于该病皮损经常由摩擦诱发，并且会在湿热的环境下加重，因此生活方式的改变能够减少发作频率，减轻疾病的严重程度。

细菌、真菌及病毒的感染同样是加重病情的因素，继发感染会显著加重病情，导致难闻异味。因此，局部或系统应用抗感染药物能够阻止病情加重、巩固治疗效果。推荐外

用克林霉素、夫西地酸及咪唑类药物。四环素和半合成青霉素则是系统应用药物的首选。如果有单纯疱疹病毒的继发感染，则应当给予适当的口服抗病毒药物治疗。

抗感染治疗联合外用糖皮质激素治疗对慢性家族性良性天疱疮较为有效，但有时单用糖皮质激素也可以减轻皮损的严重程度。通常需要使用中到强效的糖皮质激素制剂，尽管有些患者弱效糖皮质激素治疗可见疗效。由于长期外用糖皮质激素后间擦部位的皮肤尤其容易萎缩，故需密切注意观察。单独外用钙调磷酸酶抑制剂如他克莫司和吡美莫司或与糖皮质激素联合使用也可能是有效的治疗方法，尽管有些学者对此有不同意见。也有人报道过使用骨化三醇成功治疗的病例。由于慢性家族性良性天疱疮患者在治疗过程中经常出现接触过敏性皮炎，所以当外用药物疗效不好时，可行斑贴试验以排除接触过敏。

对于病情严重的患者，短期系统性糖皮质激素治疗可能有效，但撤药后会出现反跳现象。其他已有尝试用于系统性治疗的药物包括氨苯砜、环孢素、甲氨蝶呤和维 A 酸，但仅有单例报告，缺乏相关有效性证据。电子束疗法被报道用于治疗一些顽固性病例。还有少量报道应用生物制剂治疗后获得了有限的疗效。

外科治疗包括冷冻疗法、皮肤局部切除和移植、皮肤磨削术、CO_2 激光和其他激光治疗对一些患者有效，尤其是皮损局限的患者。注射肉毒杆菌毒素可通过减少出汗进而缓解腋窝部位的皮损。

特殊检查
• 皮肤活检
• 细菌、真菌和疱疹病毒等微生物的培养
• 外用药物的斑贴试验

一线治疗	
• 外用抗感染药物和系统用抗生素	C
• 外用糖皮质激素	C

Hailey-Hailey disease: the clinical features, response to taeatment and prognosis. Burge SM. Br J Dermatol 1992; 126: 275–82.

外用糖皮质激素和抗感染药物联合应用对 86% 的患者有效，尤其在疾病的早期效果明显。

Familial benign chronic pemphigus and doxycycline: a review of 6 cases. Le Saché-de Peufeilhoux L, Raynaud E, Bouchardeau A, Fraitag S, Bodemer C. J Eur Acad Dermatol Venereol 2014; 28: 370–3.

这篇文章回顾了 6 例患者，口服多西环素治疗，每日 50~100mg。经过 4 年的随访，其中 2 例患者达到完全缓解，2 例患者除偶尔发作外病情显著改善。

第一篇文章仍是本病临床和治疗方面重要的文献综述。我们推荐外用治疗效果不佳的患者将多西环素作为一线的系统治疗。

二线治疗	
• 外用钙调磷酸酶抑制剂	E
• 骨化三醇	E
• 系统应用糖皮质激素	E
• 氨苯砜	E
• 环孢素	E
• 肉毒素	E
• CO₂ 激光	E

Topical tacrolimus ointment is an effective therapy for Hailey-Hailey disease. Sand C, Thomsen HK. Arch Dermatol 2003, 139: 1401–2

1 例 67 岁男性患者，外用 0.1% 他克莫司，每日 1 次，1 个月后获得临床缓解，之后按需使用维持治疗。

Familial benign chronic pemphigus (Hailey–Hailey disease): use of topical immunomodulators as a modern treatment option. Tchernev G, Cardoso JC. Rev Med Chil 2011; 139: 633–7.

1 例 51 岁男性患者，外用吡美莫司乳膏，每日 2 次，治疗效果良好。

Treatment of Hailey-Hailey disease with topical calcitriol. Bianchi L, Chimenti M, Giunta A. J Am Acad Dermatol 2004; 51: 475–6.

本报道显示外用骨化三醇乳膏 3μg/g，每日 2 次，1 个月后皮损完全缓解，随访 3 个月无复发。

Generalized Hailey-Hailey disease. Marsch WC, Stüttgen G. Br J Dermatol 1978; 99: 553.

应用系统性糖皮质激素成功控制皮损广泛的病例，但是停药导致显著反跳。

Benign familial chronic pemphigus treated with dapsone. Sire DJ, Johnson BL. Arch Dermatol 1971; 103: 262.

3 例 21~64 岁患者，口服氨苯砜治疗，每日 100~200mg，皮损清除。其中 1 例以隔日 50mg 剂量维持治疗。

Benign familial pemphigus (Hailey-Hailey disease) responsive to low dose ciclosporin. Nanda A, Khawaja F, Harbi R, Nanda M, Dvorak R, Alsaleh QA. Indian J Dermatol Venereol Leprol 2010; 76: 422–4.

1 例患者接受环孢素治疗，每日 2.5mg/kg，结合外用他克莫司维持，获得长期缓解。

Remission of refractory benign familial chronic pemphigus (Hailey-Hailey disease) with the addition of systemic ciclosporin. Varada S, Ramirez-FORT MK, Argobi Y, Simkin AD. J Cutan Med Surg 2015; 19: 163–6.

1 例患者以每日 2.8mg/kg 剂量的环孢素治疗后病情好转，以每日 3.8mg/kg 剂量治疗时皮损接近完全清除，且疼痛和瘙痒的症状获得显著缓解。

Botulinum toxin type A as an adjuvant treatment modality for extensive Hailey-Hailey disease. Koeyers WJ, Van Der Geer S, Krekels G. J Dermatolog Treat 2008; 19: 251–4.

可以通过口服格隆溴铵改善多汗症以防止慢性家族性良性天疱疮加重。

Carbon dioxide laser treatment for Hailey-Hailey disease: a retrospective chart review with patient-reported outcomes. Hochwalt PC, Christensen KN, Cantwell SR, Hocker TL, Otley CC, Brewer JD. Int J Dermatol 2015; 54: 1309–14.

采用 CO₂ 激光治疗 13 个难治性病例，所有患者在治疗部位都没有复发。70% 的患者在治疗部位以外的区域有新的皮损，辅以其他治疗有效。

他克莫司、吡美莫司、骨化三醇是一类安全的选择且可用于减少糖皮质激素剂量的维持治疗。一般情况下，氨苯砜也是安全的，而且对一些患者有效。在低于 5mg/kg 的剂量且定期随访的情况下，环孢素也是一种安全的选择。近期有一些报道提出，肉毒素和 CO₂ 激光对于一些难治的局限性皮损可能是性价比较高的选择。

三线治疗	
• 手术切除（二期愈合或植皮）	E
• 皮肤磨削术	E
• 激光治疗（除 CO₂ 激光外——见前文）	E
• 浅表放射治疗（Grenz 射线或电子束）	E
• 甲氨蝶呤	E
• 口服维 A 酸	E
• 外用 5- 氟尿嘧啶	E
• 生物制剂	E
• 光动力治疗	E
• 窄谱 UVB 治疗	E

证据等级：A 双盲试验　　**B** 临床试验，研究对象 ≥ 20 例　　**C** 临床试验，研究对象 < 20 例　　**D** 病例分析，研究对象 ≥ 5 例　　**E** 个案报道

Surgical treatment of familial benign chronic pemphigus. Crotty CP, Scheen SR, Masson JK, Winkelmann RK. Arch Dermatol 1981; 117: 540–2.

5 例患者行手术切除后进行刃厚皮片移植。其中 3 例患者在治疗部位没有复发,1 例患者 8 年后有轻微复发。

Refractory Hailey-Hailey disease successfully treated with sandpaper dermabrasion. LeBlanc KG Jr, Wharton JB, Sheehan DJ. Skinmed 2011; 9: 263–4.

1 例 53 岁女性在接受深达浅真皮的细砂纸皮肤削磨术后,颈部和腘窝部位皮损获得长期缓解,但在腋窝部位曾有复发。

Successful treatment of refractory Hailey-Hailey disease with a 595-nm pulsed dye laser: a series of 7 cases. Hunt KM, Jensen JD, Walsh SB, Helms ME, Soong VY, Jacobson ES. J Am Acad Dermatol 2015; 72: 735–7.

7 例患者中 6 例在接受 595nm 脉冲染料激光治疗后有不同程度的缓解。

Effective treatment of Hailey-Hailey disease with a long-pulsed (5 ms) alexandrite laser. Awadalla F, Rosenbach A. J Cosmet Laser Ther 2011; 13: 191–2.

1 例 35 岁男性患者,接受了 13 个疗程长脉冲翠绿宝石激光治疗,辅以偶尔短期外用氢化可的松治疗,1 年内获得完全缓解。激光能量范围在 12~20J/cm^2,光斑直径 10~15mm。

Persistent improvement of previously recalcitrant Hailey-Hailey disease with electron beam therapy. Narbutt J, Chrusciel A, Rychter A, Fijuth J, Lesiak A, Sysa-Jedrzejowska A. Acta Derm Venereol 2010; 90: 179–82.

3 例患者接受 10 次照射,每侧腋窝总量为 20Gy,90% 等剂量覆盖,随访 38 个月无复发。

Methotrexate for refractory Hailey-Hailey disease. Vilarinho C, Ventura F, Brito C. J Eur Acad Dermatol Venereol 2010; 24: 106.

1 例 42 岁女性患者,口服甲氨蝶呤治疗,每周 15mg,3 月后达完全缓解,随访 2 年无复发。

Vesiculobullous Hailey-Hailey disease: successful treatment with oral retinoids. Hunt MJ, Salisbury EL, Painter DM, Lee S. Australas J Dermatol 1996; 37: 196–8.

1 例 56 岁男性在每日口服阿维 A 酯 25mg 的 6 周后病情显著改善。6 个月疗程完成后,2 个月没有复发。

Successful treatment of Hailey-Hailey disease with acitretin. Berger EM, Galadari HI, Gottlieb AB. J Drugs Dermatol 2007; 6: 734–6.

1 例 64 岁女性口服阿维 A 治疗,每日 25mg,6 月后获得明显改善。

Successful treatment of Hailey-Hailey disease with topical 5-fluorouracil. Dammak A, Camus M, Anyfantakis V, Guillet G. Br J Dermatol 2009; 161: 967–8.

1 例 43 岁男性外用 5%5- 氟尿嘧啶霜,每周 3 次,为期 3 月,之后每周 1 次,为期 3 月,治疗结束后 6 月内随访,皮损接近完全缓解。

Case reports of etanercept in inflammatory dermatoses. Norman R, Greenberg RG, Jackson JM. J Am Acad Dermatol 2006; 54 (Suppl 2): S139–42.

1 例 47 岁女性皮下注射依那西普,每周 25mg,为期 1 个月,后加量至每周 50mg,为期 6 月,后加量至每周 75mg 以期更好的疗效。病情在 10 个月内极大程度缓解并且还在持续好转。

Experience with photodynamic therapy in Hailey-Hailey disease. Fernandez Guarino M, Ryan AM, Perez-Garcia B, Arrazola JM, Jaen P. J Dermatol Treat 2008; 19: 288.

3 例患者应用甲基氨基乙酰丙酸 3 小时加 630nm 波长红光 7.5 分钟方案光动力治疗。患者十分痛苦,病情没有明显改善。

Successful therapeutic use of targeted narrow-band ultraviolet B therapy for refractory Hailey-Hailey disease. Hamada T, Umemura H, Aoyama Y, Iwatsuki K. Acta Derm Venereol 2013; 93: 110–1.

与之前 UV 照射加重病情的报道不同,该报道提出窄谱 UVB 治疗慢性家族性良性天疱疮或可有效。

手术治疗作为一种有确切疗效的治疗方法,可用于治疗抵抗的局部皮损。许多学者报道了一些复发的情况,一般是在治疗区域的边缘或是远处的摩擦或创伤部位。由于治疗是创伤性的,且手术部位的敷料可能会加重病情,因此,选择合适的患者尤为重要。其他的三线治疗方式则少有有效性报道。这些治疗方式应当保留用于部分合适的极难治病例。

(王麒钧 王晶莹 译,潘萌 校)

第 **99** 章 手足湿疹（内源性，出汗不良性湿疹／汗疱疹）

原作者 Ivan D. Camacho, Anne E. Burdick

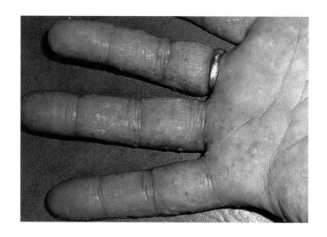

内源性手足湿疹有两种不同的临床表现：汗疱疹和角化过度型皮炎。这两种表现有很大程度重叠，可同时发生于同一患者。

汗疱疹具有阵发性和复发性的特征。急性期以水疱伴剧烈瘙痒和烧灼感起病，几小时后水疱破裂，扩大并融合成大疱。汗疱疹最常累及手掌、脚掌及手部和指趾甲侧缘。大疱破裂后皮损渗出明显伴剧烈疼痛。破裂水疱在 2 周后干涸并形成亚急性期和慢性期的疼痛性皲裂。该病临床病程多种多样，部分病例复发性起病间隔为 3~4 周，持续数月或数年。

角化过度型表现为手掌、手指掌侧以及脚掌的瘙痒性、角化过度型红斑鳞屑，伴皲裂。角化过度可轻可重，严重者皲裂过深或致疼痛难以忍受。

手足湿疹常伴有继发感染，可能导致脓疱或淋巴管炎。

手足湿疹常是特应性体质的一个表现。

治疗策略

诊断内源性手足湿疹需要排除外源性（刺激性或过敏性）皮炎、多汗症、皮肤癣菌病和其他皮肤炎症性病，尤其是银屑病，临床上可能难以区分。尽管其发病机制尚未完全清楚，目前认为表皮中层和上层中水通道蛋白 3 和水通道蛋白 10 的过度表达，同时接触水导致皮肤脱水和经皮失水增加。静脉注射免疫球蛋白（IVIG）治疗和免疫重建炎症综合征可诱发出汗不良性湿疹。

尽管内源性手足湿疹常可自愈，还是需要积极治疗来缓解瘙痒并防止形成水疱以及痛性皲裂。

外用糖皮质激素是治疗的主要方法。对于轻度的局限性皮损，建议使用中效至高效的糖皮质激素。口服抗组

胺药可作为轻度镇静剂有效控制症状。使用润肤剂是有利的。慢性干燥角化过度性皮损，需要润肤剂封包和去角质治疗。建议口服抗生素（头孢菌素或多西环素）治疗继发性脓疱。

外用他克莫司或吡美莫司，单独或与糖皮质激素联合使用，通过封包给药可以促进吸收治疗汗疱疹有效。对于严重的手足湿疹，可系统使用糖皮质激素：泼尼松 0.5~1.0mg/（kg·d），持续 2 周后逐渐减量，或肌肉注射曲安奈德（40~60mg）。对皮损进行窄带 UVB 和 UVA 光疗也是有效的，可同时口服或外用补骨脂素。可矛盾的是，研究报道阳光刺激会诱发汗疱疹，光敏试验有正向激发作用。

难治性的手足湿疹可以系统使用维 A 酸类如阿利维 A 酸，免疫抑制剂如硫唑嘌呤、甲氨蝶呤、环孢菌素、吗替麦考酚酯或依那西普，以及放疗。

皮内注射肉毒杆菌毒素 A 和奥昔布宁可以在出汗不良性湿疹病例中作为辅助治疗措施。对于激发试验阳性的镍敏感患者，建议低镍低钴饮食。

特殊检查

- 真菌镜检
- 细菌培养
- 斑贴试验

Pompholyx eczema as a manifestation of HIV infection, response to antiretroviral therapy. MacConnachie AA, Smith CC. Acta Derm Venereol 2007; 87: 378–9.

汗疱疹可以同时是 HIV 感染和免疫重建炎症综合征的临床表现。传统治疗可能无效，但是积极抗逆转录病毒疗法可能有效。

Pompholyx and eczematous reactions associated with intravenous immunoglobulin therapy. Gerstenblith MR, Antony AK, Junkins-Hopkins JM, Abuav R. J Am Acad Dermatol 2012; 66: 312–6.

A 3-year causative study of pompholyx in 120 patients. Guillet MH, Wierzbicka E, Guillet S, Dagregorio G, Guillet G. Arch Dermatol 2007; 143: 1504–8.

一项前瞻性研究报道，过敏接触性汗疱疹占比 67.5%（化妆品和卫生用品占 31.7%，金属占 16.7%），特发性占

15%，皮肤癣菌占 10%，摄入药物、食物或镍占 6.7%。

Role of contact allergens in pompholyx. Jain V, Passi S, Gupta S. J Dermatol 2004; 31: 188–93.

使用印度标准斑贴测试电池对 50 位受试者进行了斑贴试验，其中 40% 的受试者表现为对一种或多种过敏原阳性反应。硫酸镍是最常见的过敏原，其次是重铬酸钾、苯二胺、硝呋噻酮、芳香混合物和钴。

Low-cobalt diet for dyshidrotic eczema patients. Stuckert J, Nedorost S. Contact Derm 2008; 59: 361–5.

无论斑贴试验结果如何，限制饮食中的钴和镍都可以减少出汗不良性湿疹的发病。

Photoaggravated pompholyx. Nalluri R, Rhodes LE. Photodermatol Photoimmunol Photomed 2016; 32: 168–70.

当汗疱疹在夏季加重时需考虑日光加重型汗疱疹。

一线治疗	
• 外用糖皮质激素	A
• 外用钙调神经磷酸酶抑制剂	C
• 口服抗生素	D
• 口服抗组胺药	D
• 口服糖皮质激素	D
• 润肤剂	D
• 角质剥脱剂	D

Pompholyx: a review of clinical features, differential diagnosis, and management. Wollina U. Am J Clin Dermatol 2010; 11: 305–14.

Acute and recurrent vesicular hand dermatitis. Veien NK. Dermatol Clin 2009; 27: 337–53.

慢性手湿疹的全面综述。

Topical tacrolimus (FK 506) and mometasone furoate in treatment of dyshidrotic palmar eczema: a randomized, observer-blinded trial. Schnopp C, Remling R, Mohrenschlager M, Weigl L, Ring J, Abeck D. J Am Acad Dermatol 2002; 46: 73–7.

外用 0.1% 他克莫司软膏与 0.1% 糠酸莫米他松软膏每日 2 次，持续 4 周的治疗效果相似，使 16 例患者的出汗不良区域缩小并使严重度指数（DASI）降低至约 50%。

Efficacy and safety of pimecrolimus cream 1% in mild-to-moderate chronic hand dermatitis: a random-ized, double-blind trial. Hordinsky M, Fleischer A, Rivers JK, Poulin Y, Belsito D, Hultsch T. Dermatology 2010; 221: 71–7.

外用 1% 吡美莫司乳膏每日 2 次，同时隔夜封包治疗持续 6 周，在 652 名患者中，30% 的患者的瘙痒和皮损得以改善。

二线治疗	
• 阿利维 A 酸（9- 顺式维 A 酸）	A
• UVA、PUVA 和窄波 UVB	B
• 皮内注射肉毒杆菌 A 毒素	C
• 奥昔布宁	C

Oral alitretinoin in chronic refractory hand eczema: a "real life" case-series of 12 patients. Kubica E, Ezzedine K, Lalanne N, Dartial Y, Taieb A, Milpied B. Eur J Dermatol 2011; 21: 454–6.

12 例患者接受 3~6 个月铝维 A 酸治疗，每日 30mg。每 10 例患者中有 7 例在 1~3 个月内有疗效。其中 3 例患者的缓解期为 6 个月，而 4 例患者在停药后 10 天内 ~3 个月内复发。

Successful retreatment with alitretinoin in patients with relapsed chronic hand eczema. Bissonnette R, Worm M, Gerlach B, Guenther L, Cambazard F, Ruzicka T, et al. Br J Dermatol 2010; 162: 420–6.

在 117 例曾经接受 24 周的阿利维 A 酸（每日 30mg）治疗且反应良好但有复发的患者中，继续阿利维 A 酸每日 30mg 治疗 12~24 周，80% 有效。

Efficacy and safety of oral alitretinoin (9-cis retinoic acid) in patients with severe chronic hand eczema refractory to topical corticosteroids: results of a randomized, double-blind, placebo-controlled, multicentre trial. Ruzicka T, Lynde CW, Jemec GB, Diepgen T, Berth-Jones J, Coenraads PJ, et al. Br J Dermatol 2008; 158: 808–17.

不论临床表现如何，每日 30mg 阿利维 A 酸单药治疗持续 12~24 周，409 例慢性手湿疹患者中有 48% 的患者症状和皮损可改善。

阿维 A 在某些情况下也可能有治疗价值。

Local narrowband UVB phototherapy vs. local PUVA in the treatment of chronic hand eczema. Sezer E, Etikan I. Photodermatol Photoimmunol Photomed 2007; 23: 10–4.

12 例患者接受了为期 9 周每周 3 次的光疗，疗效结果显示窄波 UVB 与 PUVA 均有效。从初始剂量的 150mJ/cm^2 开始，每次增加 20%，直到达到最终剂量 2 000mJ/cm^2。

Comparison of localized high-dose UVA1 irradiation versus topical cream psoralen-UVA for treatment of chronic

vesic-ular dyshidrotic eczema. Petering H, Breuer C, Herbst R, Kapp A, Werfel T. J Am Acad Dermatol 2004; 50: 68–72.

27 例患者中 24 例接受了在一只手上进行 UVA1 辐照治疗,另一只手接受补骨脂素乳膏结合 UVA(PUVA)治疗,经过 3 周的辐照治疗,症状改善了 50%。其中 1 例患者在 3 周的随访期内复发。

Oral vs. bath PUVA using 8-methoxypsoralen for chronic palmoplantar eczema. Tzaneva S, Kittler H, Thallinger C, Hönigsmann H, Tanew A. Photodermatol Photoimmunol Photomed 2009; 25: 101–5.

在对 29 例出汗不良性湿疹患者的研究中,显示口服 PUVA 与沐浴 PUVA 的疗效相同,他们每周接受 3 次治疗,长达 20 周,并进行长达 40 个月的随访。

Regression of relapsing dyshidrotic eczema after treatment of concomitant hyperhidrosis with botulinum toxin-A. Kontochristopoulos G, Gregoriou S, Agiasofitou E, Nikolakis G, Rigopoulos D, Katsambas A. Dermatol Surg 2007; 33: 1289–90.

2 例患者接受了每只手 100 单位的肉毒杆菌毒素 A 治疗,1 周后出汗不良症状明显改善,并且 8 周内未复发。

Pompholyx: what's new? Wollina U. Expert Opin Investig Drugs 2008; 17: 897–904.

多汗是约 40% 的汗疱疹患者的加重因素。每只手皮内注射 100U 肉毒杆菌毒素 A 可改善瘙痒、皮损等症状以及改善多汗症的淀粉碘测试结果。主要缺点是成本高并且需要重复注射。

Remarkable improvement of relapsing dyshidrotic eczema after treatment of coexistent hyperhidrosis with oxybutynin. Markantoni V, Kouris A, Armyra K, Vavouli C, Kontochristopoulos G. Dermatol Ther 2014; 27: 365–8.

据报道,奥昔布宁 5mg,在第 1 个月每日 2 次,第 2 个月每日 1 次,可改善汗疱疹症状。不良反应包括口干、便秘、头痛和轻度尿潴留。

三线治疗	
• 环孢素	B
• 甲氨蝶呤	D
• 硫唑嘌呤	C
• 霉酚酸酯	D
• 依那西普	D
• 放射疗法	D

Long-term follow-up of eczema patients treated with cyclosporine. Granlund H, Erkko P, Reitamo S. Acta Derm Venereol 1998; 78: 40–3.

27 例慢性手部湿疹患者,接受环孢素 3mg/(kg·d)的治疗 6 周,未予外用治疗,疾病活动度降低了 54%,并且持续改善了 1 年。

Low-dose oral methotrexate treatment for recalcitrant palmoplantar pompholyx. Egan CA, Rallis TM, Meadows KP, Krueger GG. J Am Acad Dermatol 1999; 40: 612–4.

5 例患有严重汗疱疹的患者,每周服用甲氨蝶呤 12.5~22.5mg,可以使泼尼松剂量减少甚至停药,同时继续外用超强效糖皮质激素。

Azathioprine in dermatological practice. An overview with special emphasis of its use in non-bullous inflammatory dermatoses. Scerri L. Adv Exp Med Biol 1999; 455: 343–8.

6 例严重出汗不良性湿疹的患者接受了硫唑嘌呤每日 100~150mg 的单药治疗,平均疗程为 34 个月。其中 3 人疗效显著,1 人疗效良好,另外 2 人疗效不明显。

Dyshidrotic eczema treated with mycophenolate mofetil. Pickenacker A, Luger TA, Schwarz T. Arch Dermatol 1998; 134: 378–9.

1 例对局部和系统性性糖皮质激素和 UVA1 治疗都无效的难治性复发性出汗不良性湿疹患者,在接受霉酚酸酯每日 2 次,每次 1.5g,为期 4 周以及每日 1g,为期 12 个月的治疗后,症状完全缓解。

Recalcitrant hand pompholyx: variable response to etanercept. Ogden S, Clayton TH, Goodfield MJ. Clin Exp Dermatol 2006; 31: 145–6.

1 例患者在接受了依那西普 25mg,每周 2 次,持续 6 周的治疗后显著缓解,缓解持续了 4 个月。但是随后出现的急性发作,依那西普 50mg,每周 2 次对其无效。

Long-term results of radiotherapy in patients with chronic palmo-plantar eczema or psoriasis. Sumila M, Notter M, Itin P, Bodis S, Gruber G. Strahlenther Onkol 2008; 184: 218–23.

28 例患者接受了单次剂量为 1Gy 或 0.5Gy 的辐照治疗,每周 2 次,直至总剂量为 4~5Gy,28 例患者在 20 个月的随访期内均表现出明显改善。

（张 卉 译,姚志荣 校）

证据等级:A 双盲试验　　B 临床试验,研究对象≥20 例　　C 临床试验,研究对象<20 例　　D 病例分析,研究对象≥5 例　　E 个案报道

第100章 血管瘤

原作者 Daniel A. Grabell, Adam V. Nguyen, Adelaide A. Hebert

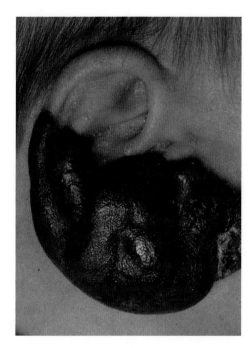

血管瘤（hemangiomas）是一种内皮细胞增生的肿瘤，通常是良性，但可引起局部组织破坏，影响组织功能，导致溃疡形成溃疡。尚不清楚该疾病的确切发病率，据报道，高加索人的婴儿发病率为5%。在高加索人中，血管瘤常见于早产女婴，尤其是出生时低体重或多胎妊娠儿。大多数血管瘤在婴儿期自然发生，但也有少见病例为常染色体显性遗传模式。

治疗策略

皮肤血管瘤常常在生后几周内即出现，并在3个月内达到皮损体积的80%，大多数血管瘤可在10岁前自行消退。早期诊断和治疗对减少疾病导致的功能损伤和残毁至关重要。大约半数血管瘤患儿皮损消退后不留痕迹，另一半可能留有一定的后遗损害，如毛细血管扩张、萎缩、脂肪纤维化和瘢痕。

常见血管瘤为良性，应与其他血管异常进行鉴别，因为它们的病理生理、治疗方案和预后有显著性差异。血管畸形和肿瘤性疾病，如卡波西样血管内皮瘤（kaposiform hemangioendothelioma，KE）和丛状血管瘤（tufted angioma，TA）在临床表现、组织学表现和生长消退趋势方面都与血管瘤不同。卡波西样血管内皮瘤和丛状血管瘤多与Kasabach-Merritt综合征相关，患儿常有凝血异常，而普通血管瘤则无此种表现。常见的血管瘤大多数为孤立性皮损，但也可以有多系统受累，如弥漫性新生儿血管瘤病、LUMBAR综合征（下半身婴儿血管瘤和其他皮损损害、泌尿生殖系统畸形和溃疡、脊髓病、骨畸形、肛门直肠畸形、动脉畸形和直肠畸形）和PHACES综合征（后颅窝畸形、血管瘤、心脏异常、眼异常和胸骨裂缝/脐上缝）。

尽管血管瘤的自然病程是自限性的，一般情况下可不予积极的干预，但对于溃疡生成，生长迅速，压迫或阻塞喉、眼、耳、鼻等重要器官或使其变形的血管瘤应进行药物治疗。除此之外，有系统受累的血管瘤和大面积毁损性的面部血管瘤需要治疗。药物治疗通常以局部和系统β受体阻滞剂或糖皮质激素为主。手术切除是一种相对少用的选择。

局部或系统β受体阻滞剂为血管瘤的首选一线治疗方案。2008年，第一例普萘洛尔（propranolol）成功治疗血管瘤的个案报道发表。美国FDA已批准婴儿口服普萘洛尔的剂量从1.2mg/（kg·d）逐渐增加至3.4mg/（kg·d）每日分2次给药治疗剂量。口服普萘洛尔的不良事件包括掩盖低血糖、低血压和心动过缓，喂奶后服药和剂量增加后监测心律、血压可减轻这些副作用。噻吗洛尔（timolol）溶液或凝胶每日2次局部外用治疗浅表的婴儿血管瘤在小型随机临床试验中被证实是安全且有效的。

系统性糖皮质激素适用于β受体阻滞剂有禁忌证或无效的患儿，通常适用于血管瘤增殖期。患儿2~6月龄时可予泼尼松（prednisone）或泼尼松龙（prednisolone）2~4mg/（kg·d），几个月后逐渐减量，疗程不足即停药会引起皮损再次生长。用药后大约1/3的患者会出现皮损快速消退，但另外1/3患者对此治疗无效。已报道的风险包括下丘脑-垂体-肾上腺轴抑制、生长迟缓、假性脑瘤、感染、缺血性骨坏死。也有单独手术切除或联合糖皮质激素治疗的报道。

针对某些特殊顽固性血管瘤，可选用的方法还包括环磷酰胺（cyclophosphamide）、长春新碱（vincristine）、博莱霉素（bleomycin）和栓塞（embolization）治疗。

特殊检查
• 多普勒超声
• 磁共振成像（MRI）
• 皮肤活检＋免疫组化

血管瘤的诊断通常依据临床表现，上述检查可仅用于不典型的病例的诊断、监测治疗进展、明确瘤体范围或筛查有无其他并发症。

Soft-tissue vascular anomalies: utility of US for diagnosis. Paltiel HJ, Burrows PE, Kozakewich HPW, Zurakowski D, Mulliken JB. Radiology 2000; 214: 747–54.

多普勒超声检查经济、无创伤,是确诊血管异常、监测疗效或排除内脏器官受累的有效方法。通过超声检查可以区分血管瘤和血管畸形,它们在超声下有不同的特点,例如血管瘤有坚实的团块存在。

尽管本文没有特别提及,3个月以内的婴儿在背部中线位置或会阴区的血管瘤需做脊髓超声检查,排除LUMBAR综合征和脊髓栓系。接下来可能需要转诊至儿科神经外科,后续检查可能需要做MRI。

Hemangioma from head to toe: MR imaging with pathologic correlation. Vilanova JC, Barcelo J, Smirniotopoulos JG, Perez-Andrs R, Villalon M, Miro J, et al. Radiographics 2004; 24: 367–85.

MRI是一种有用的非侵袭性的成像技术,可以诊断、描绘和确定血管损害的范围。在T_2WI中,血管瘤显示特征性的多发小叶形状,类似于成串的葡萄。

尽管本文没有特别提及,但婴儿巨大、节段性、斑块样的面部血管瘤应该做头颅MRI检查,以了解是否有PHACES综合征所表现的颅后窝异常。

GLUT 1: a newly discovered immunohistochemical marker for juvenile hemangiomas. North PE, Waner M, Mizeracki A, Mihm MC Jr. Hum Pathol 2001; 31: 11–22.

免疫组织化学染色是一种有效的辅助手段,用于鉴别婴儿血管瘤和其他发生在婴儿期的血管畸形或血管源性的肿物。GLUT-1(葡萄糖转运蛋白-1)在婴儿血管瘤的内皮细胞高度特异性和一致性阳性表达。

胎盘来源的血管抗原FcγR Ⅱ、Lewis-Y抗原(LeY)和分区蛋白在婴儿血管瘤中呈现高度特异性表达,有望成为婴儿血管瘤特异性免疫组化指标。

一线治疗	
• 系统性 β 受体阻滞剂	A
• 外用 β 受体阻滞剂	B
• 外用糖皮质激素	D
• 皮损内注射糖皮质激素	B
• 系统性糖皮质激素	B

口服普萘洛尔是治疗危及生命或严重血管瘤的主要方法,对无合并症的血管瘤可选择外用噻吗洛尔或不进行干预,密切观察皮损变化。

A randomized, controlled trial of oral propranolol in infantile hemangioma. Leaute-Labreze C, Hoeger P, Mazereeuw-Hautier J, Guibaud L, Baselga E, Posiunas G, et al. N Engl J Med 2015 ; 372 : 735–46.

为评估口服普萘洛尔治疗婴儿血管瘤的疗效,开展了一项纳入460名婴儿的随机、双盲、多中心、两阶段适应性试验。第一阶段,患儿被随机给予安慰剂或普萘洛尔,普萘洛尔组包括四种治疗方案:1mg/(kg·d)或3mg/(kg·d)治疗3或6个月。中期分析后,给予新入组的患儿安慰剂或3mg/(kg·d)普萘洛尔治疗6个月。研究结果表明:60%患儿经普萘洛尔治疗后皮损完全或近乎完全消退。常见的副作用包括腹泻、睡眠障碍和支气管炎。

Initiation and use of propranolol for infantile hemangioma: report of a consensus conference. Drolet BA, Frommelt PC, Chamlin SL, Haggstrom A, Bauman NM, Chiu YE, et al. Pediatrics 2013; 131: 128–40.

多学科专家共识研讨会回顾了口服普萘洛尔治疗婴儿血管瘤的现状,会议主要目标是制定一套标准化的指导方针以供皮肤科医生参考。编写的数据来自85篇文章,总计1175个患者。基于上述依据,会议达成了口服普萘洛尔可从1mg/(kg·d)滴定法分3次服用至目标剂量2mg/(kg·d)的共识。患儿耐受的情况下,可每隔3~7天逐渐加量。

Propranolol treatment of infantile hemangiomas does not negatively affect psychomotor development. Movakine AV, Hermans DJ, Fuiikschot J, van der Vleuten CJ. J Am Acad Dermatol 2015; 73: 341–2.

研究回顾了2008年9月—2013年5月口服普萘洛尔治疗婴儿血管瘤的103名患儿,评估了该药物引起患儿精神运动发育迟缓的可能性。收集的数据来自Dutch Well Child Preventive Health Care Clinics 并通过筛查工具 Van Wiechen scheme 进行解释。结果表明,口服普萘洛尔治疗婴儿血管瘤不会导致患儿精神运动发育迟缓。

Topical timolol maleate treatment of infantile hemangiomas. Puttgen K, Lucky A, Adams D, Pope E, McCuaig C, Powell J, et al. Pediatrics 2016; 138

一项包括731人的多中心回顾性队列研究通过数码照片评估外用噻吗洛尔治疗婴儿血管瘤的疗效,利用视觉模拟评分量表对瘤体的颜色、大小、范围和容积进行评估。经过6~9个月的治疗,92.3%的患儿瘤体颜色变浅,76.6%的患儿瘤体的大小、范围和体积有改善。厚度<1mm的浅表性婴儿血管瘤外用噻吗洛尔疗效最佳。

Timolol maleate 0.5% or 0.1% gel-forming solution for infantile hemangiomas: a retrospective, multicenter, cohort study. Chakkittakandiyil A, Phillips R, Frieden IJ, Sieg-

366

证据等级:A 双盲试验   B 临床试验,研究对象≥20例   C 临床试验,研究对象＜20例   D 病例分析,研究对象≥5例   E 个案报道

fried E, Lara-Corrales I, Lam J, et al. Pediatr Dermatol 2011; 29: 28–31.

本回顾性队列研究中回顾了73名婴儿血管瘤患者,平均初始治疗年龄为8个月,85%患儿外用0.5%噻吗洛尔凝胶,其余患儿外用0.1%噻吗洛尔凝胶。所有患儿均为每日2次治疗,无须封包。平均治疗时长为3.4个月,研究者采用区间为0~100的视觉模拟评分量表对照片进行评估,结果末次治疗平均评分提高45。研究表明,治疗周期越长疗效越好。副作用发生概率很低,仅有1名患儿出现副作用。停药3~6个月瘤体无再次生长。

Ultrapotent topical corticosteroid treatment of hemangiomas of infancy. Garzon MC, Lucky AW, Hawrot A, Frieden IJ. J Am Acad Dermatol 2005; 52: 281–6.

对34名血管瘤患者进行回顾性研究,结果表明,局部外用强效糖皮质激素疗效显著者占35%,38%部分有效,27%无效。患者之间的具体治疗方案有差异。

Intralesional corticosteroid therapy in proliferating head and neck hemangiomas: a review of 155 cases. Chen MT, yeong EK, Horng SY. J Pediatr Surg 2000; 35: 420–3.

本回顾性研究中,共有155名头颈部血管瘤患者采用了局部注射糖皮质激素(曲安奈德10mg/ml每月注射1次,共3~6次,每处皮损平均注射4次)。85%的血管瘤在1个月内消退50%以上,其中浅表血管瘤效果最明显。但眼周血管瘤对皮损内注射糖皮质激素最不敏感。

Oral corticosteroid use is effective for cutaneous hemangiomas. Bennett ML, Chamlin SL, Frieden IJ. Arch Dermatol 2001; 137: 1208–13.

该研究对10个病例分析中的184名系统应用糖皮质激素患者的疗效进行meta分析。患儿进行首次治疗的中位年龄是4.5个月,平均剂量相当于泼尼松2.9mg/kg。中位有效率为84%,治疗停止后的中位复发率为36%。大剂量糖皮质激素治疗血管瘤效果良好,但也可以引起明显的副作用,副作用的平均发生率为35%(行为异常、易激惹、库欣样表现和一过性生长迟缓)。

二线治疗	
• 手术切除	D
• 贝卡普莱明凝胶治疗溃疡性损害	D

Surgical treatment of facial infantile hemangiomas: an analysis based on tumor characteristics and outcomes. Goldenberg DC, Hiraki PY, Marques TM, Koga A, Gemperli R. Plast Reconstr Surg 2016; 137: 1221–31.

回顾了74名手术治疗的患者,分析肿瘤相关的临床特点来评估患者预后。急诊手术最佳适应证是经药物治疗无效的节段型眶周血管瘤,而局限于唇、鼻、眼睑的增殖期血管瘤是择期手术的指征。

尽管婴儿血管瘤的患者应首选药物治疗,手术仍是一项重要的选择。最佳手术时机目前仍有争议。

Response of ulcerated perineal hemangiomas of infancy to becaplermin gel, a recombinant human platelet-derived growth factor. Metz BJ, Rubenstein MC, Levy ML, Metry DW. Arch Dematol 2004; 140: 867–70.

8名患有会阴部溃疡性血管瘤的婴儿接受了0.01%的贝卡普莱明凝胶治疗。所有患者的溃疡在3~21天内愈合(平均天数10.25天)。

使用0.01%的贝卡普莱明凝胶使溃疡快速愈合,减少了继发感染、疼痛和入院治疗,也减少了多次随访观察和长期治疗的费用。

三线治疗	
• 长春新碱	E
• 咪喹莫特	C
• 博来霉素	B

Vincristine as a treatment for a large haemangioma threatening vital functions. Fawcett SL, Grant I, Hall PN, Kelsall AW, Nicholson JC. Br J Plast Surg 2004; 57: 168–71.

1名21个月的婴儿,下颌部位患有巨大的深在性血管瘤,多次住院治疗呼吸和进食困难。在系统应用糖皮质激素治疗无效后,予长春新碱治疗。长春新碱(1.5mg/m²)每周给药1次,治疗1个月后,患儿进食、说话及皮损外观都有了很大改善,未见副作用。

尽管已有长春新碱成功治疗血管瘤的报道,但大多是个案报道。

Topical imiquimod in the treatment of infantile hemangiomas: A retrospective study. Ho NTC, Lansang P, Pope E. J Am Acad Dermatol 2007; 56: 63–8.

对18名患儿(中位年龄18周)予5%咪喹莫特(Imquimod)外用,每周3次或5次,平均治疗17周后浅表血管瘤得到改善,并可促进溃疡愈合;而深部血管瘤则没有变化。有报道该药的有效率为31%。副作用有结痂和炎症。

遗憾的是本例研究缺乏对照,研究结果可能仅代表未经治疗的婴儿血管瘤的自然病程。

Role of intralesional bleomycin in the treatment of complicated hemangiomas: prospective clinical study. Omidvari S, Nezakatgoo N, Ahmadloo N, Mohammadianpanah M, Mosalaei A. Dermatol Surg 2005; 31: 499–501.

32 名有合并症的复杂血管瘤患者(中位年龄 45 个月)接受了皮损内注射博莱霉素治疗(1~2mg/cm², 每 2 周 1 次, 共 4~6 个疗程)。在最初的肿胀和红斑之后, 56% 的患者消退 70%~100%;21.9% 的患者消退 50%~70%。未见严重副作用。

(王雅辰　译,徐子刚　校)

第101章 遗传性血管性水肿

原作者 Tabi A. Leslie, Malcolm W. Greaves

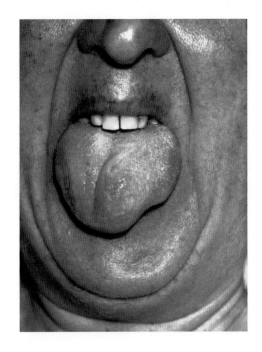

遗传性血管性水肿(hereditary angioedema, HAE)分三型,其中,I型和II型最常见,均为常染色体显性遗传,发病率为1∶50 000,是由11号染色体(11q12-q13.1)上编码C1-酯酶抑制物(C1-esterase inhibitor, C1INH)的基因突变引起。然而,编码C1INH的新生突变基因 *SERPING1* 并不少见,约占25% C1INH-HAE。遗传性血管性水肿的特征是补体第一成分抑制物(C1INH)数量减少(I型,占85%)或功能缺陷(II型,占15%)。上述类型HAE是由激肽释放酶和缓激肽介导,作用于缓激肽B2受体引起,临床主要表现为无痛、非瘙痒性的皮下粘膜下组织水肿,可以累及腹部器官和上呼吸道。III型HAE,过去也被称作雌激素依赖型,现在被认为C1INH正常的HAE。该型有阳性家族史,好发于女性,C1INH或补体其他成分检查均为发现异常,但在部分患者家族中发现了编码12因子(F XII)的基因出现突变。急性腹痛是本病重要表现,发作时类似急腹症,部分患者可因喉头水肿窒息而死。本病易合并以红斑狼疮为主的自身免疫性疾病,常见于I型而II型罕见。

治疗策略

遗传性血管性水肿的治疗依赖于以下三个因素:

- 缓解急性血管性水肿,尤其是保持呼吸道通畅
- 长期预防
- 防止由于牙科和外科干预而引起的复发(短期预防)

急性血管性水肿

HAE在急性发作时最佳的治疗是静脉内给予血浆来源的C1INH浓缩物(20U/kg)。此治疗方法安全,暂未发现已证实的病毒传播的报道。经此法治疗,肿胀通常在几分钟内出现显著减轻,在2~3小时内大部分消退。重组人C1INH已经上市。患者经指导后可自我给药,有利于症状加速消退,防止发作引起的病情加重。如果无C1INH浓缩物,紧急情况下可以使用新鲜冰冻血浆(fresh frozen plasma, FFP),因为新鲜冰冻血浆也含有C1INH。但是,新鲜冰冻血浆可能偶然会造成一些病毒传播(HIV、肝炎病毒),并且由于存在C1酯酶底物,理论上会加重血管性水肿。激肽释放酶-缓激肽介导的通路是治疗急性HAE的研究目标。HAE水肿是由于激肽释放酶作用于其底物高分子量激肽原形成的产物缓激肽引起的。缓激肽作用于B₂受体,其特异性拮抗剂艾替班特(icatibant)30mg皮下注射对HAE急性发作有效。由于艾替班特皮下注射的方式,可由卫生保健专业人员于家庭环境下管理患者,甚至适当的培训后患者可自我管理,因而可作为首选方案。艾卡拉肽(ecallantide)是一种激肽释放酶抑制剂,30mg皮下注射治疗HAE急性发作,已被证实是安全且有效的。喉头水肿需要气管切开、插管和/或其他生命支持措施。患者应该在急性发作后常规收入院治疗24小时,因为复发常会有生命危险。

长期预防

每月发作1次或多次血管性水肿和症状严重的HAE患者需长期预防。但是,没有频繁发作的患者也会出现喉头水肿,甚至首次发作就可能致命。在条件允许的情况下,预防性使用血浆来源的C1INH是目前一线治疗方案,单次剂量1 000U,每周静脉输注2次,可有效地减轻症状的严重度,甚至可以预防疾病再次发作。此外,雄激素17a-乙炔睾酮的衍生物——达那唑(每天100~200mg)和司坦唑醇(最大剂量不超过5g,分1~2次顿服)是二线预防药物,尤其对于预防I型和II型HAE的血管性水肿非常有效。使用雄激素时应尽量采用小剂量,只要能达到减轻临床症状即可。副作用包括多毛症、嗓音变粗和月经过多。上述弱化的雄激素不适合儿童和孕妇患者的长期治疗,也不适

369

于控制遗传性血管性水肿急性发作。但只要能严密监测患者的临床生化和放射学指标，弱化雄激素用于成人是安全有效的。此外，一些患者也可以采用小剂量治疗，例如达那唑（danazol）每天 100mg，每周连用 5 天，或是司坦唑醇（stanozolol）每天 2mg，隔日用药。有报道称，长期使用达那唑的一些患者出现了肝细胞腺瘤和肝细胞癌，因而患者需要定期监测肝功、血脂水平，肝脏超声需要每隔 2 年复查。但即便规律监测肝功能，在长期接受弱化雄激素治疗的患者，肝细胞腺瘤或肝细胞癌也时有发生。其他的预防用药包括抗纤溶药，如氨甲环酸（tranexamic acid，TA）每日 2.0~4.5g，ε 氨基己酸（epsilon-aminocaproic acid，EACA）每日 12~18g，用于短期预防，尤其适用于无条件使用 C1INH 或其他药物有禁忌的患者，但以上药物禁用于既往有血栓性疾病的患者。对于一些轻微的发作不频繁的患者，避免接触一些诱发因素足以控制发作，这些诱发因素包括雌激素和血管紧张素转换酶（angiotensin-converting enzyme，ACE）抑制剂。在一些患者的长期管理中，可以训练看护者学会静脉输注 C1INH，以便在无医疗设施的情况下能够处理患者偶尔的急性发作，也可避免常规预防的必要。尽管患者居家管理还未被许可，大量证据表明，皮下注射 C1INH 浓缩物是一种安全且有效的自我管理方式。

预防由于牙科和外科干预而引起的复发

所有患者在进行择期手术、牙科治疗或其他有创治疗之前，可以使用高剂量的雄激素 5~10 天。抗纤溶药可在术前 48 小时至术后 2~5 天使用。如果需要急诊手术，则应该给予 C1INH 浓缩物或 FFP。患有 HAE 的患者应该全部佩戴治疗警示牌以说明诊断和急救治疗方法。

特殊检查
• 补体水平（C4，C2，C1q）
• C1INH 免疫反应水平
• C1INH 的功能测定

Angiodema. Kaplan AP, Greaves MW. J Am Acad Dermatol 2005; 53: 373–88.

Ⅰ型 HAE 的特征是正常 C1INH 的低抗原和低功能的血浆水平。Ⅱ型 HAE 的特征是功能障碍性的 C1INH 突变体与有功能的 C1INH 共存的正常或升高的抗原水平。C4 水平降低而 C1INH 水平正常的患者，进行功能分析后可以确诊为Ⅱ型疾病。C1q 水平降低加上低 C4 和 C1INH 是获得性 C1INH 缺陷性血管性水肿（acquired C1INH-deficient angioedema，AAE）的特征。病因包括 B 细胞淋巴瘤、冷球蛋白血症和抗 C1INH 的自身抗体阳性。

Immunoregulatory disorders associated with hereditary

angioedema. 1. Clinical manifestations of autoimmune disease. Brickman CN, Tsokos GC, James E. J Allergy Clin Immunol 1986; 77: 749–57.

对 157 名 HAE 患者是否存在自身免疫性表现进行了系统性评估，临床发现 19 名（12%）患者存在免疫调节异常性疾病。已知与自身免疫相关的人类主要组织相容性复合体在 8 名 HAE 患者中异常表达，并最终发展成相关自身免疫性疾病。有 4 名患者患有干燥综合征，还有 9 名患者有干燥综合征的部分表现。还有部分患者有其他特征性表现，如雷诺现象、特发性胰腺炎，提示自身免疫异常。

An evaluation of tests used for the diagnosis and monitoring of C1 inhibitor deficiency: normal serum C4 does not exclude hereditary angioedema. Tarzi MD, Hickey A, Förster T, Mohammadi M, Longhurst HJ. Clin Exp Immunol 2007; 149: 513–6.

尽管检测 C4 水平是最好的筛查方法，但却不是确诊 HAE 的标准。HAE 患者 C4 水平可偶有正常，有些患者会出现假阴性的结果。因此，不管 C4 水平如何，临床高度怀疑 HAE 时需要检测 C1 抑制物的含量和功能。

Genetic test indications and interpretations in patients with hereditary angioedema. Weiler CR, van Dellen RG. Mayo Clin Proc 2006; 81: 958–72.

可以通过检测 C1q 水平来鉴别 C1INH 缺乏导致的 HAE 和 AAE。基因检测在 C1q 处于临界水平时或在无血管性水肿家族史的患者显得尤为重要。许多 AAE 的患者存在抗 C1INH 的自身抗体，测定这些抗体可能对诊断有帮助，然而这项检查只能在研究实验室进行。

急性血管性水肿

一线治疗
• C1INH 浓缩物

Prospective study of rapid relief provided by C1 esterase inhibitor in emergency treatment of acute laryngeal attacks inhereditary angioedema. Craig TJ, Wasserman RL, Levy RJ, Bewtra AK, Schneider L, Packer F, et al. J Clin Immunol 2010; 30: 823–9.

在一项前瞻性开放性研究中，39 名急性喉头水肿发作的患者中有 16 名接受 C1INH 浓缩物（Berinert）治疗。单次剂量 20 U/kg 成功终止所有患者的发作，平均起效时间为 15 分钟，症状全部消退的平均时间为 8.25 小时。

Nanofiltered C1 inhibitor concentrate for treatment of hereditary angioedema. Zuraw BL, Busse PJ, White

M, Jacobs J, Lumry W, Baker J, et al. N Engl J Med 2010; 363: 513–22.

一项静脉注射纳米过滤巴氏消毒的 C1INH 浓缩物的安慰剂对照研究在 65 名 HAE 患者中展开。研究表明该治疗方案使 HAE 急性发作从 4 小时以上缩短至 2 小时。

Pharmacokinetics of plasma-derived C1-esterase inhibitor after subcutaneous versus intravenous administration in subjects with mild or moderate hereditary angioedema: the PASSION study. Martinez-Saguer I, Cicardi M, Suffritti C, Rusicke E, Aygören-Pürsün E, Stoll H, et al. Transfusion 2014; 54: 1552–61.

24 名轻至中度 HAE 患者随机以静脉注射或皮下注射方式接受 1 000U C1INH 浓缩物。皮下注射组,功能性 C1INH 的平均相对生物利用度为 39.7%,48 小时内 C1INH 活性达峰值且维持时间超过静脉注射组。皮下注射组功能性 C1INH 的平均半衰期为 120 小时而静脉注射组为 62 小时。皮下注射方式给药患者耐受性良好,但注射部位出现轻度反应的发生率高于静脉给药。

Subcutaneous self-injection of C1 inhibitor-an effective and safe treatment in a patient with hereditary angioedema. Weller K, Kruger R, Maurer M, Magerl M. Clin Exper Dermatol 2016; 41: 91–3

1 名 25 岁女性 HAE 患者使用皮下输液器,每周 2 次皮下注射含 1000U C1 抑制剂的 10ml 注射液。在接下来的 2 年,患者完全无任何 HAE 症状出现。

C1INH 浓缩物对引产、扁桃体切除术和上颌面手术的短期预防也是有用的。但不提倡长期预防用药,因为该药通常不易获得、价格昂贵、存在潜在的感染风险。这种药物可用于儿童和孕妇,也适合那些对雄激素和抗纤溶制剂疗效差、不耐受或有禁忌的患者。

可购得的 C1INH 包括 Berinert,Cinryze(人源 C1INH) 和 Ruconest(重组 C1INH)。

二线治疗
• 新鲜冰冻血浆
• 艾替班特
• 艾卡拉肽

The safety of fresh frozen plasma for the treatment of hereditary angioedema. Prematta M, Thomas D, Scarupa M, Li C, Mende C, Rhoads C. J Allergy Clin Immunol 2008; 121: S99.

输注新鲜冰冻血浆治疗 82 例遗传性血管性水肿急性发作的患者,76 例有效,且无严重副反应。

如果无 C1INH 浓缩物,使用新鲜冰冻血浆一样有效。但新鲜冰冻血浆未经病毒灭活,容积较大,需要较长时间输

注。除病毒感染风险外,由于它包含补体底物,故使用新鲜冰冻血浆理论上有可能加重 HAE 的发作。

Treatment of acute edema attacks in hereditary angioedema with a bradykinin receptor-2 antagonist (Icatibant). Bork K, Frank J, Grundt B, Schlattmann P, Nussberger J, Kreuz W. J Allergy Clin Immunol 2007; 119: 1497–503.

应用视觉模拟尺度评估,有 20 次发作的 15 例患者接受艾替班特治疗后相对于之前的发作有明显的改善。在接受治疗 4 小时后症状严重度减弱。

Icatibant, a new bradykinin receptor antagonist in hereditary angioedema. Cicardi M, Banerji F, Bracho F, Malbrán A, Rosenkranz B, Riedl M, et al. N Engl J Med 2010; 363: 532–41.

在两组随机双盲试验中发现,接受艾替班特治疗的患者平均需要 2~2.5 小时达到症状缓解,而接受氨甲环酸和安慰剂治疗的患者分别为 12 小时和 4.6 小时。

Ecallantide for the treatment of acute attacks in hereditary angioedema. Cicardi M, Levy RJ, McNeil DL, Li HH, Sheffer AL, Campion M. N Engl J Med 2010; 363: 523–31.

71 例患者组成的随机双盲试验中发现,接受艾卡拉肽治疗的患者在 165 分钟内能达到症状缓解,而接受安慰剂治疗的患者超过 240 分钟。

艾替班特为合成性十肽,是缓激肽 β_2 受体拮抗剂,近期已在欧盟获批用于遗传性血管性水肿急性发作期的治疗。推荐剂量是一次皮下注射 30mg,最好在腹部注射,注射部位的轻度反应很常见。艾卡拉肽为激肽释放酶抑制剂,近期美国已批准上市(欧洲暂未批准),适应证同艾替班特,单次剂量为 30mg 皮下注射。

遗传性血管性水肿的长期预防

一线治疗
• 达那唑
• 司坦唑醇

How do we treat patients with hereditary angioedema? Cicardi M, Zingale L. Transfus Apheresis Sci 2003; 29: 221–7.

在对 141 例患者的研究中,证明达那唑和司坦唑醇同等有效;仅不到 10% 的患者用药后无明显缓解。C1INH 无须达正常。该研究在试验阶段以每日 400~600mg 的达那唑治疗 1 个月,逐渐减量至每日 100~200mg,再确定能控制病情缓解的最小剂量(C1INH 水平大约是正常水平的 50%;C4 在正常水平;血管性水肿完全消退)。

Benefits and risks of danazol in hereditary angioedema: a long-term survey of 118 patients. Bork K, Bygum A, Hardt J. Ann Allergy Asthma Immunol 2008; 100: 153–61.

达那唑治疗 2 个月 ~30 年的患者数据显示疗效显著,118 例患者中有 111 例显效。54 名 (45.8%) 患者 1 年内 <1 次发作甚至无任何症状。其他正接受达那唑治疗的患者,急性发作的频次降低、程度减轻。喉头水肿发作降低至 4.8%。副作用发生率比较高,在 93 名患者中出现,包括体重增加、月经紊乱、女性男性化、抑郁、头疼、肝腺瘤,有 30 名患者因此而停止治疗。

Long-term prophylaxis of hereditary angioedema with androgen derivates: a critical appraisal and potential alternatives. Maurer M, Magerl M. J Dtsch Dermatol Ges 2011; 9: 99–107.

静脉注射替代剂 C1INH 和皮下注射艾替班特控制 HAE 水肿的急性发作是可靠且易耐受的。因此,HAE 的患者是否需要长期预防性使用雄激素衍生物如达那唑有待商榷。患者可从雄激素停药或减量中收益,并且依赖于使用 C1INH 或艾替班特在急性发作时作为需求性治疗。

女性患者副作用较多,包括月经紊乱、声音变粗和多毛症。男性患者则应经常检查前列腺状况。所有患者应该常规检查肝功能,弱效雄激素禁用于孕妇。

二线治疗
• 氨甲环酸
• ε 氨基己酸

Hereditary and acquired C1-inhibitor deficiency: biological and clinical characteristics in 235 patients. Agostoni A, Cicardi M. Medicine (Baltimore) 1992; 71: 206–15.

应用氨甲环酸治疗的 15 例患者中有 12 例在初期的预防中很有效,但是只有 28% 的患者在长期预防中有效,而达那唑的长期有效率达到 97%。

Tranexamic acid therapy in hereditary angioneurotic edema. Sheffer AL, Ausen KF, Rosen FS. N Engl Med 1972; 287: 452–4.

一项随机双盲安慰剂对照交叉试验进行了 4~13 个月,12 例接受氨甲环酸 1g/ 次,每日 3 次,其中 7 例获得完全或接近完全缓解,另外 4 例患者亦有一定疗效。

氨甲环酸比 EACA 更有效,且副作用少。

Epsilon aminocaproic acid therapy of hereditary angioneurotic edema: a double blind study. Frank MM, Sergent JS, Kane MA, Alling DW. N Engl J Med 1972; 286: 808–12.

在双盲交叉试验中,5 例遗传性血管性水肿患者中有 4 例接受 EACA (16g/d) 治疗 2 年,以预防发作。常见的副作用包括无力和易疲乏。一项开放性的随访试验表明每日给予 EACA 7~10g 可以控制症状。

大剂量 EACA 治疗 (24~30g) 可引起磷酸肌酸酶和醛缩酶升高及肌肉坏死。EACA 治疗也可以用于小手术的短期预防,但由于它存在潜在的血栓形成的作用,故在进行大手术前应停用。

三线治疗
• C1INH 浓缩物

Cinryze (C1-inhibitor) for the treatment of hereditary angioedema. Gompels MM, Lock RJ. Expert Rev Clin Immunol 2011; 7: 569–73.

一项双盲安慰剂对照交叉试验,发现血源性 C1INH 浓缩物预防性治疗 HAE 患者可使发作频率降低一半至每 12 周平均发作 6.26 次 (安慰剂组为每 12 周平均发作 12.73 次),并且发作程度更轻、持续时间更短。急性发作的患者接受 1 000U 血源性 C1INH 治疗开始缓解的时间为 2 小时,而安慰剂组超过 4 小时。

预防由于牙科和外科手术引起的复发

一线治疗
• 新鲜冰冻血浆
• 达那唑
• C1INH 浓缩物

Short-term prophylaxis in hereditary angioedema due to deficiency of the C1-inhibitor–a long-term survey. Farkas H, Zotter Z, Csuka D, Szabó E, Nébenfűhrer Z, Temesszentandrási G, et al. Allergy 2012; 67: 1586–93.

回顾分析了 137 例 HAE 患者,评估了不同药物对短期预防的有效性。C1INH 浓缩物能安全且有效地减少术后水肿的发作。达那唑可作为 C1INH 浓缩物的替代药物在医疗干预前预防性使用。

WAO guideline for the management of hereditary angioedema. Craig T, Aygören-Pürsün E, Bork K, Bowen T, Boysen H, Farkas H, et. al. World Allergy Organ J 2012; 5: 182–99.

弱化雄激素 [达那唑 2.5~10mg/ (kg·d), 最大剂量为 600mg;司坦唑醇 4~6mg/d] 可以预先程序化 / 短期预防性地在术前 5 天至术后 2~5 天使用。

尽管氨甲环酸在抑制突破性发作疗效不佳,过去仍预先程序化 / 短期预防性地用于 HAE 患者。推荐剂量为 25mg/kg,每天 2~3 次,最大剂量每天 3~6g (未完全确定)。

其他术前选择药物包括 500~1 000U 的 C1INH 浓缩物或抗纤溶制剂。

遗传性血管性水肿：儿童患者治疗

Pediatric hereditary angioedema due to C1-inhibitor deficiency. Farkas H. Allergy Asthma Clin Immunol 2010; 6: 18.

C1INH 替代疗法、抗纤溶制剂、弱化雄激素是当前深受儿童 HAE 患者欢迎的医疗产品，对患者的定期监测和随访至关重要。C1INH 替代疗法用于儿童是安全且有效的。抗纤溶制剂具有良好的长期安全性因而被推荐使用，但可能疗效欠佳。弱化雄激素可作为儿童 HAE 患者的另一种选择，但应注意使用最小有效剂量。

3 型遗传性血管性水肿的治疗

Hereditary angioedema type 3, angioedema associated with angiotensin Ⅱ receptor antagonists and female sex. Bork K. Am J Med 2004; 116: 644.

作者报告了 2 例无血缘关系的女性患者，她们的 C1INH 和 C4 水平都是正常的，单独使用氯沙坦和缬沙坦后，遗传性血管性水肿症状加重。

C1INH 浓缩物对 Ⅲ 型 HAE 的急性发作无效，而且抗组胺药和糖皮质激素也是无效的。抗纤溶制剂的作用尚不明确。达那唑用于预防值得在非孕妇中尝试，但是它的作用尚待证实。所有患者应该避免摄入血管紧张素 -2 受体拮抗剂沙坦和雌激素，因为在女性患者中已经证实它们可以诱导症状发作。缓激肽拮抗剂如艾替班特或激肽释放酶抑制物如艾卡拉肽可能会给这些患者带来帮助，尽管目前疗效尚未得到证实。

（王雅辰　译，徐子刚　校）

第102章 遗传性出血性毛细血管扩张症

原作者 Mitchell S. Cappell，Oscar Lebwohl

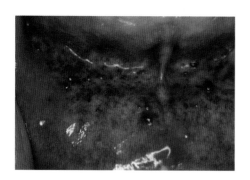

遗传性出血性毛细血管扩张症（hereditary hemorrhagic telangiectasia，HHT，又称 Osler-Weber-Rendu 综合征）系常染色体显性遗传病，表现为包括多发性口腔皮肤毛细血管扩张（常累及面部、唇、舌、口腔黏膜和指尖）和内脏毛细血管扩张（如鼻腔和胃肠道黏膜）的综合征。特征性皮损为直径为 3~10mm 的斑疹，色鲜红，非搏动性，点状或蜘蛛状，有细网状内部结构。玻片压之完全变白，压力去除后迅速恢复原状。随着年龄增长，皮损可变大、变多。HHT 的基本病变是小血管壁的缺陷，导致无毛细血管的动静脉直接交通。HTT 的患病率约为 1/6 000。当满足 Curacao 临床标准（见下文）中三条或更多时，可以诊断 HHT。只满足标准中的两条时，HHT 诊断是可能的或可疑的。成人患者只满足标准中的一条或不满足任何一条标准时，不考虑诊断 HTT。约 85% 的患者发生内皮素基因（*ENG*）或激活素受体样激酶基因（*ACVRL1*，也称 *ALK-1*）突变，其中前者突变导致 HHT1，后者突变导致 HHT2。此外还有其他 6 个已知的家族突变。位于 5 号染色体上的基因突变导致 HHT3，位于 7 号染色体上的突变导致 HHT4，*MADH4* 基因突变导致与幼年息肉病相关的 HHT。可通过检测突变基因来确认诊断，但此项检测对诊断和治疗并非必需。

酒渣鼻或红斑狼疮患者可能仅有面部毛细血管扩张，但没有其他 HHT 表现。散发型胃肠道血管发育不全与 HHT 的区别在于前者多发生在老年、皮损数量少、家族史阴性、仅累及胃肠道而不伴鼻出血或鼻内毛细血管扩张。

诊断遗传性出血性毛细血管扩张症的 Curacao 临床标准

器官或其他指标	临床特点
鼻	复发性、自发性鼻出血
皮肤黏膜	唇、口腔、鼻黏膜或指尖的毛细血管扩张
胃肠道	黏膜毛细血管扩张（或内脏动静脉畸形）
家族史	1 个或多个患有 HHT 的一级亲属

HHT，遗传性出血性毛细血管扩张症。

治疗策略

HHT 的两大主要临床并发症是由鼻毛细血管扩张引起的鼻出血和胃肠道毛细血管扩张引起的胃肠道出血。由于毛细血管壁薄而脆弱，故常表现为慢性出血。慢性失血常导致缺铁性贫血，而急性失血引起低血容量和低血压。HHT 中直接动静脉交通引起的分流较少引起临床表现，但可出现肺动静脉分流引起的缺氧；脑内分流引起的脑缺血、出血或脓肿；肝内分流引起的门静脉高压、胆道疾病或高输出性心力衰竭。皮肤毛细血管扩张仅影响美容。

特殊检查

鼻出血或胃肠道出血

- 连续测定血细胞比容——评估出血的严重程度
- 血清铁、总铁结合能力（TIBC）和铁蛋白水平——用于诊断缺铁性贫血

鼻出血

- 使用细口径的硬管鼻内镜进行鼻部检查
- 柔性鼻内镜——新的检查技术

胃肠道出血

- 食管、胃、十二指肠镜检查（EGD）——怀疑上消化道出血
- 结肠镜检查——怀疑下消化道出血
- 胶囊内镜或双气囊内镜——用于 EGD 和结肠镜检查后不能诊断的消化道出血
- 血管造影——用于内镜检查后不能诊断的持续出血

鼻出血的严重程度取决于检查生命体征和实验室检测。通过使用细口径硬管内镜进行鼻腔检查，利用点吸、明亮的无影照明、头灯、头镜或冷光纤照明，可精确定位出血位置。柔性鼻内镜是一种新型替代检查技术。胃肠道出血的严重程度由患者的病史、生命体征、体格检查、直肠检查、鼻胃管抽吸和输血需求来确定。胃肠镜检查可明确出血部位及来源。

红细胞比容的连续测定对于判断急性出血时是否需要输血非常重要。血清铁、TIBC 和铁蛋白水平对于确定慢性出血时是否需要补充铁剂非常重要。

上消化道出血通常表现为呕血或黑便，应行食管、胃、十二指肠镜检查（EGD）。下消化道出血通常表现为便血或大便隐血，偶尔表现为黑便，应行结肠镜检查。小肠出血通

常表现为便血、黑便或大便潜血，EGD排除上消化道出血和结肠镜排除下消化道出血后可进行胶囊内镜检查。双气囊内镜因其较高的诊断敏感性和较强的治疗能力而被广泛应用于三级医疗中心，以取代胶囊内镜用于小肠出血的诊断，但价格相对较高。

在内镜检查中，由于动脉供血血管内红细胞的高氧含量，毛细血管扩张呈现出明显的红斑。胃肠道病变皮损在大小和形状上类似于皮肤毛细血管扩张的皮损。应在内镜检查插管时鉴别毛细血管扩张与因内镜检查而引起的创伤，而不在拔管时鉴别。前者可见细网状内部结构，边缘不规则，而创伤常见圆形边缘；前者皮损边缘清楚，而创伤边缘模糊；前者病变与黏膜平齐。此外，内镜创伤通常发生在结肠急转弯处，尤其是在内镜弯曲时和抽吸术后。

EGD和结肠镜检查不能确定活动性出血准确部位时可行血管造影术。血管造影时毛细血管扩张的特点：因局部异常血管聚集形成的血管丛或血管团；因直接动静脉交通导致静脉早期明显充盈；因血管迂曲导致的正常静脉期（静脉缓慢清空）之外的血管持续显影，缺乏正常血管舒缩形成的周期性显影。毛细血管扩张出血是间歇性的，血管造影术很少检测到造影剂渗出。

Hereditary hemorrhagic telangiectasia: from molecular biology to patient care. Dupuis-Girod S, Bailly S, Plauchu H. J Thromb Haemostasis 2010; 8: 1447–56.

关于HHT的遗传学、病理生理学、临床表现、诊断和治疗的临床综述。

Liver disease in patients with hereditary hemorrhagic telangiectasia. Garcia-Tsao G, Korzenik JR, Young L, Henderson KJ, Jain D, Byrd B, et al. N Engl J Med 2000; 343: 931–6.

HHT肝内分流导致的临床表现回顾，包括8例高输出性心力衰竭患者、6例门静脉高压症患者、5例胆道疾病患者。

Evidence of small-bowel involvement in hereditary hemorrhagic telangiectasia: a capsule-endoscopic study. Ingrosso M, Sabba C, Pisani A, Principi M, Gallitelli M, Cirulli A, et al. Endoscopy 2004; 36: 1074–9.

本研究表明在老年HHT患者中，胶囊内镜检查发现小肠毛细血管扩张的频率很高。这些小肠毛细血管扩张引起的慢性失血可能导致HHT患者出现缺铁性贫血。

Evaluation of patients with hereditary hemorrhagic telangiectasia with video capsule endoscopy: a single-center prospective study. Chamberlain SM, Patel J, Carter Balart J, Gossage JR Jr, Sridhar S. Endoscopy 2007; 39: 516–20.

胶囊内镜对80例小肠出血患者的前瞻性研究。32例HHT患者的胃肠道毛细血管扩张明显多于非HHT的48例患者（75% vs. 8.3%的患者有5个或更多的毛细血管扩张）。本研究证实胶囊内镜在诊断HHT患者小肠毛细血管扩张症中的高敏感性。

一线治疗	
鼻出血或胃肠道出血	
• 输注红细胞治疗显著的急性出血	A
• 口服铁剂治疗慢性失血引起的缺铁性贫血	A
• 非特异性治疗：避免服用阿司匹林、其他抗血小板药物和抗凝药物	A
• 对有活动性出血的患者逆转严重的凝血障碍［例如，为严重的血小板减少患者输血小板，为INR（国际标准化比值）升高患者输血新鲜冰冻血浆］	A
• 口服雌激素和孕酮（黄体酮）	B
鼻出血	
• 非特异性治疗：房间湿化加鼻腔湿润剂	A
• 鼻腔填塞	A
• 鼻中隔成形术	A
• 贝伐珠单抗	B
胃肠道出血	
• 内镜治疗：氩等离子凝固术、热凝、电凝或光凝	B
• 血管造影栓塞术——内镜治疗无效的难治性出血	B
• 节段性肠切除术——难治性出血	A
皮肤病变	
• 美容治疗：激光或其他病灶消融技术	A

治疗的选择取决于出血部位、严重程度、急慢性以及医生的个人经验。严重出血需要住院和两路静脉滴注。严重的急性失血可通过静脉输液治疗，必要时输注红细胞。慢性失血可以根据需要补充铁剂来治疗。

HHT出血的非特异性治疗包括避免服用阿司匹林、非甾体抗炎药（NSAID）、其他抗血小板药物、抗凝血药物。对缺铁性贫血患者补充铁剂。

鼻用湿润剂和房间加湿可促进黏膜完整性，减少鼻黏膜损伤和鼻出血。鼻出血初始治疗为非特异性的局部治疗，如鼻腔填塞止血。雌激素和孕酮通过促进血管完整性来预防或阻止慢性鼻出血。不同亚型HHT的突变导致血管内皮生长因子（VEGF）水平的显著升高，可引起异常的不成熟血管，从而导致毛细血管扩张。贝伐珠单抗是一种针对VEGF的重组人源化单克隆抗体，它可以通过抑制VEGF来逆转HHT中发生的毛细血管扩张（抗血管生成）。初步的临床数据，包括一个前瞻性的开放标签试验（见下文），已经表明静滴贝伐珠单抗可以显著减少HHT患者的鼻出血。静滴贝伐珠单抗的风险包括高血压、其他器官出血和肠穿孔。黏膜下或局部鼻内给药可避免许多静滴贝伐珠单抗的全身毒性，但具有相似的疗效。

有几项研究报道，雌激素单药或联合孕酮治疗可显著降低毛细血管扩张引起的慢性鼻出血发生率，因其可促进内皮细胞的完整性。雌激素可与局部内镜治疗等其他治疗相结合，以提高疗效。尽管关于雌激素治疗慢性鼻出血的疗效存在争议，在进行鼻手术前仍应考虑雌激素治疗，因为雌激素治疗风险较低，而手术治疗后亦有再出血的风险。但应注意男性患者中行雌激素治疗可能导致女性化。

难治性慢性鼻出血首选鼻中隔成形术。鼻中隔成形术针对严重的复发性鼻出血，特别是前鼻黏膜部位的出血。在这个手术中，从大腿上部取出的皮瓣被移植到前鼻中隔，以覆盖和保护脆弱的黏膜毛细血管扩张不受局部创伤。该手术仅在局部麻醉下就可开展，除复发性鼻出血外，很少发生其他并发症。鼻中隔成形术在超过 75% 的病例中是有效的。手术失败是由于移植物覆盖度不足导致移植物区边缘或外围毛细血管扩张引起的出血。鼻内出血可用局部激光治疗。

慢性出血的胃肠道毛细血管扩张也可以用雌激素和孕酮治疗。多个病例报告已经描述了 HHT 中毛细血管扩张引起的胃肠道出血的停止。在内镜下，活动性出血、单发的毛细血管扩张用氩等离子凝固术（argon plasma coagulation，APC）、热凝、电凝或光凝治疗。越来越多的内镜医师喜欢 APC，因为它易于应用，而且由于更浅表的组织消融，它的潜在安全性更好。尤其是经验丰富的内镜医师实施 APC 时，所有这些内镜治疗都是相对安全且非常成功的止血方法（非出血的病变一般不在内镜下治疗，除非病变特别大有出血可能性）。尽管如此，患有 HHT 的患者在初次内镜治疗后，可能会因为其他未治疗的胃肠道毛细血管扩张而再次出血，因此，需要多次内镜治疗来控制其他病变。

局限于一个节段的、对药物和内镜治疗无效的、严重的活动性出血可选择节段性肠切除术。在可行的情况下，血管造影栓塞可以避免胃肠道手术的需要。手术或血管造影栓塞通常只能缓解病情，因为在胃肠道其他部位可形成新的毛细血管扩张。

Treatment of bleeding gastrointestinal vascular malformations with oestrogen-progesterone. van Custen E, Rutgeerts P, Vantrappen G. Lancet 1990; 335: 953–5.

一项双盲、安慰剂对照、交叉试验纳入了 10 例频繁发作和严重的 HTT 胃肠道出血患者，经过 6 个月的治疗，雌激素联合孕酮治疗组输注红细胞的数量平均从 10.9U 明显减少至 1.1U。

Use of estrogen in treatment of familial hemorrhagic telangiectasia. Harrison DFN. Laryngoscope 1982; 92: 314–20.

67 例 HHT 患者经雌激素治疗后鼻出血成功被控制，并发症很少。

Treatment of hereditary hemorrhagic telangiectasia with submucosal and topical bevacizumab therapy. Karnezis TT, Davidson TM. Laryngoscope 2012; 122: 495–7.

在一项对 19 名患者的前瞻性试验中，鼻内、黏膜下注射贝伐珠单抗 2 个月后，鼻出血严重程度评分从治疗前的 8.12 分显著降低至 2.00 分（P< 0.000 1）。贝伐珠单抗治疗在 12 个月的临床试验中对鼻出血有显著的保护作用。

Bevacizumab in patients with hereditary hemorrhagic telangiectasia and severe hepatic vascular malformations and high cardiac output. Dupuis-Girod S, Ginon I, Saurin JC, Marion D, Guillot E, Decullier E, et al. JAMA 2012; 307: 948–55.

在一项前瞻性、开放标签研究中，25 例严重 HHT 成年患者静滴贝伐珠单抗 2.5 个月。鼻出血的平均持续时间从基线的 221min/ 月减少至 6 个月时的 43min/ 月（P=0.008），平均发作次数从基线时的 26 次 / 月减少至 6 个月时的 11 次 / 月。这项研究表明，静滴贝伐珠单抗可能会减少 HTT 患者鼻出血的频率和持续时间。

Outcome of septal dermoplasty in patients with hereditary hemorrhagic telangiectasia. Fiorella ML, Ross D, Henderson KJ, White RI Jr. Laryngoscope 2005; 115: 301–5.

回顾性研究报告了 32 例进行鼻中隔成形术的患者结果，其中准确记录了输血的需求。平均输血量显著降低，从术前 1 年的平均 21U 红细胞减少到术后 1 年的平均 1U 红细胞（P < 0.001）。本研究支持鼻中隔成形术治疗复发性、相对严重的 HHT 鼻出血的有效性。

Diagnosis and management of gastrointestinal bleeding in patients with hereditary hemorrhagic telangiectasia. Longacre AV, Gross CP, Gallitelli M, Henderson KJ, White RI Jr, Proctor DD. Am J Gastroenterol 2003; 98: 59–65.

在一项非随机、长期观察性研究中，17 名 HHT 胃肠道出血患者在接受雌激素单独或联合其他治疗后，约 3/4 的患者平均血红蛋白水平升高，输血需求降低。

Argon plasma coagulation is an effective treatment for hereditary hemorrhagic telangiectasia patients with severe nosebleeds. Pagella F, Matti E, Chu F, Pusateri A, Tinelli C, Olivieri C, et al. Acta Otolaryngol 2013; 133: 174–80.

在这项回顾性研究中，26 例 HHT 需要输血的严重鼻出血患者在接受鼻黏膜 APC 治疗后 1 年或更长的时间内通过电话随访。鼻出血严重程度评分由 APC 治疗前的 8.5 分显著下降至治疗后的 4.3 分（P<0.005），需要输血的患者数量也显著下降（P <0.02）。APC 治疗后鼻出血的频率、强度和持续时间与基线相比均显著降低（P <0.000 1）。治疗的有益效果持续 22.9 个月。这一研究表明，APC 是一种治

疗 HHT 患者严重鼻出血的有效方法。

Long-term outcome of argon plasma ablation therapy for bleeding in 100 consecutive patients with colonic angiodysplasia. Olmos JA, Marcolongo M, Pogorelsky V, Herrera L, Tobal F, Davalos JR. Dis Colon Rectum 2006; 49: 1507–16.

在这项前瞻性研究中，100 名中重度结肠血管畸形出血患者在结肠镜检查中行 APC 治疗（平均每个患者治疗 3.9 个血管畸形），其中 85 名没有进一步明显的出血，并且在平均 20 个月的随访中不需要输血或铁剂治疗而保持稳定的血红蛋白水平。只发生了 2 例轻微的手术并发症。虽然 APC 并不是专门治疗 HHT 毛细血管扩张的方式，但这项大型前瞻性研究表明，该方法在预防散发性结肠血管畸形类似病变的再出血方面具有很好的疗效。

二线治疗或过渡治疗	
鼻出血	
• 动脉结扎	B
• 局部血管收缩剂	B
• 冷冻手术 / 电烙 / 氩等离子凝固术	B
• 单侧或双侧鼻孔手术闭合	B
• 动脉栓塞	B
• 他莫西芬	B
• 黏膜下切除术	C
• 局部氨基己酸	D
胃肠道出血	
• 贝伐珠单抗	C
• 口服氨基己酸	D
• α- 干扰素	D

一些最近的研究认为，使用他莫西芬（一种雌激素拮抗剂）可以防止 HHT 毛细血管扩张的出血。已知 α- 干扰素具有抗血管新生作用，少数患者也对 α- 干扰素治疗有效，但这种疗法目前数据仍不足。

局部非特异性治疗包括动脉结扎、冷冻手术、电烙、APC、或黏膜下切除术可暂时缓解 HHT 患者鼻出血。但这些治疗可能导致黏膜瘢痕，这会降低以后鼻中隔成形术的疗效。局部鼻内使用血管收缩剂或氨基己酸治疗很少产生瘢痕。非特异性治疗只能暂时缓解急性出血。鼻中隔成形术无效且危及生命的鼻出血可根据出血来源通过手术闭合单侧或双侧鼻孔。

贝伐珠单抗被认为是胃肠道毛细血管扩张引起出血的二线疗法，因为这种适应证的疗效数据有限。氨基己酸通过抑制纤维蛋白溶解而促进血栓形成和延缓出血。口服氨基己酸治疗 HHT 的效果好坏参半。这种治疗很少引起低血压或横纹肌溶解。氨基己酸是一种暂时的二线疗法。

Antiestrogen therapy for hereditary hemorrhagic telangiectasia: a double-blind placebo-controlled clinical trial. Yaniv E, Preis M, Hadar T, Shvero J, Haddad M. Laryngoscope 2009; 119: 284–8.

在 21 例 HHT 患者的随机、安慰剂对照试验中，口服雌激素拮抗剂他莫西芬治疗的 10 例患者中有 9 例（90%）停止了鼻出血症状，而安慰剂治疗的 11 例患者中只有 3 例停止了鼻出血症状（P = 0.01）。这个小的安慰剂对照试验表明，他莫西芬可有效预防 HHT 的鼻出血。

（彭 斌 译，耿松梅 校）

第103章 生殖器疱疹

原作者 Ramya Vangipuram，Laura Karas，Kevin Sharghi，Jarad Peranteau，Stephen K. Tyring

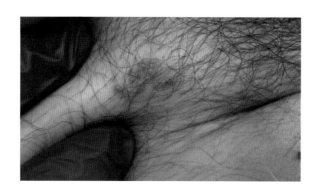

生殖器疱疹（herpes genitalis 或 genital herpes）的特征是生殖器皮肤和黏膜复发性的小水疱，也可发生于脐周和臀部之间区域，在出现水疱前常有瘙痒、灼热、刺痛感等前驱症状。生殖器疱疹是一种常见的性传播疾病，主要由 2 型单纯疱疹病毒（HSV-2）引起，但也可由 1 型单纯疱疹病毒（HSV-1）导致。HSV-1 导致的生殖器疱疹的首次发作在一些特定人群中越来越常见，这些特定人群指异性恋女性和男 - 男性行为的男性。原发感染可能伴随流感样症状，包括发热、头疼、萎靡和肌痛，常发生在暴露于病毒后 2~20 天内。初次感染时生殖器疱疹皮损往往持续 2~3 周，皮损逐渐从红斑基础上簇集的丘疹进展为水疱、溃疡，最终形成结痂。生殖器疱疹复发时一般无系统症状，病情较初发时轻。复发的生殖器疱疹皮损常于原位复发，数目少且恢复更快，一般持续 5~10 天。HSV-1 感染所致生殖器疱疹复发症状较 HSV-2 型轻。愈合后局部可能出现色素减退、色素沉着或瘢痕形成。

治疗策略

由于生殖器疱疹不能治愈，治疗的目的在于应用抑制病毒的疗法减少复发次数和复发发生时促进皮损快速愈合。此外，治疗的目的还在于通过减少病毒释放来降低疾病的传染性，并减少诸如尿潴留和无菌性脑膜炎等并发症。以往，阿昔洛韦外用和口服制剂曾作为复发性生殖器疱疹的一线用药。由于阿昔洛韦的生物利用率低，需频繁给药。口服阿昔洛韦治疗疱疹复发的标准用药方案为阿昔洛韦 200mg，每日 5 次，连用 5 天。其他给药方案也有效，如阿昔洛韦 400mg，每日 3 次，连用 5 天；阿昔洛韦 800mg，每日 3 次，连用 2 天；阿昔洛韦 800mg，每日 2 次，连用 5 天。阿昔洛韦用药频繁促使了伐昔洛韦和泛昔洛韦作为替代治疗药物的发展，伐昔洛韦和泛昔洛韦分别是阿昔洛韦和喷昔

洛韦的前体药物，它们的生物利用率较阿昔洛韦有所提高。阿昔洛韦外用与口服相比疗效差，故不提倡外用阿昔洛韦治疗。伐昔洛韦 500mg，每日 2 次，连用 3 天，或 1 000mg，每日 1 次，连用 5 天均被证明有效。伐昔洛韦 2 000mg，每日 2 次，只用 1 天，这种治疗方案更方便，但需要进一步的对照研究。泛昔洛韦剂量 1 000mg，每日 2 次，只用 1 天也有效。此外还可以口服泛昔洛韦 125mg，每日 2 次，连用 5 天。阿昔洛韦、伐昔洛韦和泛昔洛韦均可用于抑制性治疗。

免疫功能低下的患者生殖器疱疹复发得更频繁，皮损更严重，故与免疫功能正常的患者相比需要更长治疗时间和更大治疗剂量。严重病例则可能需要静脉注射治疗。抑制性剂量方案可用于这些患者。长期的药物治疗可导致病毒耐药株的出现。对于阿昔洛韦耐药的患者，可静脉滴注膦甲酸钠治疗。

解决患者心理问题也是生殖器疱疹治疗的一个重要方面。生殖器疱疹反复发作，对患者的情绪和心理造成严重影响。心理咨询服务可帮助患者更好地应对感染，更好地预防病毒经性接触传播和围产期传播。

特殊检查
• 特定类型血清学检查
• 聚合酶链反应（PCR）
• 病毒培养
• 不典型皮损的皮肤活检

应采用特定类型的实验室检查来鉴别 HSV-2 和 HSV-1 感染，这对于区分病程和患者咨询是有意义的。确诊生殖器疱疹的患者也应当进行 HIV 和其他性传播疾病检测。严重或顽固的病例可能是由于患者潜在的免疫抑制，则需进一步检查。

Precision of the Kalon herpes simplex virus type 2 IgG ELISA: an international interlaboratory assessment. Patel EU, Manucci J, Kahle EM, Lingappa JR, Morrow RA, Piwowar Manning E, et al. BMC Infect Dis 2015; 15: 398.

Performance of the Focus HerpeSelect-2 EIA for the detection of herpes simplex virus type 2 antibodies in seven African countries. Mujugira A, Morrow RA, Celum C, Lingappa J, Delany Moretlwe S, Fife KH, et al. Sex Transm Infect 2011; 87: 238–41.

Effect of sexually transmitted disease (STD) coinfections on performance of three commercially available immunosorbent assays used for detection of herpes simplex virus type 2-specific antibody in men attending Baltimore, Maryland, STD clinics. Summerton J, Riedesel M, Laeyendecker O, Gaydos C, Maldeis NE, Hardick A, et al. Clin Vaccine Immunol 2007; 14: 1545–9.

Using the evidence base on genital herpes: optimizing the use of diagnostic tests and information provision. Scoular A. Sex Transm Infect 2002; 78: 160–5.

Polymerase chain reaction for detection of herpes simplex virus (HSV) DNA on mucosal surfaces: comparison with HSV isolation in cell culture. Wald A, Huang M-L, Carrell D, Selke S, Corey L. J Infect Dis 2003; 188: 1345–51.

一线治疗	
• 伐昔洛韦	A
• 阿昔洛韦	A
• 泛昔洛韦	A

原发性生殖器感染

原发性生殖器感染一经诊断,应立即开始抗病毒治疗,最好在发现皮损的72小时内开始治疗,并持续7~10天。若未能达到良好的治疗效果,可能需要延长治疗时间。可用如下治疗方案:阿昔洛韦400mg每日3次或200mg每日5次;伐昔洛韦1000mg每日2次;或者泛昔洛韦250mg每日3次。阿昔洛韦、伐昔洛韦和泛昔洛韦疗效相似。因此,治疗开始用药的选择可能受到医生偏好、药物费用和有效性等因素的影响。由于每日2次用药比较方便,伐昔洛韦可能是更好的选择。

Genital herpes. Gnann JW Jr, Whitley RJ. N Engl J Med 2016; 375: 666–74.

Genital herpes. Gupta R, Warren T, Wald A. Lancet 2007; 370: 2127–37.

急性复发发作

Standard-dose and high-dose daily antiviral therapy for short episodes of genital HSV-2 reactivation: three randomised, open-label, crossover trials. Johnston C, Saracino M, Kuntz S, Magaret A, Selke S, Huang ML, et al. Lancet 2012; 379: 641–7. Erratum in: Lancet 2012; 379: 616.

三个独立互补的非盲交叉对照研究,分别研究无药物治疗对照阿昔洛韦400mg每日2次(标准剂量);伐昔洛韦500mg每日1次(标准剂量)对照阿昔洛韦800mg每日3次(高剂量);标准剂量的伐昔洛韦对照伐昔洛韦1g每日3次(高剂量)。高剂量的阿昔洛韦与标准剂量伐昔洛韦治疗相比,病毒脱落更少,但两组间皮损愈合时间并无显著性差异。高剂量伐昔洛韦与标准剂量伐昔洛韦治疗相比,病毒脱落更少且皮损愈合时间更短。即使在高剂量的治疗方案中,病毒脱落仍然存在。

Single-day therapy for recurrent genital herpes. Tyring S, Berger T, Yen-Moore A, Tharp M, Hamed K. Am J Clin Dermatol 2006; 7: 209–11.

一项多中心随机双盲安慰剂对照临床试验发现:与安慰剂相比,泛昔洛韦1 000mg每日2次,共1日,在前驱症状出现后的6小时内用药,可明显缩短皮损愈合时间和各种症状的缓解时间。服用泛昔洛韦的受试者组与安慰剂组相比,没有完全发展为生殖器疱疹的比例更高(分别为23.3%和12.7%)。

Sexually transmitted diseases treatment guidelines 2015. Centers for Disease Control and Prevention. MMWR Recomm Rep 2015; 64: 27–32.

应在前驱症状出现期间或在皮损出现后的24小时内开始抗病毒治疗。因此,患者手边有备用药物以迅速开始治疗非常重要。

Single-day patient initiated famciclovir therapy for recurrent genital herpes: a randomized, double-blind, placebo controlled trial. Aoki FY, Tyring S, Diaz-Mitoma F, Gross G, Gao J, Hamed K. Clin Infect Dis 2006; 42: 8–13.

这项研究证明除方便(这对增加患者依从性有潜在益处)之外,单日疗法对治疗复发性生殖器疱疹是安全且有效的。接受1 000mg泛昔洛韦口服,每日2次,共1天的治疗组患者比安慰剂组患者皮疹愈合速度快2天左右。

A randomized, placebo-controlled comparison of oral valacyclovir and acyclovir in immunocompetent patients with recurrent genital herpes infections. Tyring SK, Douglas JM, Corey LC, Spruance SL, Esmann J. Arch Dermatol 1998; 134: 185–91.

这项多中心双盲安慰剂随机平行设计研究显示,口服伐昔洛韦1 000mg每天2次,共5天方案与应用阿昔洛韦每天5次,共5天方案同样有效且耐受良好。

预防性治疗

预防性治疗主要用于频繁复发、复发症状严重、骨髓移植或分娩前的患者。

Effect of valacyclovir on viral shedding in immunocompetent patients with recurrent herpes simplex virus 2 genital herpes: a US-based randomized, double-blind, placebo-controlled clinical trial. Fife KH, Warren TJ, Ferrera RD, Young DG, Justus SE, Heitman CK, et al. Mayo Clin Proc 2006; 81: 1321–7.

与安慰剂组相比,应用伐昔洛韦治疗每日 1g,周期超过 60 天,结果耐受良好且能有效减轻临床症状和亚临床 HSV-2 病毒播散。

Once-daily valacyclovir to reduce the risk of transmission of genital herpes. Corey L, Wald A, Patel R, Sacks SL, Tyring SK, Warren T, et al. N Engl J Med 2004; 350: 11–20.

在单方面感染 HSV-2 病毒的异性恋伴侣中,应用伐昔洛韦 500mg 每日 1 次,可显著降低生殖器疱疹的传播风险。与安慰剂组相比,伐昔洛韦预防治疗组中有临床症状的 HSV-2 感染减少了 75%,HSV-2 检出率降低了 48%。

Valacyclovir therapy to reduce recurrent genital herpes in pregnant women. Andrews WW, Kimberlin DF, Whitley R, Cliver S, Ramsey PS, Deeter R. Am J Obstet Gynecol 2006; 194: 774–81.

这项双盲安慰剂对照随机试验显示对 HSV 阳性且曾有复发病史的孕妇,在妊娠 36 周开始每日使用伐昔洛韦,后续出现 HSV 临床复发的孕妇人数显著减少。但与安慰剂组相比,这种抑制性治疗方案并没有减少分娩后 7 日内 HSV 病毒的脱落。在安慰剂组和治疗组中,分娩时有 HSV 临床皮损的孕妇数目两组相当。

Effect of serologic status and cesarean delivery on transmission rates of herpes simplex virus from mother to infant. Brown ZA, Wald A, Morrow RA, Selke S, Zeh J, Corey L. JAMA 2003; 289: 203–9.

在生殖器分泌物中有 HSV 病毒的产妇中,应用剖宫产方式分娩的新生儿出现 HSV 感染的风险显著降低。

Sexually transmitted diseases treatment guidelines 2015. Centers for Disease Control and Prevention. MMWR Recomm Rep 2015; 64: 27–32.

严重的 HSV 感染或出现需要住院治疗的并发症时需要静脉注射抗病毒治疗,这些并发症包括播散性感染、肺炎、肝炎、脑膜炎或脑炎。推荐疗法为阿昔洛韦 5~10mg/kg 静脉滴注,每 8 小时 1 次,疗程至少 2 天,直到出现临床缓解。然后换成口服抗病毒治疗,继续完成 10 天治疗疗程。

Frequent reactivation of herpes simplex virus among HIV-1-infected patients treated with highly active antiretroviral therapy. Posavad CM, Wald A, Kuntz S, Huang ML, Selke S, Krantz E, et al. J Infect Dis 2004; 190: 693–6.

在 HIV 感染的患者,抗逆转率病毒治疗降低了生殖器疱疹的复发频率和症状的严重程度。但无症状的病毒脱落仍时常发生。

Sexually transmitted diseases treatment guidelines 2015. Centers for Disease Control and Prevention. MMWR Recomm Rep 2015; 64: 27–32.

阿昔洛韦、伐昔洛韦和泛昔洛韦能安全用于免疫功能低下的患者。治疗周期一般 5~10 天,治疗方案如下：阿昔洛韦 400mg 每天 3 次,泛昔洛韦 500mg 每天 2 次或伐昔洛韦 1g 每天 2 次。对于严重病例可能需要静脉注射治疗。

Valacyclovir prophylaxis for the prevention of herpes simplex virus reactivation in recipients of progenitor cell transplantation. Dignani MC, Mykietiuk A, Michelet M, Intile D, Mammana L, Desmery P, et al. Bone Marrow Transplant 2002; 29: 263–7.

在 100 多名骨髓移植术后患者中,与未采取预防措施的相比,静脉滴注阿昔洛韦和口服伐昔洛韦的疗效相同。

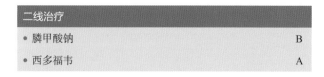

二线治疗	
• 膦甲酸钠	B
• 西多福韦	A

A multicenter phase Ⅰ/Ⅱ dose escalation study of single-dose cidofovir gel for treatment of recurrent genital herpes. Sacks SL, Shafran SD, Diaz-Mitoma F, Trottier S, Sibbald RG, Hughes A, et al. Antimicrob Agents Chemother 1998; 42: 2996–9.

一项随机双盲、临床起始、序贯剂量递增的初步研究,将 1%、3% 和 5% 的西多福韦凝胶在复发性生殖器疱疹早期皮损的治疗中的疗效和安全性与安慰剂进行了对比。各浓度的西多福韦均能显著降低病毒培养转阴的中位时间,且成剂量依赖趋势。单次剂量应用西多福韦凝胶对复发性生殖器疱疹皮损有明显的抗病毒效果。

Clinical potential of the acyclic nucleoside phosphonates cidofovir, adefovir, and tenofovir in treatment of DNA virus and retrovirus infections. De Clercq E. Clin Microbiol Rev 2003; 16: 569–96.

无环核苷膦酸胞嘧啶 HPMPC（西多福韦）被证明在体内和体外对抗多种 DNA 病毒和逆转录病毒感染有效,包括 HSV 1 型和 2 型。

Foscarnet treatment of acyclovir-resistant herpes simplex virus infection in patients with acquired immunodeficiency syndrome: preliminary results of a controlled, randomized, regimen-controlled trial. Hardy WD. Am J Med 1992; 92: 30s–5s.

25 例艾滋病合并阿昔洛韦耐药的 HSV 感染患者应用膦甲酸钠静脉治疗 2 周,接着用 40mg/kg 每日剂量继续治疗 8 周或者无后续治疗。其中治疗满 10 周的患者皮损愈合最快。

三线治疗	
• 阿司匹林	B
• 瑞喹莫德	A
• 外用咪喹莫特	E

Aspirin in the management of recurrent herpes simplex virus infection. Karadi I, Karpati S, Romics L. Ann Intern Med 1998; 128: 696–7.

这项研究表明,每日服用 125mg 阿司匹林的患者与不用抗病毒或抗炎药物的对照组相比,HSV 感染的天数显著减少。21 名受试者中,仅有 2 人出现生殖器 HSV 复发;其余为口腔 HSV 复发。

Topical resiquimod 0.01% gel decreases herpes simplex virus type 2 genital shedding: a randomized, controlled trial. Mark KE, Corey L, Meng TC, Magaret AS, Huang ML, Selke S, et al. J Infect Dis 2007; 195: 1324–31.

一项随机、双盲、赋形剂对照试验评估了 0.01% 瑞喹莫德凝胶对减少人肛门生殖器 HSV-2 病毒黏膜活化的疗效。成人生殖器 HSV-2 感染患者在皮损处局部外用瑞喹莫德凝胶或赋形剂,每周 2 次,为期 3 周。在两次采样阶段,治疗组的皮损中位数和病毒脱落率都低于对照组。复发的时间不受瑞喹莫德治疗的影响。

Treatment of recalcitrant herpes simplex virus with topical imiquimod. Hirokawa D, Woldow A, Lee SN, Samie F. Cutis 2011; 88: 276–7.

在本病例报告中,1 名 HIV 阳性但伐昔洛韦耐药的男性患者,其生殖器 HSV-2 感染经过为期 8 周 5% 咪喹莫特软膏局部外用被成功治疗。

新的和其他的治疗

解螺旋酶 - 引物酶抑制剂
心理咨询
卫生措施

Effect of pritelivir compared with valacyclovir on

genital HSV-2 shedding in patients with frequent recurrence: a randomized clinical trial. Wald A, Timmler B, Magaret A, Warren T, Tyring S, Johnston C, et al. JAMA 2016; 316: 2495–2503.

这项 II 期随机双盲交叉试验对比了口服 Pritelivir 100mg 每日 1 次和口服伐昔洛韦 500mg 每日 1 次的疗效,Pritelivir 是一种新型的 HSV 解螺旋酶 - 引物酶复合物抑制剂。该研究结果表明,Pritelivir 组中生殖器部位 HSV 病毒脱落率和皮损均显著低于伐昔洛韦组。因此,结果显示 Pritelivir 较伐昔洛韦治疗疗效更加显著,但仍需对长期安全性和疗效进行相关的进一步研究。

Sexually transmitted diseases treatment guidelines 2015. Centers for Disease Control and Prevention. MMWR Recomm Rep 2015; 64: 27–32.

对已感染者提供咨询服务有利于预防病毒通过性接触传播和围产期感染,且有助于患者更好地应对已发生的感染。对感染个体在诊断时和急性感染缓解后进行教育均大有益处,可使他们加深对此疾病的慢性复发特性的理解。

Genital herpes: a review. Beauman JG, Maj MC. Am Fam Phys 2005; 72: 1527–34, 1541–2.

预防继发感染和感染播散可通过以下方式获得: 保持患处清洁干燥、穿衣宽松舒适并着纯棉内衣、避免接触患处皮损并在接触患处溃疡后立即洗手。

预防

避孕套
疫苗
向性伴侣说明

A pooled analysis of the effect of condoms in preventing HSV-2 acquisition. Martin ET, Krantz E, Gottlieb SL, Magaret AS, Langenberg A, Stanberry L, et al. Arch Intern Med 2009; 169: 1233–40.

这项对 5 000 个 HSV-2 阴性的个体进行的汇总分析表明,与不使用避孕套的个体相比,持续使用避孕套可使感染 HSV-2 的风险降低 30%(HR 为 0.70,95% 置信区间为 0.40~0.94,$P = 0.01$)。

Knowledge of partners' genital herpes protects against herpes simplex virus type 2 acquisition. Wald A, Krantz E, Selke S, Lairson E, Morrow RA, Zeh J. J Infect Dis 2006; 194: 42–52.

这项研究采用了一种时间到事件的设计,研究表明,与那些没有透露自己感染情况的人相比,向伴侣坦白自己生殖器疱疹的情况可延长其伴侣感染 HSV-2 的平均时间（270 天 vs.60 天，$P = 0.03$）。向性伴侣坦露 HSV-2 感染实情能成为防止 HSV-2 传播的保护性因素。

Effect of condoms on reducing the transmission of herpes simplex virus type 2 from men to women. Wald A, Langenberg AG, Link K, Izu AE, Ashley R, Warren T, et al. JAMA 2001; 285: 3100–6.

在只有男性一方感染 HSV-2 的异性伴侣中，使用避孕套可以对易感女性提供保护。性行为咨询的结果是，当性伴侣感染方有皮损时，性行为活动同时会减少。

Therapeutic vaccine for genital herpes simplex virus-2 infection: findings from a randomized trial. Bernstein D, Wald A, Warren T, Fife K, Tyring S, Lee P, et al. J Infect Dis 2017; 215: 856–64.

这项双盲、安慰剂对照、剂量递增的研究对一种目前正在开发用于 HSV-2 病毒的纯化蛋白亚单位疫苗进行了评估。该疫苗已被证明具有较好的安全性。研究证明其有免疫原性且能减少病毒脱落和皮损的天数。需要进行进一步研究以确定最佳剂量和保护作用的持续时间。

Efficacy results of a trial of a herpes simplex vaccine. Belshe RB, Leone PA, Bernstein DI, Wald A, Levin MJ, Stapleton JT, et al. N Engl J Med 2012; 366: 34–43.

在这项随机双盲试验中，共 8323 名 HSV-1 和 HSV-2 血清学检测阴性的女性在第 0、1 和 6 个月时接种研究性疫苗（20μg HSV-2 糖蛋白 D，含明矾和 3-O- 去酰基单磷酸酯 A 作为佐剂）。该疫苗被发现对预防 HSV-1 感染有效，但对 HSV-2 及已发病者无效。

（黄海艳　译，张建中　校）

原作者　Jane C Sterling

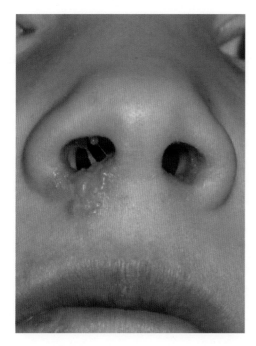

单纯疱疹病毒（herpes simplex virus，HSV）感染皮肤黏膜，侵犯角质形成细胞产生强烈的炎症反应，表现为红斑基础上的成簇水疱。口唇周围及皮肤其他部位的单纯疱疹通常是由 HSV-1 感染，而生殖器疱疹最常见的是由 HSV-2 感染。原发感染可能症状明显或呈亚临床状态；此后，病毒潜伏在神经节，经过不同时间间隔，病毒可被再激活。在免疫抑制人群中，单纯疱疹呈慢性病程，而且对抗病毒药物形成耐药。

治疗策略

原发感染和复发感染通常呈自限性病程，不需要治疗。抗菌乳膏、酒精酊剂或者表面敷料可以作为缓解症状的自助药物。抗病毒药物如阿昔洛韦及相关药物，可以局部和系统使用，是一种有效的治疗方法。局部外用阿昔洛韦每日 5 次，共 5 天，对肛门生殖器疱疹的治疗有效，但对皮肤疱疹的疗效甚微。当患者依从性良好时，疼痛和痊愈时间可缩短 12 个小时。与安慰剂相比，阿昔洛韦和口腔内的黏性贴片联合使用，可以持续局部治疗，可将治愈时间缩短 1 天。5% 阿昔洛韦与 1% 氢化可的松乳膏联合使用，每天 5 次是安全的，而且（似乎）可以减少溃疡的风险。口服阿昔洛韦（每次 200mg，每日 5 次，共 5 天），可缩短痊愈时间和排毒天数，比局部治疗更有效。大剂量、短疗程的阿昔洛韦口服具有相同的疗效。急性发作时需早期、及时进行局部

或系统治疗，可最大程度获益。另外也要注意止痛治疗。用凝胶或黏性贴片封闭治疗可以减轻疼痛和不适感。

阿昔洛韦治疗失败可能与其吸收差、代谢快或产生耐药性相关。伐昔洛韦（阿昔洛韦的前体药物）和泛昔洛韦（喷昔洛韦的前体药物）生物利用度高，每天 1 次或 2 次。复发感染早期口服泛昔洛韦短期治疗（1 天）可以加快痊愈。口服伐昔洛韦与静脉滴注阿昔洛韦疗效相同。

经常复发或发作严重的免疫抑制患者，推荐预防性抗病毒药物治疗，同时避免任何诱发因素。紫外线防护可减少口唇疱疹的复发。抗病毒治疗连续数周或数月，可以减少复发的频率和严重程度。口服阿昔洛韦每次 400mg，每日 2 次，可以降低复发的频率；伐昔洛韦或泛昔洛韦也可作为替代治疗药物。长期治疗的一个潜在风险是诱发耐药病毒株，但即使在免疫抑制患者中也极少出现。在强烈阳光照射之前或照射期间，或者牙科手术及美容手术之前，进行短疗程口服抗病毒药物治疗，可以降低病毒再激活的风险。

二极管激光发出的低强度光可以增加无复发间隔时间。

存在播散性或者持续感染的免疫抑制患者，有必要静脉滴注阿昔洛韦、膦甲酸钠或西多福韦。局部外用西多福韦有效，但市场上还买不到。阿糖腺苷、干扰素、白介素 -2 及其他药物均有用于临床治疗，但疗效不确切。单纯疱疹是多形红斑复发的常见病因，因此，预防性抗病毒治疗可以降低多形红斑的发作频率。

急性发作时，其他一些治疗方法也有一定疗效，包括局部外用的抗病毒药物碘苷（idoxuridine），三氟胸苷（trifluorothymidine，TFT），肌酐普拉诺贝（inosine pranobex），二十二醇（docosanol），以及低能量光疗。

特殊检查
• 疱液 PCR 或组织活检
• 皮损拭子的病毒培养
• 水疱底部细胞的免疫学检查
• 疱液电子显微镜检查
• 不典型皮损的皮肤组织活检
• 单纯疱疹血清学检查
• 免疫功能评估

通常是临床诊断，对于不典型病例，实验室检查是必不可少的。对于无法解释的持续性或严重病例，应排除是否有免疫功能缺陷。

一线治疗	
• 外用阿昔洛韦	A
• 外用阿昔洛韦和氢化可的松	A
• 口服阿昔洛韦	A
• 凝胶或贴片封闭	B

原发皮肤感染

Treatment of herpes simplex gingivostomatitis with aciclovir in children: a randomised double blind placebo controlled study. Amir J, Harel L, Smetana Z, Varsano I. BMJ 1997; 314: 1800–3.

61 例患有疱疹性齿龈口腔炎的儿童接受阿昔洛韦混悬液 15mg/kg 或安慰剂治疗，每日 5 次，疗程 7 天。阿昔洛韦组病程从 10 天缩短到 4 天，而且病毒排放时间也被缩短。

复发性感染急性发作

Acyclovir cream for treatment of herpes simplex labialis: results of two randomized, double-blind, vehicle-controlled, multicenter clinical trials. Spruance SL, Nett R, Marbury T, Wolff R, Johnson J, Spaulding T. Antimicrob Agents Chemother 2002; 46: 2238–43.

在此两项研究中，1 385 例复发性口唇疱疹的患者外用 5% 阿昔洛韦乳膏，每日 5 次，疗程 4 天，结果治愈时间平均缩短为 4.4 天，而安慰剂组为 5.0 天。

Efficacy and safety of aciclovir mucoadhesive buccal tablet in immunocompetent patients with labial herpes (LIP Trial): a double-blind, placebo-controlled, self-initiated trial. Bieber T, Chosidow O, Bodsworth N, Tyring S, Hercogova J, Bloch M, et al. J Drugs Dermatol 2014; 13: 791–8.

一项用含有阿昔洛韦或者安慰剂的黏附性颊贴片的大型双盲安慰剂对照研究显示，单次治疗后的 9 个月内，愈合时间缩短 1 天，而且复发次数显著减少。

Effectiveness of topical corticosteroids in addition to antiviral therapy in the management of recurrent herpes labialis: a systematic review and meta-analysis. Arain N, Paravastu SC, Arain MA. BMC Infect Dis 2015; 15: 82.

对四项研究深入分析后得出结论，与单独外用阿昔洛韦相比，联合外用阿昔洛韦和皮质类固醇可以减少溃疡形成，但不会降低治愈率。

Treatment of recurrent herpes simplex labialis with oral aciclovir. Spruance SL, Stewart JCB, Rowe NH, McKeough MB, Wenerstrom G, Freeman DJ. J Infect Dis 1990; 161: 185–90.

与 60 例接受安慰剂治疗的患者相比，早期口服阿昔洛韦每次 400mg，每日 5 次，共 5 天治疗的 114 例口唇疱疹患者中，疼痛减轻且愈合更快，但水疱的进展和病变大小不受治疗的影响。

Evaluation of the efficacy and safety of a CS20 protective barrier gel containing OGT compared with topical acyclovir and placebo on functional and objective symptoms of labial herpes recurrences: a randomized clinical trial. Khemis A, Duteil L, Coudert AC, Tillet Y, Dereure O, Ortonne JP. J Eur Acad Dermatol Venereol 2012; 26: 1240–6.

外用阿昔洛韦乳膏或含甘油的凝胶，每日 5 次，愈合时间几乎相同，但使用凝胶的患者疼痛较轻。

二线治疗	
• 外用喷昔洛韦	B
• 口服伐昔洛韦	A
• 口服泛昔洛韦	A
• 低能量红外光	B

Recurrent herpes labialis: efficacy of topical therapy with penciclovir compared with aciclovir. Femiano F, Gombos F, Scully C. Oral Dis 2001; 7: 31–3.

外用 5% 阿昔洛韦乳膏或 1% 喷昔洛韦乳膏，白天每 2 个小时 1 次，共 4 天。喷昔洛韦治疗组的症状持续时间缩短 1 天。

High-dose, short-duration, early valaciclovir therapy for episodic treatment of cold sores: results of two randomized, placebo-controlled multicenter studies. Spruance S, Jones T, Blatter MM, Vargas ortez M, Barber J, Hill J, et al. Antimicrob Agents Chemother 2003; 47: 1072–80.

口唇疱疹发作时立即给予伐昔洛韦每次 2g，每日 2 次，共 1 天；或每次 2g，每日 2 次，共 1 天，然后每次 1g，每日 2 次，共 1 天，可将病程缩短 0.5~1 天（安慰剂组为 5~5.5 天）。疱疹病程中止的概率也增加了。

Single-dose, patient-initiated famciclovir: a randomized, double-blind, placebo-controlled trial for episodic treatment of herpes labialis. Spruance SL, Bodsworth N, Resnick H, Conant M, Oeuvray C, Gao J, et al. J Am Acad Dermatol 2006; 55: 47–53.

证据等级：A 双盲试验　　**B** 临床试验，研究对象 ≥ 20 例　　**C** 临床试验，研究对象 < 20 例　　**D** 病例分析，研究对象 ≥ 5 例　　**E** 个案报道

口服泛昔洛韦每次 750mg，每日 2 次，共 1 天；或单次口服泛昔洛韦 1500mg，与安慰剂组作为比较，共 375 例患者完成该研究。口服泛昔洛韦的两组患者皮损约 4 天愈合，而安慰剂组为 6 天。

Evaluation of the efficacy of low-level light therapy using 1 072nm infrared light for the treatment of herpes simplex labialis. Dougal G, Lee SY. Clin Exp Dermatol 2013; 38: 713–8.

在一项随机安慰剂对照的研究中，低能量光疗组采用 2 天内 6 次，每次 3 分钟的治疗，与安慰剂组相比，愈合时间由 7 天缩短到 5 天。

三线治疗	
• 静脉滴注阿昔洛韦	A
• 静脉滴注阿糖腺苷	C
• 静脉滴注膦甲酸钠	C
• 静脉滴注西多福韦	C
• 外用西多福韦	C

Multicenter collaborative trial of intravenous aciclovir for treatment of mucocutaneous herpes simplex virus infection in the immunocompromised host. Meyers JD, Wade JC, Mitchell CD, Saral R, Lietman PS, Durack DT, et al. Am J Med 1982; 73: 229–35.

活动性 HSV 感染（85% 口腔疾病）的免疫功能受损患者，接受静脉滴注阿昔洛韦（250mg/m^2，每日 3 次，共 7 天）的治疗组，在疼痛减轻、治愈时间缩短以及病毒排出时间减少等优于安慰剂组。

Foscarnet treatment of aciclovir-resistant herpes simplex virus infection in patients with acquired immunodeficiency syndrome: preliminary results of a controlled, randomized, regimen-controlled trial. Hardy WD. Am J Med 1992; 92 (Suppl 2A): 30s–5s.

艾滋病（AIDS）和阿昔洛韦耐药的 HSV 感染患者共计 25 人，静脉滴注膦甲酸钠 2 周后，一组继续静脉滴注膦甲酸钠，每天 40mg/kg，共 8 周，另一组不再继续治疗。在治疗 10 周的患者中，皮损愈合最快。

A controlled trial comparing foscarnet with vidarabine for aciclovir-resistant mucocutaneous herpes simplex in the acquired immunodeficiency syndrome. Safrin S, Crumpacker C, Chatis P, Davis R, Hafner R, Rush J, et al. N Engl J Med 1991; 325: 551–5.

8 例对阿昔洛韦耐药的 AIDS 病患者，每 8 小时静脉滴注 40mg/kg 膦甲酸钠治疗，4 周之内疱疹皮损痊愈，而 6 例

相似患者每日阿糖腺苷 15mg/kg 治疗，则无明显改善。

Treatment with intravenous (S)-1-[hydroxy-2-(phosphonylmethoxy) propyl]-cytosine of aciclovir-resistant mucocutaneous infection with herpes simplex virus in a patient with AIDS. Lalezari JP, Drew WL, Glutzer E, Miner D, Safrin S, Owen WF, et al. J Infect Dis 1994; 170: 570–2.

1 例严重耐药的单纯疱疹患者，每周静脉滴注西多福韦（HPMPC）5mg/kg，共 4 次治疗，结果 95% 的皮损愈合。

A randomized, double-blind, placebo-controlled trial of cidofovir gel for the treatment of aciclovir-unresponsive mucocutaneous herpes simplex virus infection in patients with AIDS. Lalezari J, Schacker T, Feinberg J, Gathe J, Lee S, Cheung T, et al. J Infect Dis 1997; 176: 892–8.

20 例艾滋病患者外用 0.3% 或 1% 西多福韦凝胶治疗，每日 1 次，共 5 天，50% 的患者痊愈或好转，而 10 例安慰剂治疗组治愈率为 0。在 1/4 患者中，西多福韦治疗时产生局部炎症反应。

预防性治疗	
• 防晒霜	A
• 口服阿昔洛韦	A
• 口服伐昔洛韦	A
• 口服泛昔洛韦	B
• 低强度半导体激光	B

Prevention of ultraviolet-light-induced herpes labialis by sunscreen. Rooney JF, Bryson Y, Mannix ML, Dillon M, Wohlenberg CR, Banks S, et al. Lancet 1991; 338: 1419–22.

利用实验性紫外线照射诱导疱疹复发，使用安慰剂的 38 名患者中有 71% 的人出现疱疹，而使用防晒霜的 35 名患者中则没有出现。

Oral aciclovir to suppress frequently recurrent herpes labialis: a double-blind, placebo-controlled trial. Rooney JF, Straus SE, Mannix ML, Wohlenberg CR, Alling DW, Dumois JA, et al. Ann Int Med 1993; 118: 268–72.

20 名患者完成了一项为期 4 个月的随机交叉对照研究。在积极治疗期间，采用阿昔洛韦每次 400mg，每日 2 次的治疗组，平均有 0.85 次再激活，而安慰剂组为 1.8 次。

Valaciclovir prophylaxis for the prevention of herpes simplex virus reactivation in recipients of progenitor cell transplantation. Dignani MC, Mykietiuk A, Michelet

M, Intile D, Mammana L, Desmery P, et al. Bone Marrow Transplant 2002; 29: 263–7.

超过 100 例无预防措施的骨髓移植术后患者,静脉注射阿昔洛韦和口服伐昔洛韦的疗效相同。

Famciclovir prophylaxis of herpes zoster virus reactivation after laser skin resurfacing. Alster TS, Nanni CA. Dermatolog Surg 1999; 25: 242–6.

面部美容激光或化学剥脱术后 HSV 预期复发率约为 10%。口服泛昔洛韦,每次 250mg 或 500mg,每日 2 次,共 10 天,两组的复发率相似。

The efficacy of valaciclovir in preventing recurrent herpes simplex virus infections associated with dental procedures. Miller CS, Cunningham LL, Lindroth JE, Avdiushko SA. J Am Dent Assoc 2004; 135: 1311–8.

一项 125 例成人复发性口唇疱疹患者的安慰剂对照试验中,牙科治疗的当天口服伐昔洛韦,每次 2g,每天 2 次;第 2 天,每次 1g,每天 2 次,降低了疱疹的复发率。

Low-intensity laser therapy is an effective treatment for recurrent herpes simplex infection. Results from a randomized double-blind placebo-controlled study. Schindl A, Neumann R. J Invest Dermatol 1999; 113: 221–3.

48 名每月都有发作的复发性单纯疱疹患者,在静止期每天接受安慰剂或 690nm 半导体激光治疗 2 周。在随访 1 年内,安慰剂组和治疗组的中位无复发间隔时间,分别为 3 周和 37.5 周。

其他治疗

Multicenter randomized study of versus aciclovir in the treatment of recurrent herpes labialis and recurrent herpes genitalis in Chinese patients. You Y, Wang L, Li Y, Wang Q, Cao S, Tu Y, et al. J Dermatol 2015; 42: 596–601.

144 名患者分为两组,一组是口服肌酐普拉诺贝每次 1g,每日 4 次,加安慰剂阿昔洛韦,另一组是阿昔洛韦每次 200mg,每日 5 次,加安慰剂肌酐普拉诺贝。两组在症状和治愈时间上是相似的。

Clinical efficacy of topical docosanol 10% cream for herpes simplex labialis: a multicenter, randomized, placebo-controlled trial. Sacks SL, Thisted RA, Jones TM, Barbarash RA, Mikolich DJ, Ruoff GE, et al. J Am Acad Dermatol 2001; 45: 222–30.

外用 10% 二十二醇乳膏,每天 5 次,直到痊愈,症状和治愈时间缩短了 1 天。

（徐宏俊　译,张建中　校）

证据等级:A 双盲试验　　**B** 临床试验,研究对象 ≥ 20 例　　**C** 临床试验,研究对象 < 20 例　　**D** 病例分析,研究对象 ≥ 5 例　　**E** 个案报道

第105章 带状疱疹

原作者 Zeena Nawas,Michael M. Hatch,Stephen K. Tyring

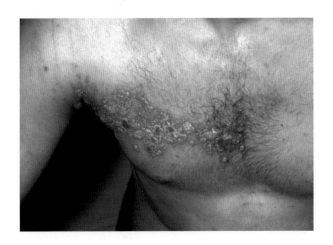

带状疱疹(herpes zoster)是由潜伏的水痘-带状疱疹病毒(varicella zoster virus,VZV)再活化引起的疾病,表现为沿单一皮节的单侧分布的集簇性水疱,发疹之前通常有疼痛、感觉异常等前驱症状。水疱持续约7~10天,其过程为红斑、丘疹,渐变为水疱,甚至脓疱,最后结痂。带状疱疹一个最常见的并发症为带状疱疹后神经痛(postherpetic neuralgia,PHN),其皮节疼痛可持续3个月以上。

治疗策略

早期治疗——在水疱发生的72小时内开始治疗,对抗病毒疗效、促进皮损愈合及减轻疱疹相关疼痛非常重要(但在72小时后开始治疗仍然有效)。阿昔洛韦、伐昔洛韦和泛昔洛韦这些鸟苷类似物,被胸苷激酶磷酸化为三磷酸盐形式后,可抑制病毒DNA聚合酶。根据口服生物利用度决定每日用药次数。患者的依从性随每日用药次数的增加而降低。常见的不良反应有恶心、头痛、胃肠道不适,但这些药物在其他方面安全且耐受性较好。伴肾功能不全的患者需调整用量,因为这些药物需要通过肾脏排泄。

据报道,免疫功能不全的患者[如获得性免疫缺陷综合征(acquired immune deficiency syndrome,AIDS),移植患者]出现耐阿昔洛韦的VZV感染,此类患者可选择膦甲酸钠治疗(静脉滴注40mg/kg,每日3次)。

在急性期,糖皮质激素可减轻疱疹相关疼痛,但有严重不良事件风险,且在缩短疼痛完全消失的时间或预防PHN上并无益处。

出现PHN的带状疱疹患者采用常规镇痛药很难止痛。钙通道α2-δ配体(加巴喷丁和普瑞巴林)、三环类抗抑郁药、阿片类、外用利多卡因(表105.1)、选择性5-羟色胺

再摄取抑制剂(度洛西汀和文法拉辛)和外用辣椒碱可减轻PHN相关疼痛。其中,美国食品药品管理局(FDA)仅批准加巴喷丁、普瑞巴林、5%利多卡因贴片和8%辣椒碱贴片用于PHN的治疗。带状疱疹急性期患者抗病毒同时用加巴喷丁可显著减少PHN的发生率。2011年1月,FDA批准Gralise每天1次用于PHN的治疗。Gralise是加巴喷丁的缓释剂型,不仅可显著降低PHN的疼痛评分,而且较速释剂型的不良反应更少。2012年,FDA批准加巴喷丁恩那卡比Horizant每天1次治疗PHN。

对50岁及以上人群接种疫苗是非常有前景的预防带状疱疹和PHN的方法。截止到2016年4月,FDA批准的成人带状疱疹疫苗仅有Zostavax。一项纳入超过38 000例60岁及以上人群的临床试验显示,疫苗可将带状疱疹和PHN的发生率减少51%和67%。2006年,美国计划免疫咨询委员会推荐,60岁及以上成人接种单剂带状疱疹疫苗,无论其是否患过带状疱疹。随后一项Zostavax在50~59岁人群中的临床试验显示,在这个年龄段疫苗预防带状疱疹的效果达到69.8%。2011年,FDA批准Zostavax用于50~59岁人群接种。一种带状疱疹亚单位佐剂疫苗(HZ/su)正在研究尚未批准,显示在50岁以上人群中可显著减少带状疱疹的发生风险(译者注:该疫苗即Shingrix,已于2017年获FDA批准在50岁及以上人群使用)。然而,与Zostavax不同的是,HZ/su疫苗在70岁及以上人群中效果亦佳。

表105.1 带状疱疹后神经痛的治疗选择

药物分类	举例	起始每日剂量/mg	增加到最大剂量
钙通道α2-δ配体	加巴喷丁	100~300	起始晚上1次,增至每日3次;每3天增加100~300mg至总剂量达每日1 800~2 400mg
	加巴喷丁恩那卡比		600mg早晨1次,连续3天,然后增加至600mg每日2次
	普瑞巴林	150	逐渐增加到每日300mg或600mg
阿片类	氢可酮	5~10	不增加剂量
	羟考酮(缓释)	20	逐渐增加到每日60mg

药物分类	举例	起始每日剂量 /mg	增加到最大剂量
三环类抗抑郁药	去甲替林	10~25	每周增加 10~25mg，目标剂量每日 75~150mg，单次或分 2 次服用
	阿米替林	10~25	逐渐增加到每日 100mg，单次服用
	地昔帕明	10~25	根据需要每 3 日增加 1 次至每日 150mg，单次服用

特殊检查

通常无须检查

- Tzanck 涂片
- 病毒学检查　培养、血清学检查(急性期加慢性期)、电子显微镜、聚合酶链反应

一线治疗

- 阿昔洛韦 800mg 每天 5 次，连续 7 天　　　　　　　A
- 泛昔洛韦 500mg 每天 3 次，连续 7 天　　　　　　　A
- 伐昔洛韦 1g 每天 3 次，连续 7 天　　　　　　　　A

Valaciclovir compared with acyclovir for improved therapy for herpes zoster in immunocompetent adults. Beutner KR, Friedman DJ, Forszpaniak C, Andersen PL, Wood MJ. Antimicrob Agents Chemother 1995; 39: 1546–53.

在带状疱疹皮疹消退方面，伐昔洛韦与阿昔洛韦效果相当，但伐昔洛韦可促进疼痛消失且服用方便。

Factors influencing pain outcome in herpes zoster: an observational study with valaciclovir. Decroix J, Partsch H, Gonzalez R, Mobacken H, Goh CL, Walsh L, Shukla S, Naisbett B. Valaciclovir International Zoster Assessment Group (VIZA). J Eur Acad Dermatol Venereol 2000; 14: 23–33.

一个开放的临床研究使用伐昔洛韦 7 天疗法，治疗 1 897 例免疫正常的带状疱疹患者。伐昔洛韦安全、有效(即使在水疱发生后超过 72 小时开始治疗仍然有效)，且不良反应很少。

Famciclovir for the treatment of acute herpes zoster: effects on acute disease and postherpetic neuralgia. A randomized, double-blind, placebo-controlled trial. Tyring S, Barbarash RA, Nahlik JE, Cunningham A, Marley J, Heng M, Jones T, Rea T, Boon R, Saltzman R. Collaborative Famciclovir Herpes Zoster Study Group. Ann Intern Med 1995; 123: 89–96.

泛昔洛韦治疗较安慰剂可更快缓解疼痛急性发作。

Double-blind, randomized, acyclovir-controlled, parallel-group trial comparing the safety and efficacy of famciclovir and acyclovir in patients with uncomplicated herpes zoster. Shen MC, Lin HH, Lee SS, Chen YS, Chiang PC, Liu YC. J Microbiol Immunol Infect 2004; 37: 75–81.

在带状疱疹皮损消退方面，泛昔洛韦与阿昔洛韦效果相当，但泛昔洛韦服用更加方便且不良反应更少。

A comparative study to evaluate the efficacy and safety of aciclovir and famciclovir in the management of herpes zoster. Gopal MG, Shannoma, Kumar S, Ramesh M, Nandini AS, Manjunath NC. Clin Diagn Res 2013; 7: 2904–7.

口服泛昔洛韦 250mg 每天 3 次，连续 7 天与阿昔洛韦 800mg 每天 5 次的效果相当。

Oral acyclovir therapy accelerates pain resolution in patients with herpes zoster: a meta-analysis of placebo-controlled trials. Wood MJ, Kay R, Dworkin RH, Soong SJ, Whitley RJ. Clin Infect Dis 1996; 22: 341–7.

在四个安慰剂对照研究中，阿昔洛韦可明显促进疼痛缓解。

Antiviral treatment for preventing postherpetic neuralgia. Chen N, Li Q, Yang J, Zhou M, Zhou D, He L. Cochrane Database Syst Rev 2014; 2: CD006866.

口服阿昔洛韦不能显著减少 PHN 的发生。

二线治疗

减轻 PHN 的药物

- 钙通道 α2-δ 配体(加巴喷丁、普瑞巴林)　　　　　A
- 三环类抗抑郁药　　　　　　　　　　　　　　　A
- 利多卡因贴片　　　　　　　　　　　　　　　　A
- 羟考酮　　　　　　　　　　　　　　　　　　　A

Pregabalin for the treatment of postherpetic neuralgia: a randomized, placebo-controlled trial. Dworkin RH, Corbin AE, Young JP Jr, Sharma U, LaMoreaux L, Bockbrader H, Garofalo EA, Poole RM. Neurology 2003; 60: 1274–83.

普瑞巴林可有效治疗 PHN 相关的疼痛和睡眠障碍。

Efficacy and safety of gabapentin 1800mg treatment for postherpetic neuralgia: a meta-analysis of randomized controlled trials. Fan H, Yu W, Zhang Q, Cao H, Li J, Wang J, et al. J Clin Pharm Ther 2014; 39: 334–42.

一项随机对照试验的荟萃分析发现，加巴喷丁1 800mg可显著减轻带状疱疹后神经痛，可达14周。该剂量治疗达24周也是安全的。比较每日1次和分剂量治疗PHN的疗效无明显差异。

Incidence of postherpetic neuralgia after combination treatment with gabapentin and valaciclovir in patients with acute herpes zoster: open-label study. Lapolla W, Digiorgio C, Haitz K, Magel G, Mendoza N, Grady J, et al. Arch Dermatol 2011; 147: 901–7.

加巴喷丁加伐昔洛韦可显著减轻PHN。因此，带状疱疹急性期中重度疼痛除抗病毒治疗外，推荐同时使用加巴喷丁。

Gabapentin versus nortriptyline in postherpetic neuralgia patients: a randomized, double blind clinical trial: the GONIP Trial. Chandra K, Shafiq N, Pandhi P, Gupta S, Malhotra S. Int J Clin Pharmacol Ther 2006; 44: 358–63.

加巴喷丁和去甲替林的疗效相同，但加巴喷丁的耐受性更好。

Nortriptyline versus amitriptyline in postherpetic neuralgia: a randomized trial. Watson CP, Vernich L, Chipman M, Reed K. Neurology 1998; 51: 1166–71.

去甲替林和阿米替林同样有效，但去甲替林更易耐受。

The effects of pre-emptive treatment of postherpetic neuralgia with amitriptyline: a randomized, double-blind, placebo-controlled trial. Bowsher D. J Pain Symptom Manage 1997; 13: 327–31.

予小剂量阿米替林治疗急性期带状疱疹可减少PHN的发生。

Topical lidocaine for the treatment of postherpetic neuralgia. Khaliq W, Alam S, Puri N. Cochrane Database Syst Rev 2007; 2: CD004846.

综合两项研究的荟萃分析发现，利多卡因比安慰剂效果显著，但是并没有足够证据支持其作为一线治疗。研究使用5%利多卡因凝胶8~24小时或5%利多卡因贴片每天达3次。

Efficacy of oxycodone in neuropathic pain: a randomized trial in postherpetic neuralgia. Watson CP, Babul N. eurology 1998; 50: 1837–41.

缓释羟考酮可显著缓解患者疼痛，且减少异常性疼痛和劳动能力丧失。

三线治疗	
• 成人疫苗接种	A
• 接触水痘患者或儿童	C
• 外用辣椒素	A
• 外用非甾体抗炎药	C
• 曲马多	A
• 交感神经阻滞	B
• 经皮电刺激疗法	B
• 甲钴胺注射液	B

A vaccine to prevent herpes zoster and postherpetic neuralgia in older adults. Oxman MN, Levin MJ, Johnson GR, Schmader KE, Straus SE, Gelb LD, et al. N Engl J Med 2005; 352: 2271–84.

一项随机、双盲、安慰剂对照临床试验中，使用Oka/Merck VZV减毒活疫苗（Oka/Merck株）接种38 546名免疫正常的60岁或以上的成人。结果发现，此疫苗可显著减少带状疱疹和PHN的发生率，且安全、耐受性好。

Efficacy, safety, and tolerability of herpes zoster vaccine in persons aged 50 to 59 years. Schmader KE, Levin MJ, Gnann Jr, JW, McNeil SA, Vesikari T, Betts RF, et al. Clin Infect Dis 2012; 54: 922–8.

Zostavax疫苗可使50~59岁人群带状疱疹发病率降低69.8%，且耐受性良好。

Family history and herpes zoster risk in the era of shingles vaccination. Hernandez PO, Javed S, Mendoza N, Lapolla W, Hicks LD, Tyring SK. J Clin Virol 2011; 52: 344–8.

继年龄和免疫状况后，带状疱疹家族史是诱发带状疱疹最重要的危险因素。因此，50岁以上有带状疱疹家族史的患者应特别鼓励接种带状疱疹疫苗。

Contacts with varicella or with children and protection against herpes zoster in adults: a case-control study. Thomas SL, Wheeler JG, Hall AJ. Lancet 2002; 360: 678–82.

在室外社交活动中接触很多儿童，或因职业接触水痘患儿，均可产生对带状疱疹的保护作用。

A randomized vehicle-controlled trial of topical capsaicin in the treatment of postherpetic neuralgia. Watson CP, Tyler KL, Bickers DR, Millikan LE, Smith S, Coleman E. Clin Ther 1993; 15: 510–26.

0.075%辣椒辣素软膏每天3~4次可有效治疗PHN。唯一的不良反应为应用部位的烧灼感或刺痛。

Benzydamine cream for the treatment of post-herpetic neuralgia: minimum duration of treatment periods in a cross-over trial. McQuay HJ, Carroll D, Moxon A, Glynn CJ, Moore RA. Pain 1990; 40: 131–5.

每天外用 3% 盐酸苄达明软膏 6 次对部分 PHN 患者有效。

Tramadol in post-herpetic neuralgia: a randomized, double-blind, placebo-controlled trial. Boureau F, Legallicier P, Kabir-Ahmadi M. Pain 2003; 104: 323–31.

一项纳入 127 例患者的双盲研究发现,曲马多在缓解疼痛强度和增加疼痛缓解率方面均优于安慰剂。根据治疗反应,所有患者接受了 6 周的 100~400mg 剂量的治疗。75 岁以上患者分次服用(早晨和晚上),其他人接受单剂量治疗。

Neuraxial and sympathetic blocks in herpes zoster and postherpetic neuralgia: an appraisal of current evidence. Kumar V, Krone K, Mathieu A. Reg Anesth Pain Med 2004; 29: 454–61.

交感神经阻滞对带状疱疹和 PHN 有效,但尚需随机对照试验证实。

Modified Jaipur block for the treatment of post-herpetic neuralgia. Puri N. Int J Dermatol 2011; 50: 1417–20.

将 2% 利多卡因、0.5% 普鲁卡因和 4mg/ml 甲泼尼龙皮下注射可以显著缓解持续性 PHN 的疼痛。在最近的一项研究中,约 90% 的患者在间隔 6 周进行了 3 次皮下注射后,疼痛完全缓解。

Transcutaneous electrical nerve stimulation for chronic postherpetic neuralgia. Ing MR, Hellreich PD, Johnson DW, Chen JJ. Int J Dermatol 2015; 54: 476–80.

一项对其他药物治疗抵抗的 PHN 患者进行随机研究发现,经皮电神经刺激可明显降低疼痛评分。

Cryoanalgesia for postherpetic neuralgia: a new treatment. Calandria L. Int J Dermatol 2011; 50: 746–50.

以非冷冻方式使用液氮可以安全地减轻 PHN 疼痛。在最近的一项研究中,75% 的患者报告进行了 5 次每周 1 次的治疗后疼痛减轻了 70% 以上。

A single-center randomized controlled trial of local methylco-balamin injection for subacute herpetic neuralgia. Xu G, Lv ZW, Feng Y, Tang WZ, Xu GX. Pain Med 2013; 14: 884–94.

局部甲钴胺注射可有效缓解亚急性疱疹性神经痛引起的疼痛和不适,并且耐受性良好。

Corticosteroids for preventing postherpetic neuralgia. Han Y, Zhang J, Chen N, He L, Zhou M, Zhu C. Cochrane Database Syst Rev 2013; 3: CD005582.

一项对随机对照试验的系统综述和荟萃分析发现,中等质量的证据表明,在带状疱疹感染早期给予糖皮质激素对预防带状疱疹后神经痛无效。

（慕彰磊 译,张建中 校）

第106章 化脓性汗腺炎

原作者　Noah Scheinfeld，Gregor BE Jemec

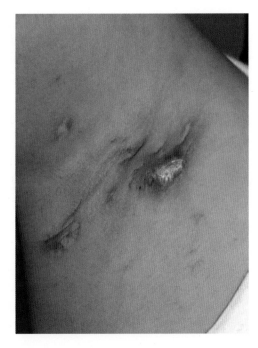

化脓性汗腺炎（hidradenitis suppurativa，HS）是一种常见的慢性复发性炎症性皮肤病，以复发性炎症性疼痛结节、脓肿、窦道形成和瘢痕为特征，往往是由共生菌引起的细胞免疫异常所致［主要是常见的凝固酶阴性葡萄球菌（coagulase-negative *Staphylococcus*，CONS）］，有毛囊的部位均可发生。它是一种毛囊疾病，与寻常痤疮和葡萄球菌病或其他简单的原发感染不同。疼痛和化脓使病情加重，并显著影响患者生活质量。本病可伴发一些重要的共病，与健康人相比，全因死亡率升高；与银屑病患者相比，心血管死亡率升高。HS 相关的发病因素包括抑郁、肥胖、抽烟、多囊卵巢综合征、溃疡性结肠炎、克罗恩病、化脓性肉芽肿、激素异常、脊柱关节病、关节炎、代谢综合征、血脂异常、精神疾病、药物依赖、高血压、糖尿病、甲状腺疾病、酒精依赖和淋巴瘤。

治疗策略

化脓性汗腺炎是一个基于皮损形态、部位和慢性／复发性特点的临床诊断。形态方面包括炎症性或非炎症性结节、脓肿、非引流或引流的窦道和瘢痕。部位为双侧，且累及以下区域：腋窝、乳房下、腹股沟（包括生殖器）。慢性定义为 6 个月内至少 2 次发作。本病缺乏特征性检查。超声或组织学检查可发现临床前毛囊改变。发病年龄通常为 20~30 岁，青春期前少见。青春期前患病需考虑有潜在的内分泌疾病。

Hurley Ⅰ期皮损常为"盲疖"（如圆形且深在的结节）。这些可能是暂时的，可出现炎症而变为凹陷脓肿。受累区域的不同部位逐渐出现瘢痕化和窦道形成（Ⅱ期），最终瘢痕和窦道融合形成Ⅲ期皮损。早期皮损未经治疗可缓解，窦道和瘢痕限制了非手术治疗的选择。临床上 HS 需与疖病（常为随机发生的较大的疖，且不限于屈侧）或表皮囊肿（常单发《临床上较稳定的皮损），化脓性肉芽肿，瘢痕性毛囊炎鉴别。HS 本质上是一种无菌性疾病，培养通常为阴性，因为细菌培养通常都可筛选出 CONS。当表现不典型以及疾病后期发生重叠感染时，微生物学检查是最有用的。如果怀疑类似 HS 的其他疾病如分枝杆菌感染、鳞状细胞癌、克罗恩病，应进行皮肤活检和 / 或其他相关检查。

目前的临床处理主要是经验治疗。已经有一些 HS 治疗的国际指南。患者处理应采取"三管齐下"措施：第一是辅助治疗，包括疼痛管理、重叠感染的治疗、减肥和戒烟。重叠感染的治疗需根据细菌培养药敏结果，患者的化脓皮损需进行妥善的包扎处理。

第二是药物治疗，轻度患者可外用药物。早期皮损外用克林霉素有效。外用庆大霉素也可能有效。皮损内注射糖皮质激素（单剂）或 15% 间苯二酚 BID，可作为一线治疗。对于播散病例可系统用四环素（500mg BID）或多西环素。队列研究发现，联合口服克林霉素 300mg 每天 2 次和利福平 300mg 每天 2 次可使局限性 HS 消退。阿达木单抗对中重度患者按炎症性肠病常规剂量治疗有效（第 0 周 160mg，第 2 周 80mg，从第 4 周开始每周 40mg），治疗第 2 周即可见效。小型随机对照试验的分析显示，5mg/kg 英夫利西单抗有效。小型试验显示，阿那白滞素（每天 100mg）有效。虽然有报道静脉注射亚胺培南类抗生素治疗，但在将其纳入 HS 治疗阶梯前，还需要更多研究。

姑息药物包括系统性抗炎药，如口服糖皮质激素、氨苯砜和环孢素。虽然阿维 A 通常因为副作用和致畸性而使用受限，但 25mg 每天 2 次或每天 3 次治疗可能有效。采用醋酸环丙孕酮的激素治疗可能在一些女性患者有效，但需要大剂量持续治疗，这可能引起安全风险。一项研究发现 25mg 每天 2 次至 100mg 每天 2 次剂量的螺内酯可能有助于治疗 HS。

早期的抗炎症反应可能导致疾病的复发，持续而持久的免疫反应可引起 HS 加重、临床表现与合并症增加。HS 用异维 A 酸治疗无效。

第三是外科治疗。轻度病例可采用小手术,包括局部切除或窦道外翻,仅波动感明显的脓肿可切开。炎症性结节的切开会引起疼痛和瘢痕形成。非波动性皮损采用皮损内注射糖皮质激素治疗效果更好。CO_2 激光可用于气化皮损。较晚期患者需大手术,包括受累组织切除或所有窦道仔细外翻(开窗)。复发率与手术范围成反比,广泛切除的缓解率更高。同样,切除后伤口二期延迟愈合优于一期闭合。二期愈合需要更长时间的伤口处理,但通常 3~4 周后可恢复工作。

特殊检查

临床上根据形态、部位、慢性 / 复发性进行诊断。根据临床表现,有必要采用一些特殊检查来除外鉴别诊断。

一线治疗	
• 抗生素——外用克林霉素或口服四环素	B
• 口服克林霉素和利福平 10 周	B
• 手术	B
• 皮损内注射曲安奈德	D

Topical treatment of hidradenitis suppurativa with clindamycin. Clemmensen OJ. Int J Dermatol 1983; 22: 325–8.

早期皮损外用克林霉素 3 个月治疗较安慰剂疗效显著。

A randomised trial of topical clindamycin vs. systemic tetracycline in hidradenitis suppurativa with special reference to disease assessment. Jemec GBE, Wendelboe P. J Am Acad Dermatol 1998; 39: 971–4.

46 例患者外用克林霉素和口服四环素临床疗效相似。

Combination therapy with clindamycin and rifampicin for hidradenitis suppurativa: a series of 116 consecutive patients. Gener G, Canoui-Poitrine F, Revuz JE, Faye O, Poli F, Gabison G, et al. Dermatology 2009; 219: 148–54.

(克林霉素和利福平联合治疗)10 周后疾病严重度 Sartorius 评分降低 50%。

De-roofing: a tissue-saving surgical technique for the treatment of mild to moderate hidradenitis suppurativa lesions. van der Zee HH, Prens EP, Boer J. J Am Acad Dermatol 2010; 63: 475–80.

开窗是一种有效治疗窦道的有限手术。

Recurrence of hidradenitis suppurativa after surgical

management: a systematic review and meta-analysis. Mehdizadeh A, Hazen PG, Bechara FG, Zwingerman N, Moazenzadeh M, Bashash M, et al. J Am Acad Dermatol 2015; 73 (Suppl 1): S70–7.

单纯引流复发率高达 100%,根治性切除术在中位间隔 20 个月时复发率为 25%。手术成功与否受多种因素影响,如部位、范围和病程。

Intralesional corticosteroid injections as a treatment option for acute lesions in patients diagnosed with hidradenitis suppurativa. Maini P, Posso-De Los Rios C, Gooderham M. J Amer Acad Derm 2015; 72 (Suppl 1): AB51.

总共 33 例患者(29%)急性皮损接受皮损内注射曲安奈德治疗,浓度分别为 2.5mg/ml(14.3%)、3.33mg/ml(34.7%)、5.0mg/ml(38.8%)、10mg/ml(12.2%)。接受皮损内注射的女性患者,仅 6/25(25%)在急性发作时需要联合系统抗生素治疗。平均随访时间为女性 10.1 个月、男性 23.2 个月。皮损内注射曲安奈德 8 年的经验显示可有效治疗炎症性 HS,减少系统用抗生素。

二线治疗	
• 二甲双胍	C
• 阿维 A	C
• 喹诺酮加利福平和甲硝唑	C
• 螺内酯	C
• 1 064nm 激光(用于预防而非治疗皮损)	B
• CO_2 激光	B

Metformin for the treatment of hidradenitis suppurativa: a little help along the way. Verdolini R, Clayton N, Smith A, Alwash N, Mannello B. J Eur Acad Dermatol Venereol 2013; 27: 1101–8.

开放的一系列病例报道了二甲双胍单药治疗的益处。

Acitretin treatment for hidradenitis suppurativa: a prospective series of 17 patients. Matusiak L, Bieniek A, Szepietowski JC. Br J Dermatol 2014; 171: 170–4.

(使用阿维 A 的)17 例患者中 8 例(47%)改善,终止治疗后 2~8 个月复发。

A study on the management of hidradenitis suppurativa with retinoids and surgical excision. Puri N, Talwar A. Indian J Dermatol 2011; 56: 650–1.

手术后阿维 A 治疗将复发率从 40% 降低为 20%。

Efficacy of rifampin-moxifloxacin-metronidazole combination therapy in hidradenitis suppurativa. Join-Lambert

O, Coignard H, Jais JP, Guet-Revillet H, Poirée S, Fraitag S, et al. Dermatology 2011; 222: 49–58.

28 例连续 HS 患者中，Hurley Ⅰ级、Ⅱ级和Ⅲ级的患者分别有 6 例、10 例和 12 例。长达 12 个月的（利福平＋莫西沙星＋甲硝唑）治疗后，16 例患者皮疹完全消退，即所有炎症性皮损包括增生性瘢痕消退，Hurley Ⅰ级、Ⅱ级和Ⅲ级分别为 6/6、8/10 和 2/12。

A case series of 20 women with hidradenitis suppurativa treated with spironolactone. Lee A, Fischer G. Australas J Dermatol 2015; 56: 192–6.

其他治疗无效的 20 例患者使用螺内酯治疗，随访 3 个月，其中 17 例（85%）有效。

Prospective controlled clinical and histopathologic study of hidradenitis suppurativa treated with the long-pulsed neodymium: yttrium-aluminium-garnet laser. Mahmoud BH, Tierney E, Hexsel CL, Pui J, Ozog DM, Hamzavi IH. J Am Acad Dermatol 2010; 62: 637–45.

轻度患者外用过氧苯甲酰和克林霉素，配合每周 1 次长脉冲钕钇铝石榴石激光治疗 4 个月，比单独外用上述药物更有效。

Surgical treatment of chronic hidradenitis suppurativa: CO$_2$ laser stripping-secondary intention technique. Lapins J, Marcusson JA, Emtestam L. Br J Dermatol 1994; 131: 551–6.

目视控制患病组织 CO$_2$ 气化，二期愈合。

三线治疗	
• TNF-α 单克隆抗体	A
• 免疫抑制剂	D

Adalimumab for the treatment of moderate to severe hidradenitis suppurativa: a parallel randomized trial. Kimball AB, Kerdel F, Adams D, Mrowietz U, Gelfand JM, Gniadecki R, et al. Ann Intern Med 2012; 157: 846–55.

阿达木单抗每周 40mg，治疗 12 周效果显著。

Efficacy and safety of adalimumab in patients with moderate to severe hidradenitis suppurativa: results from PIONEER II, a phase 3, randomized, placebo-controlled trial. Jemec G, Gottlieb A, Forman S, et al. J American Acad Dermatol 2015; 72 (Suppl 1): AB45.

FDA 批准阿达木单抗在 HS 中的用法为第 0 周 160mg，第 2 周 80mg，从第 4 周开始每周 40mg，12 周可有效治疗汗腺炎。

Two Phase 3 Trials of Adalimumab for Hidradenitis Suppurativa. Kimball AB, Okun MM, Williams DA, Gottlieb AB, Papp KA, Zouboulis CC, et al. N Engl J Med 2016; 375: 422–34.

两项三期 PIONEER 研究中，PIONEER Ⅰ 纳入 307 例患者，PIONEER Ⅱ 纳入 326 例患者。均接受阿达木 40mg 每周，1 次治疗，12 周临床疗效显著高于安慰剂，PIONEER Ⅰ 为 41.8% vs. 26.0%（P=0.003），PIONEER Ⅱ 为 58.95% vs. 27.6%（P<0.001）。在分级的次要结果上，仅 PIONEER Ⅱ 的 12 周阿达木治疗较安慰剂明显改善（皮损、疼痛和改良的严重度 Sartorius 评分）。PIONEER Ⅰ 要求接受口服抗生素治疗 HS 的患者在基线前至少停药 28 天；PIONEER Ⅱ 允许患者以固定剂量继续抗生素治疗（四环素类）。

Infliximab therapy for patients with moderate to severe hidradenitis suppurativa: a randomized, double-blind, placebo-controlled crossover trial. Grant A, Gonzalez T, Montgomery MO, Cardenas V, Kerdel FA. J Am Acad Dermatol 2010; 62: 205–17.

随机对照试验经事后分析显示英夫利西单抗有效。

Safety and efficacy of anakinra in severe hidradenitis suppurativa: a randomized clinical trial. Tzanetakou V, Kanni T, Giatrakou S, Katoulis A, Papadavid E, Netea MG, et al. JAMA Dermatol 2016; 152: 52–9.

主动治疗组（阿那白滞素每天 100mg）的 9 例患者中，7 例（78%）取得临床疗效。

Dapsone therapy for hidradenitis suppurativa: a series of 24 patients. Yazdanyar S, Boer J, Ingvarsson G, Szepietowski JC, Jemec GB. Dermatology 2011; 222: 342–6.

采用氨苯砜治疗的 24 例患者中 9 例（38%）有效。

Ciclosporin treatment of severe hidradenitis suppurativa-a case series. Anderson MD, Zauli S, Bettoli V, Boer J, Jemec GB. J Dermatolog Treat 2016; 27: 247–50.

既往曾多种方法治疗过的 18 例患者，采用环孢素治疗，9 例（50%）有效。

（慕彰磊　译，张建中　校）

第107章 组织胞浆菌病

原作者 Mahreen Ameen，Wanda Sonia Robles

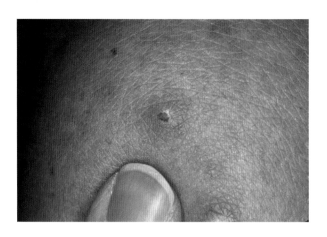

组织胞浆菌病（histoplasmosis）是一种地方性的真菌病，致病菌是一种双相型真菌——荚膜组织胞浆菌（Histoplasma capsulatum），其中两个亚型为人类致病菌。世界范围内最常见的致病亚型是 H.capsulatum var. capsulatum，此菌在美国尤其是在密西西比和俄亥俄峡谷地区流行。H.capsulatum var.duboisii 亚型仅在中西部非洲流行（与 H.capsulatum var.capsulatum 亚型共存），因此，非洲组织胞浆菌病有时指此亚型所致。本病常常因吸入干土壤、鸟或蝙蝠粪便里的真菌孢子而感染。疾病的发展和严重程度取决于感染组织胞浆菌的数量和宿主的免疫功能。本病表现为较宽的病谱：急性肺部感染最常见，大部分患者无症状或仅有轻微症状，且可自愈。慢性肺部组织胞浆菌病常发生于有肺部基础病的患者，引起肺部空洞，后期进展为肺部纤维化。血行播散常发生在感染后的前几个星期，但是，在机体出现针对组织胞浆菌的细胞介导的免疫力后而消失。进行性播散性组织胞浆菌病发生于免疫力低下个体。易感人群包括艾滋病患者、恶性血液病、免疫抑制治疗的患者（包括皮质类固醇和肿瘤坏死因子拮抗剂）、移植受者和婴儿。播散性组织胞浆菌病是一种艾滋病定义性疾病，通常为既往感染的再次激活，也是晚期免疫抑制的信号，常发生于 CD4 计数 <150/mm³ 的患者。

播散性组织胞浆菌病可累及各个器官和系统，常表现为肝脾大和皮肤黏膜损害。皮肤受累表现为传染性软疣样丘疹、结节、皮肤溃疡，且常局限于面部、上胸部和双臂。口咽溃疡累及颊黏膜、舌、牙龈、唇、咽及喉。对于皮肤科医生，组织胞浆菌病也可是多形红斑及结节性红斑的病因之一，有人认为这种表现是针对组织胞浆菌抗原的超敏反应所致。直接接种而引起的原发皮损很罕见。

治疗策略

肺型组织胞浆菌病急性期常自发消失，若症状持续超过 1 个月才需治疗。轻中度患者治疗可选择口服伊曲康唑，重度肺部感染、播散性组织胞浆菌病、免疫抑制的感染者尤其是艾滋病相关的患者则需给予两性霉素 B 制剂（脱氧胆酸两性霉素 B，脂质体两性霉素 B，或脂质复合体两性霉素 B）。脂质体制剂能减轻肾脏毒性，但价格昂贵。治疗开始时，用两性霉素 B，至临床症状改善后，口服伊曲康唑。氟康唑和酮康唑是伊曲康唑的二线替代用药。酮康唑相比其他唑类制剂具有更大的发生副作用的风险。新型三唑类药物伏立康唑和泊沙康唑体外试验显示可以治疗组织胞浆菌，并有成功用于各型组织胞浆菌感染的个案报道。

艾滋病相关的组织胞浆菌病患者进行抗逆转录病毒治疗的比未进行抗逆转录病毒治疗者疗效好，一些临床医生为避免诱发免疫重建炎症综合征（immune reconstitution inflammatory syndrome，IRIS），延缓到真菌载量下降时才给予抗逆转录病毒治疗。然而 IRIS 是组织胞浆菌病的一种罕见并发症，且不严重，因此，其他医生支持早期抗逆转录病毒治疗，促进细胞免疫，而细胞免疫是消除组织胞浆菌的关键环节。

特殊检查
• 培养
• 组织病理学
• 血清学
• HIV 血清学检查（与 HIV 感染相关时）
• 影像学检查判断是否为播散性疾病（CXR/CT/MRI）

诊断组织胞浆菌病的"金标准"是从培养物中分离到组织胞浆菌。利用多种标本（痰、支气管肺泡灌洗、皮损、血、骨髓或肝）培养可提高阳性率。培养具有高度特异性，但局限性为生长缓慢，培养皿需保存 12 周。用溶菌离心沉淀系统行血培养能够提高培养速度并能增加敏感性。组织病理诊断也很快，但在播散性疾病的患者中敏感性 <50%，肺部组织胞浆菌病敏感性更低。活检标本可见组织胞浆菌特异性的 2~4μm 椭圆形窄基芽生酵母菌。血清学检查较快，但免疫抑制的患者及感染后前 2 个月抗体尚未形成时有可能出现假阴性结果。另外，初次感染后抗体滴度增高可持续数年。对抗体产生障碍的免疫抑制患者行抗原检查是一种较快的诊断方法。尿液及血浆的诊断敏感性相比其他体液敏感性更高。抗原定量可监测疗效。

播散性疾病可出现全血细胞减少症、高胆红素血症、转氨酶和血清乳酸脱氢酶升高。

Histoplasmosis: up-to-date evidence-based approach to diagnosis and management. Hage CA, Azar MM, Bahr N, Loyd J, Wheat LJ. *Semin Respir Crit Care Med* 2015; 36 (5): 729–45.

这是一篇最新的全面的综述。脂质体两性霉素 B 被推荐用于较重的患者，伊曲康唑被推荐用于较轻的患者及两性霉素 B 治疗后的降阶梯治疗。

Histoplasmosis complicating tumor necrosis factor-α blocker therapy: a retrospective analysis of 98 cases. Vergidis P, Avery RK, Wheat LJ, Dotson JL, Assi MA, Antoun SA, et al. *Clin Infect Dis* 2015; 61 (3): 409–17.

播散性组织胞浆菌病是抗 TNF-α 治疗的一个潜在并发症。此项研究对 2000—2011 年诊断为组织胞浆菌病的 98 例患者进行了多中心回顾性研究。其中，最常用的生物制剂是英夫利昔单抗(67.3%)。基于这些数据，研究者们推荐抗真菌治疗至少 12 个月后再继续 TNF-α 抑制剂治疗是比较安全的，疾病终点通常也较有利。

Histoplasmosis in HIV-infected patients: a review of new developments and remaining gaps. Adenis AA, Aznar C, Couppié P. *Curr Trop Med Rep* 2014; 1: 119–28.

这篇综述概括了 HIV 对组织胞浆菌病患病率及临床表现的影响。它评估了针对 HIV 感染患者的组织胞浆菌病药物治疗的临床试验，并从药物相互作用的角度讨论了两性霉素与伊曲康唑治疗同时存在 HIV 感染患者的利弊。

一线治疗	
• 两性霉素 B	B
• 伊曲康唑	B

Disseminated histoplasmosis in patients with AIDS in Panama: a review of 104 cases. Gutierrez ME, Canton A, Sosa N, Puga E, Talavera L. *Clin Infect Dis* 2005; 40 (8): 1199–202.

在这项来自巴拿马的研究中，作者报道，播散性组织胞浆菌病在艾滋病流行前很少见。现在它常常作为巴拿马地区艾滋病患者的首发表现。任何表现为发热、呼吸系统症状、体重下降、腹泻或 CD4 计数 <100/μl 的患者都应考虑此病。在 104 例艾滋病相关的播散性组织胞浆菌病患者中，100 例(96%)患者曾接受过脱氧胆酸两性霉素 B 诱导治疗，多数在转换为口服伊曲康唑治疗前累积总量达 1g。40 例患者发生了治疗相关副反应，其中低钾血症的发生率为 50%，肌酐升高的发生率为 43%。

Itraconazole therapy for blastomycosis and histoplas-

mosis. Dismukes WE, Bradsher RW Jr, Cloud GC, Kauffman CA, Chapman SW, George RB, et al.; NIAID Mycoses Study Group. *Am J Med* 1992; 93: 489–97.

这是一项前瞻性、非随机、多中心开放试验，37 例组织胞浆菌病患者接受了每日 200~400mg 伊曲康唑，中位治疗期为 9 个月的治疗后，81%(*n*=30) 的患者获得痊愈，仅慢性空洞性肺病的患者治疗失败。29%(*n*=25) 出现轻微的副作用，仅 1 名患者需停药。

Itraconazole treatment of disseminated histoplasmosis in patients with the acquired immunodeficiency syndrome. Wheat J, Hafner R, Korzun AH, Limjoco MT, Spencer P, Larsen RA, et al. AIDS Clinical Trial Group. *Am J Med* 1995; 98; 336–42.

这是一项多中心非随机前瞻性试验。59 例患者参与，伊曲康唑 300mg，每日 2 次，服 3 天，减量为 200mg，每日 2 次，服 12 周，其中 50 例(85%) 疗效好，5 例患者因感染加重退出试验，1 例患者在治疗开始第 1 周内死亡，2 名患者因伊曲康唑引起的副作用而停药。轻症患者平均于中位数 3 周后系统症状消退，中重度患者则于 6 周时消退，真菌血症中位数于 1 周后消失。

伊曲康唑治疗艾滋病患者轻度播散性组织胞浆菌病时有效，对于中重度的或者重症组织胞浆菌病患者，两性霉素 B 为首选药物，临床症状好转后可换成伊曲康唑治疗。

Safety and efficacy of liposomal amphotericin B compared with conventional amphotericin B for induction therapy of histoplasmosis in patients with AIDS. Johnson PC, Wheat LJ, Cloud GA, Goldman M, Lancaster D, Bamberger DM, et al.; NIAID Mycoses study Group. *Ann Intern Med* 2002; 16; 137: 105–9.

这是一项比较脱氧胆酸两性霉素 B 与脂质体两性霉素 B 治疗中重度和重度艾滋病患者的播散性组织胞浆菌病的多中心随机对照试验。试验证实：用脂质体两性霉素 B 治疗的患者组(*n*=51) 比用脱氧胆酸两性霉素 B 治疗的患者组(*n*=22) 有较高的有效率(88% vs. 64%) 和较低的死亡率(2% vs. 13%)。输注相关副作用在使用脱氧胆酸两性霉素 B 时的发生率较使用脂质体两性霉素 B 时更高(63% vs. 25%)(*P*=0.002)。脱氧胆酸两性霉素 B 的肾毒性也更高(37% vs. 9%)(*P*=0.003)。

本试验说明，脂质体两性霉素治疗播散性组织胞浆菌病时，有效率更高、死亡率更低，而且耐受性更好。

Safety of discontinuation of maintenance therapy for disseminated histoplasmosis after immunologic response to antiretroviral therapy. Goldman M, Zackin R, Fichtenbaum CJ, Skiest DJ, Koletar SL, Hafner R, et al.; AIDS Clinical Trials Group A5038 Study Group. *Clin Infect Dis* 2004; 15; 38: 1485–9.

传统认为,为减少组织胞浆菌病感染复发的危险,伊曲康唑终生用药是标准治疗方法。这是一项前瞻性观察研究,旨在评估对于播散性组织胞浆菌病的 HIV 感染患者抗病毒治疗后停止抗真菌维持治疗的安全性。本研究发现,对于此前已经用过抗真菌治疗且使用抗逆转录病毒治疗使免疫学持续改善的播散性组织胞浆菌病患者,抗真菌治疗后 12 个月后停止维持治疗仍然安全。

Disseminated histoplasmosis: a comparative study between patients with acquired immunodeficiency syndrome and non-human immunodeficiency virus-infected individuals. Tobon AM, Agudelo CA, Rosero DS, Ochoa JE, De Bedout C, Zuluaga A, et al. *Am J Trop Med Hyg* 2005; 73: 576–82.

本研究包括 52 例播散性组织胞浆菌的患者,其中 30 名患有艾滋病。患有艾滋病的组织胞浆菌病患者皮损发生率更高(53%,$P=0.001$),更易分离出组织胞浆菌($P<0.05$),然而,组织胞浆菌的抗体更易在非艾滋病患者中测出($P<0.05$)。艾滋病患者组伊曲康唑疗效较差($P=0.012$),但接受了高效抗逆转录病毒疗法(highly active antiretroviral therapy,HAART)的患者相比于未接受抗病毒治疗的患者,其对抗真菌药物的治疗反应更好($P=0.003$),死亡率更低($P=0.002\,5$)。这些结果表明,促进免疫系统恢复对于艾滋病合并组织胞浆菌病患者的必要性。

本文作者强调,与 HIV 感染的北美患者相比,对于拉美患者而言,皮肤是组织胞浆菌更重要的靶器官。

Literature review and case histories of *Histoplasma capsulatum var. duboisii* infections in HIV-infected patients. Loulergue P, Bastides F, Baudouin V, Chandenier J, Mariani-Kurkdjian P, Dupont B, et al. *Emerg Infect Dis* 2007; 13: 1647–52.

组织胞浆菌 *Histoplasma capsulatum var.duboisii* 亚型感染所致的非洲组织胞浆菌病比 *capsulatum* 亚型所致的组织胞浆菌病更罕见,且与 HIV 感染相关的报道更少。本文报道了 3 例 HIV 感染相关的非洲组织胞浆菌病,并回顾了类似病例的文献。所有患者均治疗成功,初始用药为两性霉素 B,之后替换为伊曲康唑。尚无有关非洲组织胞浆菌的临床试验和疗效分析,因此,治疗方法常从美洲感染病协会推荐的 *capsulatum* 亚型感染所致的组织胞浆菌病治疗指南类推。

Disseminated primary cutaneous histoplasmosis successfully treated with itraconazole. Singhi MK, Gupta L, Kacchawa D, Gupta D. *Indian J Dermatol Venereol Leprol* 2003; 69: 405–7.

原发皮肤组织胞浆菌病罕见。本文报道 1 例具有免疫力的患者发生 *H.capsulatum* 感染所致的播散性原发皮肤组织胞浆菌病。该患者有 2 年进展性红结节和斑块病史,皮损主要分布于躯干,无系统性受累的证据。患者口服伊曲康唑 100mg,每日 2 次,治疗效果较好,皮损在治疗 4 周开始改善,治疗 16 周可消退,总疗程 24 周。停止治疗后 6 个月无复发。

二线治疗	
• 酮康唑	B
• 氟康唑	B
• 泊沙康唑	D
• 伏立康唑	D

Treatment of blastomycosis and histoplasmosis with ketoconazole. Result of a prospective randomized clinical trial. Dismukes WE, Cloud G, Bowles C; NIAID Mycoses Study Group. *Ann Intern Med* 1985; 103: 861–72.

这是一项评估口服小剂量(每日 400mg)和大剂量(每日 800mg)酮康唑治疗组织胞浆菌病疗效和毒性的多中心前瞻性随机试验。在 19 例慢性空洞型组织胞浆菌病患者中,经 6 个月甚至更长时间的治疗后,两种方案的有效性相当(总有效率为 84%)。在 20 例局限性或播散性组织胞浆菌病患者中,治疗 6 个月或更长时间,低剂量疗法更有效(有效率 100% vs. 57%,$P=0.03$)。对于所有患者,治疗 6 个月或更长时间的有效率为 85%。60% 入组患者出现副作用,且均发生于大剂量组。酮康唑对没有威胁生命的免疫功能正常的组织胞浆菌病患者是有效的。鉴于大剂量疗法频发的副作用,作者推荐酮康唑疗法应从较低剂量开始。

随着更好耐受性和新一代唑类药物的面世,最近已无评价酮康唑治疗组织胞浆菌病疗效的研究。不过,因其易获得性和廉价性,酮康唑仍旧是地方病常用的治疗手段。

Fluconazole therapy for histoplasmosis. The National Institute of Allergy and Infectious Diseases Mycoses Study Group. McKinsey DS, Kauffman CA, Pappas PG, Cloud GA, Girard WM, Sharkey PK, et al. *Clin Infect Dis* 1996; 23 (5): 996–1001.

27 人入组本试验,其中 2 例急性肺型组织胞浆菌病,11 例慢性肺型组织胞浆菌病,14 例播散性组织胞浆菌病。20 例患者接受了每日氟康唑 400~800mg 口服疗法,7 例接受了每日氟康唑 200mg 口服疗法,最后共 17 例(63%)患者成功治愈,未见明显的副作用。作者认为氟康唑具中等疗效,应作为对伊曲康唑不耐受患者的备选用药。

Treatment of histoplasmosis with fluconazole in patients with acquired immunodeficiency syndrome. National Institute of Allergy and Infectious Diseases, Acquired Immunodeficiency Syndrome Clinical Trials Group and Mycoses Study

Group. Wheat J, MaWhinney S, Hafner R, McKinsey D, Chen D, Korzun A, et al. *Am J Med* 1997; 103: 223–32.

这是一项多中心、开放、非随机前瞻性临床试验,旨在评估氟康唑在治疗艾滋病合并轻中度组织胞浆菌病的有效性及安全性。第 1 天 1 200mg 氟康唑续贯 8 周,每天 600mg 的治疗方案失败率高达 50%。治疗策略遂调整为第 1 天 1 600mg 氟康唑续贯 12 周,每天 800mg 的诱导治疗,接着每天 400mg 维持治疗至少 1 年。7 例患者在初始治疗时即失败,其中 1 例患者组织胞浆菌病进展,最终死亡。73% 的患者(36/49)有效,但其中 30.5%(11/36)随后复发,1 例死亡。氟康唑每天 400mg 的维持治疗相比于伊曲康唑每天 200~400mg 或两性霉素 B 每周 50mg 治疗,疗效更差。

氟康唑用于治疗非艾滋病相关的组织胞浆菌病时也许会有价值。然而,本试验发现,治疗艾滋病相关的感染时,即便应用大剂量氟康唑诱导疗法,仍会出现相对较低的有效率和维持治疗时难以接受的高复发率。

Salvage treatment of histoplasmosis with posaconazole. Restrepo A, Tobón A, Clark B, Graham DR, Corcoran G, Bradsher RW, et al. J Infect 2007; 54 (4): 319–27.

6 例严重组织胞浆菌感染的患者在经历两性霉素 B、伊曲康唑、氟康唑和伏立康唑治疗失败后,口服泊沙康唑(800mg 每日分次口服)后成功治愈。这 6 例患者中,有 1 例有肺部疾病,其余 5 例均有播散性感染。疗程 6 至 34 周不等,明显的临床缓解是在治疗最初 1 个月时发生。

尽管此研究的病例数很少,但提示了泊沙康唑可能成为对其他药物治疗抵抗的播散性组织胞浆菌病患者的一种有效的治疗选择。

Voriconazole use for endemic fungal infections. Freifeld A, Proia L, Andes D, Baddour LM, Blair J, Spellberg B, et al. *Antimicrob Agents Chemother* 2009; 53 (4): 1648–51.

伏立康唑被用于 9 名两性霉素 B 和伊曲康唑治疗失败或不能耐受的播散性组织真菌病患者。所有患者治疗后均有缓解或维持临床稳定,在开始伏立康唑治疗的初始 2 个月内就有明显疗效。但其中 2 名治疗后症状稳定的患者不得不因高昂的费用而停止治疗,其他患者接受了 31~640 天治疗。

Clinical practice guidelines for the management of patients with histoplasmosis: 2007 update by the Infectious Diseases Society of America. Wheat LJ, Freifeld AG, Kleiman MB, Baddley JW, McKinsey DS, Loyd JE, et al; Infectious Diseases Society of America. *Clin Infect Dis* 2007; 45 (7): 807–25.

组织胞浆菌病患者管理的循证指南。

轻度急性肺组织胞浆菌病

除非症状持续超过 1 个月,本病无须治疗。伊曲康唑起始负荷剂量(200mg 每日 3 次,口服,3 日),后续贯为 200mg 每日 1 次或 2 次,持续服用 6~12 周。

严重的急性肺组织胞浆菌病

胃肠外的两性霉素 B[脱氧胆酸制剂,0.7~1.0mg/(kg·d),或脂质制剂,3.0~5.0mg/(kg·d)]服用 1~2 周,续贯以伊曲康唑降阶梯疗法。后者初始负荷剂量后,继之以 200mg 每日 2 次,总疗程 12 周。

慢性空洞性肺组织胞浆菌病

伊曲康唑初始负荷剂量后,200mg 每日 1 次或 2 次,至少服用 12 个月。

轻度的播散性组织胞浆菌病

伊曲康唑初始负荷剂量后,200mg 每日 2 次,至少服用 12 个月。

严重的播散性组织胞浆菌病

两性霉素 B(剂量须达到上述严重肺部感染用量)治疗 1~2 周后,续贯以口服伊曲康唑,后者初始负荷剂量后继之以 200mg 每日 2 次,至少 12 个月。

中枢神经系统组织胞浆菌病

脂质体两性霉素 B[5.0mg/(kg·d)总量达 175mg/kg,疗程 4~6 周]继之以口服伊曲康唑 200mg 每日 2 次或 3 次,疗程至少 1 年,且直至脑脊液异常,包括组织胞浆菌抗原水平。

妊娠期组织胞浆菌病的治疗

唑类可致畸,因此推荐两性霉素 B。

如果无法逆转免疫抑制,则免疫抑制的患者可能需要使用伊曲康唑(每天 200mg)进行终身抑制治疗。对于长期伊曲康唑治疗的患者,在初始治疗 2 周后需测定血伊曲康唑水平。接受唑类治疗的育龄妇女在治疗期间和停药后的 2 个月内需要使用有效的避孕方法。

An official American Thoracic Society statement: treat-

ment of fungal infections in adult pulmonary and critical care patients. Limper AH, Knox KS, Sarosi GA, Ampel NM, Bennett JE, Catanzaro A, et al. American Thoracic Society Fungal Working Group. Am J Respir Crit Care Med 2011; 183 (1): 96–128.

美国胸科协会召集了真菌感染专家工作组,以制定有关当前治疗方案的简明临床声明。该文件讨论了针对组织胞浆菌病不同表现的药物治疗,包括免疫正常宿主的无症状和症状性肺部疾病,以及免疫低下宿主的疾病。

（杨 璐 译，刘跃华 校）

第108章 种痘样水疱病

原作者　Herbert Hönigsmann

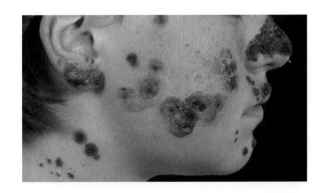

种痘样水疱病(hydroa vacciniforme,HV)是种极其罕见、特发性的光敏性皮肤病,多见于儿童,常到青少年时期或成人初期缓解。本病的患病率为 0.1~0.5/10 万人年。以面部和双手背反复成批出现的丘疱疹或水疱为其特征性表现,其他曝光部位如下唇也可受累。水疱愈后留有痘疮样瘢痕。本病于 1862 年由 Bazin 首先描述,在 1961 年 Magnus 等人对红细胞生成性原卟啉病作出明确界定前,由于两者症状的相似性,部分种痘样水疱病曾被误诊为红细胞生成性原卟啉病。有很多报告显示本病与 Epstein-Barr 病毒(EBV)感染相关,但并非所有病例都典型。这些非典型病例与 NK/T 细胞淋巴增生性疾病相关,可威胁生命。近来世界其他地区也报道了类似的病例,这些病变现在被归类为种痘样水疱病样淋巴瘤。

治疗策略

种痘样水疱病常儿童发病,有时青少年可自发缓解。家长常因孩子不能耐受阳光(室外玩耍或外出旅游),及皮疹常留有大量瘢痕而寻求皮肤科医生的指导。

种痘样水疱病治疗非常棘手,但避光、适当地穿衣、规律地应用能有效滤过 UVA 的广谱遮光剂,可缓解轻中度病情。车、房窗需要覆盖能滤过波长小于 380nm 的 UVA 防护膜。

对于重症种痘样水疱病患者,用于治疗多形性日光疹的窄波 UVB 光疗或者补骨脂素 +UVA(PUVA)疗法治疗本病偶有疗效。以上两种光疗疗法常每周 3 次,平均持续 3~4 周。应用这两种疗法需非常谨慎,避免使病情恶化。

抗生素疗法、抗疟药和系统免疫抑制疗法包括间断口服激素都曾用于试验治疗,均偶有效,但疗效并不可靠。多项研究曾试用 β 胡萝卜素治疗,但几乎都无效。

对于一些重症和顽固性的种痘样水疱病患者,一般治疗无效时,免疫抑制剂如硫唑嘌呤和环孢素可能有效,但沙利度胺效果似乎不好。然而,免疫抑制剂治疗顽固难治、良性的病例时仍需慎重。

有两篇文献报告了 4 例患者中有 3 例在进食富含 Ω-3 多不饱和脂肪酸的鱼油后,临床症状得到改善。可能的机制为通过抑制前列腺素的合成,依靠可能的缓冲作用,对抗自由基诱导的破坏作用。

目前尚无大样本或者随机的临床试验,有关的报告也是少之又少。治疗的证据都是基于病例系列报告或者是个案报告。

特殊检查

- 红细胞和血浆的卟啉水平,红细胞的光溶血和大便检查
- UVA 光激发试验
- ANA 和 ENA 抗体
- EBV 感染筛查,行 PCR 检测 T 细胞受体 -γ 基因重排,检查 EBV 感染细胞
- 卟啉筛查以排除红细胞生成性原卟啉病

光激发试验可诱发典型的水疱。UVA 照射范围内光测试结果异常。照片右边的图像显示 UVA 光激发试验结果(3 次 30J/cm², 连续 3 天):A. 24 小时后;B. 48 小时后; C. 2 周后。

血清学检查抗核抗体和可提取性核抗原(抗 -Ro,La 和 Sm)可排除大疱性红斑狼疮,且根据临床症状也可轻易鉴别。

偶有报告本病和代谢障碍相关,如 Hartnup 病,因此应排除氨基酸尿症。

越来越多研究报道 EBV 与本病可能的联系,因此应对疑似种痘样水疱病的患者行 EBV 筛查。

Hydroa vacciniforme-Aktionsspektrum. Jachhke E, Hönigsmann H. Hautarzt 1981; 32; 350–3

本文报告 1 例患者 UVA 光激发成功。

Hydroa vacciniforme: a review of ten cases. Sonnex TS, Hawk JLM. *Br J Dermatol* 1988; 118: 101–8.

本文报告数例患者 UVA 光激发成功。

Hydroa vacciniforme: a clinical and follow-up study of 17 cases. Gupta G, Man I, Kemmett D. J *Am Acad Dermatol*

2000; 42: 208–13.

本文报告 14 例患者中有 8 例对 UVA 光谱敏感,有 6 例 UVA 光激发试验时出现丘疱疹反应。

这是 UVA 射线为本病诱因的有力证据。除了 UVA 最小红斑量阈值降低,反复广谱 UVA 可诱发在临床与组织病理上与自然光诱发一致的皮疹,且愈合后留有瘢痕。到目前为止,在作者看来,在 UVA 范围内所有患者均有自己的作用光谱。

Pathogenic link between hydroa vacciniforme and Epstein-Barr virus-associated hematologic disorders. Iwatsuki K, Satoh M, Yamamoto T, Oono T, Morizane S, Ohtsuka M, et al. *Arch Dermatol 2006*; 142: 587–95.

本文检测到 29 例患者中 28 例(97%)EBV 编码的小核 RNA(EBV-encoded small nuclear RNA,EBER)T 细胞阳性,阳性程度不一,包括 6 例均确诊的出现阳性光检测结果的 HV 患者。

Hydroa vacciniforme is associated with increased numbers of Epstein-Barr virus-infected γδT cells. Hirai Y, Yamamoto T, Kimura H, Ito Y, Tsuji K, Miyake T, et al. *J Invest Dermatol* 2012; 132: 1401–8.

本研究观察结果表明,无论典型的还是严重的 HV 皮肤病变,均是由 EBER + T 细胞诱导的,与大量 EBER 细胞毒性 T 淋巴细胞相关,而无明显 NK 细胞浸润。

Epstein-Barr virus involvement in the pathogenesis of hydroa vacciniforme: an assessment of seven adult patients with long-term follow-up. Verneuil L, Gouarin S, Comoz F, Agbalika F, Creveuil C, Varna M, et al. *Br J Dermatol* 2010; 163: 174–82.

EBV 参与 HV 发病机制,并在成年 HV 患者中持续存在。在光敏性疾病谱中,EBV DNA 阳性负载对于 HV 是特异的,可能能够作为 HV 中有用的生物标志物。

Hydroa vacciniforme: a rare photodermatosis. Haddad JM, Monroe HR, Hardin J, Diwan AH, Hsu S. *Dermatol Online J* 2014: 20: pii: 13030/qt7961b22b.

本篇病例报告介绍了 1 例与 EBV 相关的 HV 的 9 岁女孩。文章的讨论部分很好地总结了当前 HV 的诊断和管理。

一线治疗	
• 使用高指数的广谱防晒霜和注意避光	C

Hydroa vacciniforme: a clinical and follow-up study of 17 cases. Gupta G, Man I, Kemmett D. J *Am Acad Dermatol*

2000; 42: 208–13.

本文报告 15 例患者中有 9 例患者使用高指数的广谱防晒霜和避光后病情控制满意。

Hydroa vacciniforme: a review of ten cases. Sonnex TS, Hawk JLM. *Br J Dermatol* 1988; 118: 101–8.

本文报告 10 例患者中有 8 例患者使用了 Coppertone Supershade 15 或 DOC Factor10 后病情减轻。

这些防晒霜未达到现在的标准。现在的防晒霜须光谱覆盖 UVB 和 UVA。

Borrowing from museums and industry: two photoprotective devices. Dawe R, Russell S, Ferguson J. *Br J Dermatol* 1966; 135: 1016–17.

博物馆 200 薄膜(Museum 200 Film)可阻止所有波长 <380nm 的紫外光透过。

这是一种透明、质轻的膜,可贴于任何种类的玻璃上,而不引起视觉障碍。可用作大部分光照性皮肤病有用的辅助治疗,但对于一些种痘样水疱病的患者,尤其是对 380~400nm 波长敏感的患者,作用甚微。

二线治疗	
• 窄波 UVB 光疗(TL-01)	C
• PUVA	D
• 阿昔洛韦 / 伐昔洛韦	D

Narrow-band UVB (TL-01) phototherapy: an effective preventative treatment for the photodermatoses. Collins P, Ferguson J. *Br J Dermatol* 1995; 132: 956–63.

这是一项开放的临床试验,报告显示 4 例患者经每日 1 次,平均 10 次治疗后,2 例患者对日光的耐受时间从 1 小时增加到 3~6 小时。

Hydroa vacciniforme: a clinical and follow-up study of 17 cases. Gupta G, Man I, Kennett D. J *Am Acad Dermatol* 2000; 42: 208–13.

经保守治疗无效的 15 例患者中,有 5 例患者接受了窄谱 UVB 光疗,其中 3 例患者病情控制良好或者较好,另外 2 例患者,窄谱 UVB 无效。

Narrowband ultraviolet B (UVB) phototherapy in children. Jury CS, McHenry P, Burden AD, Lever R, Bilsland D. *Clin Exp Dermatol* 2006; 31; 196–9.

窄谱 UVB 光疗治疗儿童重度或者顽固的炎症性皮肤病有效且耐受性良好。

Hydroa vacciniforme: a review of ten cases. Sonnex

TS, Hawk JLM. *Br J Dermatol* 1988; 118; 101–8.

10 例经 UVB 治疗后，其中 2 例病情缓解，1 例患者经 PUVA 治疗后种痘样水疱病复发。

本例报告中很可能使用了广谱 UVB，具体方法不详。

Hydroa vacciniforme-Aktionsspektum. Jachhke E, Hönigsmann H. Hautarzt 1981; 32; 350–3

本文中 1 例患者经 PUVA 治疗后病情控制满意。

Photosensitivity disorders: cause, effect and management. Millard TP, Hawk JL. Am JL. *Am J Clin Dermatol* 2002; 3: 239–46..

本文回顾了各种光敏性皮肤病的治疗措施，其中提到了 UVB 和 PUVA 的应用。

Antiviral therapy in children with hydroa vacciniforme. Lysell J, Wiegleb Edström D, Linde A, Carlsson G, Malmros-Svennilson J, Westermark A, et al. *Acta Derm Venereol* 2009; 89: 393–7.

抗病毒疗法成功治疗了 4 例儿童 HV。阿昔洛韦/伐昔洛韦疗法是一种安全的治疗方法，可尝试应用，但需要进一步的研究来确认这些结果。

Antiviral treatment of a boy with EBV-associated hydroa vacciniforme. Pahlow Mose A, Eisker N, Clemmensen O, Bygum A. *BMJ Case Rep* 2014; 2014: pii: bcr2014206488.

1 例男孩最初用阿昔洛韦治疗，然后用伐昔洛韦治疗，其与 EBV 相关的 HV 明显改善。作者提出了一个有趣的问题，即在 EBV 相关的 HV 患者中进行抗病毒治疗是否可以降低这些患者发生淋巴增生性疾病的风险。

三线治疗	
• 抗疟药	D
• β 胡萝卜素	E
• 硫唑嘌呤	E
• 环孢素	E
• 鱼油	E
• 沙利度胺	E

Hydroa vacciniforme: a review of ten cases. Sonnex TS, Hawk JLM. *Br J Dermatol* 1988; 118: 101–8.

10 例患者中 4 例接受了羟氯喹（2 例）或氯喹（2 例）的治疗，羟氯喹每日 100mg 无效，但经氯喹（每日 100~125mg）治疗的 2 例患者病情减轻。

Hydroa vacciniforme: an unusual clinical manifestation. Leenutaphong V. *J Am Acad Dermatol* 1991; 25: 892–5.

本文报告了 1 例患者接受磷酸氢氯喹，每日 500mg 后未见疗效。

Hydroa vacciniforme. Ketterer R, Morier P, Frenk E. *Dermatology* 1994; 189: 428–9.

本文报告了 1 例患者经氯喹每日 100mg 及广谱防晒霜治疗后病情控制良好。

疗效是因为氯喹还是防晒霜，尚不清楚。

Hydroa vacciniforme. Bickers DR, Demar LK, DeLeo V, Poh-Fitzpatrick MB, Aronberg JM, Harber LC. *Arch Dermatol* 1978; 114: 1193–6.

本文报告 2 例患者经 β 胡萝卜素每日 180mg 治疗后病情改善。

Hydroa vacciniforme: induction of lesions with ultraviolet A. Halasz CLG, Leach EE, Walther RR, Poh-Fitzpatrick MB. *J Am Acad Dermatol* 1983; 8: 171–6.

本文报告 1 例患者经 β 胡萝卜素每日 180mg 治疗后自觉症状部分好转。

Hydroa vacciniforme: diagnosis and therapy. Goldgeier MH, Nordlund JJ, Lucky AW, Sibrack LA, McCarthy MJ, McGuire J. *Arch Dermatol* 1982; 118: 588–91.

本文报告 1 例患者经 β 胡萝卜素每日 120mg 治疗 2 个月无效。

Hydroa vacciniforme presenting in an adult successfully treated with cyclosporine A. Blackwell V, McGregor JM, Hawk JLM. Clin Exp Dermatol 1988; 23: 73–6.

环孢素 3mg/（kg·d）治疗 2 个月病情控制良好。

本文未提供随访的具体结果。

Efficacy of ω-3 polyunsaturated fatty acids for the treatment of refractory hydroa vacciniforme. Durbec F, Reguiaï Z, Léonard F, Pluot M, Bernard P. *Pediatr Dermatol.* 2012; 29: 118–9.

本文报告 1 例经其他治疗方法无效的患者成功用 ω-3 多不饱和脂肪酸治疗。

Dietary fish oil as a photoprotective agent in hydroa vacciniforme. Rhodes LE, White SI. *Br J Dermatol* 1988; 138: 173–8.

本文报告了 3 例患者经食用每日 5 粒鱼油共 3 个月后，其中 2 例患者病情轻度或明显好转，第 3 例未缓解。

Hydroa vacciniforme: major and minor forms. Cruces MJ, de la Torre C. *Photodermatology* 1986; 3: 109–10.

本文中 1 例患者经沙利度胺治疗初期有效。

Thalidomide for the treatment of hydroa vacciniforme-like lymphoma: report of four pediatric cases from Peru. Beltrán BE, Maza I, Moisés-Alfaro CB, Vasquez L, Quiñones P, Morales D, et al. *Am J Hematol* 2014; 89: 1160–1.

本文报告 4 例患者中的 2 例有治疗反应。

Hydroa vacciniforme presenting in an adult successfully treated with cyclosporine A. Blackwell V, McGregor JM, Hawk JLM. *Clin Exp Dermatol* 1988; 23: 73–6.

本文中 1 例患者服用沙利度胺每日 100mg 无效,改为环孢素 3mg/(kg·d) 有效。硫唑嘌呤 2.5~3mg/(kg·d) 在本例患者中无效。

(杨 璐 译,刘跃华 校)

证据等级:A 双盲试验　　B 临床试验,研究对象≥20 例　　C 临床试验,研究对象＜20 例　　D 病例分析,研究对象≥5 例　　E 个案报道

第109章 多汗症

原作者　James AA Langtry

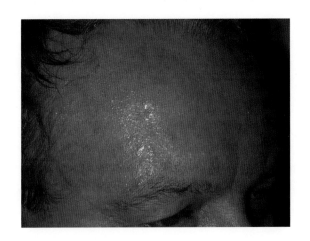

多汗症（hyperhidrosis）系外泌汗腺分泌过多所致。影响工作及社交，还可能提示某种全身性疾病。外泌汗腺的特殊之处在于，支配汗腺分泌的交感神经属胆碱能纤维，而非肾上腺素能纤维。

多汗症可分为原发性多汗症和病理性多汗症。原发性多汗症的特点为分布对称，局限于手掌、足底和腋下（单发或多处受累），与温度调节无关。亦可分布于头面部，但更为少见。其他特点有阵发性、与刺激有关、青春期前后发病、常有家族史、不伴臭汗症（bromhidrosis）、不受或很小受季节变化影响。

病理性多汗症可能是局限或泛发性的。中枢或外周神经系统损伤、脊髓空洞症、神经炎、脊髓炎、脊髓痨或局限性血管疾病（如冻伤、动静脉畸形及红绀病）等均可导致局限性多汗症。局限性多汗症也可以表现为功能痣，即外泌汗腺数量正常，但对乙酰胆碱敏感性增强。Ross 综合征（双侧Holmes-Adie 瞳孔、腱反射消失、全身无汗）在泛发无汗时，可出现代偿性的局部多汗。一些遗传性疾病也可出现多汗症，如蓝色橡皮疱样痣综合征。全身性多汗症的病因包括发热性疾病、代谢及内分泌疾病或变化（糖尿病、甲状腺功能亢进症、痛风、肢端肥大症、妊娠、卟啉病、嗜铬细胞瘤、类癌综合征、酒精中毒）、充血性心力衰竭和休克、内脏恶性肿瘤、中枢神经系统疾病（肿瘤及损伤），以及遗传性综合征（Chediak-Higashi 综合征和苯丙酮尿症）。

治疗策略

这里介绍的治疗方法主要是原发性多汗症的对症治疗。

局部治疗包括药物、电凝和手术，旨在终止出汗或减少出汗以控制症状。应根据病情严重程度，与患者共同权衡利弊后，优先考虑危险性最小的治疗方法。

一线治疗方案为外用 20%~25% 六水氯化铝（topical aluminum chloride hexahydrate, ACH）乙醇溶液，可能通过堵塞角质层以下的表皮外泌汗腺发挥作用。正确的使用方法与患者依从性密切相关：腋下使用时，无须剃毛，晚上直接涂以药液，无论是否堵塞汗孔，次日早晨出汗之前洗去。湿润皮肤可形成盐酸，产生皮肤刺激征。该种情况较为常见，为治疗失败的主要原因，外用较弱的糖皮质激素可减轻症状。次日早晨不应再次使用 ACH。使用 ACH 前 45 分钟，予以口服抗胆碱药物（如 1mg 格隆溴铵），可减少用药部位出汗，延长药物在皮肤上停留并作用于汗孔的时间，从而提高疗效。经过数次治疗，出汗明显减少后可停用抗胆碱药物。使用 2~3 周六水氯化铝，多汗症逐渐得到控制后，可考虑将用药频率减为每周 1 次，或采用能够控制症状的最小频率。

外用药物另有甲醛和戊二醛，但甲醛常致接触性过敏，戊二醛则可使皮肤着色。乌洛托品凝胶可释放甲醛，但接触性过敏并不多见。抗胆碱药物 1.5%~2% 格隆溴铵外用乳液及格隆溴铵敷贴亦有一定疗效。

离子透入疗法，即将溶液中的盐离子经皮肤导入组织，可用于治疗掌跖和腋下多汗症。目前市场上有很多类型的离子导入仪，将电极置于两个装满自来水的托盘中，通以电流，再将手或脚平放于盘底。将电流调大，直至患者感觉轻微不适（一般手掌 15mA，足底 20mA）。某些离子导入仪附带腋下专用电极。离子透入疗法减少出汗的机制尚未明确。应用电流强度小于顶端汗管损伤阈值，不会造成汗孔阻塞。装有心脏起搏器及金属移植物的患者及孕妇禁用离子透入疗法。每周治疗 3 次，每次用时 20 分钟，出汗明显减少后进入维持治疗期，每月 1~2 次。还可通过离子透入疗法导入抗胆碱药物，如格隆溴铵。最近有文章报道，通过离子透入疗法将肉毒杆菌毒素导入手掌，可有效治疗手掌多汗症。

口服抗胆碱药物及弱效镇静剂可抑制出汗，增加剂量可改善效果，但副作用限制了其应用，在有效控制出汗的同时可出现抗胆碱作用，如口干、散瞳及畏光、青光眼、尿潴留、便秘、呕吐、心动过速。因此临床使用受到限制。最常用的口服抗胆碱药物为格隆溴铵和溴丙胺太林，格隆溴铵最多可用至每次 2mg，每日 3 次；溴丙胺太林最多可用至每次 15mg，每日 3 次。英国未批准口服格隆溴铵治疗多汗症。

用于治疗多汗症的全身性药物还有钙离子通道拮抗剂地尔硫䓬，中枢神经系统抑制剂可乐定和三环类抗抑郁药，尽管这些药物使用经验颇为有限。

治疗失败、治疗不便和副作用较大的情况下，可考虑更加积极的治疗方法。

肉毒杆菌毒素皮内注射抑制出汗，效果持久，可有效治疗腋下、手掌、面部多汗以及截肢后多汗症、代偿性多汗、Frey综合征。已知的A型肉毒杆菌毒素血清型共有八种。已上市的A型肉毒杆菌毒素（BTX-A）效能和单位剂量不对等。B型肉毒杆菌毒素（BTX-B）能够有效治疗腋下多汗症，可作为BTX-A的替代品，尤其是在抗体形成导致BTX-A失效的情况下。究竟使用何种药物，建议依据经验使用。BTX-A不可逆性阻断胆碱能神经纤维释放乙酰胆碱，从而产生治疗作用。腋下使用简单、易于耐受。在出汗最多的腋窝（面积约为200cm^2）每隔2cm注射1针，多点注射。手掌皮肤注射疼痛明显（可能需要局部神经阻滞），耐受性较差，还有可能造成手内肌无力。通过无针注射器向手掌注射BTX-A可有效治疗多汗症且疼痛程度较小。BTX-A不能用于治疗足底多汗症。致病的胆碱能突触可被永久性灭活，但随着组织更新及修复，新的胆碱能突触又相继出现，因此疗效并不持久。注射后24~72小时起效，疗效可保持3~6个月。向腋窝反复多次注射BTX-A，可延长治疗多汗症的疗效。也可利用离子透入疗法或Dermojet无针注射器向病变区域递送BTX-A。

用于腋下多汗症的外科治疗有很多，包括：

- 冷冻治疗（疼痛明显，耐受性差）。
- 利用微波设备或掺钕钇铝石榴石（Nd:YAG）激光热损伤局部区域汗腺。
- 单纯去除皮下组织。暴露腋窝皮下组织的皮瓣/皮肤切口种类繁多，剔除真皮深层和相邻的皮下组织。亦可选择刮除皮下组织或皮下吸脂，达成相同目的。
- 整块切除皮肤及皮下组织。
- 皮肤切除结合皮下组织切除。

选择性交感神经切除可以有效减少手掌、腋下和足底出汗。但交感神经切除术有不少副作用，包括代偿性多汗、Horner综合征、气胸，术中还可能出现心搏骤停。虽然大部分患者多汗症会复发，但长期疗效基本令人满意。重度手掌多汗症推荐使用上胸段T$_2$、T$_3$交感神经节切除术，注意避免损伤腋下汗腺神经，以减少副反应。该操作可为开胸手术，亦可在内镜下（采用经胸入路）使用电刀或激光完成。经皮化学性交感神经切除术用乙醇毁损腰部交感神经，可治疗足底多汗症，但可能导致射精障碍、阳痿及性快感缺失，因此，一般并不推荐。

特殊检查
• 根据碘淀粉试验确定出汗最多处
• 根据比重测定法定量

原发性多汗症的诊断无需特殊检查。非原发性多汗症应根据病史和体格检查结果，选择合适的检查。

一线治疗	
• 外用六水合氯化铝（ACH）乙醇溶液	B

Aluminum chloride hexahydrate versus palmar hyperhidrosis. Evaporimeter assessment. Goh CL. Int J Dermatol 1990; 29: 368–70.

该试验为单盲设计，12例患者在一侧手掌应用20% ACH，4周后，全部患者均见效。但是有4例出现皮肤刺激，3例停药1周后复发，1例中途退出试验。

Axillary hyperhidrosis. Local treatment with aluminium-chloride hexahydrate 25% in absolute ethanol with and without supplementary treatment with triethanolamine. Glent-Madsen L, Dahl JC. Acta Derm Venereol 1988; 68: 87–9.

该研究为随机、双盲的单侧试验。将三乙醇胺溶于50%乙醇，应用于30名经过腋下治疗的志愿者的一侧腋下，以期中和pH，减轻皮肤刺激。结果显示，联合治疗确实减轻了皮肤刺激性，但治疗效果也有所降低，虽然受试者并未感觉有明显差异。

二线治疗	
• 外用抗胆碱药物	B
• 口服抗胆碱药物	D
• 离子透入疗法	B
• A型肉毒毒素	A
• A型肉毒毒素无针注射	C
• A型肉毒毒素离子透入	D
• B型肉毒毒素	C
• 吸脂及手术切除（仅适用于腋下）	C
• 交感神经切除术	B

Topical glycopyrrolate for patients with facial hyperhidrosis. Kim WO, Kil HK, Yoon KB, Yoon DM. Br J Dermatol 2008; 158: 1094–7.

总计25名患者，前额一侧敷以2%的格隆溴铵垫，另一侧使用安慰剂。比重测定法结果显示，大部分患者治疗侧出汗减少。

Topical glycopyrrolate reduces axillary hyperhidrosis. Baker DM. J Eur Acad Dermatol Venereol 2016; 30: 2131–6.

在一项连续性、非随机对照研究中，腋窝多汗症患者被分配至各个实验组，分别接受1%格隆溴铵喷雾、2%格隆溴铵喷雾或A型肉毒杆菌毒素皮下注射。结果显示，2%

证据等级：A 双盲试验　　B 临床试验，研究对象≥20例　　C 临床试验，研究对象<20例　　D 病例分析，研究对象≥5例　　E 个案报道

的格隆溴铵喷雾可有效改善多汗症。

Propantheline bromide in the management of hyperhidrosis associated with spinal cord injury. Canaday BR, Stanford RH. Ann Pharmacother 1995; 29: 489–92

溴丙胺太林可治疗脊髓损伤导致的全身性多汗症,但应注意逐渐加量,从每日 15mg 增至每次 15mg,每日 3 次。

Use of oral glycopyrronium bromide in hyperhidrosis. Br J Dermatol 2007; 157: 118–21,

在这项回顾性研究中,共计 19 名来自不同地区的原发性多汗症患者,79% 报告格隆溴铵治疗有效,剂量从每次 2mg,每日 2 次渐增至每次 2mg,每日 3 次。1/3 的患者因不能耐受副作用而影响了治疗效果。

Systemic therapy for primary hyperhidrosis: a retrospective study of 59 patients treated with glycopyrrolate or clonidine. Walling HW. J Am Acad Dermatol 2012; 66: 387–92.

共计 71 名患者全身性应用抗胆碱能药物,其中 59 例随访时间达 2 个月,纳入后续分析(平均年龄 28.9 岁 ±12.0 岁;女性 37 例;平均随访 19.5 个月)。42 例患者为手足多汗症或腋窝多汗症,9 例为泛发型多汗症,8 例为面部多汗症。45 例患者服用格隆溴铵(1~2mg,每日 2 次),其中 30 例症状有所改善。格隆溴铵治疗失败的 15 例患者中,6 例对药物无反应,9 例出现不良反应。13 例患者服用可乐定,每次 0.1mg,每日 2 次,其中 6 例症状改善,其余 7 例无反应或出现低血压相关的不良反应。1 例患者服用奥昔布宁,每次 5mg,每日 2 次,亦可见疗效。

A randomized placebo-controlled trial of oxybutynin for the initial treatment of palmar and axillary hyperhidrosis. Wolosker N, de Campos JRM, Kauffamn P, Puech-Leaon P. J Vasc Surg 2012; 55: 1696–700.

50 例手掌或腋窝多汗症患者,随机分为两组,分别服用奥昔布宁或安慰剂治疗,每次 5mg,每日 2 次,连续 6 周。使用问卷对患者生活质量进行评估。结果显示,奥昔布宁治疗组中,患者的手掌和腋窝多汗症改善了 70%,足底多汗症改善了 90%。65% 的患者认为生活质量得以改善,但48% 的患者出现了口干症状。

Iontophoresis with alternating current and direct current offset (AC/DC iontophoresis): a new approach for the treatment of hyperhidrosis. Reinauer S, Neusser A, Schauf G, Hölzle E. Br J Dermatol 1993; 129: 166–9.

无论离子导入仪使用的是传统的直流电,还是交直流电,手掌多汗症平均都需 11 次离子透入治疗后方可得到控制,但交直流电法的皮肤刺激性及不适感较轻。

The effectiveness of tap water iontophoresis for palmoplantar hyperhidrosis using a Monday, Wednesday, Friday treatment regime. Siah TW, Hampton PJ. Dermatol Online J 2013; 19: 14.

本研究为回顾性分析,介绍了一种新的治疗模式,即在星期一、星期三和星期五接受离子透入疗法,有效改善了 23 例患者的手足多汗症。

Treatment of hyperhidrosis. Heymann WR. J Am Acad Dermatol 2005; 52: 509–10.

本文为评论性综述,概括了目前已有的多汗症治疗方法,重点介绍了肉毒杆菌毒素的应用现况。

Botulinum Toxin A for Axillary Hyperhidrosis (Excessive Sweating). Heckmann M, Ceballos-Baumann AO, Plewig G. N Eng J Med 2001; 344: 488–93.

本文报告了一项多中心试验,145 名腋下多汗症患者,一侧注射 200U BTX-A(Dysport),另一侧注射 100U BTX-A(Dysport),通过比重测定法比较出汗速度。治疗 2 周后,200U 侧平均出汗速度稍低于 100U 侧,但双侧均明显低于对照组。24 周时的测量结果为:100U 侧和 200U 侧出汗速度基本相同,均低于基线值的一半。98% 的患者称将向其他患者推荐这种疗法。

Botulinum toxin therapy for palmar hyperhidrosis. Shelley WB, Talanin NY, Shelley ED. J Am Acad of Dermatol 1998; 38: 227–9

4 名重度手掌多汗症患者,在局部阻滞正中神经和尺神经后,进行了肉毒杆菌毒素注射治疗。无汗期分别维持了 12、7、7 和 4 个月,1 名患者出现了 3 周的大拇指轻度无力。

A double-blind, randomized, comparative study of Dysport® vs. Botox® in primary palmar hyperhidrosis. Simonetta Moreau M, Cauhepe C, Magues JP, Senard JM. Br J Dermatol 2003; 149: 1041–5.

8 名原发性手掌多汗症患者,在局部神经阻滞后,一只手皮内注射 Botox,另一只手皮内注射 Dysport(换算系数 1:4)。结果显示,两种 BTX-A 疗效相仿。

Effective treatment of frontal hyperhidrosis with botulinum toxin A. Kinkelin I, Hund M, Naumann M, Hamm H. Br J Dermatol 2000; 143: 824–7.

10 名局部前额多汗症男性患者,注射 A 型肉毒杆菌毒素后收效良好。

Treatment of palmar hyperhidrosis with needle injec-

tion versus low-pressure needle-free jet injection of onabotulinum toxin A: an open label study. Vadeboncoeur S, Richer V, Nantel-Battista M, Benohanain A. Dermatol Surg 2017; 43: 264–9.

一项前瞻性、开放标签研究显示，使用无针注射器递送 A 型肉毒杆菌素可有效治疗手掌多汗症。

BOTOX® delivery by iontophoresis. Kavanagh GM, Oh C, Shams K. Br J Dermatol 2004; 151: 1093–5.

2 名手掌多汗症患者通过离子透入法接受了 BTX-A 治疗，70% 的改善率可保持 3 个月，无副作用报告。

Botulinum toxin type B: a new therapy for axillary hyperhidrosis. Nelson L, Bachoo P, Holmes J. Br J Plast Surg 2005; 58: 228–32

13 名腋下多汗症患者应用 BTX-B 治疗有效。

Liposuction for treatment of axillary hyperhidrosis. Lillis PJ, Coleman WP. Dermatol Clin. 1990; 8: 479–82.

本文作者认为，其他治疗方法无效的腋下多汗症患者可将吸脂术作为首选的外科治疗方法。

Surgical treatment of axillary hyperhidrosis in 123 patients. Bretteville-Jensen G, Mossing N, Albrechtsen R. Acta Derm Venereol 1975; 55: 73–7.

123 名患者经过腋窝切除术和改良 Z 成形术重建，57% 的患者腋下出汗率下降 75%~100%，36% 的患者下降 50%~75%。并发症包括：6 例血肿、5 例皮瓣部分坏死和 10 例轻度并发症。未见瘢痕疙瘩形成及手术切口挛缩所致手臂运动受限。

Transthoracic endoscopic sympathectomy for palmar hyperhidrosis in children and adolescents: analysis of 350 cases. Lin TS. J Laparoendosc Adv Surg Tech A 1999; 9: 331–4

350 名 5~17 岁（平均 12.9 岁）的手掌多汗症患者，总计接受了 699 例交感神经切除术。无手术导致死亡。平均随访期为 25 个月（5~44 个月）。尽管有 86% 的患者在腋下（12%）、后背（86%）、腹部（48%）和下肢（78%）出现了代偿性多汗症，仍有高达 95% 的患者对治疗效果表示满意。手掌多汗症术后第 1 年的复发率为 0.6%，术后第 2 年为 1.1%，术后第 3 年为 1.7%。

Thoracoscopic sympathectomy for disabling palmar hyperhidrosis: a prospective randomized comparison between two levels. Baumgartner FJ, Reyes M, Sarkisyan GG, Iglesias A. Ann Thorac Surg 2011; 92: 2015–9.

患有重度手掌多汗症的患者接受双侧交感神经切除术

治疗，61 例患者于第二肋头处（R2）切除神经，60 例患者于第三肋头（R3）切除。122 例 R2 切除的手掌多汗症中，5 例未见疗效；120 例 R3 切除的手掌多汗症中，亦有 5 例未见疗效。与 R3 切除的患者相比，R2 切除的患者代偿性多汗症发生率更高。本研究发现，于 R2 和 R3 切除交感神经可有效治疗手掌多汗症，且继发重度代偿性多汗症的可能性较低。

Severe plantar hyperhidrosis: an effective solution. Reisfeld R, Pasternack GA, Danials PD, Basseri E, Nish GK, Berliner KI. Ann Surg 2013; 79: 845–53.

采用钳夹法对 154 例患者实行内镜下腰椎交感神经切除术。97% 的患者出现汗湿症，另有 2 例并发症，6 例患者转为开放式手术。

三线治疗	
• 微波设备	B
• 激光和光动力学疗法	D
• 生物反馈及行为疗法	D
• 地尔硫草	E
• 氯硝西洋	E
• 可乐定	E

Radiofrequency thermotherapy for treating axillary hyperhidrosis. Schick CH, Grallath T, Schick KS, Hashmonai M. Dermatol Surg 2016; 42: 624–30.

33 例腋窝多汗症患者接受非绝缘微针的射频热疗，每 6 周进行 1 次，治疗 3 次后，平均出汗量减少 72%。

New treatment techniques for axillary hyperhidrosis. Mordon SR, Trelles MA, Leclere FM, Betrouni N. J Cosmet Laser Ther 2014; 16: 230–5.

Nd:YAG 激光、二极管激光和光动力疗法是治疗腋窝多汗症的潜在新疗法。

Clinical evaluation of a microwave based device for treating axillary hyperhidrosis. Hong HC, Lupin M, O'Shaughnessy KF. Dermatol Surg 2012; 38: 728–35.

微波设备可选择性加热皮肤和脂肪之间的界面，从而抑制汗腺排泄。31 名原发性腋窝多汗症患者接受了针对两侧腋窝的微波治疗，治疗 1~3 次，共治疗 6 个月。在治疗结束后的第 12 个月时，90% 的患者出汗量较基线减少 50%，而 85% 的患者的皮肤病生活质量指数（dermatology life quality index，DLQI）评分较基线降低至少 5 分。

Use of biofeedback in treating chronic hyperhidrosis. Duller P, Gentry WD. Br J Dermatol 1980; 103: 143–8

可以尝试生物反馈及行为疗法,但仅对小部分患者有效。

Emotional eccrine sweating. A heritable disorder. James WD, Schoomaker EB, Rodman OG. Arch Dermatol 1987; 123: 925–9

一手掌多汗症家族中的2名成员使用地尔硫䓬后,手掌出汗减少。

Unilateral localized hyperhidrosis responding to treatment with clonazepam. Takase Y, Tsushimi K, Yamamoto K, Fukusako T, Morimatsu M. Br J Dermatol 1992; 126: 416

本文为病例报告,苯二氮䓬类抗癫痫药——氯硝西泮治疗单侧多汗症有效。

Clonidine treatment in paroxysmal localized hyperhidrosis. Kuritzky A, Hering R, Goldhammer G, Becher M. Arch Neurol 1984; 41: 1210–1

2例阵发性局限性多汗症患者服用盐酸可乐定0.25mg,每日3次后症状改善。随访发现,维持治疗12个月后症状控制良好。

（唐珂韵　译,晋红中　校）

原作者 Shannon Harrison, Najwa Somani, Wilma F Bergfeld

女性多毛症(hirsutism)指女性在典型的雄激素依赖区域如面部、胸背、大腿上部及腹部的体毛过度生长。该病降低了患者生活质量。临床上用改良后的 Ferriman-Gallwey (F-G)评分评估多毛程度,女性多毛症的定义为 F-G 评分 ≥ 8,但在临床实践中,应根据种族和民族差异进行评价。

女性多毛症多与雄激素水平升高相关,来源包括卵巢或肾上腺分泌的内源性雄激素及外源性雄激素,也可在雄激素水平正常的情况下,因毛囊对雄激素敏感性增高而引起。最常见的两大病因为多囊卵巢综合征(polycystic ovarian syndrome,PCOS)及特发性多毛症。其他病因相对少见,如内分泌疾病、非典型先天性肾上腺增生症及分泌雄激素的肿瘤。

多毛症(Hypertrichosis)指与雄激素无关、无性别分布差异的毛发过度生长,可有家族史,也可继发于药物或系统性疾病。

女性多毛症的主要病因

卵巢

- 多囊卵巢(PCOS)综合征:月经失调,不育和代谢综合征 *
- 高雄激素血症 - 胰岛素抵抗 - 黑棘皮病(hyperandrogenism-insulin resistance-acanthosis nigricans,HAIR-AN)综合征:高雄激素血症,严重的代谢综合征 *,黑棘皮病
- 甲状腺功能亢进症:月经失调和代谢综合征 *
- 卵巢肿瘤和增生:月经失调,男性化症状

肾上腺

- 先天性肾上腺皮质增生症(典型和非典型):月经失调,原发性闭经
- 库欣综合征:紫纹,脂肪向心分布,皮肤菲薄,近端肌肉无力,情绪障碍,胰岛素抵抗
- 肾上腺肿瘤:男性化症状

垂体 **

- 库欣病:紫纹,脂肪向心分布,皮肤菲薄,近端肌肉无力,情绪障碍,胰岛素抵抗
- 肢端肥大症:面部皮肤粗厚、手指肥大
- 高催乳素血症:溢乳

特发性

- 隐匿性功能性高雄激素血症
- 外周组织 5α- 还原酶缺乏或雄激素受体异常

外源性(雄激素药物)

- 睾酮,促肾上腺皮质激素(adrenocorticotropic hormone,ACTH),丙戊酸,蛋白同化留类和具有雄激素作用的孕激素类药物

* 代谢综合征:肥胖,胰岛素抵抗 / Ⅱ 型糖尿病,脂代谢异常,心血管疾病。

** 垂体肿瘤患者还可能伴有视野障碍。

治疗策略

通过详细的病史采集和全面的体格检查,查明多毛症及女性多毛症的潜在病因,对于明确导致毛发过多的药物及引起多毛症的雄激素类药物,应予停用。

大部分女性多毛症患者的雄激素水平升高。特发性女性多毛症患者月经周期正常,常规检查雄激素无明显异常。PCOS、HAIR-AN 综合征及卵泡膜细胞增殖症表现为雄激素增高及代谢综合征。于肥胖女性而言,减轻体重有助于改善多毛症,并能降低心血管疾病的风险。在 PCOS 患者中,体重指数(body mass index,BMI)是影响其多毛严重程度最为重要的危险因素。

急性起病或迅速进展的女性多毛症及其他男性化症状,提示肾上腺或卵巢肿瘤。在非典型先天性肾上腺增生症患者的治疗中,糖皮质激素仅能诱发排卵,加用抗雄激素治疗方可减轻女性多毛症。而对于经典型先天性肾上腺增生症患者,糖皮质激素不仅能够诱发排卵,还可减轻女性多毛症。

物理脱毛疗法

女性多毛症及多毛症的首选治疗方法为物理脱毛。面部的黑毛亦可选用过氧化氢褪色,但有一定刺激性。无痛脱毛仅能去除皮肤表面的毛干。脱毛膏使用方便,起效迅

速,但对皮肤有一定刺激性,且需避免在皮肤褶皱处使用。剃毛不影响毛发的直径及生长速度,较为经济,但耗时较长,而且对大部分女性而言,此法仅适用于腋窝及腿部。

拔毛法可去除包括毛根在内的整根毛发,但会引起疼痛。体毛稀疏处可直接用镊子拔除。毛发密集处可选用石蜡脱毛。电解法可永久性脱毛,适用于各种颜色的皮肤及毛发。具体做法为将一根细针插入毛囊,通以直流电电解、高频交流电热解或两者混合的电流以损毁毛囊。缺点在于较为费时,需多次治疗,而且治疗效果与操作者技术水平密切相关。各种物理脱毛法都可能引起以下副反应:红斑、毛囊炎、假性毛囊炎、感染、瘢痕及色素沉着。

用于激光脱毛的光源有红宝石(694nm)、绿宝石(755nm)、半导体(800~810nm)、掺钕钇铝石榴石(Nd:YAG)激光(1 064nm),以及强脉冲激光(IPL,590~1 200nm)。激光脱毛和IPL可保持疗效长达半年,反复使用可增加疗效。但任何类的激光均无法实现永久性完全脱毛。最适合激光脱毛的人群为肤色较浅而体毛较黑者。激光脱毛后可出现红斑、瘢痕、灼伤、色素沉着等副反应,极少数IPL治疗后的患者会出现体毛增多。

依氟鸟氨酸为鸟氨酸脱羧酶的不可逆性抑制剂,已被美国食品药品管理局批准用于治疗面部多毛。盐酸依氟鸟氨酸霜每日2次,可以有效延缓毛发生长。停药8周后复发。可引起以下副反应:痤疮、须部假性毛囊炎、皮肤刺激及变应性接触性皮炎。联合应用激光脱毛,可增强脱毛效果。

全身性治疗

由于治疗女性多毛症的药物试验例数较少、方法有限,目前应用证据并不充分,仅有若干荟萃分析及治疗指南面世。

复方口服避孕药(雌孕激素避孕药,OCP)可通过抑制卵巢合成雄激素、增加性激素结合球蛋白及抑制游离血浆睾酮,减轻高雄激素血症。注意避免单用雄激素性孕酮(黄体酮)。多毛症患者可选用环丙孕酮、屈螺酮、去氧孕烯及诺孕酯等口服避孕药,这些避孕药中所含的孕激素的雄激素活性较弱或具有抗雄激素活性。开具药物时,应权衡疗效和潜在风险,第二代或第三代OCP时可能引发深静脉血栓等不良反应。服用OCP6-12个月后方可见效。单用OCP疗效不佳时,可合用抗雄激素制剂如螺内酯。

女性多毛症多与雄激素水平升高相关,来源包括卵巢或肾上腺分泌的内源性雄激素及外源性雄激素,也可在雄激素水平正常的情况下,因毛囊对雄激素敏感性增高而引起。最常见的两大病因为多囊卵巢综合征(PCOS)及特发性多毛症。

螺内酯可抑制雄激素生物合成及雄激素受体,从而拮抗雄激素活性。用于治疗女性多毛症的剂量为每日100~200mg。可致高钾血症、体位性低血压及月经不调等副反应。动物试验显示其可致肿瘤,目前尚缺乏人体的数据。包括螺内酯在内的各种抗雄激素药物都可导致男性胎儿女性化,因此,服药期间应采取有效避孕措施。有怀孕计划的女性应避免服用此类药物。

醋酸环丙孕酮可抑制雄激素受体,可采用序贯疗法,即在月经周期的前10天服用醋酸环丙孕酮(25~100mg),至服药第11日加用OCP。也可采用联合疗法,即直接服用含有小剂量醋酸环丙孕酮(2mg)的OCP(达英35)。醋酸环丙孕酮的副作用与OCP类似。

非那雄胺为Ⅱ型5α-还原酶抑制剂,用于治疗多毛症。妊娠药物危险度X级。口服疗效明显,但局部外用含非那雄胺的复合制剂疗效不佳。度他雄胺为Ⅰ型及Ⅱ型5α-还原酶抑制剂,目前尚无度他雄胺治疗多毛症的报道。

不推荐多毛症患者服用氟他胺及降胰岛素类药物。氟他胺易造成肝毒性,应结合详细适应证开具。

若重度高雄激素血症患者应用口服避孕药和抗雄激素治疗均不见效,可考虑促性腺激素释放激素(gonadotropin-releasing hormone,GnRH)类似物。GnRH类似物可将雌激素降至绝经期水平,可引起潮红和骨质疏松。

特殊检查

筛查试验睾酮水平(总量及游离量)

- 可测量β-人绒毛膜促性腺激素(human choionic gonadotophin, hCG)水平

若睾酮水平升高,或怀疑内分泌疾病或肿瘤

- 性激素结合球蛋白水平
- 硫酸脱氢表雄酮水平
- 雄烯二酮水平
- 促卵泡素(follicle-stimulating hormone,FSH)水平
- 促黄体素(luteinizing hormone,LH)水平
- 血清催乳素水平
- 17-羟孕酮水平(于卵泡期晨起测量)
- 24小时尿游离皮质醇
- 胰岛素样生长因子-1(IGF-1)
- 促甲状腺激素水平

特殊检测

- 经阴道B超
- 地塞米松抑制试验
- 腹部及盆腔CT/MRI
- 头颅MRI

通过一系列临床检查可以确定多毛症的潜在病因,以下情况需进一步检查雄激素水平:中重度女性多毛症合并高雄激素症状(如阴蒂肥大、向心性肥胖、黑棘皮病、不育或月经不调),急性起病或迅速进展的女性多毛症。虽然目前对于轻度单纯性女性多毛症(FG评分8~15分)患者是否需

要检测雄激素水平尚存争议,作者建议对所有女性多毛症患者都行睾酮水平检查,包括轻症患者。

促黄体激素与促卵泡激素之比(LH∶FSH)>2 提示PCOS,但不能确诊。经阴道 B 超可发现多囊卵巢,此项既非诊断之必须条件,也非诊断之充分条件。必须筛查代谢产物。晨起 17α- 羟孕酮血清水平有助于发现非典型先天性肾上腺皮质增生症。24 小时尿游离皮质醇水平及地塞米松抑制试验有助于诊断库欣综合征。催乳素水平和胰岛素样生长因子 -1(IGF-1)水平分别有助于诊断高催乳素血症和肢端肥大症。疑诊垂体瘤需要行头颅 MRI 明确诊断。经阴道 B 超或腹部 CT/MRI 可排除卵巢及肾上腺肿瘤。由怀孕或甲状腺功能减退引发的女性多毛症较为罕见,但也需注意鉴别诊断。

The hirsute woman: challenges in evaluation and management. Paparodis R, Dunaif A. Endocrine Practice 2011; 17: 807–18.

该文总结了女性多毛症的病因和诊断方法。

Epidemiology, diagnosis and management of hirsutism: a consensus statement by the Androgen Excess and Polycystic Ovary Syndrome Society. Escobar-Morreale HF, Carmina E, Dewailly D, Gambineri A, Kelestimur F, et al. Hum Reprod Update 2012; 18: 146–70.

该文总结了女性多毛症的诊断方法和管理策略。

The evaluation and treatment of androgen excess. Practice Committee of the American Society for Reproductive Medicine. Fertil Steril 2006; 86: S241–7.

该文总结了女性多毛症的临床诊断和实验室检查。

The clinical evaluation of hirsutism. Somani, N, Harrison S, Bergfeld WF. Dermatol Ther 2008; 21: 376–91.

该文通过表格的方式介绍了如何评估女性多毛症,包括病史采集及体格检查模板,附加诊断流程。

一线治疗	
• 治疗原发病	
• 暂时性脱毛 / 遮盖	B
• 肥胖的 PCOS 患者应减轻体重	B
• 电解法脱毛	D
• 激光治疗与 IPL	B
• 依氟鸟氨酸	B
• 依氟鸟氨酸联合激光治疗 /IPL	C

American Association of Clinical Endocrinologists, American College of Endocrinology, and Androgen Excess and

PCOS Society Disease State Clinical Review: guide to the best practices in the evaluation and treatment of polycystic ovarian syndrome-part 1. Goodman NF, Cobin RH, Futterweit W, Glueck JS, Legro RS, Carmina E. Endocrine Practice 2015; 21: 1291–300.

该综述详细总结了 PCOS 患者的临床特点、检查方法和治疗手段。

Lifestyle changes in women with polycystic ovary syndrome. Moran LJ, Hutchison SK, Norman RJ, Teede HJ. Cochrane Database Syst Rev 2011; 7: CD007506.

有限的研究数据表明,患有 PCOS 的女性多毛症患者在进行其他治疗之余,进行生活方式干预对多毛症状的改善有限。服用 OCP 治疗的患者应谨慎戒烟。

Hirsutism. Mofid A, Alinaghi SA, Zansieh S, Yazdani T. Int J Clin Pract 2008; 62: 433–43.

该综述探讨了女性多毛症的诊断方法,并用表格列举了各种脱毛法及药物治疗方法,易于浏览。

A comparative study of axillar hair removal in women: plucking versus the blend method. Urushibata O, Kase K. J Dermatol. 1995; 22: 738–42.

目前尚无研究电解术脱毛效果的随机对照试验,该小规模比较性研究显示,与拔毛相比,应用电解术去除腋毛更为有效。

Electrolysis: observations from 13 years and 140, 000 hours of experience. Richards RN, Meharg GE. J Am Acad Dermatol 1995; 33: 662–6.

电解术脱毛的疗效及其引发的不良反应与操作者技术高度相关。

Laser and photoepilation for unwanted hair growth. Haedersdal M, Gøtzsche PC. Cochrane Database Syst Rev 2006; 4: CD004684.

半导体和绿宝石激光可在短期内使毛发减少 50%,疗效维持至治疗后的 6 个月。而鲜有证据支持 IPL、Nd∶YAG 和红宝石激光的疗效。

Evidence-based review of hair removal using lasers and light sources. Haedersdal M, Wulf HC. J Eur Acad Dermatol Venereol. 2006; 20: 9–20.

荟萃分析显示,在暂时性脱毛方法中,激光及 IPL 效果优于石蜡脱毛法、电解法和拔毛法。几项研究经过比较后得出结论,各种类型的脱毛激光及 IPL 优于其他脱毛方法,但作者同时指出,鉴于样本量较小,可能引入第二类错误。

证据等级:A 双盲试验　　**B** 临床试验,研究对象 ≥ 20 例　　**C** 临床试验,研究对象 < 20 例　　**D** 病例分析,研究对象 ≥ 5 例　　**E** 个案报道

Meta-analysis of hair removal laser trials. Mohaghegh Zahed G. Lasers Med Sci 2009; 24: 21–5.

患者经过三次半导体、Nd：YAG、绿宝石或红宝石激光治疗,6 个月后脱毛率分别为 57.5%、42.3%、54.7% 和 52.8%。

Photoepilation with a diode laser vs. intense pulsed light: a randomized, intrapatient left-to-right trial. Klein A, Steinert S, Baeumler W, Landthaler M, Babilas P. Br J Dermatol 2013; 168: 1287–93.

本研究纳入 30 例受试者,结果显示半导体激光较 IPL 更有效地减少了患者的腋毛数。每名患者接受 6 个疗程的治疗,在接受最后一次治疗后的第 3 个月和第 12 个月进行评估。与基线相比,患者接受半导体激光治疗的一侧在两次评估时腋毛平均减少 59.7% 和 69.2%,而接受 IPL 治疗的一侧腋毛平均减少 42.4% 和 52.7%,两种疗法效果具有显著差异(*P*<0.01),半导体激光较 IPL 会引发更多的疼痛。

Randomized, double-blind clinical evaluation of the efficacy and safety of topical eflornithine HCl 13.9% cream in the treatment of women with facial hair. Wolf, JE Jr, Shander D, Huber F, Jackson J, Lin C-S, Matjes BM, et al.; Eflornithine Study Group. Int J Dermatol 2007; 46: 94–8.

基于医师对病情的整体评估量表,依氟鸟氨酸乳膏使用 24 周后,58% 的患者症状改善,高于赋形剂对照组的 34%。停药 8 周后两组无显著性差异。副反应包括痤疮、须部假性毛囊炎及瘙痒。

A randomized bilateral vehicle-controlled study of eflornithine cream combined with laser treatment versus laser treatment alone for facial hirsutism in women. Hamzavi I, Tan E, Shapiro J, Lui H. J Am Acad Dermatol 2007; 57: 54–9.

患者涂用依氟鸟氨酸乳膏,并联合应用 6 个疗程的长脉冲翠宝石激光,发现脱毛效果较单独激光治疗更好。具体表现为去除面部毛发更加彻底(*P*<0.01)而患者满意度评分更高(*P*>0.029)。

二线治疗	
• 口服避孕药(OCP)	B
• 螺内酯	B
• 醋酸环丙孕酮	B

Hirsutism: an evidence-based treatment update. Somani N, Turvy D. Am J Clin Dermatol 2014; 15: 247–66.

该文对女性多毛症治疗的临床进展和相关文献进行综述,并以表格形式呈现了丰富的治疗信息。

Evidence-based approach to cutaneous hyperandrogenism in women. Schmidt TH, Shinkai K. J Am Acad Dermatol 2015: 73: 672–690.

该文详细分析了高雄激素状态相关的皮肤症状(包括女性多毛症)的管理和治疗方法。

Interventions for hirsutism (excluding laser and photo-epilation therapy alone): review. Van Zuuren EJ, Fedorowicz Z, Carter B, Pandis N. Cochrane Database Syst Rev 2015; 4: CD010334.

总体而言,目前研究女性多毛症治疗的试验样本量较小且缺少盲法,临床证据较为有限。本文汇集文献数据,发现含有炔雌醇(ethinyl estradiol,EE)的 OCP 和醋酸环丙孕酮联用或与去氧孕烯联用均可有效降低 FG 评分,但两者效果并无显著差异(平均值:–1.84,95% 置信区间:–3.86~ –0.18)。每天服用 100mg 螺内酯较安慰剂而言可更有效地降低 F-G 评分(平均值:–7.69,95% 置信区间:–10.12~ –5.26)。氟他胺和非那雄胺的疗效相似。5mg 非那雄胺和 GnRH 类似物的疗效在几项研究中结果相悖。GnRH 有明显的副作用。二甲双胍与安慰剂疗效相似。

Cyproterone acetate for hirsutism. Van der Spuy ZM, le Roux PA. 2003 Cochrane Database Syst Rev 4: CD001125.

尚无试验比较环丙孕酮与安慰剂。只有一项小规模安慰剂对照试验研究了由 2mg 醋酸环丙孕酮和炔雌醇组成的口服避孕药,研究结果显示,与安慰剂相比,其能更有效地降低女性多毛症评分。

Spironolactone versus placebo or in combination with steroids for hirsutism and/or acne (review). Brown J, Farquher C, Lee O, Toomath R, Jepson RG. Cochrane Database Syst Rev 2009; 2: CD000194.

主观观察结果发现,螺内酯较安慰剂可更好地控制毛发生长。

三线治疗	
• 口服非那雄胺	B
• 外用非那雄胺	D
• 氟他胺	B
• 单用降胰岛素治疗	B
• GnRH 激动剂类似物	B

Antiandrogens for the treatment of hirsutism: a systematic review and meta-analyses of randomized controlled trials. Swiglo BA., Cosma M, Flynn DN, Kurtz DM, LaBella ML, Mullan RJ, et al. J Clin Endocrinol Metab 2008; 93: 1153–60.

每日服用螺内酯 100mg 与安慰剂相比，似乎能够更有效地减轻女性多毛症。荟萃分析显示，与安慰剂相比，非那雄胺及氟他胺能更有效地降低 Ferriman-Gallwey 评分。抗雄激素药物疗效优于二甲双胍。螺内酯或非那雄胺与 OCP 合用，疗效优于 OCP 单药治疗；氟他胺与二甲双胍合用，疗效也优于二甲双胍单药治疗。

A randomized double blind, vehicle controlled bilateral comparison study of the efficacy and safety of finasteride 0. 5% solution in combination with IPL in the treatment of facial hirsutism. Farshi S, Mansouri P, Rafie F. J Cosmet Laser 2012; 14: 193–9.

本研究为划分面部区域的赋形剂对照研究，纳入 75 例患有颏下女性多毛症的患者，在接受了 3 个疗程的 IPL 治疗后，于面部两侧分别予以 0.5% 的非那雄胺溶液和安慰剂。结果显示，非那雄胺可轻微增加 IPL 脱毛的功效。

Evaluation and treatment of hirsutism in premeno-pausal women: an endocrine society clinical practice guideline. Martin KA, Chang RJ, Ehrmann DA, Ibanez L, Lobo RA, Rosenfield RL, et al. J Clin Endocrinol Metab 2008; 93: 1105–20.

该荟萃分析联合临床数据，发现 OCP 可降低女性多毛症评分，结论为 GnRH 疗效并不优于其他抗雄激素药物及 OCP。

Insulin sensitizers for the treatment of hirsutism: a systematic review and metaanalyses of randomized controlled trials. Cosma M, Swiglo BA, Flynn DN, Kurtz DM, Labella ML, Mullan RJ, et al. J Clin Endocrinol Metab 2008; 93: 1135–42.

二甲双胍和噻唑烷二酮治疗女性多毛症的效果未优于安慰剂。

（唐珂韵　译，晋红中　校）

第111章　色素减退性疾病

原作者　Seemal Desai，SnehaGhunawat

　　色素减退性疾病指由于皮损区域黑色素减少导致的异常皮肤颜色减退。另一方面，色素脱失性疾病临床可表现为由于黑素细胞完全破坏进而形成的奶白色斑片。这类疾病可根据患者发病年龄、皮损面积及其他潜在疾病进行分类。本章简要回顾了常见的色素脱失性疾病，并对可选择的治疗方案进行简要概述。

炎症后色素减退

　　多种疾病，如银屑病、特应性皮炎、脂溢性皮炎、红斑狼疮、结节病、线状苔藓等，在原皮损消失后可残留色素减退斑。皮肤外伤、烧伤及医疗美容相关操作（如磨皮、化学剥脱术及冷冻治疗）同样可能导致色素减退。这种色素减退被认为是由黑色素生成途径改变、黑素细胞破坏或黑色素小体转运减少所造成的。色素减退程度与皮损初始炎症严重程度成正比，其分布同样与原皮损位置吻合。该改变在所有皮肤类型中均可见，由于与正常皮肤颜色对比更加明显，深色皮肤个体报道更多。患者在初始炎症改变后发展为色素减退/色素沉着的倾向性是由个体"着色倾向"决定的，具有遗传特性，为常染色体显性遗传。光镜下可见皮损处黑色素含量减少，真皮浅层不同程度淋巴细胞浸润，偶有噬黑素细胞。皮损可自行消失（如术后色素减退）或持续终身（如继发于红斑狼疮）。

单纯糠疹

　　这是一种儿童常见的湿疹性疾病，常见于有特应性疾病个人史或家族史的儿童，如特应性皮炎、结膜炎、鼻炎及哮喘等。皮损表现为 0.5~3cm 的色素减退斑，好发于面部、颈部、肩膀及上肢，上覆细小白色鳞屑。红斑及瘙痒常见。病变具有自限性。广义的白色糠疹多见于无个人或家族特应性疾病病史的青少年及青年人群。皮损数量多，持续存在，累及躯干及四肢。

花斑糠疹

　　花斑糠疹，又名花斑癣，是一种表皮角质层感染的皮肤病。该病病原体为糠秕马拉色菌，属亲脂性真菌，是皮肤正常寄生菌之一。通常以出芽孢子形式存在，转变为菌丝时具有致病性。病变部位氢氧化钾含量较高，呈现"意大利面及肉丸"样外观。好发于皮脂腺丰富部位如肩部及上背部，临床表现为境界清楚的色素减退斑，可融合为小斑片，上覆细小糠状鳞屑。色素减退是由于机体产生二羧酸造成的，壬二酸作为其中一种产物，可以抑制黑色素合成途径中的酪氨酸酶活性。少数皮损可表现为色素沉着甚至红斑。

麻风病（汉森病）

　　麻风病是麻风分枝杆菌引起的感染性疾病，皮肤及周围神经多受累。临床表现为境界清楚或不清的色素减退斑，伴不同程度的鳞屑及硬化。病变多伴有感觉减退，检查结果可见周围神经粗大。

常见皮肤病的色素减退

　　许多常见皮肤病如蕈样肉芽肿、结节病、硬斑病及硬皮病均可出现色素减退性改变。

　　蕈样肉芽肿色素减退表现为境界不清的浅色斑点及斑块，多分布在非暴露部位如背部及臀部等区域。组织病理学提示表皮中存在非典型淋巴细胞（亲表皮）。

　　硬化性苔藓是一种慢性炎症性病变，临床表现为瓷白色色素减退或色素脱失斑，好发于 50~60 岁女性。病变常累及肛门-生殖器区域，色素脱失形成机制包括黑色素含量减少及黑素小体迁移缺失。

　　硬斑病及系统性硬化症也常伴有色素减退。皮损通常较硬，典型病变呈现"盐和胡椒"样外观，即色素减退斑片中可见毛囊周围细小色素沉着，与颜色逐步恢复的白癜风皮损很难区分。

　　结节病导致的色素减退改变较为少见，深肤色人群相对多发。常累及四肢。临床诊断线索包括硬化性皮损，玻片压诊呈淡黄色。

特发性点状白斑

特发性点状白斑，也称作老年性白点病、四肢对称性进行性白斑病，是老年人获得性白斑的常见病因，偶尔也可见于青年人。临床表现为瓷白色、点状、直径 2~5mm 的圆形至椭圆形皮损，好发于四肢末端日光暴露部位。皮损数量随年龄增长逐渐增加。该病皮损通常是无症状的，多因美观问题受到患者关注。其病因尚未明确，涉及多种因素，如 HLA DQ3、创伤、长期日晒及自身免疫。镜下可见角化过度，表皮萎缩，表皮突变平，病变中黑素细胞数量减少，黑色素含量降低。真皮可见光线性损伤表现，如弹力纤维断裂、胶原蛋白均质化及嗜碱性变。

进行性斑样色素减退症

本病属后天获得性色素减退性疾病，多见于伴Ⅳ型至Ⅵ型皮肤混合遗传背景的个体。该疾病又被称作先天性多发性大斑片色素减退症（idiopathic multiple large macule hypomelanosis），躯干部钱币状融合性色素减退斑（nummular and confluent hypomelanosis of the trunk），皮肤躯干杂斑（cutis trunci variata）或 Creole 异色症（Creole dyschromia）。病因仍未知，目前认为，激素影响及痤疮丙酸杆菌感染可能是 PMH 的潜在致病因素，但确切病因仍待进一步探索。临床表现为圆形或融合性苍白斑，多聚集于躯体中线周围，好发于背部，腹部较少受累。光镜下可见病变皮损中黑素小体成熟及分布受损。临床结局多变，有数年至数十年后自发缓解的报道。

化学性白斑病

皮损表现为色素减退性斑片，初期主要集中在直接与工业化学物品（如酚类化合物、邻苯二酚及对苯二酚）接触部位皮肤，后逐渐向外扩散。皮肤色素减退，临床类似于白癜风表现。因此，详尽的病史采集是确诊的关键，有害化学物质接触史及患者工作场所类似皮损发病史是支持该诊断的重要线索。

白癜风在其他章节阐述。

治疗策略

在色素减退性皮肤病治疗过程中，良好的病史采集及详尽的临床检查十分重要。详细的病史采集包括发病年龄、前驱皮肤改变、伴随症状、化学制剂接触史、家族史等，是完善最终诊断必不可少的部分。详细记录色素缺失（色素减退/色素脱失）性质、病变分布部位及方式及

其他伴发表现，如硬化、鳞屑及感觉迟钝等，均可辅助正确诊断。

伍德灯检查可协助诊断色素减退及色素缺失性皮肤损害，如进行性斑样色素减退症在伍德灯下呈现点状红色荧光，而花斑糠疹在伍德灯照射下表现为铜黄色。激光扫描共聚焦显微镜检查可用于观察皮损中黑色素含量及分布情况，组织病理学检查有助于识别原发疾病进程。

当皮损中仍残留功能性黑素细胞时，光照有助于色素再生。紫外线可刺激黑素细胞及黑色素合成，但是过度照射同样可能导致因皮肤变黑引起的颜色差异增大。

一线治疗	
• 光化学疗法	D
• 外用糖皮质激素	D
• 外用钙调磷酸酶抑制剂	D

Laser resurfacing induced hypopigmentation: histologic alterations and repigmentation with topical photochemotherapy. Grimes PE, Bhawan J, Kim J, Chiu M, Lask G. Dermatol Surg 2001; 27: 515–20.

该研究共囊括 10 例激光换肤术后色素减退患者的情况。初始活检记录表皮黑色素含量、真皮噬黑素细胞情况，可见血管周围炎症细胞浸润及真皮纤维化改变。予患者局部 0.001%8- 甲氧基补骨脂素（每周 2 次）治疗。将亲水性药膏涂抹在皮损部位，30 分钟后行局部 UVA 照射治疗，初始计量 $0.2~0.5J/cm^2$，每周增加 $0.2~0.5J/cm^2$。71% 的患者经过局部光化学治疗后可见轻度至良好的色素再生，不良反应轻微。

Topical 0.05% clobetasol propionate versus 1% pimecrolimus ointment in vitiligo. Coskun B, Saral Y, Turgut D. Eur J Dermatol 2005; 15: 88–91.

该研究包括 10 例伴双侧对称性皮损的白癜风患者。右侧皮损予 0.05% 丙酸氯倍他索（每日 2 次）外用，左侧予 1% 吡美莫司（每日 2 次）外用治疗。研究结束时，双侧色素恢复情况相似。

Pilot trial of 1% pimecrolimus cream in the treatment of seborrheic dermatitis in African American adults with asso-ciated hypopigmentation. High WA, Pandya AG. J Am AcadDermatol 2006; 54: 1083–8.

该实验性研究囊括了 5 例因脂溢性皮炎出现皮肤色素减退的非裔美国患者。经局部吡美莫司（每天 2 次）外用治疗，共 16 周。用 Mexameter 皮肤黑素检测仪对色素脱失进行评估发现，自第 2 周起皮损明显改善。

二线治疗	
• 激光	D
• 化妆品遮盖	B
• 黑素细胞移植	C

The safety and efficacy of the 308-nm excimer laser for pigment correction of hypopigmented scars and striae alba. Alexiades-Armenakas MR, Bernstein LJ, Friedman PM, Geronemus RG. Arch Dermatol 2004; 140: 955–60

该研究共纳入 31 例伴有色素减退性瘢痕（22 例）和皮肤白纹（9 例）的成年患者。采用氯化氙准分子激光（308nm，3.2cm²，30 纳秒）治疗。初始计量为 50mJ/cm² 减去患者最小红斑量，隔周治疗 1 次，获得 50%~75% 的色素反应后，改为每 2 周治疗 1 次，最多重复 10 次，以达到 75% 色素恢复及 100% 视觉恢复效果。皮损无改善时，可调整计量至每次 50mJ/cm²，否则可维持原计量不变。治疗后 1 个月、2 个月及 4 个月进行评估。首次治疗后采用比色分析观察到有统计学意义的改善。与对照部位相比，视觉改善达到 60%~70%。

Melanocyte autologous grafting for treatment of leukoderma. Suvanprakorn P, Dee-Ananlap S, Pongsomboon C, Klaus SN. J Am AcadDermatol 1985; 13: 968–74.

该文章囊括了白癜风、特发性点状白斑和炎症后色素减退患者，在皮损部位及正常皮肤区域分别通过吸力／液氮冷冻形成水疱，将正常区域（供体）疱顶皮肤移植到色素减退部位，7~14 天后可以观察到色素再生。

Cosmetic camouflage. Antoniou C, Stefanaki C. J Cosmet-Dermatol 2006; 5: 297–301.

该文章展示了常规治疗无效的色素减退性皮肤病患者，尤其是面部等美观部位受累的患者，可以进一步通过良好的化妆品遮盖获益。依据皮肤类型的不同，可选择水性或油性产品。

（邵雅昆　孙凯律　译，常建民　校）

第112章 鱼鳞病

原作者 Rajani Nalluri, Georgina Devlin, Timothy H. Clayton

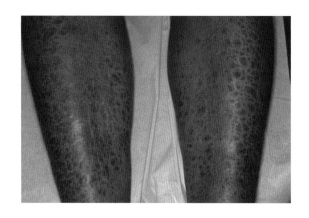

鱼鳞病(ichthyosis)是角化异常所致的一大类鳞屑性疾病的总称。可分为遗传性和获得性两种。严重程度和受累范围不等,寻常性鱼鳞病(ichthyosis vulgaris, IV)一般病情较轻,丑角样鱼鳞病(Harlequin ichthyosis,又称重型胶样婴儿)则性命堪虞。遗传性鱼鳞病可分为多种类型,如非综合征型遗传性鱼鳞病、综合征型鱼鳞病、角蛋白鱼鳞病、常染色体隐性先天性鱼鳞病等。全基因组测序是早期诊断遗传性鱼鳞病的综合方法。基因治疗和局部靶向治疗或在未来广泛应用,有望缓解症状甚至预防易感人群患病。

治疗策略

治疗的关键在于明确诊断。确诊后方可决定治疗方法、评估预后并提供遗传咨询服务。临床上,可以通过询问鱼鳞病属遗传性还是获得性,发病年龄,新生儿期皮肤有无胶样膜、水疱、红斑,以及鳞屑的类型、颜色及分布,作出初步的临床诊断。另需筛查家族成员。很多网络资源可为鱼鳞病患者及其家庭解惑答疑,一个不错的入门网站是 www.scalyskin.org。

近期发现了一些遗传性鱼鳞病的致病基因。寻常性鱼鳞病是最常见的角化障碍性疾病,在人群中的发病率为1/250。出生时通常无症状。临床特征为皮肤干燥,身体伸侧常有细碎的白色鳞屑,掌纹明显,毛发角化。最近发现寻常性鱼鳞病的丝聚蛋白基因(filaggrin gene, FLG)发生了突变。FLG 的功能丢失突变还与特应性皮炎密切相关。鱼鳞病患者表皮角化过度,经表皮水分流失增加,角质层弹性减弱,导致表皮屏障功能减弱。治疗方法包括水化、润滑和角质剥脱。润肤剂作为鱼鳞病的一线治疗药物广泛应用于临床。已有大量临床试验和数据表明,润肤剂可有效改善鱼鳞病、特应性皮炎和其他相关疾病,但少有研究比较不同保湿剂对鱼鳞病的疗效。轻中度鱼鳞病可涂抹含尿素的润肤剂,有助于保持肌肤水分,溶解角质,提高疗效。提高环境湿度也有利于缓解症状。润肤浴能够软化角质层,促进角化过度所致的厚鳞屑清除。

角质松解剂如水杨酸、尿素、乳酸和丙二醇,可降低角质形成细胞的粘合性,促进鳞屑脱落。由于鱼鳞病患者皮肤屏障功能减弱,注意预防水杨酸中毒。儿童体表面积与体积之比较高,水杨酸经皮吸收后易导致中毒,故不建议使用。皮肤屏障功能减弱还可导致皮肤感染,因此需予以杀菌皂/浴等预防措施。若皮肤感染已经发生,则应予以局部或全身抗生素,特别是表皮松解性鱼鳞病(epidermolytic ichthyosis, EI),亦称为表皮松解角化过度性鱼鳞病(epidermolytic hyperkeratosis, EHK),常需长期抗生素治疗。

外用维 A 酸类药物可能使鱼鳞病患者获益,如维 A 酸、阿达帕林和他扎罗汀。N-乙酰半胱氨酸亦可外用于鱼鳞病患者。这些药物可降低表皮细胞的粘合性,促进细胞分裂和更新,抑制角蛋白形成。重度鱼鳞病往往需要系统应用维 A 酸类药物。研究显示,阿维 A[1mg/(kg·d)]和异维 A 酸[1~2mg/(kg·d)]可减轻鳞屑及不适,促进出汗,提高患者耐热能力。停药后皮肤即恢复为鱼鳞状,因此需要长期使用。但长期应用可致慢性骨骼损害,如肌腱与韧带钙化、骨质增生和骨质疏松,需定期监测。为防止不良反应发生,或可应用阿利维 A 酸替代阿维 A,但其有效性仍需进一步研究验证。

利阿唑为维 A 酸代谢阻滞剂,可抑制细胞色素 P450 依赖的维 A 酸 4-羟基化,导致组织内维 A 酸的水平升高,减缓表皮增殖,减少表皮鳞屑。最近的一项二期、三期临床试验显示,利阿唑可有效治疗鱼鳞病,且耐受性良好。

获得性鱼鳞病可继发于很多系统性疾病,如 HIV、恶性肿瘤、结节病、麻风、甲状腺疾病、甲状旁腺功能亢进症、营养性疾病、慢性肾衰竭及自身免疫性疾病。病情往往随原发病治疗而缓解。近年来报道,获得性鱼鳞病的相关资料较少。

特殊检查

- 临床诊断遗传性鱼鳞病的简明流程(见下图)

- 基因筛查:参见 www.genetests.org

- 脂肪醇:NAD+ 氧化还原酶活性(Sjögren-Larsson)

- 类固醇硫酸酯酶活性

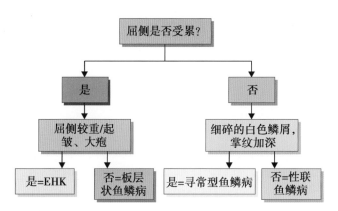

- 维生素 D 水平检测

获得性鱼鳞病

- 肿瘤筛查
- 感染筛查,包括 HIV
- 代谢异常筛查
- 皮肤活检

本文探究了 EHK 患者基因组中新的突变位点,分析了基因型与表型的相关性,从而可更好地了解疾病发病机制并改善患者管理。

Clinical expression and new SPINK5 splicing defects in Netherton syndrome: unmasking a frequent founder synonymous mutation and unconventional intronic mutations. Lacroix M, Lacaze-Buzy L, Furio L, Tron E, Valari M, Van der Weir G, et al. J Invest Dermatol 2012; 132: 575–82.

Netherton 综合征(Netherton syndrome,NS)由丝氨酸蛋白酶抑制剂 Kazal 5 型(serine protease inhibitor of Kazal type 5,SPINK5)基因功能丢失突变引起,该基因编码一种称为淋巴上皮 Kazal 型抑制剂(lymphoepithelial Kazal type inhibitor,LEKTI)的丝氨酸蛋白激酶抑制剂。本文介绍了 12 例新发 SPINK5 功能缺陷患者,完善了 NS 的临床表型和分子特征。

Revised nomenclature and classification of inherited ichthyoses: results of the First Ichthyosis Consensus Conference in Soréze 2009. Oji V, Tadini G, Akiyama M, Bardon CB, Bodemer C, Bourrat E, et al. J Am Acad Dermatol 2010; 69: 607–41.

该共识为鱼鳞病的临床诊治和科研工作提供参考。

Impact of next generation sequencing on diagnostics in a genetic skin disease clinic. Takeichi T, Nanda A, Liu L, Salam A, Campbell P, Fong K, et al. Exp Dermatol 2013; 22: 825–31.

全基因组测序作为一种综合方法,在遗传性皮肤病的早期诊断中发挥了重要作用。

Update on autosomal recessive congenital ichthyosis: mRNA analysis using hair samples is a powerful tool for genetic diagnosis. Sugiura K, Akiyama M. J Dermatol Sci 2015; 79: 4–9.

常染色体隐性先天性鱼鳞病(autosomal recessive congenital ichthyosis,ARCI)包括丑角样鱼鳞病、板层状鱼鳞病和先天性鱼鳞病样红皮病。ARCI 可继发于 9 个致病基因。本文总结了 ARCI 的分子机制、致病基因、临床表型及潜在的新疗法。毛发样本的 mRNA 分析和下一代测序技术是 ARCI 的两种遗传诊断方法。

Expanding the keratin mutation database: novel and recurrent mutations and genotype-phenotype correlation in 28 patients with epidermolytic ichthyosis. Arin MJ, Oji V, Emmert S, Housser I, Traupe H, Krieg T, et al. Br J Dermatol 2011; 164: 442–7.

The multifunctional role of filaggrin in allergic skin disease. McAleer MA, Irvine AD. J Allergy Clin Immunol 2013; 131: 280–91.

丝聚蛋白基因(FLG)突变不仅易导致特应性皮炎,同时也增加了患者罹患食物过敏、哮喘和过敏性鼻炎等过敏性疾病的风险。

Comprehensive analysis of the gene encoding filaggrin uncovers prevalent and rare mutations in ichthyosis vulgaris and atopic eczema. Sandilands A, Terron-Kwiatkowski A, Hull PR, O'Regan GM, Clayton TH, Watson RM, et al. Nat Genet. 2007; 39: 650–4.

丝聚蛋白基因(FLG)无义突变较为常见,不仅是寻常性鱼鳞病的致病原因,同时也增加了患者罹患湿疹和继发变应性疾病的风险。本文显示,常见的欧洲突变类型为携带保守单倍型的遗传变异。

Vitamin D deficiency and rickets in children and adolescents with ichthyosiform erythroderma in type IV and V skin. Chouhan K, Sethuraman G, Gupta N, Sharma VK, Kabra M, Khaitan BK, et al. Br J Dermatol 2012; 166: 608–15.

鱼鳞病样红皮病中角化异常所致。本研究设置疾病组和对照组,探究患有鱼鳞病样红皮病的青少年中维生素 D 缺乏症的患病率。根据临床、生化或放射学数据判断,疾病组中所有患者均罹患佝偻病。

临床工作中应注意,鱼鳞病患者可能并发维生素 D 缺乏症。

Acquired ichthyosis. Patel N, Spencer LA, English JC 3rd, Zirwas MJ. J Am Acad Dermatol 2006; 55: 647–56.

本文对获得性鱼鳞病的评估流程进行了补充及修正。

一线治疗	
• 增加环境湿度	E
• 沐浴／泡浴	E
• 润肤剂	A

Association of glycerol and paraffin in the treatment of ichthyosis in children: an international, multicentric, randomized, controlled, double-blind study. Blanchet-Bardon C, Tadini G, Machado Matos M, Delarue A. J Eur Acad Dermatol Venereol. 2012; 26: 1014–9.

该研究规模较大，纳入多个鱼鳞病儿童患者，旨在检测润肤剂对多种类型鱼鳞病的疗效。患者分别涂用润肤剂（含有 15% 甘油、10% 石蜡和赋形剂）或安慰剂，结果显示润肤剂治疗鱼鳞病的效果明显且耐受性很好。

Clinical effectiveness of moisturizers in atopic dermatitis and related disorders: a systematic review. Lindh JD, Bradley M. Am J Clin Dermatol 2015; 16: 341–59.

纳入该系统评价的大部分研究支持，保湿剂可改善鱼鳞病、特应性皮炎及相关疾病症状，尤其是尿素和甘油润肤剂的疗效证据确凿。

二线治疗	
• 角质松解剂［水杨酸（儿童禁用），尿素，α- 羟酸（如乳酸），丙二醇］	A
• 外用维 A 酸类药物（维 A 酸，他扎罗汀）	C
• 外用利阿唑	C
• 外用卡泊三醇	C
• 外用 N- 乙酰半胱氨酸	D
• 外用 1% 吡美莫司	E
• 窄谱 UVB 光疗（Netherton 综合征）	E

Efficacy of urea therapy in children with ichthyosis. A multicenter randomized, placebo-controlled, double-blind, semilateral study. Kuster W, Bohnsack K, Rippke F, Upmeyer HJ, Groll S, Traupe H. Dermatology 1998; 196: 217–22.

试验采取双侧对照的方法，60 例鱼鳞病儿童患者分别在身体两侧涂用尿素洗剂和底剂，使用 8 周后，改善程度分别为 78% 和 72%。

Improved topical treatment of lamellar ichthyosis: a double-blind study of four different cream formulations. Gånemo A, Virtanen M, Vahlquist A. Br J Dermatol 1999; 141: 1027–32.

5% 乳酸和 20% 丙二醇的混合制剂较 5% 尿素制剂而言，可更显著地减轻鱼鳞病患者的鳞屑和皮肤干燥，因而也更受患者青睐。

Treatment of ichthyosiform diseases with topically applied tazarotene: risk of systemic absorption. Nguyen V, Cunningham BB, Eichenfield LF, Alió AB, Buka RL. J Am Acad Dermatol 2007; 57: 123–5.

本研究为开放标签的初步研究。9 例鱼鳞病患者外用 0.05% 或 0.1% 的他扎罗汀凝胶／乳，外用于 20%~90% 的体表面积（body surface area，BSA），每日涂用，持续 1 个月。该药经皮吸收较少，血药浓度低，大部分患者使用该药超过 12 个月并未出现不良反应，证明其安全性。

Successful topical adapalene treatment for the facial lesions of an adolescent case of epidermolytic ichthyosis. Ogawa M, Akiyama M. J Am Acad Dermatol 2014; 71: e103–5.

1 名患有表皮松解性鱼鳞病的青少年外用 0.1% 阿达帕林凝胶 6 个月后，角化过度明显改善。

Topical liarozole in ichthyosis: a double-blind, left-right comparative study followed by a long-term open maintenance study. Lucker GPH, Verfaille CJ, Heremans AMC, Vanhoutte FP, Boegheim JPJ, Steijlen PPM. Br J Dermatol 2005; 152: 566–9.

12 例不同类型的鱼鳞病成人患者外用 5% 的利阿唑乳膏后，症状均得以改善。

Successful treatment with topical N-acetylcysteine in urea in five children with congenital lamellar ichthyosis. Bassotti A, Moreno S, Criado E. Pediatr Dermatol 2011; 28: 451–5.

5 例板层状鱼鳞病儿童患者外用含 10% N- 乙酰半胱氨酸和 5% 尿素基质的乳剂，每日 2 次，用药 4 个月后，症状均明显改善。

The safety and efficacy of pimecrolimus 1%, cream for the treatment of Netherton syndrome. Yan AC, Honig PJ, Ming ME, Weber J, Shah KN. Arch Dermatol 2010; 146: 57–62.

本试验为单臂、开放标签设计，3 例患有 Netheron 综合征的儿童患者外用 1% 吡美莫司乳膏 18 个月后，临床症状、生活质量均得以改善且耐受性良好。该药外用面积高达 50% BSA，但其血药浓度仍远低于预期且在安全剂量范围内。

Narrowband UVB phototherapy as a novel treatment for Netherton syndrome. Kaminska EC, Ortel B, Sharma V, Stein SL. Photodermatol Photoimmunol Photomed 2012; 28: 162–4.

本文为病例报道,1 例 16 岁的 Netherton 综合征患者接受窄带紫外线 B(narrowband ultraviolet B,NB-UVB)光疗 4 年,同时口服泼尼松龙,泼尼松龙初始剂量为 20mg/d,治疗过程中逐步减量,治疗后症状得以改善。

作者认为 NB-UVB 或可改善 Netherton 综合征的特应性表现,具体机制尚待进一步研究。

三线治疗	
• 系统应用阿维 A/ 阿维 A 酯	B
• 系统应用异维 A 酸	B
• 系统应用阿利维 A 酸	E
• 系统应用利阿唑	B

Oral retinoid therapy for disorders of keratinization: single-centre retrospective 25 years'experience on 23 patients. Katugampola RP, Finlay AY. Br J Dermatol 2006; 154: 267–76.

本试验记录了成人及儿童角化性疾病患者使用口服维 A 酸类药物的安全性数据,是目前为止同类数据中随访期最长的研究。1 例患者在使用维 A 酸类药物 21 年后出现弥漫性特发性骨质增生症。还有一小部分人出现了空腹血脂及肝功能异常。

Oral alitretinoin in congenital ichthyosis: a pilot study shows variable effects and risk of central hypothyroidism. Gånemo A, Sommerlund M, Vahlquist A. Acta Derm Venereol 2012; 92: 256–7.

本试验为非对照性研究,纳入 4 例鱼鳞病患者,口服阿利维 A 酸 10~30mg/d,若 1 个月后症状未改善,则增加剂量至 40~60mg/d。患板层状鱼鳞病的患者较其他类型患者需服用更高剂量药物。2 例患者服药后出现甲状腺功能紊乱。

阿利维 A 酸较阿维 A 药物洗脱期更快,可能更适合计划怀孕的患者服用,该结论尚需更多临床试验数据支持。

Oral liarozole in the treatment of patients with moderate/severe lamellar ichthyosis: results of a randomized, double-blind, multinational, placebo-controlled phase Ⅱ / Ⅲ trial. Vahlquist A, Blockhuys S, Steijlen P, van Rossem K, Didona B, Blanco D, et al. Br J Dermatol 2014; 170: 173–81.

64 例患有中重度鱼鳞病的患者随机分为两组,口服利拉唑,每日 1 次,剂量分别为 5mg 和 150mg。虽然两组患者治疗后在判定疗效的主要变量上无显著性差异,但均可见鳞屑减少、皮肤病生活质量指数(Dermatology Life Quality Index,DLQI)提高和药物耐受性良好。

Oral liarozole vs. acitretin in the treatment of ichthyosis: a

phase Ⅱ / Ⅲ multicentre, double-blind, randomized, active-controlled study. Verfaille CJ, Vanhoutte FP, Blanchet-Bardon C, van Steensel MA, Steijlen PM. Br J Dermatol 2007; 156: 965–73.

32 例患者被随机分配至利阿唑和阿维 A 治疗组,利阿唑每次 75mg,每日 2 次;阿维 A 早服 10mg,晚服 25mg。12 周后评估治疗效果,结果显示两组患者的症状均改善,而利阿唑组药物相关不良反应相对更少。

Sjögren-Larsson syndrome: a study of clinical symptoms and dermatologic treatment in 34 Swedish patients. Gänemo A, Jagell Vahlquist A. Acta Derm Venereol 2009; 89: 68–73.

对瑞典患有 Sjögren-Larsson 综合征(Sjögren-Larsson syndrome,SLS)的患者进行观察性研究,发现 56% 的患者有口服阿维 A 的用药史,剂量从每周 10mg 至每日 25mg 不等。有阿维 A 用药史的患者的鱼鳞病严重程度评分低于未曾服用阿维 A 的患者。大多数患者在口服阿维 A 后症状明显改善。

该研究样本量大,为完善 SLS 的临床表现、治疗方案和长期随访中的注意事项提供重要参考。

High survival rate of harlequin ichthyosis in Japan. Shibata A, Ogawa Y, Sugiura K, Muro Y, Abe R, Suzuki T, et al. J Am Acad Dermatol 2014; 70: 387–8.

该研究纳入患有丑角样鱼鳞病的新生儿,旨在研究维 A 酸类药物的疗效。发现系统应用维 A 酸类药物的患者中 91.7% 存活,而未服用的患者中只有 50% 存活。共有 62.5% 的患者在新生儿重症监护病房(neonatal intensive care unit,NICU)中接受了重症监护。

Improving outcomes for harlequin ichthyosis. Milstone LM, Choate KA. J Am Acad Dermatol 2013; 69: 808–9.

呼吸衰竭是导致患有丑角样鱼鳞病的新生儿死亡的主要因素,可致 50% 的新生儿死亡。因此,在处理此类患儿时,应适当放宽指征,及时进行气管插管和重症监护。

Harlequin ichthyosis: a review of clinical and molecular findings in 45 cases. Rajpopat S, Moss C, Mellerio J, Vahlquist A, Gånemo A, Hellstrom-Pigg M, et al. Arch Dermatol 2011; 147: 681–6.

本文对 45 例丑角样鱼鳞病患者病例进行回顾。在研究时,患者总生存率为 56%,存活者年龄范围为 10 个月 ~ 25 岁。早期服用维 A 酸可提高患者生存率,所有的死亡病例都与致病基因的纯合突变相关。

(唐珂韵　译,晋红中　校)

原作者　Michael Sladden, Robert M. Burd

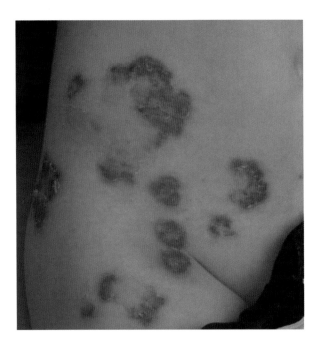

脓疱疮（impetigo）是一种常见的皮肤浅表细菌感染性疾病，致病菌为金黄色葡萄球菌或化脓性链球菌。本病传染性强，可自身传染和接触传染。在儿童中最为常见，也可见于其他年龄段的人群。据估计，世界上任何一个时间点约有1.62亿儿童患有脓疱疮，使其成为全球性的重大公共卫生问题。

脓疱疮可以原发，即细菌直接入侵正常皮肤；也可继发，当其他皮肤病变破坏了皮肤屏障时继发感染，如疥疮。

脓疱疮分为非大疱型和大疱型。非大疱型最为常见，薄壁水疱破裂后形成带有黄色浆痂的浅表糜烂，最终愈合，不留瘢痕。大疱型脓疱疮的特点是大疱或水疱，可持续数天。

大部分非大疱性脓疱疮是由金黄色葡萄球菌感染引起，亦可由化脓性链球菌或者两者混合感染引起。在凉爽的环境中，葡萄球菌性脓疱疮占优势，而在温暖和潮湿的环境中，链球菌性脓疱疮更常见。大疱性脓疱疮主要由产生表皮剥脱毒素的金黄色葡萄球菌引起。继发性脓疱疮常由金黄色葡萄球菌引起。

治疗策略

治疗的主要目标是除去致病菌，使皮损迅速愈合，控制感染。理想的治疗应该是有效、廉价、易获得、副作用小且不产生细菌耐药。这需要合理地使用有效的抗生素。

抗生素可以口服或局部外用。口服或外用取决于以下几点：

- 医生的经验
- 患者对治疗的偏爱
- 疾病的程度和严重性
- 局部细菌抗药性
- 当地资源的成本和可用性

外用或口服对葡萄球菌敏感的抗生素是治疗的首选。对于轻度局限性脓疱疮，可以适量短期局部外用抗生素，然而对于顽固、泛发的皮损仍应口服抗生素。从全球来看，大多数金黄色葡萄球菌的分离株对青霉素耐药，对红霉素的耐药也变得越来越普遍。在选择合适的治疗方案时，考虑当地抗生素的耐药模式是非常重要的。

在发展中国家，链球菌是主要的病原菌，局部用药昂贵，且可能无法获得。治疗方案应灵活调整以适应当地情况。

之前由于细菌抗药性和外用药物的接触敏感性，导致局部治疗脓疱疮很困难。近几年最新引进的外用抗生素和传统的口服抗生素疗效相当。当使用时间<2周时，细菌耐药性似乎不是主要问题。近期针对外用西罗莫司的研究表明其治疗原发性脓疱疮安全有效。

引起脓疱疮的菌株往往具有极强的毒性。因此，需要对患者进行个人卫生教育，避免感染的传播。有关消毒措施的证据不多。但是常识表明使用肥皂、清水或者温和无刺激性的抗菌剂清洁皮损，有助于外用抗生素的使用，减少疾病传播。

在患者和无症状的家庭成员中，鼻部携带金黄色葡萄球菌的发生率很高。因此，对于复发性病例或家族聚集性病例，需要治疗鼻咽部带菌者。

耐甲氧西林金黄色葡萄球菌（MRSA）越来越多，现已成为脓疱疮的重要病因。因其毒性的增强，且对传统抗生素的抵抗，MRSA的出现对治疗来说是一个很大的挑战。抗生素的使用需要对可能的病原体、当地的耐药模式及药敏检测为指导。

特殊检查

- 皮肤拭子进行微生物鉴定（革兰氏染色）、培养和药敏测试。
- 对于顽固病例，检查患者和直系亲属的鼻拭子。

皮损处或渗出物的拭子鉴定发现革兰氏染色阳性球菌可以临床确诊。如果对传统抗生素治疗无应答，对预处理拭子做细菌培养和药敏试验有助于选择其他可替换的抗生素。

Interventions for impetigo (_Cochrane Review). Koning S, van der Sande R, Verhagen AP, van Suijlekom-Smit LW, Morris AD, Butler CC, et al. Cochrane Database Syst Rev 2012; 1: CD003216.

关于脓疱疮流行病学和治疗的一篇综述。整体看来，引起脓疱疮的致病菌对于常用的抗生素耐药率升高。迄今为止，尚未有对瑞他帕林耐药的报道。

The global epidemiology of impetigo: a systematic review of population prevalence of impetigo and pyoderma. Bowen AC, Mahe A, Hay RJ, Andrews RM, Steer AC, Tong SY, et al. PLoS One 2015; 28; 10: e0136789

估计全球儿童脓疱疮的患病数量超过 1.62 亿。

Contemporary causes of skin and soft tissue infections in North America, Latin America, and Europe: report from the SENTRY Antimicrobial Surveillance Progrma (1998-2004). Moet GJ, Jones rn, Biedenbach DJ, Stilwell MG, Fritsche TR. Diagn Microbiol Infect Dis 2007; 57: 7–13

在所有研究地区，抗菌检测证实金黄色葡萄球菌是引起皮肤和软组织感染最主要的病原体。

Impetigo in epidemic and nonepidemic phases: an incidence study over 4 1/2years in a general population. Rortveit S, Rortweit G. Br J Dermatol 2007; 157: 100–5.

在脓疱疮的流行季和非流行季节，金黄色葡萄球菌是致病菌的概率分别是89%（117/132）和64%（84/123）（$P<0.01$）。相应的金黄色葡萄球菌耐夫西地酸的比例分别为84%（98/118）和64%（54/84）（$P<0.01$）。

DNA heterogeneity of Staphylococcus aureus strains evaluated by Sma 1and SgrA1 pulsed field gel electrophoresis in patients with impetigo. Capoluongo E, Giglio A, Leonetti F, Belardi M, Giannetti A, Caprilli F, et al. Res Microbiol 2000; 151: 53–61.

从26例患者及其家人的皮损部、鼻部和咽部采集标本，进行金黄色葡萄球菌分型；54%的患者在鼻部和皮损部分离出相同的菌株。在超过半数家庭内，至少有1个家庭成员分离出了与患者皮损部位相同的菌株。

NVC-422 topical gel for the treatment of impetigo. Iovino SM, Krantz KD, Blanco DM, Fernandez ja, Ocampo N, Najafi A, et al. Int Clin Exp Pathol 2011; 4: 587–95.

临床确诊的129例脓疱疮患者，大部分是由金黄色葡萄球菌单独感染引起（106/125，85%），10%由MRSA感染引起。

一线治疗	
• 外用莫匹罗星，夫西地酸或者瑞他帕林	A
• 口服氟氯西林，氯唑西林，双氯唑西林，头孢氨苄，或者红霉素	A

Interventions for impetigo (_Cochrane Review). Koning S, van der Sande R, Verhagen AP, van Suijlekom-Smit LW, Morris AD, Butler CC, et al. Cochrane Database Syst Rev 2012; 1: CD003216.

系统回顾了68项临床试验，包含5 578名参与者，报道了包括安慰剂在内的50余种不同的治疗方案。结果显示对于局限性脓疱疮，外用莫匹罗星和夫西地酸与口服抗生素疗效相当，或者更好。夫西地酸、莫匹罗星和瑞他帕林疗效相当。对于泛发性脓疱疮，因为缺乏相关研究，不能确定口服药物一定优于外用药物。

对于β内酰胺酶耐药的窄谱青霉素（比如氟氯西林、氯唑西林或双氯唑西林）或对于广谱青霉素（比如克拉维酸阿莫西林、头孢菌素类或大环内酯类）没有明确的推荐。青霉素和其他抗生素相比，疗效不佳。

Impetigo: diagnosis and treatment. Hartman-Adams H, Banvard C, Juckett G. Am Fam Physician 2014; 15; 90: 229–35

这篇综述列出了脓疱病的治疗方案。

Treatment of impetigo: oral antibiotics most commonly prescribed. Bolaji RS, Dabade TS, Gustafson CJ, Davis SA, Krowchuk DP, Feldman SR. J Drugs Dermatol 2012; 11: 489–94

口服抗生素是最常见治疗脓疱疮的方法。对于临床医生来说，可以借此机会使用有相同效果的外用抗生素治疗脓疱疮。外用抗生素会减少口服抗生素的副作用。

Common skin infections in children. Sladden MJ, Johnston GA. Br Med J 2004; 329: 95–9

作者建议轻症脓疱疮可局部外用莫匹罗星（每天3次）或夫西地酸（每天3次），共7天。口服抗生素用于治疗顽固性或广泛性脓疱疮。

Topical retapamulin ointment, 1%, versus sodium fusidate ointment 2%, for impetigo: a randomized, observer-blinded, noninferiority study. Oranje AP, Chosidow O, Sacchidanand S, Todd G, Singh K, Scangarella N, et al; TOC 100224 Study Team. Dermatology 2007; 215: 331–40.

0.1%瑞他帕林软膏每天2次，连续5天，以及2%夫西地酸钠软膏每天3次，连续7天的临床疗效相当（94.8%

和90.1%）。对夫西地酸钠、甲氧西林、莫匹罗星耐药的少部分患者，对瑞他帕林也有良好反应（有效率分别为9/9、8/8、6/6）。这两种药物均有良好耐受性。对于脓疱疮的治疗，瑞他帕林是一种高效、便捷的新选择，特别对现有治疗方法耐药的分离株有效。

Topical retapamulin ointment (1%, wt/wt) twice daily for 5 days versus oral cephalexin twice daily for 10 days in the treatment of secondarily infected dermatitis: results of a randomized controlled trial. Parish LC, Jorizzo JL, Breton JJ, Hirman JW, Scangarella NE, Shawar RM, et al; SB275833/032 Study Team, J Am Acad Dermatol 2006; 55: 1003–13.

在治疗患者继发感染的皮炎时，瑞他帕林同口服头孢氨苄500mg，每天2次的临床疗效相当（临床有效率分别为87.2%和89.7%）。两者的微生物学治愈率分别为87.2%和91.8%。瑞他帕林有良好耐受性，局部外用比口服效果好。

Topical mupirocin treatment of impetigo is equal to oral erythromycin therapy. Marshall DA, Eaglstein WH, Piovanetti Y, Montalvo J. Arc Dermatol 1989; 125: 1069–73.

75例患者参加的一项双盲试验，比较外用莫匹罗星（每天3次）和口服红霉素［30~50mg/（kg·d）］的疗效。两组临床疗效结果相似，但莫匹罗星根除金黄色葡萄球菌优于口服红霉素。

在金黄色葡萄球菌分离株中，对青霉素和红霉素出现耐药非常常见，此时应考虑选择其他的抗生素。

二线治疗	
• 静脉注射抗生素	C
• 根据药敏试验口服其他抗生素，包括利福平和夫西地酸	B
• 外用抗菌剂	B

Fusidic acid tablets in patients with skin and soft-tissue infection: a dose-finding study. Carr WD, Wall AR, Georgala Zervogiani S, Stratigos J, Gouriotou K. Eur J Clin Res 1994; 5: 87–95

在一项617例皮肤或软组织感染患者参与的随机、双盲试验中，比较口服夫西地酸片，250mg每天2次、500mg每天2次、500mg每天3次的有效性。每一个治疗的疗程是5~10天。5天后的治愈率分别是34.7%，37.8%和37.2%。治疗结束时治愈率分别为75.5%，81.1%和74%。

Addition of rifampin to cephalexin therapy for recalcitrant staphylococcal skin infections-an observation. Feder Jr HM, Pond KE. Clin Pediatr 1996; 35: 205–8

2例葡萄球菌感染的患儿对常规的抗生素治疗失败后，加用利福平治疗有效。

Hydrogen peroxide cream: an alternative to topical antibiotics in the treatment of impetigo contagiosa. Chistensen OB, Anehus S. Acta Dermatol Venerol 1994; 74: 460–2

这是一项256名脓疱疮患者参与的前瞻性对比研究，比较1%的过氧化氢软膏和2%夫西地酸软膏（每天均涂抹2~3次）。3周后，过氧化氢组92例患者治愈（92/128，72%）；夫西地酸组105例治愈（105/128，82%），两组之间的差异没有统计学意义。

Effect of handwashing on child health: a randomized controlled trial. Luby SP, Agboatwalla M, Feikin DR, Painter J, Billhimer W, Altaf A, et al. Lancet 2005; 366: 225–33

在卡拉奇的棚户区，15岁以下使用肥皂和洗手液的儿童和对照组相比，脓疱疮的发病率降低34%（95% CI，–52%~–16%）

三线治疗	
• 系统使用抗生素、局部外用抗生素及正规抗葡萄球菌方案，从而减少鼻咽部带菌状态避免交叉感染	E

Use of 0.3% triclosan (Bacti-Stat) to eradicate an outbreak of methicillin-resistant Staphylococcus aureus in a neonatal nursery. Zafar AB, Butler RC, Reese DJ, Gaydos LA, Mennonna PA. Am J Infect Control 1995; 23: 200–8.

在新生儿保育室发生的医院暴发性耐甲氧西林金黄色葡萄球菌感染（MRSA），即使采取非常积极的常规措施，亦常难以控制。外用含0.3%三氯生的洗手和洗澡肥皂可迅速控制暴发。

Prevention and control of nosocomial infection caused by methicillin-resistant Staphylococcus aureus in a premature infant ward: preventive effect of a povidone-iodine wipe of neonatal skin. Aihara M, Sakai M, Iwasaki M, Shimakawa K, Kozaki S, Kubo M, et al. Postgrad Med J 1993; 69: S117–21.

可通过给予新生儿稀释的聚维酮碘溶液（10%聚维酮碘1:100溶液），每天1次，擦拭全身来控制由MRSA引起的脓疱疮暴发。

Treatment of bullous impetigo and the staphylococcal scalded skin syndrome in infants. Johnston GA. Expert Rev Anti Infect Ther 2004: 2: 439–46

用棉拭子在皮损处取材做细菌培养和药敏是非常重要的。从患者和直系亲属鼻部取鼻拭子以确定无症状金黄色葡萄球菌带菌者。病房或幼儿园感染暴发的情况下,卫生保健专业人员也需要进行以上检查。

一线治疗失败提示存在耐药性或患者的依从性差。抗生素的选择应该根据预处理拭子微生物培养的药物敏感性来选择。反复感染病例应考虑患者本人或密切接触者存在鼻咽部金黄色葡萄球菌带菌状态。需要系统使用抗生素联合鼻部外用抗生素和皮肤清洁剂来根除致病菌。局部外用抗生素在医院暴发感染中也证实有效。

在一个病例中,有一位医生用 5 天的时间消除葡萄球菌定植,主要包括每天使用 4% 的氯己定溶液清洗头发和身体,每天 3 次鼻部使用莫匹罗星软膏。个人衣物、内衣、毛巾、床单每天清洗,连续 5 天。对于耐药性病例,也可口服抗生素(利福平 300mg,每天 2 次;夫西地酸,500mg,每天 2 次)

(马晓蕾　译,张建中　校)

第114章 诱发性荨麻疹、水源性瘙痒症、胆碱能性瘙痒症

原作者 Clive EH Gratten, Frances Lawlor

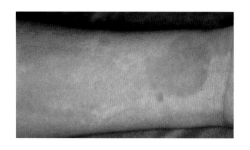

诱发性荨麻疹

大约 25% 左右的慢性荨麻疹患者具有明确、可复现的诱发因素,这一点与普通的荨麻疹和荨麻疹性血管炎具有显著差别。诱发性荨麻疹(inducible urticarias)通常根据其不同的诱发因素而分别命名(框 114.1)。部分该病患者的荨麻疹表现可由多种刺激引出,而且诱发性荨麻疹能和普通荨麻疹重叠。由物理刺激引起的物理荨麻疹(症状性皮肤划痕症、压力性荨麻疹、冷荨麻疹、局部热荨麻疹、震颤性血管性水肿)现在被包括在可诱导的荨麻疹中。

治疗策略

药理学方法

诱发性荨麻疹的临床表现在皮疹形态和严重程度上可存在较大差别。轻症者仅需要避免可能的诱发因素并在预期暴露前使用预防性剂量的 H_1 抗组胺药,然而,危重者特别是出现过敏性反应者则需要紧急处理,给予肌内注射肾上腺素。对急性诱发性荨麻疹患者,需要给予短期口服糖皮质激素[例如泼尼松龙 0.5mg/(kg·d),连续 5 日]加上定期使用 H_1 抗组胺药治疗。药物的使用根据生活质量的受损或改善程度调整。

非药物治疗方法

尽可能地避免诱发因素。冷荨麻疹中的寒冷耐受及胆碱能性荨麻疹中的运动耐受已经被描述过,但是很难达到和维持。没有证据表明饮食控制有效。

特殊检查

- 诱发试验
- 血清学检测(冷球蛋白、IgE)

除了冷球蛋白用于检测寒冷性荨麻疹;特异性 IgE 用于检测食物和运动引发的过敏反应,对于荨麻疹患者,实验室检查并不作为常规诊断或监测方法,但是在某些情况下则必须进行(比如准备应用氨苯砜或柳氮磺胺吡啶等患者必须进行葡萄糖 -6- 磷酸脱氢酶检查)。

The EAACI/GA (2) LEN/EDF/WAO Guideline for the definition, classification, diagnosis, and management of urticaria: the 2013 revision and update. Zuberbier T, Aberer W, Asero R, Bindslev-Jensen C, Brzoza Z, Canonica GW, et al. Allergy 2014; 69: 868–87.

欧洲关于荨麻疹的最新和引用最多的指南。

The definition, diagnostic testing and management of chronic inducible urticarias—update and revision of the EAACI/GA (2) LEN/EDF/UNEV 2009 consensus panel recommendations. Magerl M, Altrichter S, Borzova E, Giménez-Arnau A, Grattan CE, Lawlor F. Allergy 2016; 71: 780–802.

一个全面更新的诱发试验方案摘要。

Cold urticaria syndromes: historical background, diagnostic classification, clinical and laboratory characteristics, pathogenesis and management. Wanderer AA. J Allergy Clin Immunol 1990; 85: 965–81.

寒性荨麻疹的研究进展。

Food-dependent exercise-induced anaphylaxis. Kidd JM, Cohen SH, Sosman AJ, Fink JN. J Allergy Clin Immunol 1983; 71: 407–11.

在少数情况下,过敏反应可能会由饱餐后运动或食入某些特定的食物(如小麦、虾、牛肉)诱发,其中特定的 IgE 可以通过皮肤点刺或 ImmunoCAP 测试到。

框 114.1 根据诱发因素对诱发性荨麻疹进行分类(按发生频率高低近似排列)

症状性皮肤划痕症	轻擦或摩擦皮肤
胆碱能性荨麻疹(带有红晕的丘疹性白色风团)	体温骤然升高、大量出汗(运动、热水浴、辛辣食物和紧张)
冷荨麻疹	皮肤温度由冷突然转暖(局部或全身)

	续
延迟性压力性荨麻疹	皮肤承受持续性垂直方向的压力
日光性荨麻疹	紫外线或可见光辐射
局部热荨麻疹	局部接触造成皮肤温度升高
水源性荨麻疹	局部皮肤接触任意温度的水
运动诱发的过敏反应	由运动而非热水浴诱发
食物和运动诱发的过敏反应	进食大量食物或特定类型食物后运动
震颤性血管性水肿	震颤

一线治疗

• 无镇静作用的第二代抗组胺药	A

非镇静类抗组胺药(框 114.2)应始终优先于传统的抗组胺药,后者往往具有镇静作用,会损害精神活动。第二代 H_1 抗组胺药的超剂量使用现在已被广泛应用,但高于许可剂量可能产生的镇静作用是一种潜在的风险。

框 114.2　无或有轻微镇静作用的抗组胺药物

阿伐斯汀	无镇静作用,每日服药 3 次
比拉斯汀	无镇静作用,每日服药 1 次
西替利嗪	轻微镇静作用,每日服药 1 次
左西替利嗪	西替利嗪的活性异构体
非索非那定	无镇静作用,每日服药 1 次
氯雷他定	无镇静作用,每日服药 1 次
地氯雷他定	氯雷他定的活性代谢产物
咪唑斯汀	无镇静作用,每日服药 1 次
卢帕他定	无镇静作用,每日服药 1 次

Therapeutic effects of cetirizine in delayed pressure urticaria: clinicopathological findings. Kontou-Fili K, Maniatakou G, Demaka P, Gonianakis M, Palaiologos G, Aroni K. J Am Acad Dermatol 1991; 24: 1090–3.

这是一个双盲、安慰剂对照的研究,11 例迟发性压力性荨麻疹患者使用西替利嗪(10mg,每日 3 次)治疗,治疗后由重力诱发的风团缓解,皮损嗜酸性粒细胞计数下降。

High-dose desloratadine decreases wheal volume and improves cold provocation thresholds compared with standard-dose treatment in patients with acquired cold urticaria: a randomized, placebo-controlled, cross-over study. Siebenhaar F, Degener F, Zuberbier T, Martus P, Maurer M. J Allergy Clin Immunol 2009; 123: 672–9.

4 倍剂量的第二代抗组胺剂对冷荨麻疹风团的形成有额外的抑制作用。

Rupatadine and its effects on symptom control, stimulation time, and temperature thresholds in patients with acquired cold urticaria. Metz M, Scholz E, Ferrán M, Izquierdo I, Giménez-Arnau A, Maurer M. Ann Allergy Asthma Immunol 2010; 104: 86–92.

一个关于获得性冷荨麻疹的交叉、随机、双盲、安慰剂对照试验。结果显示,应用了双倍剂量的第二代 H_1 抗组胺药卢帕他定后,52% 的患者得到了完全缓解。该药物对诱发冷荨麻疹的温度和时间阈值也有很大的改善。

二线治疗

症状性皮肤划痕症

• H_2 受体拮抗剂	C
• 窄谱 UVB	C
• 奥马珠单抗	D

胆碱能性荨麻疹

• 达那唑	B
• 奥马珠单抗	D
• 抗胆碱药物	E

寒冷性荨麻疹

• 奥马珠单抗	D
• 白三烯受体拮抗剂	E
• 抗生素 "治疗疗法"	E
• 寒冷耐受(冷脱敏)	E

热荨麻疹

• 奥马珠单抗	D

延迟性压力性荨麻疹

• 白三烯受体拮抗剂	B
• 柳氮磺胺吡啶	C
• 氨苯砜	C
• 奥马珠单抗	D

日光性荨麻疹

• 诱导耐受(光疗和光化学疗法)	D
• 奥马珠单抗	D

Narrow-band ultraviolet B phototherapy is beneficial in antihistamine-resistant symptomatic dermographism: a pilot study. Borzova E, Rutherford A, Konstantinou GN, Leslie KS, Grattan CE. J Am Acad Dermatol. 2008; 59 (5): 752–7.

一项针对 H_1 抗组胺药耐受的症状性皮肤划痕症患者的小型公开研究显示,接受窄谱 UVB 治疗 6 周后,患者主观症状以及客观体征均得到改善,但停止治疗 6~12 周后复发。

Anti-immunoglobulin E treatment of patients with recal-

citrant physical urticaria. Metz M, Altricher S, Ardelean E, Kessler B, Krause K, Magerl M, et al. Int Arch Allergy Immnuol 2011; 154; 177–80.

2 名有症状的皮肤划痕症患者中的 1 名在首次注射奥马珠单抗后的几天内痊愈，并且在本试验的继续治疗中没有复发，然而另外 1 名患者没有效果。

Retreatment with omalizumab results in rapid remission in chronic spontaneous and inducible urticaria. Metz M, Ohanyan T, Church MK, Maurer M. JAMA Dermatol 2014; 150: 288–90.

In dermographic urticaria H2 receptor antagonists have a small but therapeutically irrelevant additional effect compared with H1 antagonists alone. Sharpe GR, Shuster S. Br J Dermatol 1993; 129: 575–9.

在这项包含有 19 名患者的双盲交叉研究中，患者随机服用西替利嗪，每晚 10mg，加雷尼替丁 150mg，2 次 /d，或服用相同剂量的西替利嗪加安慰剂。在附加 H_2 受体阻断剂的情况下，患者出现风团的阈值增加，但主观的瘙痒没有缓解。

尽管缺乏试验证据，但在 H_1 抗组胺药物中联合 H_2 类药物可能可以更好地控制一些诱发性荨麻疹。

Beneficial effects of danazol on symptoms and laboratory changes in cholinergic urticaria. Wong E, Eftekhari N, Greaves MW, Milford Ward A. Br J Dermatol 1987; 116: 553–6.

在一项为期 12 周的双盲交叉研究中，17 名男性患者每天 3 次服用达那唑 200mg，改善了由运动引起的风团数。合成代谢类固醇只能用于对高剂量 H_1 抗组胺药抵抗的严重胆碱能性荨麻疹，因为其有潜在的男性化和肝毒性风险。对于严重的病例应考虑达那唑，怀孕期妇女应避免使用。考虑到其雄激素不良反应，妇女的用药量应该得以限制。

Successful treatment of cholinergic urticaria with anti-immunoglobulin E therapy. Metz M, Bergmann P, Zuberbier T, Maurer M. Allergy 2008; 63: 247–8.

1 例严重的症状性胆碱能性荨麻疹患者，其对几种抗组胺药、孟鲁司特和普萘洛尔均无反应，但每 2 周应用 300mg 奥马珠单抗后，其症状得到了完全且持续缓解。

Failure of omalizumab in cholinergic urticaria. Sabroe R. Clin Exp Dermatol 2009; 35: e217–9.

一个致盲胆碱能性荨麻疹患者，应用奥马珠单抗皮下注射，每 2 周 300mg，持续 4 个月，症状无任何改善。

奥马珠单抗治疗胆碱能性荨麻疹的临床经验表明，它可能是一种非常有效的药物，但并不是每个患者都对其有

反应。胆碱能性荨麻疹是奥马珠单抗未经许可的适应证。

Severe cholinergic urticaria successfully treated with scopolamine butylbromide in addition to antihistamines. Ujiie H, Shimizu T, Natsuga K, Arita K, Tomizawa K, Shimizu H. Clin Exp Dermatol 2006; 31: 978–81.

虽然这个病例报告表明抗胆碱能药物可能对胆碱能性荨麻疹有效，但这类药物的效果往往是令人失望的，其副作用通常超过疗效。

Successful treatment of cold-induced urticaria/anaphylaxis with anti-IgE. Boyce JA. J Allergy Clin Immunol 2006; 117: 1414–8.

在 1 名患有严重的进展性特应性冷接触性荨麻疹的 12 岁的女孩身上进行了奥马珠单抗试验，试验使她的症状在 5 个月内完全消失，但当她错过 2 剂奥马珠单抗注射后，她的症状复发了。

Improvement of cold urticaria by treatment with the leukotriene receptor antagonist montelukast. Hani N, Hartmann K, Casper C, Peters T, Schneider LA, Hunzelmann N, et al. Acta Derm Venereol 2000; 80: 229.

病例报告一则，1 名获得性冷接触性荨麻疹患者，使用孟鲁司特 10mg/d 治疗，仅 4 天后其主观及客观症状均得到缓解。

尚不清楚孟鲁司特单药治疗还是与抗组胺药联合使用效果更佳。

Treatment of acquired cold urticaria with cetirizine and zafirlukast in combination. Bonadonna P, Lombardi C, Senna G, Canonica GW, Passalacqua G. J Am Acad Dermatol 2003; 49: 714–6.

2 例重度冷接触性荨麻疹患者，口服西替利嗪 10mg 1 次 /d 及扎鲁司特 20mg 2 次 /d 后，主、客观症状得到改善。联合治疗优于任一药物单独使用。

仍需要进一步的研究来阐明白三烯受体拮抗剂在抗组胺药物抵抗的冷荨麻疹治疗中的作用(如果有的话)。

Acquired cold urticaria: clinical picture and update on diagnosis and treatment. Siebenhaar F, Weller K, Mlynek A, Magerl M, Altrichter S, Vieira Dos Santos R, et al. Clin Exp Dermatol 2007; 32 :241–5.

用于 "治愈性治疗" 的抗生素方案有：青霉素 V 1 MU/d，持续 2~4 周；肌肉注射苄基青霉素 1 MU/d，持续 20 天；或多西环素 200mg/d，持续 3 周。

作者声称，即使没有发现潜在的感染，少数患者也会对大剂量的抗生素产生反应，但就作者个人经验而言，这几乎没有益处。

证据等级: A 双盲试验　　**B** 临床试验, 研究对象 ≥ 20 例　　**C** 临床试验, 研究对象 < 20 例　　**D** 病例分析, 研究对象 ≥ 5 例　　**E** 个案报道

Cold urticaria: a clinico-therapeutic study in 30 patients, with special emphasis on cold desensitization. Henquet JM, Martens BPM, van Volten WA. Eur J Dermatol 1992; 2: 75–7.

对 4 例严重致残性冷荨麻疹患者进行冷脱敏治疗, 无症状后继续随访 4~14 年。冷耐受的诱导需 1~2 周。

患者每天必须洗 2 次冷水澡 (大约 15℃), 每次 5 分钟, 以保持冷耐受, 所以这种方法不适合无法接受的患者。冷耐受目前已不被广泛认可。

Cold urticaria: tolerance induction with cold baths. Von Mackensen YA, Sticherling M. Br J Dermatol 2007; 157: 799–846.

有 23 名患者 15 年前用冷水浸泡进行脱敏, 其中有 9 人接受了问卷调查。其中只有 1 人可以坚持冷水浴 6 个月, 2 人坚持了 3 个月, 其他人几乎没有坚持。

本报告展示了将冷脱敏作为一种治疗冷接触性荨麻疹的有效和耐受性良好的长期治疗的现实可能性。

Heat urticaria: a revision of published cases with an update on classification and management. Pezzolo E, Peroni A, Gisondi P, Girolomoni G. Br J Dermatol 2016; 175: 473–8.

这是一篇关于这个罕见的诱导性荨麻疹亚型的综述。

Rapid response to omalizumab in 3 cases of delayed pressure urticaria. Quintero OP, Arrondo AP, Veleiro B. J Allergy Clin Immunol Pract 2017; 5: 179–80.

Effective treatment of different phenotypes of chronic urticaria with omalizumab: case reports and review of literature. Kasperska-Zajac A, Jarząb J, Żerdzińska A, Bąk K, Grzanka A. Int J Immunopathol Pharmacol 2016; 29: 320–8.

奥马珠单抗被越来越多地报道为一种成功的治疗延迟性压力性荨麻疹的药物。其对慢性自发性荨麻疹和延迟性压力性荨麻疹患者也有效。

Efficacy of montelukast, in combination with loratadine, in the treatment of delayed pressure urticaria. Nettis E, Pannafino A, Cavallo E, Ferrannini A, Tursi A. J Allergy Clin Immunol 2003; 112: 212–3.

在一项小的随机研究中, 15 天后的客观压力激发试验表明, 口服孟鲁司特 10mg 1 次 /d, 联合氯雷他定 10mg 1 次 /d 的效果比单独用药更有效。

Desloratadine in combination with montelukast suppresses the dermographometer challenge test papule, and is effective in the treatment of delayed pressure urticaria: a randomized, double-blind, placebo-controlled study. Nettis

E, Colanardi MC, Soccio AL, Ferrannini A, Vacca A. Br J Dermatol 2006; 155: 1279–82.

这项研究表明, 尽管压力性荨麻疹可以在不使用类固醇类药物的情况下得到控制, 但临床经验表明, 孟鲁司特治疗迟发性压力性荨麻疹通常效果不佳。

Delayed pressure urticaria: response to treatment with sulfasalazine in a case series of seventeen patients. Swerlick RA, Puar N. Dermatol Ther 2015; 28: 318–22.

这项开放的研究推荐延迟性压力性荨麻疹使用柳氮磺胺吡啶治疗。

潜在的副作用包括骨髓抑制和过敏反应, 因此应用该药物的患者需要被仔细监测。柳氮磺胺吡啶只能用于对阿司匹林和其他非甾体类药物不敏感的患者。

Delayed pressure urticaria—dapsone heading for first-line therapy. Grundmann SA, Kiefer S, Luger TA, Brehler R. J Dstch Dermatol Ges 2011; 9: 908–12.

一项包含 31 例压力性荨麻疹患者的研究, 有 74% 的患者在 6 年的随访中显示出较好或非常好的疗效。

氨苯砜也是一种治疗迟发性压力性荨麻疹的有效和廉价的药物。

Narrowband ultraviolet B phototherapy is a suitable treatment option for solar urticaria. Calzavara-Pinton P, Zane C, Rossi M, Sala R, Venturini M. J Am Acad Dermatol 2012; 67: e5–9.

对 NB-UVB 光敏试验不表现为荨麻疹样反应的患者给予隔日 1 次照射, 持续 4 周。对 NB-UVB 光敏试验表现为荨麻疹样反应的患者在第 1 周每天接受 3 次治疗, 连续 5 天, 随后给予与前一组相同的治疗 3 周。共 39 名患者完成了这项研究, 报告显示, 这些患者在接受治疗后, 对日光表现出了良好的耐受性。

Solar urticaria: long-term rush hardening by inhibition spectrum narrow-band UVB 311nm. Wolf R, Herzinger T, Grahovac M, Prinz JC. Clin Exp Dermatol. 2013; 38: 446–7.

UVA rush hardening for the treatment of solar urticaria. Beissert S, Ständer H, Schwarz T. J Am Acad Dermatol 2000; 42: 1030–2.

将 3 名受试者多次暴露于 UVA 下, 每次间隔 1 小时, 可在 3 天内使他们对 UVA 耐受。UVA 的冲击硬化并不会导致日晒伤, 并且使 3 名受试者中的 2 人对可见光以及 UVB 导致的荨麻疹产生了耐受。

对于抗组胺药物不能控制的患者, 应考虑紫外线诱导耐受。

Successful and long-lasting treatment of solar urticaria with UVA rush hardening therapy. Masuoka E, Fukunga A, Kishigami K, Jimbo H, Nishioka M, Uchimura Y, et al. Br J Dermatol 2012, 167: 198–201.

2 名有日光性荨麻疹的受试者参与了这个试验,皮内注射(intradermal injection)经过可见光预照射的自体血清后,患者都会产生过敏反应。2 名受试者在 2~3 天内,以 1 小时为间隔,接受了多次递增剂量的 UVA 照射,最终使症状消失且照射后皮肤试验阴性。随后,2 名患者每 1~2 周进行 1 次 UVA 暴露,第 1 名患者持续了 4 个月,另外 1 名患者持续了 5 个月。第 1 例患者在随后的 6 个月内没有再接受别的治疗。

Successful treatment with UVA rush hardening in a case of solar urticaria. Mori N, Makino T, Matsui K, Takegami Y, Murayama S, Shimizu T. Eur J Dermatol 2014; 24: 117–9.

到目前为止,尚未对 NB-UVB、PUVA 和 UVA 硬化对日光性荨麻疹的疗效进行直接比较。

Omalizumab in patients with severe and refractory solar urticaria: a phase II multicentric study. Aubin F, Avenel-Audran M, Jeanmougin M, Adamski H, Peyron JL, Marguery MC, et al. J Am Acad Dermatol 2016; 74: 574–5.

Failure of omalizumab in the treatment of solar urticaria. Müller S, Schempp CM, Jakob T. J Eur Acad Dermatol Venereol 2016; 30: 524–5.

对任何类型的荨麻疹来说,奥马珠单抗都只对部分患者有效。

三线治疗	
• 静脉免疫球蛋白	D
• 环孢素	E
• 血浆置换	E
• 依那西普	E

Effect of high-dose intravenous immunoglobulin in delayed pressure urticaria. Dawn G, Urcelay M, Ah-Weng A, O'Neill SM, Douglas WS. Br J Dermatol 2003; 149: 836–40.

8 例患者中以 2g/kg 的剂量 1 次或多次静脉注射免疫球蛋白(intravenous immunoglobulin,IVIG),其中有 3 名患者注射后进入缓解期,2 名患者得到改善,但是该研究并没有采用客观的试验来验证压力引起的风团是否会出现,并且患者都患有自发性的慢性荨麻疹。因此,目前尚不明确该试验改善的主要是压力性荨麻疹还是自发性荨麻疹。

Cold urticaria responding to systemic cyclosporine. Marsland

AM, Beck MH. Br J Dermatol 2003; 149: 214.

1 例持续 1 年以上的获得性冷接触性荨麻疹患者,其对抗组胺药物反应不佳。开始以 3mg/(kg·d)的剂量服用环孢素 1 周内症状就得到了改善,随后的维持剂量为 1.7mg/(kg·d)。文章中没有提及停止环孢素治疗后患者的情况变化。

目前还没有充分的证据表明获得性冷接触性荨麻疹是一种自身免疫性疾病,因此,免疫调节药物的使用是否有益尚不明确。在一些患者身上看到的疗效可能与其部分抑制组胺的释放有关。应同时服用 H$_1$ 抗组胺药。

Cyclosporin A therapy for severe solar urticaria. Edström DW, Ros AM. Photodermatol Photoimmunol Photomed 1997; 13: 61–3.

在临床上,以 4.5mg/(kg·d)的剂量服用环孢霉素可有效降低对可见光或紫外光的敏感性,但在停止治疗后 1~2 周内症状复发。作者认为,对于一些严重的疾病,当其他治疗方法都无效时,可考虑该方法,特别是对于某些仅需要在夏天几个月时间内控制病情的患者。

Solar urticaria—effective treatment by plasmapheresis. Duschet P, Leyen P, Schwarz T, Höcker P, Greiter J, Gschnait F. Clin Exp Dermatol 1987; 12: 185–8.

接受单次 3L 血浆置换治疗后,至少有 12 个月的不应期。

Successful treatment of delayed pressure urticaria with anti-TNF-α. Magerl M, Philipp S, Manasterski M, Friedrich M, Maurer M. J Allergy Clin Immunol 2007; 119: 752–4.

单一的病例报告,1 名压力性荨麻疹的患者应用依那西普治疗并发的银屑病的时候,在 1 周内荨麻疹症状得到了完全缓解。

Successful treatment of systemic cold contact urticaria with etanercept in a patient with psoriasis. Gualdi G, Monari P, Rossi MT, Crotti S, Calzavara-Pinton PG. Br J Dermatol 2012; 166: 1373–4.

1 名长期患有冷接触性荨麻疹和银屑病的患者,使用依那西普治疗,在开始治疗的几周内,两种疾病都得到了缓解,停药后复发,再次使用后情况又有所改善。

水源性瘙痒症

水源性瘙痒症(aquagenic pruritus)的定义是皮肤接触水后迅速出现,甚至是剧烈的瘙痒、刺痛、烧灼感、燥热或其他皮肤不适,通常没有皮肤客观改变。约 50% 的患者可出现焦虑、烦躁或抑郁等情绪改变。任何温度或盐度的水都可诱发本病。通常在接触后数分钟发生,可以在洗浴或淋浴的过程中出现,也可在其后不久出现。症状持续 10 分钟至 2 小时不等。身体任何部位均可受累。周围环境温度改变也可诱发本病。本病很少能自愈。发病机制仍不清楚。

治疗策略

首先要通过详细询问病史以及临床检查排除其他的慢性皮肤病,特别是某些伴有皮肤干燥表现的老年水源性瘙痒症或其他诱发性荨麻疹。要仔细询问是否存在寒冷诱发瘙痒或风团,是否存在接触水后出现风团或晕厥,是否存在运动、热或情绪改变诱发症状或风团出现,以及是否摩擦诱发出现瘙痒或风团。大约 40% 的真性红细胞增多症患者在洗浴过程中可出现瘙痒症状,需要与本病鉴别。另外,其他血液系统疾病偶也可出现类似的表现。偶尔,红斑狼疮患者应用抗疟药治疗时也可诱发水源性瘙痒症的表现。对于诊断为水源性瘙痒症的患者,最重要的是心理疏导,告知其该病是一种普通的皮肤疾病,虽然治疗较为困难,但对生命健康并无大的影响。帮助患者减轻心理压力。治疗通常以抗组胺药为主,辅以碳酸氢钠水疗和光疗。

特殊检查
• 全血细胞计数(每年检查 1 次)
• 水诱发试验

一线治疗	
• 镇静作用小的抗组胺药物	C
• 洗澡水中添加碳酸氢钠	D
• 解释	E

这些研究者在治疗水源性瘙痒症时应用抗组胺药。本病治疗困难,患者对治疗的反应不一,没有一种治疗对所有患者均有效,因此,目前尚无公认的一线治疗。相对而言,在水浴或淋浴之前 2 小时使用常规剂量的镇静作用小的抗组胺药可行,对部分患者有效,但是抗组胺药物只能减轻而并不能完全消除症状。

Aquagenic pruritus. Greaves MW, Black AK, Eady RAJ, Coutts A. Lancet 1981; 282: 2008–11.

Aquagenic pruritus. Steinman HK, Greaves MW. J Am Acad Dermatol. 1985; 13: 91–6.

Aquagenic pruritus: pharmacological findings and treatment. Greaves MW, Handfield-Jones SE. Eur J Dermatol. 1992; 2: 482–4.

对水源性瘙痒症患者,在浴水中添加碳酸氢钠可能具有一定的效果。添加碳酸氢钠的剂量建议灵活掌握,可以考虑用 25g、100g 和 200g 等不同剂量。建议初始剂量为 200g,若效果好可逐渐减量至可以控制瘙痒的最低剂量。在一项 25 例患者的研究中,25% 的患者对此治疗有效。然而,部分患者疗效持续时间短。

Baking soda baths for aquagenic pruritus. Bayoumi AHM, Highet AS. Lancet. 1986; 11: 464.

Aquagenic prutitus treatment with sodium bicarbonate and evidence for a seasonal form. Bircher AJ. J Am Acad Dermatol. 1989; 21: 817.

二线治疗	
• UVB	C
• 窄谱 UVB	E
• UVA/ 窄谱 UVB 联合治疗	E

由于 UVB 治疗必须在医院进行,所以对于水源性瘙痒症仅作为二线治疗方法。UVB 治疗通常在 2~4 周后起效,但病情通常在停止治疗数个月内复发,可以重复治疗。

2 例患者报道接受窄谱 UVB(每周 3 次)治疗取得很好的疗效。治疗 2 个月左右起效,在随后的几个月内每周治疗以维持疗效。1 例患者在维持期合并使用氯雷他定。窄谱 UVB 可能是一种有效的光疗方法。

1 例采用 UVA 联合 UVB 治疗的患者,疗效良好。

Ultraviolet phototherapy for pruritus. Rivard J, Lim HW. Dermatol Ther. 2005; 18: 344–54.

Narrow band ultraviolet B in aquagenic pruritus. Xifra A, Carrascosa JM, Ferrándiz C. Br J Dermatol. 2005; 153 (6): 1233–4.

Aquagenic pruritus responding to combined ultraviolet A/ narrowband UVB therapy. Jean M, Koh A, Chong WS. Photodermatol Photoimmunol Photomedicine 2009; 25: 169.

三线治疗	
• 浴油	E
• 浴水中添加乳化膏	E
• PUVA	E
• 普萘洛尔	C, E
• 外用硝酸甘油	E
• 纳曲酮	E

PUVA 治疗对于真性红细胞增多症引起的水浴性瘙痒有效,在 5 例患者和个别患者中使用均获得疗效,但需长期治疗或反复治疗才能维持疗效。考虑到实际情况,口服补骨脂 PUVA 治疗可以作为三线治疗方法之一。

Aquagenic pruritus responding to intermittent photo-chemotherapy. Holme SA, Anstey AV. Clin Exp Dermatol 2001; 26: 40–1.

Repeated PUVA treament of aquagenic pruritus. Goodkin R, Bernhard JD. Clin Exp Dermatol 2002; 27: 164–5.

Aquagenic pruritus responds to propranolol. Thomsen K. J Am Acad Dermatol 1990; 22: 697.

Treatment with propranolol of six patients with idiopathic aquagenic pruritus. Nosbaum A, Pecquet C, Bayrow O, Amsler E, Nicholas JF, Berard F, et al. J Allergy Clin Immunol 2011; 28: 113.

在 2 名使用普萘洛尔治疗的患者被报道后,6 例患者接受了普萘洛尔治疗,根据他们对药物的耐受性,每天分别使用 10~40mg 的药物,持续 3 个月。症状在 5~7 天后缓解或消除。但是停药后复发,1 例患者需要接受再次治疗,效果良好。

Aquagenic pruritus response to the exogenous nitric oxide donor, transdermal nitroglycerin. Goihan Yahr M. Int J Dermatol 1994; 33: 752.

报告 1 例患者外用硝酸甘油制剂有效。

Efficacy and safety of naltrexone, an oral opiate receptor antagonist, in the treatment of pruritus and dermatological diseases. Metze D, Reinmann S, Beisseert S, Luger T. J Am Acad Dermatol 1999; 41: 533–9.

Successful treatment of refractory aquagenic pruritus with naltrexone. Ingber S, Cohen PD. J Cutan Med Surg 2005; 9: 215–16.

2 例水源性瘙痒症患者接受纳曲酮 50mg/d 治疗,病情得到控制。

胆碱能性瘙痒症

胆碱能性瘙痒症(cholinergic pruritus)表现为患者体温升高后出现瘙痒、针刺以及刺痛等感觉。诱发因素包括运动(行走、跑步、跳舞以及做体操等),家务劳动(熨烫衣物,使用吸尘器),热(热居室、热食物、热水浴以及太阳直晒等)和情绪因素(激动、紧张和尴尬等)或发热。几种诱发因素同时存在可引起剧烈瘙痒,比如晴天在户外行走。瘙痒症状的强度、范围和持续时间与诱发因素的强度存在着较为

明显的关联性。根据本病定义,皮肤受刺激后不会出现风团。本病的患病率尚不明确,但是作者发现,很多人可在变热后出现不同程度的瘙痒,不过大多数人症状较轻,无须去皮肤科门诊就诊。胆碱能性瘙痒症通常被认为是胆碱能性荨麻疹的一种异型。有报告描述了 1 例初发表现为胆碱能性瘙痒症患者后来发展成为胆碱能性荨麻疹。由于此病无皮肤表现,对于同样表现为洗浴或淋浴后出现瘙痒的患者,要注意与水源性瘙痒症相鉴别。

治疗策略

告知患者本病的诱发因素,强调此病不是一种过敏反应,与饮食和其他潜在的疾病无关。治疗以发作时控制瘙痒为主,如快速降低皮温可减短瘙痒持续时间。不同患者的症状持续时间存在显著差异,因此,很难告诉患者瘙痒会持续多久。尽管有报道达那唑对本病具有较好的治疗效果,但治疗仍以抗组胺药为主。

特殊检查
• 运动诱发试验
• 热浴诱发试验(40~41℃)

一线治疗	
• 解释	E
• 第二代 H_1 抗组胺药	E

解释是治疗非常重要的部分。告知患者瘙痒与热的关系,强调保持凉爽的重要性。低镇静作用的抗组胺药物可以改善症状,但不能完全控制症状。每日晨起或在可能出现诱发因素之前的 2 小时规律服药,以判断药物的效果。如抗组胺药有效,需要的话可在 9~12 小时后重复给药 1 次,剂量同前。

二线治疗	
• 达那唑	C

Cholinergic pruritus, erythema, and urticaria: a disease spectrum responding to danazol. Berth-Jones J, Graham Brown RAC. Br J Dermatol 1989; 121: 235–7.

达那唑可用于胆碱能性荨麻疹,但对病情很严重的患者无效。建议剂量为 200mg,3 次 /d。此剂量可以连续给药 1 个月,以后逐渐减至最小维持剂量以控制病情。

(陈宇杰 译,陈旭 顾恒 校)

第115章 刺激性接触性皮炎

原作者 Nathaniel K Wilkin

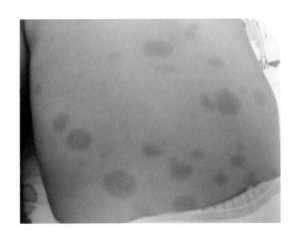

刺激性接触性皮炎(irritant contact dermatitis,ICD)为接触性皮炎最常见的类型,是由于外源性刺激性物质通过物理或化学机制损伤表皮而引起的反应,仅引起固有免疫反应。ICD可有不同临床表现及严重程度,取决于以下因素:皮肤的原有状态(特应性皮肤、屏障破坏等),刺激物的性质和数量(腐蚀性的或强腐蚀性的),接触的持续时间,频率,以及暴露条件(湿度、封包、温度)。急性ICD通常由单一刺激物引起。而慢性ICD则通常与多种刺激物的暴露接触有关,并常与内因相关,如特应性体质或应激状态。慢性累积性ICD常见于手部。

ICD为常见疾病,预后一般较差,可显著影响社会经济,并严重降低患者工作能力及生活质量。

治疗策略

任何治疗策略的第一步都是预防。应教育患者如何进行正确的皮肤护理和保护,包括洗手,使用润肤剂及隔离霜,避免常见刺激物,在处理潜在刺激物时使用手套、围裙等防护衣物。

对于高危患者,如存在内源性因素者(如特应性体质者)或外源性因素者(如从事美发等经常面临职业性暴露问题者),皮肤科医生应建议患者进行初级预防。次级预防手段则在患者从事原有职业的情况下确保ICD的治疗。慢性手部皮炎是ICD的常见表现,可利用一些印刷品对患者的生活方式进行指导教育,包括洗手、保湿、夜晚封包保湿治疗、特殊保护措施(如使用隔离特殊刺激物的手套)及如何避免接触特殊物质。

对于已经进行很好润肤、应用防护措施(如戴手套)、外用糖皮质激素治疗,但病情仍活动、严重影响生活质量的

ICD患者,可短期应用硫唑嘌呤、环孢素、口服维A酸类、补骨脂素加UVA照射(PUVA)、境界射线治疗或浅层放射线治疗以控制病情。这些二线、三线治疗的目的是减低患者严重程度,以使一线治疗能足以控制病情,应严格控制适应证。

特殊检查
• 环境相关变应原的斑贴试验
• 对患者职业、习惯及嗜好的详细病史记录

Irritant contact dermatitis: a review. Slodownik D, Lee A, Nixon R. Australas J Dermatol 2008; 49: 1–11.

ICD的治疗应首先明确患者皮炎的所有病因及诱因,并尽可能避免接触致病物质。

Clues to an accurate diagnosis of contact dermatitis. Rietschel RL. Dermatol Ther 2004; 17: 224–30.

如已知的环境相关变应原斑贴试验阴性,即提示可能为ICD,特别是在患者没有特应性体质、出汗异常或银屑病的情况下。此时应详细询问病史,观察特殊皮疹形态学变化,对斑贴试验阴性的患者确诊ICD至关重要。

斑贴试验、详细的病史及皮疹形态分析可为准确诊断提供依据,并可帮助患者了解应避免接触的环境致病因素。当涉及伤残及就业等法医学问题时,这些医疗记录也非常有帮助。

Allergic and irritant contact dermatitis. Nosbaum A, Vocanson M, Hennino A, Nicholas JF. Eur J Dermatol 2009; 19: 325–32.

ICD和变应性接触性皮炎可有类似临床表现。在鉴别诊断困难的情况下,可采用免疫分析技术协助诊断。

一线治疗	
• 皮肤物理防护	C
• 润肤霜	C
• 隔离霜	C
• 外用糖皮质激素	C
• 外用钙调神经磷酸酶抑制剂	C

Current concepts of irritant contact dermatitis. English JS.

Occup Environ Med 2004; 61: 722–6.

避免接触刺激物、使用个人防护设备及润肤霜是治疗 ICD 的基础。

这篇综述从职业病医学的角度总结了防控 ICD 的措施，并提供了针对不同损伤应使用的手套种类的指南。

Therapeutic options for chronic hand dermatitis. Warshaw EM. Dermatol Ther 2004; 17; 240–50.

这是一篇关于顽固性手部皮炎治疗的综述。

Effect of glove-occlusion on human skin (Ⅱ). Ramsing DW, Agner T. Contact Dermatitis 1996; 34: 258–62.

长时间佩戴封包性手套会损伤皮肤屏障功能，在封包性手套里面佩戴棉质手套可有效预防这一问题。

High-fat petrolatum-based moisturizers and prevention of work-related skin problems in wet-work occupations. Mygind K, Sell L, Flyvholm MA, Jepsen KF. Contact Dermatitis 2006; 54: 35–41.

详细的分析研究揭示，穿戴具有保护作用的手套是最有效的预防方法，而高脂润肤霜并不能有效替代手套的作用。

应尽量短时间使用防护性手套，并应在不透气的手套里面先戴一层棉质手套。手套起到的保护作用是润肤剂与隔离霜无法替代的。

A randomized comparison of an emollient containing skin-related lipids with a petrolatum-based emollient as adjunct in the treatment of chronic hand dermatitis. Kucharekova M, Van de Kerkhof PCM, Van de Valk PGM. Contact Dermatitis 2003; 48: 293–9.

经常使用润肤剂可显著改善手部皮炎，但润肤剂中是否含有皮肤相关脂质对其治疗效果没有显著影响。

经常使用润肤剂是治疗的一个重要方面，传统的以凡士林为基质的润肤剂容易买到、价格合理，而且与含皮肤相关脂质的润肤剂同样有效。

Double-blind, randomized trial of scheduled use of a novel barrier cream and an oil-containing lotion for protecting the hands of health care workers. McCormick RD, Buchman TL, Maki DG. Am J Infect Control 2000; 28: 302–10.

慢性手部刺激性皮炎患者按时使用含凡士林的洗剂或隔离霜可显著改善病情（改善率分别为 69% 及 52%）。

很难说"皮肤护理"与"皮肤保护"是否有明确界限。使用润肤剂和隔离霜的可能副作用包括刺激及对其某些成分过敏。慢性接触性皮炎患者在使用润肤剂与隔离霜前进行斑贴试验可有效预防副作用发生。

Clinical efficacy evaluation of a novel barrier protective cream. Slade HB, Fowler J, Draeolos ZD, Reece BT, Cargill DI. Cutis 2008; 82: 21–8.

Cor806. 805 (Tetrix 霜) 与针对常见刺激物的保护性屏障的建立具有相关性（有效性至少持续 6 小时）。

ICD 发生前首先是皮肤屏障的破坏。疾病恢复过程中修复皮肤屏障至关重要。

Do topical corticosteroids modulate skin irritation in human beings? Assessment by transepidermal water loss and visual scoring. Van der Valk PGM, Maibach HI. J Am Acad Dermatol 1989; 21: 519–22.

在反复应用刺激物低浓度硫酸月桂基酯钠的情况下，外用糖皮质激素或基质都不会显著改善皮肤屏障功能。

治疗的第一步必须是最大可能地脱离刺激物暴露，否则，任何治疗都不可能发挥作用。

Short-term glucocorticoid treatment compromises both permeability barrier homeostasis and stratum corneum integrity: inhibition of epidermal lipid synthesis accounts for functional abnormalities. Kao JS, Fluhr JW, Man MQ, Fowler AJ, Hachem JP, Crimrine D, et al. J Invest Dermatol 2003; 120: 456–64.

糖皮质激素可用于治疗 ICD，但可能对皮肤屏障功能造成二次损伤，而外用脂质可改善这种损伤。

An open-label pilot study to evaluate the safety and efficacy of topically applied tacrolimus ointment for the treatment of hand and/or foot eczema. Thelmo MC, Lang W, Brooke E, Osborne BE, McCarty MA, Jorizzo JL, et al. J Dermatol Treat 2003; 14: 136–40.

Pimecrolimus cream 1%: a potential new treatment for chronic hand dermatitis. Belsito DV, Fowler JF, Marks JG, Pariser DM, Hanifin J, Duarte IA, et al. Cutis 2004; 73: 31–8.

在一项开放性研究中，与基质比较，外用钙调神经磷酸酶抑制剂吡美莫司可改善病情，且疾病痊愈率高。

当慢性刺激性皮炎较轻，且外用钙调神经磷酸酶抑制剂不产生烧灼感时，这类药物可替代弱效糖皮质激素。

二线治疗	
• 环孢素	C
• UVB	C
• PUVA	C
• 贝沙罗汀凝胶	C

Novel treatment of chronic severe hand dermatitis with bexarotene gel. Hanifin JM, Stevens V, Sheth P, Breneman D. Br J Dermatol. 2004; 150: 545–53.

一项 I ~ II 期开放性随机临床试验,在两家临床研究机构研究了贝沙罗汀凝胶对刺激性皮炎的疗效。共 55 例慢性严重手部皮炎患者入选,一组单用贝沙罗汀凝胶,对照组合并 1 种弱效或中效激素。单用贝沙罗汀凝胶治疗组的 50% 临床改善率为 79%,90% 皮疹清除率为 39%。与治疗可能相关的不良事件包括刺痛或烧灼感(15%),皮炎加重(16%)及刺激(29%)。对于慢性严重手部皮炎患者,贝沙罗汀凝胶比较安全,能被多数患者耐受,并有效。

Comparison of cyclosporine and topical betamethasone 17, 21-dipropionate in the treatment of severe chronic hand eczema. Granlund H, Erkko P, Eriksson E, Reitamo S. Acta Dermatol Venereol 1996; 76: 371–6.

一项随机双盲研究比较了口服小剂量环孢素〔3mg/(kg·d)〕与外用 0.05% 二丙酸倍他米松对慢性手部皮炎的治疗效果,纳入 41 例患者,这些患者对脱离相关接触变应原、外用含氟激素 3~4 周和 / 或 PUVA 治疗反应差。环孢素与二丙酸倍他米松两组患者的改善率相似,治疗成功后复发率也相似。环孢素组的不良事件稍多一些。

尽管超强效激素对于用中效或强效外用激素治疗无效的患者有一定疗效,小剂量环孢素可能是另一种有效的治疗手段。

PUVA-gel vs. PUVA-bath therapy for severe recalcitrant palmoplantar dermatoses. A randomized, single-blinded prospective study. Schiener R, Gottloeber P, Mueller B, Willianms S, Pilekamp H, Peter RU, et al. Photodermatol Photoimmunol Photomed 2005; 21: 62–7.

对于局限于掌跖部位的皮肤病,凝胶 PUVA 治疗可取代传统的洗浴 PUVA。凝胶 PUVA 治疗的优势在于应用简便且成本低廉。

Local narrowband UVB phototherapy vs. local PUVA in the treatment of chronic hand eczema. Sezer E, Etikan I. Photodermatol Photoimmunol Photomed. 2007; 23: 10–14.

窄波 UVB 光疗与外用 PUVA 在治疗慢性手部湿疹(包括干性湿疹和汗疱疹)时疗效相当,与安慰剂对照相比,两种治疗方法的有效率均具统计学意义,但两者间疗效无统计学差异。

鉴于洗浴 PUVA 与窄波 UVB 光疗对于慢性手部皮炎的治疗效果相当,但副作用较多,较谨慎的做法是首先采用窄波 UVB 进行治疗,仅在治疗无效时采用洗浴 PUVA。

三线治疗	
• 浅表放疗	A
• 口服 9- 顺维 A 酸(阿利维 A 酸)	A

Oral alitretinoin (9-cis-retinoic acid) therapy for chronic hand dermatitis in patients refractory to standard therapy: results of a randomized, double-blind, placebo-controlled, multicenter trial. Ruzicka T, Larsen FG, Galewicz D, Hovath A, Coenraads PJ, Thestrup-Pedersen K, et al. Arch Dermatol 2004; 140: 1453–9.

对于传统治疗方法抵抗的慢性手部皮炎患者,予可耐受剂量的 9- 顺维 A 酸(阿利维 A 酸)可基本清除皮疹。

Alitretinoin: its use in intractable hand eczema and other potential indications. Petersen B, Jemec GB. Drug Des Dev Ther 2009; 3: 51–7.

9- 顺维 A 酸(阿利维 A 酸)对慢性顽固性手部湿疹有显著疗效。

目前 9- 顺维 A 酸(阿利维 A 酸)在美国不允许使用。任何临床相关剂量均可能致畸,但其他副作用大部分是剂量相关的。对于传统治疗方法抵抗的患者应可考虑使用,当疾病得到控制并能用其他更安全的方法加以治疗后可停药。

Efficacy and patient perception of Grenz ray therapy in the treatment of dermatoses refractory to other medical therapy. Schalock PC, Zug KA, Carter JC, Dhar D, MacKenzier T. Dermatitis 2008; 19: 90–4.

许多患顽固性皮炎的患者在用境界线治疗(Grenz ray therapy,GRT)后称该疗法可有效缓解他们的不适感并可减轻皮疹严重程度。接受过该治疗的患者中,超过半数认为 GRT 有效,并愿意再次接受治疗。

Grenz ray therapy in the new millennium: still a valid treatment option? Warner JA, Cruz PD Jr. Dermatitis 2008; 19: 73–80.

当一种二线治疗无效时,首先考虑的治疗并不是 GRT 或浅表放疗,但当应用强化的一线治疗(或同时口服小剂量环孢素)时,可试用该方法进行辅助治疗,可能会有意外的疗效。

(金江 译,张建中 校)

第**116**章 水母螫伤

原作者 Christopher Sladden，Jamie Seymour，Michael Sladden

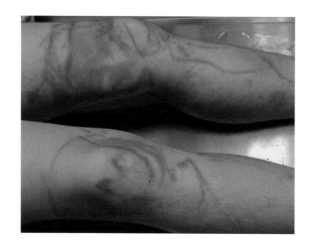

水母属于刺胞动物门，该门包括五纲：箱水母、葡萄牙僧帽水母、真水母、十字水母和珊瑚水母。从海洋表面到海洋深处，以及一些淡水中都有它们的身影。它们通常有一个钟形的身体，直径为1mm~>2m，以及有长达30m的触须。

无论在水中，还是在岸上遇到活的或死的水母，都可能发生水母螫伤。水母利用刺胞囊来刺穿猎物，这种刺状结构位于被称为刺细胞（cnidcells）的特殊细胞上。刺胞囊是一个高度卷曲、中空、鱼叉一样的微管，并负责毒液注射。与水母的触须接触会触发数以百万计的刺胞囊刺入皮肤并注入毒液。护理被螫伤者时，应避免被附着在受害者身上的触须螫伤。

水母螫伤的严重程度取决于很多因素，包括水母的种类和年龄、地理位置、刺胞囊的位置（钟形身体或触须）、患者的年龄和一般健康状况、涉及的皮肤面积，以及触发的刺胞囊的数量。

大多数水母螫伤是自限性的，会引起局部疼痛和皮肤损伤。然而，症状可能从局部不适、明显疼痛，到心血管衰竭和死亡。在海滩上发生水母螫伤时，应立即进行急救和复苏，如果需要可住院治疗。即刻的皮肤反应包括风团、水疱和血管性水肿。患者来看皮肤科医生时通常已在水母螫伤的后期。

在本章中，我们将讨论水母螫伤最重要的类型、不同的症状和处理方法，以及预防水母螫伤的策略。

临床特点

箱水母

箱水母只在澳大利亚北部水域发现，被认为是世界上最毒的动物。然而，在澳大利亚以外的热带地区发现的其他几种多触须箱水母也能产生致命的毒液。这种毒素具有皮肤毒性、心脏毒性和神经毒性。螫伤会引起即刻剧烈的疼痛。皮肤表现包括大的红肿和鞭状紫红色斑块。罕见严重中毒，但会导致心血管衰竭和死亡。受害者可能在到达海岸前溺水死亡。在抗毒血清经常无法获得的情况下，死亡常发生在中毒后几分钟内。

伊鲁坎吉水母

伊鲁坎吉综合征是发生在某些箱形水母（通常是Carukia barnesi）螫伤后的一组定义不明确的症状。最初的刺痛通常很少被注意到，皮肤症状也很少。伊鲁坎吉综合征的症状在20~30分钟后出现，包括三种类型：疼痛、儿茶酚胺样反应和心肺功能失代偿。具体症状包括轻微或严重头痛、恶心、呕吐、肺水肿、高血压和心功能障碍，有时甚至导致死亡。虽然该综合征主要发生在澳大利亚北部沿海地区，但似乎正发展为日益严重的全球海洋问题。

葡萄牙僧帽水母

僧帽水母螫伤会立即引起强烈的疼痛，并在螫伤处产生线状的红色皮疹，但很少有全身症状。然而，在大西洋、太平洋和印度洋发现的僧帽水母（Physalia physalis）应特别关注，因为它可能是致命的。

真水母

世界上大多数的水母毒液来自真水母（schyphozoans）。症状可能从轻微的刺激到受害者身上的明显红肿，在某些情况下可能导致皮肤坏死。罕见致命的并发症。

珊瑚及海葵（珊瑚虫）

海葵螫伤的症状从轻微的红斑和麻木感，到疼痛性荨麻疹和水疱。珊瑚螫伤症状通常很轻微。硬珊瑚外骨骼的"珊瑚割伤"较严重，可能会将碎片、细菌和其他感染带入伤口。

海水浴者疹

这是一种由顶针水母（Linuche unguiculate）和海葵

(Edwardsiella lineata)的幼虫引起的急性皮炎。佛罗里达、巴哈马群岛、百慕大群岛、东南亚、巴西和纽约都有报道。皮疹通常局限于泳衣下,是一种剧烈瘙痒的红斑丘疹。症状通常发生于暴露后数小时~15天。

水母螫伤的皮肤表现

即刻皮肤反应包括在螫伤部位的风团和水疱。在更严重的螫伤中,可发生部分或全层皮肤坏死。在最初的螫伤部位可发生延迟性、持续性或复发性的皮疹,包括红斑、荨麻疹皮损、丘疹和斑块。很少发生迟发性过敏反应。其他后遗症包括皮炎、继发感染、炎症后色素沉着和瘢痕,以及结节性红斑。

治疗策略

一线治疗	
预防水母螫伤	
• 防刺服紧贴皮肤,减少与水母触须的接触	E
• 海滩/海洋防刺网,在水母和游泳者之间提供物理屏障(注意:这种方式只对大于网眼面积的水母有效)	E
• 专门的安全海霜(注意:这种方式可能会导致某些水母释放更多的刺胞囊)	A
• 脱掉(并清洗)泳衣和淋浴,以减少/防止海水浴者疹	E
螫伤的即刻处理	
• 被螫的受害者应该从水中移开	E
• 护理受害者的人员必须避免被水母螫伤	E
• 立即清除所有触须(手指皮肤可有效防止刺胞囊的毒害)	E
• 用海水(不是淡水)清洗螫伤处	E
• 识别涉及的水母类型	E
• 必要时心肺复苏(通常针对箱形水母螫伤)	E
局部止痛剂	
• 利多卡因	C
• 冰	C
• 热水	A
大型箱水母螫伤	
• 在螫伤处外涂大量醋,使未排出的刺胞囊失去活性	C
• 心脏监护、支持性护理和必要的心肺复苏	D
除非非常小的箱水母螫伤外,其他箱水母螫伤都需要送往医院:	
• 口服和肠胃外镇痛	C
• 静脉注射抗蛇毒血清	D
• 静脉注射镁	D
伊鲁坎吉水母	
• 外涂大量的醋去刺	C

大多数刺痛需要住院治疗:	
• 口服和胃肠外镇痛	C
• 心脏监护、支持性护理和必要的心肺复苏	D
葡萄牙僧帽水母	
• 使用热水(45℃)可以快速有效地缓解疼痛	A

Interventions for the symptoms and signs resulting from jellyfish stings. Li L, McGee RG, Isbister GK, Webster AC. Cochrane Database Sys Rev 2013; 12: CD009688.

这篇综述列出了7个试验,评估了在不同方式和不同条件下应用的各种干预措施。虽然热水似乎可以有效治疗僧帽水母螫伤,但只有源自单一试验的低质量证据。

Evidence-based treatment of jellyfish stings in North America and Hawaii. Ward NT, Darracq MA, Tomaszewski C, Clark RF. Ann Emerg Med 2012; 60: 399–414.

对北美和夏威夷的水母和相关生物中毒的各种治疗方法的证据进行了系统回顾。热水和局部利多卡因似乎有利于改善疼痛症状。如果没有药物除去刺胞囊,可用盐水冲洗。醋会导致大多数种类水母的螫伤疼痛加剧或刺胞囊排出(但在箱水母螫伤时有用)。

Efficacy of a jellyfish sting inhibitor in preventing jellyfish stings in normal volunteers. Kimball AB, Arambula KZ, Stauffer AR, Levy V, Davis VW, Liu M, et al. Wilderness Environ Med 2004; 15: 102–8.

本随机对照试验表明,外用隔离霜 Safe Sea 可降低某些水母螫伤的发生率和严重程度。

A randomised controlled trial of hot water (45 degrees C) immersion versus ice packs for pain relief in bluebottle stings. Loten C, Stokes B, Worsley D, Seymour JE, Jiang S, Isbister GK. Med J Aust 2006; 184: 329–33.

热水浸泡比冷敷更能有效减轻刺胞囊螫伤的疼痛。在45℃的水中浸泡20分钟,可以有效地止痛。

Evaluation of the effects of various chemicals on discharge of and pain caused by jellyfish nematocysts. Birsa LM, Verity PG, Lee RF. Comp Biochem Physiol C Toxicol Pharmacol 2010; 151: 426–30.

利多卡因喷洒于水母触须接触的测试者的皮肤上时,症状立即得到缓解。醋酸、氨、嫩肉粉、小苏打和尿素可能会刺激海荨麻、海黄蜂和葡萄牙僧帽水母的刺胞囊排出。

First aid treatment of jellyfish stings in Australia. Response to a newly differentiated species. Fenner PJ, Williamson JA,

Burnett JW, Rifkin J. Med J Aust 1993; 158: 498–501.

醋可抑制箱水母螫伤后刺胞囊排出,是可接受的急救治疗。然而,它不应该在僧帽水母中使用,因为它会导致刺胞囊的排出。

First aid for jellyfish stings: do we really know what we are doing? Little M. Emerg Med Australas 2008; 20: 78–80.

澳大利亚的急救指南仍然建议使用冰,但几乎没有证据支持这一点。使用热水的证据越来越多。

Is there a role for the use of pressure immobilization bandages in the treatment of jellyfish envenomation in Australia? Little M. Emerg Med (Fremantle) 2002; 14: 171–4.

一篇文献综述表明,在水母螫伤中使用加压绷带并不能像其他毒液中毒建议的那样带来任何好处。

Antivenom efficacy or effectiveness: the Australian experience. Isbister GK. Toxicology 2010; 268: 148–54.

澳大利亚最近的一些研究对抗毒血清的有效性提出了质疑,包括箱水母抗毒血清。作者指出,这并没有表明是无效的,而表明需要进行更多的研究。

Australian venomous jellyfish, envenomation syndromes, toxins and therapy. Tibballs J. Toxicon 2006; 48: 830–59.

个案研究表明,抗毒血清对箱形水母螫伤可能有一定疗效。

二线治疗	
海水浴者疹	
• 外用和口服抗组胺药物	E
• 外用和口服糖皮质激素	E
由水母螫伤引起的皮炎和色素沉着	
• 口服抗组胺药	E
• 外用糖皮质激素	E
• 免疫调节剂他克莫司和吡美莫司	E
• 对苯二酚	E

继发感染和长期治疗

皮肤坏死是水母螫伤的常见结果;然而,许多坏死会自发愈合。将这些中毒反应引起的皮肤坏死当作烧伤治疗,特别注意避免继发细菌感染,可显著降低永久性瘢痕的

风险。

Seabather's eruption-a case of Caribbean itch. MacSween RM, Williams HC. BMJ 1996; 312: 957–8.

报道 1 例海水浴者疹外用 0.05% 丙酸氯倍他索成功治疗的病例。另外,第二例患者口服类固醇 2 周后缓解症状,但皮疹 4 周后消退,8 周后随访出现轻度萎缩性瘢痕。

Clinical perspectives on seabather's eruption, also known as"sea lice." Tomchik RS, Russell MT, Szmant AM, Black NA. JAMA 1993; 269: 1669–72.

海水浴者疹的暴发通常是一种良性的临床症状,会自行消退。治疗是有症状的,包括使用抗组胺药和类固醇激素。

Recurrent dermatitis after solitary envenomation by jelly fish partially responded to tacrolimus ointment 0.1%. Rallis E, Limas C. J Eur Acad Dermatol Venereol 2007; 21: 1287–8.

外用他克莫司可改善水母性皮炎的症状。

Successful management of a delayed and persistent cutaneous reaction to jellyfish with pimecrolimus. Di Costanzo L, Balato N, Zagaria O, Balato A. J Dermatolog Treat 2009; 20: 179–80.

局部用吡美莫司可改善皮炎。

Delayed cutaneous reaction to jellyfish. Veraldi S, Carrera C. Int J Dermatol 2000; 39: 28–9.

口服羟嗪和外用丁酸氢化可的松可减轻和缩短与不明水母接触后继发的迟发性皮炎的病程。

Granulomatous jellyfish dermatitis. Ulrich H, Landthaler M, Vogt T. J Dtsch Dermatol Ges 2007; 5: 493–5.

0.1% 他克莫司外用治疗 2 个 2 周的疗程,可使肉芽肿性皮炎患者的皮损愈合,只留有轻微瘢痕。

Treatment of a pigmented lesion induced by a Pelagia noctiluca sting. Kokelj F, Burnett JW. Cutis 1990; 46: 62–4.

水母螫伤 4 年后出现色素沉着,在使用 1.8% 对苯二酚后 4 天便成功治愈。

（彭 斌 译,耿松梅 校）

证据等级:A 双盲试验　　B 临床试验,研究对象 ≥ 20 例　　C 临床试验,研究对象 < 20 例　　D 病例分析,研究对象 ≥ 5 例　　E 个案报道

原作者　Joanna E. Gach

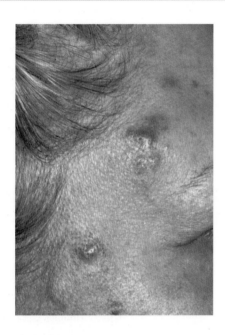

Jessner 淋巴细胞浸润(Jessner lymphocytic infiltrate, JLI)是一种慢性炎症性疾病,皮损表现为红斑、棕红色丘疹,环形或弧形斑块。皮损常向周围环形扩散,而中心消退。该病常见于成人,易累及面、颈及躯干上部。通常无自觉症状,有时有瘙痒或灼热感。个案报道 JLI 可并发睑外翻。此病可持续数周到几年,预后较好,但易复发。此外,有报道称 JLI 可作为疏螺旋体病和血管紧张素转换酶抑制剂导致的药疹的表现形式。

治疗策略

Jessner 淋巴细胞浸润的皮疹时轻时重,缓解和加重反复交替,因此较难评估治疗效果。患者多因影响美观问题或瘙痒而就医。

外用强效糖皮质激素(potent topical steroids)每日 1~2 次,连用 4 周为众多皮肤科医生常用的一线治疗。但是该方案通常持续作用时间短,疗效差异很大。疗效欠佳时,可选择皮损内局部注射糖皮质激素或用强效糖皮质激素封包来加强局部疗效,但易导致皮肤萎缩。外用他克莫司(topical tacrolimus)治疗可能是更安全的选择。

紫外线照射可诱发或使部分患者皮损加重,因此需外用防晒霜作为补充治疗。抗疟药(antimalarials),尤其是羟氯喹治疗此类患者可能有效。

治疗 Jessner 淋巴细胞浸润有多种方案。沙利度胺(thalidomide)、口服金制剂(oral gold)、维 A 酸类(retinoids)

对部分患者有效,但因其副作用而使用有限。由于 JLI 为良性疾病,因此,患者及医生不愿意选择副作用过多的药物。

其他一些治疗尝试应用后被证明无效,如烟酰胺、维生素 E、青霉素、金霉素、米诺环素、氨苯砜、奎那克林(米帕林)和放射治疗。

特殊检查
• 皮肤活检
• 直接免疫荧光
• 抗核抗体 / 抗 ENA 抗体

根据临床皮损表现即可诊断 Jessner 淋巴细胞浸润,特殊检查有助于与盘状红斑狼疮、肿胀性红斑狼疮及皮肤淋巴瘤鉴别。

The heterogeneity of Jessner's lymphocytic infiltration of the skin. Immunohistochemical studies suggesting one form of perivascular lymphocytoma. Cerio R, Oliver GF, Jones EW, Winkelmann RK. J Am Acad Dermatol 1990; 23: 63–7.

皮损处病理活检示表皮正常,中等至致密的外观正常的淋巴细胞沿真皮血管套状浸润,附属器周围也有大量正常的淋巴细胞浸润。其中 B 细胞紧靠浅表血管周围,外周为 T 细胞及少量浆细胞。

Could Jessner's lymphocytic infiltrate of the skin be a dermal variant of lupus erythematosus?An analysis of 210 cases. Lipsker D, Mitschler A, Grosshanas E, Cribier B. Dermatology 2006; 213: 15–22.

9.5% JLI 皮损免疫荧光显示狼疮带 IgG、IgM 和 / 或 C_3 沉积,45% 的患者抗核抗体阳性。

Plasmacytoid dendritic cells: an overview of their presence and distribution in different inflammatory diseases, with special emphasis on Jessner's lymphocytic infiltrate of the skin and cutaneous lupus erythematosus. Tomasini D, Mentzel T, Hantschke M, Cerri A, Paredes B, Rütten A, et al. J Cutan Pathol 2010; 37: 1132–9.

浆细胞样树突状细胞在血管和附属器周围呈簇状分布,这一独特的分布方式在 JLI 和肿胀性红斑狼疮中表现一致。

一线治疗	
• 强效糖皮质激素外用或皮损内注射	C
• 局部免疫调节剂	E

Jessner's lymphocytic infiltrate of the skin. A clinical study of 100 patients. Toonstra J, Wildschut A, Boer J, Smeenk G, Willemze R, van der Putte SC, et al. Arch Dermatol 1989; 125: 1525–30.

评估 100 例 Jessner 淋巴细胞浸润患者临床表现、持续时间、临床经过及治疗。91 例患者给予外用糖皮质激素治疗,43 例有效,其中 30 例显效,13 例疗效显著,皮损短时间内消退,但也有很多人无效。

Childhood Jessner's lymphocytic infiltrate of the skin. Higgins CR, Wakeel RA, Cerio R. Br J Dermatol 1994; 131: 99–101.

1 例 11 岁男孩患 Jessner 淋巴细胞浸润,予糖皮质激素皮损内注射治疗有效。

Effective treatment of chronic inflammatory skin diseases. Once a week occlusion therapy with clobetasol propionate and duoderm. Volden G. Tidsskr Nor Laegeforen 1992; 112: 1272–4.

Jessner 淋巴细胞浸润及其他慢性皮肤病外用丙酸氯倍他索,每周 1 次,予水胶体敷料封包(DuoDERM),数周后皮损完全消退。

Topical calcineurin inhibitors in treating Jessner's lymphocytic infiltrate of the skin: report of a case. Tzung TY, Wu JC. Br J Dermatol 2005; 152: 383–4.

1 例患者外用 0.1% 他克莫司软膏每天 2 次,连用 2 周,症状明显改善,但 2 周后出现弥漫性红斑、脱屑,被迫停药。再次给药时出现同样症状,肌注 5mg 地塞米松后症状缓解。1% 吡美莫司霜剂治疗 6 周后皮损消退,2 个月内无复发。

二线治疗	
• 系统性糖皮质激素	E
• 抗疟药	D
• 维 A 酸类药物	E
• 光动力治疗	E
• 甲氨蝶呤	E
• 激光治疗	E
• 普罗喹宗	C

Jessner's lymphocytic infiltrate treated with auranofin. Farrel AM, McGregor JM, Staughton RC, Bunker CB. Clin Exp Dermatol 1999; 24: 500.

在口服金制剂成功应用以前,肌注 40mg 曲安奈德暂时改善了 JLI 患者的症状。

Jessner's lymphocytic infiltrate of the skin. A clinical study of 100 patients. Toonstra J, Wildschut A, Boer J, Smeenk G, Willemze R, van der Putte SC, et al. Arch Dermatol 1989; 125: 1525–30.

用抗疟药(氯喹及羟氯喹)治疗了 15 例 JLI 患者,6 例取得较好疗效。未详述治疗剂量及方案。

其他文献报告的用药方法为羟氯喹 200mg 每日 1 次或每日 2 次,氯喹 200mg 每日 1 次。

Satisfactory resolution of Jessner's lymphocytic infiltration of the skin following treatment with etretinate. Morgan J, Adams J. Br J Dermatol 1990; 122: 570.

1 例 JLI 患者用依曲替酯(etretinate)50mg/d 治疗 3 个月后改为 25mg/d 治疗 3 个月,皮疹在 4 周内消退,停药 9 个月后无复发。

其他病例报道称异维 A 酸 20mg/d 治疗无明显疗效。

Photodynamic therapy: new treatment for refractory lymphocytic infiltration of the skin. Park KY, Kim HK, Li K, Kim BJ, Seo SJ, Kim MN, et al. Clin Exp Dermatol 2012; 3: 235–7.

2 疗程的光动力治疗后(局部外用 5- 氨基乙酰丙酸甲酯乳膏,由 630nm 红光激发),JLI 患者皮损消退。

Successful treatment of Jessner's lymphocytic infiltration of the skin with methotrexate. Laurinaviciene R, Clemmensen O, Bygum A. Acta Derm Venereol 2009; 89: 542–3.

JLI 患者口服甲氨蝶呤 15mg, 每周 1 次,治疗 6 个月后皮损完全消退。停药后 2 年内未复发。

Pulsed-dye laser treatment of Jessner lymphocytic infiltration of the skin. Borges da Costa J, Boixeda P, Moreno C. J Eur Acad Dermatol Venereol 2009; 23: 595–6.

595nm 脉冲染料激光单独治疗可清除患者全部皮损。新发皮损可 2 个月后再次治疗。

Proquazone: a treatment for lymphocytic infiltrate of the skin. Comparative study with 2 other nonsteroid anti-inflammatory drugs. Johansson EA. Dermatologica 1987; 174: 117–21.

15 例患者 8 例应用非甾体抗炎药普罗喹宗 600mg/d,

1~2 个月后完全治愈。2 例患者皮疹复发,用小剂量维持治疗可控制皮损(每日 600mg 3~4 天,之后隔日服用)。另外 2 位患者皮损部分消退。吲哚美辛(50~75mg/d)及布洛芬(1 200mg/d)无明显疗效。

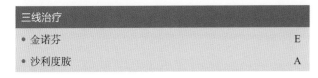

三线治疗	
• 金诺芬	E
• 沙利度胺	A

Jessner's lymphocytic infiltrate treated with auranofin. Fattell AM, McGregor JM, Stanghton RC, Bunker CB. Clin Exp Dermatol 1999; 24: 500.

1 例对氯喹、羟氯喹、米诺环素、氨苯砜及异维 A 酸无明显疗效的患者,经金诺芬 3mg 每日 2 次治疗,3 周后症状明显改善。治疗时需每月监测全血细胞计数以检测是否有血小板减少,进行尿分析监测看是否有肾炎。

Crossover study of thalidomide vs placebo in Jessner's lymphocytic infiltrate of the skin. Guillaume JC, Moulin G, Dieng MT, Poli F, Morel P, Souteyrand P, et al. Arch Dermatol 1995; 131: 1032–5.

本文观察了沙利度胺对 JLI 的疗效。27 例用沙利度胺(100mg/d)的患者中,20 例在治疗 2 个月后症状完全缓解。停药 1 个月后仍有 16 例(59%)患者处于完全缓解,2 例患者出现副作用,包括困倦、便秘、口干、感觉运动神经病变。

(王雅辰　译,徐子刚　校)

第118章　青少年跖部皮肤病

原作者　Stephen K. Jones

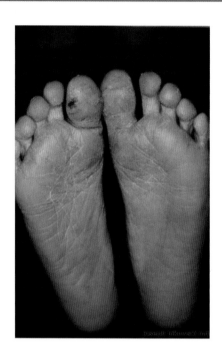

青少年跖部皮肤病（Juvenile Plantar Dermatosis，JPD）是一种特殊的疾病，表现为对称性红斑（光滑的"台球样"外观）、鳞屑和皲裂，主要发生在足部受压区。不会出现水疱。最常见的受累部位是踇趾足底面、前脚掌、足跟，很少累及趾尖和足掌。足背和趾间皮肤很少受累。本病几乎只发生在儿童，到青春期可自愈。

治疗策略

JPD 通常发生在 4~7 岁。多认为这是一种"学生时代的疾病"，大部分人在青春期就会消退。成人少见，多数患者可自发缓解。

主要的病因被认为是"训练鞋"和人造纤维织品导致局部多汗。一方面，多汗会洗去皮肤表面的脂质，而足跖因皮脂腺相对缺乏，脂质本就较少。另一方面，这种多汗症在脱鞋后会导致皮肤迅速脱水，这种浸渍 / 脱水使皮肤容易受到创伤（例如剧烈运动时）。因此，避免剧烈运动可能对这些患者有帮助。

特应性在本病中的作用是有争议的。一些研究发现，在患者和家庭成员中，特应性过敏的发病率有所增加，本病曾被称为"特应性冬季足"。有人认为，特应性素质使足部皮肤易受运动和剧烈活动的创伤，以及交替多汗和脱水的影响。然而，其他研究没有发现特应性过敏的发生率增加。

检查对诊断帮助不大，但是 10%~29% 的病例斑贴试验阳性。然而，即使这些患者对鞋袜相关成分过敏，但避免过敏原是否会影响临床结果仍存在争议。细菌数量增加会引起汗腺的炎症，从而抑制汗液分泌，但这并非一致的发现。

换用透气的鞋和棉质袜子已成为一种治疗选择。润肤剂对于减少皲裂和减少脱鞋后的脱水是有帮助的。如果有炎症成分，局部外用糖皮质激素可能是有益的。如果角化过度和皲裂较明显，含锌软膏、鱼石脂或焦油的封闭性绷带可能有帮助。所有这些有暂时疗效，可能需要定期交替应用润肤剂。

根据大多数皮肤科医生的印象，最近几年，本病已很少见，可能与青少年时尚和鞋类材料的变化有关。

特殊检查

- 斑贴试验

Juvenile plantar dermatosis: a new entity. Mackie RM, Hussain SL. Clin Exp Dermatol 1976; 1: 253–60.

102 名患者中有 13 人的斑贴测试呈阳性。其中 8 人对鞋袜成分过敏，但更换鞋袜后并不影响临床结果。

Common pediatric foot dermatoses. Guenst BJ. J Pediatr Health Care 1999; 13: 68–71.

鉴别足癣和 JPD 足部皮炎的临床综述。

Sole dermatitis in children: patch testing revisited. Darling MI, Horn HM, McCormack SK, Schofield OM. Pediatr Dermatol 2011; 29: 254–7.

14 名 JPD 患儿中，29% 有临床相关反应。

一线治疗	
等待其自行缓解	C

Juvenile plantar dermatosis-an 8 year follow-up of 102 patients. Jones SK, English JSC, Forsyth A, Mackie RM. Clin Exp Dermatol 1987; 12: 5–7.

在追踪的 50 名患者中，有 38 人的病情得到缓解。平均缓解年龄为 14 岁。

二线治疗	
• 穿透气的鞋	C
• 减少运动	C
• 润肤剂	C
• 外用糖皮质激素	C
• 外用药的交替使用	C
• 外用他克莫司	C

Juvenile plantar dermatosis. Can sweat cause foot rash and peeling? Gibbs NF. Postgrad Med 2004; 115: 73–5.

关于疾病病因和治疗的综述。

Juvenile plantar dermatosis. Graham RM, Verbov JL, Vickers CFH. Br J Dermatol 1987; 12: 468–70.

虽然本病与任何特定运动无关,但高强度运动可导致皮肤皲裂、疼痛和出血;75% 的家长表示,更换鞋子没有帮助。

与 Jones 等人之前的研究结果相反,这一研究中只有 30% 的病例得到了缓解(平均年龄为 11.8 岁),但其余 70% 的病例没有说明年龄。

Juvenile plantar dermatosis responding to topical tacro-limus. Shipley DR, Kennedy CTC. Clin Exp Dermatol 2005; 31: 453–4.

局部使用 0.1% 他克莫司,每日 2 次,配合常规润肤剂,4 周内改善,2 个月后足部几乎恢复正常。间歇外用他克莫司对预防复发有效。

三线治疗	
• 氧化锌 / 浸渍绷带	C
• 卧床休息 / 减少穿鞋	C

Juvenile plantar dermatosis. Graham RM, Verbov JL, Vickers CFH. Br J Dermatol 1987; 12: 468–70.

涂抹氧化锌或鱼石脂的绷带包扎是最有效的治疗方法之一。

The etiology of juvenile plantar dermatosis. Shrank AB. Br J Dermatol 1979; 100: 641–8.

卧床休息或不穿鞋袜 3 周可导致疾病痊愈(与足部汗腺导管再生所需时间有关)。

（彭　斌　译,耿松梅　校）

第119章 幼年黄色肉芽肿

原作者 Megan Mowbray, Lynsey Taylor

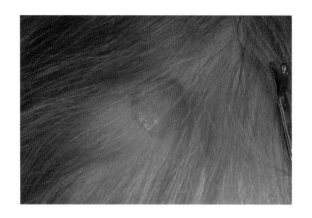

幼年黄色肉芽肿(Juvenile Xanthogranuloma, JXG)是一种良性疾病,其特征是皮肤单发或多发的棕黄色结节,有时也见于其他器官。皮损常在6个月~3岁内自行消退。JXG多发生于婴儿期和幼儿期,但也可见于成人。如果系统性病变影响了器官功能时,则建议治疗。

治疗策略

JXG的诊断通常基于临床表现,但对于不典型表现(巨大、斑块状、成对、簇状、浸润性、苔藓样、线状、皮下和肌内)以及多发性病变,则需进行活检。JXG被归为"非朗格汉斯细胞组织细胞增多症",其组织学特征为缺乏Birbeck颗粒的泡沫组织细胞(非朗格汉斯细胞)和多核Touton巨细胞的聚积。皮损免疫组化染色显示因子ⅩⅢa、CD68、CD163、fascin、HLA-DR和CD14的表达,但不表达S100和CD1a。这种表达模式提示JXG的来源细胞是真皮树状细胞。这组疾病的组织发生尚不清楚,目前认为本病与朗格汉斯细胞组织细胞增多症(Langerhans cell histiocytosis, LCH)是由共同的前体CD34+髓系细胞分化而来。同一个体中同时发生这两种疾病的病例表明,这种分化成熟不是不可逆转的。在LCH和ECD(Erdheim-Chester disease)中,$BRAF^{V600E}$发生频率较高,这表明这些疾病具有共同的起源,但在其他组织细胞中没有。

JXG家族可分为以下三组:

1. 皮肤型:JXG、良性头部组织细胞增多症、全身性组织细胞增多症、成人黄色肉芽肿、进行性结节组织细胞增多症;

2. 皮肤和一个主要脏器受累:播散型黄瘤;

3. 系统型:埃德海姆切斯特病(Erdheim-Chester disease, ECD),儿童中少见。

最常见的单发性JXG中(占全部病例的60%~89%),男

女比例为1.5:1。常见受累部位是头部、颈部和躯干上部。在多发性病变的婴幼儿中,男女比例为12:1。在大多数情况下,不需要进一步的检查,病变在几个月或几年之内自行退行,不需要随访。由于皮肤型偶尔也会累及其他器官,建议进行系统回顾和全身检查,以排除皮肤外受累,并检查是否有咖啡斑(见下文)。

眼部受累

眼部是JXG皮肤外最易受累的部位。葡萄膜损伤最常见,但眼睑、眼眶、结膜、角膜、视神经也可受累。眼部症状和体征包括单侧发红和流泪、前房积血、视网膜脱落、和/或角膜缘、眼睑、视神经或乳头的可见病变。虹膜病变可导致前房积血和青光眼。皮肤型JXG眼部受累的发生率只有0.2%~0.4%,但眼部JXG不一定出现皮肤损害。

系统性JXG

经典系统性JXG的定义为除多发性皮肤及皮下损害外,还累及两个或两个以上内脏器官。然而,也有许多关于皮肤外受累,伴或不伴皮肤损伤的报道。眼部、皮下组织、中枢神经系统(CNS)、肺、肝和脾脏是最常受累器官,也有其他器官受累的报道(睾丸、脊柱、舌头和心脏等)。由于要与肿瘤进行鉴别,所以准确诊断非常必要。与皮肤损害一样,皮肤外损害也会自行消退,因此,只有在器官功能受损的情况下才需要治疗。

JXG、NF-1和JMML的三重关联

JXG可能与NF-1(神经纤维瘤-1)有关。患有NF-1的儿童患青少年髓单核细胞白血病(JMML)的风险要高出200~500倍,JXG、NF-1和JMML的三重关联也有报道。JMML是儿童期侵袭性骨髓增生性疾病,每年发病率为1.2/100万,虽然准确发病率尚不清楚,但在患有NF-1的儿童中,JMML的发病率可能在1/5 000~1/2 000。认识到在NF-1和同时患有JXG和NF-1的病例中JMML的风险增加对确保早期诊断很重要。此外,在2岁以下的NF-1患儿中,JXG发生率较高对诊断NF-1很有用,因为确诊所需的七个临床标准在2岁之前的诊断价值是有限的。与JXG一样,在NF-1患者中,特别是在2岁以下、诊断标准不足的

儿童中,贫血痣(naevus anemicus,NA)的发生率较高。

JXG 与成人血液恶性肿瘤的关系

散在的研究报道了成人黄色肉芽肿可在血液恶性肿瘤之前或同时发生。

特殊检查
• 在大多数情况下,不需要进行特殊检查
• 2 岁以下有多发病灶的儿童需要行眼科检查
• 有 JXG、咖啡斑、NF-1 或 NF 家族史的儿童,需进行全血细胞计数和 / 或儿科转诊
• 对不典型的临床变异进行活检
• 对有系统性表现的病例进行活检,以避免不必要的侵入性检查

High prevalence of BRAF V600E mutations in Erdheim-Chester disease but not in other non-Langerhans cell histiocytoses. Haroche J, Charlotte F, Arnaud L, von Deimling A, Hélias-Rodzewicz Z, Hervier B. Blood 2012; 120: 2700–3.

检测了 93 例患者的 BRAF 状态。54% 的 ECD 和 38% 的 LCH 中检测到 BRAF 突变,而其他组织细胞中没有检测到。

Radiological and clinicopathological features of orbital xanthogranuloma. Miszkiel KA, Sohaib SAS, Rose GE, Cree IA, Moseley IF. Br J Ophthalmol 2000; 84: 251–8.

150 例眼部 JXG 患者中,常规筛查并未发现患皮肤型 JXG。92% 眼部受累患儿年龄小于 2 岁,如果眼部受累患儿发生皮肤损害,其皮损趋向于多发性。

Juvenile xanthogranuloma. Hernandez-Martin A, Baselga E, Drolet BA, Esterley NB. J Am Acad Dermatol 1997; 36: 355–67.

这篇综述文章评估了之前的皮肤和皮肤外病例后给出推荐意见。一般来说,医生对皮肤外受累的警惕十分重要。

The risk of intraocular juvenile xanthogranuloma: survey of current practices and assessment of risk. Wu Chang M, Frieden IJ, Good W. J Am Acad Dermatol 1996; 34: 445–9.

对儿童皮肤科医生(应答率 27%)和眼科医生(应答率 44%)的邮寄调查显示,在两组医生处就诊的患者眼部 JXG 的发病率存在差异。2 岁以下有多发皮损的儿童患眼内病变的风险最高,应由眼科医生进行筛查。

Juvenile xanthogranuloma associated with neurofibro-matosis-1: 14 patients without evidence of hematologic

malignancies. Cambhiangi SD, Restano L, Caputo R. Pediatr Dermatol 2004; 21: 97–101.

该文献对 14 名患有 JXG 和 NF-1 的患者进行了回顾性调查。13 例患者在出生后 2 年内发生 JXG。11 名儿童平均随访 4.3 年(范围为 1~10 年),均未发生血液恶性肿瘤。

JXG, NF-1 and JMML: alphabet soup or a clinical issue?. Burgdorf WH, Zelger B. Pediatr Dermatol 2004; 21: 174–6.

本文是对三重关联的编辑评论和综述,并得出结论:与单纯 NF-1 的儿童相比,没有证据支持同时患 JXG 和 NF-1 的儿童发生 JMML 的风险增加。

Juvenile xanthogranuloma in a child with previously unsuspected NF1 and JMML. Raygada M, Arthur DC, Wayne AS, Rennert OM, Toretsky JA, Stratakis CA. Pediatr Blood Cancer 2010; 54: 173–5.

1 例 9 月龄男童发生 JXG、NF-1 和 JMML 三联征。

NF-1 diagnosed in a child based on multiple JXG and JMML. Jans SR, Schomerus E, Bygum A. Paediatr Dermatol 2015; 31: e29–31.

病例报告 1 例 9 月龄男童患多发性 JXG 和 NF-1,在 20 月龄时发生 JMML。

Juvenile xanthogranuloma and naevus anemicus in the diagnosis of neurofibromatosis type 1. Ferrari F, Masurel A, Olivier-Faivre L, Vabres P. JAMA Dermatol 2014; 150: 142–6.

在 72 例 NF-1 患者中,23 例伴发 JXG 或 NA。两种病变在 2 岁以下的患者中更常见。所有 JXG 患者均未发生慢性髓单核细胞白血病。

一线治疗	
• 不治疗	E
• 手术切除有症状的皮肤和皮肤外损害	D

Juvenile xanthogranuloma: forms of systemic disease and their clinical implications. Freyer DR, Kennedy R, Bostrom BC, Kohut G, Dehner LP. J Pediatr 1996; 129: 227–37.

手术是治疗有症状的皮肤外病变的有效方法。

Update on juvenile xanthogranuloma: unusual cutaneous and systemic variants. Wu Chang M. Semin Cutan Med Surg 1999; 18: 195–205.

成人病变往往不会自行消退,可持续 7 年之久;因此,手术切除是合理的选择。

二线治疗	
• 外用和皮损内糖皮质激素治疗眼部病变	D
• 口服糖皮质激素	E
• 眼部手术	E
• CO_2 激光治疗皮肤损害	E

Early treatment of juvenile xanthogranuloma of the iris with subconjunctival steroids. Casteels I, Olver J, Malone M, Taylor D. Br J Ophthalmol 1993; 77: 57–60.

外用和皮损内糖皮质激素成功治疗眼部病变。

Severe congenital systemic juvenile xanthogranuloma in monozygotic twins. Chantorn Wisuthsarewong W, Aanpreung P, Sanpakit K, Manonukul J. Pediatr Dermatol 2008; 25: 470–3.

多发性皮肤 JXG 同卵双胞胎,伴发肝脾大、肝功能衰竭、骨髓受累。系统应用泼尼松龙治疗 1mg/(kg·d)后病灶消退。

Infiltrative subcutaneous juvenile xanthogranuloma of the eyelid in a neonate. Kuruvula R, Escaravage GK Jr, Finn AJ, Dutton JJ. Ophthal Plast Reconstr Surg 2009; 25: 330–2.

皮损内和口服糖皮质激素联合成功治疗 JXG。

Juvenile xanthogranuloma of the corneoscleral limbus. Lim-I-Linn Z, Li L. Cornea 2005; 24: 745–7.

1 例不伴皮肤损害的角膜缘 JXG 儿童成功实施手术切除和移植。

Multiple juvenile xanthogranulomas successfully treated with CO₂ laser. Klemcke CD, Held B, Dippel E, Goerdt S. J Deutsch Dermatol Ges 2007; 144: 481–2.

CO_2 激光成功治疗皮肤 JXG 的病例报告,5 年随访无复发。

三线治疗	
• 化疗,包括口服糖皮质激素	D
• 放射治疗	D
• 口服甲氨蝶呤	E
• 甲泼尼龙冲击治疗	E
• 维莫非尼	E

Use of radiation in treatment of CNS JXG. Vijapura CA, Fulbright JM. Paediatr Hematol Oncol 2012; 29: 440–5.

1 例 13 岁儿童颅内及脑膜 JXG 的辅助放射治疗成功的报告。文献回顾收集了以往使用放疗的中枢神经系统 JXG 病例,8 例患者中有 6 例表现出暂时或长期的神经疾病改善。

Treatment of JXG. Stover DG, Alapati S, Regueira O, Turner C, Whitlock JA. Pediatr Blood Cancer 2008; 51: 130–3.

多系统 JXG 的两个案例报告。以 LCH 为基础的化疗方案迅速改善了症状。本文对已报道的多系统 JXG 的化疗病例进行了文献综述。10 项研究描述了 15 例患者(29 个化疗方案)。15 例患者中的 12 例接受了某种形式的糖皮质激素治疗;12 例接受糖皮质激素治疗的患者中有 9 例病情稳定(SD),部分缓解(PR)或完全缓解(CR)。包含糖皮质激素和长春碱的方案和不包含糖皮质激素的方案分别有最高和最低的 CR、PR 和 SD 的比率。

Pediatric lymphomas and histiocytic disorders of childhood. Allen CE, Kelly KM, Bollard CM. Pediatr Clin North Am 2015; 62: 139–65.

对儿童患者淋巴瘤和组织细胞病的当前研究和治疗策略的全面回顾。克拉屈滨和氯法拉滨对难治性或复发性 JXG 患者有效。ECD 的治疗方法包括干扰素(IFN-α)和维莫非尼。

Cladribine is highly effective in the treatment of Langerhans cell histiocytosis and rare histiocytic disorders of the juvenile xanthogranuloma group. Adam Z, Szturz P, Pour L, Krejčí M, Zahradová L, Tomíška M, et al. Vnitr Lek 2012; 58: 455–65.

本文介绍了克拉屈滨(2-CdA)治疗 LCH 和 JXG 的临床经验。7 篇文章描述了某些 JXG 变体(ECD、播散性 JXG 和局部普通黄瘤)对克拉屈滨的治疗反应。

Juvenile xanthogranulomatosis with bilateral and multifocal ocular lesions of the iris, cornealscleral limbus, and choroid. Longmuir S, Dumitrescu A, Kwon Y, Boldt HC, Hong S. JAAPOS 2011; 15: 598–600.

病例报告 14 月龄男童出现 JXG 皮损,伴眼压升高、前房积血、前葡萄膜炎、虹膜肿块和右结膜下角膜缘肿块,并逐渐出现左眼视网膜下肿块。眼部损害对眼周注射曲安奈德、外用泼尼松龙、口服泼尼松龙和甲氨蝶呤有反应。这是首例使用甲氨蝶呤作为辅助治疗儿童 JXG 的报道。

（彭 斌 译,耿松梅 校）

第120章 卡波西肉瘤

原作者 Niraj Butala，Sandra Pena，Steven M. Manders

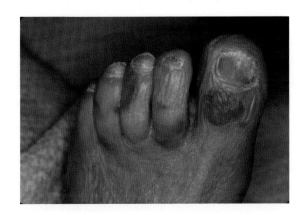

卡波西肉瘤（Kaposi sarcoma，KS）是一种特发性多灶性血管内皮肿瘤，与卡波西肉瘤相关疱疹病毒（Kaposi sarcoma herpesvirus，KSHV）或人疱疹病毒-8（human herpesvirus-8，HHV-8）感染有关，这些病毒主要通过唾液传播，也可以通过实体器官移植感染。在美国，流行性或艾滋病相关的 KS 最常见，然而移植或医源性免疫抑制相关 KS 的病例也呈逐渐上升的趋势。在临床工作中，经典型和地方型 KS 也可以见到。各种类型的 KS 治疗方法相似。

治疗策略

一般来说，治疗目的是改善外观、减缓或终止病情进展。根据治疗的目的，可以把患者分成若干组。皮肤科医生最常遇到是局限于皮肤的 KS，皮损数目 <10 个，没有口腔或内脏受累，也没有肿瘤相关的淋巴水肿。治疗方法包括冷冻、皮损内注射长春碱、放疗和外用 9- 顺式维 A 酸凝胶。由于治疗目的是美容，所以在治疗方法的选择上要考虑色沉和疼痛等副作用。

对治疗棘手的局限性 KS、皮肤广泛受累的 KS、系统性 KS，以及肿瘤相关的淋巴水肿，治疗方法包括蒽环类脂质体（如聚乙二醇化的阿霉素脂质体或柔红霉素脂质体），紫杉烷类（紫杉醇）和 α- 干扰素。对流行性 KS，有效的抗逆转录病毒疗法（antiretroviral therapy，ART）足以阻止病程进展，与蒽环类脂质体、紫杉醇和 α- 干扰素也有协同作用。然而，一些报道称 KS 患者在初始接受 ART 后病情恶化，考虑可能与免疫重建综合征有关。对于医源性免疫抑制相关性 KS，减少免疫抑制剂（特别是西罗莫司）的剂量或改变治疗方案有时有效。对这类患者来说，放射疗法也是一种可以选择的治疗方案。

口腔损害的治疗尚有困难，因为冷冻疗法不可行，放疗

又可导致黏膜炎。治疗方法包括皮损内注射长春碱、硬化剂如十四烷基硫酸钠或系统性治疗。

用于治疗和预防卡波西肉瘤的各种新疗法正日益增加，包括抗血管生成药物、抗病毒药物、口服活性基质金属蛋白酶抑制剂、酪氨酸激酶抑制剂和针对白介素 -12（interleukin-12，IL-12）的制剂。

特殊检查
• 人类免疫缺陷病毒（HIV）血清学检查、CD4+ T 淋巴细胞计数、病毒载量（HIV 阳性时）。
• 全血细胞计数、肝肾功能检查
• 胸片
• 粪潜血试验

Management of AIDS-related Kaposi's sarcoma. Di Lorenzo G, Konstantinopoulos PA, Pantanowitz L, Di Trolio R, De Placido S, Dezube BJ。Lancet Oncol 2007; 8: 167–76。

这是一篇关于治疗策略和正在进行的研究的综述。

Update on KSHV epidemiology, Kaposi sarcoma pathogenesis, and treatment of Kaposi sarcoma. Uldrick TS, Whitby D. Cancer Lett 2001; 30: 150–62.

这是一篇全面回顾 KS 的综述，包括病因和治疗选择。

一线治疗	
• 聚乙二醇化脂质体阿霉素	A
• 紫杉醇	A
• 抗逆转录病毒疗法	B
• 冷冻治疗	B
• 放射治疗	B
• 9- 顺式维 A 酸凝胶	A

PEGylated liposomal doxorubicin plus highly active antiretroviral therapy versus highly active antiretroviral therapy alone in HIV patients with Kaposi's sarcoma. Martin-Carbonero L, Barrios A, Saballs P, Sirera G, Santos J, Palacios R, er al.; Caelyx/KS Spanish Group. AIDS 2004; 18: 1737–40.

为一项聚乙二醇化脂质体阿霉素（每 3 周 20mg/m^2）联合 ART 与单用 ART 的随机对照研究。结果表明，联合疗法比单用 ART 有效率高得多（76% vs. 20%，意向治疗

分析）。

聚乙二醇化脂质体阿霉素是目前首选的化疗药物。

A randomized controlled trial of highly active antiretroviral therapy versus highly active antiretroviral therapy and chemotherapy in therapy-naive patients with HIV-associated Kaposi sarcoma in South Africa. Mosam A, Shaik F, Uldrick TS, Esterhuizen T, Friedland GH, Scadden DT, et al. JAIDS 2012; 60: 150–7.

一项对比 ART 及 ART 联合化疗治疗 KS 的随机对照研究, 59 名初治患者被随机分配到 ART 组(司他夫定、拉米夫定和奈韦拉平), 53 名患者分配到 ART 加化疗组(曲美尼加博来霉素、阿霉素和长春新碱)。ART 组的总体 KS 应答率为 39%, 联合治疗组为 66%。两组的生存率无差异。

Multicenter trial of low-dose paclitaxel in patients with advanced AIDS-related Kaposi's sarcoma. Tulpule A, Groopman J, Saville MW, Harrington W Jr, Friedman-Kien A, Espina BM, et al. Cancer 2002; 95: 147–54.

对 107 例患者的 II 期临床试验表明, 联合或不联合使用蛋白酶抑制剂的治疗可使患者的完全缓解率和部分缓解率分别达 59% 和 54%。

Randomized trial of paclitaxel versus pegylated liposomal doxorubicin for advanced human immunodeficiency virus-associated Kaposi sarcoma. Cianfrocca M, Lee S, Von Roenn J, Tulpule A, Dezube BJ, Aboulafia DM, et al. Cancer 2010; 116: 3969–77.

73 名晚期 HIV 相关 KS 患者随机分为紫杉醇组和聚乙二醇脂质体阿霉素组, 两者均能显著改善疼痛和肿胀。紫杉醇治疗组的总体毒性发生率更高。

Highly active antiretroviral therapy in AIDS-associated Kaposi's sarcoma: implications for the design of therapeutic trials in patients with advanced, symptomatic Kaposi's sarcoma. Krown SE. J Clin Oncol 2004; 22: 399–402.

这篇文章回顾了关于使用单一疗法治疗 KS 的证据。在疾病早期的患者(T_0 期)中, 80% 以前未接受抗逆转录病毒治疗的患者在单独使用抗逆转录病毒治疗时, 出现退行性反应。

Cryotherapy for cutaneous Kaposi's sarcoma (KS) associated with acquired immune deficiency syndrome (AIDS): a phase II trial. Tappero JW, Berger TG, Kaplan LD, Volberding PA, Kahn JO. J AIDS 1991; 4: 839–46.

此项研究是关于冷冻治疗 KS 疗效的临床试验。受试者每个病灶平均接受 3 次治疗, 结果改善率达 70%。

Radiotherapy of classic and human immunodeficiency virus-related Kaposi's sarcoma: results in 1482 lesions. Caccialanza M, Marca S, Piccinno R, Eulisse G. J Eur Acad Dermatol Venereol 2008; 22: 297–302.

此项研究是一个关于放疗治疗 KS 的研究, 结果显示, 经典型 KS 皮损消退率为 98%, HIV 相关型 KS 为 91%, 总的耐受性较好。

Phase III vehicle-controlled, multi-centered study of topical alitretinoin gel 0.1% in cutaneous AIDS-related Kaposi's sarcoma. Bodsworth NJ, Bloch M, Bower M, Donnell D, Yocum R, International Panretin Gel KS Study Group. Am J Clin Dermatol 2001; 2: 77–87.

外用 9-顺式维 A 酸凝胶治疗 KS 的临床试验。结果有效率为 37%(空白对照组有效率为 7%)。

因其有效率不高、费用又很高, 故应用价值有限。全反式维 A 酸凝胶可作为该药的一个替代药物(Topical treatment of epidemic Kaposi's sarcoma with all-trans-retinoic acid. Bonhomme L, Fredj G, Averous S, Szekely AM, Ecstein E, Trumbic B, et al. Ann Oncol 1991; 2: 234–5.)。

二线治疗	
• 皮损内注射干扰素	C
• 干扰素 α2b	C
• 皮损内注射长春碱	C

Intralesional interferon-alpha and zidovudine in epidemic Kaposi's sarcoma. Dupuy J, Prize M, Lynch G, Bruce S, Schwartz M. J Am Acad Dermatol 1993; 28: 966–72.

皮损内注射 α-干扰素(每次 100 万 U, 每周 3 次, 持续 6 周), 有效率达 85%, 但无统计学意义。

Interferon-alpha2b with protease inhibitor-based antiretroviral therapy in patients with AIDS-associated Kaposi's sarcoma: an AIDS malignancy consortium phase I trial. Krown SE, Lee JY, Lin L, Fischl MA Ambinder R, Von Roenn JH. AIDS 2006; 41: 149–53.

作者观察到干扰素 α 2b 对 KS 病变的改善有限。最大耐受剂量为 500 万 IU/d。

Intralesional vinblastine for cutaneous Kaposi's sarcoma associated with acquired immunodeficiency syndrome. Boud-reaux AA, Smith LL, Cosby CD, Bason MM, Tappero JW, Berger TG. J Am Acad Dermatol 1993; 28: 61–5.

皮损内注射长春碱治疗 KS 的研究。88% 治疗的病灶

446

有反应,但疼痛和色素沉着比较常见。在稀释剂中加入碳酸氢盐缓冲利多卡因可使疼痛最小化。

三线治疗	
• 贝伐珠单抗	C
• 索拉非尼	E
• 吉西他滨	E
• 来那度胺	E
• 沙利度胺	B
• 静脉注射脂质体全反式维 A 酸	B
• 光动力疗法	B
• 9- 顺式维 A 酸	B
• 依托泊苷	B
• 雷帕霉素机制性靶标(mTOR)抑制剂(西罗莫司)	C
• IL-12	C
• 基质金属蛋白酶抑制剂 COL-3	C
• 常山酮	C
• 5% 咪喹莫特乳膏	C
• 3% 十四烷基硫酸钠	C
• 手术切除	E
• 抗病毒药物(更昔洛韦、缬更昔洛韦、膦甲酸)	B
• 肌肉注射免疫球蛋白	E

Phase Ⅱ study of bevacizumab in patients with HIV associated Kaposi's sarcoma receiving antiretroviral therapy. Uldrick TS, Wyvill KM, Kumar P, O'Mahony D, Bernstein W, Aleman K, et al. J Clin Oncol 2012; 30: 1476–83.

17 例 HIV 相关 KS 患者使用抗血管内皮生长因子 A (anti-vascular endothelial growth factor A,VEGFA)单克隆抗体贝伐珠单抗治疗。总有效率(完全缓解加部分缓解)为 31%。

A Kaposi's sarcoma complete clinical response after sorafenib administration. Ardavanis A,Doufexis D,Kountourakis P,Rigatos G.Ann Oncol 2008 ;19 :1658–9.

这是一个关于使用索拉非尼(400mg,口服,每日 2 次)治疗肾细胞癌时,卡波西肉瘤得到完全临床缓解的临床报告。

Gemcitabine for the treatment of classic Kaposi's sarcoma: a case series. Zustovich F, Ferro A, Toso S. Anticancer Research 2013; 33: 5531–4.

4 名经典型 KS 患者对吉西他滨单药治疗产生了反应。

Lenalidomide inLenalidomide in treating AIDS-related Kaposi's sarcoma. Martinez V, Tateo M, Castilla MA, Melica

G, Kirstetter M, Boué F. AIDS 2011; 25: 878–80.

来那度胺是一种沙利度胺类似物,3 名 HIV 相关 KS 患者使用来那度胺治疗后得到有效缓解。

A retrospective analysis of thalidomide therapy in non-HIV-related Kaposi's sarcoma. Ben M'barek L, Fardet L, Mebazaa A, Thervet E, Biet I, Kerob D, et al. Dermatology 2007; 215: 202–5.

用沙利度胺治疗非 HIV 相关性 KS,11 例患者中只有 3 例缓解,27% 的患者伴有感觉神经病变和眩晕不良反应,限制了其应用。

A multicenter phase Ⅱ study of the intravenous administration of liposomal tretinoin in patients with acquired immunodeficiency syndrome-associated Kaposi's sarcoma. Bernstein ZP, Chanan-Khan A, Miller KC, Northfelt DW, Lopez-Beresenstein G, Gill PS. Cancer 2002; 95: 2555–61.

静脉输注全反式维 A 酸脂质体治疗 KS 的临床试验。每周使用 3 次脂质体全反式维 A 酸(60mg/m^2 逐步增加至 90mg/m^2,如果可以耐受的话增加至 120mg/m^2)比每周使用 1 次有效,而毒性无显著差异。

New photodynamic therapy protocol to treat AIDS-related Kaposi's sarcoma. Tardivo JP, Del Giglio A, Paschoal LH, Baptista MS. Photomed Laser Surg. 2006 Aug; 24 (4): 528–31.

新的光动力治疗方案成功治疗 1 例艾滋病相关 KS 患者。

9-cis-retinoic acid capsules in the treatment of AIDS-related Kaposi sarcoma: results of a phase 2 multicenter clinical trial. Aboulafia DM, Norris D, Henry D, Grossman RJ, Thommes J, Bundow D, et al. Arch Dermatol 2003; 139: 178–86.

用 9- 顺式维 A 酸治疗艾滋相关性 KS,总有效率为 19%,疗效一般,由于大剂量时出现明显毒性,从而限制了其临床应用。

Phase Ⅱ evaluation of low-dose oral etoposide for the treatment of relapsed or progressive AIDS-related Kaposi's sarcoma: an AIDS Clinical Trials Group clinical study. Evans SR, Krown SE, Testa MA, Cooley TP, Von Roenn JH. J Clin Oncol 2002; 20: 3236–41.

评估口服低剂量依托泊苷治疗复发或进展性艾滋病相关卡波西肉瘤的 Ⅱ 期临床试验。总有效率为 36.1%。最常见的副作用为中性粒细胞减少和机会性感染。

Sirolimus for Kaposi's sarcoma in renal-transplant recipients. Stallone G, Schena A, Infante B, Di Paolo S, Loverre A, Maggio G, et al. N Engl J Med 2005; 352: 1317–23.

15 例接受肾移植的患者将环孢素改为西罗莫司进行免疫抑制治疗后，伴随的 KS 也完全缓解。

Classic Kaposi's sarcoma treated with topical rapamycin. Diaz-Ley B, Grillo E, Rios-Buceta L, Paoli J, Moreno C, Vano-Galvan S, et al. Dermatol Ther 2015; 28: 40–3.

1 名经典型 KS 患者使用西罗莫司局部治疗 16 周后，病情得到明显缓解。

Phase 2 study of pegylated liposomal doxorubicin in combination with interleukin-12 for AIDS-related Kaposi sarcoma. Little RF, Aleman K, Kumar P, Kumar P, Wyvill KM, Pluda JM, Read-Connole E, et al. Blood 2007; 110: 4165–71.

36 例患者接受聚乙二醇化阿霉素脂质体联合 IL-12 治疗，每 3 周 1 疗程，共 6 个疗程，随后进入为期 3 年的维持治疗，IL-12 每周 2 次。结果 30 例患者达到满意疗效。未设对照组，患者还同时接受了高效抗逆转录病毒治疗（highly active antiretroviral therapy，HARRT）。

Activity of subcutaneous interleukin-12 in AIDS-related Kaposi sarcoma. Little RF, Pluda JM, Wyvill KM, Rodriguez-Chavez IR, Tosato G, Catanzaro AT, et al. Blood 2006; 107: 4650–7.

每周 2 次注射不同剂量的 IL-12，当剂量大于 100ng/mg 时有显著的疗效，剂量超过 500ng/kg 时副作用限制了其应用。

Randomized phase Ⅱ trial of matrix metalloproteinase inhibitor COL-3 in AIDS-related Kaposi's sarcoma: an AIDS Malignancy Consortium Study. Dezube BJ, Krown SE, Lee JY, Bauer KS, Aboulafia DM. J Clin Oncol 2006; 24: 1389–94.

用基质金属蛋白酶抑制剂 COL-3 治疗艾滋病相关性 KS，每日 50mg，有效率为 41%。所有患者对此药耐受性都好。

Phase Ⅱ AIDS malignancy consortium trial of topical halofuginone in AIDS-related Kaposi's sarcoma. Koon HB, Fingleton B, Lee JY, Geyer JT, Cesarman E, Parise RA, et al. JAIDS 2011; 56: 64–8.

26 例 HIV 相关且病变局限于皮肤的 KS 患者接受了常山酮（血管生成抑制剂）治疗，有效率为 35%。

Imiquimod 5% cream for treatment of HIV-negative Kaposi's sarcoma skin lesions: A phase Ⅰ to Ⅱ, open-label trial in 17 patients. Celestin Schartz NE, Chevret S, Paz C, Kerob D, Verola O, Morel P, et al. J Am Acad Dermatol 2008; 585–91.

该项研究显示每天 2 次使用 5% 咪喹莫特乳膏封包、持续 24 个月后，17 例患者中 8 例有所改善，但 6 例患者肿瘤有进展。

Intralesional vinblastine vs. 3% sodium tetradecyl sulfate for the treatment of oral Kaposi's sarcoma. A double blind, randomized clinical trial. Ramirez-Amador V, Esquivel-Pedraza L, Lozada-Nur F, De la Rosa-Garcia E, Volkow-Fernandez P, Suchil-Bernal L, et al. Oral Oncol 2002; 38: 460–7.

研究比较了皮损内注射长春碱与十四烃基硫酸钠治疗 KS 的疗效。16 例患者随机分成两组。结果两组的疗效不确切，但显示十四烃基硫酸钠的耐受性可能更佳。

Local therapy for mucocutaneous Kaposi's sarcoma in patients with acquired immunodeficiency syndrome. Webster GF. Dermatol Surg 1995; 21: 205–8.

手术对孤立皮损偶尔有效，但常复发。因此，此疗法的价值有限。

Effect of antiviral drugs used to treat cytomegalovirus end-organ disease on subsequent course of previously diagnosed Kaposi's sarcoma in patients with AIDS. Robles R, Lugo D, Gee L, Jacobson MA. J AIDS Hum Retrovirol 1999; 20: 34–8.

因巨细胞病毒感染接受膦甲酸治疗的患者，KS 病情进展延缓。

Valganciclovir for suppression of human herpesvirus 8 replication: a randomized, double-blind, placebo-controlled, crossover trial. Casper C, Krantz EM, Corey L, Kuntz SR. J Inject Dis 2008; 198: 23–30.

该项研究显示，缬更昔洛韦可降低 HHV-8 的病毒泄出频率并减少其数量。

Successful treatment of classical Kaposi sarcoma with low-dose intramuscular immunoglobulins. Thoms KM, Hellriegel S, Krone B, Beckmann I, Ritter K, Schon MP, et al. Br J Dermatol 2011; 164: 1107–9.

该研究报道，使用低剂量免疫球蛋白肌肉注射，可有效治疗 KS。

（王 英 译，蔡绥勃 校）

证据等级：A 双盲试验　　B 临床试验，研究对象 ≥ 20 例　　C 临床试验，研究对象 < 20 例　　D 病例分析，研究对象 ≥ 5 例　　E 个案报道

第121章 川崎病

原作者　Michael Pan，Lauren Geller，Ranon Mann，Adam Friedman，Adam Wulkan

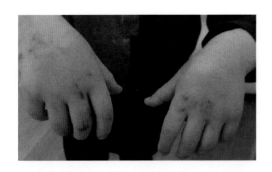

川崎病(Kawasaki disease，KD)主要见于婴幼儿和儿童，是一种急性发热性多器官受累的血管炎性疾病，以皮肤黏膜和淋巴结受累为主。尽管日本学者在数十年前就已经描述了本病，但其发病机制仍未明确。越来越多的证据支持感染病因论。

治疗策略

治疗川崎病患者最重要的目的是预防心脏并发症，包括冠状动脉病、动脉瘤形成、心肌梗死、猝死等。多年来，最主要的治疗手段是应用大剂量的水杨酸盐(如阿司匹林)，以及静脉注射免疫球蛋白(IVIG)。治疗目的是控制川崎病特征性的剧烈、急性炎症状态，同时预防上述的心血管后遗症的发生。

在急性炎症期，阿司匹林(一种强效的前列腺素合成的抑制剂)的起始剂量为80~100mg/(kg·d)，分4次口服，持续2周。若患者48小时内无发热，则可将剂量减少为3~5mg/(kg·d)，再继续口服6~8周，直至红细胞沉降率和血小板计数恢复正常。多项试验未能阐明大剂量阿司匹林治疗在预后方面的益处，因此，目前并没有足够的证据支持水杨酸盐作为川崎病的一线治疗。

IVIG是川崎病的一线治疗手段。IVIG可以快速退热，能中和循环中的髓磷脂抗体并可下调促炎细胞因子，包括INF-γ。儿童剂量和成人剂量相同，用法有两种，即：400mg/(kg·d)静脉滴注(时间至少2小时)，连续使用4天；或者单剂量2g/kg静脉持续滴注，时间为12小时。IVIG治疗失败被认为与血浆中血小板激活因子——乙酰水解酶的基因多态性有关。对IVIG无应答的病例尚无特殊治疗方法。

特殊检查
• 实验室检查:ESR，全血细胞计数 + 血小板计数，LDH
• 多层螺旋CT
• 超声心动图

Kawasaki disease: an overview. Pinna GS, Kafetzis D, Tselkas O, Skevaki CL. Curr Opin Infect Dis 2008; 21: 263–70.

超声心动图、负荷显像、血管造影术、MRI和超高速CT检查对诊断冠状动脉瘤、冠状动脉闭塞和狭窄非常有用。超声心动图在就诊时或治疗2~6周后都推荐进行检查。现已证明多层螺旋CT优于经胸廓超声心动图或MRI。CT可以发现钙化，评估软斑块，可进行快速数据收集且影像简明易读。相反，MRI成像时间较慢，从而会延长麻醉时间，增加相应的风险。经胸廓超声心动图只能对近端动脉成像，因此不易检出狭窄而造成漏诊。

The diagnosis and treatment of Kawasaki disease. Royle J, Burgner D, Curtis NJ. Pediatr Child Health 2005; 41: 87–93.

指南突出了川崎病诊断上的困难性。一项对近期数据的荟萃分析可对这种重要儿科疾病的早期诊断提供帮助。川崎病的临床特征与许多儿科疾病都类似，因此，其诊断标准不够敏感。血清学和生化指标对其诊断可能有帮助，但没有诊断价值，且特异性较低。超声心动图不用来确诊川崎病。超声结果正常并不能排除川崎病，因为冠脉损害多在恢复期发生，也可延迟至发热后6~8周发生。因为川崎病无特异性的诊断方法，所以深入了解其流行病学及临床特征对川崎病的早期识别和最优处理非常必要。

一线治疗	
• 免疫球蛋白	A
• 阿司匹林	B

Kawasaki disease: an update on diagnosis and treatment. Kuo HC, Yang KD, Chang WC, Ger LP, Hsieh KS. Pediatr Neonatol 2012; 53: 4–11.

治疗上的更新包括甲泼尼龙、TNF-α抑制剂、他汀类药物、血浆置换以及细胞毒性药物。该综述认为大剂量阿司匹林似乎并没有降低冠状动脉病变(CAL)的发生率，尽管这需要进一步的研究。

治疗IVIG无反应型川崎病是一项挑战。最近的研究表明，年龄、血小板计数、血沉、血红蛋白、C反应蛋白(CRP)、嗜酸性粒细胞计数、乳酸脱氢酶(LDH)、白蛋白和谷丙转氨酶(ALT)与首次IVIG治疗失败有相关性。由于IVIG治疗失败会增加冠状动脉病变的风险，因此对此类患者,需要第二次 IVIG 治疗,甲泼尼龙静脉注射或使用 TNF-α 抑制剂。

Resistance to intravenous immunoglobulin in children with Kawasaki disease. Tremoulet AH, Best BM, Song S, Wang S, Corinaldesi E, Eichenfield JR, et al. J Pediatr 2008; 153: 117–21.

IVIG 治疗对急性期的川崎病有效且安全。但是有 10%~20% 的患者对 IVIG 初始治疗(2g/kg 静脉滴注)抵抗。这些患者冠脉异常的风险较其他患者高。这项回顾性研究使用 IVIG 抵抗病例的人口统计学资料及实验室数据,希望制定一套评分系统,以利于发现圣地亚哥城中潜在的 IVIG 抵抗患者。这对川崎病患者及早采取二线治疗有帮助。但此地患者人口差异性太大,因而无法制定出一套准确而且有临床意义的评分系统。

Analysis of potential risk factors associated with nonresponse to initial intravenous immunoglobulin treatment among Kawasaki disease patients in Japan. Uehara R, Belay ED, Maddox RA, Holman RC, Nakamura Y, Yashiro M, et al. Pediatr infect Dis J 2008; 27: 155–60.

一些川崎病患者会对首次 IVIG 治疗无应答。这个研究的目的是确定日本 IVIG 无反应型川崎病患者的潜在危险因素。研究结果强调内科医生对复发性川崎病患者,以及在病程前 5 天就诊断为川崎病并予以治疗但实验室相关检查持续无改善(如血小板计数低、ALT 和 CRP 高)的患者,应考虑到 IVIG 无应答的可能。对这些患者除初期期用 IVIG 治疗外,早期给予二线治疗将有利于改善病情。

Treatment of acute Kawasaki disease: aspirin's role in the febrile stage revisited. Hsieh KS, Weng KP, Lin CC, Huang TC, Lee CL, Huang SM. Pediatrics 2004; 114: 689–93.

在北美,大剂量阿司匹林[80mg/(kg·d) 口服]被广泛应用于川崎病急性期的治疗。然而,这种治疗的必要性尚未完全阐明。此项研究表明,不给予川崎病急性期患者阿司匹林,对其 IVIG 治疗的反应率、发热持续时间或冠脉异常的发生率没有影响。无论儿童是在发病第 5 天之前还是之后接受大剂量 IVIG(2g/kg)的单次输注治疗,都可以看到这种反应。因此,现有的数据表明,阿司匹林对预防 IVIG 无应答、预防动脉瘤形成或缩短发热时间方面作用有限。

High-dose aspirin is associated with anemia and does not confer benefit to disease outcomes in Kawasaki disease. Kuo HC, Lo MH, Hsieh KS, Guo MM, Huang YH. PLoS One 2015; 10: e0144603.

这项回顾性研究分析了 851 例接受单剂量 IVIG 治疗联合:①大剂量阿司匹林治疗直至退热后改为小剂量阿司

匹林(n=305);或②仅小剂量阿司匹林治疗(n=546)的患者。研究发现两组患者的 IVIG 耐药率、冠状动脉病变发生率或住院时间无显著差异。此外,这项研究也发现,在 IVIG 治疗后,接受大剂量阿司匹林治疗的患者血红蛋白水平降低,血清 CRP 和铁调素水平升高,且恢复正常水平的时间延长。因此作者认为,大剂量阿司匹林治疗不会带来任何益处,并且在川崎病的急性期是不必要的。

二线治疗	
• 糖皮质激素	A
• 重复免疫球蛋白治疗	D

Efficacy of immunoglobulin plus prednisolone for prevention of coronary artery abnormalities in severe Kawasaki disease (RAISE study): a randomised, open-label, blinded-endpoints trial. Kobayashi T, Saji T, Otani T, Takeuchi K, Nakamura T, Arakawa H. Lancet 2012; 379: 1613–20.

这项多中心、前瞻性的随机试验在日本的 74 家医院进行。重症川崎病患者被随机分为两组,对照组接受 IVIG[2g/(kg·d),持续 24 小时]和阿司匹林[30mg/(kg·d)]治疗,干预组接受相同剂量的 IVIG 和阿司匹林治疗,与泼尼松龙([2mg/(kg·d)],CRP 水平正常后 15 天逐渐减量)联用。有 125 人被分配到干预组,123 人只接受了 IVIG。接受静脉注射泼尼松龙的干预组(4 例)冠状动脉病变发生率明显低于对照组(28 例)。但是还需要对来自不同种族背景的群体进行更大规模的研究。

Effects of steroid pulse therapy on immunoglobulin-resistant Kawasaki disease. Furukawa T, Kishiro M, Akimoto K, Nagata S, Shimizu T, Yamashiro Y。Arch Dis Child 2008; 93: 142–6.

这是一项比较静脉注射甲泼尼龙(IVMP)与阿司匹林[30mg/(kg·d)]以及再次静脉输注丙种球蛋白(2g/kg)在治疗川崎病中作为二线治疗药物疗效的非随机试验。在本项研究中,所有的 IVIG 抵抗患者在静脉注射甲泼尼龙后发热均很快缓解;77% 的患者痊愈未复发,也未发生冠状动脉瘤。这些发现提示,对 IVIG 抵抗的患者早期进行静脉注射甲泼尼龙治疗与重复免疫球蛋白治疗一样,都是有效的二线治疗手段。

Risk factors associated with the need for additional intravenous gamma-globulin therapy for Kawasaki disease. Muta H, Ishii M, Furui J, Nakamura Y, Matsuishi T。Acta Paediatr 2006; 95: 189.

本研究采用了一项日本全国性调查的数据,以确定需要重复免疫球蛋白治疗的指征。红细胞沉降率升高、贫血和高乳酸脱氢酶水平被认为是需要再次接受免疫球蛋白治疗的指征。在这项研究中,男性、不完全型和复发性川崎病以及在发病后 4 天内 IVIG 的治疗剂量 ≤ 1g/kg 被确定为需要再次接受免疫球蛋白治疗相关的独立危险因素。识别这些危险因素有利于预测哪些患者可能需要再次接受免疫球蛋白治疗。这可以帮助医生尽早制订治疗策略以预防心血管并发症。

三线治疗	
• 环孢素	B
• 噻氯匹定	E
• 乙酮可可碱	B
• 乌司他丁	B
• 英利西单抗	A
• 血浆置换	B
• 利妥昔单抗	E
• 双嘧达莫	E
• 心脏移植	E
• 冠脉搭桥	B

Cyclosporin A treatment for Kawasaki disease refractory to initial and additional intravenous immunoglobulin. Suzuki H, Terai M, Hamada H, Honda T, Suenaga T, Takeuchi T, Hooshyar H, et al. Pediatr Infect Dis J 201 1; 30: 610–5.

在这项涉及 28 例 IVIG 治疗失败患者的研究中,口服环孢素 4~8mg/(kg·d) 被证明是一种安全、耐受性好、有效的选择。在这 28 例里,18 例患者在治疗 3 天内退热,4 例在治疗 4~5 天内退热,其余 6 例患者对环孢素治疗无反应。

Response of refractory Kawasaki disease to pulse steroid and cyclosporin A therapy. Raman V, Kim J, Sharkey A。 Pediatr Infect Dis J 2001; 20: 635–7。

1 例伴有冠状动脉瘤、心肌炎、心包炎和瓣膜关闭不全的急进性、迁延性川崎病患者,对反复静脉注射免疫球蛋白无反应,采用大剂量糖皮质激素冲击疗法和环孢素 [3mg/(kg·d)] 的联合治疗取得了良好的疗效。

Ulinastatin, a urinary trypsin inhibitor, for the initial treatment of patients with Kawasaki disease: a retrospective study. Kanai T, Ishiwata T, Kobayashi K, Sato H, Takizawa M, Kawamura Y, et al. Circulation 201 1; 124: 2822–28.

这是一项回顾性研究,比较了 369 例接受乌司他丁 [15 000U/(kg·d),分 3 次服用]、阿司匹林 [30mg/(kg·d)] 和 IVIG(1~2g/kg)的联合治疗的川崎病患者与 1 178 例只接受 IVIG 和阿司匹林的川崎病患者。与对照组(3%)相比,乌司他丁组(7%)的冠状动脉病变发生率降低,表明乌司他丁与更少接受急救治疗和更少发生冠状动脉病变有相关性。

Infliximab for intravenous immunoglobulin resistance in Kawasaki disease: a retrospective study. Son MB, Gauvreau K, Burns JC, Corinaldesi E, Tremoulet AH, Watson VE, et al. J Pediatr 2011; 158: 644–49.

这项回顾性研究评估了 2000—2008 年间,首次 IVIG 治疗失败后接受英利西单抗(5mg/kg)或再次接受免疫球蛋白(2g/kg)治疗的川崎病患者的发热持续时间和冠状动脉大小。与对照组相比,接受英利西单抗治疗的患者发热时间和住院时间缩短,但冠状动脉大小没有显著差异。

Infliximab for intensification of primary therapy for Kawasaki disease: a phase 3 randomised, double-blind, placebo-controlled trial. Tremoulet AH, Jain S, Jaggi P, Jimenez-Fernandez S, Pancheri JM, Sun X, et al. Lancet 2014; 383 (9930): 1731–38.

这项研究纳入了 196 例接受 IVIG 标准治疗的川崎病患者,其中 98 例又接受英利西单抗(单次剂量 5mg/kg)治疗,98 例接受了安慰剂。两组的 IVIG 抵抗率没有显著差异。然而接受英利西单抗治疗组的冠状动脉前降支 Z 评分、发热天数以及炎性标志物水平明显减少。没有严重的不良事件可归因于英利西单抗。

Resistant Kawasaki disease treated with anti-CD20. Sauvaget E, Bonello B, David M, Chabrol B, Dubus JC, Bosdure E. J Pediatr 2012; 160: 875–76.

在发病第 20 天使用抗 CD20 单克隆抗体利妥昔单抗 [1mg/(kg·d)] 成功治疗了 1 名对 IVIG 和全身类固醇激素抵抗的 6 岁男孩。利妥昔单抗治疗的 2 天之内,该患者已经退热,超声心动图显示冠状动脉病变有所改善。

Long-term efficacy of plasma exchange treatment for refractory Kawasaki disease. Hokosaki T, Mori M, Nishizawa T, Nakamura T, Imagawa T, Iwamoto M, et al. Pediatr Int 2012; 54: 99–103.

这项回顾性研究纳入了 125 例接受血浆置换(PE)治疗的 IVIG 难治性川崎病患者。血浆置换疗法的成功取决于治疗前冠状动脉病变是否存在以及治疗开始的时机。在发病的前 9 天开始采取血浆置换的患者,冠状动脉病变发生率保持在 2.8%。对于那些在发病第 9 天之后接受血浆置换治疗的伴有冠状动脉病变的患者,后遗症的发生率仍为 15.8%。在血浆置换治疗前冠状动脉正常的患者没有一个发生冠状动脉病变。这说明在冠状动脉病变发生前采取血浆置换疗法对难治性川崎病是一个很好的选择。

Prevention of thrombosis of coronary aneurysms in patients with a history of Kawasaki disease. Suda K, Kudo Y, Sugawara Y。 Nippon Rinson 2008; 66: 355–9。

为了预防川崎病患者的冠状动脉血栓形成,指南建议长期应用抗血小板药物进行抗血栓治疗,例如阿司匹林、双嘧达莫、噻氯匹定、氯吡格雷和阿昔单抗,华法林可选择性使用。

Optimal time of surgical treatment for Kawasaki coronary artery disease. Yamauchi H, Ochi M, Fujii M, Hinokiyama K, Ohmori H, Sasaki T, et al。J Nippon Med Sch 2004; 71: 279–86。

作者随访了 21 例伴有冠脉并发症的川崎病患者,这些患者都接受了冠脉搭桥手术(CABG),随访时间是 12 年。他们得出的结论是,对急性起病的川崎病患者,尽早进行CABG 手术是有益的。

（黄雁舟　译,郑　敏　校）

452

第122章　瘢痕疙瘩

原作者　Brian Berman，Ran Huo，Martha Viera，Andrea Maderal

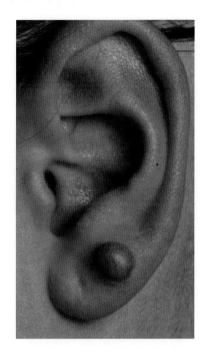

瘢痕疙瘩（keloid）是真皮过度增生，伴有致密纤维组织的过度积聚形成的，可出现在创伤部位。根据定义，瘢痕疙瘩的范围可大于原有创伤的边界而不会自行消退。瘢痕疙瘩不仅可以使患者出现美容缺陷和心理障碍，还常可引起剧烈疼痛和瘙痒。

治疗策略

瘢痕疙瘩的治疗方法众多；然而，尚无一种治疗方法被公认是安全有效的。预防复发是选择治疗方法的关键。治疗的首要原则是阻止瘢痕进一步发展和患者教育。缝合创面时保证最小的创面张力以及控制局部炎症至关重要。对有瘢痕体质的患者应尽量避免非必要的整形手术。瘢痕疙瘩好发于皮肤张力高的部位。应尽量避免在胸部中间和关节部位切开皮肤。另外，切口应平行于皮肤皱褶方向。

瘢痕疙瘩常见的治疗方法包括封包疗法、加压疗法、瘢痕内注射糖皮质激素、瘢痕内注射干扰素、瘢痕内注射5-氟尿嘧啶、冷冻治疗、手术切除、放射治疗和激光治疗。目前尚无任何一种治疗特别有效或被广泛适用，联合多种治疗方法往往取得更好疗效。

皮损内注射糖皮质激素是治疗瘢痕疙瘩的主要手段。最常用的是浓度为10~40mg/ml的曲安奈德，用法为25~27号针头皮损内注射，每隔4~6周注射1次。

外用糖皮质激素和局部用糖皮质激素浸渍敷贴治疗也被广泛使用；近期研究证明封包疗法可以通过在角质层内储备药物以增加激素的经皮穿透性。硅胶片和硅胶垫封包疗法都有抗瘢痕疙瘩形成的作用，其可能是通过水合作用的结果。

压力装置被认为可致局部组织缺氧，进而使瘢痕疙瘩变薄。皮损内注射 α-2b 干扰素是治疗瘢痕疙瘩和增生性瘢痕的新疗法，该法通过抑制胶原合成可使瘢痕厚度变薄，同时可以预防术后复发。已经证实，γ- 干扰素治疗瘢痕疙瘩疗效一般。

冷冻治疗单用或与其他治疗方法联合使用疗效肯定，其中最常见的是与曲安奈德联用。其作用机制包括诱导血管损伤和组织缺氧，最终导致组织坏死。其副作用包括色素减退和术后疼痛。最近报道，一种专门的瘢痕内注射冷冻探针疗法治疗效果更好，副作用更少。

放射治疗可作为单一治疗或作为手术切除的辅助治疗。放射治疗的致癌作用微乎其微。但用具有潜在伤害作用的放射疗法来治疗良性皮损应该慎重。

单用手术治疗效果各异并有很高的复发率（55%~100%）。联合应用手术和其他治疗方法，如皮损内注射糖皮质激素或加压封包、X 线、组织内放射疗法和短距离放疗，都可以使复发率减少至 10%~50%。

CO_2 激光和氩激光曾被广泛应用于治疗瘢痕疙瘩，但现在已被疗效更确切、副作用更小的 Nd:YAG 激光和 585nm 脉冲染料激光所取代。皮损内注射 5- 氟尿嘧啶对增生性瘢痕及瘢痕疙瘩有效。小样本的临床研究证明博来霉素、维 A 酸、皮损内注射维拉帕米、丝裂霉素 C 对瘢痕疙瘩也有较好的疗效，但尚需进一步临床证实。

特殊检查
- 皮肤活检

Dermatofibrosarcoma protuberans is a unique fibrohistiocytic tumour expressing CD34. Aiba S, Tabata N, Ishii H, Ootani H, Tagami H. Br J Dermatol 1992; 127: 79–84.

隆突性皮肤纤维肉瘤极易被误诊为瘢痕疙瘩。组织病理学中的免疫组化检查可有助于鉴别诊断，因为只有隆突性皮肤纤维肉瘤的肿瘤细胞表达 CD34。

一线治疗	
• 皮损内注射糖皮质激素	B
• 加压疗法	B
• 封包	B
• 皮损内注射 α-2b 干扰素	B

A new uniform protocol of combined corticosteroid injections and ointment application reduces recurrence rates after surgical keloid/hypertrophic scar excision. Hayashi T, Furukawa H, Oyama A, Funayama E, Saito A, Murao N, et al. Dermatol Surg 2012; 38: 893–7.

21 位瘢痕疙瘩患者接受了手术切除治疗, 同时, 在拆除缝线后每 2 周(连续 5 次及以上)行皮损内糖皮质激素注射治疗。同时, 患者在拆除缝线后按照 2 次 /d 的频率在术后伤口处自行外用糖皮质激素软膏。21 位瘢痕疙瘩患者中, 3 位出现了皮损复发, 复发率为 14.3%; 6 位增生性瘢痕患者中 1 位出现了皮损复发, 复发率为 16.7%。

Keloids treated with topical injections of triamcinolone acetonide (kenalog). Immediate and long-term results. Kiil J. Scand J Plast Reconstruct Surg 1977; 11: 169–72.

在一项对 25 例患者的回顾性研究中发现, 皮损内单一注射曲安奈德就可使 93% 的瘢痕疙瘩明显变平, 并可缓解瘙痒。1/3 的患者 1 年后部分复发, 5 年后多于一半的患者复发。所有复发的患者接受进一步的曲安奈德治疗, 仍然都有疗效。

Outcomes of surgical excision with pressure therapy using magnets and identification of risk factors for recurrent keloids. Park TH, Seo SW, Kim JK, Chang CH. Plast Reconstr Surg2011; 128: 431–9.

本研究共入组 883 位患者, 共计 1436 处耳部瘢痕疙瘩。所有患者在手术治疗后接受患处磁铁加压治疗。18 个月的随访期后, 整体无复发率为 89.4%。瘢痕疙瘩的复发率与既往治疗史、瘢痕疙瘩慢速生长以及高身高体重指数相关。

A surgical approach for earlobe keloid: keloid fillet flap. Kim DY.Plast Reconstr Surg 2004 ; 113 : 1668–74.

对 19 位耳垂瘢痕疙瘩患者, 共计 26 处瘢痕疙瘩, 进行了耳垂瘢痕疙瘩的手术整复, 术中采用真皮内支架 / 线性切口。12 个月时复发率为 19.2%。没有与器械相关的不良事件。

Comparison of a silicone gel-filled cushion and silicone gel sheeting for the treatment of hypertrophic or keloid scars.

Berman B, Flores F. Dermatol Surg 1999; 25: 484–6.

在 32 例瘢痕疙瘩患者中, 53% 使用硅胶垫治疗的患者以及 36.3% 使用硅胶片治疗的患者瘢痕疙瘩体积缩小。

Clinical evaluation of a new self-drying silicone gel in the treatment of scars: a preliminary report. Signorini M, Clementoni MT. Aesthet Plast Surg 2007; 31: 183–7.

160 例患者参与此前瞻性临床研究, 对手术后用自干型透明硅胶治疗与不采用硅胶治疗的疗效进行了比较。治疗组中 67% 的患者获得显著的改善。

Combination of different techniques for the treatment of earlobe keloids. Akoz T, Gideroglu K, Akan M. Aesthet Plast Surg 2002; 26: 184.

9 例患者先接受了耳垂瘢痕疙瘩的手术切除, 后进行皮损内注射曲安奈德和填充硅胶片。其中 8 例未复发。

Intralesional 5-fluorouracil in keloid treatment: a systemic review. Bijlard E, Steltenpool S, Niessen FB. Acta Derm Venereol 2015; 95: 778–82.

一项基于 18 篇文献、482 位患者的荟萃分析发现, 5- 氟尿嘧啶治疗有效率为 45%~96%。但仅有曲安奈德联合 5- 氟尿嘧啶治疗疗效优于单用曲安奈德。

Comparison of the efficacy of intralesional triamcinolone acetonide and 5-fluorouracil tattooing for the treatment of keloids. Sadeghinia A, Sadeghinia S. Dermatol Surg 2012; 38: 104–9.

40 名患者被随机分为曲安奈德注射液组或 5- 氟尿嘧啶刺青组。疗程均为每 4 周 1 次, 持续 12 周。在 44 周的随访中, 5- 氟尿嘧啶组对病变红斑、瘙痒、皮损厚度、皮损外观和硬化的改善更为明显。两组均未发现副作用。

二线治疗	
• 皮损内注射 α-2b 干扰素	B
• 冷冻手术	A
• 放射治疗	B

Recurrence rates of excised keloids treated with postoperative triamcinolone acetonide injections or interferon alfa-2b injections. Berman B, Flores F. J Am Acad Dermatol 1997; 37: 755–7.

瘢痕疙瘩切除术联合皮损内 α-2b 干扰素注射、曲安奈德注射及手术单一治疗的复发率具有显著性差异。124 位瘢痕疙瘩患者中, 接受手术联合皮损内 α-2b 干扰素注射的复发率为 18.7%, 接受手术单一治疗的复发率为 51.1%, 接受手术联合皮损内曲安奈德注射的复发率为 58.4%。

证据等级:A 双盲试验　B 临床试验,研究对象 ≥ 20 例　C 临床试验,研究对象 < 20 例　D 病例分析,研究对象 ≥ 5 例　E 个案报道

Effects of interferon-α2b on keloid treatment with triamcinolone acetonide intralesional injection. Lee JH, Kim SE, Lee A-Y. Int J Dermatol 2008; 47: 183–6.

19 名瘢痕疙瘩患者共计 40 处皮损分别接受皮损内糖皮质激素注射或糖皮质激素联合 α-2b 干扰素注射治疗。较之单用皮损内糖皮质激素注射组,皮损内糖皮质激素联合 α-2b 干扰素注射治疗组疗效更优:80% 的皮损在皮损厚度显著变薄,体积明显缩小。

Cryotherapy in the treatment of keloids. Rusciani L, Paradisi A, Alfano C, Chiummariello S, Rusciani A. J Drug Dermatol 2006; 5: 591–5.

1990—2004 年治疗了 135 例患者(166 个瘢痕疙瘩),经 3 次冷冻治疗后,79.5% 的患者疗效好,瘢痕缩小 ≥ 80%。随访中位数为 4 年。最常见的副作用包括萎缩凹陷性瘢痕(75% 的患者)和色素减退。

A comparison of the combined effect of cryotherapy and corticosteroid injections versus corticosteroids and cryotherapy alone on keloids: a controlled study. Yosipovitch G, Widijanti Sugeng M, Goon A, Chan YH, Goh CL. J Dermatol Treat 2001; 12: 87–90.

将 10 例患者(28 个瘢痕疙瘩)分为单用冷冻治疗组、单用激素注射组及冷冻疗法和激素注射联合治疗组。随访 8 个月后,联合治疗组较其他单一治疗组在瘢痕疙瘩的厚度和瘙痒程度上都有更显著的改善。联合治疗的瘢痕疙瘩无一复发。未观察到明显的副作用。

Hypofractionated electron-beam radiation therapy for keloids: retrospective study of 568 cases with 834 lesions. Shen J, Lian X, Sun Y, Wang X, Hu K, Hou X, et al. J Radiat Res 2015; 56: 811–7.

一项放射疗法治疗瘢痕疙瘩的总样本量 568 例患者、共 834 处皮损的回顾性研究发现:瘢痕疙瘩复发率为 9.59%,复发时间为 6~28 个月。研究中未观察到放射治疗所致癌症发生。

Keloids can be forced into remission with surgical excision and radiation, followed by adjuvant therapy. Yamawaki S, Naitoh M, Ishiko T, Muneuchi G, Suzuki S. Ann Plast Surg 2011; 67: 402–6.

作者共治疗了 91 处瘢痕疙瘩皮损,其中 51 处皮损(56.0%)通过手术切除及术后放射治疗完全治愈。81 处瘢痕疙瘩(89.0%)在附加的皮损内糖皮质激素治疗后进一步缩小。

Treatment of keloids by surgical excision and immediate postoperative single-fraction radiotherapy. Ragoowansi R,

Cornes PG, Moss AL, Glees JP. Plast Reconstruct Surg 2003; 111: 1853–9.

在对 80 例患者采用术后即时单次放疗的回顾性研究中,1 年复发率为 9%,5 年复发率为 16%。

Retrospective analysis of treatment of unresectable keloids with primary radiation over 25 years. Malaker K, Vijayraghavan K, Hodson I, Al Yafi T. Clin Oncol J Roy Coll Radiol 2004; 16: 290–8.

此回顾性研究涉及 64 例患者的 86 个瘢痕疙瘩,研究发现,在完成放疗(千伏 X 线或电子束)后,97% 的瘢痕疙瘩都有显著萎缩,同时没有明显的副作用。这些患者的治疗方案为每周 1 次,分 5 次治疗,总剂量为 3750cGy。

Postoperative high-dose-rate brachytherapy in the prevention of keloids. Veen RE, Kal HB. Int J Radiat Oncol Biol Phys 2007; 69: 1205–8.

38 个瘢痕疙瘩接受了术后近距离放射治疗,包括 1 次 ^{192}Ir 6 Gy 和 2 次 ^{192}Ir 4 Gy,只有 1 个复发,高剂量比低剂量的美容效果好。

Postkeloidectomy irradiation using high-dose-rate superficial brachytherapy. Kuribayashi S, Miyashita T, Ozawa Y, Iwano M, Ogawa R, Akaishi S, et al. J Radiat Res 2011; 52: 365–8.

共计 36 处瘢痕疙瘩在手术切除后接受了高剂量浅表近距离放射治疗。中位随访时间 18 个月(9~29 个月),仅有 3 处(9.7%)瘢痕疙瘩出现了局部复发。

Surgical excision with adjuvant irradiation for treatment of keloid scars: a systemic review. van Leeuwen MC, Stokmans SC, Bulstra AE, Meijer OW, Heymans MW, Ket JC, et al. Plast Reconstr Surg Glob Open 2015; 3: e440.

对 33 篇中共计 3 130 例患者、3 470 处瘢痕疙瘩切除后小剂量或大剂量近距离放射治疗的文献进行系统综述。高剂量近距离放疗较低剂量近距离放疗和外照射复发率低;术后放疗短时间间隔(<7 小时)较之长时间间隔(>24 小时)相比,瘢痕疙瘩复发率低。

三线治疗	
• 激光手术	C
• 咪喹莫特	A
• 丝裂霉素 C	B
• 皮损内注射 γ- 干扰素	C
• 外用维 A 酸	B
• 皮损内注射博来霉素	B
• 维拉帕米	B
• 手术	B

Management of ear lobule keloids using 980-nm diode laser. Kassab AN, El Kharbotly A. Eur Arch Otorhinolaryngol 2012; 269: 419–23.

980nm 半导体激光后联合曲安奈德局部注射治疗 12 例 16 处瘢痕疙瘩。75% 的患者在接受了第 2 次～第 5 次治疗后，瘢痕疙瘩体积缩小 75% 以上，在过去 12 个月内没有复发。

Effect of pulse width of a 595-nm flashlamp-pumped pulsed dye laser on the treatment response of keloidal and hypertrophic sternotomy scars. Manuskiatti W, Wanitphak-deedecha R, Fitzpatrick RE. Dermatol Surg 2007; 33: 152–61.

对 19 例中线胸骨切开术后瘢痕疙瘩或肥厚性瘢痕的患者采用脉宽为 0.45 毫秒的闪脉冲染料激光治疗后，瘢痕体积显著缩小，皮肤弹性增加。然而，经 3 次治疗后，仅有 24.4% 的患者瘢痕疙瘩体积缩小。

The effect of carbon dioxide laser surgery on the recurrence of keloids. Norris JEC. Plast Reconstruct Surg 1991; 87: 44–9.

此项回顾性研究中，对 23 例患者进行了随访。其中 1 例无复发，9 例需要糖皮质激素治疗来抑制复发，其余 13 例患者治疗失败。

Pilot study of the effect of postoperative imiquimod 5% cream on the recurrence rate of excised keloids. Berman B, Kaufman J. J Am Dermatol 2002; 47: S209–11.

我们对 13 例患者切除瘢痕疙瘩后每晚 1 次外用 5% 咪喹莫特乳膏，持续 8 周。共计 10 例患者（11 处瘢痕疙瘩）完成了为期 6 个月的研究，皮损未见复发。

Role of mitomycin C in reducing keloid recurrence: patient series and literature review. Gupta M, Narang T. J Laryngol Otol 2011; 125: 297–300.

20 例患者（共 26 处瘢痕疙瘩）接受了外科手术切除联合局部丝裂霉素 C 外用治疗。24 个月的随访期后未见皮损复发。

Intralesional interferon gamma treatment for keloids and hypertrophic scars. Larrabee WF, East CA, Jaffe HS, Stephenson C, Peterson KE. Arch Otolaryngol Head Neck Surg 1990; 116: 1159–62.

参与研究的 10 例患者中，有 5 例患者的瘢痕长度缩短了 50%。治疗方法为每周 1 次，10 周 1 个疗程。每周 γ- 干扰素最大治疗剂量为 0.05mg。

The local treatment of hypertrophic scars and keloids with topical retinoic acid. Janssen de Limpens AMP. Br J Dermatol 1980; 103: 319–23.

28 例难治性瘢痕疙瘩经外用维 A 酸治疗后，77% 的患者的瘢痕缩小，症状得到改善。

Treatment of keloids and hypertrophic scars using bleomycin. Aggarwal H, Saxena A, Lubana PS, Mathur RK, Jain DK. J Cosmet Dermatol 2008; 7: 43–9.

50 例瘢痕疙瘩和肥厚性瘢痕的患者接受了为期 3 个月共 4 个疗程的博来霉素治疗，给药方法为多点浅表穿刺。44% 的患者皮损完全变平，另 22% 的患者皮损出现超过 75% 以上的体积缩小。

Comparison of intralesional verapamil with intralesional triamcinolone in the treatment of hypertrophic scars and keloids. Margaret Shanthi FX, Ernest K, Dhanraj P. Indian J Dermatol Venereol Leprol 2008; 74: 343–8.

在一项随机、单盲、平行组研究中，54 名患者每 3 周接受 1 次 2.5mg 维拉帕米或 40mg 曲安奈德治疗，疗程最长 6 周。2 种药物治疗 3 周后，血管密度、柔韧度、瘢痕高度和宽度都有所改善。曲安奈德组患者皮损消退较快，但维拉帕米组患者出现色素减退的概率更低。

（汤庄力　译，郑　敏　校）

第123章 角化棘皮瘤

原作者 M. Laurin Council, George J. Hruza

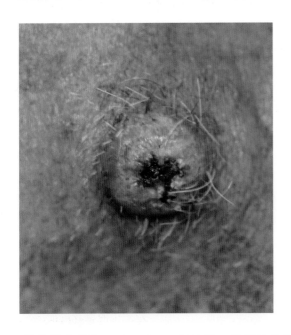

角化棘皮瘤（keratoacanthoma，KA）是一种兼具良性及恶性表型的皮肤肿瘤，皮损的典型表现为迅速增长（数周到数月）的漏斗状结节样皮损，好发于曝光部位，主要累及高加索中年及老年人群。皮损在增生阶段快速增大，成熟后则停止生长，数月后可观察到其逐渐消退。角化棘皮瘤的部分临床及病理特征与高分化皮肤鳞状细胞癌（squamous cell carcinoma，SCC）相同。例如，从组织学的角度看，皮损表现为玻璃样角质形成细胞对称性的由外向内（exoendophytic）增生，中央为充满角蛋白的火山口样结构。由于无法区分 KA 与高分化的 SCC，因此，一些皮肤病理学家将其称为 SCC，KA 型。与 SCC 不同的是，皮损在临床上通常具有自限性，并且会自发消退，同时由于其在消退前的局部破坏性，许多人也认为 KA 是 SCC 的变异型或低度恶性型肿瘤。皮损以单发为主，多发皮损常见于遗传性皮肤病（例如 Ferguson-Smith，Witten 和 Zak，Grzybowski 或 Muir-Torre 综合征），同形反应（手术、光疗、激光或文身），或作为对某些系统性药物（例如环孢素、BRAF 抑制剂和 vismodegib）过敏的发疹性表现。

治疗策略

由于在组织学上很难精确区分角化棘皮瘤与高侵袭性皮肤鳞癌，因此治疗上需尽可能清除所有病灶。尽管有部分组织学特征已经被用来区分自行消退型 KA 与高侵袭性 KA（如较少的有丝分裂，较少的多形性和良好的分界），但是在两种疾病中都可以观察到这些组织学表现。彻底清除病灶有助于诊断，防止因皮损进一步生长和增殖而造成的局部破坏，并降低了误把 SCC 按组织学分类为 KA 而发生肿瘤转移的可能性。

一旦确诊，治疗目标包括促进皮损消退，防止局部破坏，最大限度地减少复发以及取得良好的美容效果。因此，KA 的治疗依赖于皮损的大小和位置、生长速率和病因（如果已知）。

较小的单个皮损最好采用切除术，并在适当的地方进行完整的切缘分析（Mohs 显微外科手术）。低风险皮损可以通过破坏性方法进行治疗，例如冷冻疗法、电干燥法和刮除术。如果对 KA 的诊断很明确，可以进行观察处理，但需要格外小心。大型皮损可采用局部外用（咪喹莫特或 5- 氟尿嘧啶）或皮损内注射（5- 氟尿嘧啶、甲氨蝶呤或博来霉素）化疗或 X 线放疗。暴发性皮损治疗包括去除病因（在已知及客观存在情况下）、系统疗法、光动力疗法（photodynamic therapy，PDT）或其他局部治疗如 5- 氟尿嘧啶（封包或不封包）。

文献中关于治疗 KA 的证据等级很低——均是单个病例报告的轶事型证据。但我们可以参考大型的 SCC 临床研究结果来治疗该病。

特殊检查
• 皮肤活检

单发性角化棘皮瘤

一线治疗	
• 莫氏显微外科手术	C
• 切除术	C

AAD/ACMS/ASDSA/ASMS 2012 appropriate use criteria for Mohs micrographic surgery: a report of the American Academy of Dermatology, American College of Mohs Surgery, American Society for Dermatologic Surgery Association, and the American Society for Mohs Surgery. Ad Hoc Task Force, Connolly SM, Baker DR, Coldiron BM, Fazio MJ, Storrs PA, et al. J Am Acad Dermatol 2012; 67: 531–50.

专家共识建议，对于头、颈、手、足、胫前区和生殖器部位任意大小的原发性 KA，躯干和四肢 >1cm 的 KA，任何部位和任何大小的复发性 KA，免疫功能低下患者中躯干和四肢部位 > 0.5cm 的 KA，莫氏显微外科手术均是适宜的治疗方法。

Prognostic factors for local recurrence, metastasis, and survival rates in squamous cell carcinoma of the skin, ear, and lip. Rowe DE, Carroll RJ, Day Jr. CL. J Am Acad Dermatol 1992; 26: 976–90.

作者对近 50 年的医学文献进行了回顾性分析，以确定哪种治疗方式能够为皮肤和嘴唇的 SCC 提供最佳治愈率。对于皮肤原发性肿瘤，莫氏显微手术 5 年复发率为 3.1%，而普通外科切除术为 8.1%。对于局部复发性皮损，与普通外科切除术相比，莫氏显微手术可将复发率从 23.3% 降低至 10%。

Keratoacanthoma treated with Mohs'micrographic surgery (chemosurgery). A review of forty-three cases. Larson PO. J Am Acad Dermatol 1987; 16: 1040–4.

在随访 6~24 个月期间，有 1 例复发（2.4%）。

二线治疗	
• 损毁治疗	C
• 观察	C
• 皮损内化疗	C
• 局部治疗	D
• 光动力治疗	D
• 放疗	C

Cryosurgery for skin cancer: 30-year experience and cure rates. Kuflik EG. Dermatol Surg 2004; 30: 297–300.

作者报道了他使用温度范围为 –50~–60℃ 的冷冻手术治疗 2 932 位皮肤癌患者的 4 406 个新发及复发性皮损的经验。在 132 例接受治疗的 SCC 中，5 年随访无复发。

Evaluation of curettage and electrodesiccation in the treatment of keratoacanthoma. Nedwich JA. Australas J Dermatol 1991; 32: 137–41.

对刮除联合电干燥法治疗 106 例患者的 111 个 KA 皮损进行回顾性研究。3~26 个月的复发率为 3.6%。

Natural course of keratoacanthoma and related lesions after partial biopsy: clinical analysis of sixty-six tumors. Takai T, Misago N, Murato Y. J Dermatol 2015; 42: 353–62.

KA 消退率为 98.1%，KA 样 SCC 消退率为 33.3%。组织学分类为火山口状或漏斗状 SCC 的皮损未见消退。

Intralesional methotrexate treatment for keratoacan-

thoma tumors: a retrospective case series. Aubut N, Alain J, Claveau J. J Cutan Med Surg 2012; 16: 212–7.

在 46 例病例中，完全消退率为 74%；无明显不良反应。平均注射 1.8 次，平均总剂量为 10mg。

Successful treatment of keratoacanthoma with intralesional fluorouracil. Goette DK, Odom RB. J Am Acad Dermatol 1980; 2: 212–6.

对 30 例患者的 41 个 KA 皮损每周注射 5- 氟尿嘧啶治疗，平均 3 次注射后共清除 40 个皮损。

Treatment of keratoacanthoma with intralesional bleomycin. Sayama S, Tagami H. Br J Dermatol 1983; 109: 449–52.

6 例经活检证实为 KA 的患者，接受 1~2 次不同剂量的 0.5% 浓度博来霉素皮损内注射治疗。所有皮损在治疗后 2~6 周内清除。

Intralesional interferon alfa-2b treatment of keratoacanthomas. Oh CK, Son HS, Lee JB, Jang HS, Kwon KS. J Am Acad Dermatol 2004; 51: S177–80.

4 例经组织学确认的头部或颈部 KA 患者每周接受干扰素 α-2b 皮损内注射治疗。所有病变在 5~7 周内完全清除。

Treatment of keratoacanthomas with 5% imiquimod cream and review of the previous report. Jeon HC, Choi M, Paik SH, Ahn CH, Park HS, Cho KH. Ann Dermatol 2011; 23: 357–61.

4 例 KA 患者，使用 5% 咪喹莫特乳膏治疗，每周 3~4 次，9~11 周后皮损完全清除。此外，作者总结了先前的 7 项研究，发现在 14 例面部和手部的 KA 患者中每周使用 2~3 次咪喹莫特，所有患者皮损在 4~11 周内均被清除。

Clinical efficacy of short contact topical 5-fluorouracil in the treatment of keratoacanthomas. Thompson BJ, Ravits M, Silvers DN. J Clin Aesthet Dermatol 2014; 7: 35–7.

9 名经活检证实为 KA 的患者接受每日 2 次的 5- 氟尿嘧啶治疗，直至病变完全清除（4~6 周）。2 名患者出现暂时性红斑，所有患者均对治疗表示满意。

Efficacy of topical photodynamic therapy for keratoacanthomas: a case-series of four patients. Farias MM, Hasson A, Navarrete C, Nicklas C, Garcia-Huidobro I, Gonzalez S. Indian J Dermatol Venereol Leprol 2012; 78: 172–4.

对 4 个单发皮损使用氨基酮戊酸光动力疗法治疗 3 次，皮损均被清除。随访 3 年无复发且美容效果极佳。

Radiation therapy of giant aggressive keratoacanthomas. Goldschmidt H, Sherwin WK. Arch Dermatol 1993; 129: 1162–5.

回顾性分析了对 14 例手术后复发的侵袭性 KA 患者进行分割放疗,皮损完全消退,美容效果满意。

多发性角化棘皮瘤

一线治疗	
• 口服阿维 A	E
• 口服异维 A 酸	E
• 口服埃罗替尼	E
• 联合治疗	D
• 放疗	C

Acitretin induces remission in generalized eruptive keratoacanthoma of Grzybowski. Sami N, Bussian A. Int J Dermatol 2015; 54: e67–9.

1 例 66 岁泛发型发疹型 KA 女性患者,口服阿维 A 25mg/d,6 个月后,所有皮损均被清除且无新发,停药 6 个月无复发。

Generalized eruptive keratoacanthomas of Grzybowski treated with isotretinoin. Vandergriff T, Nakamura K, High WA. J Drugs Dermatol 2008; 7: 1069–71.

1 例 68 岁 Grzybowski 泛发型发疹型 KA 男性患者,口服异维 A 酸 20mg/d,共 1 个月,随后增加至 40mg/d,共 3 个月,皮损逐渐消退且无新发。停药 2 年无复发。

Treatment of multiple keratoacanthomas with erlotinib. Reid DC, Guitart J, Agulnik M, Lacouture ME. Int J Clin Oncol 2010; 15: 413–5.

1 例 82 岁多发型 KA 男性患者,在使用表皮生长因子受体抑制剂厄洛替尼(150mg/d)治疗后,临床症状得到迅速改善。

Successful treatment of multiple keratoacanthoma with topical imiquimod and low-dose acitretin. Barysch MJ, Kamarashev J, Lockwood LL, Dummer R. J Dermatol 2011; 38: 380–2.

1 例 86 岁的下肢多发型 KA 女性患者,皮损在普通外科切除术和放疗术后出现复发,首先使用 5% 的咪喹莫特,皮损无改善,直至联合阿维 A(25mg/d)后症状开始改善,2 个月内皮损消失,但停药后复发。再次恢复联合疗法获得 1.5 年的持续缓解期。

Superficial radiotherapy for multiple keratoacanthomas. Bruscino N, Corradini D, Campolmi P, Massi D, Palleschi GM. Dermatol Ther 2014; 27: 163–7.

1 例 76 岁多发型 KA 女性患者使用浅表放射治疗,随访 1 年后病灶消退。

诱因明确的角化棘皮瘤

一线治疗	
• 终止相关治疗	C
• 光动力治疗	E

Eruptive keratoacanthoma-type squamous cell carcinomas in patients taking sorafenib for the treatment of solid tumors. Smith KJ, Haley H, Hamza S, Skelton HG. Dermatol Surg 2009; 35: 1766–70.

15 例实体瘤患者,在使用多激酶抑制剂索拉非尼治疗期间出现多发型 KA,停药后皮损自行消退。

Eruptive keratoacanthomas associated with leflunomide. Tidwell WJ, Malone J, Callen JP. JAMA Dermatol 2016; 152: 105–6.

1 例来氟米特治疗关节炎导致的发疹型 KA 的病例报告显示,在停用来氟米特和开始口服异维 A 酸后皮损消退。

Photodynamic therapy for multiple eruptive keratoacanthomas associated with vemurafenib treatment for metastatic melanoma. Alloo A, Garibyan L, LeBoeuf N, Lin G, Wechniak A, Hodi FS, et al. Arch Dermatol 2012; 148: 363–6.

1 例由维罗非尼治疗导致的多发型 KA 病例报告显示,采用数次光动力疗法治疗后,治疗区域皮损显著改善。

(张名望 译,杨蓉娅 校)

第124章 毛周角化症及其变异

原作者 Christina M. Correnti, Anna L. Grossberg

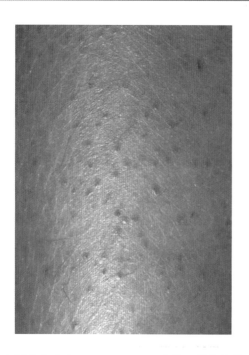

毛周角化症(keratosis pilaris, KP)是一种常见的病因不明的遗传性疾病,其特征为累及身体的特定部位的黏着性毛囊角质栓。该病在儿童期表现明显,皮损常累及上臂伸侧、大腿伸侧及脸颊侧面,严重者四肢末端、双肩、臀部均可受累。皮损通常表现为毛囊周围红斑,红色毛周角化症(KPR)还可表现为面颊的红斑。毛周角化症的其他表型包括面颈部毛囊性红斑黑变病(EFFC)以及萎缩性毛周角化症(KPA),萎缩性毛周角化症又分为面部萎缩性毛周角化症(瘢痕性红斑)、脱发性棘状毛周角化症(KFSD)、小棘状脱发性毛囊炎(FSD)及虫蚀状皮肤萎缩,这些在本章中将分别介绍。

KP可能伴发其他皮肤疾病(例如特应性皮炎),也可能在怀孕等特殊医学状态时加重,也可是婴儿营养不良的皮肤表现。唐氏综合征及心-面-皮肤综合征等患者中也可发现泛发持久的毛周角化症。KP在某些药物治疗领域上取得了进展,特别是Raf抑制剂。

治疗策略

毛周角化症通常无症状,也无须治疗。但是皮损泛发或有症状的患者往往需要治疗,一些症状较轻的患者也会因美容需求而进行治疗。即使不进行治疗,皮损的显著程度也会随着患者年龄的增长而减轻。

治疗首先需要改善过度粗糙的肤质,以及明显的毛囊。

角质剥脱剂例如乙醇酸、乳酸铵、水杨酸以及含尿素的保湿剂是主要治疗手段。可将滋润性成分与角质剥脱剂联合使用,如20%尿素乳膏中加入2%的水杨酸,丙二醇加入6%水杨酸。外用任一上述药物,每日2次,疗程最少3周。部分患者洗澡时使用聚酯海绵进行温和按摩可改善皮损,但是剧烈擦洗会造成刺激,因此应当避免。即便症状得到缓解,仍建议继续外用角质剥脱剂,每周1~2次来维持治疗。

部分病例尝试局部外用维A酸治疗,但必须逐步增加强度以确保不会刺激过强。近期的一个安慰剂对照试验表明,0.05%他扎罗汀乳膏可以减轻毛周角化症的瘙痒、红斑及皮肤粗糙。口服异维A酸在一些瘢痕性红斑及虫蚀状皮肤萎缩患者中有帮助。如果伴有明显的炎症,可通过短期使用含中效糖皮质激素的润滑剂减轻症状。炎症缓解即停用类固醇激素,改用角质剥脱剂继续治疗。

皮肤激光与光疗已应用于多种KP亚型(表124.1)。

特殊检查

- 检查肥胖女性患者的血清雄激素水平。

- 萎缩性毛周角化症病例的眼科学检查。

The prevalence of cutaneous manifestations in young patients with type 1 diabetes. Pavlovic MD, Milenkovic T, Dinic M, Misovic M. Dakovic D, Todorovic S, et al. Diabetes Care 2007; 30: 1964–7. Epub 2007 May 22.

观察212例1型糖尿病患者皮肤表现的发病率,对照组为性别和年龄均匹配的196例健康人。糖尿病患者和对照组毛周角化症的发病率分别为12%和1.5%。

其他与KP相关的情况包括身高体重指数、鱼鳞病、特应性皮炎、怀孕、心-面-皮肤综合征,以及肥胖女性的雄激素过多。接受维莫非尼治疗的转移性的黑素瘤患者呈现KP样皮损。

Keratosis pilaris atrophicans. One heterogeneous disease or a symptom in different clinical entities? Oranje AP, van Osch LD, Oosterwijk JC. Arch Dermatol 1994; 130: 500–2.

萎缩性毛周角化症的患者更易伴发眼部异常,包括畏光、角膜沉积、青少年白内障和角膜营养不良。

这篇综述对难以区分的KP亚型也作了分类[眉部瘢痕性红斑、脱发性棘状毛周角化症(KFSD)、小棘状脱发性毛囊炎(FSD)]。

表 124.1 皮肤激光与光疗在毛周角化症及其亚型中的治疗

亚型	形式	举例
脱发性棘状毛周角化症	高能量非 Q 开关红宝石激光	1 例继发感染的头皮 KFSD 患者,口服抗生素及局部外用糖皮质激素效果有限 采用常规模式非 Q 开关的高能脉冲红光治疗 5 次,能量密度为 19~21J/cm²,间隔 6 周。治疗局部区域有明显的炎症减轻,但是代价是在未来 8 个月的随访中持续的毛发生长抑制 [a]
萎缩性毛周角化症(KPA)	585nm 脉冲染料激光(PDL)	12 位患者接受 2~8 次治疗,能量密度范围为 6.0~7.5J/cm²,结果为红斑的改善而非质地的改善 [b]
红色毛周角化症(KRP)	532nm 磷酸钛氧钾激光(KTP)	最开始用能量密度 12~14J/cm²,脉宽 510 毫秒的脉冲治疗 7 次,间隔 6~8 周。之后的 2 次治疗间隔 4 月。结果美容性清除了角化性的丘疹,并且减少了面部红斑 [c]
KRP	595nm PDL	7 次治疗,间隔 6 周,光斑大小 7mm,能量密度为 12J/cm²,脉冲持续时间 3 毫秒,红斑和毛囊角化程度明显改善,效果保持了 9 个月 [d]
KPA	强脉激光(IPL)	使用 IPL 系统针对 4 名女性患者进行 5~9 次治疗,该系统有 570nm 的滤光片,能量密度为 40~47J/cm²,分为 2 个 3 毫秒的脉冲且两者之间都延迟 20 毫秒,红斑减少 75%,粗糙度降低,10 个月后并无复发 [e]
KRP 或 KPA	PDL	10 位患者采用以下两种治疗方式行 2~7 次治疗,给予 595nm PDL,光斑大小 7 或 10mm,脉冲持续时间 0.5 或 1.5 毫秒,能量密度为 5~9J/cm²,结果为超过总体 75% 的红斑消退,包括 1 例炎症后色素沉着 [f]
KP	Q 开关 1 064nm Nd:YAG 激光	12 位 KP 患者治疗 10 次,间隔 2 周,能量 4.0~5.0J/cm²,光斑大小 4mm,激光治疗 3 次,结果是 2 级以上改善肤质和色沉异常 [g]
KP	长脉冲 1 064nm Nd:YAG 激光	18 例未经治疗的 KP 患者以 30 毫秒的脉宽和 34J/cm² 的能量治疗 3 次,间隔 4 周。以对侧手臂作为对照,结果显示红斑和角化丘疹的数量显著改善 [h]
KP	联合 595nm PDL,长脉冲 755nm 翠绿宝石激光	使用联合疗法对 26 例 KP 患者的 29 个部位进行了治疗,包括不产生紫癜的低密度 595nm PDL,长脉冲 755nm 紫翠宝石激光以及微晶换肤术。治疗 3 个月后,患者治疗前后照片及满意度对比:41.4% 的部位显示 3 级临床改善,34.5% 的 2 级改善,13.8% 的 1 级改善和 10.3% 的 4 级改善。红斑、肤质和棕色斑点均得到改善,长期鳞屑是潜在的不良事件 [i]
KP	810nm 半导体激光	在 18 位 Fitzpatrick Ⅰ~Ⅲ型随机分体的安慰剂对照试验中,有 3 例失访,2 例由于激光引起色素沉淀退出。在间隔 4~5 周的 3 次治疗后,双盲的皮肤科医生在 12 周对部位进行了评估,皮肤质地明显改善,但基线红斑没有改善 [j]

[a] Chui CT, Berger TG, Price VH, Zachary CB. Recalcitrant scarring follicular disorders treated by laser-assisted hair removal: a preliminary report. Dermatol Surg 1999; 25: 34–7.

[b] Clark SM, Mills CM, Lanigan SW. Treatment of keratosis pilaris atrophicans with the pulsed tunable dye laser. J Cutan Laser Ther 2000; 2: 151–6.

[c] Dawn G, Urcelay M, Patel M, Strong AMM. Keratosis rubra pilaris responding to potassium titanyl phosphate laser. Br J Dermatol 2002; 147: 822–4.

[d] Kaune KM, Haas E, Emmet S, Schvan MP, Zutt M. Successful treatment of severe keratosis pilaris rubra with a 595-nm pulsed dye laser. Dermatol Surg 2009; 35: 1592–5.

[e] Rodríguez-Lojo R, Pozo JD, Barja JM, Piñeyro F, Pérez-Varela L. Keratosis pilaris atrophicans: treatment with intense pulsed light in four patients. J Cosmet Laser Ther 2010; 12: 188–90.

[f] Alcántara González J, Boixeda P, Truchuelo Díez MT, Fleta Asín B. Keratosis pilaris rubra and keratosis pilaris atrophicans faciei treated with pulsed dye laser: report of 10 cases. J Eur Acad Dermatol Venereol 2011; 25: 710–4.

[g] Park J, Kim BJ, Kim MN, Lee CK. A pilot study of Q-switched 1064-nm Nd: YAG laser treatment in the keratosis pilaris. Ann Dermatol 2011; 23: 293–8.

[h] Saelim P, Pongprutthipan M, Pootongkam S, Jariyasethavong V, Asawanonda P. Long-pulsed 1064-nm Nd: YAG laser significantly improves keratosis pilaris: a randomized, evaluator-blind study. J Dermatolog Treat 2013; 24: 318–22.

[i] Lee SJ, Choi MJ, Zheng Z, Chung WS, Kim YK, Cho SB. Combination of 595-nm pulsed dye laser, long-pulsed 755-nm alexandrite laser, and microdermabrasion treatment for keratosis pilaris: retrospective analysis of 26 Korean patients. J Cosmet Laser Ther 2013; 15: 150–4.

[j] Ibrahim O, Khan M, Bolotin D, Dubina M, Nodzenski M, Disphanurat W, et al. Treatment of keratosis pilaris with 810-nm diode laser: a randomized clinical trial. JAMA Dermatol 2015; 151: 187–91.

Red face revisited: disorders of hair growth and the pilosebaceous unit. Ramos-e-Silva M, Pirmez R. Clin Dermatol 2014; 32: 784–99.

本文全面综述了可能导致红脸的毛发和毛囊皮脂腺疾病,包括流行病学、临床表现、发病机制、炎性毛囊角化综合征的治疗、眉部瘢痕性红斑、虫蚀状皮肤萎缩,以及 KFSD、FSD。

一线治疗	
• 10% 乳酸霜	B
• 5% 水杨酸霜	B
• 乳酸钠和尿素霜	B
• 聚酯海绵	D
• 含水杨酸的尿素霜	D
• 局部外用糖皮质激素	D

Epidermal permeability barrier in the treatment of keratosis pilaris. Kootiratrakarn T, Kampirapap K, Chunhasewee C. Dermatol Res Pract 2015; 2015: 205012.

对 50 名 KP 患者进行盲法、随机对照的前瞻性研究,比较了每日 2 次 10% 乳酸(LA)和 5% 水杨酸(SA)治疗 3 个月后以及治疗完成后 4 周的效果。相对于基线,10% 的 LA(66%)和 5% 的 SA(52%)的皮损平均减少率均具有显著统计学意义,而 LA 在统计学上更为有效($P > 0.05$)。

作者建议,尽管 LA 有轻度的局部皮肤刺激的潜在副作用,但要尽快改善症状和提高疗效,应首先尝试 LA。

Evaluation of a sodium lactate and urea créme to ameliorate keratosis pilaris. Weber TM, Kowcz A, Rizer R. J Am Acad Dermatol 2004; 50 (Suppl 1): 47.

对 32 名患有轻度至重度 KP 的研究对象测试了包含乳酸钠和尿素的制剂。使用 3 周、6 周、12 周后,患者总体情况、皮肤粗糙度和肤色逐渐改善,在统计学上有显著改善。

Practical management of widespread, atypical keratosis pilaris. Novick NL. J Am Acad Dermatol 1984; 11: 305–6.

研究对象为 30 例患有泛发非典型或心理困扰的 KP 患者。为防止皮肤过度干燥,患者应用聚酯海绵,在 20% 的尿素霜中添加 2%~3% 的水杨酸;存在显著炎症时,以润肤剂作基础,外用糖皮质激素。所有患者均对美容结果表示满意,75%~100% 的病例可见皮损清除,在日常治疗的 2~3 周内可清除大部分皮损。

Keratosis pilaris decalvans nonatrophicans. Drago F, Maietta G, Parodi A, Rebora A. Clin Exp Dermatol 1993; 18: 45–6.

这是第 1 例脱发性非萎缩型毛周角化症的患者,四肢和躯干出现角化性丘疹,躯干呈现非瘢痕性脱发。患者采用润肤剂和多种维生素治疗 3 个月后皮损自行消除,并且有毛发生长。

传统的治疗 KP 方法似乎对脱发性毛周角化症有效。

二线治疗	
• 局部他扎罗汀	A
• 局部维 A 酸	D
• 异维 A 酸	E
• 局部他克莫司	A
• 希帕胺	A
• 皮肤磨削术(用于虫蚀状萎缩皮肤病)	D

A comparative trial comparing the efficacy of tacrolimus 0.1% ointment with Aquaphor ointment for the treatment of keratosis pilaris. Breithaupt AD, Alio A, Friedlander SF. PediatrDermatol 2011; 28: 459–60.

这是一个双边、配对、双盲的研究,结果表明希帕胺和 0.1% 他克莫司在 27 例患者中均有效,但是疗效无差异。尽管并未达到统计学意义,局部使用他克莫司更可能产生 >75% 的改善(6 处他克莫司部位 vs.1 处希帕胺部位),可能和样本量过小有关。

Tazarotene 0.05% cream for the treatment of keratosis pilaris. Bogle MA, Ali A, Bartel H. J Am Acad Dermatol 2004; 50 (Suppl 1): 39.

他扎罗汀治疗 33 例患者的随机、安慰剂对照、双盲的前瞻性研究结果表明瘙痒、红斑和粗糙的 KP 皮损呈现显著的统计学差异。

Natural history of keratosis pilaris. Poskitt L, Wilkinson JD. Br J Dermatol 1994; 130: 711–3.

这是一个关于 49 例 KP 患者的回顾性问卷调查,其中有 14 例经各种治疗后获益的患者。在这些患者中,8 例被报道为维 A 酸有效。

2 例报道口服四环素有效,但是问卷调查并不排除同时存在粉刺的可能性。

Clinical findings, cutaneous pathology, and response to therapy in 21 patients with keratosis pilaris atrophicans. Baden HP, Byers HR. Arch Dermatol 1994; 130: 469–75.

21 例萎缩型毛周角化症患者采用多种制剂治疗,包括角质剥脱剂、抗生素和外用激素。4 例患者采用异维 A 酸 1mg/kg 治疗,结果表明 3 例患者效果轻微或者基本无效,1 例患者病情加重。

A case of atrophoderma vermiculatum responding to isotretinoin. Weightman W. Clin Exp Dermatol 1998; 23: 89–91.

虫蚀状萎缩型是 KP 的罕见亚型，结果会导致面部网状或者蜂窝状瘢痕。在此病例报道中，2 例患者采用异维 A 酸 0.50mg/(kg·d)，疗程为 6 个月，发现皮肤萎缩未进展，并且患者在 1 年后未出现新发皮损。

在严重的虫蚀状萎缩型且伴明显瘢痕的病例中，试用维 A 酸治疗可能会阻止病情的进展。

Atrophoderma vermiculatum. Case reports and review. Frosch PJ, Brumage MR, Schuster-Pavlovic C, Bersch A. J Am Acad Dermatol 1988; 18: 538–42.

皮肤磨削术可能用于减少最后的瘢痕形成。

A case of ulerythema ophryogenes responding to isotretinoin. Layton AM, Cunliffe WJ. Br J Dermatol 1993; 129: 645–6.

瘢痕性红斑是 KP 的一种亚型，最初发生在眉毛的细小、离散、角质、针头大小、基于毛囊的丘疹，扩散至前额和头皮。可能会导致眉毛和头皮的萎缩和脱发。对异维 A 酸的反应各异。

三线治疗	
• 四环素：土霉素、米诺环素	E
• 长脉冲、非 Q 开关的红宝石激光（脱发性棘状毛周角化症）	E
• 氨苯砜（毛囊脱发性角化症）	E
• 脉冲可调染料激光（萎缩型 KP）	C
• 强脉冲光（萎缩型 KP）	E
• 磷酸氧钛钾激光（红色毛周角化症）	E
• 脉冲染料激光（红色毛周角化症）	E
• 脉冲染料激光（KP 或面部萎缩型 KP）	C
• Q 开关 1 064nm Nd:YAG 激光	C
• 长脉冲 1 064nm Nd:YAG 激光	C
• 810nm 半导体激光	C

Keratosis pilaris rubra: a common but underrecognized condition. Marqueling AL, Gilliam AE, Prendiville J, Zvulunov A, Antaya RJ, Sugarman J, et al. Arch Dermatol 2006; 142: 1611–6.

关于 27 例患者的系列研究对 EFFC 和 KPR 以及 KP 的其他亚型的临床表现进行了鉴别。EFFC 和 KPR 非常相似，均表现为面部和 / 或颈部的毛囊性丘疹，但 EFFC 更易进一步进展，尤其发生在 10 多岁时，更常见于男性，具有

不累及躯干和色素沉着过度的鉴别特点。这些患者治疗 KPR 的办法包括润肤剂、尿素、LA、SA、局部激素或者这些成分的组合；含有胆钙化醇的局部用药；以及局部或全身性类维生素 A 药。在大多数患者中，治疗没有实质性改善。1 名患者对染料激光有良好的反应。有些作者认为 KPR 和 EFFC 是相同条件的形式，而另一些作者则认为 EFFC 是 KPA 组的一部分。

Folliculitis spinulosa decalvans: successful therapy with dapsone. Kunte C, Loeser C, Wolff H. J Am Acad Dermatol 1998; 39: 891–3.

在本病例报道中，1 例 FSD 患者躯干及四肢出现角化型毛囊性丘疹，侧眉毛发脱落，头皮红斑、鳞屑以及毛囊角化过度。采用异维 A 酸和外用糖皮质激素治疗无效，使用氨苯砜（100mg/d）治疗 1 个月内炎症缓解，头皮流脓得到改善。

Complete eradication of chronic long standing eczema and keratosis pilaris following treatment with dextroamphetamine sulfate. Check JH, Chan S. Clin Exp Obstet Gynecol 2014; 41: 202–4.

硫酸右苯丙胺治疗交感神经系统功能减退显著改善了 2 名患者的慢性湿疹以及其中 1 例患者的 KP。

除慢性荨麻疹和结节性瘙痒外，湿疹和 KP 是另外两种慢性皮肤病，硫酸右苯丙胺治疗可能会改善湿疹和 KP。

Photopneumatic therapy for the treatment of keratosis pilaris. Ciliberto H, Farshidi A, Berk D, Bayliss S. J Drugs Dermatol 2013; 12: 804–6.

在这一 10 例患者的非盲研究中，光动力疗法经过 1 次治疗，1 个月后改善了 KP 相关的红斑和发红程度。

Dermatologic toxicities to targeted cancer therapy: shared clinical and histologic adverse skin reactions. Curry JL, Torres-Cabala CA, Kim KB, Tetzlaff MT, Duvic M, Tsai KY, et al. Int J Dermatol 2014; 53: 376–84.

本文综述了已发表的关于多种癌症靶向疗法的皮肤毒性作用。RAF 抑制因子（维莫非尼和索拉非尼）与多种皮肤上皮增生相关，包括 KP、脂溢性角化病、疣、寻常疣、光化性角化病、角化棘皮瘤和鳞状细胞癌。

（王添 译，王亚琦 肖生祥 校）

原作者　Catherine Borysiewicz，Anthony C. Chu

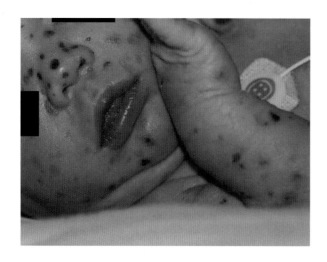

朗格汉斯细胞组织细胞增生症(Langerhans cell histiocytosis，LCH)是一种以表皮朗格汉斯细胞克隆性积聚/增生为表现的反应性疾病。最近的研究显示，细胞的增殖/调节通路发生突变，表明 LCH 是一种源自髓系的肿瘤。患者既可以单器官受累，也可以多器官受累，儿童较成人病情更为严重。

LCH 包括以往已经知道的组织细胞增生症 X、嗜酸性肉芽肿、Hand-Schuller-Christian 病、Letterer-Siwe 病、先天性自愈性网状组织细胞增生症 (Hashimoto-Pritzker)、朗格汉斯细胞肉芽肿病和非脂质网状内皮细胞增多症。

治疗策略

制订治疗方案前，应当进行全面检查。如果组织学上免疫组化表达 CD1a，而且电镜发现 Birbeck 颗粒，鉴定为朗格汉斯细胞，即可确诊本病。

该病治疗取决于器官受累程度和疾病严重程度，因此应当个体化治疗。大多数发表的文献均为儿童病例，治疗方案并不能直接应用于成人。患者被分为单系统受累(骨骼受累被进一步分为单骨受累和多骨受累)、多系统受累和有明确器官功能障碍的多系统受累三个等级。虽然一些LCH 患者可以自发缓解，但疾病发展仍是不可预测的，而且许多患者从单系统受累进展为多系统受累。最常累及的器官包括骨骼、皮肤、淋巴结、垂体、肝、肺、中枢神经系统、胃肠道、脾、骨髓和内分泌系统。

骨骼或皮肤单系统受累预后较好，可以不用治疗。病灶刮除或病灶内注射糖皮质激素可用于治疗骨骼单系统受累者。皮肤单系统受累可能对外用糖皮质激素、氮芥

(topical nitrogen mustard) 或光疗法等局部治疗有效。单系统肺受累可能对 2mg/(kg·d) 剂量的泼尼松龙有效。对上述治疗无效的单系统受累患者、单系统淋巴结受累和不伴有器官功能障碍的多系统受累患者，可系统应用硫唑嘌呤 2mg/(kg·d)，同时联合或不联合低剂量的甲氨蝶呤 5~10mg/周，都有一定疗效。

对于顽固病例或伴有明确器官功能障碍的多系统受累病例，治疗方案依据患者年龄而定。伴有重要器官如肝、肺、脾和骨髓的功能障碍时，预后最差。研究已经证明，儿童患者可选用泼尼松龙(prednisolone)联合长春碱(vinblastine)。该方案在成人很少有效，而且这些药物的副作用较儿童多见。成人患者的一线治疗是依托泊苷(etoposide)。儿科的研究表明维持治疗可以减少疾病的全身发作。成人患者常为慢性、反复发作的病程，凡伴有多系统受累的患者均应考虑使用硫唑嘌呤维持治疗 1 年。在伴有器官功能障碍的多系统受累的儿童和成人患者中，有一小部分人群对常规治疗无效。这些患者对 2-氯脱氧腺苷治疗疗效良好，严重病例通过骨髓移植也取得好的疗效。很多药物被用于不同分级的病例，但是大多数只是个案病例报道。

近 4 年，随着人们对在 LCH 患者中发现的 *BRAF V600E* 和 *MAP2K1* 基因突变的深入研究，靶向药物维罗非尼(vemurafenib)已用于治疗部分病情顽固的患者。

患者病程迁延多与器官受累相关，也可是药物治疗的后果，包括骨骼畸形、继发恶性肿瘤的风险(特别是使用烷化剂和放射治疗者)、内分泌失调和不育。

特殊检查

常规检查

- 受累器官活检：包括 S100 和 CD1a 染色或电镜查找 Birbeck 颗粒，Birbeck 颗粒也可通过 Langerin(CD207)免疫组化染色被证实。
- 全血细胞计数及分类
- 凝血功能检查(凝血酶原时间 PT，活化部分凝血活酶时间 APTT)
- 红细胞沉降率
- 肝功能检查
- C 反应蛋白
- 胸片
- 全身 PET/CT 检查：是鉴定骨骼是否受累及非骨疾病最有效的方法

针对性检查

- 肺功能检查：肺受累的患者
- 高分辨率胸部 CT：所有成年吸烟患者或伴有胸部症状、体征的儿童患者
- 支气管肺泡灌洗查找 CD1a 阳性细胞，如果明确有肺受累可进行开放性肺活检
- 脑部和垂体窝 CT 扫描：伴有尿崩症体征的患者
- 血浆和尿液渗透压检查：伴有尿崩症体征的患者，必要时可进行禁水试验
- 全面的激素水平筛查：证实患有尿崩症的患者
- 脑部 MRI：伴有颅骨溶骨性改变、尿崩症或提示有中枢神经系统受累症状的患者
- 全色成像：伴有牙龈受累的患者
- 骨髓活检：有血液检查异常的患者
- 腹部 B 超、肝活检：有肝功能异常者
- 多点肠活检：伴有明确吸收障碍或发育迟缓的婴儿

Histiocytosis syndromes in children: Approach to the clinical and laboratory evaluation of children with Langerhans'cell histiocytosis. Broadbent V, Gadner H, Komp DM, Ladisch S. Med Pediatr Oncol 1989; 17: 492–5.

LCH 的患者可能有多个器官系统受累，因此诊断时建议所有患者进行下列检查：全血细胞计数和白细胞分类、肝功能、凝血时间（PT 和 PTT）、胸片和骨骼 X 线片（比放射性核素骨扫描更易发现有无骨受累），同时应当进行整夜禁水后的尿渗透压检查。其他的进一步检查应结合患者具体症状和体征。

BRAF V600E mutation correlates with suppressive tumour immune microenvironment and reduces disease free survival in Langerhans cell histiocytosis. Zeng K, Wang Z, Ohshima K, Liu Y, Zhang W, Wang L, et al. Oncoimmunology 2016; 5: e1185582

97 例 LCH 患者中发现有 37.1% 存在 *BRAF V600E* 基因突变，这跟细胞程序性死亡 - 配体 1（PDL1）表达增加呈强相关性，研究发现 *BRAF V600E* 和 PDL1 是影响本病生存率的独立预后因素。

BRAF V600E and MAP2K1 mutations in Langerhans cell histiocytosis occur predominantly in children. Zeng K, Ohshima K, Liu Y, Zhang W, Wang L, Fan L, et al. Hematol Oncol 2016; 10. 1002/hon. 2344 [Epub ahead of print]

97 例 LCH 患者中发现 *BRAF V600E* 和 *MAP2K1* 基因突变率分别为 32%、17.5%。这些突变在儿童患者中明显多见（*P* = 0.001）。

一线治疗

仅皮肤受累

- 局部外用氮芥   C
- 光疗（PUVA、窄谱 UVB）   E
- 局部外用他克莫司   E

多系统受累

- 长春碱   B
- 依托泊苷（VP16）   B

Topical nitrogen mustard: an effective treatment for cutaneous Langerhans'cell histiocytosis. Sheehan MP, Atheron DJ, Broadbent V, Pritchard J. J Pediatr 1991; 119: 317–21.

16 例伴有多系统受累和严重皮肤受累的 LCH 患儿局部外用氮芥治疗，临床快速好转。1 例患儿用药后发生接触过敏。

Long term follow up of topical mustine treatment for cutaneous Langerhans'cell histiocytosis. Hoeger PH, Nanduri VR, Harper JI, Atherton DA, Pritchard J. Arch Dis Child 2000; 82: 483–7.

这项平均随访 8.3 年的研究证实：皮肤受累患者局部外用氮芥（0.02% 氢氯氮芥）安全性好。

Topical nitrogen mustard ointment with occlusion for Langerhans'cell histiocytosis of the scalp. Treat JR, Suchin KR, James WD. J Dermatol Treat 2003; 14: 46–7.

外用 0.01% 氮芥软膏封包治疗 3 周治愈 1 例头皮 LCH 患者，未发生局部刺激。

Topical nitrogen mustard in patients with Langerhans cell histiocytosis. Lindahl LM, Fenger-Gron M, Iversen L. Br J Dermatol 2012; 166: 642–5.

回顾性分析了 14 例（10 例儿童和 4 例成人）皮肤受累的 LCH 患者局部外用氮芥治疗的效果。其中 5 例患者皮损改善，但有 4 例患者系统性症状加重，6 例患者出现接触性皮炎。

经研究外用氮芥是最有效的局部治疗方法。但局部接触过敏和发生皮肤癌的风险限制了它的使用，而且不建议大面积使用。

Satisfactory remission achieced by PUVA therapy in Langerhans'cell histiocytosis in an elderly patient. Sakai H, Ibe M, Takaahashi H, Matsuo S, Okamoto K, Makino I, et al. J Dermatol 1996; 23: 42–6.

报告了 1 例 74 岁伴有尿崩症的皮肤 LCH 老年男性患

者。PUVA 治疗 5 周后皮损完全消退，但内分泌病无改善。

Cutaneous Langerhans'cell histiocytosis in an elderly man successfully treated with narrowband ultraviolet B. Imafuku S, Shibata S, Tashiro A, Furue M. Br. J Dermatol 2007; 157: 1277–9.

1 例 72 岁的老年日本男性患者经过 11 次窄谱 UVB 治疗，皮损几乎完全消退，而且治疗停止后 12 个月无复发。窄谱 UVB 治疗量逐渐增加，范围在 0.4~1.0J/cm² (总剂量为 9.3J/cm²)。

Etoposide in recurrent childhood Langerhans'cell histiocytosis: an Italian coorperative study. Ceci A, De Terlizzi M, Colella R, Balducci D, Toma MG, Zurlo MG, et al. Cancer 1988; 62: 2528–31.

18 例复发性 LCH 患者经依托泊苷 [200mg/(kg·d)，每 3 周用药 3 天]治疗后，其中 12 例完全缓解，3 例部分有效。

Langerhans'cell histiocytosis in childhood: results from the Italian Cooperative AIEOP-CNR-H. X. 83 study. Ceci A, De Terlizzi M, Colella R, Loiacono G, Balducci D, Surico G, et al. Med Pediatr Oncol 1993; 21: 259–64.

90 例患者依据有无器官功能障碍分为两组。长春碱或依托泊苷对无器官功能障碍的患者均有疗效。

A randomised trial of treatment for multisystem Langerhans'cell histiocytosis. Gadner H, Grois N, Arico M, Broadbent V, Ceci A, Jakobson A, et al. J Pediatr 2001 ; 138 : 728–34.

这个随机对照试验包括 143 例未经治疗的儿童多系统受累的 LCH 患者，最初用甲泼尼龙 [30mg/(kg·d)]治疗 3 天后，分别使用 24 周长春碱 (6mg/m²，静脉注射，每周 1 次)，或依托泊苷 [150mg/(m²·d)，每 3 周用 3 天]。这两种治疗方案均有效，长春碱有效率 58%，依托泊苷有效率 69%。儿童使用长春碱相对更安全。

依托泊苷对多灶性 LCH 疗效一直很好，但极少数儿童患者使用后继发白血病，这种风险限制了它在高危儿童患者中的使用。

二线治疗	
• 泼尼松龙	B
• 6- 巯基嘌呤	B
• 沙利度胺	C
• 甲氨蝶呤	C
• 阿糖胞苷 (Ara-C)	C
• 2- 氯脱氧腺苷 (2-CdA)	C

Improved outcome in multisystem Langerhans'cell histiocytosis is associated with therapy intensification. Gadner H, Grois N, Potschger U, Minkov M, Arico M, Braier J, et al. Blood 2008; 111: 2556–62.

这个随机对照实验研究了 193 例伴有多系统损害的 LCH 患者。A 组使用 4 周泼尼松 (40mg/m²，每日 1 次)，2 周后逐渐减量，长春碱 (6mg/m²，静脉给药，每周 1 次)，疗程 6 周，接下来是 18 周的 6- 巯基嘌呤 (50mg/m²，每日 1 次)，每 3 周加用长春碱 (6mg/m²) 和泼尼松龙 (40mg/m²，连用 5 天) 冲击治疗；B 组的治疗方案为依托泊苷 (150mg/m²)，最初 6 周内每周 1 次，随后是每 3 周增加 1 次冲击给药。两组有效率相似 (前者 63%，后者 71%)、5 年生存率 (前者 74%，后者 79%) 和复发率 (均为 46%)。

使用依托泊苷的强效化疗方案对肝、肺、脾和造血系统受累的患者效果更好。

Treatment strategy for disseminated Langerhans'cell histiocytosis. Gadner H, Heitger A, Grois N, Gatterer-Menz I, Ladisch S. Med Pediatr Oncol 1994; 23: 72–80.

106 例播散性 LCH 患者被分为三组：A 组 (多灶性骨受累患者)；B 组 (不伴有器官功能障碍的软组织受累患者)；C 组 (伴有器官功能障碍的患者)。所有患者均接受为期 6 周的依托泊苷、长春碱和泼尼松治疗，随后接受为期 1 年的 6- 巯基嘌呤、长春碱和泼尼松继续治疗。B 组患者在继续治疗阶段还接受依托泊苷治疗，C 组患者接受依托泊苷治疗的同时加用甲氨蝶呤。A 组完全缓解率为 89%，B 组为 91%，C 组为 67%。

这一研究对患者进行为期 1 年的维持治疗，但针对病情恶化的疗效并未优于间歇疗法。

A case of adult Langerhans'cell histiocytosis showing successfully regenerated osseous tissue of the skull after chemotherapy. Suzuki T, Izutsu K, Kako S, Ohta S, Hangaishi A, Kanda Y, et al. Int J Hematol 2008; 87: 284–8.

1 例成人巨大颅骨溶骨性损害经 6 周泼尼松龙＋长春碱，联合 12 个月的 6- 巯基嘌呤治疗，疗效良好，X 线检查证实有新骨生成。

Successful treatment of cutaneous Langerhans'cell histiocytosis. Sander CS, Kaatz M, Elsner P. Dermatology 2004; 208: 149–52.

使用沙利度胺 200mg/d 治疗 1 例 38 岁男性复发性皮肤黏膜 LCH 患者。4 周内病情明显缓解，3 个月后皮损完全消退，此后 100mg/d 剂量维持治疗，病情无复发。

Langerhans cell histiocytosis with vulvar involvement and responding to thalidomide therapy—case report. Fernandes

LB, Guerra JG, Costa MB, Paiva IG, Duran FP, Jaco DN. An Bras Dermatol 2011; 86: S78–81.

1 例 57 岁老年女性 LCH 患者,皮肤广泛受累,包括头皮、面部、躯干、腋窝、外阴。系统性糖皮质激素联合沙利度胺(100mg/d)治疗 4 个月后皮损完全消退。停药后复发,予小剂量沙利度胺(50mg/d)维持治疗后病情得到控制。

A phase II trial using thalidomide for Langerhans'cell histiocytosis. McClain KL, Kozinetz CA. Pediatr Blood Cancer 2007; 48: 44–9.

这项研究包括 16 例治疗后仍复发 1~2 次的 LCH 患者。其中 6 例为高危患者,余为皮肤和 / 或骨骼和 / 或脑损害者。沙利度胺成人起始剂量为 100mg/d,儿童为 50mg/d,每月增加 50mg 直到起效或出现中毒症状。非高危患者疗效好,4 例低危患者完全缓解,3 例部分缓解,2 例无效。

Oral methotrexate and alternate-day prednisone for low-risk Langerhans'cell histiocytosis. Womer RB, Anunciato KR, Chehrenama M. Med Pediatr Oncol 1995; 25: 70–3.

泼尼松 40mg/(m^2·d),隔日 1 次,联合甲氨蝶呤 20g/m^2,每周 1 次,至少连用 3 个月,此方案成功治疗了 13 名低危儿童患者。毒性小,复发时可使用同样方案治疗。

Cytosine-arabinoside, vincristine, and prednisolone in the treatment of children with disseminated Langerhans'cell histiocytosis with organ dysfunction: experience at a single institution. Egeler RM, de Kraker J, Voute PA. Med Pediatr Oncol 1993; 21: 265–70.

18 例多器官受累的患者(8 例伴有器官功能障碍,10 名不伴有器官功能障碍)接受了包括阿糖胞苷、长春新碱和泼尼松龙的化疗方案。63% 伴有器官功能障碍的患者和 80% 不伴有器官功能障碍的患者达到缓解。

这一治疗方案耐受性好,与其他化疗方案相比,疗效满意,而且避免了依托泊苷带来的继发恶性肿瘤的风险。

Successful treatment of Langerhans'cell histiocytosis with 2-chlorodeoxyadenosine. Goh NS, McDonald CE, MacGregor DP, Pretto JJ, Brodie GN. Respirology. 2003; 8: 91–4.

1 例肺脏和骨骼受累的年轻男性 LCH 患者使用 2 种化疗方案治疗均失败,此后选用 2- 氯脱氧腺苷(2-CdA)治疗,剂量为 0.1mg/(kg·d),每轮治疗维持 7 天,5 轮治疗后症状完全缓解,化疗结束后 5 年无复发。

Cladribine (2-chlorodeoxyadenosine) in frontline chemotherapy for adult Langerhans cell histiocytosis: a single centre study of seven cases. Adam Z, Szturz P, Vanicek J,

Moulis M, Pour L, Krejci M, et al. Acta Oncol 2013; 52: 994–1001.

7 例男性患者(6 例多系统受累、1 例多灶性骨受累),以皮下(5 例)或静脉(2 例)注射的方式接受了 5mg/(m^2·d)2-CdA 治疗。其中有 2 例患者加用了环磷酰胺和糖皮质激素来提高疗效。6 例患者保持了中位数为 37 个月的无病状态,1 例患者早期即出现复发。

这一研究证明了 2-CdA 治疗 LCH 的有效性,特别是针对其他方案治疗失败的患者。

三线治疗	
• 放疗	B
• 环孢素	B
• 骨髓移植	C
• 复方磺胺甲噁唑	C
• 威罗菲尼	C
• α- 干扰素	D
• 2- 脱氧柯福霉素	E
• 白介素 -2	E
• 异维 A 酸	E
• 阿维 A	E
• 来那度胺	E
• 光动力治疗	E
• 氯法拉滨	E
• 槲寄生	E

Results of treatment of 127 patients with systemic histiocytosis (Letterer-Siwe syndrome, Schuller-Christian syndrome, and multifocal eosinophilic granuloma). Greenberger JS, Crocker AC, Vawter G, Jaffe N, Cassady JR. Medicine 1981; 60: 311–38.

这篇回顾性研究讨论了骨和软组织损害患者经放疗后病情缓解。

目前 LCH 的治疗一般还是以化疗为主,一方面因为化疗很少继发其他肿瘤,另一方面 LCH 是一种全身性疾病,局部治疗效果有限。

Cyclosporine A therapy for multisystem Langerhans'cell histiocytosis. Minkov M, Grois N, Broadbent V, Ceci A, Jakobson A, Ladisch S. Med Pediatr Oncol 1999; 33: 482–5.

26 例难治性 LCH 患者予环孢素单独治疗或合并使用泼尼松龙、长春碱治疗,或予依托泊苷和 / 或抗胸腺细胞球蛋白的治疗。环孢素剂量为 2~12mg/(kg·d),中位剂量是 6mg/(kg·d),中位疗程是 4.5 个月。1 例患者完全缓解,3 例患者部分缓解。

环孢素仅在少数 LCH 患者中有效,且缓解期较短。

Hematopoietic stem cell transplantation in patients with severe Langerhans'cell histiocytosis and hematological dysfunction: experience of the French Langerhans'Cell Study Group. Akkari V, Donadieu J, Piguet C, Bordigoni P, Michel G, Blanche S, et al. Bone Marrow Transplant 2003; 31: 1097–103.

8 例伴有造血功能障碍的 LCH 患者接受了造血干细胞移植治疗(3 名自体移植,5 名异体移植),所有患者初期化疗效果均较差。自体移植患者全部失败,异体移植患者中 3 名完全缓解,2 名死于毒性反应。1 例患者 21 个月内无复发,1 例随访 7 年无复发。

Improved outcome of treatment-resistant high-risk Langerhans'cell histiocytosis after allogeneic stem cell transplantation with reduced-intensity conditioning. Steiner M, Matthes-Martin S, Attarbaschi A, Minkov M, Grois N, Unger E, et al. Bone Marrow Transplant 2005; 36: 215–25.

难治性多系统受累的 LCH 患者在造血干细胞移植后发生治疗相关的死亡率高达 50%。因此为降低死亡率,采用一种新方法——减低强度预处理方案(RIC)。9 例多系统、器官受累的患者在常规化疗失败后接受了 RIC 和异基因造血干细胞移植治疗。78%(7 例)患者在 1 年多的时间内无病存活,2 例患者死亡。

干细胞移植对难治性 LCH 毒性较高,但是可持续控制病情。其他的病例报告也证明骨髓移植后可达到长期缓解。移植通常仅用于化疗效果差的暴发性病例。

Effect of trimethoprim-sulphamethoxazole in Langerhans'cell histiocytosis: preliminary observations. Tzortzatou-Stathopoulou F, Xaidara A, Mikraki V, Monschovi M, Arvantis D, Ageloyianni P, et al. Med Pediatr Oncol 1995; 25: 74–8.

23 例伴有单系统或多系统受累的患儿接受了为期 4 周~3 个月的治疗。单系统受累的患儿疗效良好,多系统受累的患儿大多疗效有限。

Widespread skin-limited Langerhans'cell histiocytosis: complete remission with interferon alpha. Kwong YL, Chan ACL, Chan TK. J Am Acad Dermatol 1997; 36: 628–9.

1 例广泛皮肤单系统受累的患者经皮下注射 α- 干扰素治疗,皮疹完全缓解。采用剂量为每日 600 万 U,连用 9 个月,随后每日 300 万 U,再连用 9 个月。

局灶性皮肤受累患者也可采用皮损内注射 α- 干扰素。

Successful treatment of two children with Langerhans'cell histiocytosis with 2'-deoxycoformycin. McCowage GB, Frush DP, Kurtzberg J. J Peditr Hematol Oncol 1996; 18: 154–8.

2 例经多种化疗方案治疗失效的患者(年龄分别是 3 岁和 5 岁)予 2- 脱氧柯福霉素(2'-dCF)治疗,4mg/m², 静脉

给药,每周 1 次,共 8 周,然后是每 2 周 1 次,疗程至少 16 个月。经过持续治疗,2 名患者均达到了持续缓解。毒性反应仅表现为Ⅲ~Ⅳ级的无症状白细胞减少症和淋巴细胞丝裂原反应异常。

Interleukin-2 therapy of Langerhans'cell histiocytosis. Hirose M, Saito S, Yoshimoto T, Kuroda Y. Acta Pediatr 1995; 84: 1204–6.

1 例患有播散性 LCH 的 20 个月龄的女婴化疗失效后,经过静脉注射 IL-2 后达到了暂时缓解。

Langerhans'cell histiocytosis: complete remission after oral isotretinoin therapy. Tsambaos D, Georgiou S, Kapranos N, Monastirli A, Stratigos A, Berger H. Acta Dermatol Venereol 1995; 75: 62–4.

1 例仅皮肤受累患者口服异维 A 酸 1.5mg/(kg·d),连用 9 个月后达到完全缓解,5 年无复发。

Langerhans cell histiocytosis in an adult: good response of cutaneous lesions to acitretin. Cardoso JC, Cravo M, Cardosos R, Brites MM, Reis JP, Tellechea O, et al. Clin Exp Dermatol 2010; 35: 627–30.

1 例皮损位于腹股沟的糜烂性 LCH 患者,予阿维 A(15mg/d)和局部糖皮质激素治疗,1 年后皮损完全消退而终止治疗。后续随访未记录。

Lenalidomide induced therapeutic response in a patient with aggressive multi-system Langerhans cell histiocytosis resistant to 2-chlorodeoxyadenosine and early relapse after high dose BEAM chemotherapy with autologous peripheral stem cell transplant. Adam Z, Rehak Z, Koukalova R, Szturz P, Krejci M, Pour L, et al. Vnitr Lek 2012; 58: 62–71.

1 例多系统受累的成人 LCH 患者,在接连经历依托泊苷 + 环磷酰胺、克拉屈滨、BEAM(卡莫司汀、依托泊苷、阿糖胞苷、美法仑)化疗方案 + 自体干细胞移植治疗后复发。初步予来那度胺 25mg/d,连续 21 天,28 天为 1 个疗程的方案。4 个疗程治疗后,影像示淋巴结缩小了 50%。后续治疗于第 22~24 天加用依托泊苷(100mg/d),5 个疗程治疗后皮损完全消退。4 个月后,患者接受了同种异体骨髓移植。

Photodynamic therapy for multi-resistant cutaneous Langerhans cell histiocytosis. Failla V, Wauters O, Caucanas M, Nikkels-Tassoudji N, Nikkels AF. Rare Tumours 2010; 2: e34.

1 例重度皮肤受累的 18 个月龄的男婴,局部外用糖皮质激素和氮芥治疗无效。予系统性糖皮质激素和长春碱治疗后,躯干皮损改善,头皮无变化。氨基乙酰丙酸甲酯 - 光动力疗法治疗头皮后,皮损消退显著。随访 6 个月无复发。

Clofarabine in refractory Langerhans'cell histiocytosis. Rodriguez-Galindo C, Jeng M, Khuu P, McCarville MB, Jeha S. Pediatr Blood Cancer 2008; in press.[Epub ahead of print]

2 例对包括 2-CdA 在内的治疗均抵抗的 LCH 患儿接受了 5~6 个疗程的氯法拉滨(最适量 25mg/(m²·d),连用 5 天治疗,病情均有缓解。

Response to subcutaneous therapy with mistletoe in recurrent multisystem Langerhans'cell histiocytosis. Seifert G, Laengler A, Tautz C, Seeger K, Henze G. Pediatr Blood Cancer 2007; 48: 591–2.

1 例多系统受累患者,病情反复发作,尽管接受了化疗但皮损仍持续存在,使用槲寄生(商品名 Helixor)水提取物皮下注射治疗,每周 3 次,每次剂量分别为 1mg、2.5mg 和 5mg 后,皮损在治疗 4 周后清除,且患者在持续治疗 5 年后仍维持缓解。

(王雅辰　译,徐子刚　校)

第 **126** 章　小腿溃疡

原作者　David J. Margolis

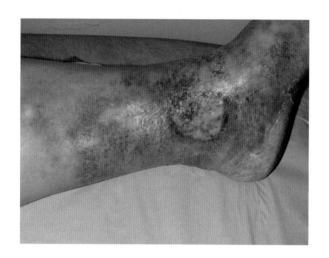

　　小腿部创伤愈合缓慢可能与小腿部处于循环系统、淋巴和神经系统供应的最远端以及小腿部承受着全身的重量和重力有关，动脉和静脉问题、感染、创伤和糖尿病等系统性疾病增加了愈合的难度。继发于其他原因的小腿溃疡（leg ulcers）会在其他章节叙述，如感染、基底细胞癌或鳞状细胞癌、坏疽性脓皮病等。小腿溃疡要依据病因治疗。

治疗策略

伤口护理

　　许多伤口长期暴露于空气中增加了微生物污染可能，但大多数伤口可能不合并感染。一般认为清创是治疗伤口污染的第一步。微生物和坏死组织的存在会引起局部组织炎症，从而导致促炎细胞因子和组织蛋白酶高水平积聚。清创和彻底的清洁可以用刮匙、剪刀或手术刀等器械来完成。也可以通过加压液体、超声波、生物力学（即蛆）和酶促法来完成。

包扎创面

　　应该选择创面敷料来控制渗出物、保护伤口和减轻疼痛。包扎的目的是提供湿润的伤口环境，促进肉芽组织的形成和上皮生成。创面敷料可控制渗出物、保护伤口和减轻疼痛，比如：水胶体、水凝胶、海藻酸盐、透明质膜和其他绷带。然而，过多的渗出物会浸透创面，削弱这些有效物质的特性，并浸泡周围的组织，使得创面易于受损。尤为重要的是选择一种不粘在创面上的敷料，以确保移除时不会破坏再生上皮。

　　许多伤口创面很复杂，而且可能由多种病因所致，准确识别伤口的主要病因是小腿溃疡治疗的关键。以下是针对不同小腿溃疡的具体治疗方法。

小腿静脉性溃疡

　　静脉反流和／或深静脉血栓形成（DVT）引起的静脉功能不全是导致下肢静脉性溃疡的原因之一。浅静脉或深静脉异常可以通过复式超声来诊断，但在临床检查中也可能是明显的。小腿肌泵功能是静脉流出的关键，因此，静脉溃疡治疗关键在于良好的下肢压迫。压迫治疗静脉性小腿溃疡已经有确切研究并已是标准护理。为预防起见，建议患者穿弹力袜。此外，腿部抬高和减肥可减轻肿胀的严重程度。

动脉溃疡

　　外周血管疾病引起的慢性肢体缺血是导致动脉溃疡的原因之一。糖尿病患者易累及小动脉，且下肢缺血会引起疼痛和四肢苍白。踝肱指数（ABI）和脉搏容积记录（PVR）可以无创性地评价动脉循环功能。PVR 对于晚期钙化的患者（如糖尿病患者）可能是不具诊断性的检查方法。在这种情况下，采用复式超声或计算机断层扫描（CT）血管造影是必要的。近端梗阻病变导致的肢体缺血治疗需要侵入性干预，如血管成形术或动脉旁路移植术。动脉循环不良的患者若发生深部软组织感染、骨髓炎或坏疽，需截肢。

糖尿病神经病变

　　未察觉的创伤和／或压力可导致糖尿病神经病变的创伤和溃疡形成。5.07 Semmes-Weinstein 单丝可以用来测试保护感觉。

压疮

　　压疮最常见于活动受限的患者，如卧床不起的老年患者或脊柱、脑损伤的患者，最常见于坐位或平躺时，承受重量的骨隆起上方皮肤区域，如骶骨或粗隆。治疗的目标应该是减压受影响的部位。

- 关键在于准确确定伤口病因(例如、外科血管重建术、压迫疗法和/或减压)
- 清创失活组织和应用抗生素(通常不是必需的)
- 根据伤口情况选择伤口敷料,最大限度地改善伤口环境

Chronic venous ulcers: a comparative effectiveness review of treatment modalities. Zenilman J, Valle F, Malas MB, Maruthur N, Qazi U, Suh Y, et al. Comparative Effectiveness Review No. 127. AHRQ Publication No. 13-EHC121-EF. Rockville, MD: Agency for Healthcare Research and Quality. DecemberM 2013.

下肢静脉性溃疡治疗的循证综述。

Compression for venous leg ulcers. O'Meara S, Cullum NA, Nelson EA. Cochrane Database Syst Rev 2012; 11: CD000265.

加压治疗静脉性小腿溃疡与不加压相比,加压可提高溃疡愈合率。

Antibiotics and antiseptics for venous leg ulcers. O'Meara S, Al-Kurdi D, Ologun Y, Ovington LG. Cochrane Database Syst Rev 2010; 1: CD003557.

没有证据支持常规全身使用抗生素。然而,缺乏证据并不意味着它是不合理的。建议抗生素只用于有临床感染。

Antibiotics and antiseptics for venous leg ulcers. O'Meara S, Al-Kurdi D, Ologun Y, Ovington LG. Cochrane Database Syst Rev 2010; 1: CD003557.

一项试验的证据表明,弹力袜可以降低静脉性小腿部溃疡患者的复发率。

Diabetes, lower extremity amputation and death. Hoffstad O, Mitra N, Walsh J, Margolis DJ. Diabetes Care 2015; 38: 1852–7.

糖尿病和下肢截肢患者在任何设定的时间点的死亡率几乎是那些没有截肢的糖尿病患者的3倍。已知的糖尿病并发症只能解释部分死亡原因。

- 消融功能不全的浅静脉和穿通支静脉治疗静脉性小腿溃疡
- 基于细胞的治疗(如活的或不能再生的同种异体移植物)
- 基于设备的治疗(如高压氧、负压治疗等)
- 系统治疗(如己酮可可碱等)

The impact of ablation of incompetent superficial and perforator veins on ulcer healing rates. Harlander-Locke M, Lawrence PF, Alktaifi A, Jimenez JC, Rigberg D, DeRubertis B.

J Vasc Surg 2012; 55: 458–64.

在常规压迫治疗失败的患者中,消融功能不全的浅静脉和穿通支静脉后,溃疡面积显著减少,最终愈合。

A factorial, randomized trial of pentoxifylline or placebo, four-layer or single-layer compression, and knitted viscose or hydrocolloid dressings for venous ulcers. Nelson EA, Prescott RJ, Harper DR, Gibson B, Brown D, Ruckley CV. J Vasc Surg 2007; 45: 134–41.

与安慰剂相比,己酮可可碱提高了治愈率。

Hyperbaric oxygen therapy for chronic wounds. Kranke P, Bennett MH, Martyn-St James M, Schnabel A, Debus SE. Cochrane Database Syst Rev 2015; 6: CD004123.

高压氧治疗可以在短期内改善糖尿病足部溃疡的愈合,但不能改善长期预后。

Hyperbaric oxygen therapy does not reduce indications for amputation in patients with diabetes with nonhealing ulcers of the lower limb: a prospective, double blinded, randomized controlled clinical trial. Fedorko L, Bowen JM, Jones W, Oreopoulos G, Goeree R, Hopkins RB, et al. Diabetes Care 2016; 39: 392–9.

一项随机临床试验,没有显示高压氧治疗在治疗慢性糖尿病足部溃疡的综合伤口护理中的优势。

Skin grafting and tissue replacement for treating foot ulcers in people with diabetes. Santema TB, Poyck PPC, Ubbink DT. Cochrane Database Syst Rev 2016; 2: CD011255.

糖尿病足部溃疡可能受益于皮肤移植和组织置换手术。

Advanced wound care therapies for nonhealing diabetic, venous and arterial ulcers. Greer N, Foman NA, MacDonald R, Dorrian J, Fitzgerald P, Rutks I, et al. Ann Intern Med 2013; 159: 532–42.

先进的治疗方法可以提高未愈合伤口的个体愈合的可能性。

Stem cells in wound healing: the future of regenerative medicine? A minireview. Duscher D, Wond VW, Maan ZN, Whittam AJ, Januszyk M, Gurtner GC. Gerontology 2016; 62: 216–25.

综述介绍了迄今为止干细胞用于慢性创面治疗的证据,尚需进一步研究来明确该疗法的临床有效性所面临的挑战。

Comparative effectiveness of a bioengineered living cellular construct vs. a dehydrated human amniotic membrane allograft for the treatment of diabetic foot ulcers in a real world setting. Kirsner RS, Sabolinski ML, Parsons NB, Skornicki M, Marston WA. Wound Repair Regen 2015; 23: 737–44.

一项比较两种先进疗法的电子病历数据库队列研究。这两种疗法似乎都有效,但活细胞构建性能更优越。

The use of human amnion/chorion membrane in the clinical setting of lower extremity repair: a review. Zelen CM, Snyder RJ, Serena TE, Li WW. Clin Podiatr Med Surg 2015; 32: 135–46.

几项有关使用羊膜制品改善伤口预后的研究综述。

（陈 爽 译,何春涤 校）

第127章 平滑肌瘤

原作者 Nick Collier, Ian Coulnso

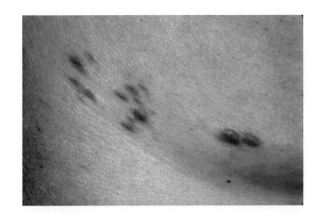

皮肤平滑肌瘤(cutaneous leiomyomas)是一种少见的起源于平滑肌的良性肿瘤。该病分为三种类型:①毛发平滑肌瘤,发生于竖毛肌的平滑肌瘤,是最常见的一型;②肉膜肌瘤或生殖器平滑肌瘤,发生于阴囊/阴唇部肉膜,或乳头平滑肌;③血管平滑肌瘤,源于血管壁肌。80%的毛发平滑肌瘤皮损为多发性,多发性平滑肌瘤为常染色体显性遗传,有这种遗传型的女性常伴发子宫平滑肌瘤[Reed综合征,皮肤和子宫的多发性平滑肌瘤(MCUL1;OMIM 150800)]。家族性多发性平滑肌瘤很少合并肾细胞癌(遗传性平滑肌瘤病有时可与肾细胞癌伴发)。家族性平滑肌瘤的两种表型,是由延胡索酸水合酶基因1q42.1突变引起的(它编码三羧酸循环中的一种酶),为一种抑癌基因,作用机制不详。临床上,典型的皮肤平滑肌瘤是呈肉色或棕红色的真皮下丘疹和结节,直径可达2cm,分布于躯干及四肢伸侧。发病年龄为11~40岁,皮损不断增多、增大。伴有阵发性疼痛,患者常描述刺痛感、烧灼感或是压痛,可能是因为受冷或机械刺激所触发的,可能是由于肌肉收缩或包裹在肿瘤中的神经受压所致。血管平滑肌瘤很少有伴随症状而生殖器平滑肌瘤则无症状。

治疗策略

单发有症状的皮疹最好切除。多发性且有症状的平滑肌瘤由于皮损面积大,并且有50%的病例在皮疹切除后复发,治疗困难。可考虑选择性切除大的痛性皮损,应告知患者有易复发的可能。CO_2激光祛除有症状的皮疹可能有效,其他治疗方法的目的是通过干扰局部组织释放的介质,如:去甲肾上腺素、肾上腺素、乙酰胆碱,从而抑制平滑肌收缩。有一些成功案例的报告,如:口服多沙唑嗪(选择性α_1受体阻滞剂)每日1~4mg;硝苯地平(钙通道阻滞剂)10mg

每日3次;氨氯地平(钙通道阻滞剂)5mg每日2次;酚苄明(非选择性α受体阻滞剂)10mg每日2次;外用9%氢溴酸东莨菪碱(抗胆碱能药);硝酸甘油0.8~1.6mg,需要时口服。镇痛药治疗神经性疼痛,例如,加巴喷丁300mg每日3次均可使症状好转。另外应注意避免刺激。瘤内注射A型肉毒毒素$(5U/cm^2)$已被证实有效。

女性患者,尤其是有家族史的,应该进行妇科检查,需排除可能存在的子宫病变(平滑肌瘤),月经过多可能需要做子宫切除,平滑肌肉瘤尽管很少见,但也需要排除。对于有潜在的家族性表型的患者,需要转诊给临床遗传学家,在取得患者知情同意后进行延胡索酸水合酶基因突变分析。伴发肾细胞癌的患者(HLRCC;OMIM 605839)需定期做肾脏超声,以监测肾脏肿瘤的发展情况。

特殊检查

- 活组织检查
- 生化法测定延胡索酸水合酶——活性低/无活性
- 基因检测延胡索酸水合酶基因突变

Cutaneous smooth muscle neoplasms: clinical features, histologic findings and treatment options. Holst VA, Junkins Hopkins JM, Elenitas R. J Am Acad Dermatol 2002; 46: 477-90.

一篇有价值的平滑肌瘤和血管平滑肌瘤的文献综述。在组织学检查中,平滑肌瘤的特殊染色如Masson三重染色能显示砖红色的平滑肌纤维,免疫组化技术可显示结合蛋白、平滑肌肌动蛋白或肌特异性肌动蛋白,以此确定肿瘤来源。

Germline mutations in FH predispose to dominantly inherited uterine fibroids, skin leiomyomata and papillary renal cell cancer. Tomlinson IP, Alam NA, Rowan AJ, Barclay E, Jaeger EE, Kelsell D, et al. Multiple Leiomyoma Consortium. Nature Genet 2002; 30: 406-10.

作者描述了易患子宫肌瘤、皮肤平滑肌瘤和肾癌的基因,这个基因编码延胡索酸水合酶,此酶在家族性平滑肌瘤中起抑制作用,在肿瘤中活性特别低或缺失。在患多发性子宫和皮肤平滑肌瘤及肾癌的显性遗传个体中,可发现延胡索酸水合酶的基因突变。

Evidence for a new fumarate hydratase gene mutation in

aunilateral type 2 segmental leiomyomatosis. Parmentier L, Tomlinson I, Happle R, Borradori L. Dermatology 2010; 221: 149–53.

研究发现一个新的突变位点,c.695delG,编码截短蛋白 p.Gly232AspfsX24。

一线治疗	
• 外科切除	D

Leiomyomas of the skin. Fisher WC, Helwig EB. Arch Dermatol 1963; 88: 510–20.

本文对 38 例患者的 54 个平滑肌瘤的临床表型及其自然病程作了描述,外科手术切除复发率高达 50%。

二线治疗	
• 多沙唑嗪	E
• 苯氧苄胺	E
• 局部氢溴酸东莨菪碱	E
• 硝苯地平	E
• 氨氯地平	E
• 口服硝酸甘油	E
• 冷冻疗法	E
• 单纯镇痛药	E
• 加巴喷丁	E
• 度洛西汀	E
• A 型肉毒毒素	E
• CO_2 激光	E

由于本病少见,大多数发表的有关治疗方法都来源于病例报告,但这些方法并非都有效。

Successful treatment of pain in two patients with cutaneous leiomyomata with the oral alpha-1 adrenoceptor antagonist, doxazosin. Batchelor RJ, Lyon CC, Highet AS. Br J Dermatol 2004; 150: 775–6.

2 例有疼痛病史的女性皮肤平滑肌瘤患者,给予口服多沙唑嗪治疗,每日 1~4mg,多沙唑嗪是一种选择性 α_1 受体阻滞剂,酚苄明是非选择性的。多沙唑嗪的耐受性较好,患者服用后症状显著改善 / 完全消失。其中 1 名患者 6 个月未再出现症状。

Pharmacologic modulation of cold-induced pain in cutaneous leiomyomata. Archer CB, Whittaker S, Greaves MW. Br J Dermatol 1988; 118: 255–60.

2 例皮肤平滑肌瘤。1 例仅对酚苄明有效,酚苄明用法是 10mg 每日 2 次口服,另外 1 例对东莨菪碱有效(仅持续 6 个小时),冷冻疗法对后该患者也有效。

Therapy for painful cutaneous leiomyomas. Thompson JA. J Am Acad Dermatol 1985; 13: 865–7.

1 例 24 岁男性患多发性疼痛性平滑肌瘤,应用硝苯地平 10mg 每日 3 次,口服 8 个月,成功治愈。在接下来的寒冷天气里疼痛加重,剂量增至 10mg 每日 4 次。

Leiomyomatosis cutis et uteri. Engelke H, Christophers E. Acta Derm Venereol 1979; 59: 51–4.

1 例女性患者伴发子宫平滑肌瘤,急性发作时口服硝酸甘油 0.8~1.6mg,服药 1 次后疼痛即减轻,此后 2 年内用硝苯地平 20mg 及酚苄明 60mg 维持治疗。

Disseminated cutaneous leiomyomatosis treated with oral amlodipine. Aggarwal S, De D, Kanwar AJ, Saikia UN, Khullar G, Mahajan R. Indian J Dermatol Venereol Leprol 2013; 79: 136.

1 位 32 岁男性播散性疼痛性皮肤平滑肌瘤病患者,口服硝苯地平后伴头痛,因不能耐受,换用氨氯地平后疼痛显著减轻,且副作用减轻。

Gabapentin treatment of multiple piloleiomyoma-related pain. Alam M, Rabinowitz AD, Engler DE. J Am Acad Dermatol 2002; 46: S27–9.

1 例 54 岁皮肤平滑肌瘤女患者,皮损多发,口服加巴喷丁 300mg 每日 3 次,疼痛减轻(几乎完全缓解)。

Successful pain relief of cutaneous leiomyomata due to Reed syndrome with the combination treatment of pregabalin and duloxetine. Kostopanagiotou G, Arvaniti C, Kitsiou MC, Apostolaki S, Chatzimichael K, Matsota P. J Pain SymptomManage 2009; 38: e3–5.

1 例 34 岁 Reed 综合征的女性患者,给予每日 600mg 普瑞巴林和每日 60mg 度洛西汀联合用药,疼痛完全缓解,在随访过程中,12 个月内未再出现疼痛。

Efficacy of intralesional botulinum toxin A for treatment of painful cutaneous leiomyomas: a randomized clinical trial. Naik HB, Steinberg SM, Middelton LA, Hewitt SM, Zuo RC, Linehan WM, et al. JAMA Dermatol 2015; 151: 1096–102.

18 名参与者接受了安慰剂或 $5U/cm^2$ 的 A 型肉毒毒素。皮肤相关皮肤病生活质量指数(DLQI)下降了 4 点。静息平滑肌瘤相关的疼痛有所减轻,但冰块刺激后没有。

Treatment of multiple cutaneous leiomyomas with CO 2 laser ablation. Christenson LJ, Smith K, Arpey CJ. Dermatol Surg 2000; 26: 319–22.

报告 1 例患多发性皮肤平滑肌瘤的 73 岁女性,不适合

证据等级:A 双盲试验　　B 临床试验,研究对象 ≥ 20 例　　C 临床试验,研究对象 < 20 例　　D 病例分析,研究对象 ≥ 5 例　　E 个案报道

药物治疗,有 6 个痛性皮损,应用 CO_2 激光治疗,结果疼痛完全缓解,并且在随访 9 个月未再出现疼痛。

Successful treatment of multiple cutaneous leiomyomas with carbon dioxide laser ablation. Michajłowski I, Błażewicz I, Karpinsky G, Sobjanek M, Nowicki R. Postepy

Dermatol Alergol 2015; 32: 480–11.

三角肌以上平滑肌瘤应用 CO_2 激光治疗,每个痛性皮损每月治疗 1 次,连续 4 次。美容效果不理想,但疼痛明显缓解。

(陈　爽　译,何春涤　校)

第128章 利什曼病

原作者 Suhail M Hadi, Ali S. Hadi

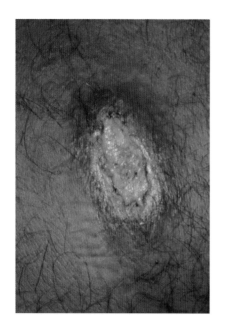

利什曼病(Leishmaniasis)是由多种利什曼原虫引起的鞭毛类原生动物病,可分为三种临床类型:内脏利什曼病(黑热病 kala-azar),最严重;黏膜皮肤利什曼病(espundia),可以导致黏膜的广泛破坏;皮肤利什曼病(新旧大陆型),主要累及身体暴露部位,引起溃疡和瘢痕。

HIV 感染和艾滋病患者可以发生广泛的黏膜利什曼病。也可见很多亚临床类型。利什曼病主要由有传染性的雌性白蛉叮咬后传播。也存在其他传播途径,包括输血、共用针管、先天性、性接触、人与人之间接触传播。本章只讨论皮肤利什曼病的治疗。

Many faces of cutaneous leishmaniasis. Bari AU, Rahman SB. India J Dermatol Venereol Leprol 2008; 74: 23–7

一共分析了 718 例皮肤利什曼病患者,5.7% 的患者临床表现异常。常见的表现为狼疮样利什曼病。

Cutaneous leishmaniasis mimicking inflammatory and neoplastic processes: a clinical, histopathological and molecular study of 57 cases. Saab J, Fedda F, Khattab R, Yahya L, Loya A, Satti M, et al. J Cutan Pathol 2012 ; 39 : 251–62.

145 例患者进行皮肤活检;125 例通过聚合酶链反应(PCR)确诊皮肤利什曼病。18 例活检前临床诊断为皮炎或者肿瘤。125 个病例中,57 例组织病理学检查表现出皮肤利什曼病以外的组织学特征。

治疗策略

诊断皮肤型利什曼病需典型的皮损和接触史。刮取皮损进行镜检是最简单的方法。渗出物或刮取物培养也可获得阳性结果。聚合酶链反应(PCR)可为诊断提供一个快速、高敏、特异性的方法。也可以使用血清学方法检测,包括间接免疫荧光抗体试验(IFAT),直接凝集试验(DAT),快速凝集扫描试验(FAST),及酶联免疫吸附测定(ELISA)。

最近研制了一种新的预防皮肤利什曼病的疫苗。结果显示存在持久的保护性免疫。它的优点是通过鼻通道的非侵入性接种,成本低。

5 价锑制剂是治疗首选。葡甲胺锑是可选药物,可与局麻药联用进行皮损内注射(尤其是儿童,能缓解疼痛),或系统使用,10mg/(kg·d),维持 2 周。复发性利什曼病需要长期高剂量治疗。葡萄糖酸锑钠可以浸润至皮损内,1~2ml/ 周。对皮损广泛和严重的病例,可以肌肉注射或静脉给药,剂量为 10mg/(kg·d),持续 2 周。

5 价锑制剂副作用发生率高,包括关节痛、疲劳、胃肠功能紊乱,以及淀粉酶、酯酶、转氨酶的升高、白细胞降低、贫血和心电图异常。副作用与剂量相关,容易发生在肝肾功能不全和心律不齐的患者中。两性霉素 B 可以用于对锑剂耐药的病例。

依西酸喷他脒(芳香酸二脒)是治疗泛发性皮肤利什曼病的有效药物。副作用包括低血糖、糖尿病、低血压(如果给药速度过快)、胃肠道不适和头痛。

别嘌醇有抗利什曼原虫活性,其他口服药物如米替福新、硫酸锌、利福平、多西环素和唑类抗真菌药也有效。干扰素 -γ 单一治疗利什曼病有效。外用制剂如巴龙霉素软膏和 5% 咪喹莫特乳膏也有一定的疗效。

温热疗法和冷冻疗法都取得了良好的治愈率。也有尝试用激光进行治疗,但需要更进一步的研究。下面介绍其他的治疗方法。

特殊检查
• 皮肤活检
• 细针穿刺
• 皮肤涂片,压印涂片
• 培养
• 利什曼素皮肤试验
• 血清学检查
• PCR 检查利什曼原虫 DNA

利什曼病皮损边缘含有利什曼原虫的无鞭毛体,而中心是死皮和碎片。在进行皮肤涂片时,要取皮损边缘部皮肤。抽吸物可以送去培养或组织学检查,用吉姆萨染色可显示巨噬细胞内含有利 - 杜小体。

培养的"金标准"培养基是 Novy-MacNeal-Nicolle (NNN) 培养基,1~3 周出阳性结果;或 Schneider Drosophila 培养基,1 周内出结果。

微培养是一个新的培养方法,含有高浓度的二氧化碳和低浓度的氧和 pH,可以促使微生物从无鞭毛体向前鞭毛体的快速分化。陈旧皮损处由于微生物变少,难以分离,对其培养不是可靠方法。

血清学试验的目的是检测抗利什曼原虫抗体的存在。它在内脏型和黏膜型利什曼病中有重要的意义。

PCR 是诊断皮肤型利什曼病敏感且有效的方法。近几年的研究发现,在泛发性皮肤利什曼患者的基因组中,自然杀伤细胞里对利什曼原虫固有天然免疫基因表达下调,尤其是 toll 样受体(TLR),JAK/STAT 信号转导通路中的 janus 激酶 / 信号转换剂和激活剂。

Comparison of molecular, microscopic, and culture methods for diagnosis of cutaneous leishmaniasis. Rasti S, Ghorbanzadeh B, Kheirandish F, Mousavi SG, Pirozmand A, Hooshyar H, et al. J Clin Lab Anal 2016; 30: 610–5.

130 位患者进行了测试,微培养、PCR、巢式 PCR、PCR 联合显微镜的阳性率分别为 66.9%、56.2%,75.4% 和 76.2%。PCR 的敏感性、特异性、阳性和阴性预测值分别是 99%、100%、100% 和 96%。显微镜的分别是 87.9%、100%、100% 和 72.1%;培养的是 72.7%、100%、100% 和 53.4%;巢式 PCR 的分别是 97%、100%、100% 和 91.2%。kDNA-PCR 是诊断皮肤利什曼病最敏感的方法。

Molecular detection of *Leishmania* spp. isolated from cutaneous lesions of patients referred to Herat Regional Hospital, Afghanistan. Mosawi SH, Dalimi A. East Mediterr Health J 2016; 21: 878–84.

光学显微镜检查的阳性率为 58%,PCR 的阳性率为 78%。

Press imprint smear: a rapid, simple, and cheap method for the diagnosis of cutaneous leishmaniasis caused by *Leishmania (Viannia) braziliensis*. Sousa AQ, Pompeu MM, Frutuoso MS, Lima JW, Tinel JM, Pearson RD. Am J Trop Med Hyg 2014; 91: 905–7.

75 例患者中,92% 的人检查出无鞭毛体;压印涂片阳性率为 85.3%;组织病理学阳性率占 44%。压印涂片是诊断皮肤利什曼病快速且相对敏感的一种方法。

Performance of an ELISA and indirect immunofluores-cence assay in serologic diagnosis of zoonotic cutaneous leishmaniasis in Iran. Sarkari B, Ashrafmansori M, Hatam G, Habibi P, Abdolahi Khabisi S. Interdiscip Perspect Infect Dis 2014; 505: 134

研究了 61 例经寄生虫学确诊的皮肤利什曼患者血清和 50 例健康人血清,以及 50 例非皮肤利什曼病患者的血清。采用间接荧光抗体(IFA)检测抗利什曼原虫 IgG,ELISA 检测抗利什曼原虫 IgM、总 IgG、IgG1 和 IgG4。IFA 的敏感性和特异性分别是 91.6% 和 81%。ELISA 显示出合理的敏感性和特异性。血清学检测可用于诊断皮肤利什曼病。

Down-regulation of TLR and JAK/STAT pathway genes is associated with diffuse cutaneous leishmaniasis: a gene expression analysis in NK cells from patients infected with *Leishmania mexicana*. Fernández-Figueroa EA, Imaz-Rosshandler I, Castillo-Fernández JE, Miranda-Ortíz H, Fernández-López JC, Becker I, et al. PLoS Negl Trop Dis March 31, 2016; 10: e0004570

一线治疗	
• 葡甲胺锑	B
• 葡萄糖酸锑钠	B

Clinical features, epidemiology, and efficacy and safety of intralesional antimony treatment of cutaneous leishmaniasis: recent experience in Turkey. Uzun S, Durdu M, Culha G, Allahverdiyev AM, Memisoglu HR. J Parasitol 2004; 90: 853–9.

给 890 例皮肤利什曼患者皮损内注射葡甲胺锑作为一线治疗,每周剂量为 0.2~1ml,共 20 周或直到痊愈。有效率达 97.2%,复发率低(3.9%),没有严重的副作用。

Clinical efficacy of intramuscular meglumine antimoniate alone and in combination with intralesional meglumine antimoniate in the treatment of old world cutaneous leishmaniasis. Munir A, Janjua SA, Hussain I. Acta Dermatovenerol Croat 2008; 16: 60–4.

研究了 60 例患者。肌肉注射葡甲胺锑 [20mg/(kg·d)] 联合皮损内注射葡甲胺锑(0.5ml/d,共 21 天),该疗法比单独皮损内注射葡甲胺锑有效,完全治愈率达 75%。

Intralesional antimony for single lesions of Bolivian cutaneous leishmaniasis. Soto J, Rojas E, Guzman M, Verduguez A, Nena W, Maldonado M, et al. Clin Infect Dis 2013; 56: 1255–60.

在玻利维亚,对 80 名患者进行了一项随机、开放性试验,患者随机分为三组,分别接受皮损内注射锑制剂、冷冻治疗或者安慰剂治疗。6 个月后,注射锑制剂组治愈率为 70%,冷冻组为 20%,安慰剂组为 17%。

二线治疗	
• 喷他脒羟乙磺酸盐	B
• 利福平	A
• 唑类	B,A
• 冷冻疗法	A,B
• 温热疗法	B
• 高渗盐水	A

Recurrent American cutaneous leishmaniasis. Gangneux JP, Sauzet S, Donnard S, Meyer N, Cornillet A, Pratlong F, et al. Emerg Infect Dis 2007; 13: 1436–8.

21 例复发性皮肤利什曼患者参与了这项研究。静脉注射或肌肉注射喷他脒羟乙磺酸盐(4mg/kg),隔日 1 次注射。所有患者都在 1~3 个月内治愈。

The role of rifampicin in the management of cutaneous leishmaniasis. Kochar DK, Aseri S, Sharma BV, Bumb RA, Mehta RD, Purohit SK. QJ Med 2000; 93: 733–7.

64 例皮肤利什曼患者参与该研究,32 例接受利福平治疗,600mg 每日 2 次,持续 4 周。另外 32 例接受安慰剂治疗。利福平组 79.3% 的患者皮损完全愈合,安慰剂组则为 4.3%。利福平适用于多发皮损且耐受性好。

Fluconazole for the treatment cutaneous leishmaniasis caused by Leishmania major. Alrajhi AA, Ibrahim EA, De Vol EB, Khairat M, Faris RM, Maguire JH. N Engl J Med 2002; 346: 891–5.

106 例患者接受氟康唑 200mg/d 治疗,103 例患者接受安慰剂治疗,疗程为 6 周。随访 3 个月,治疗组的完全治愈率为 79%,对照组为 34%。

Comparison of oral itraconazole and intramuscular meglumine antimoniate in the treatment of cutaneous leishmaniasis. Saleem K, Rahman K, Rahman A. J Coll PhyS surg Pak 2007; 17: 713–16.

研究了 200 例湿性和干性皮肤利什曼患者。伊曲康唑(100mg,每日 2 次,6~8 周)在达到完全临床和病原学治愈方面优于葡甲胺锑(75%∶65%),并且副作用少。

Intralesional sodium stibogluconate alone or its combination with either intramuscular sodium stibogluconate or

oral ketoconazole in the treatment of localized cutaneous leishmaniasis: a comparative study. El-Sayed M, Anwar AE. J Eur Acad Dermatol Venereol 2010; 24: 335–40.

10 例患者接受了葡萄糖酸锑钠(SSG)皮损内注射单一治疗(组 1)。10 例患者接受皮损内注射 SSG 联合肌肉注射 SSG(组 2)。10 例患者接受皮损内注射 SSG 联合口服酮康唑(组 3)。治疗周期 12 周。组 1 治愈率 58.3%、组 2 治愈率 93.3%、组 3 治愈率 92.3%。口服酮康唑联合皮损内注射 SSG 比单独皮损内注射 SSG 更有效。

Efficacy of a weekly cryotherapy regimen to treat leishmania major cutaneous leishmaniasis. Mosleh IM, Geith E, Natsheh L, Schonian G, Abotteen N, Kharabsheh S. J Am Acad Dermatol 2008; 58: 617–24.

120 例患者给予冷冻治疗,每周 1 次,共 1~7 次;84% 的皮损在治疗 1~4 次后痊愈。副作用很少。

Evaluation of thermotherapy for the treatment of cutaneous leishmaniasis in Kabul, Afghanistan: a randomized controlled trial. Case AJ, Safi N, Davis GD, Nadir M, Hamid H, Robert LL Jr. Mil Med 2012; 177: 345–51.

382 例皮肤利什曼患者随机分为两个治疗组,随访 6 个月。温热组的治愈率为 82.5%,葡聚糖组的治愈率为 74%。局部单一温热疗法比 5 天皮损内注射葡聚糖组有效率更高。同时温热疗法成本低、副作用少,患者依从性更高。

Thermotherapy effective and safer than miltefosine in the treatment of cutaneous leishmaniasis in Colombia. López L, Cruz C, Godoy G, Robledo SM, Vélez ID. Rev Inst Med Trop Sao Paulo 2013; 55: 197–204.

在一项开放性试验中,一组接受口服米替福辛 50mg/d,共 28 天,另一组在皮损处和皮损周围接受 50℃温热治疗。两组之间的有效率差异无统计学意义,但是米替福辛组有胃肠道的不适。

Randomized, double-blind, controlled, comparative study on intralesional 10% and 15% hypertonic saline versus intralesional sodium stibogluconate in Leishmania donovani cutaneous leishmaniasis. Ranawaka RR, Weerakoon HS, de Silva SH. Int J Dermatol 2015; 54: 555–63.

这是一项随机、双盲、对照试验,比较注射 10% 和 15% 的高渗盐水与注射斯替布铝酸钠。444 例患者参与了这项研究,为期 18 个月。三组的治愈率均高达 90%。15% 的高渗盐水组中,30.6% 皮损处出现坏死,而 10% 高渗盐水组的坏死率是 3.1%。10% 的高渗盐水可以考虑为 SSG 的替代疗法。

三线治疗	
• 米替福新（十六烷磷酸胆碱）	A,B
• 5% 咪喹莫特	D
• 巴龙霉素软膏	B
• 光动力疗法	B
• 直流电疗法	D
• 二氧化碳激光	B
• 皮损内注射硫化锌	A
• 己酮可可碱	B
• 两性霉素	C
• 三氯乙酸	B
• 射频热疗	B
• 免疫接种	A

Miltefosine in the treatment of cutaneous leishmaniasis caused by Leishmania braziliensis in Brazil: a randomized and controlled trial. Machado PR, Ampuero J, Guimars LH, Villasboas L, Rocha AT, Schriefer A, et al. PLoS Negl Trop Dis 2010; 21: e912.

90 例患者入组，60 例接受口服米替福新治疗，30 例接受 5 价锑治疗。6 月后，5 价锑组的治愈率为 53.3%，米替福新组的治愈率为 75%。米替福新可能的作用机制是使利什曼原虫杜 - 利小体凋亡样死亡。

Role of imiquimod and parenteral meglumine antimoniate in the initial treatment of cutaneous leishmaniasis. Arevalo I, Tulliano G, Quispe A, Spaeth G, Matlashewski G, Llanos-Cuentas A, et al. Clin Infect Dis 2007; 44: 1549–54.

咪喹莫特联合葡甲胺锑治疗取得良好疗效，愈合快，美容效果好。在体外试验中，咪喹莫特通过激活巨噬细胞释放氧化氮杀死细胞内的无鞭毛利什曼原虫。

Topical paromomycin with or without gentamicin for cutaneous leishmaniasis. Ben Salah A, Ben Messaoud N, Guedri E, Zaatour A, Ben Alaya N, Bettaieb J, et al. N Engl J Med 2013; 368: 524–32.

这是一项 375 例患者参与的随机对照试验，单独外用帕罗霉素或联合庆大霉素治疗溃疡性皮肤利什曼病。三组分别接受 15% 外用帕罗霉素联合 0.5% 庆大霉素，单用帕罗霉素或者对照药物。一共治疗 20 天，三组治愈率分别为 81%、82% 和 58%。

Comparison between the efficacy of photodynamic therapy and topic paromomycin in the treatment of Old World cutaneous leishmaniasis: a placebo-controlled, randomized clinical trial. Asilian A, Davami M. Clin Exp Dermatol 2006;

31: 634–7.

该项研究比较了光动力疗法（PDT）和外用巴龙霉素治疗 60 例患者的寄生虫学和临床疗效。局部 PDT 每周 1 次，共 4 周。试验结束后，局部 PDT 的完全有效率是 93.5%，局部巴龙霉素组的有效率是 41.2%。

The parasiticidal effect of electricity on Leishmania major, both in vitro and in vivo. Hejazi H, Eslami G, Dalimi A. Ann Trop Med Parasitol 2004; 98: 37–42.

暴露于 3V、6V、9V 和 12V（0.2~10.7mA）的直流电下，10~15 分钟杀死了所有的前鞭毛虫（培养中）。3V 的电疗，每次 10 分钟，每周 2 次，持续 3 周，可以治愈小鼠所有的皮损。

Efficacy of CO_2 laser for treatment of anthroponotic cutaneous leishmaniasis, compared with combination of cryotherapy and intralesional meglumine antimoniate. Shamsi Meymandi S, Zandi S, Aghaie H, Heshmatkhah A. J Eur Acad Dermatol Venereol 2011; 25: 587–91

治疗干性皮肤利什曼病，单次 CO_2 激光治疗比冷冻联合皮损内注射葡聚糖效果更佳，治愈时间更短（6 周：12 周）

Comparison of intralesionally injected zinc sulfate with meglumine antimoniate in the treatment of acute cutaneous leishmaniasis. Iraji F, Vali A, Asilian A, Shahtalebi MA, Momeni AZ. Dermatology 2004; 209: 46–9.

104 例急性皮肤利什曼患者参与了这项研究。治疗疗程为 6 周。35 例患者接受葡甲胺锑酸盐治疗，31 例接受皮损内注射硫酸锌治疗。两组的治愈率分别为 60% 和 83.8%。皮损内注射 2% 的硫酸锌是治疗急性皮肤利什曼病的一种好的选择。

Clinical and immunologic outcome in cutaneous leishmaniasis patients treated with pentoxifylline. Brito G, Dourado M, Polari L, Celestino D, Carvalho LP, Queiroz A, et al. Am J Trop Med Hyg 2014; 90: 617–20.

对 36 例皮肤利什曼病患者进行研究。一组接受皮损内注射锑和己酮可可碱，另一组接受锑和安慰剂。己酮可可碱组和安慰剂组相比较，肿瘤坏死因子（TNF-α）和干扰素 -γ 的水平明显降低。己酮可可碱组的治愈率高，但是差异没有统计学意义。己酮可可碱有抗炎的作用。

Liposomal amphotericin B treatment of cutaneous leishmaniasis due to Leishmania tropica. Solomon M, Pavlotsky F, Leshem E, Ephros M, Trau H, Schwartz E. J Eur Acad Dermatol Venereol 2011; 25: 973–7.

13 例患者接受两性霉素 B 脂质体治疗（连续 5 天剂量

为 3mg/kg，第 10 天使用第 6 剂）；85% 有面部皮损。13 例患者中 11 例（84%）2 个月内获得完全临床治愈，11 个月后未见复发，副作用轻微。

The efficacy of 5% trichloroacetic acid cream in the treatment of cutaneous leishmaniasis lesions. Ali NM, Fariba J, Elaheh H, Ali N. J Dermatolog Treat 2012; 23: 136–9

16 例皮肤利什曼病患者外用 5% 三氯乙酸乳膏，每天 2 次，持续 8 周。皮损初始平均面积为 $(38.81 + 81.9)\,mm^2$，6 月后缩减为 $(3.6 + 9.1)\,mm^2$，所有患者 8 周时治愈，无副作用。

Long-term efficacy of single-dose radiofrequency-induced heat therapy vs. intralesional antimonials for cutaneous leishmaniasis in India: RFHT for cutaneous leishmaniasis. Bumb RA, Prasad N, Khandelwal K, Aara N, Mehta RD, Ghiya BC, et al. Br J Dermatol 2013; 168: 1114–9.

100 例皮肤利什曼病患者参与研究。50 例患者接受射频热疗（RFHT）；另外 50 例患者接受皮损内注射 SSG，随访 18 个月。6 个月后，RFHT 组的治愈率为 98%，SSG 组为 95%，全部无复发。

Cluster randomised trial to evaluate the effectiveness of a vaccine against cutaneous leishmaniasis in the Caratinga microregion, south-east Brazil. Mayrink W, Mendonca-Mendes A, de Paula JC, Siqueira LM, Marrocos Sde R, Dias ES, et al. Trans R Soc Trop Med Hyg 2013; 107: 212–9.

2002—2011 年，对巴西一个皮肤利什曼病高发地区的 8 734 位受试者进行了一项随机试验，给他们注射灭活疫苗。疫苗组皮肤利什曼病感染率明显低于安慰剂组。

（马晓蕾　译，张建中　校）

证据等级：A 双盲试验　　B 临床试验，研究对象 ≥ 20 例　　C 临床试验，研究对象 < 20 例　　D 病例分析，研究对象 ≥ 5 例　　E 个案报道

第129章 恶性雀斑样痣

原作者　Aaron S. Farberg, Darrell S. Rigel

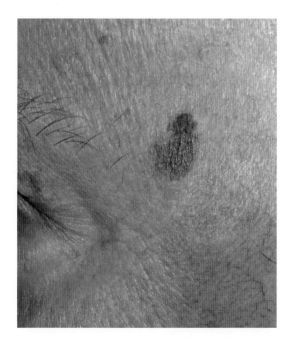

恶性雀斑样痣(lentigo maligna, LM)是原位黑素瘤的一种亚型,在长期日光损伤下,表现为广泛的非典型黑素细胞的色素斑。进展为侵袭性恶性雀斑样黑素瘤(LMM)的风险从2.2%到4.7%不等,具体取决于患者确诊时的年龄。LMM占所有黑素瘤的4%~15%,其发病率的增加速度比任何其他黑素瘤亚型都要高。广泛分布的非典型黑素细胞通常起源于头颈部并缓慢扩散。LM通常难以诊断,因为很难将慢性日光损伤导致的非典型黑素细胞增生和原位黑素瘤(MIS)相鉴别。LM的治疗仍然很复杂,由于亚临床扩展和难以确定肿瘤边缘,复发率仍然很高(2%~50%)。

治疗策略

早期诊断和彻底清除是LM最好的治疗手段。LM要与雀斑、脂溢性角化病、色素性光线性角化病、原位色素性鳞状细胞癌及色素性浅表基底细胞癌相鉴别。治疗前需要做活检确诊。使用伍德灯和皮肤镜有助于确定皮损范围。取全部组织进行活检是确定其浸润最大深度的理想方法,然而,由于该病常水平方向扩散而非向真皮内垂直生长,所以皮损常常较大(>1cm),因此,临床上常行部分活组织检查。尽管其他方法也可以根除,但手术切除仍是最主要的治疗方法。有LM病史的患者需由皮肤科医师定期进行全身皮肤检查,以便尽早发现肿瘤复发、进展或第二个原发病灶。此外,LM患者需要注意防晒。

- 皮肤活组织检查和对患者的评估

Diagnosis and treatment of early melanoma. NIH Consensus Statement 1992; 10: 1–26.

切取足够深度的组织进行活检对色素性皮损的诊断及其治疗是至关重要的。钻孔法、蝶形手术、切除或切口活检取材都是可行的。在显微镜下,LM主要表现为非典型性黑素细胞数量增多,单个或成巢排列,但不侵入真皮。对患者进行评估,应包括个人史和家族史,全身皮肤检查,以及触诊局部淋巴结。血液检查和影像学检查不做要求。

一线治疗	
切除术	A
Mohs 显微外科术(MMS)	D
改良 Mohs 手术	D
分次切除	D

Diagnosis and treatment of early melanoma. NIH Consensus Statement 1992; 10: 1–26.

此推荐是根据美国国立卫生院对原位黑素瘤的共识,建议切除皮损或活检应包括皮损周围0.5cm正常皮肤,深度要达到皮下组织。一般来说,建议切除包括皮损周围0.5~1cm正常皮肤。由于该病具有日光性损伤扩散的特点,临床上对于皮损边缘的判断难度加大。伍德灯对判断皮损亚临床扩散可能有所帮助。反射共聚焦显微镜(RCM)还可以通过确定最佳的活检部位来提高LM的诊断准确性。

RCM可在术前帮助定位,术中切缘评估,评估对非手术治疗的反应以及监测复发情况。正确测定皮损范围是关键,因为皮损如果不能彻底切除,LM常常容易复发。

Usefulness of the staged excision for lentigo maligna and lentigo maligna melanoma: the'square'procedure. Johnson TM, Headington JT, Baker SR, Lowe L. J Am Acad Dermatol 1997; 37: 758–64.

采用"方形"手术,术前勾勒出0.5~1.0cm有棱角的边界以便于处理,将切除皮损边缘2~4mm的组织带以石蜡切片进行评估。随后将残留肿瘤组织根据绘制的边缘线直接切除。35 例患者在为期 2 年的随访中无复发情况。

Mohs micrographic surgery is accurate 95.1% of the time for melanoma in situ: a prospective study of 167 cases. Bene NI, Healy C, Coldiron BM. Dermatol Surg 2008; 34: 660–4.

116 名由日光曝晒所致的恶性雀斑样痣患者接受 Mohs 显微外科手术（MMS），随后随访 12 年（平均 50 个月；中位数 48 个月；594.5 患者年），采用石蜡包埋切片对最终切缘进行评估。结果表明，MMS 冰冻切片对原位恶性雀斑样痣的清除率为 94.1%，治愈率为 99.0%。

MMS 是原位黑素瘤治疗的可行性选择，它可以提高治愈率并减少皮肤缺损面积，特别是在美容和功能敏感的区域。

Conventional surgery compared with slow Mohs micrographic surgery in the treatment of lentigo maligna: a retrospective study of 62 cases. Hilari H, Llorca D, Traves V, Villanueva A, Serra Guillén C, Requena C, et al. Actas Dermosifiliogr 2012; 103: 614–23.

本文回顾了 1993 年 1 月—2011 年 4 月期间在瓦伦西亚诺肿瘤研究所皮肤科接受常规手术切除或慢 MMS 治疗的头部 LM 患者的临床记录。69.2% 的复发性 LM 和 26.5% 的原发性 LM 手术切缘需要扩大 0.5cm。而一些其他因素需要更大范围的扩大切除，如可能干扰临床边界划定的既往治疗、面中部的病变以及Ⅲ~Ⅴ型皮肤。0.5cm 的手术切缘不足以治疗多发的头部 LM 病变，特别是复发的皮损。在这种情况下，使用石蜡包埋切片的慢 MMS 似乎是治疗的首选，尤其是对于复发性病变或边界不清或可能存在亚临床扩展的病变。

依赖于慢 Mohs 的一个潜在缺点是每个过程所延长的时间。此外，该技术依赖于离体组织的处理，从而增加了出错的可能性。

Recurrence rate of lentigo maligna after micrographically controlled staged surgical excision. De Vries K, Greveling K, Prens LM, Munte K, Koljenovic, van Doorn MBA, et al. Br J Dermatol 2016; 174: 588–93.

本文是对荷兰一所学术医疗中心 2002—2011 年期间所有恶性雀斑样痣患者分期手术治疗的回顾性研究。通过全国网络注册和平均 5 年的随访确定复发病例。在 100 例确诊患者中，有 4 例复发。分期手术切除可提供高清除率和低复发率。

Five-year outcomes of wide excision and Mohs micrographic surgery for primary lentigo maligna in an academic practice cohort. Hou JL, Reed KB, Knudson RM,

Mirzoyev SA, Lohse CM, Frohm ML, et al. Dermatol Surg 2015; 41: 211–8.

这项回顾性研究评估了来自单一队列中接受 Mohs 显微外科手术与病变边缘 5mm 的广泛切除的结果。在 423 例病变中，269 例采用广泛切除，154 例采用 Mohs 显微外科手术。Mohs 治疗组的复发率为 1.9%，广泛切除组的复发率为 5.9%。研究结果显示，Mohs 手术可以提高治愈率，避免再次手术，因此，可能是恶性雀斑样痣的首选治疗方法。

Geometric staged excision for the treatment of lentigo maligna and lentigo maligna melanoma: a long-term experience with literature review. Abdelmalek M, Loosemore MP, Hurt MA, Hruza G. Arch Dermatol 2012; 148: 599–604.

1999—2007 年所有诊断为 LM 和 LMM 的患者均行分期切除治疗。几何模式分期切除后的复发率为 1.7%（4/239），平均随访 32.3 个月。病变边缘扩大切除平均 6.6mm（LM）和 8.2mm（LMM）。11.7% 的 LMM 最初在活检时被诊断为 LM，在切除过程中发现了浸润成分。

Staged excision for lentigo maligna and lentigo maligna melanoma: A retrospective analysis of 117 cases. Hazan C, Dusza SW, Delgado R, Busam KJ, Halpern AC, Nehal KS. J Am Acad Dermatol 2008; 58: 142–8.

作者对接受了分次、边缘对照的切除术配合快速石蜡包埋切片治疗的 117 例 LM 及 LMM 患者进行了回顾性研究。手术切除的皮损边缘平均宽度 LM 为 0.71cm，LMM 为 1.03cm。该研究得出，常规 LM 及 LMM 标准边缘切除宽度常常不够，会导致 LM 出现隐匿性侵袭性黑素瘤。

Intraoperative real-time reflectance confocal microscopy for guiding surgical margins of lentigo maligna melanoma. Hibler BP, Cordova M, Wong RJ, Rossi AM. Dermatol Surg 2015; 41: 980–3.

该病例展示了反射共聚焦显微镜在增强恶性雀斑样痣的管理方面的有效性。它可用于指导手术，验证手术切缘，以减少患者的发病率。但初始成本和相关的学习曲线使该技术的广泛应用受到限制。

Videodermatoscopy-assisted Mohs micrographic surgery vs other treatments for lentigo maligna in 54 patients with a long-term follow-up. Dika E, Fanti PA, Christman H, Piraccini BM, Misciali C, Vaccari S, et al. J Eur Acad Dermatol Venereol 2016; 30: 1440–1.

这项回顾性单中心研究纳入了接受手术切除且至少随访 5 年的头颈部恶性雀斑样痣患者。使用视频皮肤镜辅助的 MMS 评估所有切缘，并在冰冻切片呈阳性的地方进

482

行额外切除。将患者分为三组：标准切除、MMS 和视频皮肤镜辅助 MMS。视频皮肤镜辅助的 MMS 减少了手术步骤，并减少了总体手术时间。标准切除术的复发率为 24%，MMS 的复发率为 5%，视频皮肤镜辅助的 MMS 组的复发率为 0。

AAD/ACMS/ASDSA/ASMS 2012 appropriate use criteria for Mohs micrographic surgery: a report of the American Academy of Dermatology, American College of Mohs Surgery, American Society for Dermatologic Surgery Association, and the American Society for Mohs Surgery. Connolly SM, Baker DR, Coldiron BM, Fazio MJ, Storrs PA, Vidimos AT, et al. J Am Acad Dermatol 2012; 67: 531–50.

在该协会确定的所有恶性雀斑样痣临床方案中，5 例被认为适合 Mohs 手术，1 例不确定，并对所有方案都达成了共识。对于健康和免疫功能低下的患者，MMS 适合于 H 区和 M 区（面部、生殖器、手、脚、甲、胫前、踝部、乳晕）的原发性恶性雀斑样痣。对于局部复发的恶性雀斑样痣 MMS，适用于所有身体部位。如果位于 L 区（躯干和四肢，不包括胫前、手、足、甲和足踝），MMS 在原发性 LM 中的使用被认定为不确定。

二线治疗	
• 放射治疗	D
• 冷冻	D

Radiotherapy for lentigo maligna: a literature review and recommendations for treatment. Fogarty GB, Scolyer RA, Lin E, Haydu L, Guitera P, Thompson J. Br J Dermatol 2013; 170: 52–8.

文章检索了截至 2012 年 6 月的 PubMed、Embase 和 Medline 数据库，发现有 9 项研究共观察了 537 例接受初次放疗的 LM 患者。其中 349 例可评估患者的复发率为 5%。5 例患者进展为侵袭性恶性雀斑样黑素瘤（LMM）。边缘和病变部位复发率分别为 4% 和 5%。中位随访时间为 3 年。

Grenz ray treatment of lentigo maligna and early lentigo maligna melanoma. Hedblad MA, Mallbris L. J Am Acad Dermatol 2012; 67: 60–8.

1990—2009 年，有 593 例 LM、LMM 患者在瑞典斯德哥尔摩卡罗林斯卡大学医院皮肤科接受了 Grenz 射线（GR）治疗（以 GR 为主要治疗 350 例；部分切除后 GR 71 例，根治性切除后 GR 172 例，作为预防性治疗），治疗连续 3 周，每周 2 次，总剂量为 100~160Gy。放射剂量取决于 LM 分期和附属器周围非典型黑素细胞扩展的深度。对 425 位患者进行了至少 2 年的随访，其中 241 位随访了 5 年。在 593 例患者中，有 520 例（88%）在 1 次分割放射治疗后显示完全清除。15 例患者发现残留病灶，58 例复发，其中 53 例（72%）在 2 年内复发。

这种软 X 线或 Miescher 技术的优点之一对骨骼损伤小，并最大限度地减少了骨坏死的风险。潜在的缺点是穿透深度不足。

Cryosurgery for lentigo maligna. Kuflik E, Gage A. J Am Acad Dermatol 1994; 31: 75–8.

30 例白人患者接受了冷冻手术。病变直径在 1.3~4.5cm。治疗使用喷雾状液氮冷冻，其中 2 例患者复发，平均随访 3 年，复发率 6.6%，复发的 2 例患者再次行冷冻治疗后治愈。11 例患者随访超过 5 年，均无复发。

三线治疗	
• Q 开关红宝石激光	E
• Q 开关 Nd-YAG 激光	D
• CO_2 激光	D
• 干扰素 -α	D,E
• 咪喹莫特	D
• 他扎罗汀	E
• 光动力疗法	D
• 联合疗法	D

Q-switched neodymium：yttrium-aluminum-garnet laser treatment of lentigo maligna. Orten SS，Waner M，Dinehart SM，Bardales RH，Flock ST. Otolaryngol Head Neck Surg 1999；120：296–302.

8 例 LM 患者接受了 Nd-YAG 激光治疗。其中 3 例同时接受了 532nm 及 1 064nm 波长治疗，2 例肿瘤彻底清除，在 3.5 年内并未复发。其余患者对治疗有部分疗效，但是在治疗完成前死于其他疾病。

Nd-YAG 激光能量波长为 532nm 和 1 064nm，可能特别适合于 LM 的治疗。黑色素对 532nm 波长吸收较多，然而，波长较长的 1 064nm 波长可能能够照射到更深在的部位。

Carbon dioxide laser treatment for lentigo maligna: a retrospective review comparing 3 different treatment modalities. Lee H, Sowerby LJ, Temple CL, Yu E, Moore CC. Arch Facial Plast Surg 2011; 13: 398–403.

这篇文章回顾了 73 例 LM 患者，年龄 39~93 岁（平均年龄 64.8 岁）。手术切除 27 例，放疗 31 例，CO_2 激光消融 15 例。手术切除后随访 16.6 个月，放疗随访 46.3 个月，CO_2 激光消融随访 77.8 个月（$P < 0.001$）。手术切除的复发率为 4.2%（1/27），放射治疗的复发率为 29.0%（9/31），CO_2 激光消融的复发率为 6.7%（1/15）。手术切除和 CO_2 激光消融有降低复发率的趋势，但结果没有统计学意义。

在标准治疗(如手术切除和放射治疗)被拒绝或具有显著发病率的患者中,CO_2 激光可作为 LM 的替代治疗。

Intralesional interferon treatment of lentigo maligna. Cornejo P, Vanaclocha F, Polimon I, Del Rio R. Arch Dermatol 2000; 136: 428–30.

干扰素 -α 是一种生物应答调节剂,可作为高危黑素瘤的辅助治疗。其作用机制包括免疫调节和直接抗增殖效应。据报道,10 例患者中 11 处 LM 皮损接受每周 3 次干扰素 -α(3~6)× 10^6 U 治疗后皮损治愈。所有的患者经 12~29 次治疗后,肿瘤基本清除。

Topical 5% imiquimod in the treatment of lentigo maligna. Wong JG, Toole JW, Demers AA, Musto G, Wiseman MC. J Cutan Med Surg 2012; 16: 245–9.

回顾了 27 例外用咪喹莫特治疗 LM 患者。其中 20 例有效,7 例无效。平均肿瘤大小(椭圆形面积)为 6.69cm²,平均治疗时间为 17.7 周。肿瘤大小($P = 0.86$)和治疗时间($P = 0.18$)均与病灶的消退无关。咪喹莫特是一种有效的治疗 LM 的方法,当标准手术不能实施时,咪喹莫特可为患者保留较好的美容外观。

A quantitative systematic review of the efficacy of imiquimod monotherapy for lentigo maligna and an analysis of factors that affect tumor clearance. Mora AN, Karia PS, Nguyen BM. J Am Acad Dermatol 2015; 73: 205–12.

这项基于 45 项研究的 347 例 LM 患者的系统综述显示,单用咪喹莫特治疗 LM 后平均随访 34 个月,组织学和临床清除率分别为 76.2% 和 78.3%。临床复发率为 2.3%。外用总次数达到 60 次以上或每周超过 5 次外用咪喹莫特的患者清除率更高。

Imiquimod 5% cream as primary or adjuvant therapy for melanoma in situ, lentigo maligna type. Swetter SM, Chen FW, Kim DD, Egbert BM. J Am Acad Dermatol 2015; 72: 1047–53.

回顾分析了 58 例外用 5% 咪喹莫特治疗(作为主要治疗或窄缘切除后辅助治疗)后局部复发的病例。其中 86.2% 的患者在平均随访 42.1 个月时达到临床清除;其中咪喹莫特组临床清除为 72.7%,辅助治疗组为 94.4%。对于手术效果较差的患者,咪喹莫特软膏不论是主要治疗还是辅助治疗都是一种较好的选择。

Treatment of lentigo maligna with imiquimod cream: a longterm follow-up study of 10 patients. Van Meurs T, Van Doorn R, Kirtschig G. Dermatol Surg 2010; 36: 853–8.

2004—2007 年,有 10 名 LM 患者接受了 5% 咪喹莫特乳膏治疗,平均随访时间为 31 个月(11~56 个月)。治疗后做活检评估所有患者的组织清除率。接受咪喹莫特治疗的 10 例患者中,有 9 例获得了完全临床清除率。在随访期间,停药后第 9、10 和 27 个月分别观察到 3 例临床和组织学复发。第 4 例患者在治疗后 17 个月发现组织学复发,并无临床症状。10 例患者中有 5 例为持续临床缓解。

Treatment of lentigo maligna with tazarotene 0.1% gel. Chimenti S, Carrozzo AM, Citarella L, De Felice C, Peris K. J Am Acad Dermatol 2004; 50: 101–3.

在该组中,2 例老年面部 LM 患者每日应用 0.1% 他扎罗汀凝胶治疗,连续使用 6~8 个月。在治疗后分别随访了 18 和 30 个月,两者均未出现皮损复发。考虑到随访时间相对较短,该结果解释应慎重。

The use of photodynamic therapy in the treatment of lentigo maligna. Karam A, Simon M, Lemasson G, Misery L. Pigment Cell Melanoma Res 2013; 26: 275–7.

在一项单中心回顾性研究中,有 15 例面部 LM 患者接受了光动力治疗(氨基酮戊酸盐治疗后红光照射 40~90 J/cm²),每 3 周 1 次,共 3~9 个疗程。在 3 个疗程后进行首次临床评估,有 3 例治疗失败。其他患者随访了 10~29 个月,观察到临床和组织学愈合。

A randomized trial of the off-label use of imiquimod 5% cream with vs. without tazarotene 0.1% gel for the treatment of lentigo maligna, followed by conservative staged excisions. Hyde MA, Hadley ML, Tristani-Firouzi P, Goldgar D, Bowen GM. Arch Dermatol 2012; 148: 592–6.

90 例患者 91 处 LM 病变被随机分为两组。一组每周外用 5% 咪喹莫特乳膏 5 天,共 3 个月,而另一组外用咪喹莫特乳膏联合 0.1% 的他扎罗汀凝胶,每周 2 天,共 3 个月。局部治疗后,所有患者均进行分期切除和冰冻切片分析,并进行 melan-A 染色以确认阴性切缘。46 名 LM 患者的 47 处病变被随机分配接受咪喹莫特单一疗法:其中有 42 例达到了预期的治疗持续时间,27 例完全缓解(64%)。44 例 LM 患者的 44 处皮损被随机分配到联合治疗组:其中 37 例达到了预期的治疗持续时间,29 例完全缓解(78%)。两组差异无统计学意义($P = 0.17$)。平均随访 42 个月,迄今均无复发。

用 5% 咪喹莫特乳膏预处理 LM 可以减少手术缺损的面积;但是,完全依靠外用咪喹莫特替代手术可能会使患者局部复发风险增加。

A two-staged treatment of lentigo maligna using ablative laser therapy followed by imiquimod: excellent cosmesis, but frequent recurrences on the nose. Greveling

K, de Vries K, van Doorn MB, Prens EP. Br J Dermatol 2016; 174: 1134–6.

回顾性分析了 35 例 LM 患者，在剥脱性激光治疗后外用 5% 咪喹莫特乳膏 6 周(5d/ 周)，在不同队列中分别进行了 42 个月和 14 个月的随访。与咪喹莫特单药治疗无反应者相比，激光联合咪喹莫特组中所有受试者均有强烈的炎症反应。经过 2 年和 3 年的随访，累积复发率为 23.5%，6 例复发病例中有 5 例发生在鼻部。患者对联合治疗的美容效果评分为 8.5 分 /10 分。

（田阳子　译，高天文　校）

第**130**章　麻风

原作者　Anne E Burdick, Ivan D Camacho

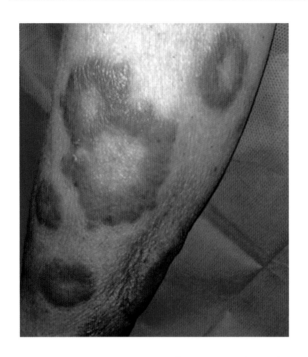

麻风(leprosy),又称 Hansen 病,是一种由麻风分枝杆菌引起的感染性疾病。本病可累及皮肤、周围神经、呼吸道黏膜等多个器官。其主要特征包括皮肤感觉减退、周围神经粗大、周围神经病,以及皮肤涂片或组织活检找到抗酸杆菌。个体对麻风杆菌的细胞免疫反应不同,因此临床表现各异,构成 Ridley-Jopling 麻风分型病谱:结核样型(TT)、界线类偏结核样型(BT)、中间界线类(BB)、界线类偏瘤型(BL)、瘤型(LL)。TT 麻风患者对麻风分枝杆菌的免疫力强,皮损数量少,境界清楚,多位于身体远端部位。LL 麻风患者对麻风分枝杆菌的免疫力极低,皮损广泛,为弥漫性红色丘疹、斑块和结节,多伴周围神经受损。BB 麻风患者可见多发"双相型"环形斑块(如图)。组织病理学上,TT 抗酸染色极弱甚至阴性,聚合酶链反应(PCR)可能阳性;LL型抗酸染色显示大量抗酸杆菌。未定类(I)型麻风表现为单个或少许色素减退型斑片,本型可自愈或转为其他任何类型麻风。单纯神经型麻风仅有周围神经受累,而无皮肤改变。

麻风反应在治疗前、中、后都可能发生,发生率 25%~50%。I 型反应或逆向反应发生于界线类麻风(BT、BB、BL),其特征是已经消退的红色水肿性皮疹复发和急性周围神经炎。应用依那西普、英夫利西单抗和阿达木单抗的患者可能会出现类似 I 型麻风反应的表现,若这些患者同时患有亚临床麻风,可能出现 I 型逆向反应。感染人类免疫缺陷病毒(HIV)患者如果合并亚临床麻风,在高强度抗逆转录病毒治疗的最初 6 个月可能会出现界线类偏结核样型(BT)皮损和 I 型逆向反应,这是一种免疫重建炎症性综合征。

II 型反应或麻风结节性红斑(ENL)发生在界限类偏瘤型和瘤型,其特征是成批出现的红色质硬触痛性丘疹、斑块或结节,常伴发热,也可伴虹膜炎和睾丸炎。Lucio 现象是一种罕见的血管炎反应,表现为 BL 和 LL 型患者伴有触痛的出血性、坏死性皮损。

治疗策略

麻风的治疗包括利福平加氨苯砜的多药联合治疗,可联合也可不联合氯法齐明。从治疗角度,世界卫生组织(WHO)将未定类型、结核样型和界线类偏结核样型分类为少菌型,推荐二联(利福平每个月 600mg,氨苯砜 100mg/d)治疗 6 个月,将中间界线类、界线类偏瘤型、瘤型分类为多菌型,推荐三联(利福平每个月 600mg、氨苯砜 100mg/d、氯法齐明 50mg/d 和 300mg/ 月)治疗 1 年。

美国国家麻风病项目指南的治疗方案有所不同:少菌型麻风二联治疗 12 个月(利福平 600mg/d,氨苯砜 100mg/d),多菌型麻风三联(利福平 600mg/d、氨苯砜 100mg/d、氯法齐明 50mg/d)治疗 24 个月。在美国,氯法齐明只能通过美国国家麻风病项目的研究性用药获得。

如果患者无法获取或因为皮肤色素沉着而无法使用氯法齐明,或者患者无法应用利福平或氨苯砜,二线抗菌药物有米诺环素 100mg/d,氧氟沙星 400mg/d,环丙沙星 500mg/d,克拉霉素 500mg/d,莫西沙星 400mg/d。正在使用泼尼松、华法林、口服避孕药或其他代谢受利福平影响的药物的患者,常常是每月服用 1 次利福平。无论任何原因暂停多药联合治疗,都建议之后条件允许时继续服药,以完成整个疗程。

在出现麻风反应时,建议继续多药联合治疗。轻度的 I 型逆向反应和 II 型反应可采用非甾体类抗炎药治疗,伴有急性神经炎,尤其是面部受累的严重 I 型逆向反应,建议采用系统性糖皮质激素治疗,以避免发生不可逆的神经损伤。泼尼松起始剂量 0.5~1mg/(kg·d),以每 2~4 周 5~10mg 的速度逐渐减量,根据患者的用药反应使用 3~6 个月甚至更长。因为 I 型逆向反应的治疗常常需要大剂量糖皮质激素,所以还要考虑应用非激素类药物。甲氨蝶呤和环孢素均对 I 型逆向反应有效,能够帮助泼尼松减量或停用。

严重的 II 型麻风反应也可以应用泼尼松 0.5~1mg/（kg·d），而且减量更慢，需要 6 个月甚至更长时间。沙利度胺有致畸性，可在男性、停经后女性、绝育手术后或其他方式严格避孕的女性中应用。根据反应严重程度，沙利度胺起始剂量每晚 100~300mg，数月后逐渐减量，维持剂量为每晚 50~100mg。II 型麻风反应其他治疗药物包括甲氨蝶呤、硫唑嘌呤、英夫利西单抗和依那西普。Lucio 现象的治疗采用泼尼松、小剂量阿司匹林和创面护理。

在完成多药联合治疗后，美国国家麻风病项目推荐治疗后每年随访 1 次：少菌型患者随访 5 年，多菌型患者随访 8 年。与麻风患者在治疗前 3 年内共同居住的家庭接触者需要被筛查，与少菌型患者有日常接触的筛查 1 次，与多菌型患者有接触的每年筛查 1 次，连续 5 年。

对于麻风神经病变和神经炎的患者，可采用加巴喷丁、普瑞巴林和阿米替林来缓解疼痛。

特殊检查
• 每年取皮损周边组织做皮肤活检
• 如活检无细菌感染表现，可进行 PCR 检测帮助诊断
• 皮肤切刮涂片
• 感觉神经检查
• 血生化、全血细胞计数
• 服用氨苯砜前检测葡萄糖 -6- 磷酸脱氢酶水平
• 尿液分析（II 型反应）
• 免疫抑制前做结核菌素试验（PPD 试验）或全血干扰素试验
• 肝炎病毒筛查
• 亚洲人群氨苯砜超敏反应的风险增加，应做 HLA-B13 筛查

一线治疗	
• 利福平和氨苯砜（少菌型和多菌型）	B
• 氯法齐明（除利福平和氨苯砜外，用于多菌型，大剂量，用于 II 型反应）	B
• 非甾体抗炎药（I 型逆向反应和 II 型反应）	D
• 泼尼松（I 型逆向反应和 II 型反应）	D
• 沙利度胺（II 型反应）	D

Leprosy. Britton WJ, Lockwood DN. Lancet 2004; 363: 1209–19.

对麻风和麻风反应的临床特点、诊断标准和治疗进行了综述。

Treatment of leprosy/Hansen's disease in the early 21st century. Worobec SM. Dermatol Ther 2009; 22: 518–37.

对麻风和麻风反应进行了综述。

Leprosy: forgotten, but not gone (yet). Dinubile MJ, Keystone JS. Int J Dermatol 2011; 50: 1024–6.

比较了 I 型逆向反应和 II 型反应的特点。

Human immunodeficiency virus and leprosy: an update. Lockwood DN, Lambert SM. Dermatol Clin 2011; 29: 125–8.

Leprosy and HIV co-infection: a critical approach. Massone C, Talhari C, Ribeiro-Rodrigues R, Sindeaux RH, Mira MT, Talhari S, et al. Expert Rev Anti Infect Ther 2011; 9: 701–10.

The role of thalidomide in the management of erythema nodosum leprosum. Walker SL, Waters MF, Lockwood DN. Lepr Rev 2007; 78: 197–215.

Secondary leprosy infection in a patient with psoriasis during treatment with infliximab. Teixeira FM, Vasconcelos LM, Rola Cde A, Prata de Almeida TL, Valença JT Jr, Nagao-Dias AT. J Clin Rheumatol 2011; 17: 269–71.

1 例使用英利西单抗治疗的银屑病患者出现界线偏瘤型麻风皮损和神经病变。

Leprosy reaction manifesting after discontinuation of adalimumab therapy. Camacho ID, Valencia I, Rivas MP, Burdick AE. Arch Dermatol 2009; 145: 349–51.

1 例未诊断的界线类偏结核样型麻风患者在停止使用阿达木单抗治疗可能的血清学阴性关节炎后 5 周发生 I 型可逆性麻风反应。

二线治疗	
• 米诺环素，左旋喹，氧氟沙星，克拉霉素，莫西沙星	B
• 甲氨蝶呤（I 型可逆性反应和 II 型反应）	B
• 环孢菌素（I 型可逆性反应）	D
• 硫唑嘌呤（II 型反应）	D
• 英夫利西单抗（II 型反应）	D
• 依那西普（II 型反应）	D
• 加巴喷丁或普瑞巴林（神经病变和神经炎）	D
• 阿米替林（神经病变和神经炎）	D

Response to cyclosporine treatment in Ethiopian and Nepali patients with severe leprosy type 1 reactions. Marlowe SN, Leekassa R, Bizuneh E, Knuutilla J, Ale P, Bhattarai B, et al. Trans R Soc Trop Med Hyg 2007; 101: 1004–12.

41 例发生 I 型逆向反应的患者使用环孢菌素 5~7.5mg/（kg·d）治疗 12 周。24 周后病情改善在 67%~100%。中断治疗后再次发生神经炎。

Cyclosporin A treatment of leprosy patients with chronic neuritis is associated with pain control and reduction in antibodies against nerve growth factor. Sena CB, Salgado CG, Tavares CM, Da Cruz CA, Xavier MG, Do Nascimento JL. Lepr Rev 2006; 77: 121–9.

20 例神经炎患者口服泼尼松 40mg/d 无效,口服环孢素 5mg/(kg·d),12 个月减量期,感觉、力量和疼痛感明显改善。

Using methotrexate to treat patients with ENL unresponsive to steroids and clofazimine: a report on 9 patients. Hossain D. Lepr Rev 2013; 82: 105–12.

9 例麻风结节性红斑的患者使用泼尼松和氯法齐明无效,对泼尼松龙(30~40mg/d,持续 3~6 个月,然后减半剂量,2.5~3 年内缓慢减量)和甲氨蝶呤(每周 7.5mg,持续 24~36 个月)反应良好。患者保持 2.5 年无复发。

Methotrexate treatment for type 1 (reversal) leprosy reactions. Biosca G, Casallo S, López-Vélez R. Clin Infect Dis 2007; 45: e7–9.

1 例界线类偏瘤型伴有Ⅰ型逆向反应的麻风患者对糖皮质激素不耐受,改为甲氨蝶呤 7.5mg/ 周后有效。激素在 2 个月内停用,6 个月后皮损消退。

Methotrexate in resistant ENL. Kar BR, Babu R. Int J Lepr Other Mycobact Dis 2004; 72: 480–2.

1 例Ⅱ型反应的患者,口服泼尼松龙 50mg/d 无效,加用甲氨蝶呤 15mg 每周 1 次,治疗 2 周后好转。泼尼松龙继续减量至每天 20mg,甲氨蝶呤每周 7.5mg,症状持续改善。

Azathioprine as a steroid sparing agent in leprosy type 2 reactions: report of nine cases. Duraes SM, Salles SA, Leite VR, Gazzeta MO. Lepr Rev 2011; 82: 304–9.

综述了 9 个关于Ⅱ型反应的病例报告,患者对泼尼松和氯法齐明抵抗,使用硫唑嘌呤 2~3mg/(kg·d)后好转。泼尼松在 4 周内减量,由于Ⅱ型反应症状减轻,12 周时停用激素。

Clinical outcomes in a randomized controlled study comparing azathioprine and prednisolone versus prednisolone alone in the treatment of severe leprosy type 1 reactions in Nepal. Marlowe SN, Hawksworth RA, Butlin CR, Nicholls PG, Lockwood DN. Trans R Soc Trop Med Hyg 2004; 98: 602–9.

40 例逆向反应的麻风患者随机分组,一组采用泼尼松龙 40mg/d,一组采用泼尼松龙 40mg/d 加硫唑嘌呤 3mg/(kg·d),治疗 12 周,两组间疗效无统计学意义。

Severe refractory erythema nodosum leprosum successfully treated with the tumor necrosis factor inhibitor etanercept. Ramien ML, Wong A, Keystone JS. Clin Infect Dis 2011; 52: e133–5.

1 例 LL 麻风患者尽管每天服用沙利度胺 100mg 并多疗程服用泼尼松 40~60mg 仍然发生Ⅱ型反应长达 6 年。使用依那西普 50mg 每周 1 次皮下注射,6 周后症状好转。泼尼松和沙利度胺在 6 个月内停用。

Treatment of recurrent erythema nodosum leprosum with infliximab. Faber WR, Jensema AJ, Goldschmidt WF. N Eng J Med 2006; 355: 739.

1 例界线类偏瘤型的麻风患者在多药治疗时发生了麻风性结节性红斑,用泼尼松 40mg/d 及沙利度胺 300mg/d 治疗无效。该患者在使用英利西单抗 5mg/kg,每 2 周 1 次,第 3 次后,麻风性结节性红斑消退,此后 1 年未复发。

(黄新绿　丁晓岚　译,张建中　校)

第131章　白细胞碎裂性血管炎

原作者　Nicole Fett, Jeffrey P. Callen

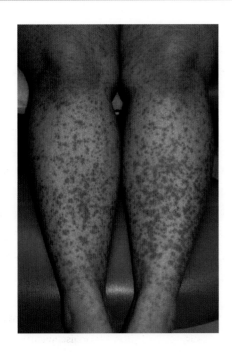

血管炎分类的最佳方式是基于受累血管直径分类。大血管炎、巨细胞动脉炎和大动脉炎累及大动脉且罕有皮肤表现。单纯的中等血管炎包括如结节性多动脉炎和累及肌性管壁血管的皮肤结节性多动脉炎。中等血管炎的临床特征包括网状青斑、网状紫癜、结节、溃疡及血管梗塞。同时累及中等和小血管的血管炎包括肉芽肿性多血管炎（granulomatosis with polyangiitis, GPA，既往称为韦格纳肉芽肿），嗜酸性肉芽肿性血管炎（eosinophilic granulomatous angiitis, EGPA，既往称为 Churg-Strauss 综合征）和显微镜下多血管炎。中小血管同时受累可表现出中等血管受累表现加小血管受累的经典表现（荨麻疹样皮损、可触及的紫癜）。冷球蛋白血症可与小血管炎或闭塞性血管炎相关，且常与丙型肝炎病毒感染有关。这种情况常表现为紫癜样皮损。最后，单纯的小血管炎包括：IgA 血管炎 [既往称为 Henoch-Schönlein 紫癜（Henoch-Schönlein purpura, HSP）]，持久隆起性红斑，荨麻疹性血管炎（urticarial vasculitis, UV）和皮肤小血管炎 [cutaneous small vessel vasculitis, CSVV，既往称为白细胞碎裂性血管炎（leukocytoclastic vasculitis, LCV）]。

LCV 是一种描述皮肤活检病理的模式，不应被作为临床诊断。多数被诊断为 LCV 的患者患有皮肤小血管炎。然而，抗中性粒细胞胞浆抗体（antineutrophil cytoplasmic antibody, ANCA）相关血管炎最常见的皮肤表现是 LCV，因此，对于皮肤活检提示 LCV 的患者，应仔细评估全身受累情况。CSVV 常常继发于药物的使用或与感染相关。约有

60% 的 CSVV 具有自限性。

管理策略

小血管炎的管理需要评估系统受累情况、去除潜在的致病因素或针对相关疾病的治疗、治疗自限性疾病患者的症状，以及针对性或经验性地治疗复发或难治性疾病患者。系统性血管炎患者，尤其是肾脏、肺部或中枢神经系统受累者，应立即转诊至风湿免疫科、肾内科或其他专科处，并常常需要住院给予糖皮质激素、免疫抑制剂或免疫调节剂治疗。

对于有明确诱因的皮肤小血管炎患者，如药物诱发者，仅需要在去除可疑诱因后给予对症治疗。对症治疗包括休息、抬高肢体、弹力袜及抗组胺药。

具有挑战性的是针对无明确诱因也没有系统受累的慢性 CSVV 患者。对于不受血管炎皮损困扰的亚临床患者，无须给予治疗。对于那些有疼痛、溃疡或精神心理压力的患者，应权衡治疗的风险及收益。CSVV 的推荐治疗很大程度上基于个案报道、系列病例及专家观点。如果考虑以系统性疗法治疗"局限于皮肤"的疾病，秋水仙碱和氨苯砜因其相对安全而被作为一线用药。免疫抑制剂/免疫调节剂如甲氨蝶呤和硫唑嘌呤被用于治疗秋水仙碱和氨苯砜无法治愈的病例。因糖皮质激素的治疗效果和毒性作用之间的窗口较窄，应避免系统应用糖皮质激素。

特殊检查
针对所有患者
• 详细询问用药史、既往疾病史及系统受累表现
• 感染性疾病的血清学检查（丙型肝炎、乙型肝炎、人免疫缺陷病毒）
• 全血细胞计数
• 完善的血生化
• 尿液检验
• 胸片
针对有慢性或复发性疾病的患者
• 新发皮损的皮肤活检
• ANCA
• 抗核抗体（antinuclear antibody, ANA），类风湿因子，抗 Ro/SS-A 等
• 补体水平

对皮肤血管炎患者进行评估的目的在于找到病因并评估系统受累状况。评估首先需要详细询问病史并查体,然后根据病情的紧急性和在病史查体中的发现选择性地制订检查方案。IgA 血管炎较其他类型 CSVV 更容易出现肾脏受累,在从其他类型 CSVV 中鉴别出 IgA 血管炎时,需行直接免疫荧光(direct immunofluorescence,DIF)检查。

Cutaneous vasculitis in children and adults: associated diseases and etiologic factors in 303 patients. Blanco R, Martinez-Taboada VM, Rodriguez-Valverde V. Garcia-Fuentes M. *Medicine* 1998; 77: 403–18.

19 年间在同一医学中心就诊的 172 名成人和 131 名儿童的诊断及相关疾病。在 131 名儿童中,仅 1 名有继发性血管炎。相反,约 30% 的成人有系统受累或继发性血管炎。因此,作者建议相较于成人,在儿童患者中应减少侵入性检查。

A practical approach to the diagnosis, evaluation, and management of cutaneous small-vessel vasculitis. Goeser MR, Laniosz V, Wetter DA. *Am J Clin Dermatol* 2014; 15: 299–306.

小血管炎的治疗方法及一种非常有用的评估和治疗规则系统(An approach to the patient with small vessel vasculitis and a very useful algorithm for evaluation and treatment.)。

Drug-associated cutaneous vasculitis: study of 239 patients from a single referral center. Ortiz-Sanjuán F, Blanco R, Hernández JL, Pina T, González-Vela MC, Fernández-Llaca H, et al. *J Rheumatol* 2014; 41: 2201–7.

该回顾性综述跨越了 36 年,评估了 773 名诊断为皮肤血管炎的患者。其中,30.9% 符合 2012 教堂山共识会议(Chapel Hill Consensus Conference,CHCC)中对药物诱导性皮肤血管炎的定义。在 62.3% 的病例中,考虑抗生素是诱发因素。45.2% 需要系统用免疫抑制剂,且其中 18.4% 在 5 个月后复发。很大比例的患者有系统受累(关节 51%,胃肠道 38.1%,肾脏 34.7%)及实验室检查异常(冷球蛋白 26%,ANA 21.1%,贫血 18.8%,白细胞增多 24.7%,类风湿因子阳性 17.5%),这意味着分类的错误,并可以解释为何有很高比例的患者需要系统用免疫抑制剂和复发。

Single-organ cutaneous small-vessel vasculitis according to the 2012 revised International Chapel Hill Consensus

Conference Nomenclature of Vasculitides: a study of 60 patients from a series of 766 cutaneous vasculitis cases. Loricera J, Blanco R, Ortiz-Sanjuán F, Hernández JL, Pina T, González-Vela MC, et al. *Rheumatology* 2015; 54: 77–82.

该回顾性综述跨越了 35 年,评估了 766 名诊断为皮肤血管炎的患者。其中,60 名(7.8%)符合 2012 CHCC 中对单器官皮肤小血管炎(single-organ cutaneous small vessel vasculitis,SoCSVV)的定义。SoCSVV 的病因中约 52% 与药物相关,34% 与感染相关。约 1/4 的 SoCSVV 患者接受过系统应用糖皮质激素或非甾体类抗炎药(nonsteroidal antiinflammatory drugs,NSAID)。所有患者均在 4 个月内完全康复,然而,其中约 8% 的患者出现了复发。

Colchicine in the treatment of cutaneous leukocytoclastic vasculitis: results of a prospective, randomized controlled trial. Sais G, Vidaller A, Jucgla A, Gallardo F, Peyri J. *Arch Dermatol* 1995; 131: 1399–402.

40 个 CSVV 受试者被随机分配接受秋水仙碱或外用润肤剂治疗。本研究旨在检测出两组之间 40% 的区别。该研究并未发现两组之间显著的统计学差异;但秋水仙碱治疗组包括了所有之前氨苯砜治疗失败的患者以及一定比例的其他治疗方案无效者。因此,秋水仙碱治疗组包含了一些患难治性疾病的患者,这可能导致了该研究的阴性结果。该研究还发现受试者的病情随着停用秋水仙碱而发作。

Colchicine is effective in controlling chronic cutaneous leukocytoclastic vasculitis. Callen JP. *J Am Acad Dermatol* 1985; 13: 193–200.

这项开放性研究有 13 名患者参与,是研究秋水仙碱治疗 CSVV 中最大的一项系列病例。

秋水仙碱治疗 CSVV 共由 4 项系列病例支持。1 项秋水仙碱治疗 CSVV 非故意不平衡的随机对照试验(randomized controlled trial,RCT)未能显示出统计学意义显著的效果。

Sulfone therapy in the treatment of leukocytoclastic vasculitis. Report of three cases. Fredenberg MF, Malkinson FD. *J Am Acad Dermatol* 1987; 16: 772–8.

3 例局限于皮肤的 CSVV 患者用中等剂量氨苯砜

（100~150mg/d）治疗获成功。

Dapsone therapy for Henoch-Schönlein purpura: a case series. Iqbal H, Evans A. *Arch Dis Child* 2005; 90: 985–6.

8 例 Henoch-Schönlein 紫癜患儿接受了氨苯砜治疗。皮肤血管炎在 1 周之内得到改善。6 例在治疗停止后复发，但在恢复使用氨苯砜后，皮疹随即缓解。

Dapsone in Henoch-Schönlein purpura. Sarma PS. *Postgrad Med J* 1994; 70: 464–5.

6 例 Henoch-Schönlein 紫癜成人患者接受氨苯砜 100mg/d 治疗的系列病例。6 例中 4 人的关节炎和紫癜在 1 周内缓解。

有数项个案报道了氨苯砜治疗 CSVV 有效，且有 4 项小型系列报道支持该应用。

The therapeutic response of urticarial vasculitis to indomethacin. Millns JL, Randle HW, Solley GO, Dicken CH. *J Am Acad Dermatol* 1980; 3: 349–55.

这项开放性试验包括 10 名接受吲哚美辛 25mg 每天 3 次，到 50mg 每天 4 次治疗的 UV 患者。6 名患者在 17 天内完全缓解。3 名部分缓解。

2 项系列病例报告吲哚美辛治疗有效。

二线治疗	
• 系统用糖皮质激素	A
• 硫唑嘌呤	C
• 甲氨蝶呤	C
• 环孢霉素	C
• 吗替麦考酚酯	C
• 利妥昔单抗（用于冷球蛋白和 ANCA 相关血管炎）	A

Early prednisone therapy in Henoch-Schönlein purpura: a randomized, double-blind, placebo-controlled trial. Ronkainene J, Koskimies O, Ala-Houhala M, Antikainen M, Merenmies J, Rajantie J, et al. *J Pediatr* 2006; 149: 241–7.

171 名 Henoch-Schönlein 紫癜患儿随机分配到接受泼尼松 1mg/（kg·d）2 周并在此后的 2 周逐渐减量组及安慰剂治疗组。泼尼松组在腹痛、关节痛及肾损害的减轻上具有统计学意义，但不能预防肾脏症状的发展。作者总结，泼尼松可用于治疗有腹痛、关节痛和肾脏受累的 Henoch-Schönlein 紫癜患儿。

The clinical and histopathologic spectrums of urticarial vasculitis: study of forty cases. Sanchez NP, Winkelmann RK, Schroeter AL, Dicken CH. *J Am Acad Dermatol* 1982; 7: 599–605.

40 名荨麻疹性血管炎患者的系列病例。接受泼尼松 40mg/d 治疗的 17 名患者中，13 名完全缓解或临床荨麻疹的严重程度减轻。

Chronic urticaria-like lesions in systemic lupus erythematosus. A review of 12 cases. O'Loughlin S, Schroeter AL, Jordon RE. *Arch Dermatol* 1978; 114: 879–83.

患有系统性红斑狼疮（systemic lupus erythematosus，SLE）和 UV 的 12 名患者。12 人中的 10 人接受了泼尼松治疗并好转。剂量从 50mg/d 到 10mg/d 不等。

一项随机安慰剂对照研究支持泼尼松在 HSP 中的使用。三个系列病例报告了以泼尼松治疗荨麻疹性血管炎时血管炎缓解。

The clinical spectrum and therapeutic management of hypocomplementemic urticarial vasculitis: data from a French nationwide study of fifty-seven patients. Jachiet M, Flageul B, Deroux A, Le Quellec A, Maurier F, Cordoliani F, et al. *Arthritis Rheumatol* 2015; 67: 527–34.

患者均接受过多种药物治疗，该研究也因缺乏未治疗病例而存在局限性。大致的完全缓解率为：羟基氯喹 25%、秋水仙碱 18%、氨苯砜 18%、皮质类固醇 20%、硫唑嘌呤 45%、甲氨蝶呤 0、吗替麦考酚酯 55%、环孢素 80%，以及利妥昔单抗 70%。

Azathioprine. An effective, corticosteroid-sparing therapy for patients with recalcitrant cutaneous lupus erythematosus or with recalcitrant cutaneous leukocytoclastic vasculitis. Callen JP, Spencer LV, Burruss JB, Holtman J. *Arch Dermatol* 1991; 127: 515–22.

一项针对 6 例患者用"毒性较低"疗法的开放性试验，结果无效。

Azathioprine therapy for steroid-resistant Henoch-Schönlein purpura: a report of 6 cases. Fotis L, Tuttle PV 4th, Baszis KW, Pepmueller PH, Moore TL, White AJ. *Pediatr Rheumatol Online J.* 2016 Jun 23; 14 (1): 37. doi: 10. 1186/s12969-016-0100-x.

6 例未出现明显肾损害的复发性 Henoch-Schönlein 紫癜患儿接受了硫唑嘌呤治疗。尽管使用了皮质类固醇激素，所有患者均出现了复发症状。他们被硫唑嘌呤成功治愈并逐渐减少皮质类固醇激素用量。硫唑嘌呤的疗程持续 7~21 个月，未见不良反应报告。

Prednisone plus azathioprine treatment in patients with rheumatoid arthritis complicated by vasculitis. Heurkens

AH, Westedt ML, Breedveld FC. *Arch Intern Med* 1991; 151: 2249–54.)

作者研究了 28 例伴发血管炎的类风湿性关节炎患者。9 例有严重的系统性血管炎,经每日 60mg 泼尼松和 2mg/kg 的硫唑嘌呤治疗后病情改善。其余 19 例仅有皮肤血管炎的患者进行了随机对照研究,以比较泼尼松加硫唑嘌呤疗法与传统疗法的区别。对血管炎和关节炎活动性指标进行监测,泼尼松加硫唑嘌呤治疗组的患者在开始治疗的前 3 个月指标改善更好,血管炎的复发率也更低。但是,在随访期限结束时,两种不同的治疗方案没有显著性差异。

支持硫唑嘌呤疗法的个案报告和系列病例共包括 21 名患者。一项针对 19 名类风湿血管炎患者的随机替代疗法对照试验未能发现血管炎性皮损数量的统计学显著差异。

Methotrexate in patients with moderate systemic lupus erythematosus (exclusion of renal and central nervous system disease). Gansauge S, Breitbart A, Rinaldi N, Schwarz-Eywill M. *Ann Rheum Dis* 1997; 56: 382–5.

一项有关甲氨蝶呤的开放性试验招募了 22 名 SLE 患者。22 人中 9 人有血管炎。9 人中的 6 人使用甲氨蝶呤后血管炎缓解。

个案报告及系列病例共报告甲氨蝶呤治疗 CSVV 患者共 13 例。

Cyclosporin A in the treatment of cutaneous vasculitis. Clinical and cellular effects. Tosca A, Ioannidou DJ, Katsantonis JC, Kyriakis KP. *JEADV* 1996; 6: 135–41.

12 名患者接受环孢 A 5mg/(kg·d) 治疗 2 个月后改为泼尼松 10~40mg/d 治疗 2 个月。5 名患者完全缓解且在 4~12 个月的随访内未复发。6 名患者药物起效,但在 4~20 个月的随访内复发。

Treatment of complicated Henoch-Schönlein purpura with mycophenolate mofetil: a retrospective case series report. Nikibakhsh AA, Mahmoodzadeh H, Karamyyar M, Hejazi S, Noroozi M, Macooie AA, et al. *Int J Rheumatol* 2010; 2010: 5. Article ID: 254316.

6 名类固醇耐药的 Henoch-Schönlein 紫癜患儿接受了吗替麦考酚酯 30mg/(kg·d) 治疗。5 名皮肤症状明显改善或报告"所有临床表现缓解"。

Mycophenolate mofetil is effective for maintenance therapy of hypocomplementaemic urticarial vasculitis. Worm M, Sterry W, Kolde G. *Br J Dermatol* 2000; 143: 1324.

2 名女性首先接受环磷酰胺 - 地塞米松治疗,之后改为吗替麦考酚酯 2mg/d。血管炎在维持治疗 15 个月内未见发作。

一项开放性试验、一些个案报道及系列病例支持吗替麦考酚酯的有效性。

A randomized controlled trial of rituximab following failure of antiviral therapy for hepatitis C-associated cryoglobulinemic vasculitis. Sneller M, Hu Z, Langford CA. *Arthritis Rheum* 2012; 64: 835–42.

24 名抗病毒治疗失败的患者被随机分配入利妥昔单抗组和标准免疫抑制剂组。利妥昔单抗组中 10 名患者 (83%) 在研究开展的第 6 个月缓解,而对照组中有 1 人 (8%) 缓解 ($P<0.001$)。

A randomized, controlled trial of rituximab for treatment of severe cryoglobulinemic vasculitis. De Vita S, Quartuccio L, Isola M, Mazzaro C, Scaini P, Lenzi M, et al. *Arthritis Rheum* 2012; 64: 843–53.

59 名抗病毒治疗无效或不接受抗病毒治疗的 CV 和相关皮肤溃疡、活动性肾小球肾炎或难治性外周神经病患者被随机分配至利妥昔单抗或常规治疗组(糖皮质激素、环磷酰胺或硫唑嘌呤、血浆置换)。利妥昔单抗组相较于常规治疗组在各个结局方面都展示出统计学显著性差异。

Retreatment regimen of rituximab monotherapy given at the relapse of severe HCV-related cryoglobulinemic vasculitis: long-term follow up data of a randomized controlled multicenter study. Quartuccio L, Zuliani F, Corazza L, Scaini P, Zani R, Lenzi M, et al. *J Autoimmun* 2015; 63: 88–93.

回顾性评估了随机分配至 2012 年的试验中利妥昔单抗组的 30 名患者。这些患者将该治疗作为血管炎发作时的唯一疗法。其中 43.3% 在初治后完全缓解并不再需要额外的利妥昔单抗,56.7% 需要利妥昔单抗再次治疗至少 1 次。在再次治疗的患者中,66% 对其有反应。

Efficacy of low-dose rituximab for the treatment of mixed cryoglobulinemia vasculitis: phase II clinical trial and systematic review. Visentini M, Tinelli C, Colantuono S, Monti M, Ludovisi S, Gragnani L, et al. *Autoimmun Rev* 2015; 14: 889–96.

用小剂量利妥昔单抗 ($250mg/m^2$, 2 次) 治疗 52 例丙型肝炎病毒 (hepatitis C virus, HCV) 相关合并冷球蛋白性血管炎患者,并和既往发表过的使用标准剂量利妥昔单抗 ($375mg/m^2$, 给药 4 次) 治疗的历史对照组比较治疗反应、复发时间和不良事件。在治疗反应、复发时间和不良事件方面均未发现差异。使用历史性对照是本研究的重要局限性。

Management of noninfectious mixed cryoglobulinemia vasculitis: data from 242 cases included in the CryoVas survey. Terrier B, Krastinova E, Marie I, Launay D, Lacraz A, Belenotti P, et al. *Blood* 2012; 119: 5996–6004.

回顾性分析了未患丙型肝炎的患者。其中30%有结缔组织病,22%有B细胞淋巴瘤,以及48%为原发性(特发性)。作者们比较了联用利妥昔单抗加皮质激素、单用皮质激素和联用皮质激素及免疫抑制剂的患者。他们发现经利妥昔单抗治疗的患者更有可能在临床、血清学及肾脏方面表现出对治疗的反应,且较其他组别更易维持小于10mg/d的泼尼松剂量。然而,经利妥昔单抗治疗的患者更易出现感染性并发症(或与联用皮质激素相关)。各组间的死亡率相同。

Successful use of rituximab for cutaneous vasculitis. Chung L, Funke AA, Chakravarty EF, Callen JP, Fiorentino DF. *Arch Dermatol* 2006; 142: 1407–10.

2名患有顽固性CSVV的女性患者对注射利妥昔单抗治疗有反应,其中1名既往曾有非霍奇金淋巴瘤史。

Successful treatment of rheumatoid vasculitis-associated cutaneous ulcers using rituximab in two patients with rheumatoid arthritis. Hellmann M, Jung N, Owczarczyk K, Hallek M, Rubbert A. *Rheumatology* 2008; 47: 929–30.

这两项报告证明经利妥昔单抗治疗有效的病例数已达4例,2例为类风湿关节炎,2例有淋巴瘤的病史。

基于RCT结果,利妥昔单抗已成为抗病毒治疗抵抗的冷球蛋白性血管炎者的标准疗法。然而,随着新型抗病毒疗法获批,96%~98%的丙肝可被治愈,未来可能不再需要对丙型肝炎相关性血管炎进行额外治疗。一些系列病例支持利妥昔单抗用于治疗CSVV。

三线治疗	
• 抗组胺药	E
• 己酮可可碱	E
• 血浆置换	D
• 静脉输注免疫球蛋白(intravenous immunoglobulin, IVIG)	E
• 英利西单抗	E
• 他克莫司	E

Synergistic effects of pentoxifylline and dapsone in leucocytoclastic vasculitis. Nurnberg W, Grabbe J, Czarnetzki BM. *Lancet* 1994; 343: 491.

3个CSVV病例经过己酮可可碱(1 200mg/d)和氨苯砜(100mg/d)治疗后缓解。

Chronic leukocytoclastic vasculitis associated with polycythemia vera: effective control with pentoxifylline. WahbaYahav AV. *J Am Acad Dermatol* 1992; 26: 1006–7.

一项经己酮可可碱400mg每天3次治疗后好转的个案报道。

Plasma exchange in refractory cutaneous vasculitis. Turner AN, Whittaker S, Banks I, Jones RR, Pusey CD. *Br J Dermatol* 1990; 122: 411–5.

8名顽固性CSVV患者接受了血浆置换治疗,7名好转。

Case report: steroid sparing effect of intravenous gamma globulin in a child with necrotizing vasculitis. Gedalia A, Correa H, Kaiser M, Sorensen R. *Am J Med Sci* 1995; 309: 226–8.

1名发热、关节炎及患坏死性CSVV的2岁半男童经静点丙种球蛋白治疗后,泼尼松得以逐渐减量。

Successful treatment of chronic leucocytoclastic vasculitis and persistent ulceration with intravenous immunoglobulin. Ong CS, Benson EM. *Br J Dermatol* 2000; 143: 447–9.

1名对多种免疫抑制剂均抵抗的24岁慢性溃疡性CSVV女性患者经IVIG治疗后完全缓解。

Therapy for severe necrotizing vasculitis with infliximab. Mang R, Ruzicka T, Stege H. *J Am Acad Dermatol* 2004; 51: 321–2.

1名对泼尼松、IVIG及外用他克莫司抵抗的62岁慢性溃疡性CSVV女性患者经2次英利西单抗注射后痊愈。然而,反复感染限制了其进一步的应用。同样需要注意的是肿瘤坏死因子α也被报道可以导致CSVV。

Response of deep cutaneous vasculitis to infliximab. Uthman IW, Touma Z, Sayyad J, Salman S. *J Am Acad Dermatol* 2005; 53: 353–4.

1名15岁的女性患者经英利西单抗治疗后痊愈。

Treatment of severe and difficult cases of systemic lupus erythematosus with tacrolimus. A report of three cases. Duddridge M, Powell RJ. *Ann Rheum Dis* 1997; 56: 690–2.

3名患者中的2名CSVV治愈。

(闫钇岑 译,涂 平 校)

第132章　黏液水肿性苔藓

原作者　Jessica A. Kaffenberger, Joslyn S. Kirby

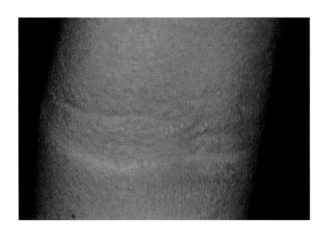

黏液水肿性苔藓(lichen myxedematosus, LM)是一种少见的慢性疾病，以分泌黏蛋白的成纤维细胞在皮肤内浸润为特征。典型皮损为面部和/或四肢肤色至红色有光泽的丘疹、结节和斑块。泛发的皮损可以引起广泛的皮肤增厚、硬化，面部可呈"狮面"样外观。系统型黏液水肿性苔藓，又称硬化性黏液水肿，可能合并单克隆 IgG-λ 丙种免疫球蛋白病、食管运动功能障碍、肌病及皮肤神经综合征。局限型没有以上并发症，并包括肢端持续性丘疹性黏蛋白沉积症、自愈性丘疹性黏蛋白沉积症、散在性 LM、结节性 LM 和婴儿皮肤黏蛋白病。

治疗策略

黏液水肿性苔藓的治疗仍有难度。因为缺乏对照研究，故难于比较不同的药物及用药方案的疗效。局限型可采用局部药物治疗(糖皮质激素、钙通道蛋白抑制剂)或破坏性治疗，如冷冻治疗、皮肤磨削术或透明质酸酶。

系统型 LM(硬化性黏液水肿)的治疗应更积极，患者可能需要多种药物治疗。本病与单克隆丙种免疫球蛋白病有关，因此，系统型 LM 的一些治疗方案与多发性骨髓瘤类似。美法仑单用或联合其他治疗(血浆置换、口服泼尼松或自体干细胞移植)具有明显疗效。但是美法仑有恶性肿瘤、败血症和死亡等严重毒副作用，它的使用受到严格限制。其他有效的免疫抑制剂包括硼替佐米、2-氯脱氧腺苷(克拉屈滨)、环磷酰胺、环孢素、甲氨蝶呤、沙利度胺，及地塞米松、奥曲肽和西罗莫司三者联用。

免疫抑制剂的替代疗法包括静脉注射免疫球蛋白(IVIG)、异维 A 酸、干扰素 α-2b、皮损内注射曲安奈德、补骨脂素 +UVA(PUVA)和体外光化学疗法。

特殊检查
• 血清蛋白电泳
• HIV 感染的检测
• 甲状腺功能检测
• 丙型肝炎病毒检测

Scleromyxedema. Hummers LK. Curr Opin Rheumatol 2014; 26: 658–62.

80% 以上的硬化性黏液水肿患者存在血清副蛋白异常，最常见的为单克隆 IgG-λ 免疫球蛋白。50% 的患者存在食管运动功能障碍。10%~ 50% 的患者合并肌病。合并 HIV 感染、丙肝病毒感染者少见。目前该病病因不明，必须与甲状腺相关黏蛋白病鉴别。

Scleromyxedema secondary to hepatitis C virus and successfully treated with antiviral therapy. Smith JA, Kalimullah FA, Erickson CP, Peng LS. Dermatol Online J 2015; 21: 9.

一些小型研究报道硬化性黏液水肿与丙肝病毒感染有关。该现象在日本患者中更为常见。日本外有少量报道，其中 1 例在利巴韦林和干扰素 α-2b 治疗后好转。

一线治疗	
• 静脉注射免疫球蛋白	C
• 美法仑	C
• 系统性糖皮质激素	D
• 血浆置换	D

Scleromyxedema: a case series highlighting long-term outcomes of treatment with intravenous immunoglobulin (IVIG). Blum M, Wigley FM, Hummers LK. Medicine 2008; 87: 10–20.

8 例硬化性黏液水肿患者经 IVIG 治疗后皮肤和内脏损害均明显改善，且疗效得到维持。许多其他的病例报告，包括一些合并皮肤神经综合征的患者，也显示了 IVIG(0.5~2g/kg)对皮肤和全身症状的改善效果。IVIG 与其他疗法的联合应用也被证实有效，包括血浆置换、泼尼松、美法仑和沙利度胺。

Scleromyxedema. Dinneen Am, Dicken CH. J Am Acad Dermatol 1995; 33; 37–43.

对 17 例使用美法仑治疗的硬化性黏液水肿患者作了回顾。其中 12 例患者有皮肤症状改善，但 8 例患者仅有短期改善。10 例患者由于疾病或治疗的并发症死亡。

Scleromyxedema: an experience using treatment with systemic corticosteroid and review of the published work. Lin YV, Wang HV, Shen JL. J Dermatol 2006;. 33.: 207–10

1 例用泼尼松龙治疗成功的硬化性黏液水肿病例报道：泼尼松龙每日 0.3mg/kg，每日 4 次，连续 1 周，逐渐减量，共使用 3 周。另一些治疗成功的研究报告使用泼尼松龙每日 60mg，每日 4 次，连用 4~6 周并逐渐减量或用地塞米松冲击治疗。但是其他报告显示单独使用糖皮质激素的疗效参差不齐。也有一些病例报告显示地塞米松与硼替佐米和 / 或沙利度胺联合使用取得疗效。

Scleromyxedema with monoclonal gammopathy and neurological involvement: recovery from coma after plasmapheresis. do Prado AD, Schmoeller D, Bisi MC, Piovesan DM, Dias FS, Staub HL. Int J Dermatol 2012; 51: 1013–5.

1 例硬化性黏液水肿患者，有严重的皮肤损害伴中枢神经系统病变（皮肤神经综合征），经过连续 3 个疗程的血浆置换后，神经系统症状有显著改善。其他病例报告中其疗效不一。

二线治疗	
• 自体干细胞移植	D
• 硼替佐米	D
• 异维 A 酸 / 阿维 A 酯	D
• 外用或皮损内注射糖皮质激素	E
• 外用钙调磷酸酶抑制剂	E

Scleromyxedema: role of high-dose melphalan with autologous stem cell transplantation. Donato ML, Feasel AM, Weber DM, Prieto VG, Giralt SA, Champlin RE, et al. Blood 2006; 107: 463–6.

7 例硬化性黏液水肿患者经大剂量美法仑联合自体干细胞移植治疗后全部存活，其中 5 例皮损完全消退、内脏损害也明显好转。但是 1 例患者在自体干细胞移植后出现皮肤神经综合征。

Response to bortezomib of a patient with scleromyxedema refractory to other therapies. Migkou M, Gkotzamanidou M, Terpos E, Dimopoulos MA, Kastritis E. Leuk Res 2011; 35: e209–11.

1 例硬化性黏液水肿患者过去经多种治疗无效，采用

21 天周期治疗，在第 1、4、8、11 天给予硼替佐米 1.3mg/m^2，在第 1~4 天给予地塞米松 40mg。患者在第 2 个治疗周期后出现周围感觉神经病变，因此，硼替佐米剂量减到 1mg/m^2。经过 24 个月共 8 个周期治疗后，疾病几乎痊愈。

Treatment of recalcitrant scleromyxedema with thalidomide in 3 patients. Sansury J, Cocuroccia B, Jorizzo J, Gubinelli E, Gisondi P, Girolomoni G. J AM Acad Dermatol 2004; 51: 126–31.

3 例顽固性硬化性黏液水肿患者在经过沙利度胺治疗后皮损和关节活动度得到了明显的改善，副蛋白水平明显下降。多个案例报道使用沙利度胺（每日 50~400mg）治疗成功，包括一些与 IVIG、地塞米松、化疗药物等其他疗法联合治疗的报道。

Generalized papular and sclerodermoid eruption: scleromyxedema. Serdar ZA, Altunay IK, Yasar SP, Erfan GT, Gunes P. Indian J Dermatol Venereol Leprol 2010; 76: 592.

一项报告显示硬化性黏液水肿患者，使用异维 A 酸每日 60mg，6 个月后症状得到改善。既往病例报告中，异维 A 酸治疗硬化性黏液水肿患者疗效不一。

Nodular-type lichen myxedematosus: a case report. Ogita A, Higashi N, Hosone M, Kawana S. Case Rep Dermatol 2010; 2: 195–200.

1 例结节性黏液水肿性苔藓患者接受皮损内注射曲安奈德疗效显著。其他病例报道显示外用或皮损内注射激素疗效不一。

Treatment of localized lichen myxedematosus of discrete type with tacrolimus ointment. Rongioletti F, Zaccaria E, Cozzani E, Parodi A. J. Am Acad Dermatol 2008; 58: 530–2

2 例局限型黏液水肿性苔藓患者，外用他克莫司软膏，每日 2 次，连用 8 周后皮损几乎完全消退。其中 1 例患者之前外用糖皮质激素无效。

三线治疗	
• 异体干细胞移植	E
• 环磷酰胺	E
• 环孢素	E
• 地塞米松 + 奥曲肽 + 西罗莫司	D
• 甲氨蝶呤	E
• 体外光化学疗法	E
• PUVA	E
• 放疗	E
• 长春新碱	E

Allogenic stem cell transplantation for the treatment of refractory scleromyxedema. Shayegi N, Alakel N, Middeke JM, Schetelig J, Mantovani-Loffler L, Bornhauser M. Transl Res 2015; 165: 321–4.

1 例伴严重神经系统病变的硬化性黏液水肿的患者，尽管接受了包括自体干细胞移植在内的多种治疗，仍持续复发。从兄弟姐妹接受异体造血干细胞移植后，临床症状迅速缓解。

Scleromyxedema with subclinical myositis. Prasad PV, Joseph J M, Kaviarasan PK, Viswanathan P. Indian J Dermatol Venereol Leprol 2004; 70: 36–8

1 例黏液水肿性苔藓伴肌炎的患者，用环磷酰胺每日 50mg，每日 2 次，联合泼尼松每日 40mg，治疗 1 个月后改善 75%。

Successful treatment of intractable scleromyxedema with cyclosporin A. Saigoh S, Tshiro A, Fujita S, et al. Dermatol 2003, 207: 410–11.

难治性硬化性黏液水肿患者在使用 PUVA、口服泼尼松和血浆置换治疗失败后，改用环孢素每日 50~100mg 治疗，患者病情改善，4 个月后改善约 50%，18 个月后基本痊愈。

Scleromyxedema: a novel therapeutic approach. El-Darouti MA, Hegazy RA, Fawzy MM, Mahmoud SB, Dorgham DA. J Am Acad Dermatol 2013; 69: 1062–6.

5 例硬化性黏液水肿患者在联合使用地塞米松（每周连续 2 天肌内注射 120mg）、奥曲肽（每隔 1 天皮下注射 200μg）和西罗莫司（口服 1g，每日 2 次）治疗 6 个月后取得成功。随后西罗莫司继续维持用药 6 个月。

Arndt Gottron scleromyxedema: successful response to treatment with steroid minipulse and methotrexate. Mehta V, Balachandran C, Rao R. Indian J Dermatol 2009; 54: 193–5.

1 例硬化性黏液水肿患者，使用倍他米松 3mg，每周 2 次小剂量冲击，及甲氨蝶呤每周 10mg 治疗后，皮损改善 75%。

Cutaneo-systemic papulosclerotic mucinosis (scleromyxedema): remission after extracorporeal photochemotherapy and corticoid bolus. D'Incan M, Franck F, Kanold J, Bacin F, Achin R, Beyvin AJ, et al. Ann Dermatol Venereol 2001; 128: 38–41.

1 例硬化性黏液水肿患者接受 10 个疗程的体外光化学疗法和 4 次泼尼松龙冲击治疗后，皮损完全改善。

Scleromyxedema: treatment of widespread cutaneous involvement by total skin electron-beam therapy. Rampino M, Garibaldi E, Ragona R, Ricardi U. Int J Dermatol 2007; 46: 864–7.

1 例硬化性黏液水肿患者使用放疗后获得成功，并对先前的报道进行了回顾。

Vincristine, idarubicin, dexamethasone and thalidomide in scleromyxoedema. Laimer M, Namberger K, Massone C, Koller J, Emberger M, Pleyer L, et al. Acta Derm Venereol 2009; 89: 631–5.

1 例硬化性黏液水肿患者使用 VID 化疗方案（长春新碱 + 阿霉素 + 地塞米松），并每日口服沙利度胺，治疗 12 周后临床症状和实验室结果均有改善。

（王冰冰 译，陶 娟 校）

第133章 光泽苔藓

原作者 Andrew L. Wright

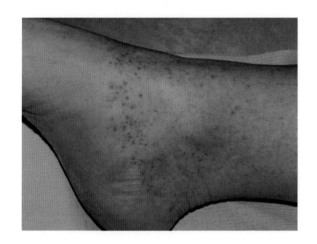

光泽苔藓(lichen nitidus)是一种少见的特发性疾病,皮损由直径 1~2mm 平顶或半圆球形的丘疹组成。丘疹通常是孤立的,也可成群排列。本病可发生于身体的任何部位,但好发于前臂、阴茎、腹部、胸部和臀部。手掌皮损可以呈出血性。

治疗策略

光泽苔藓病程较长,但通常无自觉症状,可不必治疗。尚没有大样本临床对照试验的报告,大多数治疗方法来源于个案报告。

皮损局限的患者,外用强效糖皮质激素和外用他克莫司软膏可以有效祛除皮损。据报告,光疗对泛发性皮损的患者有效,如补骨脂素 +UVA(PUVA)和 UVB。有报告抗组胺药可祛除皮损,如阿司咪唑和西替利嗪。泛发性皮损可用 PUVA、UVB 和阿维 A 治疗。

特殊检查
• 组织病理学检查

一线治疗	
• 外用糖皮质激素	E
• UVB	D

Successful treatment of lichen nitidus. Wright S, Arch Dermatol 1984; 120: 155–6.

1 例患病 12 年、皮损广泛的 24 岁女性患者,外用醋酸氟轻松乳膏,每日 2 次,用药 1 个月,皮损消退。随访 12 个月未见复发。

Treatment of generalized lichen nitidus with narrow band ultraviolet light. Park JH, Choi YL, Kim WS, Lee DY, Yang JM, Lee ES, et al. J Am Acad Dermatol 2006; 54: 545–6.

1 例患病 3 年,皮损泛发全身的 33 岁男性患者,在用窄谱紫外线治疗 28 次后皮损几乎消退,在治疗停止后的 11 个月内无复发。另外 1 例全身泛发皮损的 10 岁患儿,在用窄谱紫外线治疗 41 次后皮损完全消退,随访 6 个月无复发。

Two cases of generalized lichen nitidus treated successfully with narrow band UVB phototherapy. Kim YC, Shim SD. Int J Dermatl 2006; 45: 615–7.

全身泛发光泽苔藓的 1 例 7 岁女孩和 1 例 10 岁男孩接受窄谱 UVB 光疗,治疗 17~30 次,最大剂量为 9.5 J/cm²,治疗结束后皮损几乎完全消退,随访 11 个月无复发。

A case of generalized lichen nitidus successfully treated with narrow-band ultraviolet B treatment. Bilgili SG, Karadag AS, Calka O, Ozdemir S, Kosem M. Photodermatol Photoimmunol Photomed 2013; 29: 215–7.

1 例全身泛发光泽苔藓的 15 岁女孩,接受为期 2 个月、共 25 次窄谱 UVB 治疗,治疗后皮损完全消退。

二线治疗	
• 外用他克莫司	E
• 抗组胺药物	D
• PUVA	E
• 口服维 A 酸	E
• 环孢素	E
• 外用吡美莫司	E

Lichen nitidus treated with topical tacrolimus. Dobbs CR, Murphy SJ. J Drugs Dermatol 2004; 3: 683–4.

1 例皮损局限于阴茎的 32 岁光泽性苔藓患者,外用 0.1% 的他克莫司软膏治疗,每日 2 次,治疗 4 周后皮损消退,随访 4 个月皮损未见复发。

Generalized lichen nitidus: a report of two cases treated with astemizole. Ocampo J, Torne R. Int J Dermatol 1989; 28: 49–51.

1 例病程为 3 个月的 65 岁男性患者和 1 例病程为 4 个月的 48 岁女性患者,服用阿司咪唑治疗,每日 10mg,6~12 天后皮损消退或明显改善。

Lichen nitidus treated with astemizole. Thio HB, Br J Dermatol 1993; 129: 342.

1 例皮损泛发的 20 岁女性患者,在接受 1 个疗程的 PUVA 治疗后疾病复发,改为每日服用 10mg 阿司咪唑,皮损消退,随访 2 年未见复发。

阿司咪唑因为与某些药物反应出现心脏毒性而被迫停用,推测其他更安全的抗组胺药物也可能有效。

Treatment of generalized lichen nitidus with PUVA. Randle HW, Sander HM. Int J Dermatol 1986; 25: 330–1.

1 例病程 8 个月皮损泛发全身的 29 岁女性患者,接受每周 3 次 PUVA 治疗,治疗 46 次后(290 J)皮损消退,随访 5 年无复发。

Association of lichen planus and lichen nitidus-treatment with etretinate. Aram H. Int J Dermatol 1988; 27: 117.

1 例病程为 4 个月的 35 岁女性患者,用阿维 A 酯治疗,25mg、50mg 隔日交替,治疗 8 周后皮损消退。1 个月后停止治疗。随访 5 个月未见复发。

Treatment of palmoplantar lichen nitidus with acitretin. Lucker GPH, Koopman RJJ, Steijlen PM, Van der Valk PG. Br J Dermatol 1994; 130: 791–3.

1 例病程 14 个月手足受累的 23 岁男性患者,服用阿维 A,每日 50mg,无效,加大剂量到每日 75mg,皮损明显改善。

A case of generalized lichen nitidus treated with low dose cyclosporine. Lee YK, Choi KW, Lee CW, Kim KH. Korean J Dermatol 2007; 45: 1311–4.

1 例全身泛发光泽苔藓的 16 岁女孩,接受为期 8 周的环孢素治疗,每日 2mg/kg,治疗后皮损显著改善。

Generalized lichen nitidus successfully treated with pimecrolimus 1% cream. Farshi S, Mansouri P. Dermatol Online J 2011; 17: 11.

泛发性皮损患者接受 1% 的吡美莫司乳膏治疗,每日 2 次,8 周后皮损减少变平。

Generalized lichen nitidus: successful treatment with

systemic isotretinoin. Topal IO, Gokdemir G, Sahin IM. Indian J Dermatol Venereol Leprol 2013; 79: 554.

1 例 15 岁女性患者接受异维 A 酸治疗,每日 40mg,治疗 4 个月后皮损完全消退。

三线治疗	
• 伊曲康唑	E
• 二硝基氯苯	E
• 西替利嗪、左旋咪唑	E
• 异烟肼	E

Treatment of lichen planus and lichen nitidus with itraconazole: reports of six cases. Libow LF, Coots NV. Cutis 1998; 62: 247–8.

2 例光泽苔藓患者,口服伊曲康唑 200mg,每日 2 次,治疗 2 周后皮损部分消退。

Improvement of lichen nitidus after topical dinitrochlorobenzene application. Kano Y, Otake Y Shiohara T. J Am Acad Dermatol 1998; 39: 305–8.

1 例患者,外用 1% 二硝基氯苯(DNCB)致敏后,改为外用 0.1% DNCB,每 2 周 1 次。治疗 7 个月后,与对照皮肤相比,皮损消退。停药 6 个月后皮损处复发。

Generalised lichen nitidus in a child: response to cetirizine dihydrochloride/levamisol. Sehgal VN, Jain S, Kumar S, Bhattacharya SN, Singh N. Australas J Dermotal 1998; 39: 60.

1 例病程 6 个月、皮损泛发全身的 6 岁男孩,服用二盐酸西替利嗪,每日 5mg,联合左旋咪唑 50mg 隔日 1 次,连用 4 周,治疗后皮损完全消退。

Generalized lichen nitidus is successfully treated with an antituberculous agent. Kubota Y, Kirya H, Nakayama J. Br J Dermatol 2002; 146: 1081–3.

1 例病程 2 年的 10 岁日本女孩,口服异烟肼 6 个月,皮损几乎完全消退。

Facial actinic lichen nitidus successfully treated with hydroxychloroquine: a case report. Bouras M, Benchikhi H, Ouakkadi A, Zamiati S. Dermatol Online J 2013; 19: 20406.

1 例面部光泽苔藓的 23 岁女性患者,接受外用激素联合口服羟氯喹治疗 4 周后,皮损完全消退。

（楼雨晨 译,陶娟 校）

证据等级: A 双盲试验　　B 临床试验,研究对象 ≥ 20 例　　C 临床试验,研究对象 < 20 例　　D 病例分析,研究对象 ≥ 5 例　　E 个案报道

第 **134** 章　毛发扁平苔藓

原作者　Anwar Al Hammadi, Eric Berkowitz

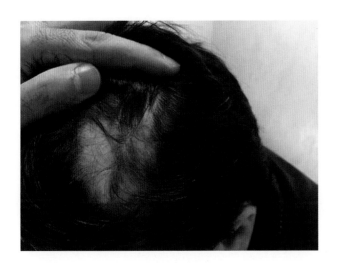

毛发扁平苔藓（Lichen planopilaris, LPP）又名毛囊性扁平苔藓，是一种表现为扁平苔藓伴头皮瘢痕性脱发的临床综合征。此病在女性中更多见，表现为在扩大的脱发区边缘出现毛囊周围红斑和角质栓。毛囊受损局限于漏斗部和峡部，均表现为苔藓样炎症浸润。毛发扁平苔藓的主要并发症为头皮萎缩和瘢痕形成，伴永久性脱发。毛发扁平苔藓有三种类型，包括经典毛发扁平苔藓、Graham-Little 综合征和前额纤维性发。其中，Graham-Little 综合征以多病灶头皮瘢痕性脱发、腋窝和 / 或腹股沟部位非瘢痕性脱毛以及毛囊角化性丘疹三联症为特征性表现。前额纤维性秃发主要累及绝经期后女性患者，表现为前额发际线瘢痕性脱发伴随眉毛的非瘢痕性脱落。

治疗策略

毛发扁平苔藓的治疗仍具挑战性。如果在疾病早期控制相关的炎症，毛囊单位就可能存活，毛发就有再生的可能。良好的治疗反应包括相关症状的减轻、病情的稳定以及脱发活跃区域的毛发再生。大多数治疗相关报道都是个案报道。口服抗组胺药可以减轻瘙痒，外用强效糖皮质激素用于控制皮损早期炎症。对于进展充分的皮损，皮损内注射曲安奈德 3~5mg/ml 治疗有效。羟氯喹治疗可能有效。维 A 酸类药物被证明对扁平苔藓有一定疗效，因此可能作为一种激素治疗替代方案。其他被报道的治疗方案包括使用环孢素和吗替麦考酚酯。此外，也有报道尝试使用生物制剂，如肿瘤坏死因子拮抗剂。

特殊检查
• 皮肤活检
• 免疫荧光检测
• 皮肤镜检查

A histologic review of 27 patients with lichen planopilaris. Tandon YK, Somani N, Bergfeld WF. J Am Acad Dermatol 2008 ; 59 : 91–8.

毛发扁平苔藓的典型特征包括立毛肌和皮脂腺缺失、血管周围和毛囊周围淋巴细胞浸润、毛囊周围黏液性纤维增生伴毛囊间黏蛋白缺失和浅表毛囊周围楔形瘢痕形成。

Immunofluorescence abnormalities in lichen planopilaris. Ioannides D, Bystryn JC. Arch Dermatol 1992; 128: 214–6.

对毛发扁平苔藓和扁平苔藓患者的活检皮损进行直接免疫荧光检查研究。所有毛发扁平苔藓的患者研究结果显示异常免疫球蛋白线状沉积，限于基底膜带，成分为 IgG 或 IgA。扁平苔藓患者活检组织研究结果表现为纤维状沉积。

这一差异提示毛发扁平苔藓与扁平苔藓的疾病过程不同。

Dermatoscopy: alternative uses in daily clinical practice. Micali G, Lacarrubba F, Massimino D, Schwartz R. J Am Acad Dermatol 2011; 64: 1135–46.

可视化皮肤镜配备有放大倍数从 10 倍到 1 000 倍镜头的摄像机，皮肤镜检查可显示缩小甚至消失不见的毛孔、毛囊周围角化过度鳞屑和红斑。此外，也可以观察到毛囊周围的分支状血管、色素网络、在深肤色的个体中可见的苍白或蓝灰色的点，这与病灶局部黑色素含量的减少相对应。

The use of anti-keratin 903 antibodies to visualize colloid bodies and diagnose lichen planopilaris. Lanoue J, Yanofsky VR, Mercer SE, Phelps RG. Am J Dermatopathol 2016; 38: 353–8.

CK-903 是一种很有用的辅助方法，有助于更快、更低成本、更准确地诊断毛发扁平苔藓，即便明显的炎症和纤维化背景下，CK-903 也能够确认胶样小体，它与直接免疫荧光相比，具有成本低、制备时间短和不需要专门的荧光显微镜等优点。

Lichen planopilaris: report of 30 cases and review of the literature. Chieregato C, Zini A, Barba A, Magannini M, Rosina P. Int J Dermatol 2003; 42: 342–5.

　　这项临床试验报告了早期外用强效糖皮质激素的良好疗效。仅有 4 例患者对此治疗无效,需要其他的治疗。

Scarring alopecia. Newton RC, Hebert AA, Freese TW, Solomon AR. Dermatol Clin 1987; 5: 603–18

　　外用强效糖皮质激素可用来控制早期头皮皮损的炎症。对于进展充分的皮损,使用浓度为 3~5mg/ml 曲安奈德进行皮损内注射最为有效。此外,可短期口服糖皮质激素并逐渐减量来控制严重病例。

Postmenopausal frontal fibrosing alopecia: a frontal variant of lichen planopilaris. Kossard S, Lee MS, Wilkinson B. J Am Acad Dermatol 1997; 36: 59–66.

　　此报道发现,口服糖皮质激素和抗疟药能减缓毛发扁平苔藓的病程发展。

Lichen planopilaris: clinical and pathologic study of forty-five patients. Mehregan DA, Van Hale HM, Muller SA. J Am Acad Dermatol 1992; 27: 935–42.

　　这项有 45 例患者的大规模研究包含了多种不同的治疗方式。研究证明,外用强效糖皮质激素和口服糖皮质激素(30~40mg/d)治疗 3 个月疗效最好。

Oral treatment of keratinizing disorders of skin and mucous membranes with etretinate. Comparative study of 113 patients. Mahrle G, Meyer-Hamme S, Ippen H. Arch Dermatol 1982; 118: 97–100.

　　本论文报道了芳香类维 A 酸药物对多种皮肤疾病疗效的比较结果。

　　维 A 酸已被发现对扁平苔藓患者有效,因而尝试用于治疗毛发扁平苔藓,并取得一定成功。异维 A 酸优于阿维 A,因为后者可致脱发,但已有长期使用小剂量阿维 A 治疗银屑病的研究表明其耐受性良好。

A case-series of 29 patients with lichen planopilaris. The Cleveland Clinic Foundation experience on evaluation, diagnosis, and treatment. Cevasco NC, Bergfeld WF, Remzi BK, deKnott HR. J Am Acad Dermatol 2007; 57: 47–53.

　　在这项对 29 例患者的回顾性研究中,研究人员发现为了减少毛发扁平苔藓相关的主要症状,最常被处方的治疗方法包括:酮康唑洗剂(86%)、外用糖皮质激素(83%)、含矿物质的多种维生素(76%)、皮损内注射糖皮质激素(69%)、外用米诺地尔(41%)和口服四环素(38%)。最常用的治疗组合是外用糖皮质激素、酮康唑洗剂、口服四环素和含矿物质的多种维生素(14%)。

　　尽管患者对上述每种治疗的反应都一般,四环素(1g/d)是唯一疗效较高的治疗(11 人中有 6 人有效)。

Hydroxychloroquine and lichen planopilaris: efficacy and introduction of Lichen Planopilaris Activity Index scoring system. Chiang C, Sah D, Cho BK, Ochoa BE, Price VH. J Am Acad Dermatol 2010; 62: 387–92.

　　这项对 40 例成人患者的回顾性研究表明,羟氯喹治疗 LPP 疗效显著。6 个月后,69% 的患者(26/38)完全或部分有治疗反应。12 个月后,83% 的患者(33/40)完全或部分有治疗反应。12 个月后,在有反应的 9 名患者中,有 6 名能够停止使用羟氯喹,且在不进行系统治疗的情况下持续缓解至少 1 年。

Efficacy and safety of mycophenolate mofetil for lichen planopilaris. Cho BK, Sah D, Chwalek J, Roseborough I, Ochoa B, Chiang C, et al. J Am Acad Dermatol 2010; 62: 393–7.

　　在这项对 16 例成人患者的回顾性研究中,吗替麦考酚酯对 83% 的活动性 LPP 患者(10/12 完成者)有效,这些患者之前至少经历了 6 个月的多种治疗,且无效。12 例患者中有 5 例患者治疗有完全反应,5 例有部分反应,2 例患者治疗失败。4 例患者因不良反应而退出试验。

Short course of oral cyclosporine in lichen planopilaris. Mirmirani P, Willey A, Price V. J Am Acad Dermatol 2003; 49: 667–71.

证据等级: A 双盲试验　　B 临床试验,研究对象 ≥ 20 例　　C 临床试验,研究对象 < 20 例　　D 病例分析,研究对象 ≥ 5 例　　E 个案报道

作者报告 3 例顽固性毛发扁平苔藓患者，羟氯喹、外用强效糖皮质激素和皮损内注射糖皮质激素治疗均无效，改用环孢素治疗。治疗周期为 3~5 个月，治疗后症状缓解，脱发不再进展且疾病无进展迹象。仅 1 例患者有轻微复发，外用 0.1% 的他克莫司、丝塔芙乳液后好转。

Thalidomide-induced remission of lichen planopilaris.
Boyd AS, King LE Jr. J Am Acad Dermatol 2002; 47: 967–8.

作者报告了 1 例毛发扁平苔藓的患者先后经羟氯喹、硫唑嘌呤、异维 A 酸、环磷酰胺、氨苯砜、环孢素、左旋咪唑、氯喹、阿维 A、甲氨蝶呤、氯法齐明和低分子量肝素治疗后均未见疗效。患者开始试用口服沙利度胺，剂量为 50mg 每日 2 次，出现症状缓解，但是由于副作用限制了继续用药。副作用起初为疲乏和便秘，然而，4 个月后患者出现手指和脚趾的轻度麻木和严重抑郁症状，导致被迫停药。

沙利度胺对本病的作用机制可能与抑制肿瘤坏死因子有关，提示阿达木单抗、依那西普和英利西单抗这类药物可能有效。然而，1 例接受依那西普治疗的患者却发生了毛发扁平苔藓。

Low-dose excimer 308-nm laser for treatment of lichen planopilaris. Navarini AA, Kolios AG, Prinz-Vavricka BM, Haug S, Trüeb RM. Arch Dermatol 2011; 147: 1325–6.

在这项 13 例经活检证实处于活动期的经典或不典型毛发扁平苔藓患者的小型研究中，这些患者的瘙痒和疼痛感在经过治疗后均得到了改善。有 5 例患者红斑减轻，7 例患者炎症性皮损减少。有 3 例患者在 4~8 周后观察到毛发生长增多，有 2 例患者病情出现稳定性缓解。

Lichen planopilaris treated with a peroxisome proliferator-activated receptor γ-agonist. Mirmirani P, Karnik P. Arch Dermatol 2009; 145: 1363–6.

报道了 1 例 47 岁的顽固性毛发扁平苔藓患者，对 15mg/d 吡格列酮的治疗有反应。

由于有使用过氧化物酶体增殖活化受体（PPAR）激动剂治疗 LPP 的理论基础，需要进一步研究以确认这种治疗是否对 LPP 真的有效。

The use of oral pioglitazone in the treatment of lichen planopilaris. Mesinkoyska NA, Tellez A, Dawes D, Piliang M, Bergfeld W. J Am Acad Dermatol 2015; 72: 355–6.

本研究报道了对 22 例患者的回顾性分析，患者服用盐酸吡格列酮 1 个月以上，临床随访 3 个月以上，研究发现，其中 16 例患者（72.7%）的症状、炎症和病情进展得到有效控制。此外，发现有 6 名患者（27.3%）出现新的毛发再生。在治疗有反应者中，只有 2 名患者（9%）在停用吡格列酮后治疗后出现了复发。

（黄海艳　译，张建中　校）

第135章 扁平苔藓

原作者 Roselyn Kellen, Mark G. Lebwohl

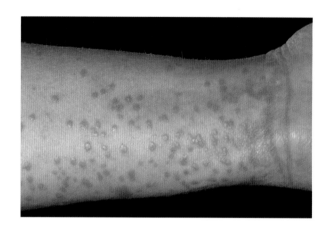

扁平苔藓(lichen planus)是一种瘙痒性丘疹鳞屑性疾病,有特征性的组织病理学表现和临床表现。典型皮损可用6个"P"来描述:紫色(purple)、瘙痒(pruritic)、扁平(planar)、多角形(polygonal)、丘疹(papule)和斑块(plaque)。在有些患者中,皮损表面可观察到白色细纹,被称为Wickham纹。口腔糜烂性扁平苔藓,表现为黏膜的疼痛性糜烂,将在其他章节中介绍。

治疗策略

尽管扁平苔藓能自发缓解,但当瘙痒严重或影响生活质量时仍需要进行治疗。扁平苔藓与潜在疾病,比如丙型肝炎(丙肝)的相关性仍存在争议。医生应尽量获取详尽的病史资料,因为有许多报道发现在接种疫苗尤其是乙型肝炎(乙肝)疫苗后和在服用某些药物后出现扁平苔藓或苔藓样疹。

对于局限性皮损,可应用强效糖皮质激素,每日2次,共2~4周。如果外用糖皮质激素疗效不佳,局限性皮损内注射糖皮质激素可能有效。亦可外用含有薄荷脑、苯酚、樟脑、利多卡因、普莫卡因或盐酸多塞平等成分的止痒剂。口服抗组胺药对瘙痒严重者的疗效有限。睡前使用有镇静作用的抗组胺药有助于改善患者睡眠。

传统上,皮损广泛的扁平苔藓患者常系统应用糖皮质激素治疗。每天口服泼尼松30~60mg或等剂量的其他糖皮质激素,共2~6周,随后的2~6周逐渐减量,此方案常常有效。然而,即使经系统糖皮质激素治疗皮损消退后,皮损复发也常见。当患者在几个月时间跨度内需要使用2个疗程以上系统性糖皮质激素治疗时,应寻找其他替代疗法。幸运的是,目前文献中已报道非糖皮质激素疗法,包括一些

已经在临床试验中进行研究的药物。

口服甲硝唑为一种安全有效的系统性糖皮质激素的替代疗法:口服甲硝唑500mg,每日2次,连用20~60天,被证明对许多患者有效。关于柳氮磺胺吡啶也有随机双盲临床试验。患者开始用药剂量为每日500mg,随后每3天增加500mg,直到剂量达到每日2.5g,疗程共3~6周。应用窄谱中波紫外线每周3次,共6周,可有助于患者达到部分或完全病情缓解。PUVA(补骨脂素+UVA)对治疗移植物抗宿主病相关的扁平苔藓样皮损特别有效。然而,在一项回顾性研究中,接受PUVA治疗的患者的复发率高于使用UVB治疗的患者。有报道口服异维A酸10mg,每日2次,持续2个月可清除一些患者的扁平苔藓皮损,阿维A每日30mg也可促使皮损明显改善或缓解。

更多新的研究为一些疗法提供了证据,或对一些新药的使用进行了评估。口服甲氨蝶呤[成人15mg/周,儿童0.25mg/(kg·周)]24周可帮助患者达到完全缓解,多数副作用轻微。与口服泼尼松(0.5mg/kg)相比,皮下使用低分子量肝素(每周5mg,共8周)能使更多的患者达到完全缓解。阿普斯特(20mg,每天2次,持续12周)能改善一些患者的医师整体评估评分(Physician Global Assessment score),并在治疗后持续改善4周。

对于对其他疗法无反应的严重、难治性扁平苔藓,抗菌药物(抗生素、抗真菌药)、免疫抑制剂(吗替麦考酚酯、硫唑嘌呤、环孢素、抗疟药)、肿瘤坏死因子(TNF)阻滞剂(阿达木单抗)、沙利度胺、局部钙调神经磷酸酶抑制剂、维生素D衍生物,阿利维A酸对部分患者有效。

使用阿维A 35mg/d(0.5mg/kg)持续2个月或UVA-1光疗(100J/cm²)每周3次持续4周或环孢素每日3.5mg/kg能成功治疗掌跖扁平苔藓。

对于甲扁平苔藓,有些病例报告详细地说明了药物的使用:阿维A每日30mg,环孢素每日3mg/kg,以及依那西普每周2次皮下注射25mg,持续6个月,然后每周50mg。

特殊检查
• 详细用药史
• 肝功能检查
• 乙肝和丙肝的血清学检测

Hepatitis C virus infection and lichen planus: a systematic review with meta-analysis. Lodi G, Pellicano R, Carrozzo M.

Oral Dis 2010; 16: 601–12.

这项荟萃分析包括33项对扁平苔藓患者中丙肝发病率的研究和6项丙肝患者中扁平苔藓发病率的报告研究。在扁平苔藓患者中,丙肝血清学阳性的比值比为4.85。在丙肝患者中,伴发扁平苔藓的比值比为4.47。

关于扁平苔藓和丙肝直接的相关性,有些数据直接相互矛盾。这可能部分归因于地理位置、肝炎感染率、遗传因素、被纳入研究的患者的年龄和之前研究的规模。

Drug-induced lichen planus. Thompson DF, Skaehill PA. Pharmacotherapy 1994; 14: 561–71.

β受体阻滞剂、甲基多巴、青霉胺、奎尼丁、奎宁和非甾体抗炎药与扁平苔藓的发病有一定的相关性。没有足够证据表明血管紧张素转换酶抑制剂、磺酰脲类药物、卡马西平、金、锂和其他药物与此病相关。

许多药物和化学品可导致苔藓样药疹,其与扁平苔藓甚至难以鉴别。除上述提到的药物外,也有关于乙肝疫苗、流感疫苗、别嘌醇、四环素类、呋塞米、氢氯噻嗪、异烟肼、苯妥英和依那西普等引起苔藓样皮损的报告。

一线治疗	
外用糖皮质激素	C
皮损内注射糖皮质激素	D
抗组胺药	C

Betamethasone-17, 21-dipropionate ointment: an effective topical preparation in lichen rubra planus. Bjornberg A, Hellgren L. Curr Med Res Opin 1976; 4: 212–7.

对于倍他米松戊酸盐软膏耐药的扁平苔藓患者,可应用二丙酸倍他米松乳膏治疗,每日1次或2次,治疗2~3周。19例应用二丙酸倍他米松乳膏治疗的患者中,14例病情得到较好改善。

尽管外用或皮损内注射糖皮质激素是扁平苔藓的一线治疗方案,但应用报道多是零散的个案报道而非临床对照研究。此研究恰好是少见的关于扁平苔藓的外用治疗的对比研究。

Treatment of generalized cutaneous lichen planus with dipropionate and betamethasone disodium phosphate: an open study of 73 cases. Pitche P, Saka B, Kombate K, TchangaiWalla K. Ann Dermatol Venereol 2007; 134: 237–40.

73例扁平苔藓患者应用糖皮质激素注射,每2周1次,63例(83.6%)完全缓解;8.2%的患者部分缓解,另外8.2%的患者治疗无效。治疗后3个月,初期治疗有效的患者中复发率为23.3%,6个月时复发率为31.5%。

二线治疗	
甲硝唑	B
柳氮磺胺嘧啶	A
系统用糖皮质激素	B
异维A酸,阿维A	A
窄谱或宽谱UVB	B
PUVA	C
甲氨蝶呤	B

Efficacy of oral metronidazole in treatment of cutaneous and mucosal lichen planus. Rasi A, Behzadi AH, Davoudi S, Rafizadeh P, Honarbakhsh Y, Mehran M, et al. J Drugs Dermatol 2010; 9: 1186–90

49例患者参加此项开放性试验,口服甲硝唑250mg,每8小时1次,共12周。20例患者(40.82%)获得完全缓解,16例患者(32.65%)有部分改善。13例患者(26.53%)没有好转。

有研究对甲硝唑500mg每日2次、疗程20~60天的方案进行观察。基于口服甲硝唑的用药安全性,许多皮肤科医生也将其作为扁平苔藓的一线治疗方案。

Efficacy of sulfasalazine in the treatment of generalized lichen planus: randomized double-blinded clinical trial on 52 patients. Omidian M, Ayoobi A, Mapar MA, Feily A, Cheraghian B. J Eur Acad Dermatol Venereol 2010; 24: 1051–4.

44例患者参与完成了一项关于柳氮磺胺吡啶和安慰剂的为期3~6周的双盲研究。柳氮磺胺吡啶的起始剂量为每天1g,每3天增加0.5g,直到每日剂量达2.5g。研究药物持续使用3~6周。治疗6周后,柳氮磺胺吡啶组中有19例患者(82.6%)获得改善,而安慰剂组中仅有2例(9.6%)有改善。14.3%的安慰剂组患者瘙痒好转,而91.3%的柳氮磺胺吡啶组患者瘙痒好转。在柳氮磺胺吡啶组中,有21.7%的患者获得轻度缓解(皮损消退<50%),中度缓解(皮损消退>50%)的占52.2%,良好缓解(皮损清除>80%)的占8.7%。最常见的副作用是胃肠不适和头痛,发生率为30.7%,并有3例患者因副作用退出研究。1例患者出现了轻度皮疹。

尽管少数患者皮损完全清除,但此研究周期没有超过6周。延长治疗周期有可能获得更高的皮损清除率。

Treatment of lichen planus with acitretin. A double-blind, placebo-controlled study in 65 patients. Laurberg G, Geiger JM, Hjorth N, Holm P, Hou-Jensen K, Jacobsen KU, et al. J Am Acad Dermatol 1991; 24: 434–7.

在这项有65例患者参加的双盲试验中,阿维A组治疗后,64%的患者皮损明显好转或消退,而安慰剂组皮损缓解率为 13%。应用阿维 A 每日 30mg 可导致皮肤黏膜相关的副作用（口唇和鼻黏膜干燥，皮肤干燥和脱发）和血脂升高。

口服异维 A 酸 10mg，每日 2 次，可有效治疗口腔扁平苔藓，也有个案报告显示此种治疗方案对泛发性扁平苔藓亦有效。近期有病例报道了 1 例掌跖扁平苔藓患者，经过 2 个月阿维 A 35mg/（kg·d）（0.5mg/kg）的剂量治疗后皮损清除。后一种异维 A 酸方案比应用大剂量阿维 A 的皮肤黏膜相关副作用要少。但美国对异维 A 酸应用的限制使这个治疗方案不那么切合实际。

Comparison of the narrow band UVB versus systemic corticosteroids in the treatment of lichen planus: a randomized clinical trial. Iraji F, Faghihi G, Asilian A, Siadat AH, Larijani FT, Akbari M. J Res Med Sci 2011; 162: 1578–82.

在这项随机临床试验中，46 例患者被分为泼尼松组（$n=23$）和窄谱中波 UVB（narrowband UVB，nbUVB）组（$n=23$），泼尼松组给予泼尼松 0.3mg/kg 共 6 周，nbUVB 组给予 nbUVB 照射每周 3 次，最大剂量为 9J/cm²，共 6 周。与泼尼松组（3/23）相比，nbUVB 组中有更多患者达到完全缓解（12/23）（$P< 0.05$）。没有副作用的相关报告。

许多其他回顾性研究也强调 UVB 尤其是 nbUVB 对治疗泛发性皮肤扁平苔藓的疗效。

Psoralen plus UVA vs. UVB-311 nm for the treatment of lichen planus. Wackernagel A, Legat FJ, Hofer A, Quehenberger F, Kerl H, Wolf P. Photodermatol Photoimmunol Photomed 2007; 23: 15·9.

本回顾性综述对 15 例经 PUVA 治疗的患者和 13 例用 nbUVB 治疗的患者的疗效进行了对比研究。用 PUVA 治疗的患者中，67% 达到完全缓解，33% 获得部分临床反应。nbUVB 治疗的患者中，31% 达到完全缓解，46% 获得部分缓解。PUVA 治疗的平均疗程为 10.5 周，而 nbUVB 为 8.2 周；PUVA 的平均治疗次数为 25.9 次，nbUVB 为 22.5 次。PUVA 治疗的患者中，有 47% 出现扁平苔藓复发，而 nbUVB 治疗的患者复发率仅为 30%。

Long-term efficacy of PUVA treatment in lichen planus: comparison of oral and external methoxsalen regimens. Helander I, Jansen CT, Meurman L. Photodermatology 1987; 4: 265–8.

经过 8~46 次洗浴 PUVA 治疗后，13 例患者中有 10 例出现良好甚至极佳的皮损消退，而经过 8~30 次口服 PUVA 治疗的 10 例患者中仅有 5 例皮损消退。然而，对患者经 PUVA 治疗后数月的随访检查发现，该治疗可能会延长患者扁平苔藓的持续时间。

Methotrexate for treatment of lichen planus: old drug, new

indication. Kanwar AJ, De D. J Eur Acad Dermatol Venereol 2013; 27: e410–3.

24 例泛发性扁平苔藓患者口服甲氨蝶呤治疗：成人患者 15mg/ 周，儿童患者 0.25mg/（kg·周）。2 周后，有 7 例患者（30%）病情程度好转至少 50%。在 24 周研究结束时，14 例患者（58%）获得完全缓解。50% 的患者报告了副反应；大多数副反应较轻微，仅 1 例患者因为肝功能检查异常终断治疗。在治疗结束后 3 个月的随访中未出现复发。

三线治疗	
• 复方磺胺甲噁唑（复方新诺明）	E
• 灰黄霉素	E
• 伊曲康唑	C
• 特比萘芬	E
• 抗疟药	E
• 四环素或多西环素	C
• 环孢素，他克莫司	E
• 吗替麦考酚酯	E
• 硫唑嘌呤	E
• 依那西普	E
• 阿达木单抗	E
• 干扰素	E
• 0.1% 他克莫司软膏	E
• 吡美莫司软膏	E
• 阿例维 A 酸	E
• 沙利度胺	D
• UVA1	D
• 低分子肝素	B
• 阿普斯特	C

抗菌剂

Treatment of lichen planus with Bactrim. Abdel-Aal H, AbdelAal MA. J Egypt Med Assoc 1976; 59: 547–9.

口服复方磺胺甲噁唑片，每日 2 次，每次 2 片，共 5 天，皮损在 2 周内可消退，而 2 个月后复发。此药对于复发的患者再次给药依然有效。

Histopathological evaluation of griseofulvin therapy in lichen planus: a double-blind controlled study. Sehgal VN, Bikhchandani R, Koranne RV, Nayar M, Saxena HM. Dermatologica 1980; 161: 22–7.

口服灰黄霉素，每日 500mg，共 2 个月，22 例患者中 18 例有效。

Pulsed itraconazole therapy in eruptive lichen planus. Khandpur S, Sugandhan S, Sharma VK. J Eur Acad Dermatol Venereol 2009; 23: 98–101.

16 例发疹性扁平苔藓患者口服伊曲康唑 200mg 每日 2 次治疗,每月冲击服用 1 周,间隔 3 周,共用 3 个月。用药第 1 个月末,16 例患者中有 9 例(56.25%)不再出现新发皮损。仅 9 例患者随访治疗了 3 个月,其中 7 例(77.7%)无新发皮损。这 9 例患者瘙痒症状均好转,其中有 5 例瘙痒症状完全缓解。到第 3 个月末,这 9 例中有 6 例(66.66%)皮损部分消退,3 例(33.33%)皮损完全消退。

考虑到治疗 3 个月有些患者出现部分临床反应,因此更长时间的治疗周期可能是必要的。

The use of oral terbinafine or topical ciclopirox for lichen planus. Click JW, Wilson BB. Cutis 2009; 84: 42.

报道 1 例外用糖皮质激素治疗无效的扁平苔藓患者,口服特比萘芬每日 250mg,治疗 3 周后扁平苔藓消退。当扁平苔藓复发时,再次给予特比萘芬治疗 3 周。在重新口服特比萘芬 3 天内,患者的扁平苔藓皮损开始出现缓解。第 2 例扁平苔藓患者使用足癣治疗药物环吡酮胺乳膏外用治疗,其扁平苔藓皮损也出现缓解。

抗真菌治疗为何对扁平苔藓有效尚未可知,但目前已有多个关于多种抗真菌药物对此病治疗有效的报道。

系统用免疫抑制剂

Childhood actinic lichen planus: successful treatment with antimalarials. Ramírez P, Feito M, Sendagorta E, González-Beato M, De Lucas R. Australas J Dermatol 2012; 53: e10–3.

光化性扁平苔藓是光敏型亚型,主要在身体光暴露部位,包括面部、颈部 V 字区和前臂。此文献报道了羟氯喹对 8 岁女性患儿的良好疗效和光保护作用。

Successful treatment of resistant hypertrophic and bullous lichen planus with mycophenolate mofetil. Nousari HC, Goyal S, Anhalt GJ. Arch Dermatol 1999; 135: 1420–1.

该文报道了吗替麦考酚酯成功治疗顽固难治的肥厚性扁平苔藓和大疱性扁平苔藓。

Generalized severe lichen planus treated with azathioprine. Verma KK, Sirka CS, Khaitan BK. Acta Derm Venereol 1999; 79: 493.

此文报道硫唑嘌呤成功治疗了严重的泛发型扁平苔藓。

Palmoplantar lichen planus with umbilicated papules:

an atypical case with rapid therapeutic response to ciclosporin. Karakatsanis G, Patsatsi A, Kastoridou C, Sotiriadis D. J Eur Acad Dermatol Venereol 2007; 21: 1006–7.

报告 1 例 63 岁女性患者,手掌、前臂、足底和双足部位扁平苔藓皮损,用环孢素 3.5mg/(kg·d)治疗。用药 2 周瘙痒症状好转,4 周出现临床缓解,此后环孢素可在随后 4 周逐渐减量。

在另一个不同的病例报告中,1 例 20 甲营养不良的患者经每天 3mg/kg 环孢素治疗后获得明显好转,但她需要额外服用缬沙坦治疗高血压。

Successful treatment of lichen planus with adalimumab. Holló P, Szakonyi J, Kiss D, Jokai H, Horváth A, Kárpáti S. Acta Derm Venereol 2012; 92: 385–6.

报告 1 例 39 岁女性泛发性扁平苔藓患者,对系统性糖皮质激素、阿维 A 和 PUVA 治疗抵抗,用阿达木单抗治疗,起始剂量 80mg,随后隔周继续使用 40mg。2 周后瘙痒症状减轻,2 个月后皮损消退,仅留有色素沉着。

Nail lichen planus: successful treatment with etanercept. IrlaN, Schneiter T, Haneke E, Yawalkar N. Case Rep Dermatol 2010; 2: 173–6.

有大量关于 TNF-α 拮抗剂对甲扁平苔藓治疗有效的病例报告。甲受累除非尽早治疗,否则很难想象还有任何治疗能逆转疾病后期出现的翼状胬肉。也有不少关于 TNF-α 拮抗剂导致扁平苔藓的病例报告。

其他

Lichen planus and chronic hepatitis C: exacerbation of the lichen under interferon therapy. Areias J, Velho GC, Cerqueira R, Barbédo C, Amaral B, Sanches M, et al. Eur J Gastroenterol Hepatol 1996; 8: 825–8.

鉴于扁平苔藓与丙肝之间的相关性,提示干扰素可能对两者均有治疗益处。目前既有干扰素对扁平苔藓有益处的报告,也有使病情恶化的报告。

Treatment of cutaneous lichen planus with thalidomide. Moura AK, Moure ER, Romiti R. Clin Exp Dermatol 2009; 34: 101–3.

8 例皮肤扁平苔藓患者睡前口服沙利度胺 100mg 治疗。3 名患者因为在治疗开始后不久出现短暂的腿部神经病变和短暂的虚弱症状而退出治疗。5 例患者在开始使用沙利度胺数日后瘙痒症状出现显著改善。治疗平均 4 周左右,皮损出现逆转,治疗平均 3 个月左右达到完全缓解。

Ultraviolet A1 in the treatment of generalized lichen planus: a report of 4 cases. Polderman MC, Wintzen M, van Leeuwen RL, de Winter S, Pavel S. J Am Acad Dermatol 2004; 50: 646–7.

4例难治性泛发性扁平苔藓的患者用UVA1治疗,45J/cm^{2}每周5次,4周为1个治疗周期,2个治疗周期之间间隔3周。结果4例患者均好转,其中1例患者皮损消退了98%。

也有1例病例报告掌跖扁平苔藓应用UVA1治疗(100J/cm^2),每周3次,共4周;患者1年后仍无复发。

Topical tacrolimus in the treatment of lichen planus in a child. Fortina AB, Giulioni E, Tonin E. Pediatr Dermatol 2008; 25: 570–1.

1例扁平苔藓患儿对外用糖皮质激素治疗没有反应,但外用0.03%他克莫司软膏治疗后病情好转。

也有报告0.1%他克莫司软膏可成功治疗成人扁平苔藓。此外,也有病例报告描述外用吡美莫司软膏成功治疗皮肤扁平苔藓。

Comparison of therapeutic effect of low-dose low-molecular-weight heparin (enoxaparin) vs. oral prednisone intreatment of patients with lichen planus: a clinical trial. Iraji F, Asilian A, Saeidi A, Siadat AH, Saeidi AR, Hassan-zadeh A. Adv Biomed Res 2013; 2: 76.

患者给予皮下低分子量肝素每周5mg(*n*=25)或口服泼尼松每天0.5mg/kg(*n*=23)直到完全缓解或最多8周。低分子量肝素组患者的平均改善时间为(25.2±13)天,泼尼松组平均改善时间为(9.7±6)天。在低分子量肝素组,8例患者(32%)达到完全缓解,10例患者(40%)有部分好转。在泼尼松组,16例患者(69.6%)获得完全缓解,6例患者

(26.1%)获得部分缓解(*P*<0.05)。低分子量肝素和泼尼松两组治疗间的复发率没有显著差异(分别33%和40.9%)。低分子量肝素组没有发现严重的并发症,而22%的泼尼松组患者出现了副反应,其中最常见的副反应是消化不良。

Response of recalcitrant lichen planus to alitretinoin in 3 patients. Brehmer F, Haenssle HA, Schon MP, Emmert S. J Am Acad Dermatol 2011; 65: e58–60.

本研究报告了3例患者应用阿利维A酸治疗,第1例患者有15年皮肤扁平苔藓和严重瘙痒病史,第2例患者有口腔扁平苔藓,第3例患者有皮肤和黏膜扁平苔藓。第1例患者予每天30mg阿利维A酸治疗,另外2例每天10mg。3例患者在阿利维A酸治疗4周后均有显著改善。

阿利维A酸是用于治疗手湿疹的维A酸类药物。已有许多关于阿利维A酸治疗扁平苔藓疗效的病例报告,包括2例甲扁平苔藓患者。同其他维A酸类药物类似,可能出现血脂升高的副反应。

An open-label pilot study of apremilast for the treatment of moderate to severe lichen planus: a case series. Paul J, Foss CE, Hirano SA, Cunningham TD, Pariser DM. J Am Acad Dermatol 2013; 68: 255–61.

本研究报告了10例患者应用阿普斯特治疗,20mg每日2次,共12周。12周后,3例患者(30%)在医生整体评估方面至少提高2级,但所有10例患者的皮损计数在次要终点均有改善。在治疗结束后28天对患者进行评估,发现没有复发,也没有发生严重的不良事件。

（黄海艳　译,张建中　校）

第 **136** 章　硬化萎缩性苔藓

原作者　Fiona M. Lewis

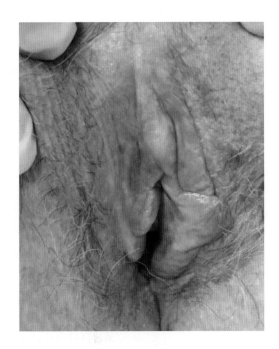

硬化萎缩性苔藓（lichen sclerosus，LS）是一种慢性、瘢痕性皮肤病，好发于肛门生殖器处皮肤，生殖器外皮肤也可受累。男女均可患病，主要好发于女性，有两个发病高峰：青春期前的儿童和绝经后的妇女。发病机制可能是由淋巴细胞介导，与其他自身免疫性疾病密切相关，女性体内可检测到循环抗体的存在，而男性中难以检测到。男性生殖器 LS 的发病机制可能是长期暴露于尿液的皮肤炎症反应。5% 以下的生殖器 LS 可能发展成鳞状细胞癌（SCC）。

治疗策略

　　LS 的治疗目的是：缓解症状，减少瘢痕，维持正常功能，定期随访，监测癌前病变和癌变。在女性中，LS 最常见的症状是瘙痒，皮肤一旦出现皲裂，症状表现为酸痛。在儿童中，便秘为主要症状。典型皮损表现为白斑和烟卷纸样萎缩，常伴瘀斑，偶有斑块增厚和角化过度的表现。女性肛周受累呈 8 字形，男性很少受累。如不及时治疗，瘢痕会引起外阴结构的改变，可能导致小阴唇消失，阴蒂与周围组织粘连或被包埋。阴道口变窄可引起性交困难，小阴唇融合可能最终导致排尿困难。

　　在男性中，包皮过紧会导致包茎，造成性功能障碍、尿道狭窄和排尿困难。

　　继发性疼痛综合征在男女中均可出现，需正确认识和重视外阴疼痛和阴茎感觉障碍等。除了调整 LS 的治疗策略，疾病管理应该直接针对这些感觉障碍。患者任何性心理的问题都必须得到重视和解决。

　　局部使用超强效的皮质类固醇是治疗任何部位和性别的 LS 患者的一线用药。一般推荐使用 0.05% 氯倍他索丙酸盐软膏。最初 4 周每日用药 1 次，然后 4 周隔日 1 次，最后 1 个月每周 2 次。3 个月疗程以后，如果出现任何症状，患者可以每天进行 1 次治疗。1 支 30g 的软膏成人至少要用 3 个月，儿童至少要用 6 个月，但大多数患者的使用量远少于此用量。如果治疗有效，瘀斑、皲裂和角化过度应该消退，瘢痕进展延缓，但瘢痕及白斑仍可能存在。目前没有证据表明使用这些药物能降低 LS 发展为 SCC 的风险。

　　肥皂替代品（乳化软膏等）可缓解症状。在有尿失禁的情况下，建议使用温和的屏障修复霜。大便软化剂对儿童的便秘问题有效。

　　在女性中，手术仅推荐用于切除可能发展的恶性病变或阴唇融合导致的严重阴道狭窄。然而，在男性中，包皮环切术可能在综合治疗中非常有效。

特殊检查
• 活组织检查
• 如果有临床指征，还要做自身免疫病的筛查。

　　根据典型临床表现可以诊断此病。对于非典型表现和一线治疗无效的患者，必须进行活检。

Light microscopic criteria for the diagnosis of early vulvar lichen sclerosus: a comparison with lichen planus. Fung MA, LeBoit PE. Am J Surg Pathol 1998; 22: 473–8.

　　68 例 LS 中有 9 例从苔藓样病变向病理性 LS（真皮硬化或水肿）转变，显示 LS 早期组织病理学特征。银屑病样苔藓改变、表皮基底层增生、真皮乳头层弹性纤维缺失、基底膜增厚和表皮萎缩支持 LS 的诊断。

Association of autoimmune diseases with lichen sclerosus in 532 male and female patients. Kreuter A, Kryvosheyeva Y, Terras S, Moritz R, Mollenhoff K, Altmeyer P, et al. Acta Derm Venereol 2013: 93 (2): 238–41.

　　女性患者合并自身免疫性疾病和循环自身抗体的发生率明显高于男性。

一线治疗	
• 外用超强效糖皮质激素	A
• 润肤剂	A
• 使用肥皂替代品	E

Topical interventions of genital lichen sclerosus. Chi CC, Kitschig G, Baldo M, Brackenbury F, Lewis F, Wojnarowska F. Cochrane Database Syst Rev 2011; 7: CD008240.

这篇综述比较了 249 名患者参与的 7 个随机对照试验中的 6 种治疗方法。结论：与安慰剂相比，0.05% 氯倍他索丙酸盐软膏和糠酸莫米松外用治疗 LS 有效。外用睾酮、二氢睾酮和黄体酮无效。

A double-blind, randomized prospective study evaluating topical clobetasol propionate 0.05% versus topical tacrolimus 0.1% in patients with vulvar lichen sclerosus. Funaro D, Lovett A, Leroux N, Powell J.J Am Acad Dermatol 2014 ; 71 : 84–91.

在这项随机对照双盲试验中，28 名患者使用 1% 他克莫司软膏，27 例患者使用 0.05% 氯倍他索丙酸盐软膏，每日 1 次，疗程 3 个月。两组患者的症状和体征均有改善。但氯倍他索丙酸盐组疗效明显优于他克莫司组。

The response of balanitis xerotica obliterans to local steroid application compared with placebo in children. Kiss A, Csontai A, Pirot L, Nyirady P, Merksz M, Kiraly L. Urol 2001; 165: 219–20.

一个随机对照双盲试验比较了 40 例男童使用 0.05% 糠酸莫米松治疗。在组织学早中期包茎中，强效局部糖皮质激素的使用可以改善临床症状，减缓后期病情恶化。

Treatment of vulval lichen sclerosus with topical corticosteroids in children: a study of 72 children. Casey G, Cooper S, Powell JJ. Clin Exp Dermatol 2015; 40: 289–92.

62 名女童使用 0.05% 氯倍他索丙酸盐软膏治疗 3 个月，另外 10 例患者对中效糖皮质激素有效。72.6% 症状完全缓解，而 31 例使用了中效糖皮质激素的患者中 32.2% 症状缓解。

First randomized trial of clobetasol propionate and mometasone furoate in the treatment of vulvar lichen sclerosus: results of efficacy and tolerability. Virgili A, Minghetti S, Corazza M, Borghi A. Brit J Dermatol 2014; 171: 388–96.

54 例患者被随机分为 0.05% 氯倍他索丙酸盐和 0.1% 糠酸莫米松两组，疗程 12 周。两者疗效相当，有效率为 89%，耐受性良好。

Continuous versus tapering application of the potent topical corticosteroid mometasone furoate in the treatment of vulvar lichen sclerosus: results from a randomized trial. Borghi A, Corazza M, Minghetti S, Giulia T, Virgili A. Brit J Dermatol 2015; 173: 1381–6.

64 例 LS 应用 0.1% 糠酸莫米松软膏减量治疗 12 周以上或每周连续 5 天。两种方案有效性评估一致。

Does treatment of vulvar lichen sclerosus influence its prognosis? Cooper S, Gao X-H, Powell JJ, Wojnarowska F. Arch Dermatol 2004; 140: 702–6.

一项对 327 名女性（74 名儿童和 253 名成人）的研究，记录了 255 名患者局部用药 3 个月后的疗效。96% 患者使用强效局部糖皮质激素治疗后症状改善。在有临床症状的 253 例患者中，23% 完全缓解，皮肤纹理和颜色恢复正常，68% 有部分反应，7% 反应差。

二线治疗	
• 包皮环切术	B
• 外用他克莫司	B
• 外用吡美莫司	C

Lichen sclerosus of the male genitalia and urethra: surgical options and results in a multicenter international experience of 215 patients. Kulkarni S, Barbagli G, Kirpekar D, Mirri F, Lazzeri M. Eur Urol 2009; 55: 945–54.

一项大型回顾性观察研究比较了包皮环切术和 / 或切开术，一期或二期阴茎口腔黏膜移植尿道成形术和会阴尿道切开术。单纯包皮环切或联合切口成功率 100%，单纯切口成功率 80%，各种尿道成形术成功率 73%~91%。

文中未提到这些需要手术治疗的持续性包茎的患者是否一开始曾接受过外用药物治疗。

Multicentre, phase II trail on the safety and efficacy of topical tacrolimus ointment for the treatment of lichen sclerosus. Hengge UR, Krause W, Hofmann h, Stadler R, Gross G, Meurer M, et al. Br J Dermatol 2006; 155: 1021~8.

84 例患者（49 例妇女，32 例男人，3 例女孩）接受了 0.1% 他克莫司软膏的治疗，每日 2 次，持续 24 周。36% 有完全的临床缓解，29% 有部分的临床缓解。

局部外用钙调神经磷酸酶抑制剂可降低免疫监测，重新激活感染。因此，在可能发展为恶性肿瘤的 LS 时应谨慎使用。

A double-blind, randomized controlled trial of clobetasol versus pimecrolimus in patients with vulvar lichen sclerosus. Goldstein AT, Creasey A, Pfau R, Phillips D, Burrows LJ.J Am

Acad Dermatol 2011 ;64 :99e–104e.

一组 38 名妇女接受为期 12 周的治疗。在活检后治疗发现 0.05% 氯倍他索丙酸盐在改善炎症方面显示优秀。两种治疗都显示症状的改善和临床评估分数的降低。

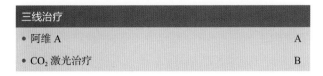

三线治疗	
• 阿维 A	A
• CO₂ 激光治疗	B

Acitretin for severe lichen sclerosus of male genitalia: a randomized, placebo controlled study. Ioannides D, Lazaridou E, Apalla Z, Sotiriou E, Gregoriou S, Rigopoulos D. J Urol 2010; 183: 1395–9.

52 例男性长期患有严重 LS,给予阿维 A 35mg/d 或安慰剂治疗 20 周后,完全缓解率为 36.4%,对照组为 6.3%。

口服阿维 A 与安慰剂相比有明显的副作用,故这项研究难以实现彻底的双盲。

Is carbon dioxide laser treatment of lichen sclerosus effective in the long run? Windahl T. Scand J Urol Nephrol 2006 ; 40 :208~11.

一项回顾性研究发现 62 例男性对局部糖皮质激素疗效不佳。用 CO₂ 激光器(散焦束 15~20W)治疗肉眼可见的龟头病灶。其中 50 例患者随访了 14 年,80% 认为自己完全缓解,2 例患者进展为阴茎 SCC。

其他治疗	
• 5- 氨基乙酰丙酸光动力疗法	B
• 外用卡泊三醇	B
• 外用维 A 酸	B
• 氧甲酰胺凝胶	B
• 外用睾酮	B
• 口服司坦唑洛尔	B
• 低剂量 UVA1 光疗	C
• 抗生素	D
• 皮损内注射曲安西龙	D
• 阴蒂包茎手术	D
• 冷冻治疗	D
• 环孢素	D
• 对氨基苯甲酸钾	D
• 脂肪间充质细胞和富血小板血浆	D
• 聚焦超声治疗	D
• 羟基脲	E
• 甲氨蝶呤	E
• 口服骨化三醇	E
• 体外光除去法	E

Low-dose ultraviolet A1 phototherapy for extragenital lichen sclerosus: results of a preliminary study. Kreuter A, Gambichler T, Avermaete A, Happe M, Bacharach-Buhles M, Hoffmann K, et al. J Am Acad Dermatol 2002; 46: 251–5.

10 名患者(8 名女性和 2 名男性)每周 4 次接受低剂量(UVA1)治疗,持续 10 周,累积 UVA1 剂量为 800J/cm²。临床评分明显降低,皮肤厚度减少,真皮密度增加,所有患者的主观报告也有所改善。

UVAI phototherapy for genital lichen sclerosus. Beattie PE, Dawe RS, Ferguson J, Ibbotson SH. ClinExp Dermatol 2006; 31: 343~7.

一个病例系列报道 7 例妇女患者经过每周 3~5 次、共 15 次 UVAI 治疗后,其中患有严重生殖器疾病的 3 例症状体征得到了中等程度缓解,2 例稍微有改善。

生殖器外的 LS 皮损似乎对 UVA1 疗效较好。理论上,光疗治疗生殖器 LS 患 SCC 的危险性增加。

Open-label trial cyclosporine for vulvar lichen sclerosus. Bulbul Baskan E, Turan H, Tunali S, Toker SC, Saricaoglu H. J Am Acad Dermatol 2007; 57: 276~8.

一个回顾性研究报告,5 例妇女患者用环孢素 3~4mg/(kg·d)治疗 3 个月,所有患者症状都有改善,停药后没有反跳。

使用免疫抑制剂治疗生殖器 LS 可增加患 SCC 的风险。

Efficacy of photodynamic therapy in vulvar lichen sclerosus treatment based on immunohistochemical analysis of CD34, CD44, myeline basic protein and Ki67 antibodies. Olejek A, Steplewska K, Gabriel A, Kozak-Darmas I, Jarek A, Kellas-Sleczka S, et al. Int J Gynecol Cancer 2010; 20: 879–87.

100 名妇女接受光动力治疗,症状和体征有所改善。

Treatment of lichen sclerosus with antibiotics. Shelley WB, Shelley ED, Amurao CV. Int J Dermatol 2006; 45: 1104~6.

一个回顾性研究报告 15 例患者(9 例女性和 4 例男性)肌注或口服青霉素或头孢菌素等抗生素,治疗 3~21 个月后,4 例治愈,其他患者症状和体征均有改善。因感染导致的 LS 患者建议使用抗生素。

（匡叶红　译，陈　翔　校）

第137章 慢性单纯性苔藓

原作者　Michael Renzi, Lacy L. Sommer, Donald J. Baker

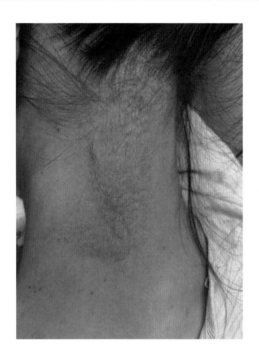

慢性单纯性苔藓(lichen simplex chronicus, LSC)也称为局限性神经性皮炎,特征是瘙痒性、苔藓化斑块,好发于颈部、胫前、踝部、腕部和肛门与生殖器等部位,常由慢性搔抓与摩擦引起。原发性 LSC 常发于正常皮肤上,由不明原因的瘙痒所致。而继发性 LSC 常发生在原有皮肤病基础上,尤其是特应性皮炎、银屑病和皮肤癣菌病。

心理因素可以起到重要的作用,与对照组相比,LSC 组的精神异常如焦虑和强迫症的发生率更高。由于已有长期存在于四肢的 LSC 与慢性颈椎或腰椎神经根病之间联系的报道,神经系统的异常有时可能是 LSC 一个病因。

治疗策略

治疗目标是去除环境激发因素,中断瘙痒—搔抓循环,治疗潜在的皮肤病及系统性疾病。有必要让患者理解瘙痒与搔抓这种循环在本病中的作用,如果患者可以避免搔抓,有利于患者更彻底地恢复。但是本病仍经常复发,彻底治疗需要多种方法。要尽可能减少或去除环境激发因素,这些因素包括刺激性皮肤护理产品、洗浴方式、摩擦和皮肤过度的潮湿或干燥。强效的外用糖皮质激素乳膏或者软膏,如氯倍他索、二氟松、倍他米松,可以在开始治疗时使用。在皮损缓解时,外用糖皮质激素的浓度和频率应降低,以免激素长期应用引起皮肤萎缩。如果糖皮质激素不易减量,可以应用多塞平乳膏作为辅助治疗。封包是一个很成功的

治疗方法,因为它可以作为物理屏障避免患者搔抓,还可以提高和延长外用药物的疗效。密封的塑料胶带和水胶体敷料可单独应用,或者混入中效糖皮质激素应用。封包和抗炎治疗时使用氟氢缩松胶带非常有效,可以每日更换 1 次,每日短暂的封包解除可以减少封包治疗的副作用。治疗下肢的慢性、难治性皮损,如果封包部位没有感染,可以让患者穿 1 周乌纳靴(用含氧化锌纱布制成)。钙磷酸酶抑制剂如他克莫司和吡美莫司可单独应用治疗 LSC,也可很好地应用于外生殖器等激素敏感部位。

每月 1 次皮损内注射曲安奈德可以快速减轻皮损。尽管疗效很好,但重复注射可以导致色素脱失和表皮萎缩。因此,如果皮内注射数次无效,应改用其他的治疗方法。因为可引起脓肿,糖皮质激素不应在已感染部位注射,继发感染应局部或全身应用合适的抗生素治疗。有报道,难治性 LSC 患者皮损内应用肉毒毒素可以持续缓解症状。

有报道其他治疗方法也是有效的。单独应用多塞平乳膏、辣椒素乳膏或阿司匹林/二氯甲烷溶液偶尔有效,但是最好是作为局部或皮损内注射应用糖皮质激素消退较慢的辅助治疗方法。口服抗组胺药物对夜间睡眠时搔抓的患者有镇静作用。手术切除偶可应用于结节性 LSC 的患者。在一些严重、难治性病例中,需要应用精神疗法和/或精神药物维持疗效。非侵入性经皮神经电刺激(transcutaneous electrical nerve stimulation, TENS)可能是慢性瘙痒性皮肤病(如 LSC)有效的治疗手段。抗惊厥药加巴喷丁对不同病因的瘙痒和神经痛都有效,这可能解释了它在治疗 LSC 中的作用。在更严重或顽固的情况下,可能需要心理治疗和/或使用精神药物来持续改善。苯二氮、阿密曲替林、匹莫齐特和多塞平可应用于治疗神经官能症性表皮剥脱及严重的神经性皮炎。对一些特殊的神经性皮炎患者,习惯改变的行为疗法和催眠疗法可以改善症状。针灸和电针刺治疗虽性价比低,但对部分 LSC 患者也是有效的。阿利维 A 酸成功地治疗了 1 例手部 LSC。窄谱紫外线 B(narrowband ultraviolet B, UVB)光疗和丝织物辅助治疗外阴 LSC 是有效的。

特殊检查

● 皮肤活检——过碘酸雪夫氏染色(PAS 染色)

对临床表现不典型或治疗无效的 LSC 患者应进行皮肤活组织检查和培养,寻找有无长期不愈的皮肤病、潜在的皮肤恶性肿瘤或感染。需要排除虱子和疥虫等寄生虫病。对于活检提示有过敏性接触性皮炎的患者,需要进行斑贴试

验。对一些难治性病例,需要排除系统性疾病和恶性肿瘤。尽管罕见,但有在长期存在的 LSC 中发生鳞癌的报道。皮损应仔细检查,固定斑块或增生结节应引起对恶变的怀疑。

一线治疗	
• 外用糖皮质激素	A
• 胶带封包	C
• 皮损内注射糖皮质激素	C

A double-blind, multicenter trial of 0.05% halobetasol propionate ointment and 0.05% clobetasol 17-propionate ointment in the treatment of patients with chronic, localized atopic dermatitis or lichen simplex chronicus. Datz B, Yawalkar S.J Am Acad Dermatol 1991 ; 25 : 1157–60.

127 例慢性局限性特应性皮炎或慢性单纯性苔藓的患者,65.1% 的患者应用卤倍他索丙酸酯软膏(一种超强效外用糖皮质激素)得到治愈,而 54.7% 的患者应用丙酸氯倍他索(一种弱效外用糖皮质激素)得到治愈。两治疗组治疗成功率、起效和副作用都相似。

第一组外用糖皮质激素治疗疗程不应超过 2 周。因此最好与辅助治疗如外用多塞平或吡美莫司乳膏合用。

Flurandrenolone tape in the treatment of lichen simplex chronicus. Bard JW. J Ky Med Assoc. 1969; 67 (9): 668–70.

18 例研究对象中,10 例应用氟氢缩松胶带,8 例外用糖皮质激素未进行封包。70% 用氟氢缩松胶带治疗的患者皮损持久消退,而只有 25% 外用糖皮质激素未进行封包的患者皮损持续消退。研究中没有提及疗程。

外用糖皮质激素加封包是治疗 LSC 的一个选择,尽管还缺乏充分的临床试验。

Update on intralesional steroid: focus on dermatoses. Richards RN. J Cutan Med Surg 2010; 14: 19–23

自 20 世纪 60 年代以来,在没有任何正式临床研究的情况下,Richards 编写了同行评议文献、标准皮肤病学教科书和皮肤科医生的问卷调查的综述,以总结在局部皮肤病中使用皮损内注射糖皮质激素的可用信息。本文总结的临床经验认为,曲安奈德 2.5mg/ml,总剂量 7.5~20mg,每 3~4 周 1 次,是治疗 LSC 等局限性皮肤病安全、经济、高效的方法。

尽管缺乏足够的临床对照试验,皮损内注射糖皮质激素仍被认为是一线治疗。

二线治疗	
• 多塞平乳膏	B
• 吡美莫司乳膏	C
• 他克莫司软膏	B
• 辣椒素乳膏	E

The antipruritic effect of 5% doxepin cream in patients with eczematous dermatitis. Doxepin Study Group. Drake LA, Millikan LE. Arch Dermatol. 1995; 131: 1403–8.

一项多中心双盲试验评价 5% 多塞平乳膏临床应用的安全性和止痒作用,研究对象包括 136 例 LSC 患者、87 例钱币状湿疹患者及 86 例接触性皮炎患者。应用多塞平治疗患者与应用安慰剂治疗的患者相比,瘙痒得到显著缓解。60% 应用多塞平治疗的患者在 24 小时内瘙痒就得到了缓解,在研究结束时 84% 的患者瘙痒得到了缓解。

Pimecrolimus 1% cream for pruritus in postmenopausal diabetic women with vulvar lichen simplex chronicus: a prospective noncontrolled case series. Kelekci HK, Uncu HG, Yilmaz B, Ozdemir O, Sut N, Kelekci S. J Dermatolog Treat 2008; 19: 274–8.

12 例绝经后糖尿病合并外阴 LSC 患者应用 1% 吡美莫司乳膏治疗,每日 2 次,疗程 3 个月。这项开放性研究对象为 12 例皮肤活检确诊为 LSC 的女性患者。在 4 周和 12 周时,所有患者的瘙痒都有统计学意义的减少。治疗 3 个月后,10 名女性(83.3%)痊愈,其余 2 名女性瘙痒改善。

Effective treatment of scrotal lichen simplex chronicus with 0.1% tacrolimus ointment: an observational study. Tan ES, Tan AS, Tey HL. J Eur Acad Dermatol Venereol 2015; 29: 1448–9.

在这项前瞻性的观察研究中,29 名男性用 0.1% 他克莫司软膏治疗阴囊 LSC,每天 2 次,持续 6 周。治疗后平均瘙痒评分、平均瘙痒次数、平均睡眠评分、皮肤改变程度、平均阴囊受累面积均有统计学意义的改善(*P*<0.001)。

Treatment of prurigo nodularis, chronic prurigo and neurodermatitis circumscripta with topical capsaicin. Tupker RA, Coenraads PJ, van der Meer JB. Acta Derm Venereol. 1992; 72: 463.

在这项小的开放性研究中,2 例经糖皮质激素治疗无效的局限性神经性皮炎患者应用 0.25% 辣椒素乳膏每天 5 次治疗后,皮损变平,瘙痒显著缓解。

三线治疗	
• 经皮神经电刺激	B
• 针灸和电针刺	C
• 肉毒杆菌毒素	D
• 阿司匹林	A
• 加巴喷丁	D
• 心理治疗	E
• 催眠治疗	E
• 精神药物治疗	E
• 外科切除	E

• 阿利维 A 酸	E
• 光疗	E
• 丝绸内衣	A

Use of transcutaneous electrical nerve stimulation for chronic pruritus. Mohammad Ali BM, Hegab DS, El Saadany HM. Dermatol Ther 2015: 28: 210–5.

10 例特应性皮炎(第 1 组)、20 例 LSC(第 2 组)和 16 例慢性肝病所致慢性顽固性瘙痒(第 3 组)在患者最瘙痒和痛苦的皮损应用 TENS 治疗。每周治疗 3 次,每次 30 分钟,最多 12 次,直至症状缓解。结果显示,在第 2 周和第 4 周,所有组的视觉模拟量表(visual analog scale,VAS)评分与基线相比均显著降低。在 1 个月的随访中,第 1 组和第 2 组的视觉模拟瘙痒评分与基线相比的平均下降仍然具有统计学意义,但在第 3 组中发现无统计学意义。

Acupuncture treatment of 139 cases of neurodermatitis. Yang Q. J Tradit Chin Med. 1997; 17: 57–8.

96 例局限性神经性皮炎患者和 43 例泛发性神经性皮炎患者应用针灸治疗。10 天为 1 个疗程,多个疗程间隔 3~5 天。治愈率为 81%,改善率为 14%。但是具体的疗程数目和随访时间未作说明。

针灸和电针灸(通过低电压、高频率针灸针刺激的一种疗法)可以降低瘙痒性、炎症性皮损区域的炎症反应,促使神经肽达到正常水平。

Botulinum toxin type A injection in the treatment of lichen simplex: an open pilot study. Heckmann M, Heyer G, Brunner B, Plewig G. J Am Acad Dermatol. 2002; 46: 617–9.

4 例 LSC 患者接受肉毒毒素 A(100U/ml)治疗,每 2cm×2cm 斑块注射 20U,1 周后瘙痒症状得到显著改善。3 例患者瘙痒症状消失,1 例患者瘙痒症状减轻一半。12 周后 3 例患者症状无复发。

The effect of topically applied aspirin on localized circumscribed neurodermatitis. Yosipovitch G, Sugeng MW, Chan YH, Goon A, Ngim S, Goh CL. J Am Acad Dermatol. 2001; 45: 910–3.

在这项双盲、交叉、安慰剂对照试验中,29 位 LSC 患者随机应用阿司匹林 / 二氯甲烷溶液和安慰剂治疗。阿司匹林 / 二氯甲烷溶液治疗组中 46% 的患者症状得到显著改善,安慰剂治疗组中 12% 患者症状得到相对改善。

Therapeutic hotline: treatment of prurigo nodularis and lichen simplex chronicus with gabapentin. Gencoglan G, Inanir I, Gunduz K. Dermatol Ther 2010; 23: 194–8.

对抗组胺药、糖皮质激素、光疗和抗抑郁药均无效的 5 例 LSC 患者和 4 例结节性痒疹患者,接受了加巴喷丁治疗。加巴喷丁治疗以 300mg/d 开始,每 3 天增加 300mg,最终剂量为 900mg/d。随后在 4~10 个月的整个治疗期间,剂量逐步减少。2 个月后,所有患者的瘙痒都有所减轻。在患者停用加巴喷丁后的 3 个月随访期内,临床仍有改善。所有患者的瘙痒症状都有所改善,仅遗留局部润滑剂引起的瘙痒。一些患者的副作用仅限于耐受性镇静。

The behavioral treatment of neurodermatitis through habit-reversal. Rosenbaum MS, Ayllon T. Behav Res Ther. 1981; 19: 313–8.

4 例神经性皮炎患者应用一种替代疗法去克制患者的搔抓反应,结果所有患者瘙痒症状得到快速缓解,6 个月后,1 例患者瘙痒症状消失,另外 3 例患者症状显著缓解。

Brief hypnotherapy of neurodermatitis: a case with four-year followup. Lehman RE. Am J Clin Hypn. 1978; 21: 48–51.

1 例患有泛发性神经性皮炎患者应用催眠疗法治疗,8 次治疗结束后,她的皮损在 2 周内消失,之后 4 年未复发。

Improvement of chronic neurotic excoriations with oral doxepin therapy. Harris BA, Sherertz EF, Flowers FP. Int J Dermatol. 1987; 26: 541–3.

2 例患有神经官能症性表皮剥脱的患者,每日口服多塞平 30~75mg 治疗,数周后临床症状和皮损都得到了改善。

Nodular lichen simplex of the scrotum treated by surgical excision. Porter WM, Bewley A, Dinneen M, Walker CC, Fallowfield M, Francis N, et al. Br J Dermatol. 2001; 144: 343–6.

2 例患有结节性 LSC 的患者通过外科手术切除阴囊部 LSC 斑块后,皮损持续缓解时间超过 1 年。

Effcacy of treatment with oral alitretinoin in patient suffering from lichen simplex chronicus and severe atopic dermatitis of hands. D'Erme AM, Milanesi, N, Angoletii AF, Maio V, Massi D, Gola M. Dermatol Ther 2014; 27: 21–3.

1 例患有手部 LSC 和潜在的特应性皮炎的患者,每天服用 30mg 阿利维 A 酸和局部润肤剂,为期 12 周,治疗结束 4 个月后,临床症状明显改善,无复发。

Phototherapy for vulvar lichen simplex chronicus: an"off-label use"of comb light device. Virgili A, Minghetti S, Borghi A, Corazza M. Photodermatol Photoimmunol Photomed 2014; 30: 332–4.

1 例外阴 LSC 患者接受窄谱 UVB 光疗,使用 211nm

梳状器械治疗头皮皮炎。每周 3 次,连续 14 周,剂量最终调至 980mJ/cm^2,4 周后临床症状和体征开始好转,10 周时有明显改善,14 周时完全缓解。

Effectiveness of silk fabric underwear as an adjuvant tool in the management of vulvar lichen simplex chronicus: results of a double-blind randomized controlled trial. Corazza M, Borghi A, Minghetti S, Toni G, Virgili A. Menopause 2015; 22: 850–6.

在这项双盲研究中,20 名女性外阴 LSC 患者进入为期 1 周的开放式积极治疗阶段,将 0.1% 糠酸莫米松(mometasone furoate,MMF)软膏每天 1 次应用于受累外阴。参与者随后进入一个为期 4 周的维持阶段,随机分配他们穿丝绸或棉质内裤。在维持期结束时,与棉质组相比,丝绸组的 MMF 应用更少,平均无症状间隔时间增加,症状严重程度改善更大。

(周亚彬 译,张 斌 校,马 琳 审)

第138章 线状IgA大疱性皮肤病

原作者 Neil J. Korman

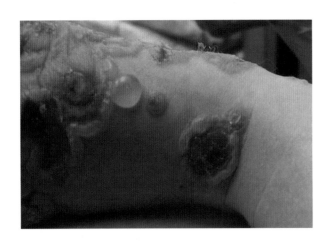

线状IgA大疱性皮肤病(linear IgA bullous dermatosis)是一种累及皮肤和黏膜的获得性、自身免疫性、水疱性疾病。皮损类型包括丘疱疹或水疱,可呈弓形,还有串珠状排列的水疱以及荨麻疹性斑块。口腔黏膜受累常见,眼部受累继发结膜瘢痕形成不常发生。尽管最初认为儿童慢性大疱性疾病是一种独立的疾病,但现在已明确它其实是成人线状IgA大疱性皮肤病的儿童型。直接免疫荧光检查结果显示,所有患者均有位于表皮基底膜带的线状IgA沉积,线状IgA大疱性皮肤病的诊断即基于此。涉及的靶抗原是97kDa,以及不太常见的290kDa。97kDa抗原是一种锚丝蛋白,是180kDa大疱性类天疱疮抗原-2的一部分,针对290kDa蛋白的抗体则代表着针对Ⅶ型胶原蛋白的IgA应答。一些报道强调了本病与溃疡性结肠炎的相关性。已证实本病可被药物诱发,其中万古霉素是最常见的致病药物。

治疗策略

如果怀疑药物诱发,可疑药物必须停用。线状IgA大疱性皮肤病的治疗取决于本病的严重程度以及受累的部位。所有患者都应该经过眼科医师评估以排除眼部受累。由于线状IgA大疱性皮肤病的病程趋于慢性化,因此治疗时不仅要注意短期不良反应,更应警惕远期毒副作用。另外,治疗患有儿童慢性大疱性疾病(成人线状IgA大疱性皮肤病的儿童型)的患儿时需要特别谨慎,确保所有使用的药物不存在儿童使用的禁忌证。

对于大多数仅有皮肤受累的患者,氨苯砜治疗的疗效良好,这也是线状IgA大疱性皮肤病的一线治疗方案。氨苯砜通常起效迅速,在开始用药后数天内便可看到疗效。它对于线状IgA大疱性皮肤病所致皮肤损害最为有效,针

对黏膜损害疗效较差。

线状IgA大疱性疾病患者的氨苯砜用量应个体化,以找到有效控制疾病的最佳剂量。通常,成人初始剂量为每日50~100mg。如果6~8周后仍不能充分控制病情,可能需要加量(最高每日150~200mg),通常在实验室指标密切监测下每月增加25mg。在病情得到控制后,可以缓慢减量至有效控制病情的最低剂量。

由于氨苯砜可引起剂量相关的氧化剂应激反应,破坏正常的成熟红细胞,因此,几乎所有接受氨苯砜治疗的患者都会出现某种程度的溶血,常常是剂量依赖的。经常检测到血红蛋白下降大约2~3g。只要下降相对缓慢,且患者没有心血管疾病或贫血的病史,通常能够耐受。对于即将接受氨苯砜治疗的患者,检测葡萄糖-6-磷酸脱氢酶(glucose-6-phosphate dehydrogenase,G6PD)的水平非常重要,因为缺乏此酶的患者使用氨苯砜治疗可出现严重的溶血。多数患者会出现高铁血红蛋白血症,这也是剂量依赖的,通常没有症状。更令人担忧的毒副作用包括,通常在治疗早期出现的骨髓抑制,甚至粒细胞缺乏,以及氨苯砜诱导的神经病变,后者更常见于每日氨苯砜剂量超过200mg且持续数年的患者。较少见的肝炎、肾炎、肺炎、多形红斑以及氨苯砜超敏反应综合征,也均有报道。

对于那些使用氨苯砜作为一线治疗但病情控制不满意的患者,加用系统性糖皮质激素通常有效果。这种联合用药可作为二线治疗方案。所需的泼尼松剂量通常为每日20~40mg。加用泼尼松不仅能获得临床上的显著改善,还可能有助于氨苯砜减量,从而使其潜在毒副作用最小化。

其他可选的二线治疗包括秋水仙碱、磺胺吡啶,以及多西环素或米诺环素和烟酰胺的联合治疗方案:磺胺吡啶剂量每日约为1~3g,秋水仙碱每日剂量1.0~1.5mg。多西环素或米诺环素与烟酰胺的联合治疗方案,通常包括1.5g烟酰胺以及200mg多西环素或米诺环素,成功治疗了一些患者。多西环素和米诺环素不应该用于9岁以下儿童,因其可造成牙齿永久性染色。

三线治疗方案包括磺胺甲氧嗪、双氯西林、红霉素、吗替麦考酚酯、硫唑嘌呤、环孢霉素、甲氨蝶呤、干扰素-α,以及静脉注射免疫球蛋白(intravenous immunoglobulin,IVIG)。出于毒副作用及经济因素考虑,在使用免疫抑制剂或IVIG治疗前,可优先选用红霉素、双氯西林或磺胺甲氧嗪。尽管利妥昔单抗在用于治疗大多数其他自身免疫性水疱性疾病时有作用,其用于线状IgA大疱性皮肤病的治疗

是否有效尚无定论。

特殊检查
• 对水疱行皮肤活检,送组织病理检查
• 对皮损周边皮肤行皮肤活检,送直接免疫荧光检查
• 间接免疫荧光检查
• 使用氨苯砜前检测 G6PD 水平
• 使用硫唑嘌呤前检测硫嘌呤甲基转移酶
• 眼科会诊

Linear IgA disease in adults. Leonard JN, Haffenden GP, Ring NP, McMinn RM, Sidgwick A, Mowbray JF, et al. Br J Dermatol 1982; 107: 301–16.

A clinicopathological study of mucosal involvement in linear IgA disease. Kelly SE , Frith PA , Millard PR , Wojnarowska F , Black MM.Br J Dermatol 1988 ; 119 : 161–70.

Cicatrizing conjunctivitis as predominant manifestation of linear IgA bullous dermatosis. Webster GF, Raber I, Penne R, Jacoby RA, Beutner EH. J Am Acad Dermatol 1994; 30: 355–7.

Chronic bullous disease of childhood, childhood cicatricial pemphigoid, and linear IgA disease of adults. A comparative study demonstrating clinical and immunopathologic overlap. Wojnarowska F, Marsden RA, Bhogal B, Black MM. J Am Acad Dermatol 1988; 19: 792–805.

Linear immunoglobulin A bullous dermatosis. Fortuna G, Marinkovich MP. Clin Dermatol 2012; 30: 38–50.

以上是一些关于线状 IgA 大疱性皮肤病临床及免疫学特征的优秀综述。

Vancomycin-induced linear IgA bullous dermatosis. Baden LA, Apovian C, Imber MJ, Dover JS. Arch Dermatol 1988; 124: 1186–8.

Litt's Drug Eruption Reference Manual(第 10 版)指出,对乙酰氨基酚,阿地白介素 (aldesleukin),胺碘酮,氨苄西林,阿伐他汀,坎地沙坦,卡托普利,卡马西平,头孢孟多,头孢曲松,复方新诺明,环孢素,双氯芬酸,呋塞米,格列本脲,粒 - 巨噬细胞集落刺激因子 (granulocyte-macrophage colony-stimulating factor,GM-CSF),布洛芬,干扰素 -α,锂剂,甲硝唑,萘普生,青霉素,苯妥英,吡罗昔康,利福平,磺胺甲基异噁唑和万古霉素均可诱发线状 IgA 疾病。疾病范围有时可能类似于中毒性表皮坏死松解症。

线状 IgA 大疱性皮肤病的诊断依赖常规的组织病理学检查,以及直接和间接免疫荧光检查。一旦确诊,进一步的实验室检查取决于采取何种治疗。

一线治疗	
• 氨苯砜	C

Linear IgA dapsone responsive bullous dermatosis. Wojnarowska F. J Roy Soc Med 1980; 73: 371–3.

最早报道本病并指出氨苯砜治疗本病有效的文章之一。此后,大多数系列报道显示氨苯砜是最有效的一线、单药治疗方案。

二线治疗	
• 氨苯砜联合泼尼松	D
• 磺胺吡啶	C
• 秋水仙碱	D
• 四环素联合烟酰胺	E

Colchicine as a novel therapeutic agent in chronic bullous dermatosis of childhood. Banodkar DD, Al-Suwaid AR. Int J Dermatol 1997; 36: 213–6.

8 名患者接受秋水仙碱治疗,其中 5 人在 4~6 周内完全缓解。其余 3 人也有疗效,但需要联合糖皮质激素以维持病情缓解。

Treatment of pemphigus and linear IgA dermatosis with nicotinamide and tetracycline. Chaffins ML, Collison D, Fivenson DP. J Am Acad Dermatol 1993; 28: 998–1001.

Sublamina densa-type linear IgA bullous dermatosis successfully treated with oral tetracycline and niacinamide. Yomoda M, Komani A, Hashimoto T. Br J Dermatol 1999; 141: 608–9.

4 篇报道报告在成年患者中使用每日 2g 四环素和 1.5g 烟酰胺治疗获得成功。

三线治疗	
• 磺胺甲氧嗪	E
• 双氯西林	E
• 氟氯西林	E
• 红霉素	E
• 甲氧苄啶 - 磺胺甲基异噁唑	E
• 甲氨蝶呤	E
• 干扰素 -α	E
• 吗替麦考酚酯	E
• 硫唑嘌呤	E
• 环孢霉素	E
• IVIG	E
• 沙利度胺	E
• 免疫吸附	E

Sulphamethoxypridazine for dermatitis herpetiformis, linear IgA disease, and cicatricial pemphigoid. McFadden JP, Leonard JN, Powles AV, Rutman AJ, Fry L. Br J Dermatol 1989; 121: 759–62.

报道了磺胺甲氧嗪（每日 0.25~1.5g）被用于单药治疗 4 名不耐受氨苯砜的线状 IgA 疾病患者。

Treatment of chronic bullous dermatosis of childhood with oral dicloxacillin. Skinner RB, Totondo CK, Schneider MA, Raby L, Rosenberg EW. Pediatr Dermatol 1995; 12: 65–6.

Chronic bullous disease of childhood: successful treatment with dicloxacillin. Siegfried EC, Sirawan S. J Am Acad Dermatol 1998; 39: 797–800.

Mixed immunobullous disease of childhood: a good response to antimicrobials. Powell J, Kirtschig G, Allen J, Dean D, Wojnarowska F. Br J Dermatol 2001; 144: 769–74.

Linear IgA bullous dermatosis responsive to trimethoprim-sulfamethoxazole. Peterson JD, Chan LS. Clin Exp Dermatol 2007; 32: 756–8.

Linear IgA disease: successful treatment with erythromycin. Cooper SM, Powell J, Wojnarowska F. Clin Exp Dermatol 2002; 27: 677–9.

Treatment of linear IgA bullous dermatosis of childhood with flucloxacillin. Alajlan A, Al-Khawajah M, Al-Sheikh O, Al-Saif F, Al-Rasheed S, Al-Hoqail I, et al. J Am Acad Dermatol 2006; 54: 652–6.

抗生素被广泛应用于疾病的儿童期，因其低毒性而成为一种合理的选择。

Treatment of linear IgA bullous dermatosis of childhood with mycophenolate mofetil. Farley-Li J, Mancini AJ. Arch Dermatol 2003; 139: 1121–4.

Successful treatment of oral linear IgA disease using mycophenolate. Lewis MA, Yaqoob NA, Emanuel C, Potts AJ. Oral Surg Oral Med Oral Pathol Oral Radiol Endod 2007; 103: 483–6.

吗替麦考酚酯成人剂量通常为每日 35~45mg/kg，对于 1 名 75kg 成年人约为每次 1.5g，每日 2 次。

Methotrexate and cyclosporine are of value in the treatment of adult linear IgA disease. Burrows NP, Jones RR. J Dermatol Treat 1992; 3: 31–3.

Linear IgA disease: successful treatment with cyclosporine. Young HS, Coulson IH. Br J Dermatol 2000; 143: 204–5.

常规治疗无效的水疱性疾病，环孢素每日 4mg/kg 治疗有效。

Interferon alpha for linear IgA bullous dermatosis. Chan LS, Cooper KD. Lancet 1992; 340: 425.

High-dose intravenous immune globulin is also effective in linear IgA disease. Kroiss MM, Vogtt T, Landthaler M, Stolz W. Br J Dermatol 2000; 142: 582–4.

Successful treatment of linear IgA disease with salazosulphapyridine and intravenous immunoglobulins. Goebeler M, Seitz C, Rose C, Sitaru C, Jeschke R, Marx A, et al. Br J Dermatol 2003; 149: 912–4.

Upper aerodigestive tract complications in a neonate with linear IgA bullous dermatosis. Gluth MB, Witman PM, Thompson DM. Int J Pediatr Otorhinolaryngol 2004; 68: 965–70.

1 名新生儿皮肤受累，因病变累及喉、声门下、气管和食管而导致危及生命的呼吸困难。需要施行气管造口术和胃造口置管术。治疗还包括系统性糖皮质激素、氨苯砜和 IVIG。

High-dose intravenous immunoglobulins for the treatment of autoimmune mucocutaneous blistering diseases: evaluation of its use in 19 cases. Segura S, Iranzo P, Martínez-de Pablo I, Mascaró JM Jr, Alsina M, Herrero J, et al. J Am Acad Dermatol 2007; 56: 960–7.

自静脉注射免疫球蛋白开始应用于治疗自身免疫性水疱性疾病以来，现已明确，为获得最佳结局，患者应接受大剂量 IVIG 治疗，即每疗程 2g/kg，通常疗程间隔 4 周。

Linear IgA bullous dermatosis of childhood: response to thalidomide. Madnani NA, Khan KJ. Indian J Dermatol Venereol Leprol 2010; 76: 427–9.

1 名 8 岁男性患儿使用沙利度胺出现了出乎意料的良好疗效，1 个月内完全缓解，治疗期间 1 年内未发病。作者推测，沙利度胺通过抑制白细胞介素 -12 发挥作用，白细胞介素 -12 是一种强效的促炎性细胞因子。长期使用应警惕神经病变。

Linear IgA disease: successful application of immunoad-

sorption and review of the literature. Kasperkiewicz M, Meier M, Zillikens D, Schmidt E. Dermatology 2010; 220: 259–63.

免疫吸附已成功应用于一些严重和 / 或其他治疗方法无效的 IgG 介导的免疫性、大疱性疾病的治疗。

（陈晓清　译，涂　平　校）

第139章 脂质性皮肤硬化

原作者 Cecilia A. Larocca, Tania J. Phillips

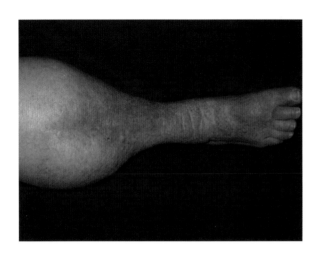

脂质性皮肤硬化（lipodermatosclerosis, LDS）是由慢性静脉功能不全所导致的一种皮肤和皮下组织渐进性纤维化。本病通常表现为小腿内踝上方静脉溃疡周围的硬化。该病的诊断基于临床表现。LDS 常见于伴有静脉功能不全的中老年肥胖女性。疼痛是最持续存在的症状。LDS 临床分两期：急性期和慢性期。急性期表现为轻度硬化的斑块，有疼痛和触痛。急性期常被临床医师误诊为蜂窝织炎、静脉炎、结节性红斑、炎症性硬斑病或脂膜炎。慢性期改变与静脉功能不全关系密切，与急性期相比，表现为更加致密的硬化，疼痛较轻。在疾病后期，慢性 LDS 可使小腿变形，外观如倒置的瓶子，此时真皮和皮下组织极度纤维化和硬化，且急性期或慢性期表现均可出现。

治疗策略

目前可选的治疗方法是司坦唑醇与压迫疗法联合治疗。然而，急性期的 LDS 患者通常会感觉压迫疗法疼痛。此类患者应单用司坦唑醇。司坦唑醇对未控制的高血压患者和心衰患者禁忌。值得注意的是，尽管司坦唑醇在美国已不再商品化应用，但达那唑可作为一种替代选择。司坦唑醇在欧洲仍可使用，且其购买不受在线监管。己酮可可碱是一种可选择的药物，可刺激纤维蛋白溶解，但可能会引起胃肠道不适。烟酸具有溶解纤维蛋白的特性并已用于这类疾病的治疗。其他的治疗方法，如抗生素、抗炎药物、抗代谢药物及西咪替丁（长期）也可使用。皮损内注射曲安西龙、富血小板血浆和外用辣椒素可能有效。外科手术包括筋膜下钻孔内镜术（subfascial perforator endoscopic surgery, SEPS）、穿支静脉硬化疗法、超声疗法、LDS 完全切除继以分层厚皮瓣移植修补术。

特殊检查
• 活检
• 二维超声
• 激光多普勒扫描
• 超声直读压痕硬度检测（ultrasound indentometry）
• 毛细血管显微镜检查
• MRI

The clinical spectrum of lipodermatosclerosis. Kirsner RS, Pardes JB, Eaglstein WH, Falanga V. J Am Acad Dermatol 1993; 28: 623–7.

LDS 的诊断基于临床表现。由于 50% 的患者活检部位难以愈合，所以多数病例不建议活检。

Acute lipodermatosclerosis is associated with venous insufficiency. Greenberg A, Hasan A, Montalvo BM, Falabella A, Falanga A. J Am Acad Dermatol 1996: 35: 566–8.

1/5~1/3 的急性期 LDS 患者缺乏常规静脉评估的静脉疾病证据。慢性期 LDS 可发生于急性期 LDS 之后或独立出现。

Lipodermatosclerosis: the histologic spectrum with clinical correlation to the acute and chronic forms. Hurwitz D, Kirsner RS, Falanga V, Elgard GW. J Clin Pathol 1996; 23: 78.

急性期 LDS 患者的活检标本可见轻度表皮改变或毛细血管增生。皮下组织可有小叶性和间隔性脂膜炎，伴嗜酸性粒细胞、纤维蛋白血栓和紫癜。慢性期 LDS 患者的组织病理表现为与静脉功能不全相关的真皮改变，包括毛细血管增生、含铁血黄素沉积和纤维化。还可见表皮增生。

Lipodermatosclerosis: a clinicopathological study of 25 cases. Walsh SN, Santa Cruz DJ. J Am Acad Dermatol 2010; 62: 1005–12.

活检可用于 LDS 与其他纤维化性疾病的鉴别。大多数病例表现为小叶间隔内的假黄瘤样弹性纤维钙化。

Skin iron deposition characterises lipodermatosclerosis and leg ulcer. Caggiati A, Rosi C, Casini A, Cirenza M, Petrozza

V, Acconcia MC, et al. Eur J Vasc Endovasc Surg 2010; 40: 777–82.

LDS 常伴有含铁血黄素沉积。

Duplex venous imaging: role for a comprehensive lower extremity examination. Badgett DK, Comerota MC, Khan MN, Eid IG, Kerr RP, Comerota AJ. Ann Vasc Surg 2000; 14: 73–6.

Results of duplex scanning of 205 lower extremities with varices: 106 not previously operated and 99 previously operated for varicose veins. Egeblad K, Baekgaard N. Ugeskr Laeger 2003; 3016–18.

彩色多普勒超声可以准确检测下肢静脉功能不全的特定位置,静脉功能不全常导致 LDS 的发生。

Quantifying fibrosis in venous disease: mechanical properties of lipodermatosclerosis and healthy tissue. Geyer MJ, Brienza DM, Chib V, Wang J. Adv Skin Wound Care 2004; 17: 131–42.

超声直读压痕硬度计可用于 LDS 纤维化组织的量化。

Excision of lipodermatosclerosis tissue: an effective treatment for non-healing venous ulcer. Ahnlide I, Bjellerup M, Akesson H. Acta Dermatol Venereol 2000; 80: 28–30.

在 7 例病例中,激光多普勒扫描显示 LDS 皮肤血流增加,手术切除病变组织后局部血流减少。

Microangiopathy in chronic venous insufficiency: quantitative assessment by capillary microscopy. Howlager MH, Smith PD. Eur J Vasc Surg 2003; 26: 325–31.

晚期的静脉性疾病(LDS 和已治愈的溃疡)与毛细血管数目减少和毛细血管弯曲度增加有关。

Magnetic resonance imaging as a diagnostic tool for extensive lipodermatosclerosis. Chan CC, Yang CY, Chu CY. J Am Acad Dermatol 2008; 58: 525–7.

在一项单个病例的报告中,MRI 与组织病理的结果一致。但还需要更多研究来验证 MRI 的有效性。

一线治疗	
• 压迫疗法	A
• 司坦唑醇	B
• 压迫疗法联合司坦唑醇	B
• HR(O-β- 羟甲基芦丁)	B

The clinical spectrum of lipodermatosclerosis. Kirsner RS, Pardes J, Eaglstein WH, Falanga VJ. Am Acad Dermatol 1993;

28: 623–7.

LDS 传统上使用压力分级袜或弹力绷带治疗。作者建议使用露趾并在膝盖以下的压力分级袜,压力为 30~40mmHg。后方有拉链的袜子,更易于老年人使用。急性期 LDS 患者常因疼痛而不能使用压迫袜,对于此类患者,司坦唑醇 2mg/ 次,每日 2 次,可极大地减轻疼痛和触痛。

Graduated compression stockings reduce lipodermatosclerosis and ulcer recurrence. Vandongen YK, Stacey MC. Phlebology 2000; 25: 33–7.

一项 150 例患者的随机对照试验显示单独使用弹力袜可以改善 LDS 患者的皮损并且可以降低复发风险。

Removal of dermal edema with class Ⅰ and Ⅱ compression stockings in patients with lipodermatosclerosis. Gniadecka M, Karlsmark T, Bertram A. J Am Acad Dermatol 1998; 39: 966–70.

在这项研究中,超声证实,给 LDS 患者施行 Ⅰ 级 (18~26mmHg)低强度压迫疗法消除真皮水肿的疗效与 Ⅱ 级 (26~36mmHg)压迫疗法相当。

Venous lipodermatosclerosis: treatment by fibrinolytic enhancement and elastic compression. Burnand K, Clemenson G, Morland M, Jarrett PE, Browse NL. Br Med J 1980; 280: 7–11.

司坦唑醇 5mg/ 次,每日 2 次联合加压疗法可减少血管外纤维蛋白和 LDS 面积,但不能减小腿部尺寸。患者报告了 LDS 的改善,但在接受安慰剂治疗期间,不能区分反应是否来自司坦唑醇的治疗。

服用司坦唑醇的患者应该注意监测是否有过量的液体潴留、多毛、痤疮等症状,以及监测肝功能及血浆纤维蛋白原的浓度。有未控制的高血压和充血性心力衰竭的患者,禁忌使用司坦唑醇。

Acute lipodermatosclerosis: an open clinical trial of stanozolol in patients unable to sustain compression. Vesikovic J, Medenica LJ, Pavlovic MD. Dermatol Online J 2008; 14: 1.

在一项针对 17 例患者的开放试验中,司坦唑醇 2mg/ 次,每日 2 次,不使用加压疗法,可减轻疼痛和皮肤厚度。

HR(Paroven, Venoruton;O-(beta-hydroxyethyl)-rutosides) in venous hypertensive microangiopathy. Incandela L, Belacaro G, Renton S, DeSanctis MT, Cesarone MR, Bavera P, et al. J Cardiovasc Pharmacol Ther 2002; 7: S7–10.

O-β- 羟甲基芦丁[O-(beta-hydroxyethyl)-rutosides, HR]可改善慢性静脉功能不全和 LDS 患者的体征和症状。

二线治疗	
• 浅表静脉手术	B
• 筋膜下钻孔内镜手术（SEPS）	C
• 己酮可可碱	C

Long term results of compression therapy alone versus compression plus surgery in chronic venous ulceration (ESCHAR): randomised controlled trial. Gohel MS, Barwell JR, Taylor M, Chant T, Foy C, Earnshaw JJ, et al. BMJ 2007; 335: 83.

与单纯加压疗法相比，外科手术纠正浅表静脉回流（大隐静脉消融）联合加压疗法，可减少溃疡的 4 年复发率。

本研究中未提及对 LDS 的具体作用。

Midterm results of endoscopic perforator vein interruption for chronic venous insufficiency: lessons learned from the North American Subfascial Endoscopic Perforatory Surgery registry. Gioviczki P, Bergan JJ, Rhodes JM, Canton LG, Harmsen MS, Ilstrup DM. J Vasc Surg 1999; 29: 489–502.

在这项针对 148 位接受筋膜下钻孔内镜消融术患者的前瞻性研究中，患者报告 LDS 的总体症状有所改善，包括疼痛、水肿和色素沉着减轻，同时溃疡愈合得更快。71% 的患者进行了随后的静脉手术（如大隐静脉消融术）。

Pentoxifylline for treating venous leg ulcer. Jull AB, Waters J, Arroll B. Cochrane Database Syst Rev 2002 (1): CD001733.

己酮可可碱是二甲基黄嘌呤的衍生物，可以增加血中红细胞的弹性，改变成纤维细胞的生理，并刺激纤维蛋白溶解。己酮可可碱 400mg/ 次，每日 3 次，若无改善，可增加至 800mg/ 次，每日 3 次。

己酮可可碱对于不能耐受司坦唑醇的患者来说是一个好的替代选择。副作用包括恶心、眩晕、胃灼热感和偶尔呕吐。

三线治疗	
• 超声疗法	D
• 脂质性皮肤硬化组织的切除	D
• 皮损内注射曲安西龙	D
• 羟氯喹	D
• 达那唑	E
• 氧雄龙	E
• 烟酸	E
• 硬化疗法	E
• 抗生素	E
• 皮损内注射富血小板血浆	E
• 外用辣椒素	E

Ultrasound therapy for lipodermatosclerosis. Damian DL, Yiasemides E, Gupta S, Armour K. Arch Dermatol 2009; 145: 330–2.

8 例患者接受 3MHz 连续超声治疗，每周 3 次，连续治疗 4~8 周，可见皮肤硬度和红斑减轻。患者同时穿着 II 级压力袜。

Excision of lipodermatosclerotic tissue: an effective treatment for nonhealing venous ulcer. Ahnlide I, Bjellerup M, Akesson H. Acta Derm Venereol 2000; 80: 28–30.

在此项回顾性和前瞻性联合研究中，7 例患者中的 6 例在切除了脂质性皮肤硬化组织和皮片移植后，非愈合性静脉溃疡得以愈合。

Surgical removal of ulcer and lipodermatosclerosis followed by split-skin grafting (shave therapy) yields good long-term results in"non-healing"venous leg ulcers. Schmeller W, Gaber Y. Acta Derm Venereol 2000; 80: 267–71.

在 41 例 LDS 和顽固性下肢溃疡患者中，先进行加压和外科静脉消融术治疗，然后使用带网状厚皮片移植的刮除切除术治疗，平均随访 2.4 年，溃疡愈合率达 67%。

Intralesional triamcinolone in the management of lipodermatosclerosis. Campbell LB, Miller OF 3rd. J Am Acad Dermatol 2006; 55: 166–8.

一项回顾性图表综述分析了 28 例患者，在皮损内注射 5~10mg/ml 的曲安西龙，1~3 次后，疼痛、红斑、水肿和硬结得以改善。

大多数患者使用了其他辅助性的治疗方法。

Lipodermatosclerosis: improvement noted with hydroxychloroquine and pentoxifylline. Choonhakarn C, Chaowattanapanit S. J Am Acad Dermatol 2012; 66: 1013–4.

回顾性图表综述分析了 32 例患者接受羟氯喹［最大量 <6.5mg/（kg·d）］和己酮可可碱（1 200mg/d），连续治疗 2 周 ~6 个月，疼痛、红斑、水肿和硬结得以改善。

An acute case of lipodermatosclerosis successfully treated with danazol. Hammerman S, Mamakos L, Falanga V. J Am Acad Dermatol 2012; 66 (Suppl 1): AB42.

1 例 LDS 患者，对腿部抬高、阿司匹林和烟酸均有抵抗，接受口服达那唑治疗后，可以改善疼痛并控制疾病扩展。口服达那唑 100mg/ 次，每日 2 次，红斑和硬结也得以改善。4 个月后，如果患者 LDS 无复发，则切换为加压疗法。

达那唑是一种合成雄激素，具有与司坦唑醇相似的纤溶活性。

Lipodermatosclerosis: successful treatment with danazol. Hafner C, Wimmershoff M, Lanthaler M, Vogt T. Acta Derm Venereol 2005; 85: 365–6.

口服达那唑 400mg/d，LDS 的疼痛和硬结得以改善。

Treatment of lipodermatosclerosis with oxandrolone in a patient with stanozolol-induced hepatotoxicity. Segal S, Cooper J, Bolognia J. J Am Acad Dermatol 2000; 43: 558–9.

氧雄龙是类似于司坦唑醇的另一种合成雄激素，具有已知的纤溶活性和较低的肝毒性发生率。1 例 LDS 患者在最初口服司坦唑醇（每日 2mg）治疗 2 周后，可好转，但出现了肝毒性。改为氧雄龙 10mg/ 次，每日 2 次，经过 3 个月治疗，腿部疼痛和硬结减轻。

Lipid lowering and enhancement of fibrinolysis with niacin. Holvoet P, Collen D. Circulation 1995; 92: 698–9.

烟酸 100~150mg/ 次，每日 3~5 次口服，可以改善与 LDS 相关的高脂血症。大剂量使用时可引起血管扩张并刺激纤维蛋白溶解。

烟酸是不能耐受司坦唑醇患者的另一选择。

The effect of ultrasound-guided sclerotherapy (UGS) of incompetent perforator veins on venous clinical severity and disability scores. Masuda EM, Kessler DM, Lurie F, Puggioni A, Kisiner RL, Eklof B. J Vasc Surg 2006; 43: 551–6.

在一项 68 例患者的病例系列中，超声引导下硬化治疗（ultrasound-guided sclerotherapy，UGS），对穿支静脉功能不全和相关的静脉高压的治疗是一种有效的方法。

Severe chronic venous insufficiency treated by foamed scle- rosant. Pascarella L, Bergan JJ, Mekenas LV. Ann Vasc Surg 2006; 20: 83–91.

这项前瞻性研究使用 1%~3% 的聚乙二醇十二醚泡沫硬化疗法联合加压疗法，在静脉溃疡愈合方面，优于单独使用加压疗法。

并未对脂质性皮肤硬化做特殊效证。

Hypodermatitis sclerodermiformis and unusual acid-fast bacteria. Cantwell A, Kelso D, Rowe L. Arch Dermatol 1979; 115: 449–52.

几乎没有证据支持抗生素、抗炎药物或抗代谢药物可治疗 LDS。

Refractory lipodermatosclerosis treated with intralesional platelet-rich plasma. Jeong K, Shin M, Kim N. J Am Acad Dermatol 2011; 65: e157–8.

1 例 LDS 和顽固性静脉性腿部溃疡皮损内注射患者自身富血小板血浆治疗的病例。溃疡随着 LDS 的改善而愈合，且 6 个月内溃疡无复发。

Topical capsaicin for the treatment of acute lipodermato-sclerosis and lobular panniculitis. Yosipovitch G, Mengesha Y, Facliaru D, David M. J Dermatolog Treat 2005; 16: 178–80.

2 例急性期 LDS 局部应用麻醉剂 EMLA（利多卡因 2.5% 和丙胺卡因 2.5% 的低共熔混合物）预处理后，外用 0.075% 的辣椒素，每日 5 次治疗，可缓解。但作用机制尚不清楚。

（王诗琪 译，宋营改 李若瑜 审）

第140章 网状青斑

原作者　Ruwani P. Katugampola, Andrew Y. Finlay

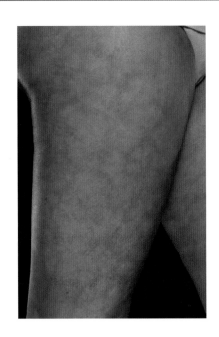

网状青斑(livedo reticularis, LR)是一种呈网状、花斑样、紫罗兰色的皮肤颜色改变,继发于真皮毛细血管扩张和血液瘀滞。未受累的正常肤色的皮岛血供充足,而网状区域血供不足。常出现于下肢、上肢和躯干,可以是弥漫性的,暴露于寒冷环境后更明显。LR 可以是生理性的(大理石样皮肤),也可以是一种原发的现象(特发性 LR),或继发于多种可致真皮血管壁增厚或管腔闭塞的疾病,如系统性红斑狼疮,结节性多动脉炎,抗心磷脂综合征,冷球蛋白血症,草酸盐沉着症,胆固醇栓塞,高钙血症(继发于恶性肿瘤、甲状旁腺功能亢进、肾衰竭),潜在的恶性肿瘤(作为一种副肿瘤现象)。LR 也可继发于使用某些药物之后。特发性 LR 可以是先天的(先天性毛细血管扩张性大理石样皮肤),或伴发痛性溃疡(青斑样血管炎)。有报道 LR 为转移性乳腺癌、肾细胞癌和多发性骨髓瘤的一种副肿瘤现象。还有报道 LR 是填充剂误注射入动脉的并发症,比如用于软组织填充的透明质酸和硅胶。

治疗策略

生理性和原发性 LR 的病因未知,并且没有确切的治疗方法。原发性 LR 是否需要治疗取决于有无伴发溃疡,是否有先天性异常以及有无系统受累(Sneddon 综合征)。在继发性 LR 中,需要识别和治疗潜在的原因。

发生于健康成人和儿童遇冷后的 LR,呈弥漫分布,轻微且短暂,常常无症状。这种情况无须行特殊治疗,避免遇冷、注意保暖并受累部位复温即可。

先天性毛细血管扩张性大理石样皮肤很罕见,常于出生时或生后不久出现。一小部分患儿还有先天性异常,如血管瘤、青光眼、肢体萎缩、心血管畸形或精神运动发育迟缓,这些情况需要正确识别并转诊至合适的专家进行妥善医治。这些患儿的 LR 常常自行消退或随年龄增长明显改善。

Sneddon 综合征的患者有罹患脑血管疾病的风险,抗血栓治疗可使这些患者受益。但治疗时机尚存争议,因为 LR 可能先于脑血管事件 10 年甚至更早发生。避免脑血管事件的危险因素,如吸烟、肥胖、高血压和口服避孕药,也是十分重要的。

虽然已经有不少药物用于治疗 LR 有关的溃疡,比如抗血小板治疗、达那唑、己酮可可碱和系统应用糖皮质激素,但没有一种药物可以完全缓解 LR 本身。

一些药物与 LR 的发生有关,包括一些皮肤科用药。是否停用可疑药物,应综合考虑临床判断、替代治疗和其他副作用,而不是单纯基于 LR 本身的表现。

特殊检查
• 皮肤活检病理检查和直接免疫荧光(成人)
• 全血细胞计数和肾功能
• 风湿免疫血清学检查
• 冷球蛋白水平
• 抗心磷脂抗体
• 凝血功能检查
• 血脂
• 血清钙

详尽的病史采集和体格检查是十分重要的,尤其在诊断 Sneddon 综合征、识别婴儿先天性异常和排除 LR 的继发原因时。LR 的组织学表现是真皮血管壁非炎症性增厚,最终管腔闭塞。

Livedo reticularis and related disorders. Dean SM. Curr Treat Options Cardiovasc Med 2011; 13: 179–91.

Livedo reticularis: a review of the literature. Sajjan VV, Lunge S, Swamy MB, Pandit AM. Indian Dermatol Online J 2015; 6: 315–21.

两篇有关 LR 的综述都详尽列举了与 LR 有关的全身疾病。作者总结认为,治疗继发性 LR 应针对其潜在的病因。所有 LR 患者,无论是原发性还是继发性的,都应避免吸烟和使用收缩血管药物。

Livedo reticularis: an update. Gibbs MM, English JC, Zirwas MJ. J Am Acad Dermatol 2005; 52: 1009–19.

这篇综述的作者总结认为,多处皮肤深环钻活检有助于发现继发性 LR 的原因,至少 1 处取自中央正常皮肤,1 处取自外周紫色皮肤。根据作者的临床经验,除了避免寒冷,建议有症状的患者抬高肢体并使用弹力袜。

The histopathological characteristics of livedo reticularis. In SI, Han JH, Kang HY, Lee ES, Kim YC. J Cutan Pathol 2009; 36: 1275–8.

一项纳入 16 位 LR 患者的研究发现,通过包含外周红斑区和中央苍白区的多处皮肤活检可提高诊断率。

Diagnostic impact and sensitivity of skin biopsies in Sneddon's syndrome. A report of 15 cases. Wohlrab J, Fisher M, Wolter M, Marsch WC. Br J Dermatol 2001; 145: 285–8.

临床上怀疑 Sneddon 综合征时,在 LR 中央苍白部位取 1 处 4mm 深环钻活检诊断敏感性为 27%,取 2 处活检敏感性为 53%,取 3 处活检敏感性为 80%。作者认为,当患者出现 LR 表现时,组织学阳性表现对于开始预防脑血管事件十分重要。

Livedo reticularis: an underutilized diagnostic clue in cholesterol embolization syndrome. Chaudhary K, Wall BM, Rasberry RD. Am J Med Sci 2001; 321: 348–51.

在 8 名疑似因胆固醇栓塞综合征(cholesterol emboli syndrome,CES)而出现不明原因肾衰竭的患者中,有 6 名患者 LR 处皮肤活检显示胆固醇栓子。LR 皮肤深活检是一种确定 CES 的较为安全的诊断手段,可避免与内脏活检有关的发病率升高。

The spectrum of livedo reticularis and anticardiolipin antibodies. Asherson RA, Mayou SC, Merry P, Black MM, Hughes GRV. Br J Dermatol 1989; 120: 215–21.

在该项回顾性研究中,一共纳入了 65 名 LR 患者(特发性和继发性),相较于 37 名抗心磷脂抗体阴性的患者,28 名抗心磷脂抗体阳性患者卒中、短暂性脑缺血发作、静脉血栓形成、胎儿丢失和心脏瓣膜病的发生率显著升高。

一线治疗	
• 阿司匹林	D(Sneddon 综合征)

Sneddon's syndrome: generalized livedo reticularis and cerebrovascular disease-importance of hemostatic screening. Devos J, Bulcke J, Degreef H, Michielsen B. Dermatology 1992; 185: 296–9.

描述了 2 例 Sneddon 综合征,其中 1 例在发生脑血管

事件时,组织纤溶酶原激活物抗体是正常值的 2 倍,纤溶酶原激活抑制物是正常水平的 4 倍,凝血酶时间异常,Ⅻ因子水平升高。阿司匹林治疗起始剂量为每日 300mg,治疗 4 个月后凝血指标正常,10 个月后无神经症状。阿司匹林的治疗并未改变患者 LR 的表现。

二线治疗	
• 糖皮质激素	D
• 光化学疗法(psoralen plus ultraviolet A phototherapy,PUVA)	D
• 己酮可可碱联合甲泼尼龙	E

Cholesterol emboli syndrome in type 2 diabetes: the disease history of a case evaluated with renal scintigraphy. Piccoli GB, Sargiotto A, Burdese M, Colla L, Bilucaglia D, Magnano A, et al. Rev Diabetic Stud 2005; 2: 92–6.

1 名 75 岁老年男性,患有肥胖、糖尿病、高血压和轻度血脂异常,在接受了血管介入治疗后发生了胆固醇栓塞综合征,主要表现为急性肾衰竭和双足 LR。考虑到患者肾功能恶化,给予甲泼尼龙,每天 300mg 静脉输入 3 天,随后改为每天口服泼尼松龙 25mg,2 个月内逐渐减量,血清肌酐得到纠正,LR 在开始治疗 2 天内消失。

Livedo reticularis and livedoid vasculitis responding to PUVA therapy. Choi HJ, Hann SK. J Am Acad Dermatol 1999; 40: 204–7.

2 名青斑样血管炎患者小腿出现溃疡,对包括阿司匹林、泼尼松龙和己酮可可碱在内的系统治疗存在抵抗,使用甲氧沙林系统性 PUVA 治疗。开始仅对小腿行 UVA 照射,剂量为每次 $4J/cm^2$,每周 3 次,以后增加 $1J/cm^2$。2 位患者在末次治疗后的 3 个月和 6 个月随访中均无明显溃疡复发。其中 1 名患者在 PUVA 治疗后因 LR 所致的皮肤颜色改变得到改善。

Widespread livedoid vasculopathy. Marzano AV, Vanotti M, Alessi E. Acta Derm Venereol 2003; 83: 457–60.

1 名 37 岁女性,患有泛发性 LR 和肢体、躯干、头皮复发性痛性溃疡,静脉输注甲泼尼龙 80mg/d,5 天,随后改为肌肉注射,后逐渐减量为口服 32mg/d,联合己酮可可碱 400mg 每日 2 次,治疗 2 个月。治疗 2 周内即有明显临床改善,LR 颜色变淡但未完全消失。

三线治疗	
• 化学性腰交感神经切除术	C
• 停用致病药物 (米诺环素、干扰素 α-2b 或金刚烷胺)	D
• 辛伐他汀	E

Chemical lumbar sympathectomy in the treatment of idiopathic livedo reticularis. Wang WH, Zhang L, Li X, Zhao J, Zhuang JM, Dong GX. J Vasc Surg 2015; 62: 1018–22.

10 名特发性 LR 女性患者接受了 L_{3-4} 化学性腰交感神经切除术（chemical lumbar sympathectomy，CLS），每处注射点注射 2ml 5% 苯酚。7 名患者接受 CLS 后达到"完全清除或几乎完全清除"，在随访中，其中 2 名患者在 1 年内出现 LR 复发，但再次接受 CLS 后又可达到"完全清除或几乎完全清除"状态。

参与此项研究的女性患者都曾饱受 LR 带来的社交困扰，都"表现出强烈的治疗愿望，至少寻求了 2 次治疗，等待了至少 1 周才作出决定（接受 CLS）"。

Minocycline induced arthritis associated with fever, livedo reticularis and pANCA. Elkayam O, Yaron M, Caspi D. Ann Rheum Dis 1996; 55: 769–71.

3 名女性，因为痤疮在长期口服米诺环素期间出现了小腿 LR，伴有发热，关节炎或关节痛和核周型抗中性粒细胞胞质抗体（perinuclear anti-neutrophil cytoplasmic antibodies，PANCA）滴度升高。暂停用药后症状缓解，再次用药后症状复发。停药后 LR 的结局未说明。

Livedo reticularis associated with interferon α therapy in two melanoma patients. Ruiz-Genao DP, García-F-Villalta MJ, Hernández-Núñez A, Ríos-Buceta L, Fernández-Herrera J, García-Díez A. J Eur Acad Dermatol Venereol 2005; 19: 252–4.

2 名恶性黑素瘤患者（分别为美国癌症联合委员会分期 ⅡA 期和 ⅡB 期）在接受皮下注射干扰素 α-2b 辅助治疗后 2 周，腿部和躯干出现 LR。因其他原因停止治疗后 LR 完全消退并且无复发。

Amantadine-induced livedo reticularis-case report. Quaresma MV, Gomes AC, Serruya A, Vendramini DL, Braga L, Buçard AM. An Bras Dermatol 2015; 90: 745–7.

1 名 79 岁男性帕金森病患者使用金刚烷胺、卡比多巴和左旋多巴后出现 LR。停用金刚烷胺后缓解。金刚烷胺是引起 LR 的较常见药物之一。

Livedo reticularis caused by cholesterol embolization may improve with simvastatin. Finch TM, Ryatt KS. Br J Dermatol 2000; 143: 1319–20.

1 名 69 岁男性患者，因胆固醇栓塞出现从下肢蔓延至下腹部不伴溃疡的 LR，小剂量阿司匹林和低脂饮食治疗无效。空腹血清胆固醇为 6.9mmol/L，血清甘油三酯正常。每天 10mg 辛伐他汀治疗 3 个月后，血清胆固醇降至 4.9mmol/L，LR 范围和程度均有所减轻。

（胡丹辰 译，涂 平 校）

第141章 青斑样血管病

原作者 Sultan A Mirza, Bethany R Hairston, Mark DP Davis

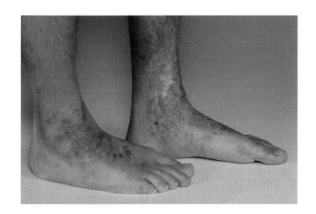

青斑样血管病（livedoid vasculopathy），又称青斑样血管炎（livedoid vasculitis），是一种具有典型临床和组织病理学特征的发生于下肢的疼痛性溃疡性疾病。疼痛为该病的显著特征，常伴有梗死性、小而浅的溃疡，最常累及的部位为足部或踝关节附近。本病的治疗较为困难，往往对治疗抵抗。已愈合的溃疡具有白色萎缩的非特异性外观，其特征为光滑、瓷白色的损害，周围有点状毛细血管扩张和色素沉着。这种表现也可出现在静脉功能不全所致的溃疡愈合之后。

治疗策略

在考虑治疗方案之前，首先应结合患者的临床病理学特征对青斑样血管炎作出正确的诊断。真皮血管的节段性透明变性是组织病理上本病与其他下肢溃疡性疾病相鉴别的特点。越来越多的报告提示本病有促凝倾向，可具有遗传性和获得性的高凝状态。因此，对于临床疑诊的患者建议进行全面的凝血功能筛查。

典型青斑样血管病的溃疡浅在而多发，常有疼痛且愈合缓慢。伤口的护理在本病的治疗中非常重要。治疗慢性溃疡性疾病应当选用较好的敷料和外用药物。敷料的选择应取决于伤口的湿润程度和继发感染的可能性。此外，疼痛管理也非常重要。

由于本病的病因存在潜在的高凝机制，故药物治疗时应注重预防和治疗真皮血管内血栓形成，提高血管灌注。可选择的药物包括阿司匹林（乙酰水杨酸）、尼克酸（烟酸）、己酮可可碱、双嘧达莫、华法林和达那唑。系统性糖皮质激素不作为一线治疗，然而一些患者在联合使用了免疫抑制剂后病情有所改善，也可使用补骨脂素加 UVA（PUVA）。对传统治疗抵抗的青斑样血管病的患者，可选用小剂量肝素、皮下注射低分子量肝素、利伐沙班、某些前列腺素类激素、静脉注射免疫球蛋白（IVIG），以及组织型纤溶酶原激活物（tPA）。

特殊检查

- 皮肤活检，包括常规组织学，以及直接免疫荧光
- 伤口及组织培养
- 血常规
- 血清同型半胱氨酸
- 冷球蛋白
- 血栓形成倾向检测：抗磷脂抗体、抗 β_2- 糖蛋白 I 抗体、V 因子莱登 R506Q 和凝血酶原 G20210A 突变、蛋白 C 和蛋白 S 的生物活性和抗原水平、抗凝血酶 III 蛋白的功能及免疫水平、狼疮抗凝物、脂蛋白(a)，以及纤维蛋白肽 A 的水平。
- 非侵入式静脉及动脉功能检测：连续波多普勒、静脉双重成像、体积描记术、经皮血氧测定

Livedoid vasculopathy: an intriguing cutaneous disease. Criado PR, Rivitti EA, Sotto MN, Valente NYS, Aoki V, de Carvalho JF, et al. An Bras Dermatol 2011; 86: 961–77.

青斑样血管病变最初被认为是血管炎的一种临床表现。然而，目前的理解认为，这是一种真皮血管腔内血栓形成导致的血管闭塞现象。作者回顾了相关病因学机制，与高凝状态相关的青斑样血管病的发表文章，以及治疗选择。

Association between peripheral vascular endothelial dysfunction and livedoid vasculopathy. Yang CH, Shen SC, Hui RC, Huang YH, Chu PH, Ho WJ. J Am Acad Dermatol 2012; 67: 107–12.

在这项前瞻性研究中，作者对 16 例青斑样血管病变的患者与 16 例匹配的对照受试者进行了血流介导的肱动脉血管扩张（一个血管内皮功能的指标），以及高分辨率、二维超声成像的测量与比较。结果证明青斑样血管病的患者存在外周血管内皮功能障碍，这一结论为疾病发展过程中出现内皮功能障碍提供了一些证据。一氧化氮生物利用度降低可能是造成这种功能障碍的主要原因。然而，作者也指出还需要更多的研究来明确其机制。

Livedoid vasculopathy: further evidence for procoagulant pathogenesis. Hairston BR, Davis MD, Pittelkow MR, Ahmed I. Arch Dermatol 2006; 142: 1413–18.

该文回顾性研究了 45 例经活检确诊为青斑样血管病的患者,分析了这些患者是否存在凝血异常。实验室检查提示了多种不同的凝血异常,包括 V 因子莱登突变、蛋白 C 或 S 异常、凝血因子 G20210A 基因突变、狼疮抗凝物、抗心磷脂抗体以及同型半胱氨酸升高。为本病的促凝机制提供了更多证据。

Livedoid vasculopathy: the role of hyperhomocysteinemia and its simple therapeutic consequences. Meiss F, Marsch WC, Fischer M. Eur J Dermatol 2006; 16: 159–62.

该文报告 1 例 49 岁女性青斑样血管病,该病例提示高同型半胱氨酸血症导致的高凝状态是青斑样血管病的潜在致病因素。

Livedoid vasculopathy and its association with factor V Leiden mutation. Yong AA, Tan AW, Giam YC, Tang MB. Singapore Med J 2012; 53: 258–60.

该文描述了 2 例伴有 V 因子莱登突变的青斑样血管炎患者。

Livedoid vasculopathy associated with heterozygous protein C deficiency. Boyvat A, Kundakci N, Babikir MO, Gurgey E. Br J Dermatol 2000; 143: 840–2.

该文描述了 1 例伴有蛋白 C 缺乏的青斑样血管炎患者。

Livedoid vasculitis: a manifestation of the antiphospholipid syndrome. Acland KM, Darvay A, Wakelin SH, Russell-Jones R. Br J Dermatol 1999; 140: 131–5.

该文报告了 4 例溃疡性青斑状血管炎的患者,他们均伴有心磷脂抗体水平的升高而没有其他系统性疾病。

Atrophie blanche: a disorder associated with defective release of tissue plasminogen activator. Pizzo SV, Murray JC, Gonias SL. Arch Pathol Lab Med 1986; 110: 517–9.

该文对 8 例出现白色萎缩的患者进行血清分析,检测在静脉闭塞前后其血管 tPA 的释放。病例组释放的血清 tPA 平均水平仅为 0.03U/ml,而在 118 名健康对照者中,平均水平为 0.70U/ml。

一线治疗	
• 伤口护理(包括卧床休息及抬高下肢)	C
• 阿司匹林	C
• 双嘧达莫	C
• 己酮可可碱	D

Atrophie blanche: a clinicopathological study of 27 patients. Yang LJ, Chan HL, Chen SY, Kuan YZ, Chen MJ, Wang CN, et al. Changgeng Yi Xue Za Zhi 1991; 14: 237–45.

该文回顾性分析了 27 例患者的平均发病年龄、疾病持续时间、自然病程以及临床特点。13 例患者对于局部伤口护理、卧床休息及小剂量阿司匹林加双嘧达莫的治疗有效,且不论是首次发作还是复发均有效。

Livedoid vasculopathy associated with sickle cell trait: significant improvement on aspirin treatment. El Khoury J, Taher A, Kurban M, Kibbi AG, Abbas O. Int Wound J 2012; 9: 344–7.

该文描述了 1 例诊断为青斑样血管病变的镰状细胞病患者。经阿司匹林治疗后,患者皮肤溃疡显著改善。

Livedo vasculitis: therapy with pentoxifylline. Sams WM Jr. Arch Dermatol 1988; 124: 684–7.

该文对 8 例经多种治疗无效的患者采用己酮可可碱治疗。其中 3 例痊愈,4 例明显改善,仅 1 例无效。

二线治疗	
• 低分子量肝素	C
• 华法林	D
• 高压氧	D
• 达那唑	D

Frequency of thrombophilia determinant factors in patients with livedoid vasculopathy and treatment with anticoagulant drugs-a prospective study. Di Giacomo TB, Hussein TP, Souza DG, Criado PR. J Eur Acad Dermatol Venereol 2010; 24: 1340–6.

该文对 34 例诊断为青斑样血管病患者进行凝血酶原时间、活化部分凝血酶原时间、抗凝血酶活性、蛋白 C 和 S 活性、抗心磷脂抗体、狼疮抗凝物、凝血酶原基因突变、V 因子莱登突变、亚甲基四氢叶酸还原酶突变、血浆同型半胱氨酸和纤维蛋白原的检测。结果显示,18 例患者(52%)出现促凝状态。34 例患者中 13 例接受抗凝药物(华法林或肝素)治疗,11 例患者有临床改善。

Livedoid vasculopathy in a pediatric patient with elevated lipoprotein (a) levels: prompt response to continuous low-molecular-weight heparin. Goerge T, Weishaupt C, Metze D, Nowak-Göttl U, Sunderkötter C, Steinhoff M, et al. Arch Dermatol 2010; 146: 927–8.

该文描述了 1 例脂蛋白(a)升高的青斑样血管病的儿童。在使用小分子肝素(依诺肝素)治疗后,患儿的溃疡及疼痛缓解。

Treatment of livedoid vasculopathy with low-molecular-weight

heparin: report of 2 cases. Hairston BR, Davis MD, Gibson LE, Drage LA. Arch Dermatol 2003; 139: 987–90.

该文描述了2例一线和二线常规治疗无效的青斑样血管炎患者，结果显示，皮下注射低分子量肝素对其有效。

Difficult management of livedoid vasculopathy. Frances C, Barete S. Arch Dermatol 2004; 140: 1011.

该文报告了16例青斑样血管病患者，其中14例接受低分子量肝素或维生素K拮抗剂（氟茚二酮）治疗，其效果优于抗血小板药物。1例患者对阿司匹林和双嘧达莫部分有效。其余患者对任何治疗均无效。作者建议，使用低分子量肝素或维生素K拮抗剂时，应充分考虑获益-风险比、成本和生活质量。

Ulcerations caused by livedoid vasculopathy associated with a prothrombotic state: response to warfarin. Davis MD, Wysokinski WE. J Am Acad Dermatol 2008; 58: 512–5.

该文描述了1例50岁女性青斑样血管病患者在使用华法林治疗后溃疡痊愈，该患者有长期疼痛性溃疡史，且该患者是V因子莱登突变和凝血酶原基因突变的杂合子携带者。

A case of livedoid vasculopathy associated with factor V Leiden mutation: successful treatment with oral warfarin. Kavala M, Kocaturk E, Zindanci I, Turkoglu Z, Altintas S. J Dermatol Treat 2008; 19: 121–3.

该文描述了1例19岁男性青斑样血管病患者，该患者有4年复发性腿部溃疡史，实验室诊断提示他存在蛋白C和V因子莱登突变，该患者口服华法林治疗后病情迅速改善。

Warfarin therapy for livedoid vasculopathy associated with cryofibrinogenemia and hyperhomocysteinemia. Browning CE, Callen JP. Arch Dermatol 2006; 142: 75–8.

该文描述了1例50岁伴有异常冷纤维蛋白原和同型半胱氨酸水平的青斑样血管病患者，既往多种其他药物治疗无效，口服华法林治疗后出现显著疗效。

Livedoid vasculopathy: long-term follow-up results following hyperbaric oxygen therapy. Juan WH, Chan YS, Lee JC, Yang LC, Hong HS, Yang CH. Br J Dermatol 2006; 154: 251–5.

该文是一项纳入了8例青斑样血管病患者的前瞻性研究，旨在评价高压氧对青斑样血管病变溃疡的疗效。此8例患者的下肢溃疡愈合的平均时间为3.4周。有6例患者的溃疡复发，但都对进一步的高压氧治疗有反应。

Livedoid vasculopathy and high levels of lipoprotein (a): response to danazol. Criado PR, de Souza Espinell DP, Valentef

NS, Alavi A, Kirsner RS. Dermatol Ther 2015; 28: 248–53.

该文介绍了4例使用低剂量达那唑（每日200mg口服）治疗成功的青斑样血管病患者。还介绍了这些患者的临床特征和实验室检查，包括脂蛋白（a）的水平。

Low-dose danazol in the treatment of livedoid vasculitis. Hsiao GH, Chiu HC. Dermatology 1997; 194: 251–5.

该文描述了7例用小剂量达那唑（每日200mg口服）治疗的青斑样血管病患者，其中6例很快不再有新溃疡发生，疼痛迅速减轻，活动性的溃疡也开始愈合。

三线治疗	
• 组织纤溶酶原激活物	C
• 静脉注射免疫球蛋白	C
• PUVA	C
• 磺胺吡啶	D
• 利伐沙班	E
• 西洛他唑	E
• 前列腺素类激素（PGE-1，前列环素）	E

Tissue plasminogen activator for treatment of livedoid vasculitis. Klein KL, Pittelkow MR. Mayo Clin Proc 1992; 67: 923–33.

在此项前瞻性研究中，6例出现不愈合性溃疡的青斑样血管炎的患者接受了低剂量tPA治疗，其中许多患者既往常规治疗无效。6例患者中的5例在住院期间症状显著改善，溃疡几乎完全愈合。一些患者在出院后继续接受华法林治疗。

Successful long-term use of intravenous immunoglobulin to treat livedoid vasculopathy associated with plasminogen activator inhibitor-1 promoter homozygosity. Tuchinda P, Tammaro A, Gaspari AA. Arch Dermatol 2011; 127: 1224–5.

该文描述了1例33岁被诊断为与纤溶酶原激活物抑制剂-1启动子纯合性相关的青斑样血管病患者。在抗炎、抗血小板和tPA治疗失败后，该患者接受了IVIG治疗。通过植入输液港Port-A-Cath，给予患者静脉输注IVIG（0.5g/kg，每2周1次），该治疗持续超过4年，其间无并发症出现。作者还描述了减低IVIG输注相关血栓栓塞事件风险的几种可能的预防方案。

Efficacy of intravenous immunoglobulins in livedoid vasculopathy: long-term follow-up of 11 patients. Monshi B, Posch C, Vujic I, Sesti A, Sobotka S, Rappersberger K. J Am Acad Dermatol 2014; 71: 738–44.

在此项回顾性研究中，作者分析了11例接受了IVIG治疗的青斑样血管病患者。大多数患者是在现有治疗方案的基础上加入 IVIG 治疗,基础治疗方案主要是阿司匹林、口服抗凝剂或低分子量肝素的单药或联合治疗。IVIG 治疗 6 个周期后实现了疾病活动度的降低和生活质量的改善。

Refractory livedoid vasculitis responding to PUVA: a report of four cases. Tuchinda C, Leenutaphong V, Sudtim S, Lim HW. Photodermatol Photoimmunol Photomed 2005; 21: 154–6.

该文描述了 4 例对 PUVA 治疗有效的难治性青斑样血管病的患者,但是 4 例患者中有 2 例在停止治疗数月后皮损复发。

Livedoid vasculitis responding to PUVA therapy. Lee JH, Choi HJ, Kim SM, Hann SK, Park YK. Int J Dermatol 2001; 40: 153–7.

该文描述了 8 例接受全身 PUVA 治疗的青斑样血管病患者,接受治疗后患者很快无新发皮损出现,症状明显缓解,原发皮损完全愈合,无严重的不良反应。

Clinical studies of livedoid vasculitis (segmental hyalinizing vasculitis). Winkelmann RK, Schroeter AL, Kierland RR, Ryan TM. Mayo Clin Proc 1974; 49: 746–50.

该文对 37 例青斑样血管炎患者的临床、实验室检查及组织病理学特点进行了研究。治疗措施包括尼克酸(烟酸),其起效主要因为烟酸盐对皮肤血管平滑肌收缩有抑制作用。12 例患者中的 9 例获得持续缓解。休息和湿敷疗法的缓解时间较短。11 例患者中的 6 例对磺胺吡啶有效,8 例中的 3 例对胍乙啶有效。糖皮质激素、交感神经切除术以及其他的化学疗法均无效。

Rivaroxaban prevents painful cutaneous infarctions in livedoid vasculopathy. Kerk N, Drabik A, Luger TA, Schneider SW, Goerge T. Br J Dermatol 2013; 168: 898–9.

该文描述了 3 例接受利伐沙班(每日 10mg)治疗的青斑样血管病的患者。在 1 个月和 3 个月时观察患者疼痛水平和新溃疡出现频率,发现患者的症状得到显著改善。

Response of livedoid vasculopathy to rivaroxaban. Winchester DS, Drage LA, Davis MD. Br J Dermatol 2015; 172: 1148–50.

该文描述了 2 例接受利伐沙班(每日 10~20mg)治疗的患者,治疗后其疼痛明显缓解,溃疡在 2 个月内完全愈合。

Cilostazol: a novel agent in recalcitrant livedoid vasculopathy. Mendiratta V, Malik M, Yadav P, Nangia A. Indian J Dermatol Venereol Leprol 2016; 82: 222–4.

该文描述了 1 例 25 岁难治性青斑样血管病的女性患者。她接受西洛他唑(50mg 每日 1 次)治疗后疼痛和灼热感减轻,溃疡好转,之后短暂发作时将药物改为每日 2 次。几个月后,药物逐渐减量,1 年内未见复发。

Treatment of livedoid vasculopathy with alprostadil (PGE-1): case report and review of published literature. Mofarrah R, Aberer W, Aberer E. J Eur Acad Dermatol Venereol 2013; 27: 252–4.

该文就青斑样血管病患者的诊断和治疗进行了探讨。通过对 1 例 47 岁伴有双下肢网状青斑变色和溃疡的患者进行检测,表明前列腺素具有血管扩张作用,前列腺素 E1(PGE-1)是治疗青斑样血管病的一种有前景的药物。

(温妤婕 译,涂 平 校)

第142章 莱姆病

原作者 Matthew Grant, David Banach

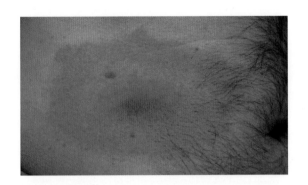

莱姆病（Lyme disease）是疏螺旋体属引起的多系统疾病。在北美，病原体是伯氏疏螺旋体（*Borrelia burgdorferi*）。在欧洲，莱姆病主要由 *B. afzelii* 和 *B. garnii* 引起。莱姆病的临床表现取决于疾病的分期，可局限于皮肤或合并神经系统、关节、心脏受累。莱姆病是美国最常见的病媒传播疾病，流行于美国东北部、中大西洋和威斯康星州及明尼苏达州的部分地区。在美国，莱姆病最常见的媒介是肩突硬蜱（*Ixodes scapularis*）。太平洋硬蜱（*I. pacificus*）与美国西北部伯氏疏螺旋体的传播有关。

老鼠和鹿是伯氏疏螺旋体主要的寄存宿主。蜱虫的幼虫在春天孵化，通过喂食白足鼠获取伯氏疏螺旋体。来年的春季，幼虫发育成若虫，有传播感染的能力。若虫或成年雌虫在捕食过程中将螺旋体传播给人体皮肤。蜱虫必须附着人体超过 48 小时，才能传播足够数量的螺旋体导致疾病的发生。

治疗策略

不推荐蜱虫叮咬后进行常规预防性抗微生物治疗或血清学检测。专家建议，在疫区被肩突硬蜱叮咬超过 36 小时、硬蜱吸满血的患者需要应用单次剂量的预防性用药。上述推荐是基于一项随机试验，表明在硬蜱去除后 72 小时内予多西环素单剂量（200mg）可以预防 87% 的莱姆病。不管是否采取预防措施，对于 1 天以上去摘除蜱虫的患者均需要连续观察 30 天，观察有无皮损或发热出现。

预防莱姆病最好的措施是避免去硬蜱滋生地。若暴露不可避免，则应该穿扑灭司林处理过、带长袖和可以塞到袜子里的长裤的衣服。暴露部位的皮肤建议使用含有 DEET 的驱虫剂，该驱虫剂不仅对蜱虫有效，对蚊子或者其他大部分叮咬的昆虫也有作用。蜱虫暴露后 36 小时内自我检查皮肤、2 小时内洗澡，均可以降低患莱姆病的风险。推荐每

天检查全身、包括头皮，因为在 24~36 小时内去除附着的蜱虫，伯氏疏螺旋体传播的可能性很小。硬蜱很小，幼虫小于 1mm，雌性成虫为 2~3mm。应当用镊子小心地拔出紧贴皮肤的蜱虫的口器，从而去除附着的蜱虫，注意不要遗留口器嵌入皮肤的部分。

莱姆病分为不同的期，每期有不同的症状和体征。治疗取决于疾病的分期和皮肤外的临床表现。

早期局限性莱姆病

早期莱姆病最常见的临床特征是游走性红斑（EM）。这种特征性皮损出现在感染 10 天左右，于叮咬的部位最初出现一个红色丘疹，逐步向外扩大成一个红色环状、边界清楚的斑片。红斑中央消退形成特征性的靶样外观，但很多皮损缺乏这一特征性的临床表现，也不能排除 EM 的诊断。皮损会伴发非特异性症状，包括发热、局部淋巴结肿大、关节痛、疲劳和头痛。在美国，约 75% 的莱姆病患者在早期只有单一原发皮损时就已确诊。未经治疗的皮损通常在 3~4 周内消退。

对于伴有游走性红斑的早期局限性或早期播散性莱姆病患者，推荐口服多西环素 100mg，每日 2 次；阿莫西林 500mg，每日 3 次；或头孢呋辛酯 500mg，每日 2 次，至少 14 天。多西环素具有一定优势，它可以同时治疗由嗜吞噬细胞无形体引起的人嗜粒细胞无形体病，这种病也可由肩胛硬蜱同时传播。多西环素可引起光敏性，禁用于孕妇、哺乳期和 8 岁以下的儿童。

早期莱姆病的一个罕见的临床表现是疏螺旋体淋巴细胞瘤（BL），主要发生在欧洲。它是在硬蜱叮咬部位出现的单发蓝红色结节，常先于或伴发游走性红斑。儿童的耳垂、成人的乳头上或周围是最常见的受累部位。BL 可能在硬蜱叮咬后数周或数月内出现，若不治疗会持续数月或数年。其治疗方案和游走性红斑相同。

早期播散性莱姆病

早期感染未治疗，螺旋体可在数周内通过血液或淋巴液播散。最初叮咬部位远隔处的皮肤如有螺旋体沉积，可出现多发的环状皮损，它们类似于原发游走性红斑，通常更小。其他常见的症状包括发热、嗜睡、肌痛、头痛和轻度颈强直。患者也可出现房室传导阻滞，虹膜炎或葡萄膜炎，无

菌性脑炎(脑脊液淋巴细胞增多、葡萄糖水平正常)、脑神经麻痹(面神经麻痹显著)或周围神经根病。通常建议对有神经系统症状或晚期心脏传导异常的早期莱姆病成年患者，予每天静脉注射头孢曲松钠 2g，共 14~28 天。青霉素 G 或头孢噻肟静脉输液是二线治疗。对于高度房室传导阻滞(PR 间期 ≥ 0.3 秒)的患者可以安装临时起搏器，没有必要安装永久起搏器，因为传导阻滞可随着药物治疗缓解。孤立的面神经麻痹和一度房室传导阻滞可以口服多西环素。

晚期莱姆病

早期感染未治疗或治疗不足可在数月或数年后引起晚期莱姆病。晚期莱姆病最常见的表现是关节炎，但随着对早期疾病认识的加深，其发病率在逐年降低。莱姆病关节炎主要累及单一关节，表现为大关节的复发性水肿，常常是膝关节，而持续性水肿不典型。血清学阳性可以确诊，滑膜液中 PCR 扩增出螺旋体 DNA 更进一步支持诊断。

晚期神经型疏螺旋体病罕见，可以表现为周围神经病变、脑脊髓炎或亚急性脑病。亚急性脑病的临床特征为记忆障碍、情绪改变和嗜睡。

晚期莱姆病的一个罕见的皮肤表现是慢性萎缩性肢端皮炎(ACA)，ACA 主要见于老年女性患者，美国少见，主要见于欧洲 B. afzelii 感染的患者。ACA 出现在最初感染后的数月或数年，表现为受累皮肤的紫色水肿，边界不清。皮损主要累及四肢伸侧，包括手背。随后皮肤逐渐萎缩，出现典型的色素沉着、无毛、半透明样外观。周围神经系统受累导致感觉神经病变。

没有神经系统症状的莱姆病关节炎可以口服多西环素 100mg，每日 2 次，或阿莫西林 500mg，每日 3 次，疗程为 28 天。成年患者确诊同时有神经系统受累的，应当静脉注射头孢曲松钠。口服药物后仍然有反复或持续发生关节水肿的，应再给予 28 天的抗生素口服，或 2~4 周的静脉给药治疗。患有晚发性神经病的患者应当进行 2~4 周的静脉给药治疗。不推荐反复或延长治疗。

治疗后症状

持续性关节病是免疫介导的，在 HLA-DA4 单倍型患者中常见。目前没有研究一致表明莱姆病结束治疗后，有症状的患者体内长期存在疏螺旋体。此外，长时间或多次反复使用抗菌药物无益而有害。对症治疗可用非甾体抗炎药、关节内注射糖皮质激素、改善病情的抗风湿药物，在非常严重的病例中还可以进行关节镜下滑膜切除术，都可以缓解病情。

再感染和免疫接种

因早期莱姆病，特别是游走性红斑接受治疗的患者，没有产生保护性免疫，如果再次暴露，可能再次感染。再感染的临床表现与原发感染相似，目前还没有预防莱姆病的疫苗。

特殊检查

试验

Prospective study of serology test for Lyme disease. Steere A, McHugh G, Damle N, Sikand V. Clin Infect Dis 2008; 47: 188–95.

早期莱姆病只是一个临床诊断，疫区 80% 的患者有游走性红斑。只有 1/3 有游走性红斑表现的早期莱姆病患者血清学试验阳性，但是在恢复期，其敏感度增加。酶联免疫吸附试验(ELISA)和免疫印迹两步检测仍然是晚期莱姆病诊断的"金标准"。这项研究显示，超 90% 的播散性患者和 100% 的晚期患者，ELISA 和免疫印迹两步检测均为阳性。作者指出，使用一步 IgG C6 肽 ELISA 检测的敏感性更高。这项测试需要在更广泛的患者群体中进行进一步的研究。

预防

Peridomestic Lyme disease prevention. Results of a population-based case-control study. Connally NP, Durante AJ, Yousey-Hindes M, Meek JI, Nelson RS, Heimer R. Am J Prev Med 2009; 37: 201–6.

这是一项为期 32 个月的病例对照研究，将 364 名莱姆病患者与邻里匹配的对照组进行比较，评估预防措施对患病风险的影响。在多因素分析中，在院子里待过后的 36 小时内检查有无蜱虫，暴露后 2 小时内洗澡，在院子周围围上栅栏，这些措施都可以降低游走性红斑发病的风险。

预防治疗

Prophylaxia with single-dose doxycline for the prevention of Lyme diease after an Ixode scapularis tick bite. Nadelman RB, Nowakowski J, Fish D, Falco RC, Freeman K, Mckenna D, et al; Tick Bite Study Group. N Engl J Med 2001; 345: 79–84.

在这项研究中，482 名患者在去除肩胛硬蜱 72 小时内被随机给予 200mg 多西环素或安慰剂。235 名接受多西环素治疗的患者中，只有 1 人(0.4%)出现游走性红斑，而 247 名接受安慰剂的患者中，8 人(3.2%)出现游走性红斑。没有出现无症状的血清学转换，没有患者出现皮肤外莱姆病。预防性用药有效地减少了莱姆病的发生。多西环素引起了较多的胃肠道症状。

治疗

The clinical assessment, treatment, and prevention of Lyme diease, human granulocytic anaplasmosis, and babesiosis: clinical practice guidelines by the infectious Disease Society of America. Wormser GP, Dattwyler RJ, Shapior ED, et al. Clin Infect Dis 2006; 43: 1089–134.

一线治疗	
早期局限性疾病（游走性红斑）※	
• 多西环素†100mg，每日 2 次，14 天	A
• 阿莫西林 500mg，每日 3 次，14 天	A
• 头孢呋辛酯 500mg，每日 2 次，14 天	A
早期神经系统病变（脑膜炎或神经根病）	
• 每天静脉注射头孢曲松钠 2g，14 天	B
• 每天静脉注射青霉素 G 1 800 万 ~2 400 万 U（分次注射，每 4 小时 1 次），14 天	B
心脏受累包括房室传导阻滞	
• 对于早期局限性或早期神经系统疾病，可以采用推荐的口服或静脉输液治疗 14 天‡	C
莱姆病关节炎无神经系统受累	
• 多西环素†100mg，每日 2 次，共 28 天；阿莫西林 500mg，每日 3 次，共 28 天	B
莱姆病关节炎伴神经系统受累	
• 每天静脉注射头孢曲松钠 2g，持续 14~28 天	B
• 每天静脉注射青霉素 G 1 800 万 ~2 400 万 U（分次注射，每 4 小时 1 次），14~28 天	B
复发性关节炎	
• 再次口服 28 天抗生素	D
晚期神经型疏螺旋体病	
• 每天静脉注射头孢曲松钠 2g，14~28 天	B
• 每天静脉注射青霉素 G1 800 万 ~2 400 万 U（分次注射，每 4 小时 1 次），14~28 天	B
慢性萎缩性肢端皮炎	
• 多西环素 100mg，每日 2 次，21 天	C
• 阿莫西林 500mg，每日 3 次，21 天	C
• 头孢呋辛酯 500mg，每日 2 次，21 天	D

※B 级推荐用于伴有孤立性脑神经麻痹的疏螺旋体淋巴瘤和早期莱姆病
† 多西环素禁用于孕妇和小于 8 岁的儿童
‡ 住院患者采用静脉给药方式进行初步治疗

二线治疗	
早期局部病变	
• 口服红霉素 250mg，每日 4 次，14 天	B
• 阿奇霉素 500mg/d，7 天	B
神经系统受累或晚期心脏传导阻滞	
• 多西环素 100mg，每日 2 次，10~28 天	B

二线治疗用于对于一线治疗有禁忌证的患者（比如严重过敏）

Amoxicillin plus probenecid versus doxycycline for treatment of erythema migrans borreliosis. Dattwyler RJ, Volkman DJ, Conaty SM, Platkin SP, Luft BJ. Lancet 1990; 336: 1404–6.

72 名成年早期莱姆病患者随机分为两组，一组予阿莫西林 500mg，每日 3 次；另一组予多西环素 100mg，每日 2 次，共 3 周。两组游走性红斑均 100% 治愈，6 个月后随访时仍无症状。

Comparison of cefuroxime axetil and doxycycline in the treatment of early Lyme diease. Nadelman RB, Luger SW, Frank E, Wisniewski M, Collins JJ, Wormer GP. Ann Intern Med 1992; 117: 273–80.

这是一项随机、多中心、研究者单盲的临床试验。给 123 名游走性红斑患者头孢呋辛酯 500mg，每日 2 次（n=63），或多西环素 100mg，每日 2 次（n=60），疗程为 20 天。头孢呋辛酯组的治愈或好转率达到 93%（51/55），多西环素组为 88%（45/51）。治疗 1 年后，两组中对疗效满意的患者百分比相当，头孢呋辛酯与多西环素相比更易引起腹泻，价格也比多西环素和阿莫西林高。

Two controlled trails of antibiotic treatment in patients with persistent symptoms and a history of Lyme diease. Klempner MS, Lu NT, Evans J, Schmid CH, Johnson GM, Trevino RP, et al. N Engl J Med 2001; 345: 85–92.

先前经过治疗而症状持续不退的莱姆病患者，随机接受静脉注射头孢曲松钠 2g/d 共 30 天，之后口服多西环素 200mg/d 共 60 天，或接受相应的安慰剂治疗。对 107 位患者的中期分析表明，两组结果没有明显的差别，因此停止了这项试验。

Azithromycin compared with amoxicillin in the Treatment of erythema migrants. A double-blind, randomized, controlled trial. Luft BJ, Dattwyler RJ, Johnson RC, Luger SW, Bosler EM, Rahn DW, et al. Ann Intern Med 1996; 124: 785–91.

在这项报告中，246 名成年游走性红斑患者随机予阿莫西林 500mg，每日 3 次，20 天；或阿奇霉素 500mg/d，7 天。阿莫西林组在治疗的第 20 天更能得到完全缓解（阿莫西林组 88%，阿奇霉素组 76%，P=0.024）。阿奇霉素组（16%）比阿莫西林组（4%）更易出现复发。

Treatment of Erythema Migrans With Doxycycline for 10 Days Versus 15 Days. Stupica D, Lusa L, Ruzić-Sabljić E, Cerar T, Strle F. Clin Infect Dis 2012; 55: 343–50.

本研究中，117 例游走性红斑患者接受多西环素 100mg，每日 2 次,连续 10 天或 15 天。12 个月时,两组游走性红斑的缓解率相似,15 天组的缓解率为 93%,10 天组的为 92%。大多数患者在 2 个月内完全缓解。15 天组的光敏率更高。

Antibiotic treatment duration and long-term outcomes of patients with early Lyme disease from a Lyme disease hyperendemic area. Kowalski TJ, Tata S, Berth W, Mathiason MA, Agger WA. Clin Infect Dis 2010; 50: 512–20.

这是一项回顾性队列研究,提供了 617 例早期诊断为局限性或播散性莱姆病患者的随访资料。使用抗生素 ≤ 10 天、11~15 天、≥ 16 天的 2 年无治疗失败的生存率分别为 99.0%、98.9% 和 99.2%。

（马晓蕾　译,张建中　校）

第 **143** 章 局限性淋巴管瘤

原作者　Patrick O. M. Emanuel，Kevin McKerrow

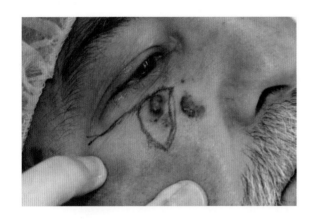

局限性淋巴管瘤（Lymphangioma circumscriptum）是一种少见的淋巴管畸形。皮损为位于皮肤表面的葡萄串样充满淋巴液的半透明薄壁囊疱，通常被形容为蛙卵样。病灶内出血可造成深红色或黑色的外观。

此病大多为先天性，多在出生时即有或儿童期发病，好发于肩胛和四肢近端。该病形态学上类似外科手术、放疗和恶性肿瘤导致的淋巴阻塞。

治疗策略

对多数患者来说，该病可随诊观察，治疗多以美容整形为目的，当出现持续淋巴液或血液外漏及反复感染时，亦需治疗。该病很少发展成为血管肉瘤和鳞状细胞癌，不能以此作为手术切除指征。

此病易复发，治疗困难。复发的原因是深部淋巴池可延伸至皮下脂肪、肌肉及神经组织。每一种治疗方法都不能避免该病的复发及并发症。因此，文献中对于哪种治疗方法最有效仍存在分歧。虽然手术切除复发率最低，但并发症最高；而大范围的全切术很难操作。

应用各种各样硬化剂的硬化疗法，对组织创伤少而且治疗效果确切，为治疗该病的首选疗法或手术治疗的辅助治疗。

有的学者认为最有效的治疗方案是在明确诊断及影像学检查后，予以手术切除，并对切除的组织边缘进行病理分析。

淋巴管瘤即使无法手术治疗和 / 或硬化治疗失败，损伤的组织仍可重塑，但复发率比其他疗法更高。高能量、短脉冲 CO_2 激光可在一定程度上恢复功能、改善外观。这种激光可气化浅表的淋巴管从而阻断其与深部淋巴池的交通，且并发症比有创治疗少。其他激光疗法，尤其是脉冲染料激光，治疗表浅的皮损部分有效。

特殊检查
• 组织活检
• 影像学检查
• 磁共振成像
• 淋巴管造影术
• 超声检查

多数淋巴管瘤依据临床表现即可做出诊断。有些特殊部位的淋巴管瘤要与其他疾病鉴别：生殖器部位的皮损常表现出疣状外观，要与病毒所致疣或鳞状细胞癌鉴别；水疱变色易与血管瘤甚至恶性黑色素瘤相混淆。但淋巴管瘤很易与疱疹病毒感染和疱疹样皮炎相鉴别。临床上一些不典型的病例需做活检明确诊断，皮肤组织病理检查示表皮角化过度，真皮乳头可见较多扩张的薄壁淋巴管，常似乎延伸至上方表皮内，真皮深层及皮下组织亦可见扩张的淋巴管。免疫组织染色 VEGFR3 和 D2-40 标记阳性可明确为淋巴管及淋巴管内皮细胞来源。

磁共振有助于术前了解皮损的解剖结构，可以避免手术中瘤体切除范围过大或不足。通过 CT、超声和淋巴闪烁造影术也可以有效了解皮损情况。

淋巴管瘤可能是一些疾病的继发表现，若临床病因不明确，应调查其潜在致病原因。本病也可能与一些罕见病相关，如变形综合征（Proteus syndrome）、Cobb 综合征和克 - 特综合征（Klippel-Trenaunay syndrome）。若临床怀疑上述疾病，应仔细问诊并行相应检查以明确诊断。

一线治疗	
• 保守治疗 / 观察	A
• 抗生素	D
• 硬化疗法	A
• OK-432	A
• 高渗盐水	D
• 十四烷基硫酸钠	E
• 手术治疗	A

A 组溶血性链球菌来源的 OK-432 近来成为一种有效的硬化剂，被用于局部皮损硬化治疗。

OK-432 therapy in 64 patients with lymphangioma. Ogita S, Tsuto T, Nakamura K, Deguchi E, Iwai N. J Pediatr Surg 1994; 29: 784–5.

A case of unresectable lymphangioma circumscriptum of the vulva successfully treated with OK-432 in childhood. Ahn SJ, Chang SE, Choi JH, Moon KC, KohJK, Kim DY. J Am Acad Dermatol 2006; 55: S106–7.

Treatment of lymphangioma in children: our experience of 128 cases. Okazaki T, Iwatani S, Yanai T, Kobayashi H, Kato Y, Marusasa T, et al. J Pediatr Surg 2007; 42: 386–9.

OK-432 优于其他硬化剂的原因在于不会造成周围组织纤维化。该药对单发或数量较少的水疱效果好；对于较大的皮损，OK-432 可用作术前预治疗。

Treatment of lymphangioma circumscriptum with sclerotherapy: an ignored effective remedy. Al Ghamdi KM, Mubki TF. J Cosmet Dermatol 2011; 10: 156–8.

Lymphangioma circumscriptum: treatment with hypertonic saline sclerotherapy. Bikowski JB, Dumont AM, J Am Acad Dermatol 2005; 53: 442–4.

有报道称高渗盐水可有效治疗肩部淋巴管瘤。尽管与其他治疗相比，此方案目前尚未广泛用于治疗局限性淋巴管瘤。

Percutaneous sclerotherapy of lymphangioma. Molitch HI, Unger EC, Witte CL, van Sonnenberg E. Radiology 1995; 194: 343–7.

两个医疗中心对 5 例位于骨盆($n=2$)、颈部($n=1$)、腹部($n=1$)、腿部($n=1$)不宜切除的淋巴管瘤进行硬化治疗，硬化剂为多西环素。

Treatment of unusual vascular lesions: usefulness of sclerotherapy in lymphangioma circumscriptum and acquired digital arteriovenous malformation. Park CO, Lee MJ, Chung KY. Dermatol Surg 2005; 31: 1451–3.

2 例淋巴管瘤经硬化剂十四烷基硫酸钠治疗，几次治疗后皮损基本消退。

外科治疗

Treatment of lymphangioma in children: our experience of 128 cases. Okazaki T, Iwatani S, Yanai T, Kobayashi H, Kato Y, Marusasa T, et al. J Pediatr Surg 2007; 42: 386–9.

手术切除较硬化治疗有效，但常因出现并发症而不尽如人意，如周围组织结构被破坏，尤其是神经和血管组织，也易形成瘢痕及不完全切除后瘤体易复发。超声和磁共振可显示深部淋巴池，因此可确保切除到深层组织并减少复发。

Surgical management of 'lymphangioma circumscriptum'. Browse NL, Whimster I, Stewart G, Helm CW, Wood JJ. Br J Surg 1986; 73: 585–9.

通过冰冻切片组织的侧面和深部边缘的检查，可证实组织是否被完全切除。

Lymphangioma circumscriptum of the vulva mimicking genital wart: a case report and review of literature. Sah SP, Yadav R, Rani S. J Obstet Gynaecol Res 2001; 27: 293–6.

1 例外阴部局限性淋巴管瘤，临床误诊为一种生殖器疣，组织活检后予外阴部大范围手术，16 个月后无复发。

Surgical management of penoscrotal lymphangioma circumscriptum. Latifoglu O, Yavuzer R, Demir Y, Ayhan S, Yenidünya S, Atabay K. Plast Reconstruct Surg 1999; 103: 175–8.

阴茎及阴囊部大范围淋巴管瘤经 I 期切除后，术后 14 个月无复发。

Lymphangioma circumscriptum: pitfalls and problems in definitive management. Bond J, Basheer MH, Gordon D. Dermatol Surg 2008; 34: 271–5.

2 例淋巴管瘤患者手术切除后 1~2 年内无复发。对深部交通组织结构进行影像学检查及对切除边缘的组织学评估，可减少复发。

二线治疗	
• CO_2 激光	D
• 脉冲染料激光	D
• 放射疗法	E
• 冷冻治疗	D
• 氩激光	D
• 吸脂术	D
• 外用咪喹莫特	D

Carbon dioxide laser vaporization of lymphangioma circumscriptum. Bailin PL, Kantor GR, Wheeland RG. J Am Acad Dermatol 1986; 14: 257–62.

CO_2 激光成功祛除 7 例淋巴管瘤患者的浅表皮损。

Lymphangioma circumscriptum: review and evaluation of carbon dioxide laser vaporization. Eliezri YD, Sklar JA. J Dermatol Surg Oncol 1988; 14: 357–64.

3 例患者用 CO_2 激光治疗，皮损完全祛除，美容效果良好。

CO_2 laser therapy of vulval lymphangiectasia and lymphangioma circumscriptum. Huilgol SC, Neill S, Barlow RJ.

Dermatol Surg 2002; 28: 575–7.

2 例局限性淋巴管瘤患者经 CO_2 激光治疗,均存在消退不满意和局部复发的情况。

CO_2 laser therapy of vulval lymphangiectasia and lymphangioma circumscriptum. Haas AF, Narurkar VA. Dermatol Surg 1998; 24: 893–5.

1 例 2 次外科手术治疗失败的难治性淋巴管瘤患者经高能量、短脉冲 CO_2 激光治疗,效果满意。

CO_2 laser ablation of lymphangioma circumscriptum of the scrotum. Treharne LJ, Murison MS. Lymphat Res Biol 2006; 4: 101–3.

阴囊部大范围皮损经 CO_2 激光治疗后,症状显著缓解。

Treatment of lymphangioma circumscriptum with the intense pulsed light system. Thissen CA, Sommer A. Int J Dermatol 2007; 46: 16–18.

局限性淋巴管瘤经强脉冲光治疗,疗效满意。

Treatment of lymphangioma circumscriptum with combined radiofrequency current and 900nm diode laser. Lapidoth M, Ackerman L, Amitai DB, Raveh E, Kalish E, David M. Dermatol Surg 2006; 32: 790–4.

采用射频电流与 900nm 二极管激光联合治疗局限性淋巴管瘤,4 例效果极好,2 例显效。所有患者均出现肿胀、红斑和疼痛,2 例出现溃疡及瘢痕。

Lymphangioma circumscriptum treated with pulsed dye laser. Lai CH, Hanson SG, Mallory SB. Pediatr dermatol 2001; 18: 509–10.

1 例伴临床症状的淋巴管瘤患儿用脉冲染料激光治疗效果好。

Radiotherapy in congenital vulvar lymphangioma circumscriptum. Yildiz F, Atahan IL, Ozhar E, Karcaaltincaba M, Cengiz M, Ozyigit G, et al. Int J Gynercol Cancer. 2007 [Epub ahead of print]

1 例硬化治疗和手术治疗失败的淋巴管瘤患者经放射疗法,达到良好效果。

Radiotherapy is a useful treatment for lymphangioma circumscriptum: a report of two patients. Denton AS, Baker-Hines R, Spittle MF. Clin Oncol (Roy Coll Radiol) 1996; 8: 400–1.

局部放射治疗淋巴管瘤疗效确切。

Treatment of lymphangioma circumscriptum with topical imiquimod 5% cream. Wang JY, Liu LF, Mao XH. Dermatol Surg 2012; 38: 1566–9.

（王雅辰 译,徐子刚 校）

第 144 章 淋巴水肿

原作者 Peter C. Lambert, Giuseppe Micali, Robert A. Schwartz

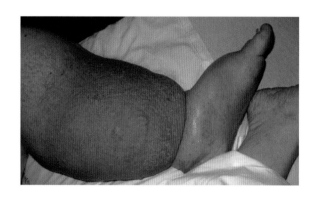

淋巴水肿（lymphedema）是一种慢性进行性消耗性疾病。病因是富含蛋白质的淋巴液积聚在间质。淋巴水肿分原发性和继发性。

原发性淋巴水肿主要由于淋巴系统发育不良所引起。原发性淋巴水肿可以根据发病年龄进一步分为三类：先天性淋巴水肿、早发性淋巴水肿和迟发性淋巴水肿。原发性先天性淋巴水肿，又称 Milroy 病，2 岁以内发病，是一种罕见的常染色体显性遗传性疾病，对有些家族而言，是由于错义突变干扰了血管内皮生长因子受体 -3 的信号传递，导致淋巴血管功能的异常。早发性淋巴水肿，也称为 Meige 病，发病年龄在 2~35 岁，青春期或怀孕期间发病率显著上升。迟发性淋巴水肿的发病年龄晚于 35 岁。

继发性淋巴水肿常由于正常淋巴管阻塞或破坏而引起。在美国，最常见的病因是肿瘤压迫、外科手术创伤或射线的破坏。在全世界最常见的病因则是丝虫病。

生物物理因素，例如拉普拉斯定律（已扩张结构持续发生扩张，无关乎何种原因引起）和病理生理因素如纤维化等，都使得淋巴水肿一旦形成便进行性发展直至难以治疗。慢性淋巴水肿可引起皮肤疣状增生性的改变，类似大象皮肤（象皮肿）。淋巴水肿也可能使患病组织易于复发感染，并发展为侵袭性血管肉瘤，即 Stewart-Treves 综合征。

治疗策略

淋巴水肿需与心源性、肝源性及肾源性的皮肤或软组织淋巴水肿相鉴别。有些时候，淋巴水肿可能由多个因素同时或接连导致。淋巴水肿临床上表现为棕色的非凹陷性水肿，与心源性、肝源性和肾源性产生的凹陷性水肿不同。淋巴闪烁显影术（同位素淋巴造影术）是评估和诊断淋巴脉管疾病的首选方法。

淋巴水肿的治疗目标是减少富含蛋白质的淋巴液在间质中淤滞并改善淋巴循环。

首选治疗方法为药物治疗和物理疗法结合的保守治疗。

完全减压消肿是首选治疗，由四方面组成：多层弹力绷带、淋巴引流按摩、皮肤护理以及锻炼。治疗效果取决于患者的依从性。因此，应鼓励患者严格遵守治疗方案在 1 天内连续使用弹力绷带或有弹性的衣物，同时抬高患肢。气压泵曾被广泛用于控制淋巴水肿，但由于其单纯使用效果不佳，因此，目前它的应用已受到限制。但是这些治疗方法的最新进展获得了更好的疗效。药物，如利尿剂，对淋巴水肿的治疗没有疗效或疗效不明显。精心的皮肤护理及卫生清洁可以预防细菌和真菌的继发感染。一旦出现感染迹象，即应该局部或系统性地应用抗生素以防止败血症。这一点非常重要，因为反复感染会加重淋巴水肿。

保守治疗无效的患者则采用外科手术。微创淋巴静脉吻合术联合减压治疗疗效明显，特别是在修复创伤方面。手术切除术可以用来改善慢性进行性淋巴水肿患者肢体的外观和肢体的活动性。最近一项创新是自体血管化淋巴结移植，目前已显示出良好的疗效。

上述治疗方案分为两步保守疗法和三步外科手术，适用于状况普通的患者，在临床中应根据每个患者的具体需求进行调整。

特殊检查
• 淋巴显像
• 磁共振成像（MRI）
• 计算机断层扫描（CT）
• 吲哚青绿淋巴造影

Advances in imaging of lymph flow disorders. Witte CL, Witte MH, Unger EC, Williams WH, Bernas MJ, McNeill GC, et al. Radiographics 2000; 6: 1697–719

一篇综述用多个临床病例阐述了淋巴显像、MRI 及 CT 在评价和诊断原发或继发性淋巴水肿中的应用。

Indocyanine green (ICG) lymphography is superior to lymphoscintigraphy for diagnostic imaging of early lymphedema of the upper limbs. Mihara M, Hara H, Araki J, Kikuchi K, Narushima M, Yamamoto T, et al. PLoS One 2012; 7: e38182.

与其他成像方式相比，吲哚青绿结合 MRI 在诊断早期上肢淋巴水肿方面具有更高的敏感性。

Prospective trial of intensive decongestive physiotherapy for upper extremity lymphedema. Karadibak D, Yavuzsen T, Saydam S. J Surg Oncol 2008; 97: 572–7.

这项对 62 名乳腺癌相关的上肢淋巴水肿的女性进行的研究证明了综合消肿治疗可以通过改善肢体的外观和肢体的活动性取得疗效。

Synergic effect of compression therapy and controlled active exercises using a facilitating device in the treatment of arm lymphedema. Godoy Mde F, Pereira MR, Oliani AH, de Godoy JM. Int J Med Sci 2012; 9: 280–4.

一项针对 20 位女性的随机对照试验通过压迫疗法联合辅助装置下适当锻炼，可减轻乳腺癌相关的淋巴水肿。

Primary lymphedema: clinical features and management in 138 pediatric patients. Schook CC, Mulliken JB, Fishman SJ, Grant FD, Zurakowski D, Greene AK. Plast Reconstr Surg 2011; 127: 2419–31.

使用压力服成功治疗，避免了手术干预。

Can manual treatment of lymphedema promote metastasis ? Godette K, Mondry TE, Johnstone PA. J Soc Integr Oncol 2006; 4: 8–12

综合消肿治疗的禁忌证包括高血压、瘫痪、糖尿病、支气管哮喘、急性感染、心衰。恶性疾病也被广泛认为是禁忌证之一。然而，这个观点至今未得到肿瘤研究方面的一致认可。

Direct evidence of lymphatic function improvement after advanced pneumatic compression device treatment of lymph-edema. Adams KE, Rasmussen JC, Darne C, Tan IC, Aldrich MB, Marshall MV, et al. Biomed Opt Express 2010; 1: 114–25.

这项研究通过发现对照组患者和乳腺癌相关淋巴水肿患者的淋巴功能都得到了改善，证明了气动加压装置治疗的有效性。

Microsurgery for lymphedema: clinical research and long term results. Campisi C, Bellini C, Campisi C, Accogli S, Bonioli E, Boccardo F. Microsurgery 2010; 30: 256–60.

一项针对 1 800 名外周淋巴水肿的受试者的回顾性研究显示，显微外科手术治疗使 83% 的患者明显改善。

Overview of surgical treatments for breast cancerrelated lymphedema. Suami H, Chang DW. Plast Reconstr Surg 2010; 126; 1853–63.

对乳腺癌相关淋巴水肿的外科手术治疗方法以及目前外科手术治疗淋巴水肿的相关问题进行了综述。

Treatment of postmastectomy lymphedema with laser the-rapy: double blind placebo control randomized study. Ahmed Omar MT, Abd-El-Gayed Ebid A, El Morsy AM. J Surg Res 2011; 165: 82–90.

研究了 50 位患有乳腺癌相关淋巴水肿的女性患者，其中 25 位接受了激光治疗，另外 25 位接受了安慰剂治疗。低强度激光治疗在 93% 的患者中减少了肢体体积，增加了肩膀移动性和手部握力。

Indocyanine green lymphographic evidence of surgical efficacy following microsurgical and supermicrosurgical lymphedema reconstructions. Chen WF, Zhao H, Yamamoto T, Hara H, Ding J. J Reconstr Microsurg 2016; 32: 688–98.

21 例患者在通过新技术对淋巴水肿进行显微外科重建后获得了明显改善，尽管四肢肿大没有改善。

Vascularized lymph node transfer from the thoracodorsal axis for congenital and post filarial lymphedema of the lower limb. Venkatramani H, Kumaran S, Chethan S, Sapapathy SR. J Surg Oncol 2017; 115: 78–83.

该报道宣布通过淋巴结自体移植这一新技术成功纠正了顽固性淋巴水肿。

已经有许多类似报道。

（张 卉 译，姚志荣 校）

第145章　皮肤淋巴细胞瘤

原作者　Fiona J. Child

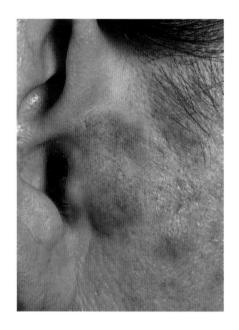

皮肤淋巴细胞瘤（lymphocytoma cutis）（即皮肤淋巴组织增生，皮肤 B 细胞假性淋巴瘤，Spiegler-Fendt 肉样瘤）是良性 B 淋巴细胞增生性疾病，为谱系性疾病，拥有共同的临床及病理特点。许多刺激因素可以诱发皮肤淋巴细胞瘤，但大多数病例原因不明。该病女性好发，发病率女：男约为 2：1。大多数病例特征性地表现为局限性的红斑、梅红色的结节和斑块，可能与皮肤 B 细胞淋巴瘤难以鉴别。泛发型比较少见，表现为多发性粟粒大丘疹，直径数毫米。继发于伯氏螺旋体感染的皮肤淋巴细胞瘤则最多见于皮温较低的部位，如耳垂、乳头、鼻部以及阴囊。

治疗策略

诊断皮肤淋巴细胞瘤应通过皮肤组织病理及免疫组化检查。但无论是临床还是病理都很难与 B 细胞淋巴瘤鉴别。虽然病理诊断还没有统一标准，但是提示的皮肤淋巴细胞瘤的病理特点包括：未累及表皮，境界带下方为发育良好、非扩展性、反应性的生发中心，大多数浸润细胞为小圆淋巴细胞，其中 B 细胞与 T 细胞的比例<3：1，无细胞异型性，表达 κ 和 λ 轻链。另一特点是淋巴滤泡中出现大量带有着色小体的巨噬细胞。通过免疫球蛋白重链的分子分析可见很大比例的 B 细胞克隆，这一检测结果提示许多原以为是皮肤淋巴细胞瘤的病例其实是慢性低度恶性的原发性皮肤 B 细胞淋巴瘤（primary cutaneous B-cell lymphoma，PCBCL）。因此，当病例中检测出 B 细胞克隆时，必须通过

临床检查，胸腹部、骨盆 CT 以及骨髓活检排除系统性疾病，而且需长期随访。

应寻找皮肤淋巴细胞瘤的可能性刺激诱发因素，包括伯氏螺旋体感染、利什曼原虫感染、外伤、疫苗接种、脱敏治疗、药物吸收、节肢动物叮咬、针灸、金耳环、文身、水蛭（医用水蛭），以及带状疱疹后瘢痕。但大多数病例原因不明。

该病的病程不同，但倾向于慢性迁延性，有些皮损可以不治而愈。目前尚无特别有效的治疗方法。文献中仅有个例报道或短篇报道，没有临床研究资料。

如能明确发病原因，应消除病因。如果怀疑伯氏螺旋体感染，则须给予适当的抗生素治疗，如阿莫西林 500~1 000mg，每日 3 次，或多西环素 100mg，每日 2~3 次，持续 2~3 周。

局限性皮损可予以手术切除，也可以皮损内注射糖皮质激素，局部放疗照射，或皮损内注射干扰素 -α。病变广泛者（泛发型）的传统治疗为抗疟药，通常应用羟氯喹［最大剂量为 6.5mg/(kg·d)］，但是皮损治疗后可能无改善或停药后复发。其他治疗方法包括皮下注射干扰素 -α 以及口服沙利度胺。此外，也有对冷冻和氩离子激光治疗有效的报道。泛发性皮肤淋巴细胞瘤的亚型也可能因日晒加重，因此，避光以及使用防晒霜是必要的。

特殊检查

- 50% 的疏螺旋体属淋巴细胞瘤患者的血清中可检测出伯氏螺旋体的抗体。
- 皮肤活检用于病理、免疫表型及免疫球蛋白基因分析
- 斑贴试验（假如怀疑接触物过敏）

The spirochetal etiology of lymphadenosis benign cutis solitaria. Hovmark A, Asbrink E, Olsson I. Acta Derm Venereol. 1986; 66 (6): 479–84.

10 例患者中，4 例发病前有蜱叮咬史，9 例患者进行伯氏螺旋体抗体检测，其中 6 例血清呈阳性，2 例行皮肤活检患者中 1 例培养出螺旋体。

***Borrelia burgdorferi*-associated lymphocytoma cutis: clinico-pathologic, immunophenotypic, and molecular study of 106 cases.** Colli C, Leinweber B, Müllegger R, Chott A, Kerl H, Cerroni L. J Cutan Pathol 2004; 31: 232–40.

该文对 106 例经皮肤局部感染的伯氏螺旋体相关淋巴

细胞瘤患者进行了回顾性研究。最常见的感染部位为耳垂、外阴及乳头(可能与伯氏螺旋体对低温部位的偏好有关)。部分病例的组织病理学、免疫表型和分子学特征会导致误诊,所以必须综合考虑所有信息才能最终得出正确的诊断。

Borrelial lymphocytoma in adult patients. Maraspin V, Nahtigal Klevišar M, Ruzic-Sabljic E, Lusa L, Strle F. Clin Infect Dis 2016; 63: 914–21.

本文对来自同一机构的 144 例疑似淋巴细胞瘤的成人患者进行为期 1 年的随访。结果显示,最常见的受累部位为乳房和耳垂,72% 的患者伴有游走性红斑,90% 的患者对 1 个疗程的抗生素治疗有效。具有播散性莱姆疏螺旋体病特征的患者的治疗失败比率最高,但再次治疗后,所有患者的病情均有改善。

Cutaneous lymphoid hyperplasia and cutaneous marginal zone lymphoma: comparison of morphologic and immunophenotypic features. Baldassano MF, Bailey EM, Ferry JA, Harris NL, Duncan LM. Am J Surg Pathol. 1999 Jan; 23 (1): 88–96.

该文比较了 14 例皮肤淋巴细胞瘤和 16 例皮肤边缘带淋巴瘤(cutaneous marginal zone lymphoma)的病理和免疫组化特点。

Differential diagnosis of cutaneous infiltrates of B lymphocytes with follicullar growth pattern. Leinweber B, Colli C, Chott A, Kerl H, Cerroni L. Am J Dermatopathol 2004; 26: 4–13.

该文比较了伯氏螺旋体相关的淋巴细胞瘤、原发性皮肤滤泡细胞淋巴瘤和原发性皮肤边缘带淋巴瘤的组织病理学、免疫表型和分子学特点。结果显示,淋巴细胞瘤具有带着色小体的巨噬细胞、滤泡细胞大量增殖、有 Bcl-2 阴性的滤泡细胞及单克隆抗体缺失等特征。

Immunophenotypic genotypic analysis in cutaneous lymphoid hyperplasias. Hammer E, Sangueza O, Suwanjindar P, White CR, Braziel R. J Am Acad Dermatol 1993; 28: 426–33.

11 例具有皮肤淋巴细胞瘤组织学和免疫组化特征的患者中,有 2 例检测出了基因重排,且这 2 例先后发展成了 B 细胞淋巴瘤。

Polymerase chain reaction analysis of immunoglobulin gene rearrangement analysis in cutaneous lymphoid hyperplasias. Bouloc A, Delfau-Larue M-H, Lenormand B, Meunier F, Wechsler J, Thomine E, et al. Arch Dermatol 1999; 135: 168–72.

本研究对 24 例符合皮肤淋巴细胞瘤的临床特征、组织病理学和免疫表型特点诊断的患者进行了皮损部位取材的 DNA 免疫球蛋白重链的 PCR 基因分型。其中 1 例患者检测到了 B 细胞克隆。另外 23 例中检测结果为多克隆性。

由于体细胞的高频突变会影响免疫球蛋白重链的不同区域的基因且可能阻碍引物结合,所以用 PCR 检测皮肤 B 细胞淋巴瘤有相对较高的假阴性率。用多组引物组合结合不同区域的片段可减少假阴性结果。因为本文仅用了一组引物组合,因此可能显著低估了单一 B 细胞克隆的检出率。

A review of 55 cases of cutaneous lymphoid hyperplasia: reassessment of the histopathologic findings leading to reclassification of 4 lesions as cutaneous marginal zone lymphoma and 19 as pseudolymphomatous folliculitis. Arai E, Shimizu M, Hirose T. Hum Pathol 2005; 36: 505–11.

本文对 55 例皮肤淋巴组织增生患者的组织病理学特征的重新分析。其中 9 例被重新分类为皮肤边缘区淋巴瘤,其特征为斑片状或弥漫性中心细胞样细胞,浸润边缘有浆细胞,单型轻链限制,克隆性免疫球蛋白重链基因重排。

Clonality assessment of cutaneous B-cell lymphoid proliferations: a comparison of flow cytometry immunophenotyping, molecular studies, and immunohistochemistry/in situ hybridization and review of the literature. Schafernak KT, Variakojis D, Goolsby CL, Tucker RM, Martínez-Escala ME, Smith FA, et al. Am J Dermatopathol 2014; 36: 781–95.

对 73 例皮肤淋巴样细胞浸润性疾病进行流式细胞仪免疫表型分析,68% 的患者诊断为 B 细胞淋巴瘤,14 例皮肤淋巴组织增生患者均未见 B 细胞克隆。

Lymphomatoid contact reaction to gold earrings. Fleming C, Burden D, Fallowfield M, Lever R. Contact Derm 1997; 37: 298–9.

1 例患者在金饰穿耳后局部出现实体小结节,组织学特征符合皮肤淋巴细胞瘤。患者的硫代苹果酸金钠斑贴试验呈阳性。

Vaccination-induced cutaneous pseudolymphoma. Maubec E, Pinquier L, Viguier M, Caux F, Amsler E, Aractingi S, et al. J Am Acad Dermatol 2005; 52: 623–9.

9 例患者在接种肝炎疫苗的部位出现皮肤淋巴组织增生。所有活检标本中都发现铝沉积,作者认为皮肤淋巴组织增生可能是氧化铝作为佐剂的疫苗接种的不良反应。

Diffuse cutaneous pseudolymphoma due to therapy with medicinal leeches. Altamura D, Calonje E, Liau JL, Rogers M, Verdolini R. JAMA Dermatol 2014; 150: 783–4.

1 例女性患者用药水蛭治疗纤维肌痛后背部出现散在丘疹和斑块,经组织病理学证实为皮肤淋巴组织增生,局部使用糖皮质激素后皮损消退。

Treatment of cutaneous pseudolymphoma with hydroxy-chloroquine. Stoll DM. J Am Acad Dermatol 1983; 8: 696–9.

1 例 40 岁女性泛发型皮肤淋巴细胞瘤,口服羟氯喹,每日 400mg 治愈。

Cutaneous lymphoid hyperplasia (pseudolymphoma) in tattoos: a case series of 7 patients. Kluger N, Vermeulen C, Moguelet P, Cotton H, Koeb MH, Balme B, et al. J Eur Acad Dermatol Venereol 2010; 24: 208–13.

该研究回顾了 7 例文身后出现皮肤淋巴组织增生的患者,其中 2 例给予 CO_2 或 Q 开关 532nm Nd:YAG 激光治疗后病情改善。

Cutaneous lymphoid hyperplasia: results of radiation therapy. Olson LE, Wilson JF, Cox JD. Radiology 1985; 155: 507–9.

4 例皮肤淋巴细胞瘤患者用浅表放疗治疗。在为期 8 个月 ~7 年的随访中无复发。

Local orthovolt radiotherapy in primary cutaneous B-cell lymphoma. Pimpinelli N, Vallecchi C. Skin Cancer 1999; 14: 219–24.

从 115 例原发性皮肤 B 细胞淋巴瘤(PCBCL)患者中收集到的数据表明,本病完全缓解率达 98.2%,中位无病期为 55 个月;复发仅局限于皮肤。鉴于原发性皮肤 B 细胞淋巴瘤与皮肤淋巴细胞瘤的鉴别困难,虽然证据尚不充分,浅表放疗也已被多处用于治疗皮肤淋巴细胞瘤。根据作者的经验,原发性皮肤 B 细胞淋巴瘤对放疗不太敏感。

Treatment of cutaneous pseudolymphoma with interferon alfa-2b. Tomar S, Stoll HL, Grassi MA, Cheney R. J Am Acad Dermatol 2009; 60: 172–4.

1 例表现为多发结节和斑块的皮肤假性淋巴瘤患者,给予干扰素 α-2b(1mU 加入 1ml 生理盐水)治疗,每 2 周 1 次,治疗 5 周后,除 1 处皮损切除外,其余病灶均完全消退。

Role of the argon laser in treatment of lymphocytoma cutis. Wheeland RG, Kantor GR, Bailin PL, Bergfeld WE. J Am Acad Dermatol 1986; 14: 267–72.

氩激光能改善皮肤淋巴细胞瘤的症状从而达到美容效果。但 1 例对羟氯喹反应较差的年轻男性患者,经激光治疗后未取得组织学治愈。

Lymphocytoma cutis: a serious of five patients successfully treated with cryosurgery. Kuflik AS, Schwartz RA. J Am Acad Dermatol 1992; 26: 449–52.

5 例皮肤淋巴细胞瘤的患者给予每个皮损每次液氮 15~20 秒的冷冻治疗,3~6 周内所有皮损全部达到临床治愈。

Spiegler-Fendt type lymphocytoma cutis: a case report of two patients successfully treated with interferon alpha-2b. Hervonen K, Lehtinen T, Vaalasti A. Acta Derm Venereol 1999; 79: 241–2.

2 例对其他治疗无效的泛发型皮肤淋巴细胞瘤的男性患者,进行了每周 3 次皮下注射干扰素 α-2b 2.5MU 共 3 个月,所有皮损完全缓解。尽管如此,2 例患者在结束治疗的 6~23 个月内均出现了复发。

Treatment of cutaneous lymphoid hyperplasia with thalidomide: report of two cases. Benchikhi H, Gounod N, et al. J Am Acad Dermatol 1999; 40: 1005–7.

2 例侵犯了鼻部的皮肤淋巴细胞瘤患者,给予沙利度胺 100mg 每日 1 次,2 个月,第 3 个月 50mg 每日 1 次,共 3 个月的疗程后达到完全缓解,且分别在 31 个月和 36 个月的随访期中未见复发。

Disseminated cutaneous lymphoid hyperplasia of 12 years' duration triggered by vaccination. Pham-Ledard A, Vergier B, Doutre MS, Beylot-Barry M. Dermatology 2010; 220: 176–9.

1 例 17 岁女性患者经慢性乙型肝炎疫苗注射后出现

皮肤淋巴组织增生,给予口服沙利度胺后皮损完全消退。

Lymphocytoma cutis treated with topical tacrolimus. El-Dars LD, Statham BN, Blackford S, William N. Clin Exp Dermatol 2005; 30: 305–7.

　　2 例侵犯面部的皮肤淋巴细胞瘤患者,给予 0.1% 他克莫司软膏外用,每日 2 次,2 例患者在治疗 8 个月后皮损完全消退。

Treatment of cutaneous lymphoid hyperplasia with the monoclonal anti-CD20 antibody rituximab. Martin SJ, Duvic M. Clin Lymphoma Myeloma Leuk 2011; 11: 286–8.

　　1 例皮肤淋巴细胞瘤患者接受瘤内注射利妥昔单抗治

疗后取得显著疗效。随后对持续性和复发性的红斑给予外用他克莫司治疗,皮损进一步改善。

Successful treatment of lymphadenosis benigna cutis with topical photodynamic therapy with delta-aminolevulinic acid. Takeda H, Kaneko T, Harada K, Matsuzaki Y, Nakano H, Hanada K. Dermatology 2005; 211: 264–6.

　　2 例良性皮肤淋巴组织增生女性患者接受 5 次局部 δ-氨基酮戊酸光动力疗法（δ-aminolevulinic acid photodynamic therapy, ALA-PDT）的治疗,临床和组织病理学均有显著改善。

　　　　　　　　　　（宋文婷　译,高天文　校）

第146章　性病性淋巴肉芽肿

原作者　Frederick A. Pereira

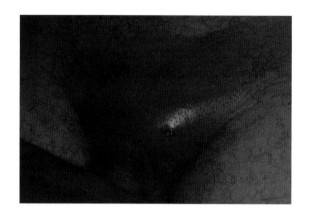

经典的性病性淋巴肉芽肿（lymphogranuloma venereum，LGV）是一种罕见的发生在热带地区的性传播感染。疾病分为特征性的三个时期。第一时期：一过性生殖器溃疡；第二时期：化脓性腹股沟淋巴结病；第三时期：纤维化，淋巴管阻塞和生殖器橡皮肿。在工业化国家的男男性行为者（MSM）中出现了一种新的 LGV 综合征。其临床表现包括伴随里急后重的直肠炎、黏液脓性分泌物、腹痛和肛周溃疡。淋巴结病不是直肠炎综合征的显著特征。无症状感染可以发生于所有形式的 LGV。LGV 是由沙眼衣原体血清型 L1、L2 及 L3 引起的淋巴组织系统性疾病。它可以与诸如结节性红斑、肌痛、反应性关节炎、发热、乏力、体重减轻等生殖器外表现相关。

治疗策略

未经治疗 LGV 的长期后遗症十分严重，针对临床疑似病例，治疗应在流行病学信息和排除其他诊断的基础上立即开始，不能因等待实验室确诊阳性结果而延误治疗。核酸扩增实验（NAAT）是检测沙眼衣原体的首选方法。材料可以为取自溃疡基底、直肠黏膜或腹股沟淋巴结炎的针吸样本，然后通过筛查 NAAT 来检测衣原体。如果检测出沙眼衣原体，则需再次行 NAAT 实验鉴定明确的血清型。如果无法行 NAAT 实验，单次补体结合实验滴度>1∶64 或数周后滴度升高 4 倍均强烈提示 LGV。

首选的治疗方法是多西环素 100mg，每日 2 次，3 周。氟喹诺酮类和四环素类禁用于妊娠和哺乳期的妇女，这些患者需要应用红霉素 500mg 每日 4 次，3 周。罹患 LGV 的儿童需应用红霉素治疗。阿奇霉素 1g 每周 1 次，3 周作为红霉素的替代疗法已被成功应用。莫西沙星有抗衣原体活性，但其应用于 LGV 的报道较罕见。HIV 阳性患者的治疗

方案相同。然而，这些患者可能需要延长治疗时间，并密切注意治疗失败和复发的可能。有波动感的腹股沟淋巴结炎需要经正常皮肤于其上极行针吸引流，而不可被切开，因为有窦道形成的危险。

所有患有 LGV 的患者都需检测其他性传播感染及血源性疾病，特别是 HIV 和乙型、丙型肝炎。频繁及反复的性安全教育是必要的，因为多数患者持续参与高危行为。性伴侣需要被评估，进行感染检测，然后应用阿奇霉素 1g 口服或多西环素 100mg 每日 2 次，7 天进行试验性治疗。

特殊检查

- 核酸扩增实验（NAAT）
- 衣原体血清学检测

Lymphogranuloma venereum 2015: clinical presentation, diagnosis, and treatment. Stoner bp, Cohen SE. Clin Infect Dis 2015; 61 (suppl 8): S865–73.

直肠炎和直肠结肠炎是目前 LGV 最常见的临床表现。经典的腹股沟淋巴结炎表现变得越来越少见。

Lymphogranuloma venereum among men who have sex with men. An epidemiologic and clinical review. De Vrieze NH, de Vreis HJ. Expert Rev Anti Infect Ther 2014; 12: 697–704

将近 25% 的感染是无症状的。在过去 6 个月内有接触性肛交的男男性行为者应被筛查。无症状携带者是感染的储存库，这些人需要被治疗。

2013 European guideline on the management of lymphogranuloma venereum. De Vries HJ, Zingoni A, Kreuter A, Moi H, White JA. J Eur Acad Dermatol Venereol 2015; 29: 1–6.

在 21 天全程治疗后症状和体征得到缓解，微生物学"治愈检测"被认为是非必需的。患者需要测试其他性传播感染和乙型、丙型肝炎。另外，还需警告他们无保护的性行为和黏膜创伤性性行为如肛交和性工具的风险。

Lymphogranuloma venereum presenting as perianal ulceration: an emerging clinical presentation？ Singhrao T, Higham E, French P. Sex Transm Infect 2011; 87: 123–4

LGV 以及单纯疱疹、软下疳、梅毒必须包含在肛周溃疡的鉴别诊断中，尤其是对男男性行为者。单纯疱疹依然

被认为是最常见的致病原因。

Lymphogranuloma venereum. Herring A, Richens J. Sex Transm Infect 2006; 82: 23–5.

性病性淋巴肉芽肿的实验室诊断依赖于检测出特异的沙眼衣原体 DNA,继而通过基因分型识别血清型 L1、L2 或 L3。衣原体培养在技术上是困难的,只有很少的实验室有培养设备。补体结合实验可以用于诊断,在有症状的患者中高滴度或上升滴度提示 LGV。

The association between lymphogranuloma venereum and HIV among men who have sex with men: systematic review and meta-analysis. RÖnn MM, Ward H. BMC Infect Dis 2011; 11: 70.

在 13 项研究中,男男性行为的 LGV 患者中 HIV 的发病率为 67%~100%。HIV+MSM 不同程度上被 LGV 所影响。

Persistent high-risk sexual behavior in men who have sex with men after symptomatic lymphogranuloma venereum proctitis. Van den Boss RR, van der Meijden WI. Int J STD AIDS 2007; 18: 715–6.

在接受了 LGV 直肠炎的治疗后的 3 年内,26 位患者中的 17 位(65%)接受了另一种性传播感染的治疗。因为患者依然在参与高危性行为,健康教育和咨询必须加强。

一线治疗	
• 多西环素 100mg,口服,每日 2 次,连续 21 天。	B

Centers for Disease Control and Prevention. Sexually transmitted disease treatment guidelines, 2015. Workowski KA, Bolan GA. MMWR Recomm Rep 2015; 64: 1–137

二线治疗	
• 红霉素 500mg 口服,每日 4 次,连续 21 天	B
• 阿奇霉素 1 g 口服,每周 1 次,连续 3 周	C

• 莫西沙星 400mg/d,连续 10 天	E
• 腹股沟淋巴结抽吸术	B

Treatment of lymphogranuloma venereum. McLean CA, Stoner BP, Workowski KA. Clin Infect Dis 2007; 44: 147–52.

多西环素 100mg 每日 2 次,3 周被推荐为 LGV 的一线治疗。阿奇霉素 1g,每周 1 次,连续 3 周能有效对抗 LGV。红霉素 500mg,每日 4 次口服是罹患 LGV 的妊娠期女性的推荐治疗。

Doxycycline failure in lymphogranuloma venereum. Méchaï F, de Barbayrac B, Aoun O, Mérens A, Umbert P, Rapp C, Sex Transm Infect 2010; 86: 278–9.

1 名 LGV 直肠炎患者接受多西环素 3 周全程治疗失败。这位患者经莫西沙星 400mg/d,10 日治疗后取得了快速临床治愈。多西环素治疗失败病例罕见。

An audit on the management of lymphogranuloma venereum in a sexual health clinic in London, UK. Hill SC, Hodson L, Smith A, Int J STD AIDS 2010; 21: 772–6.

55 名患者接受了多西环素治疗,7 名患者接受了阿奇霉素治疗,每周 1g,共 3 周。所有接受阿奇霉素治疗的患者取得了临床治愈,其中 6 人被证实微生物学治愈。3 个月内,一半的患者复诊接受了随访,相当一部分患者被检测出新近的性传播感染。患者们在治疗后继续参与高危性行为,可见需要加强安全性行为咨询工作。

Lymphogranuloma venereum. Becker LE. Int J Dermatol 1976; 15: 26–33.

不建议切开或引流腹股沟淋巴结炎。有波动感的腹股沟淋巴结炎需要用大口径针头通过正常皮肤从上极抽吸。

(李卓然 译,刘全忠 校)

第147章 淋巴瘤样丘疹病

原作者 Rachel S. Klein，Elisha Singer，Jacqueline M. Junkins-Hopkins，Carmela C. Vittorio，Alain H. Rook，Ellen J. Kim

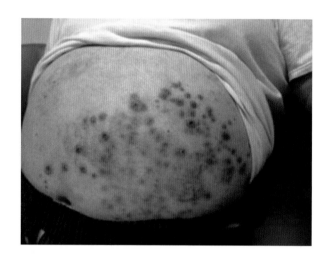

按照世界卫生组织/欧洲癌症研究与治疗组织（WHO/EORTC）对于皮肤淋巴瘤的分类，淋巴瘤样丘疹病（lymphomatoid papulosis，LyP）是一组 CD30+ 淋巴增生性疾病，组织学上被定义为数量不等的 CD30+ 的淋巴细胞浸润，临床上表现为成批发生的易复发、可自愈的丘疹、结节。患者就诊时没有几个皮损或有多个皮损，这些皮损可进展至结痂或坏死阶段，愈合后常留有瘢痕。不太常见的表现包括局部的孤立的肢端和口腔受累。LyP 发生于成人和儿童，最小病例年仅 11 个月。约 5%~25% 的 LyP 患者可表现为或发展至淋巴增生的恶性肿瘤，如蕈样肉芽肿（MF-皮肤 T 细胞淋巴瘤，CTCL），间变大细胞淋巴瘤（ALCL），霍奇金淋巴瘤或非霍奇金淋巴瘤。发展到非血液系统肿瘤的轻微风险性也存在。在一些同时患 LyP 和相关淋巴瘤（包括 MF 和 ALCL）的患者中发现了相同的克隆，支持 LyP 属于 CTCL 病谱的观点。LyP 和节肢动物咬伤、苔藓样糠疹和毛囊炎在临床与组织学上也可重叠。

治疗策略

关于 LyP 的治疗，最重要的是理解该病的自然病程。LyP 定义为复发性、可自愈（每个皮疹可消退）的丘疹结节性皮疹，组织学上提示 CTCL。有六种组织学分型，包括 A 型（包括嗜酸性粒细胞和组织细胞的楔形浸润），B 型（亲表皮性，与 MF 类似），C 型（聚积成片的 CD30+ 细胞，与 ALCL 类似），D 型（CD8/CD30+，与原发性皮肤侵袭性亲表皮性 CD8+ 细胞毒性 T 细胞淋巴瘤类似），E 型（CD30+，伴血管浸润），F 型（CD30+，毛囊型）。不同组织学亚型的 LyP 患者的长期生存率似乎没有差异，但 B 型和 C 型相关的淋巴瘤更常见。少数 LyP 患者可能有累及染色体 6p25.3 上的 DUSP22-IRF4 位点（双特异性蛋白磷酸酶 22/干扰素调节因子 4）的染色体重排，在一些皮肤 ALCL 患者中已经观察到这种现象。

临床评估应包括非典型特征的完整病史评估，包括以前的淋巴样肿瘤病史，全身症状，淋巴结病，或全血细胞计数、血液化学和乳酸脱氢酶等实验室异常。发现异常应行计算机断层扫描（CT）或正电子发射断层显像扫描（PET/CT）排除系统性淋巴瘤。LyP 与原发性皮肤 ALCL 鉴别重要但困难，因为临床和组织学的重叠，包括自发性消退。

持续性皮损直径超过 2~3cm 支持 ALCL；然而一些患者不符合任何一种疾病。这样的临界病例与 LyP 有相似的生物学行为，可以按 LyP 治疗。

LyP 的治疗应该针对疾病负担而进行，因为治疗没被证实能改变 LyP 的自然病程，也不能预防其发展到淋巴瘤。治疗应限于有症状性或影响美容的病例。一线疗法包括外用皮质激素、低剂量甲氨蝶呤和光疗。在治疗的最初几周内可看到的反应包括发生的皮损减少，每个皮损消退更快，偶尔诱导缓解。大的皮损或临界性皮损可以用局部放射治疗或切除。对 MF 有效的治疗也可使用，包括外用卡莫司汀（BCNU）、氮芥、贝沙罗汀和 5% 咪喹莫特霜。系统性生物制剂如干扰素 α 和维 A 酸 X 受体激活剂贝沙罗汀也能有效抑制皮损。严重病例用抗 CD30 抗体本妥昔单抗有效；但必须平衡周围神经病变、中性粒细胞减少症和进行性多灶性白质脑病（PML）的风险。尽管组织学特征提示 ALCL，但多药化疗不适用。LyP 可在数十年后复发，需要仔细考虑治疗的副作用并连续监视淋巴瘤的发生。

特殊检查

- 皮肤活检和组织学检查来证实诊断
- 排除全身性 "B"（即 B 细胞淋巴瘤）症状、肝脾大/淋巴结肿大，或实验室异常
- 持续监视淋巴增生性肿瘤

EORTC, ISCL, and USCLC consensus recommendations for the treatment of primary cutaneous CD30-positive lymphoproliferative disorders: lymphomatoid papulosis and primary cutaneous anaplastic large-cell lymphoma. Kempf W, Pfaltz K, Vermeer M, Cozzio A, Ortiz-Romero P, Bagot M, et al. Blood 2011; 118: 4024–35.

这些共识指南为 CD30+ 皮肤淋巴增生性疾病谱的治疗给出了推荐。如果有正常的体格检查和系统检查,典型的 LyP 不需要分期。所有亚型均需长期随访。

Lymphomatoid papulosis. Reappraisal of clinicopathologic presentation and classification into subtypes A, B, and C. El Shabrawi-Caelen L, Kerl H, Cerroni L. Arch Dermatol 2004; 140: 441–7.

回顾性分析了 85 例 LyP 患者,记载了组织学 A、B、C 型之间的重叠,以及 B 型与 MF 之间的重叠。8% 的患者有 1 种以上组织学亚型的 LyP。作者强调 LyP 与 CD30+ 淋巴瘤的紧密重叠。讨论了 LyP 的多种临床病理学表现,包括毛囊黏蛋白沉积,亲汗管性、水疱形成、MF 样的带状浸润,以及合并角化棘皮瘤。

A variant of lymphomatoid papulosis simulating primary cutaneous aggressive epidermotropic CD8+ cytotoxic T-cell lymphoma. Description of 9 cases. Saggini A, Gulia A, Argenyi Z, Fink-Puches R, Lissia A, Magaña M, et al. Am J Surg Pathol 2010; 34: 1168–75.

描述了 9 例 D 型 LyP 患者,临床外观表现为 LyP,但组织病理学特征与原发性皮肤侵袭性亲表皮性 CD8+ 细胞毒性淋巴瘤类似的患者。D 型 LyP 的组织学表现为中等大小的 CD8+ CD30+ 多形性细胞,有显著的 Paget 样网状细胞增多症样的亲表皮性。在平均 84 个月的随访中,没有患者发展到淋巴增生性恶性肿瘤。

准确的临床病理相关性是避免 D 型 LyP 误诊的必要条件。

Angioinvasive lymphomatoid papulosis: a new variant simulating aggressive lymphomas. Kempf W, Kazakov DV, Schärer L, Rütten A, Mentzel T, Paredes BE, et al. Am J Surg Pathol 2013; 37: 1–13.

回顾性描述了 16 例皮损少有溃疡性丘疹的 LyP 患者,组织学显示 CD30+,常是 CD8+ 血管侵袭性 T 细胞,称为 E 型 LyP。这样的组织学能与细胞毒性皮肤淋巴瘤重叠,但没有患者发生皮肤外疾病。

Follicular lymphomatoid papulosis revisited: a study of 11 cases, with new histopathological findings. Kempf W, Kazakov DV, Baumgartner HP, Kutzner H. J Am Acad Dermatol 2013; 68: 809–16.

毛囊型 LyP 是一种累及毛囊的 LyP 变型,大多数为毛囊周围浸润的形式伴不同程度的亲毛囊性。其他改变,包括毛囊上皮增生、毛囊破裂和比较不常见的毛囊性黏蛋白沉积症。罕见的情况下,可在毛囊上皮中见到毛囊内脓疱,这样的皮损在临床上表现为脓疱。

一些人建议毛囊型 LyP 应该被称为 F 型 LyP,其他人认为它是 A 和 C 型 LyP 的亚型。

Primary and secondary cutaneous CD30+ lymphoproliferative disorders: a report from the Dutch Cutaneous Lymphoma Group on the long-term follow-up data of 219 patients and guidelines for diagnosis and treatment. Bekkenk MW, Geelen FAMJ, van Voorst Vader PC, Heule F, Geerts ML, van Vloten WA, et al. Blood 2000; 95: 3653–61.

CD30+ 淋巴细胞增生疾病的诊断和治疗指南是根据对 219 例患者的长期随访提出的,其中 118 例患 LyP(4% 有肿瘤)。118 例患者中 52 例未接受治疗或只外用皮质激素。其余患者接受了各种标准治疗,但没有 1 例完全持续缓解。C 型 LyP 患者的分期不能提示其皮肤外疾病。19% 的患者进展到相关淋巴瘤。继发性淋巴瘤的诱导缓解对 LyP 的自然病程没有影响。10 年后患皮肤外疾病的计算风险值为 4%。

Lymphomatoid papulosis: treatment response and associated lymphomas in a study of 180 patients. Wieser I, Oh CW, Talpur R, Duvic M. J Am Acad Dermatol 2016; 74: 59–67.

在对 1995—2015 年在某家专科诊所被诊断为 LyP 的 180 例患者的回顾性分析中,47.2% 的患者是组织学 A 型,17.2% 是 B 型,22.8% 是 C 型,7.8% 是 D 型,0.6% 是 E 型,4.4% 是混合型。在 93 名(队列的 51.6%)LyP 患者中观察到 114 个其他淋巴瘤,最常见的是 MF(61.4%)和 ALCL(26.3%)。发生淋巴瘤的风险因素包括男性,以及组织学 B 和 C 型。皮损数量和症状严重程度与淋巴瘤的发生不相关。D 型患者患淋巴瘤的可能性较小。T 细胞克隆性的存在与淋巴瘤风险的增加无关。治疗能缓解症状,但不能防止进展到淋巴瘤。

与其他研究相比,与淋巴瘤的总体相关性较高(40%)可能代表转诊偏倚。

CD30+ cutaneous lymphoproliferative disorders: the Stanford experience in lymphomatoid papulosis and primary cutaneouse anaplastic large cell lymphoma. Liu HL, Hoppe RT, Kohler S, Harvell JD, Reddy S, Kim YH. J Am Acad Dermatol 2003; 49: 1049–58.

注意到在 31 例 LyP 患者中,有 19 例同时存在血液淋巴样恶性肿瘤(61% 有一个或多个肿瘤)。大多数 MF 发生在诊断 LyP 之前、同时或诊断 LyP 之后。一些患有两种血液淋巴样肿瘤。3 例进展到 ALCL,时间间隔为 77~152 个月。LyP 患者的总体 5 年生存率和 10 年生存率分别为 100% 和 92%,没有人死于 LyP。患 ALCL 者预后良好。LyP 的亚型不能预测相关恶性肿瘤的风险。

与恶性肿瘤的更高的相关性可能代表选择偏倚。

Lymphomatoid papulosis in children: a series of 25 cases.

Miquel J, Fraitag S, Hamel-Taillac D, Molina T, Brousse N, de Prost Y, et al. Br J Dermatol 2014; 171: 1138–46.

回顾性分析了 25 例(男 15 人,女 10 人,中位年龄 7.5 岁)儿童(最大 15 岁)LyP(82% A 型,其余 C 型)。明显的嗜酸性浸润常见(44%)。10 年随访期间未观察到相关淋巴瘤。在 36% 的患者中观察到慢性苔藓样糠疹(PLC),28% 的患者中观察到特应性皮炎。

在儿童中,PLC 可能是 LyP 的易患因素。

Lymphomatoid papulosis in children: a retrospective cohort study of 35 cases. Nijsten T, Curiel-Lewandrowski C, Kadin ME. Arch Dermatol 2004; 140: 306–12.

在对 35 例儿童期(18 岁以下)确诊为 LyP 的回顾性队列分析中,平均随访 9 年,3 例(9%)发展到恶性非霍奇金淋巴瘤。未发现临床风险因素。儿童 LyP 患者也显著更容易有特应性。

LyP 儿童患者在其一生中有大约 10% 的风险发展成血液系统恶性肿瘤,因此需要行仔细的终身监测。

Single cell analysis of CD30+ cells in lymphomatoid papulosis demonstrates a common clonal T-cell origin. Steinhoff M, Hummel M, Anagnostopoulos I, Kaudewitz P, Seitz V, Assaf C, et al. Blood 2002; 100: 578–84.

在 A 型 LyP 中,大 CD30+ 细胞在每个病例中代表单一克隆,而大多数 CD30– 细胞是多克隆的。相同的 T 细胞克隆可见于在独立的皮损和不同的时间点,表明 T 细胞克隆在 LyP 中持续存在。

T 细胞克隆性评估对鉴别临界 LyP 病例与 ALCL 或 MF 没有帮助。

Lymphomatoid papulosis associated with mycosis fungoides: a study of 21 patients including analyses for clonality. Zackheim H, Jones C, LeBoit PE, Kashani-Sabet M, McCalmont TH, Zehnder J.J Am Acad Dermatol 2003 ;49 :620–3.

54 例 LyP 患者中,39% 患 MF。LyP 先发于 MF 者 67%,后发于 MF 者 19%,同时发生者 14%。39 例患 MF 的 LyP 患者中,95% 为 A 型 LyP。在检测的 7 例患者中,MF 和 LyP 皮损中 100% 具有相同的克隆。

Large cell transformation mimicking regional lymphomatoid papulosis in a patient with mycosis fungoides. Nakahigashi K, Ishida Y, Matsumura Y, Kore-eda S, Ohmori K, Fujimoto M, et al. J Dermatol 2008; 35: 283–8.

作者报告了 1 例 57 岁 Ⅲ期 MF 的男性患者,胸部发生转化型 MF 或 C 型 LyP 的局域性皮疹。自行消退支持 LyP 的诊断。

强调鉴别 LyP 与大细胞转化型 MF 的重要性。与 LyP 预后更好不同,伴有大细胞转化型 MF 的患者预后更差。

一线治疗	
• 无须治疗	B
• PUVA(补骨脂素长波紫外线)光疗	B
• 小剂量甲氨蝶呤	B
• 外用皮质激素	E

Practical management of CD30+ lymphoproliferative disorders. Hughey LC. Dermatol Clin 2015; 33: 819–33.

这篇最近的综述讨论了目前 LyP 的对症治疗方法。鉴于极好的长期预后,简单的监测而不治疗是合理的。特异治疗的选择将进一步详细讨论。

PUVA-treatment in lymphomatoid papulosis. Wantzin GL, Thompsen K. Br J Dermatol 1982; 107: 687–90.

5 例 LyP 患者,包括 1 例有肿瘤的患者,分别采用了 PUVA 治疗($51 \sim 124 J/cm^2$ 对典型 LyP,$481 J/cm^2$ 对有肿瘤的 LyP)。结果皮损数量减少,且每个单个皮损的生长周期从 3~6 周缩短至 1 周。1 例患者达缓解。

Methotrexate is effective therapy for lymphomatoid papulosis and other primary cutaneous CD30+ lymphoproliferative disorders. Vonderheid EC, Sajjadian A, Kadin ME. J Am Acad Dermatol 1996; 34: 470–81.

综述了 20 年来应用甲氨蝶呤治疗 45 例 LyP、CD30+ 淋巴瘤和临界病例的经验。患者在 4 周内即有反应(每周 15~20mg)。每 10~14 天(范围 7~28 天)给予 1 次维持量;29% 患者并发 MF,需要其他疗法[盐酸氮芥、卡莫司汀、标准 UV(紫外线)治疗和 PUVA]来增加疗效,但相对有效性不及甲氨蝶呤。甲氨蝶呤治疗 LyP 和 CD30+ 淋巴瘤的反应相似。有 3 例患者反应性减少,提示对甲氨蝶呤耐药。突然停药时病情严重恶化。

甲氨蝶呤被认为是症状性疾病的一线治疗,控制疾病典型,但停药缓解并不常见。

Lymphomatoid papulosis: successful weekly pulse superpotent topical corticosteroid therapy in three pediatric patients. Paul MA, Krowchuk DP, Hitchcock MG, Jorizzo JL. Pediatr Dermatol 1996; 13: 501–6.

3 例 LyP 患儿外用卤倍他索或丙酸氯倍他索,每日 2 次,共 2~3 周,之后每周冲击应用,几乎全部皮损完全消退。3 个溃疡性皮损用曲安西龙皮损内注射作为辅助治疗。

尽管这种治疗不可能改变疾病的病程,但因为其并发症相对较少,因而是一种合理的治疗方法。

二线治疗	
• 外用氮芥	B
• 外用卡莫司汀	C
• 外用贝沙罗汀	C

Long-term efficacy, curative potential, and carcinogenicity of topical mechlorethamine chemotherapy in cutaneous T cell lymphoma. Vonderheid EC, Tan ET, Kantor AF, Shrager L, Micaily B, Van Scott EJ. J Am Acad Dermatol 1989; 20: 416–28.

7 例 LyP 患者和 17 例同时患有 LyP 和 MF 的患者用氮芥 10~20mg 溶于 40~60ml 注射用水，除生殖器外，全身整个皮肤表面每日 1 次外用，至皮损完全清除后至少 2 周后停药。7 例 LyP 患者中的 4 例达到完全缓解，其中 1 例持续缓解超过 8 年随访期。注意到发生鳞状细胞癌、基底细胞癌、霍奇金病和结肠癌的风险轻度增加。

氮芥治疗常见的副作用是变应性超敏反应。当氮芥用软膏为基质制备时可能会较少发生这种情况。

Topical carmustine therapy for lymphomatoid papulosis. Zacheim HS, Epstein EH, Crain WR. Arch Dermatol 1985; 121: 1410–4.

7 例 LyP 患者全身皮肤每日 1 次外用卡莫司汀治疗。总剂量 280~1 180mg。在全部皮肤治疗之后，单个皮损的局部治疗包括每日 2 次外用 2mg/ml 或 4mg/ml 的 95% 乙醇。所有患者的皮损数量和大小迅速减少。维持治疗使皮损更快消退且未发生瘢痕，但未缓解。罕见发生了持续性毛细血管扩张的病例。

三线治疗	
• 口服贝沙罗汀	C
• 重组干扰素	C
• 准分子激光	E
• 放射疗法	E
• 外用甲氨蝶呤	E
• 咪喹莫特霜	E
• 本妥昔单抗	B

Bexarotene is a new treatment option for lymphomatoid papulosis. Krathen RA, Ward S, Duvic M. Dermatology 2003; 206: 142–7.

口服贝沙罗汀，初始剂量为 300mg/（$m^2 \cdot d$），可更快消除皮损，更少坏死，新发皮损减少。3 例 LyP 患者中 1 例完全反应。对于受累 <10% 体表面积的患者，口服和外用贝沙罗汀疗效相似。

因为口服贝沙罗汀常见中枢性甲状腺功能减退和高脂血症，所以常与左甲状腺素和降脂药物联合使用。

Therapeutic use of interferon-alpha for lymphomatoid papulosis. Schmuth M, Topar G, Illersperger B, Kowald E, Fritsch PO, Sepp NT. Cancer 2000; 89: 1603–10.

5 例患者使用皮下注射干扰素 α 治疗，剂量为 300 万 ~1 500 万 U，每周 3 次。其中 3 例治疗 12~13 个月，每例在停止治疗后均获得了持续至少 1 年的完全反应。2 例治疗了 5~7 个月：1 例部分反应，1 例完全反应；然而，该 2 例在停止治疗后都未持续缓解。6 例对照中仅 1 例达到自发缓解。

308-nm excimer laser for the treatment of lymphomatoid papulosis and stage IA mycosis fungoides. Kontos AP, Kerr HA, Malick F, Fivenson DP, Lim HW, Wong HK. Photodermatol Photoimmunol Photomed 2006; 22: 168–71.

用 PUVA 和 MTX 治疗失败的 1 例 LyP 患者，用 308nm 脉冲激光治疗 13 次，每周 3 次，最大能量 500mJ/cm^2。结果 75% 的皮损消退，复发和炎症后色素沉着极少。

这种手持式装置允许输出更高能量，降低致癌风险。

Persistent agmination of lymphomatoid papulosis: an equivalent of limited plaque mycosis fungoides type of cutaneous T-cell lymphoma. Heald P, Subtil A, Breneman D, Wilson LD. J Am Acad Dermatol 2007; 57: 1005–11.

7 例局限性 LyP 像局限性 MF 一样用局部放射治疗，结果长期缓解。放射剂量为 30~46Gy，分次给予。1 例患者同时外用贝沙罗汀与局部电子束治疗。在 2~6 年的随访中，7 例中 6 例未复发。1 例复发的患者用干扰素 α 与 PUVA 治疗后完全缓解。

局限性 LyP 用类似于 MF 的局部放射治疗，可能会使 LyP 长期缓解，但正如所展示的，这些患者仍然可能会发展到淋巴瘤，长期随访很关键。

Treatment of lymphomatoid papulosis with imiquimod 5% cream. Hughes PH. J Am Acad Dermatol 2006; 54: 546–7.

报告了 1 例患 LyP 的 13 岁男孩，皮损局部外用 5% 咪喹莫特霜，每周 3 次，皮损 2 周内完全反应。

患者对咪喹莫特的反应不同，应该警示患者用药后可能出现的炎症反应。咪喹莫特使用受其价格限制。

Results of a phase II trial of brentuximab vedotin for CD30+ cutaneous T-cell lymphoma and lymphomatoid papulosis. Duvic M, Tetzlaff MT, Gangar P, Clos AL, Sui D, Talpur R. J Clin Oncol 2015; 33: 3759–65.

本妥昔单抗是一种 CD30 的单克隆抗体，与微管蛋白毒素单甲基澳瑞他汀 E 共轭结合。本妥昔单抗最初被美国食品药品管理局（FDA）批准用于难治性霍奇金淋巴瘤和系统性 ALCL。这项单中心、开放标签的 II 期临床研究显示了该药对表达 CD30 的 CTCL（原发性皮肤 ALCL、LyP

或转化型 MF/Sezary 综合征）的有效性。每 3 周 1 次静脉注射 1.8mg/kg，48 例患者的总反应率为 73%（35% 达到完全缓解）。所有患者（包括 9 例 LyP 和 2 例原发性）皮肤 ALCL 均有反应；反应时间为 3 周（范围 3~9 周），平均反应时间为 26 周（范围 6~44 周）。最常见的不良事件是周围神经病（65% 的患者，1 级或 2 级），后者可持续存在。

本妥昔单抗对多种表达 CD30 的 CTCL 均有相当的疗效，且副作用较合理。然而，周围神经病常见，虽然本研究中未见，但 FDA 发布了对本妥昔单抗的黑框警示，由于使用该药治疗的患者（迄今在 5 例患者中报告过）发生了 PML。值得注意的是，这些患者以前用较大剂量的免疫抑制药物治疗过，而这些药物一般在 LyP 患者中不使用。鉴于 LyP 总体预后良好，本妥昔单抗应保留仅用于严重顽固的 LyP 病例。

（史美慧　译，肖　汀　校）

548

第148章 恶性萎缩性丘疹病

原作者 Noah Scheinfeld

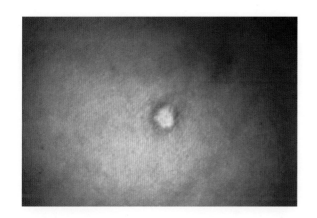

恶性萎缩性丘疹病(malignant atrophic papulosis,MAP),又称Degos病(Degos disease,DD),是一种以闭塞性血管病变为特征的疾病。根据预后可分为单纯皮肤型和系统型。单纯皮肤型DD完全是良性的病程,而系统型DD发病后几年内是致命的。皮肤型DD可以发展为系统型,但是目前还不能预测哪些因素会使皮肤型DD进展为系统型。系统型DD的死亡原因与血管穿孔、出血和胃肠道穿孔相关。系统型可累及神经系统、眼部、胃肠道、心血管系统和肝肾。

治疗策略

单纯皮肤型DD会由于其良性表现和老旧的诊断标准,出现诊断不足的情况。据报道,本病常见于男性和年轻人,不过这可能是由于抽样误差所致。

皮肤型和系统型DD具有相似的皮肤表现,主要为红斑、淡红或红色丘疹(2~15mm),渐发展为周围结痂,中间是瓷白色的萎缩。丘疹性的损害通常边缘有毛细血管扩张,可以是圆顶状或萎缩的,丘疹中央结痂。也可见到荨麻疹样、脓疱样和/或树胶肿样的结节。皮损可发生在除面部以外任何部位的皮肤。

在电镜观察下,DD患者血管内皮细胞和成纤维细胞中可见病毒样包涵体。有时可见 C_3 沉积。组织细胞内可见胞浆内柱状体(intracytoplasmic cylinders)。

DD组织病理上表现为小动脉闭塞,从而导致组织梗死。该病的血管病变或血管内膜炎的表现与系统型疾病的严重程度不对等。

目前没有特殊的实验室检查来确诊DD。有些病例可检测到抗磷脂抗体和抗核抗体,但这些是相关性抗体而不是致病性抗体。有报道显示,血浆纤维蛋白素水平升高、血小板聚集且局部和全身纤溶酶活性降低。做检查的目的是确定患者是否患有系统型DD。系统性红斑狼疮及其他胶原性血管疾病患者可表现为DD样萎缩性瓷白色丘疹。然而,这些情况可能并不能够诊断为DD。

组织病理显示胶原楔形变性,真表皮交界处鳞状化生,显著界面改变伴有色素失禁和表皮萎缩。影像学和实验室检查的目的是确定是否为系统型MAP,从而在治疗上可以考虑使用更新的药物。单纯皮肤型DD患者需要常规做大便隐血实验(大便愈创木酚试验)来排除胃肠道出血。组织病理活检能够帮助明确诊断DD,患者需要完善临床、组织病理和实验室检查来支持DD的诊断,DD患者的临床和病理特征很少见于红斑狼疮患者。

以往治疗MAP和皮肤型DD的药物包括抗凝药(香豆素类和肝素类),抗血小板药(阿司匹林和潘生丁),纤维溶解蛋白活性药物(苯乙双胍),免疫抑制剂(环孢素和硫唑嘌呤)。静脉输注免疫球蛋白未见明显疗效。局部外用尼古丁贴曾经有治疗有效的报道。

MAP不再是不治之症。依库丽珠单抗(eculizumab)是一种针对补体 C_5 的单克隆抗体,有报道称,使用该抗体初始和连续治疗能够使系统型MAP患者得到缓解。虽然使用依库丽珠单抗治疗的病例还很少,且大部分病例为未发表病例,但可选择依库丽珠单抗作为系统型MAP的治疗药物。目前,依库丽珠单抗用于治疗MAP的剂量尚不清楚,但可能是已发表使用剂量的最高剂量(静脉注射900mg,或者后续治疗可给予更高剂量)。依库丽珠单抗治疗MAP有效提示本病是一种血管疾病而不是自身免疫性疾病。由于依库丽珠单抗是一种费用非常昂贵的复杂治疗,一般不建议用于单纯皮肤型DD的治疗。曲前列环素是一种合成的环前列腺素类似物(PGI₂),与依库丽珠单抗联合治疗有一定前景。

特殊检查
• 体格检查
• 皮肤组织病理学检查(首先行皮肤活检,也可以做肠道和其他脏器病理活检)
• 全血细胞计数
• 大便潜血试验
• 抗核抗体滴度
• 蛋白C、蛋白S和V因子,抗凝血酶Ⅲ,同型半胱氨酸水平
• 抗心磷脂抗体滴度

一线治疗

• 依库丽珠单抗	D
• 曲前列环素	D

A 32-year-old man with a rash, myalgia, and weakness. Burgin S, Stone JH, Shenoy-Bhangle AS, McGuone D. N Engl J Med 2014; 370: 2327–37.

A man with a rash, myalgia, and weakness. Shapiro L, Whelan P, Magro C. N Engl J Med 2014; 371: 1361.

The effects of eculizumab on the pathology of malignant atrophic papulosis. Magro CM, Wang X, Garrett-Bakelman F, Laurence J, Shapiro LS, DeSancho MT. Orphanet J Rare Dis 2013; 8: 185.

Effective treatment of malignant atrophic papulosis (Köhlmeier Degos disease) with treprostinil—early experience. Shapiro LS, Toledo-Garcia AE, Farrell JF. Orphanet J Rare Dis 2013.8: 52.

Degos disease: a C5b-9/interferon-α-mediated endotheliopathy syndrome. Magro CM, Poe JC, Kim C, Shapiro L, Nuovo G, Crow MK, et al. Am J Clin Pathol 2011; 135: 599–610.

Commentary on Degos disease: a C5b-9/interferon-α-mediated endotheliopathy syndrome by Magro et al: a reconsideration of Degos disease as hematologic or endothelial genetic disease. Scheinfelt N. Dermatol Online J 2011; 17: 6.

人们对依库丽珠单抗作为单一治疗的最初的热情已经消退了。Burgin 等人指出，依库丽珠单抗（900mg/d）用于治疗晚期伴有胃肠道受累的 MAP 患者，治疗结果失败，患者最终死亡。Shapiro 等人研究结果显示只有 2 名早期使用依库丽珠单抗治疗的患者存活，因为他们使用了皮下注射环前列腺素和依库丽珠单抗的联合疗法。如果早期使用依库丽珠单抗治疗会有助于缓解 MAP，但是单独使用依库丽珠单抗无法控制病情进展。目前有 4 名患者接受了治疗，还没有患者死亡，其中前 2 名患者已存活 6 年时间。他们在接受治疗前都因为病情危重而进入重症监护室（ICU）。这一信息非常重要，因为不治疗或者放弃治疗对于 MAP 患者是致命的。患者应该直接去有治疗经验的医疗机构接受治疗，因为单独使用依库丽珠单抗治疗是无效的。

其他文献报告也支持使用依库丽珠单抗治疗系统型

DD，但是作者非正式的沟通指出，尽管使用依库丽珠单抗进行治疗，仍有一些患者死亡。一份报告指出，有 2 名接受依库丽珠单抗治疗失败的病例，其中 1 名合并有红斑狼疮，另外 1 名患有肺动脉高压。合并有肺动脉高压的患者联合曲前列环素治疗后 MAP 的皮损改善，但是指间关节疼痛的症状仍然存在。在合并红斑狼疮的患者治疗过程中，联合曲前列环素能够暂时改善血尿和神经系统症状，并且通过核磁检查发现病情有所改善。

二线治疗

• 华法林	E
• 肝素	E
• 阿司匹林	E
• 双嘧达莫（潘生丁）	E
• 苯乙双胍	E
• 乙雌烯醇	E
• 尼古丁贴	E
• 兰索拉唑（治疗胃肠道溃疡）	E
• 环孢素	E

Malignant atrophic papulosis: treatment with aspirin and dipyridamole. Stahl D, Thomsen K, Hou-Jensen K. Arch Dermatol 1978; 114: 1687–9.

1 例患者经口服阿司匹林 0.5g，每天 2 次，双嘧达莫 50mg，每天 3 次（QD）治疗后皮肤损害和系统症状都没有继续进展。停止治疗 4 个月后无复发。

Malignant atrophic papulosis in an infant. Torrelo A, Sevilla J, Mediero I, Candelas D, Zambrano A. Br J Dermatol 2002; 146: 916–8.

1 例 7 个月大女婴伴有皮损损害、呕吐和低体重，口服阿司匹林 12mg/（kg·d），双嘧达莫 4mg/（kg·d）分 3 次服用，治疗后好转。

Effect of fbrinolytic treatment in malignant atrophic papulosis. Delaney TJ, Black MM. Br Med J 1975; 3: 415.

1 例 42 岁的女性患者口服苯乙双胍 50mg，每天 2 次，乙烯雌醇 2mg，每天 4 次，皮肤问题得到了控制，停药后复发，再次用药治疗后仍然有效。

Penile ulceration in fatal malignant atrophic papulosis (Degos disease). Thompson KF, Highet AS. Br J Dermatol 2000; 143: 1320–2.

1 个治疗失败的案例，患者最初表现为阴茎溃疡，使用阿司匹林和双嘧达莫治疗，但是患者无法耐受，使用环孢素后临床症状改善。后来患者出现神经系统和胃肠道症状，经过兰索拉唑治疗后胃溃疡愈合。使用肝素治疗心房纤颤和胸痛，症状改善明显。持续存在症状，尝试使用他克莫司、泼尼松龙、硫唑嘌呤和环磷酰胺等药物治疗,最终均未见效。

A case of malignant atrophic papulosis successfully treated with nicotine patches. Kanekura T, Uchino Y, Kanzaki T. Br J Dermatol 2003; 149: 660–2.

患者每天使用尼古丁贴,每 24 小时释放 5mg,治疗后皮损好转。停药 3 周后皮损复发,再次使用仍然有效。该患者无系统受累。

三线治疗	
• 硫唑嘌呤	E
• 环磷酰胺	E
• 他克莫司	E
• 静脉注射免疫球蛋白	E
• UVB 光疗	E

Ineffcacy of intravenous immunoglobulins and infliximab in Degos'disease. De Breucker S, Vandergheynst F, Decaux G. Acta Clin Belg 2008; 63: 99–102.

1 名 60 岁系统型 DD 患者,尽管经过抗凝、泼尼松龙、静脉注射免疫球蛋白治疗和英利西单抗治疗,最终还是死亡。

The use of intravenous immunoglobulin in cutaneous and recurrent perforating intestinal Degos disease (malignant atrophic papulosis). Zhu KJ, Zhou Q, Lin AH, Lu ZM, Cheng H. Br J Dermatol 2007; 157: 206–7.

1 名 38 岁的中国女性 DD 患者,对多种治疗无效,用高剂量 IVIG 治疗 1 个疗程,每天 0.4g/kg,连续 5 天。1 周后,皮损明显改善,一般情况改善。在接下来的 11 个月的随访中,患者没有新发皮损,也没有出现胃肠道不适。

A fatal case of malignant atrophic papulosis (Degos'disease) in a man with factor V Leiden mutation and lupus anticoagulant. Hohwy T, Jensen MG, Tøttrup A, Steiniche T, Fogh K. Acta Derm Venereol 2006; 86: 245–7.

1 名 33 岁男性患者全身广泛分布的 DD 皮损,在发病 2.5 年后死亡。患者接受窄谱中波紫外线光疗(NB-UVB)、泼尼松龙、阿司匹林、己酮可可碱和华法林等治疗无效。

A case of systemic malignant atrophic papulosis (Köhlmeier Degos' disease). Fernández-Pérez ER, Grabscheid E, Scheinfeld NS. J Natl Med Assoc 2005; 97: 421–5.

1 名男性患者尽管使用了环孢素、泼尼松、西多福韦、IVIG 和抗凝治疗,但这些治疗方法并没能阻止病情进展,患者最后还是死亡了。

Malignant atrophic papulosis of Degos. Report of a patient who failed to respond to fibrinolytic therapy. Howsden SM, Hodge SJ, Herndon JH, Freeman RJ. Arch Dermatol 1976; 112: 1582–8.

1 名 21 岁的女性在接受苯乙双胍、乙烯雌醇、阿司匹林、烟酸和低分子右旋糖酐治疗后,死于 MAP 并发症。

Benign familial Degos disease worsening during immuno-suppression. Powell J, Bordea C, Wojnarowska J, Farrell AM, Morris PJ. Br J Dermatol 1999; 141: 524–7.

1 名 61 岁女性 DD 患者接受了肾移植手术,在使用泼尼松龙、硫唑嘌呤和环孢素治疗后,病情发生了恶化。

[An autopsy case of Degos disease with ascending thoracic myelopathy]. Sugai F, Sumi H, Hara Y, Kajiyama K, Morino H, Fujimura H. Rinsho Shinkeigaku 1998; 38: 1049–53. [In Japanese].

1 名 44 岁男性 DD 患者伴有胸椎横突脊髓病变,经甲泼尼龙和环磷酰胺冲击等积极治疗,患者最终还是死于呼吸衰竭。

(孙中斌 译,王 刚 校)

第149章 恶性黑素瘤

原作者 Sarah Utz, Philip Friedlander, Orit Markowitz

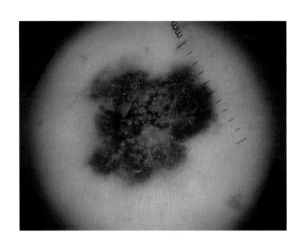

在美国,黑素瘤是皮肤病患者死亡的最主要原因之一。据估计,2015年,美国有73 870例新诊断黑素瘤患者,其中近9 940例因该病死亡。

治疗策略

早期发现对黑素瘤的治疗至关重要。医生和患者必须熟悉黑素瘤的五种表现:不对称、边界不清、颜色不均、直径>6mm和近来发展变化。如果皮损符合边界不规则、直径>6mm、颜色不均中的两条,诊断黑素瘤的特异性为88%,灵敏度为73%。该病误诊率高,即使经验丰富的医生也有1/3的患者被误诊,必须通过皮肤活检和组织病理学检查才能确诊黑素瘤。

黑素瘤治疗的关键是一级预防(降低患病风险)和二级预防(及早发现)。美国国立卫生研究院(National Institutes of Health,NIH)特别强调了专业卫生部门筛查和定期皮肤检查对该病的重要性。美国皮肤科学会建议患者在诊断黑素瘤后,应连续2年每年接受1~4次随访检查。无创检测技术的应用,如皮肤镜和最近经美国FDA批准的皮肤色素分析仪MelaFind,能帮助鉴别高度可疑的皮损。

对于可疑的黑素瘤,必须通过病理活检才能确诊,如无法全部切除,也可以进行全层活检。

对于原发性皮肤黑素瘤,手术治疗目标是通过局部皮损的扩大切除获得阴性切缘,以防止疾病复发和转移。目前,美国国家癌症综合治疗联盟根据Breslow肿瘤厚度推荐了不同的手术切缘(表149.1)。

皮损扩大切除不仅是IA期黑素瘤的首选方案,也是治愈原位黑素瘤的最佳手段。由于黑素瘤细胞可能会不连续地延伸到可见病变外数毫米,对于原位黑素瘤的手术建议

切除范围可能需要扩大9mm。

表149.1 目前黑素瘤切除范围指南

肿瘤厚度	推荐手术切缘
原位	0.5cm
≤1.0mm	1.0cm
1.01~2mm	1~2cm
2.01~4mm	2.0cm
>4 mm	2.0cm

目前,美国国家癌症综合治疗联盟对黑素瘤患者的前哨淋巴结活检检查尚无统一结论,建议对皮损厚度>1mm或0.76~1mm的伴溃疡或其他不利表征(如核分裂比率增加或淋巴血管受累)的患者进行活检。前哨淋巴结是否受累是局限性皮肤黑素瘤最重要的预后因素。对前哨淋巴结阳性患者推荐行淋巴结清扫术,但关于手术后的患者生存受益改善情况尚不清楚。此外,患者也可以行选择性淋巴结清扫术,但可能导致发病率增高,目前仍有争议。

临床淋巴结阳性的黑素瘤患者建议行淋巴结活检(如细针穿刺活检),如阳性需进一步行淋巴结切除术。FDA批准使用大剂量干扰素α-2b辅助治疗Ⅲ期或深Ⅱ期黑素瘤,该药能最稳定地帮助患者取得无病生存获益。伊匹单抗(ipilimumab)是一种阻断细胞毒性T淋巴细胞相关抗原4(cytotoxic T-lymphocyte-associated antigen 4,CTLA-4)的免疫检查点调节剂,研究发现它能显著改善黑素瘤患者的无复发生存率,被推荐用于区域淋巴结>1mm且行彻底淋巴结清扫术的黑素瘤辅助治疗。对于四肢有卫星灶或移行转移的黑素瘤,可使用美法仑(melphalan)等化疗药物进行肢体隔离热灌注/灌注治疗。Talimogene laherparepvec是一种能分泌粒细胞-巨噬细胞集落刺激因子(granulocyte-macrophage colony-stimulating factor,GM-CSF)的溶瘤疱疹病毒,被批准用于黑素瘤瘤体内注射治疗不可切除的皮下、皮肤和淋巴结病灶。

Ⅳ期黑素瘤的预后非常差,患者5年生存率低于5%。研究发现黑素瘤的BRAF基因突变改变了既往Ⅳ期黑素瘤的系统治疗手段。2011年以前,FDA仅批准了达卡巴嗪(dacarbazine)和大剂量白介素-2(highdose interleukin-2,HD-IL-2)两种方法治疗Ⅳ期黑素瘤。由于HD-IL-2仅用于住院患者,并可能带来毛细血管渗漏综合征、肾衰竭和神经毒性等严重不良反应,只适用于少数黑素瘤患者。

越来越多的证据表明黑素瘤是一种分子异质性疾病。最近对一组癌细胞系的 MAPK 通路相关因子进行测序,发现 50%~60% 的黑素瘤存在下游 BRAF 蛋白的激活突变。>90% 的突变发生在第 600 位,最常见的是 V600E 突变。

威罗菲尼(vemurafenib)和达拉菲尼(dabrafenib)是 BRAF V600E 突变的抑制剂。使用 V600E 抑制剂作为Ⅳ期黑素瘤患者一线系统治疗的随机Ⅲ期研究显示,与达卡巴嗪相比,BRAF 抑制剂治疗后患者生存获益显著提高,中位无进展生存期约为 6 个月,进一步阐明该病的耐药机制具有重要意义。与化疗相比,V600 突变阳性的黑素瘤患者使用 MEK 抑制剂曲美替尼(trametinib)抑制 BRAF 下游的 MAPK 通路能够明显提高患者的总体生存率。与单药治疗相比,同时抑制 BRAF 和 MEK 能够提高治疗应答率并延长无进展期。目前,威罗菲尼与考比替尼(cobimetinib)、达拉菲尼与曲美替尼的联合治疗方案已通过 FDA 批准用于治疗 V600 BRAF 突变的黑素瘤。与单药威罗菲尼相比,达拉菲尼与曲美替尼的联合能改善黑素瘤患者的总体生存率。

有研究报道,部分黑素瘤患者存在 KIT 基因突变,突变阳性的黑素瘤患者对口服 KIT 抑制剂治疗有效,但耐受性有限。

小部分黑素瘤患者对 HD-IL-2 产生持久反应,提示免疫治疗比 BRAF 抑制剂可以取得更持久的获益。CTLA-4 是一种能下调 T 细胞活性的免疫调节蛋白。使用 CTLA-4 抑制剂伊匹单抗治疗黑素瘤的临床疗效显著。多项研究显示,与多肽疫苗治疗相比,伊匹单抗治疗Ⅳ期黑素瘤取得更好的总体生存获益。与达卡巴嗪相比,伊匹单抗联合达卡巴嗪治疗患者总体生存率也显著提高。

过去几年里,大家越来越清楚地认识到抗体介导对 CTLA-4 以外的免疫调节蛋白的抑制也具有疗效。针对程序性死亡蛋白 -1(programmed death 1 protein,PD-1)或其配体 PD-L1 的靶向治疗对部分黑素瘤亦有持久疗效。PD-1 是 T 细胞的抑制性受体,其免疫抑制配体 PD-L1 在许多黑素瘤中表达。PD-1 抑制剂帕博利珠单抗(pembrolizumab)和纳武单抗(nivolumab)已被 FDA 批准用于Ⅳ期黑素瘤的系统治疗。一项Ⅲ期随机试验显示纳武单抗相较于达卡巴嗪能显著提高黑素瘤患者的总生存率。接受 PD-1 抑制剂治疗患者的高度自身免疫毒性比率也较低。Checkmate 067 Ⅲ期研究纳入 945 例未接受过系统治疗的Ⅳ期黑素瘤患者,比较单独使用伊匹单抗、纳武单抗或两者联合的疗效。结果显示,三组中位无进展生存期分别为 2.9 个月、6.9 个月和 11.5 个月,联合治疗导致较高的毒性发生率,55% 的患者出现 3 级或更严重的不良事件,总体生存数据尚未公布。目前,针对黑素瘤的最佳靶向治疗和免疫治疗方案尚不清楚。

特殊检查
• 皮肤镜
• 原发部位的皮肤活检
• 前哨淋巴结活检
• 实验室和影像学检查(胸片、CT、MRI 和 PET 扫描)
• 皮肤色素分析仪 MelaFind

Final version of 2009 American Joint Committee on Cancer (AJCC) melanoma staging and classification. Balch CM, Gershenwald JE, Soong SJ, Thompson JF, Atkins MB, Byrd DR, et al. J Clin Oncol 2009; 27: 6199–206.

该文基于 30 946 例Ⅰ、Ⅱ、Ⅲ期和 7 972 例Ⅳ期黑素瘤患者的多因素分析研究,提出皮肤黑素瘤的最新分期方法。对于局限性黑素瘤患者,Breslow 肿瘤厚度、有丝分裂率和溃疡是影响预后的三个最重要的因素。在 T1b 黑素瘤的定义中,有丝分裂率取代了肿瘤侵袭。对于局部转移的患者,分期由转移结节的数量、肿瘤负荷和原发灶的溃疡决定。无论肿瘤负荷如何,所有微小淋巴结转移的患者均归为Ⅲ期。乳酸脱氢酶(lactose dehydrogenase,LDH)升高也是Ⅳ期黑素瘤的独立不良预后因素。

National Comprehensive Cancer Network. Clinical practice guidelines in oncology. V 1. 2013. Coit DG, Andtbacka R, Anker CJ, Bichakjian CK, Carson WE 3rd, Daud A, et al. Available online: http://www. nccn. org/professionals/physician_gls/pdf/melanoma. pdf.

有丝分裂率被增加到Ⅰ、Ⅱ期黑素瘤的初始分层。初始检查的范围是有争议的。对于ⅠA 期黑素瘤,多数认为胸片和血液学检查是不必要的。对于ⅠB 期和ⅡA 期黑素瘤,由于胸片敏感性及特异性差,可选做。其他影像学检查,例如 CT、MRI 和 / 或 PET,仅应用于评估特定的体征或症状,或用于Ⅲ、Ⅳ期黑素瘤。对于Ⅲ期伴大体转移或移行转移及Ⅳ期黑素瘤,建议进行细针穿刺活检。血清 LDH 检测仅用于Ⅳ期黑素瘤。此外,根据黑素瘤的分型以及其他风险因素不同,指南还讨论了随访频率和适合的随访检测。

Incisional biopsy and melanoma prognosis. Bong JL, Herd RM, Hunter JA. J Am Acad Dermatol 2002; 46: 690–4.

该文采用配对对照的大型回顾性病例分析探讨切取活检对黑素瘤预后的影响。共有 5 727 例黑素瘤活检患者,其中 5.6% 接受过切取活检。作者认为黑素瘤的预后不受肿瘤最终切除前的切口操作的影响。然而,由于该手术的组织学局限性,作者建议对无法彻底切除的病灶或当临床怀疑黑素瘤的可能性较低时,进行切开活检。

The role of sentinel lymph node biopsy for melanoma: evidence assessment. Johnson TM, Sondak VK, Bichakjian CK, Sabel MS. J Am Acad Dermatol 2006; 54: 19–27.

本文回顾了 1 198 篇有关黑素瘤前哨淋巴结活检的文章,探讨前哨淋巴结假说背后的证据基础。作者指出,现有证据绝大多数支持前哨淋巴结状态是预测生存的最重要的独立因素,在任何淋巴结分期检测中敏感性和特异性最高。文章讨论了前哨淋巴结活检在改善区域肿瘤控制的作用。根据现有证据,亚临床检测淋巴结疾病后立即进行彻底淋巴结清扫术(complete lymph node dissection,CLND)有潜在的生存获益。该文回顾了多中心选择性淋巴结清扫试验 -1(Multicenter Selective Lymphadenectomy Trial I,MSLT-1)的中期结果,并讨论前哨淋巴结活检的发病率。作者认为,目前证据支持在黑素瘤治疗中进行前哨淋巴结活检。

Atlas of Dermoscopy. Marghoob AA, Braun R, Kopf AW, eds. London: Parthenon Publishing, 2005.

经过适当培训的临床医生使用皮肤镜检查能够提高黑素瘤诊断的敏感性。通过比较高危患者的基线图像,能够检测出正在生长或变化的黑素瘤。每 3 个月 1 次的数字皮肤镜检测,对诊断恶性雀斑样痣和原位黑素瘤的敏感性为 93%,对诊断浸润性黑素瘤的敏感性为 96%。这部面向临床医生的图谱是由多位作者编著的最新版,几乎回顾了皮肤镜检查的各个方面。

The performance of MelaFind: a prospective multicenter study. Monheit G1, Cognetta AB, Ferris L, Rabinovitz H, Gross K, Martini M, et al. Arch Dermatol 2011; 147: 188–94.

MelaFind 皮肤色素分析仪是 2011 年获得 FDA 批准的全自动、无创、数字化的诊断系统。MelaFind 能够识别需要活检排除黑素瘤的高风险色素性病变,对于皮损直径超过 2mm 的薄层、色素性黑素瘤的灵敏度高达 98.4%。

一线治疗	
• 手术切除	B
• 选择性淋巴结清扫	C
• 择期淋巴结清扫术	C

Surgical margins for melanoma in situ. Kunishige JH, Brodland DG, Zitelli JA. J Am Acad Dermatol 2012; 66: 438–44

一些研究显示先前手术切除原位黑素瘤时 5mm 切缘是不够的。该文是一篇前瞻性系列研究,从 1 120 例原位黑素瘤患者中纳入 1 072 例,探讨清除 97% 肿瘤组织所需的最小手术切缘。结果显示,切缘 6mm 时,86% 的原位黑素瘤完全切除,最小切缘 9mm 时,成功切除 98.9% 的原位黑素瘤,认为 9mm 最小手术切缘显著优于 6mm 切缘。

Excision margins in high-risk malignant melanoma. Thomas JM, Newton-Bishop J, A'Hern R, Coombes G, Timmons M, Evans J, et al. N Engl J Med 2004; 350: 757–66.

该文是一项随机临床试验,共纳入 900 例患者,比较高危肿瘤 1cm 和 3cm 手术切缘的疗效。中位随访时间为 60 个月。1cm 切缘与局部区域复发风险显著增加成相关性。1cm 切缘组中有 128 例患者因黑素瘤死亡,而 3cm 切缘组中有 105 例死亡,但两组的总体存活率无明显差异。

Overview and update of the phase III Multicenter Selective Lymphadenectomy Trials (MSLT-I and MSLT-II) in melanoma. Morton DL. Clin Exp Metastasis 2012; 29: 699–706.

该文通过多中心选择性淋巴结清扫试验 II(MSLT-II),探讨前哨淋巴结活检对黑素瘤的治疗和诊断价值,及是否可以避免多数前哨淋巴结转移患者进行淋巴结清扫术,其主要结果是黑素瘤特异性生存率。MSLT-II 是一项随机 III 期临床试验,对组织病理学或逆转录聚合酶链反应(reverse transcription polymerase chain reaction,RT-PCR)证实前哨淋巴结转移患者进行前哨淋巴结活检 + 淋巴结清扫与前哨淋巴结活检 + 高分辨率超声检查,文章指出高分辨率超声能够检测出最小 4mm 的转移灶。

Sentinel lymph node biopsy for melanoma: American Society of Clinical Oncology and Society of Surgical Oncology joint clinical practice guideline. Wong SL, Balch CM, Hurley P, Agarwala SS, Akhurst TJ, Cochran A, et al. Ann Surg Oncol 2012; 19: 3313–24.

该指南是由美国临床肿瘤学会和外科肿瘤学会共同制定的,旨在为前哨淋巴结活检在新诊断黑素瘤患者分期中的应用提供循证指南。对 73 项研究进行系统性回顾分析,建议对所有中等厚度的黑素瘤患者进行前哨淋巴结活检。此外,它也被推荐用于疾病分期和区域疾病控制。对活检阳性患者建议行淋巴结清扫治疗,以实现良好的区域疾病控制。

Elective lymph node dissection in patients with melanoma: systematic review and meta-analysis of randomized controlled trials. Lens MB, Dawes M, Goodacre T, Newton-Bishop JA. Arch Surg 2002; 137: 458–61

该文是大型系统性回顾和荟萃分析,对临床未发现区域转移的黑素瘤患者,随机对照比较选择性淋巴结清扫术和延迟至临床复发的淋巴结清扫术的疗效,结果显示,选择性淋巴结清扫术的患者的总生存效益无显著改善。

二线治疗	
• 聚乙二醇化的干扰素 α-2b	A
• 紫杉醇和卡铂	D
• 咪喹莫特	E

The Society for Immunotherapy of Cancer consensus statement on tumor immunotherapy for the treatment of cutaneous melanoma. Kaufman HL, Kirkwood JM, Hodi FS, Agarwala S, Amatruda T, Bines SD, et al. Nat Rev Clin Oncol 2013; 10: 588–98.

该篇综述为免疫疗法在美国高危和晚期黑素瘤患者的临床应用提供循证、共识建议。该建议是由医生、护士和患者权益倡导者组成的黑素瘤专家组，对 1992—2012 年高影响力、经过同行评议的文献综述进行投票讨论后提出。专家组肯定了干扰素 α-2b、聚乙二醇化干扰素 α-2b、IL-2 和伊匹单抗在黑素瘤临床治疗中的作用。

Adjuvant therapy with pegylated interferon alfa-2b versus observation alone in resected stage Ⅲ melanoma: final results of EORTC 18991, a randomised phase Ⅲ trial. Eggermont AM, Suciu S, Santinami M, Testori A, Kruit WH, Marsden J, et al. Lancet 2008; 372: 117–26.

这项研究评估长期（5 年）聚乙二醇化干扰素 α-2b 辅助治疗能否在保持良好耐受的同时维持无复发生存率。将 1 256 例Ⅲ期黑素瘤切除患者随机分为观察组（n= 629）和聚乙二醇化干扰素 α-2b 组（n= 627），疗程 5 年。与观察组相比，干扰素治疗组的无复发生存率明显改善（45.6% vs. 38.9%），但总生存率无显著差异。随后，聚乙二醇化干扰素 α-2b 于 2011 年被 FDA 批准为Ⅲ期黑素瘤患者的辅助治疗。

Adjuvant ipilimumab versus placebo after complete resection of high-risk stage Ⅲ melanoma (EORTC 18071): a randomised, double-blind, phase 3 trial. Eggermont AM, Chiarion-Sileni V, Grob JJ, Dummer R, Wolchok JD, Schmidt H, et al. Lancet Oncol 2015; 16: 522.

该文探讨伊匹单抗对复发风险高、完全切除的Ⅲ期黑素瘤患者的辅助治疗作用。对 951 例患者进行双盲Ⅲ期临床试验，结果显示伊匹单抗能显著改善完全切除的高危Ⅲ

期黑素瘤患者的无复发生存率。

Improved survival with ipilimumab in patients with metastatic melanoma. Hodi FS, O'Day SJ, McDermott DF, Weber RW, Sosman JA, Haanen JB, et al. N Engl J Med 2010; 363: 711–23

FDA 基于该研究批准伊匹单抗，一种针对免疫检查点受体 CTLA-4 的单克隆抗体，用于黑素瘤治疗。这项Ⅲ期临床试验将 676 例无法切除的Ⅲ期或Ⅳ期黑素瘤患者随机分为三组：伊匹单抗与糖蛋白 100（gp100）肽疫苗组（n = 403），伊匹单抗组（n = 137）或 gp100 组（n = 136）。与单独使用 gp100 相比，使用或不使用 gp100 疫苗的伊匹单抗均显著改善了先前治疗的转移性黑素瘤患者的总生存率（伊匹单抗为 10.1 个月，联合治疗为 10.0 个月，gp100 为 6.4 个月）。

Pembrolizumab versus ipilimumab in advanced melanoma. Robert C, Schachter J, Long GV, Arance A, Grob JJ, Mortier L, et al. N Engl J Med 2015; 372: 2521–32.

该文是一项随机Ⅲ期临床研究，共纳入 834 例Ⅳ期黑素瘤患者，所有患者均未接受过 CTLA-4 或 PD-1 抑制剂、伊匹单抗或派姆单抗的治疗。结果显示接受 PD-1 抑制剂治疗患者的应答率、6 个月无进展生存期和 12 个月总生存期均有显著改善，且高度自身免疫毒性的发生率比伊匹单抗更低。

Combined vemurafenib and cobimetinib in BRAF-mutated melanoma. Larkin al J, Ascierto PA, Dréno B, Atkinson V, Liszkay G, Maio M, et al. N Engl J Med 2014; 371: 1867–74.

该研究纳入 495 例未治疗、无法切除、局部晚期或转移性 BRAF V600 突变阳性的黑素瘤患者，随机分配为两组：威罗菲尼与帕博西尼（联合组）或威罗菲尼与安慰剂（对照组）。结果显示联合组中位无进展生存期为 9.9 个月，对照组为 6.2 个月，有显著差异。

Nivolumab in previously untreated melanoma without BRAF mutation. Robert C, Long GV, Brady B, Dutriaux C, Maio M, Mortier L, et al. N Engl J Med 2015; 372: 320–30.

该研究将 418 例未治疗且无 BRAF 突变的转移性黑素瘤患者随机分配为两组，分别接受纳武单抗或达卡巴嗪治疗。1 年后，纳武单抗组的总生存率为 72.9%，达卡巴嗪组为 42.1%，具有统计学差异。纳武单抗组的中位无进展生存期为 5.1 个月，而达卡巴嗪组为 2.2 个月。

Combined nivolumab and ipilimumab or monotherapy in untreated melanoma. Larkin J, Hodi FS, Wolchok JD. N Engl J Med 2015; 373: 23–34.

Checkmate 067 Ⅲ期临床研究共纳入 945 例未系统治

疗的Ⅳ期黑素瘤患者,比较单独使用伊匹单抗、纳武单抗或两者联合治疗效果。结果显示三组中位无进展生存期分别为2.9个月、6.9个月和11.5个月,但联合治疗组较其他组的高毒性发生率明显增高,55%患者发生3级或4极的不良事件。总体生存数据尚未公布。

Combination of paclitaxel and carboplatin as second-line therapy for patients with metastatic melanoma. Rao RD, Holtan SG, Ingle JN, Croghan GA, Kottschade LA, Creagan ET, et al. Cancer 2006; 106: 375–82

该文是一篇回顾性综述文章,共31例其他治疗失败(多为替莫唑胺或达卡巴嗪)后接受紫杉醇和卡铂联合治疗的转移性黑素瘤患者。结果显示,联合治疗的获益率与其他大多数黑素瘤的标准疗法至少具有同等良好效果(尽管在前生物制剂时代),该结果为进一步在一线背景下评估联合治疗方案提供了依据。

Locoregional cutaneous metastases of malignant melanoma and their management. Wolf IH, Richtig E, Kopera D, Kerl H. Dermatol Surg 2004; 30: 244–7.

本文讨论了使用5%咪喹莫特乳膏每周3次外用于边缘为1cm的皮肤黑素瘤转移灶的姑息性疗效。5例患者中,2例黑素瘤患者局部皮肤转移灶的临床和组织病理学表现完全缓解,1例部分缓解,其余2例患者无消退。

High-dose recombinant interleukin 2 therapy for patients with metastatic melanoma: analysis of 270 patients treated between 1985 and 1993. Atkins MB, Lotze MT, Dutcher JP, Fisher RI, Weiss G, Margolin K, et al. J Clin Oncol 1999; 17: 2105–16.

在该意向性治疗分析中,270例转移性黑素瘤患者参加了1985—1993年进行的8项临床试验。患者每8小时静脉输注1次大剂量的重组IL-2,在可耐受的前提下,持续5天,最多连续注射14次,停止6~9天后进行第2周期治疗。病情稳定或反应良好的患者每6~12周重复1次疗程。结果显示,大剂量IL-2治疗的总体反应率为16%,其中6%的患者完全缓解。部分缓解患者的中位缓解期为5.9个月。治疗完成后,严重的毒副反应通常可以迅速逆转。

Durable complete responses with high-dose bolus interleukin-2 in patients with metastatic melanoma who have experienced progression after biochemotherapy. Tarhini AA, Kirkwood JM, Gooding WE, Cai C, Agarwala SS. J Clin Oncol 2007; 25: 3802–7.

在这项意向性治疗临床研究中,26例生物化疗(BCT)(顺铂、长春碱、达卡巴嗪、IL-2和干扰素α-2b)治疗中或治疗后病情进展的转移性黑素瘤患者接受了大剂量IL-2治疗。除3例患者外,其他患者均接受了至少2个周期的治疗。4例患者(均处于M1a期)完全缓解。

Management of in-transit melanoma of the extremity with isolated limb perfusion. Fraker DL. Curr Treat Options Oncol 2004; 5: 173–84.

隔离肢体灌注(ILP)主要用于四肢有卫星灶和移行转移的黑素瘤治疗。ILP将患肢血液循环和体循环隔离后,使用非常高剂量的化疗药物(多为美法仑)通过股动脉、髂血管或腋窝血管注入隔离的解剖区域。有研究显示,将大剂量肿瘤坏死因子添加到美法仑中可能提高治疗应答率,但对黑素瘤治疗无明显益处。

Bcl-2 antisense (oblimersen sodium) plus dacarbazine in patients with advanced melanoma: the Oblimersen Melanoma Study Group. Bedikian AY, Millward M, Pehamberger H, Conry R, Gore M, Trefzer U, et al. J Clin Oncol 2006; 24: 4738–45.

这是一项针对晚期黑素瘤的大样本、随机对照研究,对771例Ⅲ和Ⅳ期黑素瘤患者随机给予抗Bcl-2的反义寡脱氧核苷酸药物奥利默森钠(oblimersen)联合达卡巴嗪(386例)或达卡巴嗪(385例)治疗。结果显示联合治疗可以安全改善晚期黑素瘤患者的预后,特别是基线血清乳酸脱氢酶(LDH)正常的患者,故建议对Bcl-2阳性、病情较轻的晚期黑素瘤患者进行血清LDH检测。

Inhibition of mutated, activated BRAF in metastatic melanoma. Flaherty KT, Puzanov I, Kim KB, Ribas A, McArthur GA, Sosman JA, et al. N Engl J Med 2010; 363: 809–19.

在这项具有里程碑意义的多中心Ⅰ期剂量递增试验中,使用V600E突变型BRAF的口服抑制剂PLX4032治疗后,大多数转移性黑素瘤患者的肿瘤全部或部分消退。55例患者(其中49例黑色瘤)进入剂量递增阶段,32例V600E突变型BRAF黑素瘤患者进入扩展阶段,被允许使用无不良反应的最大剂量治疗。在剂量递增队列中,16例V600E突变的BRAF黑素瘤患者有10例部分缓解,1例完全缓解。在扩展队列中,24例患者部分缓解,2例完全缓解。所有患者的中位无进展生存期均超过7个月。有趣的是,在氟代脱氧葡萄糖(FDG)标记的PET成像中,PLX4032对黑素瘤的治疗反应在开始14天即可观察到。

Improved survival with vemurafenib in melanoma with BRAF V600E mutation. Chapman PB, Hauschild A, Robert C, Haanen JB, Ascierto P, Larkin J, et al. N Engl J Med 2011; 364: 2507–16.

基于该Ⅲ期随机对照临床研究,V600E突变的特异性抑制剂威罗菲尼于2011年获得FDA批准用于黑素瘤治疗。该研究纳入675例未治疗的V600E BRAF突变黑素瘤患者,比较威罗菲尼与达卡巴嗪的疗效。治疗6个月时,威罗菲尼组的总生存率为 84%,达卡巴嗪组的总生存率为 64%。该试验的中期分析显示,威罗菲尼组的总体生存率和无进展生存率均显著高,建议将达卡巴嗪改为威罗菲尼治疗黑素瘤。

Improved survival with MEK inhibition in BRAF-mutated melanoma. Flaherty KT, Robert C, Hersey P, Nathan P, Garbe C, Milhem, et al. N Engl J Med 2012; 367: 107–14.

既往研究提示,MEK 抑制剂曲美替尼可能为晚期黑素瘤治疗带来希望。该Ⅲ期开放临床研究发现,与化疗相比,曲美替尼可以显著提高 V600E 或 V600K BRAF 突变的转移性黑素瘤患者的无进展率和总生存率。共 322 例患者被随机分配给予口服曲美替尼(1 次 /d)或静注达卡巴嗪或紫杉醇化疗(2 : 1 比例,3 周 1 次)。化疗组中病情进展的患者允许交叉接受曲美替尼治疗。结果显示,曲美替尼组的中位无进展生存期为 4.8 个月,化疗组为 1.5 个月。尽管存在交叉治疗,在 6 个月时,曲美替尼组的总生存率为 81%,化疗组的总生存率为 67%。

KIT as a therapeutic target in metastatic melanoma. Carvajal RD, Antonescu CR, Wolchok JD, Chapman PB, Roman RA, Teitcher J, et al. J Am Med Assoc 2011; 305: 2327–34.

该研究为单组、开放的Ⅱ期临床试验,结果显示 KIT 抑制剂伊马替尼对具有 KIT 突变的晚期黑素瘤患者具有显著疗效。对 205 例转移性黑素瘤患者进行 KIT 突变筛查,发现 51 例患者突变,其中 28 例为起源于肢端、黏膜和慢性日光损伤区域且无法切除的晚期黑素瘤患者。给予 28 例患者口服伊马替尼 2 次 /d,总的持久缓解率为 16%,中位进展时间为 12 周,中位总生存期为 46.3 周。

三线治疗	
• 放射治疗	B
• Mohs 显微外科手术	B

The benefits of adjuvant radiation therapy after therapeutic lymphadenectomy for clinically advanced, high-risk, lymph node-metastatic melanoma. Agrawal S, Kane JM 3rd, Guadagnolo BA, Kraybill WG, Ballo MT. Cancer 2009; 115: 5836–44.

该文是一篇大型回顾性研究,旨在探讨辅助放疗对晚期淋巴结转移性黑素瘤淋巴清扫后的局部复发和生存率的影响。共 615 例行淋巴清扫术的晚期黑素瘤患者,随访 5 年,显示辅助放疗组局部复发率为 10.2%,观察组为 40.6%。

Mohs micrographic surgery for the treatment of melanoma. Hui AM, Jacobson M, Markowitz O, Brooks NA, Siegel DM. Dermatol Clinics 2012; 30: 503–15.

该文讨论了目前有关 Mohs 显微外科手术治疗原位黑素瘤的文献,对 Mohs 技术、免疫组织化学染色的最新进展和结果进行了详细综述。

(宋文婷 译,高天文 校)

第150章 肥大细胞增生症

原作者 Nicholas A. Soter

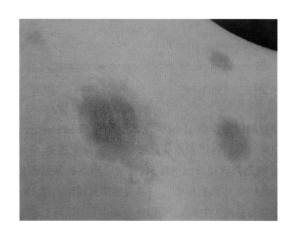

肥大细胞增生症（Mastocytoses）是一组肥大细胞增殖性疾病，临床表现包括皮肤及系统表现，由肥大细胞活化及各器官肥大细胞浸润所致。世界卫生组织将肥大细胞增生症分为：皮肤型肥大细胞增生症、惰性系统性肥大细胞增生症、系统性肥大细胞增生症伴非肥大细胞克隆性血液病、侵袭性系统性肥大细胞增生症、肥大细胞白血病、肥大细胞肉瘤和皮外肥大细胞瘤。肥大细胞增生症最常累及的器官为皮肤。皮肤表现包括色素性荨麻疹（如图所示）、肥大细胞瘤、弥漫性红皮病型皮肤肥大细胞增生症，以及持久性斑状毛细血管扩张。一个国际工作组将皮肤型肥大细胞增生症修订分类为单形性和多形性斑丘疹性皮肤肥大细胞增生症、弥漫性皮肤肥大细胞增生症和皮肤肥大细胞瘤，并将持久性斑状毛细血管扩张症从皮肤型肥大细胞增生症分类中删除。皮肤表现可伴或不伴系统受累。在儿童患者中，皮损通常不伴系统受累，并在青春期左右自发消退。在成人患者中，皮损通常表现为慢性，并伴系统性肥大细胞增生症。因为系统性肥大细胞增生症的分类和分期对治疗和预后有一定影响，因此，应将成人患者进行分类。本章仅介绍关于皮肤损害的治疗。

治疗策略

肥大细胞增生症的皮肤损害的一个重要的治疗方法是避免诱发因素，如温度变化、摩擦、身体劳累、摄入酒精、应用非甾体抗炎药或阿片镇痛药，以及情绪激动。值得关注的是，膜翅目昆虫叮咬可能诱发过敏反应，接受血清免疫治疗的患者仍可能发生。

寻找系统表现应询问病史并进行体格检查，以确定皮肤损害类型，注意有无淋巴结肿大和肝脾大。根据患者具体系统表现决定推荐进一步评估的专科医生。

因为伴发的非肥大细胞克隆性血液病（如骨髓增生异常或骨髓增生综合征和淋巴增生性疾病）可能发展，因此，需要对系统性肥大细胞增生症患者进行长期随访。

所有伴皮肤损害的患者应进行皮肤活检。除肥大细胞瘤患者外，伴皮肤损害的患者，都应进行全血细胞计数和分类计数、包括肝功能在内的血生化检查及血清类胰蛋白酶水平测定。

皮肤肥大细胞瘤在成人中很少见，大部分可能会自然消退。儿童色素性荨麻疹约50%可自发消退，成人色素性荨麻疹约10%可自发消退。弥漫性红皮病型皮肤肥大细胞增生症通常在儿童期自发缓解。持久性斑状毛细血管扩张倾向于慢性过程。

针对色素性荨麻疹患者的治疗方案报道很多，但关于弥漫性红皮病性皮肤肥大细胞增生症则的报道较少。主要的治疗措施是口服 H_1 受体抗组胺药减轻瘙痒和风团。部分患者口服色甘酸钠也有效。尚无临床对照试验评价外用强效糖皮质激素封包治疗、窄波 UVB（NB-UVB）光疗、补骨脂素加 UVA（PUVA）光化学疗法和 UVA1 光疗的作用和疗效。对于只有皮肤表现的患者，不推荐用细胞毒性药物来减少肥大细胞增殖。目前尚无方法根除肥大细胞引起的皮肤损害。

特殊检查

- 皮肤活检

Cutaneous manifestations in patients with mastocytosis: consensus report of the European Competence Network on Mastocytosis; the American Academy of Allergy, Asthma & Immunology; and the European Academy of Allergology and Clinical Immunology. Hartmann K, Escribano L, Grattan C, Brackow K, Carter MC, Alvarez-Twose I, et al. J Allergy Clin Immunol 2016; 37: 35–45.

肥大细胞增生症患者皮肤受累的主要标准是典型皮损，Darier 征阳性。次要标准包括皮损的皮肤活检中肥大细胞数量增加和皮损组织中 KIT 激活性突变。在皮损皮肤活检标本中，肥大细胞的数量增加 4~8 倍，约 40 个 /mm²。抗类胰蛋白酶抗体为检测肥大细胞的标准组化标记。尚未发现皮肤克隆性肥大细胞的特异性标记物。

一线治疗	
• H_1 受体抗组胺药	A
• H_2 受体抗组胺药	D
• 色甘酸钠	A

Comparison of azelastine and chlorpheniramine in the treatment of mastocytosis. Friedman BS, Santiago ML, Berkebile C, Metcalfe DD. J Allergy Clin Immunol 1993; 92: 520–6.

在一项双盲、随机、交叉试验中，13 名色素性荨麻疹和系统性肥大细胞增生症的受试者联合应用氮䓬斯汀及氯苯那敏 4 周，可减轻瘙痒。

Rupatadine improves quality of life in mastocytosis: a randomized, double-blind, placebo-controlled trial. Siebenhaar F, Főrtch A, Krause K, Weller K, Metz M, Magerl M, et al. Allergy 2013; 68: 949–52.

在一项双盲、随机、安慰剂对照、交叉试验中，7 名皮肤型肥大细胞增生症患者和 23 名惰性系统性肥大细胞增生症患者应用鲁帕他定 28 天，平均瘙痒生活质量总分降低 16.1%（P=0.004），瘙痒缓解 30.3%（P=0.001）。

Comparison of the therapeutic efficacy of cromolyn sodium with that of combined chlorpheniramine and cimetidine in systemic mastocytosis: results of a double-blind clinical trial. Frieri M, Alling DW, Metcalfe DD. Am J Med 1985; 78: 9–14.

6 例系统性肥大细胞增生症患者在接受氯苯那敏和西咪替丁治疗后，5 例瘙痒缓解，4 例荨麻疹症状减轻。接受色甘酸钠治疗的患者，无明显疗效。

Oral disodium cromoglycate in the treatment of systemic mastocytosis. Soter NA, Austen KF, Wasserman SI. N Engl J Med 1979; 301: 465–9.

在一项双盲交叉试验中，在 18 个试验中的 15 个试验中，5 名系统性肥大细胞增生症和色素性荨麻疹患者口服色甘酸钠可改善瘙痒及风团。

Urticaria pigmentosa: clinical picture and response to oral disodium cromoglycate. Czarnetzki BM, Behrendt H. Br J Dermatol 1981; 105: 563–7.

在一项盲法、交叉试验中，3 名儿童色素性荨麻疹患者口服色甘酸钠或安慰剂治疗 1 个月，67.7% 患者瘙痒可缓解，10 名成人色素性荨麻疹患者口服色甘酸钠或安慰剂治疗 1 个月，70% 患者瘙痒缓解。

Oral and topical sodium cromoglycate in the treatment of diffuse cutaneous mastocytosis in an infant. Edwards AM, Čapková Š. BMJ Case Reports 2011; 2011: http://dx. doi. org/10.1136/bar.02.2011.3910.

1 例弥漫性皮肤肥大细胞增生症婴儿，口服色甘酸钠和局部外用 4% 色甘酸钠乳剂后，瘙痒、风团和潮红均有改善。

二线治疗	
• 外用糖皮质激素封包	C
• 窄谱 UVB 光疗	D
• 口服 PUVA 光化学疗法	D
• 外用补骨脂素 +UVA 光化学疗法	D
• UVA1 光疗	D

Urticaria pigmentosa: systemic evaluation and successful treatment with topical steroids. Guzzo C, Lavker R, Roberts LJ II, Fox K, Schechter N, Lazarus G. Arch Dermatol 1991; 127: 191–6.

在 9 例成人色素性荨麻疹患者中，有 7 例患者用 0.05% 倍他米松二丙酸软膏在一侧身体封闭过夜治疗 6 周，皮损消退，在治疗结束 3~12 周后出现最大限度缓解。治疗结束后 6~9 个月，皮损开始复发。再治疗 6 个月后，改为每周 1 次，最长随访 2.5 年，皮损消退。

对色素性荨麻疹患者使用局部糖皮质激素的合适方法需要对照试验进行确定。

Topical corticosteroids versus "wait and see" in the management of solitary mastocytoma in pediatric patients: a longterm follow-up. Patrizi A, Tabanelli M, Neri I, Virdi A. Dermatol Ther 2015; 28: 57–61.

130 例肥大细胞瘤中，62 例用氯贝他索乳膏治疗，68 例无治疗。回顾性分析显示，两组皮损消退或部分改善的人数差异无统计学意义。平均 16.4 个月和 37.5 个月完全缓解。随访时间为 4~142 个月，平均 56.3 个月。

虽然肥大细胞瘤治疗或不治疗均可消退，但局部外用糖皮质激素治疗可缩短消退时间，可长期缓解，安全有效。

Cutaneous mastocytosis: successful treatment with narrowband ultraviolet B phototherapy. Prignano F, Troiano M, Lotti T. Clin Exp Dermatol 2010; 35: 914–5.

7 例成人色素性荨麻疹患者，窄波 UVB 光疗，每周期 12 次，3 个周期后瘙痒减轻。

Indolent systemic mastocytosis treated with narrow-band UVB phototherapy: study of five cases. Brazzelli V, Grasso V, Marina G, Barbaccia V, Merante S, Bouer E, et al. J Eur Acad Dermatol Venereol 2012; 26: 465–9.

5 例系统性肥大细胞增生症患者，平均治疗 3.5 个月后,瘙痒得到控制,色素性荨麻疹消退。随访 6 个月,瘙痒或色素性荨麻疹无复发。

窄波 UVB 副作用小,优于 PUVA 光化学疗法或 UVA1 光疗。

Short-and long-term effectiveness of oral and bath PUVA therapy in urticaria pigmentosa and systemic mastocytosis. Godt O, Proksch E, Streit V, Christophers E. Dermatology 1997; 195: 35–9.

色素性荨麻疹患者接受 PUVA 治疗,其中 8 例患者瘙痒改善。7 例患者 Darier 征得以控制,8 例患者减轻。随访 18 年,25% 的患者症状改善超过 5 年。甲氧沙林 PUVA 光化学疗无效。PUVA 光化学治疗的疗效持续数周至 10 余年。

Photochemotherapy of dominant, diffuse, cutaneous mastocytosis. Smith ML, Orton PW, Chu H, Weston WL. Pediatr Dermatol 1990; 7: 251–5.

3 名婴儿和 1 名儿童弥漫性皮肤肥大细胞增生症,接受每周 2 次口服 PUVA 光化学疗法治疗 3~5 个月,瘙痒减轻,水疱形成减少,皮肤肥厚减轻。

Medium-versus high-dose ultraviolet A1 therapy for urticarial pigmentosa: a pilot study. Gobello T, Mazzanti C, Sordi D, Annessi G, Abeni D, Chinni LM, et al. J Am Acad Dermatol 2003; 49: 679–84.

12 例色素性荨麻疹患者,接受中剂量 UVA1(60J/cm²)治疗 15 天和高剂量 UVA1(130J/cm²)治疗 10 天,瘙痒减轻,肥大细胞数量减少,疗效可持续 6 个月以上。

需通过对照试验研究对口服 PUVA 光化学疗法、UVA1 光疗及窄波 UVB 光疗的适当方法和时间间隔进行确定。

三线治疗	
• 干扰素 α	D
• 外用钙调神经磷酸酶抑制剂	E
• 白三烯受体拮抗剂	E
• 沙利度胺	E
• 手术切除	E
• 闪光灯泵脉冲染料 Nd:YAG 激光	E
• 电子束辐射	E
• 酪氨酸激酶抑制剂	B
• 克拉屈滨	B
• 奥马珠单抗	E

Treatment of urticaria pigmentosa using interferon alpha. Kolde G, Sunderkötter C, Luger TA. Br J Dermatol 1995; 133: 91–4.

6 例成人色素性荨麻疹患者,接受皮下注射 α 干扰素治疗,起始剂量 0.5×10⁶U,10 天内增加到 5×10⁶U。然后,每周注射 5 次,持续 6~20 周,减少到每周注射 3 次,持续 6~38 周。瘙痒和风团有明显改善,Darier 征变为阴性。斑丘疹数量或外观无改善,通过光镜和电镜观察,皮损处肥大细胞的数量或结构均未减少。

Cutaneous mastocytosis: two pediatric patients treated with topical pimecrolimus. Correia O, Duarte AF, Quirino P, Azevedo R, Delgado L. Dermatol Online J 2010; 16: 8.

2 名 14~26 个月的肥大细胞瘤患儿和 4 名 7~16 个月的色素性荨麻疹患儿,外用吡美莫司乳膏,每日 2 次,3 个月内显著改善。

Leukotriene-receptor inhibition for the treatment of systemic mastocytosis. Tolar J, Tope WD, Neglia JP. N Engl J Med 2004; 350: 735–6.

2 个月系统性肥大细胞增生症男孩,伴皮肤损害、气喘和肝大,口服孟鲁司特 0.25mg/kg,每天 2 次,不用药时,气喘和皮肤水疱复发,再用药后缓解。

应进行对照试验评估白三烯受体阻断剂的疗效。

Thalidomide in systemic mastocytosis: results from an open-label, multicenter, phase Ⅱ study. Gruson B, Lortholary O, Canioni D, Chandesris O, Lanterner F, Bruneru J, et al. Br J Hematol 2013; 161: 434–42.

在一项开放性、前瞻性、多中心研究的 19 例系统性肥大细胞增生症患者中,14 例患者伴色素性荨麻疹,1 例患者伴弥漫性皮肤肥大细胞增生症,应用沙利度胺治疗 6 个月,总有效率为 61%,64% 患者瘙痒改善或消失。

Solitary mastocytoma in an adult: treatment by excision. Ashinoff R, Soter NA, Freedberg IM. J Dermatol Surg Oncol 1993; 19: 487–8.

1 例 33 岁女性孤立性肥大细胞瘤患者,接受了手术切除。

Treatment of an unusual solitary mast cell lesion with the pulsed dye laser resulting in cosmetic improvement and reduction in the degree of urticarial reaction. Rose RF, Daly BM, Sheehan-Dave R. Dermatol Surg 2007; 31: 851–3.

1 例 12 岁女性孤立性肥大细胞瘤伴持久性斑状毛细血管扩张症患者,应用 585nm 脉冲染料激光治疗 6 次后,外观改善,风团严重程度减轻。

The treatment of urticaria pigmentosa with the frequency-doubled Q-switch ND-YAG laser. Bedlow AJ, Gharrie S, Harland CC. J Cutan Laser Ther 2000; 2: 45–7.

证据等级:A 双盲试验　　B 临床试验,研究对象≥20 例　　C 临床试验,研究对象<20 例　　D 病例分析,研究对象≥5 例　　E 个案报道

1 例 30 岁女性色素性荨麻疹患者,应用双频光量开关 Nd:YAG 激光(Q-switched Nd:YAG laser)治疗,最初有效,但 9 个月后皮损复发。

The cosmetic treatment of urticaria pigmentosa with Nd-YAG laser at 532 nanometers. Resh B, Jones E, Glaser DA. Cosmet Dermatol 2005; 4: 78–82.

1 例 19 岁男性色素性荨麻疹患者,用 532nm Nd:YAG 激光治疗,可减少皮损数量。

激光治疗肥大细胞增生症皮损的效果目前尚未明确。

Complete response after imatinib mesylate therapy in a patient with well-differentiated systemic mastocytosis. Alvarez-Twose J, González P, Morgado JM, Jara-Acevedo M, Sánchez-Muñoz L, Matito A, et al. J Clin Oncol 2012; 30: e126–9.

1 例 65 岁男性高分化系统性肥大细胞增生症伴色素性荨麻疹患者,应用酪氨酸激酶抑制剂甲磺酸伊马替尼治疗,8 个月后皮损改善,18 个月后完全缓解停药。停药后 8 个月,皮损仍在缓解。

Imatinib mesylate in the treatment of diffuse cutaneous mastocytosis. Morren M-A, Hoppé A, Renard M, Rychter MD, Uyttebroeck A, Dubreuil P, et al. J Pediatr 2013; 162: 205–7.

2 例弥漫性皮肤肥大细胞增生症女婴,年龄为 3 个月和 11 个月,皮损检测到 KIT 基因第 8 外显子激活性突变(p. Asp 419 del),分别应用甲磺酸伊马替尼治疗 9 个月和 1 年,随访 2 年和 6 个月均无复发。

Masitinib for the treatment of systemic and cutaneous mastocytosis with handicap: a phase 2a study. Paul C, Sans B, Suarez F, Casassus P, Barete S, Lanternier F, et al. Am J Hematol 2010; 85: 921–5.

在一项开放性多中心试验中,7 例皮肤肥大细胞增生症和 18 例系统性肥大细胞增生症患者应用酪氨酸激酶抑制剂甲磺酸马西替尼治疗,14 例患者中有 7 例患者皮肤活检标本中肥大细胞载量减少,25 例患者中有 10 例瘙痒和潮红减轻。

Cladribine therapy for systemic mastocytosis. Kluin-Nelemans HC, Oldhoff JM, van Doormaal JJ, van't Wout JW, Verhoef G, Gerrits WBJ, et al. Blood 2003; 102: 4270–6.

7 例系统性肥大细胞增生症及色素性荨麻疹患者,应用克拉屈滨(一种合成嘌呤类似物细胞还原剂)治疗,可减少皮损数量及皮肤活检标本中肥大细胞载量,皮损近乎消退。

Long-term efficacy and safety of cladribine (2-CdA) in adult patients with mastocytosis. Barete S, Lortholary O, Damaj G, Hirsh I, Chandesris MO, Elle C, et al. Blood 2015; 20: 1009–16.

法国一项全国性回顾性研究,对 68 例应用克拉屈滨治疗的系统性肥大细胞增生症成年患者进行了为期 10 年的调查,结果显示,色素性荨麻疹改善,皮肤活检标本中肥大细胞的载量减少。

Successful treatment of cutaneous mastocytosis and Ménière disease with anti-IgE therapy. Siebenhaar F, Kühn W, Zuberbier T, Maurer M. J Allergy Clin Immunol 2007; 120: 213–5.

1 例 56 岁女性皮肤型肥大细胞增生症患者表现为红棕色斑片和丘疹,皮肤活检标本肥大细胞载量增生,用奥马珠单抗治疗可控制风团和瘙痒,但皮损持续存在。

Cutaneous and gastrointestinal symptoms in two patients with systemic mastocytosis successfully treated with omalizumab. Lieberoth S, Thomsen SF. Case Rep Med 2015; 2015: 903541.

2 例系统性肥大细胞增生症伴严重瘙痒的患者,分别为 48 岁女性和 57 岁男性,服用奥马利珠单抗,瘙痒减轻。

酪氨酸激酶抑制剂、细胞毒性药物和奥马珠单抗已用于系统性肥大细胞增生症患者,部分患者的皮肤症状有所改善。这些药物在治疗无系统症状的泛发皮肤型肥大细胞增生症中的应用需要进一步研究。

(孙 娟 译,尉 莉 校,刘 盈 审)

第**151**章 黄褐斑

原作者 Stephanie Ogden, Christopher EM Griffiths

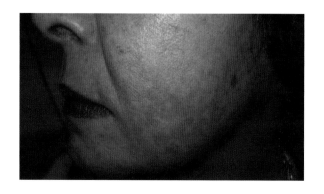

黄褐斑(melasma)是一种获得性色素增加性皮肤病,男女皆可患病,但好发于 Fitzpatrick 皮肤分型 III 型或 III 型以上的育龄期女性,常对患者的社会心理产生严重影响。根据皮损部位不同可分为:面中部型(前额、脸颊、上唇和颏)、颧部型和下颌型,而颈部、前臂和胸部等部位则较少累及。

利用 Wood 灯检查可将黄褐斑分为三种不同的组织学亚型:表皮型、真皮型和混合型。其中,表皮型黄褐斑皮损与未受累皮肤部位在 Wood 灯下色差更明显;而真皮型黄褐斑皮损在 Wood 灯下颜色改变不明显。近年来,反射式共聚焦显微镜(reflectance confocal microscopy, RCM)是一种体外评估黄褐斑的无创检测方法。黄褐斑的组织学特征包括:表皮和真皮内的黑色素增加、日光弹性纤维变性、基底膜受损、血管增生,以及真皮肥大细胞和 CD4+ T 淋巴细胞增多。

黄褐斑的发病机制尚不完全清楚。激素水平,尤其是妊娠和口服避孕药常常是黄褐斑的常见诱发因素,而紫外线(UV)暴露起到促发和加重的作用。此外,其他致病因素包括使用光毒性药物、遗传倾向及甲状腺疾病。

治疗策略

黄褐斑病情顽固且易复发,因此治疗较为困难,且肤色较深的患者存在与治疗相关的炎症后色素沉着风险。黄褐斑的产生,如果是由于妊娠引起,其可能会在产后自然消退,而如果是由于口服避孕药引起,则建议改用另一种避孕方式。

日晒可以促进黑素的合成,可能加剧黄褐斑的病情。因此,建议黄褐斑患者采取光保护措施,尤其应经常使用对 UVA 有良好防护作用的高防晒系数的广谱遮光剂。最近的研究表明,能防护可见光的防晒霜对皮肤更有益。同时,也建议患者穿戴遮光性着装,从而对皮肤起到光保护作用。

目前黄褐斑的治疗方案有:局部使用脱色剂疗法、化学剥脱疗法、激光疗法及氨甲环酸疗法。单一的治疗效果可能欠佳,联合的治疗可以增加疗效。最常使用的局部治疗药物包括:2%~5% 氢醌,维 A 酸,三联霜(含氢醌、维 A 酸和氟轻松)及壬二酸。羟基乙酸是最常见的剥脱剂,其可作为局部脱色剂的辅助治疗成分。使用激光治疗黄褐斑疗效不一,存在着病情复发及炎症后色素沉着的风险,这些风险的发生率取决于治疗使用的激光类型。

特殊检查

- 甲状腺功能检查

Evaluation of autoimmune thyroid disease in melasma. Rostami Mogaddam M, Iranparvar Alamdari M, Maleki N, Safavi Ardabili N, Abedkouhi S. J Cosmet Dermatol 2015; 14: 167–71.

一项对 70 例患有黄褐斑的非妊娠妇女和 70 例年龄相匹配的正常对照者进行的研究发现,黄褐斑患者甲状腺功能异常率为 18.5%(抗甲状腺过氧化物酶抗体阳性率为 15.7%),而正常对照者甲状腺功能异常率为 5.7%(抗甲状腺过氧化物酶抗体阳性率为 5.7%)。

一线治疗

三联霜治疗	A
氢醌	A
维 A 酸	A
遮光剂	A

Systematic review of randomized controlled trials on interventions for melasma: an abridged Cochrane Review. Jutley GS, Rajaratnam R, Halpern J, Salim A, Emmett C. J Am Acad Dermatol 2014; 70: 369–73.

这篇综述通过总结 20 项研究得出结论:三联霜治疗比使用氢醌或任何二联药物治疗更加有效;对于减轻黄褐斑,壬二酸(20%)的疗效优于 2% 的氢醌,而维 A 酸的疗效相比安慰剂更加明显。

Efficacy and safety of a new triple-combination agent for the treatment of facial melasma. Taylor SC, Torok H, Jones T. Cutis

2003; 72: 67–72.

在 641 例黄褐斑患者（Fitzpatrick Ⅰ~Ⅳ 型皮肤）中进行的两项多中心、随机研究比较了使用三联复合制剂（0.05% 维 A 酸、4.0% 氢醌和 0.01% 醋酸氟轻松）和使用这三种药物两两联合治疗的安全性和疗效。结果发现，使用三联复合制剂治疗的黄褐斑患者皮损完全消退的例数明显多于对照组。8 周后，使用三联制剂治疗的黄褐斑患者中有 70% 以上的患者的黄褐斑 / 色素沉着减少了 75%，而接受二联药物治疗的患者中，仅有 30% 的患者达到了同样的疗效。

与使用三联复合制剂治疗相关的常见不良反应包括轻度红斑、灼热及脱屑。

A histologic examination for skin atrophy after 6 months of treatment with fluocinolone acetonide 0.01%, hydroquinone 4%, and tretinoin 0.05% cream. Bhawan J, Grimes P, Pandya AG, Keady M, Byers HR, Guevara I, et al. Am J Dermatopathol 2009 ; 31 : 794–8.

本研究表明，在每日 1 次连续 24 周使用三连霜治疗的 30 例黄褐斑患者中，临床或组织学均未发现萎缩现象。

Topical tretinoin (retinoic acid) improves melasma. A vehicle-controlled, clinical trial. Griffiths CEM, Finkel LJ, Ditre CM, Hamilton TA, Ellis CN, Voorhees JJ. Br J Dermatol 1993; 129: 415–21.

该研究使用 0.1% 维 A 酸，每日 1 次，持续 40 周治疗 38 例高加索女性黄褐患者，治疗组 68% 的患者病情得到改善或明显改善，而采用安慰剂治疗的对照组仅有 5% 的患者病情有所改善。其中，在维 A 酸治疗组中，患者出现红斑和脱屑的情况更多。

The efficacy of a broad spectrum sunscreen in the treatment of melasma. Vasquez M, Sanchez JL. Cutis 1983; 92: 95–6.

该文比较了广谱遮光剂与含氢醌的基质的疗效，结果发现，96% 使用广谱遮光剂的患者的病情得到改善，而使用安慰剂（含氢醌的基质）的患者仅有 81% 病情得到改善。

Near-visible light and UV photoprotection in the treatment of melasma: a double-blind randomized trial. Castanedo-Cazares JP, Hernandez-Blanco D, Carlos-Ortega B, Fuentes-Ahumada C, Torres-Alvarez B. Photodermatol Photoimmunol Photomed 2014; 30: 35–42.

一项纳入 68 例黄褐斑患者的随机研究比较了 4% 氢醌联用单纯广谱遮光剂与联用含有氧化铁（一种能吸收可见光的色素）的广谱遮光剂治疗黄褐斑的疗效。结果表明，使用含有可见光保护成分的遮光剂，患者病情改善更明显。

最近，大多数关于黄褐斑治疗的临床试验都将定期使用高效防晒霜纳入试验方案。

二线治疗	
• 壬二酸	A
• 羟基乙酸剥脱术	A
• 阿达帕林	A

The treatment of melasma: 20% azelaic acid versus 4% hydroquinone cream. Balina LM, Graupe K. Int J Dermatol 1991; 30: 893–5.

在 300 例女性患者中进行的一项为期 24 周的随机、双盲研究发现，壬二酸治疗组中 65% 患者有良好或极好的疗效。但是，在总有效率、皮损面积和色素沉着改善程度方面，壬二酸治疗组和氢醌治疗组无明显差别。

Glycolic acid peels/azelaic acid 20% cream combination and low potency triple combination lead to similar reduction in melasma severity in ethnic skin: results of a randomized controlled study. Mahajan R, Kanwar AJ, Parsad D, Kumaran MS, Sharma R. Indian J Dermatol 2015; 60: 147–52.

一项对 40 例患者进行的为期 12 周的随机研究，使用低效三联霜（氢醌 2%、维 A 酸 0.05%、氟轻松 0.01%）或使用羟基乙酸剥脱术（羟基乙酸浓度从 20% 开始，逐渐增加到 70%，每 2 周 1 次），同时联合晚间使用 20% 壬二酸霜（剥脱术前后 2 天停止使用），对患者进行治疗。

Efficacy and safety of serial glycolic acid peels and a topical regimen in the treatment of recalcitrant melasma. Erbil H, Sezer E, Tastan B, Arca E, Kurumlu Z. J Dermatol 2007; 34: 25–30.

将 28 例患者随机分为两组，一组接受羟基乙酸剥脱术，每 2 周 1 次，共 8 次，同时联合晚间使用 20% 壬二酸霜和 0.1% 阿达帕林凝胶，另一组仅使用局部外用药物治疗，结果表明，两组患者在黄褐斑面积和严重指数（MASI）方面均明显改善，但羟基乙酸剥脱术组改善更为明显。

使用表皮剥脱剂可以增强皮肤对局部外用药物的反应。其他已用于治疗黄褐斑的剥脱剂包括：水杨酸、1% 维 A 酸、Jessner 溶液和三氯乙酸。

Adapalene in the treatment of melasma: a preliminary report. Dogra S, Kanwar AJ, Parasad D. J Dermatol 2002; 29: 539–40.

在 30 例黄褐斑女性患者中进行了一项为期 14 周的随机自身对照试验，结果表明，0.1% 阿达帕林和 0.05% 维 A 酸的疗效无明显差异，两者均可显著改善病情。其中，皮肤对阿达帕林的耐受性更好。

三线治疗	
• 烟酰胺	A
• 曲酸	A

• 木质素过氧化物酶	A
• rucinol（4-N- 正丁基间二苯酚）	A
• 局部使用氨甲环酸	A
• 激光和强脉冲光（IPL）	B
• 口服氨甲环酸	B

A double-blind, randomized clinical trial of niacinamide 4% versus hydroquinone 4% in the treatment of melasma. Navarrete-Solis J, Castanedo-Cazares J, Torres-Alvarez B, OrosOvalle C, Fuentes-Ahumada C, Gonzalez FJ, et al. Dermatol Res Pract 2011; 2011: 379173.

在一项对 27 例患者（Fitzpatrick Ⅳ 或 Ⅴ 型皮肤）进行的为期 8 周的研究中，在黄褐斑面积和严重指数（MASI）方面，氢醌治疗组患者的 MASI 从 4 分降至 1.2 分，而烟酰胺治疗组患者的 MASI 从 3.7 分降至 1.4 分。

Kojic acid vis-à-vis its combinations with hydroquinone and betamethasone valerate in melasma: a randomized, single blind, comparative study of efficacy and safety. Deo KS, Dash KN, Sharma YK, Virmani NC, Oberai C. Indian J Dermatol 2013; 58: 281–5.

一项纳入 80 例患者的随机、单盲研究中，分别采用 1% 曲酸霜，1% 曲酸和 2% 氢醌二联霜，1% 曲酸和 0.1% 戊酸倍他米松二联霜，1% 曲酸、2% 氢醌和戊酸倍他米松 0.1% 三联霜，对患者的黄褐斑进行治疗。研究结果表明，所有治疗组在黄褐斑面积和严重指数（MASI）方面均有改善，其中氢醌与曲酸联用治疗组的改善最为明显。

曲酸来源于真菌，具有很高的致敏性。

A split-face evaluation of a novel pigment-lightening agent compared with no treatment and hydroquinone. Draelos ZD. J Am Acad Dermatol 2015; 72: 105–7.

在一项纳入 60 名女性（Fitzpatrick Ⅰ～Ⅳ型皮肤）的为期 12 周的研究者单盲研究中，比较了每日 2 次局部外擦木质素过氧化物酶治疗与不治疗或用 4% 氢醌治疗疗效，结果表明，在患者的黄褐斑面积和严重指数（MASI）方面，木质素过氧化物酶治疗组优于氢醌治疗组。木质素过氧化物酶是一种来源于树真菌的酶，它可以分解黑色素。将其运用于黄褐斑的治疗，还需进行进一步的研究。

Evaluation of efficacy and safety of rucinol serum in patients with melasma: a randomized controlled trial. Khemis A, Kaiafa A, Queille-Roussel C, Duteil L, Ortonne JP. Br J Dermatol 2007; 156: 997–1004.

一项为期 12 周的随机、双盲、一侧面部自身对照试验比较了 rucinol（4-N- 正丁基间二苯酚）精华和安慰剂的疗效，研究结果表明，在色素沉着的评分方面，rucinol 治疗组较安慰剂组的改善更显著，且皮肤对 rucinol 治疗具有很好的耐受性。

Efficacy and safety of liposome-encapsulated 4-n-butyl resorcinol 0.1% cream for the treatment of melasma: a randomized controlled split-face trial. Huh SY, Shin J, Na J, Huh C, Youn S, Park K. J Dermatol 2010; 37: 311–5.

这项对 23 例患有黄褐斑的韩国女性的研究发现，患者在接受了积极的治疗后，尽管其皮肤的黑色素指数减少的幅度并不大，但仍有明显的改善。

rucinol 是一种间苯二酚衍生物，可在体外抑制酪氨酸酶和酪氨酸酶相关蛋白 -1 的活性。

Topical tranexamic acid as a promising treatment for melasma. Ebrahimi B, Naeini FF. J Res Med Sci 2014; 19: 753–7.

一项纳入 39 例黄褐斑患者的为期 12 周的随机、双盲、一侧面部自身对照研究，比较了 3% 氨甲环酸溶液每日 2 次外用与 3% 氢醌联合 0.01% 地塞米松每日 2 次外用的疗效。研究结果表明，氨甲环酸治疗组与氢醌联用地塞米松治疗组患者的 MASI 评分都有了显著的改善。

氨甲环酸通过抑制纤溶酶原 / 纤溶酶的途径来减少黑色素的合成。一项一侧面部自身安慰剂对照研究发现，在改善黄褐斑面积和严重指数（MASI）方面，氨甲环酸脂质体凝胶治疗组与安慰剂组无明显差异。需要更多的研究来明确长期使用氨甲环酸的获益、氨甲环酸制剂的最佳配方及其如何与现有的治疗黄褐斑的手段联用。

Nonablative 1550-nm fractional laser therapy versus triple topical therapy for the treatment of melasma: a randomized controlled pilot study. Kroon MW, Wind BS, Beek JF, van der Veen JP, Nieuweboer-Krobotov L, Bos J, et al. J Am Acad Dermatol 2011; 64: 516–23.

在这项对 20 例黄褐斑女性进行的为期 8 周的研究者单盲研究中，比较了使用三联霜与 4 次 1 550nm 非剥脱点阵激光治疗的疗效，结果表明，两种治疗方法均可使患者病情显著改善。但有证据表明，在第 6 个月的随访时发现，两个治疗组中均有一半的患者病情复发。

有开放性研究结果表明，点阵激光对于黄褐斑的治疗效果是不确定的。一些未设置对照试验的研究表明，使用点阵激光治疗黄褐斑后产生的炎症后色素沉着的发生率较高，但其治疗的误工期很短或几乎没有。一项研究表明，在使用点阵激光治疗的基础上联用掺钕钇铝石榴石（neodymium doped yttrium-aluminum-garnet, Nd：YAG）激光，并未显示出额外的治疗效果。

A comparison of low-fluence 1064-nm Q-switched Nd: YAG laser with topical 20% azelaic acid cream and their combina-

证据等级：A 双盲试验　　B 临床试验，研究对象 ≥ 20 例　　C 临床试验，研究对象 < 20 例　　D 病例分析，研究对象 ≥ 5 例　　E 个案报道

tion in melasma in Indian patients. Bansal C, Naik H, Kar HK, Chauhan A. J Cutan Aesthet Surg 2012; 5: 266–72.

一项纳入 60 例女性(Fitzpatrick Ⅲ~ Ⅴ型皮肤)为期 12 周的随机研究,比较了每日 2 次单独使用 Nd:YAG 激光 $(0.5\sim1J/cm^2)$ 治疗或与 20% 壬二酸联用的疗效。研究结果表明,第 12 周时,联合治疗组在改善患者黄褐斑面积和严重指数(MASI)方面更有效。

治疗使用的激光能量与治疗后炎症后色素沉着的风险增加相关。有报道称,使用这种激光治疗会产生永久的色素沉着。此外,停止治疗后,黄褐斑复发或色素沉着加重也较为常见。激光疗法与其他局部外用疗法联用,如与三联霜联用可能更加有效。

Single-session intense pulsed light combined with stable fixed-dose triple combination topical therapy for the treatment of refractory melasma. Figueiredo Souza L, Trancoso Souza S. Dermatol Ther 2012; 25: 477–80.

一项纳入 62 例患者(Fitzpatrick Ⅱ~ Ⅴ型皮肤)的随机研究,比较了使用一次强脉冲光(intense pulsed light,IPL)治疗后联用三联霜治疗与单独使用三联霜治疗的疗效。第 6 个月的随访评估表明,IPL 治疗组患者的黄褐斑改善更明显。此外,IPL 治疗组中有 3 例患者发生了炎症后色素沉着。

有报道称,在使用 IPL 治疗后,患者出现黄褐斑样的色素沉着。还需进行进一步、随访时间更长的对照试验来确定使用 IPL 治疗黄褐斑的安全性及治疗后黄褐斑复发的风险。

Oral tranexamic acid with fluocinolone-based triple combination cream versus fluocinolone-based triple combination cream alone in melasma: an open labeled randomized comparative trial. Padhi T, Pradhan S. Indian J Dermatol; 2015; 60: 520.

一项纳入 40 例患者的随机、开放性研究比较了口服氨甲环酸每日 2 次、每次 250mg 联用三联霜治疗与单独使用三联霜治疗的疗效。研究结果表明,在第 8 周随访时,氨甲环酸治疗组患者的 MASI 评分较对照组改善更明显,且在 6 个月的随访中都没有患者病情复发。

使用氨甲环酸的禁忌证之一是血栓栓塞病史。此外,需进行进一步的对照研究来明确使用氨甲环酸的安全性、有效性及其最佳治疗剂量。

短期的安慰剂对照研究表明,5% 巯乙胺霜和 2% 苯丙氨酸对黄褐斑治疗有效。此外,还需进行进一步的研究,来比较上述治疗方案与现有黄褐斑治疗方案如氢醌/三联霜的疗效差异。

(顾 华 译,何 黎 校)

第152章 Merkel 细胞癌

原作者 Maryam Liaqat, Warren R. Heymann

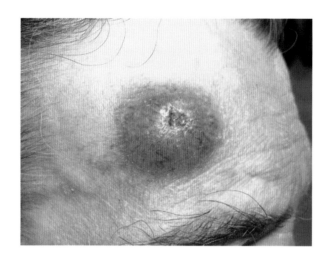

Merkel 细胞癌 (Merkel cell carcinoma, MCC) 是皮肤一种罕见的侵袭性生长的神经内分泌癌, 有较高的病死率 (33%~46%)。常见于年长者, 患者的平均年龄为 69 岁。MCC 通常发生于头部和颈部, 其次是躯干。典型皮损为坚硬、圆顶状的红色或紫色结节, 很少自行消退。免疫抑制状态会增加罹患 MCC 的风险, 如慢性淋巴细胞白血病、人类免疫缺陷病毒及实体器官移植。此外, MCC 的发病原因还包括感染和环境因素。2008 年, Merkel 细胞多瘤病毒的发现提示, 多瘤病毒可能是致病因素之一。大部分 MCC 发生的部位与紫外线相关性皮肤恶性肿瘤发生的部位重叠, 因此, 紫外线 (UV) 辐射也可能是 MCC 的致病因素。

治疗策略

MCC 属于比较罕见的恶性肿瘤, 相对缺乏有关治疗的随机对照试验。因此, 许多治疗模式成功的数据, 如外科手术、放疗和化疗均来源于病例分析和患者资料的回顾性分析。美国国家综合癌症网络 (national comprehensive cancer network, NCCN) 提出了一种治疗 MCC 的运算方法。

影像学技术用于初筛和肿瘤分期 (如临床所示), 以判断局部或远端转移。可以通过计算机断层扫描 (CT)、磁共振成像 (MRI) 或 FDG/ 生长抑素受体正电子发射断层成像 (PET-CT) 的手段实现, 但功能成像的优势尚不肯定。

手术切除是治疗原发性肿瘤的重要手段, 包括标准广泛局部切除术和 Mohs 显微外科手术。对于有转移趋势的肿瘤, 除了切除原发病灶, 还要进行前哨淋巴结活检 (sentinel lymph node biopsy, SLNB)。临床淋巴结阳性者提示需切除淋巴结。

目前无正式批准的治疗晚期 MCC 的方法。虽然辅助性放疗可抑制肿瘤原发部位的复发和引流淋巴结转移, 但缺少放疗确切有效的证据。此外, 辅助性放疗对复发性 MCC 治疗效果不佳。尽管支持化疗的数据不够充分, 但有时化疗确实已应用于 MCC 的治疗。隔离肢体灌注 / 输注疗法已成功应用于转移性 MCC。程序性死亡配体 1 抑制剂对治疗晚期 MCC 效果显著。

特殊检查
• 诊断性影像学
• 预后相关血清学
• 前哨淋巴结活检

Complete spontaneous regression of Merkel cell carcinoma (1986–2016): a 30 year perspective. Walsh NM. J Cutan Pathol 2016; 43: 1150–4.

这篇综述描述了 MCC 自行完全消退。作者推测 MCC 多瘤病毒在这一过程中发挥作用。

Somatostatin receptor positron emission tomography/computed tomography imaging in Merkel cell carcinoma. Sollini M, Taralli S, Millela M, Erba PA, Rubagotti S, Fraternali A, et al. J Eur Acad Dermatol Venereol 2016; 30: 1507–11.

这是一项接受生长抑素受体 PET-CT 显像的 23 例 MCC 患者的回顾性研究。PET-CT 用于检测患者原发肿瘤大小 (4/23) 或分期 (8/23) 或再分期 (11/23)。PET-CT 的敏感度、特异度和诊断正确率分别为 92%、73% 和 83%。

生长抑素 PET-CT 诊断准确率高, 改变了 7 例患者的治疗方法。然而, 它无法像常规影像学一样识别未知的原发性 MCC 的位置。

Interest of (18) F-FDG PET-CT scanning for staging and management of Merkel cell carcinoma: a retrospective study of 15 patients. Maury G, Dereure O, Du-Thanh A, Mariano-Goulart D, Guillot B. J Eur Acad Dermatol Venereol 2011; 25: 1420–7.

一项回顾性研究对 15 例患者的临床分期与 [18F]-FDG PET-CT 和常规 CT 的结果进行比较。研究者发现, 结合临床检查、前哨淋巴结活检和常规 CT 结果, FDG PET-CT 成像并不能改变疾病分期和 / 或治疗策略。在这一小群患者调查中, 常规 CT 和 FDG PET-CT 显示了相同的敏感性和特异性。

这些结果说明功能成像和解剖成像的敏感度相似。

Prognostic value of antibodies to Merkel cell polyomavirus T antigens and VP1 protein in patients with Merkel cell carcinoma. Samimi M, Molet L, Fleury M, Laude H, Carlotti A, Gardair C, et al. Br J Dermatol 2016; 174: 715–6.

一项法国的回顾性和前瞻性试验中共纳入了 11 家医院的 143 份样本，调查数据显示：由于与疾病负荷相关，MCC 确诊 12 个月后，如果检测出 Merkel 多瘤病毒 T 抗原的抗体，则说明疾病处于复发或进展期；相反，如果检测出高水平的 Merkel 多瘤病毒主要衣壳蛋白 VP1 抗体，则提示预后良好。

Absolute lymphocyte count: a potential prognostic factor for Merkel cell carcinoma. Johnson ME, Zhu F, Li T, Wu H, Galloway TJ, Farma JM, et al. J Am Acad Dermatol 2014; 70: 1028–35.

一项来自同一机构的回顾性研究对 64 名 MCC 患者在手术、化疗或放疗前 1 个月进行了全血计数。结果显示：绝对淋巴细胞计数（absolute lymphocyte count，ALC）为 1 100/mm³ 与总体生存率相关，但与无病生存率无关。因此，ALC 可提示预后效果。

Sentinel lymph node biopsy in Merkel cell carcinoma: a 15-year institutional experience and statistical analysis of 721 reported cases. Gunaratne DA, Howle JR, Veness MR. Br J Dermatol 2016; 174: 273–81.

对进行前哨淋巴结活检的 MCC 患者进行了全面的文献回顾。对 736 个不同区域的前哨淋巴结进行活检，其中 29.6% 为阳性。前哨淋巴结活检阳性的患者常出现远端复发。

Merkel cell carcinoma: value of sentinel lymph-node status and adjuvant radiation therapy. Servy A, Maubec E, Sugier PE, Grange F, Mansard S, Lesimple T, et al. Ann Oncol 2016; 27: 914–9.

87 例 MCC 患者中有 21 例前哨淋巴结活检阳性。前哨淋巴结活检阴性的 I 期和 II 期患者有较长的无病生存率和整体生存率。

Recurrence and survival in patients undergoing sentinel lymph node biopsy for Merkel cell carcinoma: analysis of 153 patients from a single institution. Fields RC, Busam KJ, Chou JF, Panageas KS, Pulitzer MP, Kraus DH, et al. Ann SurgOncol 2011; 18: 2529–37.

这篇回顾性综述描述了在 153 例临床淋巴结阴性的患者中，有 29% 的患者前哨淋巴结活检阳性。原发肿瘤大小及淋巴血管浸润程度与阳性前哨淋巴结相关。前哨淋巴结的状态与疾病特异性生存率和疾病复发无关。

Sentinel lymph node biopsy for evaluation and treatment of patients with Merkel cell carcinoma: the Dana-Farber experience and meta-analysis of the literature. Gupta SG, Wang LC, Peñas PF, Gellenthin M, Lee SJ, Nghiem P. Arch Dermatol 2006; 142: 685–90.

通过对同一机构的回顾性分析（30 名患者）和对文献（92 名患者）进行 meta 分析，发现前哨淋巴结活检可诊断临床和放射学检查遗漏的隐匿性疾病。淋巴结盆地的 CT 扫描对局部和远端转移的敏感性较低（20%）。辅助治疗对前哨淋巴结活检阳性的患者更有益处（提高无复发生存率）。这项研究的平均随访时间为 12~15 个月，随访期间，研究者不允许报告疾病特异性生存率，只可以报告无复发生存率。

一线治疗	
• 广泛外科切除术	C
• Mohs 显微外科手术	C/E

Mohs micrographic surgery for the treatment of Merkel cell carcinoma. Kline L, Coldiron B. ermatol Surg 2016; 42: 945–51.

本研究是对在同一机构接受 Mohs 显微外科手术的 22 名患者进行的回顾性分析。复发率为 5%，局部淋巴结转移率为 14%，无远端转移。

Merkel cell carcinoma. Comparison of Mohs micrographic surgery and wide excision in eighty-six patients. O'Connor WJ, Roenigk RK, Brodland DG. Dermatol Surg 1997; 23: 929–33.

在对 86 例 MCC 患者的回顾性研究中发现，与 Mohs 显微外科手术相比，标准局部广泛切除术的局部残留率和局部转移率较高（分别为 32% 和 49%），而 Mohs 显微外科手术的局部残留率和局部转移率分别为 8.3% 和 33.3%。标准手术切除患者的平均随访时间为 60 个月，而 Mohs 显微外科手术切除患者的平均随访时间为 36 个月。对行 Mohs 显微外科手术的患者采用辅助放疗可减少肿瘤的局部残留和局部转移。

本综述仅囊括了 13 名接受 Mohs 显微外科手术的患者。此外，标准手术切除的随访时间比 Mohs 显微外科手术长，因此有更高的复发率和转移率。

二线治疗	
• 放疗	C
• 化疗和隔离肢体灌注 / 输注	C
• 检查点抑制剂	E/B

Radiation therapy is associated with improved outcomes in Merkel cell carcinoma. Strom T, Carr, Zager J, Naghavi A, Smith FO, Cruse CW, et al. Ann Surg Oncol 2016; 23: 3572–8.

该研究包含 171 名经淋巴结病理评估的无转移的 MCC 患者，其中大多数接受了局部广泛切除术。该研究说明放疗有助于提高局部控制率、局部区域控制率和生存率。此外，无论肿瘤边缘状态如何，放疗都是有一定帮助的。

Adjuvant radiation therapy is associated with improved survival in Merkel cell carcinoma of the skin. Mojica P, Smith D, Ellenhorn JD. J Clin Oncol 2007; 25: 1043–7.

本文是一项囊括 1 487 名患者的回顾性研究。这些患者接受了癌症导向手术。采用辅助放疗的患者的平均生存率高于没有辅助放疗的患者。

虽然这项研究收纳了大量患者，但是放疗的方法和方案各不相同，有些患者接受体外放疗，有些患者接受放射性同位素、植入物或者它们的组合疗法。

Adjuvant radiation therapy and chemotherapy in Merkel cell carcinoma: survival analyses of 6908 cases from the National Cancer Database. Bhatia S, Storer BE, Iyer JG, Moshiri A, Parvathaneni U, Byrd D, et al. J Natl Cancer Inst 2016; 108: djw042.

本文描述了在迄今为止最大的 MCC 患者样本中，辅助放疗和化疗对于生存率的影响。辅助放疗可以提高 I 期和 II 期 MCC 患者的总生存率。然而，化疗和放疗都不能提高 III 期 MCC 患者的总生存率。

虽然这项研究包含了 6 908 名 MCC 患者，但这是一项回顾性随机分析研究。此外，本研究也缺少关于化疗的细节。

In-transit Merkel cell carcinoma treated with isolated limb perfusion or isolated limb infusion: a case series of 12 patients. Zeitouni NC, Giordano CN, Kane JM. Dermatol Surg 2011; 37: 357–64.

在有 12 名患者的研究中心 (2 名来自研究作者的机构，10 名来自文献)，隔离肢体输注比隔离肢体灌注的侵袭性更小。2 名来自作者机构的患者接受隔离肢体输注，其余来源于文献的病例接受隔离肢体灌注治疗。所有患者均无截肢。11 名患者完全治愈，1 名患者部分治愈。治愈的平均时间为 21.8 个月，平均随访期为 25.3 个月。

虽然这两种方法对于中转期 MCC 治疗似乎都比较合理，但由于隔离肢体输注只纳入了 2 例患者，而隔离肢体灌注纳入了 10 例，因此无法精确比较各自的疗效。隔离肢体输注和隔离肢体灌注均可通过高剂量化疗对中转期或晚期局部 MCC 进行治疗，同时对系统的影响最小。但是，隔离肢体输注的侵袭性比隔离肢体灌注小。隔离肢体输注可在淋巴结切除术和瘢痕血管区域内进行，并可重复治疗。此外，隔离肢体输注采用低流量、低氧系统，治疗时间更短。

Avelumab in patients with chemotherapy-refractory metastatic Merkel cell carcinoma: a ulticentre, single-group, open-label, phase 2 trial. Kaufman H, Russell J, Hamid O, Bhatia S, Terheyden P, D'Angelo SP, et al. Lancet Oncol 2016; 17: 1374–85.

一项非中心、单组、开放性、国际性的 PD-L1 单克隆抗体 II 期试验，纳入了 88 名化疗耐受的 IV 期 MCC 患者，接受同一剂量的阿维鲁单抗治疗。结果显示：9% 的患者完全缓解，23% 的患者部分缓解。药物耐受性很好，只出现 5 例由治疗引起的 3 级不良反应，无 4 级不良反应或死亡。

PD-L1 在大多数的 MCC 患者中都有较高的表达水平，所以采用 PD-1 抑制剂来调节免疫系统的相互作用是比较直观的治疗思路。这项研究的结果非常乐观，其他节点的抑制剂也有类似的效果。参与此研究的患者曾接受过化疗，说明阿维鲁单抗的疗效更好。

PD-1 blockade with pembrolizumab in advanced Merkelcell carcinoma. Nghiem PT, Bhatia S, Lipson EJ, Kudchadkar RR, Miller N, Annamalai L, et al. N Engl J Med 2016; 374: 2542–52.

一项多中心、非对照的 II 期试验，研究对象是 26 名未接受过系统治疗的晚期 MCC 患者，采用治疗黑素瘤的派姆单抗 (pembrolizumab) 的剂量治疗这些患者，每人至少接受 1 次治疗。派姆单抗的客观治愈率为 56%，4 名患者完全治愈，10 名患者部分缓解。有 4 例出现了 3 或 4 级不良反应。

同其他检查点阻断剂类似，派姆单抗对 MCC 治疗有效且与 Merkel 细胞多瘤病毒的状态无关。在这项研究中，出现了 4 级不良反应，其中 1 例是心肌炎。但是，这种不良反应在停药后使用糖皮质激素治疗会得到改善。综上，检查点阻断剂是治疗晚期 MCC 最好的方法。

（兰　晶　译，高兴华　校）

第153章 耐甲氧西林金黄色葡萄球菌和杀白细胞毒素感染

原作者 Dirk M. Elston

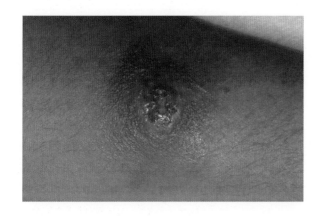

耐甲氧西林金黄色葡萄球菌(MRSA)细菌通过水平基因转移和自然选择,对甲氧西林、双氯西林、萘唑西林、苯唑西林等β-内酰胺类抗生素和头孢菌素类药物产生了耐药性。虽然不一定比敏感菌株的毒力更强,但由于它们对标准抗生素具有抗药性,由它们引起的感染更难治疗。虽然MRSA最初是在卫生保健机构(医院和疗养院)中流行的,但现在也在社区和牲畜环境中流行。

杀白细胞毒素(PVL)是一种破坏白细胞的毒素,是某些金黄色葡萄球菌(SA)的毒力因子。PVL-SA菌株已经在英国和世界范围内产生了一种新的疾病模式。在英国,无论是甲氧西林敏感的金黄色葡萄球菌(MSSA)还是耐甲氧西林金黄色葡萄球菌(MRSA),在提交给国家参考实验室的临床分离株中,2%菌株携带PVL编码基因。与其他金黄色葡萄球菌株一样,PVL-SA主要引起皮肤和软组织感染(SSTI),但也可以引起侵袭性感染(肌炎、骨髓炎)。其中最严重的是坏死性出血性肺炎,死亡率很高,常伴随着一种类似流行性感冒的疾病,可能会影响到社区中健康的年轻人。PVL皮肤感染可以非常严重、疼痛且反复发作,导致毛囊炎、真菌性蜂窝组织炎和皮肤坏死,通常在家庭团体、接触性运动、健身房和军营中传播。

治疗策略(MRSA)

医疗相关型耐甲氧西林金黄色葡萄球菌(MRSA)与脓毒症相关,通常可在慢性外伤处分离出此病原菌,进行清创手术是最好的治疗方法。社区型MRSA(CA-MRSA)感染常表现为脓肿或疖病。脓肿最重要的治疗方法仍是外科引流。脓性组织可以迅速被移除,建议穿孔或十字切口,可以保持较长的开放时间,使引流更充分。可以用刮匙探查伤口以确保所有被包裹的脓液都被引流干净。冲洗有助于治疗,但是不建议进行包扎,因为包扎后,化脓性组织很容易在里面生长。有证据显示如果引流充分,可以不必再应用抗生素治疗。如果不需要抗生素治疗,就应尽量避免应用,以免发生Stevens-Johnson综合征、抗生素相关性腹泻,以及耐药菌株的产生。

患者发生严重的周围蜂窝组织炎、难治性感染或出现系统改变时需要应用抗生素治疗。大部分CA-MRSA对磺胺甲基异噁唑、多西环素、米诺环素都敏感。但是多西环素不能很好地渗透进鼻孔。在许多社区,逐渐出现对克林霉素耐药的菌株。针对一些严重的感染,治疗时应参照培养和药敏结果。万古霉素、利奈唑胺、达巴万星、特拉万星和达托霉素通常都有效。利福平和万古霉素合用可以提高细胞内杀菌的能力。奎奴普丁-达福普汀和替加环素也是有效的,但是奎奴普丁-达福普汀与达托霉素一样,不易渗透入肺组织,替加环素会出现严重的恶心。头孢哌酮和奥利万星前景良好。

病原菌可以通过皮肤接触传播,也可以通过媒介物传播。消除病菌定植可以阻止疾病复发,还可以阻止密切接触后发生严重的侵袭性疾病。位于鼻腔、间擦部位、肛门与生殖器部位和湿疹部位的定植菌最应该被有效清除。一些患者肠道定植菌也可能是一个隐患。

特殊检查

培养物应取自化脓性感染和耐药菌感染的分泌物。正在开发新的分子诊断试验来筛选MRSA并鉴定与耐药性相关的基因。

Screening for mupirocin resistance in Staphylococcus. Sanju AJ, Kopula SS, Palraj KK. J Clin Diagn Res 2015; 9: DC09–10.

在对100株葡萄球菌的研究中,最低抑菌浓度(MIC)法比纸片扩散法具有更高的耐药性水平。

在对莫匹罗星耐药性进行筛查时,纸片扩散法可能无法鉴定低水平的莫匹罗星耐药性。

High vancomycin minimum inhibitory concentration is a predictor of mortality in methicillin-resistant Staphylococcus aureus bacteremia. Wi YM, Kim JM, Joo EJ, Ha YE, Kang CI, Ko KS, et al. Int J Antimicrob Agents 2012; 40: 108–13.

对137例MRSA菌血症患者的回顾性队列研究显

示,MIC ≥1μg/ml 的菌株感染的患者 30 天累积生存率为 53.8%,MIC<1μg/ml 的菌株感染的患者为 79.8%(对数秩检验,P=0.026)。

尽管数据不一,但这项研究表明,MRSA 菌血症的重症患者中分离株显示万古霉素 MIC 值较高,应尽早使用替代药物。

流行病学

Genome-wide association study reveals a locus for nasal carriage of Staphylococcus aureus in Danish crossbred pigs. Skallerup P, Espinosa-Gongora C, Jørgensen CB, Guardabassi L, Fredholm M. BMC Vet Res 2015; 11: 290.

猪已被确定为 MRSA 的主要宿主,在牲畜中使用抗生素与耐药菌向人类传播有关。12 号染色体上的单核苷酸多态性与猪鼻腔携带金黄色葡萄球菌有关,这表明有可能选择基因上对金黄色葡萄球菌定植有抵抗力的猪。

The emerging ST8 methicillin-resistant Staphylococcus aureus clone in the community in Japan: associated infections, genetic diversity, and comparative genomics. Iwao Y, Ishii R, Tomita Y, Shibuya Y, Takano T, Hung WC, et al. Kansenshogaku Zasshi 2015; Suppl 13: 15–27.

日本 ST8 CA-MRSA 是一株具有 SCCmecIV1 基因的新菌株,在日本开始出现。它与 SSTI、结肠炎和侵袭性感染(败血症、硬膜外脓肿和坏死性肺炎)有关。在典型的 USA300 菌株中,其缺乏杀白细胞毒素噬菌体和精氨酸分解代谢的可移动元件。这种新的毒株已经蔓延到中国,并有可能在其他地方出现。

预后

Treatment failure outcomes for emergency department patients with skin and soft tissue infections. May LS, Zocchi M, Zatorski C, Jordan JA, Rothman RE, Ware CE, et al. West J Emerg Med 2015; 16: 642–52.

在这项对 272 名患者的研究中,198 名(72.8%)患者完成了 1 周的随访,其中 10.2% 的患者经 1 周的治疗后报告治疗失败。伤口包扎更容易导致治疗失败,在切开引流后接受抗生素的患者治疗失败率降低了 66%。

有数据显示,脓肿引流后使用填塞与治疗失败有关。增加抗生素使用可能会改善预后。

发病机制

Skin commensal staphylococci may act as reservoir for fusidic acid resistance genes. Hung WC, Chen HJ, Lin YT, Tsai JC, Chen CW, Lu HH, et al. PLoS One 2015; 10: e0143106.

在一项 59 名健康志愿者的研究中,从 22 名志愿者中

共分离出 34 株夫西地酸耐药葡萄球菌。凝固酶均为阴性,表皮葡萄球菌、头葡萄球菌、解脲支原体、人葡萄球菌亚种、沃氏葡萄球菌和溶血葡萄球菌均存在 fusB 或 fusc 耐药基因。

这些发现表明,皮肤共生葡萄球菌可能是夫西地酸抗药基因的储存库。

一线治疗	
耐甲氧西林金黄色葡萄球菌脓肿的治疗	
• 单纯外科引流	B
• 外科引流加甲氧苄啶 - 磺胺甲噁唑	B
• 米诺环素	B
• 多西环素	B
• 克林霉素	B
清除定植菌:鼻腔	
• 莫匹罗星	B
• 茶树油	B
清除定植菌:皮肤	
• 漂白浴	D
• 氯己定	B
• 三氯生	B
• 茶树油肥皂	B
• 十一碳烯酰胺丙基三甲基铵甲基硫酸盐 / 苯氧乙醇	C
• 盐酸奥替尼定	C

Microbiology and initial antibiotic therapy for injection drug users and noninjection drug users with cutaneous abscesses in the era of community-associated methicillin-resistant Staphylococcus aureus. Jenkins TC, Knepper BC, Jason Moore S, Saveli CC, Pawlowski SW, Perlman DM, et al. Acad Emerg Med 2015; 22: 993–7.

注射吸毒是脓肿和 MRSA 感染的危险因素。在美国科罗拉多州 7 家学术和社区医院的研究中,人们比较了注射吸毒者和非注射吸毒者在急诊科就诊开始应用抗生素的方案。

323 例皮肤脓肿患者中,104 例(32%)发生在静脉注射吸毒人群中。令人惊讶的是,在 235 例通过培养鉴定出至少一种微生物的患者中,注射吸毒者中金黄色葡萄球菌的检出率低于非注射吸毒者(55% vs. 75%,P=0.003),MRSA(33% vs. 47%,P=0.054)和 MSSA(17% vs. 26%,P=0.11)比例相似。

与非注射吸毒者相比,注射吸毒者皮肤脓肿较少由金黄色葡萄球菌引起,包括 MRSA,多数由链球菌和厌氧菌感染引起。克林霉素抗菌谱覆盖所有这些病原体,而甲氧苄啶 - 磺胺甲噁唑对链球菌和厌氧菌的覆盖不足。这表明,抗生素的选择应该考虑到静脉吸毒等因素。

Epidemiology, microbiology, and antibiotic susceptibility patterns of skin and soft tissue infections, Joint Base San Antonio-Lackland, Texas, 2012 to 2014. Fisher A, Webber BJ, Pawlak MT, Johnston L, Tchandja JB, Yun H. MSMR 2015; 22: 2–6.

据报道,2014 年,在美国圣安东尼奥的军人家庭中暴发了 MRSA 感染。在总共研究的 772 例病例中,对 254 例进行了培养,196 例存在一种或多种病原菌。MRSA 是最常见的病原菌($n=110$)。同时分离出 MSSA($n=68$)、其他革兰氏阳性球菌($n=5$)和革兰氏阴性杆菌($n=18$)。常用抗生素对金黄色葡萄球菌感染的体外抗菌活性较前一次监测期有所下降。

MRSA 感染暴发时,抗菌药敏感性降低,需要加强当地预防工作,并密切遵守循证医学治疗。

Trimethoprim-sulfamethoxazole therapy reduces failure and recurrence in methicillin-resistant Staphylococcus aureus skin abscesses after surgical drainage. Holmes L, Ma C, Qiao H, Drabik C, Hurley C, Jones D, et al. J Pediatr 2016; 169: 128–34.

年龄在 3 个月 ~17 岁之间的无并发症的皮肤脓肿需要手术引流的患者被随机分为 3 天或 10 天口服甲氧苄啶 - 磺胺甲噁唑治疗。MRSA 感染者中,仅治疗 3 天的患者更容易出现治疗失败($P=0.046$,率差 10.1%,95% CI 2.1%~18.2%),且在 1 个月内复发感染发生率更高($P=0.03$,率差 10.1%,95% CI 2.1%~18.2%)。

虽然 MRSA 脓肿的主要治疗方法仍然是充分引流,但这项研究和其他研究表明,抗生素可以降低治疗失败和复发的风险。完整的 10 天疗程优于 3 天的简短疗程。

Recurrent skin and soft tissue infections in HIV-infected patients during a 5-year period: incidence and risk factors in a retrospective cohort study. Hemmige V, McNulty M, Silverman E, David MZ. BMC Infect Dis 2015; 15: 455.

多变量 Cox 回归模型中,复发感染的危险因素为非肝炎性肝病、静脉导管的存在和静脉内用药史。

高效抗逆转录病毒治疗(HAART)、CD4+ 计数、甲氧苄啶 - 磺胺甲噁唑或阿奇霉素的使用以及糖尿病,与复发无关。

Randomized controlled trial of cephalexin versus clindamycin for uncomplicated pediatric skin infections. Chen AE, Carroll KC, Diener-West M, Ross T, Ordun J, Goldstein MA, et al. Pediatrics 2011; 127: e573–80.

该文章比较了克林霉素和头孢氨苄治疗由 CA-MRSA 引起的无并发症 SSTI 的疗效。在 200 名入选患者中,69% 的患者创面菌培养为 MRSA。97% 的受试者存在自发引流或外科引流。头孢氨苄与克林霉素在本研究中治疗效果无显著性差异。

此处显示的数据与之前的数据相似。对于单纯的脓肿的治疗仍然首选引流,抗生素的使用对预后影响很小。

Comparative effectiveness of antibiotic treatment strategies for pediatric skin and soft-tissue infections. Williams DJ, Cooper WO, Kaltenbach LA, Dudley JA, Kirschke DL, Jones TF, et al. Pediatrics 201 1; 128: e479–87

在一项对 6 407 名因 MRSA 感染而接受引流治疗的儿童的研究中,有 568 例治疗失败(8.9%)。复发率高达 22.8%。治疗失败的校正比值比为: 甲氧苄啶 - 磺胺甲基异噁唑组为 1.92(95% CI 1.49~2.47)、β- 内酰胺组为 2.2 3(95% CI 1.71~2.90)。在 41 094 名没有进行引流手术的儿童中,有 2 435 名治疗失败(5.9%),但复发率与需要引流的患儿的复发率(18.2%)相似。治疗失败的校正比值比为: 甲氧苄啶 - 磺胺甲基异噁唑组为 1.67(95% CI 1.44~1.95),β- 内酰胺组为 1.22(95% CI 1.06~1.4 1)。作者得出结论,与克林霉素的数据相比,使用甲氧苄啶 - 磺胺甲基异噁唑或 β- 内酰胺类药物会增加治疗失败的风险。

MRSA 脓肿的治疗通常需要引流手术,决定治疗预后的主要因素是引流过程的充分性,而不是抗生素的选择。当需要抗生素时,在推荐克林霉素而不是甲氧苄啶 - 磺胺甲基异噁唑之前,了解当地克林霉素诱导型耐药的发生率也是很重要的。

Prevention of recurrent staphylococcal skin infections. Creech CB, Al-Zubeidi DN, Fritz SA. Infect Dis Clin North Am 2015; 29: 429–64.

葡萄球菌感染通常可聚集发生在家庭中,无症状携带者是传染源。对家庭成员进行去定植治疗防控蚊虫叮咬比对个人单独采取措施更有效。

Staphylococcus aureus colonization and strain type at various body sites among patients with a closed abscess and uninfected controls at U. S. emergency departments. Albrecht VS, Limbago BM, Moran GJ, Krishnadasan A, Gorwitz RJ, McDougal LK, et al. J Clin Microbiol 2015; 53: 3478–84.

葡萄球菌感染患者通常存在感染菌株的定植。在 MRSA 感染者中,最常见的部位是腹股沟。

湿润的皮肤更容易存在 MRSA 定植。仅针对鼻腔携带的干预措施不如针对皮肤的干预措施,特别是在腹股沟、腋窝和脐部区域。

The impact of hospital-acquired methicillin-resistant Staphylococcus aureus in a burn population after implementation of universal decolonization protocol. Johnson AT, Nygaard RM, Cohen EM, Fey RM, Wagner AL. J Burn Care Res 2016; 37: e525–30.

在成人和儿童烧伤病房中，对所有患者每日进行氯己定洗浴和5天1个疗程的鼻用莫匹罗星方法去定植治疗，可有效降低死亡率。

Effectiveness of simple control measures on methicillin-resistant Staphylococcus aureus infection status and characteristics with susceptibility patterns in a teaching hospital in Peshawar. Rafiq MS, Rafiq MI, Khan T, Rafiq M, Khan MM. J Pak Med Assoc 2015; 65: 915–20.

隔离护理仍然是防止 MRSA 感染传播的关键干预措施。

Prospective investigation of nasal mupirocin, hexachlorophene body wash, and systemic antibiotics for prevention of recurrent community-associated methicillin-resistant Staphylococcus aureus infections. Miller LG, Tan J, Eells SJ, Benitez E, Radner AB. Antimicrob Agents Chemother 2012; 56: 1084–6.

在一项针对31例复发的 CA-MRSA 皮肤感染患者进行的前瞻性研究中，接受了鼻用莫匹罗星、外用六氯酚沐浴露和口服抗 MRSA 抗生素治疗干预后，平均感染数量显著减少（0.03 感染数 / 月∶0.84 感染数 / 月，$P \leqslant 0.0001$）。

在反复感染的患者中，一些数据表明去定植可以降低复发率。

Targeted intranasal mupirocin to prevent colonization and infection by community-associated methicillin-resistant Staphylococcus aureus strains in soldiers: a cluster randomized controlled trial. Ellis MW, Griffith ME, Dooley DP, McLean JC, Jorgensen JH, Patterson JE, et al. Antimicrob Agents Chemother 2007; 51: 3591–8.

二线治疗	
• 万古霉素 ± 利福平	B
• 利奈唑胺和新的噁唑烷酮类药物	A
• 达巴万星	B
• 特拉万星	B
• 达托霉素	B
定植菌清除鼻腔	
• 瑞他莫林	D
• 三联抗生素软膏	D
• 磺胺嘧啶银霜	D
定植菌清除皮肤	
• 过氧化苯甲酰肥皂	E
• 吡啶硫酮锌皂	E

Weight-based antibiotic dosing in a real-world European study of complicated skin and soft-tissue infections due to

methicillin-resistant Staphylococcus aureus. Lawson W, Nathwani D, Eckmann C, Corman S, Stephens J, Solem C, et al. Microbiol Infect 2015; 2 1 (Suppl 2): S40–6.

通过来自欧洲12个国家的数据评估了复杂 MRSA SSTI 住院患者基于体重的静脉注射抗生素治疗的真实剂量。患者接受静脉注射万古霉素、替考拉宁或达托霉素。在1 502 名患者中评估了低、标准（标示）和高剂量组。大多数接受一线替考拉宁和达托霉素治疗的患者（分别为96% 和 80%）接受的剂量高于标示的复杂 SSTI 剂量。相反，在 >40% 的患者中，万古霉素的剂量低于标示剂量。

这些真实的数据揭示了实际与标示的抗生素剂量存在显著偏差，并表明对万古霉素毒性的恐惧可能会影响治疗。

Randomized controlled noninferiority trial comparing daptomycin to vancomycin for the treatment of complicated skin and skin structure infections in an observation unit. Shaw GJ, Meunier JM, Korfhagen J, Wayne B, Hart K, Lindsell CJ, et al. J Emerg Med 2015; 49: 928–36.

在一项对 100 名患者的研究中，达托霉素在治疗复杂的 SSTI 方面的疗效不逊于万古霉素。

An open-label, pragmatic, randomized controlled clinical trial to evaluate the comparative effectiveness of daptomycin versus vancomycin for the treatment of complicated skin and skin structure infection. Kauf TL, McKinnon P, Corey GR, Bedolla J, Riska PF, Sims M, et al. BMC Infect Dis 2015; 15: 503.

这项研究的主要终点是与感染相关的住院时间。次要终点包括卫生保健资源利用率、成本、临床反应和患者报告的结果。尽管万古霉素与第 2 天临床好转的可能性较低［比值比（OR）=0.498，95% CI 0.249~0.997；$P<0.05$］，但两者之间没有显著差异。

在决定使用哪种疗法时，包括成本在内的其他因素可能比疗效更重要。

Dalbavancin: a novel lipoglycopeptide antibiotic with extended activity against gram-positive infections. Smith JR, Roberts KD, Rybak MJ. Infect Dis Ther 2015; 4: 245–58.

脂糖肽具有延长半衰期和抗 MRSA 的作用。

In vitro activity of ceftaroline against bacterial pathogens isolated from skin and soft tissue infections in Europe, Russia and Turkey in 2012: results from the Assessing Worldwide Antimicrobial Resistance Evaluation (AWARE) surveillance programme. Karlowsky JA, Biedenbach DJ, Bouchillon SK, Iaconis JP, Reiszner E, Sahm DF. J Antimicrob Chemother 2016; 71: 162–9.

大多数对头孢他林不敏感的菌株来自俄罗斯、土耳其、意大利和匈牙利。17 个国家中有 7 个国家提交的金黄色葡萄球菌对头孢他林的敏感性为 99%。

在大多数地区，头孢他林在体外对当代菌株（包括 MRSA）仍显示有效的抗菌活性。

In vitro activities of tedizolid and linezolid against grampositive cocci associated with acute bacterial skin and skin structure infections and pneumonia. Chen KH, Huang YT, Liao CH, Sheng WH, Hsueh PR. Antimicrob Agents Chemother 2015; 59: 6262–5.

特地唑胺是一种新型的广谱噁唑烷酮类药物，对多种革兰氏阳性病原菌具有较强的抗菌活性。本研究从急性细菌性皮肤和皮肤附属器感染或肺炎患者中分离出 425 株革兰氏阳性菌，其中包括 100 株 MRSA。与利奈唑胺相比，特地唑胺在体外对 MRSA（MIC90, 0.5μg/ml vs. 2μg/ml），MSSA（MIC90, 0.5μg/ml vs. 2μg/ml），化脓性链球菌（MIC90, 0.5μg/ml vs. 2μg/ml），无乳链球菌（MIC90, 0.5μg/ml vs. 2μg/ml），咽峡炎链球菌（MIC90, 0.5μg/ml vs. 2μg/ml），肠粪肠球菌（MIC90, 0.5μg/ml vs. 2μg/ml）和耐万古霉素肠球菌（VRE）（MIC90, 0.5μg/ml vs. 2μg/ml）有更好的抗菌活性。

与利奈唑胺相比，特地唑胺对多种革兰氏阳性球菌的体外抗菌活性提高了 2~4 倍。

三线治疗	
• 替加环素	B
• 头孢吡普、头孢洛林	C
• 奥利万星	C
• 蜂蜜和蜂毒	D
• 外用辛伐他汀	E
• 外用塞来昔布	E
• 纳米粒子	E
• 糖粉	E
• 糖和聚维酮碘	E
• 植物提取物	D

Dalbavancin and oritavancin: an innovative approach to the treatment of gram-positive infections. Roberts KD, Sulaiman RM, Rybak MJ. Pharmacotherapy 2015; 35: 935–48.

2014 年，美国食品药品管理局（FDA）批准了两种新的脂糖肽，奥利万星和达巴万星，用于治疗急性细菌性皮肤和皮肤附属器感染。与万古霉素相比，它们显示出更强的抗 MRSA 的效力。

目前，关于应用达巴万星的数据比奥利万星多，两者都有望成为治疗金葡菌感染的有效药物。

Exploration of alginate hydrogel/nano zinc oxide composite bandages for infected wounds. Mohandas A, Kumar PTS, Raja B, Lakshmanan VK, Jayakumar R. Int J Nanomedicine 2015; 10 (Suppl 1): 53–66.

制备的复合绷带对 MRSA 有良好的抗菌活性。

这些绷带在较低浓度的纳米氧化锌环境下是无毒的。

Melittin, a honeybee venom-derived antimicrobial peptide, may target methicillin-resistant Staphylococcus aureus. Choi JH, Jang AY, Lin S, Lim S, Kim D, Park K, et al. Mol Med Rep 2015; 12: 6483–90.

蜂蜜和蜂毒素都有抗 MRSA 的活性。

Exploring simvastatin, an antihyperlipidemic drug, as a potential topical antibacterial agent. Thangamani S, Mohammad H, Abushahba MF, Hamed MI, Sobreira TJ, Hedrick VE, et al. Sci Rep 2015; 5: 16407.

系统用的降脂剂辛伐他汀在局部外用时，显示出对革兰氏阳性菌（包括 MRSA）的广谱抗菌活性。它还具有抑制 MRSA 产生关键毒素 α- 溶血素和杀白细胞毒素的能力。

这项研究中最有趣的发现是辛伐他汀对已建立的葡萄球菌生物膜有极好的抗生物膜活性。

Repurposing celecoxib as a topical antimicrobial agent. Thangamani S, Younis W, Seleem MN. Front Microbiol 2015 28; 6: 750.

塞来昔布是一种上市的环氧合酶 -2 抑制剂，对包括 MRSA 在内的革兰氏阳性病原体显示出广谱抗菌活性。主要的抗菌作用机制是剂量依赖性地抑制核糖核酸（RNA）、脱氧核糖核酸（DNA）和蛋白质的合成。

局部应用塞来昔布可显著降低 MRSA 皮肤感染小鼠模型的平均细菌数。

Nordihydroguaiaretic acid enhances the activities of aminoglycosides against methicillin-sensitive and resistant Staphylococcus aureus in vitro and in vivo. Cunningham-Oakes E, Soren O, Moussa C, Rathor G, Liu Y, Coates A, et al. Front Microbiol 2015; 6: 1 195.

去甲二氢愈创木酸（NDGA）是从三齿花椒属植物中提取的一种抗氧化剂。抗菌活性以细菌细胞膜为靶点。

在这项对 200 株 MRSA 和 MSSA 临床分离株的研究中，NDGA 在小鼠皮肤感染模型中显示出与氨基糖苷类药物的协同作用。

Effect of medical honey on wounds colonised or infected with MRSA. Blaser G, Santos K, Bode U, Vetter H, Simon A. J Wound Care 2007; 16: 325–8.

7 名未愈合伤口处存在 MRSA 感染或定植的患者，在没有服用其他抗菌剂和抗生素的情况下,蜂蜜使其伤口完全愈合。

医学博士 Anny Elston 报告说,作为一名参加第一次世界大战的医生,她对战俘使用糖粉治疗感染性溃疡。所有的溃疡都痊愈了。这种治疗费用低廉,而且不太可能抵抗糖的干燥效果。

PVL-SA 治疗策略

应该采集微生物拭子,并要求进行 PVL 聚合酶链反应(PCR)检测,因为这可能不是常规检查。小脓肿只需要引流。应遮盖皮损,不应共用毛巾和其他可能的污物。直径>5cm 或伴有蜂窝组织炎的病变需要使用抗生素(氟氯西林或克林霉素),通常口服 5~7 天。如怀疑 MRSA PVL 感染,可使用利福平加多西环素、夫西地酸或甲氧苄啶或克林霉素作为单一疗法。对于严重和侵袭性感染,如化脓性肌炎或中毒性休克,除引流和清创外,还可使用万古霉素、替考拉宁、达托霉素或利奈唑胺联合大剂量静脉注射免疫球蛋白(IVIG)(2 天)。

推荐去定植治疗,为预防密切接触传播,可以用 4% 氯己定肥皂或 2% 三氯生外用皮肤,莫匹罗星鼻膏鼻腔外用,连用 5 天。

特殊检查
• 取拭子用于培养和 PVL PCR
• 如果怀疑 PVL 感染,特别要求 PVL PCR 是很重要的,因为这不是常规检查

一线治疗	
• 小脓肿引流	C
• 较大的脓肿(超过 5cm)和明显的蜂窝织炎需引流加抗生素治疗	
• 氟氯西林 500mg,每日 4 次,连用 5 天	C
• 克林霉素 450mg,每日 4 次,连用 5 天	C

• 去定植治疗	C
如果怀疑或确认 PVL MRSA	
• 利福平 300mg,每日 2 次,加多西环素 100mg,每日 2 次	C
• 利福平 300mg,每日 2 次,加夫西地酸 500mg,每日 3 次	C
• 利福平 300mg,每日 2 次,加甲氧苄啶 200mg,每日 2 次	C
• 克林霉素 450mg,每日 4 次	C

Guidance on the diagnosis and management of PVL-associated Staphylococcus aureus Health Protection Agency UK 2008. Available online at www. hpa. org. uk.

本文提供了关于 PVL 感染的详细建议,包括患者宣教页和关于去定植的实用建议。

去定植一般采用氯己定沐浴露、洗发水或 2% 三氯生。不经稀释直接涂抹于湿润的皮肤上,1 分钟后洗净即可连续使用 5 天。患者需要单独的毛巾,如果可能,每天更换。用棉签涂莫匹罗星鼻膏(约相当于火柴头大小的量)在每个鼻孔内表面上,每天在鼻孔内按摩,每日 3 次,连续 5 天。

二线治疗	
• 万古霉素	D
• 替考拉宁	D
• 达托霉素	D
• 利奈唑胺	D
• IVIG	D

Guidance on the diagnosis and management of PVL-associated Staphylococcus aureus. Health Protection Agency UK 2008.

严重威胁生命的感染需要微生物学家和传染病专家的建议。

(孙 婧 译,刘 盈 校)

证据等级:A 双盲试验　　**B** 临床试验,研究对象≥20 例　　**C** 临床试验,研究对象<20 例　　**D** 病例分析,研究对象≥5 例　　**E** 个案报道

第154章 痱子

原作者 Christen M Mowad, Periasamy Balasubramaniam, Warren R Heymann

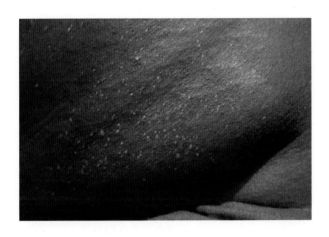

痱子(miliaria)是一种良性、一过性疾病，系外泌汗腺导管堵塞继而损伤所致。根据汗管堵塞的深度，可分为白痱、红痱和深痱。白痱(汗疹)为最表浅的类型，汗管堵塞发生于角质层。白痱具有自限性，通常表现为透明水疱而无明显红斑。红痱(红色粟粒疹)最常见，其汗管堵塞发生于棘层，表现为大量瘙痒性、非毛囊性的丘疹或水疱，周围绕以红晕。红痱通常发生于躯干、颈部或背部，但是也可见于其他部位，有报道在密闭潮热的环境下，在夹板下、背带下或军装下出现红痱。深痱很少见，传统认为其汗管阻塞发生在表-真皮的交界处或真皮，但影像学的进步让学者对此产生了质疑。深痱常见于热带地区反复发生红痱者。由于气温过高，这些患者还会出现一些相关的系统症状。

治疗策略

痱子通常是由于闷热潮湿环境、长时间出汗或长期的发热性疾病等导致的汗液过多所致。还有一些少见的情况，包括先天性痱子、重症监护条件下用药后出现痱子，以及与一些先天性疾病如假性醛固酮减少症(PHA)相关的痱子。紧身衣物和高湿度环境往往会加重痱子。治疗首先应除去刺激因素，目前没有任何治疗方法有强大的证据支持。

成人痱多见于热带旅行、军队服役和大量运动。湿热环境可逐渐适应，但是这需要几个月的时间。穿着宽松、吹风以及凉水澡可以最大限度地缓解症状。使用任何洗剂和霜剂时，要注意该产品是否会堵塞汗孔，否则会加重病情。对于剧烈瘙痒的患者，可以考虑使用抗组胺药、冰袋和外用糖皮质激素。有燕麦浴可以缓解症状的个案报道。但是，如果不能使排汗减少，上述方法均无效。在适当情况下使用空调，使患处通风透气和退热剂对所有患者都有效。有报道，口服维A酸和外用羊毛脂对深痱有效。

痱子可以继发感染。此时，应系统用针对葡萄球菌的抗生素，葡萄球菌是最可能的致病菌。医生应该告知患者，痱子处无汗，一般持续3周(有时更长)，如果痱子泛发，还可能出现热潴留。因此，要警告有热衰竭或中暑风险的人采取预防措施，天气炎热时，应待在有空调的房间。皮肤活检可能有助于不典型痱的诊断。

特殊检查
• 无特殊检查
在不典型患者中
• 微生物学——细菌和真菌拭子
• 组织学
• 高级成像技术——高清晰度光学相干断层成像(HD-OCT)

Nonneoplastic disorders of the eccrine glands. Wenzel FG, Horn TD. J Am Acad Dermatol 1998; 38: 1–17.

该文综述了外分泌汗腺导管的组织学和病理生理学特征。红痱是汗管在棘层发生阻塞所致，表现为红色斑疹或丘疹。白痱的阻塞发生于角质层，而深痱的阻塞发生于表真皮的交界处或更深层。本文还综述了痱子的发病机制，介绍了常驻细菌和PAS染色阳性的细胞外多糖物质阻塞汗管在痱子发病中的作用。

Duct disruption, a new explanation of miliaria. Shuster S. Acta Derm Venereol 1997; 77: 1–3.

该文提出假说：白痱是由于汗管的机械性破裂所致，而非通常认为的由于汗管的堵塞所致。这种汗管破裂可能是由于紫外线辐射，使角质层和表皮上部细胞间形成裂隙。

The role of extracellular polysaccharide substance produced by Staphylococcus epidermidis in miliaria. Mowad CM, McGinley KJ, Foglia A, Leyden JJ. J Am Acad Dermatol 1995; 33: 729–33.

该文评价了多种凝固酶阴性的葡萄球菌属在密闭环境中引起痱子的能力。表皮葡萄球菌是引起痱子的唯一细菌。作者得出结论：表皮葡萄球菌产生的PAS染色阳性的细胞外多糖物质可以阻挡汗液的排出，在痱子的发病中起到关键作用。

A novel finding in atopic dermatitis: film-producing Staphylococcus epidermidis as an etiology. Allen HB, Meuller JL. Int J Dermatol 2011; 50: 992–3.

1 名特应性皮炎患者的皮肤培养出了表皮葡萄球菌。作者推测亚临床型痱子是导致特应性疾病患者瘙痒的原因。

The pathogenesis of miliaria rubra: Role of the resident microflora. Holzle E, Kligman AM. Br J Dermatol 1978; 99: 117–37.

该研究对 55 例患者进行拭子和培养，发现红痱及无汗症的严重程度与阻塞部位皮肤的常驻菌群密度直接相关。本文还对红痱的病因学研究进行了详细综述。

Miliaria crystallina in an intensive care setting. Haas N, Martens F, Henz BM. Clin Exp Dermatol 2004; 29: 32–4.

该文报道了 2 例发生于重症监护病房的白痱。作者推测白痱的发生是由于在重症监护时应用的某些药物刺激汗液分泌，导致汗孔短暂关闭。

Pruritus, papules, and perspiration. LaShell M, Tankersley M, Guerra A. Ann Allergy Asthma Immunol 2007; 98: 299–302.

该文对常见的运动引起的痱子进行了综述，并讨论了在室内运动或热水浴后出现复发性、自限性的红痱。运动激发试验重现了患者临床症状，同时证实了诊断。

Miliaria-rash after neutropenic fever and induction chemotherapy for acute myelogenous leukemia. Nguyen TA, Stevens MP. An Bras Dermatol 2011; 86: 104–6.

40 岁女性，在使用伊达比星和阿糖胞苷治疗中性粒细胞减少性发热后出现了白痱。控制发热的治疗对皮疹也有一定缓解作用。作者总结了药物导致的过度出汗与痱子的相关性，包括多柔比星、氯贝胆碱、沙丁胺和可乐定。

Newborn with pseudohypoaldosteronism and miliaria rubra. Akcakus M, Koklu E, Poyrazoglu H, Kurtoglu S. Int J Dermatol 2006; 45: 1432–4.

1 名患有常染色体隐性遗传的 I 型假性醛固酮减少症的患者在失盐危象后出现了红痱。在电解质稳定后，患者皮疹消退，在出现低钠血症时皮疹复发。该患者的红痱似乎是由于汗液中高浓度的氯化钠直接破坏汗腺导管所致。

Miliaria rubra and thrombocytosis in pseudohypoaldos teronism: case report. Onal H, Erdal A, Ersenb A, Onal Z, Keskindemircia G. Platelets 2012; 23: 645–7.

报道了 1 例患有假性醛固酮减少症、红痱和血小板增多症的 6 个月的婴儿。作者推测是由于交感神经兴奋，血管紧张，导致汗液中钠分泌增多，而失盐危象可能是假性醛固酮减少症患者出现皮疹和血小板增多的原因之一。

Widespread miliaria crystallina in a newborn with hypernatremic dehydration. Engür D, Türkmen MK, Savk E. Pediatr Dermatol 2013; 30: e234–5.

1 名有严重高钠血症性脱水的新生儿出现了泛发密集的白痱。作者推测汗液中高浓度的钠导致汗腺导管破坏可能是出现白痱的原因。

In vivo imaging of miliaria profunda using high-definition optical coherence tomography: diagnosis, pathogenesis, and treatment. Tey HL, Tay EY, Cao T. JAMA Dermatol 2015; 151: 346–8.

用高清晰度光学相干断层成像研究 2 例深痱患者的皮损。表皮可观察到扩大的螺旋状顶浆分泌，附近可观察到强折射物质，他们猜测该物质为角蛋白。此研究的结果使该作者对深痱的病变部位提出质疑。

一线治疗	
预防	D
勤洗澡	E
使用空调	B
燕麦浴	E
外用抗菌药	E
解热药	E

Miliaria rubra of the lower limbs in underground miners. Donoghue AM, Sinclair MJ. Occup Med (Lond) 2000; 50: 430–3.

25 名在闷热潮湿环境中工作的矿工发生痱子。在空调房间休息 4 周后症状全部消失。该文还分析了发生在这些矿工身上的其他皮肤问题。

Diseases of the eccrine and apocrine sweat glands. Miller HJ. In: Bolognia JL, Jorizzo JL, Rapini RP, eds. Dermatology. Philadelphia: Mosby, 2012; 34–11.

采取维持数日至数周的预防措施（如凉爽的环境）是预防过度出汗和皮肤角质层浸渍的首要目标。

Goosefleshlike lesions and hypohidrosis. Simon NS, Fullen DR, Helfrich YR. Arch Dermatol 2007; 43: 1323–8.

该文讨论了多种治疗痱子的方法，包括羊毛脂、口服异维 A 酸、定期洗澡来去除盐分和细菌、使用抗生素等。

Congenital miliaria crystallina in a term neonate born to a mother with chorioamnionitis. Babu TA, Sharmila V. Pediatr Dermatol 2012; 29: 306–7.

1 名患有绒毛羊膜炎足月产新生儿，分娩时出现白痱，3 天后自行消退。作者推测，分娩时破膜延迟、母亲发热以及羊水温度较高是胎儿出汗和发生痱子的原因，作者强调

576

保守措施和预防措施。

二线治疗	
• 外用糖皮质激素	E
• 系统抗生素	E

Miliaria rubra. Siddiqi A. In: Domino FJ, ed. 5-Minute Clinical Consult (online). Philadelphia: Lippincott Williams & Wilkins, 2012; 1–4.

痱子皮损处外用 0.1% 倍他米松，每日 2 次，共 3 天，可缓解瘙痒。如合并感染，可使用抗葡萄球菌类抗生素如双氯西林（氟氯西林）250mg，每日 4 次，共 10 天。

Heat illness: prickly heat. Platt M, Vicario S. In: Marx JA, ed. Rosen's Emergency Medicine: Concepts and Clinical Practice, 7th edn. Vol 2. Philadelphia: Mosby, 2009; 1887.

如果红痱弥漫或变成脓疱，口服红霉素有效。在红痱的急性期，氯己定洗剂或霜剂可以作为抗菌剂使用。同时，小面积使用 1% 水杨酸，每日 3 次促进脱屑（儿童禁用）。

三线治疗	
• 羊毛脂 / 异维 A 酸	E
• 维生素 C	B
• 肌内注射糖皮质激素	E

Miliaria profunda. Krik JF, Wilson BB, Chun W, Cooper PH. J Am Acad Dermatol 1996; 35: 854–6.

23 岁男性，在外用糖皮质激素治疗深痱效果不佳后，联合应用羊毛脂和异维 A 酸治疗有效。但无法评估单用某一种药物的疗效。

The effects of administration of ascorbic acid in experimentally induced miliaria and hypohidrosis in volunteers. Hindson TC, Worsley DE. Br J Dermatol 1969; 81: 226–7.

36 名受试者使用聚乙烯塑料包裹身体来诱发痱子和少汗症，在包裹当天，一半患者给予抗坏血酸 1g/d，一半患者给予安慰剂。与安慰剂组相比较，抗坏血酸组痱子和少汗症的严重程度均较低，皮疹消退更快，1 周后少汗症显著缓解。

Patients presenting with miliaria while wearing flame resistant clothing in high ambient temperatures: a case series. Carter R, Garcia AM, Souhan BE. J Med Case Reports 2011; 5: 474.

2 名士兵在干旱环境中穿着阻燃军服出现红痱，均予肌内注射甲泼尼龙，其中 1 人继续外用 0.1% 曲安奈德乳膏，每日 2 次，共 7 天。2 人皮疹均有所缓解，但是再次穿着阻燃军服后皮疹复发。

（黄新绿　丁晓岚　译，张建中　校）

第155章 传染性软疣

原作者　Ian H. Coulson, Tashmeeta Ahad

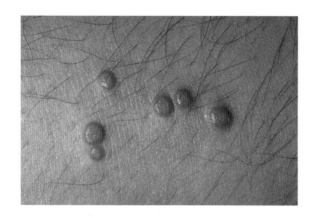

传染性软疣(molluscum contagiosum,MC)是一种痘病毒感染皮肤或黏膜所引起的常见自限性疾病。发生于儿童的皮损,常见于躯干及身体皱褶部位;在年轻的成年人中,经性接触传播者常发生在生殖器部位。典型的皮疹表现为多发性、散在、直径1~10mm、珍珠白或是肉色、有脐凹的丘疹。皮疹周边可有湿疹样反应,局部使用类固醇激素可控制症状。各种细胞免疫缺陷者,尤其是艾滋病患者,传染性软疣皮疹常广泛且难治。

治疗策略

对于传染性软疣,没有特殊的抗病毒治疗。可尝试物理性或化学性破坏、局部和系统免疫调节治疗,目前尚无有说服力、完全有效的单一干预方法。仅有少数严格安慰剂对照的临床试验,发现MC有较高的自发缓解率。一项在2009年进行的Cochrane系统评价回顾了一些随机试验,发现没有足够的证据可以证明哪一种治疗方法对传染性软疣确实有效。

治疗的选择依赖于患者的年龄、免疫状况、皮疹的数量和累及部位。皮疹数量较少、免疫力正常的患者,可以等候自发性缓解,常常发生在数月之内。继发感染的传染性软疣需要局部抗菌或抗生素治疗,以减少萎缩性瘢痕的发生。积极的治疗主要出于美观的考虑,或是在免疫抑制状态,或是想快速治愈,以防止病毒的自体种植或传播到密切接触者。避免公共洗浴或限制共用毛巾可预防病毒播散至他人。

常用的廉价治疗是用戴手套的手指或精细镊手工挤除单个皮损。这种方法证实较每隔2~3周进行1次5~10秒的冷冻治疗更为有效。较大皮疹的刮除术及电干燥术会导致瘢痕形成,同时,治疗前需要外用易溶的局麻剂(复方利多卡因乳膏)减轻疼痛,尤其对儿童患者。外用腐蚀性药物

的效果不一。据报道,每周连续3天,局部使用0.5%鬼臼毒素(2次/d),持续4周可获得较高的成功率;其他的局部治疗包括外用40%硝酸银糊剂1~3次(2%利多卡因凝胶外用后)、每天使用10%聚维酮碘联合50%水杨酸、白天外用5%亚硝酸联合晚上外用5%水杨酸封包,以及外用12%水杨酸凝胶。有报道称外用氢氧化钾(5%或10% KOH,外用频率为每周3次~每日2次)及苯酚会留下严重的瘢痕,后者已不推荐使用。斑蝥素是一种临床医生使用的局部发疱剂,2~6小时后洗掉,已被证明是一种有效的治疗方法,但这种药物常不易获得。关于5%咪喹莫特乳膏在传染性软疣中的治疗作用存在一些争议,两个未发表的大型随机对照试验显示其缺乏疗效。在艾滋病患者中,外用1%的咪喹莫特及3%西多福韦(竞争性DNA聚合酶抑制剂)可以成功治疗传染性软疣。在这些患者中,高效抗逆转录病毒治疗(highly active antiretroviral therapy,HAART)恢复患者的免疫功能,也是传染性软疣治愈的重要原因。

特殊检查

- 涂片亚甲蓝染色寻找软疣小体;刮除样本的组织病理学仅在诊断有疑问的时候应用

一线治疗

等待自愈	B
用戴手套的手指或精细镊手工挤除皮损	B

Time to resolution and effect on quality of life of molluscum in children in the UK: a prospective community cohort study. Olsen JR, Gallacher J, Finlay AY, Piguet V, Francis NA. Lancet Infect Dis 2015; 15: 190–5.

一项前瞻性群体队列研究对306名4~15岁的传染性软疣儿童患者进行了观察,软疣的平均消退时间为13.3个月。在269例病例中,18个月内皮疹未消退的有80例(30%),24个月内未消退的有36例(13%)。尽管301例病例中有33例(11%)的生活质量受到非常严重的影响(儿童皮肤病学生活质量指数得分>13),但大部分患者的生活质量受MC的影响较小。

Scarring in molluscum contagiosum: comparison of physical expression and phenol ablation. Weller R, O'Callaghan CJ, MacSween RM, White MI. Br Med J 1999; 319: 1540.

手工挤疣和外用酚剂这两种方法的总有效率无太大差异，但后者易导致严重的瘢痕形成。手工挤疣为戴上手套挤压或使用精细镊挤出并丢弃凝乳状物质。皮损可能需要1~2周才能改善。

二线治疗	
• 冷冻	C
• 外用 0.5% 鬼臼毒素	A
• 外用 5% 亚硝酸及 5% 水杨酸	A
• 外用 12% 水杨酸凝胶	A
• 外用 10% 聚维酮碘及 50% 水杨酸	B
• 外用 40% 硝酸银糊剂	B

Molluscum contagiosum in children: evidence-based treatment. White MI, Weller R, Diack P. Clin Exp Dermatol 1997; 22: 51.

该研究比较了手工挤疣、冷冻、外用酚剂治疗传染性软疣的有效性及形成瘢痕的潜在可能性。手工挤疣的有效性高于冷冻治疗。外用酚剂可形成严重的瘢痕，不推荐用于传染性软疣的治疗。

尽管缺乏冷冻疗法治疗传染性软疣的安慰剂对照大型试验，但由于其治疗快速，使得其使用广泛。冷冻疗法每次持续5~10秒，直接作用于病灶。隔2~3周治疗1次，直至病变消失。可以在治疗前1小时使用局部麻醉剂(如复方利多卡因乳膏)，尤其是在治疗多个皮疹时。潜在的副作用包括瘢痕形成或色素减退。

Topical 0.3% and 0.5% podophyllotoxin cream for self-treatment of molluscum contagiosum in males. A placebo-controlled, double-blind study. Syed TA, Lundin S, Ahmad M. Dermatology 1994; 189: 65-8.

一项安慰剂对照的随机双盲试验在150名10~26岁的男性传染性软疣患者(病变主要位于大腿或生殖器)中外用0.5%鬼臼毒素霜剂、0.3%鬼臼毒素霜剂、安慰剂进行治疗，每天使用2次，每周连续使用3天，持续时间4周。治愈率分别为92%、52%和16%。

鬼臼毒素是一种抗有丝分裂剂，其安全性和有效性尚未在幼儿中确定。潜在的副作用包括瘙痒、烧灼感和炎症。

Molluscum contagiosum effectively treated with a topical acidified nitrite, nitric oxide liberating cream. Ormerod AD, White MI, Shah SAA, Benjamin N. Br J Dermatol 1999; 141: 1051-3.

在30例儿童中进行了双盲试验，一组白天外用5%亚硝酸钠、夜间外用5%水杨酸封包，治愈率为75%，另一组单独使用水杨酸，治愈率为21%。平均治愈时间为1.83个月。副作用包括皮肤着色和刺激。

Topical therapy with salicylic gel as a treatment for molluscum contagiosum in children. Leslie KS, Dootson G, Sterling JC. J Dermatol Treat 2005; 16: 336-40.

114例儿童传染性软疣患者分别外用70%酒精(1次/月)、10%酚剂(1次/月)或12%水杨酸凝胶(1~2次/周)进行治疗。水杨酸组耐受性良好，疗效(87%)明显高于酒精组(59%)或酚剂组(56%)。如按"治疗目的"分析，三组之间的疗效无差异。

Molluscum contagiosum treated with iodine solution and salicylic acid plaster. Ohkuma M. Int J Dermatol 1990; 29: 443-5.

20例患者中合用10%聚维酮碘溶液及50%水杨酸硬膏，每日1次，治疗传染性软疣。联合治疗方法的疗效显著高于两种方法单用，皮疹清除的平均期限是26天，未见不良反应。

Treatment of molluscum contagiosum with silver nitrate paste. Niizeki K, Hashimoto K. Pediatr Dermatol 1999; 16: 395-7.

在389例传染性软疣患者中，外用2%利多卡因凝胶后再外用40%硝酸银糊剂进行治疗。1次治疗后70%皮疹清除，3次治疗后97.7%皮疹清除。该治疗耐受性好，没有瘢痕形成。40%硝酸银糊剂较40%硝酸银水溶液外用更方便。

三线治疗	
物理性破坏	
• 局部麻醉后刮除术	C
• 脉冲染料激光	C
• 光动力治疗	D
局部治疗	
• 外用宽胶带	E
• 斑蝥素	B
• 外用 10% 氢氧化钾溶液	A
• 外用 1%~5% 的咪喹莫特	A
• 二苯莎莫酮	C
• 澳大利亚柠檬香桃木	C
• 外用西多福韦	E
• 维 A 酸	E
• 阿达帕林	E
• 互叶白千层和碘	C
• 0.015% 丁烯酸酯	E
• 10% 儿茶素软膏	E
系统治疗	
• 念珠菌抗原 - 皮疹内注射	C
• 西咪替丁	D
• 干扰素 -α 皮下注射	E

Treatment of molluscum contagiosum using a lidocaine/prilocaine (EMLA) for analgesia. de Waard-van der Speck FB, Oranje AP, Lillieborg S, Hop WC, Stolz E. J Am Acad Dermatol 1990; 23: 685–8.

在 83 例儿童传染性软疣患者中进行了一项双盲研究,结果显示,尽管不能增加清除率,外用复方利多卡因乳膏<60 分钟即能缓解软疣刮除术的疼痛。

Curettage treatment for molluscum contagiosum: a follow-up survey study. Simonart T, De Maertelaer V. Br J Dermatol 2008; 159: 1144.

在为期 2 个月的前瞻性研究中,73 名传染性软疣患者接受了刮除术治疗。1 次治疗后 66% 的患者未能治愈,2 次治疗后 45% 的患者未能痊愈。治疗失败的危险因素包括皮损数量多和特应性皮炎。

A prospective randomized trial comparing the efficacy and adverse effects of four recognized treatments of molluscum contagiosum in children. Hanna D, Hatami A, Powell J, Marcoux D, Maari C, Savard P, et al. Pediatr Dermatol 2006; 23: 574–9.

一项前瞻性、随机研究比较了 124 例儿童 MC 患者中四种常见治疗方法的疗效 [表面麻醉刮除术、0.7% 斑蝥素（外用 2~4 小时）、16.7% 水杨酸 +16.7% 乳酸（Duofilm）每周 3 次、5% 咪喹莫特每周 3 次]。刮除术疗效最好,治愈率达 80%,副作用最少。斑蝥素和水杨酸产生刺激作用。咪喹莫特是有应用前景的药物,但最佳给药方案仍有待探索。

Treatment of molluscum contagiosum with the pulsed dye laser over a 28-month period. Hancox JG, Jackson J, McCagh S. Cutis 2003; 71: 414–6.

43 例用脉冲染料激光治疗的传染性软疣患者,经过治疗所有皮疹消失,其中 15 例患者在治疗 2 次后未见新发皮疹。

Photodynamic therapy for molluscum contagiosum infection in HIV-coinfected patients: review of 6 cases. Moiin A. J Drugs Dermatol 2003; 6: 637–9.

6 例传染性软疣患者应用了艾拉光动力治疗,皮疹数量及症状严重程度均得到降低。

Use of duct tape occlusion in the treatment of recurrent molluscum contagiosum. Lindau MS, Munar MY. Pediatr Dermatol 2004; 21: 609.

该文报道了 1 例多发性传染性软疣患者,经 2 个月以上耐受性好的家庭治疗成功治愈。

Childhood molluscum contagiosum: experience with cantharidin therapy in 300 patients. Silverberg NB, Sidbury R, Mancini AJ. J Am Acad Dermatol 2000; 43: 503–7.

本研究是一项外用斑蝥素 4~6 小时合并其他治疗方法治疗非面部传染性软疣的回顾性研究,在 300 名儿童患者中,90% 以上患者在应用平均 2.1 次治疗后痊愈,90% 患者在治疗部位发生水疱,但没有一例发生细菌感染。

斑蝥素是一种局部发疱剂,应由临床医生使用：用棉签的钝木端直接涂抹在病灶上,并封闭以防止扩散；2~6 个小时后或在出现起疱的第一个迹象时洗掉。每 2~4 周治疗 1 次,直到皮损完全消退。副作用包括灼伤、红斑、瘙痒和色素沉着。

Double randomized, placebo-controlled study of the use of topical 10% potassium hydroxide solution in the treatment of molluscum contagiosum. Short KA, Fuller LC, Higgins EM. Paediatr Dermatol 2006; 23: 279–81.

本研究为一项双随机、安慰剂对照的临床试验,观察了 20 例儿童传染性软疣患者外用 10% KOH 溶液或生理盐水,每日 2 次,直至炎症反应出现的治疗效果。完全治愈率在治疗组为 70%,对照组为 20%,该差异无统计学意义。还需要剂量研究来减少药物的刺激性。

可以使用 5% 或 10% 的氢氧化钾,使用频率可为每周 3 次 ~ 每天 2 次。

Dermatologists, imiquimod, and treatment of molluscum contagiosum in children: righting wrongs. Katz KA. JAMA Dermatol 2015; 151: 125–6.

对于 5% 咪喹莫特乳膏外用治疗传染性软疣的疗效一直存在争议,因为两项未公开的大规模随机试验显示,儿童使用 5% 咪喹莫特乳膏或赋形剂每周治疗 3 次,持续 16 周后并未显示出疗效。第一项研究显示,咪喹莫特组的完全清除率为 24%（52/217）,而安慰剂组的完全清除率为 26%（28/106）。第二项研究显示,5% 咪喹莫特组和安慰剂组的完全清除率分别为 24%（60/253）和 28%（35/126）。这与在其他非对照试验和病例报道中看到的治疗作用相矛盾,表明自发缓解可能是这些研究中看到疗效的原因。

Treatment of molluscum contagiosum in males with an analogue of imiquimod 1% cream: a placebo controlled, double-blind study. Syed TA, Goswami J, Ahmadpour OA, Ahmad SA. J Dermatol 1998; 25: 309–13.

100 例男性成人传染性软疣患者外用 1% 咪喹莫特乳膏衍生物或安慰剂治疗,每日 3 次,每周 5 天,持续 1 个月。治疗组的治愈率为 82%,安慰剂组的治愈率为 16%。治疗有较好的耐受性。

Treatment of molluscum contagiosum with topical diphency-prone therapy. Kang SH, Lee D, Park JH, Cho SH, Lee SS, Park SW. Acta Dermatol Venereol 2005; 85: 529–30.

0.000 1% 二苯莎莫酮每周外用 1 次治疗了 22 例致敏的儿童传染性软疣患者，持续 8 周以上。63.6% 的患者痊愈，平均治疗时间在用药 5.1 周后。

Essential oil of Australian lemon myrtle (*Backhousia citriodora*) in the treatment of molluscum contagiosum. Burke BE, Baillie JE, Olson RD. Biomed Pharmacother 2004; 58: 245–7.

在 16 例儿童传染性软疣患者中外用 10% 柠檬巴毫油，每日 1 次。9 例得到 90% 以上的皮疹清除，而 16 例对照组病例（仅基质外用）无一例达到上述程度的改善。

Topical cidofovir. A novel treatment for recalcitrant molluscum contagiosum in children infected with human immunodeficiency virus 1. Toro JR, Wood LV, Patel NK, Turner ML. Arch Dermatol 2000; 136: 983–5.

在 2 例儿童 HIV 感染者中，外用 3% 西多福韦治疗传染性软疣，每日 1 次，每周应用 5 天，连用 8 周后清除了之前的顽固性皮疹。

Comparative study of 5% potassium hydroxide solution versus 0.05% tretinoin cream for molluscum contagiosum in children. Rajouria EA, Amatya A, Kam D. Kathmandu Univ Med J 2011; 9: 291–4.

50 名儿童在睡前接受 5% 氢氧化钾溶液或 0.05% 维 A 酸霜治疗（每组 25 名）。两种治疗方法都有效地减少了传染性软疣的皮疹数量，但对氢氧化钾的反应更快，维 A 酸霜的副作用更少见。

在小样本数量的病例报告中，维 A 酸和阿达帕林等局部维 A 酸类药物已被尝试用于传染性软疣的治疗。使用频率从隔天 1 次开始，在可耐受的范围内增加至每天 2 次。副作用包括红斑、干燥和刺激。

Treatment of molluscum contagiosum: a brief review and discussion of a case successfully treated with adapalene. Scheinfele N. Dermatol Online J 2007; 13: 15.

1 例外用阿达帕林治疗传染性软疣的病例报道。

Combination of essential oil of *Melaleuca alternifolia* and iodine in the treatment of molluscum contagiosum in children. Markum E, Baillie J. J Drugs Dermatol 2012; 11: 349–54.

53 名儿童传染性软疣患者分别接受了每日 2 次，单独使用互叶白千层（茶树）精油（TTO）、TTO 和碘剂组合（TTO-I）及单独使用碘剂的治疗。30 天后对 48 名儿童进行随访，TTO-I 组的皮疹减少了 90%，明显高于其他组。

Treatment of molluscum contagiosum with ingenol mebutate. Javed S, Tyring SK. J Am Acad Dermatol 2014; 70: e105.

1 名 4 岁的传染性软疣女孩外用 0.015% 丁烯酸酯，每天外用 1 次，3 天 1 个疗程，连续 2 个疗程，病灶消退。

Recalcitrant molluscum contagiosum successfully treated with sinecatechins. Padilla España L, Mota-Burgos A, MartinezAmo JL, Benavente-Ortiz F, Rodríguez-Bujaldón A, HernándezMontoya C. Dermatol Ther 2016; 29: 217–8.

5 岁女孩，2 年传染性软疣病史，有 50 个以上的 MC 病灶，已用 10% KOH 治疗 1 个月。使用 10% 儿茶素软膏（来源于绿茶）每天涂抹 2 次，持续 4 周，所有皮损消除，在 3 个月的随访中无复发。

One-year experience with *Candida* antigen immunotherapy for warts and molluscum. Marron M, Salm C, Lyon V, Galbraith S. Pediatr Dermatol 2008; 25: 189–92.

皮疹内念珠菌抗原注射治疗传染性软疣 47 例，其中 25 例完成了为期 1 年的随访（电话或临床拜访），56% 痊愈，28% 部分清除，16% 无改善。

Treatment of molluscum contagiosum with oral cimetidine: clinical experience in 13 patients. Dohil M, Prenderville JS. Pediatr Dermatol 1996; 13: 310–12.

13 例儿童传染性软疣患者进行了 40mg/（kg·d）西咪替丁治疗，疗程 2 个月。除 3 例患者外，完成治疗的所有患者获得痊愈。

Interferon alpha treatment of molluscum contagiosum in immunodeficiency. Hourihane J, Hodges E, Smith J, Keefe M, Jones A, Connett G. Arch Dis Child 1999; 80: 77–9.

2 例联合免疫缺陷儿童患者的传染性软疣经皮下注射干扰素 -α 治愈。

Interferon-alpha treatment of molluscum contagiosum in a patient with hyperimmunoglobulin E syndrome. Kilic SS, Kilicbay F. Paediatrics 2006; 117: e1253–5.

皮下注射干扰素 -α 6 个月，成功治愈免疫缺陷儿童中对其他治疗抵抗的传染性软疣。

Resolution of disseminated molluscum contagiosum with highly active antiretroviral therapy (HAART) in patients with AIDS. Calista D, Boschini A, Landi G. Eur J Dermatol 1999; 9: 211–3.

3 例 AIDS 患者的难治性传染性软疣在开始高效抗逆转录病毒治疗（HAART）6 个月后痊愈。

（李厚敏 译，张建中 校）

第156章 硬斑病

原作者　Jack C. O'Brien, Heidi T. Jacobe

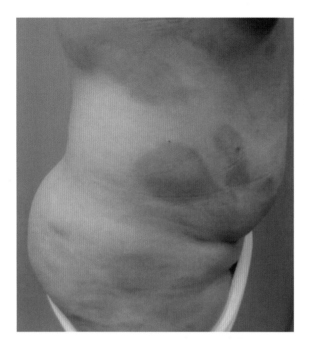

硬斑病（morphea），也称为局限性硬皮病（localized scleroderma，应避免使用该术语，以免与系统性硬化症混淆），是一种自身免疫性疾病，以真皮的炎症和硬化，以及某些情况下可累及皮下组织、筋膜层和肌肉为特征。虽然以前认为该疾病呈自限性，但是大量证据表明该病不断复发可能更常见。此外，未经治疗的皮损可出现永久性外观和功能损毁，应保证治疗以防止此类后遗症。硬斑病的皮损病谱从仅有皮肤症状到内脏受累，伴发肌肉、骨骼疾病（如滑膜炎）是最常见的皮下表现。

硬斑病分为不同亚型，包括局限型、线状和泛发型。所有亚型均可累及皮下组织。本病发生呈双峰模式，儿童期以线状硬斑病最常见，在成人中以局限型或泛发型常见。

要注意的是，硬斑病不同于系统性硬化症，不会向系统性硬化病发展，或者累及心脏、肺部、胃肠道或肾脏。此外，硬皮病的标志性自身抗体（抗着丝粒抗体、抗拓扑异构酶抗体、抗 RNA 聚合酶Ⅲ抗体）在硬斑病中无表达，也无雷诺现象。

治疗策略

关于硬斑病的治疗，首先要确定疾病活动度，然后评估疾病严重程度，包括对功能和容貌的损伤。疾病活动期定义为新发皮损或者皮损扩大，皮损周边有硬结和红斑。一个重要的特征是皮损累及的深度。硬斑病可能局限于真皮

或侵犯皮下组织。最新证据表明皮损浸润越深，后遗症可能更加严重。活动期硬斑病患者若深层组织也累及，应使用甲氨蝶呤和糖皮质激素，而不是局部治疗，尤其当皮损泛发或位于美容及功能重要部位。皮损活动期的首要治疗目标是降低活动度，防止损坏。

刀砍状硬斑病患者，或面部偏侧萎缩的患者，应关注其眼科主诉，并进行眼科检查以明确亚临床眼部受累。此外，应评估神经或口腔主诉，如出现症状或异常，应请神经内科或口腔科医师检查。皮损分布浅表且泛发的患者（特别是绝经后妇女），需要评估生殖器是否受累。

非活动期的硬斑病患者也应密切关注，研究表明，该病非活动期时对患者生活质量也产生影响。因此，与治疗相比，更推荐多学科支持护理来控制疾病活动。

评估完成后，应依据疾病活动度、损害的深度（真皮或更深组织）、损害区域及疾病进展制订治疗方案。治疗目标是控制疾病炎症活动及皮损进一步扩大，从而避免疾病活动，引起的长期后遗症。

通常，炎症局限于真皮层、进展不快或不会引起美容及功能性问题的皮损，可以局部治疗（卡泊三醇、骨化三醇、他克莫司或外用类固醇激素）或皮损内注射曲安奈德。这些患者应严密监测，如果患者皮损多发或扩展，应用免疫抑制疗法（光疗或甲氨蝶呤 ± 类固醇激素）抑制新发皮损。通常，泛发活动期皮损，累及真皮深层、皮下及更深层或出现影响美容或功能部位的皮损，例如刀砍状硬斑病或面部偏侧萎缩，应该接受甲氨蝶呤和系统类固醇激素治疗。泛发活动期的硬斑病局限于真皮层时可采用光疗，首推 UVA1 治疗，如无条件，也可用不联合补骨脂的 UVA 光疗或窄波 UVB。定期拍照和皮肤评分对评价治疗反应非常重要。治疗目标是阻止现有皮损进展和消除炎症反应。皮损不会完全消除（除非皮损发生在很早期），因此，不应作为治疗终点。

除了治疗活动的疾病，评估疾病损害的特征也很重要，因为这些对硬斑病患者的生活质量产生严重损害。患者伴有患肢运动受限、挛缩或肌无力时，应该给予康复和物理疗法。如怀疑患肢长度改变，应行外科修复手术及器械矫正。对于皮损累及美容敏感部位的情况（例如刀砍状硬斑病），疾病稳定不活动时可行美容手术治疗。

目前的医学证据不支持外用类固醇激素、口服或局部使用卡泊三醇、D-青霉胺、干扰素-γ 或抗疟药。因此，当严重硬斑病影响美容或功能部位时，不推荐上述方案。青

霉胺同时也有明显的副作用,包括肾毒性,故应避免使用。

特殊检查
• 局部硬皮病皮肤评估工具(LoSCAT)
• 定期照相
• 组织病理学
• 超声和多普勒超声
• 磁共振成像(MRI)

Development of consensus treatment plans for juvenile local-ized scleroderma. Li SC, Torok KS, Pope E, Dedeoglu F, Hong S, Jacobe HT, et al. Arthritis Care Res (Hoboken) 2012; 64: 1175–85.

本文概述了针对中至重度青少年硬斑病的评估和治疗共识,涵盖硬皮病领域专家意见和现有文献。

The Localized Scleroderma Cutaneous Assessment Tool: responsiveness to change in a pediatric clinical population. Kelsey CE, Torok KS. J Am Acad Dermatol 2013; 69: 214–20.

该针对局限性硬皮病皮肤评估工具(LoSCAT)的研究显示,mLoSSI,即 LoSCAT 活动度测量,可有效且敏感地用于评估儿童硬斑病的活动度。

The use of Doppler ultrasound to evaluation lesions of localized scleroderma. Li SC, Liebling MS. Curr Rheumatol Rep 2009; 11: 205–11.

疾病相关的结构改变,例如组织增厚、萎缩和结构改变,可被超声检测。高空间分辨率超声可检测疾病中组织厚度改变及疗效,由经验丰富的超声波专家为记录治疗效果提供另一手段。

MRI findings in deep and generalized morphea (localized scleroderma). Horger M, Fierlbeck G, Kuemmerle-Deschner J, Tzaribachev N, Wehrmann M, Claussen C, et al. Am J Roent-genol 2008; 190: 32–9.

本文介绍了硬斑病的 MRI 表现。MRI 检查可依据信号强度探明疾病累及深度及活动度。本文还提供了硬斑病中的 MRI 影像。

一线治疗	
泛发性真皮皮损	
• 光疗:BB-UVA、NB-UVB、UVA1 A	A
中度至重度硬斑病 / 深度受累	
• 甲氨蝶呤 + 静脉注射皮质类固醇激素	C
• 甲氨蝶呤 + 口服类固醇激素	A

局限性真皮皮损	
• 局部他克莫司封包	C
• 皮损内注射类固醇激素	C
单个局限深在皮损	
• 皮损内注射类固醇激素	C

A systematic review of morphea treatments and therapeutic algorithm. Zwischenberger BA, Jacobe HT. J Am Acad Dermatol 2011; 65: 925–41.

基于针对各种类型硬斑病的现有文献和专家意见提出了评估和治疗的方式。

Update on morphea part Ⅱ. Outcome measures and treat-ment. Fett N, Werth VP. J Am Acad Dermatol 2011; 64: 231–42.

作者探讨了检测结果和治疗选择,并提供了针对泛发、线状和皮损局限的硬斑病治疗方案。

A randomized controlled study of low-dose UVA1, medi-umdose UVA1, and narrowband UVB phototherapy in the treatment of localized scleroderma. Kreuter A, Hyun J, Stucker M, Sommer A, Altmeyer P, Gambichler T. J Am Acad Dermatol 2006; 54: 440–7.

一项随机试验对比了低剂量、中剂量 UVA1(20J/cm^2 和 50J/cm^2)和窄波 UVB 的疗效。所有患者的皮肤评分均显著下降。中等剂量 UVA1 组的皮肤评分较 NB-UVB 组下降更加显著;而低等剂量 UVA1 组和 NB-UVB 组无差别。

Medium-dose is more effective than low-dose ultraviolet A1 phototherapy for localized scleroderma as shown by 20-MHz ultrasound assessment. Sator PG, Radakovic S, Schulmeister K, Hönigsmann H, Tanew A. J Am Acad Dermatol 2009; 60: 786–91.

这项随机对照试验(RCT)中用超声测量皮肤厚度为主要结果,比较了低剂量(20J/cm^2)和高剂量(70J/cm^2)UVA1的治疗效果。高剂量 UVA1 治疗超超声测量显示皮肤厚度显著减少,但临床皮肤评分的下降不具有统计学差异。

Different low doses of broad-band UVA in treatment of morphea and systemic sclerosis. El-Mofty M, Mostafa W, El-Darouty M, Bosseila M, Nada H, Yousef R, et al. Photoder-matol Photoimmunol Photomed 2004; 20: 148–56.

63 例进展期系统性硬化症和硬斑病合并的患者,给予不同剂量的不加补骨脂的 UVA 治疗。结果显示 5J/cm^2、10J/cm^2 和 20J/cm^2 的疗效类似。这为 UVA1 治疗提供更广泛的选择。

Methotrexate treatment in juvenile localized scleroderma: a randomized, double-blinded, placebo-controlled trial. Zulian F, Martini G, Vallongo C, Cittadello F, Falcini F, Patrizi A, et al. Arthritis Rheum 2011; 63: 1998–2006.

70 例患者随机接受口服甲氨蝶呤（15mg/m^2，最多 20mg）或安慰剂治疗，每周 1 次，持续 12 个月。两组患者在最初 3 个月内均接受口服泼尼松治疗［1mg/(kg·d)，最多 50mg］。经综合手段评价，甲氨蝶呤治疗组的治愈率高且复发率低。这是首次随机安慰剂对照试验显示该疗法在治疗硬斑病中的效果。

Pulsed high-dose corticosteroids combined with low-dose methotrexate in severe localized scleroderma. Kreuter A, Gambichler T, Breuckmann F, Rotterdam S, Freitag M, Stuecker M, et al. Arch Dermatol 2005; 141: 847–52.

15 例成人患者接受甲氨蝶呤 15mg/ 周和静脉注射甲泼尼龙 10mg/d，每月 3 天的治疗方案。15 名患者中 14 名病情得到改善，没有发现疾病病程和治疗效果之间的相关性。

Localized scleroderma: response to occlusive treatment with tacrolimus ointment. Mancoso G, Berdondini RM. Br J Dermatol 2005; 152: 180–2.

7 例成年患者中使用 0.1% 他克莫司乳膏涂抹皮损并封包，每天 2 次，与凡士林比较。早期炎症皮损消退和晚期硬化性皮损变软，但萎缩和瘢痕无改善。

Efficacy of topical tacrolimus 0.1% in active plaque morphea: randomized, double-blind, emollient-controlled pilot study. Kroft EB, Groeneveld TJ, Seyger MM, de Jong EM. Am J Clin Dermatol 2009; 10: 181–7.

在这项随机、双盲、润肤剂对照研究中，针对 10 例活动期斑块型硬斑病患者外用他克莫司治疗，每日 2 次，共 12 周，作者总结：患者皮肤厚度、色素沉着、红斑、毛细血管扩张和萎缩问题均改善。

二线治疗	
泛发性真皮皮损	
• PUVA（沐浴或乳膏）	B
中度至重度硬斑病	
• 吗替麦考酚酯	C
• 阿贝西普	D
局限性真皮皮损	
• 咪喹莫特	C
• 卡泊三醇封包	
• 卡泊三醇 - 倍他米松	C
• 8% 吡非尼酮凝胶	D

UVA/UVA1 phototherapy and PUVA photochemotherapy in connective tissue disease and related disorders: a research based review. Breuckmann F, Gambichler T, Altmeyer P, Kreuter A. BMC Dermatol 2004; 4: 11.

作者系统回顾了 UVA/UVA1 和 PUVA 对各种皮肤病包括硬斑病的治疗，结论认为所有的治疗手段均可以显著软化皮肤。

Successful treatment of severe or methotrexate-resistant juvenile localized scleroderma with mycophenolate mofetil. Martini G, Ramanan AV, Falcini F, Girschick H, Goldsmith DP, Zulian F. Rheumatology (Oxford) 2009; 48: 1410–3.

10 例硬斑病患儿口服甲氨蝶呤和系统类固醇激素治疗效果不佳，后加用吗替麦考酚酯治疗，其中 9 例患儿得到改善。

First case series on the use of calcipotriol-betamethasone dipropionate for morphoea. Dytoc MT, Kossintseva I, Ting PT. Br J Dermatol 2007; 157: 615–8.

据报道，卡泊三醇联合倍他米松二丙酸脂治疗硬斑病有效，该前瞻性研究报道了 6 例斑块型硬斑病患者。

Topical calcipotriene for morphea/linear scleroderma. Cunningham BB, Landells ID, Langman C, Sailer DE, Paller AS. J Am Acad Dermatol 1998; 39: 211–5.

一项非对照试验评估了 0.005% 卡泊三醇乳膏封包，每天 2 次用于活动期靶皮损的疗效。所有 12 例患者的主观及临床硬化量表评分均显著下降。

First case series on the use of imiquimod for morphoea. Dytoc M, Ting PT, Man J, Sawyer D, Fiorillo L. Br J Dermatol 2005; 153: 815–20.

作者使用 5% 咪喹莫特乳膏（可抑制 TGF-β 的干扰素 -γ 的诱导剂）治疗 12 名患者，色素沉着、皮肤硬结和红斑有所改善。皮肤组织学显示真皮层厚度减少。

Pirfenidone gel in patients with localized scleroderma: a phase II study. Rodriguez-Castellano M, Tlacuilo-Parra A, Sanchez-Enriquez S, Velez-Gomez E, Guevara-Gutierrez E. Arthritis Res Ther 2014; 16: 510.

这项开放性试验对成人硬斑病患者使用 8% 吡非尼酮凝胶治疗，每天 3 次，共 6 个月。作者报告，mLoSSI 评分在 3 和 6 个月时较基线值均提高且组织学有所改善。

三线治疗	
• 环孢素	E
• 英利西单抗	E

证据等级：A 双盲试验　B 临床试验，研究对象 ≥ 20 例　C 临床试验，研究对象 < 20 例　D 病例分析，研究对象 ≥ 5 例　E 个案报道

Combining UVA therapy with systemic immunosuppressives to treat progressive diffuse morphoea. Rose RF, Goodfield MJ. Clin Exp Dermatol 2005; 30: 226–8.

作者讨论了硬斑病的各种治疗方法,并评论联合疗法可能有效。应注意,环孢素和麦考酚酸酯不应和 PUVA 联合治疗,因存在光致癌作用。

Good response to linear scleroderma in a child to ciclosporin. Strauss RM, Bhushan M, Goodfield MJ. Br J Dermatol 2004; 150: 790–2.

1 名 12 岁快速进展的线状硬斑病患儿起初用氯倍他索治疗,每天 2 次。由于症状改善不明显,加用环孢素

3mg/(kg·d),之后症状迅速改善,大腿皮损明显软化。

A case report of successful treatment of recalcitrant childhood localized scleroderma with infliximab and leflunomide. Ferguson ID, Weiser P, Torok KS. Open Rheumatol J 2015; 9: 30–5.

1 名 14 岁女性患者有重度进展型硬斑病,对甲氨蝶呤加用类固醇激素和吗替麦考酚酯治疗不耐受,改用英利西和后续来氟米特治疗。她的 mLoSSI 评分、关节功能和整体评分均有改善。作者认为疗效归功于英利西。

(王 芳 译,张建中 校)

第157章 黏液囊肿

原著者　Noah Scheinfeld

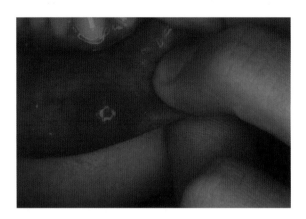

　　唇部黏液囊肿（mucoceles）分为两类，外渗性黏液囊肿和潴留性黏液囊肿。外渗性黏液囊肿是假性囊肿，由唾液腺导管破裂、涎液在邻近软组织中积聚形成。黏液池进一步被其外围纤维结缔组织包绕，故无唾液腺导管来源的衬里上皮。潴留性黏液囊肿衬有唾液腺导管上皮。由于唾液腺导管部分阻塞，而唾液腺持续分泌黏液，形成潴留性黏液囊肿。外渗性黏液囊肿最常出现在年轻患者的下唇。潴留性黏液囊肿好发于老年患者的颊黏膜或软腭。

　　进一步来说，外渗性黏液囊肿是唾液腺导管创伤引起的。创伤导致导管破裂，黏蛋白从小唾液腺溢出，形成假囊性聚集。这一聚集称为黏液囊肿，最常见于下唇。黏液囊肿可表现为多种颜色，如肤色、红色或半透明的蓝色。其形状为圆形或椭圆形，表面光滑。质软，触之有波动感。黏液囊肿可单发或多发，其直径在0.1~2cm。黏液囊肿的一种变体称为浅在性黏液囊肿，可在腭、后磨牙垫和颊后黏膜上以单个或多个囊泡形式出现。浅在性黏液囊肿可破溃形成溃疡，经数天后自行愈合，但常在同一位置复发。位于口底的黏液囊肿被称为舌下囊肿，位于牙龈的黏液囊肿被称为龈瘤。

治疗策略

　　黏液囊肿的自然病程包括囊肿增大、周期性破裂和自发性消退。患者常有不适感。囊肿反复破溃、修复发生机化、组织变硬形成结节，影响美观。

　　必要时，可以通过组织病理和超声辅助临床诊断。除保守治疗外，还可采用多种外科手术和其他技术。

特殊检查
• 组织活检
• 多普勒超声
• 彩色多普勒成像

一线治疗	
• 冷冻疗法	C
• 皮损内糖皮质激素封闭	D
• 观察	D

A simple cryosurgical method for treatment of oral mucous cysts. Toida M, Ishimaru JI, Hobo N. Int J Oral Maxillofac Surg 1993; 22: 353–5.

　　用蘸有液氮的棉签治疗12名女性和6名男性下唇和舌尖黏液囊肿患者。冷冻10~30秒后解冻20~60秒，此为1个治疗循环。每个皮损需4~5个治疗循环。治疗期间无须麻醉。1~2个疗程的冷冻术后2~4周，所有皮损均完全消失。术后6个月~5年内随访，所有病例均未出现瘢痕或复发。

Histopathology of mucoceles infiltrated with steroids. Merida FMT. Med Cutan Ibero Lat Am 1976; 4; 15–8.

　　用曲安奈德局部封闭治疗8例唇部黏液囊肿。3例患者经过1~4次封闭治疗，皮损复发，随后完全消退。5例患者对封闭治疗无应答。对封闭治疗有效的患者进行了1年的随访。

A review of common pediatric lip lesions: herpes simplex/recurrent herpes labialis, impetigo, mucoceles, and hemangiomas. Bentley JM, Barankin B, Guenther LC. Clin Pediatr 2003; 42: 475–82.

　　黏液囊肿通常不需要治疗。黏液囊肿直径越小、位置越表浅，越易破裂并自行愈合。无论是否进行手术，黏液囊肿患者的预后均较好。

Clinical characteristics, treatment, and evolution of 89 mucoceles in children. Mínguez-Martinez I, Bonet-Coloma C, Ata-Ali-Mahmud J, Carrillo-García C, Peñarrocha-Diago M, Peñarrocha-Diago M. J Oral Maxillofac Surg 2010; 68: 2468–71.

　　在89例黏液囊肿病例中，黏液囊肿多见于下唇。43.8%患者皮损可自发消退。8%患者经手术切除黏液囊肿后复发。

二线治疗	
• 环钻活组织检查	E

Two simple treatments for lower lip mucocoeles. Gill D. Australas J Dermatol 1996; 37: 220.

环钻活组织检查是有效治疗黏液囊肿的技术,并且为明确诊断增加了组织病理学的依据。

三线治疗	
• CO_2 激光	B
• 手术切除	B
• 造袋术	D
• 微型造袋术	D
• 非剥脱激光	E

Treatment of mucocele of the lower lip with carbon dioxide laser. Huang IY, Chen CM, Kao YH, Worthington P. J Oral Maxillofac Surg 2007; 65: 855–8.

用 CO_2 激光气化疗法治疗了 82 例活检确诊为下唇黏液囊肿的患者,术后无出血,有少量瘢痕形成。有 2 例复发。研究人员发现患者治疗后有轻度不适,并发症少见。1 例患者治疗部位感到暂时麻木。该治疗耗时比切除术短,因此,CO_2 激光适用于儿童和配合程度低的患者。

Clinicostatistical study of lower lip mucoceles. Yamasoba T, Tayama N, Syoji M, Fukuta M. Head Neck 1990; 12: 316–20.

研究人员报道了 70 例下唇黏液囊肿患者的基本特征、临床特点及组织病理改变。70 例患者无性别比例差异,年龄分布在 2~63 岁,20~30 岁时发病率最高。黏液囊肿可持续数天 ~3 年。黏液囊肿大小不影响预后。上颌侧切牙所对唇黏膜是最常见的好发区域。70 例活检结果中,68 例是外渗性黏液囊肿,2 例是潴留性黏液囊肿。行手术切除的患者中只有 2 例复发。

Conventional surgical treatment of oral mucocele: a series of 23 cases. Bahadure RN, Fulzele P, Thosar N, Badole G, Baliga S. Eur J Paediatr Dent 2012; 13: 143–6.

常规手术切除小唾液腺有效治疗了 23 例患者,术后 3 年随访,复发率低。

Clinical and histopathologic study of salivary mucoceles.

Kang Sk, Kim KS. Taehan Chikkwa Uisa Hyophoe Chi 1989; 27: 1059–71.

在 112 例黏液囊肿患者中,对 107 例(95%)患者行手术切除术,对 5 例患者行造袋术。术后,112 例黏液囊肿患者中有 18 例(16%)复发。112 例中只有 3 例黏液囊肿有衬里上皮。该发病率表明,唾液腺导管破裂引起的外渗性黏液囊肿比涎液滞留致导管扩张更普遍。81 例(72.3%)黏液囊肿切除组织标本中有小唾液腺。

Treatment of mucus retention phenomena in children by the micro-marsupialization technique: case reports. Delbem AC, Cunha RF, Vieira AE, Ribeiro LL; Pediatr Dent 2000; 22: 155–8.

对 14 例患者行微型造袋术。该治疗无须注射或手术。在囊肿表面覆麻醉凝胶 3 分钟,用 4-0 号丝线穿过囊肿并打一个外科结。术后 7 天拆线,可见囊肿消退。此项技术的优点在于方法简单和疼痛相对轻。微型造袋术不适用于纤维化的皮损、上颌或颊黏膜皮损。在 14 例患者中,有 12 例在治疗后 1 周皮损完全消退,有 2 例复发。

Excision of oral mucocele by different wavelength lasers. Romeo U, Palaia G, Tenore G, Del Vecchio A, Nammour S. Indian J Dent Res 2013; 24: 211–5.

对 3 例黏液囊肿患者行激光切除术。3 例患者各采用了两种不同的术式(环切术和黏膜保留术)和三种不同波长的激光(Er,Cr:YSGG 2 780nm,二极管 808nm 和 KTP 532nm)。这三种激光虽然波长不同,但均展示出其治疗优势(手术视野清晰无血、无术后疼痛、治疗速度快且易于执行)。患者应采用的术式取决于其皮损临床特征。

Mucocele of the minor salivary glands in an infant: treatment with diode laser. Paglia M, Crippa R, Ferrante F, Angiero F. Eur J Paediatr Dent 2015; 16: 139–42.

对 1 例 3 月龄右侧口角黏液囊肿患儿行二极管激光切除术。采用波长 635~980nm、平均功率 1.8W、300~320μm 光纤的连续波模式。术后 10 天愈合。无不良反应。对患者进行随访,直至完全康复。

(李清扬 译,王 刚 校)

第 158 章 黏膜类天疱疮

原作者 Caroline Allen, Vanessa Venning

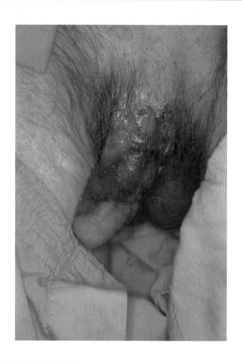

黏膜类天疱疮（mucous membrane pemphigoid，MMP），从前也被称为瘢痕性类天疱疮，是一组异质性的慢性获得性自身免疫性表皮下大疱性疾病群，其特征是一处或多处黏膜（眼、口黏膜、食管和生殖器）出现糜烂和水疱，一般较少累及皮肤。这可以导致疾病受累部位持续性的瘢痕，尤其易出现在眼结膜部。

治疗策略

黏膜类天疱疮是一种慢性疾病，一般很少自发缓解。未经治疗疾病活动性常波动。而治疗也只能改善症状，无法根治。

由于缺少基于皮疹部位、严重程度、皮疹范围和疾病进展速度的随机对照研究和国际共识诊疗指南，所以 MMP 的最佳治疗方案仍然不清楚。患者的并发症也需要纳入考虑，因此，多学科诊疗尤为重要。

World Workshop on Oral Medicine VI: a systematic review of the treatment of mucous membrane pemphigoid. Taylor J, McMillan R, Shephard M, Setterfield J, Ahmed R, Carrozzo M; et al. Oral Surg Oral Med Oral Pathol Oral Radiol 2015; 120: 161–71. e20.

epidermolysis bullosa aquisitia. Kirtshig G, Murrell D, Wojnarowska F, Khumalo N. Cochrane Database Syst Rev 2003; CD004056.

The first international consensus on mucous membrane pemphigoid: definition, diagnostic criteria, pathogenic factors, medical treatment, and prognostic indicators. Chan LS, Ahmed AR, Anhalt GJ, Bernauer W, Cooper KD, Elder MJ, et al. Arch Dermatol 2002; 138: 370–9.

特殊检查

为了明确诊断

- 直接免疫荧光
- 盐裂皮肤的间接免疫荧光

为了选择治疗

- 全血细胞计数（complete blood count，CBC），肝功能检查（liver function tests，LFT），肾功能
- 葡萄糖 6 磷酸脱氢酶（G6PD）活性
- 巯嘌呤甲基转移酶（TPMT）

一线治疗

治疗潜在病因，外用糖皮质激素	C
氨苯砜	C
具有抗炎作用的抗生素	D
系统应用糖皮质激素	C
环磷酰胺	C

轻症病例

The management of oral mucous membrane pemphigoid with dapsone and topical corticosteroid. Arash A, Shirin L. J Oral Pathol Med 2008; 37: 341–4.

5 例轻症黏膜类天疱疮患者口腔外用曲安西龙治疗有效。

Treatment of severe erosive gingival lesions by topical application of clobetasol propionate in custom trays. Gonzalez-Moles MA, Ruiz-Avila I, Rodriguez-Archilla A, Morales-Garcia P, Mesa-Aguado F, Bascones-Martinez A, et al. Oral Surg Oral Med Oral Pathol Oral Radiol Endodont 2003; 95: 688–92.

Interventions for mucous membrane pemphigoid and

22 例口腔黏膜类天疱疮患者通过牙龈盘外用丙酸氯倍他索及制霉菌素治疗后均有好转。

难治性或严重的病例

Dapsone efficacy and adverse events in the management of mucous membrane pemphigoid. Hegarty AM, Ormond M, Sweeney M, Hodgson T. Eur J Dermatol 2010; 20: 223–4.

20 例黏膜类天疱疮患者接受氨苯砜治疗后,8 例患者病情好转,1 例患者对治疗无反应,另有 11 例患者因出现副作用而被迫停药。

The management of oral mucous membrane pemphigoid with dapsone and topical corticosteroid. Arash A, Shirin L. J Oral Pathol Med 2008; 37: 341–4.

15 例口腔黏膜类天疱疮患者均经 25~100mg/d 氨苯砜联合糖皮质激素外用治疗后显著缓解,其中 10 例患者得到完全缓解。

Dapsone therapy of cicatricial pemphigoid. Rogers RS Ⅲ, Mehregan DA. Semin Dermatol 1988; 7: 201–5.

77 例口腔、眼或泛发 MMP 患者经氨苯砜 150mg/d 或磺胺嘧啶 1 500~3 000mg/d 治疗,持续至少 12 周治疗后病情明显改善。

Sulphamethoxypyridazine for dermatitis herpetiformis, linear IgA disease and cicatricial pemphigoid. McFadden JP, Leonard JN, Powles AV, Rutman AJ, Fry L. Br J Dermatol 1989; 121: 759–62.

磺胺甲氧嗪 500~1 500mg 对 15 例口腔和泛发的 MMP 患者中的 10 例部分有效。

氨苯砜 50~200mg/d 联合磺胺类药物,如 500~1 500mg 磺胺嘧啶或磺胺甲氧嗪对一些患者有效。

Antiepiligrin cicatricial pemphigoid of the larynx successfully treated with a combination of tetracycline and niacinamide. Sakamoto K, Mori K, Hashimoto T, Yancey KB, Nakashima T. Arch Otolaryngol Head Neck Surg 2002; 128: 1420–3.

Successful therapy with tetracycline and nicotinamide in cicatricial pemphigoid. Kreyden OP, Borradori L, Trueb RM, Burg G, Nestle FO. Hautarzt 2001; 52: 247–50.

四环素(1 500mg/d)和烟酰胺(500~3 000mg/d)成功治疗黏膜类天疱疮的病例报告 1 例。

Systemic minocycline as a therapeutic option in predominantly oral mucous membrane pemphigoid: a cautionary report. Carrozzo M, Arduino P, Bertolusso G, Cozzani E, Parodi A. Int J Oral Maxillofac Surg 2009; 38: 1071–6.

9 例口腔黏膜类天疱疮患者经米诺环素 200mg/d 治疗后,7 例患者好转,但 5 例患者出现副作用而限制了治疗。

Combination therapy with nicotinamide and tetracyclines for cicatricial pemphigoid: further support for its efficacy. Reiche L, Wojnarowska F, Mallon E. Clin Exp Dermatol 1998; 23: 254–7.

8 例黏膜类天疱疮患者应用米诺环素 50~100mg/d 和烟酰胺 2.5~3g/d 联合治疗,其中 5 例患者好转。

有抗炎作用的抗生素对治疗有效,副作用可能会限制治疗,而烟酰胺可能会提供保护作用。

Mucous membrane pemphigoid. Treatment experience at two institutions. Lamey PJ, Rees TD, Binnie WH, Rankin KV. Oral SurgOral Med Oral Pathol 1992; 74: 50–3.

14 例口腔黏膜类天疱疮患者经系统和外用糖皮质激素治疗后,8 例患者症状完全消失,5 例病情改善,1 例无效。

Cicatricial pemphigoid: a re-evaluation of therapy. Nayar M, Wojnarowska F. J Dermatol Treat 1993; 4: 89–93.

泼尼松龙 40~60mg/d 治疗 15 例泛发 MMP 患者,其中 5 例有效,但对口腔病变改善不明显。

泼尼松龙 0.5~2mg/(kg·d) 的系统治疗似乎对黏膜类天疱疮有效。但多数研究联合应用了系统糖皮质激素和激素助减剂。一项对眼部 MMP 的小规模随机试验的结果支持这种联合用药方法(如下)。

Cyclophosphamide for ocular inflammatory diseases. Pujari SS, Kempen JH, Newcomb CW, Gangaputra S, Daniel E, Suhler EB, et al. Ophthalmology 2010; 117: 356–65.

一项回顾性的队列研究中,98 例 MMP 患者经环磷酰胺(75~150mg/d)和口服泼尼松龙治疗,6 个月内 42 例患者实现了完全缓解,1 年内完全缓解的达到 67 例。

Management of ocular mucous membrane pemphigoid with immunosuppressive therapy. Thorne JE, Woreta FA, Jabs JA, Anhalt GJ. Ophthalmology 2008; 115: 2146–52.

一项回顾性的队列研究中 44 例眼部 MMP 患者经环磷酰胺 2mg/(kg·d) 和泼尼松龙[初始剂量 1mg/(kg·d),1~2 月内递减]治疗后,40 例患者 2 年内实现了完全缓解,其中 5 例患者随后复发。

Analysis of a novel protocol of pulsed intravenous cyclophosphamide for recalcitrant or severe ocular inflammatory disease. Suelves AM, Arcinue CA, González-Martín JM, Kruh

JN, Foster CS. Ophthalmology 2013; 120: 1201–9.

一项有 65 例(110 只眼)眼部 MMP 患者的回顾性病例系列中,静脉环磷酰胺冲击疗法[起始剂量为 1g/m² 体表面积(BSA),溶于 1 000ml 盐水,1 小时内给药;随后的剂量根据血象绝对计数调整]联合甲泼尼龙(1 000mg 甲泼尼龙溶于 1 000ml 生理盐水中,1 小时内给药)治疗,54 名患者(84%)实现了完全缓解。

Oral cyclophosphamide without corticosteroids to treat mucous membrane pemphigoid. Munyangango EM, Le RouxVillet C, Doan S, Pascal F, Soued I, Alexandre M, et al. Br J Dermatol 2013; 168: 381–90.

一项针对 13 例重度难治性 MMP 患者的回顾性病例系列中,在氨苯砜、柳氮磺胺吡啶或外用药且从未使用过糖皮质激素的治疗背景下,患者开始口服环磷酰胺 2mg/(kg·d),不应用糖皮质激素治疗。13 例患者中,9 例对治疗有反应,7 例(7/13)达到完全缓解,这其中 4 例在研究结束 6 个月后仍维持疗效。10 例患者曾出现淋巴细胞减少,这导致了 6 例(6/13)患者停止使用环磷酰胺。

在严重眼部受累的患者中,联合应用环磷酰胺(口服或静脉给药)和泼尼松龙是一线疗法;口服和静脉给药似乎同样有效。不应用糖皮质激素,环磷酰胺单药看似是有效的。在轻度至中度的 MMP 患者中,一线治疗可联合氨苯砜与糖皮质激素。

二线治疗	
• 外用丝裂霉素 C	C
• 吗替麦考酚酯	C
• 硫唑嘌呤	D
• 甲氨蝶呤	D
• 环孢素	D

Intraoperative mitomycin C in the treatment of cicatricial obliterations of conjunctival fornices. Secchi AG, Tognon MS. Am J Ophthalmol 1996; 122: 728–30.

外科手术过程中,局部应用丝裂霉素 C 对 4 例眼部黏膜类天疱疮患者均有效。

Subconjunctival mitomycin C for the treatment of ocular cicatricial pemphigoid. Donnenfeld ED, Perry HD, Wallerstein A, Caronia RM, Kanellopoulos AJ, Sforza PD, et al. Ophthalmology 1999; 106: 72–9.

接受结膜下丝裂霉素 C 治疗的 9 例眼部黏膜类天疱疮患者中,8 例患者的病情无进展。

Ocular cicatricial pemphigoid review. Foster CS, Sainz De La Maza M. Curr Opin Allergy Clin Immunol 2004; 4: 435–9.

眼部 MMP 患者结膜下丝裂霉素 C 治疗未阻止瘢痕形成。丝裂霉素 C 疗效未明确。

Mycophenolate mofetil for ocular inflammation. Daniel E, Thorne JE, Newcomb CW, Pujari SS, Kaçmaz RO, Levy-Clarke GA, et al. Am J Ophthalmol. 2010; 149: 423–32.

在 18 例眼部 MMP 患者联合使用吗替麦考酚酯和泼尼松龙治疗的回顾性队列研究中,41% 的患者在 6 个月时实现了病情完全控制,这一数据在 1 年时达到了 71%;大部分停用泼尼松龙后会复发,但是作者报告了吗替麦考酚酯的激素助减作用。其中的药物剂量未明确指出。

Long-term results of therapy with mycophenolate mofetil in ocular mucous membrane pemphigoid. Doycheva D, Deuter C, Blumenstock G, Stuebiger N, Zierhut M. Ocul Immunol Inflamm 2011; 19: 431–8.

在一项有 10 例(19 只眼)眼部 MMP 患者的回顾性研究中,使用泼尼松龙[初始 1mg/(kg·d),逐渐减量至 5mg/d]和吗替麦考酚酯(1g/d)治疗,58%(11/19 眼)的炎症得到控制,47%(9/19 眼)的病情进展被阻断。

Trea-tment of mucous membrane pemphigoid with mycophe-nolate mofetil. Nottage JM, Hammersmith KM, Murchison AP, Felipe AF, Penne R, Raber I. Cornea 2013; 32: 810–5.

23 例眼部受累患者的回顾性病例系列中,16 例患者在吗替麦考酚酯的单药疗法下得到控制,另外 3 例需与其他治疗联合使用。5 例患者治疗终止,其中 4 例是由于炎症无法得到控制,而第 5 例则是因为出现了不良反应。

Treatment of mucous membrane pemphigoid with the combination of mycophenolate mofetil, dapsone, and prednisolone: a case series. Staines K, Hampton PJ. Oral Surg Oral Med Oral Pathol Oral Radiol 2012; 114: e49–56.

6 例皮肤和口腔受累的患者接受了吗替麦考酚酯(1~1.5g/d),氨苯砜 50mg 和泼尼松龙 0.5mg/(kg·d) 的治疗。在 18 个月时,所有患者皮肤、口腔和咽部的皮损全部消退。

Cicatricial pemphigoid: treatment with mycophenolate mofetil. Ingen-Housz-Oro S, Prost-Squarcioni C, Pascal F, Doan S, Brette MD, Bachelez H, et al. Ann Dermatol Venereol 2005; 132: 13–6.

14 例患者经吗替麦考酚酯(1.5g/d 或 2g/d)治疗后,10 例病情控制,他们中的大多数同时接受了环磷酰胺或氨苯砜治疗。

Immunosuppressive therapy for ocular mucous membrane pemphigoid strategies and outcomes. Saw VP, Dart JK, Rauz

S, Ramsay A, Bunce C, Xing W, et al. Ophthalmology 2008; 115: 253–61. e1.

在一项 115 位患者的回顾性非对照研究中,硫唑嘌呤 1~2.5mg/(kg·d) 治疗在 47% 患者中有效。副作用限制了 40% 患者的治疗。磺胺 / 糖皮质激素 / 骨髓抑制药联合使用可能优于单一疗法。控制炎症并不一定能阻止疾病进展。

Azathioprine for ocular inflammatory diseases. Pasadhika S, Kempen JH, Newcomb CW, Liesegang TL, Pujari SS, Rosenbaum JT, et al. Am J Ophthalmol 2009; 148: 500–9.

在硫唑嘌呤和口服泼尼松龙治疗的 33 例眼部受累患者的回顾性研究中,6 个月时,有 44% 的患者得到控制,其泼尼松龙剂量减少 12%。到 1 年时,这一比例增加到 67%,泼尼松龙剂量减少 17%。其中的药物剂量未明确指出。

Methotrexate for ocular inflammatory diseases. Gangaputra S, Newcomb CW, Liesegang TL, Kaçmaz RO, Jabs DA, Levy-Clarke GA, et al; Systemic Immunosuppressive Therapy for Eye Diseases Cohort Study. Ophthalmology 2009; 116: 2188–98.

一项 58 例甲氨蝶呤治疗眼部受累 MMP 的回顾性队列研究中,39.5% 的患者在 6 个月时完全控制了炎症,这一比例在 1 年时增加到 65.0%,1 年内泼尼松龙剂量减少了 26.8%。其中甲氨蝶呤剂量未明确指出。

Methotrexate therapy for ocular cicatricial pemphigoid. McCluskey P, Chang JH, Singh R, Wakefield D. Ophthalmology 2004; 111: 796–801.

17 例主要眼部受累的 MMP 患者中,口服甲氨蝶呤(和局部治疗)阻止了 12 例患者病情进展。甲氨蝶呤以每周 1 次,起始 5~15mg 的剂量口服,基于经验和患者体重。

Cyclosporine for ocular inflammatory diseases. Kaçmaz RO, Kempen JH, Newcomb C, Daniel E, Gangaputra S, Nussenblatt RB, et al. Ophthalmology 2010; 117: 576–84.

环孢菌素即使在超过 3.5mg/(kg·d) 的剂量下也几乎没有效果。所有患者均继续使用糖皮质激素。

Ocular autoimmune pemphigoid and cyclosporine. Alonso A, Bignone ML, Brunzini M, Brunzini R. Allergol immunopathol (Madr) 2006; 34: 113–5.

82 例难治性眼部类天疱疮患者接受环孢素 100mg/d 治疗,其糖皮质激素的用量减少。

有证据证明免疫抑制剂的有效性。最常用是吗替麦考酚酯,0.5~1g,每日 2 次;硫唑嘌呤,1~3mg/(kg·d)。其次是甲氨蝶呤,5~25mg/ 周;环孢素,2~4mg/(kg·d)。

三线治疗	
• 静脉免疫球蛋白	C
• 血浆置换疗法	E
• 利妥昔单抗	D
• 依那西普	E
• 英利西单抗	E
• 外用他克莫司	E
• 己酮可可碱	C
• 秋水仙素	E
• 低强度激光	E

Consensus statement on the use of intravenous immunoglobulin therapy in the treatment of autoimmune mucocutaneous blistering diseases. Ahmed AR, Dahl MV. Arch Dermatol 2003; 139: 1051–9.

以上是对静脉输注免疫球蛋白治疗自身免疫性黏膜水疱性疾病的较好的综述。

Treatment of epidermolysis bullosa acquisita with intravenous immunoglobulin in patients nonresponsive to conventional therapy: clinical outcome and post-treatment longterm follow-up. Ahmed AR, Gürcan HM. J Eur Acad Dermatol Venereol 2012; 26: 1074–83.

在一项有 10 例大疱性表皮松解(EBA)患者的回顾性病例系列研究中,7 例患者黏膜受累。经静脉输注免疫球蛋白(IVIG)单药治疗,初始剂量为每周期 2g/kg 输注,分 3 天给药,每月 1 周期,然后逐渐减量。所有患者均出现完全、长期的缓解。

Intravenous immunoglobulins and mucous membrane pemphigoid. Mignogna MD, Leuci S, Piscopo R, Bonovolonta G. Ophthalmology 2008; 115: 752.

IVIG 治疗对 6 例泛发性、累及眼部的黏膜类天疱疮有效。

IVIG 剂量 0.5~2g/(kg·d)(连用 3~5 天),起初每月 1 次,联合其他系统性治疗或单药治疗,可用于难治性或快速进展的 MMP。

Combination of rituximab and intravenous immunoglobulin for recalcitrant ocular cicatricial pemphigoid: a preliminary report. Foster CS, Chang PY, Ahmed AR. Ophthalmology 2010; 117: 861–9.

6 例患者接受 IVIG 和利妥昔单抗联合治疗,疾病均停止进展。

利妥昔单抗治疗剂量为 375mg/m^2,每周 1 次,连续 8 周。此后,在随后的 4 个月中,每月 1 次。

IVIG 的剂量为每周期 2g/kg。在连续 3 天中将总剂量分成三等分输注。IVIG 的频率为每月 1 次，直到 B 细胞水平恢复正常。此后，继续应用 IVIG，输注间隔延长为 6、8、10、12、14 和 16 周。最后是每 16 周输注 1 次。

Rituximab for treatmentrefractory pemphigus and pemphigoid: a case series of 17 patients. Kasperkiewicz M, Shimanovich I, Ludwig RJ, Rose C, Zillikens D, Schmidt E. J Am Acad Dermatol 2011; 65: 552–8.

5 例难治性 MMP 患者接受利妥昔单抗治疗。其中 3 例患者完全缓解，另外 2 例部分缓解。均没有发现严重的副作用。

Rituximab for patients with refractory mucous membrane pemphigoid. Le Roux-Villet C, Prost-Squarcioni C, Alexandre M, Caux F, Pascal F, Doan S, et al. Arch Dermatol 2011; 147: 843–9.

25 名重度难治性 MMP 患者接受 1 或 2 个周期的利妥昔单抗治疗，其中完全缓解的有 22 例，部分缓解 1 例。2 例患者死于感染并发症，出现喉和气管水肿的患者还接受了大剂量免疫抑制剂治疗。

1 或 2 个周期的利妥昔单抗治疗（每周 375mg/m²，持续 4 周）。

21 名患者在接受利妥昔单抗治疗周期的同时，也在接受氨苯砜和 / 或柳氮磺胺吡啶的辅助治疗。

Bullous and mucous membrane pemphigoid show a mixed response to rituximab: experience in seven patients. Lourari S, Doffoel-Hantz V, Meyer N, Bulai-Livideanu C, Viraben R, et al. J Eur Acad Dermatol Venereol 2011; 25: 1238–40.

2 例 MMP 患者接受利妥昔单抗治疗，其中 1 例完全缓解，另外 1 例部分缓解。

利妥昔单抗治疗予每周 1 次，共 4 次，每次剂量为 375mg/m²。

Rituximab preserves vision in ocular mucous membrane pemphigoid. Rübsam A, Stefaniak R, Worm M, Pleyer U. Expert Opin Biol Ther 2015; 15: 927–33.

一项回顾性病例系列研究中，6 例患者接受了高剂量利妥昔单抗治疗，其中作为单药治疗 3 例（3/6），联合免疫抑制剂 3 例（3/6）。5 例累及眼部，1 例皮疹广泛。治疗 1 个周期后，全部患者达到短期内的完全缓解。在第 2 个周期后，2/6 实现了完全缓解，3/6 部分缓解。平均随访时间为 22 个月。2 例患者出现输液反应。

Rituximab combined with conventional therapy versus conventional therapy alone for the treatment of mucous membrane pemphigoid (MMP). Maley A, Warren M,

Haberman I, Swerlick R, Kharod-Dholakia B, Feldman R. J Am Acad Dermatol 2016; 74: 835–40.

一项包含 49 例患者的回顾性分析比较了 24 例接受利妥昔单抗和 25 例接受常规免疫抑制治疗患者的结局。利妥昔单抗组中的所有患者均实现了疾病控制，平均疾病控制时间为 10.2 个月，而常规免疫抑制组中仅 10 例患者实现了疾病控制（40%），平均疾病控制时间为 37.7 个月。利妥昔单抗组的不良事件发生率为 33%，而常规组为 48%。2 组未经过配对，也没有随机分组。利妥昔单抗的治疗剂量也未统一。

10 例患者最初接受了利妥昔单抗的淋巴瘤治疗方案（每周输注 375mg/m²，共 4 周），而 14 例患者最初接受了类风湿关节炎治疗方案（输注 1 000mg 2 次，间隔 15 天）。11 例患者接受了单疗程的利妥昔单抗治疗，而 13 例患者需要联合其他治疗。利妥昔单抗的平均总输注量为 5.25g（范围 2~16g，SD 3.98）。

两个较大和几个小的回顾性病例研究的数据表明利妥昔单抗有效，但仍需要进一步的证据证明。

Therapeutic effect of etanercept in antilaminin 5 (laminin 332) mucous membrane pemphigoid. Schulz S, Deuster D, Schmidt E, Bonsmann G, Beissert S. Int J Dermatol 2011; 50: 1129–31.

Recalcitrant cicatricial pemphigoid treated with the antiTNF-alpha agent etanercept. Kennedy JS, Devillez RL, Henning JS. J Drugs Dermatol 2010; 9: 68–70.

Treatment of ocular cicatricial pemphigoid with the tumour necrosis factor alpha antagonist etanercept. Prey S, Robert PY, Drouet M, Sparsa A, Roux C, Bonnetblanc JM, et al. Acta Dermatol Venereol 2007; 87: 74–5.

Cicatricial pemphigoid and therapy with the TNF inhibitor etanercept. Labrecque PG, Null M. J Am Acad Dermatol 2004; 50: 48.

Treatment of recalcitrant cicatricial pemphigoid with the tumor necrosis factor alpha antagonist etanercept. Sacher C, Rubbert A, König C, Scharffetter-Kochanek K, Krieg T, Hunzelmann N. J Am Acad Dermatol 2002; 46: 113–5.

依那西普 50mg/ 周成功治疗了 8 例顽固性黏膜类天疱疮患者，其 5 例有眼部受累；2 例在停药后病情无复发，但另外 1 例患者停药后复发。

Successful treatment of mucous membrane pemphigoid with infliximab. Heffernan MP, Bentley DD. Arch Dermatol 2006; 142: 1268–70.

治疗方式为 5mg/kg，第 0、2 周和每 8 周静脉注射。

Mucous membrane pemphigoid in a series of 7 children and a review of the literature with particular reference to prognostic features and treatment. Veysey EC, McHenry P, Powell J, Crone M, Harper JI, Allen J, et al. Eur J Pediatr Dermatol 2007; 17: 218–26.

2 例 MMP 患者得益于英利西单抗治疗，两者都有眼部和口腔受累，其中 1 例有食管受累。

生物制剂，尤其是肿瘤坏死因子拮抗剂依那西普似乎有应用前景，但尚无足够的依据。

Pentoxifylline (antitumor necrosis factor drug): effective adjunctive therapy in the control of ocular cicatricial pemphigoid. El Darouti MA, Fakhry Khattab MA, Hegazy RA, Hafez DA, Gawdat HI. Eur J Ophthalmol 2011; 21: 529–37.

在一项随机盲法研究中，30 例 MMP 患者接受静脉甲泼尼龙和环磷酰胺治疗，加用或不加用己酮可可碱（静脉给药然后口服）为佐剂。两组患者均接受了激素冲击疗法（每天 500mg 静脉甲泼尼龙，连续 5 天）和环磷酰胺（激素冲击疗法的第 1 天给予 500mg，溶于 2L 盐水中）。在治疗开始的前 3 天，治疗组静脉给予佐剂己酮可可碱 400mg，每日 3 次。两组治疗方案每周 1 次，作为 1 个周期，直至疾病不再进展。然后为间隔周期，两组均在 2 周期之间加入口服激素冲击治疗（泼尼松龙 60mg，连续 2 天），在治疗组中每天加服己酮可可碱（400mg）。重复进行直到研究结束，总共持续 6 个月。

接受己酮可可碱治疗的患者炎症和瘢痕进展减少。

佐剂己酮可可碱对控制眼部病变似乎是有益的，需要进一步的证据。

Oral mucous membrane pemphigoid: complete response to topical tacrolimus. Lee HY, Blazek C, Beltraminelli H, Borra-dori L. Acta Derm Venereol 2011; 91: 604–5.

使用 0.03% 他克莫司悬混水溶液每天 2 次漱口治疗完全缓解的病例报道 1 例。

Successful treatment of mucous membrane pemphigoid with tacrolimus. Suresh L, Martinex Caixto LE, Radfar L. Spec Care Dentist 2006; 26: 66–70.

病例报告：0.1% 他克莫司软膏治疗的患者，透皮给药，持续 6 周。

单一病例报告表明局部外用他克莫司可能有益。

Lowlevel laser therapy for oral mucous membrane pemphigoid. Cafaro A, Broccoletti R, Arduino PG. Lasers Med Sci 2012; 27: 1247–50.

Laser light may improve the symptoms of oral lesions of cicatricial pemphigoid: a case report. Oliveira PC, Reis Junior JA, Lacerda JA, Silveira NT, Santos JM, Vitale MC, et al. Photomed Laser Surg 2009; 27: 825–8.

激光光疗（GaAlAs 半导体激光器，波长 660nm，30mW，连续波，直径约 3mm，每次疗程 60J/cm^2）被用于与口服泼尼松龙（40mg）联用。

Lowlevel laser therapy in the treatment of mucous membrane pemphigoid: a promising procedure. Yilmaz HG, Kusakci-Seker B, Bayindir H, Tözüm TF. J Periodontol 2010; 81: 1226–30.

1 例患者接受 810nm 半导体激光治疗。弱光激光疗法应用 7 天，连续波形，持续 40 秒，能量密度为 5J/cm^2，皮损好转。

5 例累及口腔的患者接受低强度激光治疗（辅助治疗或单独治疗），据报道病情好转。

（陈瑞烨 王晶莹 译，潘萌 校）

第159章 足菌肿：真菌性足菌肿和放线菌性足菌肿

原作者 Mahreen Ameen, Wanda Sonia Robles

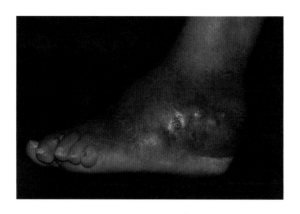

足菌肿(mycetomas)(马杜拉足)是热带和亚热带地区的地方性流行病，为慢性肉芽肿性皮下感染，包括由放线菌引起的放线菌性足菌肿或真菌所致的真菌性足菌肿。感染原是存在于土壤或者植物中的腐生菌，常通过外伤接种于皮肤导致感染。因此，该病最常累及从事农业的工作者和赤足者。该病以脓肿、窦道、排出颗粒为特征，可逐渐累及骨骼和内脏。排出的颗粒为真菌菌丝或细菌丝状体的聚集物。放线菌性足菌肿是由诺卡菌属、马杜拉放线菌属，链霉菌属和诺卡土壤菌属所致。其中诺卡菌属为最常见致病菌，尤其是在美洲；而索马里链霉菌在苏丹和中东更常见。真菌性足菌肿由很多种真菌所致：其中马杜拉足菌肿菌最重要，在印度和非洲是最流行的致病菌属。

治疗策略

足菌肿的治疗通常比较困难，治疗方法有很多种：如保守治疗、化学治疗以及外科手术等。放线菌性足菌肿对化学治疗有效，而真菌性足菌肿对药物治疗反应较差。

真菌性足菌肿有时可用保守疗法，因为该病常常是慢性的，很少危及生命。以对症治疗为主：缓解疼痛，受累部位更换敷料，特别是窦道处换药。任何继发细菌感染均需处理。更积极的治疗包括长期应用抗真菌药，如18~24个月甚至更长时间，并联合外科扩大切除术和肿块切削术。外科手术前及术后均应抗真菌治疗以减少复发。小的皮损因易被完整切除而预后较好，累及骨骼的中晚期患者治疗反应差，常常需要截肢。抗真菌药物中最常用唑类。酮康唑和伊曲康唑均被证明有效，特别是在大剂量(酮康唑200~400mg/d和伊曲康唑300~400mg/d)时，而氟康唑无效。尽管没有比较伊曲康唑和酮康唑疗效的文献，但伊曲康唑因其长期应用耐受性更好和疗效优于酮康唑而作为首选治

疗药物。有报道称，新的广谱三唑类药物具有更好的耐受性和疗效，如用伏立康唑和泊沙康唑治疗马杜拉足菌肿菌和尖端赛多孢菌感染，体外药敏试验也证实了这一点。然而，在大多数流行地区，高昂的药价限制了其应用。灰黄霉素似乎无效。两性霉素在其为数不多的病例中显示不同的疗效。大剂量特比萘芬(500mg，每日2次)疗效有限，对黑色颗粒足菌肿中度有效，这与体外药敏试验结果一致。体外试验未表明棘白菌素类药物对马杜拉足菌肿有效。

放线菌性足菌肿通常应用抗生素治疗有效，治愈率从60%至90%不等。提倡联合用药以防止产生药物耐药性，以及根除残存的感染。疗程取决于临床反应。临床症状消退，颗粒消失和培养转阴者判定为治愈。磺胺及磺胺联合其他药物如甲氧苄啶-磺胺甲噁唑(复方新诺明)常作为一线治疗药物。氨基糖苷、四环素、利福平、环丙沙星和阿莫西林克拉维酸盐也已经成功用于该病的治疗。注射用阿米卡星和口服磺胺甲噁唑联合治疗特别推荐用于累及骨骼或内脏者。放线菌性足菌肿很少需要外科治疗。

特殊检查
• 直接镜检
• 培养
• 组织病理

鉴别真菌性足菌肿和放线菌性足菌肿十分必要，前者对化学治疗反应差，后者通常反应好。此外，菌种鉴定也很重要，可以指导治疗和判断预后，一些种属比其他种属对某些化疗方案反应更好。

通过直接挤压、细针抽吸或深部组织活检找到颗粒并鉴定后可确立临床诊断。用20%氢氧化钾溶液对研碎的颗粒做直接镜检可显示其大小和形态，为鉴定致病菌是细菌还是真菌提供初步线索。深部组织活检病理检查示肉芽肿性炎症反应及含有颗粒的脓肿。利用沙堡弱琼脂或血琼脂培养基对颗粒进行培养可鉴定菌种。然而，真菌培养可能特别困难，因为真菌形态学分化可能较差或迟缓。因此，分子检测被用于一些含黑色颗粒的真菌性足菌肿的致病菌鉴定，包括种特异性聚合酶链反应(PCR)分析。一些中心采用如酶联免疫吸附试验(ELISA)等血清学试验帮助诊断和评估疗效。放射学和超声检查能够评估病情严重程度和骨骼受累情况。螺旋CT能够提供详尽的软组织和内脏受累情况。

Hand mycetoma: The Mycetoma Research Centre experience and literature. Omer RF, Seif El Din N, Abdel Rahim FA, Fahal AH. PLoS Negl Trop Dis 2016; 10: e0004886.

苏丹喀土穆足菌肿研究中心对 24 年内治疗的 533 例手部足菌肿研究显示,83.3% 患者为真菌性足菌肿,应用酮康唑(400~800mg/d)或者伊曲康唑(200~400mg/d),放线菌性足菌肿应用硫酸链霉素(1g/d)、氨苯砜(100mg/d)、链霉素和甲氧苄啶 - 磺胺甲噁唑[8/40mg/(kg·d)],有时与阿米卡星[15mg/(kg·d)]联用并周期性给药。

The surgical treatment of mycetoma. Suleiman SH, Wadaella el S, Fahal AH. PLoS Negl Trop Dis 2016; 10: e0004690

苏丹喀土穆足菌肿研究中心在真菌性足菌肿外科治疗上具有丰富经验,讨论了不同情况下术式的选择,比如广泛局部切除、重复清创、截肢。

Mycetoma: a unique neglected tropical disease. Zijlstra EE, van de Sande WW, Welsh O, Mahgoub el S, Goodfellow M, Fahal AH. Lancet Infect Dis 2016; 16: 100–12.

一个讨论当前治疗和未来挑战的最新全面综述。

Mycetoma in the Sudan: an update from the Mycetoma Research Centre, University of Khartoum, Sudan. Fahal A, Mahgoub el S, El Hassan AM, Abdel-Rahman ME. PLoS Negl Trop Dis 2015; 9: e0003679.

世界著名的苏丹喀土穆足菌肿研究中心拥有最多的足菌肿病例,描述了 1991—2014 年诊治的 6 792 例患者的经验。马杜拉足菌属所致的真菌性足菌肿占 70%,是最常见类型。

Eumycetoma and actinomycetoma—an update on causative agents, epidemiology, pathogenesis, diagnostics and therapy. Nenoff P, van de Sande WW, Fahal AH, Reinel D, Schöfer H. J Eur Acad Dermatol Venereol 2015; 29: 1873–83.

这篇文章讲述了真菌及细菌性足菌肿,并展示了相关治疗资料。

Mycetoma: experience of 482 cases in a single center in Mexico. Bonifaz A, Tirado-Sánchez A, Calderón L, Saúl A, Araiza J, Hernández M, et al. PLoS Negl Trop Dis 2014; 8: e3102.

这是一篇描述墨西哥约 33 年间(1980—2013 年)足菌肿流行病学、临床、微生物方面的回顾性研究。92% 的病例为放线菌性足菌肿,其中的 78% 由巴西诺卡菌导致。

Mycetoma medical therapy. Welsh O, Al-Abdely HM, Salinas-Carmona MC, Fahal AH. PLoS Negl Trop Dis 2014; 8: e3218.

全面阐述了放线菌性足菌肿与真菌性足菌肿的药物治疗。

一线治疗	
• 磺胺类	B
• 氨基糖苷类	B
• 伊曲康唑	C

Actinomycetomas in Senegal. Study of 90 cases. Dieng MT, Niang SO, Diop B, Ndiaye B. Bull Soc Pathol Exot Filiales 2005; 98: 18–20.

来自塞内加尔的 90 例放线菌性足菌肿患者(白乐杰放线菌 60 例、马杜拉放线菌 25 例、索马里链霉菌 5 例)单用磺胺甲噁唑进行治疗。虽然有 55% 的病例存在骨骼损害,但 83% 的患者在治疗 1 年后痊愈;其中 50% 的病例损害局限在足部。接受治疗者中,仍有 2 例患者因内脏受累而死亡。

Mycetoma in children: Experience with 15 cases. Bonifaz A, Ibarra G, Saul A, Paredes-Solis V Carrasco-Gerard E, Fierro-Arias L. Pediatr Inf Dis J 2007; 26: 50–2.

足菌肿在儿童中很少见,但其临床表现及病程与成人相似。该文报道了 13 例诺卡菌所致的放线菌性足菌肿和 2 例马杜拉足肿菌导致的真菌性足菌肿。磺胺类药物是治疗放线菌性足菌肿的一线药物,阿莫西林克拉维酸为二线治疗药物,伊曲康唑和酮康唑用于治疗真菌性足菌肿。

A modified two-step treatment for actinomycetoma. Ramam M, Bhat R, Garg T, Sharma VK, Ray R, Singh MK, et al. Indian J Dermatol Venereol Leprol 2007; 73: 235–9.

作者强调尽管注射用药疗效好,但对住院患者而言价格昂贵。文中介绍了一种低价的注射用药(静脉注射庆大霉素 80mg,每日 2 次),联用口服复方新诺明(320~1 600mg,每日 2 次,治疗 1 个月),随后长期口服药物治疗(多西环素 100mg,每日 2 次,联合相同剂量的复方新诺明)。21 例患者在注射用药治疗结束后均表现出显著的疗效。口服药物疗法需要持续 3.5~16 个月(平均 9.1 个月),直到痊愈,在大多数患者中,这一疗程包含了在皮损痊愈后为预防复发而追加的 5~6 个月的治疗时间。

Clinical and mycologic findings and therapeutic outcome of 27 mycetoma patients from São Paolo, Brazil. Castro LG, Piquero-Casals J. Int J Dermatol 2008; 47: 160–3.

该文介绍了 13 例真菌性足菌肿(使用伊曲康唑)和 14 例放线菌性足菌肿(使用复方新诺明)的治疗。超过半数病例使用联合药物治疗。复方新诺明联合阿米卡星治疗在 3 例放线菌性足菌肿患者中显示了更好的疗效,但其中 2 例患者在治疗后听力丧失。作者强调了诊断性试验的问题,即使在二级或三级卫生中心,仅有不到一半的病例能鉴定出病原体。

Improvement of eumycetoma with itraconazole. Smith EL, Kutbi S. J Am Acad Dermatol 1997; 34: 279–80.

该文为来自沙特阿拉伯的研究，治疗了 25 例真菌性足菌肿患者，并对这些患者随访了 12 年。作者推荐，伊曲康唑药物治疗联合外科切除或肿块切削术。窦道引流以清除引起炎症的颗粒能减轻疼痛和肿胀。

Mycetoma in children. Fahal AH, Sabaa AH. Trans R Soc Trop Med Hyg 2010; 104: 117–21.

该研究为在苏丹足菌肿研究中心的一项对确诊的 722 名儿童足菌肿（年龄 4~17 岁）的大型回顾性研究，历时 20 年，直到 2009 年。诊断的确立基于皮损的细胞学和超声检查以及外科活检组织学检查结果。大多患者为真菌性足菌肿，联合药物治疗和手术切除是标准治疗方案。17.9% 的患者手术切除后复发。

The safety and efficacy of itraconazole for the treatment of patients with eumycetoma due to *Madurella mycetomatis*. Fahal AH, Rahman IA, El-Hassan AM, Rahman ME, Zijlstra EE. Trans R Soc Trop Med Hyg 2011; 105: 127–32.

该项有 13 位患者的前瞻性研究证实了术前给予 1 年的伊曲康唑治疗可以增强病灶的包裹性，有助于广泛的局部切除，避免不必要的手术致残。给药方案为：伊曲康唑 400mg/d，治疗 3 个月；后减量为 200mg/d，持续 9 个月。所有患者对 400mg 的剂量反应良好，而 200mg 则较慢。经过治疗后进行的手术发现，所有的病灶都明显局限化和包裹化，且容易切除。而在之后 18~36 个月的随访中，只有 1 例复发。

二线治疗	
• 阿莫西林克拉维酸	B
• 特比萘芬	B
• 酮康唑	C
• 泊沙康唑	D
• 亚胺培南	D
• 伏立康唑	D
• 噁唑烷酮	E

Last generation triazoles for imported eumycetoma in eleven consecutive adults. Crabol Y, Poiree S, Bougnoux ME, Maunoury C, Barete S, Zeller V et al. PLoS Negl Trop Dis 2014; 8: e3232.

该文报道了 11 例接受伏立康唑或者泊沙康唑治疗的真菌性足菌肿患者（茄病镰刀菌复合体 3 例，马杜拉足菌肿菌 3 例，甄氏外瓶霉菌 1 例），平均治疗周期为 (25.9 ± 18) 个月。在 11 例患者中，有 5 例完全应答［临床及影像学（MRI）改善］，5 例部分应答，1 例无效。最佳的治疗效果与

感染真菌的种属以及首次出现症状后初始药物治疗<65 个月有关。

Treatment of actinomycetoma due to *Nocardia spp*. with amoxicillin-clavulanate. Bonifaz A, Flores P, Saul A, Carrasco-Gerard E, Ponce RM. Br J Dermatol 2007; 156: 308–11.

该项研究推荐，复方阿莫西林克拉维酸作为一种补救疗法用于对其他治疗方案抵抗的诺卡菌感染患者。21 例对其他疗法无效的患者口服阿莫西林 / 克拉维酸 875/125mg，每日 2 次。有 15 例(71%)患者平均治疗 10 个月后达到临床和微生物学治愈。骨骼和内脏受累的患者需要更长的治疗周期。

Clinical efficacy and safety of oral terbinafine in fungal mycetoma. N'Diaye B, Dieng MT, Perez A, Stockmeyer M, Bakshi R. Int J Dermatol 2006; 45: 154–7.

23 例塞内加尔的真菌性足菌肿患者接受了大剂量特比萘芬(500mg，每日 2 次)治疗。24~48 周以后，25% 的患者真菌学治愈，且超过 55% 的患者获得临床改善。该疗法耐受性好。

该项研究是特比萘芬单药治疗真菌性足菌肿的唯一研究，可能是因为该药在该病流行的国家异常昂贵。

Ketoconazole in the treatment of eumycetoma due to *Madurella mycetomii*. Mahgoub ES, Gumaa SA. Trans R Soc Trop Med Hyg 1984; 78: 376–9.

该试验纳入了 13 例苏丹和沙特阿拉伯的患者。给予酮康唑 200~400mg/d，持续 3~36 个月（平均 13 个月）。该疗法耐受性好。5 例患者治愈，另外有 4 例患者得到改善。疗效表现出剂量依赖性。作者推荐酮康唑 400mg/d，对累及骨骼的病例不论临床改善与否最少治疗 12 个月。

由于新型抗真菌药物的有效性，近期很少有试验评价酮康唑对真菌性足菌肿的作用。然而它比伊曲康唑便宜，因此，在流行病区应用得更普遍。

Posaconazole treatment of refractory eumycetoma and chromoblastomycosis. Negroni R, Tobon A, Bustamante B, Shikanai-Yasuda MA, Patino H, Restrepo A. Rev Inst Med Trop Sao Paulo 2005; 47: 339–46.

该研究来自阿根廷，6 例对标准治疗耐药的真菌性足菌肿患者（灰色马杜拉菌 3 例、马杜拉足菌肿菌 2 例、尖端塞多孢 1 例）接受泊沙康唑(800mg/d，分次给药)治疗。6 例患者中有 5 例显示出良好的疗效。给药时间即使超过 2 年仍能很好耐受。

Efficacy of imipenem therapy for *Nocardia* actinomycetomas refractory to sulphonamides. Ameen M, Arenas R, Vásquez del

Mercado, Torres E, Zacarias R. J Am Acad Dermatol 2010; 62: 239–46.

对磺胺类药物单药治疗无效的 8 位迁延不愈的重症足菌肿患者(内脏受累 2 名,骨骼受累 2 名)接受了疗程为 3 周的注射用亚胺培南(1.5g/d,n=3)单药治疗,或者联合阿米卡星(1g/d,n=5)。间隔 6 个月后重复一个疗程。疗程之间给予口服复方新诺明。治疗方案耐受性好。4 名患者在 1~2 个疗程后达到临床及微生物学治愈,其他患者达到 75% 的临床改善以及培养阴性的结果。

该研究也证实了磺胺类药物对于病程较短的局限性病变有效。其在重症病例中的部分疗效是磺胺类药物联合亚胺培南继续治疗的原因。

Madurella mycetomatis mycetoma treated successfully with oral voriconazole. Lacroix C, De Kerviller E, Morel P, Derouin F, Feuilhade de Chavin M. Br J Dermatol 2005; 152: 1067–8.

有报道伏立康唑治疗对由尖端塞多孢属和镰刀菌属引起的播散性真菌感染有效。该文是口服伏立康唑单药成功治疗真菌性足菌肿的首例报告,其中伏立康唑的给药剂量为 300mg/ 次,每日 2 次,连续治疗 16 个月。该治疗耐受性好,随访 4 年无复发。

Scedosporium apiospermum mycetoma with bone involvement successfully treated with voriconazole. Porte L, Khatibi S, Hajj LE, Cassaing S, Berry A, Massip P, et al. Trans R Soc Trop Med Hyg 2006; 100: 891–4.

尖端赛多孢所致足菌肿通常需要截肢。该病例有骨骼受累,在伊曲康唑、氟康唑和复方新诺明治疗失败后,给予伏立康唑 400mg/d,共 18 个月。患者获得了明显的临床改善,磁共振成像显示骨损害得到显著的改善,但因为肝损害而停止了治疗。

该文认为伏立康唑是一种治疗尖端赛多孢足菌肿的非常具有前景的药物。

Clinical experience with linezolid for the treatment of _Nocardia_ infection. Moylett EH, Pacheco SE, Brown-Elliott BA, Perry TR, Buescher ES, Birmingham MC. Clin Infect Dis 2003; 36: 313–8.

口服利奈唑胺属于新的广谱噁唑烷酮类药物。该报告描述了其成功治疗诺卡菌感染。文中仅 1 例巴西诺卡菌皮肤感染的患者,接受利奈唑胺 600mg/ 次,每日 2 次治疗,仅治疗 2 个月就达到临床痊愈。

三线治疗	
• 利福平	C
• 两性霉素 B	D

Modified Welsh regimen: a promising therapy for acti-nomycetoma. Damle DK, Mahajan PM, Pradhan SN, Belgaumkar VA, Gosavi AP, Tolat SN, et al. J Drugs Dermatol 2008; 7: 853–6.

18 例对既往治疗反应不良的患者接受标准威尔士方案治疗,包括阿米卡星和复方新诺明联合利福平。其中 16 例完成治疗的患者痊愈,在长达 18 个月的随访中病情未复发。

该研究证实了以上三种药物联合使用的有效性以及耐受性。此外,也有利福平联合磺胺类药物治疗增强疗效的案例报道。

Scedosporium infection in immunocompromised patients: successful use of liposomal amphotericin B and itraconazole. Barbaric D, Shaw PJ. Med Pediatr Oncol 2001; 37: 122–5.

该文报告 5 例感染尖端塞多孢的免疫抑制患者,尽管联合使用两性霉素 B 和伊曲康唑治疗,仍有 3 例患者死亡。两性霉素 B 脂质体和伊曲康唑联用成功治愈 2 例患者。

(李丽娜 苏明琴 译,冉玉平 校)

第160章 非典型分枝杆菌皮肤感染

原作者 Ure Eke, John Berth-Jones

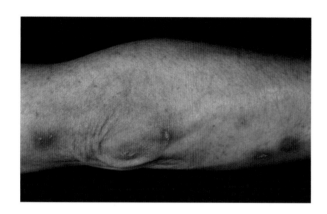

非典型或"非结核"分枝杆菌感染报告越来越多。目前已确认非结核分枝杆菌超过150种,大体分为慢生长分枝杆菌和快生长分枝杆菌。大多数感染暴发源于不同家庭、职业、临床和环境中受污染的水源。皮肤感染通常是机会性的,发生在皮肤创伤或炎症之后。医院感染往往与各种美容和外科手术有关。分枝杆菌对消毒剂和防腐剂高度耐受,并且经常从被认为是"干净"的来源(如氯化自来水)中分离出来。

特殊检查
• 组织学
• 组织培养
• 聚合酶链式反应(PCR)

虽然某些经典的临床表现有助于诊断,但是分枝杆菌感染往往是意想不到的,因此需要对其有高度警惕。组织学检查通常是有帮助的,细菌培养能获得抗菌药敏感性数据。明确诊断要通过PCR及相关方法,精确的菌种鉴定有助于治疗。

鱼缸肉芽肿(游泳池肉芽肿)(fish tank granuloma, swimming pool granuloma)

鱼缸肉芽肿由海分枝杆菌感染皮肤引起,表现为斑块和结节,常见于上肢,皮损可在接种2~6周后出现孢子丝菌病样的扩展。最常见的感染源是热带鱼水族馆和游泳池,感染常局限于皮肤,但也有发生腱鞘炎、骨髓炎及关节炎等深部感染的报告。播散性感染少见,发生播散性感染的患者常见于免疫受损者。有报告称患者在使用英利西单抗和

阿达木单抗治疗过程中发生了皮肤海分枝杆菌感染,然而矛盾的是,英利西单抗被发现是一种有用的海分枝杆菌感染辅助治疗药物。

治疗策略

诊断往往依靠可疑病史和临床特征。组织学表现为非干酪性肉芽肿,但在急性病灶中常常见不到上皮样细胞和多核巨细胞,化脓性肉芽肿、结核样肉芽肿和栅栏状肉芽肿都可出现。真皮小血管增生伴混合性炎症对皮肤非典型分枝杆菌感染具有提示意义。约30%的活检组织Ziehl-Nielsen染色抗酸杆菌阳性。活检样本在30~33℃下培养,可见产色素的海分枝杆菌菌落。体外药敏试验与临床对抗生素的反应并非完全一致,因此,在指导初始用药时没有常规作用,但对耐药病例可能有用。PCR快速而敏感,可检测甲醛溶液固定后石蜡包埋样本中的分枝杆菌DNA。

皮损可能经过3年自发消退,但是仍然推荐治疗,目的是快速愈合、预防播散。虽然缺乏对照试验,但是据报道,单独或联合使用各种抗生素有效,平均疗程从6周至20周不等。各种治疗的效果差异无统计学意义。皮损常可通过单纯切除治愈,但偶尔也会导致长期感染。下文所描述的二线治疗被认定为二线是因为这些方法公开发表的经验较少。三线治疗(例如热疗)可能最适合作为辅助治疗。

一线治疗	
• 米诺环素 100~200mg 每日 1 次,6~12 周	C
• 多西环素 100mg 每日 2 次,3~4 个月	C
• 克拉霉素 500mg 每日 1 次或每日 2 次,3~4 个月	C
• 利福平 600mg/d+ 乙胺丁醇 1.2g/d,3~6 个月	D
• 复方新诺明 2~3 片每日 2 次,6 周	D
• 克拉霉素 250mg 每日 2 次 + 乙胺丁醇 800mg 每日 1 次,2~6 个月	D

Epidemiologic, clinical, and therapeutic pattern of Mycobacterium marinum infection: a retrospective series of 35 cases from southern France. Eberst E, Dereure O, Guillot B, Trento C, Terru D, van de Perre P, et al. J Am Acad Dermatol 2012; 66: e15-6.

35 例患者口服抗菌药 4~24 周(平均 12.4 周)后,97%(34/35)患者皮损痊愈。其中 25 名患者单药治疗成功,包括

14 名患者米诺环素 200mg/d，5 名患者多西环素 200mg/d，6 名患者克拉霉素 500mg/d。9 名患者采用二联抗菌，克拉霉素联合多西环素、米诺环素、利福平或氧氟沙星。

Sixty-three cases of Mycobacterium marinum infection. Clinical features, treatment and antibiotic susceptibility of causative isolates. Aubry A, Chosidow O, Caumes E, Robert J, Cambau E. Arch Intern Med 2002; 162: 1746–52.

所有患者都用了抗生素，其中 48% 的患者联合了手术治疗。最常用的抗生素是克拉霉素、多西环素和利福平。40 例患者采用了联合用药，通常克拉霉素和利福平或四环素族联合，四环素族和利福平或乙胺丁醇联合。

Soft tissue infections caused by marine bacterial pathogens: epidemiology, diagnosis, and management. Finkelstein R, Oren I. Curr Infect Dis Rep 2011; 13: 470–7.

作者支持二联抗生素，以减少耐药，同时提倡单药用于局限性浅表感染。推荐用药包括利福平联合乙胺丁醇、克拉霉素联合乙胺丁醇、克拉霉素联合米诺环素、克拉霉素单药或米诺环素单药。抗生素疗程 3~4 个月，皮损消退后继续用药 1~2 个月，以免复发。

Atypical Mycobacterial cutaneous infections in Hong Kong: 10 year retrospective study. Ho MH, Ho CK, Chong LY. Hong Kong Med J 2006; 12: 21–6.

该文回顾分析了 1993—2002 年 10 年间共确诊的 17 例海分枝杆菌感染患者，其中 13 例单独口服四环素治疗有效（9 例用米诺环素，4 例用多西环素），2 例患者最初服用了抗结核药物，随后改为米诺环素，1 例患者使用了异烟肼、利福平、乙胺丁醇和米诺环素联合治疗。平均疗程为 20 周。作者推荐米诺环素 100mg，每日 2 次作为治疗方案。

Cutaneous non-tuberculous mycobacterial infections: a clinical and histopathological study of 17 cases from Lebanon. Abbas O, Marrouch N, Kattar MM, Zeynoun S, Kibbi AG, Rached RA, et al. J Eur Acad Dermatol Venereol 2011; 25: 33–42.

11 例海分枝杆菌患者中 10 例成功治疗，其中 6 例口服米诺环素 100mg，每日 2 次，4 例口服克拉霉素 500mg，每日 2 次。平均疗程 4.8 个月（3~8 个月）。

二线治疗	
• 环丙沙星 500mg+ 克拉霉素 250mg 每日 2 次，4 个月	E
• 利福布丁 600mg+ 克拉霉素 500mg 每日 2 次 + 环丙沙星 500mg 每日 2 次，4 个月	E
• 阿奇霉素 500mg，每周 3 次，2 个月	E
• 赖甲环素 150mg/d，55 日	E
• 利福平 450mg/d+ 克拉霉素 500mg 每日 2 次 + 阿米卡星 400mg 每日 1 次静脉滴注，6 个月	E

Successful treatment of refractory cutaneous infection caused by Mycobacterium marinum with a combined regimen containing amikacin. Huang Y, Xu X, Liu Y, Wu K, Zhang W, Liu P, et al. Clin Interv Aging 2012; 7 : 533–8.

1 例海分枝杆菌皮肤感染患者皮损进展迅速，对利福平、克拉霉素和莫西沙星耐药，但联合阿米卡星后很快好转。

三线治疗	
• 单纯切除	E
• 刮除术和电干燥法	E
• 切开引流	E
• 用手套、热水或热臂带的热疗法	E
• 光动力治疗	E
• 冷冻	E
• 抗 TNF-α 治疗	E

Treatment of Mycobacterium marinum cutaneous infections. Rallis E, Koumantaki-Mathioudaki E. Expert Opin Pharmacother 2007; 8: 2965–78.

这是一篇海分枝杆菌皮肤感染治疗的综述。本病可能无须手术，甚至在某些患者中手术可能禁忌，手术应该仅用于系统治疗无效的孤立性浅表皮损。也有冷冻、电干燥法、光动力治疗和局部热疗有效的病例报告。

Efficacy of oral minocycline and hyperthermic treatment in a case of atypical mycobacterial skin infection by Mycobacterium marinum. Hisamichi K, Hiruma M, Yamazaki M, Matsushita A, Ogawa H. J Dermatol 2002; 29: 810–11.

米诺环素 200mg/d 联合局部热疗（使用一次性便携式化学加热器）治疗皮肤非典型分支杆菌感染，每晚 5~6 小时，共 2.5 个月。虽然在日本已有 4 例患者单独采用热疗成功，但作者还是推荐热疗与米诺环素联合应用。

Mycobacterium marinum infection cured by photodynamic therapy. Wiegell SR, Kongshoj B, Wulf HC. Arch Dermatol 2006; 142: 1241–2.

1 例海分枝杆菌皮肤感染患者对抗生素不耐受，用甲基氨基酮戊酸 3 小时后红光（37J/cm²）照射治疗，每周 1 次，连续 3 周，成功治愈。

Possible role of anti-TNF monoclonal antibodies in the treatment of Mycobacterium marinum infection. Garzoni C, Adler S, Boller C, Furrer H, Villiger PM. Rheumatology 2010; 49: 1991–3.

1 例 PCR 证实海分枝杆菌足部滑膜感染的患者抗生素三联（乙胺丁醇、克拉霉素和利福平）治疗 4 个月，随后加入英利西单抗，临床改善明显。

Mycobacterium marinum infection of the hand and wrist. Cheung JP, Fung B, Wong SS, Ip WY. J Orthop Surg 2010; 18: 98–103.

这篇综述作者支持利福平、乙胺丁醇和克拉霉素联合治疗手和手腕的海分枝杆菌感染，因为这个部位可能并发腱鞘炎，导致关节固定和骨折。他们提倡对深部感染进行外科清创。

溃疡分枝杆菌

溃疡分枝杆菌(mycobacterium ulcerans)，又称为 Buruli 溃疡(Buruli ulcer)，是除麻风和结核以外的免疫功能正常人群第三常见的分枝杆菌感染。好发于热带湿地和亚热带国家(非洲和澳大利亚)，常见于 15 岁以下儿童。接种到皮肤后，溃疡分枝杆菌增殖，并产生一种叫分枝杆菌内酯(mycolactone)的毒素，这种毒素会进入细胞，引起真皮、脂膜和深筋膜的坏死。最初表现为无痛性结节、丘疹或斑块。随着坏死的扩散，皮损上方出现溃疡，可长达 1~2 个月。溃疡具有特征性的潜行性边缘和坏死性基底，尽管绝大部分溃疡为无痛性，但可快速扩大超过 15cm，导致广泛性瘢痕和畸形。高达 13% 的患者有系统受累。

治疗策略

尽管有皮肤溃疡分枝杆菌自愈的个案报告，还是推荐早期治疗以控制病情进展并预防挛缩。世界卫生组织推荐一线治疗为口服利福平联合肌注链霉素。坏死或不愈合的皮肤组织可手术切除。抗菌药可能缩小手术切除的范围。近期的联合治疗方案还可以选择口服剂型，口服药更易操作，疗效类似。抗菌药治疗 8 周时可能出现临床症状恶化，此后病情会减轻。这种反应并不意味着治疗失败，可能是抗菌药诱发的短暂免疫激活的结果。在溃疡分枝杆菌流行区域，充分的伤口护理和使用蚊帐能够预防感染。外科手术后复发的独立危险因素包括切除不完全、年龄在 16 岁以下、下肢水肿和斑块样皮损继发溃疡。

取溃疡的坏死基底部组织进行涂片，用 Ziehl-Nielsen 染色可见簇状抗酸杆菌。正确取材的活检标本具有诊断意义，标本需要包括基底和皮损的潜行性边缘以及皮下组织。组织学表现为真皮深部的坏死和脂膜炎，可能由于毒素引起的免疫活性抑制，炎症细胞较少见。随着皮损愈合，可见肉芽肿性反应，溃疡区最终留下一个凹陷性瘢痕，可能导致功能障碍。溃疡分枝杆菌可用分泌物或组织碎片培养，往往需要在 33℃ 下经过 6~8 周的培养才能见到明显生长。与细菌镜检、细菌培养和组织病理学检查相比，PCR 更快速，敏感性最高。在非溃疡皮损处用环钻取一个直径 3mm 标本最适宜做 PCR，而溃疡处最好用拭子取材做 PCR。

在艾滋病流行区域，推荐所有溃疡分枝杆菌感染患者筛查 HIV。

一线治疗	
• 利福平 10mg/(kg·d) 口服和链霉素 15mg/(kg·d) 肌注，8 周	B
• 利福平 10mg/(kg·d) 和克拉霉素每次 7.5mg/kg 每日 2 次，8 周	B
• 利福平 10mg/(kg·d) 和莫西沙星 400mg 每日 1 次，8 周(成人)	C
• 抗生素基础上辅助外科手术	B
• 单纯广泛外科切除	B
• 局部热疗(40℃)	C

Treatment of Mycobacterium ulcerans disease (Buruli ulcer); guidance for health workers. World Health Organization, Switzerland, Geneva 2012. http://onlinelibrary. wiley. com/doi/10.1111/tmi. 12342/full#tmi12342-bib-0040.

这是一篇关于 Buruli 溃疡治疗建议的详细的综述。推荐利福平和链霉素为标准治疗方案(尽管妊娠期禁忌)。在澳大利亚和法属圭亚那，使用此前提及的利福平联合克拉霉素或莫西沙星。

Antimicrobial treatment for early, limited Mycobacterium ulcerans infection: a randomised controlled trial. Nienhuis WA, Stienstra Y, Thompson WA, Awuah PC, Abass KM, Tuah W, et al. Lancet 2010; 375: 664–72.

在这项多中心随机、开放、对照试验中，溃疡分枝杆菌早期皮损治疗分两组，分别为口服利福平 10mg/(kg·d) 联合肌注链霉素 15mg/(kg·d) 用药 8 周，和利福平联合链霉素用药 4 周、随后口服利福平联合克拉霉素 7.5mg/(kg·d) 用药 4 周。第一组中 73 例患者(96%)皮损痊愈，第二组中 68 例患者(91%)皮损痊愈，随访 1 年无复发。作者推荐肌注链霉素 4 周后改为口服克拉霉素，从而减少链霉素注射次数。

Clinical efficacy of combination of rifampin and streptomycin for treatment of Mycobacterium ulcerans disease. Sarfo FS, Phillips R, Asiedu K, Ampadu E, Bobi N, Adentwe E, et al. Antimicrob Agents Chemother 2010; 54: 3678–85.

本研究包括溃疡分枝杆菌感染患者 160 例，口服利福平 10mg/(kg·d) 联合肌注链霉素 15mg/(kg·d) 用药 8 周。95% 患者(152 例)(包括早期皮损和晚期皮损)疗效好，不需要外科手术。8 例患者在抗生素治疗 8 周后因为皮损扩大或不愈合而进行了外科切除术和皮片移植修复，完全愈合时间为 2~48 周。158 例(98%)患者无复发。总体而言，治疗耐受性好。2 例患者因恶心、呕吐和头晕将链霉素改为口服莫西沙星 400mg。

Successful outcomes with oral fluoroquinolones combined with rifampicin in the treatment of Mycobacterium ulcerans: an observational cohort study. O'Brien DP, McDonald A, Callan P, Robson M, Friedman ND, Hughes A, et al. PLoS Negl Trop Dis 2012; 6: e1473.

这是一项包含 147 例溃疡分枝杆菌感染患者的前瞻性研究,47 例单纯外科手术治疗,30% 治疗失败,90 例外科手术联合抗生素治疗,全部有效。联合治疗组中 61% 患者应用利福平和环丙沙星,23% 患者应用利福平和克拉霉素,两组患者疗效无差异。抗生素治疗组中 8 例患者(9%)出现了矛盾反应。

Effect of a control project on clinical profiles and outcomes in Buruli ulcer: a before/after study in Bas-Congo, Democratic Republic of Congo. Phanzu DM, Suykerbuyk P, Imposo DB, Lukanu PN, Minuku JB, Lehman LF, et al. PLoS Negl Trop Dis 2011; 5: e1402.

这是一项在刚果进行的前瞻性研究,观察 Buruli 溃疡治疗结果。2004—2007 年,64 例患者进行了单纯外科手术治疗,其中 48 例患者痊愈;15 例患者遗留功能障碍;12 例患者因败血症死亡。2005—2007 年,190 例患者中 107 例抗生素治疗(利福平和链霉素)。绝大多数病例也联合了外科手术。190 例患者中 176 例痊愈,37 例遗留功能障碍。在这组患者中,6 例死亡,致死原因为败血症、营养不良伴贫血和术后休克。

Histopathological changes and clinical responses of Buruli ulcer plaque lesions during chemotherapy: a role for surgical removal of necrotic tissue ? Ruf MT, Sopoh GE, Brun LV, Dossou AD, Barogui YT, Johnson RC, et al. PLoS Negl Trop Dis. 2011; 5: e1334.

本研究包含 12 例患者,9 例局部外科切除及术后皮肤移植,手术在抗菌药治疗 7~39 天后进行。3 例患者不需要外科手术。

术前应用抗生素缩小了需要外科切除的范围,因此减少了术后合并症。

Phase change material for thermotherapy of Buruli ulcer: a prospective observational single center proof-of-principle trial. Junghanss T, Um Boock A, Vogel M, Schuette D, Weinlaeder H, Pluschke G. PLoS Negl Trop Dis 2009; 3: e380.

本研究包含 6 例 Buruli 溃疡确诊患者,3 例患者溃疡<2cm,热疗 28~31 天,另外 3 例患者溃疡 ≥2cm,热疗 50~55 天。所有患者痊愈,随访 18 个月无复发。

堪萨斯分枝杆菌

这种微生物主要引起肺部感染,皮肤感染罕见。大部

分已报告的病例发生于免疫功能低下的人,皮损多形性,可呈疣状、结节性、脓疱性、溃疡性或孢子丝菌病样。皮损可进展缓慢,也可快速发展。

治疗策略

传统的抗分枝杆菌药物联合治疗有效,但需要通过体外药敏试验来选择药物。有 HIV 抗逆转录病毒治疗后堪萨斯分枝杆菌感染消退的病例报告。

堪萨斯分枝杆菌引起的皮损有多种组织病理学特征,可表现为慢性肉芽肿,也可表现为急性坏死,伴有大量炎症浸润,主要为中性粒细胞。此分枝杆菌在 37℃ 下,最易在 Lowenstein-Jensen 培养基生长。

一线治疗	
抗结核药物联合治疗 6~18 个月	D
抗结核药物和卡那霉素 500mg,每周 3 次肌内注射治疗,共 3 个月	E
米诺环素 100~200mg/d,共 16 周	E
红霉素 2g/d,共 6 个月	E

Current treatment of nontuberculous mycobacteriosis: an update. Esteban J, García-Pedrazuela M, Muñoz-Egea MC, Alcaide F. Expert Opin Pharmacother 2012; 13: 967–86.

在这篇综述里,作者推荐异烟肼、利福平和乙胺丁醇联合治疗 18 个月,至少 12 个月细菌培养阴性。12 个月的多药治疗有 6.9% 复发风险。为避免耐药或不良反应,作者推荐链霉素或阿米卡星治疗 3 个月,此后间断用药。替代疗法包括克拉霉素、左氧氟沙星、莫西沙星和利奈唑胺。

Mycobacterium kansasii infection presenting as cellulitis in a patient with systemic lupus erythematosus. Hsu PY, Yang YH, Hsiao CH, Lee PI, Chiang BL. Formos Med Assoc 2002; 101: 581–4.

1 例系统性红斑狼疮患者合并堪萨斯分枝杆菌感染服用利福平 600mg/d、克拉霉素 500mg 每日 2 次、异烟肼 300mg/d 和乙胺丁醇 1 200mg/d,联合治疗 1 年痊愈。

Primary cutaneous Mycobacterium kansasii infection in a child. Chaves A, Torrelo A, Mediero IG, Menéndez-Rivas M, Ortega-Calderón A, Zambrano A. J Pediatr Dermatol 2001; 18: 131–4.

1 例 6 岁女童免疫功能正常,肘部堪萨斯分枝杆菌感染,外科切除后红霉素 50mg/(kg·d)服用 5 个月痊愈。

快生长分枝杆菌

偶发分枝杆菌、龟分枝杆菌和脓肿分枝杆菌,都是环境

致病菌，属于快生长分枝杆菌（rapidly growing mycobateria，RGM），因培养 7 天内菌落肉眼可见而得名。RGM 感染常发生于外科手术后、经皮导管插入术后或偶然接种引起。表现为暗红色结节，伴脓肿和透明液体流出。播散性疾病更常见于免疫抑制宿主。

治疗策略

在开始治疗前应当鉴定 RGM 菌种，并进行体外药敏试验。偶发分枝杆菌和龟分枝杆菌除对卡那霉素和阿米卡星敏感外，对大部分抗结核药物耐受。偶发分枝杆菌也对头孢西丁、环丙沙星和亚胺培南敏感；脓肿分枝杆菌常对阿米卡星、头孢西丁和克拉霉素敏感；治疗龟分枝杆菌时，妥布霉素和克拉霉素比阿米卡星更有效。由于对抗生素的敏感性存在很大差异，故需要进行个性化治疗。对持续不愈的皮损，可行广泛切除术并行延迟缝合或植皮。疗程从 6 周至 7 个月不等，由临床反应和微生物学反应决定。

组织学表现为中性粒细胞微脓肿和伴有异物巨细胞的肉芽肿形成。可在微脓肿中找到抗酸杆菌，但确诊往往要通过培养。PCR 也可用于诊断，并用于特定病例的菌种鉴定。

一线治疗	
龟分枝杆菌	
• 克拉霉素 500mg 每日 2 次，3~8 个月 ± 外科手术	C
• 阿奇霉素 500mg/d，至少 6 个月	E
• 二联或三联，克拉霉素 + 环丙沙星或妥布霉素或替加霉素	E

Systematic review of tattoo-associated skin infection with rapidly growing mycobacteria and public health investigation of a cluster in Scotland 2010. Conaglen PD, Laurenson IF, Sergeant A, Thorn SN, Rayner A, Stevenson J. Euro Surveill 2013; 18: 20553.

本文总结了 2003—2012 年发表的来自 11 个国家的 25 篇与文身后 RGM 感染的病例报告，共 142 例患者。病因包括龟分枝杆菌（最常见）、脓肿分枝杆菌、偶发分枝杆菌及其他。个别病例自愈，其他病例通常对抗生素有效，包括大环内酯类和四环素类，单药或联合治疗，一篇报告中 9 例患者需联合外科手术。

Clinical management of rapidly growing mycobacterial cutaneous infections in patients after mesotherapy. Regnier S, Cambau E, Meningaud JP, Guihot A, Deforges L, Carbonne A, et al. Clin Infect Dis 2009; 49: 1358–64.

法国暴发了 16 例患者间充质治疗后皮肤 RGM 感染。11 例鉴定为龟分枝杆菌，2 例鉴定为 M.frederiksbergense。

患者联合治疗方案中都包含克拉霉素。6 例患者初始治疗为三联，8 例为二联。14 例口服克拉霉素 1~2g/d，6 例静脉给妥布霉素 3mg/（kg·d），14 例口服环丙沙星 500mg，每日 2 次，6 例静脉给替加环素首剂 100mg/d，随后 50mg/d。平均疗程 14 周（1~24 周），皮损痊愈平均时间为 6.2 个月（1~15 个月）。除 1 例患者外，其余患者全部治愈。

一线治疗	
偶发分枝杆菌	
• 克拉霉素 500mg 每日 2 次 + 左氧氟沙星 500mg 每日 2 次，3~6 个月	B
• 克拉霉素 250~500mg 每日 2 次 ± 肌注阿米卡星 250mg 每周 3 次，3~6 个月	C
• 环丙沙星 500mg 每日 2 次，3~6 个月	C
• 环丙沙星 500mg 每日 2 次 + 克拉霉素 500mg 每日 2 次 + 阿莫西林 - 克拉维酸 500mg 每日 2 次，6 周	E
• 复方磺胺甲噁唑 800/160mg 每日 2 次 + 克拉霉素 500mg 每日 2 次 + 阿莫西林 - 克拉维酸 500mg 每日 2 次，6 周	E
• 左氧氟沙星 300mg 每日 1 次	E
• 甲氧苄啶	D

An outbreak of Mycobacterium fortuitum cutaneous infection associated with mesotherapy. Quiñones C, Ramalle-Gómara E, Perucha M, Lezaun ME, Fernández-Vilariño E, García-Morrás P, et al. J Eur Acad Dermatol Venereol 2010; 24: 604–6.

在一家美容诊所间充质治疗后，39 例患者可疑皮肤偶发分枝杆菌感染。12 例患者细菌培养证实为偶发分枝杆菌。全部患者用克拉霉素 500mg，每日 3 次，联合左氧氟沙星 500mg/d（疗程 3~6 个月），治疗成功。2 例患者行局部皮损切除。

Cutaneous infection with Mycobacterium fortuitum after localized microinjections (mesotherapy) treated successfully with a triple drug regimen. Nagore E, Ramos P, BotellaEstrada R, Ramos-Níguez JA, Sanmartín O, Castejón P. Acta Derm Venereol 2001; 81: 291–3.

本文中有 3 例局部注射治疗（间充质治疗）后偶发分枝杆菌皮肤感染的患者。其中 1 例用环丙沙星 500mg 每日 2 次、克拉霉素 500mg 每日 2 次和阿莫西林克拉维酸 500mg 每日 2 次，疗程 6 周；第 2 例用克拉霉素、复方磺胺甲噁唑 800/160mg 每日 2 次和阿莫西林克拉维酸 500mg 每日 2 次，疗程 6 周；第 3 例用环丙沙星 500mg 每日 2 次、克拉霉素 500mg 每日 2 次和复方磺胺甲噁唑 800/160mg 每日 2 次，3 周后仅保留克拉霉素 500mg 每日 2 次。所有皮损在 2~6 周后消退。

证据等级：A 双盲试验　　**B** 临床试验，研究对象 ≥ 20 例　　**C** 临床试验，研究对象 < 20 例　　**D** 病例分析，研究对象 ≥ 5 例　　**E** 个案报道

Successful treatment of a widespread cutaneous *Mycobacterium fortuitum* infection with levofloxacin. Nakagawa K, Tsuruta D, Ishii M. Int J Dermatol 2006; 45: 1098–9.

该文报告 1 例免疫缺陷患者感染偶发分枝杆菌后,用左氧氟沙星 300mg/d,治疗成功,未注明疗程。

一线治疗	
脓肿分枝杆菌	
• 克拉霉素成人 1g/d、儿童 0.5g/d,3~6 个月 + 辅助外科手术	B
• 克拉霉素 250mg 每日 2 次 + 莫西沙星 400mg/d,4~5 个月	B
• 克拉霉素 250~500mg 每日 2 次 ± 肌注阿米卡星 250mg 每周 3 次,3~6 个月	B
• 难治性皮损:多种抗生素治疗 + 辅助干扰素 -γ	E

Report on an outbreak of postinjection abscesses due to *Mycobacterium abscessus*, including management with surgery and clarithromycin therapy and comparison of strains by random amplified polymorphic DNA polymerase chain reaction. Villanueva A, Calderon RV, Vargas BA, Ruiz F, Aguero S, Zhang Y, et al. Clin Infect Dis 1997; 24: 1147–53.

本队列研究纳入哥伦比亚 350 例临床诊断脓肿分枝杆菌患者,其中 205 例培养证实诊断。患者手术、克拉霉素或两者联合。单用克拉霉素的 35 例患者中,治愈 8 例(23%)。单纯手术切除的 22 例患者中,治愈 7 例(32%)。148 例克拉霉素联合手术治疗的患者中,140 例治愈(95%)。克拉霉素成人每日 1g,儿童每日 0.5g,疗程 3~6 个月。

Clarithromycin and amikacin vs. clarithromycin and moxifloxacin for the treatment of postacupuncture cutaneous infections due to *Mycobacterium abscessus*: a prospective observational study. Choi WS, Kim MJ, Park DW, Son SW, Yoon YK, Song T, et al. Clin Microbiol Infect 2011; 17: 1084–90.

本研究包含针灸后脓肿分枝杆菌感染 52 例。33 例口服克拉霉素 250mg,每日 2 次,联合肌注阿米卡星 250mg,每周 3 次;19 例口服克拉霉素 250mg,每日 2 次,联合口服莫西沙星 400mg/d。克拉霉素联合莫西沙星治疗组皮损消退的中位时间更短(分别为 17 周和 20 周,$P = 0.017$)。

Treatment of refractory disseminated *Mycobacterium abscessus* infection with interferon gamma therapy. Colsky AS, Hanly A, Elgart Kerdel FA. Arch Dermatol 1999; 135: 125–7.

卡那霉素、头孢噻肟和克拉霉素联合治疗 3 个月无效的脓肿分枝杆菌感染患者在辅助性应用干扰素 -γ(每周 3 次,50μg/m²,皮下注射)7 个月后成功治愈。

（陈 雪 译,张建中 校）

第161章 蕈样肉芽肿和 Sézary 综合征

原作者 Pierluigi Poru，Henry K. Wong

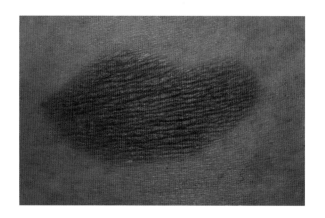

蕈样肉芽肿(mycosis fungoides，MF)和 Sézary 综合征(Sézary syndrome，SS)是皮肤 T 细胞淋巴瘤(CTCL)最常见的亚型。CTCL 是一组异质性的结外非霍奇金淋巴瘤(NHL)，包括 CD30 阳性的淋巴增生性疾病。目前尚不明确 CTCL 中 T 细胞亚群和 CTCL 转化事件中靶向的特异性免疫区域(血液、皮肤或淋巴结)的特征。MF 中的肿瘤细胞是成熟的皮肤归巢、效应记忆 T 细胞，CD45RO+，CD4+，CLA+，CCR7 缺乏。Sézary 综合征中，其表型有 CCR7 中枢记忆变异的成熟 CD4+T 细胞。人们通过对患者 T 细胞的功能研究，对 MF 发病机制和临床特征有了更深刻的了解。干扰素(IFN)和 IL-12 等细胞因子的产生减少，CTLA-4 和 PD1 等抑制性分子的上调，以及 T 细胞免疫系统的破坏，都会增加感染和继发性恶性肿瘤的风险。现在可以通过由趋化因子受体 CCR4 和 CCR10 介导的高度选择性的皮肤定位追踪器，在 MF 的整个病程中定位皮肤的肿瘤细胞，尽管可以通过高度敏感的方法在血液和淋巴结中检测出肿瘤细胞。在 MF 和 Sézary 综合征的晚期，广泛的基因突变、染色体异常、异常基因表达、对生长抑制信号无应答和凋亡缺陷，最终导致疾病转化成高度侵袭性的致死性恶性肿瘤。

MF 占 CTCL 的 65%~75%，常见于 50~60 岁中老年男性，其他年龄阶段也可出现。非洲裔美国人的病程更具侵袭性。目前，美国 MF 病例的数量估计约为 3 000 例 / 年，由于存活时间延长，患病率增高。

治疗策略

有效的治疗策略取决于准确快速的诊断。在早期 MF 中，诊断是很具有挑战性的。MF 主要组织学特征为卷曲、脑回状核的异型淋巴细胞的亲表皮现象。国际皮肤淋巴瘤协会(ISCL)已经制定出基于临床、病理、免疫表型标准的 4

分诊断标准共识。共识尚需增加临床实践和治疗建议的一致性。通常，在 MF 发展过程中，需要多次就诊和皮肤活检才能发现典型的病理学特征，达到 MF 的 ISCL 诊断标准。

一旦确诊，明确临床分期在治疗方案的选择中至关重要。分期的目的是明确受累部位和患者疾病负担，从而确定治疗策略、预测预后。目前 MF 和 Sézary 综合征的分期标准是 ISCL 和欧洲癌症研究和治疗组织(EORTC)共同制定的。这一标准是基于 1979 年美国国家癌症研究所制定的原有 TNM 分类发展起来的，包括评估外周血，即形成 TNMB 分类，可以对 Sézary 综合征进行最佳定义、对患者进行分层临床试验。这需要结合临床特征和实验室检查，如流式细胞术和 T 细胞受体(TCR)基因克隆。不一定每个医院都能检查，而且其结果受很多混杂的因素影响。基于这个分类标准，为了临床需求、治疗策略的制订和生存率的讨论，将患者分为"早期"(ⅠA~ⅡA)或"晚期"(ⅡB~ⅣB)，两者的病程进展和生存率差异较大。

典型的 MF 临床进展缓慢且可预测，可以通过皮损的特征和演变推断其临床进展。虽然许多病例不需要系统治疗，保守的皮肤定向治疗就可以使患者寿命不受影响，但也有一部分病例清除率不完全，可进展为晚期病例，发病率和死亡率显著增高。MF 对于大多数患者来说是一种惰性的恶性肿瘤，因此需要长期、大样本数据来评估疾病的复发、进展、转化和生存率。近期发表的文章已经解决了这个问题，对 MF 和 Sézary 综合征的自然病程有了更好的评估。

皮肤淋巴瘤患者最好由皮肤科医生、肿瘤科医生、熟悉皮肤淋巴瘤的皮肤病理科医生和肿瘤放疗医生组成的多学科团队共同诊治，此外护理人员应该具有皮肤肿瘤护理的专业知识，这样可最小限度地降低误诊误治的风险，增加患者满意度。疾病早期，建议由有经验的肿瘤中心的皮肤淋巴瘤专业团队医师共同会诊。患者支持和教育也至关重要，应鼓励新患者加入患者宣传教育组织。

治疗目标取决于疾病分期。早期的 MF(ⅠA~ⅡA)，治疗目标是控制症状，清除可见皮损，延缓或阻止疾病进展，尽量减少痛苦、成本和副作用。避免免疫抑制疗法是一个关键的目标。少数患者局部外用类固醇治疗即可，但大多数患者需要进行协调，采用一系列皮肤定向治疗来诱导、维持临床疗效。还有少数患者需要通过皮肤定向治疗联合系统治疗。早期的研究表明，传统细胞毒性化疗(如 CHOP)与保守的皮肤定向治疗相比，无论在疾病的哪一个阶段，都不能改善生存率。

皮肤定向治疗和系统治疗的方式很多,因此,治疗方案的选择很多,这主要取决于某种特定治疗方案的有效性和可及性。目标是制订一个患者依从性高的治疗计划,诱导临床缓解。MF 的早期阶段能否治愈仍有争议,但有少数患者 5~10 年甚至更长时间没有复发。大部分病例在之后的某个时间点复发,皮损表现为斑片或斑块,此时皮肤定向治疗仍比较敏感。NCCN 指南中推荐早期 MF 可以重复使用之前有效的治疗方案。

对于 I 期 MF,单用润肤剂偶尔能有效,但更多时候强效外用激素是必需的。其他单一的皮肤定向治疗也有效,包括局部化疗、维 A 酸或光疗。光疗(UVB、UVA)或光化学疗法(PUVA)有效,可以清除皮损。对于反应差的病例,可以推荐外用药联合光疗,效果更佳。随着疾病的进展,需要根据疾病发展速度和严重程度来调整治疗策略。疾病进展后选择更强效的治疗可诱导完全缓解,但是完全缓解的概率是降低的。

II 期 MF 患者的生存率明显降低,因此要优先考虑获得临床缓解,系统治疗联合皮肤定向治疗可以获得更高的临床缓解率。许多患者对之前提到的外用药物联合 NBUVB 或 PUVA 有应答。此外,可以 PUVA 联合口服维 A 酸药物,或者 PUVA 联合系统干扰素 α-2a。顽固性斑块或肿瘤可以使用局部放疗。当皮损受累面积广泛,对其他治疗抵抗时,可以选择全身皮肤电子束治疗(TSEB)。局部化疗(氮芥)可能仍然有效。

晚期 MF(IIB~IVB)患者,治疗目标是诱导病情缓解,避免免疫力进一步下降,预防感染。否则可能会导致疾病进一步发展、严重的发病率和死亡率。针对这些患者,治疗方案复杂,有效的治疗方法很有限。

MF 的自然病程特点是反复发作,多年后逐渐由局限性(IA)发展为广泛的斑片/斑块(IB)期。当患者发展为晚期(IIB~IVB)时,他们有可能已经应用过皮肤定向治疗联合系统化疗(最常用的是干扰素和贝沙罗汀)。因此,极少数晚期患者之前没有接受过系统治疗,所谓的"一线疗法"和"二线疗法"的概念可能就不太适用。之前未接受过化疗的 CTCL 的最好例子是起病即是肿瘤期的和 Sézary 综合征的患者。其他的病例,病情一般发展缓慢,很少累及全身。患者的皮损有分级,对治疗的反应不同。晚期 MF 的治疗首先是支持现有的治疗方案,而不是彻底改变治疗方向。皮肤定向治疗通常需要持续应用,因为大部分患者有持续的斑块/斑片,需要得到控制。同样,如果有疾病残留、治疗不足、药物仍有作用且耐受性好,进展期的一些系统用药也可以继续应用。

之前的一线药物(贝沙罗汀、干扰素)对治疗晚期 MF 有效,现已推荐这些药物用于更早期的 MF,并和皮肤定向治疗联用。新药(伏立诺他、罗米地辛)越来越多地成为从早期进展为晚期顽固病例的主要选择。美国已不生产地尼白介素,可能将来会有新药替代。

Sézary 综合征患者分期可能已是 III~IVB 期。这些患者药物对治疗抵抗、伴有严重而棘手的瘙痒、感染风险更高、难以找到静脉通道(输液、光分离置换及病情监测需要),这些都对治疗提出了更严峻的挑战。对于肿瘤负荷低的患者,体外光分离置换疗法(ECP)有效,但一般不能达到持久的完全缓解,它对生存率的影响也尚不明确。通常,Sézary 综合征患者需要贝沙罗汀、干扰素和 ECP 联合治疗(见 Raphael 等的文章)。化疗应很少用于 Sézary 综合征。

IV 期 MF 不管如何治疗,预后都很差,常见治疗后反应不完全或很快复发。CHOP 和类似的联合化疗可用于需要快速减瘤的患者,后续需要制订更有效的长期治疗策略,比如同种异体干细胞移植。局部放疗对巨大结节或有症状的皮损有效。需要考虑出现的不良反应,包括恶心、便秘、疼痛、厌食、感染、瘙痒和抑郁。

特殊检查

- 皮肤活检,组织病理需由皮肤淋巴瘤专业的病理学专家审查。建议行皮肤免疫表型测定和 TCR 基因分析,但不是必需的
- 完整的体格检查,评估体表受累面积(BSA)和瘙痒程度
- 全面的代谢检查,LDH、血液学、白细胞分类计数、Sézary 细胞计数(如果有)或外周血流式细胞术(首选)和 TCR 基因分析(如流式异常或怀疑 Sézary 综合征)
- 对于有肿瘤皮损或可触及淋巴结的患者推荐行 CT 或 PET-CT 影像学检查
- 肿大的淋巴结需行淋巴结活检,进行组织病理学、免疫表型和 TCR 基因分析
- 高危人群行血清学 HTLV-1 检查

MF 早期的诊断和临床评估很复杂。美国 NCCN 发布了 MF 和 Sézary 综合征的诊疗指南。欧洲肿瘤医学会(ESMO)和欧洲其他国家的协会也相继制定了类似的指南。NCCN 指南每年更新 1 次,代表了专家组的共识,这个专家组由皮肤科医生、医学肿瘤专家、放射肿瘤专家和病理学专家共同组成。NCCN 指南建议治疗医师根据患者不同情况个体化选择必要和非必要的检查。

ISCL、EORTC 和美国皮肤淋巴瘤协会(USCLC)共同商榷将临床评估工具和实验室检查整合纳入新的 MF 临床终点和疗效评估标准中。

Defining early mycosis fungoides. Pimpinelli N, Olsen EA, Santucci M, Vonderheid E, Haeffner AC, Stevens S, et al. J Am Acad Dermatol 2005; 53: 1053–63

Revisions to the staging and classification of mycosis fungoides and Sézary syndrome: a proposal of the International Society for Cutaneous Lymphomas (ISCL) and the cutaneous lymphoma task force of European Organization of Research and Treatment of Cancer (EORTC). Olsen E,

Vonderheid E, Pimpinelli N, Willemze R, Kim Y, Knobler R, et al. Blood, 2007; 110: 1713–22

这些文章介绍了 MF/Sézary 综合征的诊断和临床分期共识，而不包括其他类型的 CTCL 和皮肤 B 细胞淋巴瘤（CBCL），它们的分期不同。一些关于 ISCL 标准适用性的回顾性研究已经发表，它们支持了这些标准在不同患者群体中的有效性。Agar 等人和 Talpur 等人进行的两项大规模的研究稍后将进行讨论。

Clinical end points and response criteria in mycosis fungoides and Sézary syndrome: a consensus statement of the International Society for Cutaneous Lymphomas (ISCL), the United States Cutaneous Lymphoma Consortium (USCLC), and the Cutaneous Lymphoma Task Force of the European Organisation for Research and Treatment of Cancer (EORTC). Olsen EA, Whittaker S, Kim YH, Duvic M, Prince HM, Lessin SR, et al. J Clin Oncol 2011; 29: 2598–607

本文和 2007 年 Olsen 等发表的文章，对 MF/Sézary 综合征的诊断、分期、治疗评估提供了一套完整的指导原则和方案。标准化的疗效评估对临床试验和来自不同机构的医生之间的交流是非常必要的。

Survival outcomes and prognostic factors in mycosis fungoides Sézary syndrome: validation of the revised International Society for Cutaneous Lymphomas/European Organisation for Research and Treatment of Cancer staging proposal. Agar NS, Wedgeworth E, Crichton S, Mitchell TJ, Cox M, Ferreira S, et al. J Clin Oncol 2010; 28: 4730–9.

1980—2009 年，对 1 502 名英国 CTCL 患者组成的多中心队列进行观察研究，根据当前的 ISCL/EORTC 标准，对患者进行了分类。大样本和长期随访可以更好地评估疾病的进展率（34%）和疾病特异性死亡率（26%），结果表明长期的发病率和死亡率可能高于预期。ⅠA 期和ⅠB 期患者在 20 年后的进展率可能高于之前的认知（分别为 18% 和 47%）。此外，早期仅有斑片（T_{1a}/T_{2a}）与有斑片和斑块（T_{1b}/T_{2b}）的患者相比，生存和疾病进展有显著差异。多因素分析还显示，皮肤晚期（T）、外周血中有肿瘤克隆而无 Sézary 细胞（B_{0b}）、LDH 增加和滤泡型 MF 是生存和进展的独立预测因子。

Long-term outcomes of 1, 263 patients with mycosis fungoides and Sézary syndrome from 1982 to 2009. Talpur R, Singh L, Daulat S, Liu P, Seyfer S, Trynosky T, et al. Clin Cancer Res 2012; 18: 5051–60.

MD Anderson 癌症中心 1982—2009 年的一组患者，诊断时平均年龄为 55 岁，早期占 71%。早期患者的疾病进展（12%）和疾病特异性死亡率（8.1%）都低于 Agar 等观察的结果。与进展或死亡相关的危险因素是高龄、斑块期、

LDH 和肿瘤面积。

Second lymphomas and other malignant neoplasms in patients with mycosis fungoides and Sézary syndrome: evidence from population-based and clinical cohorts. Huang KP, Weinstock MA, Clarke CA, McMillan A, Hoppe RT, Kim YH. Arch Dermatol 2007; 143: 45–50.

本研究分析了斯坦福大学（1973—2001 年）和 SEER-9 注册数据（1984—2001 年）累积的 2 200 多例患者，使用标准发病率比率（SIR）估计了各种恶性肿瘤的相对风险，不包括非黑素性皮肤肿瘤。两组患者霍奇金淋巴瘤的风险均显著增加，SEER-9 组非霍奇金淋巴瘤的风险增加。斯坦福队列中，继发恶性肿瘤的累积发病率在 8.6 年时约为 10%。因此，更新的 SEER（基于人群的）和 Stanford（基于临床的）数据证实 MF/Sézary 综合征患者的淋巴瘤风险增加。

A look at the National Comprehensive Cancer Network guidelines for cutaneous lymphomas. Porcu P. Clin Lymphoma Myeloma Leuk 2010; 10 (Suppl. 2): S109–11.

这篇文章强调了多学科方法在 MF/Sézary 综合征管理中的重要性，推荐系统治疗逐渐升级的总体策略，而不首先使用细胞毒性药物。此外，NCCN 指南推荐"回还"策略，因为观察发现，MF/Sézary 综合征复发或进展并不意味着疾病发展到更高的阶段（比如从 T_1 到 T_2 或 T_3）。相反，初期为 T_1 期患者，缓解后可能会再复发回到 T_1 期。

一线治疗	
早期（ⅠA~ⅡA）	
• 润肤剂	E
• 外用糖皮质激素	B
• UVB 或 PUVA	B
• 308 准分子激光	D
• 光动力治疗	D
• 5% 咪喹莫特乳膏	D
• 局部化疗	B
• 局部放疗	B
• 外用贝沙罗汀和其他维 A 酸	B
进展期（ⅡB~ⅣB）	
• 口服贝沙罗汀及其他维 A 酸类药物	B
• 干扰素	B
• 体外光分离置换法（ECP）	B
• 低剂量甲氨蝶呤	B
• PUVA ± 维 A 酸类	C
• PUVA ± 干扰素	C
• 地尼白介素	A

证据等级：A 双盲试验　　**B** 临床试验，研究对象≥20 例　　**C** 临床试验，研究对象＜20 例　　**D** 病例分析，研究对象≥5 例　　**E** 个案报道

Topical steroid for mycosis fungoides-experience in 79 patients. Zackheim HS, Kashani-Sabet M, Smita A. Arch Dermatol 1998; 134: 949–54.

局部外用糖皮质激素是安全的一线治疗方案。如果临床治疗反应差或疾病恶化，需要其他的治疗方法。糖皮质激素通常对皮肤异色型 MF 有效。较厚的皮损通常反应差，需要额外的皮肤定向治疗。

Long-term follow-up of patients with early-stage cutaneous T-cell lymphoma who achieved complete remission with psoralen plus UV-A monotherapy. Querfeld C, Rosen ST, Kuzel TM, Kirby KA, Roenigk HH, Prinz BM, et al. Arch Dermatol 2005; 141: 305–11.

一项单中心研究显示早期 MF 使用 PUVA 会获得长期缓解。1979—1995 年期间，104 例临床分期为ⅠA~ⅡA 的 MF 患者中，有 66 人在单纯 PUVA 治疗后获得完全缓解。ⅠA 期患者 5 年、10 年和 15 年的长期生存率分别为 94%、82% 和 82%，ⅠB/ⅡA 期患者为 80%、69% 和 58%。PUVA 的主要并发症是 1/3 的患者出现慢性光损伤和继发性皮肤恶性肿瘤。

PUVA 是 MF 的一种有效的治疗方法，能够诱导长期缓解，在某些病例中，甚至能治愈。

Narrowband UVB and psoralen-UVA in the treatment of early-stage mycosis fungoides: a retrospective study. Diederen PV, van Weelden H, Sanders CJ, Toonstra J, van Vloten WA. J Am Acad Dermatol 2003; 48: 215–9.

一项回顾性研究比较了 56 例ⅠA 期和ⅠB 期 MF 患者对 NBUVB 和 PUVA 治疗的反应、无复发间隔和照射剂量。21 例患者采用 NBUVB (311nm) 治疗；35 例采用 PUVA。NBUVB 治疗完全缓解 17 例 (81%)，部分缓解 4 例 (19%)，无进展病例。PUVA 治疗 25 例完全缓解 (71%)，10 例部分缓解 (29%)，且无进展病例。因此，NBUVB 对早期 MF 患者是有效的。

Monochromatic excimer light (308 nm) in patch-stage IA mycosis fungoides. Mori M, Campolmi P, Mavilia L, Rossi R, Cappugi P, Pimpinelli N. J Am Acad Dermatol 2004; 50: 943–5.

这对于治疗ⅠA 斑片期 MF 有效。作者治疗了 4 例明确诊断为 MF 患者的 7 个斑片样皮损。所有的皮损均达到完全的临床和组织学缓解。总剂量为 5~9.3J/cm² (平均 7.1J/cm²；中位 7J/cm²)，随访 3~28 个月均持续缓解，无明显副作用。

Photodynamic therapy with methyl-aminolaevulinic acid for mycosis fungoides. Kim ST, Kang DY, Kang JS, Baek JW, Jeon YS, Suh KS. Acta Derm Venereol 2012; 92: 264–8.

10 名患者每隔 1 周接受光动力治疗，共 2 次。5 名活检显示完全缓解，2 名显示部分缓解。在 8~31 个月的随访中，7 名患者中有 6 名患者仍处于稳定缓解状态。对于皮肤受累较少的患者 (可能<5%)，光动力治疗可能是一种可考虑的替代选择。

Treatment of patch and plaque stage mycosis fungoides with imiquimod 5% cream. Deeths MJ, Chapman JT, Dellavalle RP, Zeng C, Aeling JL. J Am Acad Dermatol 2005; 52: 275–80.

在一项开放试验的初步研究中，6 名斑片和斑块期 MF 患者 (ⅠA 期~ⅡB 期) 每周 3 次局部使用 5% 咪喹莫特乳膏，持续 12 周，显示出良好的安全性和有效性。治疗前和治疗后进行活检，50% 达到病理清除。对治疗有反应的患者局部可见刺激反应。

Long-term efficacy, curative potential, and carcinogenicity of topical mechlorethamine chemotherapy in cutaneous T cell lymphoma. Vonderheid EC, Tan ET, Kantor AF, Shrager L, Micaily B, Van-Scott EJ. J Am Acad Dermatol 1989; 20: 416–28.

该研究对 331 名皮肤 T 细胞淋巴瘤患者进行了回顾性分析，其中 195 名为Ⅰ期~ⅣA 期初次治疗完全缓解的患者。65 名病情缓解超过 4 年，35 名超过 8 年。Ⅱ/Ⅲ期患者中 9 名缓解期长达 8 年。患者经常维持治疗，平均 3 年。氮芥的风险包括应用部位的致敏、鳞状细胞和基底细胞癌、霍奇金病和结肠癌。

局部外用氮芥，10mg 溶于 60ml 水中或制成软膏，对于Ⅰ/Ⅱ期 MF 有效。若联合光疗，对早期病变见效迅速，持续长久。局部卡氮芥 (BNCU) 也有效，较少引起接触性过敏性皮炎，每次治疗限制在 3~4 周内，因为累积量会引起骨髓抑制。

Phase 1 and 2 trial of bexarotene gel for skin-directed treatment of patients with cutaneous T-cell lymphoma. Breneman D, Duvic M, Kuzel T, Yocum R, Truglia J, Stevens VJ. Arch Dermatol 2002; 138: 325–32.

67 名ⅠA 期~ⅡA 期 CTCL 患者递增剂量局部外用维 A 酸药物，21% 完全缓解，42% 部分缓解。复发中位时间为 23 个月。

FDA 批准使用 0.1% 贝沙罗汀凝胶治疗难治性或持续性ⅠA~ⅡA 期 MF，可能引起局部刺激反应，特别是当应用频率增加时。建议最初每隔 1 天使用，耐受后逐渐增加到每天最多 4 次。

Comparison of pegylated interferon α-2b plus psoralen PUVA versus standard interferon α-2a plus PUVA in patients with cutaneous T-cell lymphoma. Hüsken AC, Tsianakas A, Hensen P, Nashan D, Loquai C, Beissert S, et al. J Eur Acad Dermatol Venereol 2012; 26: 71–8.

这项 17 名患者的回顾性研究比较了聚乙二醇干扰素 α-2b（每周 1.5μg/kg）和标准干扰素 -α（9 MIU 每周 3 次）联合 PUVA 的安全性和有效性。聚乙二醇干扰素 α-2b 更常见骨髓抑制和肝毒性，而标准干扰素 α-2a 更常见的是疲劳和其他导致停药的不良事件。聚乙二醇干扰素 α-2b 联合 PUVA 的应答率更高。

Predictors of response to extracorporeal photopheresis in advanced mycosis fungoides and Sézary syndrome. McGirt LY, Thoburn C, Hess A, Vonderheid EC. Photodermatol Photoimmunol Photomed 2010; 26: 182–91.

Sézary syndrome: immunopathogenesis, literature review of therapeutic options, and recommendations for therapy by the United States Cutaneous Lymphoma Consortium (USCLC). Olsen EA, Rook AH, Zic J, Kim Y, Porcu P, Querfeld C, et al. J Am Acad Dermatol 2011; 64: 352–404.

Olsen 等人总结了已发表的治疗 Sézary 综合征的方法。体外光分离置换法（ECP）是一种用牛骨脂素治疗体外供血的方法，于 1988 年获得 FDA 批准作为治疗 CTCL 的方法之一。ECP 耐受性好，可以考虑用于所有的 Sézary 综合征患者，每 2~4 周治疗 1 次，3~6 个月时通常有缓解。口服贝沙罗汀和干扰素应该与 ECP 联合使用，外周血 Sézary 细胞负荷极小的情况除外。

High clinical response rate of Sézary syndrome to immunomodulatory therapies: prognostic markers of response. Raphael BA, Shin DB, Suchin KR, Morrissey KA, Vittorio CC, Kim EJ, et al. Arch Dermatol 2011; 147: 1410–5.

宾夕法尼亚大学根据 ISCL/EORTC 标准，对 98 名 Sézary 综合征患者进行了长达 25 年的结果分析。患者接受至少 3 个月的 ECP，联合一种或多种系统治疗。73 名患者在联合治疗后有显著改善：30% 完全缓解，清除率达 100%。基线 CD4/CD8 比率低、CD4+/CD26– 和 CD4+/CD7– 细胞比值可预测完全缓解。一项研究显示，嗜酸性粒细胞增多可以预测对 ECP 的良好反应，但这仍有待证实。

二线治疗	
早期（ⅠA~ⅡA）	
• 维 A 酸联合 PUVA	B
• 干扰素	B
• 皮肤电子束放疗（TSEB）	B
• 口服贝沙罗汀	B
• 低剂量甲氨蝶呤	B
晚期（ⅡB~ⅣB）	
• TSEB 放疗	B
• 伏立诺他	B

• 缩酚酸肽	B
• 布伦妥昔单抗	B
• 阿仑单抗	B
• 脂质体阿霉素	B
• 吉西他滨	B
• 普拉曲酸	B
• 嘌呤类似物	B

Phase IIb multicenter trial of vorinostat in patients with persistent, progressive, or treatment refractory cutaneous T-cell lymphoma. Olsen EA, Kim YH, Kuzel TM, Pacheco TR, Foss FM, Parker S, et al. J Clin Oncol 2007; 25: 3109–15.

一项关键、开放的 Ⅱ 期临床试验招募了 74 位 >ⅠB 期，且经历过两种系统化疗（其中之一必须是贝沙罗汀）失败的 CTCL 患者。患者接受伏立诺他 400mg/d，并有计划地进行减量，防止毒性。由严重程度加权评估工具（SWAT）评估的客观应答率为 30%，应答持续中位时间约为 6 个月。

Final results from a multicenter, international, pivotal study of romidepsin in refractory cutaneous T-cell lymphoma. Whittaker SJ, Demierre MF, Kim EJ, Rook AH, Lerner A, Duvic M, et al. J Clin Oncol 2010; 28: 4485–91.

28 天的周期中，在第 1、8 和 15 天注射罗米地平，每次注射时间 4 小时，剂量为 14mg/m²。患者接受的平均周期数为 4，中位剂量为 12mg/m²。客观应答率为 34%，完全缓解率为 6%，中位缓解持续时间 >12 个月。在瘙痒症评估中，有 43% 的患者临床显著改善。伏立诺他最常见的不良反应是疲劳、恶心、呕吐、厌食和血小板减少。心电图变化很常见，但尚未观察到严重的心脏事件。

基于两项纳入 167 例复发或难治性 CTCL 患者的 Ⅱ 期临床试验结果（Whittaker 等），罗米地辛于 2009 年被美国 FDA 批准用于复发／难治性 CTCL。

伏立诺他和罗米地辛是 FDA 批准的组蛋白脱乙酰基酶（HDAC）抑制剂（HDACi），这是在治疗 CTCL 中有光明应用前景的一类药物。2006 年批准口服药物伏立诺他用于复发和难治性 CTCL。2009 年批准静脉制剂罗米地辛用于 CTCL，2011 年批准其用于治疗外周 T 细胞淋巴瘤（PTCL）。这些制剂可使染色质缩合，改变癌细胞中异常基因的转录和表达。它们可影响癌细胞的多种功能，包括增殖、凋亡和血管生成。T 细胞淋巴瘤的亚群，包括 MF 和 Sézary 综合征，可能对 HDACi 的抗肿瘤作用敏感。尽管不像常规化疗药物那样存在骨髓抑制，HDACi 可能具有一定的免疫抑制作用，改变电解质，降低血小板。

Phase II investigator-initiated study of brentuximab vedotin in mycosis fungoides and Sézary syndrome with variable

CD30 expression level: a multi-institution collaborative project. Kim YH, Tavallaee M, Sundram U, Salva KA, Wood GS, Li S, et al. J Clin Oncol 2015; 33: 3750–8.

布伦妥昔单抗（SGN-35）是抗 CD30 单克隆抗体，这是一种与单甲基澳瑞他汀 E 偶联的抗体，该抗体释放细胞内的细胞毒性部分。每 3 周以 1.8mg/mg 剂量给予静脉注射。客观应答率为 70%，局限性副作用包括周围神经病，应答率不一定依赖于 CD30 的表达。

Alemtuzumab for relapsed and refractory erythrodermic cutaneous T-cell lymphoma: a single institution experience from the Robert H. Lurie Comprehensive Cancer Center. Querfeld C, Mehta N, Rosen ST, Guitart J, Rademaker A, Gerami P, et al. Leuk Lymphoma 2009; 50: 1969–76.

Low-dose intermittent alemtuzumab in the treatment of Sézary syndrome: clinical and immunologic findings in 14 patients. Bernengo MG, Quaglino P, Comessatti A, Ortoncelli M, Novelli M, Lisa F, et al. Haematologica 2007; 92: 784–94.

阿仑单抗（campath-1H）是一种抗 CD52 的人源化单克隆抗体，CD52 几乎在所有白细胞中均表达，包括恶性 T 细胞和 B 细胞。该药被批准用于难治性慢性淋巴细胞性白血病（CLL），对 T 细胞淋巴瘤和白血病也有一定作用。Querfeld 等人的 Ⅱ 期临床试验，特别研究了阿仑单抗在红皮病型 CTCL（包括 Sézary 综合征）患者中的作用。10 名患者接受递增剂量静脉注射阿仑单抗，终剂量为 30mg，每周 3 次，共 4 周，接下来皮下给药，连续 8 周。9 名患者仅接受皮下或静脉内给药。整体应答率为 84%，9 名（47%）完全缓解，7 名（37%）部分缓解。中位随访时间为 24 个月（范围 6~62 个月）。中位总生存期为 41 个月，而中位无进展生存期为 6 个月。毒副作用包括骨髓抑制和感染，但大多数是中度而短暂的。尽管传统的阿仑单抗剂量为每周 3 次，每次 30mg，Bergengo 等研究了小剂量间歇治疗方案从而避免过量毒性。一旦循环的 Sézary 细胞降至某个阈值以下，就

停止皮下注射药物，并在 Sézary 细胞计数增加时恢复。这种方法似乎更安全，但需要将其与常规方案进行比较。

三线治疗	
局部外用贝沙罗汀凝胶或其他维 A 酸制剂	B
单一药物化疗	B
联合化疗	B
同种异体骨髓移植	D
脂质体阿霉素	B
吉西他滨	B
普拉曲酸	B
嘌呤类似物	B

Total skin electron beam and non-myeloablative allogeneic hematopoietic stem-cell transplantation in advanced mycosis fungoides and Sézary syndrome. Duvic M, Donato M, Dabaja B, Richmond H, Singh L, Wei W, et al. J Clin Oncol 2010; 28: 2365–72.

同种异体造血干细胞移植（HSCT）是利用同种异体移植物的抗肿瘤免疫作用，即移植物抗淋巴瘤（GVL）的作用。但是，同种异体 HSCT 的死亡率很高（高达 30%）。为难治性 CTCL 患者选择最佳时间窗、诱导缓解疗法和病情治疗方案很重要。Duvic 等研究了 TSEBR 在同种异体 HSCT 制备方案中的用途。2001—2008 年，19 名接受高度预处理的晚期 CTCL、中位年龄 50 岁的患者接受了 TSEBR、氟达拉滨、美法仑和同种异体 HSCT 治疗。18 名患者接受了移植，其中 15 名为完全供体嵌合。12 名出现移植物抗宿主病，4 名死于移植并发症，2 名死于疾病进展。8 名皮肤复发的患者使用减量的免疫抑制剂或淋巴细胞供体输注后，5 名又获得了完全缓解。13 名中有 11 名完全缓解，中位随访 19 个月。

（马晓蕾 译，张建中 校）

第162章 蝇蛆病

原著者　Chen "Mary" Chen，Robert G. Phelps

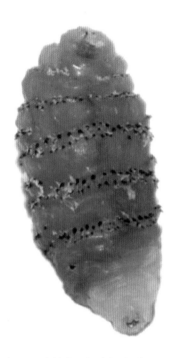

蝇蛆病（myiasis）是由双翅真蝇（双翅目，*Diptera*），也称蛆虫的幼虫（larval stage）或蛹（pupal stage）感染人或动物组织所致的一种寄生虫病，常见致病种为人皮蝇和盾波蝇。蝇蛆病多见于热带和亚热带地区，而在世界其他地区则较少见。本病的发生与卫生环境差、居住条件差以及机体功能衰弱相关。这种寄生虫病可引起多物种的感染，患者表现为逐渐增大的虫咬反应、溃疡、痛或敏感易激惹的疼痛性溃疡。幼虫感染表现为坏死或各种皮肤表现，也可累及眼、耳、鼻、胃肠或泌尿生殖系统。

治疗策略

20世纪初，蝇蛆病是一种严重影响公共卫生的疾病。只要提高卫生状况和伤口护理即可消灭此病。然而，至今仍不断有医院内暴发的报道。传播方式因苍蝇的种类而异。疖性蝇蛆病最常见，通过幼虫钻入皮肤而发生。

治疗的目标包括清除幼虫、预防继发性寄生虫和细菌感染。在美洲的中南部和非洲部分地区旅游均有感染风险。到乡村旅游者要始终穿长袖衣服、戴帽子。由于某些幼虫的传播媒介是吸血节肢动物如蚊子，所以晚上睡觉时要有蚊帐，使用驱虫剂可能也有效。所有衣物均应烫熨并彻底晾干，以去除残留的蝇卵。另外，应当穿着合适的鞋袜防止接触土壤中的蝇卵所致的感染。创口消毒可有效预防伤口蝇蛆病。伤口要充分清洁、冲洗并定期更换敷料。有较大伤口的患者只能在室内就寝，并关好窗户。

一旦感染，应在尽可能不损伤器官情况下清除所有幼虫。当幼虫非常少时，利多卡因局部单纯浸润、手术切除是标准的治疗方式。当存在大量幼虫时，封包疗法（使用凡士林或熏肉条）可以诱使幼虫的腹部朝向空气。必须细心拔出整个幼虫虫体，否则可能会引起明显的异物反应。如果发生继发的化脓性感染，应使用抗生素治疗。支持治疗，如异丙醇、Dakin溶液、碘或过氧化氢可用于伤口的护理。偶有报道建议，在病情复杂的情况下（广泛或多发性皮损、眼眶或口腔实质受累，或手术去除失败），局部或系统使用伊维菌素。

特殊检查
• 详细的旅游史
• 寄生虫的形态学鉴定

A blow to the fly-Lucilia cuprina draft genome and transcriptome to support advances in biology and biotechnology. Anstead CA, Batterham P, Korhonen PK, Young ND, Hall RS, Bowles VM, et al. Biotechnol Adv 2016; 34: 605–20.

丽蝇基因组和转录组草图的进展在分子层面给其生物学、与宿主间的相互影响以及抗药性等研究带来了新的视角。这些遗传资源同样对蝇蛆病新疗法的研究有所帮助。

Molecular identification of two species of myiasis-causing Cuterebra by multiplex PCR and RFLP. Noël S, Tessier N, Angers B, Wood DM, Lapointe FJ. Med Vet Entomol 2004; 18: 161–6.

应清除完整的蝇幼虫并对其进行鉴定。每个幼虫都有可能蜕变，有几个龄期，每期的形态都稍有不同，这给鉴定增加了难度。如果可能的话，成虫也应加以鉴定。在鉴定有困难时，可咨询昆虫学家。扫描电镜和聚合酶链反应（PCR）对一些种类的鉴定有帮助。

Identification of subcutaneous myiasis using bedside emergency physician performed ultrasound. Schechter E, Lazar J, Nix ME, Mallon WK, Moore CL. J Emerg Med 2011; 40: e1–3.

超声下，噬人瘤蝇蛆病感染表现为高回声区域。

一线治疗

外科治疗

• 局麻下手术清除，可结合或不结合辅助性窒息技术	D

窒息治疗

• 凡士林疗法	E
• 熏肉疗法	E
• 猪肉脂肪疗法	E
• 发胶疗法	E
• *Chimo*（糊样无烟的烟草）封包	E
• 用阔叶夹竹桃树液浸湿的小棉花团按压	E

子将爬入脂肪的幼虫取出。

二线治疗

• 系统用伊维菌素	E
• 外用伊维菌素	E
• 葡萄糖酸氯己定漱口液	E
• 双羟萘酸噻嘧啶	E
• 放射疗法	E
• 氯仿 / 乙醚	E
• 矿物松节油	E
• 乙醇喷雾	E
• 蒌叶油	E

Myiasis in travelers. Lachish T, Marhoom E, Kosta Y, Mumcuoglu KY, Tandlich M, Schwartz E. J Travel Med 2015; 22: 232–6.

该文回顾性分析了 90 例旅行后就诊于以色列诊所的蝇蛆病患者。76% 的患者采用了石蜡封包皮损中心孔洞后人工清除的办法。

Myiasis: a traveler's dilemma. Mammino J, Lal K. J Clin Aesthet Dermatol 2013; 6: 47–9.

头皮蝇蛆病采用局麻下手术切除的方法，这样可以确保包括植入皮下组织在内的幼虫被彻底清除。

Cutaneous myiasis. Krajewski A, Allen B, Hoss D, Patel C, Chandawarkar RY. J Plast Reconstr Aesthet Surg 2009; 62: e383–6.

该文推荐直接手术治疗，彻底清除皮损处幼虫，因幼虫残留有继发感染的危险。

One catches not only mice with bacon. An atraumatic treatment for cutaneous myiasis. Schulte C, Schunk M, Krebs B. Dtsch Med Wochenschr 2002; 127: 266–8.

该文将一片生培根作为封包材料在感染的皮肤处固定 2 个小时。幼虫会因为缺氧爬出。撕下培根后可以用镊子夹取幼虫的暴露部位并将其完整拔除。

Alternatives to Bacon therapy. Biggar RJ. JAMA 1994; 271: 901–2.

该文中用凡士林封包伤口治疗，使幼虫窒息，幼虫会自行爬出来。

传统的方法是利用幼虫需氧的习性，采用各种封包敷料使其窒息，促使幼虫自行爬出。

Dermal myiasis: the porcine lipid cure. Sauder DN, Hall RP 3rd, Wurster CF. Arch Dermatol 1981; 117: 681–2.

将猪肉脂肪置于皮损上，然后用密封带固定。再用镊

Oral myiasis: a rare case report and literature review. Shikha S, Prasad Guru R, Ashutoshdutt P, Meenakshi S. J Dent (Tehran) 2015; 12: 456–9.

严重的口腔蝇蛆病采用伊维菌素 6mg 每天 1 次，连续 3 天，并口服阿莫西林 250mg 每天 3 次，连续 7 天。在医生监护下，使用 0.2% 葡萄糖酸氯己定漱口液每天漱口 2 次，连续 15 天。

Use of ivermectin in the treatment of orbital myiasis caused by *Cochliomyia hominivorax*. De Tarso P, Pierre-Filho P, Minguini N, Pierre LM, Pierre AM. Scand J Infect Dis 2004; 36: 503–5.

单剂量伊维菌素（200μg/kg）用于纹皮蝇感染，能使蛆自行爬出。

Myiasis owing to *Dermatobia hominis* in a HIV-infected subject: treatment by topical ivermectin. Clyti E, Nacher M, Merrien L, El Guedj M, Roussel M, Sainte-Marie D, Couppié P. Int J Dermatol 2007; 46: 52–4.

人类免疫缺陷病毒感染并不会影响蝇蛆病的发病，但会导致出现大量广泛分布的炎症性结节。外用伊维菌素可以杀死幼虫并有助于取出幼虫。

Myiasis: successful treatment with topical ivermectin. Victoria J, Trujillo R, Barreto M. Int J Dermatol 1999; 38: 142–4.

4 例创口蝇蛆病患者，每例均有 50~100 条嗜人锥蝇幼虫感染。外用 1% 伊维菌素丙二醇溶液，保留 2 小时后，再用生理盐水或灭菌水清洗。1 小时内，几乎所有幼虫停止运动并在 24 小时内死亡。

Nasal myiasis: a case report. White ZL, Chu MW, Hood RJ. Ear Nose Throat J 2015; 94: e24–5.

应用保守疗法成功治疗 2 例不伴坏死或巨大团块的患者，治疗包括单一剂量的双羟萘酸噻嘧啶、生理盐水进行每日鼻窦冲洗，以及每日床边内镜下清创术。

Head and neck myiasis, cutaneous malignancy, and infection: a case series and review of the literature. Jennifer A, Villwock JA, Harris TM. J Emerg Med 2014; 47: e37–41.

1例患者因鳞状细胞癌接受放射治疗时意外地根除了幼虫感染,这是放射疗法在蝇蛆病上的首次报道。

Dissanayake, larvicidal effects of mineral turpentine, low aromatic white spirits, aqueous extracts of Cassia alata, and aqueous extracts, ethanolic extracts and essential oil of betel leaf (*Piper betle*) on Chrysomya megacephala. Kumarasinghe SP, Karunaweera ND, Ihalamulla RL, Arambewela LS. Int J Dermatol 2002; 41: 877–80.

该文发现矿物松节油(MT)、低浓度芳香族石油溶剂油(LAWS)、矿物松节油的主要提取成分以及槟榔叶精油均对金蝇幼虫有杀虫作用。(译者注:原著此处对该文献的解释缺失,由译者根据文献内容补充。)

(乔建军 译,方 红 校)

第163章 黏液样囊肿

原著者 David de Berker

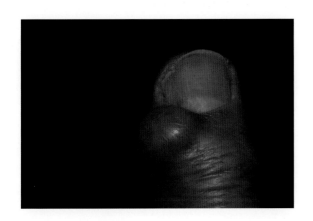

黏液样囊肿(myxoid cysts)又称指/趾黏液囊肿(digital mucus cysts)或假性囊肿(pseudocyst),表现为远端指间关节的腱鞘瘤。黏液样囊肿发生在软组织,形态多样,典型的见于远端指间关节表面或其远端。最常见的表现为指背部半透明的结节。其他表现包括在近端甲襞和甲板背侧之间出现的假纤维瘤,或表现为红色甲半月的在甲母质下形成的肿瘤,甲横向弯曲的加重,甚至导致其碎裂。

治疗策略

黏液样囊肿内含凝胶状物质,可从远端指间关节溢出。治疗包括去除这些物质并阻止其进一步从指间关节溢出。单纯切口引流可取得最初疗效,但通常几周后会复发。预防液体积聚的方法为改善关节病理状态或阻断液体溢出的通路。为了改善病理状态可以注射曲安奈德或手术去除骨赘,前者能减轻滑液炎症并降低关节内液体压力。骨赘能影响关节囊,导致关节病变及滑液产生。去除骨赘有助于黏液样囊肿的消退,但可能会对关节功能造成影响。

阻断液体流出的路径的手术有创并形成瘢痕。这种方法要求在关节上形成有效的瘢痕,而不会引起过多并发症和长期的甲营养不良。

一个实用的治疗方案,即从并发症和疗法的复杂程度以及疗效考虑,首选冷冻手术。推荐先用利多卡因或布比卡因在指远端阻滞麻醉,然后切开囊肿并进行引流。再行2次液氮冷冻,每次10~20秒,间隔期间要完全解冻。随后的2周需要包扎伤口。这样方法对手部黏液样囊肿的治愈率约为50%。治疗失败者可以重复以上治疗或实施手术。只有细致的手术将溢液通道阻断,才能将并发症降至最低。可通过向关节内注射亚甲蓝来进行定位,使通道的两端间产生一个可见的包块,这个包块的顶部则是囊肿。通道被

着染后,可用可吸收线进行结扎。在适当的位置缝合包块。据报道,这种方法治疗手部黏液样囊肿的成功率为94%。在某些情况下出于患者的选择,或当前医疗条件的考虑,手术是一线疗法。

特殊检查

- 透照检查
- 穿刺出胶样物
- 超声
- 磁共振成像(MRI)

透照检查是一种有用的临床辅助检查方法。如诊断有疑问,单纯切开可证实黏液样物质。另外,也可使用高分辨率超声或MRI。超声仅仅能帮助确定是否为囊肿。MRI能更好地确定解剖部位,能定位80%以上患者的囊肿和关节之间的通道。普通X线能发现骨关节炎的骨赘,但对治疗帮助不大。

Benign tumors and pseudotumors of the nail: a novel application of sonography. Wortsman X, Wortsman J, Soto R, Saavedra T, Honeyman J, Sazunic I, et al. J Ultrasound Med 2010; 29: 803–16.

MR imaging of digital mucoid cysts. Drapé JL, Idy-Peretti I, Goettmann S, Salon A, Abimelec P, Guérin-Surville H, Bittoun J. Radiology 1996; 200: 531–6.

一线治疗	
冷冻手术	B
穿刺	D
激光治疗	C
硬化剂	C

Myxoid cysts of the finger: treatment by liquid nitrogen spray cryosurgery. Dawber RP, Sonnex T, Leonard J, Ralfs I. Clin Exp Dermatol 1983; 8: 153–7.

对14例患者进行2次持续30秒的冷冻治疗,但并未除去囊肿。随访时间14~40个月,治愈率为86%。其中1例患者出现了明显的甲营养不良,是一种长期并发症。

去除囊肿或排出内容物可减少冷冻的时长。冷冻时间越长,越易导致并发症并增加出现瘢痕的可能。

Specific indications for cryosurgery of the nail unit. Kuflik EG. J Dermatol Surg Oncol. 1992; 18: 702–6.

49 例患者接受不同单剂量的冷冻治疗。喷射式冷冻时间为 20~30 秒,冷冻探头方式冷冻时间为 30~40 秒。其中 23 例联合使用了刮除术,其余患者则联合使用单纯去顶术。随访 1~60 个月,63% 的囊肿消退。

A simple technique for managing digital mucous cysts. Epstein E. Arch Dermatol 1979; 115: 1315–6.

重复穿刺法治疗 40 例黏液样囊肿患者,治疗 2~5 次后 72% 的患者囊肿消退,但没有提到随访的时间。

Blunt force may be an effective treatment for ganglion cysts. Trivedi NN, Schreiber JJ, Daluiski A. HSS J 2016; 12: 100–4.

综述了抽吸治疗的报道,该疗法的成功率为 53%。

根据 Trivedi 等人自己的在线报道来看抽吸治疗是有效的,但因为该操作一般为个体的治疗,没有描述操作的细节。

Treatment of digital myxoid cysts with carbon dioxide laser vaporization. Huerter CJ, Wheeland RG, Bailin PL, Ratz JL. J Dermatol Surg Oncol 1987; 13: 723–7.

采用 CO_2 激光治疗 10 例黏液样囊肿患者均痊愈,随访 35 个月未见复发。

Treatment of digital mucous cysts with intralesional sodium tetradecyl sulfate injection. Park SE, Park EJ, Kim SS, Kim CW. Dermatol Surg 2014; 40: 1249–54.

在抽吸后,使用 1%(手指)或 3%(脚趾)硫酸十四烷基钠 0.2~0.5ml 注射。如果囊肿仍未消退,可每 4 周重复 1 次,最多可达 7 次,有效率为 80%。在平均 16 个月(2~38 个月)的随访中,有 2 例(10%)患者复发。

Treatment of 63 subjects with digital mucous cysts with percutaneous sclerotherapy using polidocanol. Esson GA, Holme SA. Dermatol Surg. 2016; 42: 59–62.

3% 乙氧硬化醇(0.02~0.5ml)硬化剂也能通过简单的方法达到类似的效果。

有甲襞坏死的相关报道,但很少广泛发生。理论上这样的并发症不会在治疗关节时发生。

二线治疗	
• 手术切除	B

Marginal osteophyte excision in treatment of mucous cysts. Eaton RG, Dobranski AI, Littler JW. J Bone Joint Surg Am 1973; 55: 570–4.

对 44 例患者采用手术检查囊肿和关节之间的通道,并切除囊肿;有些患者还切除了骨赘。其中 43 例治愈,随访时间为 6 个月 ~10 年。

理论上,仅手术切除骨赘不治疗囊肿,由于消除了致病因素,囊肿可自然消退。

Etiology and treatment of the so-called mucous cyst of the finger. Kleinert HE, Kutz JE, Fishman JH, McCraw LH. J Bone Joint Surg Am 1972; 54: 1455–8.

36 例黏液囊肿患者进行类似的手术治疗,但并不强调清除骨赘,36 例患者手术均获得成功,术后随访时间为 12~18 个月。

Use of Wolfe graft for the treatment of mucous cysts. Jamnadas-Khoda B, Agarwal R, Harper R, Page RE. J Hand Surg Eur 2009; 34: 519–21.

在 49 例患者的 51 个指背黏液样囊肿手术切除后,用来自手腕屈肌皱褶处的移植物填充。4 个月内的复发率为 0,更长时间的复发率则会达到 4% 以上。

Proximal nail fold flap dissection for digital myxoid cysts-a 7 year experience. Eke U, Ahmed I, Ilchyshyn A. Dermatol Surg 2014; 40: 206–8.

18 例患者皮瓣修复后的复发率为 37%,平均随访时间为 29.7 个月(5~84 个月)。

Ganglion of the distal interphalangeal joint (myxoid cyst): therapy by identification and repair of the leak of joint fluid. de Berker D, Lawrence C. Arch Dermatol 2001; 137: 607–10.

该文对 54 例黏液样囊肿患者使用亚甲蓝染料注入远端指间关节,以确定关节和囊肿之间的交通并加以结扎治疗。囊肿周围设计了皮瓣,缝合通道并以皮瓣代替组织切除。89% 的患者找到了通道。8 个月后,48 例治愈且无肉眼可见瘢痕。脚趾部黏液样囊肿的复发率比手指部要高。

Skin excision and osteophyte removal is not required in the surgical treatment of digital myxoid cysts. Lawrence C. Arch Dermatol 2005; 141: 1560–4.

该文仅纳入远端指间关节的皮瓣覆盖手术,包括排出囊肿内的黏液样物质,烧灼关节处的软组织,再将皮瓣缝合。8 个月的随访中,24 例(92%)患者未复发。脚趾处黏液样囊肿的治愈率为 33.3%。

三线治疗	
• 氟氢缩松贴敷	D

对手术治疗失败患者的再次治疗通常为再次手术或改

证据等级:A 双盲试验　B 临床试验,研究对象 ≥ 20 例　C 临床试验,研究对象 < 20 例　D 病例分析,研究对象 ≥ 5 例　E 个案报道

变手术方法,包括骨赘切除。鉴于少数文献报道 CO_2 激光有较好疗效,故如有条件也可选择该方法治疗。另外,也可采用硬化剂治疗。

Treatment of myxoid cyst with flurandrenolone tape. Ronchese F. R I Med J 1974; 57: 154–5.

5 例黏液样囊肿患者采用电干燥法治疗失败后,用糖皮质激素贴剂治疗 2~3 个月,随访 2~3 年,无复发。该治疗方法的原理是在骨关节炎明显的关节处发现炎症浸润,因而通过控制炎症减少滑膜液的生成和流出。

(乔建军 译,方 红 校)

第 **164** 章　甲银屑病

原作者　Waqas Shaikh,Joy Wan,Adam I. Rubin

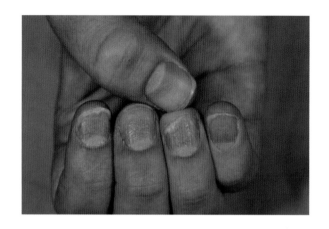

甲银屑病(nail psoriasis)的临床特征可按受累部位的不同进行分类,通常分为甲基质银屑病和甲床银屑病。甲基质银屑病的表现包括甲点状凹陷、甲半月红斑、白甲和甲板碎裂。而甲床银屑病表现为甲剥离、裂片状出血、油滴样变和甲下角化过度。如何辨别这些不同的临床表现至关重要,因为其会影响治疗措施的选择和治疗效果。

治疗策略

虽然甲银屑病的诊断和治疗具有挑战,但仍是一种不可忽视的疾病,因为其会造成严重的身心影响。指甲在日常生活中很容易被看到。对于需要频繁人际交往的职业,比如销售人员,患有甲银屑病会对职业生涯产生不利影响。在疾病严重的情况下,患者使用小物件和进行日常生活的能力都会显著下降。

已知甲银屑病与附着点炎和关节病型银屑病有联系,所以有必要询问患者有无关节疼痛、关节肿胀和持续1小时以上晨僵的病史。还要做基本的关节检查,若有阳性结果应进一步行放射影像检查或请风湿科医生会诊。

甲银屑病与甲真菌病的临床特征有重叠,因此,很有必要评估患者是否患有甲真菌病,两者可并存,若同时患有,应先治疗甲真菌病。

在诊断不明确的情况下,可以考虑进行甲单元活检来获取更多的诊断信息。虽然剪下的指甲能显示银屑病的组织学特征,但只在剪下的甲中看到的特征是不特异的,只有同时结合甲板和软组织的病理才能作出最明确的诊断。甲单元活检的最佳区域是症状起源的区域,如对于甲下角化过度,甲床是最佳的活检区域,因为甲床是该临床体征的解剖起源。

甲银屑病的治疗应个体化,需要根据患者甲症状的严重程度、年龄、临床表现的类型,银屑病皮肤症状的严重程度、是否并发银屑病关节炎、职业、合并症,以及是否在保险范围来选择相应的治疗措施。

一般的指甲护理对于防止指甲病变恶化和帮助治疗现有的病变至关重要。指甲应修剪到与甲床的连接处,这可以防止再次轻微创伤。Koebner现象对指甲有影响并可能妨碍愈合、恶化指甲现有的病变或促进新病变的发展。当甲下角化过度严重时,可以用器械将甲板下角化过度的角质清除。但是这类做法也会对指甲造成创伤,其后果与前面描述的一样。避免过多的指甲护理如锉指甲也可以减少过度的创伤。当进行潮湿的工作、清洁或园艺时,戴手套会有所帮助。指甲化妆品如水晶甲会在使用和清除时造成额外的创伤,这种做法应该避免。

对于轻或中度的甲银屑病,局部治疗通常可以改善。基于疾病的表现选择合适的治疗方法至关重要。比如如果甲床受累,甲剥离了,甲的游离缘应尽可能剪除以保证药物能达到靶位置。但对于因影响甲基质的银屑病炎症引起的甲板病变如甲板碎裂和点状凹陷,不能用局部药物治疗,因为药物不能充分穿透近端甲皱襞扩散到甲基质。对于甲基质银屑病,皮损内注射糖皮质激素会有效。

重度甲银屑病或甲银屑病伴有关节病型银屑病推荐系统治疗。若伴有关节病型银屑病,治疗方案可能需要与风湿科医生协商并根据合并症决定。银屑病传统的系统治疗药物如阿维A和甲氨蝶呤对甲银屑病的有效性已经得到了证实。然而,随着生物制剂的出现,银屑病的治疗出现了革命性的进展,其比传统的系统药物治疗更为安全有效。在选择任何系统治疗药物治疗甲银屑病时,需要对患者进行全面的评估,包括年龄、合并症、保险范围,以及重度甲银屑病对生活质量的影响。

特殊检查

- 记录甲银屑病严重系数(Nail Psoriasis Severity Index,NAPSI)
- 活检(在某些情况下)

NAPSI用来评估甲银屑病的严重程度。其通过将指甲分为四个象限来计算。评估每个象限是否存在甲床银屑病症状,包括甲剥离、裂片状出血、甲下角化过度和油滴样变,基于甲床受累象限的数量给予0~4的评分。同样基于甲基质银屑病(甲点状凹陷、白甲、甲板碎裂和甲半月红斑)受累象限的数量给予 0~4 的评分。分数相加后每只指甲的最高分数为 8,10 只指甲的最高 NAPSI 评分为 80。虽然 NAPSI 也可以用来评估足甲银屑病的严重程度,但并不常用。

还有其他的评分系统可以用来评估甲银屑病的严重程度,但没有统一的使用。

Nail Psoriasis Severity Index: a useful tool for evaluation of nail psoriasis. Rich P, Scher RK. J Am Acad Dermatol 2003; 49: 206–12.

一线治疗	
• 局部外用糖皮质激素	A
• 局部外用维生素 D₃ 衍生物	A
• 局部外用他扎罗汀	A
• 局部外用他克莫司	B
• 皮损内注射曲安奈德	C

Comparison of nail lacquer clobetasol efficacy at 0.05%, 1% and 8% in nail psoriasis treatment: prospective, controlled and randomized pilot study. Nakamura RC, Abreu L, Duque Estrada B, Tamler C, Leverone AP. An Bras Dermatol 2012; 87: 203–11.

一项手分体式研究纳入 15 名甲银屑病患者,让其左手指甲涂 0.05%、1%、8% 的氯倍他索,右手指甲涂基础护理油,每周 2 次,持续 16 周。结果显示左手治疗组 NAPSI 评分降低了 51%,而不同浓度的氯倍他索疗效并无差异,且未见不良反应。

Calcipotriol ointment in nail psoriasis: a controlled double-blind comparison with betamethasone dipropionate and salicylic acid. Tosti A, Piraccini BM, Cameli N, Kokely F, Plozzer C, Cannata GE, et al. Br J Dermatol 1998; 139: 655–9.

该研究采用卡泊三醇软膏(50μg/g)或倍他米松二丙酸酯(64mg/g)联合水杨酸(0.03g/g)软膏每天 2 次治疗 58 位甲银屑病患者,经过 3~5 个月的治疗,手指甲的甲下角化过度分别有 49.2% 和 51.7% 的减轻,而脚指甲的甲下角化过度分别有 20.1% 和 22.9% 的减轻,但两组之间没有显著的统计学差异,且两组都有轻微的副作用,包括红斑、甲周刺激、灼烧感和弥漫性荨麻疹。

根据我们的经验,患者对卡泊三醇有良好的耐受,这对于治疗很难够到的指甲区域是一个不错的选择。

Tazarotene 0.1% gel in the treatment of fingernail psoriasis: a double-blind, randomized, vehicle-controlled study. Scher RK, Stiller M, Zhu YI. Cutis 2001; 68: 355–8.

一项采用 0.1% 他扎罗汀凝胶或载体凝胶随机治疗 31 名甲银屑病患者 2 个手指甲(1 个封包,1 个没有封包)的研究显示,经过 24 周的治疗后,他扎罗汀组对于治疗甲剥离有明显疗效。与没有封包相比,封包能明显改善甲剥离和点状凹陷。而他扎罗汀组的副作用为皮肤脱皮和甲沟炎。

据经验,他扎罗汀有刺激性,减少给药剂量可以改善治疗同时减少刺激。

Tacrolimus 0.1% ointment in nail psoriasis: a randomized controlled open-label study. De Simone C, Maiorino A, Tassone F, D'Agostino M, Caldarola G. J Eur Acad Dermatol Venereol 2013; 27: 1003–6.

一项每晚使用 0.1% 他克莫司软膏治疗 21 名甲银屑病患者的单盲、手分体研究显示,经过 12 周的治疗后,用他克莫司治疗的手 NAPSI 评分降低了 13 个百分点,而未治疗的手减低了 3 个百分点。其中 1 名患者接受他克莫司治疗的手患上了急性甲沟炎,未观察到其他不良反应。

据经验,甲银屑病患者对局部外用他克莫司高度耐受。

Treatment of nail psoriasis with intralesional triamcinolone acetonide using a needle-free jet injector: a prospective trial. Nantel-Battista M, Richer V, Marcil I, Benohanian A. J Cutan Med Surg 2014; 18: 38–42.

一项对 17 名甲银屑病患者皮损内注射曲安奈德 4 周的术前术后对比试验显示,术后患者的甲 NAPSI 降低了 46.25%。

注射部位要选择在甲的病灶内。甲基质注射(注射在近端甲皱襞)适用于甲点状凹陷、甲面起脊和甲板增厚。甲床注射(注射点在朝向甲床的甲内侧皱襞)可用于甲油滴样变、甲剥离和甲下角化过度。甲床注射会引起不适,所以若局部外用药可以渗透入甲床,那么局部外用药物也许是更好的选择。通常每个部位注射 0.1~0.3ml 的 2.5~10mg/ml 的曲安奈德,频率为每周 1 次、每月 1 次到每 2 个月 1 次不等。可能的副作用包括注射部位疼痛、甲下血肿、感觉异常、皮肤萎缩和末端指节萎缩(指节消失)。临床上我们会给患者局部麻醉或使用振动装置来减轻注射中的不适。用利多卡因来稀释糖皮质激素也能减轻患者注射中的不适。

二线治疗	
• 阿维 A	B
• 甲氨蝶呤	A
• 依那西普	B
• 阿达木单抗	A
• 英利西单抗	A
• 乌司奴单抗	A
• 司库奇尤单抗	A
• 阿普斯特	A
• 依奇珠单抗	A
• 戈利木单抗	A
• 赛妥珠单抗	A

Evaluation of the efficacy of acitretin therapy for nail psoriasis. Tosti A, Ricotti C, Romanelli P, Cameli N, Piraccini BM. Arch Dermatol 2009; 145: 269–71.

一项对 36 名中至重度甲银屑病患者低剂量阿维 A ［0.2~0.3mg/(kg·d)］治疗 6 个月的治疗前后的对比试验显示,治疗后 NAPSI 降低了 41%,改良版 NAPSI 降低了 50%。且有 25% 的患者病变完全清除,27% 的患者症状有了中度改善,33% 有轻度改善,但有 11% 无改善。除 1 名患者出现了严重的甲周干燥和多发性化脓性肉芽肿外,无其他不良反应。

阿维 A 在有合并症和妊娠的患者中使用是有限制的,因为其在妊娠期用药分级中为 X 类。

A 52-week trial comparing briakinumab with methotrexate in patients with psoriasis. Reich K, Langley RG, Papp KA, Ortonne JP, Unnebrink K, Kaul M, et al. N Engl J Med 2011; 365: 1586–96.

一项对 317 名中至重度银屑病患者的为期 52 周的双盲随机试验显示,5~25mg/ 周的 briakinumab 治疗和甲氨蝶呤治疗分别将 NAPSI 从 4.8 降到 1.2(降低了 75%)和从 4.8 降到 3(降低了 38%)。

Briakinumab 之前有用于治疗银屑病的试验,但目前还未上市。

A 24-week randomized clinical trial investigating the efficacy and safety of two doses of etanercept in nail psoriasis. Ortonne JP, Paul C, Berardesca E, Marino V, Gallo G, Brault Y, et al. Br J Dermatol 2013; 168: 1080–7.

我们对 72 名接受依那西普治疗的中至重度的银屑病患者进行了一项剂量比较的随机试验。1 组给予 50mg 依那西普,每周 2 次,为期 12 周。2 组给予 50mg 依那西普,每周 1 次,为期 24 周。1 组的 NAPSI 评分从 6.0 降到 1.7(降低了 72%),2 组从 5.8 降到 1.4(降低了 75%),且 1 组和 2 组分别有 82.3% 和 80.7% 的患者的指甲达到了 NAPSI-50。常见的副作用是鼻咽炎和头疼。

Adalimumab for treatment of moderate to severe chronic plaque psoriasis of the hands and feet: efficacy and safety results from REACH, a randomized, placebo-controlled, double-blind trial. Leonardi C, Langley RG, Papp K, Trying SK, Wasel N, Vender R, et al. Arch Dermatol 2011; 147: 429–36.

一项对 72 名中至重度手足慢性斑块型银屑病患者给予为期 16 周的阿达木单抗治疗(0 周 80mg,1 周 40mg,接下来每周 40mg)的双盲、安慰剂对照的随机试验显示,第 16 周时,阿达木单抗组 NAPSI 评分改善了 50%,而安慰剂组改善了 8%。而第 28 周时,阿达木单抗组 NAPSI 评分改善了 54%。阿达木单抗最常见的不良反应是鼻咽炎、头疼、

腹泻和注射部位疼痛。

Baseline nail disease in patients with moderate to severe psoriasis and response to treatment with infliximab during 1 year. Rich P, Griffiths CE, Reich K, Nestle FO, Scher RK, Li S, et al. J Am Acad Dermatol 2008; 58: 224–31.

一项对 305 名甲银屑病患者给予为期 50 周英利西单抗治疗(0、2、6 周时给药 5mg/kg,以后每 8 周给 1 次药)的双盲、安慰剂对照的随机试验显示,英利西单抗组 44.7% 的患者甲病变完全清除,57.2% 的患者 NAPSI 评分减轻,而安慰剂组 5.1% 的患者病变完全清除,4.1% 的患者 NAPSI 评分减轻。

一项英利西单抗、阿达木单抗和依那西普治疗的对比研究显示,在 48 周时 NAPSI 评分分别降低了 95.1%、89.5% 和 92.8%,其中英利西单抗组有最快的治疗效果。

Ustekinumab improves nail disease in patients with moderate-to-severe psoriasis: results from PHOENIX 1. Rich P, Bourcier M, Sofen H, Fakharzadeh S, Wasfi Y, Wang Y, et al. Br J Dermatol 2014; 170: 398–407.

一项对 545 名甲银屑病患者给予乌司奴单抗治疗(0 周和 4 周时给予 45mg 或 90mg,接下来每 12 周给予维持剂量)的双盲、随机、安慰剂对照的交叉试验显示,在 24 周时,45mg 组 NAPSI 评分改善了 46.5%,而 90mg 组改善了 48.7%。

Secukinumab improves hand, foot and nail lesions in moderate-to-severe plaque psoriasis: subanalysis of a randomized, double-blind, placebo-controlled, regimen-finding phase 2 trial. Paul C, Reich K, Gottlieb AB, Mrowietz U, Philipp S, Nakayama J, et al. J Eur Acad Dermatol Venereol 2014; 28: 1670–5.

在一项纳入 340 名甲银屑病患者的司库奇尤单抗的双盲、随机、安慰剂对照试验中,司库奇尤单抗的诱导缓解治疗方案有三种:单剂量(0 周),每个月 1 次(0 周、4 周和 8 周)或早期给足(0 周、1 周、2 周和 4 周)。事后分析发现,与治疗前相比,第 12 周时早期给足组的手指甲综合评分降低了 19.1%,每月 1 次组降低了 10.6%,单剂量组降低了 3.7%,而安慰剂组升高了 14.4%。

Apremilast, an oral phosphodiesterase 4 inhibitor, in patients with difficult-to-treat nail and scalp psoriasis: results of 2 phase III randomized, controlled trials (ESTEEM 1 and ESTEEM 2). Rich P, Gooderham M, Bachelez H, Goncalves J, Day RM, Chen R, et al. J Am Acad Dermatol 2016; 74: 134–42.

在一项对 1 255 名中至重度斑块型银屑病患者的试验中,阿普斯特治疗组(30mg,每天 2 次)NAPSI 评分变化了 −22.5%~−29.0%,安慰剂组变化了 −7.1%~+6.5%。常见

的不良事件包括腹泻、恶心 / 呕吐、腹痛、体重减轻、鼻咽炎、上呼吸道感染和头痛。罕见的严重不良反应包括抑郁、有自杀念头和自杀行为。

Improvement of scalp and nail lesions with ixekizumab in a phase 2 trial in patients with chronic plaque psoriasis. Langley RG, Rich P, Menter A, Krueger G, Goldblum O, Dutronc Y, et al. J Eur Acad Dermatol Venereol 2015 ; 29 : 1763–70.

在一项中至重度银屑病患者（其中有 58 名患者患有甲银屑病）的双盲、随机、安慰剂对照的公开标记延伸临床试验中，安慰剂、75mg 依奇珠单抗和 150mg 依奇珠单抗三组患者是在 0、2、4、8、12、16 周接受药物注射的。事后分析显示安慰剂治疗组、75mg 依奇珠单抗治疗组和 150mg 依奇珠单抗治疗组在 20 周时分别有 1.7%、63.8% 和 52.6% 的 NAPSI 评分的降低。参与公开标记延伸（120mg 依奇珠单抗，每 4 周 1 次）的 51 名患者到 48 周时，有 51% 的甲银屑病患者甲病变症状完全清除。

Golimumab, a new human tumor necrosis factor α antibody, administered every 4 weeks as a subcutaneous injection in psoriatic arthritis: twenty-four-week efficacy and safety results of a randomized, placebo-controlled study. Kavanaugh A, McInnes I, Mease P, Krueger GG, Gladman D, Gomez-Reino J, et al. Arthritis Rheum 2009; 60: 976–86.

一项纳入 319 名银屑病和关节病型银屑病患者的双盲、随机、安慰剂对照的剂量递增试验对比了每 4 周 50mg 戈利木单抗和每 4 周 100mg 戈利木单抗的治疗方案。287 名甲银屑病患者的次要终点分析显示安慰剂组、50mg 戈利木单抗组和 100mg 戈利木单抗组在 24 周时降低了的 NAPSI 中位数分别为 0、33% 和 54%。报道的副作用有鼻咽炎、上呼吸道感染、注射部位疼痛和转氨酶升高。

Effect of certolizumab pegol on signs and symptoms in patients with psoriatic arthritis: 24-week results of a Phase 3 double-blind randomised placebo-controlled study (RAPIDPsA). Mease PJ, Fleischmann R, Deodhar AA, Wollenhaupt J, Khraishi M, Kielar D, et al. Ann Rheum Dis 2014; 73: 48–55.

一项纳入 409 名关节病型银屑病患者的赛妥珠单抗（在 0 周、2 周、4 周时负荷剂量为 400mg，之后每 2 周 200mg 或每 4 周 400mg）的双盲、安慰剂对照的随机试验显示，409 名关节病型银屑病患者中 79.3% 患有甲银屑病，在 24 周的治疗后，安慰剂组、200mg 赛妥珠单抗和 400mg 赛妥珠单抗组的平均 NAPSI 评分分别为 1.1（降低了 32%），1.6（降低了 52%）和 2.0（降低了 59%）。常见的不良反应有注射部位疼痛、腹泻、头疼、鼻咽炎、上呼吸道感染和转氨酶升高。

三线治疗	
• 局部外用 5- 氟尿嘧啶	A
• 局部使用补骨脂素联合长波紫外线（PUVA）	D
• 脉冲染料激光（PDL）	A
• 准分子激光	B
• 光动力治疗（PDT）	B
• Lindioil	B
• 环孢素	B
• 地蒽酚	D
• 强脉冲光	D
• 来氟米特	D
• 托法替尼	A

Dystrophic psoriatic fingernails treated with 1% 5-fluorouracil in a nail penetration-enhancing vehicle: a double-blind study. De Jong EM, Menke HE, van Praag MC, van De Kerkhof PC. Dermatology 1999; 199: 313–8.

一项纳入 57 名手甲银屑病患者的手分体式试验显示，在尿酸丙二醇载体（Belanyx 乳液）中加入 1%5- 氟尿嘧啶和单独用 Belanyx 乳液，都能在 12 周时降低 30%~40% 的 NAPSI 评分并改善患者研究者报告的结果，且两组之间没有显著差异。

局部外用 5- 氟尿嘧啶可能会加重甲剥离，因此以甲剥离为显著症状的甲银屑病患者慎用。

Local PUVA treatment for nail psoriasis. Handfield-Jones SE, Boyle J, Harman RR. Br J Dermatol 1987; 116: 280–1.

一项纳入 5 例病例的研究先用 1%8- 甲氧基补骨脂素外用于从近端甲皱襞到受影响的远端甲皱襞，随后配合从 0.5J/cm² 升高到 2J/cm² 的长波紫外线（UVA）治疗甲银屑病，每周 3 次。其中 2 名患者的症状有 4~8 周时间的持续清除，2 名患者症状显著改善，1 名患者没有持续改善。局部 PUVA 治疗甲剥离的效果会比治疗甲点状凹陷的效果好。

The effect of different pulse durations in the treatment of nail psoriasis with 595-nm pulsed dye laser: a randomized, double-blind, intrapatient left-to-right study. Treewittayapoom C, Singvahanont P, Chanprapaph K, Haneke E. J Am Acad Dermatol 2012; 66: 807–12.

20 名患者每个月 1 只手给予脉宽 6 毫秒、能量密度 9J/cm² 的 PDL 治疗，另 1 只手给予脉宽 0.45 毫秒、能量密度 6J/cm² 的 PDL 治疗，持续 6 个月。前 3 个月两组的 NAPSI 评分都有显著降低（降低了约 40%），但两组之间没有显著差异。患者反应脉宽更高组疼痛感更强，且两组都能观察到短暂的瘀点和色素沉着。

Single blinded left-to-right comparison study of excimer laser versus pulsed dye laser for the treatment of nail psoriasis. Al-Mutairi N, Noor T, Al-Haddad A. Dermatol Ther 2014; 4: 197–205.

一项非盲试验对 42 名甲银屑病患者给予右手每周 2 次的准分子激光治疗和左手每月 1 次的 PDL 治疗,长达 12 周。两组的平均 NAPSI 评分都显著降低,但与准分子激光组(NAPSI 从 29.8 降到 16.3,降低了 45%)相比,PDL 组(NAPSI 从 29.5 降到 3.2,降低了 89%)治疗效果更佳。甲银屑病症状中,甲下角化过度和甲剥离症状治疗效果最佳,甲点状凹陷治疗效果最差。

Pulsed dye laser vs. photodynamic therapy in the treatment of refractory nail psoriasis: a comparative pilot study. Fernandez-Guarino M, Harto A, Sanchez-Ronco M, Garcia-Morales I, Jaen P. J Eur Acad Dermatol Venereol 2009; 23: 891–5.

一项非盲试验对 14 名患者持续 6 个月的手分体治疗,1 只手给予 PDT 治疗 [甲基氨基乙酰丙酸(MAL)配合 PDL],1 只手单独给予 PDL 治疗。两组治疗后 NAPSI 评分都得到了改善,但两组之间没有显著差异。

虽然局部外用 MAL 对治疗甲银屑病没有明显的效果,但不能单凭这项试验就肯定 PDT 对治疗甲银屑病的效果。

A Chinese herb, Indigo naturalis, extracted in oil (Lindioil) used topically to treat psoriatic nails: a randomized clinical trial. Lin YK, Chang YC, Hui RC, See LC, Chang CJ, Yang CH, et al. JAMA Dermatol 2015; 151: 672–4.

一项对 33 名患者进行局部外用 Lindioil 和卡泊三醇对比治疗的单盲、手分体试验显示,治疗 24 周后,与卡泊三醇组(NAPSI 降低了 27.1%)相比,Lindioil 组(NAPSI 降低了 51.3%)在单手 NAPSI 评分上有更显著的改善。其中有 2 名接受 Lindioil 治疗的患者出现皮肤刺激现象。

Evaluation of the efficacy of methotrexate and cyclosporine therapies on psoriatic nails: a one-blind, randomized study. Gumusel M, Ozdemir M, Mevlitoglu I, Bodur S. J Eur Acad Dermatol Venereol 2011; 25: 1080–4.

一项对 34 名患者进行皮下甲氨蝶呤(前 3 个月每周 15mg,接下来 3 个月每周 10mg)治疗和环孢素治疗 [前 3 个月每周 5mg/(kg·d),接下来 3 个月每周 2.5~3.5mg/(kg·d)] 对比的单盲、随机试验显示,治疗 6 个月后甲氨蝶呤组和环孢素组的 NAPSI 评分分别有 43% 和 37% 的降低,但两组之间没有显著差异。甲氨蝶呤对甲基质病变治

疗效果明显,而环孢素对甲床病变有明显的治疗效果。

Topical anthralin therapy for refractory nail psoriasis. Yamamoto T, Katayama I, Nishioka K. J Dermatol 1998; 25: 231–3.

一项对 20 名患者给予长达 5 个月地蒽酚治疗(在凡士林中加 0.4%~2% 地蒽酚)的治疗前后对比试验显示,12 名患者(60%)甲症状有 >50% 的改善,4 名患者(20%)对治疗无反应。地蒽酚对治疗甲剥离、甲板增厚和多种甲凹陷最有效,但对横向和纵向纹无治疗效果。其主要的副作用是甲板的可逆色素沉着。

Novel treatment of nail psoriasis using the intense pulsed light: a one-year follow-up study. Tawfik AA. Dermatol Surg 2014; 40: 763–8.

一项对 20 名手足甲银屑病患者给予强脉冲光(IPL)治疗(每 2 周 1 次,直到症状没有进一步改善,最长治疗周期为 6 个月)的治疗前后对比试验显示,平均 8.6 次治疗后,NAPSI 评分有显著改善,其中 32.2% 的患者甲基质病变明显改善,71.2% 患者甲床病变明显改善。3 名患者在治疗 6 个月后甲病变复发。

Leflunomide in psoriatic arthritis: results from a large European prospective observational study. Behrens F, Finkenwirth C, Pavelka K, Stolfa J, Sipek-Dolnicar A, Thaci D, et al. Arthritis Care Res 2013; 65: 464–70.

511 名关节病型银屑病患者接受来氟米特治疗并观察 24 周的前瞻性试验的亚组分析显示,约 32% 有甲银屑病病变的患者甲病变症状显著改善。整项研究中有 12% 的患者有副作用,最常见的有腹泻、脱发、高血压和瘙痒。且观察到 3 例有严重的药物反应(转氨酶升高和高血压危象)。

Tofacitinib, an oral Janus kinase inhibitor, for the treatment of chronic plaque psoriasis: results from two randomized, placebo-controlled, phase III trials. Papp KA, Menter MA, Abe M, Elewski B, Feldman SR, Gottlieb AB, et al. Br J Dermatol 2015; 173: 949–61.

该试验亚组分析显示,在第 16 周能观察到显著的剂量依赖性 NAPSI 评分改善。408 名每天 2 次接受 5mg 托法替尼治疗的患者的 NAPSI 评分有 14%~22% 的改善,404 名每天 2 次接受 10mg 托法替尼治疗的患者的 NAPSI 评分有 26%~42% 的改善。尽管每组总体副作用发生率相当,但托法替尼组有 12 例出现了带状疱疹,而安慰剂组没有。

（林艺婷 译,王 刚 校）

第 165 章　类脂质渐进性坏死

原著者　Nicole Yi Zhen Chiang, Ian Coulson

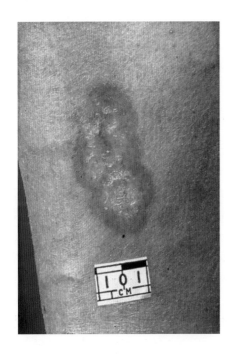

类脂质渐进性坏死(necrobiosis lipoidica, NL)是一种结缔组织退行性改变的慢性皮肤肉芽肿性疾病。糖尿病患者发生 NL 的概率为 1/300, 但可能与葡萄糖耐受不良(glucose intolerance)无关。NL 很少并发溃疡和鳞状细胞癌。

治疗策略

戒烟和避免胫部外伤是防止本病从斑块演变成疼痛性难治性溃疡的关键。新发皮损的边缘外用强效糖皮质激素封包或注射, 可阻止皮损进一步发展。尽管可以试用外用维 A 酸类药物治疗, 但一旦形成萎缩, 几乎无法逆转。皮损常有明显的毛细血管扩张, 可用脉冲染料激光治疗。广泛的皮损可试用烟酰胺或泼尼松。有学者推荐使用抗血小板凝聚药物如阿司匹林和双嘧达莫治疗, 但其疗效尚不确定。最近报道局部 PUVA 以及 UVA-1 治疗有效, 可阻止疾病进展并改善外观。近来系统应用抗炎药物和免疫抑制剂受到关注, 包括吗替麦考酚酯、富马酸类、环孢素、抗疟药、沙利度胺、己酮可可碱。也有推荐使用英夫利西单抗和依那西普。

慢性溃疡性损害的治疗具有挑战性, 伴有继发感染可应用抗生素, 可能需要适当的包扎, 生长因子可加速愈合, 如贝卡普勒明、单核巨噬细胞集落刺激因子(GM-CSF)。由于糖尿病可合并有大血管动脉粥样硬化, 可促进溃疡发生, 临床如有症状, 应行非侵入性的动脉检查或血管造影。

手术切除和植皮可改善患者生活质量和外观。应与糖尿病学专家合作, 控制糖尿病。

特殊检查
• 餐后 2 小时血糖
• 皮肤活检
• 血管造影或静脉血流检查
• 皮损活检以排除结节病, 因为结节病与 NL 相似; 如临床表现可疑, 还要排除鳞状细胞癌, 尽管极少发展为鳞状细胞癌
• 甲状腺功能检查

Squamous cell carcinoma arising in an area of long-standing necrobiosis lipoidia. Lim C, Tschuchnigg M, Lim J. J Cutan Pathol 2006; 33: 581–3.

该文为 NL 皮损处并发鳞状细胞癌的病例报告。

Carcinoma cuniculatum arising in necrobiosis lipoidica. Porneuf M, Monpoint S, Barnéon G, Alirezai M, Guillot B, Guilhou JJ. Ann Dermatol Venereol 1991; 118: 461–4.

虽然 NL 并发鳞状细胞癌少见, 但可并发于任何真皮乳头层瘢痕形成的情况下。

Unilateral necrobiosis lipoidica of the ischemic limb—a case report. Naschitz JE, Fields M, Isseroff H, Wolffson V, Yeshurun D. Angiology 2003; 54: 239–42.

1 例单侧肢体大血管动脉硬样硬化性缺血合并同侧 NL 的病例, 提示缺血可能是本病的发病机制。

作者观察到 1 例严重 NL 溃疡, 在去除股腘部粥样斑块、血管再通后, 溃疡开始愈合。

Updated results of 100 patients on clinical features and therapeutic options in necrobiosis lipoidica in a retrospective multicenter study. Erfurt-Berge C, Dissemond J, Schwede K, Seitz AT, Al Ghazal P, Wollina U, et al. Eur J Dermatol 2015; 25: 595–601.

该文是一项多中心回顾性研究, 纳入了 100 例下肢远端发生 NL 的患者, 发现 15% 的患者有甲状腺疾病。

一线治疗	
• 戒烟并控制糖尿病	C
• 皮损内注射或外用糖皮质激素封包	D

Necrobiosis lipoidica diabeticorum: association with background retinopathy, smoking, and proteinuria. A case controlled study. Kelly WF, Nicholas J, Adams J, Mahmood R. Diabet Med 1993; 10: 725–8.

该文为一项关于戒烟并严格控制血糖的病例对照研究。对 15 例糖尿病合并 NL 的患者与 5 例不合并 NL 的糖尿病患者进行比较发现,视网膜病变、蛋白尿和吸烟在合并 NL 患者中更常见。NL 组和对照组比较,血管病变和神经病变的发病情况两组无显著差异。NL 患者的糖化血红蛋白浓度较高。

Granuloma annulare and necrobiosis lipoidica treated by jet injector. Sparrow G, Abell E. Br J Dermatol 1975; 93: 85–9.

5 例 NL 患者皮损边缘注射 5mg/ml 曲安西龙,其中 3 例痊愈,1 例部分改善。未发现严重并发症。

Treatment of psoriasis and other dermatoses with a single application of a corticosteroid left under a hydrocolloid occlusive dressing for one week. Juhlin L. Acta Derm Venereol 1989; 69: 355–7.

0.1% 倍他米松酒精液的水胶辅料贴敷是一种有效、耐受性良好的治疗方法,通常只需要 3 次治疗。

二线治疗	
• 系统糖皮质激素	D
• 阿司匹林和双嘧达莫	C
• 己酮可可碱	E
• 烟酰胺	D
• 氯法齐明	D
• 局部 PUVA	D
• 外用他克莫司	E

Necrobiosis lipoidica: treatment with systemic corticosteroids. Petzelbauer P, Wolff K, Tappeiner G. Br J Dermatol 1992; 126: 542–5.

6 例不伴溃疡的 NL 患者,口服甲泼尼龙治疗 5 周。所有患者随访 7 个月病情均得到了控制。起始剂量为 1mg/(kg·d),1 周后改为 40mg/d,连用 4 周,随后 2 周逐渐减量并停药。所有患者包括合并糖尿病者,均对治疗耐受良好,但萎缩未改善。随访 7 个月无复发。

系统糖皮质激素治疗合并糖尿病的 NL 时,必须仔细监测血糖。

Pentoxifylline: an effective therapy for necrobiosis lipoidica. Wee E, Kelly R. Australas J Dermatol 2015 Nov 12 [Epub ahead of print].

3 例已被病理证实为 NL 的患者,每天 3 次使用 400mg

己酮可可碱进行治疗。第 1 例和第 2 例患者为早期 NL,表现为质硬的红棕色斑块。己酮可可碱治疗分别在第 7 和第 12 个月消除了炎症和硬结。第 1 例患者在 12 个月的随访中未见复发。己酮可可碱治疗同样在第 10 个月消除了第 3 例患者的溃疡。所有患者均有部分萎缩的残留,无明显不良反应的报道。

Healing of necrobiotic ulcers with antiplatelet therapy. Correlation with plasma thromboxane levels. Heng MC, Song MK, Heng MK. Int J Dermatol 1989; 28: 195–7.

通常认为合并糖尿病的 NL 是糖尿病性小血管病变的一种皮肤表现。7 例糖尿病近期发生渐进坏死溃疡的患者治疗前血栓素水平增高,使用阿司匹林 80mg/d 和双嘧达莫 75mg 每日 3 次治疗后,溃疡愈合。作者认为其溃疡愈合与升高的血栓素水平下降有关。

Treatment of necrobiosis lipoidica with low-dose acetylsalicylic acid. A randomized double-blind trial. Beck HI, Bjerring P, Rasmussen I, Zachariae H, Stenbjerg S. Acta Derm Venereol 1985; 65: 230–4.

该文报道服用阿司匹林每日 40mg 治疗 NL 共 24 周无效,尽管血小板聚积受到了抑制。

Necrobiosis lipoidica: a case with histopathological findings revealed asteroid bodies and was successfully treated with dipyridamole plus intralesional triamcinolone. Jiquan S, Khalaf AT, Jinquan T, Xiaoming L. J Dermatolog Treat 2008; 19: 54–7.

该文报道了 1 例 48 岁的女性 NL 患者,2 年来右腿出现斑块,每天 3 次使用 25mg 双嘧达莫联合皮损内注射曲安奈德进行治疗。4 周的治疗后患者感轻微头晕,逐渐减量至每天 2 次。2 月后皮损完全消退。

High dose nicotinamide in the treatment of necrobiosis lipoidica. Handfield-Jones S, Jones S, Peachey R. Br J Dermatol 1988; 118: 693–6.

该文为一项开放性研究,用大剂量烟酰胺治疗 15 例 NL 患者。13 例连续应用 1 个月以上,其中 8 例好转。表现为疼痛、烧灼感和红斑减轻,溃疡愈合。无明显不良反应,尤其是对糖尿病的影响。如停止治疗,皮损趋于复发。

Clofazimine--therapeutic alternative in necrobiosis lipoidica and granuloma anulare. Mensing H. Hautarzt 1989; 40: 99–103.

10 例 NL 患者采用氯法齐明治疗,每日口服 200mg。6 例有效,其中 3 例皮损完全消退。所有患者均出现皮肤发红,但与其他不良反应(如腹泻、皮肤干燥)一样,停药后可以逆转。

Topical PUVA treatment for necrobiosis lipoidica. McKenna DB, Cooper EJ, Tidman MJ. Br J Dermatol 2000; 143: 1333–5.

8 例 NL 患者中，4 例对局部 PUVA 治疗反应良好。治疗方案为外用 0.15% 甲氧沙林乳液，每周 1 次，UVA 起始量为 0.5J/cm²，每次增加 20%，直至皮损边缘红斑形成。平均治疗 39 次。

Successful treatment of chronic ulcerated necrobiosis lipoidica with 0.1% topical tacrolimus ointment. Clayton TH, Harrison PV. Br J Dermatol 2005; 152: 581–2.

报道了 1 例溃疡性 NL，每日 2 次外用 0.1% 他克莫司软膏，治疗 1 个月后痊愈。

三线治疗	
• 外用维 A 酸类药物	E
• 环孢素	E
• 肝素	E
• 抗疟药	E
• 吗替麦考酚酯	E
• 秋水仙碱	E
• 肿瘤坏死因子拮抗剂	E
• 富马酸酯	D
• Promogran 治疗溃疡	E
• GM-CSF 治疗溃疡	D
• 贝卡普勒明治疗溃疡	E
• 光动力治疗	D
• 脉冲染料激光治疗毛细血管扩张	E
• 外科治疗溃疡	E
• 沙利度胺	E
• 静脉注射免疫球蛋白和甲泼尼龙	E
• UVA-1 光疗	D
• 富血小板血浆	D

Necrobiosis lipoidica treated with topical tretinoin. Heymann WR. Cutis 1996; 58: 53–4.

1 例 NL 患者外用维 A 酸类药物治疗后，萎缩性皮损消失。

Persistent ulcerated necrobiosis lipoidica responding to treatment with cyclosporin. Darvay A, Acland KM, Russell-Jones R. Br J Dermatol 1999; 141: 725–7.

2 例严重的溃疡性 NL 患者经环孢素治疗 4 个月后溃疡痊愈，治疗结束后溃疡未见复发。有效剂量为 3~5mg/(kg·d)。另有 3 个使用环孢素治疗溃疡性 NL 有效的报道。

Minidose heparin therapy for vasculitis of atrophie blanche.

Jetton RL, Lazarus GS. J Am Acad Dermatol 1983; 8: 23–6.

由于肝素对白色萎缩相关的血管炎有效，该文推测每日 2 次皮下注射肝素 5 000U 可能有助于治疗 NL。随后，一篇俄国皮肤病学家报告在皮损边缘注射低剂量肝素治疗 NL 获得成功。

Necrobiosis lipoidica diabeticorum treated with chloroquine. Nguyen K, Washenik K, Shupack J. J Am Acad Dermatol 2002; 46: S34–6.

口服抗疟药治疗 NL 成功的报道。

Significant improvement in ulcerative necrobiosis lipoidica with hydroxychloroquine. Kavala M, Sudogan S, Zindanci I, Kocaturk E, Can B, Turkoglu Z, et al. Int J Dermatol 2010; 49: 467–9.

1 例 62 岁女性 NL 患者，伴 2 型糖尿病，表现为双侧胫部溃疡，每日 2 次口服 200mg 羟氯喹治疗，10 周后溃疡完全愈合。

Ulcerative necrobiosis lipoidica responsive to colchicine. Schofield C, Sladden MJ. Australas J Dermatol 2012; 53: e54–7.

仅有的使用秋水仙碱成功治疗 1 例 10 年病史的双侧溃疡性 NL 患者，用法为每日 2 次 500µg 秋水仙碱，治疗时间 2 个月。

Successful treatment of ulcerated necrobiosis lipoidica with mycophenolate mofetil. Reinhard G, Lohmann F, Uerlich M, Bauer R, Bieber T. Acta Derm Venereol 2000; 80: 312–3.

1 例病史长达 30 余年的 61 岁女性 NL 患者，采用吗替麦考酚酯 0.5g，每日 2 次治疗，4 周内皮损消退。随后 4 个月剂量减少到每日 0.5g，然后停药。停药 14 天溃疡复发。

Photodynamic therapy of necrobiosis lipoidica–a multicenter study of 18 patients. Berking C, Hegyi J, Arenberger P, Ruzicka T, Jemec GB. Dermatology 2009; 218: 136–9.

一项纳入 18 例患者的回顾性研究，使用光动力疗法治疗 NL，光敏剂为氨基乙酰丙酸甲酯或 5- 氨基乙酰丙酸。1 例患者完全缓解（9 个治疗周期），6 例患者部分缓解（2~14 个治疗周期），总体的缓解率为 39%。

Photodynamic therapy for necrobiosis lipoidica is an unpredictable option: three cases with different results. Truchuelo T, Alcántara J, Fernandez-Guarino M, Pérez B, Jaén P. Int J Dermatol 2013; 52: 1567–1624.

3 例患者使用甲基氨基乙酰丙酸乳膏封包 3 小时后进行红光（630nm，37J/cm²，7.5 分钟）治疗。治疗间隔为 1~3 个月不等（患者 1 为 2 个月，患者 2 为 1 个月，患者 3 为 3 个月）。其中患者 1 和 2 治疗无效。患者 3 在第 2 次治疗后病情得到明显缓解。光照时的疼痛是最常见的不良反应。

Effectiveness of platelet-rich plasma in healing necrobiosis lipoidica diabeticorum ulcers. Motolese A, Vignati F, Antelmi A, Saturni V. Clin Exp Dermatol 2015; 40: 39–41.

15 例难治性腿部 NL 患者使用同源富血小板血浆进行治疗。治疗 84~126 天后，所有患者的皮损大小平均缩小了 79%，无不良反应的报道。

Successful treatment of ulcerative necrobiosis lipoidica diabeticorum with intravenous immunoglobulin in a patient with common variable immunodeficiency. Barouti N, Qian Cao A, Ferrara D, Prins C. JAMA Dermatol 2013; 149: 879–81.

1 例 63 岁女性患者，反复耳、鼻及咽部感染，伴 7 年病史的溃疡性 NL，被诊断为普通变异型免疫缺陷症。患者连续 5 天接受静脉注射免疫球蛋白［0.4g/（kg·d）］治疗。首次治疗后 3 周，所有溃疡均消退，2 年内未复发。

Intralesional infliximab in noninfectious cutaneous granulomas: three cases of necrobiosis lipoidica. Barde C, Laffitte E, Campanelli A, Saurat JH, Thielen AM. Dermatology 2011; 222:212–6.

3 例 NL 患者接受了皮损内注射英利西单抗治疗。共进行 3 个治疗周期，每个周期包括连续 3 周每周注射英利西单抗，每个治疗周期间隔 1 周。18 个月后 2 例患者达到几乎完全缓解。另外 1 例患者部分缓解。除了注射部位的疼痛，无严重不良反应的报道。

Treatment of refractory ulcerative necrobiosis lipoidica diabeticorum with infliximab: report of a case. Hu SW, Bevona C, Winterfield L, Qureshi AA, Li VW. Arch Dermatol 2009; 145: 437–9.

1 例 3 年右腿溃疡性 NL 病史的 84 岁女性患者接受了 5 次英利西单抗（5mg/kg）治疗，分别在第 0、2、6、12 以及 21 周。在第 6 周的治疗后，伤口完全愈合且未留瘢痕。无不良反应的报道，在 1 年以上的随访中未见复发。

Treatment of necrobiosis lipoidica with etanercept and adalimumab. Zhang KS, Quan LT, Hsu S. Dermatol Online J 2009; 15: 12.

1 例 29 岁非胰岛素依赖糖尿病患者，有 9 年的腿部和躯干的 NL 病史，使用依那西普进行治疗，每 2 周 1 次，每次 50mg，3 个月后改为每周 1 次。4 个月的治疗后患者病情得到极大的改善，疼痛完全消除。考虑到药物耐受问题，患者转为阿达木单抗（40mg）治疗 3 个月，无明显效果。再转回依那西普单抗治疗 6 个月后，患者皮损明显消退。除疲劳外，未发生明显不良反应。

Treatment of necrobiosis lipoidica with the tumor necrosis factor antagonist etanercept. Zeichner JA, Stern DW, Lebwohl M. J Am Acad Dermatol 2006; 54: S120–1.

1 例 35 岁女性 NL 患者，有 1 型糖尿病病史，在其左胫部的斑块处予以每周皮损处真皮层注射 25mg 依那西普，注射处间隔 1cm。第 1 个月治疗后病情有初步改善，皮损在接下来的 8 个月中持续好转。未见明显不良反应的报道。

Fumaric acid esters in necrobiosis lipoidica: results of a prospective noncontrolled study. Kreuter A, Knierim C, Stücker M, Pawlak F, Rotterdam S, Altmeyer P, Gambichler T. Br J Dermatol 2005; 153: 802–7.

18 例 NL 患者按 Fumaderm 标准治疗方案给药，与银屑病的标准相同，至少用药 6 个月。除 3 例终止治疗外，其余患者在临床、超声、组织学方面均得到了明显改善。

The management of hard-to-heal necrobiosis with Promogran. Omugha N, Jones AM. Br J Nurs 2003; 12: S14–20.

1 例 3 年持续不愈合的溃疡性 NL 患者，采用新型蛋白酶修饰基质（由胶原和氧化再生纤维素组成的冻干基质），治疗 8 周，溃疡痊愈。而其他区域采用封包剂治疗 2.5 年无效。

Healing of chronic leg ulcers in diabetic necrobiosis lipoidica with local granulocyte-macrophage colony stimulating factor treatment. Remes K, Rönnemaa T. J Diabetes Complications 1999; 13: 115–8.

局部应用重组人 GM-CSF 治疗 2 例溃疡性 NL 患者，10 周治愈。第 1 次用药后，溃疡面积就明显缩小。3 年多仍未复发。

Becaplermin and necrobiosis lipoidicum diabeticorum: results of a case control pilot study. Stephens E, Robinson JA, Gottlieb PA. J Diabetes Complications 2001; 15: 55–6.

5 例 1 型糖尿病合并 NL 的患者接受外用贝卡普勒明凝胶（重组血小板源性生长因子）治疗。发病最早的 1 例患者其皮损伴有溃疡，用药后溃疡治愈。3 例无溃疡性皮损患者其皮损处的感觉和颜色均有改善。但对比图片和测量显示，经过 5 个月的治疗，皮损的大小无明显改变。

The surgical treatment of necrobiosis lipoidica diabeticorum. Dubin BJ, Kaplan EN. Plast Reconstr Surg. 1977; 60: 421–8.

7 例 NL 患者接受手术治疗，切除范围深达深筋膜，连接相关的分支血管，并用分层皮片移植来覆盖缺损区。治疗后无复发。

Thalidomide for the treatment of refractory necrobiosis

证据等级：A 双盲试验　　B 临床试验，研究对象 ≥ 20 例　　C 临床试验，研究对象 < 20 例　　D 病例分析，研究对象 ≥ 5 例　　E 个案报道

lipoidica. Kukreja T, Petersen J. Arch Dermatol 2006; 142: 20–2.

1 例 51 岁的难治性 NL 女性患者用沙利度胺治疗成功,剂量为每日 150mg,逐渐减量到 50mg 每周 2 次。治疗 4 个月后见效,2 年后仍未复发。

Treatment of ulcerated necrobiosis lipoidica with intravenous immunoglobulin and methylprednisolone. Batchelor JM, Todd PM. J Drugs Dermatol 2012; 11: 256–9.

报道了 1 例难愈性溃疡性 NL 患者,多种系统治疗无效,静脉注射丙种球蛋白后病情改善。多次治疗后疗效逐渐下降,在增加 1 个疗程的静脉注射甲泼尼龙后得以改善。

UVA1 phototherapy for treatment of necrobiosis lipoidica. Beattie PE, Dawe RS, Ibbotson SH, Ferguson J. Clin Exp Dermatol 2006; 31: 235–8.

6 例 NL 患者使用 UVA1 放射治疗。起始治疗剂量为红斑照射最小剂量的一半。每周 3~5 次,每次增加 20% 左右的剂量。其中 1 例患者在 29 次治疗后得到完全缓解。2 例患者在 15~24 次治疗后得到适量的改善,2 例患者在 15~51 次治疗后仅有轻微缓解。另外有 1 例患者在 16 次治疗后无任何缓解。

(乔建军 译,方 红 校)

第166章 坏死松解性肢端红斑

原作者 Courtney Rubin, Carrie Kovarik

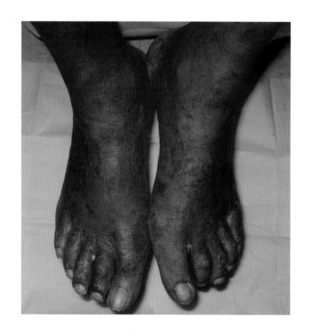

坏死松解性肢端红斑（necrolytic acral erythema, NAE）的特征是边界清晰、红色至紫色的角化斑块，鳞屑可多可少，偶有糜烂，周围有红斑边缘。NAE 的病变常累及手和足的背侧（特别是拇趾），也可延伸至腿和躯干。头、颈、手掌、足底、甲板、甲床和黏膜一般不受累，但也有例外。较少见的是，NAE 可出现急性水疱性病变。

丙型肝炎病毒（HCV）感染是全球最常见的血源性感染之一，影响世界人口的 3%。虽然丙型肝炎病毒主要影响肝脏，但也与多种皮肤黏膜疾病有关，包括白细胞碎裂性血管炎、冷球蛋白血症、扁平苔藓、迟发性皮肤卟啉症、结节性多动脉炎和泛发性瘙痒。NAE 是 HCV 感染的另一种皮肤表现，1996 年，在埃及首次于 7 名慢性 HCV 感染患者中发现。

治疗策略

有些人把 NAE 的演变分为三个不同的阶段。初期是一个小的红斑丘疹（2~3mm），逐渐变大增厚并被鳞屑覆盖，丘疹中心可能变成灰白色或发生糜烂；完全发育阶段包括早期病变面积增加并融合，出现边界清晰的红斑苔藓化样斑块，覆盖鳞屑，这一阶段也可见到薄痂皮、水疱、脓疱、渗液；晚期的特征是皮损变薄，色素沉着，然后是自发缓解和复发。NAE 皮损常伴瘙痒，某些情况下瘙痒可蔓延至全身，某些患者自觉疼痛或灼痛。

虽然 NAE 的确切发病机制尚不清楚，但丙型肝炎病毒

感染似乎在其发展过程中有重要作用。在酒精性肝炎或乙型肝炎感染等其他肝硬化患者中不出现 NAE 皮损，这排除了慢性肝损伤作为唯一原因。利用电子显微镜和逆转录聚合酶链反应（RT-PCR）在 NAE 皮损中未找到丙型肝炎病毒颗粒或 RNA。氨基酸水平降低、胰高血糖素水平升高、脂肪酸水平降低、血清锌水平降低和表皮锌水平降低均与 NAE 有关，并可能与 HCV 诱导的代谢改变有关。考虑到 NAE 对口服硫酸锌的反应性，锌缺乏被认为是致病因素之一。许多对口服锌有反应的 NAE 患者血清锌水平正常，因此，推测这些患者皮肤锌水平可能偏低。锌在 NAE 发病机制中的作用尚不清楚。由于锌具有抗凋亡作用，因此缺乏锌可能导致表皮坏死松解。锌缺乏也可能损害必需营养素（如维生素 A）运输到表皮。并非所有 NAE 患者对口服锌补充剂都有反应，因此，NAE 的病因可能是多因素的。

在一项研究中，87% 被诊断为 NAE 的患者对他们潜在的 HCV 感染一无所知。

早期 NAE 可表现为手或足背的水疱性病变，易与急性湿疹、接触性皮炎或局限于足和 / 或腿的淤积性皮炎相混淆。慢性 NAE 可能类似神经性皮炎。坏死性红斑包括坏死松解性游走性红斑、肠病肢端皮炎、糙皮病和 NAE。虽然这些疾病有一些共同的临床和组织学特征，但可根据皮肤分布特点和生化异常加以区分。坏死松解性游走性红斑表现为胰高血糖素水平升高，肠病肢端皮炎表现为锌水平降低，而糙皮病与烟酸缺乏有关。NAE 也可以根据其与 HCV 的相关性和肢端分布来区分。

组织学上，NAE 表现为银屑病样增生、棘层增厚、乳头瘤样增生和角化不全。真皮乳头内可见血管扩张，伴色素失禁。浅表斑片状真皮血管周围淋巴细胞和中性粒细胞浸润并延伸至表皮，同时在表皮浅层可见坏死角质形成细胞。在没有坏死角质形成细胞的情况下，NAE 很容易与银屑病相混淆。由于 NAE 缺乏组织病理特异性，故诊断时需要临床和病理相结合。

特殊检查
• 肝功能检测
• HCV 血清学检测
• 皮肤组织活检

对于可能患有 NAE 的患者，肝炎检查和肝功能检查有助于明确诊断。其他可鉴别 NAE 与其他疾病的检测包括血清白蛋白、总蛋白、氨基酸、锌、生物素和胰高血糖素水平。

A cutaneous marker of viral hepatitis C. El Darouti M, Abu el Ela M. Int J Dermatol 1996; 35: 252–6.

A cutaneous sign of hepatitis C virus infection. Abdallah MA, Ghozzi MY, Monib HA, Hafez AM, Hiatt KM, Smoller BR, et al. J Am Acad Dermatol 2005; 53: 247–51.

许多确诊为 NAE 的患者来自埃及,当地 HCV 感染已影响到 15%~20% 的人口。埃及 NAE 患病率的增加也可能与当地流行的 HCV 4 型有关,或与人口的遗传易感性或环境因素有关。在美国,慢性 HCV 感染者中 NAE 的患病率约为 1.7%。

Low prevalence of necrolytic acral erythema in patients with chronic hepatitis C virus infection. Raphael B, Dorey-Stein ZL, Lott J, Amorosa V, Lo Re V, Kovarik C. J Am Acad Dermatol 2012; 67: 962–8.

大多数患有 NAE 的美国患者是非裔美国人,没有观察到性别倾向。绝大多数 NAE 发生在 HCV 感染患者中。但也有 HCV 血清阴性的 NAE 病例。

一线治疗	
• 硫酸锌	C
• 治疗潜在的丙型肝炎	C

Necrolytic acral erythema as a cutaneous marker of hepatitis C: report of two cases and review. Tabibian JH, Gerstenblith MR, Tedford RJ, Junkins-Hopkins JM, Abuav R. Dig Dis Sci 2010; 55: 2735–43.

Necrolytic acral erythema: a review of the literature. Geria AN, Holcomb KZ, Scheinfeld NS. Cutis 2009; 83: 309–14.

口服锌补充剂治疗 NAE 的成本、安全性和之前的成功使其成为一线治疗。口服锌补充剂的反应通常在几周内观察到。口服锌的反应呈剂量依赖性,当使用较低剂量时(如每天 60mg)改善较少。虽然一些口服锌成功治疗的患者在治疗前表现出低锌水平,但仍有许多对口服锌补充剂有反应的患者在治疗前锌水平正常。有报道,口服锌联合干扰素 α-2b 皮损内注射后皮损缓解,提示干扰素可能增强口服锌治疗效果。

每天 2 次口服硫酸锌 220mg 是目前治疗 NAE 最有效、副作用最少的方法。许多研究报道了长期口服锌补充剂对 NAE 的改善和缓解作用。NAE 成功治疗后症状完全消失,但会留下炎症后色素沉着。口服锌治疗 NAE 的机制尚不清楚。丙型肝炎患者可能因代谢紊乱导致低锌水平,或者这些患者血清锌正常而皮肤锌水平降低。锌还可能具有抗炎、抗病毒和免疫调节作用。长期服用锌补充剂的患者应监测血清铜水平,因为锌会改变铜的生物利用度。

二线治疗	
• 窄谱紫外线光疗	E
• 外用他克莫司	E

Necrolytic acral erythema: successful treatment with topical tacrolimus ointment. Manzur A, Siddiqui AH. Int J Dermatol 2008; 47: 1073–5.

据报道,窄谱紫外线治疗后患者 NAE 有轻度改善,有 1 位患者完全治愈并且在肝移植后维持缓解。也有报道称,在使用干扰素 -α 治疗潜在的 HCV(联合或者不联合利巴韦林)后 NAE 也得到改善。然而,停止干扰素治疗后 NAE 可能复发。有一例报道称 0.1% 他克莫司软膏连续外用 4 周后 NAE 完全消退。NAE 通常对外用皮质类固醇或皮损内注射曲安奈德无反应。

(彭 斌 译,耿松梅 校)

第167章 坏死松解性游走性红斑

原著者 Benedict C. Wu，Sandra A. Kopp，Analisa Vincent Halpern

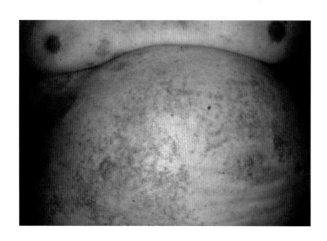

坏死松解性游走性红斑（necrolytic migratory erythema，NME）是一种典型的副肿瘤性皮肤反应，通常与潜在的胃肠胰神经内分泌肿瘤（NET）有关，最常见的是胰岛α细胞肿瘤。NME还与假性胃泌素综合征（无胰高血糖素分泌肿瘤的高胰高血糖症）、转移性NTE、胰高血糖素注射依赖状态、肝病、谷胶敏感性肠病、胰腺功能不全、胰高血糖素细胞腺瘤病、其他吸收不良或营养不良状态以及胆管癌有关。本病还可能与多功能内分泌瘤（MEN1）有关。

NME通常伴有体重减轻、新发或加重的糖尿病、正常细胞性贫血和高胰高血糖素血症。

皮损开始表现为瘙痒或疼痛红斑，伴有中央大疱形成，逐渐形成典型的中央结痂而边缘呈银屑病样的环状侵蚀性斑块。

NME分布广泛，但更倾向于压迫和摩擦区域，如臀部、下腹部、下肢和三叉间区。

早期皮损的组织病理学特征是角化不良、角质层上部空泡样变。NME的发病机制尚未完全阐明，但通过观察患者对不同治疗策略（如肿瘤切除，含锌、氨基酸、必需脂肪酸的肠外营养等）的反应，已经形成了几种理论。一种理论认为，胰高血糖素的分解代谢作用引起了高代谢状态，从而导致锌和必需脂肪酸的缺乏。考虑到NME与多种疾病相关，假设了一种该疾病发病的多因素模型：①高胰高血糖素血症诱导的低白蛋白血症导致锌（Zn）、必需脂肪酸（EFA）和氨基酸（AA）（如色氨酸）的缺乏（Zn、AA和EFA与白蛋白结合后在全身进行循环）；②缺锌导致原发性皮肤炎症，因为锌在修复前列腺素介导的表皮炎症反应中起主要作用；③后续的色氨酸缺乏会导致角质形成细胞的降解，而不伴随新细胞的形成。烟酸生物合成中色氨酸是必需的原料，在缺乏足够烟酸的情况下，角质形成细胞不能调节适当的细胞更替频率、毛细血管张力以及表皮和黏膜上皮的成熟。

从理论上讲，血清胰高血糖素升高，低白蛋白血症，锌、EFA和AA缺乏，以及潜在的肝功能障碍最终将会导致NME中观察到的表皮炎症、破裂和坏死松解的发生增加。

有学者认为，与丙型肝炎相关的肢端坏死松解性红斑（necrolytic acral erythema，NAE）是NME的肢端亚型。典型的NAE以肢端病变为主，但也有关于甲、躯干和肢体近端NAE的报道，所以在NME的鉴别诊断中应考虑到非典型NAE的诊断。

治疗策略

治疗NME的首要任务是确定发病原因。在胰高血糖素瘤的情况下，手术切除肿瘤是理想的治疗方式，然而肿瘤常发生转移而减少了完全治愈的可能性。

胰高血糖素瘤生长缓慢且多数有包膜，若能及早发现并完全切除，不需要进行辅助性治疗。大多数的传统化疗方法对胰高血糖素瘤无效，但一些联合化疗和激素方案可以减轻肿瘤负荷从而改善NME的症状。对于有或没有相关胰高血糖素的NME，一线治疗选择生长抑素激动剂，奥曲肽和兰瑞肽。这些药物会减少胰高血糖素转变为活化形态的高血糖素。针对选择性胰岛细胞的联合化疗可考虑用于中、高分化肿瘤。此外，基于链佐星（STZ）的联合治疗可考虑用于中分化和高分化神经内分泌肿瘤（NET），特别是当肿瘤起源于胰腺，存在中度或高度分级的有丝分裂指数或Ki-67，或在临床或影像学上有快速进展时。STZ联合阿霉素（DOX）治疗胰腺相关NET的有效率为38%，中位生存期为32个月。对于分化较差的NET，应考虑以铂为基础的化疗方案，如STZ、5-FU和顺铂（FCiSt）。用放射性标记的生长抑素激动剂进行肽受体放射配基治疗的尝试取得了一定的成功。舒尼替尼是血管内皮生长因子（VEGF）和血小板衍生生长因子（PDGF）等多种受体酪氨酸激酶的抑制剂，已经证明可以改善晚期胰腺NET患者的无进展生存期。由于胰高血糖素具有引起血栓栓塞的风险，建议辅助性预防深静脉血栓（DVT）。有证据表明，营养支持与NME皮肤损害的显著改善有关，若发现任何全身性营养缺乏（特别是氨基酸、必需脂肪酸或锌），应立即进行相应的纠正。

在无胰高血糖素瘤的情况下诊断NME时，应鉴别潜在的营养不良或假胰高血糖素瘤综合征。另外这些情况可出现于肝病和其他会导致慢性吸收不良的疾病，如腹腔疾病、炎症性肠病、慢性胰腺炎或转移性NET和胆管癌。胰高血糖素细胞瘤常表现为胰岛弥漫性增大,从而导致胰高血糖素分泌过多,而影像学上未能发现胰腺肿块。如果怀疑为MEN1或多功能内分泌肿瘤,应进一步检查空腹胰岛素、催乳素、甲状旁腺激素、钙、血管活性肠肽(VIP)、胃泌素和促肾上腺皮质激素(ACTH)水平。

特殊检查	
• 血清胰高血糖素和嗜铬素	A
• 血清锌、氨基酸(色氨酸)、总蛋白、白蛋白、必需脂肪酸、核黄素、烟酸、吡哆醇(维生素 B₆)、氰钴铵(维生素 B₁₂)、生物素、叶酸、泛酸、甲基丙二酸和丙酸水平	
• 血红蛋白 / 血细胞比容	
• 空腹血糖	
• 肝功以及乙肝、丙肝病毒的血清学检测	
• 腹部 CT 扫描、超声内镜、腹部血管造影以及生长抑素受体闪烁显像	
• 多发性内分泌肿瘤 1 型(MEN1)基因	
• 血清空腹胰岛素、催乳素、钙、血管活性肠肽、胃泌素、甲状旁腺激素、ACTH	
• 皮肤活检(HE 染色)	

Glucagonoma and glucagonoma syndrome: a case report with review of recent advances in management. Al-Faouri A, Ajarma K, Alghazawi S, Al-Rawabdeh S, Zayadeen A. Case Rep Surg 2016; 2016: Article ID: 1484089, 3 pp

本病例报告强调了识别潜在胰高血糖瘤 / 胰高血糖瘤综合征患者的 NME 皮疹的重要性。转移性胰腺 NME 的新进展包括肝切除术、肝移植、长效生长抑素类似物、靶向放疗、选择性内放射微球放射栓塞和生物治疗。

Guidelines for the management of gastroenteropancreatic neuroendocrine (including carcinoid) tumors (NETs). Ramage JK, Ahmed A, Ardill J, Bax N, Breen DJ, Caplin ME, et al. Gut 2012; 61: 6–32.

这些指南已由英国和爱尔兰神经内分泌肿瘤协会修订,目的是确定并告知在管理胃肠胰 NET 时需要作出的关键决定。化疗药物包括链佐星 / 阿霉素和替莫唑胺 / 卡培他滨。对于中度和高分化的肿瘤,应考虑基于链佐星的联合治疗,而对于低分化的 NET,应考虑基于铂的方案。

Octreotide-responsive necrolytic migratory erythema in a patient with pseudoglucagonoma syndrome. Virani S, Prajapati V, Devani A, Mahmood M, Elliott J. J Am Acad Dermatol 2013; 68: e44–6.

这篇病例报道了 1 位有异位库欣综合征病史的 56 岁女性,被诊断为继发于假糖瘤综合征的 NME 并伴有肝转移。患者有 20 年反复疼痛性皮疹病史,对 2 周逐渐减量的泼尼松

治疗无反应。然而在皮下注射奥曲肽 4 周后,病变几乎消失。

A rare but revealing sign: necrolytic migratory erythema. Compton N, Chien A. Am J Med 2013; 126: 387–9.

这份病例报告强调了一旦诊断出 NME,保持对潜在恶性肿瘤(如胰高血糖素瘤)高度临床怀疑的重要性。在这个病例中,患者的皮疹在胰腺肿瘤切除 6 天后完全消退。

Necrolytic migratory erythema-like presentation for cystic fibrosis. Koch LH, Lewis D, Williams JV. J Am Acad Dermatol 2008; 58: S29–30.

这篇病例报告支持慢性吸收不良综合征(CMS)是 NME 的一种病因。继发于囊性纤维化的 CMS 患者可出现类似于 NME 的银屑病样皮损。在病例报告中,患者的 NME 样病变在开始用锌和水解蛋白配方进行营养治疗后痊愈。

Necrolytic migratory erythema without glucagonoma in patients with liver disease. Marinkovich MP, Botella R, Datloff J, Sangueza OP. J Am Acad Dermatol 1995; 32: 604–9.

该研究表明,除胰高血糖素瘤外,NME 的最常见原因为肝细胞功能障碍、低蛋白血症。NME 可能是与营养不良和低蛋白状态相关各种肝病的皮肤表现。

Glucagon cell adenomatosis: a new entity associated with necrolytic migratory erythema and glucagonoma syndrome. Otto AI, Marschalko M, Zalatnai A, Toth M, Kovacs J, Harsing J, et al. J Am Acad Dermatol 2001; 65: 458–9.

这份报告介绍了 1 例新发现的胰腺内分泌疾病——胰高血糖素细胞腺瘤病 NME 死亡病例。

一线治疗	
• 兰瑞肽	A
• 放射性标记生长抑素类似物	B
• 放射性生物微球法	B
• 肿瘤切除	B

Lanreotide in metastatic enteropancreatic neuroendocrine tumors. Caplin ME, Pavel M, Cwikla JB, Phan AT, Raderer M, Sedlácková E, et al. N Engl J Med 2014; 17: 224–33.

这项关于生长抑素类似物兰瑞肽的随机、双盲、安慰剂对照的多国研究显示,可以显著延长 1 级或 2 级转移性肠胰 NET 患者的无进展生存期。

Treatment with the radiolabeled somatostatin analog [177 Lu-DOTA 0, Tyr3] octreotate: toxicity, efficacy, and survival. Kwekkeboom DJ, de Herder WW, Kam BL, Van Eijck CH, Van Essen M, Kooji PP, et al. J Clin Oncol 2008; 26: 2 124–30.

该文对 504 例胃胰腺神经内分泌肿瘤患者接受放射性标记的生长抑素类似物治疗进行了研究，无瘤生存、无疾病进展生存、总体生存结果均较好。

Radioembolization with selective internal radiation microspheres for neuroendocrine liver metastases. King J, Quinn R, Glenn DM, Janssen J, Tong D, Liaw W, et al. Cancer 2008; 1:921–9.

该文对 34 名患者进行前瞻性研究，这些患者都患有不能切除的 NET 伴肝转移，用钇(^{90}Y)放射性微球治疗后都取得了长期应答。

Surgical treatment of pancreatic neuroendocrine tumors: report of 112 cases. Gao C, Fu X, Pan Y, Li Q. Dig Surg 2010; 27: 197–204.

该文对 112 例胰岛相关 NET 进行回顾性分析。通过积极的根治性手术可以安全地切除以提高长期存活率。患者的 5 年生存率与血管和切缘侵犯相关。

二线治疗	
• 氨基酸、锌、必需脂肪酸营养支持	D

Glucagonoma syndrome: survival 21 years with concurrent liver metastases. Dourakis SP, Alexopoulou A, Georgousi KK, Delladetsima JK, Tolis G, Archimandritis AJ. Am J Med Sci 2007; 334: 225–7.

该文报告 1 例仅对症治疗而无法实施手术切除的胰高血糖素瘤患者，补充锌剂后皮损完全消退。

Peripheral amino acid and fatty acid infusion for the treatment of necrolytic migratory erythema in the glucagonoma syndrome. Alexander EK, Robinson M, Staniec M, Dluhy RG. Clin Endocrinol (Oxf) 2002; 57: 827–3 1.

该文报告了长期间歇性外周静脉注射氨基酸和脂肪酸可显著改善 NME 症状。

三线治疗	
• 链佐星	B
• 阿霉素	B
• 氟尿嘧啶	B
• 依维莫司	A
• 舒尼替尼	A
• 达卡巴嗪	D
• 肝移植	B

Fluorouracil, doxorubicin, and streptozocin in the treatment of patients with locally advanced and metastatic pancreatic endocrine carcinomas. Kouvaraki MA, Ajani JA, Hoff P, Wolff R, Evans DB, Lozano R, et al. J Clin Oncol 2004; 22: 4762–71.

本文对 84 例局部或转移性胰腺内分泌癌患者用氟尿嘧啶、阿霉素和链佐星（FAS）进行回顾性研究，以确定全身化疗的作用。FAS 治疗的缓解率为 39%，中位缓解期为 9.3 个月。2 年无进展生存率为 41%，2 年总生存率为 74%。

Therapeutic management of patients with gastroenteropancreatic neuroendocrine tumours. Khan MS, Caplin ME. Endocr Relat Cancer 2011; 18 Suppl 1: S53–74.

本文对胰腺相关 NET 治疗研究进展进行回顾，如肽受体放射性核素治疗、舒尼替尼和依维莫司。

Sunitinib malate for the treatment of pancreatic neuroendocrine tumors. Raymond E, Dahan L, Raoul J-L, Bang Y-J, Borbath I, Lombard-Bohas C, et al. N Engl J Med 2011; 364: 501–13.

本试验是一项多国家、随机、双盲、安慰剂对照的舒尼替尼 Ⅲ 期试验。舒尼替尼是一种酪氨酸激酶抑制剂，在晚期、分化良好的胰腺相关 NET 患者中进行。与安慰剂相比，舒尼替尼可改善无进展生存率、总生存率和客观有效率。

Everolimus for advanced pancreatic neuroendocrine tumors. Yao JC, Shah MH, Ito T, Lombard-Bohas C, Wolin EW, Van Cutsem E, et al. N Engl J Med 2011; 364: 5 14–23.

这项多国、随机、双盲试验证明了一种以哺乳动物西罗莫司（mTOR）为靶标的口服抑制剂——依维莫司能显著延长进展性晚期胰腺 NET 患者的无进展生存期。

Liver transplantation for the treatment of liver metastases from neuroendocrine tumors: an analysis of the UNOS database. Gedaly R, Daily MF, Davenport D, McHugh PP, Koch A, Angulo P, et al. Arch Surg 2011; 146: 953–8.

回顾性分析 150 例神经内分泌肿瘤肝转移的肝移植治疗病例。研究发现较长的等待时间和移植前的疾病稳定，与较好的预后以及较长的无进展生存期有关。

（乔建军 译，方红 校）

证据等级：A 双盲试验　　B 临床试验，研究对象≥ 20 例　　C 临床试验，研究对象＜ 20 例　　D 病例分析，研究对象≥ 5 例　　E 个案报道

第 **168** 章　肾源性系统性纤维化

原作者　Anjela Galan，Shawn E. Cowper

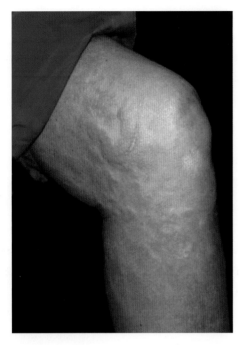

肾脏透析患者硬化苔藓样皮损

Reprinted from Cowper SE, Robin HS, Steinberg SM, Su LD, Leboit PE. Scleromyxedema-like cutaneous disease in renal dialysis patients. Lancet, 356 (9234) 1000 to 1, 2000, with permission from Elsevier.

肾源性系统性纤维化(nephrogenic systemic fibrosis，NSF)发生于暴露于含钆造影剂(GCCA)进行磁共振成像(MRI)检查的有肾功能损害的患者。早期表现为皮肤红斑、水肿、色素沉着和木质样硬化。本病常导致关节挛缩和内脏器官的纤维化。自 2010 年引入更严格的 GCCA 使用指南以来，NSF 的新发病例基本上已经消失。许多在 1997—2010 年暴露的患者仍然受到本病困扰。由于患者数量很少以及无新发病例，有意义的前瞻性人体研究很难实现。然而，已经制备出 NSF 的动物模型，可作为人的替代用于开发更新、更安全的 MRI 造影剂，并用于日后探索抗纤维化治疗。

治疗策略

NSF 可预防但不可治愈。有肾功能不全［急性肾损伤或慢性肾病(eGFR<30mL/(min·1.73m²))］的患者应避免使用三类含钆造影剂(GCCA)(Magnevist，Omniscan，Optimark)。在使用 GCCA 之前，应该对患者进行筛查，以确定哪些为高风险患者。在怀疑或已知药物清除障碍的患者中应避免 GCCA，除非其对诊断是必需的，且无法通过其他方式替代。如果用药不可避免，应由放射科医生和肾病科医生选择最佳剂量并进行随访。必须避免在单次成像过程中重复应用 GCCA，且在再次用药之前必须留出足够的时间消除 GCCA。尚无证据表明血液透析可以预防 NSF，但仍建议在接触 GCCA 后立即进行血液透析。

FDA Drug Safety Communication: new warnings for using gadolinium-based contrast agents in patients with kidney dysfunction. U. S. Food and Drug Administration; http://www.fda. gov/Drugs/DrugSafety/ucm223966. htm.

特殊检查
• 皮肤深部活检(切开取材或深部环钻取材)，由经验丰富的皮肤病理专家进行组织学和 CD34 免疫组化评估。
• 肾功能(例如血尿素氮和肌酐)。
• 蛋白电泳，排除硬化性黏液水肿相关的副蛋白病。
• 血清自身抗体检测(如 ANA、Scl-70)，以排除系统性硬化症和混合结缔组织病。
• 血液高凝状态评估。

目前尚没有针对 NSF 的血清学检测。本病的确诊依据肾病患者的临床和组织病理学表现。皮肤样本中钆的鉴定不足以确诊，但钆的缺失也不能用于排除疾病。因此，对钆的检测并不一定有意义。

Nephrogenic systemic fibrosis: clinicopathological definition and workup recommendations. Girardi M, Kay J, Elston DM, Leboit PE, Abu-Alfa A, Cowper SE. J Am Acad Dermatol 2011; 65: 1095–106.

一线治疗	
• 肾功能重建	
• 移植	D
• 透析	D
• 物理治疗	E
• 疼痛管理	E

肾移植是治疗的最佳手段，尤其是在 NSF 发病早期进行更好。虽然收益有限(约 50%)，但可以达到完全缓解。

在肾功能恢复几个月或几年后,显著的症状改善可能会缓慢增加。透析治疗的结果复杂。在一项研究中,一半的透析患者的临床症状得到改善但没有完全缓解。

严格的物理治疗是改善运动和维持关节功能的必需环节。

Treatment of nephrogenic systemic fibrosis: limited options but hope for the future. Linfert DR, Schell JO, Fine DM, Semin Dial 2008: 21: 155–9.

The outcome of patients with nephrogenic systemic fibrosis after successful kidney transplantation. Leung N, Shaikh A, Cosio FG, Griffin MD, Textor SC, Gloor JM, et al. Am J Transplant 2010; 10: 558–62.

Clinical improvement of nephrogenic systemic fibrosis after kidney transplantation. Panesar M, Banerjee S, Barone GW. Clin Transplant 2008; 22: 803–8.

Renal transplantation for nephrogenic systemic fibrosis: a case report and review of literature. Cuffy MC, Singh M, Formica R, Simmons E, Abu Alfa AK, Carlson K, et al. Nephrol Dial Transplant 2011; 26: 1099–101.

Rehabilitation in nephrogenic systemic fibrosis. Ramaizel L, Sliwa JA. PMR 2009; 1: 684–6.-Line Therapies

二线治疗	
• 体外光疗	E
• 己酮可可碱	E
• 甲磺酸伊马替尼	E

Extracorporeal photopheresis improves nephrogenic fibrosing dermopathy/nephrogenic systemic fibrosis: three case reports and review of literature. Mathur K, Morris S, Deighan C, Green R, Douglas KW. J Clin Apher 2008; 23: 144–50.

报告了一组进行性肾功能不全的患者,其中至少有 9 例患者应用体外光疗后症状有所改善。另一项研究报道了在 3 名终末期肾病透析患者中有类似效果。

Nephrogenic systemic fibrosis: early recognition and treatment. Knopp EA, Cowper SE. Semin Dial 2008; 21: 123–8.

己酮可可碱与 2 名患者的症状改善有关。

Gadolinium-a specific trigger for the development of nephrogenic fibrosing dermopathy and nephrogenic systemic fibrosis? Grobner T. Nephrol Dial Transplant 2006; 21: 1104–8.

Imatinib mesylate treatment of nephrogenic systemic fibrosis. Kay J, High WA. Aethritis Rheum. 2008; 58: 2543–8.

Antifibrotic effect after low dose imatinib mesylate treatment in patients with nephrogenic systemic fibrosis: an open-label nonrandomized, uncontrolled clinical trial. Elmholdt TR, Buus NH, Ramsing M, Olesen AB. J Eur Acad Dermatol Venereol 2013; 27: 779–84.

Evaluation of imatinib mesylate as a possible treatment of nephrogenic systemic fibrosis in a rat model. Hope TA, LeBoit PE, High WA, Fu Y, Brasch R. Magn Res Imag 2013; 32: 139–44.

2 名患者服用伊马替尼 400mg/d 在 15 周后症状明显改善。在 3 名患者的病例报道中显示,应用小剂量甲磺酸伊马替尼对皮肤而非关节活动产生影响。另外还有其他有类似发现的罕见病例报告。另外 2 名患者在关节活动度和皮下粘连方面有改善,但在治疗中断后出现逆转。最佳的治疗周期尚未确定。应用伊马替尼可以降低钆处理的大鼠的病变严重程度。

三线治疗	
• 硫代硫酸钠	E
• UVA1	E
• PUVA 联合维 A 酸	E
• 甲基氨基酮戊酸盐光动力疗法	E
• 血浆置换术	E
• 静脉注射免疫球蛋白(IVIG)	E
• 糖皮质激素(外用、皮损内和系统应用)	E
• 甲氨蝶呤(系统应用)	E
• 硫唑嘌呤	E
• 卡泊三醇	E
• 阿法赛特	E
• 西罗莫司	E

Nephrogenic systemic fibrosis: early recognition and treatment. Knopp EA, Cowper SE. Semin Dial 2008; 21: 123–8.

本综述中讨论了上述治疗方案。这些疗法大部分都缺乏评估疗效的大型研究以及可重复性或完善的信息。

The treatment of nephrogenic systemic fibrosis with therapeutic plasma exchange. Poisson JL, Low A, Park YA. J Clin Apher 2013; 28: 317–20.

据报道,2 名 NSF 患者经过一系列治疗性血浆置换后,其临床症状,尤其是疼痛程度,得到改善。

(肖 彤 译,赵凯迪 肖生祥 校)

证据等级:A 双盲试验　　**B** 临床试验,研究对象 ≥ 20 例　　**C** 临床试验,研究对象 < 20 例　　**D** 病例分析,研究对象 ≥ 5 例　　**E** 个案报道

原作者 Elizabeth Ghazi,Rhonda E Schnur

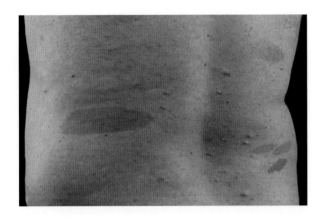

Ⅰ型神经纤维瘤病(type Ⅰ neurofibromatosis,NF1),也称 von Recklinghausen 病,是一种常染色体显性遗传的神经皮肤异常性疾病,存在多种临床表现。NF1 的病因是 17 号染色体上的神经纤维蛋白基因发生突变。神经纤维蛋白是一种 GTP 酶激活蛋白,对 Ras 蛋白信号转导通路有负反馈作用,NF1 基因突变导致 RAS 系统(RAS-GTP)过度激活,进而导致 mTOR(西罗莫司的哺乳动物靶标)细胞信号通路过度活化,致细胞过度增长和恶变可能。NF1 可累及多个系统,包括神经系统、心血管系统、肌肉骨骼系统和内分泌系统,但皮肤和眼部病变(包括 Lisch 结节、视神经胶质瘤和眼眶丛状病变)是最具特征的临床表现。皮肤病变包括咖啡牛奶斑、神经纤维瘤和丛状神经纤维瘤。神经纤维瘤病可表现为良性的皮下结节,也可表现为深在、巨大的丛状肿瘤,沿神经分布和 / 或深达骨组织和内脏器官。巨大的丛状神经纤维瘤可能进展为恶性周围神经鞘膜瘤(MPNST)。咖啡牛奶斑通常是最早出现的皮损,一般在婴儿期或儿童早期发生,而神经纤维瘤一般在青春期发生。

治疗策略

NF1 的确诊可依据已制定的临床标准。基因突变分析的敏感性受检测技术的影响,但在不断提高。基因突变检测可用于生殖咨询、确诊疑诊病例以及鉴别 NF1 与其他表型重叠的疾病,例如 Legius 综合征和 LEOPARD 综合征。基因突变的性质与 NF1 的预后存在相关性。大片段基因缺失或无效突变的临床表现更为严重,如出现严重的智力障碍或更易合并肿瘤。约 50% 的 NF1 病例是新发突变。

目前尚无有效的方法预防或治疗神经纤维瘤病。但有很多研究正致力于开发利用分子生物技术对 NF1 进行靶向治疗。酮替芬已被用于控制神经纤维瘤的疼痛、压痛和瘙痒症状,但目前尚没有关于酮替芬的大样本临床研究。神经纤维瘤的标准治疗只有手术。手术治疗的适应证包括:良性神经纤维瘤、有美容要求或有症状的皮肤纤维瘤病。多数神经纤维瘤皮损较小,可通过手术切除。虽然手术的死亡率很低,但大的肿瘤一般不建议手术切除。

带有金属环的单极电热仪可用于治疗数百个小的神经纤维瘤皮损,具有出血少、伤口二期愈合、美容效果好等优点。二期愈合的小肿瘤或缝合后的较大肿瘤可用 CO₂ 激光治疗。门诊患者可在局麻下一次性切除数百个肿瘤。然而,外科手术并不能达到治愈,皮损仍会继续发展,需反复切除。

丛状神经纤维瘤富含血管,且具有侵袭性,因此治疗困难。由于丛状神经纤维瘤可发展为 MPNST,因此,有症状的皮损需进行 MRI 或 PET 检查。当丛状神经纤维瘤出现不明原因的疼痛或迅速增大,且局部出现坏死或异常影像学改变时,需要进行皮肤活检以排除恶变可能。将来 cDNA 基因表达谱技术可能用于鉴别癌前病变和恶性病变。用非手术方法治疗丛状神经纤维瘤和恶性神经鞘膜瘤是目前研究的热点之一。西罗莫司是 mTOR 的变构抑制剂,可以延缓丛状神经纤维瘤的进展。新的治疗药物包括血管生长抑制因子和抗炎药物,这些药物可抑制细胞生长和诱导细胞凋亡。针对 Ras 信号转导系统或者限制 Ras 基因翻译后加工的药物也有很好的应用前景,如法尼基转移酶抑制剂(Tipifarnib)。通过限制其他信号传导通路的诱导或通过与其他细胞系的相互作用来影响 NF1 肿瘤微环境的药物目前也正处于研发中。例如,酪氨酸激酶抑制剂甲磺酸伊马替尼、PDGFRα 靶向药、c-KIT,以及 Ⅱ 期临床试验阶段的 c-ABL。而且 mTOR 抑制剂与这些药物的联用也正在研究阶段。

RAS 的诱导转化需要异戊二烯化(即法尼基化或香叶酰香叶酰化),而这一过程可以被法尼基转移酶抑制剂和 3-羟基 -3- 甲基戊二酰辅酶 A(HMG-CoA)还原酶抑制剂所抑制。HMG-CoA 还原酶是甲羟戊酸途径的限速酶,参与胆固醇和异戊烯基的合成。他汀类药物可以抑制 p21Ras/丝裂原活化蛋白激酶(MAPK)的活性,因此,正在被研究用于治疗 MPNST 和 NF1 相关的骨发育不良和认知障碍。联用重组骨形态发生蛋白(合成代谢剂)和二膦酸盐(抗分解代谢剂)可以促进胫骨假性关节炎愈合。许多上述药物正处于 Ⅱ 期临床试验阶段。

在体外试验中,对于改变基因剪切的突变,反义寡聚物可以恢复 mRNA 水平的剪切。在体外试验和在原位异种移植小鼠模型中，他莫昔芬可抑制 MPNST 细胞的增殖和存活，因此可能是一种有前景的治疗方式。

可将进展期 MPNST 患者转诊至肿瘤科医生进行放化疗治疗。

特殊检查

- 尤其是巨大丛状神经纤维瘤患者，需要每年进行全面皮肤检查。
- 完善基本的眼科检查：裂隙灯和散瞳检查。筛查视神经胶质瘤，8 岁以内儿童每年筛检 1 次；8 岁 ~18 岁，每 2 年筛检 1 次。
- 患者一级亲属的皮肤科和眼科检查。
- 如有必要，对出现学习障碍和注意力障碍者进行评估和干预。
- 定期测量血压，以监测是否有肾动脉狭窄或嗜铬细胞瘤。
- 如果患者出现神经系统的症状或体征，需做脑部、视神经和脊髓的 MRI 检查。
- 深在或病变进展的丛状神经纤维瘤应做 MRI 或 PET 检查。
- 疑有恶变的皮损应做皮肤活检。
- 疑有骨损害时应做放射线检查。
- 对先证者和有患病风险的家系成员做 DNA 分析。

Neurofibromatosis l. Friedman JM. 1998 [Updated 2014]. In: Wallace SE, Amemiya A, Bean LJH. GeneReviews. Seattle: University of Washington. http://www. ncbi. nlm. nih. gov/books/NBK1109.

这是一篇关于 NF1 的最全面、最新的综述。

一线治疗

外科切除	C
激光治疗	B

The role of surgery in children with neurofibromatosis. Neville HL, Seymour-Dempsey K, Slopis J, Gill BS, Moore BD, Lally KP, et al. J Pediatr Surg 2001; 36: 25–9.

本研究包含 249 例 NF1 患儿和 NF2 患儿，50 例患儿（其中 48 例为 NF1）进行了手术，其中 14 例为恶性肿瘤，8 例进行了多次切除。此篇文章对手术和术后的治疗也进行了回顾性总结。

The megasession technique for excision of multiple neuro-fibromas. Onesti MG, Carella S, Spinelli G, Scuderi N. Dermatol Surg 2010; 36: 1488–90.

该研究中 15 例患者在全身麻醉或深层麻醉下，行皮损电外科手术可以切除多发的神经纤维瘤皮损（平均 330 个皮损）。作者认为这种治疗方式有不适感轻微、美容效果良好、恢复期短和成本相对较低的优势。

Treatment of neurofibromas with a carbon dioxide laser: a

retrospective cross-sectional study of 106 patients. Méni C, Sbidian E, Moreno JC, Lafaye S, Buffard V, Goldzal S, et al. Dermatology 2015; 230: 263–8.

超过 106 例有症状和无症状的神经纤维瘤患者均能耐受 CO_2 激光治疗，并获得满意的疗效。

Management and prognosis of malignant peripheral nerve sheath tumors: the experience of the French Sarcoma Group **(GSF-GETO)**. Valentin T, Le Cesne A, Ray-Coquard I, Italiano A, Decanter G, Bompas E, et al. Eur J Cancer 2016; 56: 77–84.

该研究共分析了的 353 例 MPNST 患者，其中 37% 为 NF1。294 例进行了以治愈为目的的手术，其中 21% 的患者接受了新辅助治疗（主要是化疗），59% 的患者接受过辅助治疗（主要是放疗）。手术患者的中位无进展生存期为 26.3 个月。在接受姑息化疗的患者中，NF1 相关的 MPNST 患者比散发性的 MPNST 患者的生存率低。这是迄今为止最大规模的 MPNST 相关研究。

二线治疗

酮替芬	B
化疗	D

Ketotifen suppression of NF1 neurofibroma growth over 30 years. Riccardi VM. Am J Med Genet A 2015; 167: 1570–7.

该研究报道了 1 名 NF 患者使用酮替芬治疗后，神经纤维瘤的生长受到抑制。

Chemotherapy benefit for pediatric neurofibromatosis type I. Brower V. Lancet Oncol 2016; 17: e186.

该研究中，127 例 NF1 相关的低度神经胶质瘤患者和 137 例非 NF1 相关的低度神经胶质瘤的患者均接受卡铂和长春新碱治疗，前者的 5 年无事件生存率（69%）较后者（39%）有显著提高。

三线治疗

伊马替尼	E
mTOR 抑制剂（西罗莫司）	B,E
VEGF/c-KIT 抑制剂（贝伐单抗、西地那尼）	D,E
多激酶抑制剂（索拉非尼）	E
他莫昔芬	E
他汀类药物（辛伐他汀、洛伐他汀）	A,B
吡非尼酮	B
射频治疗	D
BRAF 抑制剂（威罗非尼）	E
干扰素 -α	D
反义吗啉低聚物	E

634

Imatinib mesylate for plexiform neurofibromas in patients with neurofibromatosis type 1: a phase 2 trial. Robertson KA, Nalepa G, Yang FC, Bowers DC, Ho CY, Hutchins GD, et al. Lancet Oncol 2012; 13: 1218–24.

口服甲磺酸伊马替尼共 6 个月，儿童剂量为 220mg/m²，每日 2 次；成人剂量为 400mg，每日 2 次。在至少 6 个月的甲磺酸伊马替尼治疗的 23 例患者中，有 6 例（26%）患者的 1 个或多个的丛状肿瘤体积至少缩小了 20%。不良反应包括可逆的中性粒细胞减少和高血糖。

Sirolimus for nonprogressive NF1-associated plexiform neurofibromas: an NF clinical trials consortium phase II study. Weiss B, Widemann BC, Wolters P, Dombi E, Vinks AA, Cantor A, et al. Pediatr Blood Cancer 2014; 61: 982–6.

该试验研究了 13 例非进展期丛状神经纤维瘤患者，口服西罗莫司起始剂量为 0.8mg/m²，每天 2 次，持续 28 天。所有患者均无明显毒性反应。但西罗莫司并没有表现出缩小肿瘤的效果，因此作者不建议将西罗莫司用于治疗非进展期丛状神经纤维瘤。但超出预期的是，生活质量问卷调查研究中，有 6 位患者在情感和学校表现方面的平均分得到显著的提高。

Sirolimus for progressive neurofibromatosis type 1-associated plexiform neurofibromas: a neurofibromatosis Clinical Trials Consortium phase II study. Weiss B, Widemann B, Wolters P, Dombi E, Vinks AA, Cantor A, et al. Neuro Oncol 2015; 17: 596–603.

这项研究针对无法手术的 NF1 相关的进展期丛状神经纤维瘤的患者。其中 29 例患者接受西罗莫司治疗，49 例接受安慰剂治疗。2 名受试者因严重的西罗莫司毒性反应（2 级肺炎，2 例病例均因治疗停止而病情反复）而被剔除。在这些 NF1 患者中，西罗莫司可以将丛状神经纤维瘤发展至进展期的时间延长近 4 个月。

Prolonged survival in adult neurofibromatosis type I patients with recurrent high-grade gliomas treated with bevacizumab. Theeler BJ, Ellezam B, Yust-Katz S, Slopis JM, Loghin ME, de Groot JF. J Neurol 2014; 261: 1559–64.

5 例复发性高级别神经胶质瘤患者采用贝伐单抗治疗，共 20 个中位治疗周期（10~72 个月）。5 例患者的复发后存活期均得到延长。自神经胶质瘤诊断之日起的中位总生存期为 72.6 个月。5 例中的 3 例患者因出现血管并发症而导致停药。

Tamoxifen inhibits malignant peripheral nerve sheath tumor growth in an estrogen-receptor independent manner. Byer S, Eckert JM, Brossier NM, Clodfelder-Miller BJ, Turk AN, Carroll AJ, et al. Neuro Oncol 2011; 13: 28–41.

他莫昔芬的代谢产物，4- 羟基他莫昔芬在体外和原位异种移植小鼠模型中均表现出抑制 MPNST 细胞的增殖和存活的作用。

A randomized placebo-controlled lovastatin trial for neurobehavioral function in neurofibromatosis I. Bearden CE, Hellemann GS, Rosser T, Montojo C, Jonas R, Enrique N, et al. Ann Clin Transl Neurol 2016; 3: 266–79.

44 例 NF1 患者被随机分配到洛伐他汀组（治疗时间为 14 周，成年患者最大剂量为 80mg/d，儿童患者最大剂量为 40mg/d）和安慰剂组。该研究发现洛伐他汀可以改善工作记忆、语言记忆和成人自述的内在问题。

Phase II trial of pirfenidone in children and young adults with neurofibromatosis type 1 and progressive plexiform neurofibromas. Widemann BC, Babovic-Vuksanovic D, Dombi E, Wolters PL, Goldman S, Martin S, et al. Pediatr Blood Cancer 2014; 61: 1598–602.

该研究中 36 例 NF1 相关的进行性丛状神经纤维瘤患者接受吡非尼酮治疗。吡非尼酮治疗患者的中位进展时间为 13.2 个月，而安慰剂对照组为 10.6 个月。没有观察到皮损的客观变化。吡非尼酮虽然有较好的耐受性，但没有证据证明其有效。

Radiofrequency in the treatment of craniofacial plexiform neurofibromatosis: a pilot study. Baujat B, Krastinova-Lolov D, Blumen M, Baglin AC, Coquille F, Chabolle F. Plast Reconstruct Surg 2006; 117: 1261–8.

该研究包含了 5 例头面部神经纤维瘤病患者，采用射频治疗可使部分丛状神经纤维瘤体积缩小或趋于稳定。该治疗耐受性良好，并且在疾病的早期阶段接受治疗可以获得最佳疗效。

Interferon-[alpha] for unresectable progressive and symptomatic plexiform neurofibromas. Kebudi R, Cakir FB, Gorgun O. J Pediatr Hematol Oncol 2013; 35: e115–7.

5 例患者接受 IFNα-2a 治疗，剂量为 3 000 000U/（m²·SC），每周 3 次，随后剂量增加至 6 000 000U/（m²·SC），并维持 1 年。4/5 的患者病情保持稳定，1 例患者进展为 MPNST。随访时间为 2~10 年。

Chemotherapy for the treatment of malignant peripheral nerve sheath tumors in neurofibromatosis 1: a 10-year institutional review. Zehou O, Fabre E, Zelek L, Sbidian E, Ortonne N, Banu E, et al. Orphanet J Rare Dis 2013; 8: 127.

这项回顾性研究包含了 21 例 NF1 相关的 MPNST 患者，发现标准化疗（蒽环类和 / 或异环磷酰胺）不能降低死亡率。

（王亚琦　译，王　添　肖生祥　校）

第170章 痣样基底细胞癌综合征

原作者 Saurabh Singh, Gary Peck

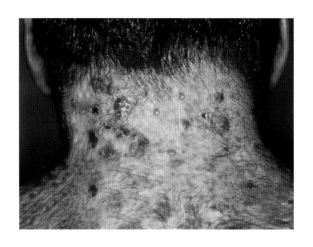

痣样基底细胞癌综合征(NBCCS)是一种常染色体显性综合征,以基底细胞癌(BCC)和多系统表现为特征。可能出现的症状包括掌跖凹点、颌骨牙源性角化囊肿、大脑镰异位性钙化、肋骨融合或叉状肋、巨头畸形、唇裂、面部粗糙、髓母细胞瘤、心脏和卵巢纤维瘤、肠淋巴管囊肿、胸廓畸形、并指/趾。

对大多数患者来说,痣样基底细胞癌综合征是由一个定位到9号染色体(q2231)长臂的肿瘤抑制因子 PTCH1 基因突变引起的。PTCH1 基因编码一种跨膜蛋白,作为 hedgehog 蛋白的受体,并影响 Sonic hedgehog 信号转导通路(SHH)。PICH1 蛋白可与跨膜蛋白 SMO 结合,抑制 SHH 通路。SMO 促进 Gli 蛋白从融合抑制因子(SUFU)中释放。PTCH1 基因突变会导致 SHH 途径的过度表达,造成肿瘤形成和某些发育异常。如果患者没有 PTCH1 基因突变,则可能是由于存在 SUFU 基因突变,导致 Gli 转录因子过度激活,细胞增殖。这种类型的痣样基底细胞癌综合征患者在5岁前可能会表现为髓母细胞瘤,且不会出现牙源性角化囊肿。PTCH2 突变也可能与痣样基底细胞癌综合征有关联,但这种情况很少见。

治疗策略

痣样基底细胞癌综合征患者的管理主要在于患者宣教、肿瘤预防和 BCC 的治疗,同时达到美观、减少身体不适和治疗花费。

患者宣教应包括关于使用防晒霜、防护服和护目镜、车窗防晒膜、避免辐射治疗的必要性,以及遗传咨询等方面的知识。嘱患者定期复查维生素 D 水平,并根据实验室检查决定是否需要补充维生素 D。全身皮肤检查应每年进行1

次,并在第一次皮肤癌发生后增加检查次数。对于这些患者,皮肤科医生常常扮演倡导者和信息资源提供者的角色,同时需要其他科室和皮肤外科在诊断及治疗方面的帮助。特别是每年都要进行眼科和口腔科检查。儿童患者应接受随访,并进行发育、视力、语言和听力检查。基线超声心动图可以排除有潜在危险的心脏纤维瘤。青春期女性应当考虑进行盆腔超声检查。除非诊断不明确,否则无须通过 X 线检查来辅助确诊,要尽量减少辐射暴露。如有可能,最好采用数字影像。建议在8岁之前,每年进行1次头部磁共振成像(MRI)检查,因8岁以后髓母细胞瘤较罕见。

以下情况需要进行基因检测:①患者的家庭成员曾经被诊断过该病,应进行产前检查;②不符合临床诊断标准的患者;③筛查因家庭成员患病而处于危险中的无症状患者。

痣样基底细胞癌综合征患者需要情感支持,因为他们要接受多种治疗,而这些治疗可能会导致瘢痕和畸形。患者可以通过定期的抑郁症筛查和转诊、支持网站(如,www.Gorlinsyndrome.org)等获益。

与散发性 BCC 相比,肿瘤的大小和数量(尤其是在 I 型和 II 型皮肤肿瘤中),发病年龄小以及头颈的分布,都带来更大的挑战。除了需要避免放疗,其他治疗都是相同的:手术,激光换肤,光动力治疗,外用药物治疗,注射治疗和局部治疗,包括 vismodegib(一种与 SMO 结合的 SHH 通路抑制剂),以及卡培他滨(一种全身性的氟尿嘧啶前体药物)的系统治疗。

化学预防的作用(预防性治疗以减少新的 BCC 的发病率)仍不明确。化学预防对 NBCCS 治疗的有效性尚无定论,除了 vismodegib——虽然该药耐受性不佳,但对 NBCCS 确实有效。

本章主要针对 NBCCS,读者可以参考 BCC 章节来对该肿瘤的治疗进行更全面的回顾。

特殊检查
• 影像学检查
• 皮肤镜检查
• 维生素 D 水平检测
• 选择性行遗传学检查

Consensus statement from the first international colloquium on basal cell nevus syndrome (BCNS). Bree, AF, Shah MR. Am J Med Genet A 2011; 155: 2091–7.

这是一份针对 NBCC 诊断标准以及对儿童与成人患者

监测与评估的多学科的专家共识。

High prevalence of vitamin D deficiency in patients with basal cell nevus syndrome. Tang J, Wu A, Lions E, Parimi N, Lee W, Aszterbaum M, et. al. Arch Dermatol 2010; 146: 1105–10.

对 41 名 NBCC 非卧床患者的 25- 羟基维生素 D 水平测定,这些患者均参与了 2 年的化学预防临床试验,该试验选择了符合条件的不同年龄、性别、Fitzpatrick 皮肤类型和所处位置的患者。NBCC 患者维生素 D 缺乏症发生率是正常人的 3 倍(56% vs.18%;$P<0.001$)。

一线治疗	
• 外科切除	B
• Mohs 显微外科手术	B
• 防晒和射线治疗	B

Consensus for nonmelanoma skin cancer treatment: basal cell carcinoma, including a cost analysis of treatment methods. Kauvar AN, Cronin T, Roenigk R, Hruza G, Bennett R. Dermatol Surg 2015; 41: 550–71.

与 BCC 复发率增加相关的肿瘤因素包括:发病部位位于面中部、手部、足部和生殖器;在躯干和四肢部位大小超过 20cm,非面中部区域超过 10mm 或者更大;结节型、浸润型、硬化型、多形性、多种组织学亚型、边界不清、复发史、神经组织受累。与高风险基底细胞癌相关的宿主因素包括:以前曾接受过放疗或精神创伤、免疫抑制、遗传综合征,以及年龄 <40 岁。

The nevoid basal cell carcinoma syndrome: sensitivity to the ultraviolet and X-ray irradiation. Frentz G, Munch-Petersen B, Wulf HC, Biebuhr E, da Cunha Bang F. J Am ACAD Dermatol 1987, 17, 637–43.

放疗禁用于 NBCCS 的治疗。NBCCS 患者在放疗半年至 3 年内会发展成基底细胞癌,而在散发的基底细胞癌患者中,放射线引发的肿瘤通常有 20~30 年的迟滞期。

Sun exposure and basal cell carcinomas in the nevoid basal cell carcinoma syndrome. Goldstein AM, Bale SJ, Peck GL, DiGovanna JJ. J Am Acad Dermatol 1993; 29: 34–41.

在 NBCCS 患者中,肿瘤更容易发生在阳光暴露的部位,这表明紫外线可能是该病的加重因素。

二线治疗	
• 电灼和刮除术	B

Basal cell and squamous cell skin cancers: clinical practice guidelines in oncology. Miller SJ, Alam M, Anderson J, Berg D, Bichakjian CK, Bowen G, et al. INCCN 2010; 8: 836–64.

对于 BCC 来说,手术治疗治愈率最高,复发率最低。电灼和刮除术适用于低风险部位,如肿瘤组织尚未侵袭至脂肪层的无毛发覆盖区域。临床切缘为 4mm 通常是足够的。高风险肿瘤应进行 Mohs 手术或完整切除,并通过冰冻切片或永久切片对肿瘤的四周圆形边界及深度进行评估。

三线治疗	
• 光动力治疗	A
• 咪喹莫特	A
• 冷冻治疗	B
• 5- 氟尿嘧啶	B
• CO_2 激光	B
• 脉冲激光	C
• 翠绿宝石激光	E
• 干扰素	B
• 博来霉素	B
• 电化学疗法	E
• 维 A 酸	C
• IL-2	C
• 紫杉醇	E
• 卡培他滨	E
• 化学剥脱术	E
• 皮肤磨削术	E
• Vismodegib(晚期或者已转移 BCC)	A
• 索尼德吉	B
• 巨大戟醇甲基丁烯酸酯	D

Treatment of Gorlin syndrome (nevoid basal cell carcinoma syndrome) with methylaminolevulinate photodynamic therapy in seven patients, including two children: interest of tumescent anesthesia for pain control in children. Girard C, Debu A, Bessis D, Blatiere V, Dereure O, Guillot B. J Eur Acad Dermatol Venereol 2013: 27: e171–5.

对 41 例 BCC 患者中的 7 位患者先对病灶进行表面刮除(BCC)或剥脱术(nBCC),在进行 10 分钟的 635nm 红光照射前 3 小时局部应用甲基氨基乙酰丙酸(MAL)。在 1 次治疗后,整体清除率为 60%,3 次治疗后为 78%。所有患者的美容效果都很好。成人对治疗有很好的耐受性,照光期间伴有中度的痛感,年纪最小的患者使用了罗哌卡因 - 利多卡因麻醉以确保对治疗疼痛的耐受。

Efficacy of photodynamic therapy as a treatment for Gorlin syndrome-related basal cell carcinomas. Loncaster J, Swindell R, Slevin F, Sheridan L, Allan D, Allan D, Allan E. Clin Oncol 2009; 21: 502–8.

33 位 NBCCS 患者(138 处皮损)使用光动力(PDT)治

疗,并在治疗前和随访期间使用超声扫描评估病灶厚度。局部的 PDT 治疗常用于浅表病灶(厚度<2mm,光敏剂+光纤可以用于厚度>2mm 的病灶。12 个月时该病局部控制率为 56.3%。

Consensus recommendations for the treatment of basal cell carcinomas in Gorlin syndrome with topical methylaminolevulinate-photodynamic therapy. Basset-Seguin N, Bissonnette R, Girard C, Haedersdal M, Lear JT, Paul C, et al. J Eur Acad Dermatol Venereol 2014; 28: 626–32.

对于 BCC 的治疗,7 位皮肤科医生达成了共识,以丰富的经验和文献支持使用 MAL-PDT 对 BCN 患者进行 MAL-PDT 治疗。他们认为,sBCC 患者和病灶深度<2mm 的 nBCC 患者都应该予以处理,尤其是口周的 sBCC 和 nBCC。如果患者可以耐受治疗时的疼痛,多发肿瘤可以同时治疗。虽然 MAL-MDT 还未批准用于儿科,但根据病例研究和儿科专家的经验,专家组认为可以考虑用于儿童患者的治疗。

Photodynamic therapy for patients with basal cell nevus syndrome. Gilchrest BA, Brightman LA, Tyiele JJ, Wasserman DI. Dermatol Surg 2009; 35: 1576–81.

7 例患者在 15 个月内,在面部、躯干、四肢部位使用 ALA-PDT 间歇性治疗。首先用 20% 的 ALA 溶液局部湿敷 1 小时,后蓝光(417nm)照射 16 分 40 秒。随访 7 个月,大部分患者 BCC 消退,并且新发 BCC 数量减少,外观得以改善。

Photodynamic therapy versus topical imiquimod versus topical fluorouracil for treatment of superficial basal cell carcinoma: a single-blind, non-inferiority, randomized clinical trial. Arits AH, Mosterd K, Essers BA, Spoorenberg E, Sommer A, De Rooij MJ, et al. Lancer Oncol 2013; 14: 647–54.

在本试验中,601 名 sBCC 患者随机接受 2 次 MAL-PDT 治疗(间隔 1 周)、咪喹莫特外用治疗(每天 1 次,每周 5 次,持续 6 周)或 5% 氟尿嘧啶治疗(每天 2 次,持续 4 周)。在 3 个月和 12 个月的随访中,无肿瘤患者的比例 PDT 治疗组为 72.8%(95% 置信区间为 66.8%~79.4%),咪喹莫特治疗组为 83.4%(95% 置信区间为 78.2%~88.9%),氟尿嘧啶治疗组为 80.1%(95% 置信区间为 74.7%~85.9%)。

Cryosurgery of cutaneous malignancy: an update. Kuflik EG. Dermatol Surg 1997; 23: 1081–7.

冷冻治疗对浅表、边界清楚的非浸润性肿瘤疗效好;对硬斑病样或浸润性皮损、复发性皮损、浸润深或侵袭性强的肿瘤效果不佳。

Gorlin syndrome: the role of the carbon dioxide laser in patient management. Grobbelaar AO, Horlock N, Gault DT.

Ann Plast Surg 1997; 39: 366–73.

Ultrapulse CO$_2$ used for the successful treatment of basal cell carcinomas found in patients with basal cell nevus syndrome. Nouri K, Chang A, Trent JT, Jimenez GP. Dermatol Surg 2002; 29: 287–90.

3 例多发较小 BCC 患者经超脉冲 CO$_2$ 激光治疗,均有完整的组织学清除和微小瘢痕形成。

超脉冲 CO$_2$ 激光可以 100% 去除真皮中部或更深层的 sBCC,但直径>10mm 的大 nBCC 不能靠此方法去除。

Single treatment of nonmelanoma skin cancers using a pulsed-dye laser with stacked pulses. Tran HT, Lee RA, Oganesyan G, Jiang SB. Lasers Surg Med 2012; 44: 459–67.

20 例经活检证实为 BCC 的患者和原位 SCC 的患者,随机接受无治疗或者 595nm 波长的 PDL,采用或不采用双脉冲治疗(叠加脉冲)。非双脉冲治疗组的清除率为 25%(与非治疗组类似),而双脉冲(叠加脉冲)治疗组的清除率为 71%。未被完全清除的病灶经组织病理学检查发现,残留组织超出了治疗的中心区域,如果排除,则清除率为 100%。

755nm alexandrite laser for the reduction of tumor burden in basal cell nevus syndrome. Ibrahimi OA, Sakamoto FH, Tannous Z, Anderson RR. Laser Surg Med 2011; 43: 68–71.

以脉管系统为靶点已被认为是一种根除肿瘤的方法。然而,血管激光比如 PDL 对 BCC 的治疗效果有限,长脉冲翠绿宝石激光能穿透 2 倍于 PDL 的深度,并能到达真皮的血管系统。1 位有放射治疗史的 BCNS 患者在上肢和躯干前部用 755nm 的翠绿宝石激光治疗 2 个脉冲,能量为 100J/cm^2、脉冲长度为 3 毫秒、无动态冷却模式、光斑大小为 8mm 且脉冲之间有 10% 重叠。18 个皮损中的 15 个治疗后病灶完全消退,7 个月时出现色素减退性瘢痕。7 个月时单一病灶活检未见 BCC 残留。

Intralesional agents in the management of cutaneous malignancy: a review. Good LM, Miller MD, High WA. J Am Acad Derm 2011; 64: 413–22.

当手术治疗不可行时,以及在外观美容可能因手术而受影响的情况下,皮肤癌的皮损内治疗是一种可考虑的方法。干扰素 α-2b(1.5M IU,3 周,每周 3 次)和白介素 β-1a 也用于 BCC。在 NBCCS 的治疗中,几乎没有这种治疗模式的经验。

Successful treatment of multiple basaliomas with bleomycin-based electrochemotherapy: a case series of three patients with Gorlin-Goltz syndrome. Kis E, Baltas E, Kinyo A, Varga E, Nagy N, Gyulai R, et al. Acta Derm Venereol 2012; 92: 648–51.

在电化学治疗（ECT）中，当电脉冲与化疗药物同时使用时，肿瘤被清除，这被认为增加了抗癌药物的局部细胞毒性。3 例 BCNS 患者（面部、头皮、躯干、四肢一共 99 个 BCC）在电化学治疗的基础上，在全身镇静下接受静脉注射博来霉素，剂量为 15mg/m^2。肿瘤大小范围为 0.32~0.2cm^3。电脉冲在药代动力学高峰期时静脉注射博来霉素后 828 分钟后发出。所用电极的类型由肿瘤的大小和类型决定。1 位患者每隔 2 个月进行 4 次治疗，其余患者仅接受 1 次治疗。肿瘤的完全缓解率为 87%，部分缓解率为 12%。术后 10~28 个月随访未复发，2 例肿瘤学组织检查证实完全清除，副反应仅为治疗后病灶周围出现红斑水肿，2~3 周内出现坏死，脉冲传导时出现肌肉酸痛。

Electrochemotherapy: a valid treatment for Gorlin-Goltz syndrome. Curatolo P, Miragkia E, Rotunno R, Calvieri S, Giustini S. Acta Dermatovernerol Croat 2013; 21: 132–4.

1 个在头皮上长有 5cm×10cm BCC 的 BCNS 患者接受了以博来霉素为基础电化学治疗，剂量为 15mg/m^2。第 4 周，结节上的初始坏死焦痂再生，并进行第二次电化学治疗。4 周后肿瘤完全恢复，4 年后无复发。

Effect of perilesional injections of PEG-interleukin-2 on basal cell carcinoma. Kaplan B, Moy RL. Dermatol Surg 2001; 26: 1037–40.

8 例患者的 12 处 BCC 病灶接受了病灶内聚乙二醇化 IL-2 治疗，临床和组织学治愈率为 66%（8/12）。10/12 的注射部位发生了红斑、肿胀和疼痛，但 1 周内消退，只有 1 位患者出现了全身流感样症状。

Successful treatment of an intractable case of hereditary basal cell carcinoma syndrome with paclitaxel. El Sobky RA, Kallab AM, Dainer PM, Jillella AP, Lesher JL Jr. Arch Dermatol 2001; 137: 827–8

Novel approach to Gorlin syndrome: a patient treated with oral capecitabine. Beach DF, Somer R. J Clin Oncol 2011; 29: e397–401

卡培他滨是氟尿嘧啶（FU）的前体药物，在肝脏中通过胞苷脱氨酶（一种在肿瘤细胞中发现的酶）代谢后转化为 FU 的活性形式。1 位对 FU 反应有限的 NBCCS 患者，口服卡培他滨 1 500mg/ 次，每 12 小时 1 次，连续服用 14 天，每 3 周 1 个周期。6 个月后该患者头皮上一处 2cm×2.5cm 的病灶和肩胛骨一处 2.5cm×1.5cm 的病灶几乎完全清除。多处病灶被清除，且 2 年内无新发病灶。

Efficacy and safety of vismodegib in advanced basal cell carcinoma. Sekulic A, Migden MR, Oro AE, Dirix L, Lewia

KD, Aainsworth JD, et al. N Engl J Med 2012; 366: 217–9.

在一项 II 期研究中（ERIVANCE BCC），104 例进展期 BCC 患者（71 例局部进展，33 例转移）接受了每天口服维莫德吉 150mg（GDC0449）治疗。

转移性 BCC 患者的应答率为 30%，局部进展性 BCC 患者的应答率为 43%，其中 21% 的患者完全应答。超过 30% 的患者出现不良反应，表现为肌肉痉挛、斑秃、味觉障碍、体重减轻和疲劳。4% 的患者在接受维莫德吉治疗后出现严重不良反应。

Surgical excision after neoadjuvant therapy with vismodegib for a locally advanced basal cell carcinoma and resistant basal cell carcinomas in Gorlin syndrome. Chang ALS, Atwood SX, Tartar DM, Oro AE. JAMA Dermatol 2013; 149: 639–41.

维莫德吉 150mg/d 治疗 51 周的 NBCCS 患者，其进展期 BCC 的病情有所好转，且促进了肿瘤的清除。然而，在使用维莫德吉时，患者获得了继发性耐药并发现了新的肿瘤。

Patients with Gorlin syndrome and metastatic basal cell carcinoma refractory to smoothened inhibitors. Zhu GA, Li AS, Chang AL. J Am Acad Dermatol 2014; 150: 877–9.

1 名 NBCC 和 BCC 肺转移的患者最初使用新的 SMO 抑制剂 saridegib 治疗，剂量为 130mg/d。由于 16 个月后肿瘤无反应，开始使用维莫德吉，仍出现了结节增大和新发结节。

The use of vismodegib to shrink keratocystic odontogenic tumors in patients with basal cell nevus syndrome. Ally MS, Tang JU, Joseph T, Thompson B, Lindgren J, Raphael MA, et al. JAMA Dermatol 2014; 150: 542–5.

维莫德吉可能是 NBCCS 患者角化囊肿性牙源性肿瘤（KCOT）的非手术治疗选择。在 6 例同时使用 BCNS 和 KCOT 的患者中，使用维莫德吉 150mg/d，平均 18 个月，肿瘤减小了 50%。治疗期间没有新的 KCOT 发展。长期疗效和部分患者无反应的原因未知。

An investigator-initiated open-label clinical trial of vismodegib as a neoadjuvant to surgery for high-risk basal cell carcinoma. Ally MS, Aasi S, Wysong A, Teng C, Anderson E, Bailey-Healy I, et al. J Am Acard Dermatol 2014; 71: 904–11.

11 例进展期 BCC 患者应用维莫德吉 150mg/d，平均 4 个月，需手术区域减少了 27%（95% CI 7.9%~45.7%，P =0.006）。由于严重的副作用，治疗受到限制，29% 的患者由于不良反应无法完成多于 3 个月的治疗。对于治疗不到 3 个月的患者，该药未见明显疗效。

Vismodegib exerts targeted efficacy against recurrent sonic hedgehog subgroup medulloblastoma: results from phase II

pediatric brain tumor consortium studies PBTC025b and PBTC032. Robinson GW, Orr BA, Wu G, Gururangan S, Lin T, Qaddoumi I, et al. J Clin Oncol 2015; 33: 2646–54.

31 例儿童和成人复发性髓母细胞瘤（MB）患者的维莫德吉的 II 期研究显示，维莫德吉对成人复发性 SHH-MB 仍有抑制作用，但对非 SHH-MB 无抑制作用。儿科患者资料不足。

Topical treatment of basal cell carcinomas in nevoid basal cell carcinoma syndrome with a smoothened inhibitor. Skavara H. Kalthoff F, Meingassner JG, Wolff-Winiski B, Aschauer H, Kelleher JF, et al. J Invest Dermatol 2011; 131: 1735–44.

LDE225（sonidegib）乳膏是一种选择性的 SMO 抑制剂，对小鼠基底细胞有抑制作用。8 例 BCNS 患者参与了双盲、随机、安慰剂对照的 75% LDE225 乳膏外用的研究。4 周后，13 处 LED225 治疗的 BCC 病灶中 3 处观察到完全反应，9 处观察到部分反应，1 处没有临床反应。患者对治疗的耐受性良好。

PEP005 (ingenol mebutate) gel for the topical treatment of superficial basal cell carcinoma: result of a randomized phase IIa trial. Siller G, Rosen R, Freeman M, Welburn P, Katsamas J, Ogbourne SM. Australas J Dermatol 2010; 51: 99–105.

虽然局部使用 0.05% 巨大戟醇甲基丁烯酸酯凝胶可用于治疗日光性角化病，但在 63% 的患者中表现出 sBCC 的组织学清除（n= 8）。副作用包括局部皮肤反应、用药部位疼痛和头痛。

化学预防	
• 维 A 酸类	D
• 非甾体抗炎药（NSAID）	C
• 维莫德吉	A

Chemoprevention of basal cell carcinoma with isotretinoin. Peck GL, Gross EG, Butkus D, DiGiovanna JJ. J Am Acad Dermatol 1982; 6 (Suppl 2): 815–23.

Treatment and prevention of basal cell carcinoma with oral isotretinoin. Peck GL, DiGiovanna JJ, Sarnoff DS, Gross EG, Butkus D, Olsen TG, et al. J Am Acad Dermatol 1988; 19: 176–85.

12 例 NBCCS、砷接触或日光暴晒的患者，共有 270 个皮损，采用口服异维 A 酸治疗，平均剂量为 3.1mg/（kg·d），共治疗 8 个月。其中 8% 的患者达到临床和组织学上的完全缓解。3 例患者使用低剂量维持治疗 3~8 年，有效减少了新的 BCC 的发生。

of basal cell carcinomas in basal cell nevus syndrome. Goldberg, LH, Hsu SH, Alcalay J. J Am Acad Deamatol 1989; 21: 144–5.

Etretinate treatment of the nevoid basal cell carcinoma syndrome. Therapeutic and chemopreventive effect. Hodak E, Ginzbrug A, David M, Sandbank M. Int J Dermatol 1987; 26: 606–9.

维 A 酸类药物在预防基底细胞癌发展方面的有效性仅在少数 NBCCS 病例中报道过，但相关报道数量太少，不具有说服力。

Basal cell carcinoma chemoprevention with nonsteroidal anti-inflammatory drugs in genetically predisposed PTCH1[+/-] human and mice. Tang JY, Aszerbaum M, Athar M, Barsanti F, Cappola C, Estevez N, et al. Cancer Prev Res2010; 3: 253–4.

一项针对 60 名 PTCH1[+/-]NBCCS 患者的 3 年、双盲、随机临床试验，评估了口服塞来昔布对 BCC 发展的影响。研究发现了该药可以降低 BCC 的负担（$P = 0.069$），且该效应在轻症患者中最为明显。由于担心增加心血管风险，该研究被终止。

Inhibiting the hedgehog pathway in patients with the basal cell nevus syndrome. Tang JY, Mackay-Wiggan JM, Aszterbaum M, Yauch RL, Lindgren J, Chang K, et al. N Engl J Med 2012; 366: 2180–8.

在一项随机、双盲、安慰剂对照的 18 个月的研究中，维莫德吉降低了新发、临床症状显著的 BCC 的发病率（每年每组 2 例 vs. 29 例，$P<0.001$）。BCC 基线大小的百分比变化为 65% vs. 11%，$P=0.003$。维莫德吉组未见肿瘤进展。由于不良反应，54% 的患者在研究计划结束前停用维莫德吉。

Intermittent vismodegib therapy in basal cell nevus syndrome. Yang X, Dinehart SM. JAMA Dermatol 2016; 152: 223–4.

2 名 NBCCS 患者接受间歇性维莫德吉治疗：1 名患者治疗 1 个月，每天 1 次，停药 2 个月，另外 1 名患者治疗 2 个月，停药 2 个月。副作用在停药后的 1 个月内消除，患者对该方案具有良好的耐受性。疗效与其他试验相当，平均每名患者每年新增 BCC 病灶 1.4 处。

Tazarotene: randomized, double-blind, vehicle-controlled, and open-label concurrent trials for basal cell carcinoma prevention and therapy in patients with basal cell nevus syndrome. Tang JY, Chiou AS, Mackay-Wiggan JM, Aszterbaum M, Chanana AM, Lee W, et al. Cancer Prev Res 2014; 7: 292–9.

在分别对 36 例和 34 例患者的研究中，局部他佐罗汀治疗在 NBCCS 患者中基底细胞癌皮损的治愈或预防作用并不大。

Effectiveness of isotretinoin in preventing the appearance

（尤 聪 译，刘全忠 校）

第171章 皮脂腺痣

原作者 Stuart R. Lessin, Clifford S. Perlis

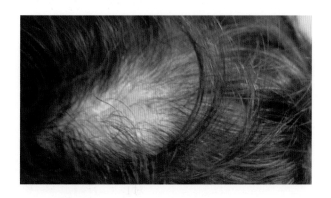

皮脂腺痣(nevus sebaceus)是由表皮和附属器构成的一种先天性错构瘤,通常累及头皮和面部。由 Jadassohn 在 1895 年首次报道。在出生时或儿童早期发生,皮损表现为粉色、橘红色或黄色的蜡样斑块,表面有颗粒状凹陷,并且无毛发生长,皮损的大小和形状多样。至青春期,由于真皮内皮脂腺增生变大,皮损常增厚呈疣状。约 10%~20% 的皮损在青春期以后和成人期发生皮肤和附属器肿瘤,多为良性。手术治疗主要是满足美容需求,同时可预防或治疗继发的皮肤肿瘤。

治疗策略

对于多数皮损,通过临床检查即可明确诊断。必要时可做皮肤活检以进一步明确诊断。在皮脂腺痣基础上出现的皮肤肿瘤,大多数在 16 岁以后才发生,并且其中绝大多数为良性,包括乳头状汗管囊腺瘤、毛母细胞瘤、毛根鞘瘤、皮脂腺瘤、痣细胞痣,以及脂溢性角化。皮脂腺痣继发的恶性肿瘤中,最常见的是基底细胞癌,但绝对发病率非常低。其他报道的少见恶性肿瘤包括皮脂腺癌、鳞状细胞癌、毛根鞘癌或微囊肿附属器癌。本章中所推荐的治疗方法主要针对不伴有皮肤外表现的线状皮脂腺痣综合征的皮损。

2000 年的一组病例研究表明,皮脂腺痣继发的皮肤肿瘤中,最常见的是毛母细胞瘤。由于皮脂腺痣转变为恶性肿瘤的危险性非常小,因此,无须进行预防性手术治疗。最佳的治疗方法是保守治疗和观察,一旦怀疑皮损有恶变的可能,应及时进行皮肤活检以明确诊断。

Tumor arising in nevus sebaceus: A study of 596 cases. Cribier B, Scrivener Y, Grosshans E. J Am Acad Dermatol 2000; 42: 263–8

通过对 596 例皮脂腺痣的回顾性分析,发现有 1.7% 的

患者在儿童期发生皮肤良性肿瘤。大多数在皮脂腺痣基础上出现的皮肤肿瘤在 40 岁以后才发生,其中 2.1% 为基底细胞癌。作者认为儿童期预防性手术治疗的益处不明确。

Trichoblastoma is the most common neoplasm developed in nevus sebaceous of Jadassohn: a clinicopathologic study of a series of 155 cases. Jaqueti G, Requena L, Sánchez Yus E. Am J Dermatopathol 2000; 22: 108–18

作者对 155 例皮脂腺痣进行了回顾性分析,所有病例均未发生基底细胞癌。毛母细胞瘤(7.7%)是最为常见的基底细胞样肿瘤。由于组织学上毛母细胞瘤易被误诊为基底细胞癌,因此往往误认为皮脂腺痣基础上易发生基底细胞癌。作者认为早期预防性手术治疗没有必要。

Secondary neoplasms associated with nevus sebaceus of Jadassohn: a study of 707 cases. Idriss MH, Elston DM. J Am Acad Dermatol 2014; 70: 332–7.

一项 706 例的回顾性研究表明,与皮脂痣相关的大多数继发性肿瘤是良性的。毛母细胞瘤和乳头状汗管囊腺瘤是最常见的良性肿瘤,分别占 7.4% 和 5.2%。恶性肿瘤在这些病例中占 2.5%,最常见的是基底细胞癌,且几乎全部见于成人。作者得出结论,手术治疗可推迟至青春期。

特殊检查
• 皮肤活检

皮肤活检可证实临床诊断。若临床上怀疑有继发肿瘤的可能,应及时进行皮肤活检以明确诊断。

一线治疗	
• 观察	D
• 手术切除	E

根据近年来的病例分析和组织病理学研究发现,基底细胞癌的发病率非常低,尤其是在儿童中,因此首选临床观察,不进行任何治疗。目前的研究资料都不支持预防性的手术切除治疗。若皮损有临床症状,或影响美容,可进行选择性手术切除。如果继发皮肤肿瘤,需进行活检后,根据肿瘤的病理表现决定下一步的治疗。

Nevus sebaceous revisited. Moody MN, Landau JM, Goldberg LH. Pediatr Dermatol 2012; 29: 15–23.

一篇详细全面综述总结了已报道的皮脂腺痣的预后，并提供了预防性切除的相关建议。对所有皮脂腺痣病例都应进行全面的病史询问、体格检查和治疗选择评价，以确定是否需要进行预防性切除。皮脂腺痣生长于健康儿童明显美观部位，可考虑作为预防性切除的合理指征。

二线治疗	
• 刮除和烧灼术	E
• 冷冻治疗	E
• 激光换肤	E
• 光动力治疗	E

许多有创方法都可用于皮脂腺痣的治疗，这些方法提供了替代手术切除的方案，但是这些方法都不能有效清除深部的组织。

Linear nevus sebaceous of Jadassohn treated with the carbon dioxide laser. Ashinoff R. Pediatr Dermatol 1993; 10: 189–91.

报道了 1 例 10 岁的男孩，采用 CO_2 激光选择性治疗鼻部的皮脂腺痣。CO_2 激光汽化可引起局部浅表组织的破坏，能姑息性改善皮损外观。治疗后应继续随访。

Topical photodynamic therapy for nevus sebaceous on the face. In S-I, Lee JY, Kim YC. Eur J Dermatol 2010; 20: 590–2.

CO_2 激光消融后，共有 12 例患者接受了局部 20% 氨基乙酰丙酸（ALA）或氨基乙酰丙酸甲酯（MAL）的治疗。用发光二极管（LED）设备照射皮损部位。每位患者在 1~4 周内重复治疗 1 次。12 例患者中，3/12（25%）获得轻度改善（改善 25%~50%），7/12（58%）获得中度改善（改善 51%~75%），2/12（17%）获得显著改善（改善>75%）。2 名患者在完成治疗后出现部分复发，未观察到明显的副作用。

（张 卉 译，姚志荣 校）

第172章 感觉异常性背痛

原作者 Joanna Wallengren

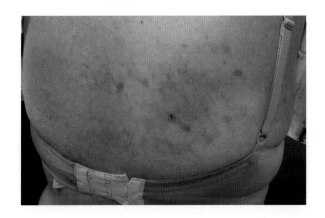

感觉异常性背痛（notalgia paresthetica）是一种单侧感觉神经病，其特征是肩胛骨内侧下缘瘙痒或烧灼感，伴有色素沉着或搔抓继发的轻度苔藓样变。其皮损分布可能是双边的，也有若干遗传相关的病例报道。瘙痒被认为是由于神经卡压或慢性神经创伤引起的。

治疗策略

对感觉异常性背痛的治疗目的在于改变周围或中枢神经的传导来缓解瘙痒。除非出现继发炎症，局部糖皮质激素治疗通常是无效的。

0.025%辣椒碱，每天3次，连续5周局部治疗可以减少皮肤感觉神经递质。如出现复发，可以重复治疗几天或几周，直到瘙痒缓解。高浓度的辣椒碱，如0.075%或0.1%，会有更强烈的灼烧感，但是能更快地降低皮肤敏感度。高剂量（8%）的辣椒碱贴剂会引起严重的皮肤灼伤，但是可以显著缓解2天~3个月以后的感觉异常性背痛。

5%利多卡因贴剂，每天2次局部麻醉，可阻断周围神经传导，但存在接触麻醉药物过敏的风险。

皮肤电场刺激（CFS）或经皮电神经刺激（TENS）每天1次，治疗2~5周，可使瘙痒症状逐渐消失。

有少数病例报道，每周1次在T_2~T_6椎旁肌针灸、脊柱理疗都可缓解瘙痒。有报道使用肉毒毒素或麻醉药物单次治疗。这些治疗方法对瘙痒的缓解可能持续数月至数年。

对于难以进行反复外用药物治疗的患者，可以选择口服药物治疗。加巴喷丁或奥卡西平等抗惊厥药可改变中枢神经传递，通常使用加巴喷丁，每天900mg口服。

多数治疗只能使瘙痒暂时缓解，在停止治疗后，有较大的复发风险。

特殊检查
• 皮肤活检
• 胸椎放射学照相
• 胸椎磁共振检查（MRI）

Notalgia paresthetica. Case reports and histologic appraisal. Weber PJ, Poulos EG. J Am Acad Dermatol 1988; 18: 25–30.

14位患者的皮肤活检可见坏死的角质形成细胞。在有色素病变的患者的活检中，在真皮中上层可见黑素颗粒和嗜黑素细胞。

Investigation of spinal pathology in notalgia paresthetica. Savk O, Savk E. J Am Acad Dermatol 2005; 52: 1085–7.

对43例感觉异常性背痛患者进行脊柱X线检查，37例（60.7%）患者伴有脊柱病变。

Notalgia paresthetica associated with nerve root impingement. Eisenberg E, Barmeir E, Bergman R. J Am Acad Dermatol 1997; 37: 998–1000.

MRI证实1例患者神经根受累。

感觉异常性背痛是一种临床诊断，临床中无须进行上文提到的任何检查来确诊。

一线治疗	
• 0.025%辣椒碱	A
• 5%利多卡因贴	E

Successful treatment of notalgia paresthetica with topical capsaicin: vehicle-controlled, double-blind, crossover study. Wallengren J, Klinker M. J Am Acad Dermatol 1995; 32: 287–9.

对20位患者进行为期10周的0.025%辣椒碱和安慰剂软膏的双盲交叉比较，在4周治疗后进行2周的洗脱。辣椒碱治疗组的视觉模拟量表（VAS）从61%下降至35%，安慰剂组从52%下降至27%。多数患者在1个月内复发。

Notalgia paraesthetica—report of three cases and their treatment. Layton AM, Cotterill JA. Clin Exp Dermatol 1991; 16: 197–8.

所有的3位患者在接受2.5%利多卡因和2.5%丙胺卡因治疗后得到改善，2例患者复发，但瘙痒缓解。

二线治疗	
• 皮肤刺激（CFS）	D
• 经皮神经电刺激（TENS）	D
• 加巴喷丁	E
• 奥卡西平	E

Cutaneous field stimulation (CFS) in treatment of severe localized itch. Wallengren J, Sundler F. Arch Dermatol 2001; 137: 1323–5.

17 例神经性瘙痒的患者，每天 CFS 治疗，5 周后 4/5 感觉异常性背痛患者的症状得到改善，VAS 从 65% 下降至 40%。治疗停止后瘙痒逐渐复发。

Transcutaneous electrical nerve stimulation offers partial relief in notalgia paresthetica patients with a relevant spinal pathology. Savk E, Savk O, Sendur F. J Dermatol 2007; 34: 315–9.

接受 TENS 治疗 2 周的 15 例患者中，有 9 例显著改善，平均 VAS 从 100% 降低至 45%。

Efficacy of gabapentin in the improvement of pruritus and quality of life of patients with notalgia paresthetica. Maciel AA, Cunha PR, Laraia IO, Trevisan F. An Bras Dermatol 2014; 89: 570–5.

一项针对 20 位患者的非随机研究，10 位患者每天接受 300mg 加巴喷丁治疗 4 周。在治疗结束时，平均 VAS 从 95% 下降至 50%。

Open pilot study on oxcarbazepine for the treatment of notalgia paresthetica. Savk E, Bolukbasi O, Akyol A, Karaman G. J Am Acad Dermatol 2001; 45: 630–2.

4 位患者进行奥卡西平治疗 6 个月，2 例改善，VAS 评分分别从 80% 下降至 50%，从 90% 下降至 40%。

三线治疗	
• 脊柱超声物理治疗和推拿	D
• 肉毒毒素 A	D
• T_2~T_6 椎旁肌肉针灸（深部肌肉内刺激）每周 1 次，直至瘙痒消退	E
• 0.75% 布比卡因和甲泼尼龙在 T_3~T_6 处椎旁阻滞麻醉 1 次	E

Notalgia paresthetica: clinical, physiopathological and therapeutic aspects. A study of 12 cases. Raison-Peyron N, Meunier L, Acevedo M, Meynadier J. J Eur Acad Dermatol Venereol 1999; 12: 215–21.

在接受脊柱超声物理治疗和推拿的 6 位患者中，有 4 位的瘙痒症状得到缓解，改善持续了 1~9 年。

Botulinum toxin type A for neuropathic itch. Wallengren J, Bartosik J. Br J Dermatol 2010; 163: 424–6.

4 位感觉异常性背痛的患者接受了 18~100U 肉毒毒素 A 皮内注射。在 6 周的随访中，平均 VAS 下降 40%。在 18 个月后的随访中，瘙痒复发。

Treatment of notalgia paresthetica with botulinum toxin A: a double-blind randomized controlled trial. Maari C, Marchessault P, Bissonnette R. J Am Acad Dermatol. 2014; 70 (6): 1139–41.

在这项双盲、随机、安慰剂对照研究中，20 例感觉异常性背痛的患者接受最高皮内注射 200U 肉毒毒素 A 或生理盐水。在治疗后进行 12 周的观察，肉毒毒素 A 和安慰剂治疗的患者之间无统计学差异。

Neurogenic pruritus: an unrecognised problem？ A retrospective case series of treatment by acupuncture. Stellon A. Acupunct Med 2002; 20: 186–90.

16 例不同的神经性瘙痒症患者，4 例感觉异常性背痛的患者症状改善，平均 VAS 从 73% 下降至 0。

Successful treatment of notalgia paresthetica with a paravertebral local anesthetic block. Goulden V, Toomey PJ, Highet AS. J Am Acad Dermatol 1998; 8: 114–6.

1 位患者在接受 T_3~T_6 的椎旁阻滞几天后瘙痒清除，缓解持续 1 年。

（徐梦骏 译，郑 敏 校）

证据等级：A 双盲试验 **B** 临床试验，研究对象 ≥ 20 例 **C** 临床试验，研究对象 < 20 例 **D** 病例分析，研究对象 ≥ 5 例 **E** 个案报道

第173章　盘尾丝虫病

原作者　Michele E. Murdoch

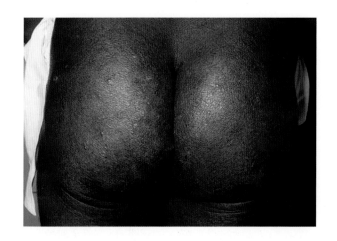

盘尾丝虫病(onchocerciasis)是一种热带寄生虫感染性疾病,病原体是旋盘尾丝虫(*Onchocerca volvulus*),中间宿主是在急流附近繁殖的吸血蚋属(*Simulium spp.*)黑蝇。目前全球估计有 37 000 000 人为旋盘尾丝虫携带者,其中大部分生活在非洲。盘尾丝虫病见于撒哈拉沙漠以南的 30 个非洲国家,是一种地方流行病。也门、中美洲和南美洲也有小规模发病。伊维菌素的大规模治疗现已消除或阻止了美洲 13 个发病地区中 11 个地区的传播,世界卫生组织证实,哥伦比亚、厄瓜多尔、墨西哥和危地马拉已经消除了盘尾丝虫病。感染的最初表现通常是剧烈的瘙痒,继而出现皮肤和眼部的急、慢性损害。盘尾丝虫病对社会和经济造成的影响较大,尤以撒哈拉沙漠以南的非洲高流行区为著。全球范围内,因该病失明人数达 27 万,另有 50 万人有明显的视力受损。一项在非洲多个国家的研究显示,在流行乡村有 42% 的成人有瘙痒症状,28% 的人有盘尾丝虫病的皮肤损害。

治疗策略

治疗药物主要是伊维菌素。伊维菌素是一种安全、有效的能杀灭微丝蚴的药物(可杀灭丝虫未成熟的幼虫阶段);但是由于它不能杀灭成虫,因此在成虫的生存期(10~14 年)期间,要每年给药,反复治疗。伊维菌素治疗后数月,皮肤中微丝蚴的数目逐渐回升到治疗前水平。

近来,共生内生菌沃尔巴克氏体属(*Wolbachia spp.*)被认为是丝虫繁殖所必需,该发现为治疗提供了新的靶点。另外用多西环素对蠕虫进行绝育处理,可显著加强伊维菌素对微丝蚴的抑制作用,有望成为阻断传播的基础。

治疗盘尾丝虫病的措施包括:①流行地区以外的患者;②在流行地区内的患者;③群体治疗。

流行地区外患者的治疗

如果患者住在流行地区之外,其治疗包括单剂量伊维菌素(150μg/kg),1 周后注射多西环素(每日 200mg,共 6 周)。多西环素治疗方案为每日 200mg,持续 4 周;或每日 100mg,持续 6 周。

如果患者在怀孕期间或小于 9 岁,禁用多西环素。

流行区域内患者的治疗

如果患者住在持续传播的流行地区之内,其治疗包括每 3~6 个月重复单次剂量的伊维菌素 150μg/kg,直到症状消失。如果患者出现瘙痒和痒疹复发或嗜酸性粒细胞增多,应重复治疗。伊维菌素可能需要治疗 10 年或更长时间。

群体治疗

在全球控制盘尾丝虫病方面,三个区域性的项目已经启动。在西非,盘尾丝虫病控制项目(Onchocerciasis Control Program,OCP,1974—2002)成功利用气雾杀虫剂控制了河流区域的传播媒介黑蝇;最近,该项目又向易感人群分发伊维菌素用于防止复发。美洲从 1991 年开始实施盘尾丝虫病消灭项目(Onchocerciasis Elimination Program in the Americans,OEPA),目的是通过 6 个月的群体伊维菌素治疗,消除盘尾丝虫病的临床症状,同时阻断其传播途径。非洲盘尾丝虫病控制项目(African Program for Onchocerciasis Control,APOC)开始于 1995 年,是规模最大的一个,致力于在 2025 年之前消灭盘尾丝虫病。该计划包括向 15 个非 OCP 国家和 4 个 OCP 外的国家每年大规模提供伊维菌素。

在非洲中部和苏丹的森林地区,盘尾丝虫病与罗阿丝虫病共同流行,无法使用伊维菌素,因为伊维菌素会引起严重的神经系统不良反应,包括脑病。在主要的大规模盘尾丝虫病治疗中长疗程的多西环素治疗被认为是不切实际的,而在与罗阿丝虫病共同流行的地区,多西环素是一种安全的替代方案,因为它缺乏沃尔巴克氏体,对罗阿丝虫无效。

The effects of ivermectin on onchocercal skin disease and severe itching: results of a multicentre trial. Brieger WR, Awedoba AK, Eneanya CI, Hagan M, Ogbuagu KF, Okello DO, et al. Trop Med Int Health 1998; 3: 951–61.

在森林地带的加纳、尼日利亚、乌干达地区,研究者对 4 072 个村民进行了伊维菌素治疗,在治疗前和治疗后 5 次随访中进行询问和临床检查,评价每 3 个月 1 次、每 6 个月 1 次以及每年 1 次的伊维菌素治疗的疗效。反应性皮肤损害可分为急性丘疹性盘尾丝虫皮炎、慢性丘疹性盘尾丝虫皮炎和苔藓样盘尾丝虫皮炎。6 个月后,与安慰剂组相比,伊维菌素治疗后重度瘙痒减少了 40%~50%。同样,在接受伊维菌素治疗的患者中,反应性皮肤损害的患病率和严重程度随时间的推移有很大程度下降。接受不同伊维菌素治疗的人群之间差异无显著性。

The African Programme for Onchocerciasis Control: impact on onchocercal skin disease. Ozoh GA, Murdoch ME, Bissek A-C, Hagan M, Ogbuagu K, Shamad M et al. Trop Med Int Health 2011; 16: 875–83.

喀麦隆、苏丹、尼日利亚和乌干达的七个研究地点参加了两项横断面调查,分别对基线的 5 193 人和每年接受伊维菌素治疗 5 年或 6 年的 5 180 人进行了调查。随访发现,瘙痒(OR 0.32)、急性丘疹性盘尾丝虫皮炎(OR 0.28)、慢性丘疹性盘尾丝虫炎(OR 0.34)、色素沉着(OR 0.31)和结节(OR 0.37)的风险降低($P < 0.001$)。苔藓样盘尾丝虫皮炎的风险也显著降低(OR 0.54, $P < 0.03$)。

A trial of a three-dose regimen of ivermectin for the treatment of

patients with onchocerciasis in the UK. Churchill DR, Godfrey-Faussett P, Birley HDL, Malin A, Davidson RN, Bryceson ADM. Trans Roy Soc Trop Med Hyg 1994; 88: 242.

伊维菌素能抑制成虫的胚胎形成,因此通过评价每月给药 1 次、共 3 次的疗效,来判断这种疗法是否能够更大程度地抑制微丝蚴皮病。33 例盘尾丝虫病患者(其中 27 例为欧洲人)给予单次 150~200μg/kg 的伊维菌素治疗,留院观察 72 小时。在随后的 1 个月和 2 个月后,在门诊分别进行第 2 次和第 3 次的给药。最后一次治疗后,每 3、6 和 12 个月对患者进行 1 次随访。将治疗前皮肤活检阳性的患者和另一项早先进行的研究(Godfrey-Faussett P.et al., 1991)中给予单次剂量伊维菌素治疗的患者进行比较,结果发现给予 3 次剂量治疗的复发率略有下降。在西非的研究中发现,伊维菌素的药物反应很少。相比之下,本研究中有 17 名患者(52%)出现了药物反应。因此,作者推荐轻度感染者首次伊维菌素治疗应在医院中进行。轻症盘尾丝虫病的治疗为单次给予 150~200μg/kg 的伊维菌素,并留院观察 72 小时,随后继续给予 2 次治疗,每次间隔 1 个月。如果再次出现瘙痒、皮损或嗜酸性粒细胞增多,该患者需要在 6~12 个月后给予进一步的伊维菌素治疗。

Ivermectin in the treatment of onchocerciasis in Britain. Godfrey-Faussett P, Dow C, Black ME, Bryceson ADM. Trop Med Parasitol 1991; 42: 82–4.

31 例早期、轻症患者单次给予 150~200μg/kg 的伊维菌素治疗。复发患者需再次治疗,但至少要与上次治疗间隔 5 个月。大约 2/3 的患者在 1 年内复发。第 2 次给药治疗后也出现类似情况。在非流行地区,对旋盘尾丝虫轻症感染者可给予单剂伊维菌素治疗,需要的话每隔 3~6 个月重复给药 1 次。这类患者中,每次治疗后有 1/3 治愈。

Effects of standard and high doses of ivermectin on adult worms of _Onchocerca volvulus_: a randomized controlled trial. Gardon J, Boussinesq M, Kamgno J, Gardon-Wendel N, Demanga-Ngangue, Duke BOL. Lancet 2002; 360: 203–10.

每隔 0.5~3 个月给予 150μg/kg 的伊维菌素可以导致成虫死亡率轻度升高。在这项随机研究中,共有 657 位喀麦隆盘尾丝虫病患者参与。与每年 1 次的治疗相比,每 3 个月给药 1 次的治疗可杀灭更多的雌性成虫。而 150μg/kg 标准剂量和 800μg/kg 的大剂量的疗效无差异。

在流行区域,大范围给予每 3 个月 1 次的伊维菌素治疗,其可行性以及能否更有效地减少此病的传播,仍有待进一步研究。

An investigation of persistent microfilaridermias despite multiple treatments with ivermectin, in two onchocerciasis-endemic foci in Ghana. Awadzi K, Boakye DA, Edwards G,

Opoku NO, Attah SK, Osei-Atweneboana MY, et al. Ann Trop Med Parasitol 2004; 98: 231–49.

在流行区域,有些患者即使给予了9次伊维菌素治疗,仍有持续性的微丝蚴皮炎。在一项开放、病例对照研究中,有21例疗效欠佳的患者、7例微丝蚴皮病治疗有效患者和14例初次应用伊维菌素的患者参与,结果显示持续性微丝蚴皮病主要是由于伊维菌素对雌性成虫无效,其可能的原因是成虫对伊维菌素产生了耐药。

Endosymbiotic bacteria in worms as targets for a novel chemotherapy in filariasis. Hoerauf A, Volkmann L, Hamelmann C, Adjei O, Autenrieth IB, Fleischer B et al. Lancet 2000; 355: 1242–43.

22名加纳人用多西环素每日100mg治疗6周,14名未接受治疗者作为对照,通过检查切除的皮下结节来评估多西环素对沃尔巴克氏体和成年雌虫虫卵的疗效,并通过细菌热休克蛋白抗体进行免疫组化来评估沃尔巴克氏体属是否存在并检查雌虫的形态。此外,使用细菌内和线虫引物进行PCR。经过治疗的蠕虫均表现出细菌负荷异常,并且在早期阶段完全抑制了正常胚胎蠕虫的发育,而未经治疗的对照组的结节胚胎形成正常。

Depletion of *Wolbachia* endobacteria in *Onchocerca volvulus* by doxycycline and microfilaridermia after ivermectin treatment. Hoerauf A, Mand S, Adjei O, Fleischer B, Buttner DW. Lancet 2001; 357: 1415–16.

这项由加纳患者参与的研究为非随机研究,因为村庄长老不能接受这种做法。因此,前面的55例患者被分配到伊维菌素联合多西环素治疗组,后面33例患者被分配到伊维菌素单药治疗组。多西环素从研究开始,每日100mg,共治疗6周。A组(31例给予多西环素治疗,24例作为对照)从试验开始2.5个月后给予伊维菌素治疗;B组(24例给予多西环素治疗,9例作为对照)从试验开始6个月后给予伊维菌素治疗。结果显示,用伊维菌素联合多西环素治疗后,完全阻断虫体胚胎形成至少需要18个月。

采用伊维菌素联合其他针对沃尔巴克氏体的药物治疗,起到了阻断传播的作用。在流行区,需要较短期的抗沃尔巴克氏体治疗方案(其他抗生素或联合用药)对群体进行治疗。

Wolbachia endobacteria depletion by doxycycline as antifilarial therapy has macrofilaricidal activity in onchocerciasis: a randomized placebo-controlled study. Hoerauf A, Specht S, Buttner M, Pfarr K, Mand S, Fimmers R, et al. Med Microbiol Immunol 2008; 197: 295–311.

在加纳的一项随机、安慰剂对照研究中,67例盘尾丝虫病患者接受每日200mg多西环素治疗4或6周,6个月后给予伊维菌素治疗。分别在6、20和27个月之后,采用组织学、PCR和微丝蚴测定来评价治疗的有效性。给予多西环素治疗可清除内生细菌和导致雌虫不育。6周的治疗具有强大的杀丝虫活性,其中>60%的雌虫死亡。

Macrofilaricidal activity after doxycycline only treatment of Onchocerca volvulus in an area of Loa loa co-endemicity: a randomized controlled trial. Turner JD, Tendongfor N, Esum M, Johnston KL, Langley RS, Ford L et al. PLoS Negl Trop Dis 2010; 4: e660.

在一项更大的随机双盲试验中,22位喀麦隆人同时感染旋盘尾丝虫和低至中等强度的罗阿丝虫感染,用多西环素200mg/d治疗6周,随后用伊维菌素治疗4个月。多西环素在同时伴有中等强度的罗阿丝虫感染的患者中耐受性良好。6周的多西环素治疗产生了泛发的杀灭丝虫和蠕虫繁殖的疗效,并不依赖联合使用的伊维菌素治疗。

Long term impact of large scale community-directed delivery of doxycycline for the treatment of onchocerciasis. Tamarozzi F, Tendongfor N, Enyong PA, Esum M, Faragher B, Wanji S et al. Parasites Vectors 2012; 5: 53.

在一个旋盘尾丝虫和罗阿丝虫共同流行地区,对375名喀麦隆人进行了评估,这些患者先用多西环素100mg/d,持续6周,然后接受1个或2个疗程的伊维菌素药物治疗,另外132人单纯接受1个或2个疗程的伊维菌素药物治疗。与单独接受伊维菌素治疗的患者相比,接受多西环素和伊维菌素联合治疗的患者微丝虫患病率和载虫量显著降低。

二线治疗	
• 阿苯达唑	A

Albendazole in the treatment of onchocerciasis: double-blind clinical trial in Venezuela. Cline BL, Hernandez JL, Mather FJ, Bartholomew R, De Maza SN, Rodulfo S, et al. Am J Trop Med Hyg 1992; 47: 512–20.

49例盘尾丝虫病患者(26例给予治疗,23例作为对照)给予10天的阿苯达唑(每日400mg)或安慰剂治疗。阿苯达唑治疗组在治疗前皮肤中微丝蚴密度超过5条/mg,治疗12个月后,皮肤中微丝蚴密度显著下降。阿苯达唑耐受性良好,且能干扰成虫的胚胎形成。

The co-administration of ivermectin and albendazole-safety, pharmacokinetics and efficacy against *Onchocerca volvulus*. Awadzi K, Edwards G, Duke BO, Opoku NO, Attah SK, Addy ET, et al. Ann Trop Med Parasitol 2003; 97: 165–78.

本文介绍在加纳的一项随机、双盲、安慰剂对照试验,44例盘尾丝虫病男性患者参与。结果显示,伊维菌素

（200μg/kg）联合阿苯达唑（400mg）治疗组的效果并不优于单用伊维菌素治疗组。

注：盘尾丝虫病和淋巴丝虫病通常并存，目前的综合防治方案为每年使用伊维菌素和阿苯达唑大规模重复治疗地方病社区。

其他治疗

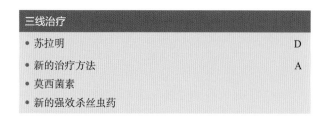

三线治疗	
• 苏拉明	D
• 新的治疗方法	A
• 莫西菌素	
• 新的强效杀丝虫药	

Thirty-month follow-up of sub-optimal responders to multiple treatments with ivermectin, in two onchocerciasis-endemic foci in Ghana. Awadzi K, Attah SK, Addy ET, Opoku NO, Quartey BT, Lazdins-Helds JK, et al. Ann Trop Med Parasitol 2004; 98: 359–70.

杀成虫药是指能够杀死成虫，并在单疗程治疗后可获得治愈的药物。苏拉明是一种对成虫和幼虫均有效的药物。然而采用苏拉明治疗需要每周进行静脉注射，还极可能发生严重副作用，包括肾毒性。在伊维菌素大规模应用后，苏拉明治疗的唯一适应证为对有根治要求的非传染区的患者和离开传染区的患者，以及反复用伊维菌素治疗无效的严重高反应性丝虫皮炎的患者。

在该文中，作者建议在医院监护条件下，对那些对多种剂量伊维菌素耐药的患者采用苏拉明治疗。推荐成人治疗总剂量为 5.0g（72.5~84.7mg/kg），治疗时间大于 6 周。

Report of the 36th session of the Technical Consultative Committee (TCC), Ouagadougou, 11–15 March, 2013. World Health Organization/African Programme for Onchocerciasis Control (APOC). http://www. who. int/apoc/about/structure/tcc/TCC36_Final_Report_170513. pdf (accessed 23/3/16).

莫西菌素在动物模型中显示是一种比伊维菌素更强效的抗丝虫病的药物。在加纳、利比里亚和刚果民主共和国的四个研究地点，一项在 1 472 名年龄为 12 岁及以上患者进行的Ⅲ期试验，比较莫西菌素 8mg 单剂量和伊维菌素 150μg/kg 的疗效。莫西菌素和伊维菌素治疗的患者中分别有 96.6% 和 97.2% 完成了 12 个月的随访。初步结果显示，在治疗 1 年后，皮肤平均盘尾丝虫下降的比例莫西菌素组（95.0 ± 1.9）显著高于伊维菌素组（84.4 ± 15.4）。与伊维菌素相比，莫西菌素疗效更强更持久。由于莫西菌素和伊维菌素的作用机制相同，其是否能在伊维菌素耐受的情况下替代伊维菌素还不得而知。

在 2015 年获得全球健康投资基金（Global Health Investment Fund，GHIF）投资后，全球健康药物开发公司已经开始了人使用莫西霉素的注册程序。

比尔及梅琳达·盖茨基金会除了是全球健康资助基金的资助方，还资助优化其他治疗方案的研究［死于盘尾丝虫病和淋巴丝虫病（*Death of Onchocerciasis and Lymphatic Filariasis*，*DOLF*）www.dolf.wustl.edu］。研究包括调整已知有效的抗丝虫病药物苯达唑的配方以改善其生物利用度。

（张 卉 译，姚志荣 校）

第174章 口腔扁平苔藓

原作者 Drore Eisen

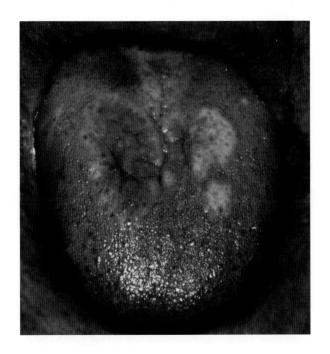

口腔扁平苔藓(oral lichen planus,OLP)是一种常见的可累及口腔黏膜所有区域的慢性炎症性疾病,难以彻底治愈。

治疗策略

治疗目的在于消除红斑和溃疡,缓解症状和减少其恶变的可能。由于口腔扁平苔藓有恶变的可能,故需对患者进行长期随访。

口腔扁平苔藓的病因未明,但当损害局限于与用汞合金修复的牙齿相接触的黏膜时,应考虑对牙齿修复材料过敏的可能(口腔苔藓样反应)。此时,应做斑贴试验,明确牙齿修复材料是否为过敏原,若结果阳性则需取出填充物;或根据经验直接取出填充物,这样往往可使皮损消退。药物也可引起口腔扁平苔藓,但不常见。需要详细询问用药史,尤其是非甾体类抗炎药和血管紧张素转换酶抑制剂。当停用可疑药物后,药物所诱发的反应可消退。

在药物治疗之前,应先除去或减少会使病情加重的因素,包括修整不良的牙齿、碎牙和不适合的牙具。选择好的清除牙菌斑和牙石的口腔清洁产品,也可明显改善牙龈部的扁平苔藓。

所有治疗口腔扁平苔藓的药物均不在其适应证内,且缺少充分有效的研究。因此,还不清楚这些药物的最佳剂量、治疗周期、安全性和实际有效性等。

治疗口腔扁平苔藓最有效的药物是局部外用强效糖皮质激素,如醋酸氟轻松或氯倍他索。对于有症状的皮损应持续治疗。无症状的网状损害则不需要治疗。对于顽固的糜烂性损害,每2~4周重复1次皮损内注射糖皮质激素非常有效。

糖皮质激素治疗效果不佳的口腔扁平苔藓,可局部外用免疫调节剂,如他克莫司、吡美莫司和环孢素。这些药物可作为激素的替代药物或与激素联合应用。最常见的不良反应是烧灼感和麻木感,但停药后皮损会复发。由于免疫抑制剂可能会增加肿瘤的风险,因此限制了其在这种慢性、有潜在恶变可能的疾病中的长期应用。

许多草药制剂已被报道对OLP有益,包括姜黄素(6 000mg/d),番茄红素(8mg/d)和局部芦荟(浓度70%)。

多种激光、紫外线光疗法和光动力疗法也被证明对减轻OLP症状有益。

对于口腔病变严重或有口腔外表现的患者,可加用系统用免疫抑制剂。作者发现甲氨蝶呤(12.5~20mg/周),硫唑嘌呤(100~150mg/d),吗替麦考酚酯(1~2g/d),阿维A(25~50mg/d),羟氯喹(400mg/d)是有效的系统性药物。环孢素、沙利度胺和TNF-α抑制剂也可用于治疗顽固的病例,但相关数据有限。

系统性糖皮质激素(泼尼松30~80mg/d)应在急性期使用,不用作维持治疗。若继发念珠菌感染会使治疗变得复杂,故需局部或系统应用抗真菌药物。所有口腔扁平苔藓的治疗都只能缓解,而不能根治,患者应认识到此病是个慢性过程,可伴间断的急性加重。

特殊检查

- 活检以明确诊断;必要时可行直接免疫荧光排除其他大疱性疾病
- 对可能的恶变进行监测
- 存在危险因素时行肝炎血清学检查
- 甲状腺疾病为OLP共病之一
- 考虑接触性和药物性苔藓样反应

Direct immunofluorescence in oral lichen planus. Buajeeb W, Okuma N, Thanakun S, Laothumthut T. JCDR 2015; 9: ZC34–7.

齿龈OLP活检通常无法诊断。免疫荧光检查可见基底膜带特征性的粗糙纤维蛋白原沉积。

The malignant transformation of oral lichen planus and oral lichenoid lesions: a systematic review. Fitzpatrick SG, Hirsch SA, Gordon SC. J Am Dent Assoc 2014; 145: 45–56.

口腔扁平苔藓是否会发生恶变仍有争议，其恶变率接近 1%，需要患者定期随访。

Course of oral lichen planus: a retrospective study of 808 northern Italian patients. Carbone M, Arduino PG, Carrozzo M, Gandolfo S, Argiolas MR, Bertolusso G, et al. Oral Dis 2009; 15: 235–43.

在没有危险因素的北欧和美国，OLP 患者不需要行常规肝炎筛查，但在南欧和日本，OLP 与丙型肝炎感染显著相关。

Association between oral lichenoid reactions and amalgam restorations. Pezelj-Ribaric S, Prpic J, Miletic I, Brumini G, Soskic MS, Anic I. J Eur Acad Dermatol Venereol 2008; 22: 1163–7.

对水银混合物斑贴试验阳性的口腔扁平苔藓患者，将汞填充物部分或全部替换后，几乎所有患者都有显著改善。

Thyroid disease and oral lichen planus as comorbidity: a prospective case-control study. Garcia-Pola MJ, Llorente-Pendas S, Seoane-Romero JM, Berasaluce MJ, Garcia-Martin JM. Dermatology 2016 [Epub ahead of print].

215 名 OLP 患者中有 15.3% 患有甲状腺疾病。

一线治疗	
• 外用糖皮质激素	B
• 皮损内注射糖皮质激素	B

Systemic and topical corticosteroid treatment of oral lichen planus: a comparative study with long-term follow-up. Carbone M, Goss E, Carrozzo M, Castellano S, Conrotto D. J Oral Pathol Med 2003; 32: 323–9.

口腔扁平苔藓患者外用氯倍他索治疗，或泼尼松口服然后外用氯倍他索治疗，结果显示这两种治疗的疗效相似，说明系统使用糖皮质激素治疗应在病情急性加重时应用，而不是在治疗初始时使用。

口腔扁平苔藓的主要治疗方法是局部外用糖皮质激素。强效糖皮质激素比中效激素疗效好。一旦病情得到控制，局部激素可每周使用几次，以防止复发。

Efficacy of intralesional betamethasone for erosive oral lichen planus and evaluation of recurrence: a randomized, controlled trial. Liu C, Xie B, Yang Y, Lin D, Wang C, Lin M, et al. Oral Surg Oral Med Oral Pathol Oral Radiol 2013; 116: 584–90.

皮损内注射曲安奈德和倍他米松对糜烂性病变是非常有效的。

二线治疗	
外用免疫抑制剂	A
• 他克莫司	A
• 吡美莫司	A
• 环孢素	A
系统用免疫抑制剂	
• 甲氨蝶呤	E
• 吗替麦考酚酯	E
• 硫唑嘌呤	E
• 硫酸羟氯喹	C
• TNF-α 抑制剂	E
• 左旋咪唑	C

A comparative treatment study of topical tacrolimus and clobetasol in oral lichen planus. Radfar L, Wild RC, Suresh L, oral Surg Med oral pathol oral radiol endod 2008; 105: 187–93.

30 例口腔扁平苔藓患者参加了一项为期 6 周的研究，发现外用他克莫司与氯倍他索疗效相同。

Long-term efficacy and safety of topical tacrolimus in the management of ulcerative/erosive oral lichen planus. Hodgson TA, Sahni N, Kaliakatsou F, Buchanan JA, Porter SR. Eur J Dermatol 2003; 13: 466–70.

50 例溃疡 / 糜烂性口腔扁平苔藓患者使用他克莫司治疗 2~39 个月后，14% 的患者溃疡和糜烂完全好转，80% 获得部分好转，6% 的患者无效。

Randomized trial of pimecrolimus cream versus triamcinolone acetonide paste in the treatment of oral lichen planus. Gorouhi F, Solhpour A, Beitollahi JM, Afshar S, Davari P, Hashemi P. J Am Acad Dermatol 2007; 57: 806–13.

此项有 20 例患者参与的为期 2 个月的研究显示，吡美莫司和 0.1% 的他克莫司疗效相当。

Pimecrolimus 1% cream for oral erosive lichen planus: a 6-week randomized, double-blind, vehicle-controlled study with a 6-week open-label extension to assess efficacy and safety. McCaughey C, Machan M, Bennett R, Zone JJ, Hull CM. J Eur Acad Dermatol Venereol 2011; 25: 1061–7.

在 6 周内每天使用 2 次非常有效，但在大多患者中检测到血药浓度。所有患者在停止治疗后均出现复发。

Clinical and serologic efficacy of topical calcineurin inhib-itors in oral lichen planus: a prospective randomized

controlled trial. Vohra S, Singal A, Sharma SB. Int J Dermatol 2016; 55: 101–5.

在一项涉及 40 名患者的为期 8 周的研究中,吡美莫司和他克莫司效果相同。

他克莫司和吡美莫司并不总是有效的,停药后也不会产生长期疗效。由于可能会系统吸收,其在口腔长期使用的安全性仍然未知。

Ciclosporin vs. clobetasol in the topical management of atrophic and erosive oral lichen planus: a double-blind, randomized controlled trial. Conrotto D, Carbone M, Carrozzo M, Arduino P, Broccoletti R, Pentenero M. Br J Dermatol2006; 154: 139–45.

在一项 40 例患者参与的为期 2 个月的研究中,应用环孢素的患者中有 65% 皮损改善,而应用氯倍他索的达 95%。在停药后 2 个月,环孢素组中 3/4 的患者无新发皮疹,而氯倍他索组仅有 1/3。

研究显示环孢素的疗效不一。局部外用环孢素 (500mg/5ml,每日 3 次)由于价格昂贵,限制了其使用,但可通过减少用量来降低费用,即使仅应用指尖单位的药量 (50mg/d)也有效。

Oral lichen planus: a case series with emphasis on therapy. Torti DC, Jorizzo JL, McCarty MA. Arch Dermatol 2007; 143: 511–5.

约 50% 的口腔扁平苔藓患者对低剂量的甲氨蝶呤 (2.5~12.5mg/ 周)治疗有效。

Successful treatment of oral erosive lichen planus with mycophenolate mofetil. Dalmau J, Puig L, Roe E, Peramiquel L, Campos M, Alomar A. J Eur Acad Dermatol Venereol 2007; 21: 259–60.

A prospective study of findings and management in 214 patients with oral lichen planus. Silverman S Jr, Gorsky M, Lozada-Nur F, Giannotti K. Oral Surg Oral Med Oral Pathol Oral Radiol Endod 1991; 72: 665–70.

硫唑嘌呤(50~150mg/d)治疗口腔扁平苔藓有效,但要达到最好疗效需要治疗 3~6 个月。

Hydroxychloroquine sulfate (Plaquenil) improves oral lichen planus: an open trial. Eisen D. J Am Acad Dermatol 1993; 28: 609–12

10 例患者用羟氯喹 200~400mg/d,治疗 6 个月,有 9 例疗效好。糜烂皮损经过 3~6 个月治疗后痊愈。

Adalimumab in the management of cutaneous and oral

lichen planus. Chao TJ. Cutis 2009; 84: 325–8.

病例报道阿达木单抗引起舌和颊黏膜肥厚性扁平苔藓 1 例。

Etanercept for the management of oral lichen planus. Yarom N. Am J Clin Dermatol 2007; 8: 121.

Levamisole monotherapy for oral lichen planus. Won TH, Park SY, Kim BS, Seo PS, Park SD. Ann Dermatol 2009; 21: 250–4.

11 例患者服用左旋咪唑 50mg,每日 3 次,每周连续 3 天,3 个月后,5 例患者病情完全好转。

虽然系统性药物比局部药物效果更好,但停药后均不能产生长期缓解。维持临床疗效需要长期管理以及局部治疗。

三线治疗	
• 外用和系统用维 A 酸类	B
• 环孢素	D
• 沙利度胺	E
• 姜黄素类化合物	C
• 番茄红	C
• 芦荟胶	B
• 激光、紫外线疗法、光动力治疗	B

Topical tretinoin therapy and oral lichen planus. Sloberg K, Hersle K. Thilander H. Arch Dermatol1979; 115: 716–18.

23 例应用 0.1% 的维 A 酸治疗的患者中超过 70% 有好转。

Topical retinoids in oral lichen planus treatment: an overview. Petruzzi M, Lucchese A, Lajolo C, Campus G, Lauritano D, Serpico R. Dermatology 2013; 226: 61–7.

单独外用维 A 酸的价值有限,应与外用糖皮质激素联用。

Oral lichen planus: a preliminary clinical study on treatment with tazarotene. Petruzzi M, De Benedittis M, Serpico R. Oral Dis 2002; 8: 291–5.

Treatment of lichen planus with acitretin: a double-blind, placebo-controlled study in 65 patients. Laurberg G, Geiger JM, Hjorth N, HolmP, Hou Jenson K. J. Am Acad Dermatol1991; 24: 434–7

系统用异维 A 酸(10~60mg/d)治疗口腔扁平苔藓仅能达到中等疗效,且并非所有患者均有疗效。在一项有 65 例患者(部分为口腔扁平苔藓患者)参与的为期 2 个月的研究中,阿维 A 每日 30mg 可使大多数病例病情缓解或有显著改善。多数患者出现药物不良反应。

Efficacy and safety of oral alitretinoin in severe oral lichen planus-results of a prospective pilot study. Kunz M, Urosevic-Maiwald M, Goldinger SM, Frauchiger AL, Dreier J, Belloni B, et al. JEADV 2016; 30: 293–8.

在这项研究中,对 10 例再入院患者口服阿利维 A 酸 30mg 24 周后,40% 的患者好转。

Severe lichen planus clears with very low-dose cyclosporine. Levell NJ, Munro CS, Marks JM. Br J Dermatol 1992; 127: 66–7.

在本研究中,环孢素 1~2.5mg/(kg·d) 用于 4 例泛发性疾病患者,直到皮肤和口腔痊愈。停用环孢素后复发可通过局部治疗加以控制。

Effective treatment of oral lichen planus with thalidomide. Camisa C, Popovshy JL, Arch Dermatol2000; 136: 1442–3.

报告 1 例口腔糜烂性扁平苔藓,服用沙利度胺 50~100mg/d 后治愈。

High-dose curcuminoids are efficacious in the reduction in symptoms and signs of oral lichen planus. Chainani-Wu N, Madden E, Lozada-Nur F, Silverman S, Jr. J Am Acad Dermatol 2012; 66: 752–60.

在这项双盲安慰剂研究的 20 名患者中,姜黄素 (6 000mg/d) 产生了一定的疗效。

Lycopene in the management of oral lichen planus: a placebo-controlled study. Saawarn N, Shashikanth MC, Saawarn S, Jirge V, Chaitanya NC, Pinakapani R. Indian J Dent Res 2011; 22: 639–43.

15 名患者连续 6 周服用番茄红素 (8mg/d),73% 的患者表现出 70%~100% 的疗效。

Efficacy of topical aloe vera in patients with oral lichen planus: a randomized double-blind study. Salazar-Sanchez N, Lopez-Jornet P, Camacho-Alonso F, Sanchez-Siles M. J Oral Pathol Med 2010; 39: 735–40.

在 32 名患者中,每天使用 3 次 70% 浓度的芦荟,连续 12 周,大多数患者病情有一定好转。

A comparative pilot study of low intensity laser versus topical corticosteroids in the treatment of erosive-atrophic oral lichen planus. Jajarm HH, Falaki F, Mahdavi O. Photomed Laser Surg 2011; 29: 421–5.

对 30 例患者进行了 630nm 二极管激光与地塞米松冲洗的对比研究,两种治疗均有效,反应率相同。

Phototherapy approaches in treatment of oral lichen planus. Pavlic V, Vujic-Aleksic V. Photodermatol Photoimmunol Photomed 2014; 30: 15–24.

这篇综述显示没有确凿的证据表明紫外线疗法、激光或光动力疗法对 OLP 有效。

(温广东 译,张建中 校)

第175章 羊痘

原作者　Jane C.Sterling

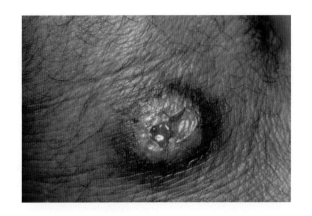

羊痘（orf）（传染性脓疱疮）是由副病毒感染引起,表现为炎性丘疹迅速发展为坏死性水疱。羊痘皮损通常单发,好发于手部,偶发于面部,但在一些免疫抑制患者中,皮损也可多发或巨大。因为羊痘病毒大多数由绵羊,少数由山羊和鹿携带,因此,这种感染主要是畜牧饲养者和兽医工作者的职业病。也有报道称因家庭饲养或宗教仪式时接触动物感染,还有人传人的罕见病例。

治疗策略

羊痘为自限性疾病,通常不需要治疗。针对病毒的免疫反应通常会使疾病在 2~7 周内自愈（不需任何治疗）。没有专门抗羊痘病毒的治疗方法,也没有生产出人体疫苗,通常只有在继发细菌感染或免疫抑制时才需要治疗。羊痘感染可诱发多形红斑。

预防措施包括在产羔期为绵羊接种疫苗促进免疫应答,以及在接触有疾病迹象的动物时尽可能戴手套。

已报道多种治疗方法,碘苷、手术切除、冷冻等方法可以加快愈合。对于免疫抑制的患者,羊痘病毒感染可能会引起更持久或进行性的感染或巨大羊痘。这种情况下,介入治疗是必要的,而且可以联合治疗。手术可以切除大部分受感染的组织,此外,碘苷、冷冻、西多福韦、干扰素和局部外用咪喹莫特乳膏等亦有报道有效。

特殊检查
• 对皮损处皮屑进行电镜检查
• 活检
• 聚合酶链式反应（PCR）

此病一般通过临床诊断,但如有需要,可以用上述方法确诊。英国采用电镜诊断,而美国疾病预防控制中心（CDC）采用 PCR。

The structure of orf virus. Nagington J, Newton AA, Horne RW. Virology. 1964; 23: 4611–72.

该文介绍了羊痘病毒的超微结构。

Orf. Report of 19 human cases with clinical and pathological observations. Leavell UW Jr, McNamara MJ, Muelling R, Talbert WM, Rucker RC, Dalton AJ. JAMA 1968; 204: 657–64.

文章详细描述了 19 例羊痘病毒感染患者的临床和组织学特征,把感染分为六级。超过一半的患者 5 周内皮损自愈。

Polymerase chain reaction for laboratory diagnosis of orf virus infections. Torfason EG, Gunadóttir S. J Clin Virol. 2002; 24: 79–84.

羊痘的分子学诊断方法最初只是研究工具,目前应用于美国。

Ecthyma contagiosum (orf)-report of a human case from the United Arab Emirates and review of the literature. Al-Salam S, Nowotny N, Sohail MR, Kolodziejek J, Berger TG. J Cutan Pathol 2008; 35: 603–7.

对 1 例羊痘患者采用更详细的分子学诊断方法。

一线治疗
• 通常不需要治疗

Orf. Report of 19 human cases with clinical and pathological observations. Leavell UW Jr, McNamara MJ, Muelling R, Talbert WM, Rucker RC, Dalton AJ. JAMA 1968; 204: 657–64.

19 例患者中 3 例出现淋巴结炎和淋巴结病。

很重要的一点是要意识到有继发细菌感染的风险。

二线治疗	
• 手术	D
• 冷冻	D
• 碘苷	E
• 西多福韦	E
• 干扰素	E
• 咪喹莫特	D

Giant orf with prolonged recovery in a patient with psoriatic arthritis treated with etanercept. Rørdam OM, Grimstad Ø, Spigset O, Ryggen K. Acta Derm Venereol 2013; 93: 487–8.

1 例长期使用依那西普治疗的牧羊人出现了巨大羊痘。通过减瘤手术后反复冷冻和外用咪喹莫特乳膏,17 周后成功治愈。

Orf infection: a clinical study at the Royal Medical Services Hospitals. Tawara MJ, Obaidat NA. J Roy Med Serv 2010; 17: 41–6.

约旦一项超过 5 年的关于观察和治疗的 64 例患者的回顾性分析,冷冻治疗 11 例,抗生素治疗 13 例。大多数患者仅对症处理。

A case of ecthyma contagiosum (human orf) treated with idoxuridine. Hunskaar S. Dermatologica 1984; 168: 207.

对 1 例无基础疾病的女性患者用 40% 碘苷(用二甲基亚砜溶解)治疗,每天 3 次,共 6 天,不到 4 周皮损痊愈。

Parapoxvirus Orf in kidney transplantation. Peeters P, Sennesael J. Nephrol Dial Transplant. 1998; 13: 531.

报道 1 例切除术后复发的拇指羊痘,皮损面积大,局部外用 40% 碘苷,再次手术切除及反复冷冻后治愈。

Giant orf in a patient with chronic lymphocytic leukaemia. Hunskaar S. Br J Dermatol. 1986; 114: 631–4.

对手掌部的大皮损行切除治疗,局部复发的小皮损外用 40% 碘苷治疗。

A case of human orf in an immunocompromised patient

treated successfully with cidofovir cream. Geerinck K, Lukito G, Snoeck R, De Vos R, De Clercq E, Vanrenterghem Y, Degreef H, Maes B. J Med Virol. 2001; 64: 543–9.

1 名肾移植后免疫抑制的患者患了持续的巨大羊痘,每天外用 1% 西多福韦乳膏治疗,用 5 天,停 5 天,如此反复 5 个周期,并辅以清创术后痊愈。

Recurrent orf in an immunocompromised host. Tan ST, Blake GB, Chambers S. Br J Plast Surg. 1991; 44: 465–7.

1 名免疫抑制的患者患有肿瘤样羊痘,手术和外用碘苷无效。皮损内每天注射 100 万 U 干扰素治疗,2 周后有暂时好转。反复手术切除及皮下注射干扰素(每天 100 万 U)后痊愈。

Rapid improvement of human orf (ecthyma contagiosum) with topical imiquimod cream: report of four complicated cases. Erbağci Z, Erbağci I, Almila Tuncel A. J Dermatolog Treat. 2005; 16: 353–6.

对并发多形性红斑、血管性水肿或巨大羊痘的患者,外用 5% 咪喹莫特乳膏,每天 2 次,至少 10 天,可以促进羊痘及其继发反应的消除。

Progressive orf virus infection in a patient with lymphoma: successful treatment using imiquimod. Lederman ER, Green GM, DeGroot HE, Dahl P, Goldman E, Greer PW, et al. Clin Infect Dis 2007; 44: e100–3.

1 例非霍奇金淋巴瘤的患者患有巨大多发性羊痘,减瘤手术及外用西多福韦乳膏对其无效。隔日使用 5% 咪喹莫特乳膏,1 周后好转,2 个月内治愈。

(刘 艳 译,张建中 校)

第176章 掌跖角皮病

原作者 Ravi Ratnavel

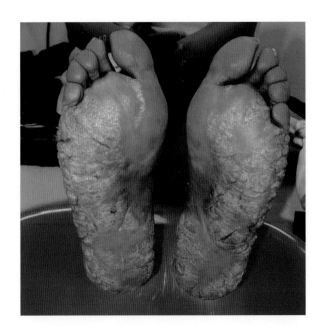

掌跖角皮病（palmoplantar keratodermas, PPK）是一组以手掌和足跖皮肤增厚为特征的疾病。可分为遗传型、获得型和伴有 PPK 的综合征（PPK 为其伴随特征）。

治疗策略

PPK 可只局限于手部和足部，也可泛发，超出上述范围。皮损形态以及伴随的掌跖部位以外的外胚层发育不良性疾病对于诊断非常重要。活检常用于区别 PPK 的遗传学类型。PPK 可能与感染（皮肤癣菌、人乳头瘤病毒、HIV、梅毒及疥疮），药物（砷剂）和恶性肿瘤有关，也可能为系统性疾病的皮肤表现（黏液性水肿、糖尿病）。掌跖部的角化过度也可为湿疹、银屑病和皮肤 T 细胞淋巴瘤的特征表现。

PPK 无特效的治疗。大部分治疗只能短期改善症状，且常产生不良反应。其治疗手段多样，既有简单的盐水浸泡剥脱、外用角质剥脱剂，亦有系统性应用维 A 酸类药物及外科手术切除过度角化的皮肤，然后行移植重建术。

对于皮损局限的患者，可外用角质剥脱剂，包括水杨酸、乳酸或适宜浓度的尿素。如 5%~10% 水杨酸，20%~70% 丙二醇，或含 10% 乳酸的亲水软膏；也可联合使用含 10% 尿素和 5% 乳酸的亲水软膏，每天 2 次。这些制剂可根据患者的个体差异配制，也可处方相似的市售外用药。夜间封包治疗可增加药物的疗效。也可外用维 A 酸类药物如全反式维 A 酸（0.01% 凝胶和 0.1% 软膏），但因为其对皮肤的刺激性，应用常受到限制。外用强效糖皮质激素类药物如 0.05% 丙酸氯倍他索，联用或不联用角质剥脱剂，对炎症性 PPK 有时会取得很好的疗效。5% 的 5- 氟尿嘧啶对于点状角皮病疗效显著，而在其他类型的皮肤角皮病中的作用尚无评估。

在皮肤角皮病中，口服维 A 酸类药物疗效肯定。对先天性 PPK、Papillon-Lefevre 综合征及变异性红斑角皮病均疗效显著。在 PPK 的一些亚型，尤其是表皮松解型，感觉过敏使维 A 酸类药物的有效性和实用性受到限制。尽管维 A 酸类药物产生骨毒性的风险性很小，但仍需对长期用药的患者进行评估。在条件许可的情况下，推荐进行周期性的放射性骨检查，给予间断用药治疗。阿维 A 的最佳剂量为成人 25~35mg/d，儿童 0.6mg/（kg·d），治疗 4 周后调整剂量。口服异维 A 酸 0.5mg/kg 疗效欠佳。口服阿利维 A 酸（alitretinoin）30mg/d 可作为备选方案。

补骨脂素联合 UVA（psoralen plus UVA, PUVA）疗法或口服维 A 酸联合 PUVA（re-PUVA）对继发于银屑病和黏液水肿的 PPK 疗效好。对眼皮肤性酪氨酸血症（一种以局灶性掌跖角化、角膜炎和智力迟滞为特点的常染色体隐性遗传病）患者，限制苯丙氨酸和酪氨酸饮食后，PPK 可消退。有报道口服 1α, 25- 二羟维生素 D_3 或外用卡泊三醇软膏有效。PPK 患者的整体治疗包括常规足部护理，细心选择鞋子及治疗继发的真菌感染。常规间断应用特比萘芬乳膏及其他外用抗真菌药物能减轻皮肤浸渍，改善症状。一些患者可选择外科或激光皮肤磨削术来改善症状，增强外用药物的渗透性。

对于一些严重的难治性 PPK 可以考虑外科切除及皮肤移植。需要切除角化过度的皮肤包括表皮、真皮、皮下组织，以预防复发。

特殊检查

- 真菌镜检
- 甲状腺功能检查

An epidemiologic investigation of dermatologic fungus infections in the northernmost county of Sweden (Norbotten) 1977-81. Gamborg Nielson P. Mykosen 1984; 27: 203–10.

在瑞典 Norbotten 进行的一个为期 5 年的皮肤真菌感染调查，发现在遗传性 PPK 的患者中皮肤真菌感染者占 35%，符合流行病学调查的 36.7% 的感染率。在遗传性 PPK 患者中，皮肤真菌感染的主要表现为鳞屑和皲裂，治疗

2~3 个月后临床症状得到改善。

Hereditary palmoplantar keratoderma and dermatophytosis in the northernmost county of Sweden (Norbotten). Gamborg Nielson P. Acta Dermatol Venereol Suppl (Stockh) 1994; 188: 1–60.

在先证者的亲属中，发现 65% 的男性、22% 的女性及 21% 的儿童有皮肤真菌病，总患病率为 36.2%。统计学上，遗传性 PPK 的患者中，须毛癣菌感染最为常见。患有皮肤癣菌病的患者在角化过度皮肤边缘更易出现小水疱，认为这是继发性皮肤癣菌病的特征性表现。

Palmoplantar keratoderma in association with myxoedema. Hodak E, David M, Feuerman E1. Acta Dermatol Venereol, 1986; 66: 354–5.

1 例黏液性水肿患者，合并难治性 PPK，在甲状腺素替代治疗后，病情改善。考虑甲状腺功能减退和 PPK 之间可能存在因果关系。

Severe palmar keratoderma with myxoedema. Tan OT, Sarkany I. Clin Exp Dermatol 1977; 2: 287–8.

1 例同时患有黏液性水肿和 PPK 的患者在接受甲状腺素治疗后，PPK 症状明显好转。

一线治疗	
• 外用角质剥脱剂	B
• 外用维 A 酸	B

Alleviation of the plantar discomfort caused by pachyonychia congenita with topical applications of aluminum chloride and salicylic acid ointments. Takayama M, Okuyama R, Sasaki Y, Ohura T, Tagami H, Aiba S. Dermatology 2005; 211: 302.

足底出汗会使水疱和角化过度加重，可用 10% 氯化铝溶液减少足底出汗。

Vitamin A acid in the treatment of palmoplantar keratoderma. Gunther SH. Arch Dermatol 1972; 106: 854–7.

用含 0.1% 维 A 酸的凡士林对 9 例 PPK 患者进行治疗，4 个月内所有患者病情均得到改善。其中 2 例患者达到长期缓解。停药 8 周后，大部分患者复发。维 A 酸每周 1~2 次外用，可预防复发。

Topical treatment of keratosis palmaris et plantaris with tretinoin. Touraine R, Revuz J. Acta Dermatol Venereol Suppl (Stockh) 1975;(suppl 74): 152–3.

6 例患者用 0.1% 的维 A 酸洗液或 0.05% 的维 A 酸乳膏进行为期 2 个月的治疗。大部分患者的症状好转。采用

封包疗法、用药前行机械剥脱或提高局部用药浓度(0.3%)可提高疗效。

二线治疗	
• 系统应用维 A 酸	A

The treatment of keratosis palmaris et plantaris with isotretinoin. A multicenter study. Bergfeld WF, Derbes VJ, Elias PM, Frost P, Creer KE, Shupack JL. J Am Acad Dermatol 1982; 6: 727–31.

6 例 PPK 患者用异维 A 酸治疗，有 5 例获得了安全有效的治疗。在治疗前 4 周内，疗效尤为显著。平均治疗剂量为 1.95mg/(kg·d)，平均疗程为 113 天。

Acitretin in the treatment of severe disorders of keratinisation. Results of an open study. Blanchet-Bardon C, Nazzaro VV, Rognin C, Geiger JM, Puissant A, et al. J Am Acad Dermatol 1991; 24: 983–6.

通过一项开放性无对照研究，评估非银屑病性角化病患者对阿维 A 治疗的反应，确立有效且能耐受的最佳剂量。33 例患有鱼鳞病、PPK 或 Darier 病的患者接受了 4 个月的治疗，大部分患者病情明显好转。但阿维 A 的最佳剂量(能达到最佳疗效且副作用最小的剂量)在个体之间存在差异。平均每日服药量(+SD)为成人 27mg ± 11mg，儿童 0.87mg/kg ± 0.2mg/kg。

A controlled study ot comparative efficacy of oral retinoids and topical betamethasone/salicylic acid for chronic hyperkeratotic palmoplantar dermatitis. Capella GL, Fracchiolla C, Frigerio E, Altomare G. J Dermatol Treat 2004; 15: 88–93.

对 42 例慢性 PPK 患者进行一项单盲、对照研究。试验组每日给予阿维 A 25~50mg 口服，对照组给予常规外用药物治疗(倍他米松 / 水杨酸软膏)。30 天后，阿维 A 组的效果明显好于常规外用药物组($P<0.000\ 1$)。作者建议将阿维 A 作为治疗的首选用药。

Acitretin in the treatment of mal de Meleda. Van de Kerkhof PC, Dooren-Greebe RJ, Steijlen PM. Br J Dermatol 1992; 127: 191–2.

2 例先天性 PPK 患者应用阿维 A 治疗后，症状明显改善。最佳剂量为每日 10~30mg。大剂量可导致感觉过敏，而停药可导致症状在数日内复发。

Alitretinoin: a new treatment option for hereditary punctate palmoplantar keratoderma. Raone B, Raboni R, Patrizi P. J Am Acad Dermatol 2014; 71: e48–9.

病例报告显示口服阿利维 A 酸(alitretinoin)30mg/d，

证据等级：A 双盲试验　　B 临床试验,研究对象 ≥ 20 例　　C 临床试验,研究对象 < 20 例　　D 病例分析,研究对象 ≥ 5 例　　E 个案报道

治疗 8 个月可改善点状角皮病。

三线治疗	
• 完全切除角化过度皮肤后行皮肤移植外科重建术	C
• 外用卡泊三醇	E
• 口服维生素 D_3 类似物	E
• 外用糖皮质激素, 联合或不联合角质剥脱	E
• PUVA 或 re-PUVA	D
• 皮肤磨削术	E
• CO_2 激光	B
• 5- 氟尿嘧啶	E
• 限制酪氨酸饮食 (对眼皮肤角化病患者)	E

Plastic surgery in the management of palmoplantar kerato-derma (palmoplantar neoplasty). Farina R. Aesthet Hast Surg 1987; 11: 249–53.

5 例 PPK 患者用小腿和大腿处的皮肤进行移植, 获得成功。

Palmoplantar keratoderma and skin grafting: postsurgical long-term follow-up of two cases with olmsted syndrome. Bedard MS, Powell, Laberge L, Allard-Dansereau C, Bortoluzzi P, Marcoux D. Pediatr Dermatol 2008; 25: 223–9.

对成功接受了外科矫正的残毁性角皮病患者进行了长达 6 年和 10 年的随访。

Surgical correction of pseudo-ainhum in Vohwinkel syndrome. Pisoh T, Bhatia A, Oberlin C. J Hand Surg [Br] 1995; 20: 338–41.

1 例 Vohwinkel 综合征患者, 采用外科矫正其纤维缩窄环, 获得成功。

Surgical correction of hyperkeratosis in the Papillon-Lefevre syndrome. Peled IJ, Weinrauch L, Cohen HA, Wexler MK. J Dermatol Surg Oncol 1981; 7: 142–3.

1 例 Papillon-Lefevre 综合征患者, 采用外科矫正其掌部角化过度, 获得成功。

Topical calcipotriol in the treatment of epidermolytic palmo-plantar keratoderma of Vorner. Lucker GP, Van de Kerkhof PC, Steijlen PM. Br J Dermatol 1994; 130: 543–5.

1 例遗传性表皮松解型 PPK (Vorner) 患者外用卡泊三醇治疗有效。

Efficacy, tolerability, and safety of calcipotriol ointment in disorders of keratinisation. Results of a randomized, double blind vehicle-controlled, right/left comparative study. Kragballe K, Steijlen PM, Ibsen HH, van de Kerkhof PC, Esmann J, Sorensen LH, et al. Arch Dermatol 19 95; 131: 556–60.

20 例 PPK 患者外用卡泊三醇治疗, 效果欠佳。

Improvement of palmoplantar keratoderma of nonhereditary type (eczema tyloticum) after oral administration of 1 alpha 25-dihydroxyvitamin D3. Katayama H, Yamane Y. Arch Dermatol 1989; 125: 1713.

1 例获得性 PPK 患者口服 1α, 25- 二羟维生素 D_3 0.5μg/d 治疗, 3 个月后疗效显著, 且无副作用。

Oral psoralen photochemotherapy (PUVA) of hyperkeratotic dermatitis of the palms. Mobacken H, Rosen K, Swanbeck G. Br I Dermatol 1983; 109: 205–8.

PUVA 在 5 例慢性掌部角化过度性皮炎患者中治疗有效。

Dermabrasion of the hyperkeratotic foot. Daoud MS, Randle HW, Yarborough JM. Dermatol Surg 1995; 21: 243–4.

1 例获得性 PPK 患者行皮肤磨削术后, 采用含 2% 天然煤焦油和 5% 水杨酸的凡士林软膏治疗, 6 个月后无复发迹象。皮肤磨削术的适应证包括干燥、皲裂的角化过度性足跟、银屑病性角化过度行 PUVA 治疗前、点状角皮病和泛发角皮病。

Methods and effectiveness of surgical treatment of limited hyperkeratosis with CO2 laser. Babaev OG, Bashilov VP, Zakharov AK. Khirurgiia (Mosk) 1993; 4: 74–9.

对 502 例局限性角化过度的患者进行 CO_2 激光治疗, 疗效好。仅 4% 患者出现复发。

Dietary management of oculocutaneous tyrosinemia in an 11 year old child. Ney D, Bay C, Scheider JA, Kelts D, Nyhan WL. Am J Dis Child 1983; 137: 995–1000.

1 例患有眼皮肤性酪氨酸血症的 11 岁女孩伴有跖角化病和角膜炎, 通过限制每日饮食中苯丙氨酸和酪氨酸摄入 (少于 100mg/kg), 角膜炎获得治愈, 跖角化病也得到了改善。

(匡叶红 译, 陈 翔 校)

第177章 掌跖脓疱病

原作者　Sonja Molin, Thomas Ruzicka

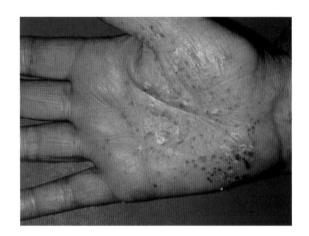

掌跖脓疱病（palmoplantar pustulosis, PPP）是一种以掌跖部位脓疱为特征的慢性复发性皮肤病。由于其临床和遗传特点不同于寻常型银屑病，PPP 被认为是一种独立的疾病。

治疗策略

PPP 是一种常见的顽固性且复发率高的疾病。与银屑病不同，缺乏 PSORS1 位点的候选基因、IL-36 受体拮抗剂突变子以及肿瘤坏死因子（TNF）-α 启动子多态性位点的相关报道。该病好发于女性，在吸烟人群中高发，所以戒烟治疗对 PPP 是必要的。此病可合并其他疾病，如链球菌和幽门螺杆菌感染、糖尿病、甲状腺疾病、腹腔疾病和骨关节病。如果发现链球菌病灶，扁桃体切除术可帮助治疗。如果有麸质不耐受，推荐无麸质饮食。对疾病初期及轻症的 PPP 患者，选用强效糖皮质激素局部治疗，封包治疗效果更好。此外，补骨脂素和紫外线 A（PUVA）治疗亦有效。对于严重或顽固病例，应考虑系统用药。维 A 酸类如阿维 A（起始剂量 0.3~0.5mg/kg）的疗效确切，但因其有潜在的致畸性，在女性患者中的应用受到限制。有证据表明 PUVA 和维 A 酸类联合治疗优于单用。四环素（250mg 每日 2 次，连用 1 个月）亦有一定疗效。低剂量环孢素［1~4mg/（kg·d）］和甲氨蝶呤（10~25mg，每周 1 次）可以改善 PPP，但应同时监控药物相关的副作用。富马酸酯类亦报道有效。

尚有多种其他有效的治疗方案。一种新的治疗方式可能是维生素 D 类似物马沙骨化醇局部治疗。初步研究表明其比安慰剂有效。

TNF-α 拮抗剂治疗 PPP 仍有争议，甚或可激活或加重疾病。非 TNF-α 抑制的生物制剂如乌司奴单抗（ustekinumab）或司库奇尤单抗（secukinumab），以及新的口服磷酸二酯酶 4 抑制剂阿普斯特（apremilast），有望成为新的治疗手段，特别是对于顽固病例，但仍需要进行大量的临床对照试验去证实。

特殊检查

- 筛查链球菌或幽门螺杆菌感染
- 麸质不耐受
- 甲状腺疾病
- 糖尿病
- 骨关节病
- 排除 SAPHO（滑膜炎、痤疮、脓疱病、骨质增生、骨炎）

Management of palmoplantar pustulosis: do we need to change? Mrowietz U, van de Kerkhof PC. Br J Dermatol 2011; 164: 942–6.

关于 PPP 的综述，还讨论了目前关于扁桃体切除的数据和一种可能的"扁桃体 - 掌跖 - 皮肤轴"。

Palmoplantar pustulosis associated with gastric Helicobacter pylori infection. Sáez-Rodríguez M, Noda-Cabrera A, García-Bustínduy M, Guímerá-Martín-Neda F, Dorta-Alom S, Escoda-García M, et al. Clin ExpDermatol 2002; 27: 720.

患者使用阿莫西林、克拉霉素及奥美拉唑联合根除胃幽门螺杆菌后，PPP 也随之消退。随访 4 年疾病无复发。

Thyroid disease in pustulosis palmoplantaris. Agner T, Sindrup JH, Høier-Madsen M, Hegedüs L. Br J Dermatol 1989; 121: 487–91.

32 例 PPP 患者中有 53% 的患者发现有甲状腺疾病，对照组中只有 16%。

Osteoarticular manifestions of pustulosis Palmaris et plantaris and of psoriasis: two distinct entities. Mejjad O, Daragon A, Louvel JP, Da silva LF, Thomine E, Lauret P, et al. Ann Rheum Dis 1996; 55: 177–80.

对 23 例 PPP 患者与 23 例银屑病关节炎患者进行比较。临床发现有 19 例 PPP 患者累及前胸壁（如胸锁关节），而银屑病关节炎患者中只有 10 例。放射学检查显示，11 例 PPP 患者伴有关节炎，而银屑病关节炎患者中只有 4 例。

SAPHO syndrome: a long-term follow-up study of 120 cases. Hayem G, Bouchaud-chabot A, Benali K, Roux S, Palazzo E, Silbermann-Hoffman O, et al. Semin Arthritis Rheum 1999; 29: 159–71.

报道 120 例有 SAPHO 综合征的患者中，分析发现 PPP 与中轴性骨炎有明显的相关性。

Women with palmoplantar pustulosis have disturbed calcium homeostasis and a high prevalence of diabetes mellitus and psychiatric disorders: a case-control study. Hagforsen E, Michaëlsson K, Lundgren E, Olofsson H, Petersson A, Lagumdzija A, et al. Acta Dermatol Venereol 2005; 85: 225–32.

与对照组相比，60 例 PPP 患者钙离子稳态被破坏的现象明显增多，并常伴发糖尿病，精神疾病及麸质不耐受。

Plmoplantar pustulosis and gluten sensitivity: a study of serum antibodies against gliadin and tissue transglutaminase, the duodenal mucosa and effects of gluten-free diet. Michaelsson G, Kristjánsson G, Pihl Lundin I, Hagforsen E. Br J Dermatol 2007; 156: 659–66.

实验室调查发现 113 例患 PPP 的妇女中，16% 有抗麦醇溶蛋白 IgA 自身抗体，10% 有抗谷氨酰胺转氨酶自身抗体，6% 有腹部疾病。无麸质的饮食使几乎所有患者的皮肤症状消失且自身抗体水平降低。

一线治疗	
• 口服维 A 酸	A
• PUVA	B
• 局部糖皮质激素	C

Interventiona for chronic palmoplantar pustulosis. Marsland AM, Chalmers RJ, Hollis S, Leonardi-Bee J, Griffiths CE. Conchrane Database Syst Rev 2006; CD001433.

大量关于 PPP 治疗的文献显示：PUVA 和系统用维 A 酸类单用或联合使用疗效确切，局部糖皮质激素封包治疗有效，低剂量环孢素、四环素类抗生素及格兰兹射线治疗亦可能有效。

这是一项基于循证的 PPP 治疗方案的详细调查，包括经典治疗方案如 PUVA 和系统用维 A 酸类药物。

A hydrocolloid occlusive dressing plus triamcinolone acetonide cream is superior to clobetasol cream in palmoplantar pustulosis. Kragballe K, Larsen FG. Acta Dermatol Venereol 1991; 71: 540–2.

19 例 PPP 患者进行左右手自身对照，一只手外用中效水溶性糖皮质激素封包治疗，另一只手外用强效糖皮质激素治疗，结果用中效水溶性糖皮质激素封包治疗的有 13 例

皮损完全消退，而另一侧只有 3 例皮损完全缓解。

二线治疗	
• 环孢素	A
• 甲氨蝶呤	B
• 富马酸酯类	C
• 准分子光疗 (308nm)	C

Double-blind placebo-controlled study of long-term low-dose cyclosporine in the treatment of palmoplantar pustulosis. Erkko P, Granlund H, Remitz A, RosenK, Mobachen H, Lindelöf B, et al. Br J Dermatol 1998; 139: 997–1004.

58 例 PPP 患者，27 例患者用低剂量环孢素［1~4mg/（kg·d）］治疗 12 个月，有 13 例得到改善，31 例患者用安慰剂治疗，有 6 例得到改善。长期使用的疗效尚不明确。

Pustulosis Palmaris etplantaris treated with methotrexate. Thomsen K. Acta Dermatol Venereol 1971; 51: 397–400.

25 例患者每周口服甲氨蝶呤 25mg 治疗 2 个月后，有 8 例疗效好。

Efficacy of fumaric acid ester monotherapy in psoriasis pustulosa palmoplantaris. Ständer H, Stadelmann A, Luger T, Traupe H. Br J Dermatol 2003; 149: 220–2.

13 例 PPP 患者用富马酸酯类治疗 24 周后，PPP 范围和严重性指数（PPP Area and Severity Index，PPPASI）明显降低。

Efficacy of excimer light therapy (308 nm) for palmoplantar pustulosis with the induction of circulating regulatory T cells. Furuhashi T, Torii K, Kato H, Nishida E, Saito C, Morita A. Exp Dermatol 2011; 20: 768–70.

用准分子光疗法治疗 20~30 次后，17 例患者的 PPPASI 评分得到显著的改善。

三线治疗	
• 利阿唑	A
• 乌司奴单抗	B
• 阿普斯特	A
• 马沙骨化醇	A

Dermatologic adverse reactions during anti-TNF treatments: focus on inflammatory bowel disease. Mocci G, Marzo M, Papa A, Armuzzi A, Guidi L. J Crohns Colitis 2013; 7: 769–79.

综述中关于抗 TNF-α 拮抗剂的潜在皮肤副作用包括银屑病皮损和 PPP。

TNF-α 拮抗剂在 PPP 中的应用是有争议的，虽然治疗

有效,但也与 PPP 诱发和加重有关。

Efficacy of ustekinumab in refractory palmoplantar pustular psoriasis. Morales-Múnera C, Vilarrasa E, Puig L. Br J Dermatol 2013; 168: 820–4.

5 个 PPP 患者用乌司奴单抗治疗有效。

Investigator-initiated, open-label trial of ustekinumab for the treatment of moderate-to-severe palmoplantar psoriasis. Au SC, Goldminz AM, Kim N, Dumont N, Michelon M, Volf E, et al. J Dermatolog Treat 2013; 24: 179–87.

Apremilast, an oral phosphodiesterase-4 inhibitor, in the treatment of palmoplantar psoriasis: results of a pooled analysis from phase II PSOR-005 and phase III Efficacy and Safety Trial Evaluating the Effects of Apremilast in Psoriasis (ESTEEM) clinical trials in patients with moderate to severe psoriasis. Bissonnette R, Pariser DM, Wasel NR, Goncalves J, Day RM, Chen R, et al. J Am Acad Dermatol 2016; 75: 99–105.

与安慰剂相比,中度至重度 PPP 的患者在用阿普斯特治疗期间获得了显著改善。但是,该研究包括脓疱型银屑病和掌跖脓疱病。

Phase III clinical study of maxacalcitol ointment in patients with palmoplantar pustulosis: a randomized, double-blind, placebo-controlled trial. Umezawa Y, Nakagawa H, Tamaki K. J Dermatol 2016; 43: 288–93.

与安慰剂相比,PPP 患者用维生素 D 类似物马沙骨化醇局部治疗,每天 2 次,连续 8 周,病情有显著改善。

(匡叶红 译,陈 翔 校)

第**178**章 脂膜炎

原作者 Carrie Ann R. Cusack, Christine M. Shaver

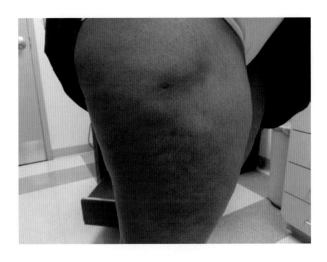

脂膜炎(panniculitis)是一组发生在皮下脂肪组织的炎症性疾病的统称。皮下脂肪来源于胚胎的间充质干细胞，由间充质干细胞分化为脂肪细胞。脂肪细胞聚积形成微小叶，一组微小叶组成皮肤皮下脂肪的单个小叶。脂肪小叶由小叶间隔相互分离，在小叶间隔内走行有主要动脉和静脉，这些血管对脂肪组织起营养作用。脂膜炎的分类是根据皮肤活检显示炎症浸润位于脂肪小叶间隔或小叶内而进行的。此种分类方法可以更好地区分每种脂膜炎的疾病过程。

结节性红斑是脂膜炎中最常见的疾病。结节性红斑的炎症主要累及脂肪间隔，其他类型脂膜炎炎症大多累及脂肪小叶。其他一些较少见的主要以小叶间隔炎症为主的脂膜炎包括：亚急性结节性游走性脂膜炎、硬斑病/硬皮病性脂膜炎、α_1-抗胰蛋白酶缺乏性脂膜炎。小叶性脂膜炎可以根据是否出现血管炎改变进一步分类。结节性血管炎(硬红斑)是最主要的伴有血管炎改变的小叶性脂膜炎。罕见血管炎性脂膜炎见于麻风结节性红斑和Lucio现象。

其他不伴有血管炎的小叶性脂膜炎常常与系统性疾病相关。亚型包括：狼疮性脂膜炎、胰腺性脂膜炎、组织细胞吞噬性脂膜炎、皮肌炎性脂膜炎、感染性脂膜炎、硬化性脂膜炎/皮肤脂肪硬化、草酸盐沉积症，以及存在针状裂隙的脂膜炎(新生儿硬肿病、新生儿皮下脂肪坏死)。

Weber-Christian病(WCD)是一种不伴有血管炎改变的小叶性脂膜炎，常表现为非特异性的系统症状。之前，WCD的诊断主要是一种排除性诊断，但后来此种诊断逐渐不受欢迎，因为被归类为WCD的大多数病例都可以被重新诊断为某种新疾病或其他特定疾病。White和Winkelmann在一项报道中回顾了30例WCD，发现所有病例均可以得到更具体的诊断。因此，我们的分类模式中不再使用此术语。

治疗策略

皮肤活检是帮助诊断脂膜炎的最佳方法，应保证活检组织中含有大量的皮下脂肪。单独使用单孔穿刺活检不能诊断脂膜炎。双孔穿刺活检优于单孔穿刺活检，但获取皮下组织样本的最佳方法是通过延伸至皮下的切除活检或包含大量脂肪组织的窄切口活检。如果要鉴别是否是感染性疾病，应同时对活检标本进行革兰氏染色及细菌、分枝杆菌和真菌培养。如需要与分枝杆菌感染鉴别，应分别在24℃、30℃、37℃和42℃条件下对组织进行培养。

狼疮性脂膜炎又称深在性狼疮，占皮肤红斑狼疮的2%~3%。大多数情况下，狼疮性脂膜炎是红斑狼疮的首要皮肤表现。狼疮性脂膜炎与盘状红斑狼疮(DLE)密切相关，1/3以上的DLE病例存在狼疮性脂膜炎，且DLE的皮损常覆盖在深在性狼疮皮损的上方。约10%~15%的系统性红斑狼疮(SLE)患者会发生狼疮性脂膜炎，常呈慢性病程，多表现为关节痛而很少出现系统症状。皮损部位可帮助诊断，与结节性红斑相反，其皮损更常分布于面部、躯干与四肢近端。实验室检查应包括ANA、dsDNA、ssDNA、SSA、SSB、生化检查及全血细胞计数。活检主要表现为T淋巴细胞和巨噬细胞浸润的小叶炎症。对于那些组织病理上不能确诊的病例，应进行直接免疫荧光(DIF)帮助确诊，多表现为皮肤真表皮交界处的C3和IgM的线性沉积。一线疗法是使用抗疟药及防晒霜，对于一种抗疟药耐药的患者，添加另一种抗疟药治疗有效。此外，系统性使用糖皮质激素可作为一线治疗，然而通常只在疾病早期有效。

结节性血管炎可分为结核感染导致的硬红斑(Bazin硬红斑)和非结核感染导致结节性血管炎，后者有时被称作Whitfield硬红斑。非结核感染性结节性血管炎的病因包括其他感染，如诺卡菌或丙型肝炎病毒感染，以及丙基硫氧嘧啶等药物。其临床表现主要为小腿后侧的疼痛性红斑结节，多发于中年女性。病因学诊断应包括分枝杆菌培养和PCR分枝杆菌DNA检测，结核菌素纯蛋白衍生物试验以及QFT-G试验可协助诊断。活检表现为典型的小叶性脂膜炎，伴有淋巴细胞和中性粒细胞浸润。多数病例表现为动脉或静脉炎症，因此，诊断关键为找到血管炎改变。治疗包括针对结核杆菌感染进行的多药联合抗结核治疗以及针对其他感染使用相应抗生素的病因学治疗，碘化钾、秋水仙碱、糖皮质激素治疗有效。

胰腺性脂膜炎可以同时伴发多种形式的胰腺组织坏

死,如急性或慢性胰腺炎、胰腺癌(多见于腺泡细胞癌)、胰腺分裂症和胰腺假囊肿,约2%~3%的胰腺疾病存在胰腺性脂膜炎。脂膜炎的出现可先于胰腺疾病的发现,可能是胰腺癌转移的先兆,因此需要对潜在的病因进行探究。皮损可以发生在任何位置,但病变通常表现为小腿部(主要在脚踝和膝盖周围)的皮下结节。结节可伴有或不伴有痛感,大多数病灶出现溃疡,排出棕色油性物质。组织病理表现为脂肪坏死,出现典型的"鬼影细胞"。血清淀粉酶和脂肪酶在胰腺性脂膜炎中表达升高,需检测其水平。60%的患者会出现嗜酸性粒细胞增多,因此应进行全血细胞分类计数。磁共振成像(MRI)有助于鉴别胰腺恶性肿瘤。治疗包括解决潜在的胰腺炎症,奥曲肽治疗有帮助。

组织细胞吞噬性脂膜炎组织病理学表现出嗜血细胞现象,可以找到特征性的"豆袋细胞",即吞噬了淋巴细胞、中性粒细胞和红细胞的巨噬细胞。该病主要由淋巴瘤导致,导致该病的淋巴瘤的主要类型包括EB病毒相关的结外NK/T细胞淋巴瘤和原发性皮肤 γ/δ T 细胞淋巴瘤。该病临床上主要表现为痛性皮下结节,可伴有长期的发热、肝脾大,以及继发于骨髓嗜血现象的全血细胞减少。组织细胞吞噬性脂膜炎和皮下脂膜炎样 T 细胞淋巴瘤(SPTCL)具有许多共同的临床和组织病理学特征,因此,许多组织细胞吞噬性脂膜炎病例现在被归类为 SPTCL。需要对任何可能潜在的恶性肿瘤进行治疗,同时可进行骨髓移植。如果排除恶性肿瘤,环孢素治疗通常有效。

α_1- 抗胰蛋白酶缺乏性脂膜炎发生于严重缺乏 α_1- 抗胰蛋白酶的患者。此种酶是一种蛋白酶抑制剂(Pi),由许多不同的等位基因编码,最常见的基因型是 PiMM。具有 PiMM 的患者表现为严重的 α_1- 抗胰蛋白酶缺乏并代表性地表现出脂膜炎症状,而具有 S 或 Z 等位基因的患者通常仅表现为轻度的 α_1- 抗胰蛋白酶缺乏。α_1- 抗胰蛋白酶缺乏导致脂肪酶、弹性蛋白酶和其他酶不能被中和,引起皮下脂肪炎症。患者通常表现为疼痛性紫癜性结节,有溃疡和排出物。病理上,脂肪小叶常有局灶性坏死,以中性粒细胞性炎症为主。弹力组织染色显示弹力组织减少,基因表型检测可以帮助确定酶的突变位点。最有效的治疗方法是静脉注射酶替代疗法,其他治疗包括氨苯砜、秋水仙碱和肝移植。

婴儿可发生脂膜炎,主要类型包括新生儿硬肿病和新生儿皮下脂肪坏死。组织学特征性改变为脂肪细胞内可见针状裂隙。新生儿硬肿病多发生于早产儿,在极罕见的新生儿硬肿病中,新生儿出现臀部或大腿的皮肤变硬,并在出生后几天内迅速蔓延导致不能活动,死亡通常发生在几天之内。针对此种情况目前尚无有效的治疗方法,主要为支持性治疗、潜在疾病治疗,以及换血疗法。与新生儿硬肿病相比,新生儿皮下脂肪坏死多涉及足月新生儿且预后较好,临床上主要表现为出生后几周内出现于躯干的局部硬化性斑块。多数皮损自发出现,治疗主要为支持性治疗。此病可并发高钙血症,因此建议在治疗结束后至少4个月连续

监测钙水平,并需要对可能引发的高钙血症进行治疗。

硬化性脂膜炎又称皮肤脂肪硬化,常见于慢性静脉功能不全的患者。典型表现为病变导致小腿内侧形成特征性的"倒置的香槟瓶"状外观,中年女性多发。组织学上主要表现为脂肪小叶中央缺血坏死导致的特征性脂膜炎变。治疗包括使用加压袜和腿部抬高等方式矫正静脉功能不全,司坦唑醇可帮助治疗。

脂膜炎也可发生在其他结缔组织疾病,如皮肌炎和硬斑病/硬皮病。硬斑病中出现的脂膜炎主要累及小叶间隔,伴有淋巴细胞和浆细胞浸润,表现为躯干和四肢的硬化性斑块。皮肌炎中脂膜炎多为小叶性,以淋巴细胞性炎症为主。临床上表现为质硬的触痛性斑块,可伴有溃疡,愈后可遗留萎缩性损害。此类脂膜炎主要针对原发病进行治疗。

物理性脂膜炎,例如由寒冷、异物或一些人为因素造成的脂膜炎,通常在解决这些诱发因素或手术清除异物后即得到好转。其表现类似于美容手术中使用硅胶、石蜡填充所造成的脂膜炎。其他类型脂膜炎包括慢性肾功能不全相关性脂膜炎,如钙化防御和草酸盐沉积症。钙化防御可导致大面积坏死,治疗包括甲状旁腺切除术、硫代硫酸钠、黏合剂或肾移植。草酸盐沉积症是一种晶体沉积性脂膜炎,草酸钙晶体通常沉积于掌指部位,治疗方法是肾移植。

脂膜炎也可由药物引起。值得注意的是,在威罗菲尼治疗含有 BRAF-V600E 突变的不可切除或转移性黑素瘤的病例中,文献已报道30例存在药物相关性脂膜炎。观察到的病变通常是多发性的小叶性脂膜炎,多累及下肢,停药后缓解。

特殊检查
• 常规皮肤活检和组织病理学检查(最重要)
• 皮肤组织培养和药敏测试(常规培养、分枝杆菌培养和真菌培养)
• 皮肤组织 PCR 检测
• 皮肤组织免疫过氧化物酶染色及基因重排
• ANA 及其他风湿病相关血清学检测
• 血清 α_1- 抗胰蛋白酶水平
• 血清脂肪酶及淀粉酶
• 腹部 MRI
• 全血细胞分类计数
• 生化检查

狼疮性脂膜炎

一线治疗	
• 抗疟药	E
• 系统糖皮质激素	E

Connective tissue panniculitis: **lupus panniculitis, dermatomyositis, morphea/scleroderma.** Hansen CB, Callen JP. Dermatol Ther 2010; 23: 341–9.

该综述提出将口服抗疟药和防晒霜作为治疗深在性狼疮的一线疗法。推荐使用羟氯喹 200mg 每日 2 次，最大剂量不超过 6.5mg/（kg·d）。起效时间约为 4~8 周，需 6 个月达最佳效果。同时推荐使用氯喹，推荐剂量为 250~500mg/d，但有较高的眼毒性。

Systemic lupus erythematosus presenting as panniculitis (lupus profundus). Diaz-Jouanen E, DeHoratius RJ, Alarcon-Segovia D, Messner RP. Ann Intern Med 1975; 82: 376–9.

6 例系统性糖皮质激素治疗的患者加用羟氯喹后，其中 5 例患者病情得到改善。

Connective tissue panniculitis. Winkelmann RK, Padilha-Goncalves A. Arch Dermatol 1980; 116: 291–4.

1 例患者在接受系统性糖皮质激素及 200mg 每日 2 次的羟氯喹治疗后病情缓解，然而该患者最终发展为系统性红斑狼疮。另外 1 例患者在非甾体抗炎药（NSAID）、碘化钾和糖皮质激素使用无效的情况下改用羟氯喹后皮疹消退。

Lupus erythematosus panniculitis (profundus). Maciejewski W, Bandmann HJ. Acta Dermatol Venereol (Stockh) 1979; 59: 109–12.

该例患者经直接免疫荧光诊断为深在性狼疮，使用氯喹治疗。

Lupus erythematosus presenting as panniculitis. Verlov JL, Borrie PF. Proc Roy Soc Med 1971; 64: 28–9.

1 例狼疮性脂膜炎患者，在接受 200mg 每日 2 次的羟氯喹治疗后皮损消退。

二线治疗	
• 局部糖皮质激素封闭	E
• 添加一种抗疟药	E

Lupus erythematosus profundus treated with clobetasol propionate under a hydrocolloid dressing. Yell JA, Burge SM. Br J Dermatol 1993; 128: 103.

1 例深在性红斑狼疮的患者采用硅胶敷料封包，配合使用氯倍他索进行治疗，每周换药，治疗 1 个月后见效。

Lupus panniculitis treated by a combination therapy of hydroxychloroquine and quinacrine. Chung HS, Hann SK. J Dermatol 1997; 24: 569–72.

1 例 24 岁男性患者，左侧面部和下颌下区域出现非触痛性硬化性斑块。组织病理学和 DIF 检查证实了深在性狼疮的诊断。单独使用羟氯喹或系统性糖皮质激素治疗后，患者病情仅有轻微改善。联合使用羟氯喹和喹吖因可清除皮损。

三线治疗	
• 静脉注射免疫球蛋白（IVIG）	E
• 利妥昔单抗	E
• 金制剂	E
• 铋剂	E
• 沙利度胺	E
• 环孢素	E
• 氨苯砜	E
• 吗替麦考酚酯	E

Intravenous immunoglobulin in lupus panniculitis. Santo JE, Gomes MF, Gomes MJ, Peixoto LC, Pereira S, Acabado A, et al. Clin Rev Allergy Immunol 2010; 38: 307–18.

1 例 51 岁白人女性患者，初始病变为腹部和四肢出现的结节性损害，病理和 DIF 均显示为狼疮性脂膜炎。开始使用羟氯喹治疗，治疗后出现转氨酶升高，经活检证实为肝炎。改用系统性糖皮质激素和硫唑嘌呤治疗无效。后改用沙利度胺 300mg，患者出现精神症状及腹泻。换用氨苯砜，患者再次出现转氨酶升高。经过 15 年更换治疗方法失败后，该患者开始使用 IVIG 疗法，每月 1 次，持续使用 6 个月后皮下结节完全消退，后剂量调整为每 3 个月注射 1 次，目前该患者仍处于缓解状态。

Rituximab for the treatment of lupus erythematosus panniculitis. Moreno-Suarez F, Pulpillo-Ruiz A. Dermatol Ther 2013; 26: 415–8.

2 例对多种治疗方法均不敏感的深度狼疮患者，在给予 375mg/（m²·周）的利妥昔单抗输注后表现出明显的症状改善。第 1 次输注后疼痛性皮损消失且未出现新的皮损。

A case of "refractory" lupus erythematosus profundus responsive to rituximab [case report]. McArdle A, Baker JF. Clin Rheumatol 2009; 28: 745–6.

1 例 22 岁的非裔美国女性患者，臀部有痛性结节，符合狼疮性脂膜炎的诊断。开始服用 1mg/kg 泼尼松龙和羟氯喹治疗后病情持续恶化。吗替麦考酚酯治疗后，患者出现明显的恶心和呕吐。后考虑使用 CD20 单克隆抗体利妥昔单抗，剂量为 1 000mg，间隔 2 周给药 1 次。1 个月后，患者的深在性狼疮症状均消失。

Lupus erythematosus profundus. Arnold HL Jr. Arch Dermatol 1956; 73: 14–26.

1 例患者静脉注射金制剂后使用巯乙酸铋钠治疗,部分见效。

Facets of lupus erythematosus: panniculitis responding to thalidomide. Wienert S, Gadola S, Hunziker T. J der Deutschen Dermatologischen Gesellschaft. 2008; 6: 214–16.

Lupus erythematosus profundus with partial C4 deficiency responding to thalidomide. Burrows NP, Walport MJ, Hammond AH, Davey N, Jones RR. Br J Dermatol 1991; 125: 62–7.

1 例从 13 岁起患有损容性深在性红斑狼疮的女性患者同时患有孤立性 C4 部分缺乏症。沙利度胺治疗后皮损得到明显改善。

The dynamism of cutaneous lupus erythematosus: mile discoid lupus erythematosus evolving into SLE with SCLE and treatment-resistant lupus panniculitis. Wozniacka A, Salamon M, Lesiak A, McCauliffe DP, Sysa-Jedrzejowska A. Clin Rheumatol 2007; 26: 1176–9.

1 例经皮肤活检证实患有狼疮性脂膜炎的 47 岁女性患者,使用甲泼尼龙联合环孢素 4mg/(kg·d) 治疗有效,治疗 10 天后病情缓解。随后糖皮质激素逐渐减量,3 个月后停药,环孢素逐渐减量至 2mg/(kg·d)。该例患者对抗疟药、系统使用糖皮质激素、硫唑嘌呤、环磷酰胺、甲氨蝶呤及甲泼尼龙冲击治疗无效。

Lupus erythematosus profundus successfully treated with dapsone: review of the literature. Ujiie H, Shimizu T, Ito M, Arita K, Shimizu H. Arch Dermatol 2006; 142: 399–401.

1 例 56 岁女性患者,皮肤出现溃烂,经活检证实为深在性狼疮。经过 6 周的氨苯砜(75mg/d)治疗后见效。

结节性血管炎

一线治疗	
碘化钾	D
治疗潜在的结核病	B

Potassium iodide in the treatment of erythema nodosum and nodular vasculitis. Horio T, Imamura S, Danno K, Ofuji S. Arch Dermatol 1981; 117: 29–31.

该研究显示 51 例患者中 11 例患有结节性血管炎。患有结节性血管炎的 11 例患者中有 7 例在接受碘化钾(300mg,每日 3 次)治疗 2 周后见效。

Treatment of erythema nodosum and nodular vasculitis

with potassium iodide. Schulz EJ, Whiting DA. Br J Dermatol 1976; 94: 75–8.

17 例患者中,16 例接受碘化钾治疗有效,一般在治疗 2 天内症状即可得到缓解。治疗周期平均为 3 周。每日剂量从 360mg 至 900mg 不等。

Successful treatment of erythema induratum of Bazin following rapid detection of mycobacterial DNA by polymerase chain reaction. Degitz K, Messer G, Schirren H, Classen V, Meurer M. Arch Dermatal 1993; 129: 1619–20.

1 例硬红斑患者,使用异烟肼、利福平和乙胺丁醇治疗后痊愈。

Erythema induratum of Bazin. Cho KH, Lee DY, Kim CW. Int J Dermatol 1996; 35: 802–8.

该文是一项关于 32 例患有 Bazin 硬红斑的患者的回顾性研究,结果显示使用三联抗结核治疗后,所有患者病情均有改善,4 例患者出现复发,复发后皮损消退。

Diagnosis and treatment of erythema induratum (Bazin). Feiwel M, Munro DD. Br Med J 1965; 1: 1109–11.

12 例被诊断为继发于结核病的硬红斑的患者,对二联或三联抗结核治疗反应良好。治疗方案为:链霉素,对氨基水杨酸每日 12.5mg,异烟肼每日 200~260mg,共用药 9 个月。

二线治疗	
• 非甾体抗炎药	E
• 抗疟药	E
• 秋水仙碱	E

Neutrophilic vascular reactions. Jorizzo JL, Solomon AR, Zanolli MD, Leshin B. J Am Acad Dermatol 1988; 19: 983–1005.

该综述提出结节性血管炎是坏死性血管炎的病因之一。非甾体抗炎药可缓解患者的血清病样反应,但对皮损无改善作用。

Chloroquine-induce remission of nodular panniculitis present for 15 years. Shelley WB. J Am Acad Dermatol 1981; 5: 168–70.

1 例结节性脂膜炎患者对糖皮质激素、非甾体抗炎药和四环素治疗无效,后改用氯喹 250mg/d 治疗后,1 个月内见效。

Cutaneous necrotizing vasculitis. Lotti T, Comacchi C, Ghersetich I. Int J Dermatol 1996; 35: 457–74.

口服秋水仙碱 0.6mg 每日 2 次,抑制中性粒细胞的趋化,对治疗该病的慢性类型有效。

证据等级:A 双盲试验   B 临床试验,研究对象 ≥ 20 例   C 临床试验,研究对象 < 20 例   D 病例分析,研究对象 ≥ 5 例   E 个案报道

三线治疗	
• 金制剂	E
• 吗替麦考酚酯	E

Nodular vasculitis (erythema induratum): treatment with auranofin. Shaffer N, Kerdel FA. J Am Acad Dermatol 1991; 25: 426–9.

1例结节性血管炎患者口服金制剂治疗,剂量为3mg,每日2次,3周后病情好转。该例患者之前怀疑结节性红斑,使用泼尼松、秋水仙碱、青霉胺、舒林酸及布美他尼治疗无效。

Case reports: nodular vasculitis responsive to mycophenolate mofetil. Taverna JA, Radfar A, Pentland A, Poggioli G, Demierre MF. J Drugs Dermatol 2006; 5: 992–3.

1例70岁女性患者接受了1g每日2次的吗替麦考酚酯治疗,治疗起效较慢,1年多后才逐渐显效。

胰腺性脂膜炎

一线治疗	
• 治疗潜在的胰腺疾病	E
• 胰腺癌转移灶切除	E

Resolution of panniculitis after placement of pancreatic duct stent in chironic pancreatitis. Lambiase P. Am J Gastroenterol 1996; 91: 1835–7.

1例酒精引起的胰腺炎,表现为胸痛和疼痛性皮下结节。皮肤活检显示脂膜炎,随后诊断出胰腺炎,不伴腹痛,但淀粉酶明显升高。为患者放置支架纠正胆管狭窄后,症状及皮损在1个月内消失。

Panniculitis caused by acinous pancreatic carcinoma. Heykarts B, Anseeuw M, Degreef H. Dermatology 1999; 198: 182–3.

1例表现为皮肤结节的患者被发现患有腺泡型胰腺癌并行手术切除。该患者初期对大剂量糖皮质激素及甲氨蝶呤治疗无反应,但在手术切除肿瘤后皮损缓慢消退。随后发现该患者右肝出现转移灶,对氟尿嘧啶治疗无效。

Resolution of pancreatic panniculitis following metastasectomy. Banfill KE, Oliphant TJ, Prasad KR. Clin Exp Dermatol 2012; 37: 440–1.

1例69岁男性患者,有6个月的皮损疼痛史。皮损发生3个月后,CT扫描显示肝内较大转移灶伴坏死。手术切除孤立性肝转移灶后,脂膜炎症状完全消失。

二线治疗	
• 奥曲肽	E

Liquefying panniculitis associated with acinous carcinoma of the pancreas responding to octreotide. Hudson-Peacock MJ, Regnard CFB, Farr PM. J Roy Soc Med 1994; 87: 361–2.

1例患者表现出腿部逐渐增多的痛性结节,继发于低分化腺癌。泼尼松龙治疗无效,给予每日2次皮下注射50μg的奥曲肽后,皮肤结节不再增加。然而,该患者仍在采取了积极治疗3周后死亡。

组织细胞吞噬性脂膜炎

一线治疗	
• 治疗潜在T细胞淋巴瘤(化疗)	E
• 泼尼松	E
• 环孢素	E

Cytophagic histiocytic panniculitis and subcutaneous panniculitis-like T-cell lymphoma: report of 7 cases. Marzano AV, Berti E, Paulli M, Caputo R. Arch Dermatol 2000; 136: 889–96.

这是一篇关于7例组织细胞吞噬性脂膜炎(CHP)患者的病例报告。5例患有皮下T细胞淋巴瘤的患者在多种化疗药物治疗无效后死亡。1例患者对泼尼松治疗反应良好,存活了13个月。另外1例患者对系统性糖皮质激素、环磷酰胺及氨苯砜治疗反应良好,存活了36年。

Successful treatment of cytophagic histiocytic panniculitis with modified CHOP-E. Cyclophosphamide, adriamycin, vincristine, predonisone, and etoposide. Matsue K, Itoh M, Tsukuda K, Miyazaki K, Kokubo T. Am J Clin Oncol 1994; 17: 470–4.

1例CHP患者每3周接受1次改良CHOP-E方案治疗,8个疗程后病情缓解,已存活2年。

Cytophagic histiocytic panniculitis. Case report with resolution after treatment. Alegre VA, Fortea JM, Camps C, Aliaga A. J Am Acad Dermatol 1989; 20: 875–8.

1例确诊CHP 2个月的患者,进行了全面检查后,使用环磷酰胺、长春新碱、阿霉素和泼尼松治疗9个疗程后痊愈。该文作者推荐早期冲击疗法。

Cytophagic histiocytic panniculitis—a syndrome associated with benign and malignant panniculitis: case comparison and review of the literature. Craig AJ, Cualing H, Thomas G, Lamerson C, Smith R. J Am Acad Dermatol 1998; 39: 721–36.

该病例报告报道了 2 例 CHP 患者。1 例患者采用泼尼松联合环孢素 15mg/(kg·d) 治疗有效。另外 1 例患者在进行 T 细胞淋巴瘤化疗的过程中死亡。

Subcutaneous pannniculitic T-cell lymphoma in children: response to combination therapy with cyclosporine and chemotherapy. Shani-Adir A, Lucky AW, Prendiville J, Murphy S, Passo M, Huang FS, Paller AS. J Am Acad Dermatol 2004; 50: S18–22.

2 例青少年 CHP 患者，均对环孢素治疗有反应，表现为症状减轻。其中 1 例患者在接受化疗后病情完全缓解。

Successful treatment of severe cytophagic histiocytic pannniculitis with cyclosporine A. Ostrov BE, Athreya BH, Eichenfield AH, Goldsmith DP. Semin Arthritis Rheum 1996; 25: 404–13.

1 例 16 岁 CHP 患者使用泼尼松治疗后复发，加用 4mg/(kg·d) 环孢素治疗后，病情缓解。

二线治疗	
• 他克莫司	E
• 骨髓移植	E
• 碘化钾	E
• 氨苯砜	E
• 环磷酰胺	E
• 放射治疗	E
• 阿那白滞素	E

Successful treatment of cyclosporine-A-resistant cytophagic histiocytic pannniculitis with tacrolimus. Miyabe Y, Murata Y, Baba Y, Ito E, Nagasaka K. Mod Rheumatol 2011; 21: 553–6.

1 例 34 岁女性 CHP 患者，使用大剂量泼尼松龙和环孢素治疗失败。将环孢素改为他克莫司治疗后有效。

Effective high-dose chemotherapy followed by autologous peripheral blood stem cell transplantation in a patient with the aggressive form of cytophagic histiocytic pannniculitis. Koizumi K, Sawada K, Nishio M, Katagiri E, Fukae J, Fukada Y, et al. Bone Marrow Transplant 1997; 20: 171–3.

1 例 CHP 患者经过 CHOP-E 方案和粒细胞 - 巨噬细胞集落刺激因子 (GM-CSF) 治疗后病情缓解。该患者随后接受了自体骨髓移植，1 年内疾病无复发。

Cytophagic histiocytic pannniculitis is not always fatal. White JW Jr, Winkelmann RK. J Cutan Pathol 1989; 16: 137–44.

1 例 CHP 患者接受碘化钾治疗后，病情缓解长达 15 年。

Successful treatment of a patient with subcutaneous pannniculitis-like T-cell lymphoma with high-dose chemotherapy and total body irradiation. Mukai HY, Okoshi Y, Shimizu S, Katsura Y, Takei N, Hasegawa Y, et al. Eur J Haematol 2003; 70: 413–6.

1 例 CHP 伴皮肤 T 细胞淋巴瘤的患者，接受 3 个疗程的 CHOP 方案化疗后病情缓解，随后接受了全身放疗并进行了自体干细胞移植。

Interleukin 1 receptor antagonist to treat cytophagic histiocytic pannniculitis with secondary hemophagocytic lymphohistiocytosis. Behrens EM, Kreiger PA, Cherian S, Cron RQ. J Rheumatol 2006; 33: 2081–4.

1 例 14 岁女性 CHP 患者，经环孢素及依托泊苷治疗无效，而使用甲泼尼龙和阿那白滞素治疗有效。

α₁- 抗胰蛋白酶缺乏性脂膜炎

一线治疗	
• 多西环素	E
• 氨苯砜	D
• 浓缩 α₁- 抗胰蛋白酶	E
• 肝移植	E

Use of anticollagenase properties of doxycycline in treatment of alpha 1-antitrypsin deficiency pannniculitis. Humbert P, Faivre B, Gibey R, Agache P. Acta Derm Venereol 1991; 71: 189–94.

3 例 α- 抗胰蛋白酶 (A1AT) 缺乏性脂膜炎复发患者，接受 3 个月的 200mg/d 的多西环素治疗，皮损均在 8 周内消退。

Clinical and pathologic correlations in 96 patients with pannniculitis, including 15 patients with deficient levels of alpha 1-antitrypsin. Smith KC, Su WP, Pittelkow MR, Winkelmann RK. J Am Acad Dermatol 1989; 21: 1192–6.

15 例患有 A1AT 缺乏性脂膜炎的患者中，6 人接受氨苯砜治疗，其中 5 人治疗有效。

Unusual acute sequelae of alpha 1-antitrypsin deficiency: a myriad of symptoms with one common cure. Franciosi AN, McCarthy C, Carroll TP, McElvaney NG. Chest 2015; 148: 136–8.

1 例经过活检确诊的 A1AT 缺乏性脂膜炎患者，经过 1 次 120mg/kg 的静脉注射 A1AT 治疗后症状完全消失。

Alpha 1-antitrypsin deficiency-associated pannniculitis: resolution with intravenous alpha 1-antitrypsin administra-

证据等级：A 双盲试验　　**B** 临床试验，研究对象≥ 20 例　　**C** 临床试验，研究对象＜ 20 例　　**D** 病例分析，研究对象≥ 5 例　　**E** 个案报道

tion and liver transplantation. O'Riordan K, Blei A, Rao MS, Abecassis M. Transplantation 1997; 63: 480–2.

2 例具有 A1AT 纯合突变的 A1AT 缺乏性脂膜炎患者。其中 1 例单受肝移植治疗后痊愈，另外 1 接受静脉注射 A1AT 后病灶完全清除。

Treatment of alpha-1-antitrypsin deficiency, massive edema, and panniculitis with alpha-1 protease inhibitor. Furey NL, Golden RS, Potts SR. Ann Intern Med 1996; 125: 699.

1 例表现为大腿部红色结节的患者诊断出患有 A1AT 缺乏性脂膜炎。该患者经多西环素治疗无效，在接受了浓缩 α_1- 抗胰蛋白酶治疗后，病情在 24 小时内得到改善。

二线治疗	
• 碘化钾	E
• 血浆置换	E
• 环磷酰胺	E
• 秋水仙碱	E
• 泼尼松	E

Atlantic Provinces Dermatology Association Society Meeting, May 3, 1986. Miller RAW, cited by Ross JB. J Can Dermatol Assoc 1986; 13–17.

1 例 A1AT 缺乏性脂膜炎患者经泼尼松及硫唑嘌呤治疗无效，改用氨苯砜、碘化钾和每周 2~3 次的血浆置换治疗有效。

Cyclophosphamide therapy for Weber-Christian disease associated with alpha1-antitrypsin deficiency. Strunk RW, Scheld WM. South Med J 1986; 79: 1425–7.

1 例 A1AT 缺乏性脂膜炎患者经泼尼松和肝素治疗无效，加用环磷酰胺治疗后反应良好。

Necrotic panniculitis with alpha-1 antitrypsin deficiency. Viraben R, Massip P, Dicostanzo B, Mathieu C. J Am Acad Dermatol 1986; 14: 684–7.

1 例 A1AT 缺乏性脂膜炎患者经泼尼松、林可霉素、秋水仙碱及环磷酰胺治疗无效。在进行连续 8 周的血浆置换后病情迅速改善。

Familial occurrence of alpha 1-antitrypsin deficiency and Weber-Christian disease. Breit SM, Clark P, Robinson JP, Luckhurst E, Dawkins RL, Penny R. Arch Dermatol 1983; 119: 198–202.

该病例报告报道了 2 例 A1AT 缺乏性脂膜炎患者。其中 1 例在初期使用地塞米松治疗的患者加用环磷酰胺治疗后有效。另外 1 例在接受秋水仙碱和双氯西林治疗后脂膜炎症状缓解。

Severe panniculitis caused by homozygous ZZ alpha1-antitrypsin deficiency treated successfully with human purified enzyme (Prolastin). Chowdhury MM, Williams EJ, Morris JS, Ferguson BJ, McGregor AD, Hedges AR, et al. Br J Dermatol 2002; 147: 1258–61.

1 例患有可危及生命的严重的脂膜炎和皮肤坏死的患者，经 α_1- 蛋白酶抑制剂（人工纯化酶）和泼尼松治疗后皮损消退。药物剂量为 100mg/kg，每 6 天 1 次。

（马婧一 译，王 刚 校）

第 179 章 丘疹性荨麻疹

原作者　Hee J.Kim，Jacob O. Levitt

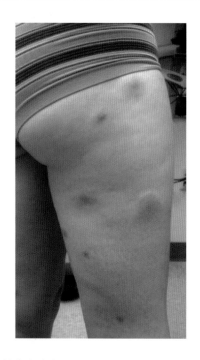

丘疹性荨麻疹(papular urticaria，PU)是一种常见病，表现为慢性或复发性的瘙痒性丘疹、风团、水疱或大疱，直径3~10mm，皮损中央苍白，由节肢动物叮咬引起的超敏反应所致。并不是所有个体被叮咬后都会发生这样的反应。当昆虫叮咬后出现一个瘙痒性的丘疹性损害，其持续时间显著长于典型的荨麻疹，这样的皮损被描述为丘疹性荨麻疹。皮损特征性地成簇分布于臂和腿的伸侧，当然，皮损发生部位主要取决于节肢动物叮咬的部位。其他少见部位为面、颈、躯干、臀部和大腿，生殖器、肛周和腋窝不受累。单个皮损可能持续2~10天，少数可持续更久。丘疹性荨麻疹伴发的剧烈瘙痒通常导致表皮剥脱、苔藓化和继发感染。有报道称本病可发生于出生2周的婴儿，但更常见于2~7岁的儿童和成年男性。好发于春夏即昆虫繁殖高峰的季节。

治疗策略

丘疹性荨麻疹的确切病因不明，因此是一个排他性诊断。初步检查包括全血细胞分类计数、血清IgE、皮肤划痕试验(除外皮肤划痕症)、环境评估，甚至皮肤活检(如考虑给予系统性治疗时)。

由于缺少关于丘疹性荨麻疹的循证治疗，作者提出了基于下列考虑的阶梯治疗：①推测节肢动物叮咬；②过敏和炎症反应的病理生理改变；③炎症反应的严重程度。

丘疹性荨麻疹最有效的治疗是鉴定和驱除叮咬的节肢

动物。这需要医生和患者共同进行认真的调查。应该给予针对疥疮的经验性治疗，因其收益风险比很大。可以给予5%灭司林乳膏或者0.5%马拉硫磷洗剂1次治疗，3~7天后重复1次。怀疑与臭虫和跳蚤有关时，可以由专业人员采用室内熏蒸法。对于复发性丘疹性荨麻疹也可采用室内熏蒸法。在治疗前后应洗烫衣服和被褥，尤其置于60℃干燥器10分钟，以脱水并杀灭疥螨和臭虫。顽固病例可睡前涂抹二乙基甲苯酰胺(DEET)。如果养有宠物，可能需要积极控制跳蚤并咨询兽医。如果是在户外被叮咬的，应当使用防护服和驱蚊剂预防。

在调查和处理丘疹性荨麻疹病因的同时，应该立即给予患者对症治疗，以缓解不适。对症治疗的目的是减轻和预防炎症。治疗的强度取决于皮损表现的炎症反应的程度。对于病情较轻的患者，可以根据皮损的严重程度给予不同级别的外用糖皮质激素。对于顽固病例或者严重皮损，皮损内注射曲安西龙通常有效。如上述治疗无效，或者炎症反应加重时，可以考虑给予系统性免疫抑制剂，如口服泼尼松[起始剂量为1mg/(kg·d)，共10天]或者肌内注射曲安西龙(1mg/kg)。除去抗原刺激后，系统使用糖皮质激素可持续抑制炎症反应。如果2个疗程的系统性糖皮质激素无效或未积极控制有害昆虫，最后变成慢性丘疹性荨麻疹时，可以考虑应用其他系统性免疫抑制疗法，如光疗、环孢素或甲氨蝶呤。

抗组胺药物通常可以控制瘙痒。对于轻症患者，非镇静类抗组胺药物，如氯雷他定、地氯雷他定、非索非那定、西替利嗪或左西替利嗪可缓解症状。有时需要给予高于药品说明书规定的剂量。对于重度瘙痒，苯海拉明和羟嗪疗效更好。相对于组胺介导的早期丘疹性荨麻疹的皮损，抗组胺药物可能对T细胞介导的慢性和复发性皮损无效。在这种情况下，外用制剂有一定疗效，如樟脑薄荷脑、炉甘石洗剂、克罗米通、利多卡因和普莫卡因。

需特别注意观察搔抓可能继发感染征象，适当给予外用和口服抗生素。

少数情况下，最终未明确叮咬的节肢动物的丘疹性荨麻疹可能会持续存在。极少数情况下，让患者住院3~7天，同时给予抗疥疮治疗(患者允许的情况下)，病情可缓解，这是因为在住院环境中接触不到节肢动物的抗原刺激。在一些顽固性病例中，皮损会持续存在直到患者随时间推移自然脱敏。脱敏过程往往需要历经数年，这个问题尤其困扰着那些家里没有宠物或者家庭中只有一个成员的患病的人。

特殊检查	
• 环境评估(是否存在蚊虫寄生条件)	
• 全血细胞及分类计数	
• 血清 IgE	
• 皮肤划痕试验	
• 皮肤活检(正在应用系统治疗时)	

臭虫(*Cimex Lectularius*)往往生活在墙纸、床垫接缝、沙发和床头板中,但也可以在行李、车辆和衣服中被发现。重要的是,它们可以在一顿血餐后离开宿主生活长达 1 年,并可以通过二手家具和旅行者(衣服、行李)传播。它们在夜间每 4~12 分钟进食 1 次,通常会造成宿主没有意识到的无痛叮咬。在体外,已经发现臭虫可传播乙型肝炎,但没有证据表明人类传播。通过人工检查、臭虫嗅探犬和 CO_2 排放监测系统可以检测到臭虫。

Papular urticaria: A histopathologic study of 30 patients. Jordaan HF, Schneider JW. Am J Dermatopathol 1997; 19: 119–26.

组织病理显示:一半以上的病例有轻度棘层肥厚,海绵形成,淋巴细胞进入表皮,轻度表皮下水肿,红细胞外渗,真皮浅层和深层中度混合炎性细胞浸润,可见散在嗜酸性粒细胞。有四种亚型:淋巴细胞型、嗜酸性粒细胞型、中性粒细胞型和混合型。免疫组化结果证明 I 型超敏反应参与了丘疹性荨麻疹的病理过程。

Differential Th1/Th2 balance in peripheral blood lymphocytes from patients suffering from flea bite-induced papular urticaria. Cuellar A, Rodriguez A, Rojas F, Halpert E, Gomez A, Garcia E. Allergol Immunopathol 2009; 37: 7–10.

与年龄匹配的健康对照组相比,18 例丘疹性荨麻疹的儿童患者产干扰素 -γ 的 $CD4^+T$ 细胞的比例较低,产 IL-4 的 $CD4^+T$ 细胞比例较高。

Specific pattern of flea antigen recognition by IgG subclass and IgE during the progression of papular urticaria caused by flea bite. Cuéllar A, Rodríguez A, Halpert E, Rojas F, Gómez A, Rojas A, et al. Allergol Immunopathol 2010; 38: 197–202.

在临床诊断为跳蚤叮咬所致丘疹性荨麻疹的儿童中,那些有 2~5 年症状的儿童对蚤抗原的反应比那些症状持续时间更短或更长的儿童对蚤抗原的 IgE 条带更高。此外,健康对照组对蚤类抗原反应的为 IgG1 和 IgG3,而非 IgE。

速发型和迟发型超敏反应都被认为参与发病。

一线治疗	
• 驱除节肢动物	D
• 抗组胺药	A

• 外用糖皮质激素	D
• 外用止痒药物(如樟脑 / 薄荷脑、炉甘石洗剂、克罗米通、利多卡因和普莫卡因)	E

Papular urticaria in children. Howard R, Frieden IJ. Pediatr dermatol 1996; 13: 246–9.

最佳治疗是驱除节肢动物。宠物必须用杀虫香波仔细洗刷。由于虫卵可以从宠物身上落在地毯、毛毯和衣柜表面上,所以应该对这些地方进行彻底除尘,并且处理尘袋。用熏蒸法除跳蚤时应该包括宠物经常去的户外区域。必要时可以请兽医和专业灭虫师帮忙。

Dermatologic infestations. Shmidt E, Levitt J. Int J Dermatol 2012; 51: 131–41.

清除并避免有害的节肢动物是最好的治疗方法。预防措施包括使用驱虫剂如 DEET 和控制室内宠物滋生寄生虫。推荐使用 5% 氯氰菊酯乳膏或 0.5% 马拉硫磷洗剂进行经验性治疗。讨论了局部类固醇的抗炎治疗和局部或口服抗组胺药物控制瘙痒。脓疱性皮损推荐使用外用抗生素如莫匹罗星。

Zoonoses of dermatological interest. Parish LC, Scwartzman RM. Semin Dermatol 1993; 12: 57–64

跳蚤不仅可以感染宠物,吸食其血液,还可以寄居在地毯和地板上,因此,除对动物行除虫处理外,还应熏蒸房屋。

Tropical rat mite dermatitis. Theis J, Lavoipierre MM, LaPerriere R, Kroese H. Arch Dermatol 1981; 117: 341–3.

介绍了由热带鼠螨(*Ornithonyssus bacoti*)所致的 6 例丘疹性荨麻疹。大多数情况下,啮齿类动物生活在屋内或屋子周围。

Effectiveness of bed bug monitors for detecting and trapping bed bugs in apartments. Wang C, Tsai WT, Cooper R, White J. J Econ Entomol 2011; 104: 274–8.

作者比较了三种含有 CO_2 作为引诱剂的床虫监测设备的效果。自制的干冰捕集器最有效,其次是 Cimex 检测案例(CDC3000),然后是 NightWatch;然而,当 NightWatch 连续几个晚上使用时,它的效率就会增加。这项研究也证实了 Interceptor 的有效性,这是一种无引诱剂的监测系统。

Evaluation of four bed bug traps for surveillance of the brown dog tick (Acari ixodidae). Carnohan LP, Kaufman PE, Allan SA, Gezan SA, Weeks EN. J Med Entomol 2015; 52: 260–8.

NightWatch 和 CO_2 诱捕器在捕捉褐狗蜱方面比其他诱捕器更有效。

Ability of bed bug-detecting canines to locate live bed bugs and viable bed bug eggs. Pfiester M, Koehler PG, Pereira RM. J Econ Entomol 2008; 101: 1389–96.

在酒店房间进行的一项对照试验中,狗能够以98%的准确率检测到臭虫。

Lethal effects of heat and use of localized heat treatment for control of bed bug infestations. Pereira RM, Koehler PG, Pfiester M, Walker W. J Econ Entomol 2009; 102: 1182–8.

使用成本低于400美元的设备在49℃下对家具进行2~7小时的热处理可以成功地对家具进行消毒。

Gaseous chlorine dioxide as an alternative for bedbug control. Gibbs SG, Lowe JJ, Smith PW, Hewlett AL. Infect Control Hosp Epidemiol 2012; 33: 495–9.

在所有测试浓度(362ppm、724ppm 和 1 086ppm)下,暴露于CO_2 18小时后臭虫可100%死亡。这些浓度可以在病房里安全达到。

结合家庭的化学处理,可以使用以下策略来防止进一步的感染:床垫的密封塑料罩;将床垫从墙壁移开;使毯子远离地板;在床腿上涂抹凡士林;床腿下放置有或无水的塑料杯;使用白色床单,可使床虫或血迹更明显;清除损坏的墙纸;以及填补地板、家具、墙壁和窗台的裂缝。为了防止旅行时感染,旅行者应该检查床和床周围的区域,避免使用酒店的抽屉,保持行李箱拉链合上,并在返回时用加热烘干的方式洗衣。

Comparison of cetirizine, ebastine and loratadine in the treatment of immediate mosquito-bite allergy. Karppinen A, Kautiainen H, Petman L, Burri P, Reuala T. Allergy 2002; 57: 534–7.

在一项双盲、安慰剂对照、交叉研究中,29例被蚊叮咬的成人每日预防性服用西替利嗪10mg、依巴斯汀10mg和氯雷他定10mg。结果显示:西替利嗪和依巴斯汀可以显著减少风团的大小和瘙痒;相对依巴斯汀和氯雷他定,西替利嗪对抗瘙痒最有效,但也最常引起镇静作用。

Levocetirizine for treatment of immediate and delayed mosquito bite reaction. Karppinen A, Brummer-Korvenkontio H, Petman L, Kantiainen H, Herve JP, Reunala T. Acta Dermatol Venereol 2006; 86: 329–31.

在一项双盲、安慰剂对照、交叉研究中,28例对蚊叮咬敏感的成人给予左西替利嗪每日5mg治疗。患者共口服药物4天,并在第3天让蚊子叮咬。与安慰剂对比,左西替利嗪可使风团大小降低60%,瘙痒程度降低62%。

Papular urticaria. Millikan LE. Semin Dermatol 1993; 12: 53–6.

如果怀疑反复暴露,可使用含有避蚊胺的驱虫剂预防

丘疹性荨麻疹。可使用止痒药如薄荷脑、樟脑和普拉莫辛,用于控制瘙痒。

二线治疗	
• 皮损内注射糖皮质激素	E
• 口服糖皮质激素	E
• DEET	E

Insect bite-induced hypersensitivity and the SCRATCH principles: a new approach to papular urticaria. Hernandez RG, Cohen BA. Pediatrics 2006; 118: 189–96.

如果保守治疗失败,笔者建议对大龄儿童和成人行皮损内注射糖皮质激素治疗以控制瘙痒。

The role of dexamethasone in papular urticaria. El-Nasr NS. J Egypt Med Assoc 1961; 44: 340–1.

每天口服地塞米松 2~3次,每次0.25mg,连服1~2周,对瘙痒治疗效果好。在用药48小时内瘙痒可以缓解。

Comparative activity of three repellents against bedbugs Cimex hemipterus. Kumar S, Prakash S, Rao KM. Indian J Med Res 1995; 102: 20–3.

在脱过毛的兔皮肤进行试验,发现DEET,二乙基苯基乙酰胺(diethyl phenyl-acetamide, DEPA)和邻苯二甲酸二甲酯(dimethyl phthalate, DMP)可以抑制热带臭虫。DEET 在所有测试浓度下都优于其他两种驱虫剂。使用75%浓度的DEET,2小时后驱虫效果达85%,6小时后为52%。

Insect repellents: An overview. Brown M, Hebert AA. J Am Acad Dermatol 1997; 36: 243–9.

DEET 可以有效驱除蚊子、跳蚤、蚋、恙螨和蜱。扑灭司林既是一种杀虫剂,又是一种驱虫剂,可作用于虱、蜱、跳蚤、螨虫、蚊子和黑蝇。

三线治疗	
• 光疗	E
• 环孢素	E
• 住院治疗	E

Papular dermatitis in adults: subacute prurigo, American style? Sherertz EF. J Am Acad Dermatol 1991; 24: 697–702.

随访了12例有瘙痒性丘疹的患者,大多数对保守性对症治疗抵抗,但给予口服糖皮质激素、UVB 或补骨脂素与UVA(PUVA)治疗后症状有所控制。

Papular urticaria and transfer of allergy following bone marrow transplantation. Smith SR, Macfarlane AW, Lewisjones MS. Clin Exp Dermatol 1988; 13: 260–2.

　　1 例 20 岁接受同种异体骨髓移植的患者,由于同时转移了供者的过敏症而发生丘疹性荨麻疹。患者在环孢素的停药后出现丘疹性损害,提示环孢素对丘疹性荨麻疹有抑制作用。

Papular urticaria. Rook A, Frain-Bell W. Arch Dis Child

1953; 28: 304–10.

　　报道了多例丘疹性荨麻疹患者在住院时皮损消退。住院治疗可以使患者脱离丘疹性荨麻疹的节肢动物病源,并且可以在患者回家前留出足够时间以清除家里的节肢动物。

(张 卉 译,姚志荣 校)

第180章 副球孢子菌病（南美芽生菌病）

原作者 Wanda Sonia Robles, Mahreen Ameen

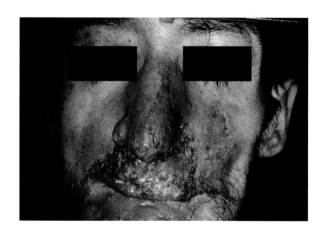

副球孢子菌病（paracoccidioidomycosis，PCM）是一种慢性进行性肉芽肿性真菌病，由双相真菌巴西副球孢子菌（*Paracoccidioides brasiliensis*）感染引起。主要累及肺部，由于吸入存在于流行区域的土壤和植物中的巴西副球孢子菌而致病。副球孢子菌病仅存在于拉丁美洲，也是当地最普遍的地方性系统性真菌病。从墨西哥到阿根廷之间的几乎所有国家（加勒比群岛和智利除外）都有该病的报告。80%的病例发生在巴西，其中圣保罗的发病率最高，其后依次为委内瑞拉、哥伦比亚、厄瓜多尔、阿根廷。副球孢子菌病主要发生在从事农业生产和在农村居住的人群。由于潜伏期较长，在离开流行区数年后仍可发病。未经治疗的副球孢子菌病是所有系统性真菌病中死亡率最高的一种。

副球孢子菌病主要有两种临床类型：急性或亚急性型以及单病灶或多病灶的慢性型。急性型主要发生在年轻人，男女均可发病，主要侵犯网状内皮系统。该型通常症状较重且预后不良。慢性型最常累及成年男性，引起肺部感染和/或皮肤黏膜病变。绝大部分肺部感染病例呈现惰性感染过程。只有2%的病例发展成为播散型，主要累及上呼吸道和上消化道黏膜。在副球孢子菌病中，皮肤和淋巴结受累很常见；其他脏器和系统，如肾上腺（引起Addison综合征）、骨骼和中枢神经系统也可受累。口腔损害主要累及齿龈、硬腭、唇和舌。鼻和咽部的溃疡常导致吞咽困难和发声困难。溃疡处疼痛，以肉芽肿基底上的点状出血为特征。皮肤损害呈多形性，包括疣状和溃疡性丘疹、斑块和结节。口腔损害通常发生播散，引起面部中央具有特征性的损害。副球孢子菌病的另一特征性病变为巨大、肉眼可见的颈部及下颌淋巴结病变，淋巴结病变可进一步发展形成具有引流窦道的脓肿。其他区域的淋巴结也可以肿大。副球孢子菌引起的原发性皮肤黏膜感染很少见，但当病原菌

直接接种于皮肤和黏膜表面时也可以发生。如在巴西农村，用嫩枝清洁牙齿则可能引起原发性感染。

副球孢子菌病的播散性感染在免疫抑制人群中，如合并HIV感染的患者，病症严重。副球孢子菌病合并HIV感染的死亡率相当高，为30%~45%。然而在拉丁美洲，副球孢子菌病合并AIDS的发生率很低，这可能与当地大规模应用甲氨苄啶-磺胺甲基异噁唑预防卡氏肺孢子虫肺炎有关。

治疗策略

巴西副球孢子菌对抗真菌药物非常敏感，故多种药物均可用于治疗副球孢子菌病。伊曲康唑是治疗轻度至中度的急性型和慢性型副球孢子菌病的选择性药物。用量100~200mg/d，平均使用6个月（3~12月），用药时间依据临床效果确定。治愈率为90%，有报道称，中位用药时间为12个月的病例的复发率为0%~15%。依合并症不同，如酗酒、营养不良和AIDS，其复发率有所不同。酮康唑200~400mg/d也很有效，治疗6~12个月后，90%患者有效，只有10%的复发率。但是长期使用该药物产生的不良反应也普遍存在，且随着各种新型抗真菌药物的不断出现，酮康唑已很少使用。磺胺类药物（磺胺嘧啶、磺胺甲氧哒嗪、磺胺二甲氧嘧啶、甲氧苄啶-磺胺甲基异噁唑）由于价格低廉，患者的耐受性较好，也常用于治疗。但是磺胺类药物的疗程较长，一般要2~3年，因此，患者的依从性一般较差，这也解释了为何该药的治愈率只有70%。此外，该药物治疗的复发率为35%。然而由于磺胺类药物具有易获得和价格低廉的优点，该类药物仍然是流行地区治疗副球孢子菌病的首选药物。肠外两性霉素B（依据临床反应，累积剂量为1~2g）被用于治疗重症和难治性感染。虽然治愈率只有60%，但必须意识到该药只用于最危重患者。两性霉素B的复发率高于伊曲康唑，达到20%~30%。因此，长期应用唑类或磺胺类药物维持治疗是必需的。累及中枢神经系统的副球孢子菌病，磺胺嘧啶的疗效与两性霉素B相当。最近发现一种广谱三唑类药物伏立康唑，用于治疗副球孢子菌病的疗效及患者的耐受性与伊曲康唑相当。然而该药价格昂贵，限制其在流行地区的应用。仅有少量报告称氟康唑对副球孢子菌病有效。氟康唑可很好地透过血-脑屏障，故对中枢神经系统的副球孢子菌病可能有效。该药治疗副球孢子菌病的长期随访资料尚空缺，故复发率尚不可

知。最近推荐使用两性霉素 B 脂质复合物。

特殊检查
• 直接镜检
• 真菌培养
• 组织学
• 血清学试验
• 胸部放射线
• 血清学 HIV/AIDS 感染检测（如果相关）

痰或其渗出物经 KOH 处理后直接镜检可帮助快速诊断。巴西副球孢子菌镜下呈大而圆形的多芽生的酵母样细胞形态。痰、皮肤、淋巴结或骨髓标本在沙氏培养基（Sabourand dextrose agar）培养 20~30 天能培养出病原体。活检组织病理标本可见肉芽肿形成，六胺银染色可见酵母样细胞。很多血清学检测方法可检测到抗真菌抗体，且比真菌培养和组织病理能更早获得结果。免疫扩散是最常用的检测方法，该方法的特异度高，依据所用抗原不同，其灵敏度有所不同。因此，血清学检测阴性者（特别是在免疫受损人群中），不能排除副球孢子菌病。

Paracoccidioidomycosis and AIDS: an overview. Goldani L, Sugar AM. Clin Infect Dis 1995; 21: 1275–81.

这是一篇关于副球孢子菌病合并 AIDS 的综述。详细描述了 27 例从惰性感染到快速进展型的患者的全部临床表现。其中 70.4%（n=19）患者出现多脏器受累，播散性病变是副球孢子菌病最常见的临床表现。副球孢子菌病合并 AIDS 的死亡率很高（30%）。早期诊断，积极治疗（使用两性霉素 B，随后终身使用甲氧苄啶 - 磺胺甲基异噁唑抑制治疗）可改善患者预后。

Paracoccidioidomycosis in patients with human immuno-deficiency virus: review of 12 cases observed in an endemic region in Brazil. Paniago AM, de Freitas AC, Aguiar ES, Aguiar JI, da Cunha RV, Castro AR, et al. J Infect 2005; 51: 248–52.

该研究显示，淋巴结是副球孢子菌病最常累及的器官（n=10, 83.3%），其次是肺（n=7, 58.3%）。50%（n=6）的患者出现丘疹结节和溃疡性皮损，42%（n=5）患者口腔黏膜出现溃疡性损害。1 位患者出现胸膜受累合并病理性肋骨骨折。7 位患者多脏器受累。所有患者均接受甲氧苄啶 - 磺胺甲基异噁唑治疗，其中 7 位患者还接受两性霉素 B 治疗。然而，仍有 8 位患者（67%）由于疾病进展而死亡。

Pharmacologic management of paracoccidioidomycosis. Yasuda MA. Expert Opin Pharmacother 2005; 6: 385–97.

本文强调了重症感染患者需要长期用药治疗及维持。探讨了在新药、药物联合或调节免疫反应的药物（例如自巴西副球孢子菌 43kDa 的糖蛋白中分离的肽类）中，发现新的治疗方法的可能。

Drugs for treating paracoccidioidomycosis. Menezes VM, Soares BG, Fontes CJ. Cochrane Database Syst Rev 2006; 19: CD004967.

本文评价了目前用于治疗巴西副球孢子菌病的所有药物。以严格的筛选标准为基础，包括随机对照研究，只有一项研究（Shikanai-Yasuda MA et al., 2002）可用于结果的分析，简要提及了其他的一些研究。

Treatment options for paracoccidioidomycosis and new strategies investigated. Travassos LR, Taborda CP, Colombo AL. Expert Rev Anti Infect Ther 2008; 6: 251–62.

本文强调了长期使用甲氧苄啶 - 磺胺甲基异噁唑、伊曲康唑、两性霉素治疗后，仍出现疾病复发对患者带来的影响及压力。用于治疗副球孢子菌病的肽类疫苗正在研究当中。作者认为该疫苗可以缩短用药疗程，降低复发风险。

Paracoccidioidomycosis. Ramos-E-Silva M, Saraiva Ldo E. Dermatol Clin 2008; 26: 257–69.

该综述出自皮肤科医师，着重描述了副球孢子菌病的皮肤黏膜损害特点。

Central nervous system paracoccidioidomycosis: an overview. De Almeida SM. Braz J Infect Dis 2005; 9: 126–33.

13% 的系统性副球孢子菌病患者中存在中枢神经系统受累。本综述涵盖了中枢神经系统感染患者的临床表现、诊断及治疗方法。最常用的药物是甲氧苄啶 - 磺胺甲基异噁唑（160~800mg/ 次，每日 3 次），也可选用磺胺类。只有当磺胺类药物出现耐药或不耐受时才选用两性霉素 B。唑类药物如伊曲康唑、酮康唑不易通过血 - 脑屏障。氟康唑的中枢渗透性好，因而适用于中枢神经系统副球孢子菌病。

Amphotericin B lipid complex in the treatment of severe paracoccidioidomycosis: a case series. Peçanha PM, de Souza S, Falqueto A, Grão-Veloso TR, Lírio LV, Ferreira CU Jr, et al. Int J Antimicrob Agents 2016; 48: 428–30.

首次报道应用两性霉素 B 脂质复合体治疗 28 例副球孢子菌病患者，治愈率达到 100%。

一线治疗	
• 伊曲康唑	B
• 磺胺类药物	B
• 两性霉素 B	B

Treatment of paracoccidioidomycosis with itraconazole. Naranjo MS, Trujillo M, Munera MI, Restrepo P, Gomez I,

Restrepo A. J Med Vet Mycol 1990; 28: 67–76.

47 例慢性成年型副球孢子菌病患者,使用伊曲康唑 100mg/d 治疗,平均疗程为 6 个月(3~24 个月)。有 43 例患者(89%)临床改善显著,但只有 1 例完全治愈。87% 的患者治疗 1 个月后真菌学检查(包括直接镜检和培养)转阴,治疗结束后 72% 的患者血清中特异性抗体滴度下降。随访 12 个月,15 例患者无临床复发。

Randomized trial with itraconazole, ketoconazole and sulfadiazine in paracoccidioidomycosis. Shikanai-Yasuda MA, Benard G, Higaki Y, Del Negro GM, Hoo S, Vaccari EH, et al. Med Mycol 2002; 40: 411–7.

42 例来自巴西的中重度副球孢子菌病患者随机分为三组,第 1 组患者接受伊曲康唑 50~100mg/d(n=14)治疗;第 2 组患者接受酮康唑 200~400mg/d(n=14)治疗;第 3 组患者接受磺胺嘧啶 150mg/(kg·d)(n=14)治疗。治疗 4~6 个月后,使用缓释磺胺类药物磺胺甲氧哒嗪直至血清学检测阴性。三组中大部分患者治疗 6 个月后痊愈,治疗 10 个月后 3 组的抗体水平均有显著下降。

该研究表明磺胺类药物和唑类药物治疗副球孢子菌病的疗效相当,单用一种药物的治愈率与先前研究相似。

Paracoccidioidomycosis in children: clinical presentation, follow-up and outcome. Pereira RM, Bucaretchi F, Barison Ede M, Hessel G, Tresoldi AT. Rev Inst Med Trop Sao Paulo 2004; 46: 127–31.

本文对来自巴西的 63 例 15 岁以下(2~15 岁)患者的 70 次副球孢子菌感染进行了研究。发现 70% 的感染表现为初发型和播散型,其中大部分表现为发热性淋巴组织增生综合征。确诊主要依据淋巴结活检(84%)、骨组织活检(9%)和皮肤活检(7%)。治疗包括单用甲氧苄啶 - 磺胺甲基异噁唑(n=50),甲氧苄啶 - 磺胺甲基异噁唑联合两性霉素 B(n=9),或者单用酮康唑治疗(n=5)。随访发现,在治疗 1 个月和 6 个月后症状持续明显改善。然而,仍有 6 例患者死亡(9.3%),4 例患者出现后遗症(6.3%):3 例出现门静脉高压,1 例出现脾功能亢进。作者认为营养不良和副球孢子菌病造成宿主免疫受损而引起严重的播散性感染是造成死亡的主要原因。为预防任何复发风险,药物治疗疗程要达 2 年以上。

由于甲氧苄啶 - 磺胺甲基异噁唑疗效好,价格低廉且易于口服,作者建议将其作为儿童副球孢子菌病的一线用药。对于严重感染的病例,也可以静脉滴注。作者认为患者的依从性差是治疗失败的主要原因。

Paracoccidioidomycosis: a clinical and epidemiological study of 422 cases observed in Mato Gross do Sul. Paniago AM, Aguiar JI, Aguiar ES, da Cunha RV, Pereira GR, Londero

A, et al. Rev Soc Bras Med Trop 2003; 36: 455–9.

本文描述了流行地区用甲氧苄啶 - 磺胺甲基异噁唑治疗副球孢子菌病的情况:90.3% 的患者接受这种药物的治疗,大多数治疗有效。

Clinical and serologic features of 47 patients with paracoccidioidomycosis treated by amphotericin B. De Campos EP, Sartori JC, Hetch ML, de Franco MF. Rev Inst Med Trop Sao Paulo 1984; 26: 212–7.

两性霉素 B(30mg/kg,总剂量 2.0~3.0g)治疗 47 例播散性感染患者,有 54% 的患者达到临床和血清学治愈。

Paracoccidioidomycosis: a comparative study of the evolutionary serologic, clinical and radiologic results for patients treated with ketoconazole or amphotericin B plus sulfonamides. Marques SA, Dillon NL, Franco MF, Habermann MC, Lastoria JC, Stolf HO, et al. Mycopathologia 1985; 89: 19–23.

这是一项回顾性研究,一组 22 例患者使用酮康唑(400mg/d 共 30 天,随后 200mg/d 共 18 个月)治疗;一组 32 例患者使用两性霉素 B[1.5~1.75mg/(kg·d),30~60 天]和磺胺维持治疗 18 个月。每组中近 1/3 患者呈急性型,其余为慢性型。酮康唑治疗组疗效更好,但结果显示两种治疗方法之间无统计学意义。酮康唑治疗组患者血清抗体滴度显著下降,但在影像学演变过程上无差异。

Failure of amphotericin B colloidal dispersion in the treatment of paracoccidioidomycosis. Dietze R, Flowler VG Jr, Steiner TS, Pecanha PM, Corey GR. Am J Trop Med Hyg 1999; 60: 837–9.

该研究中,4 例初发进展型副球孢子菌病的成年患者使用两性霉素 B 胶质分散剂治疗。其中 1 例患者同时有 HIV 感染。他们均使用了至少 28 天的两性霉素 B,剂量为 3mg/(kg·d)。3 例患者(包括合并 HIV 感染的患者)达到临床治愈,但 6 个月后复发。之后,他们均接受磺胺甲基异噁唑治疗并且治愈。作者认为失败的原因有:用药剂量、治疗持续时间、药物成分、感染部位药物浓度低和宿主免疫受损。作者还描述了另外 5 例慢性副球孢子菌病患者使用两性霉素 B 脂质体[4mg/(kg·d)]进行治疗的情况。他们都在开始治疗后好转,但停药后复发。

这些研究结果提醒我们关注使用两性霉素 B 脂质体短期治疗副球孢子菌病的情况。其疗效尚需远期的大规模研究证实。

Paracoccidioidomycosis: epidemiological, clinical, diagnostic and treatment up-dating. Marques SA. An Bras Dermatol 2013; 88: 700–11.

证据等级:A 双盲试验　　B 临床试验,研究对象≥20 例　　C 临床试验,研究对象<20 例　　D 病例分析,研究对象≥5 例　　E 个案报道

本文很好地综述了使用伊曲康唑、甲氧苄啶-磺胺甲基异噁唑和两性霉素 B 作为一线用药治疗副球孢子丝菌病。

Paracoccidioidomycosis in Mexico: clinical and epidemiological data from 93 new cases (1972–2012). López-Martínez R, Hernández-Hernández F, Méndez-Tovar LJ, Manzano-Gayosso P, Bonifaz A, Arenas R, et al. 2014; 57: 525–30.

本综述指出单用伊曲康唑和伊曲康唑联合甲氧苄啶-磺胺甲基异噁唑为副球孢子菌病最有效的治疗方法。

二线治疗	
• 酮康唑	B
• 氟康唑	B
• 伏立康唑	B
• 特比萘芬	E

Treatment of paracoccidioidomycosis with ketoconazole: a three-year experience. Restrepo A, Gómez I, Cano LE, Arango MD, Gutiérrez F, Sanín A, et al. Am J Med 1983; 74: 48–52.

38 例副球孢子菌病活动性感染患者接受酮康唑 200mg/d 治疗，共 6 个月。患者对治疗耐受性良好，13 例患者（34%）感染完全治愈，剩余的大部分患者病情也有显著的改善。

在随后的一项研究中，对其中 24 例患者进行 1~2 年的随访，发现只有 2 例患者复发。除此以外近期没有更多关于酮康唑治疗副球孢子菌病的研究。且随着新型抗真菌药物的出现，此药的使用也越来越少。

A pan-American 5-year study of fluconazole therapy for deep mycoses in the immunocompetent host. Pan-American Study Group. Diaz M, Negroni R, Montero-Gei F, Castro LG, Sampaio SA, Borelli D, et al. Clin Infect Dis 1992; 14 (Suppl 1): S68–76.

28 例副球孢子菌病患者，接受氟康唑 200~400mg/d，至少 6 个月治疗后，27 例治疗有效。患者对治疗的耐受性良好。1 年后只有 1 例患者复发。

这是唯一一项关于氟康唑治疗副球孢子菌病的研究。仍需长期随访研究来证明该药物的疗效。

An open-label comparative pilot study of oral voriconazole and itraconazole for long-term treatment of paracoccidioidomycosis. Queiroz-Telles F, Goldani LZ, Schlamm HT, Goodrich JM, Espinel-Ingroff A, Shikanai-Yasuda MA. Clin Infect Dis 2007; 45: 1462–9.

这是一项来自巴西的多中心研究，以伊曲康唑为对照组，报告了长期使用伏立康唑治疗急性型或慢性型副球孢子菌病的疗效、安全性以及患者对该药的耐受性。患者按照 2:1 的比例随机分为两组，分别口服伏立康唑（n=35）或伊曲康唑（n=18）6~12 个月。伏立康唑于第 1 天给予负荷剂量 800mg（分次服用），然后给予 200mg/次，每日 2 次。伊曲康唑剂量为 100mg/次，每日 2 次。结果发现，伏立康唑组的有效率为 88.6%，而伊曲康唑组的有效率为 94.4%。两组对药物的反应率均为 100%。随访 8 周均无复发。患者对两种药物的耐受性均良好，尽管伏立康唑组有 2 例患者因肝功能检测轻度升高而停药。

该研究表明长期口服伏立康唑和伊曲康唑治疗副球孢子菌病的疗效和患者耐受性相当。该研究还显示伏立康唑对 1 例中枢神经系统受累的副球孢子菌病患者有效。伏立康唑具有良好的中枢渗透性，可以用于其他中枢神经系统真菌感染。基于本研究，作者认为静脉给予伏立康唑可以替代两性霉素 B 用于中度副球孢子菌病的早期治疗，可避免两性霉素 B 治疗带来的高复发率和相关的药物毒性。

Chronic paracoccidioidomycosis in a female patient in Austria. Mayr A, Kirchmair M, Rainer J, Rossi R, Kreczy A, Tintelnot K, et al. Eur J Clin Microbiol Infect Dis 2004; 23: 916–9.

1 例来自古巴的副球孢子菌病女性患者，起初被误诊为结核。使用两性霉素 B［1mg/(kg·d)］治疗 10 天，随后改为伏立康唑 200mg/d 治疗 3 个月后痊愈。

Paracoccidioidomycosis (South American blastomycosis) successfully treated with terbinafine: first case report. Ollague JM, de Zurita AM, Calero G. Br J Dermatol 2000; 143: 188–91.

1 例 63 岁男性患者，在会阴部出现副球孢子菌病的皮损。最初使用甲氧苄啶-磺胺甲基异噁唑治疗失败。随后给予特比萘芬 250mg/次，每日 2 次治疗，持续治疗 6 个月后所有皮损均好转，且在 2 年内无任何复发的证据。

体外试验证实特比萘芬抗巴西副球孢子菌活性与伊曲康唑相当。

Isavuconazole treatment of cryptococcosis and dimorphic mycoses. Thompson GR 3rd, Rendon A, Ribeiro Dos Santos R, Queiroz-Telles F, Ostrosky-Zeichner L, Azie N, et al. Clin Infect Dis 2016; 63: 356–62.

一项开放性非随机 III 期试验来评估艾沙康唑治疗侵袭性真菌感染的疗效及安全性。38 例患者，其中 10 例为副球孢子菌病，接受艾沙康唑治疗。该研究指出 63% 的患者治愈。

（刘 晓 译，宋营改 李若瑜 校）

第181章 副银屑病

原作者 James E.Miller, Graham A.Johnston

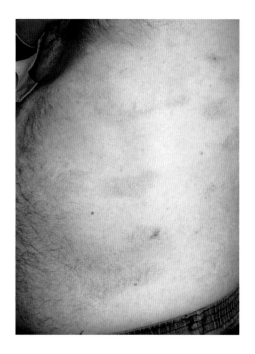

副银屑病（parapsoriasis）是一概括性术语，关于其具体描述仍然存在争议。本章所描述的某些类型是否实际上是皮肤T细胞淋巴瘤（cutaneous T-cell lymphoma，CTCL）的前体仍存在争议。本章涵盖了小斑块副银屑病（SPP）和大斑块副银屑病（LPP），前者的同义词包括慢性浅表性鳞状皮炎、持久性浅表性皮炎、指状皮病和持久性黄色红皮病，后者的同义词包括多色性角化不全、网状副银屑病、萎缩性副银屑病和皮肤异色性副银屑病。斑块状副银屑病是SPP和LPP的统称。

副银屑病常与其他皮肤淋巴增生性疾病放在一起，包括急性痘疮样苔藓样糠疹、慢性苔藓样糠疹、淋巴瘤样丘疹病和蕈样肉芽肿，所有这些都是单独章节的主题。

治疗策略

虽然最初的诊断是基于临床表现，但组织病理学检查和T细胞受体基因重排是排除单克隆和CTCL的必要检查。然而，单克隆性并非CTCL敏感性或特异性检查结果。SPP中存在单克隆性，但LPP中报道的更多。因此，单克隆性似乎不能预测进展为CTCL的风险。如果临床或组织学怀疑有进展为CTCL的可能，建议重复皮肤活检。

轻度或早期病例常采取外用药物治疗，但因为副银屑病有可能进展为皮肤淋巴瘤，因此对于有症状或进展的病例也可使用光疗。

特殊检查

- 诊断主要依据临床表现
- 组织学无特异性，但可鉴别大小斑块亚型
- T细胞受体（TCR）基因重排可以识别T细胞克隆

免疫组织化学染色不能区分小斑块副银屑病和大斑块副银屑病。

Clonal T cell receptor gamma-chain gene rearrangement by PCR-based GeneScan analysis in the skin and blood of patients with parapsoriasis and early-stage mycosis fungoides. Klemke CD, Dippel E, Dembinski A, Pönitz N, Assaf C, Hummel M, et al. J Pathol 2002; 197: 348–54.

这篇文章的作者承认T细胞克隆在皮肤和外周血中都存在，但他们认为单克隆性增生既不容易检测到，也不应该是诊断的先决条件。

The role of immunohistochemical analysis in the diagnosis of parapsoriasis. Bordignon M, Belloni-Fortina A, Pigozzi B, Saponeri A, Alaibac M. Acta Histochem 2011; 113: 92–5.

由于缺乏临床和组织学标记来区分副银屑病和早期CTCL，本文试图利用免疫组织化学技术建立一个更明确的诊断标准。然而，研究结果表明包括CD4CD8比值、T细胞抗原以及增殖标记的表达，对区分副银屑病和早期CTCL没有帮助。

Defining early mycosis fungoides. Pimpinelli N, Olsen EA, Santucci M, Vonderheid E, Haeffner AC, Stevens S, et al. J Am Acad Dermatol 2005; 53: 1053.

为了帮助早期CTCL的诊断，国际皮肤淋巴瘤学会（ISCL）设计了一种包括临床、组织病理学、免疫组织化学和T细胞基因重排特征的算法。本研究提出使用4分阈值来验证该算法。他们发现该算法在统计上是有效的，但只有87.5%的敏感性和60%的特异性。作者认为，在敏感性和特异性得到改善之前，现有的临床病理相关性仍将是诊断"金标准"。

小斑块副银屑病

SPP主要表现为直径<5cm的固定的鳞屑性红斑。一

般无自觉症状或仅有轻度瘙痒,主要发生在躯干和四肢近端。皮损有时表现为带状排列,与肋骨走向一致(因此又称为指状皮病)。组织学显示,轻度海绵水肿伴局灶性角化不全和真皮乳头层血管周围的小区域淋巴细胞浸润。SPP 多呈现慢性、无症状、良性病程。

一线治疗	
• 润肤剂、焦油、外用皮质类固醇	E
• 补骨脂素紫外线 A	C
• 窄谱紫外线 B	C

局部外用润肤剂、焦油和皮质类固醇的治疗被广泛使用,然而,并没有任何相关的研究或病例报告支持,因此这些治疗方法并没有被引用。

Narrowband UVB phototherapy for small plaque parapsoriasis. Aydogan K, Karadogan SK, Tunali S, Adim SB, Ozcelik T. J Eur Acad Dermatol Venereol 2006; 20: 573–7.

45 例患者每周接受 3~4 次窄谱 UVB 治疗。平均 29 次照射后,33 例患者达到完全缓解,平均累积剂量为 14.3J/cm²。12 例达到部分缓解。6 例患者出现复发,平均复发时间为 7.5 个月。

Treatment of small plaque parapsoriasis with narrow-band (311 nm) ultraviolet B: a retrospective study. Herzinger T, Degitz K, Plewig G, Rocken M. Clin Exp Dermatol 2005; 30: 379–81.

16 名患者在平均 33 次照射后达到完全缓解,平均总剂量为 35.4J/cm²。平均 29 周后出现复发,这与 Aydogan 等人的研究相似。

Narrowband (311-nm) UV-B therapy for small plaque parapsoriasis and early-stage mycosis fungoides. Hofer A, Cerroni L, Kerl H, Wolf P. Arch Dermatol 1999; 35: 1377–80.

14 例 SPP 患者接受窄谱 UVB 治疗 5~10 周,每周 3~4 次。平均 20 次照射后均达到完全缓解。治疗后平均 6 周,所有患者均复发。局部外用糖皮质激素后,皮疹可再次消退,但文中并未指出具体患者数。

Retrospective study of 24 patients with large or small plaque parapsoriasis treated with ultraviolet B therapy. Arai R, Horiguchi Y. J Dermatol 2012; 39: 674–6.

回顾性研究了 24 例应用 UVB 治疗大、小斑块副银屑病的患者。5 名患者在平均 3.5 年的治疗时间内缓解。18 名患者继续患有活动性疾病,尽管这个队列的平均治疗时间为 2 年。研究结果表明,缓解症状需要较长时间的治疗,尽管疗效不显著。1 例患者由 LPP 发展为 CTCL。该研究表明长期光疗具有临床疗效。

Treatment of parapsoriasis and mycosis fungoides: the role of psoralen and long-wave ultraviolet light A (PUVA). Powell FC, Spiegel GT, Muller SA. Mayo Clin Proc 1984; 59: 538–46.

7 例 SPP 患者经过 15 次(84J/cm²)的标准 PUVA 治疗后达到完全清除。3 例患者在随访(平均 13 个月)过程中复发,其中 1 例外用皮质类固醇后皮疹再次消退。

二线治疗	
• 外用氮芥	C

Topical nitrogen mustard therapy in patients with mycosis fungoides or parapsoriasis. Lindalhl LM, Fenger-Gron, M, Iversen L. J Eur Acad Dermatol Venereol 2013; 27: 163–8.

1991—2009 年,共有 71 例副银屑病患者(未具体列出 LPP 和 SPP 数量)接受了盐酸氮芥治疗。20mg 的氮芥溶解在 40ml 水中应用于皮损区域,诱导期的 14 天中每天 1 次。维持期每 4~8 周进行 2 次治疗,直到出现明显缓解、无效或出现副作用。总体反应率为 90%,"完全缓解率"为 41%。复发率(无时间限制)为 62%。主要副作用是接触性皮炎,导致 14% 的患者停止治疗。

大斑块副银屑病

临床上与 SPP 相似,但皮损>5cm,形状不规则,常为萎缩性或皮肤异色性。皮损常发生在躯干下部和大腿。

特殊检查
• 皮肤活检
• TCR 基因重排检测

临床表现可提示诊断。组织学表现为银屑病样表皮增生,并伴有皮肤异色区萎缩。基底层有空泡化,真皮乳头区有淋巴细胞带状浸润。Pautrier 微脓肿是蕈样肉芽肿的一个显著特征,本病通常不出现 Pautrier 微脓肿。

LPP 可进展为皮肤 T 细胞淋巴瘤,一项回顾性研究发现 35% 的 LPP 会进展为 CTCL。该研究还显示 10% 的 SPP 会进展为 CTCL。

Large plaque parapsoriasis: clinical and genotypic correlations. Simon M, Flaig MJ, Kind P, Sander CA, Kaudewitz P. J Cutan Pathol 2000; 27: 57–60.

本文对 12 例患者进行 TCR 基因重排检测。12 例 LPP 患者中有 6 例发现克隆性 T 细胞群。1 例患者在随访 8 年后发展为 CTCL。另外 5 例患者在随访 2~21 年后无进展。

作者认为,TCR 基因重排检测对疾病预后评估无意义,且不能鉴别 LPP 与早期蕈样肉芽肿。

A retrospective study of the probability of the evolution of

parapsoriasis en plaques into mycosis fungoides. Väkevä L, Sarna S, Vaalasti A, Pukkala E, Kariniemi AL, Ranki A. Acta Derm Venereol 2005; 85: 318–23.

对 105 例 SPP 和 LPP 患者进行了 26 年的回顾性分析,发现 10% 的 SPP 患者和 35% 的 LPP 患者分别在 10 年和 6 年的中位时间发展为组织学证实的 CTCL。

Subsequent cancers, mortality and causes of death in patients with mycosis fungoides and parapsoriasis: a Danish nationwide, population-based cohort study. Lindahl LM, Fenger-Gron M, Iversen L. J Am Acad Dermatol 2014; 71: 529.

通过丹麦全国人口登记数据库,将 368 例蕈样肉芽肿和 582 例副银屑病患者与一般人群进行癌症、死亡率和死亡原因的比较。副银屑病组患癌症风险明显增加,包括非霍奇金淋巴瘤(NHL)、血液系统肿瘤和非血液系统肿瘤,其中胃肠道肿瘤的发病率最高。有趣的是,这些恶性肿瘤的发生率在诊断后的前 5 年尤其高。蕈样肉芽肿组唯一显著增加的癌症是 NHL。与丹麦普通人群相比,两组的死亡率均显著增加,蕈样肉芽肿组在诊断后的前 5 年更为明显。

一线治疗	
• 外用皮质类固醇	
• 紫外线 A 与 5- 甲氧补骨脂素	C
• 紫外线 A 和 4,6,4′- 三甲基异补骨脂素	E

外用皮质类固醇尚未在临床试验中进行评估,但已观察到其在早期 CTCL 中的疗效。

Photochemotherapy in cutaneous T cell lymphoma and parapsoriasis en plaque. Long-term follow-up in forty-three patients. Rosenbaum MM, Roenigk HH Jr, Caro WA, Esker A. J Am Acad Dermatol 1985; 13: 613–22.

此研究共有 43 例患者参加,7 例 LPP 患者接受口服补骨脂素和 UVA(PUVA)治疗。虽然 PUVA 的总剂量没有说明,但 7 例患者都达到了完全缓解。43 例患者平均随访 38.4 个月(范围 4~67 个月),在此期间,7 例 LPP 患者中有 5 例复发。

作者认为,LPP 需与皮肤 T 细胞淋巴瘤进行鉴别,而 PUVA 治疗对两种疾病均有效。因此,当两者鉴别困难时,可以应用 PUVA 进行治疗。

Topical nitrogen mustard therapy in patients with mycosis or parapsoriasis. Lindahl LM, Fenger-Gron M, Iversen L. J Eur Acad Dermatol Venereol 2013; 27: 163–8.

1991—2009 年,共有 71 例副银屑病患者(未具体列出 LPP 和 SPP 数量)接受了盐酸氮芥治疗。具体治疗方法及效果参考小斑块副银屑病部分。

Evaluation of a 1-hour exposure time to mechlorethamine (chlormethine) in patients undergoing topical treatment. Foulc P, Evrard V, Dalac S, Guillot B, Delaunay M, Verret JL, et al. Br J Dermatol 2002; 147: 926–30.

本研究纳入 3 例 LPP 患者。1 例患者因为副作用而停止治疗,另外 2 例患者达到完全缓解。然而,氮芥应用方案在本研究的四个中心之间是不同的,并且未注明每例患者的具体方案。

(彭 斌 译,耿松梅 校)

第182章 甲沟炎

原作者　Richard B.Mallett，Cedric C.Banfield

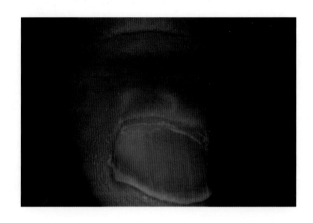

甲沟炎（paronychia）是以指近端和/或侧缘甲皱襞的炎症为特征的疾病，手指受累较脚趾更常见。急性甲沟炎常发生在受伤或轻微创伤后，表现为伴有疼痛的化脓性感染，感染的病原菌多为金黄色葡萄球菌，也可由其他需氧菌、厌氧菌及疱疹病毒造成。

慢性甲沟炎是最常见的甲病之一，表现为甲皱襞的痛性红斑，伴有组织增厚、甲小皮缺失，继而出现甲板萎缩。慢性甲沟炎为常由反复的轻微创伤以及暴露在水、刺激物和过敏原中引起的接触性皮炎，继而发生酵母菌定植和细菌感染而引起。近期发现慢性甲沟炎还可因一些少见原因引起，如嵌甲（retronychia）。此病是由于物理性或系统疾病造成的急性损伤引起甲板长轴生长断裂，旧甲板被包埋在近端甲皱襞的腹侧，进而成为新甲的生长点。除此之外，皮肤利什曼病（cutaneous leishmaniasis）在流行地区有时可表现为一种特殊类型的慢性甲沟炎。寻常型天疱疮也可能会有急性甲沟炎或慢性甲沟炎的表现。

在服用某些药物时，可能会发生假性化脓性肉芽肿性甲沟炎，如：系统应用维A酸类药物；抗逆转录病毒药物，如茚地那韦；抗表皮生长因子（EGF）受体抗体西妥昔单抗和表皮生长因子酪氨酸激酶抑制剂吉非替尼；以及新型抗癌药物西罗莫司靶蛋白（mTOR）抑制剂，如依维莫司。

肿瘤有时也可出现类似慢性甲沟炎的表现，如鲍恩病、角化棘皮瘤、鳞状细胞癌，内生软骨瘤（enchondroma）和无黑色素性黑素瘤。皮肤镜检查已被应用于诊断表现为慢性甲沟炎的甲周鲍恩病。

治疗策略

急性甲沟炎应尽快采取有效的治疗，防止出现甲母损伤。当感染浅表且局限时，可进行切开引流。甲沟炎的病原菌以金黄色葡萄球菌最常见，有时也可见乙型溶血性链球菌和厌氧菌感染。需用拭子取分泌物行细菌培养和抗生素药敏试验，治疗可选择覆盖需氧菌和厌氧菌的广谱抗生素。使用收敛剂（如醋酸铝溶液）热敷可减少水肿，并使环境不利于细菌生长。感染较深时，应立即开始抗生素治疗，若48小时内症状未见明显改善，应采取外科治疗。局麻下，将甲板近端1/3掀起并在近端甲皱襞下放置引流条引流分泌物。抗生素治疗无效的急性甲沟炎可能是由疱疹病毒、真菌或者非感染因素引起的。

慢性甲沟炎通常是由于长期接触水而造成的皮炎，在家庭主妇、厨师、酒吧服务员、鱼贩等常接触水的职业中常见，接触刺激物或过敏原时可使症状加重。对新鲜食物的速发过敏反应可能是本病的一个发病因素。儿童吸吮拇指也可引发本病。湿疹和银屑病患者有发生慢性甲沟炎的倾向，外周循环障碍和少数寻常型天疱疮也如此。微小的创伤，包括对甲小皮的过度修剪，也是患病的重要因素。慢性甲沟炎可累及任何手指，但最常见于右手示指、中指和左手中指。慢性甲沟症导致甲皱襞增厚和甲小皮缺损，即在甲皱襞和甲板之间出现了一个空隙，这一空隙就会造成多种微生物感染，常见的是酵母菌，以念珠菌最常见。合并细菌感染时可出现急性加重。

治疗时首先应嘱患者避免接触水、刺激物、过敏原并避免外伤，同时合并使用抗炎治疗，如外用中效或强效糖皮质激素类药膏。每天2次应用他克莫司0.1%软膏也可能有效。进行细菌和真菌拭子涂片，根据需要给予抗真菌制剂和抗生素制剂。治疗需持续至炎症消退、甲小皮重建并黏附在甲板上（常需3个月以上）。对于反复出现急性加重的患者，可采取皮损内或系统应用糖皮质激素联合系统应用抗生素治疗1周。对于常规治疗失败的患者，可采取外科治疗或低剂量浅表放射治疗。继发于嵌甲的慢性甲沟炎患者只需将甲板拔除即可，也可尝试使用胶带包扎进行保守治疗。

药物诱发的假性化脓性肉芽肿性甲沟炎可每日外用2%的莫匹罗星/丙酸氯倍他索软膏。由EGF或mTOR抑制剂引起的慢性甲沟炎可给予口服多西环素，每日2次，每次100mg。

特殊检查

- 皮肤拭子涂片
- 开放性斑贴实验

Anaerobic paronychia. Whitehead SM, Eykyn SJ, Phillips I. Br J Surg. 1981; 68: 420–2.

对 116 例急性甲沟炎患者进行了皮肤拭子涂片检查。厌氧菌或需氧菌和厌氧菌混合感染菌株分离率为 30%。在 81 例只有需氧菌感染的患者中，金黄色葡萄球菌分离率为 69%。

Clinical and cytologic features of antibiotic-resistant acute paronychia. Durdu M, Ruocco V. J Am Acad Dermatol 2014; 70: 120–6.

耐抗生素的甲沟炎可能是感染性的或非感染性的。细胞学检查对诊断有一定意义，并可避免不必要的抗生素或外科引流手术治疗。

Refractory purulent paronychia in a young girl. Pediatric dermatology photoquiz. Diagnosis paronychial cutaneous leishmaniasis. Topal I, Duman H, Baz V, Gungor S, Kocaturk E, Ozekinci S. Pediatr Dermatol 2016; 33: 93–4.

有病例报道，连续使用病灶内葡糖胺锑酸盐治疗 5 周，每周 1 次，可完全缓解。

Chronic paronychia. Short review of 590 cases. Frain-Bell W. Trans St John's Hosp dermatol Soc 1957; 38: 29–35.

通过组织培养，白念珠菌生长率达到 70%，而细菌生长率（包括金黄色葡萄球菌）只有 10%。

该文是一篇出色的综述性文献。

Role of foods in the pathogenesis of chronic paronychia. Tosti A, Guerra L, Morelli R, Bardazzi F, Fanti PA. J Am Acad Dermatol. 1992; 27: 706–10.

20 例患慢性甲沟炎的餐饮行业者接受了针对可疑新鲜食物的 20 分钟开放性斑贴试验。其中 9 例对小麦粉、鸡蛋、菊苣和番茄呈阳性反应。

一线治疗	
急性	
• 阿莫西林 / 克拉维酸	E
• 外科引流	E
慢性	
• 外用糖皮质激素制剂	B
• 外用 0.1% 他克莫司软膏	B
• 外用克霉唑滴剂	E
• 外用克林霉素溶液	E
嵌甲造成的甲沟炎	
• 拔除甲板	E
药物诱发的甲周肉芽肿	
• 莫匹罗星和丙酸氯倍他索	E

EGF 或 mTOR 抑制剂引起的甲沟炎	
• 多西环素每日 2 次，每次 100mg	E
• 酌情减量	E

Paronychia: a mixed infection. Microbiology and management. Brook I. J Hand Surg Br. 1993; 18: 358–9.

61 例甲沟炎患者的分泌物细菌培养显示，同时有需氧菌和厌氧菌感染的占 49%。建议将阿莫西林联合克拉维酸作为急性细菌性甲沟炎的一线治疗方法，同时可配合适当的外科引流。

Nail surgery and traumatic abnormalities. Haneke E, Baran R, Brauner GJ. In: Baran R, Dawber RP, eds. Diseases of the nails and their management, 2nd edn. Oxford: Blackwell Scientific, 1994; 408.

对于急性甲沟炎患者，可在局部麻醉下，将甲板近端 1/3 掀起并在近端甲皱襞下放置引流条引流分泌物。

Topical steroids versus systemic antifungals in the treatment of chronic paronychia: an open, randomized double-blind and double dummy study. Tosti A, Piraccini BM, Ghetti E, Colombo MD. J Am Acad Dermatol. 2002; 47: 73–6.

这是一项开放、随机、双盲的临床试验，对比了口服伊曲康唑、口服特比萘芬和外用醋丙酸甲泼尼龙治疗慢性甲沟炎的疗效。患者接受 3 周的治疗，此后继续随访 6 周。有 48 个指甲接受了外用醋丙酸甲泼尼龙治疗，治疗结束时 41 个（85%）达到痊愈或改善。相比之下，伊曲康唑组达到痊愈或改善的只有 53%（30/57），而特比萘芬组为 45%（29/64）。

Efficacy and safety of tacrolimus ointment 0.1% vs. beta-methasone 17-valerate 0.1% in the treatment of chronic paronychia: an unblinded randomized study. Rigopoulos D, Gregoriou S, Belyayeva E, Larios G, Kontochristopoulos G and Katsambas A. Br J Dermatol 2009; 160: 858–60.

这项公开研究表明，与安慰剂相比，每天 2 次向患处甲周表皮内给予 0.1% 他克莫司和 0.1% 倍他米松 17- 戊酸酯软膏能够显著提高治愈率或改善率，差异具有统计学意义。同时，在这项研究中，0.1% 他克莫司软膏似乎比 0.1% 倍他米松 17- 戊酸酯软膏更有效。

The management of superficial candidiasis. Hay RJ. J Am Acad Dermatol 1999; 40: S35–42.

关于念珠菌感染是造成慢性甲沟炎的核心因素这一观点目前尚有争议，一些学者认为刺激物或过敏性皮炎也是造成慢性甲沟炎的原因。因此，在治疗上，除选择多烯类和咪唑类药物外，应合并使用外用糖皮质激素。

Diseases of the nails in infants and children: paronychia. Silverman RA. In: Callen JP, Dhal MV, Golitz LE, et al. eds. Advances in dermatology. Vol 5. Chicago: Mosby Year Book, 1990; 164–5.

使用克霉唑滴剂每日数次可抑制真菌生长。外用克林霉素溶液每日数次可杀死细菌,本溶液有刺激性气味可防止患者吸吮手指,且本溶液中的酒精 - 丙烯乙二醇基质可吸收周围水分,保持局部干燥。目前没有关于口服此药造成不良反应的报道。

Retronychia-clinical and pathophysiological aspects. Ventura F, Correia O, Duarte A, Barros A, Haneke E. JEADV 2016; 30: 16–9.

该文回顾了 20 例嵌甲病例,甲板拔除能明确诊断,且是有效的治疗方法。

Paronychia associated with antiretroviral therapy. Tosti, A, Piraccini, BM, D'Antuono A, Marzaduri, S, Bettoli, V. Br J Dermatol 1999; 140: 1165–8.

文章报道了 6 例由药物(包括茚地那韦、拉米夫定和齐多夫定)引起的甲周假性化脓性肉芽肿,每日使用莫匹罗星 / 丙酸氯倍他索软膏治疗有效。

Doxycycline for the treatment of paronychia induced by the epidermal growth factor receptor inhibitor cetuximab. Shu KY, Kindler HL, Medenica M, Lacouture M. Br J Dermatol 2006; 154: 191–2.

1 例正在接受西妥昔单抗治疗的患者出现了痛性甲沟炎,患者外用莫匹罗星和头孢氨苄无效,给予口服多西环素(每日 2 次,每次 100mg)后症状改善。

Paronychia and pyogenic granuloma induced by new anti-cancer mTOR inhibitors. Sibaud V, Dalenc F, Mourey L and Chevereau C, et al. Acta Derm Venereol 2011; 91: 584–5.

7 例接受 mTOR 抑制剂治疗造成慢性甲沟炎的患者,分别接受了局部类固醇、硝酸银、局部抗生素、口服多西环素和普那霉素的治疗。其中 3 例患者需要减少剂量。

二线治疗	
慢性	
• 制霉菌素软膏	E
• 皮损内或系统应用糖皮质激素和抗生素	E

Treatment of chronic paronychia. Vickers H R. Br Med J. 1979; 2: 1588.

慢性甲沟炎患者应在每次接触水后,于受累甲周处外用制霉菌素软膏,至少维持 6 周。

Fungal and other infection. Hay RJ, Baran R, Haneke E. In: Baran R, Dawber RP, eds. Diseases of the nails and their management, 2nd edn. Oxford: Blackwell Scientific, 1994; 119–20.

对于常出现急性加重的慢性甲沟炎患者,推荐皮损内或系统性应用糖皮质激素合并红霉素每日 1g 或四环素每日 1g,治疗 1 周。

三线治疗	
急性	
• 水蛭	E
慢性	
• 甲周成形术	C
• 切除甲皱襞	E
• 浅层低剂量放射治疗	E

Thumb paronychia treated with leeches. Graham CE. Med J Aust. 1992; 156: 512.

1 例患者在塔斯马尼亚进行徒步旅行时,用水蛭成功治疗了急性甲沟炎。

Eponychial marsupialization and nail removal for surgical treatment of chronic paronychia. Bednar MS, Lane LB. J Hand Surg [Am]. 1991; 16: 314–7.

28 例慢性甲沟炎患者接受了甲周成形术,即切开近端甲皱襞的背侧,且当甲受损时完全或部分切除甲板。术后外用过氧化氢浸泡并口服抗生素 5~14 天。28 例患者中的 27 例治愈。

Surgical treatment of recalcitrant chronic paronychias of the fingers. Baran R, Bureau H. J Dermatol Surg Oncol. 1981; 7: 106–7.

作者认为对受累甲皱襞行单纯切除即可,无须行甲周成形术。

How we treat paronychia. Fliegelman MT, Owen LG. Postgrad Med. 1970; 48: 267–8.

对于难治性的慢性甲沟炎患者,可在受累甲皱襞内注射曲安奈德。严重患者可行浅表低剂量放射治疗。

Periungual Bowen disease mimicking chronic paronychia and diagnosed by dermoscopy. Giacomel J, Lallas A, Zalaudek I, Argenziano G. J Am Acad Dermatol 2014; 71: e65–7.

(宴思寒 译,李焰梅 蒋 献 校)

第183章 细小病毒感染

原作者　Andrea L.Zaenglein，Joanne E. Smucker

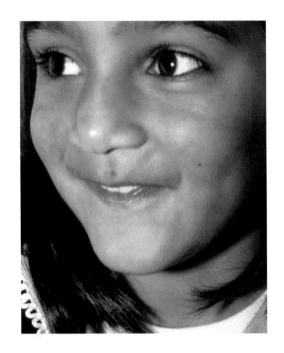

人类细小病毒 B19（human parvovirus B19，HPB19）感染会引起多种皮疹，也可导致一系列系统疾病的发生。传染性红斑（erythema infectiosum），根据最初对儿童发疹的分类又被称为"第五病"，是 HPB19 感染最经典、最常见的皮疹。该病通常在冬春季流行，感染 5~15 岁的学龄儿童，由呼吸道飞沫传播。典型的皮疹出现前，有一些短暂的前驱症状，如发热、乏力、腹泻和咽炎等。先在颊部、鼻梁部出现亮粉色的斑疹（掌击颊征），以及口周苍白圈，随后在躯干和四肢近端出现网状或花边状的短暂斑疹。皮疹可持续达 4 周，也可在日晒、受热和高强度的运动后复发（见图）。紫癜性皮疹，最常见的为丘疹紫癜手套袜套综合征（PPGSS），有报道也与 HPB19 感染有关。关节病是另外一个常见的临床特征，常见于感染 HPB19 的年长患者。其他系统受累的症状包括特发性血小板减少性紫癜、噬血细胞综合征、淋巴结炎、脑膜炎、脑炎、肝炎、心肌炎、肾炎和血管炎。先前患有血液疾病的患者，感染 HPB19 会引起短暂再障危象。慢性和继发性感染通常发生于免疫抑制的患者，罕见于免疫正常的患者。妊娠妇女的原发感染可使胎儿面临严重贫血、血小板减少、胎儿水肿、神经后遗症和宫内胎儿死亡的危险。

治疗策略

传染性红斑是一种自限性疾病，所以大部分病例只需支持疗法和给予安慰。传染性红斑的皮疹是免疫复合物介导的，所以一般认为当皮疹出现时，疾病已经没有传染性了。一旦皮疹出现，血液中可检测到 HPB19 IgG。当临床确诊后，应安慰患者，并建议进行一些简单的支持治疗，如应用解热镇痛药、补液和润肤。大部分免疫正常的患者，病情是自限性的。

临床医生应当注意 HPB19 感染的一些不典型临床表现，包括紫癜和非紫癜样皮疹。最常见的是 PPGSS，表现为手足瘙痒、疼痛性水肿、红斑、瘀斑，尤其在手腕、脚踝可见界线清楚的典型皮疹。该皮疹可以和"掌击颊征"同时出现；可出现口腔黏膜的损害，最常见的是上颚、咽部、唇舌的红斑、瘀点和溃疡；可伴发弥漫性丘疹、发热和其他非特异的病毒感染的症状。PPGSS 常发生于春夏季，常见于青少年和年轻人。与传染性红斑不同的是，PPGSS 患者出现皮疹的同时伴有病毒血症，因此具有传染性。皮疹在 1~2 周可自行消退，只需要一些简单的支持治疗。据报道，更广泛的瘀点样皮疹可为原发，也可发生在经典的传染性红斑之后。肢端瘀斑综合征除累及 PPGSS 中经典的手足外，还可累及口周皮肤。也有文献描述了瘀点分布为洗澡时躯干样。专家建议对于病因不明确的瘀点样皮疹，均应检测细小病毒。HPB19 感染后还可出现非对称性身体屈侧周围发疹（单侧侧胸综合征）和儿童丘疹性肢端皮炎（Gianotti-Crosti 综合征）。HPB19 感染需要与"蓝莓松饼"患儿鉴别，其他的皮疹相关的鉴别诊断包括结节性红斑、多形红斑、网状青斑、血管炎、Sweet 综合征和白塞病。

在成人患者中，尤其是女性，HPVB19 感染可能会导致对称性关节病，类似类风湿关节炎，累及腕、踝、膝、掌指关节和近端指间关节。这种情况也见于 10% 的患儿。关节病可与皮疹同时出现，但更常见的是在皮疹后出现。此种关节炎在成人和儿童中均具有自限性，只需用非甾体抗炎药（NSAIDS）来缓解症状。关节炎偶尔会呈慢性病程。现已表明，HPB19 感染可能会引发自身免疫性关节炎和结缔组织病。

HPB19 极易影响幼红细胞、粒细胞和血小板。其与幼红细胞膜的球蛋白结合，通过胞吞、复制，导致细胞凋亡。在有潜在溶血性疾病、红细胞生成减少或活动性出血的患者中，HPB19 感染会引起短暂再障危象。这种急性贫血可能自限、无症状，但严重时可能需要输血。除贫血外，还会出现中度的中性粒细胞减少和血小板减少。幼儿很少发生致死性的骨髓坏死。对于输血无反应的短暂再障危象的严重病例，可能需要静脉注射免疫球蛋白（IVIG），甚至是进行骨髓移植。在免疫抑制的患者,慢性 HPB19 感染会导致纯红细胞再生障碍性贫血,这种慢性贫血的原因是不能产生中和病毒的抗体,IVIG 治疗通常有效。值得注意的是,HPB19 会污染血液制品,包括骨髓,这可能也是疾病传染的方式之一。有些儿童本身患有疟疾、营养不良或者寄生虫感染等导致贫血的疾病,HPB19 的感染会加重贫血症状。

伴有艾滋病和继发于 HPB19 感染出现慢性贫血的患者,给予强效抗反转录病毒(HAART)治疗后,随着 CD4 细胞计数的恢复,血清抗细小病毒抗体从 IgM 转换为 IgG,贫血症状有所缓解。其他艾滋病患者 HAART 治疗后出现免疫重构综合征。免疫系统更新后,艾滋病患者感染细小病毒后可出现严重的系统受累,导致脑炎、严重贫血或其他严重后遗症。

胎儿感染 HPB19 可导致轻度至重度贫血、血小板减少、高输出性充血性心力衰竭、非免疫性胎儿水肿和胎儿死亡,胎儿卒中和其他神经系统后遗症也有报道。胎儿感染通常发生于怀孕前 20 周,也有报道孕晚期积水相关和自发性非积水相关的胎儿死亡。1/3 以上的育龄期妇女体内没有抗 HPB19 的 IgG 抗体,易发生原发感染。33% 的女性发生垂直传播,3% 感染的女性会出现胎儿并发症。流行期垂直传播的发生率更高,应当对有 HPB19 感染迹象的怀孕妇女或与细小病毒感染患儿密切接触的妇女检测母体血清中 IgM 抗体水平并进行 HPB19 DNA 的聚合酶链式反应(PCR)分析。如果有原发感染的血清学证据,需要做连续的胎儿超声检查来评估胎儿贫血和积水的情况。如果出现胎儿水肿,强烈建议做脐带穿刺术确认是否有贫血,并进行子宫内输血。对于适当选定的患者,输血是救命的,且有利于长期的神经发育。若接近临产期或临产期已到,建议进行分娩。有正常免疫功能和抗 HPB19 IgG 抗体的孕妇,或很久以前有过感染史的孕妇,可以不必担心怀孕期间感染 HPB19 的后果,不会对她们的怀孕有不良影响。

HPB19 急性感染罕见累及其他系统,但也有报道,包括肾脏、神经、肝脏、呼吸、眼和内分泌系统。可出现病毒性心肌炎,导致心功能障碍和心力衰竭,引起严重的患病率和死亡率。它还可以模拟各种结缔组织病,尤其是系统性红斑狼疮、皮肌炎和血管炎。HPB19 感染也被证实在多种慢性疾病的发展中发挥作用,包括其他结缔组织病、肝炎、肾炎、神经系统疾病和恶性肿瘤等。但是,它们之间并未建立因果关系。

特殊检查
• 血常规(全血细胞计数)
• 血清学检查。

尽管大多数细小病毒感染是通过临床诊断的,但是对于伴有系统症状的不典型临床表现或不明原因的新发关节疾病,可能需要进行诊断性的检测。血清学检测包括使用酶联免疫分析法(ELISA)、放射免疫分析法或免疫荧光法进行 IgM 和 IgG 抗体的测定。抗 HPB19 的 IgM 抗体是近期感染的标志,其敏感性和特异性因检测人员的操作技巧而差异很大。HPB19 特异性 IgG 抗体表明曾经感染过,可能在半数以上成人中呈阳性。

在大多数病例中,典型的临床表现加上血清学试验足以确诊。高危患者或有贫血迹象的患者应当进行全血细胞计数,以检测贫血严重程度,决定是否需要输血。

在血液和皮疹中可能检测到细小病毒 DNA。PCR 极为灵敏,可能在以下临床情况中发挥作用:患者临床表现不典型;临床高度怀疑 HPB19 感染,但是抗体检测阴性;免疫低下的患者,其免疫球蛋白生产反应不正常。除此以外,感染后有 7 天的窗口期,IgG、IgM 还不能检测到;在疾病后期,IgM 逐渐检测不到,PCR 在这些时期也可有所帮助。

Parvovirus B19. Young NS, Brown KE. N Engl J Med 2004; 350: 586–97.

这篇综述是对 HPB19 感染及其临床表现的一个全面详尽的回顾。

The cutaneous manifestations of human parvovirus B19 infection. Magro CM, Dawood MR, Crowson N. Hum Pathol 2000; 31: 488–97.

这篇报告描述了 14 名 HPB19 感染患者(血清学阳性和 / 或皮疹中分离到 HPB19 基因)的皮疹表现。

Human parvovirus B19 specific IgG, IgA, and IgM antibodies and DNA in serum specimens from persons with erythema infectiosum. Erdman DD, Usher MJ, Tsou C, Caul EO, Gary GW, Kajigaya S, et al. J Med Virol 1991; 35: 110–5.

这是一项关于比较特异性抗体和 PCR 在检测细小病毒感染中有效性的研究。

一线治疗	
• 安慰患者	E
• 解热镇痛药(如对乙酰氨基酚、布洛芬)	E

Human parvoviruses. Schneider E. In: Long S, Pickering L, Prober C, eds. Principles and Practices of Pediatric Infectious Diseases, 4th edn. Philadelphia: Elsevier, 2012; 1087–91.

大部分儿童不需要特殊治疗,可以使用简单的支持疗法。目前没有特异的抗病毒药物或疫苗,病毒疫苗正在研制中。

二线治疗	
• 非甾体抗炎药	E
• 系统应用糖皮质激素	E
• 输血	C

Human Parvovirus infection: rheumatic manifestations, angioedema, C1 esterase inhibitor deficiency, ANA positivity and possible onset of systemic lupud reythematousus. Fawaz-EstrupF. J Rheumatol 1996; 23: 1180–5.

9 例成年患者，患有急性或近期 HPB19 感染和多发性关节痛 / 关节炎，非甾体抗炎药对所有患者都有效，但是有 1 例患者存在狼疮样疾病，需静脉注射甲泼尼龙。

年长的患儿和成年人可能会出现严重的关节痛 / 关节炎，需要非甾体抗炎药治疗。大部分患者的关节症状在几天或几周内缓解。

Parvovirus and bone marrow failure. Brown KE, Young NS. Stem cells 1996; 14: 151–63.

有潜在溶血性疾病的患者，感染 HPB19 是导致短暂再障危象的首要原因，可能需要输血治疗。免疫低下的患者，持续感染可能表现为纯红细胞再生障碍和慢性贫血。

三线治疗	
• 静脉输注免疫球蛋白	C
• 骨髓移植 / 干细胞移植	D
• 子宫内输血	C
• HAART	E

Persistent B19 Parvovirus infection in patients infected with human immunodeficiency virus type (HIV-1): a treatable cause of anaemia in AIDS. Frickhofen N, Abkowitz J, Safford M, Berry JM, Antunez-de-Mayolo J, Astrow A, et al. Ann Intern Med 1990; 11: 926–33.

7 例患者 HIV 阳性并伴有持续 HPB19 感染和贫血。6 例患者予 IVIG 后，血清病毒浓度迅速下降，随后贫血缓解。2 例患者病情复发，但再次给予 IVIG 仍有效。

Intravenous immunoglobulin therapy for pure red cell aplasia related to human parvovirus B19 infection: a retrospective study of 10 patients and review of the literature. Crabol Y, Terrier B, Rozenber F, Pestre V, Legendre C, Hermine O, et al. Clin Infect Dis 2013; 56: 968–77.

这是一项关于 IVIG 治疗 HPV-B19 感染引起的纯红细胞再生障碍性贫血（PRVA）相关的综述。患有 HPV-B19 相关 PRCA 的免疫低下患者，短期使用 IVIG 有效。

Intravenous immunoglobulin treatment of four patients with juvenile polyarticular arthritis associated with persistent parvovirus B19 infection and antiphospholipid antibodies. Lehmann HW, Plentz A, Von Landenberg P, Müller-Godeffroy E, Modrow S. Arthritis Res Ther 2004; 6: R1–6.

4 例患有少关节炎、多关节炎和慢性 HPB-19 感染的

儿童接受 IVIG 治疗后（联合其他治疗方法），临床症状和生活质量均有不同程度的改善。IVIG 使用的剂量是 0.4g/（kg·d），连续 5 天，2 个周期之间间隔 1 个月。

Mononeuropathy multiplex associated with acute parvovirus B19 infection: characteristics, treatment and outcome. Lenglet T, Haroche J, Schnuriger A, Maisonobe T, Viala K, Michel Y, et al. J Neurol 2011; 258: 1321–6.

这篇文章描述了 3 例 HPB19 病毒阳性的神经病变患者的病程。他们使用 IVIG 治疗后症状得到改善，但没有完全缓解。

Stem cell transplantation in 6 children with parvovirus B19 induced severe aplastic anaemia or myelodysplastic syndrome. Urban C, Lackner H, Müller E, Benesch M, Strenger V, Sovinz P, et al. Klin Padiatr 2011; 223: 332–4.

这是一个小样本的研究，对 HPB-19 感染引起难治性骨髓衰竭的患儿给予干细胞移植治疗。

Parvovirus associated fulminant hepatic failure and aplastic anemia treated successfully with liver and bone marrow transplantation. Bathla L, Grant W, Mercer D, Vargas L, Gebhart C, Langnas A. Am J Transplant 2014; 14: 2645–50.

本文报道了 2 例 HPV-B19 感染继发肝衰竭合并再生障碍性贫血的患儿，他们经肝移植和骨髓移植均获得了很好的预后。

Fetal morbidity and mortality after acute parvovirus B19 infection and plastic anemia treated with a bone marrow transplant from an HLA-identical sibling donor. Enders M, Weidner A, Zoellner I, Searle K, Enders G. Prenat Diagn 2004; 24: 513–8.

患有严重积水的胎儿经子宫内输血后的生存率是 84.6%（11/13），而未输血的患儿全部死亡。

Parvovirus B19 in pregnancy: prenatal diagnosis and management of fetal complications. Dijkmans AC, de Jong EP, Dijkmans BA, Lopriore E, Vossen A, Walther FJ. Curr Opin Obstet Gynecol 2012; 24: 95–101

本文综述了目前对妊娠期接触 HPB19 的治疗方法。

Resolution of chronic parvovirus B19 induced anemia, by use of highly active antirereoviral therapy in a patient with acquired immunodeficiency syndeome. Ware AJ, Moore T. Clin Infec dis 2001; 32: E122–3.

报道了 1 例艾滋病患者，因 HPB19 感染而产生输血依赖性贫血，经 HAART 治疗后缓解。

（马晓蕾　译，张建中　校）

第 184 章 虱病 (pediculosis)

原作者 Jere Mammino

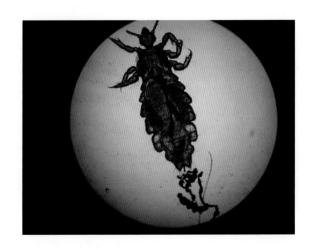

虱是一种无翅、背腹平坦、吸血的昆虫,是鸟类和哺乳动物的专性寄生虫。虱病 (pediculosis) 指头虱、体虱或阴虱的感染。虱叮咬处无痛,所以很难被发现。临床症状和体征是由虱吸食时将具有扩张血管及抗凝特点的唾液注入真皮所引起的宿主反应。叮咬后,叮咬处出现红斑和丘疹的时间不同,从几小时到几天不等,这与个体的敏感度和先前有无感染史有关。瘙痒是各种类型虱病的共同症状。如果不处理,抓痕处发生的二重感染可能导致脓疱疮和局部淋巴结肿大。

头虱 (pediculosis capitis)

治疗策略

在美国,每年约有 600 万~1 200 万人感染头虱。头虱感染多见于 3~12 岁儿童和他们的父母。找到活虱是诊断的"金标准";但是在未接受治疗的患者头上即使只发现虱卵,也是需要治疗的。一项研究表明,大约 20% 患者一开始只有虱卵,最后发展成虱。虱卵更容易被发现,尤其在颈项和耳后。孵化的虱卵是白色的,未孵化的是棕色的。用细齿梳精梳湿发可有效检出虱和虱卵,便于诊断。

治疗必须考虑到头虱的生活周期。虱卵在第 4 天开始神经系统的发育,到孵化最多需要 12 天,而且孵化后只要 7 天成虫就能产卵。大多数非杀卵的灭虱剂,1 周后再重复治疗 1 次不能杀死所有活卵。因此,用非杀卵灭虱剂治疗,需要 3 周。杀卵的灭虱剂只需治疗 2 次,其间间隔 1 周。不到 4 天的卵对作用于头虱神经系统的药物无效。虱可以脱离宿主存活 55 小时,但对干燥敏感。虱病的传播主要通过头对头接触,也可能通过污染物间接传播。对于 2 岁以下

的个例治疗,因为目前仍无安全可靠的药物,应该使用机械方法治疗。

可清洗的物品(穿过的衣服和用过的床上用品、毛巾、领带和帽子)应该置于 60℃(即高温)的干燥器内至少 10 分钟。刷子、梳子和头饰应该用热水(60℃或更高)浸泡 10 分钟。不可清洗的物品(如某些填充动物玩具)应该放进一个包内 3 天(不是 15 天,因为离开宿主的卵不可能短时间成熟)。衣柜和地毯应该用真空吸尘器清扫。不提倡进行室内熏蒸。

对确诊者所接触过的人群,包括同学和家人进行筛查。对密切接触的家庭成员,尤其是同床共睡的应进行经验性治疗。对 4~6 周前与患者有过头 - 头接触的人进行鉴定与筛查。因为头虱在它被检测出前数月已经存在,所以在校学生不能排除被传染的可能性。头发每月生长 1cm,虱在接近头皮的温暖潮湿地方产卵。在距离头皮 2cm 处检测出虱卵,表明感染虱已有 2 个月。应在检查出感染的 1 周内开始治疗。

治疗的指导思想包括安全性和有效性,关于化学方法,很大程度上取决于虱的耐药性。由于虱对扑灭司林和林旦广泛耐药,所以马拉硫磷和松油醇溶于异丙醇是当前最有效的治疗配方,兼有杀虱卵和灭虱的双重作用。外用依维菌素和多杀霉素外用混悬液是有效的代替品。苄醇洗剂是一种不太可靠的外用选择。对不影响虱神经系统的治疗是机械方法,包括阻塞虱法、分解角质层或者人工驱除。除非剃头,这些方法通常不可取,且会在治疗期间出现复发和传染问题。

特殊检查
• 通过仔细精梳检测虱和虱卵
• 皮肤镜检查

Plastic detection comb better than visual screening for diagnosis of head louse infestation. Balcioglu C, Burgess IF, Limoncu ME, Sahin MT, Ozbel Y, Bilac C, et al. Epidemiol Infect 2008; 136: 1425–31.

密梳检查的有效性比直接肉眼观察高 3.84 倍。

Dermoscopy for diagnosis and treatment monitoring of pediculosis capitis. Di Stefani A, Hofmann-Wellenhof R, Zalaudek I. J Am Acad Dermatol 2006; 54: 909–11.

685

手持非接触式皮肤镜用于区分含有若虫的卵、孵化出虱子的空壳和伪虫卵。治疗的成果也可以通过皮肤镜来观测。

Therapy for head lice based on life cycle, resistance, and safety considerations. Lebwohl M, Clark L, Levitt J. Pediatrics 2007; 119: 965–74.

本文强调了设计与头虱生活周期相符的治疗计划的重要性。溶有 0.5% 马拉硫磷的异丙醇（占 78%）和松油醇（占 12%）的混合制剂，是安全、抗耐药的配方，是美国 FDA 推荐的治疗头虱的一线用药。根据头虱的生活周期，间隔 1 周进行 2 个疗程治疗。尚没有资料表明 1 周后的第 2 次用药是不安全的；70%~80% 的病例经 1 次治疗就可治愈。

在美国，对扑灭司林和林旦的耐药病例越来越多，但是还没有发现对马拉硫磷耐药。

Knockdown resistance allele frequencies in North American-head louse (Anoplura: Pediculidae) populations. Yoon KS, Previte DJ, Hodgdon HE, Poole BC, Kwon DH, El-Ghar GE, et al. J Med Entomol 2014; 51: 450–7.

本文报道了头虱中 kdr 型 T917I 的高频率突变：1999—2009 年美国有 84.4%，2007—2009 年增加到 99.6%。这是导致虱子电压门控钠通道对扑灭司林完全不敏感的原因。

Effectiveness of Ovide against malathion-resistant head lice. Downs AM, Narayan S, Stafford KA, Coles GC. Arch Dermatol 2005; 141: 1318.

这个体外试验显示，在使用马拉硫磷制剂（含有马拉硫磷、松油醇和异丙醇）后 60 分钟，可以杀灭对 100% 对马拉硫磷耐药的英国头虱。松油醇和马拉硫磷在抗耐药性方面是互补的。

Efficacy of a reduced application time of Ovide lotion (0.5% malathion) compared to Nix crème rinse (1% permethrin) for the treatment of heaf lice. Meinking TL, Vicaria M, Eyerdam DH, Villar ME, Reyna S, Suarez G. Pediatr Dermatol 2004; 21: 670–4.

在治疗的第 15 天，减少 0.5% 马拉硫磷制剂使用时间（20 分钟）的治愈率是 98%（41 例中治愈 40 例），而减少 1% 扑灭司林制剂使用时间（10 分钟）的治愈率是 55%（22 例中治愈 12 例）；在治疗的第 8 天，19.5% 使用 0.5% 马拉硫磷制剂的患者和 40.9% 使用 1% 扑灭司林制剂的患者需要再次治疗。0.5% 马拉硫磷制剂和 1% 扑灭司林制剂的复发率分别是 0 和 23%。

在过去几十年里，1% 扑灭司林制剂由于成熟的研究被广泛使用，但耐药已使其治愈率显著下降。

The clinical trials supporting benzyl alcohol lotion 5%(Ulesfia): a safe and effective topical treatment for head lice (pediculosis humanus capitis). Meinking TL, Villar ME, Vicaria M, Eyerdam DH, Paquet D, Mertz-Rivera K, et al. Pediatr Dermatol 2010; 27: 19–24.

对 695 例受试者使用 5% 苄醇洗剂进行研究。两项多中心、随机、双盲、安慰剂对照试验显示，126 名受试者的治愈率约为 67%。

苄醇会使虱子用于呼吸的气门无法开放而发生窒息。

Assessment of topical versus oral ivermectin as a treatment for head lice. Ahmad HM, Abdel-Azim ES, Abdel-Aziz RT. Dermatol Ther 2014; 27: 307–10.

本研究比较了单次外用 1% 依维菌素溶液与单次口服依维菌素（每剂 200μg/kg）的疗效。1 周后，外用依维菌素的患者治愈率更高，达到 88%。结束治疗后 4 周未见复发。

Topical 0.5% ivermectin lotion for treatment of head lice. Pariser DM, Meinking TL, Bell M, Ryan WG. N EnglJ Med 201 2; 367: 1687–93.

在 765 例年龄在 6 个月及以上的患者中进行了两项安慰剂对照试验，评估在不使用密梳的情况下，单次应用依维菌素洗剂 10 分钟的疗效。大约 79% 的受试者在单次治疗后 15 天内没有虱子。

Efficacy and safety of spinosad and permethrin creme rinses for pediculosis capitis (head lice). Stough D, Shellabarger S, Quiring J, Gabrielsen AA Jr. Pediatrics 2009; 124: 389–95.

两项研究用盲法研究对比了不使用密梳的 0.9% 多杀霉素和使用密梳的 1% 扑灭司林对 1 038 例 ≥6 个月大的受试者的影响。结果显示多杀霉素（约 86%）的疗效优于扑灭司林（约 44%）。多杀霉素不需要梳理的步骤，大多数患者只需进行一个步骤，而非两个。

多杀霉素比作为目前美国儿科学会推荐的一线治疗的扑灭司林更有效。

• 50% 肉豆蔻酸异丙酯溶于 50% ST- 环甲硅油	A
• 丝塔芙液体洗剂	B
• 1%1,2- 辛二醇喷雾	A
• 20% 醋酸生育酚喷雾	A
化学药剂	
• 10% 克罗米通外用制剂	B
• 0.5% 的胺甲萘洗剂	E
• 茶树精油和薰衣草精油	A
剔除虮卵	
• 灭虮	A
• 专业剔除虮卵护理	E

Single application of 4% dimeticone liquid gel versus two applications of 1% permethrin crème rinse for treatment of head louse infestation: a randomized controlled trial. Burgess IF, Brunton ER, Burgess NA. BMC Dermatol 2013; 13: 5.

在该单中心、平行组、随机、对照、开放标签的试验中，单次使用 4% 的二甲硅油液体凝胶 15 分钟，其灭虱率显著高于 1% 的扑灭司林，为 77.1%。

二甲硅油穿透虱子的呼吸气孔并终断氧气供应，导致机体死亡。

Randomised, controlled, parallel group clinical trials to evaluate the efficacy of isopropyl myristate/cyclomethicone solution against head lice. Burgess IF, Lee PN, Brown CM. Pharmaceut J 2008; 280: 371–5.

在这项随机、对照、评估者盲的平行组试验中，对 168 例发生头虱感染的受试者单次使用肉豆蔻酸异丙酯 / 环甲硅油（IPM/C）溶液治疗 10 分钟，在第 14 天治愈率 82%，显著高于使用 1% 扑灭司林治疗的患者。IPM/C 更易于使用且气味更小。

A simple treatment for head lice: dry-on, suffocation-based pediculicide. Pearlman DL. Pediatrics 2004; 114: e275–9.

把丝塔芙洗剂用于头发上，用吹风机吹干，再用梳子梳理，这样重复 3 次，每次间隔 1 周。用此方法治疗了 133 例患者，有效率为 96%。这是个开放性试验，结果未经其他试验的验证。

1, 2-Octanediol, a novel surfactant, for treating head louse infestation: identification of activity, formulation, and randomised, controlled trials. Burgess IF, Lee PN, Kay K, Jones R, Brunton ER. PLoS One 2012; 7: e35419.

在这项针对 520 例受试者的观察者盲研究中，应用 5%1,2- 辛二醇洗剂的治愈率在 2~2.5 小时内为 70.9%，在 8 小时 / 整夜为 87.9%，两者均比 0.5% 马拉硫磷液体更有效。

辛二醇通过破坏昆虫的表皮脂质并引起脱水来灭活虱子。

Tocopheryl acetate 20% spray for elimination of head louse infestation: a randomised controlled trial comparing with 1% permethrin creme rinse. Burgess IF, Burgess NA, Brunton ER. BMC Pharmacol Toxicol 2013; 14: 43.

间隔 7 天的两种治疗方法的治愈率分别为 20% 醋酸生育酚乙酸酯喷雾（在干发上停留 20 分钟然后洗净）的 73.9%（17/23）和 1% 扑灭司林清洗的 22.7%（5/22）。

生育酚乙酸酯通过物理作用机制固定虱子并抑制卵孵化。

A single application of crotamiton lotion in the treatment of patients with pediculosis capitis. Karaci I, Yawalkar SJ. Int J Dermatol 1982; 21: 611–13.

49 例患者中，47 例用 10% 克罗米通洗剂治疗 1 次后痊愈，1 周后再次治疗后所有患者痊愈。

这是个开放性试验，未经其他试验的验证。

A randomised, assessor blind, parallel group comparative efficacy trial of three products for the treatment of head lice in children-melaleuca oil and lavender oil, pyrethrins and piperonyl butoxide, and a"suffocation"product. Barker SC, Altman PM. BMC Dermatol 2010; 10: 6.

治愈率如下：千层（茶树）精油和薰衣草精油（41/42，98%）；NeutraLice，一种使虱子窒息的产品（40/41,98%）；含有除虫菊酯和胡椒基丁醚的产品（10/40,25%）。

Single blind, randomised, comparative study of the Bug Buster kit and over the counter pediculicide treatments against head lice in the United Kingdom. Hill N, Moor G, Cmeron MM, Butlin A, Preston S, Williamson MS, Bass C. Br Med J 2005; 331: 384–7

护发素加湿梳梳头，13 天中治疗 4 次，治愈率为 57%（32/56）。

细梳梳卵治疗疼痛、费时，但可能对药物治疗抵抗的虱治疗有意义。

三线治疗	
• 口服依维菌素	A
• 口服甲氧苄啶 / 磺胺甲基异噁唑	B
• 口服左旋咪唑	B
• 2% 阿苯达唑混悬剂	E
• 干燥	B
• 剃头	E

Lindane toxicity: a comprehensive review of the medical literature. Nolan K, Kamrath J, Levitt J. Pediatr Dermatol 2012; 29: 141–6.

林旦会引发严重的不良反应,包括死亡、癫痫发作、呼吸急促和对血液的影响。在美国的加利福尼亚州和密歇根州等地,都禁止使用林旦。同时不再建议将其用于 10 岁以下的儿童、体重不足 50kg 的儿童,以及哺乳期的妇女、老年人、皮肤屏障受损的人。

考虑到与林旦相关的显著毒性和其他更安全的治疗方法的可用性,应该避免使用林旦。

Oral ivermectin versus malathion lotion for difficult-to-treat head lice. Chosidow O, Giraudeau B, Cottrell J, Izri A, Hofmann R, Mann SG, et al. N Engl J Med 2010; 362: 896–905.

这项多中心、整群随机、双盲、对照试验在 812 例患者中进行,分别在第 1 天和第 8 天给予药物,将口服依维菌素(400μg/kg 体重)与 0.5% 马拉硫磷洗剂的疗效进行比较。研究对象包括进行试验前 2~6 周对局部杀虫剂产生抗药性的活虱受试者。在有意治疗的人群中,接受口服依维菌素的患者,在第 15 天有 95.2% 的患者没有虱子,而使用外用马拉硫磷的患者只有 85.0% 没有虱子。口服依维菌素疗效好且副作用不会增加。儿童口服依维菌素的安全性研究缺乏。

Head lice infestation: single drug versus combination therapy with one percent permethrin and trimethoprim/sulfamethoxazole. Hipolito RB, Mallorca FG, Zungia-Macaraiq ZO, Apolinario PC, Wheeler-Sherman J. Pediatrics 2001; 107: E30.

用 1% 扑灭司林和甲氧苄啶[10mg/(kg·d),分 2 次给药]/磺胺甲基异噁唑(TMP/SMX)治疗 40 例患者,在第 2 周 38 例患者(95%)治愈。TMP/SMX 单独治疗的有效率是 83%,扑灭司林单独治疗的有效率是 79.5%。

Levanisole: a safe and economical weapon against pediculosis. Namazi MR. Int J Dermatol 2001; 40: 292–4.

患有头虱的儿童,开放性服用依维菌素 3.5mg/kg,共 10 天,治愈率是 67%(18/28)。

Treatment of pediculosis capitis with topical albendazole. Ayoub N, Maatouk I, Merhy M, Tomb R. J Dermatolog Treat 2012; 23: 78–80.

有 4 例患者外用 2% 阿苯达唑混悬液治疗成功治愈。

Efficacy of the LouseBuster, a new medical device for treating head lice (Anoplura: Pediculidae). Bush SE, Rock AN, Jones SL, Malenke JR, Clayton DH. J Med Entomol 2011; 48: 67–72.

LouseBuster 是一种医疗设备,可以通过以比普通吹风机大 2~3 倍的气流输送加热空气(59℃ ±1.5℃)来杀灭所有生命阶段的头部虱子。无论是有经验的操作人员还是无经验人员,使用该设备治疗 30 分钟后,虱子和虫卵死亡率均约为 94%。

体虱(pediculosis corporis)

治疗策略

因为体虱在衣缝里生存,所以治疗方法是高温(>60℃)清洗衣物和被褥至少 10 分钟。污染的床垫应该隔离 3 周。体虱的耐药模式与头虱类似,故马拉硫磷、胺甲萘或者扑灭司林是治疗的首选,也可口服依维菌素治疗。所有接触的家庭成员都应该接受治疗。注意监测虱传播疾病的症状,特别是流行性斑疹伤寒(Ricketssia prowazekii)、回归热(Borrelia recurrentis)和战壕热(Bartonella quintana)。

一线治疗	
• 清洗衣物和被褥	E
• 个人卫生	E
• 0.5% 马拉硫磷洗剂	E
• 5% 扑灭司林乳膏	E
• 口服依维菌素	B

Human lice and their management. Burgess IF. Adv Parasitol 1995; 36: 271–342

一篇关于人虱的综述评论。对于体虱,提倡清洗衣物,对患者使用灭虱药表示质疑。污染物可以用马拉硫磷和扑灭司林进行大规模清除。

鉴于局部治疗的安全性,可予 2 次治疗,每次 8~12 小时,中间间隔 1 周,可以明显减少个别体虱再次感染宿主的危险。

Oral ivermectin in the treatment of body lice. Foucault C, Ranque S, Badiaga S, Rovery C, Raoult D, Brouqui P. J Infect Dis 2006; 193: 474–6.

间隔 7 天服用 3 剂 12mg 的口服伊维菌素,可在 14 天内将感染了体虱的受试者的患病率从 84.9% 降低至 18.5%。但是这种作用并没有持续到治疗的 45 天后。需要进行更多研究以评估口服依维菌素的疗效。

阴虱(pediculosis pubis)

治疗策略

阴虱常常感染会阴部(阴部和肛周)、大腿、胸和腋部等毛发和睫毛,头发较少见。灭虱药应该涂抹在这些部位才能保证根治，建议 7 天后再用药涂抹。睫毛感染应该分开治疗（见下文）。1 个月前有接触过的家庭成员和性伴侣应该接受治疗。污染物的清洗与头虱一样。建议对其他性传播疾病进行筛查。

一线治疗	
• 0.5% 马拉硫磷洗剂	E
• 1% 扑灭司林洗液	B
• 5% 扑灭司林乳膏	C
• 0.33% 除虫菊酯与沪胶基丁醚洗发水	E
• 200 ug/kg 口服依维菌素	E

Scabies and pediculosis pubis: an update of treatment regimens and general review. Leone PA. Clin Infect Dis 2007; 44 (Suppl 3): S153–9.

这是一篇关于阴虱病和疥疮的综述。自从 1996 年以来，对于阴虱的治疗未出现重大失败的报道。一项研究报告了离体阴虱对除虫菊酯的耐药性，但是其易受 5% 扑灭司林洗剂的影响。由于 1% 林旦洗发水的毒性，不再推荐使用。

眼睑虱病（phthiriasis palpebrarum）

处理策略

眼睑虱病是虱子感染睫毛导致的。在儿童患者中，母亲感染往往是引起他们感染的原因。目前只有无对照的治疗报道。可以使用 1% 扑灭司林洗剂至少 10 分钟或蜡膏等阻塞药膏每天 2 次持续治疗 10 天。也可用黄色氧化汞、1% 毒扁豆碱眼药膏和机械剔除方法治疗。应该同时治疗接触过的家庭成员和性伴侣，消毒污染物。

一线治疗	
• 蜡膏	E
• 1% 苄氯菊酯洗剂	E
• 1% 黄色氧化汞软膏	B
• 人工剔除虱和虱卵	E
• 0.25% 或 1% 毒扁豆碱软膏	E

Yellow mercuric oxide: a treatment of choice for phthiriasis palpebrarum. Ashkenazi I, Desatnik HR, Abraham FA. Br J Ophthalmol 1991; 75: 356–8.

本文介绍了 35 例眼睑虱病患者，在使用 1% 的黄色氧化汞软膏涂抹持续 14 天的治疗后彻底根除虱子和卵。

Pediculosis ciliaris. Chin GN, Denslow GT. J Pediatr Ophtalmol Strabismus 1978; 15: 173–5.

报道了用 1% 毒扁豆碱软膏涂抹眼周 14 天，2 次 /d 的疗法。其他推荐疗法包括：①厚层矿物凝胶涂抹 8 天，2 次 /d；②用钳状骨针和棉签剔除虱和虱卵，然后涂抹 1%~2% 黄色氧化汞软膏 1 周，2 次 /d；③冷冻疗法。

二线治疗	
• 氩激光	E
• 冷冻疗法	E
• γ- 六氯苯	E
• 口服依维菌素	E

Oral ivermectin therapy for phthiriasis palpebrum. Burkhart CN, Burkhart CG. Arch Ophthalmol 2000; 118: 134–5.

1 例口服依维菌素用于治疗眼睑虱病的报道。

（郝建春　译，刘全忠　校）

第185章 天疱疮

原著者 Daniel Mimouni, Grant J Anhalt

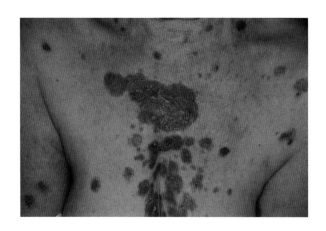

天疱疮(pemphigus)是一种自身免疫性大疱性皮肤病,病因不清,组织学特点是自身抗体作用于表皮细胞表面的蛋白使细胞间失去黏附(即棘层松解)。天疱疮有三种主要类型:寻常型天疱疮、落叶型天疱疮及副肿瘤型天疱疮。鉴别主要根据有无表皮内水疱和皮肤糜烂,以及黏膜受累的程度。不同类型天疱疮的发病率和死亡率有很大差异。

检查
• 皮肤活检
• 皮肤组织直接免疫荧光
• 血清间接免疫荧光
• 抗体 Dsg1 和 / 或 Dsg3 酶联免疫分析法(ELISA)
• 肿瘤筛查(副肿瘤型天疱疮)

Making sense of antigens and antibodies in pemphigus. Anhalt GJ. J Am Acad Dermatol 1999; 40: 763–6.

Accuracy of indirect immunofluorescence testing in the diagnosis of paraneoplastic pemphigus. Helou J, Allbritton J, Anhalt GJ. J Am Acad Dermatol 1995; 32: 441–7.

天疱疮的诊断需满足以下三个条件;缺失其中任何一个,诊断不能成立:

- 典型临床特征;
- 组织病理显示表皮棘层细胞松解;
- 受累表皮细胞可检测到 IgG 抗体或血清中可检测到抗原特异性抗体。

寻常型天疱疮的特征是进展性的水疱和糜烂,常有口腔受累,同时是区分寻常型天疱疮和落叶型天疱疮的主要依据。组织学变化有:基底层上棘层松解和细胞间 IgG 沉

积。当病变局限于口腔时,循环中的自身抗体只针对桥粒芯蛋白3,当皮肤和口腔都有皮损时,循环中的自身抗体针对桥粒芯蛋白 1 和桥粒芯蛋白 3。判断桥粒蛋白自身抗体的类型可依靠酶联免疫吸附试验(ELISA)。

落叶型天疱疮几乎从不累及黏膜,这是临床上区分落叶型天疱疮与寻常型天疱疮的要点。落叶型天疱疮皮损为浅表的覆有鳞屑的糜烂面。免疫病理显示角层下棘层松解、循环中和组织结合的抗体为抗桥粒蛋白 1 抗体。

副肿瘤型天疱疮发生在以下几种淋巴细胞增生性疾病:非霍奇金淋巴瘤、慢性淋巴细胞性白血病、Castleman病、胸腺瘤及腹膜后肉瘤。临床最常见的表现为口腔黏膜难治的苔藓样损害。皮损形态多样,可类似多形红斑、天疱疮、类天疱疮或苔藓样发疹等。组织病理表现为基底层上棘层松解或界面 / 苔藓样改变。抗桥粒蛋白 3 和 1 抗体的存在是确诊的关键,也可伴有其他抗斑素蛋白如桥斑蛋白、外被斑蛋白和斑周蛋白等的自身抗体,可用免疫印迹法或免疫沉淀反应检测。也可用鼠类膀胱上皮作底物,用免疫荧光技术检测这些抗体。

治疗策略

天疱疮如不及时正确治疗,病程会"迁延",使其更加难以控制。即使最初皮损很局限,如不进行系统治疗,病情也会恶化。动物试验已证实皮肤的自身抗体达到一定水平,就会出现水疱,即使应用抗炎药,甚至提前系统应用大剂量糖皮质激素也无法预防皮损的发展。局部应用糖皮质激素或皮损内注射糖皮质激素能暂时减轻疼痛或炎症反应,但黏膜或皮肤的局部治疗对疾病病程没有影响。一些影响疾病治疗的因素有:

1. 循环中的自身抗体的半衰期大约为 3 周,只有当已有和新生的抗体都减少时,病情才能得到持续改善。所以天疱疮的症状改善较缓慢,除非利用血浆置换法清除体内的抗体或应用大剂量外源性人免疫球蛋白(IVIG)治疗使抗体代谢加快,才能快速控制病情。

2. 天疱疮治疗非常困难,不能自行痊愈,常缓解与复发交替,绝大多数患者需要终身治疗。可有效减少自身抗体合成的药物非常有限,然而这些药物的应用又因较高的费用和可能的毒性而受到限制。

3. 所有类型的天疱疮都较少见,因此很难进行大规模临床对照试验。文献报告的治疗方案均来源于小样本研究

和病例报告,不足以制订合理的治疗方案。不过,本病已建立了很好的动物模型。通过研究,对本病的病理生理学已经有了充分了解,这对制订治疗方案非常有帮助。

治疗所有类型天疱疮的首要目的是通过免疫抑制减少自身抗体的合成。目前包括以下三个步骤:

1. 利妥昔单抗与系统糖皮质激素联合免疫球蛋白;

2. 利妥昔单抗与系统糖皮质激素联合硫唑嘌呤或吗替麦考酚酯;

3. 如果不能应用利妥昔单抗,可系统应用糖皮质激素与环磷酰胺联合短期血浆置换。

用环磷酰胺一般需要患者知情同意。此药疗效很好,但这种烷化剂会导致一些疾病的发生率增高,短期危害有白细胞减少症,长期危害有白血病、淋巴瘤、膀胱癌等。对于年轻患者,有导致不育的风险。利妥昔单抗的广泛使用逐渐替代环磷酰胺。

所有类型的天疱疮发病率都非常低,这使得大型对照试验很难开展。有关治疗方案的文献报道以小样本研究和病例报告为主,因此对于建立完善的治疗方案缺乏强大的证据支持。还有其他一些药物可用于治疗天疱疮,如四环素、烟酸、甲氨蝶呤、氨苯砜和金制剂。但是由于这些药物减少自身抗体合成的机制尚不明确,使用并不多。一项随机临床研究显示,环孢素不能减少糖皮质激素的用量。因此,不推荐用于寻常型天疱疮,但环孢素对副肿瘤型天疱疮有一定疗效。

一线治疗

寻常型天疱疮和落叶型天疱疮

• 系统应用糖皮质激素	B
• 利妥昔单抗	D

Pemphigus: a 20 year review of 107 patients treated with corticosteroid. Rosenberg FR, Sanders S, Nelson CT. Arch Dermatol 1976: 112; 962–70

所有类型天疱疮的一线治疗是全身应用糖皮质激素。合理使用糖皮质激素往往起效迅速而且相对安全。过去曾采用快速加量的办法,但增大了患病率和死亡率的风险。建议开始治疗剂量为 1mg/(kg·d),在 2~3 个月内取得临床疗效,表现为大部分皮损消退,没有新发皮损。然后减量为 40mg/d,在以后的 6~9 个月内逐渐减量,直到隔日 5mg 维持。开始减量时每月减泼尼松 10mg,以后每月减 5mg。隔日给药有一定优点,开始每天 40mg,然后减量为 40mg/20mg、40/0mg、30/0mg、20/0mg、15/0mg、10/0mg,然后 5/0mg 维持治疗。

近年来,越来越多的证据表明,病程早期加入利妥昔单抗的方案安全且极其有效,可加速系统糖皮质激素的减量,最大限度减少其副作用。

二线治疗的指征是:出现糖皮质激素的明显副作用,在

泼尼松逐步减量期间病情可能恶化,病情改善不明显导致减量困难或病情加重。由于目前已有耐受性好的药物如吗替麦考酚酯等,一般建议中重度天疱疮患者从一开始就使用二线药物,以减少激素副作用。

每月 1 次糖皮质激素冲击疗法比每天口服的毒性小,但天疱疮非常顽固,往往需要连续服药或隔日服药来控制病情。

糖皮质激素可导致骨质疏松,故治疗前应先对患者进行骨质密度检查,以后每年检查 1 次。没有肾结石史的患者可给予钙剂 1 500mg/d 和维生素 D 400~800IU/d。对于骨密度降低或骨质疏松的患者,若为女性可给予激素替代治疗(雌激素 / 黄体酮,有禁忌证者如有乳腺癌史的患者可用雷洛昔芬),若为伴有血清睾酮低的男性患者可给予外源性睾酮,或使用双膦酸盐如阿伦磷酸钠,或鼻内使用降钙素。

寻常型天疱疮一旦确诊,应该马上治疗。即使皮损只限于口腔,如果不进行系统治疗,病情也会发展,外用药和皮损内注射糖皮质激素等缓和治疗只会延误治疗时机。有证据表明,早期合理治疗可改善预后。对于落叶型天疱疮,不是每个患者都需要马上治疗。一些患者病情局限或被抑制,缓和治疗如外用糖皮质激素可能有效。副肿瘤型天疱疮常进展迅速,因此需立即给予全身糖皮质激素治疗或二线治疗。如果患者同时伴有良性淋巴增生性疾病如胸腺瘤、透明血管性 Castleman 病或肉瘤,外科手术切除病灶可延长疾病的缓解期。

Successful treatment of pemphigus with biweekly one gram infusions of rituximab: a retrospective study of 47 patients. Leshem YA, Hodak E, David M, Anhalt GJ, Mimouni D. J Am Acad Dermatol 2013; 68: 404–11.

本研究的目的是评估天疱疮患者在治疗类风湿关节炎(RA)剂量下对单疗程利妥昔单抗的临床反应,并评估利妥昔单抗重复疗程治疗的反应。第 1 个治疗周期后缓解率达到 76%。重复治疗进一步将缓解率提高到 91%。8 个月的复发率为 22%,但 75% 的复发患者再次接受治疗后可获得缓解。

Treatment of refractory pemphigus vulgaris with rituximab (anti-CD20 monoclonal antibody). Dupuy A, Viguier M, Bedane C, Cordoliani F, Blaise S, Aucouturier F, et al. Arch Dermatol 2004; 140: 91–6.

A single cycle of rituximab for the treatment of severe pemphigus. Joly P, Mouquet H, Roujeau JC, D'Incan M, Gilbert D, Jacquot S, et al. N Engl J Med 2007; 357: 545–53.

21 例糖皮质激素治疗无效的天疱疮患者(泼尼松剂量 >20mg/d 时仍有至少 2 次复发,糖皮质激素依赖)或是有糖皮质激素严重禁忌证的患者,给予 4 周利妥昔单抗治疗,剂量为 375mg/m² 体表面积。其中 18 例在 3 个月后完全缓解。

Efficacy of rituximab for pemphigus: a systematic review and meta-analysis of different regimens. Wang H, Wei Liu C, Li Y, Huang Y. Acta Derm Venereol 2015; 95: 928–32.

meta 分析评估了包含利妥昔单抗的不同剂量治疗天疱疮的疗效,纳入 30 项研究的 578 例天疱疮患者。经过 1 个疗程的利妥昔单抗治疗后,76% 的患者完全缓解。研究显示在淋巴瘤和 RA 中的疗效以及大剂量利妥昔单抗和小剂量的疗效之间未见明显差异。

Durable remission of pemphigus with a fixed-dose rituximab Protocol. Heelan K, Al-Mohammedi F, Smith MJ, Knowles S, Lansang P, Walsh S, et al. JAMA Dermatol 2014; 150: 703–8.

92 例患者接受利妥昔单抗治疗,在最终随访时,接受或不接受辅助治疗的完全缓解率为 89%,未发生严重传染性不良事件。

Subcutaneous veltuzumab, a humanized anti-CD20 antibody, in the treatment of refractory pemphigus vulgaris. Ellebrecht CT, Choi EJ, Allman DM, Tsai DE, Wegener WA, Goldenberg DM, et al. JAMA Dermatol 2014; 150: 1331–5.

用抗 CD20 单克隆抗体来消耗 CD20⁺B 细胞可能是治疗自身免疫病的一个有力武器,已获得批准用于治疗风湿性关节炎。但是 CD20 在前 B 细胞和血浆细胞中不表达,所以不能彻底抑制,而且因为干细胞会分化出新的 B 细胞,所以疗效只能维持 6~10 个月。目前推荐剂量:淋巴瘤每周注射利妥昔单抗 375mg/m²,共 4 周;类风湿性关节炎每次 1 000mg,第 1 天和第 15 天用。治疗淋巴瘤的最初剂量设定是为了避免巨大淋巴瘤患者出现肿瘤溶解综合征。作者用简化的小剂量 RA 疗法来治疗寻常型天疱疮,取得了同样的疗效。利妥昔单抗的毒性很小,但可能增加正在使用糖皮质激素和免疫抑制剂患者的感染风险,曾有报告 1 例使用利妥昔单抗和环磷酰胺的患者继发致命的肺孢子菌肺炎(PCP)。因此,用此药时需要预防 PCP 的发生。这类药可使重症患者的自身抗体水平迅速下降,从而使病情迅速缓解。第 2 个疗程的利妥昔单抗还可能对长期缓解起到巩固作用。对急性暴发性病例可在利妥昔单抗基础上加用免疫球蛋白,但对亚急性病例是否需要加用免疫球蛋白仍有待研究。利妥昔单抗常在用于治疗副肿瘤型天疱疮时具有双重作用,既可抑制淋巴组织增生,也可治疗自身免疫病。

二线治疗	
• 吗替麦考酚酯	B
• 硫唑嘌呤	C
• 大剂量免疫球蛋白	C

Treatment of pemphigus vulgaris and foliaceus with myco-
phenolate mofetil. Mimouni D, Anhalt GJ, Cummin DL, Kouba DJ, Thorne JE, Nousari HC. Arch Dermato 2003; 139: 739–42

42 例患者接受吗替麦考酚酯 1.5g 每天 2 次和标准剂量的泼尼松治疗。70% 的寻常型天疱疮患者和 55% 的落叶型天疱疮患者获得了完全临床缓解。完全临床缓解的定义是泼尼松每日 10mg 以下时无新发皮损。只有 2 例患者由于副作用停止了治疗,1 例是由于继发了发热性中性粒细胞减少症,另外 1 例是因为胃肠不耐受。

硫唑嘌呤和吗替麦考酚酯是治疗寻常型和落叶型天疱疮的有效免疫抑制剂。吗替麦考酚酯安全,但价格昂贵。硫唑嘌呤也同样有效,而且价格便宜,但是毒性较大。如果有适应证,这两种药可以和系统性糖皮质激素合用。一旦病情控制,可以逐渐减少糖皮质激素的用量。但这两种药需要全剂量应用 2~3 年,以达到持久缓解。这两种药治疗天疱疮时需要的剂量要比治疗其他皮肤病大,因为只有大剂量才能抑制 B 细胞产生自身抗体。

吗替麦考酚酯一般有两种用法:每次 1 000mg,每日 2 次口服,用于肾移植;每次 1 500mg,每日 2 次口服,用于心脏移植。这两种用法都可用于天疱疮的治疗,但是没有确切的证据能证明哪种疗效好。此药起效缓慢,治疗 2~12 个月才会出现缓解。必须每个月做全血细胞分析和转氨酶检查,但很少出现血细胞减少及肝毒性。常见淋巴细胞减少而中性粒细胞正常,但不会出现不良后果,且会随着临床症状改善而得到纠正。有时会出现恶心和腹泻,减药后可好转。服药期间要避孕,因为吗替麦考酚酯会导致胎儿畸形。

Azathioprine in the treatment of pemphigus vulgaris. A long term follow-up. Aberer W, Wolff-Schreiner EC, Stingl G, Wolff K. J Am Acad Dermatol 1987; 16: 527–33

硫唑嘌呤的单一给予剂量为 3~4mg/(kg·d),该剂量可引起中性粒细胞减少、血小板减少、肝毒性和严重或轻微的恶心等不良反应。需要对患者行全血细胞分析和转氨酶检查,刚开始每 2 周 1 次。硫嘌呤甲基转移酶缺乏的患者不能有效代谢这一药物,会在治疗的前 2 个月中产生严重的血细胞减少。晚期副作用有转氨酶升高和药物热。此药 6~8 周才会起效,疗效显著,但即使对硫嘌呤甲基转移酶正常的患者,其副作用的发生率也比吗替麦考酚酯大。不过对于经济上不能承担吗替麦考酚酯的患者而言,该药仍是一种有效的二线药物。有资料显示终身使用这种药物会增加患白血病和淋巴瘤的概率,但是与烷化剂相比要小得多。

A comparison of oral methylprednisolone plus azathioprine or mycophenolate mofetil for the treatment of pemphigus. Beisser S, Werfel T, Frieling U, Bohm M, Sticherling M Stadler R, et al. Arch Dermatol 2006; 142: 1447–54.

在一项前瞻性多中心随机非双盲临床试验中,两组天疱疮(寻常型和落叶型天疱疮)患者分别给予口服甲泼尼龙加硫唑嘌呤或者甲泼尼龙加吗替麦考酚酯治疗。结果显示,服用甲泼尼龙加硫唑嘌呤的 18 名患者中有 13 名(72%)在约 74 天后得到完全缓解,而服用甲泼尼龙加吗替麦考酚酯的 21 名患者有 20 名(95%)在约 91 天后得到完全缓解。服用硫唑嘌呤的 18 名患者中有 6 名(33%)出现了严重的不良反应,而 21 名服用吗替麦考酚酯的患者中只有 4 名(19%)出现严重的不良反应。

Randomized controlled open-label trial of four treatment regimens for pemphigus vulgaris. Chams-Davatchi C, Esmaili N, Daneshpazhooh M, Valikhani M, Balighi K, Hallaji Z, et al. J Am Acad Dermatol 2007; 57: 622–8.

这项随机研究的目的是对比以下四种方法治疗新发天疱疮的疗效和安全性(共纳入了 121 例患者):单用泼尼松龙;泼尼松龙加硫唑嘌呤;泼尼松龙加吗替麦考酚酯;泼尼松龙加静脉环磷酰胺冲击治疗。经过 1 年的治疗,结果证明,糖皮质激素加辅助用药的效果好于单用糖皮质激素。其中最有效的是硫唑嘌呤,其次是环磷酰胺(冲击治疗)和吗替麦考酚酯,四组的副作用没有明显的差别。

High-dose intravenous immune globulin for the treatment of autoimmune blistering diseases. Harman KE, Black MM. Br J Dermatol 1999; 140: 865–74.

Treatment of pemphigus with intravenous immunoglobulin. Bystryn JC, Jiao D, Natow S. J Am Acad Dermatol 2002; 358; 358–63.

这两项研究都在应用泼尼松和免疫抑制剂的基础上应用了免疫球蛋白。免疫球蛋白可以起到快速降低循环中自身抗体的作用,在某些情况下可使临床症状很快好转。

大剂量免疫球蛋白可用于快速控制活动性天疱疮。该疗法可加速自身抗体的代谢,与血浆置换法一样能有效地减低血液中的自身抗体。总的来讲,该疗法安全且耐受性好,但仍存在一些危险。少数患者会发生血栓性并发症如深静脉血栓形成或卒中。该药非常昂贵(一个 70kg 体重的患者每个疗程需花费 12 000 美元),而且治疗几个疗程后可能失去疗效。可以静脉滴注 2g/kg,每个月用 2~5 天。

免疫球蛋白常用于快速控制严重病情,在使用慢作用药物如吗替麦考酚酯的治疗中加用 IVIG 可将病情控制数月,且该疗法比血浆置换安全。免疫球蛋也可与利妥昔单抗联合应用。延长使用对于缓解病情是否有效还存在争论,需要进一步资料。

三线治疗	
• 环磷酰胺	B
• 环磷酰胺加血浆置换	E
• 苯丁酸氮芥	D

Dexamethasone-cyclophosphamide pulse therapy for pemphigus. Pasricha JS, Khanitan BK, Raman RS, Chandra M. Int J Dermotol 1995; 34: 875–82.

烷化剂如环磷酰胺可有效抑制自身抗体的合成,是缓解病情最有效的药物,但有明显的潜在毒性,这限制了它在三线治疗中的应用。但在一些因利妥昔单抗高成本而限制使用的国家,环磷酰胺的使用仍然较多。

环磷酰胺引起的中性粒细胞减少可以预测,所以仍推荐使用,而且停药后(1 周~10 天内)中性粒细胞可以迅速恢复。有以下四种用法:

1. 每天口服 2.5mg/kg,清晨顿服,药物在白天随着代谢从膀胱排出,可以预防出血性膀胱炎。应每周行血液和尿液检查。经过 18~24 个月治疗后,几乎所有患者都能缓解。此疗法使患者患白血病、淋巴瘤或膀胱癌的风险比正常人高出 5%~10%,在治疗后大概 20~30 年出现。此外,还会导致年轻患者的不育。

2. 每月静脉给药 750mg/m^2,可以降低出血性膀胱炎的发生,但是疗效不如方法 1。

3. 每月静脉给药联合每日小剂量口服,对缓解病情非常有效。

4. 单次超大剂量免疫损毁疗法。这种试验性疗法在很多自身免疫性疾病的治疗中都非常有效。静滴环磷酰胺 200mg/kg,每日 1 次,连续 4 天,导致骨髓深度抑制。随着骨髓的恢复,患者可完全缓解。这种疗法对于再生障碍性贫血病情的缓解会持续多年,但天疱疮患者多数会在 2 年内复发,因此限制了使用。

Synchronization of plasmapheresis and pulse cyclophosphamide therapy in pemphigus vulgaris. Euler HH, Loffler H, Christophers E. Arch Dermatol 1987; 123: 1205–10.

血浆置换是唯一可以迅速降低自身抗体水平的方法,用来治疗迁延不愈和病情危急的患者。用法包括 6 次大容量血浆置换(每次 3~3.5L,每周 3 次,连用 2 周)。该疗法必须联合系统使用糖皮质激素和口服环磷酰胺。如果不用糖皮质激素和环磷酰胺,自身抗体水平的下降消除了对自身免疫 B 细胞的反馈抑制,会引起病情的反跳。烷化剂对迅速增生的 B 细胞有快速毒性作用,所以只有用烷化剂才能减轻病情。应用环磷酰胺可以达到持续缓解,不过必须足剂量服用 18~24 个月来巩固疗效。

The use of chlorambucil with prednisone in the treatment pf pemphigus. Shah N, Green AR, Elgart GW, Derd Kerdel F. J Am Acad Dermatol 2000; 42: 85–8.

应用环磷酰胺发生出血性膀胱炎的患者,可以用苯丁酸氮芥代替。

苯丁酸氮芥应用相对较少,因其引起的血细胞减少症更无法预测。如发生血细胞减少症,往往需要几个月才能恢复。

Ineffectiveness of cyclosporine as an adjuvant to cortico-steroids in the treatment of pemphigus. Ioannides D, Chrysomallis F, Bystryn JC. Arch Dermatol 2000; 868: 505–6.

将 33 例住院患者(29 例寻常型天疱疮、4 例落叶型天疱疮)随机分为两组,两组在人数及病情的严重程度上相似,一组用泼尼松龙治疗,一组用泼尼松龙加环孢素 5mg/(kg·d)治疗。加环孢素的一组无论是在治疗反应还是泼尼松龙用量上都无改变。但合并症却更多见。

虽然有些病例报告认为环孢素对病情有帮助,但本项完善的大样本试验却证明环孢素可能不宜用于治疗寻常型和落叶型天疱疮。此外,一些病例报告提示环孢素对发病机制更加复杂的副肿瘤型天疱疮或许有一定疗效。

（尤 聪 译,刘全忠 校）

证据等级:A 双盲试验　B 临床试验,研究对象≥20 例　C 临床试验,研究对象<20 例　D 病例分析,研究对象≥5 例　E 个案报道

第186章 穿通性皮肤病

原作者 Lawrence S.Feigenbaum, Ponciano D.Cruz Jr.

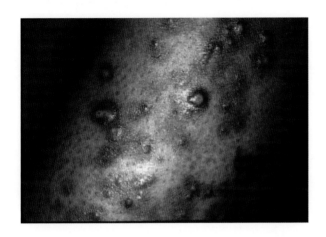

穿通性皮肤病(perforating dermatoses)的共同特征是经表皮排出某些真皮内的成分。经典的穿通性疾病有四种,包括:

反应性穿通性胶原病(reactive perforating collagenosis),以经表皮排出胶原为特征。

匍行性穿通性弹力纤维病(elastosis perforans serpiginosa,EPS),以经表皮挤压出弹性纤维为特征。

穿通性毛囊炎(perforating folliculitis),表皮的穿透累及毛囊。

Kyrle 病(Kyrle disease),真皮结缔组织穿透表皮。

治疗策略

穿通性皮肤病的确诊依赖组织病理中见到经表皮排出的某些真皮内成分。一些化学染色可区分几种不同的穿通性皮肤病,如 Masson 三色染色染胶原组织(反应性穿通性胶原病),Verhoeff 染色染弹性组织(匍行性穿通性弹力纤维病),连续切片寻找毛囊(穿通性毛囊炎)。鉴别这些穿通性皮肤病很重要,因为匍行性穿通性弹力纤维病与其他疾病有关,如弹性纤维假黄瘤、Down 综合征、成骨不全、Ehlers-Danlos 综合征、Rothmund-Thomson 综合征、马方综合征及青霉胺治疗。反应性穿通性胶原病常与糖尿病和慢性肾脏病有关。

获得性穿通性皮肤病与服用某些药物有关,包括索拉非尼、纳他利珠单抗、阿扎西奥普林、替拉帕韦。获得性反应性穿通性胶原病可在服用因地那韦、埃罗替尼、索拉非尼和西罗莫司后出现。穿通性毛囊炎可在服用肿瘤坏死因子α 受体阻滞剂、尼罗替尼、雷利度胺、索拉非尼后出现;有报

道 1 例慢性纤维化患者发生穿通性毛囊炎;1 例曾患水痘的患者在相同患病部位发生穿通性毛囊炎。

治疗穿通性皮肤病首先应寻找其潜在病因。具有穿通性皮肤损害的患者常常伴有糖尿病和肾衰竭。当其潜在的病因未明时,需对患者进行肝肾功能检查和葡萄糖耐量试验或糖化血红蛋白检测。

一旦找到了潜在疾病,应立即对伴随症状进行治疗。局部外用或皮损内注射糖皮质激素、外用麻醉剂、薄荷醇和口服抗组胺药能改善瘙痒症状,但抗组胺药常常止痒效果不佳。减轻瘙痒症状非常重要,因很多穿通性皮肤病会在外伤和搔抓处的皮肤上出现同形反应。外用止痒剂(如薄荷醇、苯酚、樟脑)和麻醉药(如利多卡因和普莫卡因)有效。外用盐酸多赛平或口服抗组胺药对减轻瘙痒症状亦有一定作用。修剪指甲(尽量减少对皮肤的损伤),避免搔抓在治疗中非常重要。外用维 A 酸和他扎罗汀对部分患者有效。防晒霜对于那些日光照射后症状加重的患者有效。相反,对于患有肾脏疾病的患者采用 UVB 治疗可显著改善瘙痒症状,同时对穿通性皮损也有效。如果 UVB、窄谱 UVB 和外用维 A 酸类药物无效,可尝试给予口服维 A 酸、别嘌醇和抗生素。最近,多项病例报道发现,服用阿米替林(每天10~25mg,持续数周)及外用维生素 D 类似物如他卡西醇和马沙骨化醇对治疗本病有效。

特殊检查

- 皮肤组织病理学检查(Masson 三色染色和 Verhoeff 染色)

- 血清尿素氮、肌酐、谷丙转氨酶、谷草转氨酶、碱性磷酸酶、胆红素、尿酸

- 血糖、葡萄糖耐量试验或糖化血红蛋白

- 抗丙型肝炎病毒抗体

- 甲状腺功能试验

Clinicopathological features of 25 patients with acquired perforating dermatosis. Akoglu G, Emre S, Sungu N, Kurtoglu G, Metin A. Eur J Dermatol 2013; 23: 864–71.

25 例获得性穿通性皮肤病患者中,17 例(68%)为获得性反应性穿通性胶原病,7 例(28%)为穿通性毛囊炎,1 例(4%)为 Kyrle 病。最常伴发的疾病为糖尿病(12 例,占48%)。5 例(20%)患有慢性肾脏病,2 例患有甲状腺疾病,1 例患有乙型肝炎。

一线治疗	
• 维 A 酸 0.1%	D
• 他扎罗汀凝胶 0.1%	E
• UVB	E
• 窄谱 UVB	D

Familial reactive perforating collagenosis: a clinical, histopathological study of 10 cases. Ramesh V, Sood N, Kubba A, Singh B, Makkar R. J Eur Acad Dermatol Venereol 2007; 21: 766–70.

本文报告了 10 例家族性反应性穿通性胶原病患者,外用维 A 酸治疗均有效。对夏季出现皮损的患者,遮光剂可能有效。

家族性反应性穿通性胶原病可能不同于其他穿通性皮肤病,可发生在婴儿或者幼儿时期。值得研究的是,日光照射可能在病情的发展中起作用,尽管光疗可用来治疗成人的穿通性皮肤病。

Tazarotene is an effective therapy for elastosis perforans serpiginosa. Outland JD, Brown TS, Callen JP. Arch Dermatol 2002; 138: 169–71.

本文报道了 2 例匐行性穿通性弹性纤维病患者,使用 0.1% 他扎罗汀凝胶治疗有效。1 例患者为 22 岁女性,曾应用液氮冷冻、外用维 A 酸、口服异维 A 酸、CO_2 激光等治疗无效。1 例患者为 56 岁女性,曾应用冷冻、糖皮质激素、维 A 酸和曲安奈德等治疗无效。这两例患者接受他扎罗汀凝胶治疗后,22 岁女性患者病情显著改善,56 岁女性患者病情得到一定程度的改善。

Treatment of acquired perforating dermatosis with narrowband ultraviolet B. Ohe S, Danno K, Sasaki H, Isei T, Okamoto H, Horio TJ. Am Acad Dermatol 2004; 50: 892–4.

5 例患者应用窄波 UVB 治疗,2~3 次/周,皮损均消退。窄谱 UVB 起始剂量为 $400mJ/cm^2$,逐渐加量至 $1\,500mJ/cm^2$,经 10~15 次治疗后皮疹消退。3 例患者在停止光疗后 1~10 个月内复发。2 例患者分别维持治疗了 7 个月和 8 个月无复发。

1 例 8 岁的家族性反应性穿通性胶原病男性患儿,皮损发生在面部,接受窄谱 UVB 治疗(每周 3 次),25 次治疗(总照射剂量为 $38\,150mJ/cm^2$)后皮损完全消退,遗留局部瘢痕及色素沉着。

广谱 UVB 可用于治疗尿毒症导致的皮肤瘙痒。由于许多穿通性皮肤病患者伴发肾衰竭,UVB 光疗可减轻瘙痒症状并减少皮损数量。

二线治疗	
• 别嘌醇	D
• 异维 A 酸	E
• 口服补骨脂素联合光疗(PUVA)	E
• 阿维 A	E

Acquired reactive perforating collagenosis: four patients with a giant variant treated with allopurinol. Hoque SR, Ameen M, Holden CA. Br J Dermatol 2006; 154: 759–62.

4 例反应性穿通性胶原病患者对外用和口服糖皮质激素以及抗生素治疗均无效,虽然这 4 例患者血清尿酸水平正常,作者给予了别嘌醇 100mg/d 治疗。治疗 2~4 个月后,3 例患者病情得到显著改善,无新发皮损,瘙痒减轻,原有皮损消退。1 例患者在随访前死亡。

在另外 1 例病案报道中,1 例患者接受别嘌醇治疗(100mg/d)4 周后病情明显改善:瘙痒减轻,皮损消退,仅遗留炎症后色素沉着,随访 14 周时仍存在色素沉着。许多报道提示,无论尿酸水平是否升高,别嘌醇均可改善穿通性皮肤病。

Reactive perforating collagenosis: a condition that may be underdiagnosed. Satchell AC, Crotty K, Lee S. Australas J Dermatol 2001; 42: 284–7.

3 例反应性穿通性胶原病合并糖尿病的患者接受治疗情况如下:1 例 73 岁的女性患者用含有 0.5% 苯酚和 10% 甘油的舒博伦乳膏治疗,1 个月后瘙痒症状消失,皮损的数量和面积减少。1 例 75 岁的女性患者经窄谱 UVB 治疗有效,该患者接受光疗的频率为每周 3 次,持续治疗 2 个月后皮损消退,6 个月后皮损复发,再次使用窄谱 UVB 治疗 3 个月后皮损消退。1 例 58 岁的女性患者,对糖皮质激素、抗组胺药、UVB 和 PUVA 治疗均无效;使用阿维 A 25mg/d 口服后,瘙痒症状消失,皮损消退。

Kyrle's disease. Effectively treated with isotretinoin. Saleh HA, Lloyd KM, Fatteh S. J Fla Med Assoc 1993; 80: 395–7. Erratum in J Fla Med Assoc 1 993; 80: 467.

1 例 63 岁的 Kyrle 病患者合并慢性肾衰竭,接受口服异维 A 酸治疗 13 周,皮损完全消退。

Reactive perforating collagenosis responsive to PUVA. Serrano G, Aliaga A, Lorente M. Int J Dermatol 1988; 27: 118–19.

1 例 21 岁反应性穿通性胶原病女性患者,已有 10 年病史,接受 PUVA 治疗,4 次/周,2 周内病情得到改善。PUVA 治疗(总量达 $326J/cm^2$)结束后皮损无发展,此后 1 年多的观察中未见新发损害。

三线治疗	
• 多西环素	E
• 口服甲硝唑	E
• 口服克林霉素	E
• 口服羟氯喹	E
• 咪喹莫特	E
• 外科清创术	E

696

· 冷冻疗法	E
· 斑蝥素	E
· 超脉冲激光	E
· CO_2 激光	E
· 光动力疗法	E
· 经皮电刺激神经疗法（TENS）	E
· 阿米替林	E
· 他卡西醇、马沙骨化醇	E

Successful treatment of acquired reactive perforating colla-genosis with doxycycline. Brinkmeier T, Schaller J, Herbst RA, Frosch PJ. Acta Dermatol Venereol 2002; 82: 393–5.

1 例 87 岁的反应性穿通性胶原病女性患者，口服多西环素 100mg/d，治疗 2 周后显效。在开始治疗 5 天内，皮损停止发展，10 天内大部分皮损消退。

Regression of skin lesions of Kyrle's disease with metro-nidazole in a diabetic patient. Khalifa M, Slim I, Kaabia N, Bahri F, Trabelsi A, Letaief AO. J lnfect 2007; 55: e139–40.

1 例 Kyrle 病合并糖尿病的患者，使用甲硝唑（500mg，每日 2 次）治疗 1 个月后皮损完全消退，此后随访 12 个月未见复发。

Regression of skin lesions of Kyrle's disease with clindamycin: implications for an infectious component in the etiology of the disease. Kasiakou SK, Peppas G, Kapaskelis AM, Falagas ME. J Infect 2005; 50: 412–6.

1 例 Kyrle 病患者，同时有陈旧的非炎性角化过度性皮损和新发的炎性皮损，通过口服克林霉素联合大面积皮肤移植成功治疗。

Sirolimus-induced inflammatory papules with acquired reactive perforating collagenosis. Lubbe J, Sorg O, Male PJ, Saurat JH, Masouye I. Dermatology 2008; 216: 239–42.

1 例肝脏移植术后患者，因服用西罗莫司诱发了获得性反应性穿通性胶原病，在未停用西罗莫司的情况下，口服羟氯喹 200mg/d 治疗有效。6 个月内患者一直同时服用羟氯喹和西罗莫司，皮损控制好。

Imiquimod therapy for elastosis perforans serpiginosa. Kelly SC, Purcell SM. Arch Dermatol 2006; 142: 829–30.

1 例 14 岁的匍行性穿通性弹性纤维病女性患者，接受咪喹莫特乳膏治疗，每晚 1 次，持续 6 周，此后减为每周 3 次，持续 4 周。治疗 10 周后皮损完全消退。

A new treatment for acquired reactive perforating colla-

genosis. Oziemski MA, Billson VR, Crosthwaite GL, Zajac J, Varigos GA. Australas J Dermatol 1991; 32: 71–4.

1 例反应性穿通性胶原病患者，对受累皮肤行外科清创和植皮术治疗获得成功。

通常患者的皮损数量较多，因此，外科切除和植皮术不太可行。

Elastosis perforans serpiginosa: treatment with liquid nitrogen cryotherapy and review of the literature. Humphrey S, Hemmati I, Randhawa R, Crawford RI, Hong CH. J Cutan Med Surg 2010; 14: 38–42.

1 例 13 岁的匍行性穿通性弹性纤维病男性患儿，皮损在面部，液氮冷冻治疗效果佳。

Treatment of acquired perforating dermatosis with cantharidin. Wong J, Phelps R, Levitt J. Arch Dermatol 2012; 148: 160–2.

1 例 65 岁伴有糖尿病和慢性肾衰竭的获得性穿通性皮肤病的女性患者，斑蝥素治疗效果良好。

Acquired perforating dermatosis successfully treated with photodynamic therapy. Sezer E, Erkek E. Photodermatol Photoimmunol Photomed 2012; 28: 50–2.

1 例 60 岁伴有糖尿病的获得性穿通性皮肤病的女性患者，光动力治疗成功。

Localized idiopathic elastosis perforans serpiginosa effec-tively treated by the coherent ultrapulse 5000C aesthetic laser. Abdullah A, Cotloby PS, Foulds IS, Whitcroft I. Int J Dermatol 2000; 39: 719–20.

用超脉冲 5 000C 美容激光治疗匍行性穿通性弹性纤维病患者的皮损，治疗部位皮损消退，未治疗区域的皮损无改善。

Response of elastosis perforans serpiginosa to pulsed C02, Er: YAG, and dye lasers. Saxena M, Tope WD. Dermatol Surg 2003; 29: 677–8.

1 例 17 岁男性匍行性穿通性弹性纤维病患者，皮损位于颈部。右侧颈部采用 CO_2 激光（超脉冲 5 000C）治疗，左侧颈部采用铒:YAG 激光（超细，连续波）治疗。两侧皮损仅有轻度改善，且 CO_2 激光治疗处留下了轻度萎缩性瘢痕。随后，患者又接受了双侧颈部的脉冲染料激光治疗，皮损改善仍不明显。

Treatment of elastosis perforans serpiginosa with the pinhole method using a carbon dioxide laser. Yang JH, Han SS, Won CH, Chang SE, Lee MW, Choi JH, et al. Dermatol Surg 2011;

37: 524–6.

CO_2 激光治疗匍行性穿通性弹性纤维病的疗效报道差异较大,这种治疗方法可能是部分患者的最后选择,但不适用于全部该病患者。

Treatment of pruritus of reactive perforating collagenosis using transcutaneous electrical nerve stimulation. Chan LY, Tang WY, Lo KK. Eur J Dermatol 2000; 10: 59–61.

1 例 47 岁和 1 例 85 岁的女性反应性穿通性胶原病患者,均经口服糖皮质激素和抗组胺药物治疗无效,改用经皮电刺激神经疗法,每日 1 小时,持续 3 周治疗,在 3 个月内皮损消退。

Effective treatment of uremic pruritus and acquired perforating dermatosis with amitriptyline. Yong A, Chong WS, Tey HL. Australas J Dermatol 2014; 55: 54–7.

2 例有慢性肾脏病病史的获得性穿通性皮肤病患者,均有剧烈瘙痒症状。其中 1 例患者病理表现符合 Kyrle 病,给予阿米替林(25mg/d)治疗 1 周后,瘙痒评分显著降低,结节消退。停用阿米替林后,瘙痒和皮损再次出现,但对再治疗有反应。另外 1 例患者接受不同剂量的阿米替林(10mg/d)治疗,2 周后瘙痒消失、皮损减轻,瘙痒复发时,调整剂量为 25mg/d。

Tacalcitol in the treatment of acquired perforating collagenosis. EscribanoStable JC, Domenech C, Matarredona J, Pascual JC, Jaen A, Vicente J. Case Rep Dermatol 2014; 6: 69–73.

1 例 65 岁的患者经局部糖皮质激素及抗组胺药治疗无效,局部应用他卡西醇软膏(每日 1 次)2 个月后病情完全缓解。疗程结束 4 周后皮损复发,但再次治疗 3 周后有反应。

在另外 1 例病例报告中,局部应用 0.002 5% 的马沙骨化醇软膏(每天 2 次,共 60g)2 个月后,瘙痒和丘疹消失。

致谢

感谢 Sarah Markoff 对上一版中本章的贡献。

(辛 月 译,李焰梅 蒋 献 校)

证据等级:A 双盲试验 　**B** 临床试验,研究对象 ≥ 20 例 　**C** 临床试验,研究对象 < 20 例 　**D** 病例分析,研究对象 ≥ 5 例 　**E** 个案报道

第187章 口周皮炎

原作者 Antonios Kanelleas，John Berth-Jones

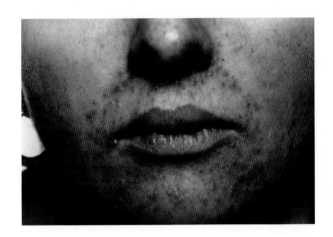

口周皮炎（perioral dermatitis）是发生在下颏、口周和鼻唇沟等处的持续性的红色皮疹，表现为炎症性的丘疹（有时为脓疱）。紧贴唇红缘周围有一特征性的无皮损区。主要症状有瘙痒、烧灼感和疼痛。本病多见于年轻女性，也可发生于儿童。

病因不明。然而，口周皮炎发生之前，往往有过有意或无意面部强效糖皮质激素应用史。使用类固醇吸入器也可能诱发口周皮炎。发生在眼睑和眼眶周围皮肤的类似的皮疹称为眼周皮炎。青春期前儿童口周皮炎的肉芽肿性类型，表现为肉色或黄褐色的小丘疹。

口周皮炎与念珠菌、蠕形螨和梭形细菌等病原体的感染关系尚不明确。然而，在口周皮炎患者中，特应性疾病的发病率较高。

尽管有人认为口周皮炎是酒渣鼻的一种异型，但两者实际上并非同一疾病。口周皮炎好发于年轻人，有其独特的皮损分布区域，且皮损形态相对单一，无皮肤潮红和毛细血管扩张等症状。鉴别诊断还包括过敏性和刺激性接触皮炎（通常无唇缘无皮损区）、寻常痤疮、脂溢性皮炎和颜面播散性粟粒性狼疮。

治疗策略

多数口周皮炎与外用强效糖皮质激素有关，故停用此类药物是治疗的关键。应告知患者在停药初期可能会出现皮肤潮红。若皮肤潮红较重，可在早期外用相对弱效的糖皮质激素以减轻症状，也可选择系统应用四环素类药物治疗，多数患者病情可持续缓解，但偶可复发。在治疗失败的情况下，可能需要通过斑贴试验调查接触性过敏性皮炎的可能性。

特殊检查	
• 一般无特殊检查	

一线治疗	
• 停止外用糖皮质激素	B
• 口服四环素类	B

Complications of topical hydrocortisone. Guin JD. J Am Acad Dermatol 1981; 4: 417–22

外用糖皮质激素后可发生口周皮炎。

口周皮炎常多与强效激素的使用有关，但这篇病例报告显示氢化可的松也可诱发口周皮炎。

Perioral dermatitis: aetiology and treatment with tetracycline. Macdonald A, Feiwel M. Br J Dermatol 1972; 87: 351–9

29 例口周皮炎患者口服四环素治疗，首先 250mg 每日3 次，服用 1 周，然后每日 2 次，服用 2~3 个月，疗效显著。

Perioral dermatitis in renal transplant recipients maintained on corticosteroids and immunosuppressive therapy. Adams SJ, Davison AM, Cunliffe WJ, Giles GR. Br J Dermato; 1982; 106: 589–92.

本文报告了 5 例患者因长期口服糖皮质激素而发生口周皮炎。使用多西环素治疗 2 个月有效。

最近也有一些报道称，小剂量多西环素（每天 40mg）对治疗口周皮炎很有效。

二线治疗	
• 外用吡美莫司	A
• 外用四环素	B
• 外用红霉素	B
• 口服红霉素	E
• 外用甲硝唑	C
• 外用壬二酸	D
• 口服异维 A 酸	E
• 外用阿达帕林	E
• 光动力治疗	B
• 外用吡喹酮	B
• 口服阿奇霉素	D
• 磺胺醋酰钠洗剂	D

Pimecrolimus cream (1%) efficacy in perioral dermatitis-results of a randomized, double-blind, vehicle-controlled study in 40 patients. Oppel T, Pavicic T, Kamann S, Brautigam M, Wollenberg A. J Eur Acad Dermatol Venereol 2007; 21: 1175–80.

20 例患者外用 1% 的吡美莫司乳膏治疗，每日 2 次，治疗 4 周。对照组 20 人应用安慰剂混合物。在治疗结束时，应用吡美莫司乳膏组患者的口周皮炎严重度指数（PODSI）明显低于对照组，但在随后 4 周的随访中，两组间未见差异。

A randomized, double-blind, vehicle-controlled study of 1% pimecrolimus cream in adult patients with perioral dermatitis. Schwarz T, Kreiselmaier I, Bieber T, Thaci D, Simon JC, Meurer M, et al. J Am Acad Dermatol 2008; 59: 34–40.

这个多中心、双盲试验证实了之前提到的研究结果。接受吡美莫司治疗的患者的生活质量也有较大改善。

有报告表明，局部钙调神经磷酸酶抑制剂的使用与治疗面部炎症性疾病后引起的口周皮炎和酒渣鼻样皮疹有关。

Topical tetracycline in the treatment of perioral dermatitis. Wilson RG. Arch Dermatol 1979; 115: 637.

30 例口周皮炎患者外用四环素每日 2 次治疗，效果非常好。其中 24 例在用药 5~28 天后皮损完全消退。

A topical erythromycin preparation and oral tetracycline for the treatment of perioral dermatitis: a placebo-controlled trial. Weber K, Thurmayr R, Mersinger A. J Dermatol Treat 1993; 4: 57–9.

这篇报告对外用红霉素（33 例）、口服红霉素（35 例）和安慰剂（31 例）进行了比较。结果显示口服和外用红霉素疗效相当，且两者均优于安慰剂。

Topical therapy for perioral dermatitis. Bikowski JB. Cutis 1983; 31: 678–82.

6 例患者外用红霉素治疗后皮损消退。

Identical twins with perioral dermatitis. Weston WL, Morelli JG. Pediatr Dermaol 1998; 15: 144.

2 例患者口服红霉素有效。

Topical metronidazole in the treatment of perioral dermatitis. Veien NK, Munkvad JM, Nielsen AO, Niordson AM, Stahl D, Thormann J. J Am Acad Dermatol 1991; 24: 258–69

这是一个由 109 例患者参加的前瞻性随机双盲试验。比较了外用 1% 甲硝唑乳膏与口服土霉素对口周皮炎的疗

效。结果显示，治疗 8 周后两组均有效，但是外用 1% 甲硝唑乳膏每日 2 次不如口服土霉素 250mg 每日 2 次有效。

Topical metronidazole gel (0.75%) for the treatment of perioral dermatitis in children. Miller SR, Shalita AR. J Am Acad Dermatol 1994; 31: 847–8

3 例口周皮炎或眼周皮疹的儿童患者外用甲硝唑凝胶（0.75%）每日 2 次治疗。2 个月后皮损明显好转，14 周后完全缓解。

Azelaic acid as a new treatment for perioral dermatitis: results from an open study. Jansen T. Br J Dermatol 2004; 151: 933–4.

10 例患者外用 20% 壬二酸乳膏每日 2 次治疗口周皮炎。2~6 周后所有患者皮损均消退，且患者对此乳膏耐受良好。

Perioral dermatitis with histopathologic features of granulomatous rosacea: successful treatment with isotretinoin. Smith KW. Cutis 1990; 46: 413–15.

此文报告用异维 A 酸成功治疗了 1 例顽固性口周皮炎。

Perioral dermatitis successfully treated with topical adapalene. Jansen T. J Eur Acad Dermatol Venereol 2002; 16: 175–7.

本文报告了 1 例口周皮炎患者外用阿达帕林凝胶，每日 1 次，连用 4 周后皮损痊愈。患者无糖皮质激素应用史，且此前外用红霉素治疗无效。

Photodynamic therapy for perioral dermatitis. Richey DF, Hopson B. J Drugs Dermatol 2006; 5: 12–16.

21 例患者参与了这项前瞻性自身面部左右对照研究。一侧面部使用艾拉光动力每周 1 次治疗；另一侧外用克林霉素每日 1 次治疗，共 4 周。在完成这项研究的 14 例患者中，光动力治疗一侧皮损平均消退达 92.1%，而应用克林霉素治疗侧为 80.9%（P=0.022 7）。患者对 PDT 治疗的平均满意度也较高。

Topical praziquantel as a new treatment for perioral derma-titis: results of a randomized vehicle-controlled pilot study. Bribeche MR, Fedotov VP, Jillella A, Gladichev VV, Pukhalskaya DM. Clin Exp Dermatol 2014; 39: 448–53.

吡喹酮（一种驱虫剂）以 3% 的药膏的形式应用，每天 2 次，持续 4 周，在 46 名成人受试者中发现吡喹酮优于此研究中的介质。皮肤病生活质量指数（DLQI）也有所改善。两组均未发生严重的治疗副作用。

Pediatric periorificial dermatitis: clinical course and treatment outcomes in 222 patients. Goel NS, Burkhart CN,

Morrell DS. Pediatr Dermatol 2015; 32: 333–6.

一项单中心治疗的 222 名儿童口周皮炎和 / 或眼周皮炎的回顾性研究。有 58.1% 的患者在发病前曾使用糖皮质激素。采用的治疗包括口服阿奇霉素、局部甲硝唑和磺胺醋酰钠洗剂,常常结合具有局部制剂的系统抗生素。131 名回访患者中有 94 名(72%)症状完全消失。不良反应包括色素变化(1.8%)、症状恶化(1.8%)、胃肠道紊乱(0.9%)、刺激性皮炎(0.9%)和干燥(0.5%)。

(温广东　译,张建中　校)

第188章 Peutz-Jeghers 综合征

原作者 Chinmoy Bhate, Robert A. Schwartz

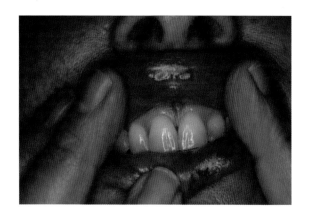

Peutz-Jeghers syndrome (PJS) 是一种罕见的遗传性息肉病。以胃肠道息肉、皮肤黏膜色素沉着、肠套叠引起的反复腹痛以及增加罹患肠道和其他恶性肿瘤的风险为特征。

PJS 的色素斑主要分布于口周、眼睛、鼻孔和肛门周围，偶尔也见于手足部位。表现为圆形或椭圆形、直径在 1~5mm 的不规则棕色或黑色斑点，偶尔为蓝灰色。在临床和组织学上的表现同单纯雀斑样痣。

该病属常染色体显性遗传，主要由位于 19p13.3 的抑癌基因 STK11/LKB1（丝氨酸/苏氨酸激酶 11）突变引起，最近又发现了另一个位于 19q13.4 上的 PJS 遗传位点。癌症和错构瘤发生的确切机制尚不清楚。基因检测可能对可疑病例及高危家庭的咨询有帮助，但是其敏感性不是 100%。

治疗策略

PJS 的治疗策略以潜在的内脏并发症和家族遗传为基础，包括对相关症状的评估，比如几乎发生在所有 PJS 患者中的胃肠道息肉、复发性肠套叠、胃肠道出血和其他内脏恶性肿瘤。该病通常发生于 10~30 岁，但若儿童反复出现原因不明的腹痛，应考虑是否有肠套叠，该症是 PJS 的一种医学急症。胃肠道息肉最常见于小肠，也可见于胃、大肠和直肠，有恶变的风险。食管胃十二指肠镜、胶囊内镜、球囊肠镜和结肠镜在胃肠息肉的评估及治疗中有重要作用。

PJS 患者罹患胃癌、胰腺癌、食管癌、肺癌、子宫癌和睾丸癌（支持细胞癌）的风险增加。女性 PJS 患者双侧乳腺癌的发病率增加，此外还可能合并卵巢肿瘤（特别是颗粒细胞肿瘤）。男性和女性 PJS 患者都可出现伴有环状小管的性索瘤和伴有性早熟的性索间质瘤。

基因检测可判断遗传性突变和新变异，因此对于可疑病例十分必要。同时还需要为 PJS 患者及其家属提供基因咨询并告诉患者皮肤黏膜斑是良性的，可在青春期后改善。不同治疗的效果各不相同。切除色素斑会掩盖 PJS 患者的潜在疾病。

采用 Q 开关掺钕钇铝石榴石激光和红宝石激光（Q 开关和短脉冲）治疗口唇斑疹没有后遗症且不会复发。通常不需要麻醉，但需进行微创伤口的护理。CO_2、翠绿宝石激光、氩激光以及强脉冲光也可以有效治疗唇部斑疹。冷冻、手术切除、电干燥和磨皮术不能彻底清除色素斑点，还可能导致瘢痕和色素沉着。同样，三氯乙酸也不能完全清除色斑。

特殊检查

- 胃肠道评估
- 基因检测（部分病例）
- 息肉和黏膜斑疹的组织学检查（诊断不明确）
- 社会心理评估

Rapid detection of germline mutations for hereditary gastrointestinal polyposis/cancers using HaloPlex target enrichment and high-throughput sequencing technologies. Kohda M, Kumamoto K, Eguchi H, Hirata T, Tada Y, Tanakaya K, et al. Fam Cancer 2016; 15: 553–62.

作者讨论了传统分子诊断学手段以及新型高通量测序，提出了一种高效、高准确率的更快速筛查。

STK11/LKB1 是与遗传性胃肠道息肉病/癌症综合征相关的基因之一。在常规实践中，基因检测应用广泛，目前为评估更加有效、准确、节省时间的新技术。

ACG clinical guideline: genetic testing and management of hereditary gastrointestinal cancer syndromes. Syngal S, Brand RE, Church JM, Giardiello FM, Hampel HL, Burt RW. Am J Gastroenterol 2015; 110: 223–63.

一份来自美国胃肠病学学会的综合性文件，为包括 PJS 在内的一系列遗传性综合征的患者提供评估、监测和管理的指南。本文还对相关内脏恶性肿瘤的监测提供了建议。

Small bowel endoscopy and Peutz-Jeghers syndrome. Korsse SE, Dewint P, Kuipers EJ, van eerdam ME. Best Pract Res Clin Gastroenterol 2012; 26: 263–78.

本文系统性地回顾了内镜技术在 PJS 患者小肠检查中

的应用。

建议 PJS 患者从 8~10 岁开始,每隔 2~3 年做 1 次小肠监测。小肠的可视化技术有一定难度,目前尚未开发出"金标准"监测方法。

Peutz-Jeghers syndrome: a systematic review and recommendations for management. Beggs AD, Latchford AR, Vasen HF, Moslein G, Alonso A, Aretz S, et al. Gut 2010; 59: 975–86.

关于当前基因型 - 表型研究的综述及欧洲专家对于筛查和随访的一致建议的概述,这些专家此前制定了 Lynch 综合征和家族性腺瘤性息肉病的治疗指南。

监测 PJS 患者的目的:①减少年轻患者的息肉负荷和肠套叠的发生;②减轻癌症负荷。胶囊内镜可以对小肠内的息肉进行全面的微创检查。利用上消化道(upper gastrointestinal,GI)内镜、结肠镜和双气囊小肠镜对小肠的评估有利于防止后续息肉切除。由于双气囊小肠镜检查具有创伤性,因此被作为一种保留治疗方式。

Quality of life and psychological distress in patients with Peutz-Jeghers syndrome. Van Lier MG, Mathus-Vliegen EM, van Leerdam ME, Kuipers EJ, Looman CW, Wagner A, et al. Clin Genet 2010; 78: 219–26.

一项比较 PJS 患者和一般人群的生活质量与心理压力的横断面研究。与一般人群相比,PJS 患者的总体健康感觉较低,由于情绪问题产生的影响较多,心理健康水平较低。

Genetics of the hamartomatous polyposis syndromes: a molecular review. Chen HM, Fang JY. Int J Colorectal Dis 2009; 24: 865–74.

讨论错构瘤综合征,包括临床特征和分子诊断模式,有助于区分各类综合征并识别高危患者。

Peutz–Jeghers syndrome. Heymann WR. J Am Acad Dermatol 2007; 57: 513–4.

这是一篇关于 PJS 综合征的分子机制进展的概述,包括疾病的皮肤、恶性和内分泌的特点。

Further observations on LKB1/STK11 status and cancer risk in Peutz-Jeghers syndrome. Lim W, Hearle N, Shah B, Murday V, Hodgson SV, Lucassen A, et al. Br J Cancer 2003; 89: 308–13.

基因型 - 表型分析说明 PJS 具有显著的遗传异质性。

作者证实了 PJS 患者发生癌症的相对风险增加。他们还证明,PJS 可能是由于文中提到的几种类型的基因突变导致的,或者是在没有基因突变的情况下发生的。

Peutz-Jeghers syndrome: confirmation of linkage to chro- mosome 19p13. 3 and identification of a potential second locus, on 19q13. 4. Mehenni H, Blouin JL, Radhakrishna U, Bhardwaj SS, Bhardwaj K, Dixit VB, et al. Am J Hum Genet 1997; 61: 1327–34.

作者描述了 PJS 中最常见的突变基因是 19p13.3 位点上的 *LKB1/STK11*,并确定了另一个突变位点。

大多数 PJS 的患者都有 19p13.3 位点上的 *LKB1/ STK11* 基因突变,但是另一个 19q13.4 位点上的基因突变也可诱发 PJS,而一些患者没有基因突变。因此,基因检测诊断有一定的局限性。

Harold Jeghers (1904–1990). Schwartz RA. In: Löser C, Plewig G, Burgdorf WHC, eds. Pantheon of Dermatology. Outstanding Historical Figures. Berlin: Springer Verlag, 2013; 553–6.

本文为 Harold Jeghers 人物自传,及以 Harold Jeghers 命名的综合征的综述。

一线治疗	
• Q 开关掺钕钇铝石榴石激光	C
• 红宝石和翠绿宝石激光	D

Q-switched Nd: YAG laser treatment for labial lentigines associated with Peutz-Jeghers syndrome. J Dtsch Dermatol Ges 2015; 13: 551–5.

11 名 PJS 患者接受了 2~6 次 Q 开关掺钕钇铝石榴石激光(532nm)治疗,光斑大小为 3mm,通量为 1.8~2.2J/cm^2,脉冲持续时间为 5~20nm。在平均 41 个月的随访后,8 名患者的皮损清除率>75%,极少出现复发或并发症。

Q-switched alexandrite laser treatment of oral labial lentigines in Chinese subjects with Peutz-Jeghers syndrome. Xi Z, Hui Q, Zhong L. Dermatol Surg 2009; 35: 1084–8.

14 名 PJS 患者的口唇雀斑样痣采用 Q 开关翠绿宝石激光治疗,机头 3mm,通量为 4.0~9.0J/cm^2。在平均 2 年的随访中,所有患者的雀斑样痣成功清除,未见瘢痕或复发。

Q 开关激光,特别是翠绿宝石激光,是治疗良性黑色素细胞性病变的首选方式,其中包括 PJS 患者口唇部的雀斑样痣。急性副作用包括水肿、红斑和偶尔出血。

Q-switched ruby laser treatment of labial lentigos. Ashinoff R, Geronemus RG. J Am Acad Dermatol 1992; 27: 809–11.

Q 开关红宝石激光的波长为 694nm,脉冲持续时间为 40ns,可对色素细胞造成选择性损伤。3 名唇部雀斑样痣患者使用 Q 开关红宝石激光治疗,通量为 10cm^2,1~2 次治疗后雀斑样痣明显清除。

Ruby laser therapy for labial lentigines in Peutz-Jeghers syndrome. Kato S, Takeyama J, Tanita Y, Ebina K. Eur J Pediatr 1998; 157: 622–4.

成功治疗 2 名唇部雀斑样痣的 PJS 儿童,没有后遗症及复发。

Q-switched ruby laser treatment of tattoos and benign pigmented lesions: a critical review. Raulin C, Schrmark MP, Greve B, Werner S. Ann Plast Surg 1998; 41: 555–65.

本文讨论了 Q 开关红宝石激光的适应证。包括文身、咖啡斑及雀斑样痣,尤其是唇部和眼睑上的皮损。

二线治疗	
• 其他激光	E
• 强脉冲光	E
• 冷冻疗法	E

Treatment of Peutz-Jeghers lentigines with the carbon dioxide laser. Benedict LM, Cohen B. J Dermatol Surg Oncol 1991; 17: 954–5.

作者报告了用 CO_2 激光成功治疗了 1 名 PJS 患者的口周皮疹。

Q-switched alexandrite laser in the treatment of pigmented macules in Laugier-Hunziker syndrome. Papadavid E, Walker NP. J Eur Acad Dermatol Venereol 2001; 15: 468–9.

2 名唇部色斑患者用 Q 开关翠绿宝石激光治疗,复发皮疹易被再次清除。

Laugier-Hunziker 综合征是一种类似 PJS 的皮肤黏膜色素沉着,无相关消化系统异常。治疗该综合征中的色沉可能为治疗 PJS 的色沉提供一些思路。

Treatment of pigmentation of the lips and oral mucosa in Peutz-Jeghers syndrome using ruby and argon lasers. Ohshiro T, Maruyama Y, Nakajima H, Mima M. Br J Plast Surg 1980; 33: 346–9.

用红宝石和氩激光成功治疗了 3 名 PJS 患者的口腔色素斑。

Treatment of facial lentigines in Peutz–Jeghers syndrome with intense pulsed light source. Remington BK, Remington TK. Dermatol Surg 2002; 28: 1079–81.

采用强脉冲光对 1 名 10 岁儿童的面部不同区域进行了 12 个疗程的治疗,结果显示,面部雀斑样痣完全消除。大多数斑疹通过 1 次治疗即可清除。

该报告首次证明了强脉冲光在 PJS 中的应用,提供了一种可行的替代激光的治疗方式。

Simple cryosurgical treatment of the oral melanotic macule. Yeh CJ. Clin Oral Maxillofac Surg 2000; 90: 12–3.

探讨了唇部黑色素斑的简单冷冻治疗并提出了一个具体的治疗方案。

冷冻手术不需要复杂的设备且价格低廉。但常有复发,并可能造成不必要的损伤。

Chemopreventive efficacy of rapamycin on Peutz-Jeghers syndrome in a mouse model. Wei C, Amos CI, Zhang N, Zhu J, Wang X, Frazier ML. Cancer Lett 2009; 18: 149–54.

西罗莫司可减少 *LKB1* 突变小鼠的息肉负荷和息肉大小,表明西罗莫司可作为 PJS 患者的一种化学预防手段。

Suppression of Peutz-Jeghers polyposis by targeting mammalian target of rapamycin signaling. Wei C, Amos CI, Zhang N, Wang X, Rashid A, Walker CL, et al. Clin Cancer Res 2008; 14: 1167–71.

采用 $2mg/(kg \cdot d)$ 剂量的西罗莫司治疗种系 *LKB1* 突变和息肉病的小鼠 2 个月。西罗莫司可降低大息肉(>8mm)的肿瘤负荷。

在小鼠模型中,西罗莫司能够有效抑制 PJS 息肉病,提示它和其他哺乳动物类西罗莫司靶蛋白(mammalian target of rapamycin, mTOR)抑制剂均可成为该疾病的靶向治疗。

(兰 晶 译,高兴华 校)

证据等级:A 双盲试验 B 临床试验,研究对象 ≥ 20 例 C 临床试验,研究对象 < 20 例 D 病例分析,研究对象 ≥ 5 例 E 个案报道

第189章　品他病和雅司病

原作者　Omar Lupi，Daniela Martinez，Helena Camasmie

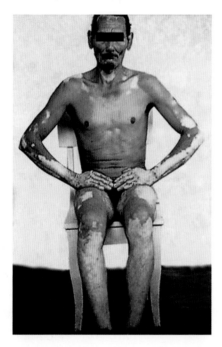

品他病和雅司病（Pinta and yaws）是常被忽视的地方性、非性病性螺旋体感染性疾病。这些独特的慢性疾病主要流行于热带和亚热带国家的经济落后、偏远的农村地区。

目前发现雅司病在 14 个国家流行，主要分布在西非、东南亚和太平洋地区；品他病则局限于拉丁美洲地区，尤其是墨西哥和哥伦比亚。品他病是由品他病密螺旋体（Treponema carateum）引起的，雅司病是由雅司病螺旋体（Treponema pallidum ssp. pertenue）引起。两者都是革兰氏阴性螺旋体，在形态学和抗原性不仅彼此相似还与梅毒的病原体相似。因此，还是要基于临床和流行病学对两者进行区分。目前，人类是其唯一的宿主。

治疗策略

这两种密螺旋体病都是通过皮肤上的小切口、划痕或其他皮肤损伤直接接触传播的。大多数患者在儿童时期受感染。这两种疾病都包含多个临床阶段。

品他病被认为是其中最为良性的密螺旋体病，损害仅限于皮肤。它可分为两个不同的临床阶段。原发阶段分为两期：早期（首发期）和继发期（皮肤播散期）。原发皮损于感染后 7~10 天出现，表现为面部及四肢的红斑丘疹。皮损继而进展为红斑鳞屑或色素沉着的无症状斑块。在原发皮损出现后的 6 个月至 2~3 年内，红斑性色度减退斑片开始

出现，并进入皮肤播散期。因其常累及体表大面积区域，呈环形分布，且皮损具有多形性，故被称为品他病疹（pintide）。

晚期的标志是在原发皮损出现后 2~5 年，身体出现色素脱失斑，特别是体表凸出部位。足底角化过度也很常见。发病后对患者随访多年，还没有品他病累及其他器官的证据。

雅司病的原发皮损称为母雅司病（mother yaws），发生于感染部位，常于感染后的第 21 天发生于下肢。母雅司病表现为红斑浸润性丘疹，或红斑基础上出现丘疹，且可发生溃疡。母雅司病具有无痛性和高度传染性，通常为自限性，遗留色素脱失性萎缩性瘢痕。有时可伴有全身症状，如发热、关节痛，以及局部淋巴结病。

播散性皮损发生于原发疹愈合后的未治愈患者中。播散期的特征：双侧对称性皮疹，可表现为两种皮损，即子雅司病（daughter yaws）和微型雅司病（miniature yaws）。子雅司病皮疹较大，形态与母雅司病相似；微型雅司病则表现为微小丘疹。面部和间擦潮湿部位最常受累。通常情况下，患者脚底会出现皲裂和疼痛性过度角化斑块，迫使患者以一种特殊步态行走，被称为角化过度性雅司病（crab yaws）。皮损在愈合后，通常会遗留色素减退斑。此外，患者可出现疼痛性骨膜炎和多发性指关节炎，以及全身症状（发热、头痛、全身腺病和夜间骨痛）。

10% 的病例在数年后出现三期雅司病，累及皮下组织、黏膜、骨骼和关节。神经系统、心血管系统和眼部病变尚存在争议。晚期雅司病的病变以结节，瘤状结节，树胶肿样皮损，掌跖角化过度，骨关节病变，腭和鼻中隔破坏（毁形性鼻咽炎，gangosa），鼻梁外生骨疣（鼻骨增生性骨膜炎，goundou）和近关节处结节为特征。

血清学检查，包括快速血浆反应素环状卡片试验（RPR），性病研究实验室试验（VDRL），FTA-ABS 和梅毒螺旋体明胶颗粒凝集试验（TPPA）和梅毒螺旋体血凝试验（TPHA）。虽然它们不能将非性病密螺旋体与梅毒区分开来，但这些检测仍然是雅司病的诊断基础。此外，还可运用暗视野显微镜、放射学和组织病理学进行检查。致病性密螺旋体不能在体外培养。T.pallidum PCR 检测可直接诊断地方性密螺旋体病，敏感性较高。然而，对于生活在农村偏远地区的患者由于难以实施以上检测方法，诊断起来较为困难。

目前还没有证据表明这种疾病可以自行痊愈，且由于细胞免疫不能完全有效控制疾病，因此这种感染将会无限

期地持续下去。患者可能在很长时间内处于潜伏感染状态并具有高度传染性。

近 50 多年来,肌内注射苄星青霉素始终是治疗地方性密螺旋体疾病的最主要手段。单剂量有效,年龄在 10 岁以上的患者可用 120 万 U 注射,10 岁以下的患者和接触者则需要剂量减半。

世界卫生组织(WHO)在 20 世纪 50—60 年代通过使用单剂量青霉素成功地治愈了大量雅司病患者,但未能充分识别和治疗接触者及潜伏病例,导致该疾病未能根除。

有研究表明,对受感染的儿童予以单剂量口服 30mg/kg 的阿奇霉素,其治疗效果与青霉素相当,且因无须注射而节省了人力物力。因阿奇霉素治疗方案的便利性,使得我们有可能通过大范围人群的药物治疗来消灭雅司病,从而重启 WHO 在 2020 年前消灭此病的计划。还可以通过 6 个月的随访,包括临床和血清学调查,发现和治疗残余患者及其接触者。然而,由于阿奇霉素在梅毒的治疗中已存在耐药性,故其在本病中可能存在的耐药性也需引起重视。

目前 WHO 还没有制定出控制或消灭品他病的具体措施。

特殊检查
• 血清学检测
• 暗视野显微镜
• 直接荧光抗体试验
• 组织病理学检查
• PCR

Yaws. Marks M, Mitjà O, Solomon AW, Asiedu KB, Mabey DC. Br Med Bull. 2015; 113: 91–100.

通过暗视野显微镜可以直接观察螺旋体。

Genetic diversity in Treponema pallidum: implications for pathogenesis, evolution and molecular diagnostics of syphilis and yaws. Smajs D, Norris SJ, Weinstock GM. Infect Genet Evol 2012; 12: 191–202.

基因组分析也揭示了密螺旋体的进化规律和密螺旋体感染分子诊断学的染色体靶点。

A retrospective study on genetic heterogeneity within Treponema strains: subpopulations are genetically distinct in a limited number of positions. Čejková D, Strouhal M, Norris SJ, Weinstock GM, Šmajs D. PLoS Negl Trop 2015; 9: e0004110.

异质性变异位点可能反映了宿主感染过程中产生的适应性变化或一个不断变化的进化过程。

Advances in the diagnosis of endemic treponematoses: yaws, bejel, and pinta. Mitjà O, Šmajs D, Bassat Q. PLoS Negl Trop Dis 2013; 7: e2283.

血清学检查仍然是诊断地方性密螺旋体病的标准实验室方法,且已有新型快速的即时密螺旋体检测方法。在过去 10 年里,人们越来越多地尝试用 PCR 法检测密螺旋体,且已经通过 DNA 指纹技术识别遗传特征,从而区分现有的密螺旋体菌株。

组织病理学在诊断中也很重要。除色素脱失斑外,所有病变均可通过 Warthin–Starry 染色来证实表皮中存在密螺旋体。

一线治疗	
• 苄星青霉素 G	B
• 阿奇霉素(雅司病)	B

Pinta: Latin America's forgotten disease? Stamm LV. Am J Trop Med Hyg 2015; 93: 901–3.

各阶段的品他病都可用单次肌内注射青霉素来治疗。

Serologic cross-reactivity of syphilis, yaws, and pinta. De Caprariis PJ, Della-Latta P. Am Fam Physician 2013; 15; 87: 80.

苄星青霉素 G 是三种密螺旋体疾病的推荐治疗方法;单次给药对雅司病、品他病和一期梅毒都是足够的,但对于晚期潜伏梅毒和三期梅毒则是不够的。

Endemic treponemal diseases. Marks M, Solomon AW, Mabey DC. Trans R Soc Trop Med Hyg 2014; 108: 601–7.

对于地方性密螺旋体病,建议 10 岁或 10 岁以上患者使用 120 万 U 的剂量,而 10 岁以下患者和接触者,则建议使用 60 万 U 的剂量。

Single-dose azithromycin versus benzathine benzylpenicillin for treatment of yaws in children in Papua New Guinea: an open-label, non-inferiority, randomised trial. Mitjà O, Hays R, Ipai A, Penias M, Paru R, de Lazzari E et al. Lancet 2012; 379: 342–47.

在巴布亚新几内亚,单剂量口服阿奇霉素(30mg/kg,最大剂量 2g)治疗儿童雅司病与肌内注射苄星青霉素效果相当。

Yaws: renewed hope for eradication. Stamm LV. JAMA Dermatol 2014; 150: 933–34.

尽管阿奇霉素比青霉素更安全,且大范围治疗更容易。但正如在梅毒患者中观察到的那样,阿奇霉素的使用需要监测因 23S 核糖体 RNA 点突变而造成的耐药性。

二线治疗	
• 四环素	E
• 多西环素	E
• 红霉素	E

Yaws in the Western Pacific region: a review of the literature. Capuano C, Ozaki M. J Trop Med 2011; 2011: 1–15.

四环素、红霉素或多西环素均可用于青霉素过敏患者。

New treatment schemes for yaws: the path toward eradication. Mitjà O, Hays R, Rinaldi AC, McDermott R, Bassat Q. Clin Infect Dis 2012; 55: 406–12.

口服四环素、多西环素或红霉素15天也可能有效。然

而,这些建议仅仅是基于已知的小范围患者的临床疗效,而不是基于任何临床试验的结果。

Endemic treponematosis: review and update. Farnsworth N, Rosen T. Clin Dermatol 2006; 24: 181–90.

青霉素仍然是首选药物,但四环素类抗生素和红霉素也有效。

Tropical dermatology: bacterial tropical diseases. Lupi O, Madkan V, Tyring SK. J Am Acad Dermatol 2006; 54: 559–78.

这对于细菌性热带病是重大更新,包括品他病和雅司病。四环素或红霉素等替代疗法尚且存在争议。

(冯婉婷　李佳卿　译,杨　斌　校)

原作者　Eunice Tan，John Berth-Jones

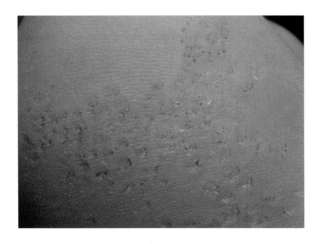

　　窝状角质松解症(pitted keratolysis,PK)是一种皮肤角质层的浅表感染,以浅表鸟眼状环形皮损为特征,主要发生在身体的承重部位、足部多汗部位,其次好发于足底的非承重部位和手掌。这种角质层的浅表感染是由棒状杆菌属、嗜皮菌属、放线菌属和皮肤球菌属(以前称为微球菌属)引起的,这些微生物有角蛋白降解酶,并产生硫化物,造成恶臭,多汗和浸渍通常同时发生。

治疗策略

　　大部分患者的皮损症状比较轻,浸渍、恶臭和疼痛是患者就诊的主要原因。多汗症、汗潴留、长时间的闭塞、浸泡及皮肤pH的升高是窝状角质松解症发生的重要原因。经常穿橡胶鞋的工人和双足潮湿的军人发病率较高。因此,早期的治疗应包括注意保持足部清洁,避免穿不透气的鞋。

　　治疗包括外用或系统应用抗菌药物和/或多汗症的治疗。

　　使用最多的外用抗生素是夫西地酸,2%夫西地酸软膏或软膏每日3~4次局部外用,持续1周。已有报道局部使用1%克林霉素溶液(660mg克林霉素溶解于55ml的70%异丙醇和5%丙二醇的溶液配制)、过氧苯甲酰、1%克林霉素混合5%过氧苯甲酰凝胶、2%或3%红霉素、莫匹罗星软膏,以及四环素和硫酸庆大霉素乳膏治疗窝状角质松解症有效。特丽仙痤疮乳液(含克林霉素)每日使用2~3次可以替代1%的盐酸克林霉素溶液(660mg克林霉素溶于55ml 70%异丙醇和5%丙二醇配制)。有报道认为,2%红霉素软膏或软膏每日2次外用有效。2%红霉素凝胶和2%红霉素溶液等抗痤疮药也同样适用。日本皮肤科医生使用

硫酸庆大霉素乳膏治疗窝状角质松解症取得一定的疗效,但该药在英国并不能获得。亦可用2%莫匹罗星软膏每日2~3次和3%盐酸四环素软膏每日1~3次治疗。外用克霉唑和咪康唑等抗真菌药对窝状角质松解症也有效,1%克霉唑乳膏每日2次,2%咪康唑乳膏或软膏每日2次。外用消毒剂亦有效。

　　全身性使用抗生素用于重症和治疗抵抗的病例。红霉素250mg口服,每日4次,维持7天,通常有良好的疗效,青霉素和磺胺类药物则无效。有报道称微球菌对青霉素、甲氧西林、氨苄西林、奥拉西林、红霉素耐药。

　　外用20%氯化铝六水合物无水酒精溶液能减少多汗和臭味,但不能改善凹陷性的皮损。该溶液夜间使用,晾干,第2日洗净,开始应每日1次,待病情控制可降低使用频率。20%氯化铝六水合物溶液对腋窝多汗症的疗效较掌跖部位多汗症好。防腐剂治疗亦有效,外用4%甲醛溶液,纱布于溶液中浸湿后置于盆中,患者以站姿或坐姿双足放在浸湿的纱布上10~15分钟,每日1~2次能改善多汗症的症状。另外,也可以将脚底浸泡在5%甲醛溶液中。在英国有40%甲醛软膏成功治疗窝状角质松解症的案例,但还没有投入商业应用。

　　已有报道外用2%戊二醛溶液在窝状角质松解症中有良好的治疗效果,但有时患者可能需要10%的戊二醛溶液缓解多汗症。在英国可获得的戊二醛是碱性戊二醛(强度为25%或50%),用于器械消毒灭菌,但用于治疗窝状角质松解症时有危险性。与甲醛一样,戊二醛会引起接触过敏,但不会与甲醛发生交叉反应。

　　离子电渗疗法常用于掌跖多汗症,可用于治疗窝状角质松解症。肉毒杆菌毒素亦可。口服抗胆碱能药物可能是不可取的过度疗法。

　　其他药物治疗窝状角质松解症疗效不显著,包括0.1%曲安奈德乳膏每日1~2次,氯碘羟喹-氢化可的松乳膏每日1~2次,弹性火棉胶,复方苯甲酸软膏(6%苯甲酸和3%水杨酸以凡士林为基质混合)每日2次,Castellani涂剂。疏水的硅酮软膏在治疗窝状角质松解症的疗效亦不显著。

特殊检查
通常无须进行常规检查

- 伍德灯下呈现珊瑚红色的荧光,但诊断价值有限
- 皮肤镜显示角质层上平行排列的黑色凹陷性小点

- 碘试验可识别多汗症部位
- 刮削活组织检查加六胺银染色、革兰氏染色或过碘酸雪夫染色（PAS 染色）比环钻活组织检查更有意义
- 棉拭子取样进行微生物的培养

Pitted keratolysis. The role of Micrococcus sedentarius. Nordstrom KM, McGinley KJ, Cappiello L, Zechman JM, Leyden JJ. Arch Dermatol 1987; 123: 1320–5.

对 8 例窝状角质松解症患者的足部皮损处分离出的栖息微球菌进行抗生素敏感性试验，发现其对青霉素、氨苄西林、甲氧西林、奥沙西林耐药。1 名志愿者在接种栖息微球菌后 6 周，出现了窝状角质松解症皮损。

Isolation and characterization of micrococci from human skin, including two new species: Micrococcus lylae and Micrococcus kristinae. Kloos WE, Torrabene TG, Schleifer KH. Int J Syst Bacteriol 1974; 24: 79–101.

栖息微球菌对青霉素、甲氧西林、红霉素等耐药，这是微球菌属的特征。

一线治疗	
- 外用夫西地酸	E
- 外用氯化铝六水合物	E

Isolation of Kytococcus sedentarius from a case of pitted keratolysis. Ertam İ, Aytimur D, Yüksel SE. Ege Tip Dergisi 2005; 44: 117–8.

1 例足部窝状角质松解症患者皮损处分离出皮肤球菌，口服红霉素和外用夫西地酸 3 周后皮损痊愈。

二线治疗	
- 外用莫匹罗星	E
- 外用四环素	E
- 外用克林霉素	D
- 外用克霉唑	E
- 外用过氧化苯甲酰	D
- 外用红霉素	C
- 外用咪康唑	E
- 口服红霉素	E
- 外用甲醛	E

Pitted keratolysis: successful management with mupirocin 2%ointment monotherapy. Greywal T, Cohen PR. Dermatol Online J 2015; 15: 21.

1 例窝状角质松解症患者使用 2% 莫匹罗星软膏每

天 2 次的单一疗法，持续 3 周，皮损痊愈，8 周后随访未复发。

P1606 Kytococcus sedentarius nail infection. Towerser L, Azulay RD, Filho PJS, Fischman-Gompertz O, Hay RJ. J Am Acad Dermatol Supplement 2008; 58: AB88.

1 例窝状角质松解症合并甲营养不良患者对全身性阿莫西林和克拉维 A 酸、足部外用莫匹罗星乳膏、指甲外用硫酸庆大霉素溶液反应良好。

Pitted keratolysis: a new form of treatment [Letter]. Burkhart CG. Arch Dermatol 1980; 116: 1104.

3 例窝状角质松解症患者足底表面外用 1% 盐酸克林霉素溶液（660mg 克林霉素溶解于 55ml 的 70% 的异丙醇和 5% 的丙二醇的溶液配制），每天 3 次，4 周内皮损完全消失。

Road rash with a rotten odor. Schissel DJ, Aydelotte J, Keller R. Military Med 1999; 164: 65–7.

1 例士兵外用克霉唑乳膏每日 2 次、克林霉素溶液每日 2 次和氯化铵每晚 1 次外用治疗，2 周后随访发现恶臭、触痛及趾间瘙痒症状缓解，8 周后皮损痊愈。

The use of a clindamycin 1%-benzoyl peroxide 5% topical gel in the treatment of pitted keratolysis: a novel therapy. Vlahovic TC, Dunne SP, Kemp K. Adv Skin Wound Care 2009; 22: 564–6.

外用 1% 克林霉素凝胶联合 5% 过氧化苯甲酰、氯化铝六水合物溶液对 4 例窝状角质松解症患者有效。

Comparative study of benzoyl peroxide versus clindamycin phosphate in treatment of pitted keratolysis. Kim BJ, Park KU, Kim JY, Ahn JY, Won CH, Lee JH, et al. Korean J Med Mycol 2005; 10: 144–50.

44 例窝状角质松解症患者，其中 17 例使用过氧苯甲酰单药治疗，15 例使用克林霉素单药治疗，12 例使用过氧苯甲酰和克林霉素联合治疗。虽然单药治疗与联合治疗疗效无显著性差异，但克林霉素组的复发率略高，3 个月内复发 4 例，且均与多汗症有关。

Pitted keratolysis: a clinicopathologic review. Stanton RL, Schwartz RA, Aly R. J Am Podiatry Assoc 1982; 72: 436–9.

1 例窝状角质松解症双足患处外用 2% 红霉素，每日 2 次，4 周内皮损消退。

Pitted keratolysis, erythromycin, and hyperhidrosis. Pranteda G, Carlesimo M, Pranteda G, Abruzzese C, Grimaldi M, De Micco S, et al. Dermatol Ther 2014; 27: 101–4.

一项纳入 97 例窝状角质松解症患者的研究发现外用 3% 红霉素凝胶,每日 2 次,10 天内临床症状消失。

Painful, plaque-like, pitted keratolysis occurring in childhood. Shah AS, Kamino H, Prose NS. Pediatr Dermatol 1992: 9: 251–4.

2 例儿童窝状角质松解症患者,皮损呈斑块样伴有疼痛感,外用 2% 红霉素溶液每日 2 次,开始治疗 3 周内均获得显著疗效。

Ultrastructure of pitted keratolysis. De Almeida Jr HL, De Castro LAS, Rocha NEM, Abrantes VL. Int J Dermatol 2000; 39: 698–709.

1 例窝状角质松解症患者外用红霉素后取得良好疗效。

Coexistent erythrasma, trichomycosis axillaris, and pitted keratolysis: an overlooked corynebacterial triad? Shelley WB, Shelley ED. J Am Acad Dermatol 1982; 7: 752–7.

2 例患者同时患有红癣、腋毛菌病、窝状角质松解症三种皮肤病,1 例患者接受口服红霉素每次 250mg,每日 4 次,并夜间于足底外用 20% 氯化铝六水合物溶液治疗,3 周后足底的多汗症状以及臭味显著改善,但是凹陷性的皮损仍存在。另外 1 例患者拒绝窝状角质松解症的治疗。

Pitted and ringed keratolysis. A review and update. Zaias N. J Am Acad Dermatol 1982; 7: 787–91.

作者通过个人观察(无病例对照)发现,外用克霉唑、咪康唑、红霉素、四环素、克林霉素、戊二醛、甲醛、口服红霉素可以治疗窝状角质松解症,而青霉素没有疗效。

Formaldehyde treatment for pitted keratolysis. Primary Care Dermatologic Society website. http://www. pcds. org. uk/patient-information-leaflets (accessed March 2016).

治疗窝状角质松解症的说明:5% 甲醛浸泡,每日 10 分钟,连续 4~6 周。

三线治疗	
• 外用戊二醛	D
• 外用庆大霉素	E
• 外用复方苯甲酸软膏	E
• 外用曲安奈德	E
• 外用氯碘羟喹 - 氢化可的松	E
• 外用弹性火棉胶	E
• 注射肉毒杆菌毒素	E

Pitted keratolysis: forme fruste old treatments. Gordon

HH. Arch Dermatol 1981; 117: 608.

作者报道了 2% 戊二醛缓冲溶液治疗窝状角质松解症和多汗症有较好的疗效(仅个人观察无对照),还建议给予适当的足部卫生指导,尽可能多穿凉鞋。同时报告了戊二醛致敏的病例。

Pitted keratolysis: forme fruste. A review and new therapies. Gordon HH. Cutis 1975; 15: 54–8.

5 例窝状角质松解症患者使用 2% 戊二醛缓冲溶液每日 2 次治疗。其中 4 例患者的症状和体征都得到了减轻。1 例患者因坚持穿靴子,多汗症无改善,导致治疗效果不佳。用庆大霉素乳膏治疗后病情改善。

Hyperhidrosis: treatment with glutaraldehyde. Gordon HH. Cutis 1972; 9: 375–8.

8 例掌跖多汗症患者,接受不同浓度戊二醛溶液治疗如 2%、2.5%、5% 和 10%,均取得良好的疗效。发现 10% 非碱性戊二醛溶液能迅速有效地控制病情,但能引起褐色的皮肤着色。使用 5% 的起始浓度每周 3 次治疗时皮肤着色最轻。此后根据需要选择 2% 或 2.5% 进行维持治疗。这些患者均没有出现接触性皮炎。

Glutaraldehyde solution. Shah MK. Indian J Dermatol Venereol Leprol 2004; 70: 319–20.

有时,窝状角质松解症患者可能需要 10% 戊二醛溶液治疗多汗症。10% 的浓度可能会导致褐色染色。碳酸氢钠缓冲可能减少刺激,但也可能降低其疗效和稳定性。15ml 水和 10ml 25% 戊二醛溶液混合制成 10% 戊二醛溶液,为了缓冲至 pH 为 7.5,在 100ml 的 10% 戊二醛溶液中加入 1.65 g 碳酸氢钠,缓冲溶液应在半小时内使用。作者建议每周使用 3 次,持续 2 周,之后按需每周使用 1 次。

Keratolysis plantare sulcatum. Higashi N. Jpn J Clin Dermatol 1972; 26: 321–5.

2 例窝状角质松解症患者外用硫酸庆大霉素乳膏取得良好的治疗效果。

Symptomatic pitted keratolysis. Lamberg SI. Arch Dermatol 1969; 100: 10–11.

12 例军职人员患有症状性窝状角质松解症,应用各种外用药治疗。这些患者,1 只足接受治疗,1 只足不接受治疗或者使用另外的外用药物作为对照。外用治疗药物包括糖皮质激素乳膏、抗生素乳膏、氯碘羟喹 - 氢化可的松乳膏、弹性火棉胶、复方苯甲酸软膏和 20%~40% 的甲醛软膏。结果发现,在这些患者中,40% 的甲醛软膏疗效最好,并用作剩余患者的治疗,经 1 次门诊治疗后,所有患者均治愈。

Pitted keratolysis. Gill KA Jr, Buckels LJ. Arch Dermatol 1968; 98: 7–11.

疏水的硅酮软膏治疗窝状角质松解症无效。患者搬移出潮湿的环境后,皮损未经治疗自发消退。

Plantar hyperhidrosis and pitted keratolysis treated with botulinum toxin injection. Tamura BM, Cucé LC, Souza RL, Levites J. Dermatol Surg 2004; 30: 1510–4.

2 例对外用和系统治疗均抵抗的患者,跖部皮损经 1 个疗程小剂量的肉毒杆菌毒素注射治疗后痊愈。

（李静怡　李佳卿　译,杨　斌　校）

第 **191** 章 毛发红糠疹

原作者 Anne-Marie Tobin，Brian Kirby

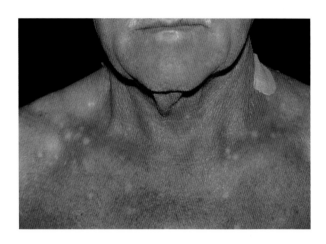

毛发红糠疹（pityriasis rubra pilaris，PRP）是一种罕见的丘疹鳞屑性疾病，以红皮病、橘红色毛囊角化性丘疹和正常皮肤"皮岛"为特征。根据临床形态、发病年龄以及是否感染人类免疫缺陷病毒（HIV）将本病分为六型：

Ⅰ型：经典成人型，本型发病较急，伴有鳞屑和毛囊性丘疹，皮损由头部向身体下部进展；

Ⅱ型，非典型成人型；

Ⅲ型，典型青少年型；

Ⅳ型，非典型青少年型；

Ⅴ型，局限型；

Ⅵ型，HIV 相关型。

超过 50% 的患者为Ⅰ型经典成人型 PRP。Ⅰ型 PRP 的皮疹大多在 1~3 年内自发消退。

因为 PRP 罕见，所以目前尚无评估药物疗效的随机对照试验，治疗推荐基于个案报告和病例系列。有报道称 PRP 与恶性肿瘤有关，包括胆管癌、转移性鳞癌、结肠癌和肺腺癌，但是目前还不确定是单纯相关还是肿瘤参与 RPR 发病。还有家族性 PRP 的报道，包括罕见的常染色体显性遗传。CARD14 基因突变在家族性和散发性 PRP 中均有报道。

有报道称感染 EB 病毒后出现 PRP，也有报道称抗逆转录病毒治疗可有效改善Ⅵ型 PRP。很多药物可以诱发该病，包括胰岛素、贝伐单抗（bevacizumab）、索非布韦（sofosbuvir）、伊马替尼（imatinib）和帕纳替尼（ponatinib）。还有在光动力治疗和使用英利西单抗（infliximab）后出现 PRP 的报道，英利西单抗也用于治疗毛发红糠疹。还有报道称 1 位患者在接触白云石后出现 PRP。这些报道结论并不一致，说明这些可能仅是偶然因素而不具有相关性。

治疗策略

首先采取外用药抑制瘙痒。建议结合润肤浴来使用润肤剂。外用糖皮质激素可能有助于缓解瘙痒，但大多无效。

有个别病例报道称采用窄谱中波紫外线结合光化学疗法（PUVA）可有效治疗 PRP，然而建议在不宜采用其他治疗方法时再谨慎使用，因为紫外线常常加重 PRP。

口服维 A 酸是治疗Ⅰ型和Ⅲ型 PRP 的主要治疗方法。需要 0.5mg/kg 及更大剂量的阿维 A 才能控制症状，但这常常会导致明显的皮肤黏膜不良反应和脱发，以及皮肤屏障受损和瘙痒。我们的经验是在疾病早期使用维 A 酸来快速改善症状，在无法耐受副作用或者疗效不满意时，加入第二种药。阿利维 A 酸是一种新型维 A 酸，被报道可有效治疗 PRP，且副作用更少。

也有一些病例系列报道甲氨蝶呤治疗Ⅰ型 PRP 有效，其远期疗效已被证实。每周 30mg 的剂量，并且需要同时服用叶酸。另外，有报道称联合使用甲氨蝶呤和维 A 酸是安全有效的，但是还是要警惕其肝毒性。

由于 PRP 和银屑病有一定的相似性，也有应用 TNF-α 抑制剂、乌司奴单抗、司库奇尤单抗和阿普斯特（apremilast）治疗的报道。单一治疗效果不佳时，联合治疗可能有效。

特殊检查
• 组织病理检查
• 人类免疫缺陷病毒（HIV）检测
• 流式细胞术
• 生化筛查和全血细胞计数（CBC）

皮损组织病理检查有助于诊断。通过皮肤组织病理和流式细胞可以排除许多其他导致红皮病的疾病，尤其是皮肤 T 细胞淋巴瘤。

为了评估患者一般状况和选择合适的系统药物，建议患者行血液常规检查。所有患者都建议行人类免疫缺陷病毒（HIV）检测。

一线治疗	
• 维 A 酸类	D
• 甲氨蝶呤	D

Late onset pityriasis rubra pilaris type IV treated with lowdose acitretin. Mota F, Carvalho S, Sanches M, Selores

M. Acta Dermatovenerol Alp Pannonica Adriat 2016; 25: 15–7

1例19岁毛发红糠疹患者每2天口服25mg维A酸，6个月后皮损完全消退。该篇及其他文献建议毛发红糠疹患者每日应用维A酸0.5~0.75mg/kg。

Alitretinoin (9-cis retinoic acid) is effective against pityriasis rubra pilaris: a retrospective clinical study. Amann PM, Susic M, Glüder F, Berger H, Krapf W, Löffler H. Acta Derm Venereol 2015; 95: 329–31.

5名毛发红糠疹患者口服阿利维A酸每日30mg，疗程最长者服药22周，其中4名皮疹缓解。如果可以的话，阿利维A酸可能是一种很好的阿维A替代品，因为其皮肤黏膜副作用更小。

Pityriasis rubra pilaris. Griffiths WAD. Clin Exp Dermatol 1980; 5: 105–12.

文章讨论了甲氨蝶呤治疗PRP的疗效。在一项病例系列研究中，42例患者中仅有17例有效。这项回顾性研究中，患者使用甲氨蝶呤的剂量和服用方法均不同。作者认为控制病情可能需要甲氨蝶呤加量至每周30mg。

二线治疗	
• 环孢素	E
• TNF-α 抑制剂	D
• 乌司奴单抗	E
• 司库奇尤单抗	E
• 阿普斯特	E

Three cases of pityriasis rubra pilaris successfully treated with cyclosporine A. Usuki K, Sekiyama M, Shimada T. Dermatology 2000; 200: 324–7.

3名患者应用环孢素成功治疗PRP，环孢素剂量为每日5mg/kg，3~4周后皮疹明显缓解，然后环孢素剂量逐渐减少。

一些患者需要长期应用低剂量的环孢素来维持治疗。因为环孢素长期使用具有肾毒性和恶性疾病风险，应该尝试换成其他药物。

Effectiveness of infliximab in pityriasis rubra pilaris is associated with pro-inflammatory cytokine inhibition. Adnot-Desanlis L, Antonicelli F, Tabary T, Bernard P, Reguiaï Z. Dermatology 2013; 226: 41–6.

Etanercept-induced clinical remission of type II pityriasis rubra pilaris with rheumatoid arthritis. Kim JH, Park MC, Kim SC. Acta Derm Venereol 2012; 92: 399–400.

Clinical remission of pityriasis rubra pilaris with adalimumab in an adolescent patient. Kim BR, Chae JB, Park JT, Byun SY, Youn SW. J Dermatol 2015; 42: 1122–3.

A systematic review of the literature on the treatment of pityriasis rubra pilaris type I with TNF-alpha antagonists. Petrof G, Almaani N, Archer CB, Griffiths WA, Smith CH. J Eur Acad Dermatol Venereol 2013; 27: e131–5.

Successful treatment of pityriasis rubra pilaris (type 1) under combination of infliximab and methotrexate. Barth D, Harth W, Treudler R, Simon JC. J Dtsch Dermatol 2009; 7: 1071–4.

15名患者中83%的患者皮疹完全缓解，其中TNF抑制剂发挥主要作用。接受TNF抑制剂治疗的患者大多为Ⅰ型(经典成人型)毛发红糠疹。

TNF抑制剂治疗PRP的有效剂量与银屑病的治疗剂量一致：依那西普(25mg每周2次，或50mg每周1~2次，皮下注射)；阿达木单抗(80mg隔周1次，减至40mg隔周1次，皮下注射)；英利西单抗(首次给药5mg/kg，首次给药后第2和第6周及以后每隔6~8周各给予1次相同剂量，静脉输液)。用药数周至数月后皮损缓解，但是停药后皮损可能复发。

Long-term ustekinumab treatment for refractory type I pityriasis rubra pilaris. Di Stefani A, Galluzzo M, Talamonti M, Chiricozzi A, Costanzo A, Chimenti S. J Dermatol Case Rep 2013; 7: 5–9.

1名PRP患者阿维A、甲氨蝶呤和环孢素治疗无效，首次注射乌司奴单抗45mg后4周皮疹缓解。在第3次注射乌司奴单抗后皮疹完全消退，在治疗的64周内无复发。

乌司奴单抗治疗银屑病的剂量(45mg，体重<100kg；90mg，体重>100kg)，在第0和第4周及以后的每隔12周给予1次相同剂量，曾有多个病例报道有效治疗PRP。

Successful treatment of refractory pityriasis rubra pilaris with secukinumab. Schuster D, Pfister-Wartha A, Bruckner-Tuderman L, Schempp CM. JAMA Dermatol 2016; 152: 1278–80.

1名阿维A无效的PRP患者司库奇尤单抗治疗有效，采用银屑病治疗剂量(300mg/周，5周后改为300mg/月，皮下注射)，在治疗第3周皮疹出现缓解，第8周完全缓解。

Treatment of refractory pityriasis rubra pilaris with novel phosphodiesterase 4 (pde4) inhibitor apremilast. Krase IZ, Cavanaugh K, Curiel-Lewandrowski C. JAMA Dermatol 2016; 152: 348–50.

1名70岁男性,在应用英利西单抗治疗PRP后不久出现小细胞型淋巴细胞白血病。予阿普斯特(起始剂量10mg/d,5天后增至30mg每日2次,即治疗银屑病的常规剂量)治疗后反应良好。

三线治疗	
• 阿维A联合窄谱UVB	E
• 阿维A联合UVA1	E
• 静脉滴注免疫球蛋白	E
• 体外光化学疗法	E
• 延胡索酸酯	E
• 抗逆转录病毒治疗	E
• 维生素A	E

Pityriasis rubra pilaris treated with acitretin and narrow-band UVB (Re-TL-01). Kirby B, Watson R. Br J Dermatol 2000; 142: 376–7.

1例典型青少年型(Ⅲ型)PRP的病例报道。

Combination ultraviolet A1 radiation and acitretin therapy as a treatment option for pityriasis rubra pilaris. Herbst RA, Vogelbruch M, Ehnis A, Kapp A, Weiss J. Br J Dermatol 2000; 142: 574–5.

1例UVA1联合阿维A治疗经典成人型(Ⅰ型)PRP的病例报道。

Photoaggravated pityriasis rubra pilaris. Evangelou G, Murdoch SR, Palamaras I, Rhodes LE. Photodermatol Photoimmunol Photomed 2005; 21: 272–4.

紫外线可能加重PRP,建议在其他治疗方法无效或禁忌时再谨慎使用。

Extracorporeal photochemotherapy for the treatment of erythrodermic pityriasis rubra pilaris. Hofer A, Mullegger R, Kerl H. Arch Dermatol 1999; 135: 475–6.

Extracorporeal photochemotherapy for the treatment of

exanthemic pityriasis rubra pilaris. Haenssle HA, Bertsch HP, Wolf C, Zutt M. Clin Exp Dermatol 2004; 29: 244–6.

以上两篇文献都是应用体外光化学疗法有效治疗PRP的个案报道。

Type II adult-onset pityriasis rubra pilaris successfully treated with intravenous immunoglobulin. Kerr AC, Ferguson J. Br J Dermatol 2007; 156: 1055–6.

1例PRP患者,静脉输入免疫球蛋白有效〔2g/(kg·d),用药3天,此后每隔4周应用相同剂量〕。该患者曾应用抗TNF治疗无效。

Successful treatment of type I pityriasis rubra pilaris with ustekinumab. Ruiz-Villavarde R, Sanchez-Cano D. Eur J Dermatol 2010; 20: 630–1.

Fumaric acid esters: a new treatment modality for pityriasis rubra pilaris. Coras B, Vogt TH, Ulrich H, Landthaler M, Hohenleutner U. Br J Dermatol 2005; 152: 388–99.

延胡索酸酯在银屑病中广泛应用,但是仅有1例PRP患者应用该药的报道,该患者为非典型青少年型(Ⅳ型)PRP,延胡索酸酯治疗成功。

HIV-associated pityriasis ribra pilaris response to triple antiretroviral therapy. Gonzalez-Lopez A, Velasco E, Pozo T, Del Villar A. Br J Dermatol 1999; 140: 931–4.

HIV相关的PRP应用抗逆转录病毒治疗可能有效,且疗效与体内病毒载量的下降相关。

Successful treatment of pityriasis rubra pilaris with oral vitamin A in oil (Chocola A) for an 18-month-old child. Kan Y, Sumikawa Y, Yamashita T. J Dermatol 2015; 42: 1210–1.

1名18个月婴儿,予维生素A 20 000 U/d治疗PRP无反应,加大剂量至60 000U/d,2个月后皮损消退,但在停药2周后皮损复发。此后间断使用维生素A维持治疗。

（黄新绿　丁晓岚 译,张建中 校）

第192章 慢性苔藓样糠疹

原作者　Matthew J.Scorer，Graham A.Johnston

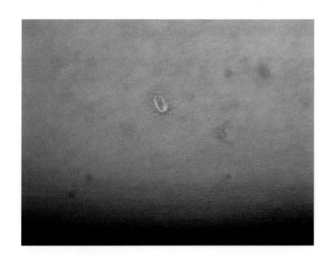

慢性苔藓样糠疹（pityriasis lichenoides chronic，PLC）的典型表现为小红色丘疹，有时为紫癜样皮损。可有特征性带光泽的云母样鳞屑黏附于中央。皮损主要发生于躯干和四肢近端。PLC可持续多年，有时也可自发缓解。需告知患者此病常复发，需要反复治疗。

过去认为儿童PLC多为良性，呈自限性。但是近年来认为儿童的PLC病程更持续，皮损分布更广泛，更易出现色素沉着异常，且对治疗的反应差。有些作者认为此病可与皮肤淋巴瘤重叠。

Pityriasis lichenoides chronica: stratification by molecular and phenotypic profile. Crowson AN, Morrison C, li J. Hum Pathol 2007; 38: 479–90.

一项针对46例患者的前瞻性研究总结得出，PLC是一种惰性皮肤T细胞功能紊乱，有一定可能发展成蕈样肉芽肿。

治疗策略

尚无关于此病的临床对照试验，且病例观察样本量小。在许多治疗性的试验中，PLC常与急性痘疮样糠疹归为一组，因此治疗策略也常相似或可互换。

外用糖皮质激素有效的报道仅见于教科书，而没有相关的研究。可与抗组胺药合用以减轻瘙痒，但对病程无影响。

大多数报道认为UV治疗有效，因此对所有患者均可推荐单独UV治疗或补骨脂素联合UVA治疗（PUVA）。但不同患者对治疗的反应不同，且个体需要的总剂量差异

很大。

抗生素对儿童更有效，可与其他治疗方法联合应用。

对于严重或顽固的病例，有报道甲氨蝶呤、光化学疗法和依那西普对少数患者有效。

对于多数治疗方法，与未治疗患者相比，治疗好转常常表现为新发皮损变少、病程缩短和复发时间延长。

特殊检查

- 考虑皮肤活检

对临床典型的病例不需要行皮肤活检，但在开始具有较多潜在不良反应的系统治疗前有必要行皮肤活检。

感染常被认为是其病因，尽管有与弓形虫病、人类疱疹病毒-8（HHV-8）和细小病毒B19相关的报道，但尚未发现明确病原体。这些报道多来源于地方流行病区，因而对无特殊感染征象的病例无须行感染因素的检查。

The relationship between toxoplasmosis and pityriasis lichenoides chronic. Nassef NE, Hamman MA. J Egypt Soc Parasitol 1997; 27: 93–9.

对22例PLC患者和20例健康对照者进行了弓形虫的临床和血液学检查。对照组中有3例（15%）存在弓形虫感染，PLC患者组中有8例（36%）。后者中有5例在乙胺嘧啶和磺胺嘧啶治疗后皮损消退。

Pityriasis lichenoides et varioliformis acuta and pityriasis lichenoides chronica: comparison of lesional T-cell subsets and investigation of viral associations. Kim JE, Yun WJ, Mun SK, Yoon GS, Huh J, Choi JH, et al. J Cutan Pathol 2011; 38: 649–56.

本文对51例苔藓样糠疹患者（未区分PLEVA和PLC）进行了分析。在11例（21%）患者中发现HHV-8感染，在25例对照组中均没有发现HHV-8感染。

Pityriasis lichenoides: a cytotoxic T-cell-mediated skin disorder. Evidence of human parvovirus B19 DNA in nine cases. Tomasini D, Tomasini CF, Cerri A, Sangalli G, Palmedo G, Hantschke M, et al. J Cutan Pathol 2004; 31: 531–8.

对30例苔藓样糠疹患者组织标本（包括PLEVA和PLC）进行了细小病毒B19 DNA检测，其中9例（30%）阳性。

一线治疗	
• UVB, PUVA	C
• UVA+UVB	D
• PUVA	D

Comparative studies of treatments for pityriasis lichenoides. Gritiyarangsan P, Pruenglampoo S, Ruangratanarote P. J Dermatol 1987; 14: 258–61.

此项开放性研究共收集了 30 例苔藓样糠疹患者,但并未说明有多少例 PLVEA,多少例 PLC。第 1 组 8 例患者给予外用糖皮质激素治疗,有一半获得部分或完全缓解。第 2 组给予外用糖皮质激素和口服四环素治疗,多数患者获得部分好转。第 3 组 8 例慢性顽固病例给予口服甲氧沙林 0.6 mg/kg 联合 UVA 治疗,每周 3 次,平均疗程 2 个月,5 例完全缓解,2 例部分缓解。

Is narrowband ultraviolet B monotherapy effective in the treatment of pityriasis lichenoides? Park JM, Jwa SW, Song M, Kim HS, Chin HW, Ko HC, et al. Int J Dermatol 2013; 52: 1013–8.

一项没有将 PLEVA 与 PLC 区分的回顾性研究纳入 70 例患者,报告了窄波紫外线(NB-UVB)治疗达到 91.9% 的完全缓解率。这与系统应用免疫抑制治疗或全身治疗联合 NB-UVB 的缓解率没有显著差异。

Narrowband UVB (311nm, TL01) phototherapy for pityriasis lichenoides. Aydogen K, Saricaoglu H, Turan H. Photodermatol photoimmunol photomed 2008; 24: 128–33.

8 例 PLC 患者采用 TL01 光疗,7 例(87.5%)患者皮损完全消退,其平均累积剂量为 18.4 J/cm^2,平均照射次数为 45.8 次。有 4 例患者复发,平均时间为 6 个月。

Phototherapy of pityriasis lichenoides. LeVine MJ. Arch Dermatol 1983; 119: 378–80.

12 个 PLC 患者采用荧光灯照射治疗,剂量为 UVA/UVB 的最小红斑量,经平均治疗 30 次后,皮损完全消退,平均所需 UV 量为 388 mJ/cm^2。

Phototherapy for pityriasis lichenoides: our experience. Macias VC, Marques-Pinto G, Cardoso J. Cutan Ocul Toxicol 2013; 32: 124–7.

本回顾性研究报告 13 例患者(PLC 11 例,PLEVA 2 例)应用 PUVA 或 UVA 联合 UVB。PUVA 组报告了完全缓解 5 例,部分缓解 2 例。UVA/UVB 组完全缓解 2 例,部分缓解 2 例。每个治疗组有 1 名患者无效。

Comparison of the therapeutic effects of narrowband UVB

vs. PUVA in patients with pityriasis lichenoides. Farnaghi F, Seirafi H, Ehsani AH, Agdari ME, Noormohammadpour P. J Eur Acad Dermatol Venereol 2011; 25: 913–6.

这项研究中,15 例患者(未说明 PLC 和 PLEVA 例数)随机接受 UVB(8 例患者中完全缓解 7 例,部分缓解 1 例)或 PUVA(7 例患者中完全缓解 5 例,部分缓解 2 例)治疗。作者指出两种治疗的结果差异不显著,均可选择。

二线治疗	
• 红霉素	C

Pityriasis lichenoides: the differences between children and adults. Wahie S, Hiscutt E, Natarajan S, Taylor A. Br J Dermatol 2007; 157: 941–5.

在这项回顾性研究中,应用红霉素治疗的 8 例儿童中仅有 2 例皮损消退,而 4 例成人中有 3 例皮损消退且未复发。光疗对于两组患者都更有效。

Pityriasis lichenoides in childhood: a retrospective review of 124 patients. Erosy-evans s, Greco MF, Mancini AJ, Subasi N, Paller AS. J Am Acad Dermatol 2007; 56: 205–10.

这是一项关于 124 例儿童患者的回顾性研究,其中 46 例患有 PLC。发病的中位年龄为 60 个月,中位病情持续时间为 20 个月(3~132 个月)。2/3 的儿童对红霉素至少有部分反应。

Childhood pityriasis lichenoides and oral erythromycin. Hapa A, Ersoy-Evans S, Karaduman A. Pediatr Dermatol 2012; 29: 719–24.

本研究回顾了 24 例儿童(年龄 2~14 岁),其中 15 例诊断为 PLC,6 例诊断为 PLEVA,其余 3 例为重叠患者。给予红霉素[30~50mg/(kg·d),1~4 个月]治疗。64% 的患儿治疗第 1 个月缓解,83% 在治疗第 3 个月缓解。随访 16 例患者,其中 3 例复发(具体时间不详)。

三线治疗	
• 甲氨蝶呤	E
• 阿维 A 联合 PUVA	E
• UVA1	E
• 外用他克莫司	E
• 光动力治疗	E
• 依那西普	E

Methotrexate treatment of pityriasis lichenoides and lymphomatoid papulosis. Lynch PJ, Saied NK. Cutis 1979; 23: 635–6.

3 例患者接受甲氨蝶呤治疗,每周 25mg,肌内注射或口服。患者在数周内均有好转,但有 2 例在停药后复发。

Pityriasis lichenoides chronica induced by adalimumab therapy for Crohn's disease: report of 2 cases successfully treated with methotrexate. Said BB, Kanitakis J, Graber I, Nicolas JF, Saurin JC, Berard F. Inflamm Bowel Dis 2010; 16: 912–3.

Pityriasis lichenoides chronica induced by infliximab, with response to methotrexate. López-Ferrer A, Puig L, Moreno G, Camps-Fresneda A, Palou J, Alomar A. Eur J Dermatol 2010; 20: 511–2.

Adalimumab-induced pityriasis lichenoides chronica that responded well to methotrexate in a patient with psoriasis. Martínez-Peinado C, Galán-Gutiérrez M, Ruiz-Villaverde R, Solorzano-Mariscal R. Actas Dermosifiliogr 2016; 107: 167–9.

报道了 4 例 PLC 患者,均考虑由抗 TNF-α 治疗所致,对甲氨蝶呤反应良好。

Photochemotherapy for pityriasis lichenoides: 3 cases. Panse I, Bourrat E, Rybojad M, Morel P. Ann Dermatol Venereol 2004; 131: 201–3.

1 例苔藓样糠疹患者和 2 例 PLEVA 患者,对外用糖皮质激素、抗生素和 UVB 等治疗均无反应,在阿维 A 联合 PUVA 治疗后有效。

Medium-dose ultraviolet A1 therapy for pityriasis lichenoides varioliformis acuta and pityriasis lichenoides chronica. pinton PC, Capezzera R, Zane C, De Panfilis G. J Am Acad Dermatol 2002; 47: 410–4.

报道用 UVA1 治疗 8 例患者(5 例 PLC 和 3 例 PLEVA)。3 例 PLC 患者临床和组织学上均完全治愈。2 例 PLC 患者部分好转。

Successful treatment of pityriasis lichenoides with topical tacrolimus. Simon D, Boudny C, Nievergelt H, simon HU, Braathen LR. Br J Dermatol 2004; 150: 1033–5.

2 例长期顽固的 PLC 的患者外用他克莫司软膏后,分别在治疗 14 周和 18 周后皮损消退。

Pityriasis lichenoides chronica: good response to photodynamic therapy. Fernandez-Guarino M. Harto A, Reguero Callerjas ME, Urrutia S, Jaen P. Br J Dermatol 2008; 158: 198–200.

1 例女性 PLC 患者,共有 15 处皮损,在每处皮损封闭甲基氨基酮戊酸 3 小时,用 595nm 脉冲染料激光作为光源照射治疗(每处皮损使用一次脉冲)。仅治疗 1 次皮损即消退。

Etanercept in therapy multiresistant overlapping pityriasis lichenoides. Nikkels AF, Gillard P, Pierard GE. J Drugs Dermatol 2008; 7: 990–2.

1 例 65 岁女性有 5 年的苔藓样糠疹病史,UVB、PUVA、甲氨蝶呤、氨苯砜和环孢素治疗均无效。开始依那西普治疗 2 个月后瘙痒和炎症均明显改善,停止治疗 4 个月后没有新发皮损。但是,1 个月后复发。

矛盾的是,有报道称依那西普、英利西单抗和阿达木单抗可引起苔藓样糠疹。

（彭 芬 译，张建中 校）

第**193**章 急性痘疮样苔藓样糠疹

原作者 David Veitch, Graham A.Johnston

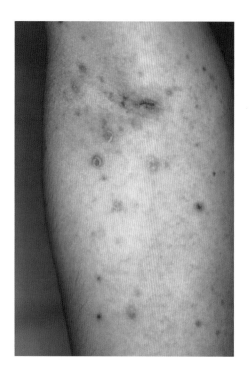

急性痘疮样苔藓样糠疹（pityriasis lichenoides et varioliformis acuta, PLEVA）的发疹为小的红色丘疹，逐渐发展为水疱、出血。有的皮疹出现溃疡和坏死，遗留痘疮样瘢痕。病名是指形态学上的特点而不是疾病的持续时间，因为很多病例不论治疗与否均可好转，但会复发。应告知患者此病易复发，可能需要反复治疗。发热性坏死溃疡性Mucha-Habermann病是PLEVA的一种罕见的且严重的亚型，特点为急性起病，坏死溃疡性皮损伴高热和系统症状。

治疗策略

本病的对照试验较少，几乎无大样本试验。在一些治疗试验中，PLEVA通常与慢性苔藓样糠疹作为一组，所以治疗策略可互换或相同。

对婴儿可采取观察的方法而不予治疗，但对儿童应该给予6周的大剂量红霉素治疗。四环素对牙齿有影响，不应使用。

外用糖皮质激素只在教科书中提到，而没有临床研究。常与抗组胺药合用以减轻瘙痒，但尚无对病程影响的报告。

紫外线光疗或补骨脂素加UVA（PUVA）治疗是儿童的二线治疗，在成人为可能的一线治疗，一个病例对照临床试验显示光疗更有效。唯一的一项比较研究表明，补骨脂加紫外线A（PUVA）更有效。

小剂量甲氨蝶呤对皮损广泛或症状严重的患者有效，也可系统应用糖皮质激素或环孢素。

对于Mucha-Habermann病，考虑到病情严重，通常需要联合治疗。最近，静脉丙种球蛋白（IVIG）已被使用。

特殊检查
● 皮肤活检

临床表现典型的病例不需要皮肤活检，但在淋巴瘤样丘疹病的鉴别或者进行积极的系统治疗前，活检是必要的。典型的病理表现为角化不全，表皮角质形成细胞坏死，真皮浅层苔藓样浸润。可能有红细胞外渗，包括红细胞游走至表皮、真皮血管周围和真表皮连接处淋巴细胞浸润。

有报告称，一家庭中有5人发病，感染可能为群集病例的病因，扁桃体切除后缓解。在PLEVA患者的皮损中已经分离出了水痘 - 带状疱疹病毒（VZV），来自VZV的DNA已被聚合酶链反应（PCR）证实。已有病例报告显示PLEVA与细小病毒、尿中的腺病毒、咽喉部培养的葡萄球菌、EB病毒、弓形虫和HIV感染有关。因此，检测感染相关的诱因可能是有用的。

Pityriasis lichenoides in childhood: a retrospective review of 124 patients. Ersoy-Evans S, Greco MF, Mancini AJ, Subaşi N, Paller AS. J Am Acad Dermatol 2007; 56: 205–10.

PLEVA与原发性水痘病毒感染之间的临床相似性，以及PLEVA出现在水痘之后表明VZV可能参与了这种疾病。

Is varicella-zoster virus involved in the etiopathogeny of pityriasis lichenoides? Boralevi F, Cotto E, Baysse L, Jouvencel AC, Léauté-Labrèze C, Taïeb A. J Invest Dermatol 2003; 121: 647–8.

组织学确诊的PLEVA患者皮损中，8/13患者VZV PCR为阳性（61.5%）

Pityriasis lichenoides: a cytotoxic T-cell-mediated skin disorder. Evidence of human parvovirus B19 DNA in nine cases. Tomasini D, Tomasini CF, Cerri A, Sangalli G, Palmedo G, Hantachke M, et al. J Cutan Pathol 2004; 31: 531–8.

这项研究提出苔藓样糠疹是细胞毒性T细胞效应亚群介导的。

9例患者中细小病毒B19DNA的检测不确定。

Febrile ulceronecrotic Mucha-Habermann disease: proposed diagnostic criteria and therapeutic evaluation. Nofal A, Assaf M, Alakad R, Amer H, Nofal E, Yosef A. Int J Dermatol 2016; 55: 729–38.

作者提出必须具备的恒定特征以确保对 FUMHD 的诊断(发热、广泛的溃疡性丘疹和斑块急性起病、快速进展的病程、组织病理学与 PLEVA 一致),可变的特征可以帮助避免漏诊(PLEVA 病史、黏膜受累、全身受累)。

一线治疗	
• 口服红霉素	C
• 口服或静脉阿昔洛韦	C

Pityriasis lichenoides in childhood: a retrospective review of 124 patients. Ersoy-Evans S, Greco MF, Mancini AJ, Subasi N, Paller AS. J Am Acad Dermatol 2007; 56: 205–10.

本文对 124 例儿童进行回顾性研究,其中有 71 例患有 PLEVA。71 例患者中 77% 复发。对 79.7% 的患者给予红霉素治疗,有 66.6% 患者至少能部分缓解。

Pityriasis lichenoides in children: therapeutic response to erythromycin. Truhan AP, Hebert AA, Esterly NB. J Am Acad Dermatol 1986; 15: 66–70.

在这项回顾性研究中,11 例 2~11 岁的儿童病理证实为 PLEVA,给予红霉素 200mg,每日 3 或 4 次口服。其中 9 例 1 个月内缓解,停药后 2~6 个月只有 1 例复发。1 例加量后缓解,1 例对治疗无反应。

进一步的病例报告描述了罗红霉素和阿奇霉素的疗效。

二线治疗	
• 宽谱 UVB	C
• 窄谱 UVB	D
• PUVA	D
• 阿维 A 和 PUVA	E

Pityriasis lichenoides in childern: a long term follow-up of 89 cases. Gelmetti C, Rigoni C, Alessi E, Ermacora E, Berti E, Caputo R. J Am Acad Dermatol 1990; 23: 473–8.

自 1974 年以来,对 89 例患者进行回顾性分析,治疗上,作者没有区分 PLEVA 和慢性苔藓样糠疹(PLC)。但是,其中的 77 个儿童接受了 4~8 周(推测是宽谱)UVB 光疗,似乎可以缓解症状和急性皮损,但对病程无影响。其余 12 例患者口服红霉素 20~40mg/(kg·d),持续 1~2 周,疗效为被描述为"中等有效"。

Comparative studies of treatment for pityriasis licheno-

ides. Gritiyarangsan P, puenglampoo S, Ruangratanarote P. J Dermatol 1987; 14: 258–61.

此项开放性研究中,作者共纳入 30 例苔藓样糠疹患者,但是未说明多少例为 PLEVA,多少例为 PLC。第 1 组 8 例患者给予外用糖皮质激素治疗,有一半获得部分或完全缓解。第 2 组给予外用糖皮质激素和口服四环素,多数患者获得部分缓解。第 3 组 8 例慢性顽固病例患者给予口服甲氧沙林 0.6mg/kg 联合 UVA 治疗,每周 3 次,疗程平均为 2 个月,5 例完全缓解,2 例部分缓解。

Narrowband UVB (311nm, TLO1) phototherapy for pityriasis lichenoides. Aydogan K, Saricaoglu H, Turan H. Photoderatol Photoimmunol Photomed 2008; 24: 128–33.

采用 TLO1 治疗 23 例 PLEVA 患者,15 例完全缓解,平均照射次数为 43.3 次,平均累积剂量为 23J/cm^2 ;8 例(34.8%)部分缓解,平均照射次数为 32.3 次,累积剂量 15.6J/cm^2。

Photochemotherapy for pityriasis lichenoides. Panse I, Bourrat E, Rybojad M, Morel P. Ann Dermatol Venereol 2004; 131: 201–3.

2 例年龄 6 岁和 18 岁的患者,PLEVA 病史分别为 1 个月和 3 个月。他们接受不同的治疗但无明显效果,包括外用糖皮质激素、抗生素、UVB 和氨苯砜。但阿维 A 联合 PUVA 治疗 1 周内显效。

三线治疗	
• 甲氨蝶呤	E
• 环孢素	E
• 系统应用糖皮质激素	E
• 静脉丙种球蛋白	E
• 阿奇霉素和外用他克莫司	E

Febrile ulceronecrotic Mucha-Habermann disease: two cases with excellent response to methotrexate. Griffith-Bauer K, Leitenberger SL, Krol A. Pediatr Dermatol 2015; 32: 307–8.

2 例经活检证实的 Mucha-Habermann 病,分别为 6 岁和 7 岁男孩。1 例使用克林霉素和糖皮质激素治疗,疗效不佳。另外 1 例使用糖皮质激素和头孢唑林治疗无效。此后均使用 7.5mg/ 周的甲氨蝶呤治疗,4 周内改善临床症状。

Methotrexate treatment in children with febrile ulceronecrotic Mucha-Habermann disease: case report and literature review. Bulur I, Kaya Erdoğan H, Nurhan Saracoglu Z, Arik D. Case Rep Dermatol Med 2015; 357973.

经活检证实为 Mucha-Habermann 病的 11 岁男性,使用甲泼尼龙 32 mg/d 治疗 10 天,疗效不佳。使用甲氨蝶呤

15mg/ 周,6 周后观察,明显改善。

Febrile ulceronecrotic Mucha-Habermann disease in a 34-month-old boy: a case report and review of the literature. Perrin BS, Yan AC, Treat JR. Pediatr Dermatol 2012; 29: 53–8.

34 个月大的男孩使用糖皮质激素、IVIG、氨苯砜和阿昔洛韦治疗,没有完全缓解。后改为甲氨蝶呤 15mg/ 周,第 6 周达到缓解。

Resistant pityriasis lichenoides et varioliformis acuta in a 3-year-old boy: successful treatment with methotrexate. Lazaridou E, Fotiadou C, Tsorova C, Trachana M, Trigoni A, Patsatsi A, et al. Int J Dermatol 2010; 49: 215–7.

1 例 3 岁男孩经活检证实诊断 PLEVA。最终唯一有效的治疗方法是联合泼尼松龙(1mg/kg, 8 周) 和甲氨蝶呤 (5mg/ 周 , 8 周)。

Successful therapy of cyclosporin A in pityriasis lichenoides et varioliformis acuta preceded by hand, foot and mouth disease. Lis-Święty A, Michalska-Bańkowska A, Zielonka-Kucharzewska A, Pypłacz-Gumprecht A. Antivir Ther 2015; 21 (3): 273–5.

1 例 30 岁女性经活检证实为 PLEVA,且并发肠道病毒感染。使用 3 mg/(kg·d) 的环孢素治疗,诱导快速临床改善,并于 4 周后停药。

Successful long-term use of cyclosporin A in HIV-induced pityriasis lichenoides chronica. Griffiths JK. J AIDS 1998; 18: 396.

1 例 42 岁的女性 AIDS 患者经病理证实为 PLC,随后进展为威胁生命的发热性坏死溃疡性 PLEVA。环孢素 200mg/d 治疗后快速缓解。值得注意的是,症状的严重性与病毒载量是平行的。

Pityriasis lichenoides et varioliformis acuta: case report and review of the literature. Pereira N, Brinca A, Manuel Brites M, José Julião M, Tellechea O, Gonçalo M. Case Rep Dermatol 2012; 4: 61–5.

红霉素(1g/d) 和甲泼尼龙 (32mg/d) 治疗 1 例 63 岁经

活检证实为 PLEVA 的男性患者。甲泼尼龙在 5 个月内逐渐减量,病情好转慢但完全缓解。

Transition of pityriasis lichenoides et varioliformis acuta to febrile ulceronecrotic Mucha-Habermann disease is associated with elevated serum tumour necrosis factor-alpha. Tsianakas A, Hoeger PH. Br J Dermatol 2005; 152: 794–9.

作者描述了 1 例 PLEVA 的儿童进展为 Mucha-Habermann 病,伴血清 TNF-α 的快速升高。甲氨蝶呤治疗有效。

作者推测这种病例可用 TNF 拮抗剂治疗。

Febrile ulceronecrotic Mucha-Habermann disease: treatment with infliximab and intravenous immunoglobulins and review of the literature. Meziane L, Caudron A, Dhaille F, Jourdan M, Dadban A, Lok C, et al. Dermatology 2012; 225: 344–8.

1 例患有难治性的 Mucha-Habermann 病 65 岁女性,用 TNF-α 抑制剂英利西单抗(5 mg/kg) 治疗。但是,尽管每 6 周 1 次,治疗 12 个月,患者仍有新皮疹,且合并严重的败血症,使病情变得复杂。IVIG(2 mg/kg,每月 1 次)治疗在 "几个月" 后改善病情。

High dose immunoglobulins and extracorporeal photochemotherapy in the treatment of febrile ulceronecrotic Mucha–Habermann disease. Marenco F, Fava MT, Quaglino P, Bernengo G. Dermatol Ther 2010; 23: 419–22.

1 例 23 岁的男性对 IVIG [400 mg/(kg·d),每月 5 天] 联合每周甲氨蝶呤 10 mg/m², 5 个疗程后缓解。之后,开始体外血液疗法作为维持治疗。

Successful association in the treatment of pityriasis lichenoides et varioliformis acuta. Di Constanzo L, Balato N, La Bella S, Balato A. J Eur Acad Dermatol Venereol 2009; 23: 971–2.

1 例 9 岁女孩口服红霉素治疗失败,口服阿奇霉素 500mg/d,连续 3 天,隔周连续服用,联合每天 0.1% 他克莫司软膏外用 "疗效显著"。文中没有说明总的治疗时间,但是 4 个月无复发。

（赵 琰 译,张建中 校）

720

证据等级:A 双盲试验　　B 临床试验,研究对象 ≥ 20 例　　C 临床试验,研究对象 < 20 例　　D 病例分析,研究对象 ≥ 5 例　　E 个案报道

第 **194** 章 玫瑰糠疹

原作者 Anna Muncaster

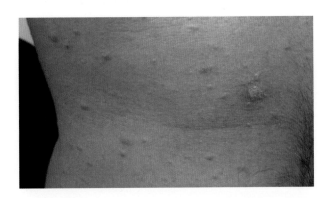

玫瑰糠疹（pityriasis rosea）是一种常见的急性、自限性的丘疹鳞屑性疾病，分布于躯干、四肢。玫瑰糠疹多见于 10~35 岁青年人，在皮肤科就诊的患者中占 0.39%~4.8%。本病具有典型的临床表现，几乎没有全身症状，但有时可伴有瘙痒。二期梅毒（secondary syphilis）和药疹（drug eruptions）是鉴别的难点。

治疗策略

玫瑰糠疹一般在 6 周后能自行消退，如果没有症状，可仅进行心理疏导。流行病学和微生物学研究强烈提示其病因与病毒等病原体感染有关。最有可能相关的病原体是人类疱疹病毒 6（HHV-6）、人类疱疹病毒 7（HHV-7）。事实上，潜伏 HHV-6 或 HHV-7 的再活化被假定是本病病因，但是目前尚无因果关系的确切证据。还有关于人类疱疹病毒 8（HHV8）的研究，但是没能发现其导致玫瑰糠疹的证据，也有 2 例 H1N1 甲型流感患者出现玫瑰糠疹样皮疹的报告。还有一些在应用某些药物后出现玫瑰糠疹样皮疹的报道，如卡托普利、酮替芬。近来新报道的有阿达木单抗、甲磺酸伊马替尼、依那西普等，但是没有证据支持本病系药物诱导所致。

部分的确需要治疗的患者，外用糖皮质激素可能有效，尽管证据纯属传闻。润肤剂、口服抗组胺药和紫外线也有部分治疗作用。

有研究显示连续使用中波紫外线（UVB）照射可以减轻瘙痒和疾病的严重程度。有一个研究用低剂量长波紫外线 1（UVA1）治疗玫瑰糠疹，疾病的严重程度和范围明显改善，但瘙痒几乎无改善。

对于皮疹泛发、病情严重的患者可以试用口服泼尼松，但有报道称口服糖皮质激素会使病情恶化，因此应谨慎使用。

在一项口服红霉素治疗玫瑰糠疹的临床试验中，大多数患者服药 2 周后皮疹完全清除。此前所有治疗方法中疗效最佳者都是在皮疹发生 2 周内即开始治疗的。有 1 例水疱型玫瑰糠疹病例，口服红霉素 250mg，每日 4 次，10 天有效，但是进一步临床试验显示口服红霉素、阿奇霉素和克拉霉素均无效。

有报道称玫瑰糠疹患者口服阿昔洛韦，不论是大剂量还是小剂量均有效。一项研究发现大剂量的阿昔洛韦比红霉素疗效更好。还有一篇报道显示，2 名玫瑰糠疹患者分别在口服阿昔洛韦和氨苯砜后皮疹消退。

特殊检查
• 考虑真菌学检查
• 考虑梅毒血清学检测

一线治疗	
• 外用糖皮质激素	E
• 润肤剂	E
• 口服抗组胺药	E

Pityriasis rosea update: 1986. Parsons JM. J Am Acad Dermatol 1986; 15: 159–67.

介绍了外用糖皮质激素、润肤剂和口服抗组胺药治疗玫瑰糠疹的个人经验。作者认为三种方法均有一定疗效。

本文为一篇综述性文章。

Interventions for pityriasis rosea. Chuh AAT, Dofitas BL, Comisel CG, Reveiz L, Sharma V, Garner SE, et al. Cochrane Database of Systematic Reviews 2007, Issue 2. Art No: CD005068.

作者发现玫瑰糠疹治疗方法缺少证据，建议进行更多研究对红霉素及其他治疗方法作更全面的评估。

二线治疗	
• UVB	B
• UVA1	C

Treatment of pityriasis rosea with UV radiation. Arndt KA, Paul BS, Stern RS, Parrish JA. Arch Dermatol 1983; 119: 381–2.

在一个双侧对照的临床试验中，20例有症状且皮疹泛发的玫瑰糠疹患者采用UVB光疗，选取患者身体左侧的皮疹作为对照。5次连续的红斑量照射后，50%的患者皮疹好转，瘙痒减轻。

UVB phototherapy for pityriasis rosea: A bilateral comparison study. Leenitaphong V, Jiamton S. J Am Acad Dermatol 1995; 33: 996–9.

在一个双侧对照的临床试验中，17例泛发性玫瑰糠疹患者采用红斑量的UVB照射治疗10天，身体另一侧的皮损采用1J的UVA治疗作为对照。结果17例患者中有15例病情减轻，但是两组间瘙痒减轻无明显差异。

UVB phototherapy for pityriasis rosea. Valkova S, Trashlieva M, Christova P. J Eur Acad Dermatol Venereol 2004; 18: 111–12.

作者报告了101例玫瑰糠疹患者（包括儿童）使用宽谱UVB治疗的临床试验，其中24例一侧用UVB治疗，另一侧用UVA作为对照，77例全身用UVB治疗。两组皮损均有消退，病情严重的患者需要更多的治疗。

Low-dose ultraviolet A1 phototherapy for treating pityriasis rosea. Lim SH, Kim SM, Oh BH, Ko JH, Lee YW, Choe YB, et al. Ann Dermatol 2009; 21: 230–6.

15例患者用UVA1，起始剂量10~20J/cm²，以20%的增幅加至30J/cm²，每周2~3次，直至皮疹完全消退。15例患者中12例皮疹完全消退，另外3例患者明显改善，剩余皮疹面积小于初始皮疹面积的25%。平均治疗次数为6.5次。

三线治疗	
• 口服泼尼松	D
• 口服红霉素	B
• 口服阿昔洛韦	A
• 氨苯砜	E

One year review of pityriasis rosea at the National Skin Centre, Singapore. Tay YK, Goh CL. Ann Acad Med Singapore 1999; 28: 829–31.

在一项368例患者的回顾性研究中，20例瘙痒剧烈的患者，泼尼松龙短期口服治疗2~3周，症状缓解。

Pityriasis rosea: Exacerbation with corticosteroid treatment. Leonforte JE. Dermatologica 1981; 163: 480–1.

一项包含18例玫瑰糠疹患者的系列研究，所有患者接受口服糖皮质激素治疗。其中5例患者在治疗期间即被观察，其他13例疗程结束后接受检查。在那些确实报告病情恶化的患者中，糖皮质激素剂量越大，疗程越长，开始用药越早的患者，情况越糟。

Erythromycin in pityriasis rosea: A double-blind, placebo-controlled clinical trial. Sharma PK, Yadav TP, Gautam RK, Taneja N, Satyanarayana L. J AM Acad Dermatol 2000; 42: 241–4.

90例患者（包括儿童）被随机分为治疗组和对照组。治疗组成人予红霉素250mg口服，每日4次；儿童25~40mg/(kg·d)，分4次口服。用药2周后，治疗组中73%的患者完全缓解，而对照组中无人完全缓解。

Vesicular pityriasis rosea: response to erythromycin treatment. Miranda SB, Lupi O, Lucas E. J Eur Acad Dermatol Venereol 2004; 18: 622–5.

32岁女性，病史6周，经病理确诊为水疱性玫瑰糠疹。口服红霉素250mg，每日4次，10天后皮疹几乎全部消退。在4个月的随访中，皮疹未复发。

The comparison between the efficacy of high dose acyclovir and erythromycin on the period and signs of pityriasis rosea. Eshani A, Esmaily N, Noormohammadpour P, Toosi S, Hosseinpour A, Hosseini M, et al. Indian J Dermatol 2010; 55: 246–8.

一项随机对照研究中，15例玫瑰糠疹患者口服400mg红霉素，每日4次，共10天，另外15例患者口服800mg阿昔洛韦，每日5次，共10天。8周后评估其皮疹情况，阿昔洛韦组15例患者中13例皮疹完全消退，红霉素组15例患者中仅6例皮疹完全消退，差异具有统计学意义。在治疗开始的2周内没有患者皮疹完全消退。

A randomized, double-blind, placebo-controlled study of efficacy of oral acyclovir in the treatment of pityriasis rosea. Ganguly S. J Clin Diag Res 2014; 8: YC01–4

一项随机、双盲、安慰剂对照研究，试验组38例患者口服大剂量阿昔洛韦（成人：800mg，每日5次，儿童：20mg/kg，每日4次），共7天，安慰剂组35例患者。组患者的病情从用药的第7天~第14天开始出现显著性差异：第7天的完全应答率：试验组53.33%，安慰剂组10%；第14天的完全应答率：试验组86.66%，安慰剂组33.33%。

Use of high-dose acyclovir in pityriasis rosea. Drago F, Veccio F, Rebora A. J Am Acad Dermatol 2006; 54: 82–5

87例患者被随机分为口服阿昔洛韦组（800mg，每日5次）和安慰剂组，共7天。在第14天，试验组78.6%的患者皮疹完全消退，而安慰剂组仅4.4%的患者皮疹完全消退。

Low dose acyclovir may be an effective treatment against pityriasis rosea: a random investigator-blind clinical trial on 64 patients. Rassai S, Feily A, Sina N, Abtahian SA. J Eur

Acad Dermatol Venereal 2011; 25: 24–6.

在这项随机、对照、研究者单盲的试验中,64 例患者被随机分为口服阿昔洛韦组(400mg,每日 5 次)和对照组,共 7 天。54 例患者完成了最终的随访。在第 4 周时,试验组 92.8% 的患者皮疹明显好转,而对照组 61.5% 的患者皮疹明显好转。

Antivirals for pityriasis rosea. Castanedo-Cazares JP, Lepe V, Moncada B. Photodermatol Photoimmunol Photomed 2004; 20: 110.

作者报告了 1 例短期口服阿昔洛韦成功治疗玫瑰糠疹的病例。剂量和疗程未说明。

Dapsone treatment in a case of vesicular pityriasis rosea. Anderson CR. Lancet 1971; 2: 493.

1 例 55 岁男性经病理确诊为玫瑰糠疹,口服泼尼松龙无效,采用氨苯砜 100mg 口服,每日 2 次,治疗 1 个月有效。

(黄新绿　丁晓岚　译,张建中　校)

第195章 多囊卵巢综合征

原作者 Kristina J.Liu，Rachel V.Reynolds

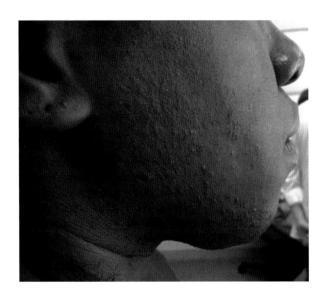

多囊卵巢综合征（polycystic ovary syndrome，PCOS）是一种常见的内分泌紊乱性疾病，在育龄期女性中的发病率高达 6%~25%。其特征为高雄激素血症、月经不规律、多囊卵巢和代谢紊乱。

治疗策略

PCOS 目前有多种诊断标准，包括 NIH 标准、Rotterdam 标准，以及雄激素过多 - 多囊卵巢综合征协会的标准。

多囊卵巢综合征诊断标准
1990 年 NIH 标准（同时满足 2 项标准）
• 持续无排卵
• 高雄激素血症的临床表现和 / 或生化指标
2003 年 Rotterdam 标准（满足 3 项标准中的 2 项）
• 排卵过少或无排卵
• 高雄激素血症的临床表现和 / 或生化指标
• 超声提示多囊卵巢的同时排除其他病因（先天性肾上腺皮质增生症、分泌雄激素的肿瘤和库欣综合征）
2009 年雄激素过多 - 多囊卵巢综合征协会标准（同时满足 2 项标准）
• 排卵过少或无排卵或多囊卵巢
• 高雄激素血症的临床表现和 / 或生化指标

Adapted from Setji TL, Brown AJ. Polycystic ovary syndrome: update on diagnosis and treatment. Am J Med 2014; 127: 912–9.

PCOS 的治疗目标是纠正雄激素过量，使月经恢复正常，以及改善代谢综合征和心血管并发症。尽管治疗生殖和心血管并发症降低了子宫内膜癌和心血管事件的风险，但是皮肤病的治疗对患者的护理和改善生活质量也是不可或缺的。

雄激素过量引起的皮肤表现包括：25%~35% 的痤疮、40%~92% 的多毛症、女性型脱发、皮脂溢出和一些黑棘皮病及高胰岛素血症表现。因此，作为皮肤科医生，我们在患者病程早期的诊治中扮演着独特的角色。

针对痤疮和多毛症可以局部外用或口服维 A 酸类药物和 / 或局部或系统使用抗生素。如果疗效不佳，联合口服避孕药（OCP）和 / 或抗雄激素治疗可能有效。也可采取物理脱毛的方法。PCOS 患者的一线治疗是改善生活方式，减体重可能纠正所有的代谢异常。效果不佳的患者中，针对胰岛素抵抗可使用胰岛素增敏剂，如二甲双胍（metformin）。

PCOS 可引起多种心理问题，包括抑郁、焦虑、体型自卑、厌食、性欲减退和低健康生活质量。该类患者需要进行心理问题评估，并根据情况进行适当的心理咨询。

特殊检查
• 卵巢超声成像
• 血清雄激素水平（睾酮、硫酸脱氢表雄酮和 17- 羟孕酮）
• 妊娠（尿或血人绒毛膜促性腺激素）
• 其他激素检测包括卵泡刺激素、黄体生成素、促甲状腺激素、催乳素和 24 小时尿游离皮质醇
• 代谢因素包括糖尿病［体重指数（BMI）、空腹血脂和口服葡萄糖耐量试验］
• 血压测定

Polycystic ovary syndrome: a review for dermatologists. Part I. Diagnosis and manifestations. Housman E, Reynolds RV. J Am Acad Dermatol 2014; 71: 847. e1–e10.

PCOS 是一种常见的代谢性疾病，在育龄期女性中发病率高达 8%。在诊断多囊卵巢综合征前应先排除其他引起高雄激素血症和无排卵的病因。

Metformin and lifestyle modification in polycystic ovary syndrome: systematic review and meta-analysis. Naderpoor N, Shorakae S, de Courten B, Misso ML, Moran LJ, Teede HJ. Hum Reprod Update 2015; 21: 560–74.

一项比较改善生活方式、口服二甲双胍和联合两种疗法对 PCOS 患者代谢、生殖、体型和心理状态的治疗效果的 meta 分析。

改善生活方式联合二甲双胍的疗法在改善 PCOS 患者月经和降低其 BMI 方面优于任一单独疗法。

Impaired glucose tolerance, type 2 diabetes and metabolic syndrome in polycystic ovary syndrome: a systematic review and meta-analysis. Moran LJ, Misso ML, Wild RA, Norman RJ. Hum Reprod Update 2010; 16: 347–63.

PCOS 患者伴有高血糖、2 型糖尿病和代谢综合征。

PCOS 与胰岛素抵抗和葡萄糖耐受密切相关。由于糖化血红蛋白（HbA1c）灵敏度较低，筛查糖耐量减低需要做口服葡萄糖耐量试验（75g，0 和 2 小时水平）。

Meta-analysis of cardiovascular disease risk markers in women with polycystic ovary syndrome. Toulis KA, Goulis DG, Mintziori G, Kintiraki E, Eukarpidis E, Mouratoglou SA, et al. Hum Reprod Update 2011; 17: 741–60.

一项包含 130 个研究的 meta 分析显示，PCOS 患者更易出现冠状动脉钙化、血管内皮功能障碍、C 反应蛋白升高和同型半胱氨酸水平升高。尽管 PCOS 患者的心血管疾病（cardiovascular disease，CVD）风险标志物浓度升高，但与心血管疾病发生率增加的关系尚不清楚。

推荐 POCS 患者定期评估糖尿病、血压、空腹血脂和 BMI。

Risk of endometrial, ovarian and breast cancer in women with polycystic ovary syndrome: a systematic review and meta-analysis. Barry JA, Azizia MM, Hardiman PJ. Hum Reprod Update 2014; 20: 748–58.

PCOS 患者子宫内膜癌的患病风险是正常人的 3 倍，但尚无证据表明其乳腺癌和卵巢癌的患病风险高于正常人。

一线治疗	
• 减体重	A
• 外用或系统用药治疗痤疮	A
• 口服避孕药	A
• 外用依氟鸟氨酸（eflornithine）	B
• IPL（强脉冲光）/ 激光脱毛	B
• 米诺地尔	B

Lifestyle changes in women with polycystic ovary syndrome. Moran LJ, Hutchison SK, Norman RJ, Teede HJ. Cochrane Database Syst Rev 2001; 7: CD007506.

干预生活方式改善了高雄激素血症（临床多毛症改善和总睾酮水平下降）、腹围和空腹胰岛素水平。建议体重管

理作为初步治疗策略。

Treatment of hirsutism and acne in hyperandrogenism. Moghetti P, Toscano V. Best Pract Res Clin Endocrinol Metab 2006; 20: 221–34.

外用维 A 酸类药物或联合外用抗生素是粉刺型痤疮的一线疗法。壬二酸（azelaic acid）有一定的抗菌、抗炎和角质软化作用。外用过氧化苯甲酰（benzoyl peroxide）效果甚微，但它是一种强有力的抗生素，同时使用过氧化苯甲酰可减少抗生素耐药的发生。

痤疮的一线疗法是外用药物治疗。出现瘢痕性痤疮或治疗失败时，可口服药物治疗。

Polycystic ovary syndrome: a review for dermatologists. Part II. Treatment. Buzney E, Sheu J, Buzney C, Reynolds RV. J Am Acad Dermatol 2014; 71: 859. e1–e15.

应用组合 OCP 必要时加用螺内酯（从每天 50mg 开始）对多毛症有效。痤疮的一线疗法是外用药治疗，没有疗效的患者加用组合 OCP 有效。非那雄胺（finasteride）和氟他胺（flutamide）的推荐尚缺乏足够数据。

组合 OCP 对 PCOS 患者的多毛症和痤疮有效且副作用低。

Combined oral contraceptive pills for treatment of acne. Arowojolu AO, Gallo MF, Lopez LM, Grimes DA. Cochrane Database Syst Rev 2012; 7: CD004425.

复方口服避孕药（combined oral contraceptives，COC）可以减少痤疮皮损数目、降低严重程度等级和改善自我评估。含有醋酸氯地孕酮（chlormadinone acetate）或醋酸环丙孕酮（cyproterone acetate，CPA）的复方口服避孕药比含左炔诺孕酮（levonorgestrel）更有效。总的来说，不同种类的 COC 对痤疮的疗效相差无几。

美国 FDA 推荐 OCP 用于治疗痤疮，包括诺孕酯（norgestimate）/ 炔雌醇（ethinyl estradiol，EE），醋酸炔诺酮（norethindrone acetate）/EE 和屈螺酮（drospirenone）/EE。

Hirsutism: an evidence-based treatment update. Somani N, Turvy D. Am J Clin Dermatol 2014; 15: 247–66.

推荐物理治疗为多毛症的一线治疗，包括电解永久脱毛和激光永久脱毛。其他推荐包括 OCP 和抗雄激素药。

Randomized, double-blind clinical evaluation of the efficacy and safety of topical eflornithine HCl 13. 9%cream in the treatment of women with facial hair. Wolf JE Jr, Shander D, Huber F, Jackson J, Lin CS, Mathes BM, et al. Int J Dermatol 2007; 46: 94–8.

外用依氟鸟氨酸霜，每日 2 次，为期 24 周，可以显著减

少毛发的长度和数量。

A randomized controlled trial of laser treatment among hirsute women with polycystic ovary syndrome. Clayton WJ, Lipton M, Elford J, Rustin M, Sherr L. Br J Dermatol 2005; 152: 986–92.

使用翠绿宝石脉冲激光治疗可减少面部毛发，并减轻 PCOS 患者的抑郁和焦虑。

Evidence-based treatments for female pattern hair loss: a summary of a Cochrane systematic review. van Zuuren EJ, Fedorowicz Z, Carter B. Br J Dermatol 2012; 167: 995–1010.

米诺地尔可适度增加雄激素性脱发患者的头发再生。

二线治疗	
• 抗雄激素药	B
• 二甲双胍	B

Spironolactone versus placebo or in combination with steroids for hirsutism and/or acne. Brown J, Farquhar C, Lee O, Toomath R, Jepson RG. Cochrane Database Sys Rev 2009; 2: CD000194.

螺内酯每日 100mg 可显著减少毛发的生长。没有证据表明治疗痤疮有效。

通常，螺内酯作为抗雄激素药物是治疗多毛症的首选。支持治疗痤疮有效的证据级别较低。

Comparison of spironolactone, flutamide, and finasteride efficacy in the treatment of hirsutism: a randomized, double blind, placebo-controlled trial. Moghetti P, Tosi F, Tosti A, Negri C, Misciali C, Perrone F, et al. J Clin Endocrinol Metab 2000; 85: 89–94.

40 名女性受试者随机分为四组，分别接受螺内酯每日 100mg、氟他胺每日 250mg、非那雄胺每日 5mg 或安慰剂治疗。所有治疗组在减小毛发直径方面疗效相似。

由于高费用以及潜在的肝损害，氟他胺很少使用。

抗雄激素药有使男性胎儿女性化的潜在风险，使用期间应该采取有效的避孕手段。

Metformin use in women with polycystic ovary syndrome. Johnson NP. Ann Transl Med 2014; 2: 56.

二甲双胍可以改善 PCOS 患者的胰岛素抵抗和无排卵性不孕。

有限的证据表明二甲双胍可能改善 PCOS 患者的多毛症和痤疮。文中建议每次 500mg，每日 3 次。

三线治疗	
• 盐酸吡格列酮	D
• 罗格列酮	D

Thiazolidinediones for the therapeutic management of polycystic ovary syndrome: impact on metabolic and reproductive abnormalities. Elkind-Hirsch KE. Treat Endocrinol 2006; 5: 171–87.

尚需更多大样本量的随机对照研究提供令人信服的数据来确定噻唑烷二酮类（thiazolidinedione）用于 PCOS 患者是否安全有效。

When should an insulin sensitizing agent be used in the treatment of polycystic ovary syndrome? Frank S. Clin Endocrinol (Oxf) 2011; 74: 148–51.

二甲双胍已被证实比其他胰岛素增敏剂更安全。

（贾雷强 译，郭书萍 校）

证据等级：A 双盲试验　　B 临床试验，研究对象 ≥ 20 例　　C 临床试验，研究对象 < 20 例　　D 病例分析，研究对象 ≥ 5 例　　E 个案报道

第196章 多形性日光疹

原作者 Warwick L.Morison，Elisabeth G.Richard

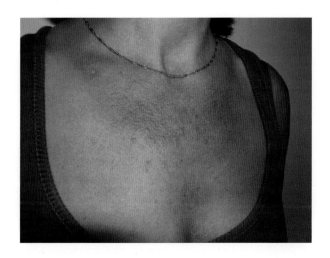

多形性日光疹（polymorphic light eruption）是最常见的光线性皮肤病，在温带地区的患病率为10%~20%，好发于年轻女性。皮疹在日光照射数小时到1天或更长时间后在光暴露区域出现，通常发生在春天或初夏。皮疹形态多样，最常见的是丘疹或丘疱疹，且伴瘙痒，少数表现为斑块、虫咬皮炎样或多形红斑样。多数患者反复日光照射后，其出现皮疹的概率就会降低，这种现象称为耐受（hardening）。

治疗策略

多形性日光疹的治疗包括两个阶段：一是当皮疹出现后，治疗已出现的皮疹；二是对患者采取预防性措施，避免皮疹出现。每天外用2或3次中、强效糖皮质激素软膏或乳膏，在大多数患者中通常即可改善症状，促进皮疹消退。外用糖皮质激素治疗是基于既往的临床经验，而不是正规的临床研究。一些皮疹广泛、症状明显的患者需要口服泼尼松治疗，剂量为60~80mg/d，持续数天，然后1周内迅速减量。

预防性管理是多形性日光疹患者的最佳选择。大多数患者的病情呈现高阈值性，需长时间日光或人工紫外线（UV）光源照射后才会激发皮疹的出现。这些患者中的大部分人并不就医，而是学会将光照限制在阈值以下，或在某些情况下外用防晒霜以预防疾病的发作。而就医的患者病情通常呈低阈值性，常在日光照射15~30分钟后出现皮疹，导致户外活动明显受限。

预防多形性日光疹的首要方法是避免日光照射，包括减少户外时间，只在早晨和傍晚外出，穿保护性衣物和使用防护UVA、UVB的广谱防晒霜。这些措施最有可能对那些高阈值性和由UVB诱发的患者有效。

对低阈值性患者最有效的方法是脱敏治疗，患者可在春天进行一定疗程的PUVA（补骨脂素-UVA）、窄谱UVB（311nm）或宽谱UVB治疗，随后在夏天有规律地照射日光来维持耐受性。光（化学）疗法可激发硬化现象，旨在诱导光适应。这种治疗方法可使90%的多形性日光疹患者得到有效的预防，但治疗计划需要提前制订，因为治疗时间需持续约1个月。在治疗过程中出现皮疹者，应坚持治疗，可能需要外用或口服糖皮质激素来控制皮疹。

据报道，羟氯喹、β-胡萝卜素、热带蕨类植物（Polypodium leucotomos）和烟酰胺对多形性日光疹患者有中度且安全的保护作用，对于不能进行脱敏治疗或脱敏治疗无效的患者可采用上述药物治疗。有时，羟氯喹可作为冬季在温暖地区度短假时的有效预防措施。羟氯喹一般建议在休假前3天开始服用，剂量为400mg/d，维持到休假结束。

特殊检查
• 皮肤活检
• 光试验
• 狼疮血清学检查

Marked papillary dermal edema-an unreliable discriminator between polymorphous light eruption and lupus erythematosus or dermatomyositis. Pincus LB, LeBoit PE, Goddard DS, Cho RJ, McCalmont TH. J Cutan Pathol 2010; 37: 416–25.

这个亚型的组织学模式（真皮乳头层明显水肿）具有特征性，但并不特异。

Clinical and therapeutic aspects of polymorphous light eruption. Dummer R, Ivanova K, Scheidegger EP, Burg G. Dermatology 2003; 207: 93–5.

本文对疾病临床表现和光激发试验进行综述，推荐窄谱UVB为光硬化的一线方法，PUVA为二线。

An optimal method for experimental provocation of polymorphic light eruption. van de Pas CB, Hawk JLM, Young A, Walker SL. Arch Dermatol 2004; 140: 286–92.

太阳激发的辐射能诱发几乎70%的患者出现皮疹，在之前受累或未受累的皮肤中，成功率没有差别。

因为 100% 的患者暴露于日光或室内紫外线辐射后会出现多形性日光疹的皮疹，所以最可靠的再现皮疹的办法是让患者故意将其皮肤暴露于导致皮疹的光源，然后返回诊室进行检查并活检。多形性日光疹可由 UVA 和 / 或 UVB 诱发。

The prevalence of antinuclear antibodies in patients with apparent polymorphic light eruption. Murphy GM, Hawk JLM. Br J Dermatol 1991; 125: 448–51.

在 142 名病史符合多形性日光疹的患者中，有 6% 的患者抗 Ro 抗体阳性或随后发展成红斑狼疮。因此，对于考虑主动脱敏治疗的患者需进行狼疮相关的试验。

一线治疗	
• 避免日光照射	E
• 防晒霜	A
• 保护性衣物	E
• 中、强效外用糖皮质激素	E

A new ecamsule-containing SPF 40 sunscreen cream for the prevention of polymorphous light eruption: a double-blind, randomized, controlled study in maximized outdoor conditions. DeLeo VA, Clark S, Fowler J, Poncet M, Loesche C, Soto P. Cutis 2009; 83: 95–103.

包含 2 种 UVA 化学防晒成分的广谱防晒霜预防多形性日光疹皮疹反复的效果比只含 1 种的强很多。

Textiles and sun protection. Robson J, Diffey BL. Photodermatol Photoimmunol Photomed 1990; 7: 32–4.

不同衣物的紫外线辐射透过率不同，在这项研究中用 "SPF" 值标记，SPF 值由 2 到 1 571 不等。涤纶衬衫的 SPF 值为 2，棉布牛仔裤的 SPF 值为 1 571。布料编织的松紧度是决定光透过的主要因素。布料潮湿时，其紫外线辐射透过率均提高。

目前可买到特殊设计的衣服和帽子，在防护紫外线的同时也可保持高舒适度。

二线治疗	
• PUVA 疗法	C
• 窄谱（311nm）光疗	C
• 宽谱 UVB 光疗	C

UVB phototherapy and photochemotherapy (PUVA) in the treatment of polymorphic light eruption and solar urticaria. Addo HA, Sharma SC. Br J Dermatol 1987; 116: 539–47.

患者在春季采取口服 PUVA 或高剂量（可致红斑）宽谱 UVB 规律治疗，每周 3 次，共 5 周，随后夏季在医生指导下尽可能进行日光照射。通过上述治疗方法，PUVA 治疗组 90% 的患者、UVB 治疗组约 70% 的患者在夏季未出现多形性日光疹的皮疹。主动治疗过程中常会出现皮疹，但多为轻度，不影响治疗。

A comparison of narrowband (TL-01) and photochemotherapy (PUVA) in the management of polymorphic light eruption. Bilsland D, George SA, Gibbs NK, Aitchison T, Johnson BE, Ferguson J. Br J Dermatol 1993; 129: 708–12.

在春季使用口服 PUVA 或窄谱（311nm）UVB 规律治疗，每周 3 次，共 5 周后，两组约 85% 的患者在夏季未出现多形性日光疹的皮疹。但是对于夏季每周规律日晒的必要性，文章中没有强调。

三线治疗	
• 泼尼松龙	A
• 羟氯喹	A
• β- 胡萝卜素	C
• 烟酰胺	B
• 硫唑嘌呤	E
• 环孢素	E
• 黄酮类抗氧化剂	A
• 局部脂质体 DNA 修复酶	A
• 热带蕨类植物	B
• LED 光防护	C

Efficacy of short-course oral prednisolone in polymorphic light eruption: a randomized controlled trial. Patel DC, Bellaney GJ, Seed PT, McGregor JM, Hawk JLM. Br J Dermatol 2000; 143: 828–31.

皮疹出现即开始口服泼尼松龙 25mg/d，共 7 天，其效果优于安慰剂组。小剂量的糖皮质激素治疗比较适合在阳光充足地区进行短期休假的患者。

泼尼松是合适的替代药物。

Hydroxychloroquine in polymorphic light eruption: a controlled trial with drug and visual sensitivity monitoring. Murphy GM, Hawk JLM, Magnus IA. Br J Dermatol 1987; 116: 379–86.

羟氯喹 400mg/d 持续 1 个月，然后 200mg/d 持续 2 个月，预防皮疹出现的效果优于安慰剂，但几乎所有的患者在试验期间均有皮疹和刺激症状出现。该方案预防效果为中度，且和血药浓度相关，400mg/d 的预防效果更好。该试验未观察到视觉受损。

Comparison of PUVA and beta-carotene in the treatment of polymorphous light eruption. Parrish JA, Le Vine MJ, Morison WL, Gonzalez E, Fitzpatrick TB. Br J Dermatol

1979; 100: 187–91.

整个夏季予 β- 胡萝卜素（3.0mg/kg），每天分 2 次口服，30% 的患者皮疹无复发，另外 20% 的患者病情减轻。无任何不良反应发生。

Treatment of polymorphous light eruption with nicotinamide: a pilot study. Neumann R, Rappold E, Pohl-Markl H. Br J Dermatol 1986; 115: 77–80.

在日晒前 2 天开始口服烟酰胺，每次 1g，每天 3 次，60% 的患者达到完全预防的效果。1 周后减为 2g/d，50% 的患者出现复发。少数患者出现轻度疲劳。

Successful treatment of severe polymorphous light eruption with azathioprine. Norris PG, Hawk JLM. Arch Dermatol 1989; 125: 1377–9.

2 名患者全年对日光高度敏感，仅 1~2 分钟日晒即可诱发皮疹，并且所有标准治疗均无效，予这 2 名患者硫唑嘌呤 0.8~2.5mg/(kg·d) 治疗 3 个月后，症状完全消退，对日光的耐受性也恢复正常。

2 名患者治疗后对 UVB 照射引起的红斑反应减轻，1 名患者对 UVA 照射引起的红斑反应有所减轻。这种现象在典型的多形性日光疹中非常少见。

Prophylactic short-term use of cyclosporine in refractory polymorphic light eruption. Lasa O, Trebol I, Gardeazabal J, Diaz-Perez JL. J Eur Acad Dermatol Venereol 2004; 18: 747–8.

环孢素 3~4mg/(kg·d) 2 周或 4 周，有效预防了 3 名多形性日光疹患者在阳光充足地区进行短期休假时出现皮损。此 3 名患者对其他预防治疗无效。治疗过程中未出现任何副作用。对其他治疗方法抵抗的患者，环孢素是预防性治疗的一种选择。

Polymorphous light eruption (PLE) and a new potent antioxidant and UVA-protective formulation as prophylaxis. Hadshiew IM, Treder-Conrad C, Bülow RV, Klette E, Mann T, Stäb F, et al. Photodermatol Photoimmunol Photomed 2004; 20: 200–4.

在多形性日光疹的预防性治疗中，黄酮类抗氧化剂和广谱防晒霜合用比单独使用防晒霜或安慰剂更有效。

Topical liposomal DNA-repair enzymes in polymorphic light eruption. Hofer A, Legat FJ, Gruber-Wackernagel A, Quehenberger F, Wolf P. Photochem Photobiol Sci 2011; 10: 1118–28.

含有脂质体 DNA 修复酶的晒后乳液能减轻多形性日光疹的症状。值得注意的是，提前使用 SPF30 的防晒霜能让多形性日光疹的易感患者不出现皮疹。

Oral administration of a hydrophilic extract of *Polypodium leucotomos* for the prevention of polymorphic light eruption. Tanew A, Radakovic S, Gonzalez S, Venturini M, Calzavara-Pinton P. J Am Acad Dermatol 2012; 66: 58–62.

35 名多形性日光疹患者参与一项开放性的 2 周试验，根据体重应用 720~1 200mg/d 的热带蕨类植物，试验前后均给患者进行光激发试验。UVA 诱导的多形性日光疹患者中，30% 第 2 次光暴露激发后未出现皮疹。UVB 诱导的患者中，28% 第 2 次暴露未出现皮疹。关于其余患者，诱发多形性日光疹皮疹明显需更多的暴露。

本研究提出在日光暴露前 2 周及暴露期间应用热带蕨类植物可能有益。

Photoprotective activity of oral Polypodium leucotomos extract in 25 patients with idiopathic photodermatoses. Caccialanza M, Percivalle S, Piccinno R, Brambilla R. Photodermatol Photoimmunol Photomed 2007; 23: 46–7.

每日口服热带蕨类植物提取物，40% 以上的患者对日光暴露的耐受性提高，不出现多形性日光疹的皮疹。

LED photoprevention: reduced MED response following multiple LED exposures. Barolet D, Boucher A. Lasers Surg Med 2008; 40: 106–12.

对所有的患者，不管其有无多形性日光疹的病史，提前用 660nM 的 LED 光照射，最小红斑量照射后红斑颜色均可变浅。

（冒丹丹　译，张建中　校）

第197章 汗孔角化症

原作者 Agustin Martin-Clavijo，John Berth-Jones

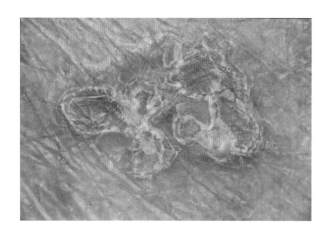

汗孔角化症（Porokeratosis）是一组角化异常性皮肤病，临床特点为皮损边缘堤状隆起的角化嵴，组织学表现为角质样板层。其命名和分类仍存在争议，目前公认的主要类型有：①播散型，其中以播散性浅表性光化性汗孔角化症（disseminated superficial actinic porokeratosis，DSAP）为主；②Mibelli型汗孔角化症（porokeratosis of Mibelli，PM）；③掌跖汗孔角化症（porokeratosis palmaris，plantaris et disseminate，PPPD）；④线状汗孔角化症（linear porokeratosis，LP）。播散型汗孔角化症为常染色体显性遗传，其起源并不全是"光化性的"，在角质样板层中可以检测到 p53 肿瘤抑制蛋白的过度表达。汗孔角化症皮损呈进行性发展而且可能具有潜在恶变可能，特别是长期存在的较大的皮损与线状变异型皮损。此外，对于某些患者来说，皮损可能引起瘙痒并影响美观。

治疗策略

对汗孔角化症的患者，尤其是播散型，应了解其有无家族史，并评估患者的免疫功能。终断免疫抑制可能会使一些患者的皮损消退。

汗孔角化症皮损通常无症状，但也可能出现瘙痒，掌跖汗孔角化症由于疼痛和不适有可能导致功能障碍。

临床医生建议汗孔角化症患者接受必要的治疗，不仅是为了美观和减轻症状，更可减少恶变风险。最佳治疗方案取决于汗孔角化症的分型和严重程度，并且还要考虑其有无恶性进展的可能性。对患者的管理应包括避免辐射（紫外线或 X 线），同时观察皮损有无恶性转化的迹象（如鳞状细胞癌、基底细胞癌及鲍恩病）。

当播散性皮损出现瘙痒时，外用糖皮质激素治疗通常

有效。局限性皮损可采用外科方法，如：冷冻、CO_2 激光、刮除、烧灼或切除等，但是这些疗法有可能会导致明显的瘢痕，尤其是当皮损数目较多的时候。

外用 5- 氟尿嘧啶、咪喹莫特及维生素 D 衍生物对缓解病情有帮助，但是在 DSAP 中，仅部分患者有反应。使用 5- 氟尿嘧啶、咪喹莫特时，如果出现炎症反应意味着治疗效果可能更好。需要注意的是，这些药物可在封包的情况下使用，每次治疗 1 个区域。依作者的个人经验，这些药物即使在封包的情况下疗效也并不一致。

系统应用维 A 酸对局限性和播散型汗孔角化症都有效，但是也有用药后皮损较前加重的报道。停药后皮损复发较为常见，因此可能需要长期维持治疗。这种治疗方法可能降低皮损恶变风险。

最近有一项关于局部使用巨大戟醇甲基丁烯酸酯治疗汗孔角化症的报告，可能会是治疗方法的一个进步。

有报告称生殖器 DSAP 对外用双氯芬酸治疗有部分疗效，但是随后一项病例分析却显示其效果非常有限。此外也有一些外用维 A 酸，皮肤磨削术，各种激光和强脉冲光（intense pulsed light，IPL），糖皮质激素及局部光动力治疗有效的报道。联合治疗策略包括：CO_2 激光联合他卡西醇、CO_2 激光联合光动力疗法、5- 氟尿嘧啶联合咪喹莫特，以及卡泊三醇联合阿达帕林。

特殊检查
• 皮肤病理
• 皮肤镜
• 免疫功能检查

Dermoscopy for the diagnosis of porokeratosis. Delfino M, Argenziano G, Nino M. J Eur Acad Dermatol Venereol 2004; 18: 194–5.

DSAP 的皮肤镜检查显示中心区域呈瘢痕样，边缘呈单一或两条"白色轨迹"样的结构。线状结构对应着组织病理学上的角质样板层。

一线治疗	
• 冷冻	D

Porokeratosis of Mibelli: successful treatment with cryosurgery. Dereli T, Ozyurt S, Osturk G. J Dermatol 2004; 3 1: 223–7.

用锐器剥离 8 名患者的 20 个皮损的角化边缘,然后进行 30 秒冷冻治疗。多数皮损在 1 次治疗后消退,2 个皮损需行进一步治疗。

Cryosurgery of porokeratosis plantaris discreta. Limmer BL. Arch Dermatol 1979; 115: 582–3.

对 11 名汗孔角化症患者的 21 个皮损进行冷冻治疗,治愈率达 90.5%。治疗前切除皮损表面。平均随访 22 个月未见皮损复发。

二线治疗	
• 5- 氟尿嘧啶	D
• 咪喹莫特	E
• 维生素 D 衍生物	E

Fluorouracil ointment treatment of porokeratosis of Mibelli. Gonçalves JC. Arch Dermatol 1973; 108: 131–2.

6 名患者外用 5- 氟尿嘧啶软膏治疗面部皮损,每日 3 次。在发生强烈的炎症反应后,仍继续治疗了 8~10 天。随访 9 个月未见皮损复发。

Disseminated superficial porokeratosis: rapid therapeutic response to 5-fluorouracil. Shelley WB, Shelley ED. Cutis 1983; 32: 139–40.

患者外用 5% 的 5- 氟尿嘧啶乳膏,每日 1 次,3 周后皮损消退。随访 5 个月未见皮损复发。

Porokeratosis of Mibelli: successful treatment with 5% imiquimod cream. Agarwal S, Berth-Jones J. Br J Dermatol 2002; 146: 338–9.

患者小腿 1 个 3cm 的 PM 皮损,最初外用 5% 咪喹莫特软膏,每日 5 次,为期 3 个月,皮损没有改善。接着外用 5% 咪喹莫特软膏,并用聚乙烯黏性敷料封包,每周 5 次,皮损消退。随访 1 年未见皮损复发。

Disseminated superficial actinic porokeratosis treated effectively with topical imiquimod 5%cream. Arun B, Pearson J, Chalmers R. Clin Exp Dermatol 2011; 3: 509–11.

1 名 DSAP 患者外用 5% 咪喹莫特乳膏,每周 5 次,为期 6 周,有疗效。

Disseminated superficial actinic porokeratosis: treatment with topical tacalcitol. Bohm M, Luger TA, Bonsmann G. J Am Acad Dermatol 1999; 40: 479–80.

1 名 DSAP 患者,外用 0.0004% 他卡西醇,每日 1 次,治疗 5 个月后改为隔日 1 次维持治疗,皮损消退。

Disseminated superficial actinic porokeratosis responding to calcipotriol. Harrison PV, Stollery N. Clin Exp Dermatol 1994; 19: 95.

3 名患者外用他卡西醇,每日 1 次,为期 6~8 周。总体改善率达 50%~75%,其中 2 名患者维持 6 个月皮损未复发。

三线治疗	
• 口服维 A 酸	D
• 外用维 A 酸	E
• CO$_2$ 激光	D
• Nd:YAG 激光	E
• 脉冲染料激光	E
• 红宝石激光	E
• 分次光热溶解治疗	E
• 强脉冲光(IPL)	D
• 光动力疗法	E
• 皮肤磨削术	E
• 羟基乙酸加 5- 氟尿嘧啶剥脱	E
• 糖皮质激素	E
• 3% 双氯芬酸凝胶	C
• 巨大戟醇甲基丁烯酸酯凝胶	E
• 5- 氟尿嘧啶联合咪喹莫特乳膏	E
• 光动力疗法联合 CO$_2$ 激光	E
• 皮损切除及植皮	E
• 环孢素(治疗剧烈瘙痒)	E
• 斑蝥素	E

Generalized linear porokeratosis: a rare entity with excellent response to acitretin. Garg T, Ramchander Varghese B, Barara M, Nangia A. Dermatol Online J 2011; 17: 3.

1 名泛发性线状汗孔角化症患者口服阿维 A,0.5mg/kg。6 周后皮损明显变平,但 5 个月后皮损未能完全消退。

Disseminated porokeratosis Mibelli treated with Ro 10-9359. Bundino S, Zina AM. Dermatologica 1980; 160: 328–36.

2 名 DSAP 患者口服阿维 A 酯,每日 50~75mg,5 周后临床症状明显改善;每日 25mg 可维持治疗结果,停药 3~4 周后皮损复发。

Treatment of disseminated superficial actinic porokeratosis with a new aromatic retinoid (Ro 10-9359). Kariniemi A, Stubb S, Lassus A. Br J Dermatol 1980; 102: 213–4.

患者口服阿维 A 酯,每日 50~100mg,40 天后临床症状明显改善且瘙痒消失。隔日服用 25mg 可维持治疗结果。治疗 6 个月后,患者双上肢皮肤出现毛周角化性皮损伴有角栓。

Porokeratosis plantaris, palmaris, et disseminata. Report of a case and treatment with isotretinoin. McCallister RE, Estes SA, Yarbrough CL. J Am Acad Dermatol 1985; 13: 598–603.

1 名有家族史的 PPPD 患者，口服异维 A 酸，1mg/（kg·d），3 个月后临床症状明显改善，停药 2 个月后皮损逐渐复发。

A case of extensive linear porokeratosis with evaluation of topical tretinoin versus 5-fluorouracil as treatment modalities. Grover C, Goel A, Nanda S, Khurana N, Reddy BS. J Dermatol 2005; 32: 1000–4.

1 名 LP 患者外用维 A 酸和 5- 氟尿嘧啶，两种药物均有疗效，但维 A 酸耐受性更好。

Calcipotriol and adapalene therapy for disseminated superficial actinic porokeratosis. Nakamura Y, Yamaguchi M, Nakamura A, Muto M. Indian J Dermatol Venereol Leprol 2014; 80: 373–4.

患者每日早上外用 0.005% 卡泊三醇软膏，晚上外用 0.1% 阿达帕林凝胶，3 个月后皮损明显改善，仅遗留轻微的色素沉着。

Treatment of porokeratosis of Mibelli with CO_2 laser vaporization versus surgical excision with split-thickness skin graft. Rabbin PE, Baldwin HE. J Dermatol Surg Oncol 1993; 19: 199–202.

1 名患者的治疗结果表明 CO_2 激光治疗相比于皮肤移植可更好地改善皮肤外观和功能。

Treatment of lichen amyloidosis (LA) and disseminated superficial porokeratosis (DSP) with frequency-doubled Q-switched Nd: YAG laser. Liu HT. Dermatol Surg 2000; 26: 958–62.

使用 Q 开关 Nd:TAG 激光治疗 1 名患者的面部和手臂皮损，共 4 次，每次间隔 1 个月，皮损明显改善，但未完全消退。

Successful treatment of porokeratosis with 585 nm pulsed dye laser irradiation. Alster TS, Nanni CA. Cutis 1999; 63: 265–6.

1 名 LP 患者采用 585nm 的脉冲染料激光治疗有效。

Treatment of disseminated superficial actinic porokeratosis (DSAP) with the Q-switched ruby laser. Lolis MS, Marmur ES. J Cosmet Laser Ther 2008; 10: 124–7.

1 名患者接受了 3 次 Q 开关红宝石激光（694 nm）治疗，效果良好。

Fractional photothermolysis: a novel treatment for disseminated superficial actinic porokeratosis. Chrastil B, Glaich AS, Goldberg LH, Friedman PM. Arch Dermatol 2007; 143: 1450–2.

2 名患者接受了 3~6 个疗程的光热溶解（铒激光）治疗，皮损改善率均达到 50%。

Disseminated superficial actinic porokeratosis improved with fractional 1927-nm laser treatments. Ross NA, Rosenbaum LE, Saedi N, Arndt KA, Dover JS. J Cosmet Laser Ther 2016; 18: 53–5.

使用 1 927nm 点阵铒激光成功治疗 2 名 DSAP 患者。

Unconventional use of intense pulsed light. Piccolo D, Di Marcantonio D, Crisman G, Cannarozzo G, Sannino M, Chiricozzi A, et al. Biomed Res Int 2014: 1–10.

使用 IPL 成功治疗 10 名汗孔角化症患者。波长 550nm，脉宽 5~10 毫秒，脉冲延迟 10 毫秒，能量密度 10~12J/cm²。最多治疗 4 次，每次间隔 20~30 天。

Topical photodynamic therapy in disseminated superficial actinic porokeratosis. Nayeemuddin FA, Wong M, Yell J, Rhodes LE. Clin Exp Dermatol 2002; 27: 703–6.

3 名 DSAP 患者外用 20% 氨基戊酮酸乳膏封包，5 小时后采用 100J/cm² 广谱红光照射（Waldmann 1 200）。其中 1 名患者的 2 个皮损消退，但其他 2 名患者对此治疗方法无反应。

Successful treatment of disseminated superficial actinic porokeratosis with methyl aminolevulinate-photodynamic therapy. Cavicchini S, Tourlaki A. J Dermatol Treat 2006; 17: 190–1.

这个病例提示外用 160mg/g 的氨基酮戊酸甲酯封包，3 小时后用红光（Aktilite）37J/cm² 照射，治疗 2 次，每次间隔 1 周，有疗效。

Response of linear porokeratosis to photodynamic therapy in an 11-year-old girl. Garrido-Colmenero C, Ruiz-Villaverde R, Martínez-García E, Aneiros-Fernández J, Tercedor-Sánchez J. J Dermatol Case Rep 2015; 9: 1 18–9.

外用 160mg/g 的氨基酮戊酸甲酯盐酸盐（Metvix）封包，2 小时后用红光（Aktilite）37J/cm² 照射 8 分钟。3 周后重复治疗。作者认为效果良好。

Successful treatment of porokeratosis of Mibelli with diamond fraise dermabrasion. Spencer JM, Katz BE. Arch Dermatol 1992; 128: 1187–8.

1 名 79 岁菲律宾女性患者,经过磨削治疗后随访 15 个月未见皮损复发,但是皮损愈合处可见轻度色素沉着及肥厚。

Linear porokeratosis: successful treatment with diamond fraise dermabrasion. Cohen PR, Held JL, Katz BE. J Am Acad Dermatol 1990; 23: 975–7.

用钻石微晶磨削术治疗 1 例线状汗孔角化症患者,达到很好的美容效果。随访 8 个月未发现皮损复发及瘢痕形成。

The use of fluor-hydroxy pulse peel in actinic porokeratosis. Teixeira SP, de Nascimento MM, Bagatin E, Hassun KM, Talarico S, Michalany N. Dermatol Surg 2005; 3 1: 1145–8.

1 名 DASP 患者使用 70% 的羟基乙酸联合 5% 的 5-氟尿嘧啶溶液,每 2 周 1 次,为期 4 个月。皮损外观及质地明显改善,并且减少了角化不良及表皮异型性。

Dexamethasone pulse treatment in disseminated porokeratosis of Mibelli. Verma KK, Singh OP. J Dermatol Sci 1994; 7: 71–2.

给 1 名家族性进行性汗孔角化症患者静脉注射地塞米松,每天 100mg(加入 5% 葡萄糖中),连续注射 3 天,每月 1 次。第 1 次冲击治疗结束后没有新皮损出现,4 次冲击治疗后临床症状有所改善。18 次冲击治疗后 80% 的皮损得到改善。患者最后失访。

Diclofenac sodium 3% gel as a potential treatment for disseminated superficial actinic porokeratosis. Marks S, Varma R, Cantrell W, Chen SC, Gold M, Muellenhoff M, et al. J Eur Acad Dermatol Venereol 2009; 23: 42–5.

一项多中心开放性试验:17 名患者在目标治疗区域外用 3% 双氯芬酸,每日 2 次,为期 3~6 个月。相较未治疗的区域,接受治疗的区域皮损进展更缓慢。

Treatment of disseminated superficial actinic porokeratosis with topical diclofenac gel: a case series. Vlachou C, Kanelleas A, Martin-Clavijo A, Berth-Jones J. J Eur Acad Dermatol Venereol 2008; 22: 1343–5.

8 名 DSAP 患者外用 3% 双氯芬酸凝胶(Solaraze gel),每日 2 次,为期至少 6 个月。其中 2 名患者在治疗 6 个月后皮损部分改善,但其他患者未见皮损改善。

Treatment of porokeratosis of Mibelli with ingenol mebutate: a possible new therapeutic option. Kindem S, Serra-Guillén C, Sorní G, Guillén C, Sanmartín O. JAMA Dermatol 2015; 151: 85–6.

1 名患者外用 0.015% 巨大戟醇甲基丁烯酸酯凝胶,每日 1 次,连用 3 日,共治疗 2 个疗程,间隔 1 个月。虽然治疗没有改善中央区域的萎缩和色素减退,但可观察到环状角化过度皮损消退。

Porokeratosis of Mibelli: successful treatment with 5% topical imiquimod and topical 5% 5-fluorouracil. Venkatarajan S, LeLeux TM, Yang D, Rosen T, Orengo I. Dermatol Online J 2010; 16 :10.

1 名 PM 患者外用 5% 咪喹莫特乳膏,每日 2 次,联合外用 5- 氟尿嘧啶,每日 1 次,12 周后皮损消退。

Photodynamic therapy combined with CO$_2$ laser vaporization on disseminated superficial actinic porokeratosis: a report of 2 cases on the face. Kim HS, Baek JH, Park YM, Kim HO, Lee JY. Ann Dermatol 2011; 23: S211–3.

2 名患者用 CO$_2$ 激光治疗角质层照射角质样板层后进行光动力治疗。经 4 次治疗后效果显著。

Recalcitrant digital porokeratosis of Mibelli: a successful surgical treatment. Shahmoradi Z, Sadeghiyan H, Pourazizi M, Saber M, Abtahi-Naeini B. N Am J Med Sci 2015; 7: 295–6.

1 个采用皮损切除及中厚皮片移植成功治疗汗孔角化症的案例。

Inflammatory disseminated pruritic porokeratosis with a good response to ciclosporin. Montes-Torres A, CamareroMulas C, de Argila D, Gordillo C, Daudén E. Actas DermoSifiliogr 2016; 107: 261–2.

初始剂量为 4mg/(kg·d) 的环孢素可改善剧烈难忍的瘙痒。剂量低于 1mg/(kg·d) 可导致瘙痒复发。这种类型被认为是汗孔角化症中瘙痒症状及炎症反应较明显的一个亚型,恶变风险很低。

这种免疫抑制剂在大多数汗孔角化症病例中是禁用的,因为其促恶变的风险大于皮损加重所带来的风险。

Treatment of porokeratosis of Mibelli with cantharidin. Levitt JO, Keeley BR, Phelps RG. J Am Acad Dermatol 2013; 69: e254–5.

2 名 Mibeli 汗孔角化症患者外用斑蝥素成功清除皮损。

(黄 昕 译,向睿宇 杨 勇 校)

第198章 迟发性皮肤卟啉病

原作者 Maureen B. Poh-Fitzpatrick

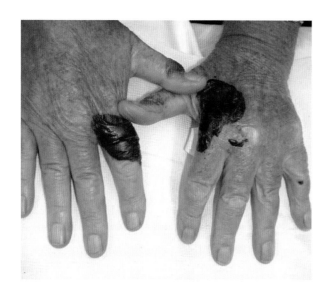

迟发性皮肤卟啉病（porphyria cutanea tarda，PCT）包括几种相关的遗传性或获得性疾病，都是由于肝脏尿卟啉原脱羧酶（uroporphyrinogen decarboxylase，UROD）活性不足，高羧基化卟啉类物质产生过多导致。此类卟啉可引发皮肤光敏表现，如皮肤脆性增加、大疱、多毛、异常色素沉着、硬皮病样皮损及瘢痕。PCT 常见于成人，偶发于儿童。多种因素可导致疾病的发生，包括：UROD 基因，血色病（hemochromatosis，HFE）基因或其他易感基因决定簇突变，酗酒，吸烟，口服雌激素，铁负荷过高，肝炎和 / 或人类免疫缺陷病毒（human immunodeficiency virus，HIV）感染，长期透析治疗，接触有肝毒性的芳香烃，极少数情况下可见于肝肿瘤。组织铁含量升高是酒精中毒、丙型肝炎、血色病和终末期肾病的共同特征，在 PCT 的发病中起关键作用。尿卟啉原经过铁依赖的部分氧化，生成一种 UROD 的竞争性抑制剂 uroporphomethene，可能是 PCT 中 UROD 活性下降的原因（Phillips et al.Proc Natl Acad Sci USA 2007；104：5079–84）。卟啉原由于 UROD 活性受抑而积累，铁促进其完全氧化，产生光敏性卟啉。在慢性 PCT 患者中，肝脏铁质沉积或肝细胞内卟啉结晶可导致肝细胞癌。静脉放血疗法是铁负荷过高的 PCT 患者首选的一线治疗方法。

治疗策略

由于本病的最佳治疗策略不适用于其他卟啉病或假性卟啉病，因此作出准确诊断至关重要。相关疾病如病毒感染、血色病或其他导致铁负荷过高的疾病、红斑狼疮、糖尿病和贫血可能会影响治疗，应加以鉴别。在临床症状未完全缓解之前，应保护皮肤免受日光暴晒和机械性损伤。消除致病因素，并通过静脉放血、铁螯合剂或促进红细胞生成消耗铁，或使用氯喹或羟氯喹增加卟啉排泄，可使临床症状和生化指标得到改善。根据儿科参数对静脉放血疗法和羟氯喹方案进行调整，可用于治疗儿童患者。其余疗法尚不成熟。肠道吸附剂或代谢性碱化可增加卟啉排泄。抗病毒药物可使合并丙型肝炎病毒或 HIV 感染的 PCT 患者受益。维生素 E 和维生素 C、血浆置换或血浆交换、高通量血液透析和西咪替丁的使用有限。由两种 UROD 基因共同突变引起的肝性红细胞生成性卟啉病对治疗抵抗，需终身加强皮肤光保护。使用特定波长的光进行光热治疗可减轻皮肤多毛。

特殊检查

- 红细胞、血清或尿液、粪便中卟啉的浓度和类型
- 血液学和血清铁检查、血清铁蛋白、血色病基因分析
- 肝功能、血清 α- 甲胎蛋白水平、肝脏影像学，如有临床指征可行肝活检
- 甲、乙、丙型肝炎和 HIV 血清学检查
- 空腹血糖
- 抗核抗体
- 尿卟啉原脱羧酶基因突变分析

Hepatitis C, porphyria cutanea tarda and liver iron: an update. Ryan Caballes F, Sendi H, Bonkovsky HL. Liver Int 2012; 32: 880–93.

这篇综述强调了丙型肝炎病毒、铁促进的氧化应激和 hepcidin（影响铁吸收和代谢的关键调节因子，PCT 中被下调）的病理生理作用，并提供了治疗指南。

Porphyria cutanea tarda, hepatitis C, and HFE gene mutations in North America. Bonkovsky HL, Poh-Fitzpatrick MB, Pimstone N, Obando J, Di Bisceglie A, Tattrie C, et al. Hepatology 1998; 27: 1661–9.

在 70 例美国 PCT 患者中，53% 有丙型肝炎感染史。在 26 例患者中，43% 有与遗传性血色病相关的 HFE 基因突变。

Hepatocellular carcinoma risk in patients with porphyria

cutanea tarda. Gisbert JP, Garcia-Buey L, Alonso A, Rubio S, Hemandez A, Pajares JM, et al. Eur J Gastroenterol Hepatol 2004; 16: 689–92.

建议在进行初步病情评估时,行病毒性肝炎血清学检查和肝活检。有丙型肝炎感染、晚期肝纤维化或肝硬化的PCT患者应每半年进行1次超声检查和血清α-甲胎蛋白检测。

应慎重考虑肝活检的决策。没有肝脏铁质沉积或其他肝脏相关危险因素的患者(例如,口服雌激素是发病的唯一诱因的女性PCT患者)可能不需要进行这种有创性检查。

一线治疗	
• 不透光的防晒霜,物理性防晒措施	C
• 静脉放血疗法	B
• 氯喹、羟氯喹	B

Efficiency of opaque photoprotective agents in the visible light range. Kaye ET, Levin JA, Blank IH, Arndt KA, Anderson RR. Arch Dermatol 1991; 127: 351–5.

介绍了含有氧化锌、二氧化钛和氧化铁的防晒霜的功效和质量。

在光敏感完全缓解之前,通过改变生活方式和使用不透光的防晒霜、防护服、窗户滤光屏等方法最大限度地减少日光暴露至关重要。

Treatment of porphyria cutanea tarda by phlebotomy. Ippen H. Semin Hematol 1977; 14: 253–9.

在351例患者中,大部分患者在反复静脉放血后,卟啉和血清铁水平下降,光敏性皮损改善,肝功能恢复正常。

静脉放血治疗的频率应该根据患者的耐受程度进行调整,通常为每周2次～每2周1次或每月1次,每次200~500ml。血红蛋白维持在100~110g/L以上可最大限度地减轻医源性贫血的症状。

Childhood-onset familial porphyria cutanea tarda: effects of therapeutic phlebotomy. Poh-Fitzpatrick MB, Honig PJ, Kim HC, Sassa S. J Am Acad Dermatol 1992; 27: 896–900.

儿童静脉放血治疗指南。

Plasma ferritin levels as a guide to the treatment of porphyria cutanea tarda by venesection. Ratnaike S, Blake D, Compbell D, Cowen P, Varigos G. Australas J Dermatol 1988; 29: 3–8.

当反映储存铁的血清铁蛋白浓度下降到正常值范围下限时,可停止静脉放血治疗。

血浆(或血清、尿液)中卟啉的减少和临床症状的改善通常在治疗期间开始,并在停止静脉放血治疗后维持数周至数月。临床症状的改善早于生化指标完全恢复正常。

Treatment of porphyria cutanea tarda with chloroquine. Kordać V, Semrádová M. Br J Dermatol 1974; 90: 95–100.

21例成人患者口服氯喹125mg,每周2次,直到皮肤不再出现大疱且皮肤脆性恢复正常,尿卟啉降至正常值的3倍以下。其中19例患者的平均疗程为8.5个月(范围为4~11个月)。血清转氨酶和尿卟啉在治疗的最初几周升高,之后逐渐降低。

氯喹的副作用包括药物累积剂量较大(>100~300g)时,可能出现不可逆的视网膜病变,但在剂量<4 mg/(kg·d)[羟氯喹<6.5 mg/(kg·d)]时,这种情况很少发生。建议在治疗前进行眼科检查确定基线水平。如果正常,且治疗持续时间不超过5年(PCT不太可能),则不需要进一步检查。治疗前检测葡萄糖-6-磷酸脱氢酶功能是否存在缺陷,治疗期间定期监测血液学变化,可以将发生溶血的风险降到最低。

Childhood-onset porphyria cutanea trada: successful therapy with low-dose hydroxychloroquine (Plaquenil). Bruce AJ, Ahmed I. J Am Acad Dermatol 1998; 38: 810–4.

1例4岁患儿服用羟氯喹3 mg/kg,每周2次,维生素E 200U,每日1次,连续14个月,症状缓解且无不良反应。

Choice of therapy in porphyria cutanea tarda. Adjarov D, Naydenova E, lvanov E, Ivanova A. Clin Exp Dermatol 1996; 21: 461-2.

回顾性分析了静脉放血疗法(每周500ml,连续4周,之后每月1次),口服氯喹(250 mg,每周2次),静脉放血与口服氯喹联合治疗三种不同组别,共115例患者的治疗反应。与氯喹相比,静脉放血疗法的疗效更快、更好。当初始尿卟啉水平超过3 000nmol/24h时,联合治疗的平均总疗程缩短约1.5个月。

还有研究发现口服氯喹与静脉放血疗法相比,所需疗程更短(两组的样本数和疗程分别为:24例患者,10.2个月;15例患者,12.5个月)。而联合治疗所需疗程最短(20例患者,3.5个月)(Seubert S, Seubert A, Stella AM, Guzman H, Battle A. Z Hautkr 1990; 65: 223–5)。在另一项研究中,30例口服羟氯喹(200mg,每周2次)的患者中有22例的尿卟啉排泄量明显改善,而31例接受静脉放血治疗(400ml,每月2次)的患者的尿卟啉排泄量检测显示,只有8例在1年后出现改善,但两组的临床缓解程度相似(Cainelli T, Di Padova C, Marchesi L, Gori G, Rovagnati P, Podenzani SA, et al. Br J Dermatol 1983; 108: 593–600)。在降低血卟啉水平方面,口服小剂量羟氯喹(13例患者)与每2周1次的静脉放血治疗(17例患者)的效果相似(疗程分别为6.1个月和6.9个月)(Singal AK, Kormos-Hallenberg C, Lee C, Sadagoparamanujam VM, Grady JJ, Freeman DH, et al. Clin Gastroenterol Hepatol 2012; 10: 1402-9)。

Hemochromatoosis (HFE) gene mutations and response to chloroquine in porphyria cutanea tarda. Stolzel U, Kostler E, Schuppan D, Richter M, wollina U, Doss MO, et al. Arch Dermatol 2003; 139: 379-80.

氯喹对于 *HFE* 基因主要突变 (*C282Y*,*H63D*) 之一的杂合子或复合杂合子有效,但对于 *C282Y* 纯合子无效,血清铁仅在野生型 *HFE* 患者中降低。静脉放血疗法是 *HFE* 基因突变患者的推荐治疗方法。

二线治疗	
• 去铁胺	B,C
• 促红细胞生成素	E

Liver iron overload and desferrioxamine treatment of porphyria cutanea tarda. Rocchi E, Cassanelli M, Borghi A, Paolillo F, Pradelli M, Pellizzardi S, et al. Dermatologica 1991; 182: 27–31.

对三组患者分别予去铁胺皮下泵入 (1.5g,每周 5 次,共 18 例患者),去铁胺静脉滴注 (200 mg/kg,每周 1 次,共 5 例患者),静脉放血 (共 22 例患者) 治疗,约 6 个月后,三组患者均达到临床缓解。血清铁蛋白和尿卟啉水平在去铁胺治疗约 11 个月后恢复正常,在静脉放血治疗约 13 个月后恢复正常。两种方法均可改善肝功能。

去铁胺皮下泵入治疗价格昂贵、过程烦琐,最好在一线治疗方法对患者不适用或疗效不佳时采用。

Deferasirox for porphyria cutanea tarda. Pandya AG, Nezafati KA, Ashe-Randolph M, Yalamanchili R. Arch Dermtol 2012; 148: 898–901.

8 例 PCT 患者口服地拉罗司 250~500mg/d,为期 6 个月,其中 7 例患者水疱消退,6 例患者尿卟啉水平下降,7 例患者铁蛋白水平下降。

尽管其中 2 例患者的诊断值得怀疑,但令人满意的试验结果值得进行更大规模的验证。

Successful treatment of haemodialysis-related porphyria cutanea tarda with deferoxamine. Pitche P, Corrin E, Wolkenstein P, Revuz J, Bagot M. Ann Dermatol Venereol 2003; 130: 37–9.

1 例病程 12 个月,伴有终末期肾病且长期行血液透析治疗的 PCT 患者,使用去铁胺 40mg/kg 静脉滴注治疗,每周 1 次,6 周后其临床症状得到改善,生化指标恢复正常。

Successful treatment of hemodialysis-related porphyria cutanea tarda with deferoxamine. Stockenhuber F, Kurz R, Grimm G, Moser G, Balcke P. Nephron 1990; 55: 321–4.

Erythropoietin for the treatment of porphyria cutanea tarda in a patient on long-term hemodialysis. Anderson KE, Goeger DE, Carson RW, Lee SM, Stead RB. N Engl J Med 1990; 322: 315–7.

1 例长期行血液透析的终末期肾病患者,在每次透析后予促红细胞生成素 150U/kg 联合少量静脉放血治疗。经治疗后患者的网织红细胞增多,血清铁蛋白和血卟啉水平降低,水疱消退。

Management of porphyria cutanea tarda in the setting of chronic renal failure: a case report and review. Shieh S, Cohen JL, Lim HW. J Am Acad Dermatol 2000; 42: 645–52.

1 例患者接受大剂量促红细胞生成素 (80~360U/kg,每周 3 次) 及每周 100ml 静脉放血治疗,连续治疗数月后,该患者获得临床缓解,血清铁蛋白恢复正常,血卟啉水平降低了 10 倍。回顾性分析了替代治疗,包括下列三线治疗方法,对伴有肾功能衰竭的 PCT 患者的积极和消极影响。

三线治疗	
• 针对丙型肝炎病毒或人类免疫缺陷病毒的抗病毒治疗	E
• 维生素 E 和维生素 C	D
• 血浆去除,血浆置换	D
• 高流量血液透析	D
• 肠道吸附剂 (考来烯胺、活性炭)	D
• 口服碳酸氢钠碱化代谢	D
• 西咪替丁	E
• 光热治疗	E

Highly active antiretroviral therapy leading to resolution of porphyria cutanea tarda in a patient with AIDS and hepatitis C. Rich JD, Mylonakis E, Nossa R, Chapnick RM. Dig Dis Sci 1999; 44: 1034–7.

PCT 和丙型肝炎的关系已经明确,但 PCT 和 HIV 感染之间的关系尚不清楚。HIV 感染者若合并丙型肝炎病毒感染可能会引发 PCT。

Dramatic resolution of skin lesions associated with porphyria cutanea tarda-interferon-alpha therapy in a case of chronic hepatitis C. Shiekh MY, Wright RA, Burruss JB. Dig Dis Sci 1998; 43: 529–33.

需要在干扰素治疗丙型肝炎期间 PCT 病情改善的报道和采用干扰素、利巴韦林方案治疗丙型肝炎 1~4 个月后出现 PCT 的报道之间进行权衡 (Thevenot T, Bachmeyer C, Hammi R, Dumouchel P, Ducamp-Posak I, Cadranel JF. J Hepatol 2005; 42: 607–8)。利巴韦林导致的溶血会增加肝脏的铁负荷,从而诱发 PCT。对于合并病毒性肝炎和 PCT 或组织铁储存过剩的患者,建议在使用干扰素,特别是与利巴韦林合用之前,采取措施降低肝脏的铁负荷 (如,静脉放血治疗)。

Treatment of chronic hepatitis with boceprevir leads to remission of porphyria cutanea tarda. Aguilera M, Laguno M, To-Figueras J. Br J Dermatol 2014; 171: 1595–6.

　　1例合并 HIV 和丙型肝炎病毒感染的患者,经口服氯喹和静脉放血治疗后,PCT 病情无改善。在之前治疗无效的聚乙二醇化干扰素、利巴韦林方案中加入博西普韦,2 个月后患者的临床症状和生化指标均得到改善。

High-dose vitamin E lowers urine porphyrin levels in patients affected by porphyria cutanea tarda. Pinelli A, Trivulzio S, Tomasoni l, Bertolini B, Pinelli G. Pharmacol Res 2002; 45: 355–9.

　　在一项为期 4 周的临床试验中,5 例受试者口服维生素 E(1g/d)后尿卟啉水平降低,皮损减轻。在日常生活中及试验期间,这些受试者每日至少饮用 1.5L 红酒。

　　虽然在维生素 E 治疗期间,尿卟啉水平降低,但仍处于异常范围,需要进行可信度更高的验证性研究。

Porphyria cutanea tarda: a possible role for ascorbic acid. Anderson KE. Hepatology 2007; 45: 6–8.

　　缺乏维生素 C(抗坏血酸)和其他抗氧化剂可能会使 PCT 病情加重。PCT 患者应摄取足够的膳食或补充维生素 C 和其他营养素,但其不能作为主要治疗方法,不能取代静脉放血、氯喹或羟氯喹治疗。

Removal of plasma porphyrins with high-flux hemodialysis in porphyria cutanea tarda associated with end stage renal disease. Carson RW, Dunnigan EJ, Dubose TD Jr, Goeger DE, Anderson KE, J Am Soc Nephrol 1992; 2: 1445–50.

　　高流量血液透析与传统技术相比,可更有效地消除卟啉。

Treatment of hemodialysis related porphyria cutanea tarda with plasma exchange. Disler P, Day R, Burman N, Blekkenhorst G, Eales L. Am J Med 1982; 72: 989–93.

　　对于合并 PCT 及慢性肾功能衰竭的患者,如果其他治疗方法不适用,可进行血液透析治疗。

The adsorption of prophyrins and porphyria precursors by sorbents: a potential therapy for the porphyries. Tishler PV, Gordon RJ, O'Connor JA. Meth Find Exp Clin Pharmacol 1982; 4: 125–31.

Metabolic alkalinization therapy in porphyria cutanea tarda. Perry HO, Mullanan MG, Weigand SE. Arch Dermatol 1970; 102: 359–67.

Cimetidine in the treatment of porphyria cutanea tarda. Horie Y, Tanaka K, Okano J, Ohgi N, Kawasaki H, Yamamoto S, et al. Intern Med 1996; 35: 717–9.

　　使用西咪替丁 2 周可降低卟啉水平。这项治疗对不愿或不能使用标准治疗方案的患者有一定价值。

　　需要进行可信度更高的验证性研究。

Successful and safe treatment of hypertrichosis by high-intensity pulses of noncoherent light in a patient with hepatoerythropoietic porphyria. Garcia-Bravo M, Lopez-Gomez S, Segurado-Rodriguez MA, Morán-Jiménez MJ, Méndez M, Enriquez de Salamanca R, et al. Arch Dermatol Res 2004; 296: 139–40.

　　用强脉冲光治疗 PCT 患者的多毛症,经 7 次治疗后,症状几乎被完全消除,且 PCT 皮损没有加重。

（高　萌　译,向睿宇　杨　勇　校）

第199章 葡萄酒样痣(鲜红斑痣)

原作者 Dawn Z.Eichenfield,Lawrence F.Eichenfield

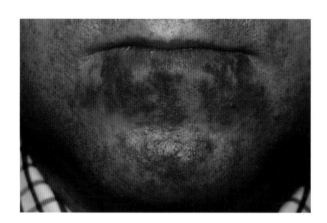

葡萄酒样痣(port-wine stains,PWS),也称鲜红斑痣,属于皮肤浅表脉管系统的毛细血管畸形。大部分为先天性发病,极少部分获得性病变发生于青春期或成人期,常继发于创伤。皮损好发于头颈部,但皮肤任何部位均可发病。皮损表现为淡粉色至红色的斑片,随小孩的生长发育而成比例地增长。与通常在1或2年内消失的鲑鱼斑(也称为单纯痣或"天使之吻")不同,未经治疗的PWS会在患者的一生中持续存在,并且随着时间的推移皮损逐渐变黑、增厚以及表面不规则(结节或"气泡"),皮下出现软组织肥大,尤其是位于V2区的皮损。令人困惑的是,在出生后最初的3~6个月中,PWS症状会减轻,这可能是由于血液中血红蛋白浓度的降低(出生时通常为15~17 g/dl,到3个月大时达到最低点为8~10 g/dl),而不应将其解释为临床症状的缓解。此外,PWS还可出现炎症性皮肤表现,如鳞屑、渗出及结痂,类似于湿疹皮炎。

尽管毛细血管畸形的确切发病机制尚未阐明,但可以肯定的是,调控胚胎发生和血管生成通路的功能失常是重要原因之一。取 Sturge-Weber 综合征(Sturge-Weber syndrome,SWS)患者皮损及正常组织进行全基因组测序,结果发现编码 Gαq 蛋白的 GNAQ 基因存在非同义单核苷酸激活突变(c.548G → A,p.Arg183Gln)。Gαq 蛋白负责 GTP 的水解和失活,其功能缺失会导致下游 MAP 激酶信号增加,最终影响 SWS 相关性 PWS 及非综合征性 PWS 的发生发展。此外,在伴有或不伴有动静脉畸形或动静脉瘘的典型毛细血管畸形患者中,发现 Ras/MAP 激酶通路中编码 p120-rasGTP 酶激活蛋白的 RASA1 基因存在突变。最近的研究表明,使用下一代靶向测序技术发现,PWS 中的数个体细胞基因突变与肥大综合征相关(如 PIK3CA、GNA11)。下一步需要更深入的研究来阐明这些基因是如何影响 PWS 的发生的,为何 PWS 的皮损会分布于特定的解剖学部位,以及是否可以针对特定的遗传通路开发相应的新疗法。

除了会出现美容方面的困扰及长期畸形的风险,PWS 还可能与严重的身体、社会和心理后遗症相关。例如,V1 区的 PWS 与青光眼或 SWS 的眼和/或神经系统并发症高度相关,尤其是 V1 区单侧完全累及,或 V1 区双侧累及,或 V1、V2 及 V3 区均累及。值得注意的是,位于内眦和外眦(也称分水岭区域)解剖区域的 PWS 皮损,很难准确定义其属于 V1 区还是 V2 区。因此,有数篇文章提出了新的描述面部 PWS 特征和评估 SWS 风险的方法,以节段模式代替传统的皮节命名方式。两篇论文表明,面部 PWS 的分布似乎遵循面部的胚胎脉管系统走行,而不是传统的三叉神经,其中半侧面部(上 1/4 和颊部受累)和面中部(前额)的皮损分布模式是预测 SWS 的高危因素,且在疾病后期常出现神经系统及眼科并发症。

PWS 也可能与肢体肥大和其他复杂畸形(如毛细血管 - 静脉、毛细血管 - 静脉 - 淋巴管、毛细血管 - 动静脉)有关。在评估非面部 PWS 是否伴有肢体肥大和其他复杂畸形时,如果有症状和/或涉及遗传或多学科血管病变,需要使用磁共振成像/磁共振成像系统(MRI/MRA)进行临床评估和诊断。

治疗策略

PWS 会对患者造成明显的生理及心理社会困扰,因此许多专家都建议在出生后尽早治疗。由于早期皮损面积与血管直径均较小,病变相对表浅,因此早期治疗可能疗效更佳,能够减少总的治疗次数以及长期不良反应的可能性。

已有多种手段用来治疗 PWS,包括手术切术和植皮、磨皮、冷冻疗法、硬化疗法、镭植入、X 线疗法、电灼、文身和化妆品伪装。血管靶向光动力疗法已被用于治疗深色皮肤患者。在中国人群中的长期研究显示,其治疗效果不一,且部分患者出现了严重的并发症。上述治疗方法价值有限,而且许多都会导致较差的预后。

多种激光已被用于治疗 PWS,包括 CO_2 激光、Nd:YAG 激光,以及氩和铜蒸汽激光,但疗效并不令人满意,且导致瘢痕的风险较高。因此,闪光灯泵脉冲染料激光(flashlamp-pumped pulsed dye laser,PDL)被大多数权威人士认为是治疗 PWS 的"金标准"。由于缺乏单参数差异性对照研究,因此很难对治疗参数进行最优设定。一般来说,治疗参数为波长 585~595nm,能量密度 4~13J/cm²,光斑大小 2~10mm,脉宽 0.45(短脉宽 PDL 的特征为治疗结束后出现即刻紫癜)~1.5 毫秒(长脉宽),可以在目标血管内进行深入、安全和明确的治疗。皮损颜色的减轻和 / 或面积的缩小与治疗次数密切相关,初次治疗的改善常常最明显。一般来说,更小和更浅的血管首先被靶向,而更深和更大口径的血管可能需要更长的脉宽和波长。皮损变灰可能是治疗过度的迹象。其他针对难治性 PWS 的治疗包括长脉宽紫翠玉激光、长脉宽 Nd:YAG 激光、强脉冲光和光动力疗法。

PDL 治疗后常即刻出现肿胀、红斑和疼痛反应,其他潜在的副作用包括炎症后色素沉着(特别在深色皮肤患者)、治疗后的即刻紫癜反应以及皮损复发,水疱、结痂、瘢痕和感染等少见不良反应也可能出现。因此,可以在全面治疗开始前进行局部测试。由于日晒可以极大地影响色素的产生,因此在治疗期间应避光或严格防晒。此外,治疗前后的照片是一类有用的工具,不仅有助于证明临床有效性,也能减轻患者及其家人的恐惧。

在治疗的同时通过靶向冷喷装置或应用空气冷却系统冷却皮肤,能显著地减少周围组织的损伤及术后并发症,术后即刻冷敷和 / 或冰敷也有助于减少术后并发症。

为降低激光治疗时的疼痛及焦虑,可使用 4% 的利多卡因凝胶或 2.5% 的利多卡因和 2.5% 的吡洛卡因共晶混合物进行表面麻醉、局部利多卡因浸润麻醉、神经阻滞麻醉以及全身麻醉。由于全麻可能对儿童产生潜在的神经毒性,应该在讨论治疗方案时慎重考虑,尽管不能否定其在早期激光治疗中所起的效果。

每日外用 1% 西罗莫司乳膏可提高激光治疗的效果,机制上可能是通过 mTOR 和 HIF-1α 通路减少血管增生,导致客观照片上及患者主观感受上的显著改善。

特殊检查

- 婴儿 V1 区 PWS 的眼科检查(或面部其他同等模式)
- 婴儿 V1 区、半侧面部模式、面中部模式的 PWS 或者其他可疑的 SWS 建议 MRI/MRA 检查,以描述中枢神经系统的异常程度,评估 PWS 与复杂血管畸形或肢体肥大综合征的关联。CT 是一种可选择的方法,但不是首选的成像方法
- 针对突变基因的遗传检测

Facial port wine stain and Sturge-Weber syndrome. Enjorlras O, Riche MC, Merland JJ. Pediatrics 1985; 76: 48–51.

在所有单独累及 V1 区,或同时伴有 V2 和 V3 区受累的 PWS 患者中,28.5% 被诊断为 SWS,9.5% 可发生青光眼。没有 V2 和 / 或 V3 区的 PWS 患者出现眼或软膜血管异常。

Sturge-Weber syndrome in patients with facial port-wine stain. Piram M, Lorette G, Sirinelli D, Herbreteau D, Giraudeau B, Maruani A. Pediatr Dermatol 2012; 29: 32–37.

这项横断面研究囊括了 259 例面部 PWS 患者,其中包含 15 例 SWS。所有 SWS 患者三叉神经 V1 区均受累,SWS 与双侧发病的 PWS 显著相关,并易累及上眼睑。

本研究基于皮损的面部解剖学分布特征,提供了有价值的数据来支持面部 PWS 与 SWS 及青光眼的风险分层。

Facial port-wine stain: when to worry? Melancon JM, Dohil MA, Eichenfield LF. Pediatr Dermatol 2012; 29: 131–3.

Piram 等人在先前的文章中讨论解剖变异对诊断的影响,并在治疗方面提出了见解。

Location of port wine stains and the likelihood of ophthalmic and/or central nervous system complications. Tallman B, Tan OT, Morelli JG, Piepenbrink J, Stafford TJ, Trainor S, et al. Pediatrics 1991; 87: 323–7.

皮损位于三叉神经区的 PWS 患者中,8% 的患者有眼部和 / 或中枢神经系统受累。眼睑 PWS、累及三叉神经所有分支的双侧和单侧 PWS 患者中,眼和 / 或中枢神经系统并发症的发生率显著升高。

有上述临床表现的患者应筛查青光眼,告知家属其中枢神经系统存在受累的风险,并采取正确的检查措施。

New vascular classification of port-wine stains: improving prediction of Sturge-Weber risk. Waelchli R, Aylett SE, Robinson K, Chong WK, Martinez AE, Kinsler VA. Br J Dermatol 2014; 171: 861–7.

在 2011—2013 年观察的 192 例面部 PWS 儿童患者中,皮损累及前额任何部位,或三叉神经所有分支,或皮损与胚胎期面部血管的发育非常吻合,这些特征均是预测不良结局的最佳因素。

在儿童 PWS 患者中,皮损累及前额任何部位均应进行眼科检查以及大脑 MRI。

A prospective study of risk for Sturge-Weber syndrome in children with upper facial port-wine stain. Dutkiewicz AS, Ezzedine K, Mazereeuw-Hautier J, Lacour JP, Barbarot S, Vabres P, et al. J Am Acad Dermatol 2015; 72: 473–80.

在这项 66 例患者的多中心前瞻性研究中,有 11 例 SWS 患者及 4 例无神经症状的可疑 SWS 患者,这些患者均伴有 SWS 的高危因素,如明显的半侧面部模式或面中部 PWS 模式。

PWS 的半侧面部或面中部模式符合体细胞嵌合部位,是发生 SWS 的高危因素。

Sturge-Weber syndrome and dermatomal facial port wine stains: incidence, association with glaucoma, and pulsed tunable dye laser treatment effectiveness. Hennedige

AA, Quaba AA, Al-Nikib K. Plast Reconstruct Surg 2008; 121: 1173–80.

在一项针对 874 例 PWS 患者的调查中发现，全部面部 PWS 患者中 3% 发生 Sturge-Weber 综合征，而按皮节分布的 PWS 患者中，这一比例达到 10%。虽然 SWS 和青光眼仅发生于 V1 区受累的患者，但 V1+ V2 和 V1+ V2+ V3 区受累的患者风险明显增高。仅 V3 受累的患者不会累及眼和中枢神经系统。

有 SWS 高危因素的儿童，在新生儿期应进行眼科检查，并定期随访，因为青光眼可能发生在初期损害之后。

Sturge-Weber syndrome. The current neuroradiologic data. Boukobza M, Enjolras O, Cambra M, Merland J. J Radiol. 2000 Jul; 81 (7): 765–71.

CT 或 MRI 神经影像学检查在新生儿 1 期可能难以显示软膜畸形，V1 区 PWS 的高危婴儿可能要推迟到 6~12 个月后检查或复查。

一线治疗	
● 脉冲染料激光	B

Anatomical differences of port-wine stains in response to treatment with the pulsed dye laser. Renfro L, Geronemus RG. Arch Dermatol 1993; 129: 182–8.

累及面中部和 V2 皮节的皮损治疗效果较头颈部其他部位差。

Facial port wine stains in childhood: prediction of the rate of improvement as a function of the age of the patient, size and location of the port wine stain and the number of treatments with the pulsed dye (585 nm) laser. Nguyen CM, Yohn JJ, Huff C, Weston WL, Morelli JG. Br J Dermatol. 1998; 138: 821–5.

影响 PWS 疗效的主要因素从大到小依次为：部位、大小和患者的年龄。最佳疗效见于年轻患者（<1 岁），面积较小（20 cm²），位于面部骨性区如前额正中。前 5 次治疗效果最佳，随后的治疗对皮损面积缩小效果不明显。

Why do port-wine stains (PWS) on the lateral face respond better to pulsed dye laser (PDL) than those located on the central face? Yu W, Ma G, Qiu Y, Chen H, Jin Y, Yang X, et al. J Am Acad Dermatol 2016; 74: 527–35.

使用 PDL 对 13 例 PWS 患者进行治疗，侧脸皮损对 PDL 治疗反应较面中部更好。

Efficacy of early treatment of facial port wine stains in newborns: a review of 49 cases. Chapas AM, Eickhorst K, Geronemus RG. Lasers Surg Med. 2007; 39: 563–8.

使用带冷却装置的 595nm 脉冲染料激光治疗 6 个月以内大小的患儿，平均治疗 9 次，1 年后约 88.6% 的皮损可清除。较小的皮损和位于 V1 皮节的皮损清除率更高。

Treatment of port-wine stains (capillary malformation)with the flashlamp-pumped pulsed dye laser. Goldman MP, Fitzpatrick RE, Ruiz-Esparza J. J Pediatr. 1993; 122: 71–7.

对患有 PWS 的儿童，初次治疗大约改善 40%，随后继续治疗，共 6 次，可进一步提高 10% 改善率。只要病情有改善，就应继续进行治疗。

Double pass 595 nm pulsed dye laser at a 6 minute interval for the treatment of port-wine stains is not more effective than single pass. Peters MA, Drooge AM, Wolkerstorfer A, van Gemert MJ, van der Veen JP, Bos JD, et al. Lasers Surg Med 2012; 44: 199–204.

在每例 PWS 患者(n=16)相似的皮损区域，随机使用单通道（波长 595nm、能量密度 12J/cm²、光斑大小 7mm、脉宽 1.5 毫秒）或双通道（11J/cm²）PDL 治疗 2 次，间隔 8 周，3 个月后随访，两组结果无明显差异。

High-fluence modified pulsed dye laser photocoagulation with dynamic cooling of port-wine stains in infancy. Geronemus RG, Quintana AT, Lou WW, Kauvar AN. Arch Dermatol. 2000; 136: 942–3.

在发病早期应用波长更长（595nm）、脉宽更宽（1.5 毫秒）、带动力冷却喷头和高能量脉冲染料激光可更好治疗 PWS，且不良反应更低。

Redarkening of port-wine stains 10 years after pulsed-dye-laser treatment. Huikeshoven M, Koster PH, de Borgie CA, Beek JF, van Gemert MJ, van der Horst CM. N Engl J Med. 2007; 356: 1235–40.

对治疗 5 次的 PWS 患者平均随访 9.5 年，发现皮损仍比治疗前颜色淡，但较最初治疗结束时颜色深。

患者应当被告知由于 PWS 血管的进行性扩张，皮损存在复发或重新变黑的可能性。

Effect of percutaneous local anaesthetics on pain reduction during pulse dye laser treatment of portwine stains. McCafferty DF, Woolfson AD, Handley J, Allen G. Br J Anaesth. 1997; 78: 286–9.

恩纳（EMLA）乳膏和 4% 丁卡因凝胶可减轻激光治疗时的疼痛，明显优于安慰剂。

Effect of the topical anesthetic EMLA on the efficacy of pulsed dye laser treatment of port wine stains. Ashinoff R, Geronemus RG. J Dermatol Surg Oncol. 1990; 16: 1008–11.

外用麻醉乳膏和镇静剂并不影响激光治疗效果。

Cryogen spray cooling and higher fluence pulsed dye laser treatment improve port-wine stain clearance while minimizing epidermal damage. Chang CJ, Nelson JS. Dermatol Surg. 1999; 25: 767–72.

一项对 196 例头颈部 PWS 患者的回顾性研究提示,应用带冷却装置的脉冲染料激光可使用更大能量的治疗剂量,清除率高且不增加并发症。

General anesthesia for pediatric dermatologic procedures: risks and complications. Cunningham BB, Gigler V, Wang K, Eichenfield LF, Friedlander SF, Garden JM, et al. Arch Dermatol 2005; 141: 573–6.

一项对 269 例儿童患者使用全麻进行 881 次治疗的回顾性研究,88% 的患者为使用 PDL 治疗包括 PWS 在内的血管病变。无高危事件发生,死亡率为 0。

在儿童医院进行皮肤科治疗时,全麻是安全的,麻醉相关并发症低。

Anesthetic neurotoxicity—clinical implications of animal models. Rappaport BA, Suresh S, Hertz S, Evers AS, Orser BA. N Engl J Med 2015; 372: 796–7.

一篇前瞻性的论文讨论了相关动物研究,以及正在进行的长期或反复使用全身麻醉对儿童健康影响的临床研究。

在等待麻醉剂是否对人体有明确损伤的临床研究结果的同时,外科医生、麻醉医生和家长都应充分考虑手术的紧急程度,尤其是对 3 岁以下的儿童。

US Safety Warning: about using general anesthetics and sedation drugs in young children. https://www. fda. gov/downloads/Drugs/DrugSafety/UCM533197. pdf

美国食品药品管理局(Food and Drug Administration, FDA)表示,3 岁以下儿童在手术中反复或长时间使用全麻和镇静药物可能会影响儿童大脑的发育。健康专家应该平衡适当麻醉对幼童的好处和潜在的风险。与父母、护理人员和孕妇讨论手术的好处、风险和需要麻醉和镇静药物的适当时机。麻醉和镇静药物对需要进行外科手术或其他痛苦的手术方法的婴儿、儿童和孕妇是必需的,尤其是在他们面临生命危险且需要进行外科手术的情况下。此外,非麻醉治疗的疼痛对儿童和他们神经系统发育有害。

二线治疗	
• 紫翠玉宝石	B
• Nd:YAG 激光	B
• 强脉冲光	B

Split-face comparison of intense pulsed light with shortand long-pulsed dye lasers for the treatment of port-wine stains. Babilas P, Schremi S, Eames T, Hohenleutner U, Szeimies RM, Landthaler M. Lasers Surg Med 2010; 42: 720–7.

这项研究比较了强脉冲光(intense pulsed light,IPL)与短脉冲染料激光(short-pulsed dye laser,SPDL)及长脉冲染料激光(the long-pulsed dye laser,LPDL)三者的疗效差异,评估了 IPL 治疗 PWS 的功效和副作用。三者参数设置如下:IPL[波长 555~950nm、脉宽 8~14 毫秒(单脉冲)、能量密度 11~17.3J/cm²];SPDL(波长 585nm、脉宽 0.45 毫秒、能量密度 6J/cm²);LPDL(波长 585/590/595/600nm、脉宽 1.5 毫秒、能量密度 12/14/16/18J/cm²)。受试者包括未接受治疗(n=11)和先前接受治疗(n=14)的 PWS 患者,由 3 位盲法研究者根据治疗后 6 周的随访照片评估病变清除率。在两组患者中,IPL 疗效明显优于 SPDL,而与 LPDL 无明显差异。所有治疗均未见明显副作用。

Intense pulsed light source for the treatment of dye laser resistant port-wine stains. Bjerring P, Christiansen K, Troilius A. J Cosmet Laser Ther 2003; 5: 7–13.

15 例 PWS 患者(46.7% 曾使用 PDL 治疗)使用 IPL 治疗 4 次,皮损均减少 50% 以上。V2 区皮损疗效不佳。

有数例使用 IPL 成功治疗抵抗性 PWS 的病例报告,但需要进行对照研究以确认这一结果。

Treatment of hypertrophic and resistant port wine stains with a 755 nm laser: a case series of 20 patients. Izikson L, Nelson JS, Anderson RR. Lasers Surg Med 2009; 41: 427–32.

许多最初对 PDL 治疗反应良好的 PWS,经过数次治疗后可能会达到平台期,并且许多肥厚性 PWS 通常对 PDL 的反应较差。根据选择性光热作用理论,可以使用 755nm 激光对这些皮损内较深血管中的脱氧血红蛋白和氧合血红蛋白进行靶向摧毁。这项对 20 例患者的回顾性研究证明,755nm 激光可以用来治疗成年和小儿患者肥厚性和顽固性 PWS。常见并发症包括疼痛、水肿、大疱和结痂,瘢痕形成罕见。

需要注意的是,使用 755nm 激光治疗次数过多会不可避免地出现瘢痕,此设备用于治疗 PWS 具有一定难度。因此,作者仅建议由经验丰富的激光专家来使用它。

Treatment endpoints for resistant port wine stains with a 755 nm laser. Izikson L, Anderson RR. J Cosmet Laser Ther 2009; 11: 52–5.

755nm 激光器发出的近红外光可能会将更深的血管作为目标,因此很难评估激光导致的真皮深层改变情况,包括引起真皮烧伤等副作用。作者使用装有动力冷却装置的 755nm 激光,以高能量密度(40~100J/cm²、脉宽 1.5 毫秒)治疗顽固性 PWS,轻度至中度的缓解常与治疗结束时皮损出现短暂的灰色有关,灰色皮损在数分钟之内变成持续性深在性紫癜。作者建议用755nm 激光治疗顽固性 PWS。

Long-pulsed neodymium: yttrium-aluminum-garnet laser treatment for port wine stains. Yang MU, Yaroslavsky AN, Farinelli WA, Flotte TJ, Rius-Diaz F, Tsao S, et al. J Am Acad Dermatol 2005; 52: 480–90.

使用 PDL 和 Nd:YAG 两种激光的最小紫癜量(minimum purpura dose,MPD)治疗 PWS,两者清除率类似,均为50%~75%。而在 <1 MPD 的能量密度时,PDL 显著优于Nd:YAG,瘢痕仅见于能量超密度过 1MPD 的 Nd:YAG 激光治疗组。

Nd:YAG 激光可作为备用选择,尽管其利润低,但安全有效。

Combined 595 nm and 1064 nm laser irradiation of recalcitrant and hypertrophic port-wine stains in children and adults. Alster TS, Tanzi EL. Dermatol Surg 2009; 35: 914–9.

这项研究的目的是评估一种新型装置的安全性和有效性,该装置在顽固性和肥厚性 PWS 的治疗中提供 595nm和 1 064nm 波长的连续脉冲。25 例 Ⅰ~Ⅲ型皮肤的受试者(2~75 岁),在先前使用 PDL 治疗至少 10 次(平均 16.9 次)后皮损仍清除不彻底,其中 19 例患者的皮损位于三叉神经区域,6 例位于四肢。每隔 6~8 周治疗 1 次,皮损获得持续性改善。副作用包括短暂性红斑、水肿、轻度紫癜和罕见水疱形成。

A direct comparison of pulsed dye, alexandrite, KTP and Nd: YAG lasers and IPL in patients with previously treated capillary malformations. McGill DJ, MacLaren W, Mackay IR. Lasers Surg Med 2008; 40: 390–8.

在先前接受过 PDL 治疗的 PWS 患者中,分别使用紫翠玉宝石激光、KTP(磷酸肽甲盐)激光、Nd:YAG 激光和IPL 治疗,同时以 PDL 治疗部位作为对照。其中紫翠玉宝石激光治疗组中,55% 的患者得到一定缓解,缓解程度与色素沉着或瘢痕形成正相关。IPL 组为 33%,KTP 和 Nd:YAG 组为 11%,PDL 组为 28%。

三线治疗	
• 磷酸钛钾盐	B
• 咪喹莫特(抗血管生成治疗)	B
• 光动力治疗	B
• 西罗莫司(抗血管生成治疗)	B

Potassium titanyl phosphate laser treatment of resistant port-wine stains. Chowdhury MU, Harris S, Lanigan SW. Br J Dermatol 2001; 144: 814–17.

在先前已接受过 PDL 治疗的 30 例 PWS 患者中,使用KTP 激光治疗,17% 的患者皮损减少 50% 以上。20% 的患者出现了副作用,包括瘢痕形成或色素沉着。

一些人主张用 KTP 激光治疗 PWS,尽管研究表明它的疗效有限且瘢痕发生率增加。

Pilot study examining the combined use of pulsed dye laser and topical imiquimod versus laser alone for treatment of port wine stain birthmarks. Chang CJ, Hsiao YC, Mihm MC Jr, Nelson JS. Lasers Surg Med 2008; 40: 605–10.

这项对 20 例患有 PWS 的亚洲受试者(3~56 岁)的回顾性研究,每个受试者使用 3 个测试位点进行以下治疗方案的分配:① PDL+ 咪喹莫特;② 仅 PDL;③ 单独使用咪喹莫特。PDL 治疗部位用冷冻剂喷雾冷却处理,治疗参数为波长 585nm、能量密度 10J/cm^2、脉宽 1.5 毫秒、光斑大小7mm,共治疗 1 次。对于 PDL+ 咪喹莫特和单独使用咪喹莫特治疗的部位,均使用咪喹莫特 1 个月,每日 1 次。治疗后第 1、3、6 和 12 个月,对 3 个治疗部位进行评估。作者发现 PDL+ 咪喹莫特治疗部位较其他两组改善更明显。在随访第 12 个月时,PDL+ 咪喹莫特和单独使用 PDL 治疗部位出现部分变黑现象,可能与血管再生有关。治疗部位可出现短暂色素沉着,但 6 个月内均可自行消退。作者指出,需要更大的临床样本来验证上述结果。

Enhanced port-wine stain lightening achieved with combined treatment of selective photothermolysis and imiquimod. Tremaine AM, Armstrong J, Huang YC, Elkeeb L, Ortiz A, Harris R, et al. J Am Acad Dermatol 2012; 66: 634–41.

24 例使用 PDL 治疗后的 PWS 患者,随机分配使用安慰剂乳膏和 5% 咪喹莫特乳膏治疗 8 周,使用分光光度计评估基线处和治疗 8 周后的差异。正常皮肤和 PWS 皮损之间的红斑变化和颜色变化是主要检测指标。作者发现,使用咪喹莫特治疗能明显减轻红斑,改善颜色差异。作者指出,真正的临床疗效持续时间无法确定,治疗过程可见轻微的刺激和其他不良事件。

Photodynamic therapy of port-wine stains: long-term efficacy and complication in Chinese patients. Xiao Q, Li Q, Yuan KH, Cheng B. J Dermatol 2011; 38: 1146–52.

作者声称 PDT 不适合 Fitzpatrick Ⅴ型皮肤或结节性病变的 PWS 患者。在这项回顾性研究中,作者研究了 642例在 5 年内接受过 PDT 的中国患者(总共 3 066 次治疗;每名患者平均 2.6~8.2 次治疗)。70% 的患者清除率超过25%,超过 5% 的患者皮损完全清除。10% 的患者出现并发症,包括色素沉着(4.3%)、结痂(2.2%)、水疱(1.4%)、色素脱失(1.2%)、持续超过 2 个月的长时间水疱(<0.7%)、光过敏(0.6%)和湿疹样皮炎(0.4%)。

Topical rapamycin combined with pulse dye laser in the treatment of capillary vascular malformations in Sturge-Weber syndrome: phase II, randomized, double-blind, intraindividual placebo-controlled clinical trial. Marques L, Nunez-Cordoba JM, Aquado L, Pretel M, Boixeda P, Naqore E, et al. J Am Acad Dermatol 2014; 72: 151–8.

在 23 例伴有面部 PWS 的 SWS 患者中,对以下四种干预措施进行评估:安慰剂、PDL + 安慰剂、西罗莫司、PDL + 西罗莫司。PDL + 西罗莫司组中患者皮损在主观视觉上均有统计学上的显著改善,并且组织学检查中发现血管成分更低。

激光术后每日使用 1% 西罗莫司乳膏治疗,可通过减少血管增生来提高激光疗效。

(张名望　译,杨蓉娅　校)

第200章 炎症后色素沉着和其他疾病导致的色素沉着

原作者 Seemal Desai

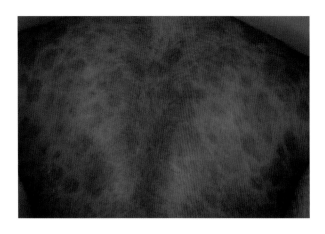

色素性皮肤病是皮肤科最常见的疾病之一。可能是由于黑素细胞的活性增加或黑色细胞的增殖所致。疾病谱包括先天性和获得性色素性皮肤病。后者又可分为炎症后色素沉着、黄褐斑等局限性皮肤病和继发于恶性肿瘤、代谢障碍性疾病和自身免疫性疾病等泛发性皮肤病。以表皮为主的色素沉着在临床上表现为褐色色素沉着，而以真皮为主的色素沉着则表现为蓝灰色的外观。本章描述了一些常见的获得性色素性皮肤病，并简要概括了可供选择的治疗方案。

炎症后色素沉着

炎症后色素沉着（postinflammatory hyperpigmentation）是由于皮肤损伤或者炎症等后天因素所导致的，有色人种（Fitzpatrick皮肤分型为Ⅳ～Ⅵ型）比白色人种更常见。Fitzpatrick皮肤分型级别较高的人群中，表皮的黑色素含量较高，更容易出现颜色深且持续时间长的炎症后色素沉着。皮肤炎症后色素产生增多是导致色素沉着的原因。常见的导致炎症后色素沉着的疾病有痤疮、变态反应、昆虫叮咬、特应性皮炎、皮肤感染、超敏反应、药物性皮肤损伤和丘疹鳞屑性疾病等。皮肤损伤后，随着细胞因子、趋化因子和活性氧的释放，黑色素细胞的活性增加，这些炎症介质导致黑色素细胞和酪氨酸酶的活性增加。皮肤受损后，色素从基底层的角质形成细胞释放到真皮层中。当色素被真皮层中的巨噬细胞吞噬后，呈现蓝灰色的色素沉着，而不同于表皮中色素沉着过多导致的褐色外观。

雀斑

雀斑（freckles）是一种皮损主要分布在鼻子和颧部等曝光部位的色素沉着，临床表现为小的棕褐色斑点，皮损的色素沉着随日晒程度的不同而不同。常见于浅肤色人群。光镜下可见基底层色素沉着增加，而黑色素细胞的数量未见增多。

雀斑样痣

雀斑样痣（lentigines）临床表现与雀斑相似，但不完全相同。雀斑样痣皮损的颜色与日光暴露无关，不同于雀斑（日光暴露区域色素沉着增加）。组织病理学显示基底层黑色素细胞数量增多。雀斑样痣最常见的类型是单纯性雀斑痣，又称单纯型雀斑样痣（simple lentigo）。皮损在出生时或者出生不久后出现。这种类型的雀斑样痣与日光暴露无关，不伴有系统性症状。

"日光性黑子""老年斑"或"老年性雀斑"的皮损分布以面部、前臂、手背和头皮等日光暴露部位为主。随着年龄增长，含有脂褐素小体的基底细胞堆积在基底层，老化的细胞逐渐积聚形成褐色斑点。

PUVA雀斑常见于正在接受PUVA治疗的患者。

"墨斑"，也称晒斑（sunburn lentigo），由日光暴晒导致。皮损位于肩部，提示罹患皮肤癌的风险增加。

除了前面提到的几种类型，雀斑样痣还可作为雀斑样痣综合征（LEOPARD syndrome）、Moynahan综合征和家族性黏膜皮肤色素沉着胃肠道息肉综合征（Peutz–Jeghers syndrome）的皮肤表现。

黄褐斑

黄褐斑（melasma）是一种常见的获得性色素沉着疾病，常见于育龄期女性。"melasma"来源于希腊词"melas"，意思是黑色。妊娠期间出现的黄褐斑又称为"妊娠斑"。男性中也有报道，仅占不到10%。虽然所有种族均可患病，但发病率最高的是居住在高强度紫外线地区的人种，如加勒比地区的拉丁美洲人、亚洲和非洲人。遗传和环境因素等均可导致黄褐斑的发生。日晒、光毒性药物、妊娠、口服避孕药、甲状腺功能障碍和化妆品都是可导致发病的环境因素。紫外线刺激使黑色素细胞中的黑皮质素激素分泌增加，最终引起黑色素合成增加。近年来已有研究表明可见光在黄褐斑的发病机制中有重要作用。

皮损表现为境界清晰、形状不规则的褐色至棕褐色斑点,边界可呈锯齿状,以面部的凸出部位(前额和面颊)、颈部和前臂分布为主。根据临床表现可分为三种类型:累及前额、面颊、下颌和上唇的面部中央型;累及面颊和唇部的颧骨型;以及累及下颌支的下颌型。组织病理学检查显示,表皮层色素沉着增加,真皮层血管周围淋巴细胞浸润。

眶周色素沉着

眶周色素沉着(periorbital hyperpigmentation)是一种常见的皮肤病,其发病不受性别和种族的限制。临床表现为眼眶周围分布均匀一致的色素沉着。随着年龄增长,皮肤变薄,眼部周围的皮下脂肪逐渐流失,症状会逐渐加重。眶周色素沉着可继发于炎性过程,例如特应性/过敏性皮炎、固定型药疹、持久性色素异常性红斑等。其他致病因素包括真皮层中黑色素沉积、血管浅置、解剖因素(如泪沟突出)、眼眶周围脂肪组织丢失、水肿和慢性光损伤等。

瑞尔黑变病

瑞尔黑变病(riehl melanosis),又称色素性接触性皮炎(pigmented contact dermatitis),是一种获得性色素异常,主要表现为前额和颞部浅灰色至棕色的网状色素沉着。瑞尔黑变病是一种光接触过敏性皮炎,由使用光敏性化学物质,如煤焦油、米诺地尔和化妆品等引起的。紫外线在诱导光敏反应中起重要作用。其他日光暴露部位,如颈部、前臂和手背也常累及。组织病理学显示基底细胞变性,真皮层色素失禁和淋巴细胞浸润。

光毒性皮炎

是一种由于光敏性物质和紫外线辐射相互作用所致的疾病。光敏性物质包括系统性药物、局部使用的化妆品、香料以及含有呋喃香豆素的植物等。皮损在急性期表现为水疱和红斑,消退后可遗留色素沉着斑。香水皮炎(berloque dermatitis)是使用含有香柠檬油的香水和古龙水所导致的症状。色素沉着分布在耳后和颈部两侧等香水涂抹的部位。组织病理显示表皮和真皮层噬色素细胞中的黑色素增加。

持久性色素异常性红斑

持久性色素异常性红斑(erythema dyschromicum perstans),又称"灰色皮肤病"或"灰皮病",是一种获得性色素沉着,表现为躯干、面部和四肢的棕褐色斑疹。最早由Ramirez描述,在拉丁美洲人中报道较多。病因不明,可能的致病因素包括口服X线造影剂、丙型肝炎病毒感染和环境污染。在拉丁美裔人中最常见,无明显性别差异。皮损表现为分布于躯干和四肢近端的椭圆形灰白色斑疹。皮损初起可见隆起性的红斑边缘,随后消退。皮损初起时组织病理学可见基底层空泡化,真皮层中单核细胞浸润。时间较久的皮损仅可见色素失禁改变。

色素性扁平苔藓

色素性扁平苔藓(lichen planus pigmentosus)是首次在印度次大陆和中东地区报道的扁平苔藓的变异型。临床表现为曝光区域相互融合的灰色斑疹。皮损在临床上类似持久性色素异常性红斑,两者可通过色素性扁平苔藓皮损缺乏炎性边界,且皮损多分布在日光暴露的区域相鉴别。组织学显示基底层变性,真皮层带状淋巴细胞浸润,可见Civatte胞浆小体。

西瓦特皮肤异色病

"poikioderma"是一个临床上用于描述色素沉着、萎缩和毛细血管扩张三联症的术语。主要见于皮肤白皙的中老年女性。日晒是其发病机制中最重要的因素之一。皮损分布在日光暴露区域,为光损伤作用提供了依据。其他可能致病的因素包括光敏性化妆品和香水。皮损临床表现为以双侧面颊和颈部分布为主的网状色素沉着伴局部皮肤萎缩和毛细血管扩张。非日光暴露的区域,如颏下,通常不受影响。光镜下可见表皮萎缩、基底层变性、真皮层色素失禁,以及淋巴细胞浸润。

治疗策略

色素沉着性皮肤病通常是临床诊断,详细的病史和体格检查十分必要。应注意发病年龄、皮损进展、皮损特征和分布,以及任何先前的皮肤损害。初始治疗前,应排除药物摄入史、系统性疾病和激素异常。有关使用香料和化妆品的详细记录对于正确诊断至关重要。当诊断不明时,组织病理和皮肤镜检查可辅助诊断。

许多化合物可用于治疗色素沉着过度。治疗方案的选择取决于多种因素,如既往接受的治疗、治疗的效果、皮肤的敏感性,以及Fitzpatrick皮肤分型等。在色素沉着症的治疗中,不能低估防晒的作用。尤其对于暴露在高强度紫外线下Fitzpatrick IV~V型皮肤的患者。具有广谱防晒作用的防晒霜在预防和治疗中至关重要。含有氧化锌和氧化钛的物理防晒霜比化学防晒霜更可取,因为化学防晒霜有导致过敏性接触性皮炎的风险。物理防晒在使用方面也更容易被接受,因为其引起的放热反应少,因而更适合生活在炎热潮湿环境下的患者。

Evaluation of the effectiveness of a broad-spectrum

sunscreen in the prevention of chloasma in pregnant women.
Lakhdar H, Zouhair K, Khadir K, Essari A, Richard A, Seité S, et al. J Eur Acad Dermatol Venereol 2007; 21: 738–42.

这项研究纳入了 200 名年龄 >18 岁，妊娠不足 3 个月的女性。参与者每 2 小时涂抹 1 次防晒霜（SPF 50+，UVA-PF 28）。要求避免日晒、高温、擦洗防晒霜，避免使用感光物质。随访时间分别为 3、6、9 个月。共 185 名受试者完成了研究。每次随访时，由受试者和皮肤科医师进行评估（比色法）。185 名受试者中，38% 的受试者肤色较浅，21% 肤色较深，41% 未见明显变化。在研究结束时，在总共 185 名受试者中只有 5 名新增黄褐斑，占 2.7%，2 名现有黄褐斑较前加重。该研究证实了广谱防晒霜在预防妊娠期黄褐斑方面的有效作用。

近年来，可见光在黄褐斑发病机制中的作用受到了关注。可见光光谱的波长干扰脱色剂的作用，增加治疗后复发的风险，会增加日光照射后的炎症反应，增加中性粒细胞和巨噬细胞的浸润。可见光增加了日光诱导的光损伤，并诱导细胞空泡化和黑素细胞反应，使细胞更容易受到日光照射的损伤。

脱色剂可用于所有色素沉着性疾病的治疗（表 200.1）。药物原型氢醌（hydroquinone）被认为是"金标准"，尽管并非到处都有。各种新型脱色剂的效果都是与氢醌进行比较。

表 200.1　常见脱色剂的作用机制

作用机制	脱色剂
抑制酪氨酸酶	氢醌
	曲酸
	熊果苷
	壬二酸
	甘草
	鞣花酸
	类黄酮
活性氧清除剂	抗坏血酸
皮肤周转加速剂	视黄酸
	乳酸
	乙醇酸
	水杨酸
抑制黑素小体转运	烟酰胺
	大豆 / 牛奶提取物
前列腺素抑制剂	氨甲环酸

一线治疗

- 4% 氢醌
- 氢醌联合其他脱色剂
- 氢醌过敏 / 长期使用：熊果苷、曲酸、壬二酸

A randomized controlled trial of the effcacy and safety of a fxed triple combination (fluocinolone acetonide 0.01%, hydroquinone 4%, tretinoin 0.05%) compared with hydroquinone 4% cream in Asian patients with moderate to severe melasma. Chan R, Park KC, Lee MH, Lee ES, Chang SE, Leow YH, et al. Br J Dermatol 2008; 159: 697–703.

这是一项在 9 个中心（韩国、菲律宾、新加坡和中国香港地区等）对 260 名东南亚黄褐斑患者进行的多中心试验。研究将受试者随机分成两组：一组接受三联疗法（0.01% 醋酸氟轻松、4% 氢醌和 0.05% 维 A 酸），另一组接受 4% 氢醌治疗，共 8 周。采用问卷调查的方法对患者的满意度进行评估。三联疗法组有明显改善，疗效（71%）明显高于氢醌组（50%）（P=0.005）。医生使用静态整体评定量表证实了此结果。与 4% 的氢醌组（57/129）相比，三联治疗组（87/125）报告 0 分（清除）或 1 分（轻度色素沉着）的患者明显增多。三联组起效时间较早，且从 4 周后评分即有明显差异。与氢醌组相比，三联组的皮肤不良反应，如红斑、瘙痒和不适明显增多。研究人员还评估了治疗副反应对受试者的影响。三联疗法组中 43% 的患者不受不良反应的干扰，而在氢醌组中这一值可高达 77%（明显更高）。

Effcacy and safety of a new triple-combination agent for the treatment of facial melasma. Taylor SC, Torok H, Jones T, Lowe N, Rich P, Tschen E, et al. Cutis 2003; 72: 67–72.

参与研究的 641 名受试者被随机分为四组：三联乳膏组（4% 氢醌、0.05% 维 A 酸和 0.01% 的醋酸氟轻松，n=161），双联制剂（0.05% 维 A 酸和 4% 氢醌，n=158），双联制剂（0.05% 维 A 酸和 0.01% 的醋酸氟轻松，n=161），双联制剂（4% 氢醌和 0.01% 的醋酸氟轻松）。每晚使用，持续 8 周。在接受三联乳膏的受试者中，26.1% 的患者完全清除了黄褐斑，这一比例在双联制剂分别是 9.5%、1.9% 和 2.5%。不良反应以维 A 酸 / 氢醌组最常见（80%），其次依次为维 A 酸 / 醋酸氟轻松组（65%），三联用药组（63%），氢醌 / 醋酸氟轻松组（34%）。

氢醌已经广泛应用于治疗色素沉着症，常以 2%~4% 浓度单独使用或与其他药物联合使用。5~7 周后效果显著，可持续使用 1 年。短期的副作用包括红斑和烧灼感，长期使用的副作用包括褐黄病和五彩纸屑样色素脱失斑。氢醌是一种强氧化剂，能迅速转化为黑素细胞毒性产物，后者是其导致色素脱失的原因。最近，关于氢醌的长期使用引起了人们的关注，因有报道称高剂量的氢醌喂食啮齿动物有潜在的致癌风险。欧洲、日本和美国的监管机构已经禁止氢醌用于化妆品和非处方产品中。然而，在 40~50 年的临床应用实践中，尚未有恶性肿瘤发生的报道。

Azelaic acid 20% cream in the treatment of facial hyperpigmentation in darker skinned patients. Lowe NJ, Rizk

D, Grimes P, Billips M, Pincus S. Clin Ther 1998; 20: 945–59.

在一项双盲、随机、对照试验中,对 52 名(Fitzpatrick 皮肤分型Ⅳ~Ⅵ型)黄褐斑和炎症后色素沉着患者进行了评估,以确定 20% 的壬二酸乳膏的疗效和安全性。24 周后评估结果,显示 20% 壬二酸乳膏组中的色素沉着程度比另一组明显减轻。结果采用调查者主观评定量表(P=0.021)和比色法(P<0.039)进行评价。报道的不良反应轻微。

人们对于非氢醌类、天然、有效、安全的皮肤美白剂的需求越来越大。这类药物选择性靶向作用于高度活跃的黑素细胞,抑制黑色素生成途径中的关键酶。常使用多种成分的组合来提高疗效。然而,大多数植物制剂缺乏大规模的临床试验来证实其有效性。

二线治疗
• 化学剥脱术
• 激光
• 光疗法
• 微晶磨皮术

Comparison of 30% salicylic acid with Jessner's solution for superfcial chemical peeling in epidermal melasma. Ejaz A, Raza N, Iftikhar N, Muzzafar F. J Coll Physicians Surg Pak 2008; 18: 205–8.

巴基斯坦进行了一项试验,使用 0.05% 的维 A 酸涂抹 2 周后,比较 Jessner 剥脱(14% 水杨酸、14% 乳酸和 14% 间苯二酚)与 30% 水杨酸的剥脱效果。60 名患者被随机分成两组,每组均接受每 2 周 1 次的 Jessner 或者水杨酸剥脱治疗,共持续 12 周。总接触时间为 5 分钟。治疗结束后随访 12 周。12 周末和 24 周末黄褐斑的消退无明显差异。Jessner 组中的 34 名受试者中有 8 人报告了不良反应事件,而水杨酸组 26 名受试者只有 10 人报告了不良事件。不良反应包括结痂、色素沉着、晒伤和痤疮样皮疹。3 例患者 12 周后未随访,14 例患者 24 周后未随访。

化学剥脱可使表皮有控制的剥脱,表层和中等深度的剥脱用于治疗色素沉着。长时间使用中等深度的剥脱有导致皮肤异色的风险,尤其是深肤色的个体。选择适合的患者、足量涂抹、严格防晒和相应的局部治疗是良好剥脱治疗的关键。

Successful treatment of melasma using a combination of microdermabrasion and Q-switched Nd: YAG lasers. Kauvar AN. Lasers Surg Med 2012; 44: 117–24.

本研究对 27 名常规治疗疗效不佳的女性黄褐斑患者,采用微晶磨皮术后行 Nd:YAG 激光治疗。采用低能量激光,光斑大小为 5~6cm,能量为 1.6~2 J/cm^2。术后患者院外使用防晒霜以及局部使用含有氢醌的维 A 酸或维生素 C 的外用制剂。治疗每隔 1 个月重复 1 次。约 50% 的患者在开始治疗 1 个月后症状改善,缓解期可达 6 个月。副作用包括轻微的术后红斑和皮损加重,在局部治疗几周后消退。

Q 开关、射频、强脉冲光,以及组合激光器,用于治疗色素性皮肤病的效果各不相同。Fitzpatrick 皮肤分型级别较高的患者,术后有存在炎症后色素沉着的风险。其他已报道的副作用包括反跳性色素沉着、物理性荨麻疹、痤疮样皮疹等。

(张天骄 译,魏爱华 校)

第201章 妊娠皮肤病

原作者 Lauren E.Wiznia, Miriam Keltz Pomeranz

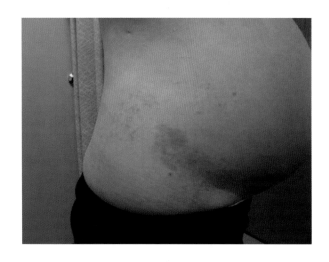

与妊娠和产褥期密切相关的皮肤病包括妊娠多形疹，妊娠类天疱疮（pemphigoid gestationis，PG），妊娠胆汁淤积症和妊娠特应性疹。除了这些典型的妊娠皮肤病，孕妇还可能患上非孕妇会患有的任何瘙痒性皮肤病。怀孕期间还会出现很多正常皮肤的生理变化。由于一些妊娠相关的皮肤病可能会对胎儿产生不利影响，因此，正确诊断和治疗这些疾病是很重要的。关于妊娠脓疱性银屑病（以前的疱疹样脓疱病），将会在其他章节中介绍，因为其可能会影响妊娠结果。

妊娠多形疹

妊娠多形疹（polymorphic eruption of pregnancy，PEP），也被称为妊娠瘙痒性风团丘疹和斑块（pruritic urticarial papules and plaques of pregnancy，PUPPP），是一种剧烈瘙痒性皮肤病。常发生在初产妇孕晚期，有时也可发生在产后数日。皮疹最初表现为瘙痒性荨麻疹样丘疹。脐周、面部、手掌和足底通常不受累。许多患者的皮损表现为多形性，包括红斑、水疱、靶形损害和湿疹斑块。妊娠多形疹通常不会在之后的妊娠中复发。

治疗策略

此病对孕妇和胎儿无明显影响，产后数日或4周内皮疹可消退。但是，由于皮疹瘙痒难忍，许多患者仍要求给予止痒治疗。如果在临床上无法区分本病和妊娠类天疱疮，可取皮损边缘组织做直接免疫荧光，该活检在妊娠多形疹中不具有特异性（但在妊娠类天疱疮中具有特异性）。接

触性皮炎、药疹、多形红斑、虫咬、荨麻疹等也应列入鉴别诊断。

皮损局限时，局部应用中等强度的糖皮质激素可在大多数情况下缓解症状，添加薄荷等的润肤剂和局部止痒剂也可以使大部分患者的瘙痒得到缓解。治疗开始时应使用弱效激素，如果患者反应不佳，则应逐步升级至较强激素。怀孕期间，氯倍他索的用量不应超过300g。随着怀孕时间的延长，许多患者每日只需要治疗1次，或者可以在分娩前停止治疗。

睡前口服第一代 H_1 抗组胺药可能对严重瘙痒的患者有一定效果。羟嗪有致畸的风险（5.8%），因此禁止使用。对皮损面积较大或外用糖皮质激素效果不佳的患者，可能需要考虑系统应用糖皮质激素。推荐口服泼尼松或泼尼松龙每日不超过40mg，在1~2周内逐渐减量。目前，妊娠多形疹不被认为是早产的指征。

特殊检查（只有在考虑与 PG 鉴别时）

- 活检行直接免疫荧光检查
- 血清间接免疫荧光或 ELISA 检测 BP 180

A prospective study of 200 women with dermatoses of pregnancy correlating clinical findings with hormonal and immunopathological profiles. Vaughan Jones SA, Hern S, Nelson-Piercy C, Seed PT, Black MM. *Br J Dermatol* 1999; 141 : 71–81.

一项包含200名妊娠期皮肤病患者的前瞻性研究，其中44人患有妊娠多形疹。44例妊娠多形疹患者间接免疫荧光均为阴性，直接免疫荧光无特异性表现。最常见的组织病理学特征是乳头状真皮水肿和血管周围细胞浸润，往往是嗜酸性粒细胞。表皮多伴有局灶性海绵样突起，少部分有角化不全或角化过度。

Usefulness of BP180 NC16a enzyme-linked immunosorbent assay in the serodiagnosis of pemphigoid gestationis and in differentiating between pemphigoid gestationis and pruritic urticarial papules and plaques of pregnancy. Powell AM, Sakuma-Oyama Y, Oyama N, Albert S, Bhogal B, Kaneko F, et al. *Arch Dermatol* 2006; 141: 705–10.

一项对412名女性（82名PG患者、164名妊娠多形疹患者，以及166名年龄和性别匹配的对照组患者）的研究表明，NC16a 酶联免疫吸附试验（ELISA）在鉴别PG和妊娠

多形疹方面的敏感性和特异性达到96%。

一线治疗	
• 外用糖皮质激素	D
• 抗组胺药	D

Pruritic urticarial papulse and plaques of pregnancy. Clinical Experience in 25 patients. Yancey KB, Hall RP, Lawley TJ. *J Am Acad Dermatol* 1984; 10: 473–80.

多次外用强效糖皮质激素药膏成功治疗25例PUPPP患者,其中22例患者的瘙痒和皮疹均得到控制。3例患者接受了短期的系统皮质类固醇治疗,剂量从每日10至40mg不等。7例患者自行服用抗组胺药物或从转诊医生处接受抗组胺药物治疗,2例接受可可脂治疗,1例接受炉甘石洗剂治疗,1例接受润肤剂治疗。作者注意到这些药物在控制瘙痒和皮疹形成方面并不成功。

Pruritic urticarial papules and plaques of pregnancy (PUPPP). A clinicopathologic study. Callen JP, Hanno R. *J Am Acad Dermatol* 1981; 5: 401–5.

15例患者,除1例外,其他14例均以不同浓度的外用糖皮质激素及抗组胺药(苯海拉明)治疗,5例分娩前痊愈,9例分娩后1周内痊愈,1例分娩后6周痊愈。

Safety of topical corticosteroids in pregnancy. Chi CC, Wang SH, Wojnarowska F, Kirtschig G, Davies E, Bennett C. *Cochrane Database Syst Rev* 2015; 10: CD007346.

一篇Cochrane综述评估了外用皮质类固醇对孕妇妊娠结局的影响,发现低出生体重和母亲使用强效外用糖皮质激素之间可能存在关联,尤其是在累积剂量非常大的情况下。母亲使用何种效力的外用糖皮质激素与不良妊娠结局的增加无关,包括分娩方式、先天性异常、早产、胎儿死亡或低Apgar评分。

Safety of dermatologic medications in pregnancy and lactation: part I. Pregnancy. Murase JE, Heller MM, Butler DC. *J Am Acad Dermatol* 2014; 70: 401. e1–14.

已有报道显示,在妊娠晚期使用强效糖皮质激素与胎儿生长受限有关,特别是当激素使用量超过300g时。指南建议仅在短期内使用弱效或中效的激素。第一代抗组胺药物效果优于第二代。在第二代抗组胺药物中,首选氯雷他定,西替利嗪是第二选择。在早产婴儿出生后2周内使用抗组胺药物可使早产儿视网膜病变(既往晶体后纤维增生症)的风险加倍。过量使用或静脉注射抗组胺药物会刺激子宫收缩,增加胎儿缺氧的风险。

Polymorphic eruption of pregnancy: clinicopathology

and potential trigger factors in 181 patients. Rudolph CM, Al-Fares S, Vaughan-Jones SA, MÜllegger RR, Kerl H, Black MM. *Br J Dermatol* 2006; 154: 54–60.

一项包含181例妊娠多形疹患者的回顾性分析。25%的患者需要抗组胺治疗。9%的患者需要系统使用糖皮质激素(泼尼松和泼尼松龙)。

二线治疗	
• 系统应用糖皮质激素	D

Pruritic urticarial papules and plaques of pregnancy. Clinical experience in twenty-five patients. Yancey KB, Hall RP, Lawley TJ. *J Am Acad Dermatol* 1984; 10: 473–80.

关于系统应用糖皮质激素的讨论请参阅前面的章节。

Polymorphic eruption of pregnancy: clinicopathology and potential trigger factors in 181 patients. Rudolph CM, Al-Fares S, Vaughan-Jones SA, MÜllegger RR, Kerl H, Black MM. *Br J Dermatol* 2006; 154: 54–60.

关于系统应用糖皮质激素的讨论请参阅前面的章节。

虽然文献中仅有少数口服糖皮质激素治疗严重PUPPP的病例报告,但目前认为口服糖皮质激素治疗PUPPP是安全有效的,一般可选用泼尼松、泼尼松龙。但尚缺少较大的连续性和前瞻性研究。

妊娠类天疱疮

妊娠类天疱疮,以前被称为妊娠疱疹(herpes gestationis),是一种罕见的妊娠皮肤病,约在1 700~50 000例妊娠中出现1例。妊娠中晚期或产后早期发病,起先表现为荨麻疹,随后出现躯干和四肢的水疱病变。它发生于胚胎组织(胎儿、水泡状胎块或绒毛膜癌)。与妊娠多形疹不同,PG可累及脐周皮肤。

治疗策略

正确诊断是治疗的关键。怀疑为PG的患者通常需要组织活检和直接免疫荧光。直接免疫荧光显示C3在真-表皮交界处的线性带是PG的特征性表现。循环中的自体抗体与大疱性类天疱疮相同,但其更常见的是针对BP180而不是BP230。ELISA可用于BP180抗原的检测(特异性和敏感性高达96%),如果条件允许,也可行间接免疫荧光检查。

治疗可以选择局部应用糖皮质激素和全身使用抗组胺药物。第一代抗组胺药物比第二代更有效(参见前面关于妊娠多形疹中使用抗组胺药物的讨论)。大多数患者需要全身糖皮质激素治疗。初始可选用0.5mg/kg的泼尼松龙或等效的激素，但在严重情况下，1mg/kg 的用量是需要的。

许多妇女的症状可以得到改善，并能减少甚至停止使用激素。如果单独使用泼尼松龙控制效果不佳，或有长期使用糖皮质激素禁忌，可以考虑血浆置换或静脉注射免疫球蛋白。

产妇预后良好，多数病例产后几个月内即可痊愈。然而，完全缓解可能需要几周、几个月甚至几年的时间，75% 的妇女在产后复发且需要治疗。产后口服避孕药或月经期间病情可能加重。PG 经常复发，并且在之后的怀孕过程中，病情会更严重。

患有 PG 的妇女，在胎儿分娩后，病情可以发展为大疱病变，这是短暂的，不需要治疗。PG 与早产和低出生体重有关，这些并发症的风险与母亲疾病的严重程度相关。因此，产科医生应更仔细地随访 PG 患者。

特殊检查

- 组织病理及直接免疫荧光
- 血清间接免疫荧光检测和 / 或酶联免疫吸附测定（ELISA）（免疫印迹）

Clinical and immunologic profiles of 25 patients with pemphigoid gestationis. Tani N, Kimura Y, Koga H, Kawakami T, Ohata C, Ishii N, et al. *Br J Derm* 2015; 172 : 120–9.

对 25 例 PG 患者进行临床及免疫学检查，直接免疫荧光显示所有患者基底膜区均有 C3 沉积，间接免疫荧光显示 92% 患者循环 IgG 抗基底膜区自身抗体阳性。患者 BP180 重组蛋白 NC16a 区域的免疫印迹分析和 ELISA 结果分别为 96% 和 92% 阳性。仅有 4 例患者 BP230 ELISA 结果阳性。

一线治疗

局部外用糖皮质激素	D
系统应用糖皮质激素	D
抗组胺药	D

Clinical features and management of 87 patients with pemphigoid gestationis. Jenkins RE, Hern S, Black MM. *Clin Exp Dermatol* 1999; 24: 255–9.

本文回顾了 87 例妊娠类天疱疮患者 142 次妊娠的临床资料。仅有 69 例患者的治疗信息有文献记载。69 例（18.8%）患者中，13 例单独外用糖皮质激素而不用系统治疗。氯苯那敏可抑制大多数患者的瘙痒症状。69 例中 56 例（81.2%）需要系统应用糖皮质激素，开始剂量为泼尼松龙 5~110mg/d，绝大多数病例抑制了水疱发生。2 例患者的皮疹未用高剂量全身糖皮质激素控制，病程持续 10 年以上。

Pregnancy outcome after first trimester exposure to corticosteroids: a prospective controlled study. Gur C, Diav-

Citrin O, Shechtman S, Arnon J, Ornoy A. *Reprod Toxicol* 2004; 18: 93–101.

这项研究发现，糖皮质激素会使致畸率升高 2.5 倍，提示糖皮质激素并不是主要的致畸因素。

二线治疗

血浆置换疗法	E
高剂量静脉注射免疫球蛋白	E

Plasma exchange in herpes gestationis. Van de Wiel A, hart HC, Flinterman J, Kerckhaert JA, Du Boeuff JA, Jmhof JW. *Br Med J* 1980; 281: 1041–2.

1 例 40 岁的 PG 患者最初用抗组胺药和吡哆醇治疗，均无效。全身皮质类固醇治疗被认为是不可取的，患者在怀孕 26 周的时间内接受了 3 次血浆置换。第 1 次血浆置换后 24 小时内，患者瘙痒消退，未出现新的病灶。3 次血浆置换后，皮损基本消退。分娩后，病情加重，在 1 周内进行了 4 次血浆置换。产后 3 周，病情再次加重，又进行了 2 次血浆置换。

Successful treatment of a severe persistent case of pemphigoid gestationis with antepartum and postpartum intravenous immunoglobulin followed by azathioprine. Gan DC, Wels B, Webster M. *Australas J Dermatol* 2012; 53: 66–9.

1 例 37 岁的患者，在她的 2 次妊娠期间都患有 PG。患者在第 2 次怀孕时口服大剂量泼尼松无效。在产前和产后，她都接受了 IVIG 治疗（每个注射周期 2g/kg）。停用 IVIG 后，使用硫唑嘌呤［最高 1mg/（kg·d）］作为对照。

Antepartum intravenous immunoglobulin therapy in refractory pemphigoid gestationis: case report and literature review. Doiron P, Pratt M. *J Cutan Med Surg* 2010; 14: 189–92.

病例报告，1 名 34 岁妇女在 3 次妊娠期间都患有 PG。前 2 次均采用口服泼尼松和外用药物治疗。患者第 3 次患有 PG 时，最初使用泼尼松治疗，但最终需要每月注射 IVIG。37.5 周时产下 1 名健康的婴儿。

三线治疗

硫唑嘌呤	E
环磷酰胺	E
环孢素	E
氨苯砜	D
磺胺吡啶	E
吡哆醇	E
利妥昔单抗	E

证据等级：A 双盲试验　　**B** 临床试验，研究对象≥ 20 例　　**C** 临床试验，研究对象< 20 例　　**D** 病例分析，研究对象≥ 5 例　　**E** 个案报道

A severe persistent case of pemphigoid gestationis treated with intravenous immunoglobulin and cyclosporine. Hern S, Harman K, Bhogal BS, Black MM. *Clin Exp Dermatol* 1998; 23: 185–8.

1 例严重的 PG 患者，一直持续到产后 1.5 年。患者接受泼尼松龙治疗（最初每日 80mg）和 2 次 IVIG 治疗（5 日疗程，每日 0.4g/kg），然后需要环孢素治疗（最初 100mg，然后逐渐减少）。

Chronic herpes gestationis and antiphospholipid antibody syndrome successfully treated with cyclophosphamide. Castle SP, Mather-Mondrey M, Bennion S, David-Bajar K, Huff C. *J Am Acad Dermatol* 1996; 34: 333–6.

产后静脉注射环磷酰胺（1.245g, 0.75g/m^2）冲击治疗 PG 患者 1 例。患者在妊娠第 19 周口服泼尼松治疗无效，增加剂量（高达 120mg/d）仍然没有效果。尽管持续口服泼尼松，患者在产后仍有病变。硫唑嘌呤治疗从产后 8 个月开始，但在 1 个月内因转氨酶升高而停止。产后 9 个月给予静脉注射环磷酰胺冲击治疗。患者在 2 个月的时间内接受了 2 次治疗，皮损和相关症状得到了缓解。5 个月后出现轻微复发，又接受了额外剂量的治疗。细胞毒性药物，如用于治疗 PG 的环磷酰胺，只能在产后非哺乳期使用。

Clinical features and management of 87 patients with pemphigoid gestationis. Jenkins RE, Hern S, Black MM. *Clin Exp Dermatol* 1999; 24: 255–9.

回顾了 87 例 PG 患者的 142 次怀孕。56 例患者口服糖皮质激素治疗，其中部分患者还分别合并使用了硫唑嘌呤（2 例）、氨苯砜（6 例）、磺胺吡啶（2 例）和吡哆醇（5 例）。

Severe persistent pemphigoid gestationis: long-term remission with rituximab. Cianchini G, Masini C, Lupi F, Corona R, De Pita O, Puddu P. *Br J Dermatol* 2007; 157: 388–9

1 位 31 岁的女性，在她第 3 次怀孕的第 5 个月，发展成 PG，对系统性应用糖皮质激素反应不佳。在孕 32 周零 2 日的时候产下 1 名男婴，之后患者病情加重。在连续 5 个月每日使用糖皮质激素加硫唑嘌呤治疗失败后，她接受了 3 个月的氨苯砜治疗。随后开始使用 IVIG，接着使用利妥昔单抗（连续 4 周，每周 375mg/m^2）。随后停用硫唑嘌呤并减少泼尼松的使用量。临床缓解持续了 2 个月，随后给予 4 次利妥昔单抗（375mg/m^2，间隔 2 个月）。

妊娠胆汁淤积症

妊娠胆汁淤积症（intrahepatic cholestasis of pregnancy, ICP）以前称为妊娠性瘙痒和妊娠期瘙痒，是一种罕见、可逆的胆汁淤积症，通常发生在妊娠晚期。患者瘙痒明显，最初可能出现于手掌和脚掌。10% 的患者会出现黄疸。妊娠胆汁淤积症是唯一一种没有原发皮损的妊娠皮肤病。胆汁酸排泄减少可能是导致产妇严重瘙痒的原因之一，这种症状通常在分娩后不久就会消失。该病对胎儿有不良影响，包括早产、产时胎儿窘迫和增减胎儿死亡的风险。

治疗策略

妊娠胆汁淤积症必须与怀孕期间引起瘙痒的其他原因相鉴别，如疥疮、湿疹、荨麻疹、药疹等，早期的妊娠多形疹和 PG 也均需要排除。血清总胆汁酸通常大于 11μmol/L。肝功能通常可表现为碱性磷酸酶升高。瘙痒和胆汁淤积通常在分娩后几日内消退。但是可能会随着再次怀孕和口服避孕药的使用而复发。一线治疗包括熊去氧胆酸［15mg/（kg·d）；或者不论体重为多少，每日服用总剂量为 1g 的熊去氧胆酸，1 次服用或分为 2~3 次服用均可］，这被认为可以降低孕产妇血清胆汁酸水平，缓解症状，提高胎儿的预后。产科医生经常建议在 38 周或更早的时期就使用人工助娩，以降低胎儿宫内死亡的风险。

在轻症病例中，局部治疗如冷洗剂、冷霜和抗组胺剂的辅助使用可改善瘙痒。光疗也有一定疗效。但是这些辅助治疗不会影响胎儿预后。

特殊检查
• 肝功能检查、血清胆汁酸检查
• 丙肝血清学检测

Specific prurritic disease of pregnancy. A prospective study of 3192 preganat women. Roger D, Vaillant, Fignon A, Pierre E, BacqY, Brechot JF, et al. *Arch Dermatol* 1994; 130: 734–9.

一项包含有 17 例出现瘙痒症状的妊娠胆汁淤积症患者的前瞻性研究，与对照组相比，患者谷草转氨酶、谷丙转氨酶、血清总胆汁酸、血清甘氨胆酸、5'- 核苷酸和总碱性磷酸酶的均升高并且有统计学意义。

Intrahepatic cholestasis of pregnancy: ralationships between bile acid levels and fetal complication rates. Glantz A, Marschall HU, Mattsson LA. *Hepatology* 2004; 40: 287–8.

一项包含 693 例妊娠胆汁淤积症病例的前瞻性队列研究表明，只有在胆汁酸水平超过 40μmol/L 时，早产的概率、窒息事件率、胎盘和胎膜的绿染率才会增加。同样，只有胆汁酸水平超过 20μmol/L 时，羊水胎粪污染的可能性才开始上升。

The importance of serum bile acid level analysis and treatment with ursodeoxycholic acid in intrhepatic cholestasis of pregnancy: a case series form central Europe. Ambr os_

Rudolph CM, Glatz M, Kerl H, Mullegger RR. *Arch Dermatol* 2007; 143: 757–62.

13 例妊娠胆汁淤积症患者的回顾性研究报告显示，所有患者血清总胆汁酸水平升高。相比于正常分娩的患者，妊娠合并胎儿窘迫或早产的患者显示出更高的总胆汁酸水平。77% 的患者肝功能异常，其中，62% 的患者血清谷草转氨酶升高，46% 的患者谷丙转氨酶升高，23% 的患者谷氨酰转氨酶升高，15% 的患者血清总胆红素升高，100% 的患者碱性磷酸酶升高。

Intrahepatic cholestasis of pregnancy in hepatitis C virus infection. Paternoster DM, Fabris F, Palu G, Santarossa C, Bracciante R, Snijders D, et al. *Acta Obstet Gynecol Scand* 2002; 81: 99–103.

一项关于丙型肝炎病毒感染发生率和妊娠胆汁淤积症发生率的前瞻性研究报告了 56 例妊娠胆汁淤积症患者，其中 12 例 HCV-RNA 阳性。妊娠胆汁淤积症在 HCV-RNA 阳性的妇女中比在 HCV-RNA 阴性的妇女中更常见，因此，作者得出结论，妊娠晚期出现的妊娠胆汁淤积症患者应该进行 HCV 检测。

Intrahepatic cholestasis of pregnancy: maternal and fetal outcomes associated with elevated bile acid levels. Brouwers L, Koster MP, Page-Christiaens GC, Kemperman H, Boon J, Evers IM, et al. *Am J Obstet Gynecol* 2015; 212: 100. e1.

回顾性研究 215 例妊娠胆汁淤积症患者，研究胆汁酸水平与妊娠结局的相关性。患者被分为轻度（胆汁酸水平 10~39μmol/L），中等（40~99μmol/L）和严重三组（≥ 100μmol/L）。较高的胆汁酸水平与自发性早产、羊水胎粪污染和围产期死亡的增加显著相关。与轻症患者相比，重症患者往往更早被诊断，分娩时间也更早。

Fetal outcomes in pregnancies complicated by intrahepatic cholestasis of pregnancy in a Northern California cohort. Rook M, Vargas J, Caughey A, Bacchetti P, Rosenthal P, Bull L. *PLoS One* 2012; 7: e28343.

一项针对 101 名妊娠胆汁淤积症患者的研究报告表明，胎儿并发症占分娩次数的 33%，其中呼吸窘迫最为常见。该研究没有发现临床或生化检测对胎儿并发症有预测作用。

一线治疗	
• 熊去氧胆酸	A
• 早期分娩	D

Ursodeoxycholic acid in the treatment of cholestasis of pregnancy: a randomized, double-blind study controlled with placebo. Palma J, Reyes H, Ribalta J, Hernándea I, Sandoval L, Almuna R, et al. *J Hepatol* 1997; 27: 1022–8.

一项对 24 名妊娠 33 周前检测出妊娠胆汁淤积症患者的研究中，患者被随机分配，分别在分娩前接受或安慰剂治疗。在完成研究的 15 名患者中，8 人接受熊去氧胆酸治疗，7 人接受安慰剂治疗。治疗 3 周后，熊去氧胆酸组患者瘙痒症状、血清胆红素、谷丙转氨酶、谷草转氨酶有明显改善。血清总胆汁酸下降不明显。熊去氧胆酸组患者均在妊娠 36 周或接近 36 周时分娩，而安慰剂组有 5 人在妊娠 36 周之前分娩，其中还有 1 例死胎。

Ursodeoxycholic acid in the treatment of intrahepatic cholestasis of pregnancy. A 12-year experience. Zapata R, Sandoval L, Palma J, Hernandez I, Ribalta J, Reyes H, et al. *Liver Int* 2005; 25: 548–54.

回顾性分析 32 例在分娩前至少 3 周接受熊去氧胆酸治疗的妊娠胆汁淤积症患者，并与 16 例历史病例作对照。熊去氧胆酸治疗降低了瘙痒程度、血清胆红素、谷丙转氨酶和胆汁酸盐的水平。治疗组患者中有 65.7% 足月分娩，而对照组仅为 12.5%。治疗组所生的婴儿比对照组的婴儿平均重 500g。

Efficacy of ursodeoxycholic acid in treating intrahepatic cholestasis of pregnancy: a meta-analysis. Bacq Y, Sentilhes L, Reyes HB, Glantz A, Kondrackiene J, Binder T, et al. *Gastroenterology* 2012; 143: 1492–1501.

包含有 9 项随机对照试验的 meta 分析，共有 454 名妊娠胆汁淤积症患者的数据，比较了熊去氧胆酸对比其他药物、安慰剂或非特异性治疗的效果。与其他组相比，熊去氧胆酸在减少或解决瘙痒、改善肝功能、减少早产、减少胎儿窘迫、减少呼吸窘迫综合征的发生，以及减少需要重症监护的新生儿方面均有优势。与对照组相比，熊去氧胆酸可以缓解瘙痒、改善肝功能。

Interventions for treating cholestasis in pregnancy. Gurung V, Middleton P, Milan SJ, Hague W, Thornton JG. *Cochrane Database Syst Rev* 2013; 6: CD000493.

一篇关于随机对照试验的 Cochrane 综述，比较了对妊娠胆汁淤积症患者的干预策略。研究纳入了 21 项涉及 1 197 名妇女的试验，其中包含 11 项不同的干预措施及导致的 15 项不同的预后。熊去氧胆酸在 7 个试验中的 5 个中能够改善瘙痒。与安慰剂组相比，熊去氧胆酸组的早产数明显减少，胎儿窘迫 / 窒息事件的发生率也更低（尽管没有统计学意义）。

The risk of infant and fetal death by each additional week of expectant management in intrahepatic cholestasis of

pregnancy by gestational age. Puljic A, Kim E, Page J, Esakoff T, Shaffer B, LaCoursiere DY, et al. *Am J Obstet Gynecol* 2015; 212: 667. e1.

回顾性研究了 1 604 386 例妊娠 34~40 周的妇女,单胎妊娠,有或无妊娠胆汁淤积症。妊娠 36 周时分娩的死亡风险低于期待治疗的死亡风险。作者的结论是,与期待治疗相比,妊娠 36 周分娩可降低围产期死亡风险。

Primum non nocere: how active management became modus operandi for intrahepatic cholestasis of pregnancy. Henderson CE, Shah RR, Gottimukkala S, Ferreira KK, Hamaoui A, Mercado R. *Am J Obstet Gynecol* 2014; 211: 189–96.

为了评估妊娠胆汁淤积症是否应作为早期分娩的适应证,作者根据产科是否行积极干预对 16 篇文章进行了分类。没有发现产科应积极干预妊娠胆汁淤积症的证据,两组的死胎率与各自国家的死胎率相似。

二线治疗	
• 润肤剂和局部止痒剂	D
• 抗组胺药	D
• 光疗	E

Dermatoses of pregnancy. Shornick JK. *Semin Cutan Med Surg* 1998; 17: 172–81.

本综述提示 UVB 光疗可用于妊娠胆汁淤积症的对症治疗。

Specific pruritic disease of pregnancy. A prospective study of 3192 pregnant women. Roger D, Vaillant L, Fignon A, Pierre F, Bacq Y, Brechot JF, et al. *Arch Dermatol* 1994; 130: 734–9.

一项前瞻性研究,包含了 17 例确诊妊娠胆汁淤积症并有瘙痒的患者。13 例患者使用了润肤剂和口服抗组胺剂。所有病例在分娩后 2 周内瘙痒消失。

妊娠特应性皮疹

妊娠特应性皮疹(atopic eruption of pregnancy,AEP)也

被称为妊娠前期瘙痒、妊娠早期瘙痒、妊娠期瘙痒性毛囊炎。妊娠期湿疹,是妊娠期最常见的皮肤病。它是一种良性的瘙痒性疾病,在妊娠早期(75% 的患者在妊娠晚期之前发病)出现湿疹和 / 或丘疹病变,特应性体质的患者更易发病。

治疗策略

除孕妇感觉到明显的瘙痒外,妊娠特应性皮疹并不会增加胎儿或者孕妇的风险。局部应用糖皮质激素,无论是否加用全身性抗组胺药物,通常足以解决病变和改善瘙痒。润肤剂和局部止痒剂也有一定疗效。严重的病例可能需要短期全身性应用糖皮质激素和抗组胺药物,如有继发性细菌感染需要口服抗生素。光疗(UVB)是一种选择,特别是对于怀孕早期的严重病例。

特殊检查
• 无

The specific dermatoses of pregnancy revisited and reclassified: results of a retrospective two-center study on 505 pregnant patients. Ambros-Rudolph CM, Müllegger RR, Vaughan-Jones SA, Kerl H, Black MM. *J Am Acad Dermatol* 2006; 54: 395–404.

回顾性研究 505 例妊娠患者,将妊娠期湿疹、妊娠期瘙痒、妊娠期瘙痒性毛囊炎重新归类为妊娠特应性皮疹。

一线治疗
• 局部糖皮质激素治疗
• 抗组胺药

有关这些治疗在怀孕期间的使用,请参阅前面妊娠多形疹一节中的讨论。

二线治疗
• UVB

感谢上一版本章作者 Wolfgang Jurecka,MD。

(陈宇杰 译,陈旭 顾恒 校)

第 202 章　胫前黏液性水肿

原作者　Elizabeth R.Ghazi，Warren R.Heymann

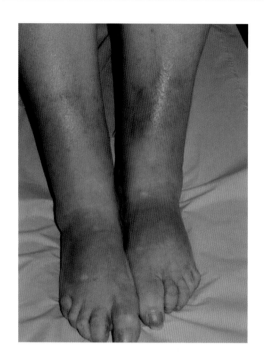

胫前黏液性水肿(pretibial myxedema)，更准确的名称是"甲状腺皮病"，其特征为非凹陷性水肿，皮肤呈肤色至紫红色结节或斑块改变。皮损最常见于胫前，有时也可出现在手臂、肩部、头部和颈部。甲状腺皮病的鉴别诊断包括淋巴水肿、皮肤脂肪硬化症和新近描述的与肥胖相关的淋巴水肿性黏蛋白沉积症。

治疗策略

胫前黏液性水肿是一种自身免疫现象，往往发生于治疗后的 Graves 病患者。甲状腺功能减退和甲状腺功能正常的患者也可发生。胫前黏液性水肿有助于提示寻找甲状腺疾病的其他临床症状，包括甲状腺性肢端病变(主要特点是杵状指趾、指骨和长骨骨膜增生，以及骨结构上的软组织肿胀)和甲状腺肿大。典型的胫前黏液性水肿常在眼病发作后发生，通常发生在甲状腺功能亢进症确诊后的数年。治疗目的包括美容和预防长期并发症，如象皮肿、活动范围的缩小和由于神经压迫导致的足下垂。胫前黏液性水肿在不治疗的情况下也可能会自行消退。

严重甲状腺皮病患者，首选治疗是局部外用强效糖皮质激素，可单独外用或联合封包治疗，持续时间至少 2 个月。如症状持续存在，皮损内注射糖皮质激素也可能有效。当单一疗法疗效不满意时，将上述方法与加压绷带治疗相结合可能有效。部分患者口服或静脉应用糖皮质激素后皮损也能得到改善，但由于激素的系统性副作用，其应用受到限制。

已酮可可碱是一种甲基黄嘌呤可可碱的类似物，已证实能减轻症状，也可与局部外用和/或皮损内注射糖皮质激素联合应用。静脉滴注丙种球蛋白(intravenous immunoglobulin，IVIG)可能会改善胫前黏液性水肿的皮肤损害，尽管这一疗法还存在争议。皮下或皮损内注射奥曲肽(一种生长抑素类似物)的疗效不一致。有报道认为血浆置换有助于改善重症患者的病情，并且与利妥昔单抗联用获得成功。

使用细胞毒性药物的患者可以观察到短时间的病情改善。胫前黏液性水肿并不是危及生命的疾病，因此，细胞毒性药物应仅限于病情严重、全身情况差的患者应用。手术切除只在少数患者中有效。手术治疗其存在较高的复发风险，是一种不常用的治疗手段，术后结合皮损内注射糖皮质激素可以降低疾病复发的概率。完全减充血理疗在象皮病型胫前黏液水肿的治疗中取得了一定成功。

通过胫前超声检查(结合或不结合数字红外热像仪)测量皮肤厚度有助于评估治疗反应，监测治疗后血清的透明质酸水平同样有评估价值。

特殊检查
• 甲状腺功能检测
• 抗甲状腺球蛋白和抗甲状腺过氧化物酶抗体
• 抗促甲状腺激素受体抗体
• 胫前超声波和 / 或数字红外热像仪
• 血清透明质酸

Pretibial myxedema. Fatourechi V. In: Heymann WR, ed. Thyroid disorders with cutaneous manifestations. London: Springer Verlag, 2008; 103–19.

Pretibial myxedema: case presentation and review of treatment options. Kim WB, Mistry N, Alavi A, Sibbald C, Sibbald RG. *Int J Low Extrem Wounds* 2014; 13: 152–4.

本文介绍了 1 名因 Graves 病接受治疗的 57 岁女性的典型胫前黏膜水肿案例。

本文详细介绍了如何区分胫前黏液水肿与淋巴水肿、

皮肤脂肪硬化症。

Pretibial myxedema as the initial manifestation of Graves'disease. Georgala S, Katoulis AC, Georgala C, Katoulis EC, Hatziolou E, Stavrianeas NG. *J Eur Acad Dermatol Venereol* 2002; 16: 380–3.

1名28岁的希腊女性,最初表现为无临床症状的胫前黏液性水肿,最终被诊断为Graves病。该患者的抗促甲状腺激素(TSH)受体抗体水平升高。

甲状腺功能评估是必要的,因大多数胫前黏液性水肿的患者存在自身免疫性甲状腺疾病的临床或实验室证据。

Observing pretibial myxedema in patients with Graves' disease using digital infrared thermal imaging and high-resolution ultrasonography: for better records, early detection and further investigation. Shih SR, Lin MS, Li HY, Yang HY, Hsiao YL, Chang MT, et al. *Eur J Endocrinol* 2011; 164: 605–11.

数字红外热成像(digital infrared thermal imaging,DITI)可以检测表面温度,而超声检查则反映软组织成分的变化。在正常志愿者中,下肢温度从近端到远端逐渐下降。在所有胫前黏液水肿患者中,DITI显示病变周围的局部温度异常降低。在轻度非凹陷性水肿的Graves病患者和下肢外观正常的Graves病患者中,DITI表现为局部温度异常降低的分别占90.9%和65.2%。DITI检测到的临床可见的胫前黏液水肿和低局灶性温度区域的特征是皮肤厚度增加、皮肤组织中低回声物质沉积,以及真皮和皮下组织之间界限模糊。

一线治疗	
• 外用糖皮质激素联合(或不联合)封包治疗	C
• 皮损内注射糖皮质激素	D
• 压迫法	D

Dermopathy of Graves disease (pretibial myxedema): review of 150 cases. Fatourechi V, Pajouhi M, Fransway AF. *Medicine* 1994; 73: 1–7.

在本项回顾性研究中,患者使用0.05%~0.1%醋酸曲安奈德霜局部封包2~10周,所有76例患者中,有29例皮损达到部分缓解,1%患者完全缓解。

Treatment of pretibial myxedema with topical steroid ointment application with sealing cover in Graves'patients. Takasu N, Higa H, Kinjou Y. *Intern Med* 2010; 49: 665–9.

作者详细介绍了6名胫前黏液水肿的患者使用0.1%曲安奈德局部封包的经验。只有2人有效,这些患者均在胫前黏液水肿出现后的数月内开始治疗。

使用局部类固醇封包治疗时,治疗不及时(如延迟5~10年)或以眼球突出为表现的晚期Graves病与难治性疾病有关。

Intralesional triamcinolone therapy for pretibial myxedema. Lang PG, Sisson JC, Lynch PJ. *Arch Dermatol* 1975; 111: 197–202.

病损内每月注射8ml或更少量的曲安奈德溶液(5mg/ml,每个注射部位1ml)治疗的9名患者中,有7人在3~7次就诊后,胫前黏液水肿的症状得到了完全缓解。另外2名患者尽管由于非医学原因提前退出研究,但仍表现出部分改善。

Pretibial myxedema: a review of the literature and case report. Frisch DR, Roth I. *J Am Podiatr Med Assoc* 1985; 75: 147–52.

1名29岁的胫前黏液性水肿的女性患者,采取休息、抬高患肢和0.05%氟轻松乳膏封包治疗。门诊治疗包括每周皮损内注射倍他米松,此后采用0.05%氟轻松乳膏封包治疗,并每周使用乌纳糊膏敷料压迫治疗。2个月后,皮损明显改善。

弹力袜也可能改善症状。在没有禁忌证的情况下,压迫法应与其他治疗方法联合使用。

Pretibial myxoedema with autoimmunity and hyperplasia treated with glucocorticoids and surgery. Lan C, Li C, Yang M, Mei X, He Z, Chen W, et al. *Br J Dermatol* 2012; 166: 457–9.

一名以疣状斑块为表现的胫前黏液水肿患者,最初治疗方案为每月注射1ml倍他米松,共5个点,每点0.2ml,效果不佳。当治疗增加到每2周1次注射后反应良好。第2例以肿瘤样变皮损为表现的患者,手术切除术后,辅助以每3日分5个点注射10mg曲安奈德预防复发有效。

二线治疗	
• 己酮可可碱	E
• 己酮可可碱联合外用/或皮损内注射糖皮质激素	E

Pentoxifylline inhibits the proliferation and glycosaminoglycan synthesis of cultured fibroblasts derived from patients with Graves'ophthalmopathy and pretibial myxedema. Chang CC, Chang TC, Kao SC, Kuo YF, Chien LF. *Acta Endocrinol* 1993; 129: 322–7.

在取自胫骨前部位的成纤维细胞培养物中发现,己酮可可碱可引起体外成纤维细胞的增殖和糖胺聚糖的合成呈剂量依赖性下降。一项初步临床试验中,应用静脉内400mg和每日口服800mg己酮可可碱的剂量,1周内胫前黏液性水肿得到改善。

Successful combined pentoxifyline and intralesional triamcinolone acetonide treatment of severe pretibial myxedema. Engin B, Gumusel M, Ozdemir M, Cakir M. *Dermatol Online J* 2007; 13: 16.

1 名 32 岁男性患者，应用氯倍他索封包、己酮可可碱 400mg（每日 3 次）和皮损内注射曲安奈德（5mg/ml）治疗，获得部分改善。

三线治疗	
• 静脉注射免疫球蛋白	D
• 系统使用糖皮质激素（包括糖皮质激素冲击疗法）	D
• 奥曲肽	E
• 血浆置换	D
• 血浆置换联合利妥昔单抗	E
• 细胞毒性药物治疗	E
• 外科手术	E
• 完全降低充血的物理治疗	E
• UVA1 光疗联合局部外用或皮损内注射激素	D
• 放射治疗	E

Pretibial myxedema and high-dose intravenous immunoglobulin treatment. Antonelli A, Palla R, Alberti B, Saracino A, Mestre C, et al. *Thyroid* 1994; 4: 399–408.

6 例胫前黏液性水肿患者，每日接受 400mg/kg 大剂量静脉注射丙种球蛋白治疗，连续 5 日，每日滴注 3~4 小时。每 21 日重复治疗 3 次，几周后患者病情开始改善。维持治疗每日 400mg/kg，每 21 日治疗 7~15 次，总治疗时间为 7~12 个月。平均 6 个月可见显著疗效。

Lack of response of elephantiasic pretibial myxoedema to treatment with high-dose intravenous immunoglobulins. Terheydem P, Kahaly GJ, Zillikens D, Brocker EB. *Clin Exp Dermatol* 2003; 28: 224–6.

报告显示静脉注射免疫球蛋白并没有明显改善胫前黏液性水肿患者中象皮病型的皮损。

Corticoid therapy for pretibial myxedema: observations on the long-acting thyroid stimulator. Benoit FL, Grenspan FS. *Ann Intern Med* 1967; 66: 711–20.

口服泼尼松 60mg，后逐渐减量，或甲泼尼龙，起始剂量 40mg，4 例患者胫前皮损消退，另外 2 例患者皮损改善。在各种皮质类固醇激素治疗方法研究中，大剂量系统应用类固醇皮质激素治疗 2 周可获得最佳效果。

Refractory pretibial myxoedema with response to intralesional insulin-like growth factor 1 antagonist (octreotide):

downregulation of hyaluronic acid produciton by the lesional fibroblasts. Shinohara M, Hamasaki Y, Katayana I. *Br J Dermatol* 2000; 143: 1083–6.

1 名男性 Graves 病患者，皮损内注射奥曲肽，每日 200g，治疗 4 周后，胫前黏液性水肿症状得到改善。

奥曲肽可抑制胰岛素样生长因子 -1 诱导的皮损部位的成纤维细胞分泌透明质酸，可能在胫前黏液性水肿的发病机制中起作用。

Octreotide and Graves'ophthalmopathy and pretibial myxoedema. Chang TC, Kao SC, Huang KM. *Br Med J* 1992; 304: 158.

3 名胫前黏液性水肿患者，奥曲肽 100g/ 次，每日 3 次治疗，获得成功。

作者没有对醋酸奥曲肽给药途径给出说明。根据 *Physicians'Desk Reference*，该药物可以通过皮下注射或静脉给药。

Lack of effect of long-term octreotide therapy in severe thyroid-associated dermopathy. Rotman-Pikielny P, Brucker Davis F, Turner ML, Sarlis NJ, Skarulis MC. *Thyroid* 2003; 13: 465–70.

3 名女性患者在使用奥曲肽 300g 治疗后，未取得有统计学意义的疗效。

奥曲肽用于治疗甲状腺性皮肤病变的小样本研究的结果存在争议，因此只有进一步开展多样本的对照研究才能证实该方案是否有效。

Effect of plasmapheresis and steroid treatment on thyrotropin binding inhibitory immunoglobulins in a patient with exophthalmos and a patient with pretibial myxedema. Kuzuya N, DeGroot LJ. *J Endocrinol Invest* 1982; 5: 373–8.

2 名患者，其中 1 名有象皮病样皮损，在 4~5 个月的时间内进行了 16 次血浆置换治疗，每次去除患者 1~2L 血浆，用 1300ml 的纯化蛋白组分和 700ml 的 0.9% 生理盐水替换。免疫球蛋白 G 成分被分离出来，从而降低了每单位血清中促甲状腺激素结合抑制免疫球蛋白的活性。血浆置换疗法可以部分或暂时改善胫前黏液水肿的症状，并可以减少异常抗体。

Beneficial effects of plasmapheresis followed by immunosuppressive therapy in pretibial myxedema. Noppen M, Velkeniers B, Steenssens L, Vanhaelst L. *Acta Clin Belg* 1988; 43: 381–3.

1 名对局部糖皮质激素治疗无反应的胫前黏液性水肿患者，血浆置换治疗 5 日后，继以硫唑嘌呤 100mg，每日 2 次治疗，3 个月后痊愈。后硫唑嘌呤逐渐减量至 50mg，每日

证据等级：A 双盲试验　　B 临床试验，研究对象 ≥ 20 例　　C 临床试验，研究对象 < 20 例　　D 病例分析，研究对象 ≥ 5 例　　E 个案报道

2次,持续1年,未见复发。

Pretibial myxedema (elephantiasic form): treatment with cytotoxic therapy. Hanke CW, Bergfeld WF, Guirguis MN, Lewis LJ. *Cleve Clin Q* 1983; 50: 183–8.

1名44岁的男性胫前黏液性水肿患者,取自其病变部位的成纤维细胞体外实验显示,细胞毒性药物能使细胞DNA含量减少。口服美法仑(每日8mg)能最大程度降低透明质酸水平,每月服用4日,连续6个月。该方案可短暂改善病情,但患者的病情随后恶化。

Successful combined surgical and octreotide treatment of severe pretibial myxoedema reviewed after 9 years. Felton J, Derrick EK, Price ML. *Br J Dermatol* 2003; 148: 825–6.

1名56岁男性胫前黏液性水肿的患者,在行外科切除手术治疗后,每日皮下注射奥曲肽6个月,后在超过9年的随访期间未复发。

Pretibial myxedema. Matsuoka LY, Wortsman J, Dietrich JG, Pearson R. *Arch Dermatol* 1981; 117: 250–1.

分层皮移植片放置3年后,胫前黏液水肿复发。

Treatment-resistant elephantiasic thyroid dermopathy responding to rituximab and plasmapheresis. Heyes C, Nolan R, Leahy M, Gebauer K. *Australas J Dermatol* 2012; 53: e1–4.

1名55岁女性,每6日进行1次血浆置换,每周注射1次利妥昔单抗,持续1~7周,共7次,3.5年内总计注射了29剂利妥昔单抗,进行了241次血浆置换术。治疗结束6个月后,症状一直未出现。

利妥昔单抗已成功应用于进展期的自身免疫性疾病。但不同时联合使用血浆置换的利妥昔单抗治疗是否有意义还有待进一步的研究。

Elephantiasic pretibial myxedema: a novel treatment for an uncommon disorder. Susser WS, Heermans AG, Chapman MS, Baughman RD. *J Am Acad Dermatol* 2002; 46: 723–6.

1名67岁女性胫前黏液性水肿象皮肿的患者,在积极进行了6周完全减充血物理治疗后,腿部47%面积的水肿消退,疗效持续2年。

完全减充血物理治疗,包括下肢徒手按摩以促进淋巴循环、使用压力绷带、运动和皮肤护理。

Efficacy of trimodality therapy for pretibial myxoedema: a case series of 20 patients. Chen X, Zhao X, Li X, Shi R, Zheng J. *Acta Derm Venereol* 2016; 96: 714–5.

严重甲状腺皮病患者三联疗法治疗12周,包括皮损局部注射丙酸倍他米松5mg和磷酸倍他米松2mg(共4~6ml),局部应用0.1%糠酸莫米松乳膏封包治疗,以及UVA1光疗(每次剂量80J/cm^2,每周3次,共2周;每周2次,共2周;每周1次,共8周)。治疗结束后,分别有8例和12例患者达到完全和部分缓解。超声检测真皮厚度减少。

Radiation therapy as part of the therapeutic regimen for extensive multilocular myxedema in a patient with exophthalmos, myxedema and osteoarthropathy syndrome: a case report. Elsayad K, Kriz J, Bauch J, Scobioala S, Haverkamp U, Sunderkötter C, et al. *Oncol Lett* 2015; 9: 2404–8.

1名被诊断为甲状腺皮病的48岁男性患者,伴有突眼和肢端病变。左小腿和左足部放射治疗,总剂量为5Gy。同时,右小腿和右足部放射治疗,剂量≤20Gy。除皮肤水肿和轻微红斑外,患者对放疗耐受性良好。通过后续切除、己酮可可碱治疗和重复放疗可维持疗效。

(魏 萌 译,魏爱华 校)

第203章 结节性痒疹

原作者 Junie Li Chun Wong, Niall Wilson

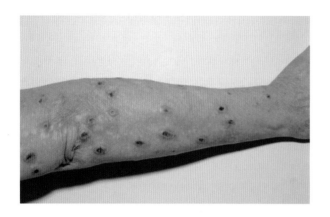

结节性痒疹（nodular prurigo，NP）又称 *prurigo nodularis* 或 *prurigo nodularis of Hyde*，是一种以剧烈瘙痒的角化过度型丘疹、结节为特征的慢性疾病，数量可从数个到数百个不等。伴随特征包括严重的表皮剥脱、结痂、苔藓样变，以及炎症后色素沉着或色素减退。皮损常对称分布于四肢伸侧，但身体其他任何部位，尤其是骶部、腹部、面部、手掌，以及生殖器部位也可能会受累。

NP 可发生于任何年龄段，但以中年更为常见，女性发生率稍高于男性。NP 通常被认为是慢性瘙痒和搔抓后的继发反应，而非原发性皮肤病。超过 80% 的患者可以找到潜在病因，其中最常见的是特应性因素，出现于近 50% 的病例中。与 NP 发生相关的皮肤病包括特应性湿疹、静脉性湿疹、变应性接触性湿疹、疱疹样皮炎、Grover 病、扁平苔藓和皮肤淋巴瘤。

代谢性疾病可出现于高达 40% 的 NP 患者，糖尿病，甲状腺疾病，食物（山梨醇、乳糖和果糖）不耐受和吸收不良，铁缺乏，以及肝肾功能不全，均曾被报道。幽门螺旋杆菌、丙型肝炎和人类免疫缺陷病毒（human immunodeficiency virus，HIV）感染、潜在的恶性肿瘤，以及神经性因素，如神经系统疾病和慢性疼痛综合征，也曾被报道发生于 NP 患者。社会心理疾病可伴随发生，焦虑和抑郁可能是 NP 患者慢性瘙痒的主要相关因素，也可继发于 NP 的慢性瘙痒。

治疗策略

NP 的治疗应当是整体性的，在针对瘙痒症状治疗的同时，要明确引起瘙痒的潜在病因。需要采集完整的病史、全面的体格检查，并且结合一系列的相关检查，来明确瘙痒的产生是皮肤源性的、系统性的，还是精神源性的。

一般措施，如修剪指甲和戴手套可以帮助减少表皮剥脱。应当鼓励患者定期使用润肤剂，因为皮肤干燥会加重瘙痒。含薄荷脑、樟脑或苯酚的制剂可以发挥止痒作用。

口服抗组胺药可有效控制瘙痒症状，口服镇静类的抗组胺药，如每晚口服异丙嗪 25~75mg 可能有一定帮助。局部外用或皮损内注射强效糖皮质激素（曲安奈德 40mg/ml，每个结节 0.1ml，每 6 周重复 1 次）可用于治疗孤立性皮损。局部外用钙调神经磷酸酶抑制剂或局部外用维生素 D_3 衍生物可作为外用糖皮质激素的辅助或替代用药方案，以降低长期使用糖皮质激素引起的皮肤萎缩的风险。使用封包绷带或封包敷料，如水胶体敷料垫（最好与外用药物联合使用）能有效阻断瘙痒—搔抓的恶性循环，促进皮损恢复。

其他的口服止痒药包括抗癫痫药，如普瑞巴林 25mg 或加巴喷丁 300mg 每日 3 次；或三环类抗抑郁药，如阿米替林，起始剂量为每晚 10~25mg。阿片类受体拮抗剂 - 纳曲酮已被报道在 NP 患者中有较强的止痒作用。上述药物对于神经精神因素引起的病例可能更为有效。

在一些皮损更加泛发的病例中，窄谱中波紫外线（ultraviolet B，UVB），宽谱 UVB，补骨脂素光化学疗法（psoralens and ultraviolet A，PUVA），或长波紫外线（ultraviolet A，UVA1）光疗可能有效。对于外用药物或光疗无效的严重病例，可以考虑系统使用免疫抑制剂，如环孢素、硫唑嘌呤和甲氨蝶呤。这些治疗对于特应性湿疹相关的 NP 患者可能尤其有效。沙利度胺因其副作用应当被保留并使用于其他传统治疗无效的衰竭性疾病患者。

对于明确病因的 NP 患者，应针对病因治疗，如缺铁性贫血患者应处方铁补充剂。

特殊检查

- 全血细胞计数
- 血清尿素、肌酐和电解质
- 肝功能检查
- 血清铁，维生素 B_{12} 和叶酸水平
- 钙
- 甲状腺功能检查
- 血沉
- 可考虑乙肝、丙肝和 HIV 的血清学检查
- 可考虑胸片
- 可考虑血清免疫球蛋白水平及蛋白电泳
- 可考虑血清总 IgE

- 可考虑间接免疫荧光
- 对于皮疹较孤立或数量较少的患者,可考虑行组织病理学活检和直接免疫荧光以鉴别除外相关疾病,如结节性类天疱疮和鳞状细胞癌

Nodular prurigo: a clinicopathological study of 46 patients. Rowland Payne CM, Wilkinson JD, McKee PH, Jurecka W, Black MM. *Br J Dermatol* 1985; 113: 431–44.

该研究描述了 46 例 NP 患者的临床表现、相关疾病、血液系统、肾脏、肝脏、微生物学检查结果和组织病理学结果。

Prurigo as a symptom of atopic and nonatopic diseases: aetiologic survey in a consecutive cohort of 108 patients. Iking A, Grundmann S, Chatzigeorgakidis E, Phan NQ, Klein D, Stander S. *J Eur Acad Dermatol Venereol* 2013; 27: 550–7.

这项至今为止最大的队列研究,描述了 NP 患者合并症的分布。

Nodular prurigo: metabolic diseases are a common association. Winhoven SM, Gawkrodger DJ. *Clin Exp Dermatol* 2007; 32: 224–5.

这项对 72 例 NP 患者的回顾性分析证实了社会心理和代谢性疾病,尤其是糖尿病,通常与 NP 有关。

一线治疗	
• 外用糖皮质激素	A
• 外用钙调神经磷酸酶抑制剂	A
• 外用糖皮质激素合并封包治疗	C
• 封包治疗	E
• 抗组胺药	D
• 皮损内注射糖皮质激素	E

Prurigo nodularis. Rowland Payne CME. In: Bernhard JD, ed. Itch-mechanisms and management of pruritus. New York: McGraw-Hill, 1994; 103–19.

本文以 67 例患者的临床资料分析为基础,全面讨论了结节性痒疹的治疗。

Evaluation of the antipruritic effects of topical pimecrolimus in nonatopic prurigo nodularis: results of a randomized, hydrocortisone-controlled, doubled-blind phase Ⅱ trial. Siepmann D, Lotts T, Blome C, Braeutigam M, Phan NQ, Butterfass-Bahloul T, et al. *Dermatology* 2013; 227: 353–60.

这项纳入 30 例患者的自身左右对照试验,比较了 1% 氢化可的松和 1% 吡美莫司乳膏的抗瘙痒效果。吡美莫

司组和氢化可的松组皮疹的瘙痒程度均有显著降低,两组治疗效果无显著差异。受试者的皮肤病生活质量指数(dermatology life quality index,DLQI)评分在治疗后均有显著提高。

本试验是 NP 外用药治疗中少有的对照研究之一,其观察的是氢化可的松的相对治疗效果,而其他研究使用的至少是强效外用糖皮质激素。NP 剧烈瘙痒的特征使得强效和超强效外用糖皮质激素成为 NP 治疗的必需用药,而且也应当是一线治疗用药。

Treatment of pruritic diseases with topical calcineurin inhibitors. Stander S, Schurmeyer-Horst F, Luger TA, Weisshaar E. *Ther Clin Risk Manag* 2006; 2: 213–8.

11 例患者给予吡美莫司或他克莫司每日 2 次外用治疗。其中 5 例患者的皮肤瘙痒程度获得了至少 70% 的改善,皮损痊愈或显著改善。

目前已知,外用钙调神经磷酸酶抑制剂在特应性湿疹的治疗中有抗瘙痒和免疫抑制作用。本文指出,在非特应性 NP 中,局部外用钙调神经磷酸酶抑制剂有效且不会造成皮肤萎缩,可替代局部外用糖皮质激素,成为长期治疗中一种更加安全的选择。

An occlusive dressing containing betamethasone valerate 0.1% for the treatment of prurigo nodularis. Saraceno R, Chiricozzi A, Nistico SP, Tiberti S, Chimenti S. *J Dermatolog Treat* 2010; 21: 363–6.

这是一项双侧对照研究,共纳入 12 例患者,比较 0.1% 戊酸倍他米松贴膏和含有野甘菊成分的止痒润肤霜的疗效。封包可提高治疗效果,防止患者搔抓,同时使用 0.1% 戊酸倍他米松贴膏的皮损处的疗效更佳。

Use of occlusive membrane in prurigo nodularis. Meyers LN. *Int J Dermatol* 1989; 28: 275–6.

给予 4 例 NP 患者水胶体敷料垫封包治疗每周 1 次,也能防止患者搔抓患处。

封包粘合垫、医用敷料或绷带的使用,可以抑制导致疾病慢性化的反复搔抓皮肤的行为,同时阻断瘙痒—搔抓的恶性循环。

二线治疗	
• 局部外用维生素 D_3 衍生物	A
• UVB 光疗	D
• 窄谱 UVB	C
• PUVA 或 PUVA 浴疗	B
• UVA1 光疗	D
• 单频准分子光	C
• 改良的 Goeckerman 疗法	E

Double-blind, right/left comparison of calcipotriol ointment and betamethasone ointment in the treatment of prurigo nodularis. Wong SS, Goh CL. *Arch Dermatol* 2000; 136: 807–8.

这是一项评估卡泊三醇软膏和 0.1% 戊酸倍他米松软膏治疗结节性痒疹疗效的随机、双盲、左右对照研究。经过 8 周的治疗,卡泊三醇组比戊酸倍他米松组的疗效更好,结节的数量和大小较基线期有明显下降。

Topical vitamin D3 (tacalcitol) for steroid-resistant prurigo. Katayama I, Miyazaki Y, Nishioka K. *Br J Dermatol* 1996; 135: 237–40.

11 例 NP 患者给予他卡西醇每日 2 次外用,治疗 4 周后,9 名患者临床症状改善显著。

Phototherapy in nodular prurigo. Divekar PM, Palmer RA, Keefe M. *Clin Exp Dermatol* 2003; 28: 99–100.

本文报道了 14 例 NP 患者接受 19 次光疗(8 次宽谱 UVB、4 次 PUVA 浴疗和 7 次口服 PUVA)的疗效。其中,68% 患者的皮损部分缓解。3 例患者皮损完全缓解,但其中 2 例在 1 年内复发。

Narrow-band ultraviolet B phototherapy in patients with recalcitrant nodular prurigo. Tamagawa-Wineoka R, Katoh N, Ueda E, Kishimolo S. *J Dermatol* 2007; 34: 691–5.

10 例顽固性 NP 患者给予窄谱 UVB 光疗每周 1 次。平均累积剂量 23.88J/cm^2,平均治疗 24 次,所有患者的皮损均获得完全或显著清除。在为期 1 年的随访中,只有 1 例患者复发。

UV treatment of generalized prurigo nodularis. Hans SK, Cho MY, Park YK. *J Am Acad Dermatol* 1990; 29: 436–7.

本文报道 2 例 NP 患者接受 UVB 光疗后,剩余顽固性皮损采取外用 PUVA 疗法。

Phototherapy of generalized prurigo nodularis. Bruni E, Caccialanza M, Piccinno R. *Clin Exp Dermatol* 2010; 35: 549–50.

既往外用糖皮质激素、煤焦油,口服抗组胺药、环孢素治疗均无效的 19 例泛发性 NP 患者,接受了以 390nm UVA 为主的光疗。要求平均总剂量为 6.07J/cm^2,平均治疗 23 次。15 例患者治疗后皮损改善,其中 2 名患者皮损完全缓解,8 名患者皮损显著改善。

Long-term results of topical trioxsalen PUVA in lichen planus and nodular prurigo. Karoven J, Hannuksela M. *Acta Derm Venereol* 1985; 120: 53–5.

63 例 NP 患者接受水浴和外用 PUVA 疗法(初始治疗为 2~4 周,平均累积剂量为 7J/cm^2),其中 81% 的患者效果良好。在为期 1~6 年的随访中,18% 的患者痊愈,但是大多数患者出现复发并需要进一步治疗以巩固疗效。

Efficacy of UVA1 phototherapy in 230 patients with various skin diseases. Rombold S, Lobisch K, Katzer K, Grazziotin TC, Ring J, Eberlein B. *Photodermatol Photoimmunol Photomed* 2008; 24: 19–23.

17 例 NP 患者接受 UVA1 光疗,平均累积剂量为 650J/cm^2,平均照射 13.9 次。82% 的患者皮损改善,41% 的患者皮损显著改善。

Monochromatic excimer light (308 nm) in the treatment of prurigo nodularis. Saraceno R, Nistico SP, Capriotti E, de Felice C, Rhodes LE, Chimenti S. *Photodermatol Photoimmunol Photomed* 2008; 24: 43–5.

本研究中 11 例患者接受单频准分子光治疗(monochromatic excimer light,MEL),每周 1 次。9 名患者完成了平均 8 次的治疗,并获得部分或完全的临床和组织学缓解。

UVB 308-nm excimer light and bath PUVA: combination therapy is very effective in the treatment of prurigo nodularis. Hammes S, Hermann J, Roos S, Ockenfels HM. *J Eur Acad Dermatol Venereol* 2011; 25: 799–803.

这项随机、未设盲的临床研究共纳入 22 例患者,比较了水浴 PUVA 单一疗法和 PUVA+MEL 联合治疗的疗效。结果显示,联合 MEL 治疗的患者皮损恢复过程加快,同时联合治疗使得 PUVA 照射量减少了 30%。皮损完全清除患者的比例无显著差异。

Successful use of a modified Goeckerman regimen in the treatment of generalized prurigo nodularis. Sorenson E, Levin E, Koo J, Berger TG. *J Am Acad Dermatol* 2015; 72: 40–2.

4 例患者接受门诊改良 Goeckerman 疗法:每周 5 日宽频 UVB 治疗后,外用粗制煤焦油和糖皮质激素封包 4 小时。经过平均 45.5 次改良 Goeckerman 疗法,患者继续宽频 UVB 治疗,每周 3 次,针对难治性结节同时外用糖皮质激素。可以观察到 2.5~8 个月的缓解期。

三线治疗	
• 冷冻治疗	E
• 辣椒素	B
• 脉冲染料激光	E
• 非索非那定和孟鲁斯特	C
• 纳曲酮	C

• 普瑞巴林	B
• 加巴喷丁	E
• 环孢素	C
• 硫唑嘌呤	E
• 甲氨蝶呤	C
• 沙利度胺	C
• 来那度胺	E
• 口服他克莫司	E
• 静脉注射免疫球蛋白	E

Cryotherapy improves prurigo nodularis. Waldinger TP, Wong C, Taylor WB, Voorhees JJ. *Arch Dermatol* 1984; 120: 1598–1600.

1位使用糖皮质激素和光疗抵抗的NP患者,在冷冻治疗起疱后治疗成功。

冷冻治疗达到起疱的程度可能会引起瘢痕和炎症后色素沉着,这名患者即如此。

Treatment of prurigo nodularis: use of cryosurgery and intralesional steroids plus lidocaine. Stoll DM, Fields JP, King LE Jr. *J Dermatol Surg Oncol* 1983; 9: 922–4.

2例患者在使用棉签法冷冻10秒钟后,再行皮损内注射曲安奈德(10mg/ml)与0.75%利多卡因的混合液。间隔4~6周注射1次,在4~8次治疗后,所有皮损消退。

Treatment of prurigo nodularis with topical capsaicin. Stander S, Luger T, Metze D. *J Am Acad Dermatol* 2001; 44: 471–8.

33例NP患者接受外用辣椒素(0.025%~0.3%)治疗,每日4~6次,连用2周~10个月。治疗12日内,所有患者的瘙痒缓解。但停用辣椒素2个月,16例患者的瘙痒再次加重。

Nodular prurigo successfully treated with the pulsed dye laser. Woo PN, Finch TM, Hindson C, Foulds IS. *Br J Dermatol* 2000; 143: 215–6.

1位对外用和皮损内注射激素,以及PUVA治疗抵抗的NP患者,在经过6次脉冲染料激光(595nm)治疗后皮损改善,治疗间隔为6周。该患者在治疗停止后18个月内无复发。

Combination therapy of fexofenadine and montelukast is effective in prurigo nodularis and pemphigoid nodularis. Shintani T, Ohata C, Koga H, Ohyama B, Hamada T, Nakama T, et al. *Dermatol Ther* 2014; 27: 135–9.

12例NP患者给予孟鲁司特10mg,每日1次,联合非

索非那定240mg,每日2次。治疗4周后,9例患者皮损好转。

Efficacy and safety of naltrexone, an oral opiate receptor antagonist, in the treatment of pruritus in internal and dermatologic diseases. Metze D, Reimann S, Beissert S, Luger T. *J Am Acad Dermatol* 1999; 41: 533–9.

17例NP患者给予纳曲酮50mg,每日1次治疗。9例患者瘙痒症状的改善程度超过50%,而瘙痒控制则有助于皮损恢复。2例患者在治疗1个月和7个月后出现快速耐受,但是当纳曲酮剂量加倍至50mg每日2次时,症状再次改善。

Treatment of prurigo nodularis with pregabalin. Mazza M, Guerriero G, Marano G, Janiri L, Bria P, Mazza S. *J Clin Pharm Ther* 2013; 38: 16–8.

30例患者给予普瑞巴林25mg,每日3次,治疗3个月。23例患者的瘙痒症状完全缓解,且皮疹也有所减少。只有1例患者治疗失败。该疗法总体来说耐受性较好,不良反应报告只有6例。

Therapeutic hotline: treatment of prurigo nodularis and lichen simplex chronicus with gabapentin. Gencoglan G, Inanir I, Gunduz K. *Dermatol Ther* 2010; 23: 194–8.

4名NP患者给予加巴喷丁治疗,并至少获得部分缓解。

Antipruritic effect of ciclosporin microemulsion in prurigo nodularis: results of a case series. Siepmann D, Luger TA, Stander S. *J Dtsch Dermatol Ges* 2008; 6: 941–6.

14例NP患者给予口服环孢素[3~5mg/(kg·d)]的单一治疗。10例患者的瘙痒程度至少降低了80%,3例患者的瘙痒程度降低了40%~70%,治疗期间痒疹结节消退。我们观察到最佳止痒效果发生在治疗后的2周~12个月。50%患者有不良反应报告。1例患者出现血管性水肿,另外1例患者因出现腘动脉栓塞,不得不退出治疗。

Nodular prurigo responsive to azathioprine. Lear JT, English JS, Smith AG. *Br J Dermatol* 1996; 134: 1151.

本文报道2例NP患者给予硫唑嘌呤50mg,每日2次,分别治疗6个月和12个月后的疗效。治疗2~3个月后,瘙痒程度改善,皮损变得不明显。2例患者分别在停止治疗2个月和3年后出现疾病复发。

Prurigo nodularis: retrospective study of 13 cases managed with methotrexate. Spring P, Gschwind I, Gilliet M. *Clin Exp Dermatol* 2014; 39: 468–73.

13 例对外用激素、光疗,以及抗瘙痒药物治疗抵抗的患者,给予甲氨蝶呤 7.5~20mg,每周 1 次皮下注射,治疗至少 6 个月。10 例患者病情缓解或显著改善(疾病活动性的临床评估和患者自觉症状的改善程度均超过 70%)。其他 2 例患者也出现了疾病改善的倾向。

Thalidomide in 42 patients with prurigo nodularis Hyde.
Anderson TP, Fogh K. *Dermatology* 2011; 223: 107–12.

这是一项回顾性研究,42 例患者接受了平均剂量为 100mg/d 的沙利度胺治疗,平均治疗周期为 105 周。其中 32 例患者观察到了临床改善。神经病变和镇静作用等不良反应是治疗终止最常见的原因。

Efficacy of thalidomide in the treatment of prurigo nodularis.
Taefehnorooz H, Truchetet F, Barbaud A, Schmutz JL, Bursztejn AC. *Acta Derm Venereol* 2011; 91: 344–5.

这是一项回顾性研究,13 例患者给予沙利度胺 50~200mg,每日 1 次,疗程 3~142 个月。平均治疗 3 个月后,7 例患者瘙痒缓解,结节皮损减少。

沙利度胺是在 NP 中报道和研究最多的药物之一。然而,该药不良反应很常见,且可能是很严重且不可预测的。这些不良反应包括乏力、便秘、镇静、头晕及周围神经病变,其中周围神经病变可能是不可逆转的。该药物可能与严重的出生缺陷相关,孕妇必须禁用。因此,沙利度胺应当被用于特殊情况,对于衰竭性疾病,以及当其他治疗手段已经无效时使用。

Treatment of refractory prurigo nodularis with lenalido-
mide. Kanavy H, Bahner K, Korman NJ. *Arch Dermatol* 2012; 148: 794–6.

1 例仅对沙利度胺治疗有效的难治性 NP 患者,在沙利度胺治疗 18 个月后出现了外周神经病变。由于来那度胺和沙利度胺有类似的治疗机制,但外周神经病变的风险更低,因此选择来那度胺作为替代药物。来那度胺 5mg/d 治疗 1 个月后,患者瘙痒症状接近完全缓解,结节也明显好转,且该患者在 2 年的治疗过程中,一直维持疾病缓解状态。

Oral tacrolimus treatment of pruritus in prurigo nodularis.
Halvorsen JA, Aasebo W. *Acta Derm Venereol* 2015; 95: 866–7.

1 例 NP 患者对环孢素治疗的反应较好,但出现了毛发增多的不良反应。她开始定期口服他克莫司 10~20mg/d,代替环孢素。他克莫司单药治疗可减轻瘙痒,但没有出现毛发增多的不良反应。

Atopic prurigo nodularis responds to intravenous immuno-
globulins. Feldmeyer L, Werner S, Kamarashev J, French LE, Hofbauer GF. *Br J Dermatol* 2012; 166: 461–2.

1 例难治性 NP 患者给予静脉用免疫球蛋白(intravenous immunoglobulins,IVIG,每月 2g/kg,静脉内使用超过 3 日)联合甲氨蝶呤治疗,获得显著改善。经过 IVIG 治疗 3 个周期后,患者继续使用甲氨蝶呤和外用激素,获得了持续性改善。

(刘 萍 译,张建中 校)

第204章 色素性痒疹

原作者　Yukiko Tsuji-Abe，Hiroshi Shimizu

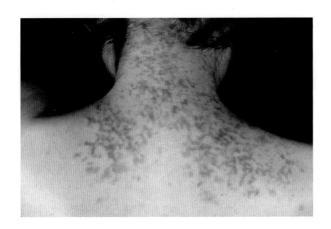

色素性痒疹（prurigo pigmentosa）是一种瘙痒性皮肤病，皮疹通常位于颈部、胸部和背部，起先多表现为丘疹性荨麻疹或丘疹小疱，随后可留下网状色素沉着。二三十岁的女性最易患此病。大部分患者都是日本人。

治疗策略

色素性痒疹有其独特的临床病程。病变最初以瘙痒、丘疹性荨麻疹或丘疱疹为特点。病灶在1周内自行消退，但反复发作会导致网状色素沉着。色素性痒疹的发病机制尚不清楚。衣服的摩擦，尤其是在出汗或游泳等潮湿条件下，会引发本病。在某些情况下，本病可继发于糖尿病引起的酮症、低碳水化合物饮食引起的体重突然减轻或神经性厌食症。当这些疾病得到有效控制时，部分病例的色素性痒疹皮损显著改善。也有报告称本病可与其他一些疾病或身心变化伴发，包括特定化学物质的接触性过敏反应、幽门螺杆菌感染、特应性体质和妊娠。

米诺环素（100~200mg/d）和氨苯砜（25~100mg/d）治疗本病有良好的效果。大部分患者治疗后3日~1周内起效，瘙痒症状减轻，同时皮损减退。米诺环素因较氨苯砜副作用小而缓解期长，故临床作为一线用药。局部或系统应用糖皮质激素或抗组胺药物通常无效。

特殊检查
• 尿酮体检查

Unilateral prurigo pigmentosa: a report of two cases. Teraki Y, Hitomi K. *J Dermatol* 2016; 43: 846–7.

Prurigo pigmentosa: a clinicopathologic study of 16 cases. Oh

YJ, Lee MH. *J Eur Acad Dermal Venereol* 2012; 26: 1149–53.

Prurigo pigmentosa on a patient with soft-drink ketosis. Mitsuhashi Y, Suzuki N, Kawaguchi M, Kondo S. *J Dermatol* 2005; 32: 767–8.

Prurigo pigmentosa (Nagashima) associated with anorexia nervosa. Nakada T, Sueki H, Iijima M. *Clin Exp Dermatol* 1998; 23: 25–7.

在所有这些病例中，色素性痒疹与酮症有关。疾病活动有时与尿酮浓度有关。在某些情况下，治疗酮症可以使色素性痒疹同时得到缓解。

一线治疗	
• 米诺环素	C
• 治疗酮症和其他病因	D

Prurigo pigmentosa: clinicopathological study and analysis of 50 cases in Korea. Kim JK, Chung WK, Chang SE, Ko JY, Lee JH, Won CH, et al. *J Dermatol* 2012; 39: 891–7.

50例使用米诺环素治疗色素性痒疹的患者，剂量分别为每日100~200mg（28例）、每日100mg（7例），还有4例同时应用了米诺环素和氨苯砜。所有患者对这些治疗反应良好。

Bullous prurigo pigmentosa in a pregnant woman with hyperemesis gravidarum. Hanami Y, Yamamoto T. *J Dermatol* 2015; 42: 436–7.

1名患者因严重妊娠剧吐体重减轻了7kg。尿酮体阳性。经补液治疗及卧床休息后，总体情况好转，1个月后皮损消失。

Prurigo pigmentosa associated with diabetic ketoacidosis. Ohnishi T, Kisa H, Ogata E, Watanabe S. *Acuta Derm Venereol* 2000; 80: 447–8.

报道了18例色素性痒疹合并糖尿病酮酸中毒的患者。8例患者纠正酮酸中毒后病情改善，1例患者局部外用糖皮质激素皮损改善，1例患者进展情况不详。

米诺环素（每日100~200mg）通常疗效较好。通常用药后数日至1周内起效。瘙痒症状减轻同时皮损减退。米诺环素和下面涉及的抗生素的治疗效果可能是由于色素性痒疹病理过程中出现的白细胞活化和炎症反应的特征。

二线治疗	
• 氨苯砜	C
• 多西环素	E
• 罗红霉素	E
• 克拉霉素	E

Prurigo pigmentosa in Korea: clinicopathological study. Shin JW, Lee SY, Lee JS, Whang KU, Park YL, Lee HK. *Int J Dermal* 2012; 51: 152–7.

49 例患者中 37 例单独或联合应用氨苯砜和米诺环素。所有患者的皮损和瘙痒均迅速消失。

Prurigo pigmentosa: a clinical and histopathologic study of 11 cases. Lin SH, Ho JC, Cheng YW, Huang PH, Wang CY. *Chang Gung Med J* 2010; 33: 157–63.

在 11 例色素性痒疹患者中,有 10 例患者使用多西环素(200mg/d)治疗,效果良好。

Prurigo pigmentosa: not an uncommon disease in the Turkish population. Baykal C, Buyukbabani N, Akinturk S, Saglik E. *Int J Dermatol* 2006; 45: 1164–8.

6 例色素性痒疹患者中有 3 例每日服用 100mg 多西环素,效果良好;另外 3 例每日服用 500mg 四环素,效果很好。

The successful treatment of prurigo pigmentosa with macrolide antibiotics. Yazawa N, Ihn H, Yamane K, Etoh T, Tamaki K. *Dermatology* 2001; 202: 67–9.

2 例色素性痒疹患者用罗红霉素(300mg/d)治疗效果佳,另外 2 例用克拉霉素(400mg/d)治疗效果佳,全部患者瘙痒和皮疹在 1 周内消退。

Prurigo pigmentosa. Gürses L, Gürbüz O, Demirçay Z, Kotiloglu E. *Int J Dermatol.* 1999; 38: 924–5.

2 例患者中 1 例多西环素(200mg/d)治疗效果良好,另外 1 例患者自愈。

多西环素属于四环素类抗生素。据报道,大环内酯类抗生素如罗红霉素和克拉霉素对色素性痒疹有效。一线治疗效果不佳及禁忌使用氨苯砜或米诺环素的患者可以使用这些药物。

三线治疗	
• 异维 A 酸	E
• 窄谱 UVB	E

Vesiculous prurigo pigmentosa in a 13-year-old girl: good response to isotretinoin. Requena Caballero C, Nagore E, Sanmartín O, Botella-Estrada R, Serra C, Guillén C. *J Eur Acad Dermatol Venereol* 2005; 19: 474–6.

这例患者起初误诊为水疱大疱性毛囊角化病,使用异维 A 酸(40mg/d)治疗 10 日,病情明显好转。5 个月后病情复发,用米诺环素(100mg/d),治疗 7 日,症状消退。

Prurigo pigmentosa successfully treated with low-dose isotretinoin. Akoglu G, Boztepe G, Karaduman A. *Dermatology* 2006; 213: 331–3.

1 例 18 岁女性患者使用异维 A 酸 20mg/d［0.3mg/(kg·d)］治疗成功,瘙痒和红斑在治疗后不到 1 个月即消退。

Successful treatment with narrowband UVB phototherapy in prurigo pigmentosa associated with pregnancy. Jang MS, Baek JW, Kang DY, Kang JS, Kim ST, Suh KS. *Eur J Dermatol* 2011; 21: 634–5.

1 名怀孕 13 周的妇女接受了窄谱 UVB 治疗色素性痒疹。第 1 次照射后瘙痒症状明显减轻,第 5 次照射后红斑消退。

大多数色素性痒疹患者对一线或二线治疗反应良好或者能够自发缓解,但在一些特殊情况下,这些治疗方案(三线治疗方案)也有一定作用。

（陈宇杰 译,陈 旭 顾 恒 校）

第205章 瘙痒症

原作者 Amit Garg, Jeffrey D Bernhard

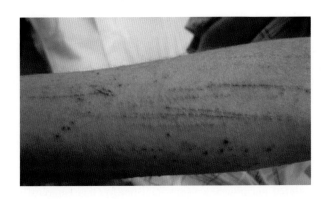

瘙痒症(Pruritus)是一种不舒服的皮肤感觉,这种感觉使人感到必须去搔抓、摩擦、抠挖,一些极端病例,患者甚至需抓破皮肤以获得缓解。"瘙痒""瘙痒症"这两词常可通用。瘙痒是许多皮肤疾病的典型表现,比如特应性皮炎、大疱性类天疱疮、扁平苔藓和疥疮。瘙痒症也可能是某些系统性疾病的特殊表现,如甲亢、胆汁淤积、尿毒症。对于无皮损的瘙痒症,不论是局部还是泛发的,即使是经验最丰富的皮肤科医师也很难诊断和治疗。由于摩擦和搔抓形成的继发性皮损往往会影响皮肤科体格检查。对瘙痒产生的神经生理学的新认识促进了针对神经系统靶向途径的特殊治疗方法的应用。

治疗策略

瘙痒症的治疗应直接针对其病因,不论是否伴有明显的皮肤损害。很多皮肤病都伴有瘙痒,但并属于这一章节讨论的范畴。干燥症和疥疮例外,因为尽管两者都能通过仔细检查确诊,但是它们的瘙痒程度和皮疹不成比例。对于干燥症,适当的皮肤护养方法和保湿剂都是不可或缺的。一个常见且令人尴尬的误诊是没能诊断出疥疮,如果能考虑到这一诊断则能减少一些患者的痛苦,避免延误治疗。其他皮肤科疑难的病例还包括大疱性类天疱疮前期、疱疹样皮炎、成人特应性皮炎、皮肤淋巴瘤,以及药物反应等。

对原发皮肤疾病诊断不明并不能排除其存在的可能性,可能需要反复的观察和实验室检查(如皮肤活检)。如果没有皮损,或有皮损但很难诊断时,完整的病史和体格检查常可以发现其中端倪,这其中包括用药史和完整的病史回顾。体格检查应包括对内脏器官和淋巴结的触诊。需进行全面皮肤检查,切勿被非特异的继发性皮损所迷惑(如摩擦、搔抓、继发感染等)。某些常规治疗无效的"特殊"皮炎湿疹可能是继发性的,而非原发性皮损。所以,不论是否有皮损,实验室检查对于泛发性瘙痒症的诊断都十分重要。在患者初诊及随访中,我们要留意患者是否出现系统性症状。

最严重的疏忽就是遗漏或误诊某些与瘙痒相关的系统性疾病。一些系统性疾病可以导致瘙痒,如血液系统或实质性肿瘤、淋巴增生性疾病、HIV、甲状腺疾病、缺铁性贫血、肾脏疾病、肝胆疾病、结缔组织病、神经系统疾病和药物过敏等。应该定期对这些与瘙痒相关的系统性疾病进行筛查,因为瘙痒症常可在系统性疾病确诊的数月前就发生(如原发性胆汁性肝硬化和霍奇金淋巴瘤)。仔细回顾系统情况——特别注意有无系统性体征和症状,可能大有帮助。

一些缓解症状的方式,比如轻柔的皮肤护理(如润肤)及消除刺激性因素(如过于干燥的空气)是有效的,但是还远远不够。用微温的水洗澡,使用不含香料的保湿性清洁产品及润肤剂,沐浴后使用足量的无香料浴油,维持凉爽潮湿的环境,以及穿宽松的衣物都是有效的。对于简单护理不能改善的瘙痒症,应该在病因、严重程度和安全性的基础上进行个体化和循序渐进的治疗。

特殊检查

筛查
- 完整的病史
- 详细询问用药史
- 全面系统回顾
- 全面的体格检查
- 全血细胞分类计数
- 血尿素氮、肌酐检测
- 空腹血糖检测
- 肝功能检测
- 甲状腺功能检测
- 胸片(前后位、侧位)
- 依据患者年龄进行适当的肿瘤筛查

其他检查
- 皮肤刮屑检查疥疮
- 乙型肝炎和丙型肝炎检测
- HIV 试验
- 红细胞沉降率
- 血清铁、铁蛋白
- 血清蛋白电泳、尿蛋白电泳
- 大便常规检查寄生虫及寄生虫卵
- 抗线粒体抗体试验
- 皮肤病理学检查

Itch and pruritus: what are they and how should itches be classified? Bernhard JD. *Dermatol Ther* 2005; 18: 288–91.

Clinical classification of itch: a position paper of the International Forum for the Study of Itch. Ständer S, Weisshaar E, Mettang T, Szepietowski JC, Carstens E, Ikoma A, et al. *Acta Dermatol Venereol* 2007; 87: 291–4.

这两篇文章阐释了不同瘙痒性疾病分类的相关术语。

Neurophysiological and neurochemical basis of modern pruritus treatment. Stander S, Weisshaar E, Luger TA. *Exp Dermatol* 2008; 17: 161–9.

这篇综述阐述了神经机制相关的慢性瘙痒症的最新神经生理学和神经化学的治疗策略。

Chronic pruritus. Yosipovitch G, Bernhard JD. *N Engl J Med* 2013; 368: 1625–34.

这篇综述阐述了在没有明确诊断的情况下,如何对患者进行评估及对症治疗。

Ultraviolet phototherapy for pruritus. Rivard J, Lim HW. *Dermatolog Ther* 2005; 18: 344–54.

紫外线可用于治疗很多种瘙痒性疾病。这篇文章探讨了光疗的作用机制,并回顾了禁忌证、不良反应和常规剂量。

Pruritus in chronic liver disease: mechanisms and treatment. Bergasa NV. *Curr Gastroenterol Rep* 2004; 6: 10–6.

这是一篇关于胆汁淤积性瘙痒的优秀、简明的综述。阐述了已知的有关瘙痒和胆汁淤积症的病理生理学知识,讨论了胆汁淤积性疾病的靶向治疗策略。

神经源性瘙痒

神经性瘙痒(neuropathic itch)是外周或中枢神经系统输入(感觉)传导通路上一点或多点发生病理学改变的结果。臂桡侧瘙痒(brachioradial pruritus,BRP)和感觉异常性背痛(notalgia paresthetica,NP)是皮肤科医生常见的两种非常典型的孤立性感觉周围神经病变性疾病。研究表明,颈、胸神经椎体发生退行性病变继发脊髓背侧神经根的病变,从而可导致持续的瘙痒、感觉异常、感觉减退,以及烧灼痛或刺痛。受累区域常有色素沉着和/或抓痕。这种局部的瘙痒常在一段时间内得不到诊断。当患者采用多种治疗均无效并寻求皮肤科医生帮助时,瘙痒可能已经持续了几个月或已经发展至全身。此时,容易将继发性损害当成原发疾病。一些研究已经发现,一些患BRP的患者在典型发病部位之外也可引起泛发性的皮肤瘙痒。

尽管使用加巴喷丁治疗BRP和NP缺乏临床研究,但这两种药物已越来越多地成功用于治疗更广泛的或顽固性

的神经性感觉异常。在可耐受的情况下这可能是必要的,剂量为每日3 600mg,分3~4次服用。普瑞巴林是加巴喷丁的一种类似物,用于治疗神经性疼痛综合征(如带状疱疹后遗神经痛和糖尿病神经病变),有证据表明它对神经性瘙痒也有一定疗效(例如BRP和疱疹后瘙痒),剂量为每日150~450mg,分2~3次服用。反复外用辣椒碱软膏可以消耗P物质在轴突的储存,是治疗局部神经源性疼痛和神经源性瘙痒的安全而有效的方法。尽管有证据支持辣椒碱用于治疗神经性瘙痒,但在实践中,外用辣椒碱的耐受性低,限制了应用,而且目前其长期应用的安全风险未知。

一线治疗	
• 加巴喷丁或普瑞巴林	D

Gabapentin treatment for notalgia paresthetica, a common isolated peripheral sensory neuropathy. Loosemore MP, Bordeaux JS, Bernhard JD. *J Eur Acad Dermatol Venereol* 2007; 21: 1440–1.

1例82岁NP及BRP男性患者,每晚服用600mg加巴喷丁治疗后症状消失,停药后复发,重新用药后又缓解。

Brachioradial pruritus: response to treatment with gabapentin. Winhoven SM, Coulson IH, Bottomley WW. *Br J Dermatol* 2004; 150: 786–7.

在这个病例报道中,2例BRP患者经其他治疗无效后,口服加巴喷丁每次300mg,每日3次后有效。

Brachioradial pruritus: report of a new case responding to gabapentin. Kanitakis J. *Eur J Dermatol* 2006; 16: 311–2.

1名54岁的BRP男性患者在采用加巴喷丁每次600mg,每日3次,以及外用含8%的炉甘石和必需脂肪酸的止痒霜后,获得明显(90%)改善。治疗开始时,患者在首次剂量下曾出现腹泻和嗜睡。停用加巴喷丁后瘙痒复发,再次用药后又好转。

Gabapentin treatment for brachioradial pruritus. Bueller HA, Bernhard JD, Dubroff LM. *J Eur Acad Dermatol Venereol* 1999; 13: 227–8.

本篇文章首次报道此类药物(加巴喷丁)治疗如BRP等神经性瘙痒疾病。BRP可能比我们之前认为的更加常见,其瘙痒程度难以忍受。

Pregabalin in the treatment of chronic pruritus. Ehrchen J, Ständer S. *J Am Acad Dermatol* 2008; 58: S36–7.

二线治疗	
• 辣椒碱	A

Successful treatment of notalgia paresthetica with topical capsaicin: vehicle-controlled, double-blind, crossover study. Wallengren J, Klinker M. *J Am Acad Dermatol* 1995; 32: 287–9.

在这项为期 10 周的研究中,20 例 NP 患者分别外用辣椒碱软膏或外用安慰剂,第 1 周每日 5 次,随后的 3 周每日 3 次。所有患者在开始使用辣椒碱的临床观察前先停用治疗 2 周。使用辣椒碱乳膏的患者有 70% 症状缓解,而安慰剂组只有 30% 症状缓解。在使用辣椒碱最初的 4 周内,患者在药物洗脱期(washout period)内瘙痒症状没有加重。

Successful treatment of refractory neuropathic pruritus with capsaicin 8% patch: a bicentric retrospective study with long-term follow-up. Misery L, Erfan N, Castela E, Brenaut E, Lantéri-Minet M, Lacour JP, et al. *Acta Derm Venereol* 2015; 95: 864–5.

该回顾性研究发现,有 7 例 BRP 及 NP 患者经过 8% 的辣椒碱贴剂治疗有效。

Solar (brachioradial) pruritus-response to capsaicin cream. Knight TE, Hayashi T. *Int J Dermatol* 1994; 33: 206–9.

这是一项 13 例患者参加的开放性研究,为自身左右对照。3 周后,与未治疗侧手臂相比,13 名患者中有 10 名症状明显缓解(瘙痒明显缓解或完全消失)。

胆汁淤积性瘙痒

胆汁淤积症,是一种由多种肝内或肝外疾病导致的胆汁流出减少引起的疾病。尽管关于胆汁淤积症和瘙痒症之间的病理生理学关联还不是很清楚,但越来越多的证据表明,此病可能与内源性阿片样物质水平的增加有关。胆汁淤积症性的瘙痒典型表现为广泛性瘙痒,特殊之处在于瘙痒可累及手掌和脚掌,可能伴有黄疸。治疗重点已经聚焦于循环中可能的瘙痒源的清除(通过应用熊去氧胆酸、考来烯胺),另外还有转氨酶诱导剂(利福平),内源性阿片受体拮抗剂(纳曲酮、纳美芬、纳洛酮),5- 羟色胺神经传递的调节剂(舍曲林),大麻素受体激动剂(屈大麻酚),以及通过白蛋白透析(分子吸收循环系统,prometheus)清除水溶性的可与蛋白结合的瘙痒原。此外也可以考虑紫外线(ultraviolet B,UVB)光疗和肠道外利多卡因治疗。

一线治疗	
• 利福平	A
• 纳曲酮、纳美芬、纳洛酮	A

Rifampin is a safe for treatment of pruritus due to chronic cholestasis: a meta-analysis of prospective randomized-controlled trial. Khurana S, Singh P. *Liver Int* 2006; 26: 943–8.

纳入 61 例慢性肝病相关瘙痒症的患者的 5 项前瞻性随机对照研究的 meta 分析显示:患者在服用 300~600mg/d 的利福平后,77% 的患者获得全部或部分缓解。

The efficacy and safety of bile acid binding agents, opioid antagonists, or rifampin in the treatment of cholestasis-associated pruritus. Tandon P, Rowe BH, Vandermeer B, Bain VG. *Am J Gastroenterol* 2007; 102: 1528–36.

此研究对 12 项随机对照试验进行了回顾,研究表明,利福平和阿片受体拮抗剂均可以明显改善胆汁淤积性瘙痒。而关于考来烯胺有效性的证据还不充分。

Efficacy and safety of oral naltrexone treatment for pruritus of cholestasis, a crossover, double blind, placebo-controlled study. Terg R, Coronel E, Sorda J, Munoz AE, Flindor J. *J Hepatol* 2002; 37: 717–22.

在这项 20 例胆汁淤积性瘙痒的患者参加的随机、双盲、安慰剂对照交叉试验研究中,服用纳曲酮 50mg/d 的 20 例患者中有 9 例症状减轻超过 50%,其中 5 例瘙痒症状完全消失。不良反应包括短暂的阿片戒断样反应。

Oral nalmefene therapy reduced scratching activity due to the pruritus of cholestasis: a controlled study. Bergasa NV, Alling DW, Talbot TL, Wells MC, Jones EA. *J Am Acad Dermatol* 1999; 41: 431–4.

这是一项慢性肝病相关性瘙痒的随机、双盲、安慰剂对照研究,在全部 8 例患者中,与对照组相比,纳洛酮治疗组瘙痒感的每小时平均搔抓反应减少 75%,瘙痒程度视觉模拟量表(visual analog scale,VAS)平均评分均明显改善。

Effects of naloxone infusions in patients with the pruritus of cholestasis. A double-blind, randomized, controlled trial. Bergasa NV, Alling DW, Talbot TL, Swain MG, Yurdaydin C, Turner ML, et al. *Ann Intern Med* 1995; 123: 161–7.

在这项 29 例肝病患者参加的随机、双盲、安慰剂对照交叉试验研究中,与对照组相比,注射纳洛酮治疗组,瘙痒程度视觉模拟量表(VAS)评分,以及每小时平均搔抓反应均明显改善。

The itch of liver disease. Bergasa NV. *Semin Cutan Med Surg* 2011; 30: 93–8.

Update on the treatment of the pruritus of cholestasis. Bergasa NV. *Clin Liver Dis* 2008; 12: 219–34.

以上两篇文章是关于胆汁淤积性瘙痒的介绍，阐述了此病的机制和内源性介质，以及患者的行为习惯对疾病表现的潜在影响。

二线治疗	
• 考来烯胺	A
• 熊去氧胆酸	A
• 舍曲林	A

Double-blind placebo-controlled clinical trial of micropo-rous cholestyramine in the treatment of intra-and extra-hepatic cholestasis: relationship between itching and serum bile acids. Di Padova C, Tritapepe R, Rovagnati P, Rossetti S. *Methods Find Exp Clin Pharmacol* 1984; 6: 773–6.

在这项 10 例患者参加的双盲安慰剂对照试验中，服用微孔考来烯胺（microporous cholestyramine）3g，每日 3 次共 4 周，可以显著降低瘙痒程度和血清胆汁酸水平。

Randomised controlled trials of ursodeoxycholic-acid therapy for primary biliary cirrhosis: a meta-analysis. Goulis J, Leandro G, Burroughs AK. *Lancet* 1999; 354: 1053–60.

在这项 meta 分析中，11 项随机对照研究中的 2 项证实，熊去氧胆酸对于治疗原发性胆汁性肝硬化相关性瘙痒有效。

The potent bile acid sequestrant colesevelam is not effective in cholestatic pruritus: results of a double-blind, random-ized, placebo-controlled trial. Kuiper EM, van Erpecum KJ, Beuers U, Hansen BE, Thio HB, de Man RA, et al. *Hepatology* 2010; 52: 1334–40.

在 35 名胆汁淤积性瘙痒症患者参与的一项随机、双盲、多中心试验中，患者接受 1875mg 盐酸考来维仑及安慰剂治疗，每日 2 次，持续 3 周，盐酸考来维仑是一种阴离子交换树脂，它与胆汁酸结合的能力比胆甾胺高 7 倍。尽管盐酸考来维仑治疗组患者平均血清胆汁酸水平显著降低，但两组在瘙痒 VAS 评分下降超过 40% 的患者数量、生活质量评分、皮肤搔抓损伤程度等方面没有显著差异。

Sertraline as a first-line treatment for cholestatic pruritus. Mayo MJ, Handem I, Saldana S, Jacobe H, Getachew Y, Rush AJ. *Hepatology* 2007; 45: 666–74.

在这项随机、双盲、安慰剂对照试验中，21 名慢性肝病相关的瘙痒症患者每日服用 75~100mg 舍曲林，瘙痒感和抓痕均有显著减少。

Long-term efficacy of sertraline as a treatment for chole-static pruritus in patients with primary biliary cirrhosis.

Browning J, Combes B, Mayo MJ. *Am J Gastroenterol* 2003; 98: 2736–41.

这一回顾性研究分析 40 例原发性胆汁性肝硬化患者应用熊去氧胆酸的疗效。这些患者在研究期间持续记录瘙痒程度。7 例患者中有 6 例服用舍曲林治疗抑郁症后，瘙痒症状得到明显改善，且这些患者可以停止服用其他止痒药物。

三线治疗	
• 白蛋白透析	E
• UVB 光疗	E
• 利多卡因注射	A
• 屈大麻酚	E

Treatment of severe refractory pruritus with fractionated plasma separation and adsorption (Prometheus). Rifai K, Hafer C, Rosenau J, Athmann C, Haller H, Peter Manns M, et al. *Scand J Gastroenterol* 2006; 41: 1212–7.

7 例肝病伴顽固性瘙痒的患者使用 Prometheus 治疗 3~5 个疗程，其中 6 例胆汁酸水平高的患者报告瘙痒明显改善，同时血清胆汁酸水平也同时下降。初始胆汁酸水平不高的患者经此治疗后，瘙痒没有得到明显改善。4 例患者的改善至少持续了 4 周。

Therapy of intractable pruritus with MARS. Acevedo Ribo M, Moreno Planas JM, Sanz Moreno C, Rubio Gonzalez EE, Rubio Gonzalez E, Boullosa Grana E, et al. *Transplant Proc* 2005; 37: 1480–1.

3 例原发性胆汁性肝硬化伴顽固性瘙痒的患者，在接受了 2~3 个疗程的分子吸附循环系统治疗后瘙痒感明显减轻，胆红素水平也均下降。但所有患者的改善情况均只维持了几日。

Extracorporeal albumin dialysis: a procedure for prolonged relief of intractable pruritus in patients with primary biliary cirrhosis. Pares A, Cisneros L, Salmeron JM, Caballeria L, Mas A, Torras A, et al. *Am J Gastroenterol* 2004; 99: 1105–10.

4 例原发性胆汁性肝硬化相关顽固性瘙痒的患者，接受了间隔 1 日的 2 次体外白蛋白透析治疗。其中 2 例患者瘙痒消失，另外 2 例的瘙痒感明显减轻。搔抓反应的减少与瘙痒感的减轻相符合。4 例患者在数月后瘙痒均复发。

Treatment of intractable pruritus in drug induced cholestasis with albumin dialysis: a report of two cases. Bellmann R, eistritzer C, Zoller H, Graziadei IW, Schwaighofer H, Propst A, et al. *ASAIO J* 2004; 50: 387–91.

2 例药物性胆汁淤积症伴严重瘙痒患者接受 3 次分子

证据等级：A 双盲试验　　B 临床试验，研究对象≥ 20 例　　C 临床试验，研究对象 < 20 例　　D 病例分析，研究对象≥ 5 例　　E 个案报道

吸附再循环系统治疗后,瘙痒症状得到持续缓解,血浆胆红素和血清 3α- 羟基胆汁酸水平下降。

Phototherapy for primary biliary cirrhosis. Perlstein SL. *Arch Dermatol* 1981; 117: 608.

在这篇病例报告中,2 例瘙痒症患者在接受每周的 UVB 光疗后症状改善。

Efficacy of lidocaine in the treatment of pruritus in patients with chronic cholestatic liver diseases. Villamil AG, Bandi JC, Galdame OA, Gerona S, Gadano AC. *Am J Med* 2005; 118: 1160–3.

在这项双盲研究中,18 例患者被随机(2∶1)分为两组,分别接受胃肠外利多卡因 100mg 或安慰剂治疗。接受利多卡因治疗的患者与对照组相比,瘙痒和乏力程度明显减轻。

Preliminary observation with dronabinol in patients with intractable pruritus secondary to cholestatic liver disease. Neff GW, O'Brien CB, Reddy KR, Bergasa NV, Regev A, Molina E, et al. *Am J Gastroenterol* 2002; 97: 2117–19.

在这篇报告中,3 例患有难治性胆汁淤积性瘙痒的患者睡前服用起始量为 5mg 的屈大麻酚(Δ9-tetrahydrocannabinol),结果夜间瘙痒显著减轻,睡眠质量提升,最终得以重返工作岗位。其中 2 例患者抑郁康复。

妊娠期胆汁淤积症引起的瘙痒

一线治疗	
• 熊去氧胆酸	A

Ursodeoxycholic acid and S-adenosylmethionine in the treatment of intrahepatic cholestasis of pregnancy: a multi-centered randomized controlled trial. Zhang L, Liu XH, Qi HB, Li Z, Fu XD, Chen L, et al. *Eur Rev Med Pharmacol Sci* 2015; 19: 3770–6.

在这项随机对照试验中,使用熊去氧胆酸单药治疗、S-腺苷甲硫氨酸单药治疗和两者联合治疗妊娠期肝内胆汁淤积症的疗效相似。

Intrahepatic cholestasis of pregnancy: Amelioration of pruritus by UDCA is associated with decreased progesterone disulphates in urine. Glantz A, Reilly SJ, Benthin L, Lammert F, Mattsson LA, Marschall HU. *Hepatology* 2008; 47: 544–51.

在这项随机对照研究中,患妊娠相关性肝内胆汁淤积症的妇女在接受熊去氧胆酸治疗后瘙痒改善,这种疗效与肝胆排泄的孕酮二硫酸酯增多相关。

Intrahepatic cholestasis of pregnancy: a randomized controlled trial comparing dexamethasone and ursodeoxycholic acid. Glantz A, Marschall HU, Lammert F, Mattsson LA. *Hepatology* 2005; 42: 1399–405.

在这项 130 例妊娠相关肝内胆汁淤积症患者参加的随机、双盲、安慰剂对照试验中,熊去氧胆酸每日 1g,治疗为期 3 周,患者的瘙痒感明显减轻,血清胆汁酸水平也显著下降。

二线治疗	
• S- 腺苷 -L- 蛋氨酸	B
• 考来烯胺	B

Randomized prospective comparative study of ursodeoxycholic acid and S-Adenosyl-L-methionine in the treatment of intrahepatic cholestasis of pregnancy. Binder T, Salaj P, Zima T, Vitek L. *J Perinat Med* 2006; 34: 383–91.

在这项研究中,78 例妊娠相关肝内胆汁淤积症的患者在分别接受熊去氧胆酸、S- 腺苷 -L- 蛋氨酸或二者联合的治疗后,瘙痒感明显改善。只有熊去氧胆酸组和联合治疗组降低了血清胆汁酸和转氨酶水平,其中联合治疗组见效更快。

A randomised controlled trial of ursodeoxycholic acid and S-adenosyl-L-methionine in the treatment of gestational cholestasis. Roncaglia N, Locatelli A, Arreghini A, Assi F, Cameroni I, Pezzullo JC, et al. *Br J Obstet Gynaecol* 2004; 111: 17–21.

在这项研究中,研究者将 46 名妊娠期肝内胆汁淤积症伴瘙痒的患者随机分为口服 S- 腺苷 -L- 蛋氨酸 500mg,每日 2 次,或口服熊去氧胆酸 300mg,每日 2 次。两种疗法均可显著改善瘙痒。接受熊去氧胆酸治疗的妇女在血清胆汁酸、天冬氨酸转氨酶、丙氨酸转氨酶和胆红素方面有显著改善。

Efficacy and safety of ursodeoxycholic acid versus cholestyramine in intrahepatic cholestasis of pregnancy. Kondrackiene J, Beuers U, Kupcinskas L. *Gastroenterology* 2005; 129: 894–901.

在这项研究中,84 例妊娠相关肝内胆汁淤积症的患者随机分组,分别接受 8~10mg/(kg·d)的熊去氧胆酸和 8g/d 的考来烯胺治疗,疗程为 14 日。熊去氧胆酸组疗效更好,瘙痒程度、足月分娩比例有所改善,丙氨酸及天冬氨酸转移酶的水平、内源性血清胆汁酸水平降低也更明显,同时,不良反应发生率更低。

肾性瘙痒(renal itch)

肾性瘙痒的患者皮肤常常干燥,真皮内肥大细胞增多,可能有多种不确定的循环致痒原，如阿片肽。慢性肾功能衰竭常伴有全身性持续瘙痒，在血液透析患者中更加常见。有些血液透析患者瘙痒局限在手臂转折部位。瘙痒的出现及其程度一般与血液中尿素和肌酐水平无关。这种情况很难改善，唯一有效治疗是肾脏移植。幸运的是，随着经过改善的生物相容性透析膜的使用，尿毒症性瘙痒的发生率已经有所减少。优化全身皮肤护理，以及使用润肤剂改善干皮症是最基础的治疗。抗组胺药一般对于尿毒症性瘙痒无效。但三环类抗组胺药如多塞平，由于具有镇静和抗抑郁的作用从而可能有效，不过尚无该药治疗尿毒症性瘙痒的证据。虽然目前治疗以 UVB 光疗治疗为主，但近期研究证明加巴喷丁和纳曲酮也有一定疗效。也有报告发现其他一些非传统治疗方法也有效。

一线治疗	
• 高含水量保湿剂	A
• 窄谱 UVB	B
• 广谱 UVB	B
• 加巴喷丁	A
• 普瑞巴林	B
• 纳曲酮	A
• 纳呋拉啡盐酸盐	B

Effect of skin care with an emollient containing a high water content on mild uremic pruritus. Okada K, Matsumoto K. *Ther Apher Dial* 2004; 8: 419–22.

在这项由 20 例轻度瘙痒的血液透析患者参加的对照研究中，一组使用含 80g 水的水凝胶，每周 2 次，另一组不用。2 周后，使用水凝胶组与对照组相比，瘙痒评分和干燥改善程度方面均有显著改善。

Narrowband ultraviolet B phototherapy for patients with refractory uraemic pruritus: a randomized controlled trial. Ko MJ, Yang JY, Wu HY, Hu FC, Chen SI, Tsai PJ, et al. *Br J Dermatol* 2011; 165: 633–9.

在这项单盲、随机、对照试验中，难治性尿毒症瘙痒随机分成接受窄谱 UVB 光疗的试验组，接受长波 UVA 照射治疗的对照组，两组时间相匹配。窄谱 UVB 每周给药 3 次，共持续 6 周。窄谱 UVB 的剂量从 210mJ/cm^2 开始，每次增加 10%。在光疗和随访期间，窄谱 UVB 组和对照组的患者瘙痒程度 VAS 评分均有显著改善。但是，与对照组相比，窄谱 UVB 组受累体表面积有显著改善（P=0.006），但睡眠质量没有明显改善。故作者认为，与对照组相比，窄谱 UVB 光疗法对难治性尿毒症瘙痒没有显著疗效。

Treatment of uremic pruritus with narrowband ultraviolet B phototherapy: an open pilot study. Ada S, Seckin

D, Budakoglu I, Ozdemir FN. *J Am Acad Dermatol* 2005; 53: 149–51.

在这项研究中，20 例尿毒症瘙痒的患者接受了为期 6 周的窄谱 UVB 光疗。其中 10 例完成了试验，8 例患者的瘙痒评分获得 50% 以上的改善。在未完成治疗离开的 10 例患者中，有 6 例患者表示对疗效满意。在随后 6 个月的随访过程中，7 患者中有 3 例持续缓解，另外 4 例在平均 2.5 个月时病情复发。

Generalized pruritus treated with narrowband UVB. Seckin D, Demircay A, Akin O. *Int J Dermatol* 2007; 46: 367–70.

55 例尿毒症性瘙痒的患者参加了这项开放性分析，接受每周 3 次的窄谱 UVB 光疗，平均治疗 22 次，平均 UVB 照射累积量为 24 540mJ/cm^2。患者的视觉评分和瘙痒等级评分都达到 50% 以上的改善。6 名平均随访 5.3 个月的患者中，有 2 例得到持续缓解。

Ultraviolet phototherapy of uremic pruritus. Long-term results and possible mechanism of action. Gilchrest BA, Rowe JW, Brown RS, Steinman TI, Arndt KA. *Ann Intern Med* 1979; 91: 17–21.

这是 UVB 光疗治疗 38 例尿毒症性瘙痒的一个经典研究，比较每周 1~3 次治疗的效果。结果显示，尽管更频繁的治疗可促使症状更快改善，但患者总体的改善情况不受 UVB 暴露频率的影响。接受半身照射的患者病情也有明显改善，这证实光疗是一种系统性效应而不只作用于局部。总体上看，38 例患者中的 32 例在接受 6~8 次 UVB 光疗后就有所改善。

Gabapentin: a promising drug for the treatment of uremic pruritus. Naini AE, Harandi AA, Khanbabapour S, Shahidi S, Seirafiyan S, Mohseni M. *Saudi J Kidney Dis Transpl* 2007; 18: 378–81.

34 例血液透析患者参加的双盲、安慰剂对照试验中，试验组患者血液透析结束后口服加巴喷丁治疗，每次 400mg，每周 2 次。4 周后治疗组患者在瘙痒评分的改善率明显高于对照组。

Gabapentin therapy for pruritus in haemodialysis patients: a randomized, placebo-controlled, double-blind trial. Gunal AI, Ozalp G, Yoldas TK, Gunal SY, Kirciman E, Celiker H. *Nephrol Dial Transplant* 2004; 19: 3137–9.

一项双盲、安慰剂对照交叉试验纳入 25 例血液透析患者，治疗组每次血液透析结束后，给予加巴喷丁 300mg，每周 3 次。治疗 4 周后，与对照组相比，治疗组瘙痒评分的改善显著。

Use of pregabalin in the management of chronic uremic pruritus. Shavit L, Grenader T, Lifschitz M, Slotki I. *J Pain Symptom Manage* 2013; 45: 776–81.

该项前瞻性队列研究纳入了12例尿毒症性瘙痒患者，记录他们服用普瑞巴林后1周、4周和24周的平均VAS评分，研究发现，普瑞巴林对长期的尿毒症性瘙痒有显著疗效。

Comparison of pregabalin with ondansetron in treatment of uraemic pruritus in dialysis patients: a prospective, randomized, double-blind study. Yue J, Jiao S, Xiao Y, Ren W, Zhao T, Meng J. *Int Urol Nephrol* 2015; 47: 161–7.

在这项为期12周的前瞻性、随机、双盲试验中，使用普瑞巴林治疗组的瘙痒程度明显低于昂丹司琼组和安慰剂组。昂丹司琼组和安慰剂组最终的瘙痒评分没有差异。

Pregabalin versus gabapentin in the treatment of neuropathic pruritus in maintenance hemodialysis patients: a prospective crossover study. Solak Y, Biyik Z, Atalay H, Gaipov A, Guney F, Turk S, et al. *Nephrology* 2012; 17: 710–7.

Randomised crossover trial of naltrexone in uraemic pruritus. Peer G, Kivity S, Agami O, Fireman E, Siverberg D, Blum M, et al. *Lancet* 1996; 348: 1552–4.

本研究对15例严重顽固性瘙痒的血液透析患者给予50mg/d的纳曲酮治疗，研究发现全部患者疗效显著，瘙痒评分的中间值与基线相比明显降低。

Naltrexone does not relieve uremic pruritus: results of a randomized placebo-controlled crossover study. Pauli-Magnus C, Mikus G, Alscher DM, Kirschner T, Nagel W, Gugeler N, et al. *J Am Soc Nephrol* 2000; 11: 514–9.

在这项双盲、安慰剂对照交叉研究中，23例接受50mg/d纳曲酮治疗的患者在瘙痒症状和瘙痒程度评分方面与对照组相比，均无差异。

这项研究与前一项研究相矛盾。原因不清。

Kappa-opioid system in uremic pruritus: multicenter, randomized, double-blind, placebo-controlled clinical studies. Wikström B, Gellert R, Ladefoged SD, Danda Y, Akai M, Ide K, et al. *J Am Soc Nephrol* 2005; 16: 3742–7.

在这项144例尿毒症性瘙痒的患者参加的多中心、随机、双盲、安慰剂对照研究中，治疗组在患者血液透析后2~4周静脉注射纳呋拉啡，结果显示，与安慰剂对照组相比，治疗组在瘙痒的严重程度、睡眠情况和搔抓情况等方面改善显著。

Nalfurafine hydrochloride for the treatment of pruritus.

Inui S. *Expert Opin Pharmacother* 2012; 13: 1507–13.

本篇综述介绍了μ类阿片受体拮抗剂和κ类阿片受体激动剂联合治疗瘙痒症的药理、疗效和潜在不良反应。在美国还没有应用。

二线治疗	
• 硫酸锌	A
• 0.03% 辣椒碱乳膏	A
• 针刺曲池穴（LI11）	A
• 茴香顺势疗法	A

Zinc sulfate for relief of pruritus in patients on maintenance hemodialysis. Najafabadi MM, Faghihi G, Emami A, Monghad M, Moeenzadeh F, Sharif N, et al. *Ther Apher Dial* 2012; 16: 142–5.

在这项双盲、随机、安慰剂对照试验中，40名在伊朗两所大学医院进行维持性血液透析的终末期肾病（end-stage renal disease, ESRD）患者随机接受硫酸锌（440mg/d）或安慰剂治疗，治疗连续2个月。在基线时评估瘙痒，然后每2周使用数字评分量表从0~10评分，直到治疗后1个月。两组治疗后瘙痒程度均降低，但与对照组相比，硫酸锌组的瘙痒程度明显减轻（$P=0.018$）。

Topical capsaicin therapy for uremic pruritus in patients on hemodialysis. Makhlough A, Ala S, Haj-Heydari Z, Kashi Z, Bari A. *Iran J Kidney Dis* 2010; 4: 137–40.

在这项随机、双盲、交叉临床试验中，34例尿毒症瘙痒血液透析患者随机接受0.03%辣椒碱乳膏或安慰剂治疗，治疗时间为4周。经过2周的清洗期后，受试者双臂交叉。治疗后，辣椒碱组瘙痒评分较安慰剂组明显改善（$P<0.001$）。重复测量试验表明，在治疗期间，辣椒碱组的瘙痒程度下降幅度大于安慰剂组（$P<0.001$）。

Acupuncture in haemodialysis patients at the Quchi (LI11) acupoint for refractory uraemic pruritus. Che-Yi C, Wen CY, Min-Tsung K, Chiu-Ching H. *Nephrol Dial Transplant* 2005; 20: 1912–5.

在这项包括40例难治性尿毒症性瘙痒患者的随机对照研究中，每周3次单独针刺曲池穴（LI11）治疗，针刺后1个月及3个月随访时，与不进行非穴位针刺组相比，针刺组瘙痒评分显著降低。

Effects of homeopathic treatment on pruritus of haemodialysis patients: a randomised placebo-controlled double-blind trial. Cavalcanti AM, Rocha LM, Carillo R Jr, Lima LU, Lugon JR. *Homeopathy* 2003; 92: 177–81.

在这项28例血液透析患者参加的双盲、随机、安慰剂对照研究中,接受茴香的治疗组与对照组相比,瘙痒评分显著下降。在治疗结束时,治疗组的瘙痒评分下降了49%。

三线治疗	
• 考来烯胺	A
• 活性炭	D
• 沙利度胺	B
• 甲状旁腺切除	B

Cholestyramine in uraemic pruritus. Silverberg DS, Iaina A, Reisin E, Rotzak R, Eliahou HE. *Br Med J* 1977; 1: 752–3.

这项随机双盲对照研究证实,在经过为期4周的考来烯胺5g,每日2次的治疗后,5例患者中的4例瘙痒明显改善。

Relief of idiopathic generalized pruritus in dialysis patients treated with activated oral charcoal. Pederson JA, Matter BJ, Czerwinski AW, Llach F. *Ann Intern Med* 1980; 93: 446–8.

在这项11例血液透析患者参加的双盲、对照、交叉研究中,10例患者接受口服活性炭6g/d,8周后瘙痒减轻。

Thalidomide for the treatment of uremic pruritus: a cross-over randomized double-blind trial. Silva SR, Viana PC, Lugon NV, Hoette M, Ruzany F, Lugon JR. *Nephron* 1994; 67: 270–3.

这项研究中,29例患者分成两组,一组睡前口服沙利度胺,另一组为空白对照,治疗7日。在7日的药物洗脱期后,两组药物互换。结果显示,沙利度胺组有半数以上患者的瘙痒减轻了50%以上。

A study on pruritus after parathyroidectomy for secondary hyperparathyroidism. Chou F, Ji-Chen H, Shun-Chen H, Shyr-Ming S. *J Am Coll Surg* 2000; 190: 65–70.

37例继发甲状旁腺功能亢进的透析患者接受了甲状旁腺切除术。22例在术前有瘙痒症状的患者在术后瘙痒评分明显改善。瘙痒的改善与钙磷乘积改变有关。

恶性肿瘤相关性瘙痒

在淋巴瘤和晚期恶性肿瘤患者中,瘙痒十分常见。对于一个癌症患者来说,瘙痒可能是最困扰的症状之一,治疗也很困难。目前为止,对于这种恶性肿瘤相关性瘙痒,证据等级最高的治疗方法是帕罗西汀。

一线治疗	
• 帕罗西汀	A

Paroxetine in the treatment of severe non-dermatological pruritus: a randomized, controlled trial. Zylicz Z, Krajnik M, Sorge AA, Costantini M. *J Pain Symptom Manage* 2003; 26: 1105–12.

这项26例患者参加的前瞻性、随机、双盲、安慰剂对照交叉研究包括17例实质性肿瘤患者、4例恶性血液系统肿瘤患者、5例非恶性肿瘤患者。在接受每日20mg帕罗西汀后,瘙痒程度评分明显下降。24例完成试验患者中的9例瘙痒程度改善至少在50%以上。瘙痒改善常常在2~3日后。

二线治疗	
• 米氮平	E
• 布托啡诺	E

Mirtazapine for prurirus. Davis MP, Frandsen JL, Walsh D, Andresen S, Taylor S. *Pain Symptom Manage* 2003; 25: 288–91.

在这项4例患有胆汁淤积症、淋巴瘤和肾脏疾病患者参加的病例分析中,每个患者在接受每日15~30mg米氮平的治疗后,瘙痒均有改善。

Butorphanol for treatment of intractable pruritus. Dawn AG, Yosipovitch G. *J Am Acad Dermatol* 2006; 54: 527–31.

1例患有非霍奇金淋巴瘤的顽固性瘙痒患者在接受布托啡诺(1mg/d)的治疗后,瘙痒及睡眠质量改善。每次服药后的第2日瘙痒又出现。在化疗的同时给予布托啡诺(3mg/d),肿瘤体积减小,瘙痒感也随之消失。布托啡诺目前在美国尚不能使用。

血液病相关性瘙痒

可引起瘙痒的血液系统疾病,如真性红细胞增多症、骨髓增生异常综合征,常导致难以控制的严重而顽固的瘙痒。光疗仍然是此类患者的一线治疗。

一线治疗	
• 窄谱 UVB	D
• 补骨脂素光化学疗法(PUVA)	D

Narrowband (TL-01) ultraviolet B phototherapy for pruritus in polycythaemia vera. Baldo A, Sammarco E, Plaitano R, Martinelli V, Monfrecola G. *Br J Dermatol* 2002; 147: 979–81.

在这项研究中,10例患真性红细胞增多症相关瘙痒症的患者接受窄谱 UVB 光疗,每周3次。其中有8例患者在2~10周的治疗后,瘙痒完全消失,治疗的中位累积量达5 371.46mJ/cm^2。

Efficacy of photochemotherapy on severe pruritus in polycythemia vera. Jeanmougin M, Rain JD, Najean Y. *Ann Hematol* 1996; 73: 91–3.

本研究发现，11 例真性红细胞增多症患者中的 10 例在用 PUVA 治疗后，瘙痒症状改善；且维持性的治疗是必要的。

The efficacy of psoralen photochemotherapy in the treatment of aquagenic pruritus. Menagé HD, Norris PG, Hawk JLM, Greaves MW. *Br J Dermatol* 1993; 129: 163–5.

本研究发现，5 例水源性瘙痒患者中，补骨脂素光化学疗法是一种有效的治疗方法。其中 1 例患者合并红细胞增多症，另外 1 例患有骨髓增生异常综合征。持续性治疗或进一步的 PUVA 治疗是维持症状缓解的必要措施。

二线治疗	
• 帕罗西汀	D
• 氟西汀	E

Selective serotonin reuptake inhibitors are effective in the treatment of polycythemia vera-associated pruritus. Tefferi A, Fonseca R. *Blood* 2002; 99: 2627.

这项研究由真性红细胞增多症相关的顽固性瘙痒患者参加，9 例应用帕罗西汀 20mg/d，1 例应用氟西汀 10mg/d。所有患者的初始反应良好，8 例患者完全或基本缓解。大部分患者 48 小时内瘙痒缓解。

三线治疗	
• 普瑞巴林	E

Pregabalin in the treatment of chronic pruritus. Ehrchen J, Stander S. *J Am Acad Dermatol* 2008; 58: S36–7.

2 例患水源性瘙痒症和 1 例特发性瘙痒症的全身严重瘙痒的患者接受普瑞巴林治疗，起始剂量为 75mg，每日 2 次，随后加至 150mg，每日 2 次。在用药 5~8 周后，患者报告瘙痒症状减轻 70% 以上。最长随访期为 6 个月，在此期间内普瑞巴林的药效稳定。观察到的不良反应包括体重增加、嗜睡、头晕和外周性水肿。

其他瘙痒相关疾病

其他与瘙痒相关的各种疾病包括精神性瘙痒、夜间瘙痒、HIV 感染、羟乙基淀粉沉积引起的瘙痒和老年人的原发性瘙痒（Willan 瘙痒）。

Paroxetine in a case of psychogenic pruritus and neurotic excoriations. Biondi M, Arcangeli T, Petrucci RM. *Psycho-therPsychosom* 2000; 69: 165–6.

本篇病例报告认为，每日 20~30mg 的帕罗西汀可以减轻精神性瘙痒和神经性疼痛患者的瘙痒症状。

Mirtazapine for reducing nocturnal itch in patients with chronic pruritus: a pilot study. Hundley JL, Yosipovitch G. *J Am Acad Dermatol* 2004; 50: 889–91.

在这项开放、不受控制的试点研究中，3 名患有炎症性皮肤病伴严重夜间瘙痒的患者服用米氮平后症状缓解，这是一种去甲肾上腺素能和特异性 5- 羟色胺能抗抑郁药。

UVB phototherapy is an effective treatment for pruritus in patients infected with HIV. Lim HW, Vallurupalli S, Meola T, Soter NA. *J Am Acad Dermatol* 1997; 37: 414–7.

21 名 HIV 阳性的瘙痒患者每周接受 3 次 UVB 光疗后，瘙痒评分降低。平均 20.7 ± 2.3 次治疗可获得最大改善。

Oxatomide in the treatment of pruritus senilis. A double-blind placebo-controlled trial. Dupont C, de Maubeuge J, Kotlar W, Lays Y, Masson M. *Dermatologica* 1984; 169: 348–53.

在这项双盲、安慰剂对照研究中，35 名老年瘙痒患者服用奥沙米特每次 30mg，每日 2 次。2 个月后，79% 的患者症状完全缓解，或显著改善。

Efficacy and safety of naltrexone, an oral opiate receptor antagonist, in the treatment of pruritus in internal and dermatological diseases. Metze D, Reimann S, Beissert S, Luger TA. *J Am Acad Dermatol* 1999; 41: 533–9.

50 例各种原因的瘙痒症患者每日使用 50mg 纳曲酮治疗，70% 的患者获得了显著的疗效，瘙痒 VAS 评分改善。17 例患者出现周围神经病变。

Transnasal butorphanol for the treatment of opioidinduced pruritus unresponsive to antihistamines. Dunteman E, Karanikolas M, Filos KS. *J Pain Symptom Manage* 1996; 12: 255–60.

所有 6 例阿片类药物引起的瘙痒症患者，接受布托啡诺滴鼻治疗，每 4~6 小时使用 2mg，所有患者均报告瘙痒症状明显缓解。5 名患者在 15 分钟内感到症状减轻。

Butorphanol for treatment of intractable pruritus. Dawn AG, Yosipovitch G. *J Am Acad Dermatol* 2006; 54: 527–31.

布托啡诺是一种 κ 类阿片激动剂和 μ 类阿片拮抗剂，使得 5 例伴有炎症性皮肤病或全身性疾病伴顽固性瘙痒的患者得到迅速显著改善。κ 类阿片激动剂和 μ 类阿片拮抗剂的联合应用前景广阔。口服制剂正在研究中。

Antipruritic treatment with systemic μ-opioid receptor antagonists: a review. Phan NQ, Bernhard JD, Luger TA, Ständer S. *J Am Acad Dermatol* 2010; 63: 680–8.

　　本篇综述介绍了系统性阿片受体拮抗剂纳洛酮、纳美芬和纳曲酮在治疗慢性胆汁淤积症和其他几种瘙痒中的止痒治疗作用。

Systemic kappa opioid receptor agonists in the treatment of chronic pruritus: a literature review. Phan NQ, Lotts T, Antal A, Bernhard JD, Ständer S. *Acta Derm Venereol* 2012; 92: 555–60.

　　本篇综述介绍了κ类阿片受体激动剂在瘙痒病理生理和治疗中的作用。

（姚雪妍　译，张建中　校）

第206章 肛门瘙痒症

原作者 Michal Martinka,Gabriele Weichert

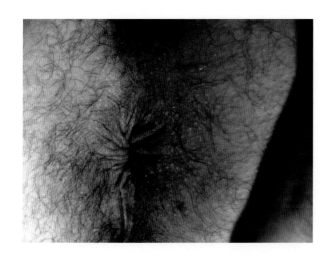

肛门瘙痒症(pruritus ani)的特征是肛周皮肤剧烈瘙痒,分为原发性(特发性)和继发性(由潜在原因引起),为常见疾患,发病率在 1%~5%。慢性病例可导致显著不适、尴尬和睡眠障碍。

治疗策略

诊断时须仔细寻找可能的潜在病因,包括炎症(特应性皮炎、银屑病或硬化性苔藓),感染(细菌、病毒、真菌、寄生虫等),系统性疾病(糖尿病、甲状腺疾病、肝脏疾病、白血病及淋巴瘤),局部刺激(粪便污染、潮湿、肥皂、饮食、局部或全身用药),以及结直肠和肛门原因(痔疮、肛裂、腹泻)。需进行详尽的病史采集,包括饮食、排便情况、清洗习惯,以及治疗情况,并应对全身皮肤进行检查,以确定有无潜在的病因。由此,多数继发性肛门瘙痒症可明确病因并得以适当治疗,而无任何潜在病因者则为特发性肛门瘙痒症。

过度清洗并不少见,可造成皮肤刺激及敏感。应停止接触潜在的外来刺激物。排便后避免用卫生纸清洁可能会有帮助,因为卫生纸可能会磨损皮肤。许多患者有轻度的大便失禁,可通过检查内裤或肛周皮肤得到证实。

应进行病因治疗。但如果是没有潜在病因的原发性肛门瘙痒症,经验性治疗包括适当的肛门卫生、去除常见刺激物并保护肛周皮肤。建议患者每日清洗肛周皮肤 2 次,便后用温水或液体清洁剂湿润的棉球或棉块(如面部卸妆棉)清洁,之后用吹风机或"冷气"干燥。患有轻度大便失禁的患者应每日按上述方法清洗数次。已证实这种清洁程序与外用糖皮质激素同样有效。推荐短期(数周)外用低效到中效的糖皮质激素。注意高效激素不能长期使用,因为容易造

成肛周皮肤萎缩。外用他克莫司可用于清除或维持期治疗。清洗之后,外用氧化锌糊能缓解大便失禁患者刺激性皮炎的程度。治疗早期可服用有镇静作用的抗组胺药改善睡眠。

如诊断存在疑问或治疗抵抗应行活检病理检查。如患者治疗无效,应考虑行下消化道检查以排除肿瘤性疾病。如患者治疗无效还应行斑贴试验。避免咖啡因和增加膳食纤维的摄入可能有好处。外用辣椒碱可作为二线治疗,多数患者使用初期会感觉到肛周皮肤刺激。最后还可考虑肛周皮损内注射糖皮质激素。文献报告称,皮内注射亚甲蓝可破坏皮肤神经末梢而缓解症状。还有将苯酚混入杏仁油注射的报道。

特殊检查
• 细菌拭子
• 真菌镜检和培养
• 皮肤活检
• 皮肤刮屑检查疥虫
• 斑贴试验
• 胃肠道检查

Pruritus ani: diagnosis and treatment. Nasseri Y, Osborne M. *Gastroenterol Clin North Am* 2013; 42 :801–13.

据报道,超过 100 种不同病因可导致肛门瘙痒。

Allergic contact dermatitis in patients with anogenital complaints. Bauer A, Geier J, Elsner P. *J Reprod Med.* 2000; 45: 649–54.

一项为期 5 年的患者资料研究显示,苯佐卡因和甲基(氯)异噻唑啉酮的过敏率增加。34.8% 的患者诊断为变应性接触性皮炎。作者建议使用标准的试剂盒,另加地布卡因、蜂胶、丁苯羟酸和从患者病史中获知的曾用过的其他物质。

Pruritus ani as a manifestation of systemic contact dermatitis: resolution with dietary nickel restriction. Silvestri D, Barmettler S. *Dermatitis* 2011; 22: 50–5.

1 例顽固性肛门瘙痒症患者,斑贴试验中发现对镍严重过敏。低镍饮食后症状消失,再次激发后瘙痒复发。

Abnormal transient internal sphincter relaxation in idiopathic pruritus ani: physiological evidence from ambula-

tory monitoring. Farouk R, Duthie GS, Pryde A, Bartolo DC. *Br J Surg.* 1994; 81: 603–6.

部分肛门瘙痒症患者存在直肠括约肌功能的异常，这也是部分肛门瘙痒症患者轻度大便失禁的原因。

Pruritus ani. Cause and concerns. Daniel GL, Longo WE, Vernava AM. *Dis Colon Rectum* 1994; 37: 670–4.

在 104 例患者的系列研究中，52% 存在肛门直肠疾病（包括痔疮、肛裂、生殖器疣和瘘管），23% 发现有结直肠肿物。在没有发现肿物的患者中，咖啡因摄入增加与瘙痒刺激的严重程度有直接关系。原发性肛门瘙痒症患者可通过饮食限制（未明确说明）、多食膳食纤维、外用激素乳膏和干燥剂等获得改善。

一线治疗	
• 外用糖皮质激素	A
• 外用他克莫司	A
• 局部卫生	B

1% hydrocortisone ointment is an effective treatment of pruritus ani：a pilot randomized controlled crossover trial. Al-Ghnaniem R，Short K，Pullen A，Fuller LC，Rennie JA，Leather AJ.*Int J Colorectal Dis* 2007 ；22 ：1463-7.

19 例患者随机分成两组，1% 氢化可的松石蜡每日 2 次或石蜡基质每日外用 2 次，2 周后再交叉治疗 2 周。视觉模拟评分（visual analog score，VAS）显示激素治疗组评分下降 68%。

Randomized study of topical tacrolimus ointment as possible treatment for resistant idiopathic pruritus ani. Suys E. *J Am Acad Dermatol* 2012; 66: 327–8.

21 例患者随机分为 0.1% 他克莫司组和凡士林组，每日外用 2 次，持续 4 周，再交叉治疗 4 周。他克莫司组瘙痒程度和频率明显改善，但皮肤病生活质量指数（dermatology life quality index，DLQI）与安慰剂组比较无显著性差异。1 例患者有暂时烧灼感。

Idiopathic perianal pruritus: washing compared with topical corticosteroids. Oztaş MO, Oztaş P, Onder M. *Postgrad Med J* 2004; 80: 295–7.

在这项研究中，28 例患者外用甲泼尼龙乳膏，每日 2 次，共 2 周。另一组 32 名患者使用液体清洁剂清洁肛周区域，每日 2 次，结果疗效相似（第一组 92.3%，第二组 90.6%）。

二线治疗	
• 外用辣椒碱	A
• 外用丙烯酸酯屏障	D

Topical capsaicin: a novel and effective treatment for idiopathic intractable pruritus ani: a randomised, placebo controlled, crossover study. Lysy J, Sistiery-Ittah M, Israelit Y, Shmueli A, Strauss-Liviatan N, Mindrul V, et al. *Gut* 2003; 52: 1323–6.

在一项双盲安慰剂对照的交叉研究中，0.006% 的辣椒碱乳膏每日 3 次，使用 1 个月，对照组为 1% 的薄荷乳膏。44 例患者中，31 例应用辣椒碱乳膏的患者症状部分缓解（*P*<0.0001）。所有患者均有一定程度的肛周烧灼感。薄荷乳膏无效。

A liquid-forming acrylate cream for the treatment of anal pruritus. Tomi N, Weiser R, Strohal R, Mittlboeck M. *Br J Nurs* 2012; 21: 98–102.

28 例患者每日外用丙烯酸酯隔离霜（cavilon durable barrier cream）共 3 周，VAS 下降 80%。

三线治疗	
• 皮损内注射糖皮质激素	C
• 皮内注射亚甲蓝	B
• 皮下注射苯酚	B

The use of intralesional triamcinolone hexacetonide in treatment of idiopathic pruritus ani. Minvielle L, Hernandez VL. *Dis Colon Rectum* 1969; 12: 340–3.

19 例患者皮损内注射曲安奈德 5~20mg/ 周，共 4 周。治疗结束时，9 例（73.6%）患者病情明显改善，2 例中等缓解，3 例无改善。4 周治疗结束时没有发现皮肤萎缩。

Long-term results of single intradermal 1%methylene blue injection for intractable idiopathic pruritus ani: a prospective study. Samalavicius N, Poskus T, Gupta R, Lunevicius R. *Tech Coloproctol* 2012; 16: 295–7.

10 名患者接受了 15ml 1% 亚甲蓝皮内注射，4 周后症状均得到初步缓解。在 60 个月的随访中，6 名患者感觉好于基线或症状完全消失。

电镜证实亚甲蓝可对真皮神经末梢造成损伤，这是可能的治疗作用机制。

A new concept of the anatomy of the anal sphincter mechanism and the physiology of defecation. XXIII. An injection technique for the treatment of idiopathic pruritus ani. Shafik A. *Int Surg.* 1990; 75: 43–6.

67 例患者注射了含 5% 苯酚的杏仁油，62 例（92.4%）完全缓解，5 例患者缓解一段时间后复发，再次注射后痊愈。

（金江 译，张建中 校）

第207章 外阴瘙痒症

原作者　Ginat W.Mirowski，Bethanee J.Schlosser

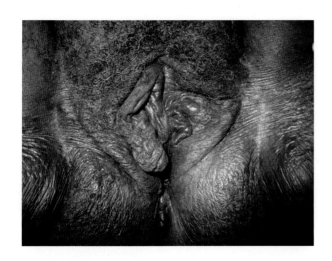

外阴瘙痒症（pruritus vulvae）是发生于外阴部的瘙痒感，导致患者搔抓或摩擦局部。初期损害常提示潜在疾病，可包括红色斑疹或丘疹、卷烟纸样萎缩、色素异常及糜烂。由于局部潮湿，脱屑少见。随着疾病发展，搔抓可致出现苔藓化、表皮剥脱、裂隙和色素改变。阴道分泌物正常。外阴瘙痒症可以是原发的（原发性）、继发的或多因素的。原发性外阴瘙痒是一种病因不明的疾病。不论病因如何，长期外阴瘙痒都可能导致苔藓化，而与慢性单纯性苔藓难以鉴别。

治疗策略

外阴瘙痒症可导致心理痛苦和社交尴尬。应进行详尽的病史采集及皮肤黏膜体格检查以寻找潜在的病因。检查结果可能是原发的或者继发的。任何炎症性皮肤病的个人史或者家族史都应纳入鉴别诊断。感染、皮肤病、系统性疾病、恶性肿瘤或癌前病变都可能导致继发性外阴瘙痒症。应制订适当的治疗方案。

如果未发现明确病因，治疗的主要目的为缓解症状。治疗的基本原则是阻断瘙痒—搔抓的恶性循环、修复皮肤屏障，以及改善生活质量。

外阴瘙痒症主要的治疗方法是发现并消除所有潜在的局部刺激因素及变应原。应嘱咐患者停止使用所有外用产品，包括香皂，个人卫生用品，卫生护垫，药物（补充／替代、非处方和处方药物），以及不透气的或合成纤维制作的服装。患者应用温凉水而不是热水洗浴，从前到后轻轻蘸干而不是擦干，每日更换内裤，增加衣物洗涤次数。患者可能对上述措施发生抵触，因为她们可能认为应该保持外阴"清

洁"，而自然的分泌物和气味是"不礼貌的并且是导致瘙痒的原因"。患者可能已经形成了一种可导致局部刺激和接触敏感的生活方式，这都有可能引起或加重持续瘙痒。厕纸（纸巾）和商用湿巾可能会导致局部刺激，此外，两者都可能含有过敏原，如甲醛、苯扎氯铵和香料，可能导致持续瘙痒。滑石粉和其他粉末可能与汗液混合，造成机械刺激，就像细砂纸。此外，越来越多的证据表明，在生殖器部位使用滑石粉与卵巢癌之间存在关联。尿液、大便、汗液和宫颈或阴道分泌物可能导致局部刺激。应当积极治疗尿失禁，避免粪便接触。建议使用棉质毛巾、温凉水坐浴，以及无香味的女性卫生用品。

使用凡士林屏障霜和以锌为基质的软膏，可防止儿童及成人尿布疹，并有助于保湿和保护受累皮肤。在低雌激素状态下（产后、哺乳期、围绝经期和绝经后），局部或全身应用雌激素有助于恢复阴道和外阴黏膜的屏障功能。

系统或外用糖皮质激素可用于减轻炎症反应。由于以下原因，推荐使用软膏基质的外用药：①由于软膏的疏水性，不会被外阴的潮湿环境稀释；②软膏可阻挡进一步的外来理化刺激；③软膏通常含有较少的非活性成分，这些成分可能是潜在的刺激物或致敏原。外用制剂可能诱发过敏或刺激性接触性皮炎，主要源于非活性成分，少数情况源于糖皮质激素本身。可每日1次或2次少量应用糖皮质激素软膏。应进行密切的临床监督，以尽量避免紫纹、毛囊炎和萎缩等副作用。系统用药用于控制感染、缓解瘙痒，以减少局部用药的副作用。对于顽固性瘙痒，皮损内注射曲安奈德和系统应用糖皮质激素可能有效。

尽管激素可减轻瘙痒，但不能充分阻止瘙痒—搔抓循环。推荐夜间使用具有镇静作用的抗组胺药，如羟嗪或多赛平。对于白天发生的瘙痒，推荐应用小剂量选择性5-羟色胺再摄取抑制剂（selective serotonin reuptake inhibitor，SSRI）。

特殊检查

- 对外阴、阴道、肛周皮肤和全部皮肤黏膜（包括口腔、眼结膜、全身皮肤、头皮和指甲）进行临床视诊和触诊
- 腹股沟淋巴结触诊
- 对外阴和阴道前庭进行轻触和用棉签进行感觉测试
- 阴道分泌物进行常规生理盐水涂片（细胞学检查、乳酸杆菌、阴道毛滴虫、细菌）
- 嗅试验（细菌性阴道病）

- KOH（真菌镜检、疥虫镜检）
- pH 试纸（细菌性阴道炎、萎缩性阴道炎）
- 胶带测试（蠕形住肠蛲虫或蛲虫）
- 微生物培养（细菌、真菌、病毒）
- 实验室检查（快速血糖检测、肝 / 肾 / 甲状腺功能检测、血常规和血细胞分类计数、铁和铁蛋白检测）
- 活体组织检查（苏木精 - 伊红染色、免疫荧光、特殊染色）
- 伍德灯（红癣）
- 斑贴试验（变应性接触性皮炎）
- 阴道镜检查（妇科会诊、外阴上皮内瘤变、肛门上皮内瘤变）
- 神经传导检查（神经病）

框 207.1　外阴瘙痒症的鉴别诊断

解剖学改变	
• Fox–Fordyce 病（顶泌汗腺导管闭塞）	• 皮肤划痕症
• 低雌激素状态	• 脱屑性炎性阴道炎
• 外阴萎缩	• 固定性药疹
• 更年期泌尿生殖系统综合征（genitourinary syndrome of menopause，GSM）	• 刺激性接触性皮炎
	• 扁平苔藓
• 哺乳期	• 硬化性苔藓
• 围绝经期	• 慢性单纯性苔藓
• 绝经后	• 丘疹性棘松解性角化不良（Grover 病）
• 青春期前	• 浆细胞性外阴炎
感染	• 银屑病
• A 组乙型溶血性链球菌	• 脂溢性皮炎
• B 组乙型溶血性链球菌	**肿瘤**
• 金黄色葡萄球菌	• 基底细胞癌
• 沙眼衣原体	• 表皮松解性棘皮瘤
• 丹毒	• 乳房外 Paget 病
• 阴道加德纳菌	• 乳头样汗腺瘤
• 淋病奈瑟菌	• 朗格汉斯细胞组织细胞增生症
• 白念珠菌	
• *glabrata* 念珠菌（非淋巴结炎性念珠菌病）	• 黑素瘤
	• 鳞癌
• 股癣	• 原位鳞癌（鲍恩病、外阴上皮内瘤变）
• 蛲虫	• 汗管瘤
• 阴虱	**系统性疾病**
• 疥螨	• 克罗恩病
• 阴道毛滴虫	• 糖尿病
• 单纯疱疹病毒	• 肝功能不全
• 人类乳头瘤病毒	• 甲状腺功能减退
• 人类免疫缺陷病毒	• 缺铁性贫血
• 传染性软疣	• 淋巴瘤
• 结核分枝杆菌	• 真性红细胞增多症
炎症性皮肤病	• 阴部神经卡压
	• 肾功能不全
• 变应性接触性皮炎	• Sjögren 综合征
• 特应性皮炎	

框 207.2　常见外阴刺激物

沐浴	• 润滑剂
• 浴盐	• 女裤衬垫
• 泡泡浴	• 卫生棉 / 垫
• 过度频繁洗浴	• 湿巾
• 丝瓜络	**热**
• 网眼沐浴海绵	• 吹风机
• 香波	• 加热垫
• 肥皂	**药物**
体液	• 含酒精的霜剂或凝胶
• 粪便（酶）	• 二氯乙酸，三氯乙酸
• 精液	• 斑蝥素
• 汗液	• 氟尿嘧啶
• 尿液（氨）	• 咪喹莫特
• 阴道分泌物（异常或增多）	• 苯酚
女性卫生行为	• 盾叶鬼臼树脂
• 脱毛（化学、机械）	• 丙二醇
• 灌洗	• 杀精剂（发泡剂、乳化剂）

Modified from Schlosser BJ. Contact dermatitis of the vulva. Dermatol Clin 2010; 28: 697–706.

框 207.3　常见外阴变应原

麻醉剂	• 肉桂醇、肉桂醛
• 酰胺类（辛可卡因、利多卡因）	• 丁香酚
• 克罗米通	• 异丁子香酚
• 苯海拉明	• 羟基香茅
• 酯类（苯佐卡因、丁卡因）	**指甲油**
抗生素	• 甲苯磺酰胺甲醛树脂
• 杆菌肽	**镍**
• 新霉素	**防腐剂**
• 多黏菌素	• 丙二醇
• 磺胺类	• 重氮烷基脲
抗真菌药	• 甲醛
• 咪唑类（克霉唑、咪康唑等）	• 咪唑烷基脲
• 制霉菌素	• 卡松（Kathon）
防腐剂	• 季铵 15（Quaternium 15）
• 氯己定	**橡胶**
• 龙胆紫	• 乳胶
• 氯化汞	• 巯基苯并噻唑
• 苯汞盐	• 秋兰姆
• 聚维酮碘	**卫生棉**
• 硫柳汞	• 乙酰丙酮
糖皮质激素	• 甲醛
灌洗液	• 香料
• 苄索氯铵	• 甲基丙烯酸酯
• 香料 / 香水	**杀精剂**
• 水杨酸甲酯	• 己基间苯二酚
• 桉树油	• 壬苯醇醚
• 羟喹啉	• 硫酸羟喹啉
• 醋酸苯汞	• 醋酸苯汞和丁酸苯汞
• 百里酚	• 盐酸奎宁
润肤剂	• 卫生纸
• 甘油	• 香料
• 荷荷芭油	• 甲醛
• 羊毛脂	**湿巾**
• 聚乙二醇（更易导致刺激）	• 苯扎氯铵
香料	• 香料
• 秘鲁香脂	• 异噻唑啉酮 / 甲基异噻唑啉酮（methylchloroisothiazolinone/methylisothiazolinone，MCI/MI）

Modified from Schlosser BJ. Contact dermatitis of the vulva. Dermatol Clin 2010; 28, 697–706.

Anogenital pruritus-an overview. Swamiappan M. *J Clin Diagn Res* 2016; 10: WE10–3.

关于肛门与生殖器瘙痒的优秀综述,重点阐述瘙痒的病理生理学基础。

Clinical care of vulvar pruritus, with emphasis on one cause, lichen simplex chronicus. Stewart KM. *Dermatol Clin* 2010; 28: 669–80.

关于外阴瘙痒治疗方面的优秀综述。同时深入探讨了临床鉴别诊断。作者将慢性单纯性苔藓作为外阴瘙痒的主要病因之一。

An approach to the treatment of anogenital pruritus. Weichert GE. *Dermatol Ther* 2004; 17: 129–33.

对急慢性肛门与生殖器瘙痒的常见病因进行了综述,重点阐述外阴瘙痒症。讨论了在没有明确病因的情况下外阴瘙痒症的治疗策略。

Recurrent vulvovaginal candidosis: focus on the vulva. Beikert FC, Le MT, Koeninger A, Technau K, Clad A. *Mycoses* 2011; 54: e807–10.

对 139 例复发性外阴阴道念珠菌病患者的前瞻性研究显示,瘙痒与外阴真菌培养中白念珠菌阳性成正相关(OR 5.4)。

Pruritus in diabetes mellitus: investigation of prevalence and correlation with diabetes. Neilly JB, Martin A, Simpson N, MacCuish AC. *Diabetes Care* 1986; 9: 273–5.

对 300 名糖尿病门诊患者和 100 名非糖尿病门诊患者进行了全身和局部瘙痒的评估。外阴瘙痒是糖尿病女性最常见的症状,占 18.4%,仅 5.6% 的非糖尿病妇女有外阴瘙痒,两者差异具显著性($P<0.05$),且症状与糖化血红蛋白水平相关。

Vulvar intraepithelial neoplasia (VIN) diagnostic and therapeutic challenges. Rodolakis A, Diakomanolis E, Vlachos G, Iconomou T, Protopappas A, Stefanidis C, et al. *Eur J Gynaecol Oncol* 2003; 24: 317–22.

对 113 例外阴上皮内瘤变患者的回顾性研究表明,瘙痒是最常见的症状(60.1%)。病例均为阴道镜检查和活检确诊。

Prospective study of patch testing in patients with vulval pruritus. Haverhoek E, Reid C, Gordon L, Marshman G, Wood J, Selva-Nayagam P. *Australas J Dermatol* 2008; 49: 80–5.

43 名外阴瘙痒症患者中,44% 证实具一种或多种相关的接触变应原。

Patients with vulval pruritus: patch test results. Utas S, Ferahbas A, Yildiz S. *Contact Dermatitis* 2008; 58: 296–8.

50 名外阴瘙痒症患者中,16% 显示具一种或多种相关变应原,最常见包括化妆品、防腐剂和药物。

Neuropathic scrotal pruritus: anogenital pruritus is a symptom of lumbosacral radiculopathy. Cohen AD, Vander T, Medvendovsky E, Biton A, Naimer S, Shalev R, et al. *J Am Acad Dermatol* 2005; 52: 61–6.

已确定神经根病或阴部神经卡压是外阴瘙痒症的病因之一,但尚未深入研究。

Similarities between neuropathic pruritus sites and lichen simplex chronicus sites. Cohen AD, Andrews ID, Medvedovsky E, Peleg R, Vardy DA. *Isr Med Assoc J* 2014; 16: 88–90.

一项利用神经传导研究的大型临床研究显示,超过 80%(36 例中的 29 例)的肛门生殖器瘙痒症患者存在神经病变。

一线治疗	
• 口服纳曲酮	C
• 外用吡美莫司	C
• 避免刺激	E
• 保持卫生	E
• 外用雌激素	E

Treatment of refractory vulvovaginal pruritus with naltrexone, a specific opiate antagonist. Bottcher B, Wildt L. *Eur J Obstet Gynecol Reprod Biol* 2014; 174: 115–6.

关于 5 名其他方面健康的长期外阴阴道瘙痒症患者口服纳曲酮 50mg 每日 1 次后的快速和全面反应的报道。

Pimecrolimus 1% cream for pruritus in postmenopausal diabetic women with vulvar lichen simplex chronicus: a prospective non-controlled case series. Kelekci HK, Uncu HG, Yilmaz B, Ozdemir O, Sut N, Kelekci S. *J Dermatolog Treat* 2008; 19: 274–8.

1% 吡美莫司乳膏治疗 12 例绝经后糖尿病女性外阴单纯性苔藓的研究显示,患者报告的瘙痒症状和临床检查结果有显著改善。

Efficacy of topical pimecrolimus in the treatment of chronic vulvar pruritus. A prospective case series: a non-controlled, open-label study. Sarifakioglu E, Gumus II. *J Dermatol Treat* 2006; 17: 276–8.

15 例慢性外阴瘙痒症患者每日 2 次外用 1% 吡美莫司乳膏,连续 1 个月,10 例完全缓解,3 例好转,2 例失访。

Contact dermatitis of the vulva. Schlosser BJ. *Dermatol Clin* 2010; 28: 697–706.

关于外阴刺激性和变应性接触性皮炎的综述。强调了避免刺激物和潜在变应原,以及患者教育的重要性。

Lichen simplex chronicus (atopic/neurodermatitis) of the anogenital region. Lynch P. *Dermatol Ther* 2004; 17: 8–19.

提出了外阴慢性单纯性苔藓的诊断思路和鉴别诊断。慢性单纯性苔藓的治疗分为四个方面:寻找潜在性疾病、重建屏障功能、减清炎症,以及终止瘙痒—搔抓循环。针对每一方面的治疗文中都有讨论。

Pruritus vulvae in prepubertal children. Paek SC, Merritt DF, Mallory SB. *J Am Acad Dermatol* 2001; 44: 795–802.

回顾性分析了 44 例青春期前女孩外阴瘙痒症的病因和治疗方法。结果显示 75% 的患者为非特异性瘙痒,少数患者为硬化性苔藓、细菌感染、酵母菌感染和蛲虫感染。作者认为卫生及刺激为这一类患者的主要病因。

The common problem of vulvar pruritus. Bornstein J, Pascal B, Abramovici H. *Obstet Gynecol Surv* 1993; 48: 111–8.

该综述作者建议,治疗外阴瘙痒症的基本原则是停止应用所有香皂、灌洗和香水除臭剂,保持外阴干燥,穿纯棉内裤,避免穿紧身裤子。

Vulvovaginal dryness and itching. Margesson LJ. *Skin Ther Letter* 2001; 6: 3–4.

作者讨论了雌激素缺乏时的外阴症状和治疗方法。

二线治疗	
• 外用抗组胺药	A
• 皮下注射曲安奈德	B

Efficacy of topical oxatomide in women with pruritus vulva. Origoni M, Garsia S, Sideri M, Pifarotti G, Nicora M. *Drugs Exp Clin Res* 1990; 16: 591–6.

一项双盲对照试验评估了外用奥沙米特(oxatomide,一种抗组胺药)治疗外阴瘙痒症的有效性。该药已用于欧洲,而未在美国上市。结果显示所有参加试验的 29 例患者瘙痒程度和持续时间都有改善。其中 7 例症状完全消失。与安慰剂对照组相比,两组结果有统计学差异(*P*<0.001)。

未见外用奥沙米特治疗外阴瘙痒症的后续研究发表。

Subcutaneous injection of triamcinolone acetonide in the treatment of chronic vulvar pruritus. Kelly RA, Foster DC, Woodruff JD. *Am J Obstet Gynecol* 1993; 169: 568–70.

45 例慢性外阴瘙痒症患者接受皮损区域皮下注射曲安奈德(总量 15~20mg)治疗,35 例患者症状缓解超过 1 个月(平均 5.8 个月)。

三线治疗	
• 针灸	D
• 促性腺激素释放激素	E
• 催眠疗法	E

56 cases of chronic pruritus vulvae treated with acupuncture. Huang WY, Guo ZR, Yu J, Hu XL *J Trad Chin Med* 1987 ;7 :1-3.

56 例难治性外阴瘙痒症患者经 7 个疗程针灸治疗后,54 例症状和临床表现得到改善。

Chronic vulvovaginal pruritus treated successfully with GnRH analogue. Banerjee AK, de Chazal R. *Postgrad Med J* 2006; 82: e22.

报告了 1 例 35 岁难治性、周期性外阴瘙痒症患者,经抑制排卵和肌内注射醋酸亮丙瑞林(一种促性腺激素释放激素类似物)试验性治疗 4 周后,症状得到完全缓解。作者认为自身免疫性黄体酮皮炎是主要病因。患者拒绝行孕激素激发试验。恢复正常月经后瘙痒症未复发。

Hypnosis in a case of long-standing idiopathic itch. Rucklidge JJ, Saunders D. *Psychosom Med* 1999; 61: 355–8.

报告了 1 例长期患外阴和肛门瘙痒症的患者经过自我催眠训练后,症状得到完全缓解。

Effectiveness of treating non-specific pruritus vulvae with topical steroids: a randomized controlled trial. Lagro-Janssen AL, Sluis A. *Eur J Gen Pract* 2009; 15: 29–33.

一项涉及 50 例非特异性外阴瘙痒症患者的随机、双盲、安慰剂对照试验显示,0.1% 曲安奈德乳膏和安慰剂比较,疗效无显著性差异。试验排除了感染和炎症性皮肤病患者。

与外用糖皮质激素治疗硬化性苔藓相关瘙痒的有效性不同,外用糖皮质激素治疗非特异性外阴瘙痒症似乎没有益处。

(金 江 译,张建中 校)

第208章 须部假性毛囊炎

原作者　Gary J Brauner

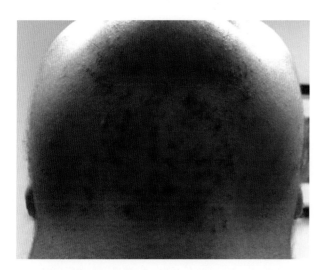

须部假性毛囊炎(pseudofolliculitis barbae,PFB)是发生在毛发生长部位的慢性炎症性疾病,是由于刮须或拔除卷曲毛发诱发的尖锐毛发断端穿透表皮或毛囊而导致的一种异物反应。临床以丘疹、丘脓疱疹、局限或弥漫性的炎症后色素沉着为特征,极少数情况下可伴发增生性瘢痕或瘢痕疙瘩。

治疗策略

须部假性毛囊炎通常可直接作出临床诊断。由于它是修理毛发(即剃须或拔毛)引起的,因此与其他疾病无关。鉴别诊断包括真正的细菌性毛囊炎(需要系统抗生素治疗),罕见情况下需与酵母菌性毛囊炎鉴别。存在明显增生性瘢痕或瘢痕疙瘩时,应进行仔细的临床检查,必要时进行皮肤活检,以排除肉芽肿性疾病如结节病或牙窦炎。罕见情况下,环孢素治疗会引起假性毛囊炎样皮损。法国最近的文献将坏死性毛囊炎样皮损和针刺反应作为白塞病常见的皮肤表现,这种"假性毛囊炎"不是毛发植入皮肤引起的PFB。

由于本病是刮须引起,因此治疗很简单:停止刮须或拔毛,毛发超过皮肤表面1cm,疾病即自愈。如果职业或社交需求要求面部皮肤整洁,治疗应包括以下三个要点:①通过提起嵌入的毛发远端锐化部来取出异物;②通过合适的修剪防止毛发再次植入皮内,或永久性地破坏毛囊产生新毛发的能力;③治疗炎症后色素沉着或增生性瘢痕。

剃须前植入皮肤内的毛发应被提起而不应拔除,安全剃须刀设置在最温和的位置,或使用须部假性毛囊炎专用剃须刀(bumpfighter),同时另一只手远离面部以防止皮肤受牵拉。顺着毛发生长的方向而不是逆向刮须,以防止再次出现胡须太短和经毛囊穿透。用热毛巾长时间湿敷可以使毛发发胀而竖立,可产生泡沫而有支持作用的剃须膏也可以保持毛发发胀而竖立,有利于刮须。剃须应每日进行。2~3日不剃须则经表皮穿透将会再次发生。如果习惯在早晨剃须,应在前一晚上用牙刷、干燥洗脸巾或海绵轻柔清洁受累部位以便使即将倒转植入的毛发松弛。

理发推剪会将毛发剪短,但不能剪太短而引起毛发经毛囊穿透。因为剃须刀剃须后毛发会更短,所以使用理发推剪剃胡须一般每日应至少2次,以避免不断出现"5点之影"(指早上刮过胡须而下午5点左右又长出胡须的现象)。

因为本病是一种无菌性的异物反应,局部使用抗生素疗效不佳。刺激剂如维A酸和羟基乙酸可能有助于提拉毛发并减少炎症后色素沉着。

带有表皮保护性制冷装置的长脉冲激光(翠绿宝石激光,810nm 二极管激光和 Nd:YAG 激光)或强脉冲光(intense pulse light,IPL)可以用于永久性脱毛,即使对于Ⅳ、Ⅴ、Ⅵ型皮肤的患者亦能取得满意效果,使得这一顽固性疾病的治疗有了新的突破。

由于色素性的丘疹本身就是高吸收热量的色基,激光治疗时,与整体较浅的皮肤颜色所预期的结果不一样,这种皮损有可能出现全身可见的烧伤。因此,应该根据患者潜在的皮肤颜色谨慎选择治疗剂量。当毛发消失、炎症消退,即使不使用特定的美白剂,色素沉着也可能消退。否则,可能需要尝试应用用于表皮和文身样的真皮色素沉着治疗的治疗技术。

特殊检查

- 少数情况下可进行皮肤活检

Scar sarcoidosis in pseudofolliculitis barbae. Norton S, Chesser R, Fitzpatrick J. *Military Med* 1991; 156: 369–71.

1 名肺门淋巴结肿大患者面部出现坚实的紫色丘疹(冻疮样狼疮),同时胡须部位有须部假性毛囊炎,在冻疮样狼疮和PFB部位同时取丘疹进行活检,发现与结节病病理改变一致的非干酪样的肉芽肿。

Pseudofolliculitis barbae induced by oral minoxidil. Liew H, Morris-Jones R, Diaz-Cano S, Bashir S. *Clin Exp Dermatol* 2012; 37: 800–1.

1名61岁的非裔加勒比海黑人男子，口服米诺地尔（治疗高血压）后面部和头皮出现假单胞菌和肠球菌感染引起的慢性毛囊炎和瘢痕疙瘩样丘疹，同时伴随毛发增多，上述症状仅在终止米诺地尔治疗后才停止。

这篇论文中，临床或组织学未能证实假性毛囊炎的诊断，丘疹性毛囊炎伴脓皮病应该是更合适的诊断。

Disseminated cryptococcosis presenting as pseudofolliculitis in an AIDS patients. Coker L, Swain R, Morris R, McCall C. *Cutis* 2000; 66: 207–10.

1名42岁的非裔美国男性AIDS患者于躯干、手臂和面部出现多数圆顶形的表皮剥脱性丘疹，最初诊断为毛囊炎（不是毛发弯曲向内生长引起的假性毛囊炎），后来活检证实为播散性皮肤隐球菌病。

Hyperplastic pseudofolliculitis barbae associated with cyclosporin. Lear J, Bourke JF, Burns DA. *Br J Dermatol* 1997; 136: 132–3.

据报道，环孢素可以引起一种罕见的不良反应，类似于在须部假性毛囊炎发生的瘢痕疙瘩样反应。

Hypertrophic pseudofolliculitis in white renal transplant recipients. Lally A, Wojnarowska E. *Clin Exp Dermatol* 2007; 32: 268–71

5名白人志愿者接受肾移植和环孢素免疫抑制剂治疗后，均在颈部发生增生性须部假性毛囊炎。但2名志愿者鼻部和枕部亦受累，这是从来没有见过的。

一线治疗	
• 留胡须	D
• 剃须刀剃须技术	D
• 理发推剪	D
• 化学脱毛剂	D
• 辅助取出毛发	D

Pseudofolliculitis of the beard. Strauss J, Kligman A. *Arch Dermatol Syphilol* 1956; 74: 533–42.

近代首次描述本病的发病机制，以及留胡须和毛发自发卷曲的原理。

Pseudofolliculitis barbae. Medical consequences of interracial friction in the US Army. Brauner G, Flandermeyer K. *Cutis* 1979; 23: 61–6.

须部假性毛囊炎是一种轻微的疾病，仅影响剃胡须人，而且几乎都是黑人。由于美军一直要求脸部刮干净，导致出现了种族间的不和谐。由于担心持续的困扰和不能被上级提拔，黑人职业士兵很可能隐瞒疾病的严重性，也不寻求

治疗。尽管治疗的第一步是要求停止剃须，但使用液体脱毛剂或理发推剪剃须，以及将向内生长的毛发拔出来是最有效的治疗。

Pseudofolliculitis barbae. 2. Treatment. Brauner G, Flandermeyer K. *Int J Dermatol* 1977; 16: 520–5.

本病只有完全停止剃须才能被治愈。但是，在大多数患者中，小心剃除毛发使其既不太长又不太短并仔细地提取向内穿透的毛发可以适当地控制本病。

本文详细地描述了多种实用的剃须方法。

Comparative evaluation of men's depilatory composition versus razor in black men. Kindred C, Oresajo C, Yatskayer M, Halder R. *Cutis* 2011; 88: 98–103.

作者对45名黑人男性进行了一项研究，开始每周在周六刮除整张脸的胡须，接下来，一边脸每2日剃1次胡须，另一边脸涂抹由患者自行混合配置的两种脱毛糊剂中的任一种或脱毛乳膏。试验结果证实了作者45年前的观察结果，在没有不可忍受的刺激情况下，糊剂不可能安全地每2日1次用于剃须，而脱毛乳膏可以。脱毛剂比隔日剃胡须能更好地改善触觉和视觉粗糙度以及不均匀度，这并不奇怪，因为非每日剃胡须更易诱发PFB发生且持久存在。

每2日使用1次脱毛膏，并在胡须生长1个月并随访1个月后完全清除PFB的"洁净皮肤"上每日剃须，这样可以更准确地代表合适的剃须技术，并提供精确的比较。

Pseudofolliculitis barbae and related disorders. Halder R. *Dermatol Clin* 1988; 6: 407–12.

不是所有的方法对每个患者都有效，这篇文章完整地综述了胡须、电动推剪、化学脱毛剂、安全剃须刀（包括带有减少切缘作用的金属薄片的剃须刀）、电动剃须刀（包括可调节的三头旋转剃须刀），以及手工拔发、维A酸洗剂、电解和外科脱毛的作用。

Pseudofolliculitis barbae and acne keloidalis nuchae. Kelly A. *Dermatol Clin* 2003; 21: 645–53.

对各种不同、特殊的剃须装置进行了简要的综述。

二线治疗	
• 维A酸	E
• 羟基乙酸	B
• 外用克林霉素	A

Pseudofolliculitis of the beard and topically applied tretinoin. Kligman A, Mills O. *Arch Dermatol* 1973; 107: 551–2.

维A酸溶液被认为是有效的辅助治疗方法之一。

Pseudofolliculitis: revised concepts of diagnosis and treatment. Report of three cases in woman. Hall I, Goetz C, Bartholome C, Livinggood C. *Cutis* 1979; 23: 798–800.

本文描述了 3 例发生假性毛囊炎的美国黑人妇女,外用维 A 酸均有效。

Twice-daily applications of benzoyl peroxide 5%/clindamycin 1%gel verus vehicle in the treatment of pseudofolliculitis barbae. Cook-Bolden F, Halder R, Taylor S. *Cutis* 2004; 73: 18–24.

77 例面颈部有 16~100 个丘疹和脓疱损害的男性患者被随机分为两组,一组接受 5% 过氧苯甲酰 /1% 克林霉素凝胶治疗,每日 2 次;另一组使用基质作为对照,共治疗 10 周。其中 77.3% 为黑人。所有患者要求至少每周 2 次使用一次性的剃须刀按标准剃须程序剃须。在第 2、4、6 周随访时发现,使用 5% 过氧苯甲酰 /1% 克林霉素凝胶治疗的患者,丘疹和脓疱减少的平均百分数多于对照组。但是,在第 10 周时,两组丘疹和脓疱减少的百分数均超过 50%,尤其是黑人患者。在非黑人患者中存在明显的变化,但试验组和对照组之间无差别。

使用基质的对照组有 47% 的患者认为明显改善,而试验组有 77% 的患者认为明显改善。但是,作者没有解释对照组显著改善的原因,也没有说明为什么试验产品有效,以及怎样起效。

Treatment of pseudofolliculitis barbae with topical glycolic acid: a report of two studies. Perricone N. *Cutis* 1993; 52: 232–5.

在 35 例成年男性进行的这项研究包括两组安慰剂对照试验。试验结果显示,羟基乙酸溶液在治疗 PFB 时较安慰剂更为有效。治疗一侧皮损减少了 60% 以上,这样即使每日剃须也无太大刺激。

三线治疗	
• 激光脱毛	A
• 外科脱毛	C

Comparative evaluation of long pulse alexandrite laser and intense pulsed light systems for pseudofolliculitis barbae treatment with one year of follow up. Leheta T. *Indian J Dermatol* 2009; 54: 364–8.

20 名男性假性毛囊炎患者,据称是 Fitzpatrick Ⅱ~Ⅳ 型皮肤,在一个双盲、半边脸对照试验研究中,一侧面部采用翠绿宝石激光治疗,另一侧面部采用强脉冲光治疗,同时继续刮胡须或修剪胡须。绿宝石激光使用 755nm 波长、光斑直径为 15mm、脉宽 3 毫秒、16~18J/cm^2 能量进行治疗,而 IPL 采用 610~1 200nm 的滤光片、50mm×15mm 光斑大小、12~15J/cm^2 能量进行治疗。两者均间隔 4~6 周治疗 1 次,连续 4 次后改为间隔 4~8 周治疗 1 次。两种治疗方法均可使病情改善,但翠绿宝石激光平均需要 7 次治疗,可以达到约 80% 的改善;而 IPL 治疗需要治疗 10~12 次,丘疹和色素沉着可以达到约 50% 的改善。然而,这两种方法在治疗结束后 1 年均有部分复发,IPL 复发更明显。

这种差异可能是由于两种激光的能量设置较低所造成的。一般而言,激光或 IPL 治疗诱导的毛囊衰竭或破坏通常需要 20~30+ J/cm^2 的能量,尤其是在 Ⅱ~Ⅳ 型皮肤中。

Low-fluence 1064-nm laser hair reduction for pseudofolliculitis barbae in skin types IV, V, and VI. Schulze R, Meehan KJ, Lopez A, Sweeney KJ, Winstanley D, Apruzzese W, et al. *Dermatol Surg* 2009; 35: 98–107.

对保守治疗无效的 22 例 PFB 患者,使用 1 064nm Nd:YAG 激光在颈前部接受 5 周治疗(不同于传统的每 5 周 1 次),10mm 光斑,能量密度 12J/cm^2,脉宽 20 毫秒。11 例患者显示 83% 的改善。

这项研究试图降低能量水平,因为在标准能量下对疼痛的不耐受发生率很高。治疗有效,但只是暂时的,而且在换成剃须刀作为剃须装置后 PFB 出现恶化,说明这是一个不完美的治疗方案,因为大多数黑人都用剃须刀刮胡须。

Topical eflornithine hydrochloride improves the effectiveness of standard laser hair removal for treating pseudofolliculitis barbae: a randomized, double-blinded, placebo-controlled trial. Xia Y, Cho S, Howard R, Maggio K. *J Am Acad Dermatol* 2012; 67: 694–9.

27 名 Fitzpatrick Ⅱ~Ⅵ 型皮肤患者(24 名黑人,3 名白种人)参加了一项历时 4 个月的单侧颈部试验研究,比较了 Nd:YAG 激光治疗(10mm 光斑,25~30J/cm^2 能量,脉宽 20~30 毫秒)和 Nd:YAG 激光治疗 + 每日 2 次使用 13.9% 依氟鸟氨酸乳膏的疗效,同时继续剃胡须。结果显示 2 次治疗后可计数的毛发和丘疹明显减少,16 周时几乎无丘疹出现,各阶段依氟鸟氨酸乳膏组相对更好。研究没有讨论疼痛问题。

这项有希望缩短疗程的研究随访期太短(即在 16 周时立即结束了治疗),疗效的持久性无法确定。

Pseudofolliculitis barbae. Quarles F, Brody H, Johnson B, Badreshia S, Vause SE, Brauner G, et al. *Dermatol Ther* 2007; 20: 133–6.

一大型专家组的每个成员对 PFB 有效治疗方法的评论。

Modified superlong pulse 810nm diode laser in the treatment of pseudofolliculitis barbae in skin types V and VI.

Smith E, Winstanley D, Ross E. *Dermatol Surg* 2005; 31: 297–301.

13 例 V 和 Ⅵ 型皮肤患者中,10 例使用超长脉冲 810nm 半导体激光治疗 3 次,每次间隔 2 周,其中 V 型皮肤使用平均剂量为 29J/cm² 和 438 毫秒,Ⅵ 型皮肤使用剂量为 26J/cm² 和 438 毫秒,随访 3 个月,结果显示治疗后假性毛囊炎丘疹明显改善。作者注意到 26J/cm² 不足以引起毛发生长的长期减少。随访周期太短亦不足以确定减少的程度。作者称,在深色皮肤最小破坏能量与最小有效能量之比为 1.2∶1,比较而言,治疗须部假性毛囊炎更安全的长脉冲 Nd∶YAG 激光最小破坏能量与最小有效能量之比为 1.5∶1~2∶1。

Pseudofolliculitis of the neck and the shoulder: a new effective treatment with alexandrite laser. Valeriant M, Terracina F, Mezzana P. *Plast Reconstruct Surg* 2002; 110: 1195–6.

2 例颈部和肩部患有慢性毛囊炎和假性毛囊炎的白种男性患者接受 790nm 的翠绿宝石激光治疗,10mm 光斑,16~18J/cm²,30 毫秒,每 6 周 1 次,共 4 次,随访 1 年后发现,患者毛发去除了 60%~70%,假性毛囊炎改善了 90%。

Treatment of pseudofolliculitis with a pulsed infrared laser. Kauver A. *Arch Dermatol* 2000; 136: 1343–6.

10 例 Fitzpatrick Ⅲ~ V 型皮肤的妇女,面部、腋窝和腹股沟有假性毛囊炎病史至少 1 年,经 810nm 半导体激光和预制冷接头治疗连续 3 次,6~8 周 1 次,每次 30~38J/cm²,30 毫秒。最后一次随访显示假性毛囊炎改善了 75%,毛发生长减少了 50%。没有水疱发生。

Laser-assisted hair removal for darker skin types. Battle E, Hobbs L. *Dermatol Ther* 2004; 17: 177–83.

作者详细综述了半导体激光的合理性,尤其是在高度色素沉着的患者使用长脉冲半导体激光和 Nd∶YAG 激光的情况,以及提高患者安全性的测试、剂量和制冷预防措施。

Treatment of pseudofolliculitis barbae in the skin types Ⅳ、V、and Ⅵ with a long-pulsed neodymium: yttrium aluminum garnet laser. Ross E, Cooke L, Timko A, Overstreet KA,

Graham BS, Barnette DJ. *J Am Acad Dermatol* 2002: 47: 263–70.

皮肤类型为 Ⅳ、V 和 Ⅵ 型的 37 例须部假性毛囊炎的患者接受 Nd∶YAG 激光治疗,分别以 50、80 和 100J/cm² 能量治疗,90 日后,大腿部毛发分别减少 33%、43% 和 40%。对于 Ⅳ、V 和 Ⅵ 型皮肤而言,表皮的最大耐受剂量分别为 50、100 和 100J/cm²。面部试验,历时 90 日,对照部位和治疗部位面部平均丘疹计数分别为 6.95 和 1.0。

Treatment of pseudofolliculitis barbae using the long-pulse Nd: YAG laser on skin type V and VI. Weaver S, Sagaral E. *Dermatol Surg* 2003; 29: 1187–91.

皮肤类型为 V 和 Ⅵ 型的 20 例发生在颈部和下颌的须部假性毛囊炎的患者接受 2 次 2cm×2cm 的 Nd∶YAG 激光治疗,10mm 光斑,40~50 毫秒,24~40J/cm²,每次间隔 3~4 周,分别在第 1、2 和 3 个月时根据照片上的丘疹/脓疱和毛囊数进行评价,并与未治疗部位进行比较。结果发现,丘疹/脓疱数减少了 76%~90%,有显著差异。试验后 1 个月毛发减少了 80%,3 个月毛发减少了 23%。

尽管副作用是暂时的且无水疱形成,但有 2 例患者照片上显示有瘢痕形成。

Surgical depilation for the treatment of pseudofolliculitis or local hirsutism of the face: experience in the first 40 patients. Hage J, Bouman F. *Plast Reconstruct Surg* 1991; 88: 446–51.

该研究 15 年中为 40 例患者进行了外科脱毛。这 40 人中除 3 人外均为白人,其中 24 例为局部多毛症,11 例为假性毛囊炎,12 例为性别转换者。切开受累部位皮肤,在真皮和皮下位置翻转皮肤并切除毛球。结果毛发数目显著减少。但有 15 例患者要求进一步用电针除毛,副作用也很明显,8 例患者伤口边缘坏死,8 例患者出现血肿,15 例患者发生明显皮下瘢痕形成,通过术后长期的加压绷带包扎(至少 3 个月)后缓解。参见 *Plast Reconstruct Surg* 1992 ;99 :332-3.

(刘彤云 译,何黎 校)

第209章 弹性纤维假黄瘤

原作者 Kenneth H Neldner

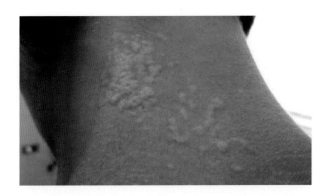

弹性纤维假黄瘤（pseudoxanthoma elasticum，PXE）是一种罕见的常染色体隐性遗传性疾病，可以导致皮肤、视网膜和心血管系统的弹力纤维异常断裂和钙化。原发性皮损是褶皱部位的皮肤表面上小的、无症状的黄色丘疹。丘疹逐渐合并成斑块，皮肤开始出现轻微增厚、无弹性，呈皮革样外观。眼科并发症包括视网膜出现血管样条纹、脉络膜新生血管形成、视网膜下出血，以及由此产生的瘢痕导致中心视力丧失、中央视力减退。心血管并发症包括脑动脉狭窄、颅内出血、由周围动脉疾病引起的间歇性跛行、周围脉搏搏动减弱、高血压和心绞痛。据报道，约有10%的患者发生胃肠道出血，这也可能与非PXE相关因子有关。PXE在人群中的患病率约为1∶50 000。

大多数PXE患者在16p13.1染色体上的ATP结合盒亚家族C成员6（ATP-binding cassette sub-family C member 6，ABCC6）基因中具有突变，该基因编码ATP依赖性跨膜转运蛋白。已经鉴定出数百种突变，但大约1/3为提前终止突变。最近，已发现具有PXE样皮肤变化的患者的外核苷酸焦磷酸酶/磷酸二酯酶1（ectonucleotide pyrophosphatase/phosphodiesterase 1，ENPP1）和γ-谷氨酰羧化酶（gamma-glutamyl carboxylase，GGCX）的基因中存在突变。与亚洲患者相比，某些突变在高加索人中更常见。

治疗策略

在PXE的早期阶段，确诊很困难。青春期最先出现的临床表现是颈部、腋下、肘窝和腹股沟等褶皱部位皮肤轻微增厚，呈皮革样大小不等的斑块。早期经常漏诊。随着年龄增长，斑块增大。视网膜血管样条纹出现稍晚，一般在青春期后或20岁左右出现。真正的视网膜出血一般发生在50岁以后，可以引起中央视力减退。在儿童中，心血管变化很少见，尽管有个别病例报道过。

鼓励有益于心脏健康的生活方式，包括低胆固醇饮食、有氧运动和避免吸烟。由于出血，应劝告患者避免服用阿司匹林和其他不必要的血液稀释剂。此外应避免进行接触式运动和其他增加眼睛受伤风险的活动。有证据表明，饮食中钙的增加会导致疾病更快进展，因此，应鼓励患者避免补钙和过量摄入奶制品。相反，动物模型的试验表明，高镁饮食可以抑制组织矿化。涉及皮肤科医生、视网膜专家和心脏病专家的跨学科方法至关重要。由于这是一种罕见疾病，因此，为患者提供资源很重要。以下两个组织提供良好参考：

国际弹性纤维假黄瘤组织（PXE）：https://www.pxe.org

全国弹性纤维假黄瘤协会（National Association for Pseudoxanthoma Elasticum，NAPE）：www.napeusa.com

特殊检查

- 全方面检查，特别是针对褶皱部位和口腔黏膜
- 是否有相似症状的家族史
- 皮肤全方面检查，特别是针对褶皱部位和口腔黏膜
- 常规进行体格检查和实验室检查，包括血脂检查，关注心血管疾病的风险
- 对可疑皮损进行直径3~4mm的活检，进行von Kossa染色检查是否有钙化的弹力纤维以明确诊断
- 视网膜检查和照相，寻找血管样条纹、新生血管和出血的证据
- 对一些有疑问的病例进行基因研究以明确PXE诊断。但是基因检测非常昂贵，不易进行，很少通过此方法来明确诊断
- 心脏科转诊和超声心动图。心脏瓣膜中有弹性纤维，因此PXE患者常见心脏瓣膜异常，如二尖瓣脱垂

一线治疗

- 加强营养，避免反式脂肪，根据患者年龄和建议每日摄取量决定膳食钙量　B
- 经常锻炼身体，避免可能伤及头部和眼部的运动　B
- 严格控制高血压和血脂异常　C
- 避免长期应用抗凝剂（降低眼睛、胃肠道和其他出血来源）　C
- 转诊至眼科，请视网膜专家随访。如果有早期或可能的视网膜出血，考虑贝伐单抗（阿瓦斯汀）或者或雷珠单抗（诺适得）治疗的可能性　C
- 心脏病转诊；超声心动图寻找心脏和瓣膜异常　C

Long-term effectiveness of intravitreal bevacizumab for

choroidal neovascularization secondary to angioid streaks in pseudoxanthoma elasticum. Finger RP, Charbel IP, Schmitz-Valckenberg S, Holz FG, Scholl HN. *Retina* 2011; 31: 1268–78.

玻璃体内注射贝伐单抗改善了视力，稳定了主动脉络膜新血管形成的渗漏，并降低了视网膜中央膜厚度。疾病早期视力得到改善，疾病晚期功能得以保持。尽早开始治疗对于保持视力很重要。

玻璃体内注射血管内皮生长因子抑制剂可显著改善 PXE 眼病的预后。

Treatment with ranibizumab for choroidal neovascularization secondary to a pseudoxanthoma elasticum: results of the French observational study PIXEL. Ebran JM, Mimoun G, Cohen SY, Grenet T, Donati A, Jean-Pastor M-J, et al. *J Fr Ophtalmol* 2016; 39: 370–5.

雷珠单抗在脉络膜新生血管形成的患者中提供了至少 2 年的稳定视力，并降低了新生血管复发的频率。该治疗耐受性良好。

在另一病例报告中，1 名 54 岁男性在注射贝伐单抗 3 次（每月 1 次）后，眼部并发症没有改善。他接受了 21 次雷尼珠单抗注射（0.5mg/50μl），在 6 个月内保持视力。

二线治疗	
• 如果患者有整形愿望，可以通过整形外科手术切除病变皮损	B
• 对孕妇的观察应仔细，随着孕期增加，胃肠道出血的发生率随之增加	C

三线治疗	
• 每日 3 次 800mg 盐酸司维拉姆	A
• 提高膳食中镁含量	E
• 二氧化碳点阵激光	E
• 可注射胶原蛋白	E

A randomized controlled trial of oral phosphate binders in the treatment of pseudoxanthoma elasticum. Yoo JY, Blum RR, Singer GK, Stern DR, Emanuel PO, Fuchs W, et al. *J Am Acad Dermatol* 2011; 65: 341–8.

每日 3 次 800mg 的盐酸司维拉姆可减少显微镜下弹性纤维的钙化，改善临床评分，但与安慰剂相比，其疗效并不显著。

安慰剂含有镁，这可能解释了安慰剂组的益处。

Pseudoxanthoma elasticum, the paradigm of heritable ectopic mineralization disorders: can diet help? LaRusso J, Li Q, Uitto J. *Dtsch Fermatol Ges* 2011; 9: 586–93.

在 PXE 小鼠模型中，膳食镁含量增加 5 倍可抑制组织的矿化。

动物研究已检验了饮食中镁与血管矿化之间的关系。与正常饮食组相比，添加氧化镁饮食 2 个月的小鼠颈动脉内膜中层厚度较低。相反，低镁饮食会加速钙的沉积。

Pseudoxanthoma elasticum treatment with fractional CO_2 laser. Salles AG, Remigio AF, Moraes LB, Varoni AC, Gemperli R, Ferreira MC. *Plast Reconstr Surg Glob Open* 2014; 2: e219.

1 位 32 岁的女性在前颈区（4 个疗程）和后颈区（5 个疗程）接受二氧化碳点阵激光治疗。在第 1 次治疗后 1 个月，有显著改善。最后 1 个疗程之后的 2 年，她在表面不规则性和膨胀性方面有所改善。

Pseudoxanthoma elasticum: temporary treatment of chin folds and lines with injectable collagen. Galadari H, Lebwohl M. *J Am Acad Dermatol* 2003; 49: S265–6.

2 例有水平下巴纹的患者接受了可注射胶原。第 1 名患者接受了 0.5ml 的胶原（Zyderm Ⅱ），显示出即刻的改善；然而，6 个月后，皱纹复发。第 2 名患者在 2 个疗程（间隔 2 周）中接受 1.0ml 胶原蛋白（Zyderm），在至少 6 个月内有改善。9 个月后，她接受了 1.0ml 的真皮内胶原蛋白，效果仅持续了 1 个月。第 3 次注射（1.0ml Zyplast）改善了 4 周。

目前可用的任何一种新的填充物都可能与可注射的胶原蛋白同样有效。

致谢

感谢 Dr.Kenneth Neldner 对本章前一版的贡献。

（王雪 译，向欣 校，刘盈 审）

证据等级：A 双盲试验　**B** 临床试验，研究对象 ≥ 20 例　**C** 临床试验，研究对象 < 20 例　**D** 病例分析，研究对象 ≥ 5 例　**E** 个案报道

第210章 银屑病

原作者 Mark G Lebwohl, Peter van de Kerkhof

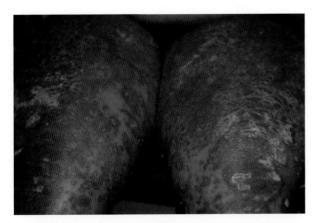

斑块型银屑病是一种常见的皮肤病,遗传易感性的个体在环境因素诱导下形成境界清楚的红色鳞屑性斑块。由于点滴型银屑病、反转型银屑病、疱疹样脓疱病在治疗方法上有重叠之处,因此上述疾病的治疗将在治疗策略中讨论。红皮病型银屑病和脓疱型银屑病将在本章最后部分阐述。掌跖脓疱病将在单独的章节讨论。须对患者进行有关银屑病关节炎的问诊及检查。此外,由于最近证据表明银屑病与心血管疾病有关,所以应注意其危险因素。必要时请风湿病专家及心血管专家参与诊疗。

治疗策略

银屑病的治疗必须考虑多方面的因素,包括受累程度、受累面积、患者的生活方式、其他健康问题,以及用药情况。例如,居住在离光疗中心较远的患者可能无法选择补骨脂素联合 UVA(PUVA)的治疗,但是,能够进行自我光疗的患者可购买家庭光疗仪治疗。在阳光充足的气候条件下,可以联合日光浴。如果患者正在服用锂盐等已知能够加剧银屑病的药物,应建议患者改用其他药物。对于患有多发性皮肤癌的患者,则应避免使用 PUVA 疗法和环孢素,因为它们可以增加患癌的风险;阿维 A 可抑制皮肤癌的发展,所以对这类患者可以考虑使用该药物。

银屑病患者的皮损面积对于治疗的选择很重要。如果受累面积小于 5%,通常首选局部治疗,除非患者之前的局部治疗失败或因受累部位使局部治疗欠佳。对于轻度限局性斑块的患者来说,可选用弱效、中效或强效糖皮质激素,也可选用其他外用制剂,如卡泊三醇、骨化三醇或他扎罗汀。蒽林制剂因为较黏稠而不受欢迎,但是仍然可作为糖皮质激素的有效替代剂。在欧洲,一些日间治疗中心仍在使用蒽林制剂。通常,仅外用药物是不够的,部分患者需

联合治疗。当任意一种药物单用治疗效果不佳时,超强效糖皮质激素联合卡泊三醇或联合他扎罗汀通常有效。目前新的含有二丙酸倍他米松和卡泊三醇的复方制剂已应用于临床。

有些部位皮损局限,但仍需要其他治疗方法。例如,累及掌跖部位的皮损可使药效减弱,众所周知这些部位治疗困难。掌跖部位的脓疱型银屑病对局部治疗偶尔见效。尽管掌跖部位只占体表面积的一小部分,但治疗仍需口服药物、注射药物或光疗。每日口服 25mg 阿维 A 联合"PUVA 浴"——将双手浸泡在已添加甲氧沙林的水中,随后进行 UVA 照射,已被成功应用。准分子激光对手足部位的银屑病也有疗效,与口服甲氨蝶呤、阿维 A、阿普斯特和环孢素疗效相近。双盲安慰剂对照试验证明阿达木单抗对掌跖银屑病有效,其他生物制剂可能也同样有效,尽管它们对掌跖部位的疗效不如对身体其他部位的银屑病有效。银屑病常有头皮受累,适合使用凝胶、溶液、喷雾剂或泡沫剂,这些剂型不像膏剂和霜剂那样黏稠。含焦油、水杨酸或糖皮质激素的洗发香波可以作为头皮部位的辅助用药。最近已经开发出了一种新的可通过光纤将窄波 UVB 照射到头皮的家用设备。

面部和间擦部位虽然对外用药反应良好,但也易发生副作用。外用糖皮质激素可导致皮肤萎缩、毛细血管扩张和萎缩纹产生。因此,这些部位只能使用更温和、更安全的糖皮质激素药膏,如果银屑病复发,与非糖皮质激素交替使用可能是最佳选择。局部免疫调节剂——0.1% 他克莫司软膏和 1% 吡美莫司乳膏对治疗面部和间擦部位银屑病是有效且安全的,但是对身体其他部位的肥厚性斑块无明显效果。卡泊三醇(50μg/g)可对面部和间擦部位银屑病产生刺激,但是维生素 D 衍生物例如骨化三醇和他卡西醇的刺激性相对较小,因此,尤其适用于面部银屑病和屈侧部位的银屑病。他扎罗汀可能会太刺激而不宜用于生殖器部位,但是可以用于面部。他扎罗汀的刺激性也可通过联用局部糖皮质激素来减少。

受累面积为体表的 5%~10% 时,通常给予局部治疗,但可能需要联合光疗或口服药物。当受累面积大于体表的 10% 时,外用药物涂抹所有皮损不太实际,但是可以作为光疗或系统治疗的辅助手段。

UVB 光疗用于治疗银屑病已有 1 个世纪,并且已经被证实是有效且安全的。对日光照射反应良好的患者可获得更好的疗效。UVB 治疗效果不佳或对日晒不敏感的患者

通常改用窄谱 UVB 治疗后可获得较好的疗效。PUVA 是治疗银屑病最有效的方法之一，多数患者可获得持久缓解。因为 PUVA 有增加皮肤癌症的风险，因此，目前它仅限用于 UVB 治疗效果不佳的患者。

如果患者经过上述治疗效果仍不理想，可以考虑加用小剂量维 A 酸类药物。口服阿维 A 10~25mg/d 可以显著改善 UVB 和 PUVA 的疗效。将阿维 A 的剂量维持在 25mg/d 或更低，可使其不良反应降至最低。对于不宜进行 UVB 或 PUVA 治疗的患者，口服甲氨蝶呤，无论与其他药物联用或单用，都有显著疗效。该药有导致肝纤维化的风险，因此定期检测肝功能和血常规是必要的。目前美国的指南要求口服甲氨蝶呤的患者定期进行肝脏活检。在欧洲部分地区，血清Ⅲ型前胶原氨基末端肽水平可作为肝纤维化的标志物，代替常规肝脏活检。单用环孢素治疗银屑病疗效显著，但是长期应用可导致肾毒性、高血压，并且理论上可增加患癌症的风险。因此，目前的指南建议环孢素的使用时间不超过 1 年或 2 年。最近批准的治疗银屑病的口服药物阿普斯特是另一个有中等疗效的选择。在美国已被批准用于治疗类风湿性关节炎的口服制剂托法替尼也被研究用于治疗银屑病。

近年来，人们开发了多种针对免疫系统特定靶点的生物制剂。这些药物没有环孢素的肾毒性，也没有甲氨蝶呤的肝毒性与骨髓毒性，但是生物制剂的价格通常昂贵。银屑病专家在生物制剂的应用方面存在分歧。一些专家认为当皮损面积过大、局部治疗不能控制时，生物制剂应该作为一线治疗药物。另一些专家认为生物制剂价格昂贵，只有光疗或其他系统治疗尝试后，才考虑使用生物制剂。

由于其有效性和安全性，越来越多的人开始使用生物制剂治疗银屑病和银屑病关节炎。肿瘤坏死因子 -α（TNF-α）抑制剂，包括依他西普、英利西单抗、阿达木单抗、戈利木单抗和赛妥珠单抗，是银屑病关节炎患者的理想用药。TNF 抑制剂有独特的不良反应，包括激活潜伏的结核病，加重多发性硬化，以及产生抗核抗体等。乌司奴单抗是一种阻断白细胞介素（interleukin，IL）-12 和 IL-23 中 p40 成分的药物，已在 45mg 和 90mg 的剂量下进行了研究，剂量增加对超重患者有益。该药可以每 3 个月使用 1 次。使用最近批准的依奇珠单抗和司库奇尤单抗（阻断 IL-17），以及布罗利尤单抗（一种阻断 IL-17 受体的研究药物）是一种高效的治疗方法，可以达到 100% 清除银屑病皮损。其他针对 IL-23 的生物靶向治疗正在研究当中。当其他治疗方法都失败时，将不同药物联合应用通常是有效的。因为许多可行性的疗法都是有免疫抑制作用的，所以在联合用药时需考虑免疫抑制剂带来的副作用叠加。

点滴型银屑病

点滴型银屑病表现为泛发的红色鳞屑性丘疹。该病的治疗与泛发性斑块型银屑病相似。因为点滴型银屑病通常由链球菌感染引起，因此要积极寻找潜伏感染灶并进行治疗。点滴型银屑病的皮疹往往分布广泛，不适合局部治疗，因此大多数患者首选 UVB 或窄波 UVB 治疗。如无效，可与口服维 A 酸联合，或者改为 PUVA 治疗。这种类型的银屑病光疗通常有效，因此，仅少数情况下需要使用下面列出的更积极的二线或三线治疗。

反转型银屑病

反转型银屑病的皮疹多发生于腋下、臀部之间、大腿内侧及脐部。这些部位外用弱效糖皮质激素即可治愈，但更易产生糖皮质激素的不良反应，如皮肤萎缩、萎缩纹形成。因此，可以试用非激素药物治疗。间擦部位外用卡泊三醇（50μg/g）易产生刺激性，然而却是有效的。其他维生素 D 衍生物（骨化三醇、他卡西醇）的刺激性相对较小。面部可以外用他扎罗汀，但是腋下或腹股沟部位不宜使用。焦油和蒽林制剂在间擦部位使用同样有刺激性。尽管他克莫司软膏或吡美莫司乳膏并未被批准用于治疗银屑病，但是对面部和间擦部位的银屑病具有显著疗效。不过，这两种药物对其他部位的肥厚性斑块疗效稍差。局部外用磷酸二酯酶抑制剂和 JAK 抑制剂可能对面部和间擦部位的银屑病有效，且无糖皮质激素的皮肤萎缩作用。

疱疹样脓疱病

疱疹样脓疱病以泛发性的脓疱为特征，伴有发热和白细胞增多，妊娠期发病。很多人认为该病是在妊娠期发生的脓疱型银屑病的一种变型。当卧床休息、润肤剂、封包和外用弱效糖皮质激素无效时，以往曾系统应用糖皮质激素治疗该病。近些年来发现口服环孢素治疗疱疹样脓疱病有效。该药属于 C 类孕妇用药，每日口服总量不超过 4~5mg/kg，分 2 次服用。对于环孢素在治疗疱疹样脓疱疮时累积的毒性（如肾毒性）不必过于担心，因为该病可能在孕晚期自愈，这也就限制了环孢素的用量。尽管使用生物制剂治疗疱疹样脓疱疮的经验不多，但有限的数据表明生物制剂在孕期使用是相对安全的。多数生物制剂归类为孕妇用药 B 类，这意味着没有证据表明该药在动物试验中能产生胎儿毒性。然而，这些药可以影响胎儿免疫系统和发生产后免疫感染。

特殊检查
• 皮肤活检（银屑病临床诊断不明确时）
• 实验室检查
• 脓疱型银屑病患者血清电解质和钙离子检测
• 点滴型银屑病患者 ASO 检测或细菌培养
• 接受系统治疗的患者进行适当的药物相关监测

证据等级：A 双盲试验　　B 临床试验，研究对象 ≥ 20 例　　C 临床试验，研究对象 < 20 例　　D 病例分析，研究对象 ≥ 5 例　　E 个案报道

多数患者不需要进行辅助检查。当临床诊断不确定时,可行皮肤活检,但通常并不需要此项检查。

如下所述,当患者接受系统治疗时,需要进行一系列检查,以便于筛查和监测。

对于使用生物制剂治疗的患者建议常规筛查结核病。因为甲氨蝶呤和环孢素均有免疫抑制作用,所以应用此类药物前,患者应该进行结核病筛查,如果结果为阳性,应进一步行胸部 X 线检查。环孢素应用指南要求经常监测血压、生化指标,尤其要注意血清肌酐和镁。甲氨蝶呤应用指南要求定期监测全血细胞计数(complete blood count,CBC)和血小板计数,并筛查肝功能。血清Ⅲ型前胶原氨基末端肽或肝脏活检作为肝脏纤维化的检测手段,应在某些患者中进行检测。应该对病毒性肝炎或 HIV 感染的高危人群进行监测。而且,许多专家提倡在接受生物制剂、甲氨蝶呤或环孢素前进行常规肝炎筛查。对于口服阿维 A 的患者来说,血清胆固醇和甘油三酯的水平尤其重要。

Form the Medical Bord of the National Psoriasis Foundation: monitoring and vaccinations in patients treated with biologics for psoriasis. Lebwohl M, Bagel J, Gelfand JM, Gladman D, Gordon KB, Hsu S, et al. *J Am Acad Dermatol* 2008; 58: 94–105.

除病史之外,应建议所有使用生物制剂的患者进行体格检查、常规生化检查、CBC 和血小板计数、皮肤结核试验。使用英利西单抗的患者应增加监测肝功能的频率。在生物制剂治疗前检测乙型肝炎(乙肝)和丙型肝炎(丙肝)。

Cyclosporineand psoriasis: 2008 National Psoriasis Foundation Consensus Conference. Rosmarin DM, Lebwohl M, Elewski BE, Gottlieb AB; National Psoriasis Foundation. *J Am Acad Dermatol* 2010; 62: 838–53.

每日口服 5mg/kg 的环孢素对银屑病有显著疗效,但由于肾毒性副作用,其使用受到了限制。

这篇指南介绍了环孢素的使用剂量、监测、药物间相互作用和并发症。

对于使用环孢素治疗的患者来说,血细胞计数、血小板计数,以及全套生化血清学指标,包括尿素氮、肌酐、钾、镁、尿酸、肝功能检测和血脂等,均需要监测。在环孢素开始治疗前应该进行 2 次血清肌酐基线水平测定和 2 次血压基线水平测定。还建议对乙肝和丙肝进行基线检测,结核病需在基线时检测 1 次,之后每年检测 1 次。

Methotrexate and psoriasis: 2009. National Psoriasis Foundation Consensus Conference. Kalb R, Strobefr B, Weinstein G, Lebwohl M. *J Am Acad Dermatol* 2009; 60: 824–37.

Methotrexate in psoriasis: consensus conference. Roenigk

HH Jr, Auerbach R, Maibach H, Weinstein G, Lebwohl M. *J Am Acad Dermatol* 1998; 38: 478–85.

甲氨蝶呤仍然是治疗银屑病最有效的系统用药之一。初始试验剂量为 2.5~7.5mg,每周的剂量为 15~30mg,多数患者可有效清除皮损。最令人担忧的不良反应是肝毒性和骨髓抑制。

这些文章回顾了许多关于甲氨蝶呤的文章和实验室监测的相关指南,包含了血液检查、肝脏活检、用药剂量、药物间相互作用和不良反应。

使用甲氨蝶呤进行治疗的患者应该记录血细胞计数、血小板计数、肝功能和肌酐的基线水平。许多专家提倡对乙肝和丙肝进行血清学基线研究,且新的指南要求对结核病进行基线和年测定。在欧洲,会进行血清Ⅲ型前胶原氨基末端肽检测。对于无肝纤维化风险的患者(例如肥胖患者)来说,不需要进行肝脏活检,或者可降低检查频率。许多美国的皮肤病学家仍然定期行肝脏活检,以监测肝纤维化。

一线治疗	
蒽林	B
煤焦油	A
水杨酸	C
外用糖皮质激素	A
维生素 D 衍生物	A
他扎罗汀	A
日光浴	B
他克莫司软膏	A
吡美莫司乳膏	A

A randomized, double-blind, vehicle-controlled study of a novel liposomal dithranol formulation in psoriasis. Saraswat A, Agarwal R, Katare OP, Kaur I, Kumar B. *J Dermatol Treat* 2007; 18: 40–5.

20 例患者参加了双侧对照试验。一侧每日外用含 0.5% 蒽林的磷脂酸脂质体制剂,另一侧每日外用赋形剂(10 例)或 1.15% 蒽林、1.15% 水杨酸和 5.3% 煤焦油的常规制剂(10 例)。外用制剂每日作用 30 分钟,共治疗 6 周。两种药物制剂均有显著疗效。脂质体制剂组较常规霜剂组皮疹周围红斑及皮肤色素沉着更少。

蒽林制剂成功治疗银屑病已有几十年历史,但由于该药物易产生色素沉着和刺激性,让患者和医师都很难接受。关于非色素沉着、非刺激性蒽林制剂的研究尚未取得较大进展。

Efficacy of topical 5%liquor carbonis detergens vs. its emollient base in the treatment of psoriasis. Kanzler MH, Gorsulowsky DC. *Br J Dermatol* 1993; 129: 310–4.

一项双侧自身对照临床试验中发现,5% 煤焦油溶液较其霜剂更有效。

目前含焦油的制剂包括凝胶制剂、乳剂、霜剂,以及软膏制剂,也有沐浴用的乳剂。通常认为,有美容效果的制剂更易为患者接受,但疗效稍差。粗制煤焦油疗效显著,但看上去过脏而使患者不易接受。

The role of salicylic acid in the treatment of psoriasis. Lebwohl M. *Int J Dermatol* 1999; 38: 16–24.

水杨酸是一种角质剥脱剂,可使鳞屑脱落,有利于其他外用药物的渗透。与 2%~10% 的水杨酸联用时,外用糖皮质激素的渗透效果明显增强。水杨酸与焦油或蒽林制剂联用也有很好的疗效,但水杨酸可对卡泊三醇产生抑制作用。另外,水杨酸可阻断 UVB 的照射,因此进行光疗前不宜使用。

Evaluation of the efficacy and safety of clobetasol propionate spray in the treatment of plaque-type psoriasis. Jarratt MT, Clark SD, Savin RC, Swinyer LJ, Safley CF, Brodell RT, et al. *Cutis* 2006; 78: 348–54.

The efficacy and tolerability of clobetasol propionate foam 0.05% in the treatment of mild to moderate plaque-type psoriasis of nonscalp regions. Gottlieb AB, Ford RO, Spellman MC. *J Catan Med Surg* 2003; 7: 185–92.

Clobetasol propionate shampoo 0.05%: a new option to treat patients with moderate to severe scalp psoriasis. Jarratt M, Breneman D, Gottlieb AB, Poulin Y, Liu Y, Foley V. *J Drugs Dermatol* 2004; 3: 367–73.

目前已有大量的双盲、安慰剂对照临床试验证明局部外用糖皮质激素治疗银屑病的有效性。外用糖皮质激素有多种剂型,包括泡沫、泡沫霜、喷雾、香波、溶液、乳剂、霜剂、霜乳剂、软膏、贴膏,以及凝胶制剂。

超强效糖皮质激素如氯倍他索,可引起皮肤和全身不良反应。明显的肾上腺功能抑制在临床上很少见,一般不必进行肾上腺功能检测。临床医师更加关注皮肤萎缩、毛细血管扩张、萎缩纹,以及快速耐受等不良反应。因此,超强效激素使用时间不应超过 2~4 周,每周剂量不超过 50g。超强效激素不应进行封包治疗,也不宜在面部或间擦部位使用。儿童也要尽量避免使用。

An investigator-masked comparison of the efficacy and safety of twice daily applications of calcitriol 3μg/g ointment vs. calcipotriol 50μg/g ointment in subjects with mild to moderate chronic plaque-type psoriasis. Zhu X, Wang B, Zhao G, Gu J, Chen Z, Briantais P, et al. *J Eur Acad Dermatol*

Venereol 2007; 21: 466–72.

250 例患者参加了该研究者单盲试验,患者接受骨化三醇或卡泊三醇软膏治疗,每日 2 次,共 12 周。两种药疗效相近,但卡泊三醇组的皮肤局部不良反应较骨化三醇组多。

面部或间擦部位外用卡泊三醇后,20% 的患者出现局部刺激性反应。这些部位外用骨化三醇更为合适。

Once daily treatment of psoriasis with tacalcitol compared with twice daily treatment with calcipotriol. A double-blind trial. Veien NK, Bjerke JR, Rossmann-Ringdahl I, Jakobsen HB. *Br J Dermatol* 1997; 137: 581–6.

一项 287 例患者参加的为期 8 周的双盲试验表明,他卡西醇软膏组每日外用 1 次比卡泊三醇软膏组每日外用 2 次疗效稍差。

A 52-week, randomized, double-blind, safety study of a calcipotriol/betamethasone dipropionate two-compound product (Daivobet/Dovobet/Taclonex) in the treatment of psoriasis vulgaris. Kragballe K, Austad J, Barnes L, Bibby A, de la Brassinne M, Cambazard F, et al. Br J Dermatol 2006; 154: 1155–60.

634 例患者参加了该项双盲临床试验。患者外用卡泊三醇和丙酸倍他米松的复方制剂,每日 1 次,共 4 周。4 周后,患者随机分组接受为期 48 周的治疗方案——外用复方制剂治疗;复方制剂与卡泊三醇每 4 周交替治疗;卡泊三醇单一治疗。复方制剂组疗效优于卡泊三醇组。全程外用复方制剂的患者的不良反应最少。治疗 52 周时,复方制剂组 4 例(1.9%)出现皮肤萎缩。

卡泊三醇的分子相对不稳定,与其他许多药物混合使用时易被灭活,因此,需要生产出卡泊三醇与糖皮质激素的稳定混合制剂。患者长期外用任何一种糖皮质激素均应注意其皮肤萎缩,尤其是发生萎缩纹的不良反应。为了最大程度地降低皮肤不良反应,面部及间擦部位应避免使用强效激素。可采用间断疗法(如周末疗法)维持治疗效果。

Tazarotene cream in the treatment of psoriasis: Two multicenter, double-blind, randomized, vehicle-controlled studies of the safety and efficacy of tazarotene creams 0.05% and 0.1% applied ince daily for 12 weeks. Weinstein GD, Koo JY, Krueger GG, Lebwohl M, Lowe NJ, Menter MA, et al. Tazarotene Cream Clinical Study Group. *J Am Acad Dermatol* 2003; 48: 760–7.

该项双盲试验比较了 0.1% 和 0.05% 他扎罗汀乳膏与赋形剂的疗效。用法为每日 1 次,共治疗 12 周。与 0.05% 的他扎罗汀乳膏相比,0.1% 的疗效更好,但刺激性更明显。两者均较赋形剂疗效好。

他扎罗汀乳膏比 0.1% 和 0.05% 的凝胶制剂疗效稍差,但是刺激性少。

Tacrolimus ointment is effective for facial and intertriginous psoriasis. Lebwohl M, Frceman AK, Chapman MS, Feldman SR, Hartle JE, Henning A; Tacrolimus Ointment Study Group. *J Am Dermatol* 2004; 51: 723–30.

一项 167 例银屑病患者的双盲、安慰剂对照试验。患者面部及间擦部位外用 0.1% 他克莫司软膏每日 2 次，共治疗 8 周。治疗结束时，治疗组和安慰剂组分别有 65.2% 和 31.5% 的患者皮损清除或接近清除。

Pimecrolimus cream 1% in the treatment of interiginous psoriasis: a double-blind, randomized study. Gribetz C, Ling M, Lebwohl M, Pariser D, Draelos Z, Gottlieb AB, et al. *J Am Acad Dermatol* 2004; 51: 731–8.

57 例患者参加了该项双盲临床试验。患者外用 1% 吡美莫司乳膏或安慰剂。治疗第 8 周末时，治疗组 71% 的患者皮损清除或接近清除，安慰剂组该比例则为 41%。

在面部和间擦部位，使用糖皮质激素容易引起副作用，且卡泊三醇和他扎罗汀易发生刺激反应，外用钙调磷酸酶抑制剂可作为面部及间擦部位银屑病治疗的新选择。

The percentage of patients achieving PASI 75 after 1 month and remission time after climatotherapy at the Dead Sea. Harari M, Novack L, Barth J, David M, Friger M, Moses SW. *Int J Dermatol* 2007; 46: 1087–91.

64 例患者在死海接受气候疗法。该疗法主要是指在死海海水中水浴，并逐渐增加日光暴露强度和时间。所有的患者均达到中位起效时间（PASI 50），75.9% 的患者达到 PASI 75。中位复发时间为 23.1 周，中位起效时间为 33.6 周。

死海是世界上地理位置最低的内陆海。在所有水样中，死海内的矿物质浓度最高。矿物质弥漫在死海上空，阳光照射后形成一种独特的光谱，可以产生特殊的治疗效果。在死海中进行日光浴，2~4 周后可有显著疗效。

二线治疗	
• UVB	A
• 窄谱 UVB	A
• PUVA	A
• 阿维 A	A
• 阿普斯特	A
• 阿达木单抗	A
• 依他西普	A
• 英利西单抗	A
• 乌司奴单抗	A
• 司库奇尤单抗	A
• 依奇珠单抗	A
• 甲氨蝶呤	A
• 环孢素	A

Components of the Goeckerman regimen. Le Vine MJ, White HA, Parrish JA. *J Invest Dermatol* 1979; 73: 170–3.

外用焦油或润滑剂可增强 UVB 光疗的疗效。当与光疗联用时，5% 粗制煤焦油与润滑剂的效果相当。

经典的 Goeckerman 疗法是指给予住院患者外用粗制煤焦油制剂，每日进行 UVB 光疗前将其清除。目前的光疗多针对门诊患者，每周 3 次，治疗前外用矿物油或凡士林。

Narrowband UV-B produces superior clinical and histopathological resolution of moderate-severe psoriasis in patients compared with broadband UV-B. Coven TR, Burack LH, Gilleaudeau R, Keogh M, Ozawa M, Krueger JG. *Arch Deramtol* 1997; 133: 1514–22.

22 例患者参加了双侧自身对照试验。一侧使用窄谱 UVB 治疗，另一侧使用宽谱 UVB 治疗。窄谱 UVB 侧较宽谱 UVB 侧皮疹消退更快、更完全。

Randomized double-blind trial of the treatment of chronic plaque psoriasis Lefficacy of psoralen-UV-A therapy vs. narrowband UV-B therapy. Yones SS, Palmer RA, Garibaldinos TT, Hawk JL. *Arch Deramtol* 2006; 142: 836–42.

在这项双盲试验中，93 例患者接受窄谱 UVB 或 PUVA 治疗，每周 2 次，直至皮疹消退或治疗次数最高达到 30 次。1~4 型皮肤患者中，PUVA 的疗效优于窄谱 UVB。PUVA 组有 84% 的患者达到皮损清除，窄谱 UVB 组为 65%。PUVA 组达到皮损清除的中位次数为 17 次，而窄谱 UVB 组为 28.5 次。治疗结束后 6 个月，PUVA 组 68% 的患者皮疹无复发，而窄谱 UVB 组为 35%。

尽管 PUVA 疗效优于窄谱 UVB，但是 PUVA 更难操作，并且能够增加光毒性和皮肤癌症的风险。通过口服给药进行 PUVA 治疗的患者，建议在治疗前进行眼部检查，并每年复查，但 PUVA 导致这些患者出现白内障的担忧还没有得到证实。曾经建议在 PUVA 治疗前进行狼疮血清学基线检测，但现在只在患者有其他疾病体征或症状的情况下进行检测。

PUVA therapy for psoriasis: comparison of oral and bath-water delivery of 8-methoxypsoralen. Lowe NJ, Weingarten D, Bourget T, Moy LS. *J Am Acad Dermatol* 1986; 14; 754–60.

3.7mg/L 浓度的甲氧沙林（约 60mg 溶于 1 桶水中）水浴法（PUVA 浴）与口服该药物的 PUVA 疗法疗效相当，但是前者所需的 UVA 照射量更少，并且没有全身的不良反应，例如恶心。不过该方法可增加光毒性。

灼伤、光敏感，尤其是光致癌性的不良反应值得关注。外用甲氧沙林治疗银屑病同样有效，但是光毒性更强。

Efficacy and safety results from the randomized controlled

comparative study of adalimumab vs. methotrexate vs. placebo in patients with psoriasis (CHAMPION). Saurat JH, Stingl G, Dubertret L, Papp K, Langley RG, Ortonne JP, et al. *Br J Dermatol* 2008; 158: 558–66.

本研究将阿达木单抗(80mg 的负荷剂量,之后隔周皮下注射 40mg)与甲氨蝶呤(口服每周 7.5mg,根据临床反应可加量至每周 25mg),以及安慰剂的疗效进行对比,疗程为 16 周。阿达木单抗治疗组的患者 79.6% 达到 PASI 75,甲氨蝶呤组为 35.5%,而安慰剂组为 18.9%。甲氨蝶呤组的患者不良反应最严重,多数与肝脏合并症有关,并导致试验终止。

这是第一个关于甲氨蝶呤治疗银屑病的安慰剂对照研究。曾有人对该研究中甲氨蝶呤的起始剂量过低提出过质疑。无论如何,本研究还是向我们展示了阿达木单抗的有效性和甲氨蝶呤的不良反应。

A double-blind, placebo-controlled trial of acitretin for the treatment of psoriasis. Olsen EA, Weed WW, Meyer CJ, Cobo LM. *J Am Acad Dermatol* 1989; 21: 681–6.

15 例患者参加了本项双盲试验。患者每日口服阿维 A 25mg 或 50mg 或安慰剂,共 8 周。之后全部患者参加了开放性研究,每日口服阿维 A 25mg 或 75mg。银屑病皮损仅获得中等程度改善。

Actretin plus UVB therapy for psoriasis. Comparisons with placebo plus UVB and actitretin alone. Lowe NJ, Prystowsky JH, Bourget T, Edelstein J, Nychay S, Armstrong R. *J Am Acad Dermatol* 1991; 24: 591–4.

Photochemotherapy for severe psoriasis without or in combination with acitretin: a randomized, double-blind comparison study. Tanew A, Guggenbichler A, Hönigsmann H, Geiger JM, Fritsch P. *J Am Acad Dermatol* 1991; 25: 682–4.

60 例患者参加了该项双盲研究。患者接受 PUVA 单一治疗或 PUVA 联合阿维 A 治疗。联合治疗组 96% 的患者达到显著或完全皮损清除,相比之下,单一治疗组仅为 80%。联合组的 PUVA 累积量比单一治疗组低 42%。

阿维 A 单一治疗银屑病疗效有限,一部分是因为本身的疗效不足,另一部分则因为大剂量阿维 A 易导致黏膜皮肤不良反应,如脱发和唇炎。与其他治疗联用,如 UVB 或 PUVA 时,即使阿维 A 剂量较低也可取得显著疗效。阿维 A 单一治疗或与其他治疗联合对掌跖部位的银屑病也有效。

Methotrexate versus cyclosporine in moderate-to-severe chronic plaque psoriasis. Heydendael VM, Spuls PI, Opmeer BC, de Borgie CA, Reitsma JB, Goldschmidt WF, et al. *N Engl J Med* 2003; 349: 658–65.

88 例患者随机分配接受甲氨蝶呤或环孢素治疗。甲氨蝶呤起始剂量为 15mg/周,环孢素起始剂量为 3mg/kg,根据临床反应调整用药剂量。两组均有效,环孢素组疗效稍好。甲氨蝶呤组的 44 例患者中,12 例因为肝功异常退出试验。

Apremilast, an oral phosphodiesterase 4 (PDE4) inhibitor, in patients with moderate to severe plaque psoriasis: results of a phase Ⅲ, randomized, controlled trial (Efficacy and Safety Trial Evaluating the Effects of Apremilast in Psoriasis [ESTEEM] 1). Papp K, Reich K, Leonardi CL, Kircik L, Chimenti S, Langley RG, et al. *J Am Acad Dermatol* 2015; 73: 37–49.

在该项试验前 12 周,患者口服阿普斯特(30mg,每日 2 次)或安慰剂治疗。在第 16 周,治疗组 33.1% 患者达到 PASI 75,而安慰剂组 5.3% 患者达到 PASI 75。

尽管这些数据与新的生物制剂相比较为一般,但口服制剂很明显是其优势。在短期内有良好的安全性,主要不良事件是胃肠道症状和体重减低。

Etanercept treatment for children and adolescents with plaque psoriasis. Paller AS, Siegfried EC, Langley RG, Gottlieb AB, Pariser D, Landells I, et al. Etanercept Pediatric Psoriasis Study Group. *N Engl J Med* 2008; 358: 241–51.

211 例患者参加了该项双盲试验,年龄范围为 4~17 岁。患者每周注射安慰剂或 0.8mg/kg 依他西普。依他西普组 57% 的儿童患者获得 PASI 75 改善率,安慰剂组为 11%。

成人患者可给予依他西普 50mg,每周 2 次。在美国,治疗 3 个月后,剂量可降至 50mg,每周 1 次。但在其他国家,一般维持每周 2 次的治疗方法。与成人相同,儿童患者应用依他西普 0.8mg/kg 治疗银屑病和银屑病型关节炎均有效。

Adalimumab therapy for moderate to severe psoriasis: a randomized, controlled phase Ⅲ trial. Menter A, Tyring SK, Gordon K, Kimball AB, Leonardi CL, Langley RG, et al. *J Am Acad Dermatol* 2008; 58: 106–15.

1 212 例患者参加了该项双盲、安慰剂对照试验。患者给予阿达木单抗 40mg 每周 1 次,共持续 15 周。阿达木单抗组 71% 的患者获得 PASI 75 的改善率,安慰剂仅为 7%。

阿达木单抗 40mg 每周 1 次治疗可获得更高的有效率。阿达木单抗给予 80mg 的负荷剂量起效更快。

A randomized comparison of continuous vs. intermittent infliximab maintenance regimens over 1 year in the treat-

ment of moderate-to-severe plaque psoriasis. Menter A, Feldman SR, Weinstein GD, Papp K, Evans R, Guzzo C, et al. *J Am Acad Dermatol* 2007; 56: 31. e1-15.

835 例中重度银屑病患者参加了该项双盲试验。患者在第 0、2 和 6 周时随机接受英利西单抗 3mg/kg 或 5mg/kg 或安慰剂治疗。5mg/kg 组 75.5% 的患者获得了 PASI 75 的改善率，3mg/kg 组则为 70.3%。在治疗的第 14 周时，英利西单抗治疗组的患者再次重新分配接受连续或间断维持治疗。给予 5mg/kg 英利西单抗治疗，连续治疗组疗效优于间断治疗组。

英利西单抗连续治疗可抑制人抗嵌合抗体的产生，该嵌合抗体可导致更多的输液反应，降低药物的疗效。

Efficacy and safety of ustekinumab, a human inter-leukin-12/23 monoclonal antibody, in patients with psoriasis: 52-week results from a randomised, double-blind, placebo-controlled trial (PHOENIX 2). Papp KA, Langley RG, Lebwohl M, Krueger GG, Szapary P, Yeilding N, et al. *Lancet* 2008; 371: 1675–84.

1 230 例患者参加了该项双盲研究。患者被随机给予乌司奴单抗 45mg 或 90mg 或安慰剂。在治疗第 0 和 4 周时皮下注射药物，之后每 12 周注射 1 次药物。乌司奴单抗 45mg 组 66.7% 的患者获得了 PASI 75 的改善率，90mg 组为 75.7%，而安慰剂该比例仅为 3.7%。在试验的第 28 周时，部分应答的患者（例如达到 PASI 50 但不到 PASI 75）再次被随机分配治疗方案。增加到每 8 周给药 1 次或继续每 12 周 1 次的治疗方案。在第 52 周时，每 8 周接受 1 次 90mg 药物治疗的患者获 PASI 75 改善率为 68.8% 的，继续每 12 周接受相同剂量的患者 PASI 75 改善率仅为 33.3%。

乌司奴单抗对银屑病非常有效，在感染、恶性肿瘤和心血管疾病方面的安全性数据有望达到 8 年。由于其药效持续时间长，乌司奴单抗的使用频率可以低至每 12 周 1 次，但许多患者需要每 8 周注射 1 次维持皮损清除。

Secukinumab in plaque psoriasis—results of two phase 3 trials. Langley RG, Elewski BE, Lebwohl M, Reich K, Griffiths CE, Papp K, et al. *N Engl J Med* 2014; 371: 326–38.

一项双盲试验对比皮下注射司库奇尤单抗（300mg、150mg，或安慰剂，每周 1 次连续 5 周，之后每 4 周 1 次）和依他西普（50mg，或安慰剂，每周 2 次）的疗效。在司库奇尤单抗 300mg 组中，高达 81.6% 的患者达到 PASI 75；在司库奇尤单抗 150mg 组中，有 71.6% 的患者达到 PASI 75；疗效均优于依他西普和安慰剂组。

司库奇尤单抗 300mg（2 次 150mg 皮下注射）是一个首选剂量，对银屑病可以起到快速且持久的皮损清除。大多数患者可以实现 PASI 90，甚至 PASI 100。与该药唯一相关

的副作用是增加念珠菌感染的风险。

Comparison of ixekizumab with etanercept or placebo inmoderate-to-severe psoriasis (UNCOVER-2 and UNCOVER-3): results from two phase 3 randomised trials. Griffiths CE, Reich K, Lebwohl M, van de Kerkhof P, Paul C, Menter A, et al. *Lancet* 2015; 386: 541–51.

这是一项双盲双模拟试验，一组患者皮下注射依奇珠单抗或安慰剂（起始 160mg，之后每次 80mg，每 2 周或 4 周 1 次），另一组患者皮下注射依他西普或安慰剂（每次 50mg，每周 2 次）。每 2 周 1 次依奇珠单抗治疗的患者有 89.7% 达到 PASI 75，每 4 周 1 次的有 77.5% 的达到 PASI 75。两种方法疗效均优于依他西普和安慰剂组。

依奇珠单抗已批准起始 160mg 的负荷剂量（2 次 80mg 皮下注射），然后每次 80mg，每 2 周 1 次，连续 12 周。之后每次 80mg，每 4 周 1 次作为维持剂量，而每 2 周 1 次的维持剂量还在研究当中。实现快速、持久的皮损清除是值得期待的，大多数患者可以达到 PASI 90 和 PASI 100。但可能发生念珠菌感染。

三线治疗	
联合治疗	A
外用 5- 氟尿嘧啶	C
青黛	A
柳氮磺胺吡啶	A
吗替麦考酚酯	B
羟基脲	B
硫唑嘌呤	C
他克莫司	A
延胡索酸酯	B
抗生素	C
秋水仙碱	C
激光（准分子、脉冲 - 染料）	C
冷冻治疗	C
境界线（穿透最浅的 X 线）	B
来氟米特	A
戈利木单抗	A
赛妥珠单抗	A
布罗利尤单抗	A
托法替布	A
外用 JAK 抑制剂	A

Combination treatments for psoriasis: a systematic revie-wand meta-analysis. Bailey EE, Ference EH, Alikhan A, Hession MT, Armstrong AW. *Arch Dermatol* 2012; 148: 511–22.

小剂量不同疗法联合应用不仅可使银屑病治疗的不良反应降至最低,还可以增强疗效。交替疗法是指患者使用一种治疗方法使银屑病皮损消退后,再用另一种方法治疗,从而减少每种治疗的累积毒性。因此,甲氨蝶呤累积剂量造成的肝毒性、环孢素造成的肾毒性,以及PUVA造成的致癌性都可以最小化。

最常用的联合疗法是维A酸联合UVB,以及维A酸联合PUVA。UVB和PUVA可以彼此联用或与甲氨蝶呤联用。维A酸是银屑病治疗中最安全的系统治疗药物,可以与甲氨蝶呤和环孢素联用,但是当维A酸与甲氨蝶呤联用时应该监测肝功能。甲氨蝶呤和环孢素联用疗效显著,环孢素与羟基脲联用同样有效。甲氨蝶呤也可以与羟基脲联用,但是需要监测血常规。

虽然这篇文章早于引入生物制剂治疗银屑病,但目前所有批准的生物制剂均可与甲氨蝶呤、阿维A、环孢素和光疗联用。但因为甲氨蝶呤和环孢素都是免疫抑制剂,他们与生物制剂联用时应谨慎,并且尽可能缩短联用时间。英利西单抗与甲氨蝶呤联用是一个特例,因为甲氨蝶呤联用可以减少抗嵌合体抗体的产生。

Clinical efficacy of a 308nm excimer laser for treatment of psoriasis vulgaris. He YL, Zhang XY, Dong J, Xu JZ, Wang J. *Photodermatol photoimmunol Photomed* 2007; 23: 238–41.

40例患者参加了该项开放性试验。患者每周治疗2次,最多可治疗15次。PASI评分可获得约90%的改善。

准分子激光对限局性斑块型银屑病有效。主要的不良反应是局部皮肤烧灼感。

Targeted UVB phototherapy for psoriasis: a preliminary study. Lapidoth M, Adatto M, Dabid M. *Clin Exp Deramtol* 2007; 32: 642–5.

高强度UVB靶部位治疗(290~320nm)对限局性斑块型银屑病有显著疗效。该治疗的优点是对皮损周围正常皮肤无影响。

Efficacy of the pulsed dye laser in the treatment of localized recalcitrant plaque psoriasis: a comparative study. Eeceg A, Bovenschen HJ, van de Kerkhof PC, Seyger MM. *Br J Dermatol* 2006; 155: 110–4.

在这项开放性、双侧对照试验中,将脉冲染料激光与卡泊三醇/二丙酸倍他米松复方制剂进行对比。治疗12周后,脉冲染料激光治疗的一侧62%的患者PASI评分有所改善,复方制剂治疗的一侧该比例为19%。

Weekly pulse dosing schedule of fluorouracil: a new topical therapy for psoriasis. Pearlman DL, Youngberg B, Engelhard C. *J Am Acad Dermatol* 1986; 15: 1247–52.

14例患者外用5-氟尿嘧啶封包,每周2~3日,平均治疗时间为15.7周。治疗组11例患者获得90%的皮损清除率,对照组仅为6%。

考虑到5-氟尿嘧啶的吸收,该药物应外用于单一皮疹。刺激性是其主要的不良反应。

Clinical assessment of patients with recalcitrant psoriasis in a randomized, observer-blind, vehicle-controlled trial using indigo naturalis. Lin YK, Chang CJ, Chang YC, Wong WR, Chang SC, Pang JH. *Arch Dermatol* 2008; 144: 1457–64.

青黛外用治疗银屑病已证实有效,在42名受试者中有31名(74%)达到皮损清除或接近清除。能够将皮肤和衣物染色是其缺点。

Sulfasalazine improves psoriasis. A double-blind analysis. Gupta AK, Ellis CN, Siegel MT, Duell EA, Griffiths CE, Hamilton TA, et al. *Arch Dermatol* 1990; 126: 487–93.

50例患者参加了此项双盲、安慰剂对照试验。柳氮磺胺吡啶组41%的患者有显著疗效,41%的患者有部分疗效。超过1/4的患者由于不良反应(皮疹或恶心)退出该研究。

Mycoohenolate mofetil (CellCept) for psoriasis: a two-center prospective, open-label clinical trial. Zhou Y, Rosenthal D, Dutz J, Ho V. *J Cutan Med Surg* 2003; 7: 193–7.

23例患者参加了该项开放性试验。患者口服吗替麦考酚酯每日2~3g,持续12周。在第12周结束时,PASI改善了47%。仅22%的患者无显著疗效。5例患者出现恶心,1例出现暂时性白细胞减少症。

吗替麦考酚酯对一部分银屑病患者疗效显著。若将该药改为每日分4次服用,而不是按说明书上每日分2次口服,可显著降低胃肠道反应。另外该药的肠衣片对减少恶心也有帮助。

Hydroxyurea in the treatment of therapy resistant psoriasis. Layton AM, Sheehan-Dare RA, Goodfield MJ, Cotterill JA. *Br J Dermatol* 1989; 121: 647–53.

85例银屑病患者接受羟基脲长期治疗,剂量为每日0.5~1.5g。61%的患者皮疹缓解,35%的患者出现一过性骨髓抑制,4例患者出现皮肤不良反应。

Azathioprine in psoriasis. Greaves MW, Dawber R. *Br Med J* 1970; 2: 237–8.

硫唑嘌呤单独治疗银屑病有效,但因骨髓毒性而使其使用受限。

与6-硫鸟嘌呤和羟基脲相同,硫唑嘌呤治疗的有效剂量接近产生骨髓毒性的剂量。使用上述三种药物时,应经常监测血常规。

Systemic tacrolimus (FK 506) is effective for the treatment of psoriasis in a double-blind, placebo-controlled study. European KF506 Multicentre Psotiasis Study Group. *Arch Dermatol* 1996; 132: 419–23.

50 例银屑病患者参加了该项为期 9 周的双盲、安慰剂对照研究。起始剂量为 0.05mg/（kg·d），可增至 0.15mg/（kg·d）。他克莫司治疗组 PASI 评分改善率高于安慰剂对照组。腹泻、感觉异常和失眠是最常见的不良反应。

Treatment of psoriasis with fumaric acid esters: results of a prospective multicentre study: German Multcentre Study. Mrowietz U, Christophers E, Altmeyer P. *Br J Dermatol* 1998; 138: 456–60.

101 例患者参加了该项前瞻性研究，70 例患者完成为期 4 个月的研究。PASI 评分改善了 80%。不良反应包括淋巴细胞减少症、胃肠道反应，以及面部潮红。

尽管该研究中并未提及，但肾毒性已被认为是富马酸的副作用。

Use of rifampin with penicillin and erythromycin in the treatment of psoriasis. Preliminary report. Rosenberg EW, Noah PW, Zanolli MD, Skinner RB Jr, Bond MJ, Crutcher N. *J Am Acad Dermatol* 1986; 14: 761–4.

9 例伴有链球菌感染的银屑病患者参加了该研究，给予患者口服利福平 5 日联合口服青霉素或红霉素 10~14日。9 例患者治疗均有效。

作者一直支持口服抗生素治疗。尽管有合理的理论和众多临床数据支持，但是抗生素治疗银屑病还没有临床对照试验支持。其他感染也与银屑病发作有关，所以治疗药物也可以口服制霉菌素、氟康唑。甚至有一些专家建议行扁桃体切除术。

Therapeutic trials with oral colchicines in psoriasis. Wahba A, Cohen H. *Acta Dermatol Venereol* 1980; 60: 515–20.

22 例患者参加了该项开放性研究。患者口服秋水仙碱 0.02mg/（kg·d），共 2~4 个月。9 例皮疹为薄丘疹和薄斑块的患者中，8 例有显著疗效。但对皮疹较肥厚的患者疗效不明显。

Cryotherapy for psoriasis. Nouri K, Chartier TK, Eaglstein WH, Taylor JR. *Arch Dermatol* 1997; 133: 1608–9.

银屑病的斑块皮损进行冷冻治疗后可好转。局部反应包括疼痛、水疱、局部褪色等。

与激光治疗相同，冷冻治疗仅适宜于单发、限局性斑块。除同形反应外，冷冻很少诱发新的银屑病皮疹。不过，该治疗易出现瘢痕及皮肤褪色。

Psoriasis of the scalp treated with Grenz rays or topical corticosteroid combined with Grenz rays. A comparative randomized trial. Lindelof B, Johanneson A. *Br J Dermatol* 1988; 119: 241–4.

40 例头皮银屑病患者分组给予境界线治疗或外用激素与境界线联合治疗。境界线的照射剂量为每周 4Gy，共6 次。境界线治疗组患者得到 84% 的痊愈，联合治疗组为72%。加用糖皮质激素后疗效无明显改善。

由于 X 线可诱发皮肤鳞状细胞癌，尤其是在接受PUVA 治疗的患者中。因此，尽管该项治疗疗效显著，但目前已经较少应用。

Efficacy and safety of leflunomide in the treatment of psoriatic arthritis and psoriasis: a multinational, double-blind, randomized, placebo-comtrolled clinical trial. Kaltwasser JP, Nash P, Gladman F. Rosen CF, Behrens F, Jones P, et al. Treatment of Psoriatic Arthritis Study Group. *Arthritis Rheum* 2004; 50: 1939–50.

190 例银屑病和银屑病性关节炎患者参加了该项双盲、安慰剂对照研究。

来氟米特治疗银屑病性关节炎疗效显著，但对银屑病疗效不明显。

Golimumab, a human TNF-alpha antibody, administered every 4 weeks as a subcutaneous injection in psoriatic arthritis: clinical efficacy, radiographic, and safety findings through 1 year of the randomized, placebo-controlled, GO-REVEAL study. Kavanaugh A, van der Heijde D, McInnes I, Krueger GG, Gladman D, Gómez-Reino J, et al. *Arthritis Rheum* 2012; 64: 2504–17.

皮下注射戈利木单抗，每次 50mg 或 100mg，每 4 周 1次，可以显著改善银屑病关节炎症状。也可以预防疾病在X 线中的进展。

尽管戈利木单抗被批准用于治疗银屑病关节炎，但TNF 拮抗剂也对银屑病皮损有效。

Successful treatment of moderate to severe plaque psoriasis with the PEGylated Fab' certolizumab pegol: results of a phase II randomised, placebo-controlled trial with a re-treatment extension. Reich K, Ortonne JP, Gottlieb AB, Terpstra IJ, Coteur G, Tasset C, et al. *Br J Dermatol* 2012; 167: 180–90.

患者给予赛妥珠单抗初始（负荷）剂量 400mg 之后，隔周皮下注射 200mg、400mg 或安慰剂，三组患者中分别有75%、83% 和 7% 的患者达到 PASI 75。

尽管赛妥珠单抗在美国被批准用于克罗恩病和类风湿关节炎，但这一 TNF 拮抗剂对银屑病也有显著疗效。

Phase 3 studies comparing brodalumab with ustekinumab in psoriasis. Lebwohl M, Strober B, Menter A, Gordon K, Weglowska J, Puig L, et al. *N Engl J Med* 2015; 373: 1318–28.

这是一项双盲试验,给予银屑病患者布罗利尤单抗(210mg 或 140mg,每 2 周 1 次),乌司奴单抗(体重 ≤ 100kg 的患者给予 45mg,体重 >100kg 的给予 90mg,分别在第 0、4 周给药)或者安慰剂治疗,共 12 周。布罗利尤单抗 210mg 剂量组有 86% 的患者达到 PASI 75,有 44% 的患者达到 PASI 100,这比布罗利尤单抗 140mg 剂量组、乌司奴单抗组,以及安慰剂组疗效显著。

在这些早期试验中,用布罗利尤单抗治疗的患者念珠菌感染率低。在这项试验的后期和其他试验中,有少数自杀案例,这或许与药物无关,但是在其他 IL-17 拮抗剂治疗中未发现类似事件。因此,布罗利尤单抗正在受到更严密的审查。

红皮病型银屑病

红皮病型银屑病以全身弥漫性红斑和鳞屑为特征。此时,所有的皮肤保护作用均消失,包括抗感染、体温调节和阻止体液流失。经皮营养物质丢失易引起贫血和电解质紊乱。红皮病型银屑病最常见的诱因为突然停用系统性糖皮质激素,这应该在银屑病患者中避免。过量外用超强效糖皮质激素、光疗造成的灼伤,以及感染也会引起红皮病型银屑病。

患者需要住院卧床休息、外用润肤剂,以及弱效糖皮质激素。由于红皮病型银屑病在严重时可引起败血症和休克,因此,根据病情的严重程度监测体温、血压、尿量和体重是至关重要的。对男性和非育龄期女性来说,口服维 A 酸是最安全的治疗方法,但是疗效不如英利西单抗、环孢素或甲氨蝶呤。阿维 A 的起始剂量为 25mg/d,可以加量至 50mg/d 或更高。环孢素 4~5mg/(kg·d) 可快速起效。口服甲氨蝶呤的起始剂量为每周 15mg,可逐渐加量至每周 30mg,数周内可起效。一旦口服或外用药物后红斑消退,患者则可改为光疗、PUVA 或其他长期疗法,如生物制剂。包括英利西单抗、阿达木单抗、依他西普、乌司奴单抗和依奇珠单抗在内的许多生物制剂已用于治疗红皮病型银屑病。当上述药物无效或使用受限时,可选用三线治疗药物。例如,有报告吗替麦考酚酯、硫唑嘌呤和羟基脲对该病也有治疗效果。甲氨蝶呤和环孢素低剂量联合应用或甲氨蝶呤与英利西单抗联用也有效。有个例报告卡马西平也对该病有效。

一线治疗	
润肤剂	D
外用糖皮质激素	D

二线治疗	
维 A 酸	B
环孢素	B
英利西单抗	D
依他西普	D
阿达木单抗	D
乌司奴单抗	D
抗 IL-17 抗体	D
甲氨蝶呤	B

三线治疗	
联合治疗	D
吗替麦考酚酯	E
羟基脲	E
硫唑嘌呤	E
卡马西平	E

Use of short-course class 1 topical glucocorticoid under occlusion for the rapid control of erythrodermic psoriasis. Arbiser JL, Grossman K, Kaye E, Arndt KA. *Arch Dermatol* 1994; 130: 704–6.

口服糖皮质激素或外用超强效糖皮质激素封包治疗红皮病型银屑病,可快速起效,但是突然停药通常可导致疾病反跳。因此,此类治疗应尽量避免用于红皮病型银屑病患者。

Management of erythrodermic psoriasis with low-dose cyclosporine. Studio Italiano Muticentrico nella Psoriasi (SIMPSO). *Dermatology* 1993; 187: 30–7.

33 例红皮病型银屑病患者接受环孢素治疗,起始剂量为 5mg/(kg·d)。在中位治疗时间为 2~4 个月时,67% 的患者完全缓解,27% 的患者病情显著改善。

Treatment of erythrodermic psoriasis with etanercept. Esposito M, Mazzotta A, de Felice C, Papoutsaki M, Chimenti S. *Br J Dermatol* 2006; 155: 156–9.

10 例患者参加了这项开放性试验,皮下注射 25mg 依他西普,每周 2 次。治疗第 12 周时,50% 的患者的银屑病严重程度积分获得了 75% 的改善,在治疗第 24 周时,这一比例进一步上升。

红皮病型银屑病严重时可危及生命,因此需要比依他西普起效更快的药物。但是依他西普对慢性、稳定期的红皮病型银屑病效果更好。

Efficacy and safety of biologics in erythrodermic psoriasis: a multicentre, retrospective study. Viguier M, Pagès

C, Aubin F, Delaporte E, Descamps V, Lok C, et al. *Br J Dermatol* 2012; 167: 417–23.

28 名红皮病型银屑病患者,共计 42 人次使用生物制剂治疗,其中包括英利西单抗(*n*=24)、阿达木单抗(*n*=7)、依他西普(*n*=6)、乌司奴单抗(*n*=3)或依法利珠单抗(*n*=2)。

作者指出这些药物短期内控制皮损是好的,但是由于缺乏疗效和存在副作用,只有 1/3 患者可以一直使用同一种生物制剂。

Efficacy and safety of open-label ixekizumab treatment in Japanese patients with moderate-to-severe plaque psoriasis, erythrodermic psoriasis and generalized pustular psoriasis. Saeki H, Nakagawa H, Ishii T, Morisaki Y, Aoki T, Berclaz PY, et al. *J Eur Acad Dermatol Venereol* 2015; 29: 1148–55.

这项研究包括 8 名红皮病型银屑病患者和 5 名泛发性脓疱型银屑病患者。所有红皮病型银屑病患者和 4/5 名脓疱型银屑病患者皮损得到改善。

司库奇尤单抗与布罗利尤单抗均与依奇珠单抗有相似的作用机制,因此,对红皮病型银屑病同样有效。

Treatment of pustulous and erythrodermic psoriasis with PUVA therapy and methotrexate. Lekovic B, Dostanic I, Konstantinovic K, Kneitner I. *Hautarzt* 1982; 33: 284–5.

PUVA 和甲氨蝶呤联用成功治疗了 5 例红皮病型银屑病患者和 2 例脓疱型银屑病患者。根据作者所述,与 PUVA 联用后,甲氨蝶呤的年使用剂量可降低 50%。

PUVA 治疗造成的灼伤和红皮病型银屑病的红斑很难区分。尽管如此,一些患者应用 PUVA 后病情得到了很好的控制。甲氨蝶呤单一治疗更常见。

The treatment of psoriasis with etretinate and acitretin: a follow-up of actual use. Magis NL, Blummel JJ, Kerkhof PC, Gerritsen RM. *Eur J Dermatol* 2000; 10: 517–21.

一项回顾性研究显示,94 例患者口服维 A 酸进行治疗,随访 10 年后未发现有严重不良反应。作者强调了维 A 酸治疗脓疱型和红皮病型银屑病的疗效。

Accidental success with carbamazepine for psoriaticerythroderma. Smith KJ, Skelton HG. *N Engl J Med* 1996; 335: 1999–2000.

1 例红皮病型银屑病合并 HIV 感染的患者无意中将阿维 A 酯改为卡马西平,红斑消退。

卡马西平 200~400mg/d 可使部分红皮病型银屑病患者皮损消退,但并不是所有的患者都有效。该药物的应用仍

需要进一步的临床对照研究。

脓疱型银屑病

治疗该病应首先解决诱因。锂剂、抗疟药、地尔硫䓬、普萘洛尔和外用刺激性焦油均可导致该病,但最常见的原因是突然停用系统性糖皮质激素。如同红皮病型银屑病,所有的皮肤屏障均受累,患者可能会出现感染、体液丢失、电解质紊乱、皮肤营养物质丢失,以及温度调节异常。必须给予支持治疗和抗感染治疗。口服阿维 A 可使病情迅速好转。对育龄期女性来说,口服异维 A 酸更合适,因为该药物的致畸期较阿维 A 短。环孢素、英利西单抗、阿达木单抗和甲氨蝶呤对这种危及生命的疾病也有显著疗效。TNF 抑制剂已用于治疗脓疱型银屑病,但由于有 TNF 抑制剂引起脓疱型银屑病的个别报道,因此要谨慎使用。羟基脲、6- 硫鸟嘌呤、吗替麦考酚酯、硫唑嘌呤、氨苯砜和秋水仙碱也可以单独应用治疗该病。

一线治疗	
• 外用糖皮质激素	E
• 维 A 酸	B
• 环孢素	E
• 英利西单抗	E
• 阿达木单抗	E
• 乌司奴单抗	E
• 司库奇尤单抗、依奇珠单抗等 IL-17 单抗	D
• 甲氨蝶呤	B

二线治疗	
• 外用卡泊三醇	E
• 依他西普	E
• 6- 硫鸟嘌呤	E
• 羟基脲	E
• 吗替麦考酚酯	E
• 硫唑嘌呤	E

Isotretinoin vs. etretinate therapy in generalized pustular and chronic psoriasis. Moy RL, Kingston TP, Lowe NJ. *Arch Dermatol* 1985; 121: 1297–301.

尽管异维 A 酸治疗斑块型银屑病的疗效较阿维 A 酯稍差,但 11 例脓疱型银屑病患者中仍有 10 例治疗有效。

许多人推荐使用阿维 A 或异维 A 酸治疗脓疱型银屑病。异维 A 酸除较阿维 A 半衰期(致畸问题)短外,脱发也较轻。

Generalized pustular psoriasis (von Zumbusch) responding to cyclosporine A. Meinardi MM, Westerhof W, Bos JD. *Br J*

Dermatol 1987; 116: 269–70.

这是众多报告环孢素治疗脓疱型银屑病有效的文章之一。

环孢素 4~5mg/(kg·d)可以有效治疗脓疱型银屑病。

Infliximab in recalcitrant generalized pustular arthroparic psoriasis. Vieira Serrão V, Martins A, Lopes MJ. *Eru J Dermatol* 2008; 18: 71–3.

本文报告同时患有银屑病性关节炎和急性泛发性脓疱型银屑病的 1 例患者,对阿维 A、甲氨蝶呤和糖皮质激素不敏感,但经英利西单抗治疗后快速起效,第 12 周时皮疹完全消退,关节症状也有显著改善。

Pustular psoriasis induced by infliximab. Thurber M, Feasel A, Stroehlein J, Hymes SR. *J Drugs Dermatol* 2004; 3: 439–40.

除一些关于英利西单抗治疗脓疱型银屑病有效的报告外,还有一小部分关于英利西单抗在治疗其他疾病时引起脓疱型银屑病的报告。

有一些关于 TNF 抑制剂治疗后引发银屑病,尤其是脓疱型银屑病的案例报道。然而,这些药物仍是治疗脓疱型银屑病的有效药物。

Long-term efficacy of adalimumab in generalized pustular psoriasis. Zangrilli A, Papoutsaki M, Talamonti M, Chimenti S. *J Dermatol Treat* 2008; 19: 185–7.

阿达木单抗 40mg 每周 1 次皮下注射,可以使慢性脓疱型银屑病快速缓解。皮疹消退可持续 72 周。

Ustekinumab: effective in a patient with severe recalcitrant generalized pustularpsoriasis. Daudén E, Santiagoet-Sánchez-Mateos D, Sotomayor-López E, García-Díez A. *Br J Dermatol* 2010; 163: 1346–7.

这里报道了一些乌司奴单抗治疗诱发脓疱型银屑病的反常病例。

Etanercept at different dosages in the treatment of generalized pustular psoriasis: a case series. Esposito M, Mazzzotta A, Casciello C, Chimenti S. *Dermatology* 2008; 216: 355–60.

6 例泛发性脓疱型银屑病的患者经常规治疗无效后,应用依他西普 25~50mg,每周 2 次,共治疗 48 周,疗效显著。

因为依他西普起效较其他系统性药物或生物制剂慢,而泛发性脓疱型银屑病可危及生命,对于病情严重的患者,应给予起效更快的药物。

Generalised pustular psoriasis: response to topical calcipotriol. Berth-Jones J, Bourke J, Bailey K, Graham-Brown RA, Hutchinson PE. *Br Med J* 1992; 305: 868–9.

3 例脓疱型银屑病患者外用卡泊三醇有效,该药膏耐受性好。

外用卡泊三醇时监测血钙是很重要的。尽管病例报告中药物刺激性并不多见,但是仍需要一些护理以防止不良反应发生。

Systemic corticosteroids and folic acid antagonists in the treatment of generalized pustular psoriasis. Evaluation and prognosis based on the study of 104 cases. Ryan TJ, Baker H. *Br J Dermatol* 1969; 81: 134–45.

尽管系统应用糖皮质激素短期疗效显著,然而,一旦减量容易引起反跳。本研究中,系统应用糖皮质激素的患者死亡率较高。

甲氨蝶呤仍是治疗脓疱型银屑病的非常有效的药物。起始剂量为每周 15mg(在初始试验剂量后使用)。

三线治疗	
• 秋水仙碱	E

Colchicine in generalized pustular psoriasis: clinical response and antibody-dependent cytoxicity by monocytes and neutrophils. Zachariae H, Kragballe K, Herlin T. *Arch Dermatol Res* 1982; 274: 327–33.

4 例脓疱型银屑病患者口服秋水仙碱,2 周内 3 例患者皮疹消退。

秋水仙碱 0.6mg,每日 2 次可有效治疗脓疱型银屑病。口服剂量可每日增加 1 片,但易出现频繁腹泻。

(刘小扬 译,张建中 校)

第211章 精神性表皮剥脱

原作者　Michael E.Abrouk, Jillian W.Wong Millsop, John Y.M.Koo.

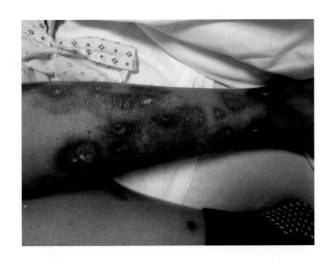

精神性表皮剥脱（psychogenic excoriation）是一种精神性皮肤病，该病患者会破坏性抓挠和抠挖正常或者有轻微瑕疵的皮肤。这种行为会造成自我损伤性的溃疡、脓肿或瘢痕，最终造成损容性改变。尽管我们习惯性称该病为"神经官能症性表皮剥脱"，但是笔者更倾向于称之为"精神性表皮剥脱"，因为该病潜在的功能障碍可能是抑郁症、强迫症，甚至可能是精神病，而不是神经症。传统术语"神经官能症性表皮剥脱"会带给我们错误的认知。而事实上，如果我们没有仔细问诊患者的精神状态，就无法得知其潜在的精神功能障碍。因此笔者建议采用以下方法：

首先，不要被"神经官能症性表皮剥脱"这个术语所迷惑，要透过表面的皮肤问题明确其潜在精神功能障碍的本质。患者的行为可能与其潜在的抑郁症、焦虑症、强迫症、精神病或者边缘型人格障碍有关。精神性表皮剥脱可能也由情绪压力而促成。

第二，在诊断患者为精神性表皮剥脱之前，很重要的一点是排除其他的精神性皮肤病，如人工皮炎（造成皮肤损伤的通常为尖锐物品，而不仅仅只有指甲，患者会特征性地隐瞒皮损的病因，并常伴有强求和操纵性人格），或者寄生虫病妄想症（与妄想的意念有关，尤其是坚信自己的皮肤受到寄生虫感染）。

最后，基于患者潜在的精神功能障碍制订合适的治疗策略。

治疗策略

由于精神性表皮剥脱属于精神类疾病，对于没有时间或没有经过心理治疗训练的皮肤科医生来说，精神类药物是治疗该病最可行的办法。

如果抑郁和焦虑是潜在的精神功能障碍，那么抗抑郁药和抗焦虑药物则被考虑为一线治疗方法。笔者之一（J.K.）倾向的药物为三环类抗抑郁药多塞平。虽然用于证实其疗效的临床试验数量不足，但多塞平在治疗该病时常常有效，因其兼顾有抗抑郁和抗组胺／抗瘙痒的活性，可能在阻断瘙痒—搔抓循环中起了重要作用。多塞平的起始剂量通常为睡前口服 10~25mg，然后每 2~4 周递增 10~25mg，直至患者每晚口服达 100mg。尤其当患者的主要精神功能障碍为重度抑郁症时，此剂量能发挥典型有效的抗抑郁作用。如果患者需要的药物剂量更高，最大量可增加至每晚300mg，而在此剂量下未见不良反应发生的报道。由于多塞平可以延长 QT 间期，因此，建议超过 55 岁和任何既往有心律失常病史的患者进行心电图（electrocardiogram，ECG）筛查。镇静、晕厥、癫痫发作、体重增加和体位性低血压是其他可能出现的不良反应。

在数例报道中显示，选择性 5- 羟色胺再摄取抑制剂（selective serotonin reuptake inhibitors，SSRI）对精神性表皮剥脱患者有效。由于这些抗抑郁药物较少引起镇静和心脏传导异常，因此其安全性比多塞平更高。其他的三环类抗抑郁药物，如氯米帕明、阿米替林和各种苯二氮䓬类药物皆属于三线治疗方法，只有当多数传统疗法疗效不佳或在患者对不良反应不耐受的情况下才会考虑使用。

抗精神病药物可以有效治疗其潜在的精神类疾病。传统的抗精神病药物匹莫齐特、非典型抗精神病药物奥氮平、二代抗精神病药物阿立哌唑，以及阿片类拮抗剂纳曲酮，可能对这些精神性表皮剥脱患者有效。

对于潜在精神功能障碍为边缘型人格的患者，推荐使用心理治疗。某些案例报道显示心理治疗和认知行为疗法，包括厌恶疗法和习惯逆转治疗对边缘型人格患者有效。同时也可以将心理治疗和认知行为疗法作为一种辅助疗法，治疗包括上文所述的几种精神疾患在内的其他潜在精神功能障碍。有两个案例报道认知心理疗法联合皮损处激光照射治疗在该病中的疗效，有个案报道了催眠疗法缓解精神性表皮剥脱的疗效。

其他的治疗策略可能进一步加强系统性药物治疗和心理治疗。谨慎使用抗生素和抗组胺药物（口服或局部外用）分别治疗与疾病相关的感染和瘙痒，局部外用糖皮质激素可能会改善精神性表皮剥脱患者的症状。最后，最新研究证实，窄谱中波紫外线（narrowband ultraviolet，NB-UVB）光疗可能对精神性表皮剥脱有效。

特殊检查
- 建议由初级护理医师或精神科医生进行密切随访,因为其合并精神类疾病的概率较高

Psychogenic excoriation. Clinical features, proposed diagnostic criteria, epidemiology and approaches to treatment. Arnold LM, Auchenbach MB, McElroy SL. *CNS Drugs* 2001; 15: 351–9.

这篇综述概括了精神性表皮剥脱的临床特点、合并的精神类疾病、治疗和潜在诊断依据。

Characteristics of 34 adults with psychogenic excoriation. Arnold LM, McElroy SL, Mutasim DF, Dwight MM, Lamerson CL, Morris EM. *J Clin Psychiatry* 1998; 59: 509–15.

精神性表皮剥脱患者与精神类疾病有很高的并发率,如情绪障碍(68%)、焦虑障碍(41%)、躯体形式障碍(21%)、药物滥用(12%)和饮食失调症(12%)。

Neurotic excoriations and dermatitis artefacta. Koblenzer CS. *Dermatol Clin* 1996; 14: 447–55.

一篇优秀的综述。

The psychiatric profile of patients with psychogenic excoriations. Mutasim DF, Adams BB. *J Am Acad Dermatol* 2009; 61: 611–3.

在一项对 50 例精神性表皮剥脱患者的研究中,与对照组相比,该病患者最显著相关的精神类合并疾病为抑郁症和双向情感障碍。

Dermatology and conditions related to obsessive-compulsive disorder. Stein DJ, Hollander E. *J Am Acad Dermatol* 1992; 26: 237–42.

精神性表皮剥脱患者常存在强迫症,因此针对强迫症的疗法可能有效。

Neurotic excoriations: a diagnosis of exclusion. Anetakis Poulos G, Algothani L, Bendo S, Zirwas MJ. *J Clin Aesthet Dermatol* 2012; 5: 63–4.

1 位有精神分裂症、抑郁症、丙型肝炎和糖尿病病史的 53 岁女性患者,临床上被误诊为神经官能症性表皮剥脱,而其真实疾病为大疱性类天疱疮。

在诊断精神性表皮剥脱时,排除其他的皮肤病是非常必要的。

800 **Psychogenic excoriation in a systemic lupus erythematosus**

patient. Silva BS, Bonin CC, Carvalho JF. *Acta Rheumatol Port* 2010; 35: 396.

1 位患有系统性红斑狼疮的 37 岁女性,因难治且持久的皮损至皮肤科就诊。她被诊断为精神性表皮剥脱,并且开始使用舍曲林,进行治疗后皮损痊愈。

The reconstructive challenges and approach to patients with excoriation disorder. Galdyn IA, Chidester J, Martin MC. *J Craniofac Surg* 2015; 26: 824–5.

治疗精神性表皮剥脱患者需要多学科途径。在任何的外科修复和治疗方法被提出之前,患者的精神状态必须是稳定的。

一线治疗	
• 多塞平	E

Psychopharmacology for dermatologic patients. Koo J, Gambla C. *Dermatol Clin* 1996; 14: 509–24.

更加详细地描述了多塞平在精神性表皮剥脱患者中的应用。

Improvement of chronic neurotic excoriations with oral doxepin therapy. Harris BA, Sherertz EF, Flowers FP. *Int J Dermatol* 1987; 26: 541–3.

这篇病例报告介绍了 2 例神经官能症性表皮剥脱患者分别每日服用多塞平 30mg 和 75mg,治疗有效。

二线治疗	
• 舍曲林	B
• 帕罗西汀	E

Sertraline in the treatment of neurotic excoriations and related disorders. Kalivas J, Kalivas L, Gilman D, Hayden CT. *Arch Dermatol* 1996; 132: 589–90.

舍曲林的起始剂量为每日 25~50mg,必要时加量至每日 100~200mg,平均治疗 4 周时,19/28(68%)治疗有效。

Paroxetine in a case of psychogenic pruritus and neurotic excoriations. Biondi M, Arcangeli T, Petrucci RM. *Psychother Psychosom* 2000; 69: 165–6.

这是 1 例使用 SSRI 类药物帕罗西汀治疗成功的个案报道,而治疗有效主要是因为该药物的抗强迫活性。

三线治疗	
• 氟西汀	A
• 氟伏沙明	C
• 文拉法辛	E

A double-blind trial of fluoxetine in pathologic skin picking. Simeon D, Stein DJ, Gross S, Islam N, Schmeidler J, Hollander E. *J Clin Psychiatry* 1997; 58: 341–7.

氟西汀的起始剂量为每日 20mg，每周剂量增加 20mg，直至每日 80mg 的最大剂量。以平均每日 55mg 的剂量治疗，第 6 周治疗组皮损的改善有统计学意义（基于意向治疗分析）。

这项试验的局限性包括样本量小（试验组 10 例患者，安慰剂组 11 例患者），脱落率高（氟西汀组的脱落率为 40%），研究期限仅有 10 周，但该研究验证了在这之前的个案报道。

An open clinical trial of fluvoxamine treatment of psychogenic excoriation. Arnold LM, Mutasim DF, Dwight MM, Lamerson CL, Morris EM, McElroy SL. *J Clin Psychopharmacol* 1999; 19: 15–8.

氟伏沙明的起始剂量为每日 25~50mg，每周剂量最多增加 50mg，直至每日 300mg 的最大量，治疗 12 周。尽管在所有参与者（14 例）中，有 6/8 个主观量表显示皮损和症状有意义的改善，但是在完成全部试验的参与者（7 例，50%）中，只有 2/8 个主观量表显示皮损和症状有意义的改善。

Use of escitalopram in psychogenic excoriation. Pukadan D, Antony J, Mohandas E, Cyriac M, Smith G, Elias A. *Aust NZ J Psychiatry* 2008; 42: 435–6.

给 2 位患者处方艾司西酞普兰每日 10mg：1 位 63 岁女性，有泛发性瘙痒和剧烈搔抓病史 1 个月，伴有重度抑郁症；1 位 24 岁男性，有反复咬甲史 10 年和重度抑郁症的特征。2 位患者使用该方法治疗，2 周内搔抓行为有所减轻。

Neurotic excoriations: a review and some new perspectives. Gupta MA, Gupta AK, Haberman HF. *Compr Psychiatry* 1986;

27: 381–6.

这篇文章报道了 1 例每晚应用氯米帕明 50mg 共 6 个月治疗成功的神经官能症性表皮剥脱患者。

Neurotic excoriations: a personality evaluation. Fisher BK, Pearce KI. *Cutis* 1974; 14: 251–4.

这篇文章报道了 1 例给予阿米替林每日 50~75mg 治疗成功的神经官能症性表皮剥脱患者。

Neurotic excoriations. Fisher BK. *Can Med Assoc J* 1971; 105: 937–9.

这是 1 例在 SSRI 药物可应用之前，使用苯二氮䓬类药物成功治疗神经官能症性表皮剥脱的案例。一般来说，只有在焦虑是引起精神性表皮剥脱的主要原因时，使用苯二氮䓬类药物才可能会有效。

Clinical experience with pimozide: emphasis on its use in postherpetic neuralgia. Duke EE. *J Am Acad Dermatol* 1983; 8: 845–50.

本案例主要证实了匹莫齐特（每次 2mg，每日 2~3 次）在治疗带状疱疹后遗神经痛（8 例患者）和精神性表皮剥脱（2 例患者）时的疗效。

Efficacy of olanzapine in the treatment of psychogenic excoriation. Blanch J, Grimalt F, Massana G, Navarro V. *Br J Dermatol* 2004; 151: 714–6.

本文报道了 6 例精神性表皮剥脱患者给予奥氮平每日 2.5~10mg 治疗后，症状得到显著改善。

The treatment of psychogenic excoriation and obsessive compulsive disorder using aripiprazole and fluoxetine. Curtis AR, Richards RW. *Ann Clin Psychiatry* 2007; 19: 199–200.

本案例报道了使用二代抗精神病药物——阿立哌唑和氟西汀，成功治疗 1 例患精神性表皮剥脱和强迫症的 18 岁女性。

Aripiprazole augmentation of venlafaxine in the treatment of psychogenic excoriation. Carter WG, 3rd, Shillcutt SD. *J Clin Psychiatry* 2006; 67: 1311.

本案例报道了使用阿立哌唑和文拉法辛治疗成功的 1 例患精神性表皮剥脱、重度抑郁症和广泛性焦虑症的 50 岁女性，该女性既往使用 5- 羟色胺 - 去甲肾上腺素再摄取抑制剂（serotonin-norepinephrine reuptake inhibitor，SNRI）单药治疗无效。

Naltrexone for neurotic excoriations. Smith KC, Pittelkow

MR. *J Am Acad Dermatol* 1989; 20: 860–1.

本文探讨了既往报道中使用纳曲酮治疗精神性表皮剥脱的疗效。

Psychotherapeutic strategy and neurotic excoriations. Fruensgaard K. *Int J Dermatol* 1991; 30: 198–203.

该文章报道了 22 例精神性表皮剥脱患者经过以目的为导向的心理治疗后,产生的积极影响能够持续约 5 年的时间。

Treatment of facial scarring and ulceration resulting from acne excoriée with 585-nm pulsed dye laser irradiation and cognitive psychotherapy. Bowes LE, Alster TS. *Dermatol Surg* 2004; 30: 934–8.

2 例剥脱性痤疮治疗成功的案例报道,给予脉冲染料激光改善瘢痕和溃疡的外观,并进行认知心理疗法以维持改善后的外观。

Acne excoriée: a case report of treatment using habit reversal. Kent A, Drummond LM. *Clin Exp Dermatol* 1989; 14: 163–4.

本文报道了使用习惯消除疗法——一种认知行为疗法,成功治疗精神性表皮剥脱的案例。

The behavioral treatment of neurodermatitis through habit reversal. Rosenbaum MS, Ayllon J. *Behav Res Ther* 1981; 19: 313–8.

本文报道了习惯消除疗法在 3 例神经性皮炎患者中的作用。

Treatment of neurodermatitis by behavior therapy: a case study. Ratcliffe R, Stein N. *Behav Res Ther* 1968; 6: 397–9.

本文报道了使用厌恶疗法——一种认知行为疗法,改善继发于精神性表皮剥脱的神经性皮炎的案例。

Using hypnosis to facilitate resolution of psychogenic excoriations in acne excoriée. Shenefelt PD. *Am J Clin Hypn* 2004; 46: 239–45.

在本案例报道中,1 位怀孕女性所患的剥脱性痤疮通过催眠指导成功缓解。

Narrow-band ultraviolet B as a potential alternative treatment for resistant psychogenic excoriation: an open-label study. Ozden MG, Aydin F, Senturk N, Bek Y, Canturk T, Turanli A. *Photodermatol Photoimmunol Photomed* 2010; 26: 162–4.

一项前瞻性研究评估了光疗在精神性表皮剥脱中的疗效。在 7 例完成该研究并接受 NB-UVB 光疗的患者中,71.4%(5/7)患者的临床改善量表评分减少 50% 或更多。不良反应仅有干燥和中度红斑。

（李 曼 译,张建中 校）

第212章 坏疽性脓皮病

原作者 John Berth-Jones

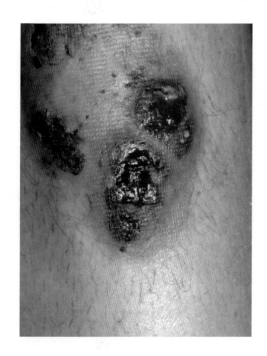

坏疽性脓皮病（pyoderma gangrenosum, PG）是一种临床诊断的疾病，表现为脓疱扩大，形成边界潜行黑色坏死性溃疡，可发生于体表任何部位。虽然本病通常有自限性，但常可留下毁形性瘢痕。

治疗策略

没有一种治疗总是对坏疽性脓皮病有效。多数报告有效的治疗方法为系统应用糖皮质激素和环孢素，但这些有效但有潜在毒性的药物，只在病情严重（如累及面部或者皮损进展迅速）时方可酌情应用。一项病例对照研究中发现英利西单抗治疗本病有效。其他药物疗效不肯定。因为坏疽性脓皮病有自愈倾向，因此，报告中的一些治疗成功的案例也可能是疾病本身转归的结果。

由于绝大多数皮损可以自愈，当瘢痕形成不是主要关注点时，应以外敷皮损的保守治疗为主。必要时可首先使用相对无毒副作用的一线治疗药物，无效时方使用二线药物。有很多三线治疗方法，但因其潜在风险较大且较昂贵，仅在其他治疗无效时考虑应用。

坏疽性脓皮病可以出现同形反应，故应避免皮肤外伤。有坏疽性脓皮病病史的患者必须进行手术时，医生应考虑此风险。手术切口应在允许的范围内越小越好，精心仔细的缝合伤口可有助于减少同形反应的发生。推荐手术期间预防性给予系统性应用糖皮质激素或环孢素。

有效治疗相关的全身疾病，如溃疡性结肠炎，似乎往往会引起坏疽性脓皮病的改善。

特殊检查

- 血液学检查
- 血浆蛋白电泳
- 类风湿因子
- 部分临床有指征的患者：抗中性粒细胞胞质抗体（antineutrophil cytoplasmic antibodies, ANCA）
- 检查炎症性肠病时应进行胃肠道检查

许多公认的疾病与坏疽性脓皮病相关，包括类风湿病、炎症性肠病、骨髓增生性疾病（如急性骨髓母细胞白血病）、浆细胞病和 Wegener 肉芽肿病。这些疾病都需要排查，并可能会影响治疗的选择。

一线治疗

外用他克莫司	C
外用糖皮质激素	C
氨苯砜	D
皮损内注射糖皮质激素	D
米诺环素	D
尼古丁	D
局部外用吡美莫司	E
色甘酸二钠	D
柳氮磺胺吡啶	D

Topical tacrolimus for pyoderma gangrenosum. Reich K, Vene C, Neumann C. *Br J dermatol* 1998; 139: 755–7.

0.1% 他克莫司软膏单独应用或与环孢素联合应用均有效。

Topical tacrolimus in the management of peristonal pyoderma gangrenosum. Lyon CC, Stapleton M, Smith AJ, Mendelsohn S, Beck MH, Griffiths CEM. *J Dermatol Treat* 2001; 12: 13–17.

11 例口周 PG 患者使用含 0.3% 他克莫司的羧甲醚纤维素钠糊剂，经过 2~10 周治疗，7 例痊愈。所有患者的血浆中均不能检测到他克莫司。这项开放性研究的结果至少与外用丙酸氯倍他索的结果一样好。

注意：有 1 例患者在应用 60mg 他克莫司软膏（即 60g 0.1% 他克莫司软膏）后，出现了系统性吸收他克莫司，并进一步出现了急性肾毒性。

Pyoderma gangrenosum of the scalp. Peachey RDG. *Br J Dermatol* 1974; 90: 106.

每晚外用 0.1% 戊酸倍他米松洗剂并用聚乙烯封包，得到缓慢但明显的缓解。

Beclomethasone inhaler used to treat pyoderma gangrenosum. Chriba M, Skellett AM, Levell NJ. *Clin Exp Dermatol* 2010; 35: 337–8.

1 例口周 PG 的患者，使用 200μg 二丙酸倍氯米松气雾剂，每日 4 次。

系统应用糖皮质激素有效提示局部应用也可能有效。但仅有零星报告指出局部外用糖皮质激素有效，并且通常需要与其他疗法相结合。药物需要封包，每日 1 次。

Sulfapyridine and sulphone-type drugs in dermatology. Lorincz AL, Pearson RW. *Arch Dermatol* 1962; 85: 42–56.

报告了氨苯砜每日 400mg 治疗 PG 有效。

低成本和皮肤科医生对其熟悉可能是氨苯砜应用较普遍的原因。氨苯砜通常与其他药物联合应用，尤其是系统糖皮质激素。但也有不少报告指出此药对坏疽性脓皮病无效。氨苯砜也已成功用于治疗儿童坏疽性脓皮病。作用机制可能为抑制中性粒细胞移行及髓过氧化物酶系统活性。氨苯砜粉末在治疗口周的坏疽性脓皮病中是有效的。

Triamcinolone and pyoderma gangrenosum. Gardner LW, Acker DW. *Arch Dermatol* 1972; 106: 599–600.

1 例多发性 PG，皮损内注射 10mg/ml 醋酸曲安奈德有效，每次注射剂量为 40~200mg。

皮损内或皮损周围注射糖皮质激素在一些病例中有很好的疗效。糖皮质激素通常注射至活动性皮损边缘的皮内。

The successful use of minocycline in pyoderma gangrenosum— a report of seven cases and review of the literature. Berth-Jones J, Tan SV, Graham-Brown RAC, Pembroke AC. *J Dermatol Treat* 1989; 1: 23–5.

报告了 7 例 PG 用米诺环素 100mg 或 200mg 每日 2 次治疗有效，常在用药后几日内获得改善。

Successful treatment of pyoderma gangrenosum with topical 0.5% nocotine cream. Patel GK, Rhodes JR, Evans B, Holt PJ. *J Dermatol Treat* 2004; 15: 122–5.

2 例患者外用含尼古丁的聚乙二醇霜治疗有效。

也有报道称尼古丁口香糖、在损伤处应用尼古丁贴片，以及使用含有尼古丁的瑞典湿鼻烟对坏疽性脓皮病有一定疗效。

Successful treatment of severe pyoderma gangrenosum with pimencrolimus cream 1%. Bellini V, Simonetti S, Lisi P. *J Eur Acad Dermatol Venereol* 2008; 22: 113–15.

报告了 1 例患者，每日 2 次外用吡美莫司乳膏，8 周后 PG 皮损得到清除。

Pyoderma gagnrenosm. A study of 19 cases. Perry HO, brunsting LA. *Arch Dermatol* 1957; 75: 380–6.

7 例伴发结肠炎的 PG 患者每 3 小时口服 0.5g 柳氮磺胺吡啶，其中 6 例患者效果良好。同样的方法治疗 4 名不伴结肠炎的 PG 患者，其中 3 例也取得良好效果。

此药对于伴发炎症性肠病的 PG 病例有显著疗效，对于不伴发肠炎的病例也有效。柳氮磺胺吡啶的初始计量为 0.5~2g 每日 4 次。维持治疗时的药物剂量通常要从初始的最大剂量酌减。

The treatment of pyoderma gangrenosum with sodium cromoglycate. Der Cock KM, Thorne MG. *Br J dermatol* 1980; 102: 231–3.

报告了 2 例使用色甘酸二钠水溶液（2%w/v，色甘酸二钠鼻腔喷雾）有效的病例，其中 1 例 3 周内痊愈。

这是一种很安全的治疗方法。此药物已经制成 1%~4% 溶液外用于 PG 皮损。已经证实不同种类的鼻腔喷雾制剂和喷雾溶液可直接外用于 PG 皮损。药物可以直接喷在溃烂面，或用纱布湿敷，或用亲水性胶体敷料封包。此药的作用机制可能为抑制中性粒细胞移行或细胞毒作用。

二线治疗	
• 环孢素	B
• 系统糖皮质激素	B

Treatment of pyoderma gangrenosum with ciclosporin: results in seven patients. Elgart G, Stover P, Larson K, Sutter C, Scheibner S, Davis B, et al. *J Am Acad Dermatol* 1991; 24: 83–6.

7 例患者中有 6 例，包括伴有风湿性疾病和冷球蛋白血症的患者，使用环孢素后病情得到改善，4 例完全治愈。

环孢素的疗效非常稳定。由于环孢素的毒性与使用时间的延长有关，对于 PG 这种通常是短期有自限性的疾病，适当控制环孢素的应用是安全的。大剂量 [5~10mg/（kg·d）] 可短期用于紧急情况下，但是，低剂量 [5mg/（kg·d）] 也足以起效。

Pyoderma gangrenosum. Clinical and laboratory findings

804

in 15 patients with special reference to polyarthritis. Holt PJA, Davies MG, Saunders KC, Nuki G. *Medicine* 1980; 59: 114–33.

15 例患者接受系统糖皮质激素治疗,其中 12 例获得有效控制,最大剂量用至 100mg/d。

Therapeutic efficacy in the treatment of pyoderma gangrenosum. Jonhnson RB, Lazarus GS. *Arch Dermatol* 1982; 118: 76–84.

3 例 PG 患者静脉注射甲基泼尼松龙 1g/d,共 5 日,症状得到了迅速改善。

系统糖皮质激素(泼尼松 / 泼尼松龙)是最常用于治疗 PG 的方法之一,有很多经验报告表明其高效。通常可能需要大剂量(40~100mg/d),但应关注并发症。低剂量(7.5~20mg/d)有时适合作为维持治疗的剂量。为了减少糖皮质激素的用量,应同时应用其他的系统外用药物。

Comparison of the two most commonly used treatments for pyoderma gangrenosum: results of the STOP GAP randomized controlled trial. Ormerod AD, Thomas KS, Craig FE, Mitchell E, Greenlaw N, Norris J, et al. *BMJ* 2015; 350: h2956.

在本研究中,112 例患者随机分为两组,分别应用泼尼松龙 0.75mg/(kg·d) 与环孢素 4mg/(kg·d),最大剂量分别为 75mg/d 和 400mg/d。根据患者的主观描述和客观指标来看,两者并没有区别。6 个月时,两组中 47% 患者的溃疡已经愈合。在接受泼尼松龙治疗的人群中,感染的发生率更高。

三线治疗	
• 英利西单抗	A
• 其他 TNF-α 阻滞剂	C
• 烷化剂(环磷酰胺、苯丁酸氮芥)	D
• 血浆置换	E
• 白细胞清除疗法	D
• 静脉注射人免疫球蛋白	C
• 皮损内注射环孢素	E
• 他克莫司(FK506)	D
• 硫唑嘌呤或硫嘌呤	D
• 秋水仙碱	D
• 沙利度胺	D
• 碘化钾	E
• 外用氮芥	E
• 吗替麦考酚酯	D
• 粒细胞 - 巨噬细胞集落刺激因子	E
• 甲氨蝶呤	E

• 外用血小板生长因子	E
• 富含血小板的血浆	E
• 重组人表皮生长因子	E
• 氯法齐明	D
• 高压氧	D
• 异维 A 酸	E
• 阿那白滞素	E
• 乌司奴单抗	E
• 咪喹莫特	E
• 维西珠单抗	E
• 局部使用苯妥英	D
• 外科清创、闭合、移植或皮瓣修复术	E

Infliximab for the treatment of pyoderma gangrenosum: a randomized, double blind, placebo controlled trial. Brooklyn TN, Dunnill MG, Shetty A, Bowden JJ, Williams JD, Griffiths CE, et al. *Gut* 2006; 55: 505–9.

一项包含 30 例患者的安慰剂对照临床试验。经过 2 周分别注射英利西单抗 5mg/kg 或安慰剂,治疗组中得到好转的患者数明显多于对照组。在其后的开放试验期中,29 例接受英利西单抗治疗的患者中有 20 例有效。

Improvement of pyoderma gangrenosum and psoriasis associated with Crohns disease with anti-tumor necrosis factor alpha monoclonal antibody. Tan MH, Gordon M. Lebwohl O, Geoge J, Lebwohl MG. *Arch Dermatol* 2001; 137: 930–3.

许多病例报告证明了英利西单抗的有效性。

Treatment of pyderma gangrenosum with etanercept. McGowan JW 4th, Johnson CA, Lynn A. *J Drugs Dermatol* 2004; 3: 441–4.

在多个病例中,第 1 例应用依他西普有效的患者用量为每周 2 次,每次 25~50mg。

Adalimumab therapy for recalcitrant pyoderma gangrenosum. Fonder MA, Cummins DL, Ehst BD, Anhalt GJ, Meyerle JH. *J Burns Wounds* 2006; 5: e8.

本例患者在应用英利西单抗无效后,用阿达木单抗得到改善。

Adalimumab for treatment of pyoderma gangrenosum. Pomerantz RG, Husni ME, Mody E, Qureshi AA. *BrJ Dermatol* 2007; 157: 1274–5.

报告了 1 例患者,应用依他西普无效后,用阿达木单抗得到改善。

常规的给药方案已被修改为：每2周1次，每次40~80mg，而不是80mg。首次可选择使用80mg。

Pyoderma gangrenosum. Response to cyclophosphaide theray. Newell LM, Malkinson FD. *Arch Dermatol* 1983; 119: 495–7.

1例难治性PG接受环磷酰胺150mg/d治疗，14日后有明显好转，109日后基本痊愈。

Intravenous cyclophosphamide pulses in the treatment of pyoderma gangrenosum associated with rheumatoid arthritis. Report of 2 cases and review of the literature. Zonana-Nacach A, Jimenez-Balderas FJ, Martinez-Osuma P, Mintz G. *J Rheumatol* 1994; 21: 1352–6.

2例PG患者采用冲击剂量的环磷酰胺（500mg/m^2）静脉滴注，联合口服糖皮质激素治疗取得良好疗效。其中1例5周内接受3次冲击疗法，另外1例14周内接受7次冲击疗法。2例患者均以口服环磷酰胺100mg/d维持治疗并取得了完全缓解。

Chlorambucil is an effective corticosteroid-sparing agent for recalcitrant pyoderma gangrenosum. Burruss JB, Farmer ER, Callen JP. *J am Acad Dermatol* 1996; 35: 720–4.

6例PG患者单用苯丁酸氮芥或联合糖皮质激素治疗，均取得良好疗效。苯丁酸氮芥剂量为2~4mg/d。

Pyoderma gangrenosum-response to topical nitrogen mustard. Tsele E, Yu RCH, Chu AC. *Clin Exp Dermatol* 1992; 17: 437–40.

报告了1例伴有IgA副蛋白的PG患者，对多种治疗方法抵抗，以医用纱棉蘸取20mg/100ml氮芥水溶液外搽后皮损有好转。患者可以在家里用自来水配制此药液。血浆置换疗法对该患者也有效。该患者每周进行此治疗，共2年，其间PG得到控制。

血浆置换疗法是一种相对安全的治疗方法，每次治疗时将血浆去除，把血细胞重新回输至身体。一般每周进行1~3次。有报告指出此疗法可以使PG患者取得迅速改善。

Leukocytapheresis treatment for pyoderma gangrenosum. Fujimoto E, Fujimoto N, Kuroda K, Tajima S. *Br J dermatol* 2004; 151: 1090–2.

Efficacy of granulocyte and monocyte adsorption apheresis for three cases of refractory pyoderma gangrenosum. Seishima M, Mizutani Y, Shiuya Y, Nagasawa C, Aoki T. *Ther Apher Dial* 2007; 11: 177–82.

3例PG患者每周应用血浆分离置换疗法，治疗10~11周后得到改善。

数例伴发或不伴发溃疡性结肠炎和风湿性疾病的PG患者，用粒细胞和单核细胞吸收血浆分离置换疗法（包括体外移除血液中的白细胞成分再回输，将血浆分离置换）有效。

Intravenous immunoglobulin for pyoderma gangrenosum. Kreuter A, Reich-Schupke S, Stucker M, Altmeyer P, Gambichler T. *Br J Dermatol* 2008; 158: 856–7.

7例患者，连续2~3日，每日使用0.5g/kg糖皮质激素联合其他药物治疗成功。

Clearing of pyoderma gangrenosum by intralesional cyclosporine A. Mrowietz U, Christophers E. *Br J Dermatol* 1991; 125: 498–9.

报告了1例肩部PG，溃疡边缘和皮损下注射35mg环孢素，每周2次，1周后好转。注射液由山地明和生理盐水1:3稀释而成。

Recalcitrant pyoderma gangrenosum treated with systemic tacrolimus. Lyon CC, Kirby B, Griffiths CE. *Br J Dermatol* 1999; 140: 562–4.

1例难治性骨膜造瘘口PG，使用0.15mg/（kg·d）他克莫司治疗有一定效果。

Successful therapy of refractory pyoderma gangrenosum and periorbital phlegmona with tacrolimus (FK506) in ulcerative colitis. Baumgart DC, Wiedenmann B, Dignass AU. *Inflamm Bowel Dis* 2004; 10: 421–4.

报告了2例合并溃疡性结肠炎的PG患者对0.1mg/（kg·d）他克莫司反应良好。

Crohn's disease with cutaneous involvement. Parks AG, Morson BC, Pegum JS. *Proc Roy Soc Med* 1965; 58: 241.

报告了1例小剂量（75mg/d）巯嘌呤和20mg/d泼尼松联用治疗PG的病例。

巯嘌呤是硫唑嘌呤的活性代谢产物。硫唑嘌呤常应用于PG的治疗，可单用，也可作为减少糖皮质激素用量的联合用药。一般剂量为100~150mg/d，在少数情况下，使用2.5mg/（kg·d）的较大剂量。本药物对一些PG病例似有疗效，但结论不一。

Treatment of pyoderma gangrenosum with colchicine. Paolini O, Hebuterne X, Flory P, Charles F, Rampal P. *Lancet* 1995; 345: 1057–8.

报告了1例使用1mg/d秋水仙碱治疗伴发克罗恩病的

PG 病例,耐受良好。

Case report: Severe pyoderma associated with familial mediterrranean Fever: favorable response to colchicine in three patients. Lugassy G, Ronnen M. *Am J Med Sci* 1992; 304: 29–31.

起始剂量为 2mg/d,后逐渐减量至 1mg/d 用以维持。

Pyoderma gangrenosum with severe pharyngeal involvement. Buckley C, Bayoumi AHM, Sarkany I. *J R Soc Med* 1990; 83: 590–1.

报告了 1 例难治性成人 PG,使用沙利度胺 100mg/d 治疗有效。

Pyoderma gangrenosum chez un enfant: traitement par la thalidomide. Venenci PY, Saurat J-H. *Ann Pediatr* 1982; 1: 67–9.

报告了 1 例对其他治疗抵抗的 3 岁幼儿 PG 患者,使用沙利度胺 150mg/d 治疗有效。

Pyoderma gangrenosum associated with Behcet's syndrome-respongse to thalidomide. Munro CS, Cox NH. *Clin Exp Dermatol* 1988; 13: 408–10.

报告了 1 例对泼尼松龙 100mg/d 联合氨苯砜 100mg/d 治疗抵抗的 PG 患者,改用沙利度胺 400mg/d 后 48 小时内起效。

由于有报道称此药对严重的口腔溃疡疗效良好,故此药可能对于伴发白塞氏病的 PG 患者有良效。

Successful treatment of pyoderma gangrenosum with potassium iodide. Akihiko A, Yohei M, Yayoi T, Hiroshi M, Kunihiko T. *Acta Dermatol Venereol* 2006; 86: 84–5.

报告了 1 例使用泼尼松龙 17.5mg/d、氨苯砜 50mg/d、米诺环素 200mg/d 治疗无效的 PG 患者,加以口服碘化钾 900mg/d 后几日内皮损即好转。2 周后碘化钾剂量增加到 1 200mg/d,1 个月后 PG 的皮损几乎完全消失。

碘化钾也可以用于治疗 Sweet 综合征。

Mycophenolate mofetil in pyoderma gangrenosum. Lee MR, Cooper AJ. *J Dermatol Treat* 2004; 15: 303–7.

报告了 3 例吗替麦考酚酯(1~2.5g/d)联合泼尼松龙治疗 PG 有效的病例。以及 1 例单用吗替麦考酚酯(500mg 每日 2 次)有效的病例。

吗替麦考酚酯多与其他药物联用,如环孢素和糖皮质激素。

Pyoderma gangrenosum in myolodysplasia responding

to granulocyte macrophage-colony stimulating factor (GM-CSF). Bulvic S, Jacobs P. *Br J Dermatol* 1997; 136: 637–8.

报告了 1 例应用皮下注射粒细胞巨噬细胞集落刺激因子(granulocyte macrophage-colony stimulating factor,GM-CSF)400mg/d 有效的 PG 病例。

Pyoderma gangrenosum successfully treated with perilesional GM-CSF. Shpiro D, Gilat D, Fisher-Feld L, Shemer A, Gold I, Trau H. *Br J dermatol* 1998; 138: 368–9.

报告了 1 例患者,每周在 PG 皮损边缘注射粒细胞巨噬细胞集落刺激因子 400mg 共 4 周,结果有效。

亦有患者使用本药物后加重 PG 的报告。且偶可出现不同的过敏反应,包括超敏反应。

Treatment of pyoderma gangrenosum with methothrxzte. Teitel AD. *Cutis* 1996; 57: 326–8.

报告了 1 例用泼尼松 60mg/d 治疗无效的 PG 病例,每周加用 15mg 甲氨蝶呤,2 周后皮损得到明显改善。

Topical platelet-derived growth factor accelerates healing of myelodysplasitc syndrome-associated pyoderma gangrenosum. Braun-Falco M, Stock K, Ring J, Hein R. *Br J dermatol* 2002; 147: 829–31.

报告了 1 例加用血小板生长因子 9 周后得到痊愈的 PG 病例。

Autologous platelet rich plasma in pyoderma gangrenosum-two case reports. Budamakuntla L, Suryanarayan S, Sarvajnamurthy SS, Hurkudli SD. *Indian J Dermatol* 2015; 60: 204–5.

这些病例分别经过 20 日和 5 周的治疗后有所改善,每周治疗 1 次。

Recombinant human epidermal growth factor enhances wound healing of pyoderma gagrenosum in a patient with ulcerative colitis. Kim TY, Han DS, Eun CS, Chung YW. *Inflamm Bowel Dis* 2008; 14: 725–7

报告了 1 例 PG 病例,外用人表皮生长因子后皮损改善。

Clofazimine. A new agent for treatment of pyoderma gangrenosum. Michealsson G, Molin L, Ohamn S, Gip L, Lindstrom B, Skogh M. *Arch Dermatol* 1976; 112: 344–9.

8 例患者取得了良好疗效,氯法齐明的剂量为 300~400mg/d,通常在数日内起效。

Pyoderma gangrenosum treated with hyperbaric oxygen

therapy. Wasserteil V, Bruce S, Sessoms SL, Guntupalli KK. *Int J Dermatol* 1992; 31: 594–6.

报告了数例 PG 以高压氧治疗有效的病例。但和其他治疗方法一样,此方法也并非在所有患者中起效。在具备条件时可以试用。

Superficial pyoderma gangrenosum responding to treatment with isotretinoin. Proudfoot LE, Singh S, Staughton RC. *Br J Dermatol* 2008; 159: 1377–8.

以前曾有 1 例 PG 患者,使用 0.25mg/(kg·d) 异维 A 酸治疗有效。

然而,有报道称异维 A 酸治疗会导致炎症性肠病和 PG 样皮疹的加重。

Targeted treatment of pyoderma gangrenosum in PAPA (pyogenic arthritis, pyoderma gangrenosum and acne) syndrome with the recombinant human interleukin-1 receptor antagonist anakinra. Brenner M, Ruzicka T, Plewig G, Thomas P, Herzer P. *Br J Dermatol* 2009; 161: 1199–201.

1 例与常染色体显性遗传性皮肤病相关的 PG。

据报道,1 例与炎症性肠病相关的 PG 使用此疗法无效。

Interleukin 23 expression in pyoderma gangrenosum and targeted therapy with ustekinumab. Guenova E, Teske A, Fehrenbacher B, Hoerber S, Adamczyk A, Schaller M, et al. *Arch Dermatol* 2011; 147: 1203–5.

1 例患者皮下注射乌司奴单抗 45mg,4 周后重复使用,并联合外用他克莫司,最终皮损得到愈合。

使用这种药物治疗 PG 的经验仍然局限于几个病例报告。

Penile pyoderma gangrenosum successfully treated with topical imiquimod. Rathod SP, Padhiar BB, Karia UK, Shah BJ. *Indian J Sex Transm Dis* 2011; 32: 114–7.

1 例顽固性阴茎溃疡持续了 18 个月,用 5% 咪喹莫特乳膏治疗,每日 1 次,持续 4 周。3 周后愈合。

Monoclonal gammopathy of undetermined significance related pyoderma gangrenosum successfully treated with autologous peripheral blood stem cell transplantation. Chang CM, Hwang WL, Hsieh ZY, Wang RC, Teng CL. *Ann Hematol* 2010; 89: 823–4.

在自体干细胞移植后,难治性 PG 和副蛋白得到缓解。

Pyoderma gangrenosum treated successfully with visilizumab in patients with ulcerative colitis. Lorincz M, Kleszky M, Szalóki T Jr, Szalóki T. *Orv Hetil* 2010; 151: 144–7.

1 例长期 PG 患者,静脉注射 2 剂维西珠单抗,每剂 5g/kg,病情在 6 个月之后得到缓解。这是一种阻滞 T 细胞的 CD3 单抗。

Two percent topical phenytoin sodium solution in treating pyoderma gangrenosum: a cohort study. Fonseka HF, Ekanayake SM, Dissanayake M. *Int Wound J* 2010; 7: 519–23.

用胶囊中的苯妥英钠粉和生理盐水混合制成 2% 的悬浮液,于纱布上每日涂抹于患处,4 例不同病因的患者得到痊愈,2 例在 4 周内得到改善,这是一种不昂贵的治疗方法。

Split skin graft in the treatment of pyoderma gangrenosum: a report of four cases. Cliff S. *Dermatol Surg* 1999; 25: 299–302.

Free flap coverage of pyoderma gangrenosum leg ulcers. Calssen DA, Thomson C. *J Cutan Med Surg* 2002; 6: 327–31.

Extensive abdominal wall and genital pyoderma gangrenosum: combination therapy in unusual presentations. Shahmoradi Z, Mokhtari F, Pourazizi M, Abtahi-Naeini B, Saffaei A. *J Cutan Aesthet Surg* 2014; 7: 238–40.

在这个病例中,联合糖皮质激素治疗的情况下,成功进行了手术清创和缝合病灶。

PG 在稳定期或被药物有效抑制的时候,手术可以成功地加速愈合。然而,需要注意的是,活跃的 PG 经常出现同形反应,因此,手术需慎重。

(陈宇杰 译,陈 旭 顾 恒 校)

证据等级:A 双盲试验　　**B** 临床试验,研究对象≥ 20 例　　**C** 临床试验,研究对象 < 20 例　　**D** 病例分析,研究对象≥ 5 例　　**E** 个案报道

第213章 化脓性肉芽肿

原作者 Danielle M.DeHoratius

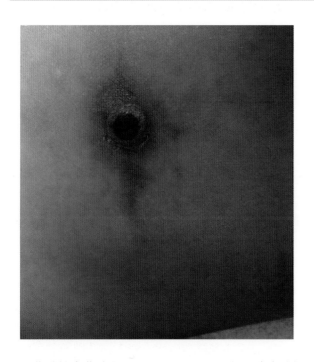

化脓性肉芽肿(pyogenic granuloma,PG),也称小叶性毛细血管瘤(lobular capillary hemangioma,LCH),是一种常见的良性血管增生。它发生迅速,表现为孤立的红斑丘疹或息肉。化脓性肉芽肿质脆、易出血,表面易形成溃疡。该病常见于儿童和青年人。该病病因不明,由于它常发生于创伤后,因此,反应性新生血管生成可能是它形成的原因。也有人认为PG是由多种药物的皮肤副作用引起的。PG没有性别和种族倾向性,常见部位为头颈部(包括口腔黏膜,特别是怀孕女性中所见的"妊娠性肉芽肿"),手指和足趾。PG偶尔也发生于皮下组织和血管内。"化脓性肉芽肿"一词是一种误称,因为它不是感染性疾病,皮损内也不含肉芽肿性成分。

治疗策略

组织学检查对诊断很有价值,因为很多疾病在临床上与PG相似,如无色素性黑色素瘤、卡波西肉瘤、杆菌性血管瘤病。皮肤镜检查也可以鉴别这些疾病,但不能代替组织学检查。PG最典型的皮肤镜模式为均一红色区域结构、白色衣领征和白色轨道征。

虽然PG会自发消失,但同样需要治疗。因为PG为一种良性增生,所以应考虑到各种治疗方法对美容的影响。最常见的治疗方法是基底部电灼法治疗、电干燥法刮除术和冷冻疗法。虽然有复发和发展出卫星病灶的可能,但这些治疗方法的创伤性比切除术小,也不会造成明显的瘢痕。

完整切除后缝合可以降低复发率同时减少出血,但是会留下一条线状瘢痕。止血方法有电灼术、硝酸银或氩激光凝固术,这些方法都很有效。

针对血管疾病的激光也可以清除病灶。通常情况下,该方法需要多次治疗,且不能获得组织学验证。脉冲染料激光对较小的PG效果较好。对于较大的病灶,掺钕钇铝石榴石激光治疗效果较好。如果手法娴熟,利用硬化疗法治愈率较高。5%咪喹莫特治疗该病有效,大概归因于该药的抗血管生成作用。有最新报道显示,局部使用0.05%噻吗洛尔眼用凝胶对PG也有效。光动力疗法有效且几乎无不良反应。

特殊检查	
• 组织病理学检查	

一线治疗	
• 单纯切除/基底部电灼法治疗	A
• 皮肤全层切除	A
• 冷冻疗法	A
• 硝酸银烧灼	D

Pyogenic granuloma in children. Pagliai KA, Cohen BA. *Pediatr Dermatol* 2004; 21: 10–3.

曾经有一项对128名PG儿童进行的回顾性研究,电话随访了其中的76人。在这些患者中,72.3%的患者实行了电灼法切除,排在第二位的治疗方式为激光治疗(16.9%);电灼法治疗组有55%的患者留有微小的瘢痕;CO_2激光治疗组有33%、脉冲染料激光治疗组有44%的患者留有相似的瘢痕。所有患者对美容效果十分满意。

Comparison of cryotherapy and curettage for the treatment of pyogenic granuloma: a randomized trial. Ghodsi SZ, Raziel M, Taheri A, Karami M, Mansoori P, Farnaghi F. *Br J Dermatol.* 2006; 154: 671–5.

89名患者被随机分配用液态氮冷冻治疗和电干燥刮除治疗。86名完成了研究。冷冻治疗组完全消除病灶需要1~3个疗程(平均1.42个),刮除治疗组需要1~2个疗程(平均1.03个)。冷冻治疗组57%、刮除组69%的患者没有遗留瘢痕或色素沉着。作者认为,刮除疗法因为较短的疗程和更好的美容效果应作为一线治疗。

Treatment of pyogenic granuloma by shave excision and laser photocoagulation. Kirschner R, Low D. *Plast Reconstruct Surg* 1999; 104: 1346–9.

切除术针对肿物的外生部分，而光凝固术则通过玻璃片销毁其基底部。所用激光有氩激光、氩泵可调谐黄色染料激光、KTP激光。所有治疗均达到完全止血的效果。19名患者中有18名的皮损通过单一疗法获得完全消除。值得注意的是，18.8%的病例术前诊断是错误的。

The efficacy of silver nitrate cauterization for pyogenic granuloma of the hand. Quitkin HM, Rosenwasser MP, Strauch RJ. *J Hand Surg Am* 2003; 28: 435–8.

13例病例实行单纯切除并用硝酸银对其基底部进行烧灼。85%的患者经过平均1.6个疗程获得痊愈。完全愈合的平均时间为3.5周，这种疗法不需要昂贵的设备，既简单又经济。

Pyogenic granuloma-the quest for optimum treatment. Audit of treatment of 408 cases. Giblin AV, Clover AJ, Athanassopoulos A, Budny PG. *Plast Reconstruct Aesthet Surg* 2007; 60: 1030–5.

本文对1994—2004年期间的408例病例进行回顾性分析。结果发现，切除后直接缝合的复发率最低。

Cryotherapy in the treatment of pyogenic granuloma. Mirshams M, Daneshpazhooh M, Mirshekari A, Taheri A, Mansoori P, Hekmat S. *J Eur Acad Dermatol Venereol* 2006; 20: 788–90.

一项对135例通过使用棉棒进行液态氮冷冻治疗的前瞻性观察研究显示，患者需要1~4个治疗周期（平均1.58个）。所有患者都获得痊愈，但96.2%的患者都经历了3次以上治疗，11.8%的患者出现微小瘢痕，5.1%遗留色素减退斑。

作者指出冷冻疗法应作为一线治疗手段，因为这是一种既简单又经济的技术手段。当然，主要的局限性是不能获取组织进行病理检查。

二线治疗	
• 脉冲染料激光	B
• CO_2 激光	B
• Q开关掺钕钇铝石榴石激光	B

Treatment of pyogenic granuloma in children with the flash-lamp-pumped pulsed dye laser. Tay YK, Weston WL, Morelli JG. *Pediatrics* 1997; 99: 368–70.

22名儿童在无麻醉状态下使用血管特异性（585nm）脉冲（450毫秒）染料激光治疗孤立病灶。这种激光的斑点直径大小为5mm，能量为6~7J/cm²。治疗的成功率为91%，愈合后全部不留瘢痕。15位患者在2周内需要2~6次治疗，7位患者需要3次或更多。2名较大病灶（0.5~1cm）的患者对治疗没有反应。在随访期间（6个月~3年）无复发病例。这种物理疗法的局限性在于穿透深度只有1mm。

因为不需要麻醉并且瘢痕较小，所以对儿童来说这是一种有效的治疗方法。缺点是不能进行组织学检查。

The combined continuous-wave/pulsed carbon dioxide laser for treatment of pyogenic granuloma. Raulin C, Greve B, Hammes S. *Arch Dermatol* 2002; 138: 33–7.

从基于人群的样本中选择100例病例进行 CO_2 激光治疗。首先选择连续波模式（功率15W），随后选择脉冲模式（脉冲持续时间为0.6~0.9毫秒，能量为每次脉冲500mJ）。随访期为6周~6个月，98%的患者在1次治疗后获得痊愈。88例患者没有遗留可见的瘢痕，10名患者只有轻微的结构改变，没有红斑和色素改变。

Pyogenic granulomas: treatment with the 1064-nm long-pulsed neodymium-doped yttrium aluminum garnet laser in 20 patients. Hammes S, Kaiser K, Pohl L, Metelmann HR, Enk A, Raulin C. *Dermatol Surg* 2012; 38: 918–23.

20名患者接受了1~4个疗程的激光治疗（参数设置：通量60~180J/cm²，光斑大小7mm，脉冲持续时间40ms）。19名患者得到痊愈且无复发（随访6~22个月），美容效果良好，只出现轻微的结构改变。这个激光治疗模式对于直径较大的皮损疗效非常好。

三线治疗	
• 结扎术	E
• 5%咪喹莫特	C
• 硬化疗法	D
• 光动力疗法	D
• 皮损内注射糖皮质激素	E
• 皮损内注射博来霉素	E
• 局部苯酚治疗	E
• 局部眼用噻吗洛尔凝胶治疗	E

Surgical pearl: ligation of the base of a pyogenic granuloma-an atraumatic, simple, and cost-effective procedure. Holbe HC, Frosch PJ, Herbst RA. *J Am Acad Dermatol* 2003; 49: 509–10.

作者指出对于带蒂的PG，可以用可吸收线结扎其基底部，几日后肿物发生坏死并脱落。

这种方法是无创的且无须麻醉,但也不能获得组织学验证。

Pyogenic granuloma in ten children treated with topical imiquimod. Tritton SM, Smith A, Wong LC, Zagarella S, Fischer G. *Pediatr Dermatol* 2009; 26: 269–72.

指导平均年龄为 2.5 岁的儿童使用 5% 咪喹莫特,根据临床反应的不同,治疗频率为每日 1 次、每日 2 次或每周 3 次。每周或每 2 周进行 1 次评估。所有病灶均位于颜面部(直径为 3~6mm)。治疗后全部皮损出现局部性红斑。其中 3 例无残留性疾病,5 例有轻微色素减退或红斑病变,这些病变在研究结束后逐渐好转。未报道系统性副作用。

作者建议最初以试验性的方式每周进行 3 次治疗,如果耐受,则每日治疗,持续 2 个月。病灶完全消除后 1 周停止治疗。这可能是一个合理的替代手术切除的治疗方法。

Treatment of pyogenic granuloma by sodium tetradecyl sulfate sclerotherapy. Moon SE, Hwang EJ, Cho KH. *Arch Dermatol* 2005; 141: 644–6.

15 例患者注射 0.5% 十四烷基硫酸钠,直到病灶苍白。每 1~2 周进行 1 次随访。在第 6 周,80% 患者的病灶完全消除。2 例患者有浅部血管残留,对 CO_2 激光敏感。

作者认为因其简单且不留瘢痕,硬化疗法可以作为切除疗法的替代方案。需要多次治疗才能消除病灶,且不能获得组织学标本。

Photodynamic therapy with 5-aminolevulinic acid intralesional injection for pyogenic granuloma. Lee DJ, Kim EH, Jang YH, Kim YC. *Arch Dermatol* 2012; 148: 126–8.

在 14 个皮损病灶中注射 20% 的 5- 氨基乙酰丙酸溶液,剂量为 $0.3ml/cm^3$,随后将聚氨酯膜覆盖在皮损处,再照射红光(波长 600~720nm,剂量 $100J/cm^2$,通量 $100mW/cm^2$)。结果显示,11 名患者的病灶出现明显缓解且治疗后 1 年内无复发,1 例病灶(唇部病灶)出现中度缓解,2 例病灶(病灶直径 >1cm)无缓解。只有 3 名患者皮损周围出现肿胀。

作者认为这种治疗可以作为标准治疗的替代治疗,尤其适用于不愿接受手术的病灶较小的患者。这种治疗方式应着重考虑病变部位和大小。病灶内注射治疗比外用光敏剂更有效。

Pyogenic granuloma that responded to local injection of steroid. Niiyama S, Amoh Y, Katsuoka K. *J Plast Reconstr Aesthet Surg* 2009; 62: 153–4.

2 个病灶内每周注射曲安奈德 2mg,共 7~8 次。待病灶变小后切除。

当病灶处于不适合简单切除的位置时,可以使用这种方法。

Complete resolution of recurrent giant pyogenic granuloma on the palm of the hand following single dose of intralesional bleomycin injection. Daya M. *J Plast Reconstr Aesthet Surg* 2010; 63: e331–3.

1 名患有复发性巨大型 PG(5cm × 6cm)的 63 岁女性患者,曾行手术切除和病灶内糖皮质激素注射治疗。在全身麻醉并有止血带控制的情况下,给予皮损内注射 8ml、浓度为 0.5mg/ml 的博来霉素。2 个月后病灶消退,无复发。患者自述仅在瘢痕处出现轻微过敏。

Topical phenol as a conservative treatment for periungual pyogenic granuloma. Losa Iglesias ME, Becerro de Bengoa Vallejo R. *Dermatol Surg* 2010; 36: 675–8.

将 98% 的苯酚溶液涂抹于 18 名患者的皮损处,连续涂抹 3 次,每次持续 1 分钟。待整个皮损及其周围的一小块区域变成白色后,再涂抹 10% 的磺胺嘧啶银和 10% 的聚维酮碘,并用无菌纱布包裹。如果皮损较大可以进行多次治疗。14 周后,病灶全部清除。该治疗的耐受性良好,无瘢痕或其他副作用。

这种方法操作简单、成本低廉、相对无痛苦。然而,皮损可能会复发,且治疗可能需要固定的治疗室。

Pyogenic granuloma in a 5-month-old treated with topical timolol. Khorsand K, Maier M, Branding-Bennett HA. *Ped Dermatol* 2015; 32: 650–1.

将 0.5% 的噻吗洛尔胶体溶液涂抹在婴儿的 PG 皮损上。1 个月后皮损消退,随访 8 个月无复发。

这种方法非常有用,特别是治疗发生在明显瘢痕处的 PG。缺点是无法进行组织病理学检查。

(兰 晶 译,高兴华 校)

第214章 放射性皮炎

原作者 Megan Rogge,Joshua A.Zeichner

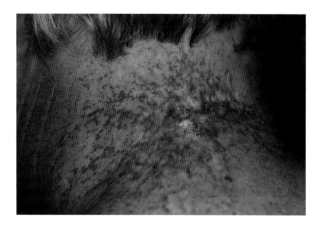

Mark Lebwohl 博士提供

放射性皮炎(radiodermatitis)是皮肤暴露于射线的常见并发症,最常由介入放射学方法或恶性肿瘤治疗引起。急性放射性皮炎通常发生于放射线暴露后的2~3周内,是因附属器结构和基底层角质形成细胞的损伤所致。急性放射性皮炎临床表现为红斑、水肿、毛发脱落、干性或湿性脱屑,以及水疱。疼痛和瘙痒的症状常伴随这些皮肤改变出现。用于评估急性放射性皮炎最广泛使用的工具是美国国家癌症研究所制定的不良事件常用术语标准和美国肿瘤放射治疗协作组制定的分级标准,这两种标准都将急性放射性皮炎分为1~4级。慢性放射性皮炎的定义为皮损持续时间超过放射线暴露后的90日,这些改变是由放射线诱导的真皮和血管损伤引起的,会导致皮肤萎缩、色素异常、毛细血管扩张、纤维化、溃疡形成和坏死(见图)。再放射反应是在原来放射线暴露的部位上发展而来的皮炎,通常由化疗药物如阿霉素或放线菌素D诱发。

治疗策略

尽管放射技术的进步旨在减少不良反应,但是皮肤毒性仍然是一个很严重的问题。治疗的目标包括保持皮肤完整性、减少患者不适、避免创伤和感染。温和的润肤剂可以治疗干燥性脱屑(皮肤无痛性脱屑),然而湿性脱屑(疼痛性、表皮全层性剥脱)需要使用封包敷料预防感染。局部外用糖皮质激素可以控制瘙痒和缓解炎症。患者同样应避免穿着紧身衣物引起摩擦。局部外用磺胺嘧啶银(silver sulfadiazine,SSD)可预防细菌感染和帮助伤口愈合。患者可以用水、温和的肥皂轻柔地清洗皮肤,同时使用止汗剂。

慢性放射性皮炎同样需要对症治疗。必要时可局部外用润肤霜和糖皮质激素。皮肤坏死或者溃疡形成部位必须

仔细观察有无感染征象。为减轻皮肤纤维化,有些人建议行皮肤物理性按摩,或者口服己酮可可碱和维生素E等补充剂。毛细血管扩张可使用脉冲染料激光治疗。

特殊检查
• 既往射线暴露和化疗药物使用史
• 对受累皮肤发展为恶性肿瘤的可能性评估

Radio-induced malignancies of the scalp about 98 patients with 150 lesions and literature review. Maalej M, Frikha H, Kochbati L, Bouaouina N, Sellami D, Benna F, et al. *Cancer Radiother* 2004; 8: 81–7.

基底细胞癌是在既往射线暴露部位,尤其是头部和颈部出现的最常见的恶性肿瘤。

一线治疗	
急性放射性皮炎	
• 局部外用糖皮质激素	A
• 润肤剂	B
• 局部外用磺胺嘧啶银	B
慢性放射性皮炎	
• 己酮可可碱	B
• 维生素E	B
• 脉冲染料激光 (pulsed dye laser, PDL)	C

Clinical practice guidelines for the prevention and treatment of acute and late radiation reactions from the MASCC Skin Toxicity Study Group. Wong RK, Bensadoun RJ, Boers-Doets CB, Bryce J, Chan A, Epstein JB, et al. *Support Care Cancer* 2013; 21: 2933–48.

本文提供了来自随机对照试验(randomized controlled trials,RCT)标准化测量结果的循证医学证据。使用温和的肥皂水或清水清洗、使用止汗剂、局部预防性使用糖皮质激素缓解疼痛和瘙痒均有RCT结果支持。有些证据表明SSD乳膏可以降低皮炎评分。对于慢性放射性皮炎,专家组建议使用PDL、己酮可可碱和维生素E。

A potent steroid cream is superior to emollients in reducing acute radiation dermatitis in breast cancer patients treated with adjuvant radiotherapy. A randomised study of beta-

methasone versus two moisturizing creams. Ulff E, Maroti M, Serup J, Falkmer U. *Radiother Oncol* 2013; 108: 287–92.

在一项针对进行 5 周放疗（radiation therapy，RT）的 102 名患者的双盲随机对照试验中，研究者对比了戊酸倍他米松乳膏与含或不含 5% 尿素润肤乳的作用。自 RT 开始，乳膏每日使用 2 次，共 7 周。在第 4 和第 5 周，倍他米松组的放射性皮炎评分有明显改善。在第 6 周，倍他米松组的瘙痒、灼热感和刺激症状有明显改善。

Topical silver sulfadiazine for the prevention of acute dermatitis during irradiation for breast cancer. Hemati S, Asnaashari O, Sarvizadeh M, Motlagh BN, Akbari M, Tajvidi M, et al. *Support Care Cancer* 2012; 20: 1613–8.

女性乳腺癌患者在为期 5 周放疗（每周 1 次）及放疗后 1 周内，连续 3 日每日 3 次外用 1% SSD 乳膏。根据盲测者的评分来看，与单纯使用普通皮肤护理的对照组相比，使用 SSD 乳膏的患者皮炎严重程度明显较低。

Striking regression of chronic radiotherapy damage in a clinical trial of combined pentoxifylline and tocopherol. Delanian S, Balla-Mekias S, Lefaix JL. *J Clin Oncol* 1999; 17: 3283–90.

给予平均病程（8.5±6.5）年的放射诱导纤维化（radiation-induced fibrosis，RIF）患者口服己酮可可碱每日 800mg 联合维生素 E 每日 1 000IU，治疗至少 6 个月。在第 3、6、12 个月治疗后的平均 RIF 表面积，主客观医疗处理和分析性损伤评估评分方面均有明显改善。

Intense pulsed light vs. long-pulsed dye laser treatment of telangiectasia after radiotherapy for breast cancer: a randomized split-lesion trial of 2 different treatments. Nymann P, Hedelund L, Haedersdal M. *Brit J Dermatol* 2009; 160: 1237–41.

13 例皮肤类型为 Fitzpatrick Ⅱ～Ⅲ型的患者接受长脉冲染料激光（long-pulsed dye，LPDL）（V-beam Perfecta，595nm）和强脉冲光（Ellipse Flex）治疗共 3 次，治疗间隔时间为 6 周。LPDL 在消除毛细血管扩张、降低疼痛评分和患者满意度方面更有优势。

二线治疗	
急性放射性皮炎	
• 口服锌补充剂	A
• 透明质酸乳膏	A
• 局部外用金盏花	B
• 银尼龙敷料	B
• 薄膜敷料	B
• 水凝胶或水胶体敷料	B
• 局部外用三乙醇胺	B
• 口服姜黄素	A

Zinc supplementation to improve mucositis and dermatitis in patients after radiotherapy for head-and-neck cancers: a double-blind, randomized study. Lin LC, Que J, Lin LK, Lin FC. *Int J Radiat Oncol Biol Phys* 2006; 65: 745–50.

对接受放疗的头颈部肿瘤患者进行双盲、安慰剂随机对照试验，试验组患者在为期约 2 个月的放疗期间口服含锌制剂（25mg Pro-Z）每日 3 片，结果显示试验组患者出现了延迟性 2 级皮炎，减少了 3 级皮炎的发生，同时其总体皮炎发生的程度较服用安慰剂组更轻。

Double-blind, randomised clinical study comparing hyaluronic acid cream to placebo in patients treated with radiotherapy. Liguori V, Guillemin C, Pesce GF, Mirimanoff RO, Bernier J. *Radiother Oncol* 1997; 42: 155–61.

对放疗期间的患者使用 0.2% 透明质酸乳膏（Lalugenâ）每日 2 次，共 6 周。试验组患者有延迟出现的急性放射性皮炎，且辐照皮肤评分有明显改善。此疗效出现于第 3 周，延续至第 7 周，而在第 8~10 周两组间没有明显差异。

Phase Ⅲ randomized trial of *Calendula officinalis* compared with trolamine for the prevention of acute dermatitis during irradiation for breast cancer. Pommier P, Gomez F, Sunyach MP, D'Hombres A, Carrie C, Montbarbon X. *J Clin Oncol* 2004; 22: 1447–53.

254 名女性在放疗开始时，每日至少使用 2 次金盏花或三乙醇胺软膏，结果显示金盏花组 2~3 级急性皮肤毒性的发生率和平均最大疼痛评分有明显降低。三乙醇胺则被认为更容易使用。

Silver clear nylon dressing is effective in preventing radiation-induced dermatitis in patients with lower gastrointestinal cancer: results from a phase Ⅲ study. Niazi TM, Vuong T, Azoulay L, Marijnen C, Bujko K, Nasr E, et al. *Int J Radiat Oncol Biol Phys* 2012; 84: e305–10.

接受放疗的直肠癌或肛门癌患者被随机分组，一组在放疗第 1 日使用银透明尼龙敷料（silver clear nylon dressing，SCND），然后连续穿着直至完成治疗后 2 周；另一组在皮肤出现皮炎时使用磺胺乳膏进行标准化皮肤护理，拍照后令盲测者进行评分。在放疗的最后一日，使用 SCND 组的平均皮炎评分比标准化治疗组显著降低。

Effect of film dressing on acute radiation dermatitis secondary to proton beam therapy. Arimura T, Ogino T, Yoshiura T, Toi Y, Kawabata M, Chuman I, et al. *Int J Radiat Oncol Biol Phys* 2016; 95: 472–6.

在这项针对 271 例接受质子束治疗的前列腺癌患者的自身随机对照试验中，随机性地对一组患者连续使用不含药物成分、空气壁的薄膜敷料（film dressing，FD），另一组患者进行标准化治疗。使用 FD 的患者 2 级放射性皮炎的发生率明显降低，使用 FD 的不良反应包括瘙痒感、红斑和毛囊炎。

RCT on gentian violet versus a hydrogel dressing for radiotherapy-induced moist skin desquamation. Gollins S, Gaffney C, Slade S, Swindell R. *J Wound Care* 2008; 17: 268–75.

与每日数次使用 0.5% 龙胆紫（gentian violet，GV）的患者的愈合面积及愈合时间相反（平均愈合时间为 30 日），连续使用水凝胶敷料（2nd Skin）的患者愈合区域面积显著增加，所用的愈合时间缩短（12 日）。此外，数个使用 GV 的患者因愈合失败和使用时的刺激感而在研究中退出。

Curcumin for radiation dermatitis: a randomized, double-blind, placebo-controlled clinical trial of thirty breast cancer patients. Ryan JL, Heckler CE, Ling M, Katz A, Williams JP, Pentland AP, et al. *Radiat Res* 2013; 180: 34–43.

给予放疗期间的患者口服抗氧化、抗炎症的姜黄素（C3 复合物 2 000mg）每日 3 次。与安慰剂组相比，姜黄素组放射性皮炎的严重程度评分明显降低，少数患者合并湿性脱皮。

三线治疗	
• 皮肤移植	E

Chronic radiodermatitis injury after cardiac catheterization. Barnea Y, Amir A, Shafir R, Weiss J, Gur E. *Ann Plast Surg* 2002; 49: 668–72.

2 位患者的慢性放射性皮炎部位伴有疼痛、无法愈合性的伤口，在接受了手术切除和皮肤移植治疗后，皮肤完全愈合，但疼痛只有部分缓解。

（李　曼　译，张建中　校）

证据等级：A 双盲试验　　**B** 临床试验，研究对象 ≥ 20 例　　**C** 临床试验，研究对象 < 20 例　　**D** 病例分析，研究对象 ≥ 5 例　　**E** 个案报道

第215章　雷诺病和雷诺现象

原作者　Dina Ismail, Ian Coulson

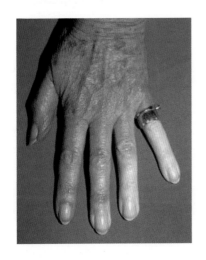

雷诺现象(raynaud phenomenon, RP)以间歇性外周血管收缩导致的手指和脚趾的苍白、发绀和小动脉的反应性血管舒张为特征。雷诺现象是由寒冷、情绪、激素和某些血管痉挛药物导致的血管痉挛而引发的。原发性雷诺病是一种较轻的特发性疾病,而继发性雷诺现象与自身免疫性结缔组织疾病共存,如系统性红斑狼疮和系统性硬化(systemic sclerosis, SSc)或其他减少血流的疾病,如局部结构异常。原发性(特发性)雷诺病和继发性雷诺现象在发病机制和病理生理上存在差异,但尚未明确。

原发性雷诺病的病情通常很轻,不需要治疗,其血管痉挛是完全可逆的。继发性雷诺病除了血管痉挛,还常伴有固定血管损伤,因此末梢缺血可能更为严重,其并发症包括手指溃疡和坏疽,并可导致截肢。

治疗策略

本病的治疗通常是非药物治疗,包括保持手足温暖(特别是避免突然降温)和戒烟,还应避免触发因素(例如,使用振动设备)。可能加重病情的药物包括β受体阻滞剂、博来霉素、咖啡因、顺铂、麦角制剂、干扰素、美西麦角、尼古丁、口服避孕药、瑞波西汀、替加色罗和长春碱,这些药物应避免使用。

钙通道阻滞剂,如硝苯地平(每日10~60mg),被认为是一线治疗药物。其副作用包括低血压、血管扩张、周围水肿和头痛。经过随机对照试验的其他治疗,包括磷酸二酯酶-5(phosphodiesterase-5, PDE-5)抑制剂(例如,西地那非,25~50mg,最多每日4次),硝酸盐(局部或口服),血管紧张素Ⅱ抑制剂和选择性5-羟色胺再摄取抑制剂(例如,氟西

汀,20~60mg,每日1次)。PDE-5抑制剂可以作为钙通道阻滞剂治疗效果不佳的患者的替代或辅助药物,并对严重SSc相关RP患者有效。可使用前列环素激动剂治疗严重的雷诺病或发生并发症的患者,前列环素激动剂可能对结缔组织疾病相关的RP特别有效。有研究表明,波生坦通过阻断内皮素受体(62.5mg,每日2次)可以减少硬皮病患者新发的溃疡的数量,但并不影响溃疡愈合的时间,也不影响无溃疡的RP的发病次数和严重程度。

特殊检查

- 甲皱毛细血管镜检查
- 血清学筛查 – 抗核抗体
- 抗着丝点抗体和抗 SCL-70 抗体
- 类风湿因子
- 冷球蛋白类
- 胸片
- 肺功能测试
- 超声心动图

仔细询问病史和进行临床体格检查后,有必要进一步检查以发现潜在疾病,其中毛细血管镜和特定自身抗体检查最能帮助诊断。

Assessment of nailfold capillaroscopy by ×30 digital epiluminescence (dermoscopy) in patients with Raynaud phenomenon. Beltran E, Toll A, Pros A, Carbonell J, Pujol RM. *Br J Dermatol* 2007; 156: 892–8.

硬化皮样改变对干燥综合征(Sjögren syndrome, SS)的敏感性为76.9%,特异性为90.9%。在73%的局限性SS和82%的弥漫性SS中观察到典型的SS毛细血管镜表现。SS和皮肌炎患者显示非特异性毛细血管镜模式。所有原发性RP患者均表现为正常的毛细血管镜模式。12例早期SS患者中,11例有正常的毛细血管镜表现。通过技术转换可以分辨与结缔组织病相关的特定毛细血管镜模式。也可鉴别原发和继发性雷诺现象。

一线治疗

钙离子通道阻滞剂	A
硝酸甘油	A
前列环素类似物	A
磷酸二酯酶 -5 抑制剂	A

Calcium channel blockers for primary Raynaud's phenomenon. Ennis H, Hughes M, Anderson ME, Wilkinson J, Herrick AL. *Cochrane Database Syst Rev* 2016; 25: CD002069.

对涵盖 296 名患者的 7 个随机试验进行 meta 分析，评价了硝苯地平和尼卡地平治疗原发性 RP 的疗效。其结论为使用钙通道阻滞剂（calcium channel blocker，CCB）的患者发作频率降低。随机试验中硝苯地平的用量为 10~20mg，每日 3 次，或每日使用 1 次缓释剂 30~60mg。尼卡地平的用量为每日 3 次，每次 20~30mg 或每日 2 次，每次 50mg。此 meta 分析中的试验质量中等。

Head-to-head comparison of udenafil vs. amlodipine in the treatment of secondary Raynaud's phenomenon: a double-blind, randomized, cross-over study. Lee EY, Park JK, Lee W, Kim YK, Park CS-Y, Giles JT, et al. *Rheumatology* 2014; 53: 658–64.

29 例伴有结缔组织疾病的继发性 RP 患者接受乌地那非 100mg/d 或氨氯地平 10mg/d 治疗，疗程 4 周。两者均能降低 RP 的发病率，且疗效相当。

Comparison of sustained-release nifedipine and temperature biofeedback for treatment of primary Raynaud phenomenon. Results from a randomized clinical trial with 1-year follow-up. Raynaud's Treatment Study Investigators. *Arch Intern Med* 2000; 160: 1101.

原发性 RP 患者接受硝苯地平缓释片（每日 30mg 或 60mg）、安慰剂或两种不同形式的生物反馈治疗 1 年（*n*=313）。硝苯地平是一种较好的干预措施，与安慰剂相比，硝苯地平可以减少 66% 的发作。

A double-blind placebo controlled crossover randomized trail of diltiazem in Raynaud's phenomenon. Rhedda A, McCans J, Willan AR, Ford PM. *J Rheumatol* 1985; 12: 724–7.

本文为一项地尔硫䓬治疗雷诺现象的双盲、安慰剂对照研究。结果显示地尔硫䓬（60~240mg/d）可显著降低手部血管收缩的频率和时间。原发性雷诺现象患者与继发性雷诺现象患者的治疗反应未见不同。

Phosphodiesterase-5 inhibitors for the treatment of secondary Raynaud's phenomenon: systematic review and meta-analysis of randomised trials. Herrick AL, van den Hoogen F, Gabrielli A. *Ann Rheum Dis* 2013; 72: 1696.

此 meta 分析包括 6 个随机对照试验（randomized controlled trial，RCT）：1 个西地那非（50mg，每日 2 次），1 个改良释放西地那非（200mg，每日 1 次），3 个他达拉非（20mg，作为附加治疗时隔日使用或 20mg，每日 1 次），1 个伐地那非（10mg，每日 2 次）。meta 分析显示，与安慰剂相比，PDE-5 抑制剂显著降低了继发性 RP 发作的频率和持续时间。

Comparision of intravenous infusions of iloprost and oral nifedipine in treatment of Raynoud's phenomenon in patient with systemic sclerosis: a double blind randomized study. Rademaker M, Cooke ED, Almond NE, Beacham JA, Smith RE, Mant TG, et al. *Br Med J* 1989; 298: 561–4.

这项研究的目的是对伴有系统性硬化症的雷诺现象患者短期静脉注射伊洛前列素［0.5~2ng/（kg·min）］的长期疗效进行观察，并与口服硝苯地平进行比较。结果发现伊洛前列素和硝苯地平治疗雷诺现象均有效。但硝苯地平副作用常见。短期注射伊洛前列素可长久缓解症状，副作用仅见于注射时，并且呈剂量依赖性。

A multi-centre, blinded, randomised, placebo-controlled, laboratory-based study of MQX-503, a novel topical gel formulation of nitroglycerine, in patients with Raynaud phenomenon. Hummers LK, Dugowson CE, Dechow FJ, Wise RA, Gregory J, Michalek J, et al. *Ann Rheum Dis* 2013; 72: 62–7.

在这项多中心、双盲、随机、安慰剂对照、交叉研究中，37 名受试者接受了 0.5% 或 1.25% 硝酸甘油或安慰剂凝胶治疗。硝酸甘油治疗组与安慰剂组相比，皮肤血流量有显著改善。

MQX-503, a novel formulation of nitroglycerin, improves the severity of Raynaud's phenomenon. Chung L, Shapiro L, Fiorentino D, Baron M, Shanahan J, Sule S, et al. *Arthritis Rheum* 2009; 60: 870–7.

临床诊断为原发性或继发性 RP 的患者在治疗期间接受 0.9%MQX-503 凝胶或匹配的安慰剂（*n*=219）。采用 2 周单盲磨合期确定基线严重程度，然后采用 4 周双盲治疗。与安慰剂相比，该干预对 RP 的治疗具有良好的耐受性和有效性。

Sustained-release transdermal glyceryl trinitrate patches as a treatment for primary and secondary Raynaud's phenomenon. Teh LS, Manning J, Moore T, Tully MP, O'Reilly D, Jayson MI. *Br J Rheumatol* 1995; 34: 636–41.

这项随机、双盲、安慰剂对照、交叉研究包括了原发性 RP 患者和继发于 SSc 的 RP 患者（*n*=21）。研究发现硝酸甘油贴片（0.2mg/h）能有效减少两组患者的雷诺病发作次数和严重程度。

Iloprost treatment in patients with Raynaud's phenomenon secondary to systemic sclerosis and the quality of life: a new therapeutic protocol. Milio G, Corrado E, Genova C,

Amato C, Raimondi F, Almasio PL. *Rheumatology* 2006; 45: 999–1004.

在本项随机研究中,给予30例患者静脉滴注伊洛前列素,并逐渐增加剂量[0.5~2ng/(kg·min)],每日6小时,在2周内连续应用10日为1个疗程,在18个月内每3个月重复1次。与应用不同剂量的另外30例患者进行了比较。结果在所有治疗组中,病情发作总平均每日发作时间、每次发作的持续时间和每日发作频率均有显著下降。与其他组相比,新方案组在后期(12和18个月)显示了明显优势。

Oral iloprost in Raynaud's phenomenon secondary to systemic sclerosis: a multicentre, placebo-controlled, dosecomparison study. Black CM. Halkier-Sorensen L, Belch JJ, Ullman S, Madhok R, Smith AJ, et al. *Br j Rheumatol* 1998; 37: 952–60.

口服伊洛前列素50μg或100μg,每日2次,对于减少雷诺现象发作持续时间有效,但是不能改善发作严重性和频率。在这项103例患者参加的研究中,患者对50μg的剂量耐受良好。也有贝前列素(另一种口服前列腺素类似物)和伊洛前列素对雷诺现象无效的报告。

Effects of long-term cyclic iloprost therapy in systemic sclerosis with Raynaud's phenomenon: a randomized controlled study. Scorza R, Caronni M, Mascagni B, Berruti V, Bazzi S, Micallef E, et al. *Clin Exp Rheumatol* 2001; 19: 503.

一项为期12个月的前瞻性、随机、平行、盲观察试验,比较静脉注射伊洛前列素[2ng/(kg·min),连续5日,每日8小时,随后每6周1日,每日8小时]与常规硝苯地平扩血管治疗(口服,40mg/d)对46例继发于SSc的RP的疗效。伊洛前列素和硝苯地平均能显著减轻RP症状,两种治疗方法无差异。

二线治疗	
• 选择性5-羟色胺再摄取抑制剂(氟西汀)	B
• 内皮素受体阻滞剂(波生坦)	B
• 1型血管紧张素Ⅱ血受体阻滞剂(氯沙坦)	B
• 口服血管舒张药	B
• α₁肾上腺素能受体阻滞剂(哌唑嗪)	A
• 烟酸肌醇	A

Treatment of Raynaud's phenomenon with the selective serotonin reuptake inhibitor fluoxetine. Coleiro B, Marshall SE, Denton CP, Howell K, Blann A, Welsh KI, et al. *Rheumatology* 2001; 40: 1038–43.

本研究比较了选择性5-羟色胺再摄取抑制剂氟西汀(20~60mg/d)与硝苯地平治疗原发性或继发性RP的疗效。研究结果证实了氟西汀的耐受性,并提示使用氟西汀治疗

是治疗RP的一种新方法。

Bosentan treatment of digital ulcers related to systemic sclerosis: results from the RAPIDS-2 randomised, doubleblind placebo-controlled trial. Matucci-Cerinic M, Denton CP, Furst DE, Mayes MD, Hsu VM, Carpentier P, et al. *Ann Rheum Dis* 2011; 70: 32–8.

这项双盲、安慰剂对照、多中心试验将188例至少有1个活动性指端溃疡(digital ulcer,DU)的SSc患者随机分为两组:波生坦62.5mg,每日2次,持续4周,之后125mg,每日2次,持续20周,或安慰剂组。与安慰剂相比,波生坦能减少SSc患者新DU的发生,但对DU的愈合没有影响。

Losartan therapy for Raynaud's phenomenon and scleroderma: clinical and biochemical findings in a fifteen-week, randomized, parallel group, controlled trial. Dziadzio M, Denton CP, Smith R, Howell K, Blann A, Bowers E, et al. *Arthritis Rheum.* 1999: 2646–55.

在12周内,每日口服50mg氯沙坦治疗可减轻硬皮病患者雷诺现象发作的频率,并降低严重程度。

Double-blind, placebo-controlled study of prazosin in Raynaud's phenomenon. Wollersheim H, Thien T, Fennis J, van Elteren P, van't Laar A. *Clin Pharmacol Ther* 1986; 40: 219–25.

在这项研究中,比较哌唑嗪(1mg,每日3次)与安慰剂对RP的治疗效果,哌唑嗪组显示出中度的主观改善,每日发作次数和持续时间减少。原发性和继发性RP患者的治疗反应没有差异。

Dose-response study of prazosin in Raynaud's phenomenon: clinical effectiveness versus side effects. Wollersheim H, Thien T. *J. Clin Pharmacol* 1988; 28: 1089–93.

在24例RP患者的哌唑嗪剂量-反应研究中,比较了每日3mg、6mg和12mg哌唑嗪的临床疗效和副作用。这三种剂量方案之间没有发现重大差异。

Oral vasodilators for primary Raynaud's phenomenon. Vinjar B, Stewart M. *Cochrane Database Syst Rev* (2): CD006687, 2008.

两个试验检验了卡托普利的疗效,其余试验都是针对单个药物的单一试验。目前尚无证据证实卡托普利、贝前列素、达唑氧苯和酮色林对雷诺现象发作的频率、严重性和持续时间有效。贝前列素和莫西赛利的副作用比安慰剂明显。

A double-blind randomized placebo controlled trial of

Hexopal inprimary Raynaud's disease. Sunderland GT, Belch JJ, Sturrock RD, Forbes CD, McKay AJ. *Clin Rheumatol* 1988; 7: 46–9.

烟酸肌醇(2~4g/d)可安全有效地改善冬季原发性雷诺现象患者的血管收缩症状。

三线治疗	
• 前列腺素 E1（前列地尔）	B
• 双嘧达莫和小剂量乙酰水杨酸	B
• 降钙素基因相关肽	C
• L- 精氨酸	D
• 加热、臭氧氧化、紫外线治疗	C
• 碘塞罗宁	C
• 幽门螺杆菌治疗	B
• 交感神经切除术	C
• 低强度激光治疗	C
• 针灸	C
• 月见草油补充剂	C
• 鱼油补充剂	B
• 肉毒毒素	A
• 脊髓刺激	E
• 利妥昔单抗	E
• 他汀类药物	A
• 低分子肝素	B

Efficacy evaluation of prostaglandin E1 against placebo in patients with progressive systemic sclerosis and significant Raynaud's phenomenon. Bartolone S, Trifilatti A, De Nuzzo G, Scamardi R, Larosa D, Sottilotta G, et al. *Minerva Cardioangiol* 1999; 47: 137–43.

本文报道了前列地尔溶液（60μg 溶于 250ml）使用 6 日可减少继发性雷诺现象患者发作的频率和严重性。

A double-blind controlled trial of low dose acetylsalicylic acid and Dipyridamole in the treatment of Raynaudt of Raynaudos. Van der Meer J, Wonda AA, Kallenberg CG, Wesseling H. *Vasa* 1987; 18: 71–5.

对于有严重指端溃疡的雷诺现象患者而言，止痛和抗血栓药物组合（阿司匹林 50~100mg/d 和双嘧达莫 200mg 每日 2 次）安全有效。

Calcitonin gene-related peptide in treatment of severe peripheral vascular insufficiency in Raynaudcy in Raynaud. Bunker CB, Reavley C, OC, vley C, p DJ, Dowd PM. *Lancet* 1993; 342: 80–3.

降钙素基因相关肽是一种强效血管舒张剂，经静脉给

药(0.6μg/min，每日 3 小时，共 5 日）可使严重雷诺现象患者血流加速、溃疡愈合和血管舒张。

Oral L-Arginine can reverse digital necrosis in Raynaud's phenomenon. Rembold CM, Ayers CR. *Mol Cell Biochem* 2003; 244: 139–41.

口服左旋精氨酸（每日最多 8g）治疗有效，可使严重雷诺现象的患者手指坏死逆转和症状改善。这个研究提示一氧化氮合成和代谢的缺陷可能与雷诺现象相关，同时说明左旋精氨酸有潜在的治疗作用。

Treatment of severe Raynaud's phenomenon syndrome by injection of autologous blood pretreated by heating, oaonaation and exposure to ultraviolet light (H-O-U) therapy. Cooke ED, Pockley AG, Tucher AT, Kirby JD, Bolton AE. *Int Angiol* 1997; 16: 250–4.

作者报告，经过加热、通气及紫外线照射预处理的自体血液注射治疗对于严重雷诺现象患者有效。治疗后至少 3 个月内发作减少，一些患者不再发作。

Triiodothyronine treatment for Raynaudment for Rayn: a controlled trial. Dessin PH, Morrison RC, Lamparelli RD, vander Merwe CA. *J Rheumatol.* 1990; 17: 1025–8.

在这些试验中，每日使用 80μg 碘塞罗宁（T_3）可增加患者手指皮肤温度并缩短接触寒冷刺激后的温度恢复时间。推荐严重雷诺现象和伴有手指溃疡的患者用该项治疗。

Helicobacter pylori eradication ameliorates primary Raynaud's phenomenon. Gasbarrini A, Massari I, Serrichio M, Tondi P, De Luca A, Franceschi F, et al. *Dig Dis Sci* 1998; 43: 1641–5.

在 46 例雷诺现象患者中，36 例伴幽门螺杆菌感染。经抗幽门螺杆菌治疗后，17% 的患者雷诺现象消失；72% 仍有雷诺现象的患者可见血管痉挛发作的频率降低，发作持续时间减少。

The use of digital artery sympathectomy as a salvage procedure for severe ischemia of Raynaudia of Raynaud-severe ischem. McCsll TE, Petersen DPM, Wong LB. *J Hand Surg* 1999; 24: 173–7.

报告手术治疗 7 例患者的结果，6 例患者经指动脉交感神经切除术治疗有效，患者的手指溃疡获得愈合，从而避免了截肢的危险。

Double-blind, randomized, placebo controlled low laser therapy study in patients with primary Raynaud's phenomenon. Hirschl M, Katzenschlager R, Ammer K, Melnizky P,

Rathkolb O, Kundi M, et al. *Vasa* 2002; 31: 91–4.

15 例原发性雷诺现象的患者,经低剂量激光治疗发现可减少发作的强度,但未明显影响发作频率。另外,激光照射使因寒冷刺激出现的降温梯度有所减轻,但是复温时间延长的手指数目并无减少。

Treatment of primary Raynaud's syndrome with traditional Chinese acupuncture. Appiah R, Hiller S, Casoary L, Alexander K, Cretzig A. *J Intern Med* 1997; 241: 119–24.

将 33 例原发性雷诺病患者分为两组,17 例为针灸治疗组,16 例为对照组,治疗组发作减少了 63%,对照组减少了 27%。

Evening primrose oil (Efamol) in the treatment of Raynaud's phenomenon: a double-blind study. Belch JJ, Shaw B, Ohaw B, J, Leiberman P, Sturrock RD, et al. *Thromb Haemost* 1985; 54: 490–4.

21 例患者纳入本研究。结果表明月见草油胶囊(每日 12 粒)可缓解患者症状。

Fish oil dietary supplementation in patients with Raynaud's phenomenon. DiGiacomo RA, Kremer JM, Shah DM. *Am J Med* 1989; 86; 158–64.

32 例患者补充 ω-3 脂肪酸(3.96g 二十碳五烯酸和 2.64g 二十二碳六烯酸),结果对原发性雷诺现象患者有效,对继发性雷诺现象患者无效。

A 28-day prospective, randomized, double-blind, placebo controlled clinical trial of botulinum toxin type A for Raynaud's phenomenon. Webb KN, Berry NN, Bueno RA, Neumeister MW. *Plast Reconstr Surg* 2014; 133: 13.

在 35 例 RP 患者患侧手指神经肌肉束周围的手掌注射安慰剂或 A 型肉毒毒素(Btx-A)100U。10% 的安慰剂患者疼痛缓解,而 Btx-A 治疗的患者疼痛缓解率为 62% (P=0.028 8)。平均疼痛缓解时间为 127 日,60% 的手指溃疡患者注射 Btx-A 后痊愈。

Clinical and objective data on the treatment of Raynaud controlled clinical trial of non. naud by Raynaudl and objectiv. Neuhauser B, Perkmann R, Klinger PJ, Giacomuzzi S, Kofler A, Fraedrich G, et al. *Am Surg* 2001; 67: 1096–7.

1 例 77 岁患严重雷诺现象的老年女性,采用脊髓刺激疗法有效改善了红细胞沉降率、毛细血管密度和毛细血管渗透性。

Severe primary Raynaud's disease treated with rituximab. Shabrawishi M, Albeity A, Almoallim H. *Case Rep Rheumatol* 2016; 2016: 2053804.

1 例 55 岁女性原发性 RP 患者,经一线治疗无效。由于症状持续,开始使用利妥昔单抗治疗(每次 1g,间隔 2 周),指端缺血症状完全消失。第 2 个周期的利妥昔单抗(每周 375mg/m²,持续 4 周)治疗后症状复发得到完全缓解。

Statins: potentially useful in therapy of systemic sclerosis-related Raynaud's phenomenon and digital ulcers. AbouRaya A, Abou-Raya S, Helmii M. *J Rheumatol* 2008; 35: 1801.

这项涉及 84 名患者的随机试验表明,每日使用阿托伐他汀 40mg,持续治疗 4 个月后,可减少与 SSc 相关的 RP 的指端溃疡总数、严重程度和疼痛。

Long-term beneficial effects of statins on vascular manifestations in patients with systemic sclerosis. Kuwana M, Okazaki Y, Kaburaki J. *Mod Rheumatol* 2009; 19: 530.

一项 24 个月的开放性试验,SSc 患者每日服用 10mg 阿托伐他汀。RP 在治疗期间得到改善,雷诺病评分和患者视觉模拟评分显著降低。

Long-term low molecular weight heparin therapy for severe Raynaud's phenomenon: a pilot study. Denton CP, Howell K, Stratton RJ, Black CM. *Clin Exp Rheumatol* 2000; 18: 499.

在已经接受了至少 1 种口服抗雷诺药物的原发性或继发性 RP 患者中使用低分子肝素作为辅助治疗。与对照组相比,肝素辅助治疗 4 周后(最长 20 周后)发作严重程度有改善。

(曾苗桐 译,陆前进 校)

第216章 反应性关节炎

原作者 Clinton W.Enos, Sara Samimi, Abby S Van Voorhees

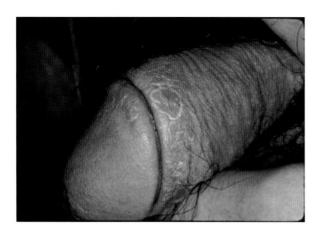

反应性关节炎(reactive arthritis, ReA),曾被称为莱特尔综合征(Reiter syndrome),是血清阴性脊柱关节病的一种反应类型,是一种与遗传相关的免疫介导的疾病。该疾病常发生于胃肠道或泌尿道感染的2~4周后,主要累及皮肤和关节。其胃肠道感染常见的病原体包括耶尔森菌、沙门菌、志贺菌、弯曲菌和艰难梭菌;泌尿生殖道常见病原体包括沙眼衣原体、淋病奈瑟菌和解脲支原体。在少数情况下,呼吸道感染肺炎衣原体或乙型溶血性链球菌后可发生反应性关节炎。反应性关节炎是一种相对罕见的疾病,多发于20~40岁的年轻人中。当胃肠道感染为刺激因素时,反应性关节炎的发病无性别偏倚。然而,当诱发因素为沙眼衣原体感染时,男性发生反应性关节炎的概率显著高于女性。*HLA-B27*基因被认为与反应性关节炎的发病相关,尽管该基因不能作为诊断标准。

反应性关节炎是一种以尿道炎、结膜炎和寡关节炎三联征为特征的疾病。但是,只有大约1/3的患者有完整的三联征表现,这使得诊断很大程度上取决于患者的病史。美国风湿病学会(American College of Rheumatology, ACR)制定的通用指南提出了主要和次要标准,以帮助医生对患者进行更为明确的诊断(请参阅下文)。类似地,欧洲指南针对性行为获得性反应性关节炎,纳入了发生于有症状性尿道炎之后的单关节炎或寡关节炎。其他关节外症状可能包括肌腱末端炎、跟腱炎、滑囊炎、结膜炎、前葡萄膜炎和角膜炎。经典的皮肤表现包括脓溢性角化病和环状龟头炎。此外,指甲及口腔病变、溃疡性外阴炎也可能出现。结节性红斑也可出现,并且在耶尔森氏菌感染的情况下更为常见。鉴别诊断包括特应性皮炎、白塞病、接触性皮炎和脓疱性银屑病。

治疗策略

单纯性反应性关节炎的皮肤黏膜病变呈自限性,通常在几个月内可自愈。而皮肤症状更为严重,面积广泛和长期不愈的现象常见于感染人免疫缺陷病毒(human immunodeficiency virus, HIV)的人群,这类型的人群通常以针对脓疱性银屑病的治疗方法对其进行治疗。对自限性皮肤病变的初始治疗包括外用糖皮质激素、卡泊三醇和他扎罗汀。二线治疗包括UVB光疗和系统用类维生素A制剂。对于严重而广泛的慢性皮肤病变,可以用补骨脂加UVA(psoralen plus UVA, PUVA)和免疫抑制剂(例如甲氨蝶呤和环孢素)治疗。抗肿瘤坏死因子(anti-tumor necrosis factor, TNF)药物也已成功用于难治性患者,但缺乏来自安慰剂对照组随机试验的数据。

关节炎的症状和外周韧带或肌肉附着点的炎症往往决定了大部分反应性关节炎患者的治疗重点。非甾体类抗炎药(nonsteroidal antiinflammatory drug, NSAID)是一线治疗药物。注射皮质类固醇激素可以暂时缓解关节炎或滑囊炎引起的疼痛,严重时口服皮质类固醇激素也可能有益。已证明柳氮磺胺吡啶和甲氨蝶呤在非甾体抗炎药和糖皮质激素耐药的情况下有效且耐受性良好。TNF抑制剂也已成功应用于难治性疾病患者的治疗。值得注意的是,目前缺乏乌司奴单抗,阿普斯特和司库奇尤单抗等新兴生物制剂用于治疗反应性关节炎的疗效研究。

一过性和轻度结膜炎不需要进行特殊的治疗干预。眼部疼痛和视物模糊等症状需请眼科会诊确定这些症状是源于结膜炎还是其他更严重的眼部疾病,如葡萄膜炎或虹膜炎。治疗通常包括外用糖皮质激素、系统应用糖皮质激素,以及其他免疫抑制剂,如甲氨蝶呤。

关于短期和长期应用抗生素治疗反应性关节炎的疗效尚有争议。尽管有证据表明应用抗生素对发展为关节炎之前的感染期有用,但不清楚抗生素的应用能否改变发展至关节炎后的病程。一项针对10个临床试验的综合meta分析表明,在反应性关节炎中使用抗生素并没有显著的益处,但是由于该分析中试验的异质性,不能完全排除抗生素在某些亚组或某些时间点使用是有效的。例如,一个双盲安慰剂对照研究显示,相较安慰剂,罗红霉素和氧氟沙星的联合应用对新发反应性关节炎的治疗没有优势。而另一小型研究显示多西环素和利福平联合治疗慢性脊柱关节病有效。如果通过细菌培养或聚合酶链反应（polymerase chain reaction，PCR）检测出了病原微生物，则表明应该使用抗生素。抗生素的疗效、剂量和持续时间仍有待进一步的研究。但是，在对泌尿生殖系统感染后的反应性关节炎患者进行评估时，对患者伴侣进行治疗以进一步预防疾病也很重要。

因为对治疗表现抵抗，反应性关节炎在 HIV 感染者中的进展更快，症状更为严重。但是，有报告称反应性关节炎是免疫重建炎症综合征的一部分，使用多西环素进行 2 周疗程的治疗显示有疗效。另一病例报告描述了进行抗反转录病毒治疗后反应性关节炎的症状有所缓解。HIV 和反应性关节炎之间的发病联系尚未完全了解。但是，近年的病例报告强调了对 HIV-1 感染和反应性关节炎症状共同管理的优势。

特殊检查

- 胃肠道或泌尿生殖道近期感染病史
- 皮肤活检
- 尿液分析
- 尿道、宫颈分泌物，以及粪便菌培养
- 血清抗沙眼衣原体抗体
- 红细胞沉降率、C 反应蛋白、全血细胞计数
- HIV 病毒检测 / 状态
- 类风湿因子和抗核抗体（反应性关节炎中均为阴性）
- 滑液分析
- X 线影像学分析
- *HLA-B27* 分型
- 眼科裂隙灯检查
- 慢性病例进行心电图检查评价心脏传导情况

ACR 提出的诊断标准（1999 年）

主要标准：

1. 关节炎，至少具有以下 2 项：不对称、单关节或寡关节炎、下肢受累。

2. 发病前发生有症状性感染：

a. 肠炎，有腹泻至少持续 1 日，发生于关节炎发作前的 3 天 ~6 周；

b. 尿道炎，有排尿困难至少持续 1 日，发生于关节炎发作前的 3 天 ~6 周。

次要标准：

1. 通过 1 种或 2 种方式检测病原体感染的存在，包括：

a. 尿液连接酶反应或尿道 / 宫颈拭子沙眼衣原体阳性；

b. 与反应性关节炎相关的病原体粪便培养阳性。

2. 免疫组织化学证实持续存在的滑膜感染或 PCR 检测衣原体感染。

明确的诊断包括 2 个主要标准和相关次要标准。

可能的诊断包括 2 个主要标准的同时无次要标准，也

可以是 1 项主要标准和 1 项或多项更相关的次要标准。

一线治疗

皮肤疾病

外用糖皮质激素	C
卡泊三醇	E
他扎罗汀	E
他克莫司	E

Reiter syndrome. Rothe MJ, Kerdel FA. *Int J Dermatol* 1991; 30: 173–80.

皮肤黏膜病变只需要治疗局部黏膜糜烂，局部外用糖皮质激素可治疗银屑病样皮疹。

由于对反应性关节炎的治疗通常直接针对肌肉骨骼成分和尿道炎，因此缺乏用于治疗皮肤黏膜症状的研究。然而，尽管缺乏对照研究，局部外用糖皮质激素仍被认为是轻度皮肤病变的一线治疗方法。

Successful treatment of chronic skin disease with clobetasol proprionate and a hydrocolloid dressing. Volder G. *Acta Dermatol Venereol* 1992; 72: 69–71.

2 例有皮损的反应性关节炎和 19 例掌跖脓疱病患者每周用 1 次丙酸氯倍他索洗剂联合水胶体敷料封包皮损，治疗有效。反应性关节炎的皮损平均 3 周即达完全缓解，掌跖脓疱病为平均 2.2 周。

Reiter's disease in a homosexual HIV-positive male. Vaughan Jones SA, McGibbon DH. *Clin Exp Dermatol* 1994; 19: 430–3.

报告了 1 名 32 岁艾滋病合并反应性关节炎的男性患者在联合外用糖皮质激素 2 周和氟氯西林 1 个疗程后，患者的银屑病样皮疹改善。

Tacrolimus therapy for circinate balanitis associated with reactive arthritis. Herrera-Esparza R, Medina F, Avalos-Diaz E. *J Clin Rheumatol* 2009; 15: 377–9.

报道了 3 个有环状龟头炎的患者对系统性使用皮质类固醇和柳氮磺胺吡啶治疗反应欠佳，但对 0.1% 他克莫司局部治疗有反应。

Reiter's disease in a 6-year-old girl. Arora S, Arora G. *Indian J Dermatol Venereol Leprol* 2005; 71: 285–6.

报告了 1 名患有反应性关节炎的 6 岁患儿，其原发性脓溢性皮肤角化病的皮损在外用水杨酸和氢化可的松 3 周后治愈。

The use of topical calcipotriene/calcipotriol in conditions other than plaque-type psoriasis. Thiers BH. *J Am Acad*

Dermatol 1997; 37: S69–71.

1 名 47 岁复发性反应性关节炎伴有掌跖脓疱、角化性斑块,以及环状龟头炎的患者在口服多西环素 100mg,每日 2 次,配合外用卡泊三醇 14 日后皮疹好转。

Treatment of keratoderma blenorrhagicum with tazarotene gel 0.1%. Lewis A, Nigro M, Rosen T. *J Am Acad Dermatol* 2000; 43: 400–2.

报告了 1 名 64 岁反应性关节炎患者,应用 0.1% 他扎罗汀凝胶,每日 1 次,结果对足底皮损有效。

二线治疗	
皮肤疾病	
• 系统使用类维生素 A	D
• UVB/PUVA	D
• 抗反转录病毒治疗	E

Acitretin and AIDS-related Reiter's disease. Blanche P. *Clin Exp Rheum* 1999; 17: 105–6.

报告了 1 名 46 岁的伴有反应性关节炎的艾滋病患者,其关节炎和皮肤症状于应用阿维 A(每日 25mg)2 周后有显著改善。阿维 A 连续应用了 5 个月后停用。尽管患者用抗反转录病毒进行维持治疗,几个月后疾病仍复发。复发后恢复阿维 A 用量,疾病迅速缓解。持续治疗 6 个月后再次停药,随访 13 个月疾病无复发。

Reiter's syndrome-like pattern in AIDS-associated psoriasiform dermatitis. Romani J, Puig L, Baselga E, De Moragas JM. *Int J Dermatol* 1996; 35: 484–8.

一个关于 7 例 HIV 病毒阳性伴有银屑病样皮疹的反应性关节炎患者的回顾性综述,结论是单独应用阿维 A 酯和与 PUVA 联合应用(阿维 A 酯每日 1mg/kg、甲氧沙林 0.6mg/kg 配合 UVA 照射治疗)对于控制皮肤症状安全有效。甲氨蝶呤(每周 15mg,分 3 次给药)治疗也有效,但是其中 2 名患者并发了骨髓抑制。环孢素(每日 2.5mg/kg)中度有效,且与艾滋病的进展无关。

Sucessful treatment of severe Reiter's syndrome associated with human immunodeficiency virus infection with etretinate. Report of 2 cases. Louthrenoo W. *J Rheumatol* 1993; 20: 1243–6.

2 例艾滋病相关的反应性关节炎患者,应用阿维 A 酯(每日 0.5mg/kg)4 周后明显改善。

Reactive arthritis responding to antiretroviral therapy in an HIV-1-infected individual. Scott C, Brand A, Natha M. *Int J STD AIDS* 2012; 23: 373–4.

1 例感染 HIV-1 同时患有严重的反应性关节炎患者对使用糖皮质激素、抗风湿药和非甾体类抗炎药的常规治疗无效。但在开始抗反转录病毒治疗后,反应性关节炎的症状出现缓解。使用抗反转录病毒药物可能有助于缓解症状,这表明患者应接受风湿性疾病和传染性疾病的管理。

Human Immunodeficiency virus associated spondyloarthropathy: pathogenic insights based on imaging findings and response to highly active antiretroviral treatment. McGonagle D, Reade S, Emery P. *Ann Rheum Dis* 2001; 60: 696–8.

报告了 1 名 31 岁 HIV 病毒阳性的男性患者伴有严重的艾滋病相关的反应性关节炎、泛发性多着骨点炎和骨炎。尽管用吲哚美辛、曲马多和柳氮磺胺吡啶治疗,关节炎仍继续恶化。但在应用抗反转录病毒治疗后(拉米夫定、利托那韦和司他夫定)关节炎明显改善。病情的改善与 CD4 型 T 淋巴细胞计数的显著升高相关。

Clinical improvement of HIV-associated psoriasis parallels a reduction of HIV viral load induced by effective antiretroviral therapy. Fischer T, Ramadori G. *AIDS* 1999; 13: 628–9.

1 例关于 38 岁的 HIV 阳性男性患者伴病毒血症和银屑病的病例报告。除局部外用糖皮质激素和维生素 D$_3$ 类似物外,患者还开始使用多种抗反转录病毒药物。尽管进行了抗反转录病毒治疗,他的病毒载量仍然很高,并且银屑病皮损也持续存在。直到病毒载量降至 400 拷贝数 /ml 以下,他的皮肤病变才开始好转。

三线治疗	
皮肤疾病	
• 甲氨蝶呤	C
• 环孢素	E
• 肿瘤坏死因子抑制剂	C

A review of methotrexate therapy in Reiter syndrome. Lally EV, Ho G Jr. *Semin Arthritis Rheum* 1985; 15: 139–45.

这是一篇病例报告和相关文献回顾。20 名患者接受甲氨蝶呤治疗 2 周,18 名皮肤症状有显著改善,15 名患者关节炎也有显著改善,尽管其改善较皮肤症状缓慢。甲氨蝶呤整体上耐受性好,但有 3 名患者因其副作用被迫停药。大部分患者是由于病情加重而应用甲氨蝶呤的,获得临床改善后可停用药物。通常剂量为每周 10~50mg,口服或注射给药。

Successful treatment of Reiter's syndrome in a patient with AIDS with methotrexate and corticosteroids. Berenbaum

F, Duninier C, Pirer A, Kaplan G. *Br J Rheumatoid* 1996; 35: 295.

该病例报告报道了 1 名 37 岁男性艾滋病患者伴严重的反应性关节炎,应用泼尼松每日 20mg 和甲氨蝶呤每周 20mg 治疗有效。同时还联合抗反转录病毒治疗、预防感染,以及积极治疗卡波西肉瘤,使得原有艾滋病没有恶化。

Successful treatment of severe recurrent Reiter's syndrome with cyclosporine. Kiyohara A, Ogawa H. *J Am Acad Dermatol* 1997; 36: 482–3.

1 名 48 岁男性患有沙眼衣原体后的反应性关节炎,接受外用糖皮质激素及阿维 A 治疗后无明显好转。而应用环孢素每日 5mg/kg 治疗并缓慢减量成功治愈。随访 18 个月无复发。

Infliximab in the treatment of an HIV positive patient with Reiter's syndrome. Gaylis N. *J Rheumatol* 2003; 30: 2.

报告了 1 名 41 岁男性反应性关节炎患者,联合应用甲氨蝶呤、糖皮质激素和英利西单抗治疗有效。治疗期间,关节炎、严重的甲分离和脓溢性皮肤角化病均得到缓解。停止系统应用糖皮质激素后,采用每 6~7 周 1 次静脉注射英利西单抗 300mg(3mg/kg)及每周肌内注射甲氨蝶呤 15mg,维持了 18 个月,未出现 CD4 细胞降低或病毒载量增高。

Decreased pain and synovial inflammation after etanercept therapy in patients with reactive and undifferentiated arthritis: an open-label trial. Flagg S, Meador R, Schumacher HR. *Arthritis Rheum* 2005; 53: 613–7.

讲述一项 6 个月的开放性试验,观察 16 名未分化或反应性关节炎患者应用依他西普(25mg,每周 2 次皮下注射)的有效性及安全性。7 名患者达到了反应性关节炎的标准,其余 9 名有类似反应性关节炎的表现而缺乏感染的证据。共 10 名患者完成了试验。其中 3 名 *HLA-B27* 阳性。所有患者均服用非甾体抗炎药,11 名患者应用柳氮磺胺吡啶和 / 或甲氨蝶呤治疗。10 名完成试验的受试者中,9 名关节触痛、肿胀减轻。1 名疼痛有所改善,但关节触痛或肿胀的数量没有改变。

Successful use of infliximab in the treatment of Reiter's syndrome: a case report and discussion. Gill H, Majithia V. *Clin Rheumatol* 2008; 27: 121–3.

报告了 1 名 28 岁男性艾滋病及反应性关节炎患者,合并环状龟头炎、关节炎、甲分离和掌跖脓溢性皮肤角化病。在应用非甾体抗炎药、泼尼松(每日 20~60mg)和甲氨蝶呤(每周 15mg)治疗 3 个月无明显好转。改用静脉注射英利西单抗 200mg(3mg/kg)后,严重的皮损和关节炎迅速改善。患者对该治疗耐受性好,后来失访。

Use of adalimumab in poststreptococcal reactive arthriitis. Sanchez-Cano D, Callejas-Rubio JL, Ortego-Centeno N. *J Clin Rheum* 2007; 13: 176.

报告了 1 名 21 岁女性患者在咽炎 2 周后发生双下肢寡关节炎。非甾体抗炎药、泼尼松(每日 1mg/kg)、羟氯喹(每日 6mg/kg)和甲氨蝶呤(每周 25mg)治疗无效。阿达木单抗(每 2 周皮下注射 40mg)应用 8 周后显效,并持续用药维持治疗。停用糖皮质激素和甲氨蝶呤并使用阿达木单抗治疗 1 年后,未观察到明显副作用。

The use of anti-tumor nevrosis factor therapy in HIV-positive individuals with rheumatic disease. Cepeda E, William F, Ishimori M, Weisman M, Reveille J. *Ann Rheum Dis* 2008; 67: 710–2.

8 例 HIV 阳性的风湿病患者(2 名类风湿性关节炎、3 名银屑病性关节炎、1 名反应性关节炎、1 名未分化脊柱炎、1 名强直性脊柱炎)对抗风湿药物治疗效果欠佳。这些患者的 CD4 计数 >200mm³,HIV 病毒载量 <60 000 拷贝数 /mm³,且无活动性感染。应用抗肿瘤坏死因子抑制剂治疗这 8 名患者,监测副作用和临床疗效 28 个月未发现明显临床副作用,CD4 细胞计数和 HIV 病毒载量保持稳定。3 名依他西普治疗患者和 2 名英利西单抗治疗患者的风湿病得到了持续性改善。

Prolonged remission of chronic reactive arthritis treated with three infusions of infliximab. Wechalekar M, Rischmueller M, Whittle S, Burnet S, Hill C. *J Clin Rheumatol* 2010; 16: 79–80.

1 名 25 岁女性感染沙眼衣原体后,出现为期 11 个月的进行性寡关节炎和 C 反应蛋白升高。使用阿奇霉素、非甾体抗炎药、注射糖皮质激素、甲氨蝶呤、柳氮磺吡啶和羟氯喹等治疗均以失败告终。随后,以 6mg/kg 的剂量给予英利西单抗。应用英利西单抗 2 剂后,她的症状缓解同时 CRP 恢复正常。甲氨蝶呤、柳氮磺吡啶和羟氯喹也逐渐减量,无复发迹象。

Safety and efficacy of antitumor necrosis factor α therapy in ten patients with recent-onset refractory reactive arthritis. Meyer A, Chatelus E, Wendling D, Berthelot JM, Dernis E, Houvenagel E, et al. *Arthritis Rheum* 2011; 63: 1274–80.

一项针对 10 例新发反应性关节炎的患者使用抗 TNF-α 治疗的回顾性分析。5 例患者接受了英利西单抗(4 例接受 5mg/kg,1 例接受 3mg/kg),4 例依他西普(每周 50mg)和 1 例阿达木单抗(每 2 周 40mg)。伴随疗法包括 NSAID(7 例)、口服皮质类固醇(8 例)、甲氨蝶呤(7 例)和柳氮磺吡啶(3 例)。在中位数 20.6 个月内无严重不良事件。10 例患者中有 9 例的风湿症状有所改善。中位数 15 日,疼痛评分和关节痛指数改善 >30%；中位数 33 日，肿胀关节数改善 >30%。此外，前葡萄膜炎（6 个月后有 5 例患者）和皮肤表现有所改善。

Spectacular evolution of reactive arthritis after early treatment with infliximab. Thomas-Pohl M, Tissot A, Banal F, Lechevalier D. *Joint Bone Spine* 2012; 79: 524.

此病例报告描述了 1 名 32 岁男性，在胃肠道感染后 1 个月患有急性发热性多关节炎。在非甾体抗炎药，氧氟沙星（200mg，每日 2 次，连续 16 日），利福平（300mg，每日 2 次，连续 4 日）和甲泼尼龙治疗失败后，给予英利西单抗（5mg/kg）。给药后不久，他立即自诉疼痛减轻，同时炎症标志物指标改善。

抗生素疗法

Antibiotics for treatment of reactive arthritis: a systematic review and meta-analysis. Barber CE, Kim J, Inman RD, Esdalle JM, James MT. *J Rheumatol* 2013; 40: 916–28.

针对 12 个符合条件的临床试验中的 10 项进行综合 meta 分析。结果显示抗生素的使用对疾病的缓解没有明显的益处。但作者还报告了该研究结果的异质性，并将其归因于研究设计的差异。归根到底，抗生素的功效仍然不确定。

Combination antibiotics as a treatment for chronic *Chlamydia*-induced reactive arthritis: a double-blind, placebo controlled, prospective trial. Carter JD, Espinoza LR, Inman RD, Sneed KB, Ricca LR, Vasey FB, et al. *Arthritis Rheum* 2010; 62: 1298–307.

一项前瞻性随机试验，纳入 42 例患有慢性衣原体感染后反应性关节炎的患者。患者随机接受为期 6 个月多西环素和利福平（12 例）、阿奇霉素和利福平（15 例）或口服安慰剂（15 例）治疗。接受联合抗生素治疗的受试者中有 22% 的症状得到了完全缓解，而安慰剂的受试者中为 0。与安慰剂组相比，抗生素组中衣原体 PCR 阴性的患者数量增加。

（杨 欢　陈俊溢　译，杨 斌　校）

第217章 区域性疼痛和复杂区域疼痛

原作者 David Rosenfeld, Kristen Heins Fernandez

复杂区域疼痛综合征

复杂区域疼痛综合征(complex regional pain syndrome, CRPS)是一种以自发性疼痛和特定身体区域(通常是四肢远端)交感神经功能障碍为特征的疾病。它通常开始于创伤后,如骨折、软组织损伤或手术,相关的疼痛程度通常与预期的损伤过程不成比例。虽然 CRPS 的疼痛是局部的,但它并不倾向于分布于特定的皮肤节段或神经区域。如果不治疗,患者除了疼痛还会出现肿胀、活动范围受限、骨片状脱钙和皮肤变化。

CRPS 通常用其较旧的替代名称,包括反射性交感神经营养不良和灼伤。目前,CRPS 有两种亚型:Ⅰ型和Ⅱ型。Ⅰ型(以前称作"反射性交感神经营养不良")指的是缺乏周围神经损伤证据的 CRPS,这发生在 90% 有临床症状的患者中。Ⅱ型(以前称为"灼伤")指的是有周围神经损伤证据的 CRPS。目前,CRPS 的病理生理机制尚不清楚,但似乎与促炎细胞因子和交感神经系统相关。

CRPS 通常分为三个阶段。第一阶段,以跳疼或灼痛开始,并伴有局限性水肿,可发生骨脱钙。第二阶段在几个月后,当疾病累及软组织时,以皮肤增厚呈褐色和肌肉萎缩为特征。第三阶段,即萎缩阶段,涉及指甲周起皱、皮肤萎缩和活动受限。

CRPS 的早期管理是关键,能在疾病第一阶段进行识别是极其重要的。由于局限性水肿经常被误认为其他皮肤疾病,因此疾病早期诊断相当具有挑战性,这充分说明皮肤科医生在疾病诊断和治疗中所发挥的关键作用。

治疗策略

CRPS 的治疗依赖于临床表现、病史和体格检查后的准确和及时的诊断。大多数患者在描述创伤史时会抱怨运动功能受损,且症状会影响到远端肢体,这可能涉及瘫痪和笨拙。肌肉痉挛常见于持续时间较长的 Ⅰ型 CRPS 患者。这些痉挛可表现为震颤、肌阵挛或肌张力障碍。大约 70% 的患者会描述感觉减退,最常见的是呈袜套样或手套样感觉障碍。其他感觉障碍症状包括超敏感(触摸疼痛)、过度敏感(对疼痛刺激的夸大反应)和麻木痛(即某个区域对触摸失去了敏感性,但表现出剧烈的疼痛)。在早期阶段,体格检查有麻木痛伴水肿,这是继发性自主功能障碍。随着软组织、骨骼和肌肉的萎缩,后期可能会发生萎缩和皮肤变

色。CRPS 的另一个特点是皮肤温度变化,这是血管运动神经不稳定的反映。许多研究人员已经认识到 CRPS 的"温型"和"冷型"两种亚型,其中温型与炎症病因更相关。疾病晚期可能表现为活动范围受限。这是各种皮肤和结缔组织变化的结果,包括毛发生长增加、指甲生长变化、皮肤萎缩、关节及筋膜的收缩和纤维化。

CRPS 的诊断基于 Budapest 共识标准。首先,患者必须有与刺激事件不成比例的持续性疼痛,还必须在 2 个或更多类别中至少有 1 个体征,以及在 3 个或更多类别中报告至少 1 个症状。最后,排除其他具有这些症状和体征的疾病。体征和症状的类别如下:

感觉——
　痛觉
　过度敏感
血管运动——
　温度不对称(>1℃)
　皮肤颜色变化
　皮肤颜色不对称
出汗运动 / 水肿——
　水肿
　出汗变化和 / 或出汗不对称
运动 / 营养——
　运动范围缩小
　运动功能障碍(无力、震颤、肌张力障碍)
　营养变化(头发、指甲、皮肤)

在早期临床表现中,首先排除可能反映 CRPS 的其他情况。鉴别诊断包括感染、间隔室综合征、周围血管疾病、周围神经病、类风湿性关节炎、深静脉血栓形成、雷诺现象、血管性胸廓出口综合征、转归障碍和人为障碍。

根据出现的症状,考虑是炎性关节病或血管炎。应完善血常规,全血计数(complete blood count, CBC),血沉(erythrocyte sedimentation rate, ESR), C 反应蛋白和骨扫描。神经传导检查和肌电图(electromyography, EMG)有助于确定神经损伤(该损伤也见于糖尿病或神经根撕裂),也可以用来区分 CRPS Ⅰ型和Ⅱ型,因为在Ⅱ型中,肌电图将确认神经损伤的存在,而在Ⅰ型中,神经传导检查应是正常的。

目前,CRPS 的最佳治疗方法是预防。在骨折或手术后,补充维生素 C 已被证明可以降低发生 CRPS 的风险。此外早期运动也可能降低风险。当谈到 CRPS 的治疗时,越早治疗效果越好。一线治疗包括物理和康复(作业)治

疗,辅以药物止痛治疗,包括非甾体抗炎药(nonsteroidal antiinflammatory drugs,NSAID),抗惊厥药和局部麻醉药。疼痛管理的疗效在很大程度上是未知的,其实转诊是一个合理的选择。二线治疗包括介入治疗——交感神经阻滞和脊髓刺激。目前尚无证据证明这些治疗能减轻CRPS患者的疼痛,尽管许多内科医生都表示支持。早期介入性神经阻滞可能有助于减轻疼痛,使患者能够完成更严格的物理治疗,从而使病情得到更快的改善。

特殊检查
• X线平片
• 骨扫描
• 骨密度测定
• 体温测定
• CBC、ESR、C反应蛋白(当怀疑血管炎或关节炎时)

这些检查已经成为临床诊断标准的补充,还可以帮助客观地识别该疾病的异常特征。在基线正常的情况下,X线平片可以监测随时间推移发生的显著变化。通常症状出现2周后,平片中才可见片状骨质疏松症和关节周围骨量减少。骨扫描虽然不具特异性,但非常敏感,通常可以在X线平片之前发现骨质变化。CRPS的特征性表现包括第三时相关节周围摄取增加、血管运动不稳定和异常的血流分布模式。随着病程的进展,研究表明骨扫描的敏感性降低,而特异性增加。

骨密度是观察CRPS治疗效果的指标。通常在病程早期显示骨密度降低,有效治疗后,骨密度提高。使用热像仪测量患侧和对侧肢体上的几个对称点温度可协助诊断。对称点温度差异可评估CRPS的程度,0.5℃代表轻度不对称,1.0℃代表显著不对称。

在确定CRPS患者的治疗方案时,重要的是要确定他们的疼痛是交感依赖的还是独立的。交感神经维持性疼痛(sympathetically maintained pain,SMP)对静脉注射酚妥拉明反应良好,可以使一过性疼痛缓解。而在交感神经无关性疼痛(sympathetically independent pain,SIP)患者中,疼痛不能通过神经阻滞(静脉注射酚妥拉明)来解决。除酚妥拉明外,另一种选择是使用局部麻醉药颈胸阻滞治疗上肢症状、腰椎旁阻滞治疗下肢症状。交感神经阻滞结果有助于指导进一步治疗。

预防

• 维生素C	A

Can vitamin C prevent complex regional pain syndrome in patients with wrist fractures? Zollinger PE, Tuinebreijer WE, Breederveld RS, Kreis RW. *J Bone Joint Surg Am* 2007;

89: 1424.

在一项对416名有骨折风险的老年妇女进行的meta分析中,CRPS在接受维生素C治疗的妇女中的患病率低于安慰剂(任何剂量与安慰剂相比,分别为2.4%和10.1%)。研究中的一些妇女接受了200mg、500mg和1 500mg的维生素C,高剂量(500mg/d和1 500mg/d)比低剂量对CRPS相对风险的平均降幅更大(相对危险度分别为0.13、0.17和0.41)。

一线治疗	
• 抗惊厥药物	A
• 物理和康复治疗	B
• 非甾体抗炎药	B
• 双膦酸盐	B
• 三环类抗抑郁药	B
• 局部麻醉剂	E

治疗的主要目标是减轻疼痛,增加肢体活动度和功能。肢体区域的治疗成功,可有效改善其他异常症状。物理治疗有助于减轻水肿、减少看护,还有助于改善日常活动。物理治疗包括主动和被动运动训练、包扎和脱敏手段。其中力负荷和功能治疗对于恢复运动范围和灵活性很重要。早期,可能需要每周进行3~5次物理治疗。如果一个患者被皮肤科医生明确诊断为CRPS,那么尽早接受物理和康复治疗是至关重要的。最终,需要一个包括患者教育和解决心理社会因素的多学科的方法。除这些治疗方法外,推荐把药理学疼痛治疗用于辅助治疗。缓解疼痛是让患者充分完成必要物理治疗的重要部分,因此,推荐使用非甾体抗炎药和局部麻醉药等止痛药。

Physiotherapy for pain and disability in adults with complex regional pain syndrome (CRPS) types I and II. Smart KM, Wand BM, O'Connell NE. *Cochrane Database Syst Rev* 2016; 2: CD010853.

某些较新的疗法包括分级运动想象和镜像——这些有助于减轻CRPS的疼痛,并包括为期6周的想象运动和镜像运动阶段。现有最好的数据表明,镜像治疗可能对患有CRPS(I型)患者的疼痛减轻和功能恢复有意义,尽管目前证据尚不充分。

Evidence based guidelines for complex regional pain syndrome type 1. Perez RS, Zollinger PE, Dijkstra PU, Thomassen-Hilgersom IL, Zuurmond WW, Rosenbrand KC, et al; CRPS I Task Force. *BMC Neurol* 2010; 10: 20.

非甾体抗炎药是物理治疗的一种很好的辅助治疗,尽管它们对于CRPS的研究还不充分。一个典型的方案可包括布洛芬400~800mg,每日3次,或萘普生240~500mg,每日2次。此外抗抑郁药,特别是三环类抗抑郁药,是物理治疗的有益补充。

Randomised controlled trial of gabapentin in complex regional pain syndrome type 1. van de Vusse AC, Stomp-van den Berg SG, Kessels AH, Weber WE. *BMC Neurol* 2004; 4: 13.

加巴喷丁等抗惊厥药物也可能对 CRPS 患者有益,特别是当它与神经病理性疼痛有关时。然而,它在 CRPS 中的疗效目前还没有得到证实。在一项对 58 名 CRPS 患者进行的随机研究中,加巴喷丁对疼痛没有明显的改善作用。然而,医生的临床经验表明,加巴喷丁和普瑞巴林实际上是可能有帮助的。

Bisphosphonate therapy of reflex sympathetic dystrophy syndrome. Adami S, Fossaluzza V, Gatti D, Fracassi E, Braga V. *Ann Rheum Dis* 1997; 56: 201.

双膦酸盐已被证明能产生持续和快速的 CRPS 缓解。一项对 82 名手部或足部 CRPS 受试者的研究中,受试者的病程不超过 4 个月,在骨扫描中出现异常。与安慰剂组相比,奈立膦酸组的视觉模拟疼痛评分显著降低(−47mm vs. −22.6mm),且没有重大不良事件的报告。

Early adjunct treatment with topical lidocaine results in improved pain and function in a patient with complex regional pain syndrome. Hanlan AK, Mah-Jones D, Mills PB. *Pain Physician* 2014; 17: E629–35.

外用 5% 利多卡因软膏是治疗 CRPS 的一种无创、廉价、有效的辅助治疗方法。局部应用利多卡因在早期 CRPS 患者中很有价值,并已被证明可以减少严重的超常疼痛,使患者更容易参与康复策略。

二线治疗	
• 交感神经切除	A
• 糖皮质激素	B
• 交感神经阻滞	B
• 脊髓刺激	B

只有在药物治疗失败的情况下,才考虑应用糖皮质激素。此外,还可以考虑进行介入治疗,包括局部交感神经阻滞、脊髓刺激和交感神经切除术。尽管其疗效尚不清楚,但许多医生推荐越来越多的侵入性干预措施,特别是在接受非侵入性治疗但没有改善的患者中。交感神经阻滞的有效性很大程度上取决于患者是否对诊断性交感神经阻滞有反应。一般建议在停止其他形式治疗 2 周后,再进行介入治疗。许多护理中心认为脊髓刺激是最具侵入性的治疗,因此,从 CRPS 治疗开始的 12~16 周就应该考虑脊髓刺激。

Comparison of prednisolone with piroxicam in complex regional pain syndrome following stroke: a randomized controlled trial. Kalita J, Vajpayee A, Misra UK. *QJM* 2006; 99: 89.

一项对卒中后 CRPS 患者的研究证明,皮质类固醇比非甾体抗炎药更有效。泼尼松组 CRPS 疼痛评分的平均变化为 6.47,而吡罗昔康组为 0.47。然而,当患者对其他药物无反应时,则建议使用非甾体抗炎药和糖皮质激素。

Local anaesthetic sympathetic blockade for complex regional pain syndrome. Stanton TR, Wand BM, Carr DB, Birklein F, Wasner GL, O'Connell NE. *Cochrane Database Syst Rev* 2013; 8: CD004598.

针对包括 386 名患者在内的 12 项研究的分析,该研究表明交感神经阻滞和其他积极治疗在有效缓解疼痛方面无差异。目前关于局部麻醉药有效性和安全性的证据非常有限,但到目前为止,还没有数据表明局部麻醉药在减轻 CRPS 疼痛方面是有效的。

Spinal cord stimulation in patients with chronic reflex sympathetic dystrophy. Kemler MA, Barendse GA, van Kleef M, de Vet HC, Rijks CP, Furnée CA, et al. *N Engl J Med* 2000; 343: 618.

当其他治疗方式无效时,可以考虑脊髓刺激。在一项对 36 名 CRPS 患者的研究中,24 名患者接受了植入的脊髓刺激器加物理治疗,而其余 12 名患者只接受了物理治疗。在视觉模拟尺度上测量疼痛,疼痛强度为 0cm(无疼痛)~10cm(非常严重的疼痛)。在接受脊髓刺激的组中,与仅接受物理治疗的组相比,6 个月时疼痛强度平均降低了 2.4cm,而只接受物理治疗的组增加了 0.2cm。可见在慢性阻塞性肺疾病患者中,脊髓电刺激可以减轻疼痛,提高生活质量。

Cervico-thoracic or lumbar sympathectomy for neuropathic pain and complex regional pain syndrome. Straube S, Derry S, Moore RA, Cole P. *Cochrane Database Syst Rev* 2013; 9: CD002918.

唯一符合这些标准的研究是对 20 名患有 CRPS 的参与者进行腰交感神经切除术和腰交感神经松解术与苯酚的比较,没有切除交感神经与假手术或安慰剂的比较。两组患者的疼痛评分在最初和 4 个月后无显著性差异。然而,接受射频消融交感神经切除术的患者抱怨有一种不适感。

只有对诊断性交感神经阻滞有阳性疼痛反应的患者,以及在所有其他治疗方式均失败时,才应考虑交感神经切除术。必须告知患者存在高发生率的不良反应,包括疼痛增加、新的神经性疼痛和紧张性发汗。

第218章 复发性多软骨炎

原作者 David P. D'Cruz

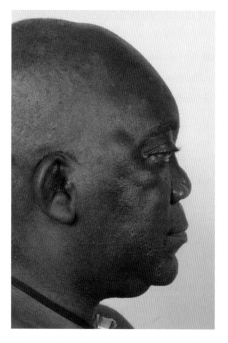

复发性多软骨炎是一种以软骨炎症为特征的自身免疫性风湿病,临床特征包括鼻梁、耳和眼的炎症和主要气道疾病。此病少见,发病率为每年0.71/100万,死亡率逐年增加,早期确诊较为困难。

诊断基于3个特征性解剖部位中的2个存在软骨炎:耳、鼻和喉气管;或这些部位中的1个外加另外2个特征,包括眼部炎症、前庭膜损伤或血清学阴性的炎症性关节炎。绝大多数患者没有必要行组织学确诊。

耳软骨炎表现为耳痛、发红和肿胀,非软骨小叶不受累。疾病反复发作后,耳郭变得松软、扭曲或呈菜花样外观。广泛钙化后,耳朵可能会变硬。复发性鼻软骨炎可导致鼻部马鞍状畸形。

皮肤表现包括口腔溃疡,有时可出现生殖器溃疡、结节、紫癜、丘疹、无菌性脓疱、浅表性静脉炎、网状青斑、皮肤溃疡和远端坏死。

喉软骨炎表现为声音嘶哑、气管环压痛、咳嗽、呼吸困难和喘鸣。所有疑似肺部疾病的患者均应行CT检查,包括吸气末和动态呼气容积成像。吸气末扫描可能显示气管和支气管狭窄、壁增厚和钙化。呼气扫描可能显示气管支气管软化、气道塌陷和空气滞留。

一半的患者最终会发生心血管并发症,这是死亡的第二位原因。主动脉瓣炎是最常见的心脏表现(见于10%的患者),可出现于无症状的患者中,也可在应用系统糖皮质激素治疗看似有效的患者中缓慢进展。也有可能发生房室

传导阻滞、二尖瓣关闭不全和急性心包炎。

中枢和周围神经系统罕见受累。脑神经病变是最常见的,但其他并发症包括癫痫发作、脑功能障碍、意识模糊、头痛、脑动脉瘤和菱形脑炎。

所有患者应监测尿潜血和尿蛋白,警惕肾脏疾病的发生。

通过标准方法对疾病活动性进行临床评估。复发性软骨炎疾病活动指数(relapsing polychondritis disease activity index,RPDAI)是一个客观的评分系统,可用于临床研究中的疾病客观评估。

Otologic manifestations of relapsing polychondritis. Review literature and report of nine cases. Bachor E, Blevins NH, Karmody C, Kühnel T. *Auris Nasus Larynx* 2006; 33: 135–41.

这篇文献很好地描述了一系列耳部受累的表现。没有患者死亡,表明局限性疾病的预后良好。

高达46%的患者听力受损,不适当的治疗可能会导致永久失聪。听力筛查很有必要。复发性多软骨炎也可出现眼、神经和肾脏系统疾病。心脏表现包括主动脉瓣反流、主动脉瘤、房室传导阻滞、二尖瓣反流和急性心包炎,因此必须定期进行心脏检查。

Relapsing polychondritis: prevalence of expiratory CT airway abnormalities. Lee KS, Ernst A, Trentham DE, Lunn W, Feller-Kopman DJ, Boiselle PM. *Radiology* 2006; 240: 565–73.

动态呼气CT显示,在有肺部症状的复发性多发性软骨炎患者中,94%出现气管软化和空气滞留等异常情况,但只有一半的患者在常规吸气CT中表现出异常。最常见的表现是空气滞留(94%)、软化(72%)和钙化(39%)。

呼气CT比标准吸气CT更早显示临床相关支气管肺异常,使得医生可以尽早行积极治疗,以防止疾病进展。

超过50%的患者最终会出现气道表现,是导致死亡的主要原因。气道阻塞在早期可能是无症状的,只能通过肺功能检查发现。其他文献强调胸部平片、CT和MRI对早期发现气管狭窄和上呼吸道疾病是很重要的。

Dermatologic manifestations of relapsing polychondritis. A study of 200 cases at a single center. Francés C, el Rassi R, Laporte JL, Rybojad M, Papo T, Piette JC. *Medicine (Balti-*

more) 2001; 80: 173–9.

Cutaneous manifestations of patients with relapsing poly-chondritis: an association with extracutaneous complica-tions. Shimizu J, Oka H, Yamano Y, Yudoh K, Suzuki N. *Clin Rheumatol* 2016; 35: 781–3.

在两篇病例数超过 200 例的大样本文献中描述了各种皮肤表现,包括口腔溃疡、生殖器溃疡、结节、紫癜、丘疹、无菌性脓疱、浅表静脉炎、网状青斑、嗜中性皮病如 Sweet 综合征、皮肤溃疡和远端坏死。Frances 等人发现,口腔溃疡是无基础疾病的复发性多软骨炎最常见的临床表现,7 名患者中同时出现了生殖器溃疡。MAGIC(mouth and genital ulceration with inflamed cartilage,口腔和生殖器溃疡,软骨炎)用来描述那些有口腔和生殖器溃疡的复发性多软骨炎患者。然而,这个综合征是有争议的,这些患者更有可能是白塞病与复发性多软骨炎的重叠,特别是复发性多软骨炎可能与其他自身免疫性疾病同时发生。四肢结节是最常见的皮肤表现,皮疹为结节性红斑样皮损伴间隔性脂膜炎。组织学表现包括血管炎 19 例(白细胞碎裂性血管炎 17 例,淋巴细胞性血管炎 2 例),中性粒细胞浸润 6 例,皮肤血栓 4 例,间隔性脂膜炎 3 例和轻微的非特异性改变 2 例。这两项研究都描述了骨髓增生异常综合征伴发复发性多软骨炎,这些患者大多数有皮肤表现,最常见的是四肢结节、紫癜、丘疹和网状青斑,以及嗜中性皮病,包括 Sweet 综合征。他们建议老年患者如有复发性多软骨炎和皮疹,应检查是否有潜在的骨髓增生异常综合征。这和 1995 年 Hebbar 等人的数据相似(见下文)。

Asociation of myelodysplastic syndrome and relapsing polychondritis: further evidence. Hebbar M, Brouillard M, Wattel E, Decoulx M, Hatron PY, Devulder B, et al. *Leukemia* 1995; 9: 731–3.

确诊为复发性多软骨炎后的 13 年中,28%(5/18)的患者发现患有骨髓增生异常综合征。

贫血是复发性多软骨炎患者预后不良的一个因素,患有骨髓增生异常的患者常发展为难治性贫血并需要输血治疗。一些患者可进展为白血病。

治疗策略

治疗复发性多软骨炎的目的在于减轻炎症,因炎症常会进行性破坏受累组织,如耳、鼻、眼、关节、呼吸系统和心血管系统。复发性多软骨炎死亡最常见的原因是喉气管受累。跨学科评估和治疗受累的多器官系统是非常必要的。目前没有对照试验,治疗都是凭借经验,且应该根据疾病的严重程度进行个性化治疗。

轻症患者可以使用非甾体抗炎药,由于其长期使用会

出现胃肠道、肾脏和心血管并发症,应保守地短期使用。秋水仙碱 0.5mg 每日 2 次和氨苯砜 50~100mg/d 也有效,但可能会出现毒性,特别是氨苯砜在葡萄糖 -6- 磷酸脱氢酶(glucose-6-phosphate dehydrogenase,G6PD)缺乏的情况下使用。

糖皮质激素广泛用于严重的病例。气道阻塞危及生命时,可能需要静脉冲击注射甲泼尼龙(0.5~1g/d,持续 3 日)。传统的 1mg/(kg·d)的剂量完全没有依据,是过度治疗,应该放弃。大剂量糖皮质激素会造成长期损害,导致早期死亡。中度患者不论体重多少,10~20mg/d 的泼尼松龙逐渐减量是有效的。应尽可能使用最低剂量维持,某些患者可使用间断短疗程的泼尼松龙 20mg/d,连续 1~2 周。激素依赖患者需要补充钙和维生素 D 以防止骨质疏松。

对于糖皮质激素无法减量的患者,应考虑二线治疗。最常用的药物是甲氨蝶呤(大多数专家认为是一线药物)每周 5~25mg,硫唑嘌呤 1.5~2mg/(kg·d),环孢素 5mg/(kg·d),吗替麦考酚酯 2~3g/d,来氟米特和苯丁酸氮芥。静脉注射环磷酰胺用于病情严重、快速进展和危及生命的情况,尤指主动脉炎或肾小球肾炎。血浆置换和静脉注射免疫球蛋白(intravenous immunoglobulin,IVIG)通常无效,但个别病例报告报道其临床有效。

生物制剂越来越多地超适应证用于治疗难治性患者,并取得了一些成功。不同的病例报告显示,英利西单抗、阿达木单抗、依他西普、托珠单抗和阿那白滞素均可控制病情。

局部外用糖皮质激素可用于治疗皮肤症状,也是治疗眼部炎症的标准疗法。吸入糖皮质激素可用于轻度气道炎症,偶尔使用雾化麻黄碱。

对于不能手术干预或施行支架植入术的患者,持续气道正压呼吸支持和其他无创通气装置可以改善其生活质量。

当气管狭窄需要行气管造口术时,可能需要紧急手术干预。其他处理纤维化或狭窄并发症的手术干预只有在疾病缓解时才可选择性地考虑。气管局部狭窄,需要进行气管重建手术。球囊扩张可单独使用,也可与其他外科手术联合使用。大型气道支架已成功应用于恶性疾病,尽管是金属材质,但也可能随着时间的推移侵蚀气道。硅支架更容易移位或被咳出。在放置支架前,支气管内超声可以用来确定局部狭窄病变和测量气道大小。

心脏瓣膜置换术和主动脉手术的并发症和死亡率很高,但有一些治疗成功的病例报告。任何需要插管和通气的全身麻醉手术都需要仔细进行术前麻醉检查。

特殊检查
• 耳鼻喉科评估
• 听力测试
• 肺功能评估
• 胸部 X 线片和 / 或 CT/MRI

- 动态呼气 CT 检查
- 肺功能测试(尤其是流量 / 容积循环)
- 支气管内超声检查
- 心血管检查
- 心电图和 / 或心脏超声(CT/MRI 检查也有帮助)
- 眼科检查
- 尿液分析

一线治疗

非甾体抗炎药	D
秋水仙碱	C
氨苯砜	C
系统使用糖皮质激素	C

Treatment of relapsing polychondritis with dapsone.
Barranco VP, Monor DB, Solomon H. *Arch Dermatol* 1976;
112: 1268–88.

3 名复发性软骨炎患者使用氨苯砜(100~200mg/d)治疗成功,他们在开始治疗 2 周内即获得了急性病情的完全缓解。

尽管不是所有的患者对氨苯砜都有效,但是据报道,有反应的患者通常在用药 1~2 周内即有明显疗效。氨苯砜的疗效似乎是剂量相关的,200mg/d 是最常报道的有效剂量。治疗前应测量 G6PD 水平,以避免氨苯砜引起的溶血性贫血。

Relapsing polychondritis. Kent PD, Michet CJ Jr, Luthra HS.
Curr Opin Rheumatol 2004; 16: 56–61.

这是一篇全面描述复发性多软骨炎临床特征、病情评估,以及治疗的文献综述。推荐对于轻中度患者,糖皮质激素的剂量为泼尼松龙 10~20mg/d。最大剂量泼尼松龙和静脉注射甲泼尼龙 500mg/d~1g/d,共 3 日。

二线治疗

硫唑嘌呤	D
环孢素	D
甲氨蝶呤	D
吗替麦考酚酯	D
来氟米特	D
环磷酰胺	E
静脉注射免疫球蛋白(IVIG)	E
英利西单抗	D
阿达木单抗	E
益赛普单抗	E
吸入氟替卡松	E
持续气道正压	E
气管支气管支架	E

Relapsing polychondritis. Trentham DE, Le CH. *Ann Intern Med* 1998; 129: 114–22.

这篇综述中,31 例患者中 23 例加入甲氨蝶呤(平均每周剂量为 15.5mg)后,泼尼松的剂量从平均每日 19mg 降至 5mg。

该文是一篇很有价值的文章。

Relapsing polychondritis: a clinical update. Longo L, Greco A, Rea A, Lo Vasco VR, De Virgilio A, De Vincentiis M. *Autoimmun Rev* 2016; 15: 539–43.

这是一篇关于复发性多软骨炎临床及治疗相关的综述,包括糖皮质激素、免疫抑制剂和生物制剂的深入讨论。

Successful treatment of relapsing polychondritis with mycophenolate mofetil. Goldenberg G, Sangueza OP, Jorizzo JL. *J Dermatol Treat* 2006; 17: 158–9.

1 例 50 岁男性患者出现双耳疼痛,给予泼尼松有效后逐渐减量和吗替麦考酚酯 3g/d(从初始剂量 2g/d 逐渐增加剂量),治疗成功。在 17 个月的随访中,该患者以泼尼松 5mg/d 和吗替麦考酚酯 3g/d 维持治疗,病情维持缓解。

Successful treatment of relapsing polychondritis with infliximab. Richez C, Dumoulin C, Coutoly X, Schaeverbeke T. *Clin Exp Rheumatol* 2004; 22: 629–31.

1 名患者输注 4mg/kg 英利西单抗 4 日后,症状得到明显改善,每 6~8 周重复给药以维持治疗。

对于常规治疗没有反应的患者,英利西单抗似乎是治疗复发性多软骨炎的有效方法。英利西单抗也不是激素类药物。

Sustained response to etanercept after failing infliximab, in a patient with relapsing polychondritis with tracheomalacia. Subrahmanyam P, Balakrishnan C, Dasgupta B. *Scand J Rheumatol* 2008; 37: 239–40.

1 名 54 岁的复发性多发性软骨炎并发气管软化症的女性患者,使用依他西普替代英利西单抗后症状得到显著改善,18 个月后对治疗仍有反应。

Prolonged response to antitumor necrosis factor treatment with adalimumab (Humira) in relapsing polychondritis complicated by aortitis. Seymour MW, Home DM, Williams RO, Allard SA. *Rheumatology* 2007; 46: 1739–41.

1 例 43 岁女性患者患有复发性多软骨炎,主动脉瓣置换术后出现主动脉炎,应用免疫抑制剂和细胞毒药物无效。尽管最初对英利西单抗反应良好,但 10 个月后症状反复。将抗肿瘤坏死因子药物更换为阿达木单抗,并持续应用甲氨蝶呤和糖皮质激素,症状改善。随后以阿达木单抗和小剂量的糖皮质激素维持治疗。

后两篇报告表明转换抗肿瘤坏死因子的单抗对顽固性复发性多软骨炎患者有益。

Complete remission in refractory relapsing polychondritis with intravenous immunoglobulins. Terrier B, Aouba A, Bienvenu B, Bloch-Queyrat C, Delair E, Mallet J, et al. *Clin Exp Rheumatol* 2007; 25: 136–8.

1位年轻女性患有反复发作的鼻软骨炎和严重的巩膜炎伴巩膜软化性,使用糖皮质激素、英利西单抗、甲氨蝶呤、吗替麦考酚酯和环磷酰胺都未能控制症状,随后给予 IVIG(每3周1次,然后每4周1次,每次2日,剂量为2g/kg)联合泼尼松25mg/d,症状明显改善并持续了11个月。当 IVIG 改为每6周1次时,出现听力丧失、巩膜外层炎复发。恢复每4周1次用药,患者的症状得以控制。

Use of inhaled fluticasone propionate to control respiratory manifestations of relapsing polychondritis. Tsuburai T, Suzuki M, Tsurikisawa N, Ono E, Oshikata C, Taniguchi M, et al. *Respirology* 2009; 14: 299–301.

1名19岁的复发性多软骨炎患者吸入大剂量丙酸氟替卡松,降低了口服糖皮质激素的剂量,并显著减少了该患者的阻塞性气道损伤。

Treatment of diffuse tracheomalacia secondary to relapsing polychondritis with continuous positive airway pressure. Adliff M, Ngato D, Keshavjee S, Brenaman S, Granton JT. *Chest* 1997; 112: 1701–4.

1例患有持续性气管和支气管多发性软骨炎的患者接受了持续的鼻气道正压通气治疗。这种方法现已被广泛应用。

Management of airway manifestations of relapsing polychondritis: case reports and review of the literature. Sarodia SD, Dasgupta A, Mehta AC. *Chest* 1999; 116: 1669–75.

5名复发性多软骨炎患者有严重的呼吸系统受累(其中3位因为气道塌陷需要持续性的机械性扩张),植入可自动扩张的金属气管支气管扩张器后病情缓解。3年中这些患者共植入了17个不同大小的扩张器,4名患者的效果良好。

当疾病严重、进行性发展导致气管支气管广泛受到破坏、最大内科用药剂量无效时,切开气管或者植入气管支气管扩张器可以保存或改善呼吸功能,减少患者对机械性通气的依赖。

Endobronchial ultrasonography in the diagnosis and treatment of relapsing polychondritis with tracheobronchial malacia. Miyazu Y, Miyazawa T, Kurimoto N, Iwamoto Y, Ishida A, Kanoh K, et al. *Chest* 2003; 124: 2393–5.

支气管内超声检查显示支气管壁结构不清,有两种类型的软骨损伤:碎裂和水肿。成功的治疗方法是植入镍钛合金支架,其大小由支气管内超声检查确定。

Surgical treatment of the cardiac manifestations of relapsing polychondritis: overview of 33 patients identified through literature review and the Mayo Clinic records. Dib C, Moustafa SE, Mookadam M, Zehr KJ, Michet CJ Jr, Mookadam F. *Mayo Clin Proc* 2006; 81: 772–6.

临床上重要的主动脉瓣或二尖瓣反流发生在约10%的复发性多软骨炎患者中,其中主动脉瓣反流更为常见且更为紧急。这篇回顾性总结伴文献综述发现,复发性多软骨炎的初始发作和手术之间的平均间隔约5年。与之前报道的瓣膜置换术后1年死亡率为70%的结论不同,在这项分析中,50%的患者术后1年仍存活。

主动脉瓣反流是复发性多软骨炎的严重并发症之一。诊断后应行基线胸部 CT、MRI 或经食管超声心动图检查,且每6个月复查1次。所有的主动脉节段都应定期进行评估,因为某些严重病例有多发胸、腹腔动脉瘤的报道。

Anesthesia in a patient with acute respiratory insufficiency due to relapsing polychondritis. Biro P, Rohling R, Schmid S, Matter C, Lang M. *J Clin Anaesth* 1994; 6: 59–62.

本病例报告强调术前需要仔细评估重要器官的功能,特别是气道管理,以便根据患者的不同需要调整麻醉方法。

Relapsing polychondritis can be characterized by 3 different clinical phenotypes: analysis of a recent series of 142 patients. Dion J, Costedoat-Chalumeau N, Séne D, Cohen-Bittan J, Leroux G, Dion C, et al. *Arthritis Rheumatol* 2016; 68: 2992–3001.

这项研究使用聚类分析来定义三个组,分别在预后方面与临床相关:聚类1死亡率最高,包括确诊时年龄更大的更多男性患者,伴有骨髓发育不良、全身症状、皮肤和心脏受累;聚类2患者是大气道受累的年轻患者;聚类3患者病情轻,可长期缓解。

(马晓蕾 译,张建中 校)

第219章 肥大性酒渣鼻

原作者　Surod Qazaz，John Berth-Jones.

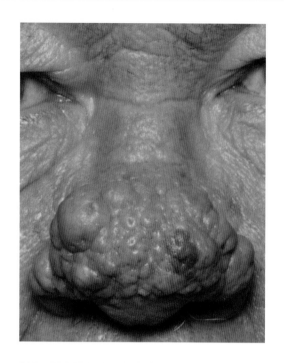

肿块、肥大性酒渣鼻或鼻赘（rhinophyma）最常见，是由面部软组织局限性肿胀、纤维化、皮脂腺增生、淋巴水肿等联合作用导致。本病发生于鼻部（鼻赘），较少见于耳部、前额或颏部。男性更常见。肥大性酒渣鼻可发生于有长期的酒渣鼻病史，常被认为是酒渣鼻的并发症或者酒渣鼻晚期。然而，肥大性酒渣鼻也可见于无酒渣鼻病史的患者。肥大性酒渣鼻偶尔可伴发恶性肿瘤。

治疗策略

肥大性酒渣鼻的肿块需要通过物理磨削或外科手术切除。重塑经常是通过简单地采用手术刀修掉多余的组织来实现的。其他技术包括电外科手术、氩激光、二氧化碳激光、Nd：YAG激光、Er：YAG激光和冷冻等。伴有恶性肿瘤的病例可应用电离辐射。系统异维A酸能使肿块显著减小，但不能使皮肤轮廓恢复正常。治疗酒渣鼻也许可以抑制肥大性酒渣鼻的发展，该观点有可能实现，但尚未得到公认。

特殊检查	
• 有时需要活检来排除恶性肿瘤	

Rhinophyma and coexisting occult skin cancers. Lutz ME, Otley CC. *Dermatol Surg* 2001; 27: 201–2.

肥大性酒渣鼻可同时伴发恶性肿瘤，后者可能不易被识别。

Rhinophyma and nonmelanoma skin cancer: an update. Lazzeri D, Agostini T, Pantaloni M, Spinelli G. *Ann Chir Plast Esthet* 2012; 57: 183–4.

除基底细胞癌、鳞状细胞癌和基底鳞状细胞癌外，很少发生血管肉瘤和皮脂腺癌。

一线治疗	
• 皮肤磨削术	C

Triple approach to rhinophyma. Curnier A, Choudhary S. *Ann Plast Surg* 2002; 49: 211–4.

作者报道6例患者经以下治疗取得满意的结果：先采用削切法切除大块组织团块，然后用剪刀进行雕刻修剪，最后用皮肤磨削术修复皮肤轮廓。

二线治疗	
• 电外科手术	C
• 氩激光	C
• CO$_2$ 激光	C
• Nd：YAG 激光	E
• Er：YAG 激光	D
• 冷冻疗法	D
• 异维A酸	C
• 显微清创器	E
• 肖氏手术刀	E
• 放射疗法	E
• 水刀	D

Electrosurgical treatment of rhinophyma. Clark DP, Hanke CW. *J Am Acad Dermatol* 1990; 22: 831–7.

13例患者采用电外科手术治疗，该治疗不贵，并发症少，能够获得好的或非常好的美容疗效。

Surgical management of rhinophyma: report of eight patients treanted with electrosection. Rex J, Ribera M, Bielsa I, Paradelo C, Ferrándiz C. *Dermatol Surg* 2002; 28: 347–9.

8 例男性患者采用射频电外科手术去除薄层组织,直至重塑鼻部外形。所有患者均取得了可接受的美容效果。

Rhinophyma treated by argon laser. Halsbergen-Henning JP, van Gemert MJ. *Lasers Surg Med* 1983; 2: 211–5.

13 例患者接受治疗,该激光被认为通过可选择性凝固引起鼻部潮红的毛细血管,后者为肥大的组织提供养分,也可直接导致肥大的结缔组织凝固收缩。结果鼻部外观平滑,更自然,不红,脓疱也减少。

Comparision of CO$_2$ laser and electrosurgery in the treatment of rhinophyma. Greenbaum SS, Krull EA, Watnick K. *J Am Acad Dermatol* 1988; 18: 363–8.

3 例患者两侧鼻部分别用二氧化碳激光和电外科治疗,经比较疗效相当。按结果来说难以选择,但电外科手术的成本、效率更高。

Carbon dioxide laser treatment of rhinophyma: a review of 124 patients. Madan V, Ferguson JE, August PJ. *Br J Dermatol* 2009; 161: 814–8.

在局部麻醉下,用 Sharplan 40C 二氧化碳激光烧掉茂盛的皮脂腺组织。激光在连续模式下用于广泛切除更大的鼻赘,在重塑模式(光斑 4~7mm,功率 20~40W)或连续模式(功率 10~20W,使用 2~3mm 散焦光束)下来重塑鼻部轮廓。结果为 118 例好或非常好,6 例差。

Spectrum of results after treatment of rhinophyma with the carbon dioxide laser. El Azhary RA, Roenigk RK, Wang TD. *Mayo Clin Proc* 1991; 66: 899–905.

综述 30 例患者,应用二氧化碳激光治疗并随访了 1~4 年。较轻病例应用激光汽化,较重病例应用激光切除后再汽化。许多患者出现毛孔扩张。1 例患者出现皮肤白斑、单侧鼻翼向上、轻度的增生性瘢痕。

Surgical correction of rhinophyma: comparison of two methods in a 15-year-long experience. Lazzeri D, Larcher L, Huemer GM, Riml S, Grassetti L, Pantaloni M, et al. *J Craniomaxillofac Surg* 2013; 41: 429–36.

作者回顾了 45 例采用削切法、22 例采用二氧化碳激光治疗的长期疗效,其中 6 例患者出现轻微并发症,包括瘢痕和色素减退。随访时所有患者均对结果满意,未发现严重并发症。作者认为激光治疗的额外费用是不合理的。

Excision of rhinophyma with Nd: YAG laser: a new technique. Wenig BL, Weingarten RT. *Laryngoscope* 1993; 103: 101–6.

Treatment of rhinophyma with Er: YAG laser. Orenstein A,

Haik J, Tamir J, Winkler E, Frand J, Zilinsky I, et al. *Lasers Surg Med* 2001; 29: 230–5.

Use of a dual-mode erbium: YAG laser for the surgical correction of rhinophyma. Fincher EF, Gladstone HB. *Arch Facial Plast Surg* 2004; 6: 267–71.

这三篇报告均采用 Er:YAG 激光,每个报告均有 6 名患者接受治疗,效果满意。Er:YAG 激光既能控制消融又可止血。

Rhinophyma treated by liquid nitrogen spray cryosurgery. Sonnex TS, Dawber RPR. *Clin Exp Dermatol* 1986; 11: 284–8.

5 例患者应用液氮喷雾冷冻,采用 2 个冻 - 融循环,每次在确定冷冻范围后持续冻 30 秒,融化 4 分钟。术前应用哌替啶及苯二氮䓬。其中 3 例患者由于有小的残留隆起需要 2 个月后再次治疗,每例患者最终结果均满意,无瘢痕形成。

Isotretinoin in the treatment of rosacea and rhinophyma. Irvine C, Kumar P, Marks R. in: Marks R, Plewig G, eds. Acne And Related Disorders. London: Martin Dunitz, 1989; 311–5.

9 例男性患者应用异维 A 酸(1mg/kg)治疗 18 周后,肿块体积缩小 9%~23%(应用鼻模型进行客观评估),但进展期病例鼻轮廓未能恢复正常。

作者报告 5 例患者取得良好疗效,认为该疗法是治疗本病的选择。

New surgical adjuncts in the treatment of rhinophyma: the microdebrider and FloSeal. Kaushik V, Tahery J, Malik TH, Jones PH. *J Laryngol Otol* 2003; 117: 551–2.

报告了 1 例患者采用此方法治疗。显微清创器是一个电动旋转削刮装置,而 FloSeal 是一种术后用的凝血酶和明胶的止血混合物。这些辅助材料能够同时达到精准雕塑和快速止血的作用。

Surgical treatment of rhinophyma with the Shaw scalpel. Eisen RF, Katz AE, Bohigian RK, Grande DJ. *Arch Dermatol* 1986; 122: 307–9.

肖氏手术刀的刀片可以加热。在对肥大性酒渣鼻进行削皮时用 150℃ 的高温达到止血的作用,然后应用 CO$_2$ 激光术及轻磨削术进行塑形。

Rhinophyma, associated with carcinoma, treated successfully with radiation. Plenk HP. *Plast Reconstruct Surg* 1995; 95: 559–62.

对 2 例基底细胞癌并发肥大性酒渣鼻的患者采用正电压 X 线放射治疗,两种疾病得到完全控制。作者建议该方法可能对单纯性肥大性酒渣鼻也有效。

Rhinophyma treated with kilovoltage photons. Skala M, Delaney G, Towel V, Vladica N. *Australas J Dermatol* 2005; 46: 88–9.

　　1 例患者每日应用 90kV 光子，治疗 20 日，总剂量 40Gy，成功治愈。

Treatment of rhinophyma with the Versajet Hydrosurgery System. Taghizadeh R, Mackay SP, Gillbert PM. *J Plast Reconstruct Aesthet Surg* 2008; 61: 330–3.

用 Versajet 水刀系统成功治疗 6 例患者。

　　VHS 系统是一种新型外科手术装置，它通过产生高速喷射水来切割组织，并可真空抽吸水及废物。

A new surgical technique of rhinophyma (gull-wing technique). Karacor-Altuntas Z, Dadaci M, Ince B, Altuntas M. *J Craniofac Surg* 2015; 26: e28–30.

　　1 例严重患者采用了结合鸥翼切口抬高鼻尖和鼻背部皮肤的全层厚度切除术。患者对结果非常满意。

（史美慧　译，肖　汀　校）

834

第220章 落基山斑疹热与其他立克次体感染

原作者 Amer Ali Almohssen, George G Kihiczak, Robert A.Schwartz

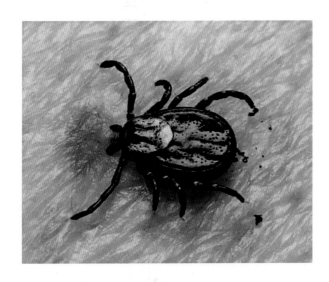

立克次体是一类专性的细胞内革兰氏阴性细菌, 感染后能引起一系列不同的临床表现。它们是媒介, 传播疾病, 如斑疹热(包括落基山斑疹热)、斑疹伤寒、立克次体痘、Q热和埃里希体病。

立克次体斑疹热

这些感染包括非洲蜱咬热 (*Rickettsia africae* 亚型)、阿斯特拉罕热 (*R.conorii* 亚型)、弗林德斯岛斑疹热 (*R.honei* 亚型)、印度蜱传斑疹伤寒 (*R.conorii* 亚型)、以色列斑疹热 (*R.conorii* 亚型)、日本斑疹热 (*R.japonica* 亚型)、地中海斑疹热 (*R.conorii* 亚型)、昆士兰斑疹伤寒 (*R.austraphus* 亚型)、西伯利亚斑疹伤寒 (*R.sibirica* 亚型), 以及落基山斑疹热 (*R.ricketsii* 亚型)。

落基山斑疹热 (ricky mountain spotted fever, RMSF) 是由 *Rickettsia africae* 立克次体亚型所引起的斑疹热, 几乎在美国所有地区都普遍流行, 在北卡罗来纳州、田纳西州和俄克拉何马州患病率较高。RMSF 在美国西部由 *Demacentor andersoni* 传播, 在美国东部由 *D.variabilis* 传播(见图中患者背面)。在疾病早期可见典型的三联症, 包括蜱咬伤、皮疹和发热。特征性皮疹是手腕和足踝处粉红色斑疹, 随后变成瘀点和紫癜, 继而发展至手掌、足跖、四肢、躯干, 以及面部。

这种斑点样皮疹在发病后第 3 日才出现, 并且见于 90% 以上的病例。瘀点常在第 6 日才明显, 且只有 35%~60% 的患者会出现。局限于身体某个部位的不典型皮疹可能很明显。

大部分病例有发热、肌痛和严重的头痛。双侧腓肠肌痛是最常见的主诉。通常在疾病的早期, 约一半的患者有胃肠症状, 如腹痛、腹泻、恶心和呕吐, 而常导致误诊或耽误治疗。本病可发生阑尾、胆囊和小肠的血管损伤, 有些病例与急性胆囊炎相似。

预后取决于是否得到及时诊断和有效治疗。对疾病的预防是通过避开蜱虫区域来实现的。在皮肤上覆盖长的防护服可以减少暴露的风险。衣物可以浸渍杀螨类化合物以增加保护作用。在高风险区域活动前, 任何裸露的皮肤都应该使用局部驱虫剂。不幸的是, 大多数驱虫剂只在短时间内有效, 并且需要频繁再次使用。流行地区应定期进行全面的皮肤检查, 至少每日 2 次, 并清除蜱虫。头皮、腋窝和露出的毛发需要特别仔细地检查, 尽管免疫源性表面蛋白抗原已经被克隆和测序, 但目前还没有有效的疫苗。

治疗策略

对于斑疹热的临床疑似病例应得到及时的治疗。血清学确认检查不应该延误启动适当的治疗。它的诊断是困难的, 因为特征性皮疹并非疾病的可靠表现, 经典的蜱咬、皮疹和发热三联症往往不明显。

斑疹热进展迅速, 因此需要及时治疗, 在最初的 3~4 天内治疗比较理想。大量的资料和临床经验表明, 多西环素是治疗 RMSF 和其他斑疹热最好的一线药物。多西环素用药量为成人 100mg, 每日 2 次, 口服。体重 45.4kg 以下儿童每次服用 2.2mg/kg, 每日 2 次。与使牙齿变色的潜在风险相比, 多西环素治疗 RMSF 的疗效更重要。要求至少要服用 7 日, 并持续到退热 72 小时后。在开始治疗的 24 小时内即可观察到疗效。在最初的 48 小时内, 临床症状即有明显改善, 通常在 72 小时内就可以退热。对于需要住院治疗的严重病例, 建议静脉注射多西环素, 每 12 小时 1 次。

四环素(每 6 小时 500mg, 最大剂量为 2g)是有效的, 但禁用于肾功能衰竭、妊娠, 以及 8 岁以下的儿童。

对于妊娠患者, 推荐氯霉素 [50~75mg/(kg·d), 分 4 次服用, 疗程为 7 日]。应用氯霉素时, 需要进行密切监测, 妊娠妇女中出现灰婴综合征以及儿童出现再生障碍性贫血的风险增加。

发病 5 日以上未得到治疗者死亡率高。早期停止治疗可导致复发。在未治疗的患者中, RMSF 病死率高达 30%。该病住院率高达 72%, 死亡率 4%。

支持疗法也是成功治疗的重要组成部分,包括高蛋白饮食、足够的水合作用,以及持续监测血容量。发生肾、肺、心脏并发症时,请相关科室协同诊治。

特殊检查

- 皮肤活检,直接免疫荧光 / 免疫过氧化物酶染色
- 抗立克次体抗体血清学试验
- 聚合酶链反应(polymerase chain reaction,PCR)

诊断常常根据临床表现,患者在流行地区可能有被蜱螨咬伤的病史。临床疑似病例即使确诊试验结果未出也需要迅速治疗,延迟治疗会增加死亡率。皮肤活检标本进行直接免疫荧光检查或免疫过氧化物酶染色是诊断 RMSF 相对较快的方法。血清学试验,包括间接免疫荧光、乳胶凝集试验和酶联免疫法,可有效检测抗立克次体抗体。然而,这些试验在疾病的最初期通常会出现假阴性,是由于发病的最初 7~10 日检测不到抗体。对急性和恢复期患者血清进行这些试验可以证实诊断。间接血凝反应抗体和免疫荧光抗体试验有高度的敏感性和特异性。免疫荧光试验尤其有益,因为它能够评价 IgG 和 IgM 的水平。近来研发了一种特异度高、灵敏度高的检测立克次体斑疹热和斑疹伤寒的PCR 方法,在立克次体载量较低的情况下可快速诊断立克次体感染。还应进行全血细胞计数和肝功能检测。多数患者有某种程度的贫血或白细胞减少,而有些病例可出现白细胞计数升高,严重病例可出现血小板减少症。转氨酶、胆红素和乳酸脱氢酶常常升高。血培养或皮肤活检标本可证实诊断,但由于结果需要等待较长时间,因而对斑疹热的早期诊断没有帮助。立克次氏体的革兰氏染色着色不佳,建议用吉姆萨染色、Machiavello 染色或 Castaneda 染色。

Clinical and laboratory features, hospital course, and outcome of Rocky Mountain spotted fever in children. Buckingham SC, Marshall GS, Schutze GE, Woods CR, Jackson MA, Patterson LE, et al. *J Pediatr* 2007; 150: 180–4.

对 1990—2002 年 92 例实验室诊断为 RMSF 的儿童进行了回顾性图表分析。结果显示最常见的症状是发热(98%)、皮疹(97%)和恶心 / 呕吐(73%)。只有 4 名患者在发病初期接受了抗立克次体治疗。3 名患者最终死亡,13 名幸存者在出院时有神经缺陷。这些结果表明延迟诊断的普遍性,并强调快速启动适当治疗的重要性。

Laboratory diagnosis of Rocky Mountain spotted fever. Walker DH, Burday MS, Folds JD. *South Med J* 1980; 73: 1143–6.

16 例皮肤活检标本免疫荧光染色结果表明,免疫荧光染色是早期诊断 RMSF 的最佳试验,报告了其特异度为100%,敏感度为 70%。

免疫荧光检查必须在进行抗立克次体治疗后的 48 小时内进行。

A highly sensitive and specific real time PCR assay for the detection of spotted fever and typhus group Richettsiae. Stenos J, Graves SR, Unsworth NB. *Am J Trop Hyg* 2005; 73: 1083–5.

以立克次体的柠檬酸合酶基因为靶点的 PCR 已被研发。这是当立克次体载量低时可以检测斑疹热的定量测定法,并且还可对临床标本进行立克次体计数,*R. akari, R. australis, R. conorii, R. honei, R. marmionii, R. sibirica, R. rickettsii, R. typhus, R. prowazekii* 等类型的立克次体都可以使用用这种 PCR 技术检测到。

Identifcation of rickettsial infections by using cutaneous swab specimens and PCR. Bechah Y, Socolovschi C, Raoult D. *Emerg Infect Dis* 2011; 17: 83–6.

对 9 例疑似立克次氏体感染的患者进行了一项使用无创诊断皮肤拭子的研究。在这 9 名患者中,每名患者使用棉签擦拭,然后从棉签中提取 DNA。通过定量 PCR 检测立克次体组中发现的特殊基因序列,斑疹热组立克次体DNA 在 9 个拭子样本中的 8 个被检测出来,从而证明了一种非侵入性诊断的有效性。

一线治疗

• 多西环素(成人和儿童)	C
• 四环素(成人)	C
• 阿奇霉素(妊娠患者)	D

立克次体病原体对四环素类、氯霉素和利福平敏感。多西环素是首选药物,应该在疾病的早期用药。成人和体重45kg 以上的儿童口服或静脉内应用多西环素 100 剂,每隔12 小时 1 次。体重在 45.4kg 以下的儿童用量 2.2mg/kg,每日 2 次。

No visible dental staining in children treated with doxycycline for suspected Rocky Mountain spotted fever. Todd SR, Dahlgren FS, Traeger MS, Beltrán-Aguilar ED, Marianos DW, Hamilton C, et al. *J Pediatr* 2015; 166: 1246–51.

这项研究未能证明接受短期多西环素治疗的 8 岁儿童的釉质发育不良、牙齿染色或牙齿颜色变化。如果完善药物说明以反映以上发现,那么对于疑似 RMSF 的儿童应用多西环素的信任度可能会提高。

Fatal Rocky Mountain spotted fever in the United States, 1999–2007. Dahlgren FS, Holman RC, Paddock CD, Callinan LS, McQuiston JH. *Am J Trop Med Hyg* 2012; 86: 713–9.

这项研究强调了几类更有可能因 RMSF 而死亡的高危人群,包括 5~9 岁儿童、美洲印第安人、免疫抑制患者,以及

延迟诊断和 / 或治疗的严重病例。多西环素应作为针对所有年龄段 RMSF 的一线药物，即使是 8 岁以下的儿童。

Rocky Mountain spotted fever in children. Woods CR. *Pediatr Clin North Am* 2013; 60: 455–70.

RMSF 在发病的最初几日，通常无法与许多感染区分开来。因此，即使是 8 岁以下的儿童，也应在确诊之前及时应用多西环素。

Risk factors for fatal outcome from Rocky Mountain spotted fever in a highly endemic area—Arizona, 2002–2011. Regan JJ, Traeger MS, Humpherys D, Mahoney DL, Martinez M, Emerson GL, et al. *Clin Infect Dis* 2015; 60: 1659–66.

在疾病发作的前 3 日应用多西环素治疗可以降低该地区 RMSF 的发病率和死亡率。与多西环素延迟应用和致命预后相关的危险因素包括胃肠道症状、酗酒，以及慢性肺部疾病。启动多西环素治疗的门槛应降低，特别是在地方性流行的地区，如亚利桑那州的部落地区。

Revisiting doxycycline in pregnancy and early childhood-time to rebuild its reputation?. Cross R, Ling C, Day NP, McGready R, Paris DH. *Expert Opin Drug Saf* 2016; 15: 367–82.

关于妊娠期间和儿童使用多西环素的系统综述文献显示，多西环素的使用与怀孕期间的致畸效应或儿童牙齿染色之间没有相关性。

Mediterranean spotted fever during pregnancy: case presentation and literature review. Bentov Y, Sheiner E, Kenigsberg S, Mazor M. *Eur J Obstet Gynecol Reprod Biol* 2003; 107: 214–6.

虽然在妊娠期治疗地中海斑疹热首选氯霉素，但由于阿奇霉素具有有效性、对妊娠期和儿童的安全性、胎盘高渗透率，以及因每日单次剂量而提高的依从性，其可能是一个可行的替代选择。

二线治疗	
• 四环素（儿童）	C
• 阿奇霉素（成人和儿童）	B
• 克拉霉素（成人和儿童）	B

Analysis of risk factors for fatal Rocky Mountain spotted fever: evidence for superiority of tetracyclines for therapy. Holman RC, Paddock CD, Curns AT, Krebs JW, McQuiston JH, Childs JE. *J Infect Dis* 2001; 184: 1437–44.

一项来源于 1981—1998 年美国卫生部疾病预防控制中心及医生的资料总结研究，共有 5 600 例 RMSF 确诊和疑似病例。按照年龄、种族和发病后的起始治疗时间来对患者进行以下四个分组：单一四环素治疗组、单一氯霉素治疗组、氯霉素联合四环素治疗组，以及非氯霉素非四环素治疗组。研究结果显示凡是没有接受四环素治疗的 RMSF 患者，死亡率显著升高。

Clarithromycin versus azithromycin in the treatment of Mediterranean spotted fever in children: a randomized controlled trial. Cascio A, Colomba C, Antinori S, Paterson DL, Titone L. *Clin Infect Dis* 2002; 34: 154–8.

一项非盲随机对照研究比较了应用阿奇霉素（10mg/kg，每日 1 次，共 3 日）和克拉霉素［15mg/(kg·d)，每日分 2 次服用，共 7 日］治疗儿童地中海斑疹热的疗效。结果显示这两种药物对于 8 岁及以下的儿童均适用。

三线治疗	
• 氯霉素（妊娠和非妊娠的成人）	C

Analysis of risk factors for malignant Mediterranean spotted fever indicates that fluoroquinolone treatment has a deleterious effect. Botelho-Nevers E, Rovery C, Richet H, Raoult D. *J Antimicrob Chemother* 2011; 66: 1821–30.

氟喹诺酮类药物以前被认为与斑疹伤寒和恙虫病的治疗失败有关，氟喹诺酮类药物不建议用于任何立克次体病的治疗。

斑疹伤寒

流行性斑疹伤寒

流行性斑疹伤寒由 *prowazekii* 型立克次体引起，经体虱传播。推荐疗法是口服多西环素（每日 200mg，连用 5 日），严重病例静脉内应用。氯霉素也是有效的。预防很重要，可以通过沐浴、洗涤衣物和使用杀虫剂来预防。

鼠斑疹伤寒

鼠斑疹伤寒（或地方流行性斑疹伤寒）由 *typhi* 型立克次体引起，经鼠蚤和鼠虱传播。推荐应用多西环素，口服 200mg/d，连用 7~15 日或者退热 3 日后停药。氯霉素也有效，尽管有报道可能出现复发。预防措施包括使用杀虫剂和灭鼠。

丛林斑疹伤寒

丛林斑疹伤寒（恙虫病）由恙螨型立克次体引起，经幼螨传播。成人推荐应用四环素类药物，多西环素（200mg/d）

或者四环素（2g/d）连用 2~14 日。氯霉素也有效，但较四环素类药物起效慢。

治疗策略

Rickettsioses and Q fever in travelers (2004–2013). Delord M, Socolovschi C, Parola P. *Travel Med Infect Dis* 2014; 12: 443–58.

多西环素仍然是所有斑疹热立克次体病的标准疗法。多西环素也是治疗丛林斑疹伤寒、鼠斑疹伤寒和流行性斑疹伤寒感染的标准疗法。

Doxycycline and rifampicin for mild scrub-typhus infections in northern Thailand: a randomized trial. Watt G, Kantipong P, Jongaskul K, Watcharapichat P, Phulsuksombati D, Strickman D. *Lancet* 2000; 356: 1057–61.

在一项治疗成人轻度恙虫病的随机研究中，患者口服多西环素 200mg/d（*n*=28），口服利福平 600mg/d（*n*=26），或者口服利福平 900mg/d（*n*=24），结果显示，与应用多西环素治疗的患者相比，应用任一剂量利福平治疗的患者平均退热时间明显缩短。

Doxycycline versus azithromycin for treatment of leptospirosis and scrub typhus. Phimda K, Hoontrakul S, Suttionot C, Chareonwat S, Losuwanaluk K, Chueasuwanchai S, et al. *Antimicrob Agents Chemother* 2007; 51: 3259–63.

在一项随机对照试验中，296 名患者被随机分配接受 1 次 7 日为 1 个疗程的多西环素治疗或者 3 日为 1 个疗程的阿奇霉素治疗。研究组中包括 57 例恙虫病患者（19.3%）、14 例（4.7%）鼠斑疹伤寒患者、69 例（23.3%）钩端螺旋体病

患者，以及 11 例（3.7%）钩端螺旋体和立克次体感染的患者。结果显示两种疗法疗效和退热时间相似。阿奇霉素的副作用少，但价格昂贵。

Comparison of the effectiveness of five different antibiotic regimens on infection with Rickettsia typhi: therapeutic data from 87 cases. Gikas A, Doukakis S, Pediaditis J, Kastanakis S, Manios A, Tselentis Y. *Am J Trop Med Hyg* 2004; 70: 576–9.

这是一篇对 87 例地方性斑疹伤寒患者应用 5 种不同抗生素治疗方案的回顾性研究。多西环素平均退热时间为 2.9 日，氯霉素平均退热时间 4 日，环丙沙星平均退热时间 4.2 日。

Murine typhus in central Greece: epidemiological, clinical, laboratory, and therapeutic-response features of 90 cases. Chaliotis G, Kritsotakis EI, Psaroulaki A, Tselentis Y, Gikas A. *Int J Infect Dis* 2012; 16: e591–6.

一项针对 90 例鼠斑疹伤寒成人患者为期 5 年的前瞻性研究显示，与单独使用氧氟沙星或多西环素联合氧氟沙星相比，使用多西环素可缩短患者退热时间。

立克次氏体痘

立克次体痘由 *akari* 型立克次体引起，家鼠是宿主，虱螨将细菌传播给人类。这是一种自限性疾病，表现为头痛、发热、躯干和四肢出现丘疹，80% 的病例有疮痂。成人治疗可应用多西环素 200mg/d，连用 10 日。

治疗策略

A case of rickettsialpox in Northern Europe. Renvoisé A, van't Wout JW, van der Sch Schroeff JG, Beersma MF, Raoult D. *Int J Infect Dis* 2012; 16: e221–2.

1 例患者每日应用多西环素 200mg，连续应用 10 日后治愈。近年来，立克次氏体痘的报告病例显著增加，因为这

两种疾病都与炭疽有关。

Q 热

Q 热由立克次体引起,可通过雾化尿液、排泄物或有蹄动物(有蹄的哺乳动物)的分娩产物传播至人类。这种疾病通常没有皮肤表现。患者常表现为发热性疾病、严重头痛,伴或不伴有肺炎、肝炎或心内膜炎。美国没有针对绵羊和奶制品工人的这种职业病的疫苗。

治疗策略

急性 Q 热

成人的主要治疗方案为多西环素(200mg,口服,每日 2 次,连用 14 日)。体外试验证实该疾病对喹诺酮类、氯霉素、利福平和甲氧苄氨嘧啶敏感。

慢性 Q 热

最常见的慢性表现是心内膜炎,通常对治疗有抵抗,这是由于抗生素对 *C. burnetii* 型立克次体的抑菌作用,而不是杀菌作用。目前,鉴于两者的杀菌活性,多西环素(100mg,每日 2 次)和羟氯喹(200mg,每日 3 次)联合治疗是主要的治疗方法。治疗必须至少进行 18 个月,持续时间必须根据个体临床反应进一步调整。

特殊检查
急性 Q 热
• 血清学:补体结合试验、免疫荧光抗体试验
• PCR
慢性 Q 热
• 超声心动图
• 血清学

High throughput detection of *Coxiella burnetii* by real-time PCR with internal control system and automatoid DNA preparation. Panning M, Kilwinski J, Greiner-Fischer S, Peters M, Kramme S, Frangoulidis D, et al. *BMC Microbiol* 2008; 8: 77.

灵敏的实时定量 PCR 可用来快速筛查局部地区暴发的 *burnetii* 型立克次体感染。虽然血清学是诊断的"金标准",但其无法用于早期检测。

Evaluation of commonly used serological tests for the detection of *Coxiella burnetti* antibodies in well-defined acute and follow-up sera. Wegdam-Blans MC, Wielders CC,

Meekelenkamp J, Korbeeck JM, Herremans T, Tjhie HT, et al. *Clin Vaccine Immunol* 2012; 19: 1105–10.

在这项针对 126 例急性 Q 热患者的研究中,分别采用酶联免疫吸附试验(enzyme-linked immunosorbent assay, ELISA)、间接荧光抗体检测(indirect fluorescent antibody test, IFAT)和补体结合试验对 IgG I 期、IgG II 期和 IgM II 期立克次体抗体的检测进行了比较。结果显示三种血清学试验诊断急性 Q 热的效果相同(3 个月内),然而,IFAT 在随访的血清学中更敏感(12 个月),因此更有利于暴露前免疫筛查。

一线治疗	
急性 Q 热	
• β- 内酰胺	B
• 多西环素	B
• 大环内酯类	B
• 喹诺酮类	B
慢性 Q 热	
• 多西环素与羟氯喹	B

二线治疗	
慢性 Q 热	
• 喹诺酮与多西环素	B

The natural history of acute Q fever: a prospective Australian cohort. Hopper B, Cameron B, Li H, Graves S, Stenos J, Hickie I, et al. *QJM* 2016; 109: 661–8.

Q 热是一种世界范围的人畜共患传染病,其严重程度和持续时间差异很大。

埃利希体病

埃利希体病包括两种蜱传播的疾病,由 *chaffeensis* 型埃利希体引起的人类单核细胞的埃利希体病(美国最常见的类型)和由 *equi* 型埃利希体引起的人类粒细胞的埃利希体病。两种疾病均以哺乳动物为宿主(如鹿、狗、马),经蜱传播。常见症状包括发热、头痛、食欲不振,以及高度易变的皮疹。如果治疗不当,埃利希体病会发展为威胁生命的呼吸衰竭和脑膜脑炎。

治疗策略

多西环素[成人口服 100mg,每日 2 次;8 岁及 8 岁以上儿童口服,每日 4mg/(kg·d)]是首选的治疗方案。治疗应持续至少 7 日,并在退热 3 日后方可停药。

特殊检查
• 血清学:免疫荧光抗体检测

一线治疗	
● 多西环素	A

Fatal ehrlichial myocarditis in a healthy adolescent: a case report and review of the literature. Havens NS, Kinnear BR, Mató S. *Clin Infect Dis* 2012; 54: e113–4.

在流行地区的高发季节，医生应用多西环素治疗的"门槛"应低一些，因为抗生素的延迟应用已被证明会增加发病率和死亡率。如果延迟应用超过 1 周，治疗效果则更差。

二线治疗	
● 利福平（甲哌利福霉素）	D

Successful treatment of human monocytic ehrlichiosis with rifampin. Abusaada K, Ajmal S, Hughes L. *Cureus* 2016; 8: e444.

应用利福平成功治愈 1 例多西环素过敏的患者。

Clinical determinants of Lyme borreliosis, babesiosis, bartonellosis, anaplasmosis, and ehrlichiosis in an Australian cohort. Mayne PJ. *Int J Gen Med* 2014; 8: 15–26.

在一项针对 500 名莱姆病患者的研究中，317 名患者合并巴贝斯虫病，3 名患者合并埃立克体病，30 名患者合并立克次体血清学阳性。

（魏 瑾 译，张建中 校）

第221章 玫瑰痤疮

原作者 John Berth-Jones

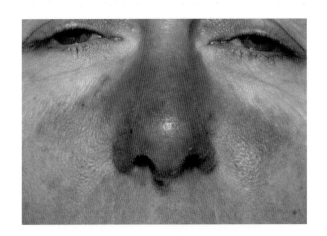

玫瑰痤疮（rosacea）是一种常见的炎症性皮肤病。皮损通常局限于面部，尤其是面颊、前额、鼻和下颌。部分皮损可泛发至头皮，偶尔也可累及颈部和躯干上部。常见的早期特征为面部潮红伴烧灼感。炎症性皮损（丘疹和脓疱）具有特征性，常为鲜红色。血管改变（毛细血管扩张和红斑）也较常见。这些改变在起病初期往往比较轻微，随着疾病进展而变得明显。晚期病变包括淋巴水肿、皮肤增厚和硬化。通常在鼻部，有时可见耳部、前额或下颌的皮下组织过度增生或淋巴水肿，形成明显皮肤肿块，其中最为常见的是酒渣鼻。眼部受累亦是常见的，表现为沙砾感，并可伴有结膜炎、睑缘炎、巩膜外层炎、睑板腺囊肿、睑腺炎、虹膜炎，偶尔发生严重的角膜炎。

治疗策略

玫瑰痤疮是一种临床诊断。需要注意的是，疾病的进展并非如上述一成不变，可能只具有一个特点，也可能以任何组合或顺序发展。

避免酒精、辛辣食物、热饮等可以诱发面部潮红症状和促进毛细血管扩张的因素对患者是有益的。要避免接触刺激物，并辅以润肤剂。遮盖性化妆对红斑和毛细血管扩张有所帮助。面部按摩能促进淋巴引流，减少淋巴水肿的形成。局部和系统应用各种抗生素、外用伊维菌素、维A酸和下文提及的药物能有效抑制丘疹、脓疱和红斑的形成。但这些方法通常对抑制面部潮红效果欠佳，对改善已经形成的毛细血管扩张也基本无效。局部应用血管收缩剂可以针对性地治疗红斑，推荐治疗药物是溴莫尼定。强脉冲光疗和针对血管的激光等破坏血管的物理方法能有效地治疗毛细血管扩张和红斑。通常面部潮红最难治疗，但有时能在

治疗毛细血管扩张和面部红斑的同时得到改善。眼部玫瑰痤疮通常要用眼科保湿剂——人工泪液对症治疗。系统使用治疗玫瑰痤疮的四环素有效。使用维A酸治疗伴有眼部受累的玫瑰痤疮患者需要特别注意，患者耐受性可能较差。以下将讨论炎症性玫瑰痤疮、红斑毛细血管性玫瑰痤疮、面部潮红、淋巴水肿、眼部玫瑰痤疮和暴发性玫瑰痤疮的治疗。酒渣鼻和口周皮炎的治疗将另章介绍。

特殊检查

在所选病例中

- 尿液 5-HIAA、血浆 5-羟色胺，以及嗜铬粒蛋白 -A 检查，以排除类癌综合征
- 血清学和组织学检测以排除红斑狼疮

炎症性玫瑰痤疮

一线治疗

外用甲硝唑	A
外用伊维菌素	A
外用壬二酸	A
口服四环素	A
口服红霉素	C
润肤剂	C

The efficacy of metronidazole 1% cream once daily compared with metronidazole cream twice daily and their vehicles in rosacea: a double-blind clinical trial. Jorizzo JL, Lebwohl M, Today RE. *J Am Acad Dermatol* 1998; 39: 502-4.

这项研究证明，与安慰剂相比，1% 甲硝唑乳膏能改善炎症性皮损数目和红斑。每日 1 次和每日 2 次没有明显差异。

Topical metronidazole maintains remissions of rosacea. Dahl MV, Katz HI, Krueger GG, Millikan LE, Odom RB, Parker F, et al. *Arch Dermatol* 1998; 134: 679-83.

已接受过系统四环素和外用甲硝唑治疗的 88 例患者，随机给予 0.75% 甲硝唑凝胶或安慰剂凝胶治疗 6 个月。在使用甲硝唑治疗的患者中，23% 患者丘脓疱疹复发，55% 患者红斑

加重,而在安慰剂凝胶组上述相应的比例为42%和74%。

Efficacy and safety of ivermectin 1% cream in treatment of papulopustular rosacea: results of two randomized, double-blind, vehicle-controlled pivotal studies. Stein L, Kircik L, Fowler J, Tan J, Draelos Z, Fleischer A, et al. *J Drugs Dermatol* 2014; 13: 316–23.

每项研究都招募了近700名受试者。每日进行1次治疗。12周时,1%伊维菌素乳膏组和对照组分别有38.4%、40.1%和11.6%、18.8%的患者被评价为"清除"或"几乎清除"(*P*<0.001)。

Superiority of ivermectin 1% cream over metronidazole 0.75% cream in treating inflammatory lesions of rosacea: a randomized, investigator-blinded trial. Taieb A, Ortonne JP, Ruzicka T, Roszkiewicz J, Berth-Jones J, Peirone MH, et al. *Br J Dermatol* 2015; 172: 1103–10.

一项对962名受试者进行16周的研究中,接受1%伊维菌素乳膏治疗的受试者炎性损伤计数(主要终点)减少83%,而0.75%甲硝唑乳膏组减少了74%(*P*<0.001)。

在这项试验的单独报告中,外用伊维菌素也被证明比甲硝唑更能改善生活质量,并能诱导更长的缓解时间(中位数:115日 vs. 85日)。

A randomized, double-blind, placebo-controlled trial of the combined effect of doxycycline hyclate 20mg tables and metronidazole 0.75% topical lotion in the treatment of rosacea. Sanchez J, Somolinos AL, Almodovar PI, Webster G, Bradshaw M, Powala C. *J Am Acrh Dermatol* 2005; 53: 791–7.

外用和系统治疗经常被联合应用,联合治疗似乎比单用任一种治疗更有效。在这项研究中,加用小剂量的多西环素(20mg)可提高外用0.75%甲硝唑溶液的疗效。

Double-blind comparison of azelaic acid 20% cream and its vehicle in treatment of papulo-pustular rosacea. Bjerke R, Fyrand O, Graupe K. *Acta Dermatol Venereol* 1999; 79: 456–9.

在一项由116例患者参与的为期3个月的随机、双盲试验中,研究者比较了20%壬二酸乳膏每日2次和安慰剂的有效性和安全性,壬二酸乳膏在平均减少总体炎症性皮损方面明显优于安慰剂,分别为73.4%和50.6%。壬二酸对红斑也有疗效。

A clinical trial of tetracycline in rosacea. Sneddon IB. *Br J Dermatol* 1966; 78: 649–52.

对78例研究对象进行双盲试验,分别服用四环素(每

次250mg,每日2次)和安慰剂共4周。研究发现,尽管观察到明显的安慰剂效应,但四环素的效果明显优于安慰剂。后期随访显示,部分患者每日仅服用四环素100mg就能完全控制临床症状。

Two randomized phase Ⅲ clinical trials evaluating anti-inflammatory dose doxycycline (40-mg doxycycline, USP capsules) administered once daily for treatment of rosacea. Del Rosso JQ, Webster GF, Jackson M, Rendon M, Rich P, Torok H, et al. *J Am Acad Dermatol* 2007; 56: 791–802.

多西环素即使在低剂量下也是有效的。

A double-blind study of 1% metronidazole cream versus systemic oxytetracycline therapy for rosacea. Nielsen PG. *Br J Dermatol* 1983; 109: 63–65.

90%的患者有改善。不同治疗组间差异不显著。

四环素和土霉素每日使用2次,每次剂量为250~500mg。其他系统使用的四环素,如米诺环素100mg/d、多西环素40mg/d或100mg/d、赖甲环素408mg/d,也经常被写入处方。这些药物的优点是每日只需给药1次,而它们的吸收受饮食中钙的影响较小,因此可以与食物一起服用。红霉素250~500mg,每日2次,也常被用作处方,其疗效也得到了广泛认可,特别是在儿童的玫瑰痤疮上,因为儿童是四环素类药物的禁忌。

Beneficial use of Cetaphil moisturizing cream as part of a daily skin care regimen for individuals with rosacea. Laquieze S, Czernielewski J, Baltas E. *J Dermatol Treat* 2007; 18: 158–62.

由20例患者参与的开放性试验表明,每日2次使用保湿乳膏是有益的。

二线治疗	
• 外用红霉素	C
• 外用克林霉素	C
• 口服甲硝唑	A
• 外用过氧化苯甲酰	A
• 氨苄西林	A
• 阿奇霉素	B

Topically applied erythromycin in rosacea. Mills OH, Kligman AM. *Arch Dermatol* 1976; 112: 553–4.

15例患者,使用2%红霉素溶液每日2次,87%患者在4周内症状改善50%~100%。一旦病情得到控制,每日使用1次即可。

Treatment of rosacea: topical clindamycin versus

oral tetracycline. Wilkin JK, DeWitt S. *Int J Dermatol* 1993; 32: 65-7.

一项由 43 例患者参与的为期 12 周的随机、双盲试验,比较外用克林霉素洗剂每日 2 次与口服四环素的治疗效果。结果表明两个试验组疗效类似,但克林霉素更利于脓疱的清除。

Double-blind, randomized, vehicle-controlled clinical trial of once-daily benzoyl peroxide/clindamycin topical gel in the treatment of patients with moderate to severe rosacea. Breneman D, Savin R, VandePol C, Vamvakias G, Levy S, Leyden J. *Int J Dermatol* 2004; 43: 381-7.

5% 过氧苯甲酰与 1% 克林霉素凝胶治疗中重度玫瑰痤疮有效,且耐受性良好。

Treatment of rosacea by metronidazole. Pye RJ, Burton JL. *Lancet* 1976; 1: 1211-2.

一项双盲、安慰剂对照、平行分组临床试验表明每日口服甲硝唑 2 次,每次 200mg,持续 6 周后,14 例患者中有 10 例患者取得较好的疗效。

A double-blinded trial of metronidazole versus oxytetra-cycline therapy for rosacea. Saihan EM, Burton JL. *Br J Dermatol* 1980; 102: 443-5.

40 例患者进行为期 12 周试验,一组给予土霉素每日 2 次,每次口服 250mg;另一组给予甲硝唑每日 2 次,每次 200mg。两种药物治疗 12 周时的效果均优于治疗 6 周时,两者间无明显统计学差异。

虽然甲硝唑临床长期应用结果证明其耐受性良好,但如果使用超过 3 个月,有发生外周神经病变的危险。

Topical treatment of acne rosacea with benzoyl peroxide acetone gel. Montes LF, Cordero AA, Kriner J. *Cutis* 1983; 32: 185-90.

5%~10% 过氧苯甲酰凝胶效果明显优于安慰剂,但其耐受性差,故失访率高。

Comparative effectiveness of tetracycline and ampicillin in rosacea. A controlled trial. Marks R, Ellis J. *Lancet* 1971; 2: 1049-52.

对 56 例患者进行了为期 6 周的双盲、安慰剂对照临床试验。四环素和氨苄西林两种抗生素的疗效均优于安慰剂。四环素的效果比氨苄西林要好(但并不显著)。

A novel treatment of acne vulgaris and rosacea. Elewski BE. *J Eur Acad Dermatol Venereol* 2000; 14: 423-4.

10 例寻常型痤疮和玫瑰痤疮患者参与一项开放性研究,以半个月为服药周期,第 1 日服用阿奇霉素 500mg,随后连续 4 日每日服用 250mg,持续 3 个月。所有患者病情均改善,其中 9 例 3 个月后痊愈。

Oral use of azithromycin for the treatment of acne rosacea. Fernandez-Obregon A. *Arch Dermatol* 2004; 140: 489-90.

10 例玫瑰痤疮患者每周 3 日(周一、周三、周五)口服阿奇霉素 250mg,持续 4 周,疗效确切,眼部症状也得到改善。

阿奇霉素具有相对长的半衰期,因此可用这种治疗方案。

三线治疗	
• 系统使用异维 A 酸	B
• 外用维 A 酸	C
• 外用阿达帕林	B
• 外用硫黄 ± 磺胺醋酰	B
• 外用糖皮质激素	D
• 外用联苯苄唑	D
• 光动力疗法	D
• 螺内酯	D
• 消除螨虫	B
• 3% 吡喹酮软膏	B
• 消除幽门螺杆菌	D
• 防晒霜	E
• 外用他克莫司	C
• 外用吡美莫司	D
• 奥曲肽(Octreotide)	C
• 抑制排卵	C
• 外用 1- 甲基烟酰胺	C
• 口服含锌的烟碱	C
• 硫酸锌	B
• 长脉冲 1 064nm Nd:YAG 激光	C
• Kanuka 蜂蜜	B

A randomized-controlled trial of oral low-dose isotreti-noin for difficult-to-treat papulopustular rosacea. Sbidian E, Vicaut É, Chidiack H, Anselin E, Cribier B, Dréno B, et al. *J Invest Dermatol* 2016; 136: 1124-9.

156 名受试者在 4 个月的治疗期间分别使用异维 A 酸 0.25mg/(kg·d) 或安慰剂。异维 A 酸组的有效率(炎性病变减少 90%)为 57%,而安慰剂组为 10%($P<0.000\ 1$)。两组受试者因不良事件而停止治疗的比例相似。

有一些关于异维 A 酸用法的报告显示服用异维 A 酸 10~60mg/d 或 0.5~1mg/(kg·d),持续 6~28 周,停药后出现了不同程度的复发,而且药物使用总剂量越低就越易复发。

但是患者常常需要使用小剂量异维A酸避免加重眼部症状。鉴于此,其他学者主张持续使用小剂量异维A酸来治疗玫瑰痤疮。

Topical tretinoin for rosacea: a preliminary report. Kligman AM. *J Dermatol Treat* 1993; 4: 71–3.

在一项由19例患者参与的开放性试验中,外用0.025%维A酸6~12个月后,约有70%患者的症状得到改善。毛细管扩张、红斑、丘疹脓疱性皮损均得到改善。

Adapalene vs. metronidazole gel for the treatment of rosacea. Altinyazar HC, Koca R, Tekin NS, Estürk E. *Int J Dermatol* 2005; 44: 252–5.

一项由55例患者参与的单盲(研究者盲)、平行组试验表明,0.1%阿达帕林凝胶可显著减轻炎症皮损,其效果类似于外用0.75%甲硝唑凝胶。

Topical treatment with sulfur 10% for rosacea. Blom I, Hornmark A-M. *Acta Dermatol Venereol* 1984; 64: 358–9.

一项由40例患者参与的为期4周的随机研究表明外用10%硫黄乳膏与口服赖甲四环素每日150mg的效果相同。尽管基线时外用硫黄乳膏组患者的炎症皮损数目更多,但治疗后炎症皮损的减少更明显。

The treatment of rosacea: the safety and efficacy of sodium sulfacetamide 10% and sulfur 5% lotion (Novacet) is demonstrated in a double-blind study. Saunder DN, Miller R, Gratton D, Danby W, Griffiths C, Phillips S. *J Dermatol Treat* 1997; 8: 79–85.

一项由103例患者参与的为期8周的双盲、随机、赋形剂对照、平行组多中心试验证实外用10%磺胺醋酰钠洗剂和5%硫黄洗剂均有效。

Comparative study of triamcinolone acetonide and hydrocortisone 17-butyrate in rosacea with special regard to the rebound phenomenon. Go MJ, Wuite J. *Dermatologica* 1976; 152: 239–46.

一项由19例患者参与的研究中,外用糖皮质激素联合外用四环素治疗,当糖皮质激素停用时并没有出现反跳现象。

虽然玫瑰痤疮的标准治疗联合糖皮质激素应用有报道,但是在酒渣鼻治疗中,激素的地位和作用非常有限。

Treatment of rosacea with bifonazole cream: a preliminary report. Veraldi S, Schianchi-Veraldi R. *Ann Ital Derm Clin Sper* 1990; 44: 169–71.

8例患者外用1%联苯苄唑乳膏疗效好,3个月后无复发。

Photodynamic therapy in a series of rosacea patients. Bryld LE, Jemec GB. *J Eur Acad Dermatol Venereol* 2007; 21: 1199–202.

17例难治性的玫瑰痤疮患者采用光动力疗法,先外用16%甲氨基酮戊酸乳膏3小时,再以37J/cm²的红光照射,起初患者每周照射1~2次,如有需要,增加每个部位每周照射4次。其中10例患者效果良好。

Oral spironolactone therapy in male patients with rosacea. Aizawa H, Niimura M. *J Dermatol* 1992; 19: 293–7.

螺内酯每日50mg,持续4周治疗玫瑰痤疮,13例男性患者中有7例取得良好的疗效。2例患者不能耐受此药物。

Demodex folliculorum and topical treatment: action evaluated by standardized skin surface biopsy. Forton F, Seys B, Marchal JL, Song AM. *Br J Dermatol* 1998; 138: 461–6.

这项研究比较了34例富集螨虫的患者采用不同杀螨虫剂的效果,包括外用甲硝唑、氯菊酯、硫黄、林旦、克罗米通,以及苯甲酸苄酯。克罗米通和苯甲酸苄酯杀灭螨虫特别有效,提示该药可能适合治疗玫瑰痤疮和"玫瑰痤疮样螨虫病"。

Permethrin 5% cream versus metronidazole 0.75% gel for the treatment of papulopustular rosacea. A randomized double-blind placebo-controlled study. Kocak M, Yagli S, Vahapoglu G, Eksioglu M. *Dermatology* 2002; 205: 265–70.

63例丘疹脓疱型酒渣鼻患者采用随机、平行分组临床试验比较外用5%氯菊酯乳膏、0.75%甲硝唑凝胶及安慰剂,每日用药2次,为期2个月。氯菊酯与0.75%甲硝唑凝胶一样对治疗红斑、丘疹的效果均好于安慰剂,但对于毛细管扩张、酒渣鼻或脓疱无效。氯菊酯治疗螨虫的效果明显优于其他疗法。

Treatment of rosacea-like demodicidosis with oral ivermectin and topical permethrin cream. Forstinger C, Kittler H, Binder M. *J Am Dermatol* 1999; 41: 775–7.

给予伊维菌素200μg/kg连续口服成功治疗了1例有毛囊性、丘脓疱疹和面部皮疹的玫瑰痤疮样螨虫病患者,随后再外用5%氯菊酯乳膏每周1次以防复发。

Clinical and experimental assessment of the effects of a new topical treatment with praziquantel in the management of rosacea. Bribeche MR, Fedotov VP, Gladichev VV, Pukhalskaya DM, Kolitcheva NL. *Int J Dermatol* 2015; 54: 481–7.

一项单盲随机性研究,65名受试者使用3%吡喹酮软膏或安慰剂软膏治疗,每日2次,共16周。在研究人员的整体评价、红斑评定量表和皮肤病生活质量指数

844

（dermatology life quality index，DLQI）中，吡喹酮组显著优于安慰剂组。

吡喹酮是一种广谱抗寄生虫剂，被认为通过抑制蠕形螨发挥作用。

玫瑰痤疮中蠕形螨数量增多，提示它们可能与酒渣鼻的发病机制有关。这为一系列旨在根除螨类的疗法提供了理论基础，其中包括外用伊维菌素，它也具有抗炎特性，现在被视为一线疗法。

Helicobacter pylori eradication treatment reduces the severity of rosacea. Utas S, Ozbakir O, Turasan A, Utas C. _J Am Acad Dermatol_ 1999; 40: 433–5.

13 例伴幽门螺杆菌的玫瑰痤疮患者，服用阿莫西林500mg，每日 3 次，连续 2 周；甲硝唑 500mg，每日 3 次，连续 2 周；亚柠檬酸铋 300mg，每日 4 次，连续 4 周，治疗完成后，严重的玫瑰痤疮得到明显减轻。

The effect of the treatment of _Helicobacter pylori_ on rosacea. Bamford JL, Tilden RL, Blankush JL, Gangeness DE. _Arch Dermatol_ 1999; 135: 659–63.

一项随机、双盲、安慰剂对照试验，用克拉霉素和奥美拉唑或安慰剂清除幽门螺杆菌。在治疗 60 日后，克拉霉素组和奥美拉唑组治疗酒渣鼻的疗效相当。

有研究者认为幽门螺杆菌与玫瑰痤疮间有一定联系，尽管该观点仍存在很大争议。

Effective sunscreen ingredients and cutaneous irritation in patients with rosacea. Nichols K, Desai N, Lebwohl MG. _Cutis_ 1998; 61: 344–6.

玫瑰痤疮患者很容易因防晒霜成分引起过敏。建议加入保护性成分，如二甲硅油和环甲硅油。

Tacrolimus effect on rosacea. Bamford JTM, Elliott BA, Haller IV. _J Am Acad Dermatol_ 2004; 50: 107–8.

一项由 24 例患者参与的开放试验中，外用 1% 他克莫司治疗玫瑰痤疮虽然减轻了红斑，但对丘疹脓疱性皮损无效。

Pimecrolimus for treatment of acne rosacea. Crawford KM, Russ B, Bostrom p. _Skinmed_ 2005; 4: 147–50.

一项由 12 例患者参与的开放性试验结果显示，吡美莫司治疗红斑及丘疹脓疱性皮损有效。

Pimecrolimus cream 1% for papulopustular rosacea: a randomized vehicle-controlled double-blind trial. Weissenbacher S, Merkl J, Hildebrant B, Wollenberg A, Braeutigem M, Ring J, et al. _Br J Dermatol_ 2007; 156: 728–32.

作者报告在治疗丘疹脓疱型玫瑰痤疮方面，吡美莫司与安慰剂相比，并不存在优势。

已有关于外用他克莫司软膏和吡美莫司而导致玫瑰痤疮样皮损的报道。这两种外用药物是否可以用于治疗酒渣鼻，有待明确。

Incidental control of rosacea by somatostatin. Pierard-Franchimont C, Quatresooz P, Pierard GE. _Dermatology_ 2003; 206: 249–51.

有 4 例患者的酒渣鼻症状在每月注射奥曲肽 20mg 治疗糖尿病引起的视网膜病变时得到缓解。

奥曲肽是一种生长抑素类似物，能明显抑制类癌瘤分泌血管活性激素，减轻类癌综合征相关的面部潮红症状。

Effect of oral inhibitors of ovulation in treatment of rosacea and dermatitis perioralis in women. Spirov G, Berova N, Vassilev D. _Aust J Dermatol_ 1971; 12: 149–54.

一项开放性、无对照试验表明，口服避孕药抑制排卵使30 例妇女患者中 90% 的玫瑰痤疮患者得到改善。

Topical application of 1-methylnicotinamide in the treatment of rosacea: a pilot study. Wozniacka A, Sysa-Jedrzejowska A, Adamus J, Gebicki J. _Clin Exp Dermatol_ 2005; 30: 632–5.

甲基烟酰胺是具有抗炎性作用的烟酰胺代谢物。在此开放试验性研究中，34 例患者外用 0.25% 甲基烟酰胺凝胶每日 2 次，9 例患者明显好转，17 例有所好转。

The Nicomide Improvement in Clinical Outcomes Study (NICOS): results of an 8-week trial. Niren NM, Torok HM. _Cutis_ 2006; 77: 17–28.

这种由烟酰胺 750mg、锌 25mg、铜 1.5mg 和叶酸500μg 组成的复方制剂（尼科米特，Nicomide），据报道在198 例寻常痤疮和 / 或玫瑰痤疮患者的开放性研究中是有效的。

Oral zinc sulfate in the treatment of rosacea: a double-blind, placebo-controlled study. Sharquie KE, Najim RA, Al-Salman HN. _Int J Dermatol_ 2006; 45: 857–61.

由 25 例患者参与的一项交叉试验表明口服硫酸锌100mg/d 的疗效优于安慰剂。

Efficacy of the long-pulsed 1064-nm neodymium: yttrium-aluminum-garnet laser (LPND)(rejuvenation mode) in the treatment of papulopustular rosacea (PPR): a pilot study of clinical outcomes and patient satisfaction in 30 cases. Lee JH, Kim M, Bae JM, Cho BK, Park HJ. _J Am Acad Dermatol_

2015; 73: 333–6.

30 例丘疹脓疱型玫瑰痤疮患者参与的一项初步试验表明,使用长脉冲 1 064nm Nd:YAG 激光每隔 4 周治疗 1 次,3 次治疗后患者情况有所改善。在这项非对照试验中,受试者使用了保湿剂和防晒霜,并避免了已知的诱因。

Randomised controlled trial of topical kanuka honey for the treatment of rosacea. Braithwaite I, Hunt A, Riley J, Fingleton J, Kocks J, Corin A, et al. *BMJ Open* 2015; 5: e007651.

在这项随机对照、评估者盲法试验中,患者外用蜂蜜或聚乙二醇乳膏(对照)每日 2 次。随访 8 周,与基线相比,试验组 24/68 和对照组 12/69 整体评价改善 ≥ 2 分(P=0.02)。

Kanuka 是一种与 *manuka* 相近的树种。

红斑毛细血管扩张性玫瑰痤疮

一线治疗	
• 美容遮盖	C
• 酒石酸溴莫尼定	A
• 强脉冲光	B
• 血管激光	B

Decorative cosmetics improve the quality of life in patients with disfiguring skin diseases. Boehncke WH, Ochsendorf F, Paeslack I, Kaufmann R, Zollner TM. *Eur J Dermatol* 2002; 12: 577–80.

20 例具有不同皮肤病的女性患者,包括 9 例玫瑰痤疮患者,通过美容师指导前后完成的 DLQI 生活问卷质量调查,治疗前后平均得分从 9.2 改善至 5.5。

Once-daily topical brimonidine tartrate gel 0.5% is a novel treatment for moderate to severe facial erythema of rosacea: results of two multicentre, randomized and vehicle-controlled studies. Fowler J, Jarratt M, Moore A, Meadows K, Pollack A, Steinhoff M, et al. *Br J Dermatol* 2012; 166: 633–41.

两项安慰剂对照试验,一项研究了玫瑰痤疮患者外用一定浓度的酒石酸溴莫尼定的治疗反应,另一项研究给予患者每日 1 次或 2 次外用治疗,治疗 4 周后冲洗 4 周。结果表明,治疗 30 分钟时红色明显减轻,可维持 12 小时。未发现快速抗药反应或反弹。

溴莫尼定眼药水虽然不是一个理想的配方,但也是有效的。此外,也有一些关于溴莫尼定引起反弹性红斑的报道。

Objective and quantitative improvement of rocacea-asso-

ciated erythema after intense pulsed light treatment. Mark KA, Sparacio RM, Voigt A, Marenus K, Sarnoff DS. *Dermatol Surg* 2003; 29: 600–4.

4 例患者用强脉冲光治疗玫瑰痤疮前后情况的客观评价。采用全波长脉冲强光系统 VL 仪,515nm 过滤器,单脉冲持续 3 毫秒,每 3 周治疗 1 次,共治疗 5 次。面部血管流量减轻 30%,面颊处毛细管扩张面积减少 29%,红斑密度降低 21%。

Treatment of rosacea with intense pulsed light. Taub AF. *J Drugs Dermatol* 2003; 2: 254–9.

对 32 例患者进行 1~7 次强脉冲光治疗。83% 的患者红斑减轻,75% 的患者面部潮红改善,64% 的患者痤疮样皮损减少。患者对治疗耐受性良好。

强脉冲光不仅能改善毛细血管扩张,还能改善红斑和面部潮红。通常它的耐受性较激光好。使用这种方法达到最佳疗效,需要掌握一定专业知识。

Neodymium-yttrium aluminum garnet laser versus pulsed dye laser in erythemato-telangiectatic rosacea: comparison of clinical efficacy and effect on cutaneous substance (P) expression. Salem SA, Abdel Fattah NS, Tantawy SM, El-Badawy NM, Abd El-Aziz YA. *J Cosmet Dermatol* 2013; 12: 187–94:

一项由 15 例患者参与的半脸对照研究,采用 Nd:YAG 和 PDL 治疗,每隔 4 周 1 次,治疗 3 次。结果显示,分别有 73.3% 和 53.3% 的患者获得了良好疗效。

Comparative effectiveness of nonpurpuragenic 595-nm pulsed dye laser and microsecond 1064-nm neodymium: yttrium-aluminum-garnet laser for treatment of diffuse facial erythema: a double-blind randomized controlled trial. Alam M, Voravutinon N, Warycha M, Whiting D, Nodzenski M, Yoo S, et al. *J Am Acad Dermatol* 2013; 69: 438–43.

在一项半脸对照研究中,14 例患者每隔 1 月治疗 1 次,共治疗 4 次。PDL 治疗后,52% 受试者面部潮红改善;Nd:YAG 治疗后,34% 受试者好转。Nd:YAG 疼痛感稍轻微。

The effect of pulsed dye laser on the Dermatology Life Quality Index in erythema to telangiectatic rosacea patients: an assessment. Shim TN, Abdullah A. *J Clin Aesthet Dermatol* 2013; 6: 30–2.

在这项 20 例患者参与的研究中,DLQI 平均得分由 17.3 改善至 4.3(P<0.000 1)。

How laser surgery can help your rosacea patients. West

T. *Skin Aging* 1998; 43-6.

这是一篇关于使用激光和强脉冲光治疗毛细血管扩张性玫瑰痤疮的综述。强脉冲光比KTP或脉冲染料激光需要操作者有更高的技巧。此文章还推荐了使用激光及强脉冲光的治疗参数。

Hair dryer use to optimize pulsed dye laser treatment in rosacea patients. Kashlan L, Graber EM, Arndt KA. *J Clin Aesthet Dermatol* 2012; 5: 41-4.

这篇综述回顾了通过诱导血管扩张来增强光热作用的物理方法和药物,包括锻炼、不当的穿着、食用诱发性食物和饮料、倒立、外用烟酸。该文献中未提及其他可能的诱导因素,如外用硝酸甘油、丁卡因和利多卡因。

二线治疗	
• 羟甲唑啉	E
• 昂丹司琼	E
• 肉毒素	D
• 色甘酸钠	D
• 利福昔明	D

Successful treatment of the erythema and flushing of rosacea using a topically applied selective alphaq1-adrenergic receptor agonist, oxymetazoline. Shanler SD, Ondo AL. *Arch Dermatol* 2007; 143: 1369-71.

用市售的0.05%羟甲唑啉氢氯化物溶液每日1次涂于面部来治疗2例红斑毛细血管扩张性玫瑰痤疮患者。红斑和面部潮红改善明显。

1%羟甲唑啉乳膏制剂现已上市。

The response of erythematous rosacea to ondansetron. Wullina U. *Br J Dermatol* 1999; 140: 561-2.

5-羟色胺受体阻滞剂昂丹司琼对2例顽固性玫瑰痤疮均有效。此种药物作为5-羟色胺受体阻滞剂,主要作为化疗时的止吐药使用。静脉用药起始剂量为12mg/d,然后口服剂量为每次4~8mg,每日2次。红斑和眼部症状均有改善。

也有报道格拉司琼能改善红斑和面部潮红症状。

Botulinum toxin for the treatment of refractory erythema and flushing of rosacea. Park KY, Hyun MY, Jeong SY, Kim BJ, Kim MN, Hong CK. *Dermatology* 2015; 230: 299-301.

Impact of intradermal abobotulinumtoxinA on facial erythema of rosacea. Bloom BS, Payongayong L, Mourin A, Goldberg DJ. *Dermatol Surg* 2015; 41 (Suppl 1): S9-16.

这两篇文献分别报道了2例和15例玫瑰痤疮患者皮内注射肉毒素治疗,面部红斑(可能有面部潮红)有好转。

Mast cells are key mediators of cathelicidin initiated skin inflammation in rosacea. Muto Y, Wang Z, Vandenberghe M, Two A, Gallo RL, DiNardo A. *J Invest Dermatol* 2014; 134: 2728-36.

这项随机对照试验中,10例红斑毛细血管扩张性玫瑰痤疮患者外用4%色甘酸钠溶液或者安慰剂每日2次,持续8周。治疗组红斑减少。

Rosacea and small intestinal bacterial overgrowth: prevalence and response to rifaximin. Weinstock LB, Steinhoff M. *J Am Acad Dermatol* 2013; 68: 875-76.

28例患者给予利福昔明(肠道抗生素、口服不吸收),有46%的患者玫瑰痤疮有完全或明显改善。大多数患者患血管性玫瑰痤疮,但眼部症状也有所改善。

玫瑰痤疮面部潮红

与玫瑰痤疮相关的面部潮红通常是最难治疗的症状。即使炎症改善,面部潮红通常持续存在。然而,在采用前面提到的方法治疗红斑毛细血管扩张病变时,面部潮红常能得到一些改善。现补充其他治疗方法。

一线治疗	
• 可乐定	D
• 利美尼定	D
• β-受体阻滞剂	D
• 纳洛酮	D
• 美容术	C
• 脉冲染料激光	D
• 强脉冲光	D
• 催眠术	E
• 格拉司琼	D
• 肉毒素	D

Clonidine and facial flushing in rosacea. Cunliffe WJ, Dodman B, Binner JG. *Br Med J* 1977; 1: 105.

在一项17例患者参加的交叉试验中,用可乐定0.05mg,每日2次和安慰剂比较,5名患者在用可乐定治疗时面部潮红的严重程度和发生频率有改善。

Flushing in rosacea: a possible mechanism. Guarrera M, Parodi A, Cipriani C, Divano C, Rebora A. *Arch Dermatol Res* 1982; 272: 311-6.

一项可能为玫瑰痤疮面部潮红抑制剂的药理学研究。服用单剂量可乐定0.15mg改善了参与测试的5名患者的面部潮红症状。这些患者的面部潮红是由100ml啤酒诱发的。测试是在口服药物之后1小时开始的，此时可乐定的血药浓度位于峰值。

Effect of subdepressor clonidine on flushing reactions in rosacea. Change in malar thermal circulation index during provoked flushing reactions. Wilkin JK. *Arch Dermatol* 1983; 119: 211-4.

可乐定能减少更年期的面部潮红。在这项研究中，可乐定0.05mg每日口服2次未能减少由60℃热水、红酒及巧克力引起的面部潮红反应。可乐定的确降低了脸颊皮肤的温度，这说明了它具有血管收缩作用。

利美尼定通过一个小的试验同样被证实有类似作用。

Effect of nadolol on flushing reactions in rosacea. Wilkin JK. *J Am Acad Dermatol* 1989; 20: 202-5.

一项用纳多洛尔40mg/d的安慰剂对照试验，评价了15例患者自发性和在实验室中由热饮、酒精及烟酸诱发的面部潮红。通过客观的测量，纳多洛尔对于诱发的面部潮红没有作用，而患者自述的自发性面部潮红有改善的趋势。

Alcohol-induced rosacea flushing blocked by naloxone. Bernstein JE, Soltani K. *Br J Dermatol* 1982; 107: 59-61.

一项试验中，5名玫瑰痤疮患者接受研究以明确酒精诱发的玫瑰痤疮面部潮红是否可以通过皮下注射0.8mg纳洛酮、安慰剂或者口服12mg氯苯那敏（扑尔敏）来抑制。纳洛酮能有效地抑制了酒精诱发的玫瑰痤疮面部潮红，氯苯那敏（扑尔敏）或安慰剂没有持续效果。提示类阿片阻滞剂在抑制这种反应中可能起到一定作用。

Hypnosis in dermatology. Shenefelt PD. *Arch Dermatol* 2000; 136: 393-9.

有报道称催眠术能改善与玫瑰痤疮相关的面部潮红。这是一篇有关催眠术在皮肤科应用的综述。

Influence of the 5-HT3 receptor antagonist granisetron on erythema and flushing tendency in rosacea patients. Jansen T. *Kosmet Med* 2005; 26: 22-4.

用止吐药格拉司琼治疗的10例玫瑰痤疮患者，其红斑和面部潮红症状均有改善。

玫瑰痤疮性淋巴水肿（Morbihans病）

玫瑰痤疮性淋巴水肿是玫瑰痤疮的一种特殊、难治疗的慢性类型，在文献中少有记载。坚硬的水肿主要扩展到

面部的上半部分，治疗困难，且可依据的文献有限。治疗方法通常包括使用广谱抗生素控制玫瑰痤疮炎症，以及面部按摩促进淋巴的引流。

一线治疗	
• 广谱抗生素	E
• 面部按摩	E
• 异维A酸	D
• 泼尼松龙联合甲硝唑	E
• 泼尼松龙联合多西环素	E
• CO_2激光眼睑成形术	E
• 眼睑外科减负荷手术	E

Successful long-term use of oral isotretinoin for the management of Morbihan disease: a case series report and review of the literature. Smith LA, Cohen DE. *Arch Dermatol* 2012; 148: 1395-8.

5例患者口服异维A酸40~80mg/d，治疗10~24个月。随访1~24个月，治疗有效。然而，药物治疗6个月才能起效。

Persistent facial swelling in a patient with rosacea. Scerri L, Saihan EM. *Arch Dermatol* 1995; 131: 1069-74.

1例患者用泼尼松龙递减治疗后其面部肿胀有明显减轻，治疗开始时给予泼尼松龙30mg/d，联合甲硝唑400mg/d，连续4个月，随后给予甲硝唑200mg/d治疗。

Successful treatment of Morbihan's disease with oral prednisolone and doxycycline. Ranu H, Lee J, Hee TH. *Dermatolog Ther* 2010; 23: 682-5.

1例患者用多西环素100mg/d治疗6周，联合泼尼松龙20mg/d治疗2周，随后减为10mg/d治疗1周后，症状缓解。

Morbihan's disease: treatment with CO_2 laser blepharoplasty. Bechara FG, Jansen T, Losch R, Altmeyer P, Hoffmann K. *J Dermatol* 2004; 31: 113-5.

CO_2激光眼睑成形术取得了好的美容效果，并且能够减轻视力损害。

Chronic eyelid lymphedema and acne rosacea. Report of two cases. Bernardini FP, Kersten RC, Khouri LM, Moin M, Kulwin DR, Mutasin DE. *Ophthalmology* 2000; 107: 2220-3.

外科减负荷手术使2例慢性眼睑淋巴性水肿伴玫瑰痤疮患者都得到了非常满意的美容效果和功能改善。

眼型玫瑰痤疮

玫瑰痤疮的眼部受累非常常见，而且可以单独出现或

者先于皮肤病变出现。多数患者仅主诉"眼干",通常表现为睑板腺功能障碍。睑板脂质成分减少导致泪膜水分快速蒸发。其他症状常与伴发的睑缘炎、巩膜外层炎、睑板腺囊肿或睑腺炎有关。玫瑰痤疮角膜炎是一种严重并发症,见于成人和儿童。患严重或者难治性的眼部疾病的患者需要有眼科专业医生的处理。因为维A酸类药物能够减少睑板腺分泌,如需要系统维A酸类药物治疗存在眼部症状的炎症性玫瑰痤疮患者时,则需进行特殊护理。

一线治疗	
• 人工泪液和眼部润滑剂(如,卡波姆、液体石蜡、羟丙甲纤维素)	B
• 热敷	B
• 眼睑清洁/保健	B
• 口服四环素	A
• 外用环孢素	A
• 外用抗生素	C
• 补充 ω-3 脂肪酸	A
• 清除幽门螺杆菌	D
• 昂丹司琼	E

Meibomian gland dysfunction: report of the subcommittee on management and treatment of meibomian gland dysfunction. Geerling G, Tauber J, Baudouin C, Goto E, Matsumoto Y, O'Brien T, et al. *Invest Ophthalmol Vis Sci* 2011; 52: 2050–64.

这篇基于目前临床及基础证据支持的综述,对睑板腺功能障碍的治疗有所帮助。使用的各种人工泪液和润滑剂(滴眼剂、喷雾和软膏),黏性较高的可能更有效,但由于视觉障碍而耐受性较差。常推荐使用热敷,但标准化程度不高。建议在加热时结合眼睑清洁(擦洗、挤压睑板腺,用各种溶液清洁睫毛和眼睑边缘,眼睑按摩)。常用的外用抗生素包括杆菌肽、夫西地酸、甲硝唑、氟喹诺酮和大环内酯类。其中一些可能通过抗炎作用起效。有研究报道,用茶树油和茶树香波清洗睑缘可能有助于减少蠕形螨。系统用四环素可减少细菌定植,还可发挥抗炎作用,包括抑制释放出有害脂肪酸的微生物脂肪酶。外用和皮内注射类固醇皮质激素可控制急性炎症性发作,但如果长时间使用会带来较大风险。外用环孢菌素可能有效,但需要 2 个月或更长时间才能达到最佳疗效。作者提供了有效治疗方法的评估算法。

Comparative investigation of treatments for evaporative dry eye. Khaireddin R, Schmidt KG. *Klin Monbl Augenheilkd* 2010; 227: 128–34.

一项为期 3 个月由 216 名受试者参与的随机对照试验,脂质体磷脂喷雾优于透明质酸人工泪液,可使泪膜破裂时间增加 1 倍。

Comparative study of treatment of the dry eye syndrome due to disturbances of the tear film lipid layer with lipid-containing tear substitutes. Dausch D, Lee S, Dausch S, Kim JC, Schwert G, Michelson W. *Klin Monbl Augenheilkd* 2006; 223: 974–83.

一项针对 74 名受试者为期 6 周的交叉研究中,将含有甘油三酯的眼用凝胶与脂质体磷脂眼用喷雾剂进行比较。75% 的患者偏好喷雾。脂质体喷雾剂对眼睑炎症和泪膜破裂时间也有很大的改善作用。

Oxytetracycline in the treatment of ocular rosacea: a double-blind trial. Bartholomew RS, Reid BJ, Cheesbrough MJ, Macdonald M, Galloway NR. *Br J Ophthalmol* 1982; 66: 386–8.

试验组 35 例患者应用土霉素系统治疗,250mg 每日 2 次连续 6 周。和安慰剂相比,土霉素疗效显著。

Efficacy of doxycycline and tetracycline in ocular rosacea. Frucht-Pery J, Sagi E, Hemo I, Ever-Hadani P. *Am J Ophthalmol* 1993; 116: 88–92.

24 例患者随机分入多西环素 100mg/d 或者四环素 1g/d 治疗。结果两组患者均有好转。6 周后,除 1 例外,其他患者临床症状均有改善。

Treatment of ocular rosacea: comparative study of topical ciclosporin and oral doxycycline. Arman A, Demirseren DD, Takmaz T. *Int J Ophthalmol* 2015; 8: 544–9.

38 例有玫瑰痤疮相关眼睑、眼表改变和干眼的患者随机接受环孢素外用 3 个月,每日 2 次;或口服多西环素 100mg/d,每日 2 次持续 1 月,后 2 个月改为每日 1 次。这两种药物都对玫瑰痤疮相关的眼部变化有效。环孢素在缓解症状和治疗眼睑症状方面更有效(P=0.01)。环孢素组的平均 Schirmer 评分和泪膜破裂时间评分与多西环素组相比有统计学意义(P<0.05)。作者得出结论,环孢素治疗眼型玫瑰痤疮并发症更有效,并且避免了长期使用多西环素的副作用,如胃肠道不适和光敏。

Efficacy of topical ciclosporin for the treatment of ocular rosacea. Schechter BA, Katz RS, Friedman LS. *Adv Ther* 2009; 26: 651–9.

一项对 37 名受试者进行的双盲、随机、为期 3 个月的临床试验,比较了每日 2 次滴用 0.05% 环孢素眼用乳剂和人工泪液。客观参数(Schirmer 评分、泪膜破裂时间、角膜染色)和生活质量(眼表疾病指数)均较对照组有明显改善。

Placebo controlled trial of fusidic acid gel and oxytetracycline for recurrent blepharitis and rosacea. Seal DV, Wright P, Ficker L, Hagan K, Troski M, Menday P. *Br J Ophthalmol*

1995; 79: 42–5.

患有睑缘炎和相关玫瑰痤疮的治疗组用夫西地酸凝胶治疗后，有 75% 患者的症状得到改善，土霉素组 50% 患者得到改善，但是联合治疗组仅 35% 的患者症状得到改善。

A randomized controlled trial of omega 3 fatty acids in rosacea patients with dry eye symptoms. Bhargava R, Chandra M, Bansal U, Singh D, Ranjan S, Sharma S. *Curr Eye Res* 2016; 6: 1–7.

130 名患者接受了 ω-3 脂肪酸（omega-3 fatty acid，O3FA）补充剂或安慰剂（橄榄油）治疗 6 个月。与安慰剂相比，O3FA 组的症状、Schirmer 试验和泪膜破裂时间显著改善。

Ocular rosacea and treatment of symptomatic *Helicobacter pylori* infection: a case series. Dakovic Z, Vesic S, Vukovic J, Milenkovic S, Jankovic-Terzic K, Dukic S, et al. *Acta Dermatovenerol Alp Panonaica Adriat* 2007; 16: 83–6.

在这项 7 例眼型玫瑰痤疮的病例分析中，清除幽门螺杆菌后，眼部病变的改善好于皮肤病变。

The response of erythematous rosacea to ondansetron. Wollina U. *Br J Dermatol* 1999; 140: 561–2.

5- 羟色胺受体阻滞剂昂丹司琼对 2 例顽固性玫瑰痤疮均有效。此种药物作为 5- 羟色胺受体阻滞剂，主要作为化疗时的止吐药使用。起始静脉给药，剂量为每日 12mg，后改口服用药，剂量为每日 2 次，每次 4~8mg。红斑和眼部症状均有改善。

暴发性玫瑰痤疮

暴发性玫瑰痤疮（面部脓皮病）是一种突然发作的显著脓疱和脓肿形成的严重皮损的面部疾病，起病突然，伴有明显的脓肿形成。除了玫瑰痤疮的传统治疗方法，通常建议短期系统使用糖皮质激素以减轻急性炎症，异维 A 酸治疗本病可能有效。

一线治疗	
• 系统使用糖皮质激素	C
• 外用糖皮质激素	D
• 异维 A 酸	C
• 系统使用抗生素	C

Pyoderma faciale: a review and report of 20 additional cases: is it rosacea？ Plewig G, Jansen T, Kligman AM. *Arch Dermatol* 1992; 128: 1611–7.

20 例面部脓皮病患者中的 10 例入院接受治疗。先给予泼尼松 1mg/（kg·d），1~2 周后加用异维 A 酸 0.2~0.5mg/（kg·d）。治疗 2~3 周后糖皮质激素逐渐减量，异维 A 酸持续服用 3~4 个月。

Treatment of rosacea fulminans with isotretinoin and topical alclometasone dipropionate. Veraldi S, Scarabelli G, Rizzitelli G, Caputo R. *Eur J Dermatol* 1996; 6: 94–6.

联合用药成功治愈了 5 例患者。双丙酸阿氯米松乳膏（中效糖皮质激素）每日 2 次，连续 10 日后，改为每日 1 次，连续 10 天。异维 A 酸起始剂量为 0.5mg/（kg·d）共 1 个月，随后改为 0.7mg/（kg·d）3 个月，同时服用醋酸环丙孕酮/炔雌醇（达英 -35）作为避孕药使用。1 个月后患者的治疗效果明显，4 个月后痊愈。

Pyoderma faciale: a clinical study of 29 patients. Massa MC, Su WP. *J Am Acad Dermatol* 1982; 6: 84–91.

29 例面部脓皮病患者中，有 13 例接受住院治疗，所有患者均使用了抗生素，最常用的有四环素、米诺环素或红霉素。有 21 例患者外用 Vleminckx（含硫黄、多硫化钙和硫代硫酸钙），此为最有效的外用疗法。其他方法还包括过氧化苯甲酰和 UVB 治疗。

（高润岩　郑璐　冉昕　译，冉玉平　校）

850

证据等级：A 双盲试验　　**B** 临床试验，研究对象 ≥ 20 例　　**C** 临床试验，研究对象 < 20 例　　**D** 病例分析，研究对象 ≥ 5 例　　**E** 个案报道

第222章 结节病

原作者　Niraj Butala，Brittany Scarpato，Warren R.Heymann

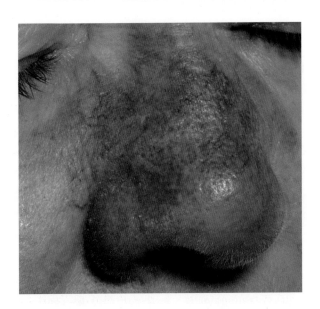

结节病（sarcoidosis）是一种病因不明的多系统性疾病，其病理特征为非干酪样坏死性肉芽肿。结节病被认为是由Th1细胞介导的免疫反应所引起，25%的患者有皮肤损害。有报道认为结节病与接触环境中的无机物颗粒有关。聚合酶链式反应（polymerase chain reaction，PCR）可以检测到结节病组织中分枝杆菌和丙酸杆菌的DNA和RNA。结节病也可能由机体对这些细菌及其他病原微生物的免疫反应造成。结节病相关结节性红斑的治疗将在结节性红斑一章提到。

治疗策略

皮肤结节病的治疗取决于皮疹的类型和范围，主要是抑制结节的形成。皮肤以外结节病的治疗指南可参阅其他文献，但应认识到，比起皮肤结节病，应该优先治疗内脏结节病。累及不同脏器的治疗效果往往不同。

对于小丘疹和非常局限的结节，可以外用强效糖皮质激素或皮损内注射曲安奈德（3.3~10mg/ml）。如果上述治疗无效或者皮疹相对泛发，口服氯喹［最大剂量3.5mg/(kg·d)］或羟氯喹［最大剂量6.5mg/(kg·d)］，甲氨蝶呤或四环素也可能有效。如果上述药物无效或出现损容性皮疹，可口服泼尼松1mg/(kg·d)（最大剂量60mg/d），最长3个月。病情改善或稳定后逐渐减量，维持剂量为5~10mg隔日口服数月。疾病恶化时，剂量增加是有必要的。

对冻疮样狼疮、溃疡型结节病，以及病情严重且泼尼松无效的患者，可以用甲氨蝶呤。甲氨蝶呤可以与激素联合

使用以减少激素的用量，也可以单独使用。推荐的起始剂量为15~20mg/周。吗替麦考酚酯也可与糖皮质激素联用，以减少激素用量。如果上述类型的患者对甲氨蝶呤或吗替麦考酚酯无效，可以考虑使用沙利度胺、硫唑嘌呤、苯丁酸氮芥、异维A酸或别嘌醇。硫唑嘌呤和苯丁酸氮芥在肺结节病中研究较多。对于皮肤结节病，沙利度胺比异维A酸和别嘌醇更有效。有使用阿维A酯和别嘌醇治疗本病无效的报道。

对于冻疮样狼疮，以及对激素和激素替代药物治疗抵抗的皮肤结节病，可以考虑针对肿瘤坏死因子-α（tumor necrosis factor-α，TNF-α）的生物制剂。英利西单抗比阿达木单抗更有效，但其感染和自身免疫性疾病的发生率也更高。依他西普似乎对结节病无效，但事实上，部分报道已显示出该药用于结节病进展期或复发性结节病治疗的潜力。

来氟米特和阿普斯特可以用于对其他治疗无效的皮肤结节病患者，但其长期疗效还需要进一步研究来验证。

对外用或局部注射糖皮质激素无效的局限性损害，以及不宜系统应用抗疟药或糖皮质激素的患者，可以选用其他的方法如切除皮损、激光、光动力治疗、补骨脂素光化学疗法（PUVA）、外科手术（冻疮样狼疮）、皮损内注射氯喹等。

特殊检查

- 活检标本的特殊染色、培养及偏振光检查

- 电解质、血尿素氮、肌酐、血清钙、肝功能、全血细胞计数、24小时尿钙、血清血管紧张素转化酶

- 眼科检查，包括裂隙灯

- 胸部X线、肺功能检查

- 心电图

- FDG-PET（［^{18}F］-氟代脱氧葡萄糖-正电子体层成像）对确定病变位置很有帮助（对肺部没有明显受累的患者）

- 钆增强MRI（神经系统结节病可以在其他内脏器官不受累的条件下发生）

- 长期口服糖皮质激素的患者行双能X线吸收法（dual x-ray absorptiometry，DEXA）骨密度扫描

Cutaneous sarcoidosis. Wanat KA, Rosenbach M. *Clin Chest Med* 2015; 36: 685–702.

一篇讨论结节病的诊疗进展和医生所面临的挑战的详尽综述。

Sarcoidosis: a comprehensive review and update for the dermatologist-part I. Cutaneous disease. Haimovic BA, Sanchez M, Judson MA, Prytowsky S. *J Am Acad Dermatol* 2012; 66: 699, e1–18.

一篇关于皮肤结节病的详细综述,内容包括流行病学、Th1 通路相关的发病机制、形态学和治疗。讨论中包括推荐的治疗流程图。

一线治疗	
• 外用糖皮质激素	C
• 皮损内注射糖皮质激素	C
• 口服糖皮质激素	C
• 氯喹	B
• 羟氯喹	C
• 甲氨蝶呤	B

Verrucous cutaneous sarcoidosis in an adolescent with dark skin. Corradin MT, Forcione M, Fiorentino R, Bordignon M, Alaibac M, Belloni-Fortina A. *Eur J Dermatol* 2010; 20: 659–60.

一位 16 岁的非洲男孩,前额、右侧胸部、右上肢和左侧肘部出现紫罗兰色疣状结节。给予 0.1% 糠酸莫米松乳膏每日 1 次外用,3 周后皮疹消退。

外用强效糖皮质激素在某些个案报道中被认为有效。大部分作者认为皮损内注射糖皮质激素更有效,当然这也仅限于个案报道。外用强效糖皮质激素是小的病变的理想选择,还有报道称该法对冻疮样狼疮同样有效。

A case of scar sarcoidosis of the eyelid. Kim YJ, Kim YD. *Korean J Ophthalmol* 2006 ;20 :238–40.

一位 29 岁男性,右侧眼睑出现皮肤结节病。该患者没有其他系统受累的症状。40mg/ml 曲安奈德共 0.6ml,沿眼睑按 1cm 间隔注射于皮损内。1 个月后随访示皮疹明显好转。同样部位继续给予 1ml 曲安奈德皮损内注射,皮疹完全消退。

个案报道结果表明,曲安奈德治疗小丘疹结节病效果最佳。曲安奈德浓度 2~40mg/ml 不等,治疗频率为每周 1 次到每月 1 次。

Evidence-based therapy for cutaneous sarcoidosis. Baughman RP, Lower EE. *Clin Dermatol* 2007; 25: 334–40.

肺结节病推荐口服泼尼松的起始剂量为 20~40mg/d,对于皮肤结节病的激素使用剂量和持续时间尚未确定。作者建议以此剂量作为标准,治疗 1~2 个月后,调整到可以控制病情又避免出现毒性反应的剂量。作者报道约 1/4 的慢性结节病患者需要长期系统应用糖皮质激素治疗。

另一个皮肤结节病的推荐疗法是泼尼松 30mg,隔日 1 次口服,直到结节消退,然后数月内将激素逐渐减量至 15mg,隔日 1 次。另外一些疗法也有不错的效果:泼尼松 30~40mg/d 口服,逐渐减量至 10~20mg,隔日 1 次,共治疗 1 年;或者泼尼松 1mg/(kg·d)(最大量 60mg/d)口服 8~12 周,然后减量至 0.25mg/(kg·d)继续口服 6 个月。

激素长期治疗时,双膦酸盐可以预防激素导致的骨质疏松,同时应考虑使用甲氧苄啶磺胺甲噁唑预防肺孢子虫肺炎。

Treatment of cutaneous sarcoidosis with chloroquine: review of the literature. Zic JA, Horowitz DH, Arzubiaga C, King LE. *Arch Dermal* 1991; 127: 1034–40.

这是一篇关于氯喹治疗皮肤结节病的疗效及安全性的综述。本文引用的 4 个研究(3 个开放性试验和 1 个病例分析)均支持应用氯喹治疗皮肤结节病。大部分研究中氯喹的用量为 500mg/d,连续使用数月。本文作者推荐起始剂量为 250mg,每日 2 次,服用 14 日,然后以 250mg,每日 1 次的剂量长期口服,以抑制疾病复发。停药后结节病常复发。

Hydroxychloroquine is effective therapy for control of cutaneous sarcoidal granulomas. Jones EJ, Callen JP. *J Am Acad Dermatol* 1990; 23: 487–9.

17 例患者给予羟氯喹 200mg/d 或 400mg/d 口服,其中 12 例患者的皮疹在 4~12 周内消退,3 例患者取得部分疗效。疗效显著的 12 例患者中,6 例患者在减量或停药后皮疹复发。

羟氯喹比氯喹更加安全。但是在结节病的治疗中,氯喹的研究更多。尽管肾毒性非常少见,但是为了预防这一并发症,氯喹的剂量不能超过 3.5mg/(kg·d),羟氯喹不能超过 6.5mg/(kg·d)。

Methotrexate is steroid sparing in acute sarcoidosis: results of a double blind, randomized trial. Baughman RP, Winget DB, Lower EE. *Sarcoidosis Vasc Diffuse Lung Dis* 2000; 17: 60–6.

24 例伴有新的肺部疾患症状的结节病患者随机分组,在口服泼尼松的基础上,一组加用甲氨蝶呤,一组加用安慰剂。尽管只有 15 例患者接受了 6 个月以上的治疗,但是研究显示甲氨蝶呤组泼尼松的用量少于安慰剂组。两组间的药物毒副作用无明显差异。

治疗数月后通常可以获得满意疗效,治疗 4~6 个月后可以每周逐渐降低剂量。一些研究显示甲氨蝶呤对溃疡性结节病尤为有效。

Prolonged use of methotrxate for sarcoidosis. Lower EE, Baughman RP. *Arch Intern Med* 1995; 155: 846–51.

50例结节病患者给予甲氨蝶呤每周10mg,治疗至少2年。大部分患者没有皮肤受累,但有皮损的患者疗效良好。很多患者采用甲氨蝶呤与泼尼松联合治疗,效果较好。

二线治疗	
• 吗替麦考酚酯	D
• 英利西单抗	B
• 米诺环素、四环素	D

Mycophenolate mofetil may serve as a steroid-sparing agent for sarcoidosis. Kouba DJ, Mimouni D, Rencic A, Nousari HC. *Br J Dermatol* 2003; 148: 147–8.

一个53岁的非洲裔美国人,有广泛的皮肤黏膜损害和肺受累,且对标准一线治疗药物抵抗。给予泼尼松60mg逐渐减量至5mg,隔日1次口服,共5个月,羟氯喹6mg/(kg·d)和吗替麦考酚酯45mg/(kg·d),共12个月。治疗6周后病情明显好转,在第18个月随访时,患者系统症状仍被很好地控制。

Treatment of lupus pernio: the results of 116 treatment courses in 54 patients. Stagaki E, Mountford WK, Lackland DT, Judson MA. *Chest* 2009; 135: 468–76.

这一回顾性研究包括54例皮肤结节病患者,共接受116种治疗方法。结果显示,与包含糖皮质激素、甲氨蝶呤、羟氯喹等药物的疗法相比,包含英利西单抗的治疗方法使病情完全缓解或接近完全缓解的概率更高。此外,当激素和另一种药物联合应用时,能大大降低激素所需的用量。

英利西单抗已经成为治疗结节病的二线药物,特别是冻疮样狼疮和神经皮肤狼疮。一些研究推荐,英利西单抗可以作为甲氨蝶呤长期治疗的诱导药物,其疗效优于依他西普。

近期,一项双盲随机的临床试验显示,使用依他西普治疗眼结节病,并没有获得和皮肤结节病相当的疗效。此外,还有强直性脊柱炎患者使用依他西普治疗后发生结节病的报道。因此,依他西普对结节病无效。

Infliximab for chronic cutaneous sarcoidosis: a subset analysis from a double-blind randomized clinical trial. Baughman RP, Judson MA, Lower EE, Drent M, Costabel U, Flavin S, et al. *Sarcoidosis Vasc Diffuse Lung Dis* 2016; 15; 32: 289–95.

对138例肺部受累的结节病患者中的17例慢性皮肤结节病患者进行亚组分析,关注其对英利西单抗(3mg/kg或5mg/kg)和安慰剂治疗24周的疗效。在治疗的第24周,英利西单抗组中脱屑和硬结的结节病活动度和严重程度指数(sarcoidosis activity and severity index,SASI)评分明显改善,但在红斑、受累面积百分比、评估照片方面,两组间没有显著差异。

尽管英利西单抗有效,但已证实其使用会增加结核再激活、其他肉芽肿感染、淋巴瘤和自身免疫病的风险。治疗费用昂贵,因此治疗前需了解其不良反应和花费。

The use of tetracyclines for the treatment of sarcoidosis. Bachelez H, Senet P, Cadranel J, Kaoukhov A, Dubertret L. *Arch Dermatol* 2001; 137: 69–73.

12例皮肤结节病患者,其中3例有系统受累,使用米诺环素200mg/d,平均使用12个月。10例患者有效,其中8例痊愈,2例好转,1例患者症状持续,1例患者加重。4例患者在停止服用米诺环素后复发,继续使用多西环素,皮损缓解。

鉴于治疗的安全性和中等的治疗成功率,四环素可作为局限于皮肤结节病的三线治疗。

三线治疗	
• 沙利度胺	D
• 别嘌醇	D
• 异维A酸	E
• 硫唑嘌呤	E
• 苯丁酸氮芥	B
• 米帕林	D
• 外用他克莫司	E
• 皮损内注射氯喹	E
• 手术切除	D
• 激光	E
• 褪黑素	D
• 己酮可可碱	E
• 阿普斯特	C
• 来氟米特	D
• 阿达木单抗	E
• 中等剂量UVA1	E
• PUVA	D
• 光动力治疗	D
• 氨苯砜	E
• 皮损内注射5-氟尿嘧啶	E

Treatment of cutaneous sarcoidosis with thalidomide. Nguyen YT, Dupuy A, Cordoliani F, Vignon-Pennamen MD, Lebbe C, Morel P, et al. *J Am Acad Dermatol* 2004; 50: 235–41.

一项12例皮肤结节病患者的回顾性研究,2例有系统受累。沙利度胺成功治疗了其中10例患者,剂量为50~200mg/d,疗程2~16个月不等。2例患者联合应用口服糖皮质激素(剂量7.5~30mg/d),1例患者联合外用强效糖皮质激素,还有 1 例联合应用甲氨蝶呤(每周 25mg)。平均起效时间为用药后 2~3 个月。主要不良反应为 1 例患者出现深静脉血栓。

A case of cutaneous acral sarcoidosis with response to allopurinol. Antony F, Layton AM. *Br J Dermatol* 2000; 142: 1052–3.

1 例 38 岁的非洲加勒比裔男性患者,手指末端出现疼痛性结节(无关节受累证据)。该患者经口服和皮损内注射糖皮质激素后皮损部分改善,但不久又复发。羟氯喹、甲氨蝶呤、硫唑嘌呤治疗均无效。给予别嘌醇 100mg,每日 2 次。3 周后增加为 300mg/d,疗效肯定。

个别病例报道证实,别嘌醇治疗结节病 12 周后,躯干、四肢的斑块消退。

Cutaneous sarcoidosis: complete remission after oral isotretinoin therapy. Georgiou S, Monastirli A, Pasmatzi E, Tsambaos D. *Acta Dermatol Venereol* 1998; 78: 457–9.

1 例 31 岁的女性患者,皮疹为躯干四肢结节、斑块,给予异维 A 酸 1mg/(kg·d) 口服,8 个月后皮疹完全消退。15 个月随访显示皮疹持续消退。

另外 2 个病例报道显示,异维 A 酸治疗结节病有效。1 例疗程 30 周 [0.67~1.34mg/(kg·d)],1 例疗程 6 个月 [0.4~1mg/(kg·d)]。

Long-term use of azathioprine as a steroid-sparing treatment. Hof DG, Hof PC, Godfrey WA. *AM J Respir Crit Care Med* 1996; 153: 870A.

这项研究共 21 例患者,其中 8 例有多系统受累,1 例只有皮肤损害。在服用硫唑嘌呤后,所有患者的肺外损害均完全消退,激素用量也减少。

Chlorambucil treatment of sarcoidosis. Israel HL, McMomb BL. *Sarcoidosis* 1991; 8: 35–41.

在这项研究中,因基础疾病而禁用激素或激素治疗无效的 31 例结节病患者接受了苯丁酸氮芥治疗。15 例患者疗效显著,13 例有中等疗效,但停药后复发率较高。没有发现与免疫抑制相关不良反应的报道。

Scar sarcoidosis following tattooing of the lips treated with mepacrine. Yesudian PD, Azurdia RM. *Clin Exp Dermatol* 2004; 29: 552–4.

1 例 50 岁的女性瘢痕毁损性结节病患者,皮疹位于口唇。激素治疗无效,且无法耐受羟氯喹治疗。随后患者开始使用米帕林 100mg/d,疗效显著,唇形几乎恢复正常。随访 10 个月,皮疹没有反复。

由于米帕林容易导致患者出现皮肤和巩膜黄染(1/3 患者),使得氯喹和羟氯喹更常用来治疗结节病。

Successful treatment of recalcitrant cutaneous sarcoidosis with fumaric acid esters. Nowack U, Gambichler T, Hanefeld C, Kastner U, Altmeyer P. *BMC Dermatol* 2002; 24: 215.

3 例皮肤结节病患者使用延胡索酸酯治疗,4~12 个月后皮疹完全消退。

Lichenoid type of cutaneous sarcoidosis: great response to topical tacrolimus. Vano-Galvan S, Fernandez-Guarino M, Carmona LP, Harto A, Carrillo R, Jaen P. *Eur J Dermatol* 2008; 18: 89–90.

1 例 33 岁女性苔藓样皮肤结节病患者,给予 0.1% 他克莫司软膏外用,每日 2 次。2 个月后皮疹几乎完全消退,4 个月随访时仍无复发。

Topical pimecrolimus as a new optional treatment in cutaneous sarcoidosis of lichenoid type. Tammaro A, Abruzzese C, Narcisi A, Cortesi G, Parisella FR, DiRusso PP, et al. *Case Rep Dermatol Med* 2014; 2014: 976851.

1 例 66 岁的女性患者,伴有紫罗兰色的苔藓样皮损,使用氯倍他索无效,改为外用他克莫司后皮损消退。

Intralesional chloroquine for the treatment of cutaneous sarcoidosis. Liedtka JE. *Int J Dermatol* 1996; 35: 682–3

1 例患者的 5 处皮损采用氯喹皮损内多点注射(50mg/ml)有效,并且副作用很小。

Cutaneous nasal sarcoidosis: treatment by excision and split-skin grafting. Goldin JH, Jawad SMA, Reis AP. *J Laryngol Otol* 1983; 97: 1053–6.

本研究采用刃厚皮片移植、全层皮肤移植、皮肤磨削和一期缝合来治疗结节病,疗效各不相同。外科手术既往被用来治疗溃疡性或非溃疡性结节病。

最近的几篇报道利用一期缝合、前额旁正中皮瓣和全层皮肤移植治疗结节病,其长期疗效不一。

CO_2 laser vaporization for disfiguring lupus pernio. Young HS, Chalmers RJ, Griffiths CE, August PJ. *J Cosmet Laser Ther* 2002; 4: 87–90.

2 例冻疮样狼疮患者采用 CO_2 激光换肤治疗,美容效果满意。

1 例冻疮样狼疮的患者采用闪光灯染料脉冲激光和 Q 开关红宝石激光治疗也有效。但治疗后皮疹加重,治疗和非治疗部位均出现溃疡。

Scar sarcoidosis in a child: case report of successful treatment with the pulsed dye laser. Holzmann RD, Astner S, Forschner T, Sterry G. *Dermatol Surg* 2008; 34: 393–6.

1 例 10 岁的结节病患儿，左侧面颊有一直径 1.0cm 大小的水痘诱发的瘢痕性结节病。皮疹对系统抗生素及系统激素均无效。3 次脉冲染料激光治疗后，皮疹消退。采用的激光波长 595nm，脉冲持续时间为 0.5 毫秒，治疗间隔 6 周。12 个月的随访显示，没有皮疹复发证据，但由于结节病的皮损消退，使得原来的水痘瘢痕更为明显。

Successful treatment of cutaneous sarcoidosis lesions with the flashlamp pumped pulsed dye laser: a case report. Roos S, Raulin C, Ockenfels H, Karsai S. *Dermatol Surg* 2009; 35: 1139–40.

1 例 63 岁的高加索女性结节病患者，背部有结节性损害，使用闪光灯泵脉冲染料激光 6J/cm^2（585nm，0.5 毫秒，12mm）治疗 4 周后皮损完全消退。激光治疗结束后服用泼尼松治疗虹膜睫状体炎，停用激素后 13 个月仍没有复发。

Melatonin is a safe and effective treatment for chronic pulmonary and extrapulmonary sarcoidosis. Pignone AM, Rosso AD, Fiori G, Matucci-Cerinic M, Becucci A, Tempestini A, et al. *J Pineal Res* 2006; 41: 95–100.

18 例慢性结节病患者给予褪黑素治疗 2 年，第 1 年剂量为 20mg/d，第 2 年为 10mg/d。3 例有皮肤损害的结节病患者，皮疹在治疗 24 个月后完全消退。无不良反应报道。

褪黑素可增加睡意，与低体温、低血压和心动过缓有关。

Efficacy and safety of apremilast in chronic cutaneous sarcoidosis. Baughman RP, Judson MA, Ingledue R, Craft NL, Lower EE. *Arch Dermatol* 2012; 148: 262–4.

15 例系统性结节病患者使用阿普斯特（一种新型磷酸二酯酶 -4 抑制剂）20mg，每日 2 次治疗（如不能耐受，则每日 1 次）。在治疗第 4 周和第 12 周时，SASI 中硬结评分明显下降。第 3 个月的随访显示 3 例患者复发。有报道称，己酮可可碱可以有效治疗肺结节病，但对皮肤结节病的疗效有待进一步观察。

Leflunomide for chronic sarcoidosis. Baughman RP, Lower EE. *Sarcoidosis Vasc Diffuse Lung Dis* 2004; 21: 43–8.

在这项病例分析研究中，32 例伴有眼、肺和 / 或皮肤损害的结节病患者，接受来氟米特治疗。来氟米特单药治疗组的 17 例患者中，12 例患者的皮疹完全或部分消退。来氟米特和甲氨蝶呤联合治疗组的 15 例患者中，13 例患者的皮疹完全或部分消退。来氟米特起始剂量为 100mg/d，连续 3 日后减为 20mg/d。

来氟米特的不良反应包括胃肠道症状和超敏反应，包括多形红斑和 Stevens-Johnson 综合征。

Adalimumab for treatment of cutaneous sarcoidosis. Heffernan

MP, Smith DI. *Arch Dermatol* 2006; 142: 17–9.

1 例 46 岁的黑人女性结节病患者，鼻部有丘疹性皮损，下肢有溃疡性结节性皮损，外用氯倍他索、皮损内注射曲安奈德、羟氯喹和己酮可可碱均无效。她对口服米诺环素也不耐受。使用阿达木单抗 40mg 皮下注射，每周 1 次治疗。10 周后，患者下肢结节完全消退，鼻部皮损也明显改善。

据 Au 等（Adalimumab induced subcutaneous nodular sarcoidosis: a rare side effect of tumor necrosis factor-α inhibitor. Sarcoidosis Vasc Diffuse Lung Dis 2014; 31: 249-51）报道，"阿达木单抗和其他 TNF-a 抑制剂被证实对系统激素和其他药物治疗抵抗的结节病患者有效。但是也有这些药物诱发结节病的报道。推测其原因，可能是这些药物打破了肉芽肿形成相关细胞因子的平衡"。

Cutaneous sarcoidosis treated with medium-dose UVA1. Mahnke N, Medve-Koenigs K, Berneburg M, Ruzicka T, Neumann NJ. *J Am Acad Dermatol* 2004; 50: 978–9.

1 例 82 岁的女性皮肤结节病患者，皮损占体表面积的 80%，使用中等剂量的 UVA1 治疗，每周 4 次。前 3 次治疗剂量为 20J/cm^2，随后 40J/cm^2 照射 12 次，然后 60J/cm^2 照射 35 次。经 50 次照射治疗后，几乎所有皮损消退。

Treatment of cutaneous sarcoid with topical gel psoralen and ultraviolet A. Gleeson CM, Morar N, Staveley I, Bunker CB. *Br J Dermatol* 2011; 164: 892–4.

6 例顽固性皮肤结节病患者，外用补骨脂凝胶联合 UVA 照射 0.2J/cm^2 每周 2 次。患者口服泼尼松，其中 5 例患者在治疗开始时减量，1 例患者继续长期口服泼尼松。随访 4 个月 ~3 年，3 例患者皮损完全消退，3 例患者皮疹改善超过 50%。

Photodynamic therapy for the treatment of cutaneous sarcoidosis. Penrose C, Mercer SE, Shim-Chang H. *J Am Acad Dermatol* 2011; 65: e12–4.

1 例 52 岁的非洲裔美国女性患者，其皮肤结节病对外用和系统糖皮质激素均无效（类似于冻疮样狼疮）。给予氨基乙酰丙酸联合光动力治疗，间隔 2 周 1 次，治疗 10 次后明显好转。

使用强脉冲光的光动力治疗对 1 例面部皮肤结节病患者也有效。（Hasegawa T, Suga Y, Mizuno Y, Haruna K, Ikeda S. Photodynamic therapy using intense pulsed light for cutaneous sarcoidosis. J Dermatol 2012; 39: 564–5.）

Cutaneous sarcoidosis successfully treated with intralesional 5-fluorouracil. Gharavi N, Diehl J, Soriano T. *Dermatol Surg* 2015; 41: 1082–5.

1 例 48 岁高加索男性患者，伴有眶周较大结节，在皮损内注射 50mg/ml 5- 氟尿嘧啶 0.5~1ml，每月 1 次，治疗 3 次后皮损明显好转。5- 氟尿嘧啶治疗肉芽肿的确切机制尚不清楚。

Resolution of cutaneous sarcoidosis following topical application of Ganoderma lucidum (reishi mushroom). Saylam Kurtipek G, Ataseven A, Kurtipek E, Kucukosmanoglu I, Toksoz MR. *Dermatol Ther (Heidelb)* 2016; 6: 105–9.

灵芝（灵芝菌）作为一种中草药，在传统中日医学中被使用了 2000 多年。研究表明，灵芝有抗过敏、抗氧化、抗肿瘤、抗病毒和抗炎特性。一篇综述发现，灵芝用于皮肤病治疗的研究仍是空白。1 例 44 岁的男性患者，使用富含灵芝和山羊奶的肥皂治疗环状的结节病皮损 3 日后，皮损几乎完全消退。

Cutaneous sarcoid mimicking tinea imbricata. Reddy R, Vitiello M, Kerdel F. *Int J Dermatol* 2011; 50: 1132–4.

1 例 67 岁的西班牙裔男性患者，活检证实为皮肤结节病，给予外用和皮损内注射糖皮质激素、外用他克莫司均无效。开始口服泼尼松和氨苯砜 100mg/d 后，口服环孢素皮损好转。

结节病是一个"高明的模仿者"。这一病例报告再次强调了结节病的诊断和联合治疗的重要性。

（丁晓岚　译，张建中　校）

第223章 疗疮

原作者　James B.Powell, William F.G.Tucker

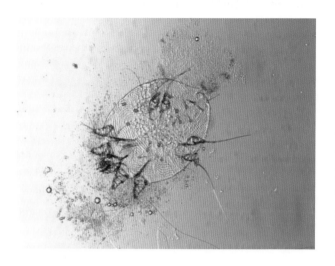

疗疮（scabies）是由人疥螨（Sarcoptes scabiei）感染引起的一种皮肤病，伴有严重瘙痒。疥疮在全世界许多贫穷社区流行，全世界多达3亿人受累，是一个公共卫生问题，特别是在不发达国家。值得关注的是，已经出现对经典杀疥螨药的抗药性，这意味着有限的治疗手段可能会进一步减少。

Prevalence of scabies and impetigo worldwide: a systematic review. Romani L, Steer AC, Whitfeld MJ, Kaldor JM. *Lancet Infect Dis* 2015; 15: 960-7.

Scabies and global control of neglected tropical diseases. Currie BJ. *N Engl J Med* 2015; 373: 2371-2.

文献中有不少延误诊断的案例，但遗憾的是，所使用的多种治疗方法的有效性及其安全性的系统证据较少，而这些证据是制订治疗决策的基础。同一作者在1997年发表的Cochrane综述（于2007年更新）和2013年的《英国医学杂志》（*BMJ*）《临床证据》（*Clinical Evidence*）文章，分析了多篇来自资源贫乏环境的小变量的研究（包括质量、治疗方案和测量结果）。结论认为局部外用扑灭司林是治疗疥疮最有效的方法（包括减少瘙痒持续时间），伊维菌素是一种有效的口服药物（尽管不如局部使用扑灭司林有效）。这意味着，在考虑扑灭司林以外的治疗选择时，应该认真考虑这些治疗方法的安全性、副作用和医疗费用。

治疗策略

在任何（无法解释的）瘙痒的情况下，都要想到疥疮感

染的可能。最初的治疗失败是可以预料的，特别是在严重侵袭和结痂性疥疮时。治疗可能需要多次重复，甚至需要联合用药。似乎没有一种药能非常有效地改善皮肤的炎症反应，而且疥疮后瘙痒和持续感染之间的鉴别有时候很难。

一般认为，除婴儿和免疫功能低下的人以外，面部和头皮不需要治疗，因此，局部外用药物通常从颈部开始往下涂抹。疥疮侵袭的区域包括甲下区域，因此在局部治疗时要加以处理。患者所有的有亲密关系的人，无论是否感染，都需同时接受治疗。许多临床医生发现说明书很有帮助，详细说明了如何使用治疗疥疮的处方药物，以及洗涤衣物和床上用品的必要性。在整个过程中，医生的技能和耐心经常受到严格的考验！

许多研究证实单次口服伊维菌素200µg/kg非常有效，但并不比扑灭司林更有效。该药物尚未批准用于人类，但已用于治疗动物的兽疥癣并广泛地用于治疗盘尾丝虫病，且安全。体重在15kg以下儿童的安全性尚不清楚。因此，当外用治疗疥疮的药物不适合时，例如患者依从性差、严重湿疹或作为结痂性/角化过度性疥疮和耐药时，可考虑口服依维菌素。但是，还缺乏在结痂性疥疮时口服伊维菌素的随机对照试验。因为扑灭司林对疥螨虫卵可能无效，所以1周后需重复治疗。这种重复处理方案让那些首次治疗时未被破坏的虫卵有时间孵化，然后再杀死幼体。同样，口服伊维菌素可能对卵子无效，因此经常需要重复用药，临床试验表明其治愈率高。

其他一些局部治疗，林旦是有机氯杀虫剂，文献中对它的安全性特别是神经毒性存在争议，因此将其列为三线治疗药物。在许多情况下，不必使用林旦，因为有其他更多或更有效的治疗方法可供选择。然而，由于其低成本（和有效），林旦仍然在一些国家使用。10%克罗米通是一种安全的局部止痒药物，可能是最有用的"辅助"治疗，例如，在其他局部或口服药物治疗之间或之后，其可以作为润肤剂、止痒剂和治疗疥疮的药物。苯甲酸苄酯虽然有效，但是刺激性强。硫黄是一种安全、低成本（有臭味和刺激性）的治疗药物。

治疗结痂性疥疮时，局部外用和口服药物可能需要联合使用并重复治疗以达到治愈。另外，角质溶解疗法如润肤剂、水杨酸和沐浴，可以消除包裹和保护疥螨的角化过度型斑块。然而，系统性证据较少。最近有报道阿维A可用于疥疮治疗。

特殊检查

• 疥螨及疥虫隧道的可视化检查

857

疗疮的一个特殊检查是分离出疥螨和／或其洞穴，没有什么比让患者在显微镜下看到疥螨更能保证他（或她）的依从性了。然而，这并不是在所有的患者中都可以找到。皮肤科医生捕捉他们的"猎物"时乐在其中，每个人都有自己一套特殊的检查方法。典型的疥疮患者，很容易在手上找到疥螨洞穴，洞穴一端有一个黑色的小点就是疥螨。用皮肤镜观察疥螨的原位形态，疥螨头部表现为特有的三角形或"三角翼"征，是一种简单、快速的确诊方法。

Epiluminescence microscopy. A new approach to in vivo detection of Sarcoptes scabiei. Argenziano G, Fabbrocini G, Delfino M. *Arch Dermatol* 1997; 133: 751–73.

用钝针或缝纫针将疥螨挑出并置于载玻片上。另一种方法是用小刀片小心刮擦隧道，把角质层部分放到载玻片上然后浸油。皮肤活检通常是启发性的，尤其是意外发现疥螨的时候。

"Wake sign": an important clue for the diagnosis of scabies. Yoshizumi J, Harada T. *Clin Exp Dermatol* 2009; 34: 711–4.

这里所说的"尾迹征"指的是疥疮洞穴边缘可看到的痕迹，它让人想起一个物体（比如轮船）在水中移动时在水面留下的"尾迹"。

The burrow ink test and the scabies mite. Woodley D, Saurat JH. *J Am Acad Dermatol* 1981; 4: 715–22.

可以使用钢笔（如果没有的话，可以用毡尖笔／外科记号笔）来进行"洞穴墨水测试"。将一滴墨水小心地涂在可疑的洞穴上，静置 1 分钟左右，然后用异丙醇棉签擦拭。如果存在洞穴，则毛细作用将导致墨水进入洞穴中，并留下一条摇摆的线条。

实验室检查通常会显示外周血中嗜酸性粒细胞轻度增多。血清学检查将来可能会变得更加准确，可以用在某些特定病例中。

A diagnostic test for scabies: IgE specificity for a recombinant allergen of Sarcoptes scabiei. Jayaraj R, Hales B, Viberg L, Pizzuto S, Holt D, Rolland JM, et al. *Diagn Microbiol Infect Dis* 2011; 71: 403–7.

在这项研究中，研究者对 140 份来自当前感染和未感染（对照组）受试者的血浆样本中的一种主要疥疮抗原的特异性 IgE 抗体进行了测定。结果显示 100% 的敏感性和 93.75% 的特异性。

一线治疗	
• 5% 扑灭司林乳膏	A
• 口服伊维菌素	A

Interventions for treating scabies. Strong M, Johnstone PW. *Cochrane Database Syst Rev* 2007; 3: CD000320.

2010 年对研究内容进行了新的搜索，但结论没有改变。作者纳入了 22 个小型试验（其中 19 个来自资源贫乏的国家），共有 2 676 例患者。草药或传统药物试验没有被纳入。扑灭司林被认为是最有效的局部治疗疥疮药物，伊维菌素是一种有效的口服治疗药物。

Scabies. Johnstone PW, Strong M. *BMJ Clin Evid* 2014; 12: 1707.

在这篇最近的证据综述中，Cochrane 综述的作者们评价扑灭司林是"有益的"，克罗米通和口服伊维菌素类是"可能有益的"，苯甲酸苄酯、马拉硫磷和硫化合物"有效性未知"。

Topical permethrin and oral ivermectin in the management of scabies: a prospective, randomized, double blind controlled study. Sharma R, Singla A. *Indian J Dermatol Venereol Leprol* 2011; 77: 581–6.

来自印度德里的这项研究包括 120 例疥疮患者。4 周时，5% 扑灭司林乳膏局部外用或单剂量伊维菌素（剂量为 200μg/kg）或"按照周间隔加倍剂量重复方案"治疗的患者，治愈率（定义为病变计数、瘙痒和镜检阴性改善 >50%）约为 90%。

The efficacy of oral ivermectin vs. sulfur 10% ointment for the treatment of scabies. Alipour H, Goldust M. *Ann Parasitol* 2015; 61: 79–84.

伊朗的这项随机研究比较了 420 名患者单剂量口服伊维菌素（200μg/kg）和连续 3 日使用 10% 硫软膏的差异。在第 2 周和 4 周时进行疗效评估。如果在 2 周时治疗失败，则重复治疗。单剂量口服伊维菌素治疗 2 周时治愈率为 61.9%，重复治疗后 4 周时治愈率为 78.5%。在 2 周的随访中，有 45.2% 的患者使用 10% 硫软膏治疗有效，重复治疗后 4 周的随访中，有效率提高到 59.5%。

Tratamiento de la escabiasis con ivermectina por via oral. Macotela-Ruiz E, Pena-Gonzalez G. *Gac Med Mex* 1993; 129: 201–5.

该随机研究比较了 55 例临床诊断为疥疮的患者，单剂量口服 200μg/kg 伊维菌素及安慰剂的疗效。7 日后中止研究，因为伊维菌素组的疗效非常显著，29 例中 23 例治愈，而对照组 26 例仅 4 例治愈。

A comparative trial of oral ivermectin and topical permethrin in the treatment of scabies. Usha V, Gopalakrishnan Nair TV. *J Am Acad Dermatol* 2000; 42: 236–40.

在这项对 88 名疥疮患者的研究中，扑灭司林在 2 周时治愈效果更好。

Safety of and compliance with community-based ivermectin therapy. Pacque M, Munoz B, Greene BM, White AT, Dukuly Z, Taylor HR. *Lancet* 1990; 335: 1377–80.

Adverse reactions after large-scale treatment of onchocerciasis with ivermectin: combined results from eight community trials. De Sole G, Remme J, Awadzi K, Accorsi S, Alley ES, Ba O, et al. *J WHO* 1989; 67: 707–19.

以上 2 项研究中，即使重复治疗，伊维菌素的耐受性都非常好。

Deaths associated with ivermectin treatment of scabies. Barkwell R, Shields S. *Lancet* 1997; 349: 1144–5.

这是伊维菌素唯一的"美中不足"：作者报道了一个机构中 47 例有精神疾病的老年疥疮患者，接受单剂量口服 150~200μg/kg 伊维菌素治疗，所有患者早期使用多次林旦和克罗米通治疗失败。所有患者均被治愈，但在接下来的 6 个月内，15 例患者死于多种原因，而同一地区的相匹配的正常人群仅 5 人死亡。许多患者正在口服其他药物，这增加了药物之间相互作用的可能性。身体虚弱的患者更容易感染疥疮，这也可能是伊维菌素治疗的这些患者死亡率增加的原因之一。

Difficult-to-treat scabies: oral ivermectin. National Institute for Health and Care Excellence. March 2014; nice. org. uk/guidance/esuom29.

口服伊维菌素治疗疥疮的随机对照试验显示副作用轻微（包括短暂瘙痒恶化）或无不良事件报告。

二线治疗	
• 克罗米通	A
• 外用伊维菌素	B
• 0.5% 马拉硫磷洗剂	B
• 苯甲酸苄酯	B
• 硫软膏	B

Comparison of oral ivermectin versus crotamiton 10% cream in the treatment of scabies. Goldust M, Rezaee E, Raghifar R. *Cutan Ocul Toxicol* 2014; 33: 333–6.

伊朗的这项随机研究比较了 320 名患者单剂量口服伊维菌素（200μg/kg）每日 2 次，与连续 5 日使用 10% 克罗米通乳膏的差异。在第 2 周和 4 周进行疗效评估。如果在治疗失败，则重复治疗。单剂量口服伊维菌素治疗 2 周时治愈率为 62.5%，重复治疗后 4 周时治愈率为 87.5%。在 2 周的随访中，有 46.8% 的患者使用 10% 克罗米通治疗有

效，重复治疗后 4 周的随访中，有效率提高到 62.5%。

Comparison of crotamiton 10% cream (Eurax) and permethrin 5% cream (Elimite) for the treatment of scabies in children. Taplin D, Meinking TL, Chen JA, Sanchez R. *Pediatr Dermatol* 1990; 7: 67–73.

这项双盲随机研究比较了这些药物在 2 个月 ~5 岁儿童中的作用。只外用 1 次药物后过夜。扑灭司林治疗 2 周（30% vs. 13%）和 4 周（89% vs. 60%）时的治愈率优于克罗米通。

A family based study on the treatment of scabies with benzyl benzoate and sulfur ointment. Gulati PV, Singh KP. *Indian J Dermatol Venereol Leprol* 1978; 44: 269–73.

158 名临床确诊的患者被随机分配外用 25% 苯甲酸苄酯乳剂或 5% 硫软膏治疗疥疮。24 小时内至少进行 3 次治疗。硫软膏似乎更有效一些。

Treatment of scabies using 8% and 10% topical sulfur ointment in different regimens of application. Sharquie KE, Al-Rawi JR, Noaimi AA, Al-Hassany HM. *J Drugs Dermatol* 2012; 11: 357–64.

这项来自伊拉克的单盲研究包括 97 例疥疮患者。经过 3 日治疗（例如每 24 小时洗掉并重复用药），90% 以上的患者治疗效果良好。仅 1 次治疗的效果要差得多，但副作用更少（刺激性皮炎、轻微的烧灼感）。

Ivermectin versus benzyl benzoate applied once or twice to treat human scabies in Dakar, Senegal: a randomized controlled trial. Fatimata LY, Caumes E, Ndaw CAT, Ndiaye B, Mahe A. *Bull WHO* 2009; 87: 424–30.

在这项研究中，除结痂性疥疮外，局部外用 12.5% 苯甲酸苄酯比口服伊维菌素治疗疥疮感染更有效。

Comparison of ivermectin and benzyl benzoate for treatment of scabies. Glaziou P, Cartel JL, Alzieu P, Briot C, Moulia-Pelat JP, Martin PM. *Trop Med Parasitol* 1993; 44: 331–2.

法属波利尼西亚的一项随机研究比较了单剂量口服 100μg/kg 伊维菌素与在颈部以下外用 10% 苯甲酸苄酯洗剂并且 12 小时后重复外用，两者都同样有效。

Treatment of scabies: topical ivermectin vs. permethrin 2.5% cream. Goldust M, Rezaee E, Raghifar R, Hemayat S. *Ann Parasitol* 2013; 59: 79–84.

伊朗的另一个研究把 380 名患者随机分为两组，一组外用 1% 伊维菌素乳膏，另一组外用 2.5% 扑灭司林。每组每周外用 2 次，如果治疗失败，则 2 周时重复治疗。伊维菌

素治疗 2 周时治愈率为 63.1%，重复治疗后 4 周时治愈率为 84.2%。在 2 周的随访中，有 65.8% 的患者使用 2.5% 扑灭司林治疗有效，4 周的随访中，有效率提高到 89.5%。

***Sarcoptes scabiei* infestation treated with malathion liquid.** Hanna NF, Clay JC, Harris JRW. *Br J Venereol Dis* 1978; 54: 354.

在 30 位患者中外用 0.5% 马拉硫磷液体的一项非对照研究，4 周时治愈率达 83%。

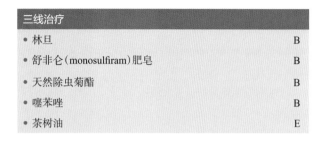

三线治疗	
• 林旦	B
• 舒非仑（monosulfiram）肥皂	B
• 天然除虫菊酯	B
• 噻苯唑	B
• 茶树油	E

Control of scabies by use of soap impregnated with"Tetmosol." Gordon RM, Davey TH, Unsworth K, Hellier FF, Parry SC, Alexander JR. *Br Med J* 1944; 2: 803–6.

每日用 20% Tetmosol（舒非仑）肥皂洗澡，连续 6 日，6 例患者全部治愈。隔日洗澡 1 次，共 3 次，110 例患者中 88 例治愈，复发率为 20%。作者推测战时英国的限制因素是缺乏热水洗澡。

Topically applied thiabendazole in the treatment of scabies. Hernandez-Perez E. *Arch Dermatol* 1976; 112: 1400–1.

用 10% 噻苯唑混悬液治疗 40 例患者，80% 的患者获得了"满意的疗效"。

Efficacy and tolerability of natural synergised pyrethrins in a new thermolabile foam formulation in topical treatment of scabies: a prospective randomized, investigator-blinded, comparative trial vs. permethrin cream. Amerio P, Capizzi R, Milan M. *Eur J Dermatol* 2003; 13: 69–71.

该试验包括 40 名患者，研究结论认为除虫菊酯泡沫与扑灭司林"至少一样有效"。

Efficacy and tolerability of a new synergized pyrethrins thermophobic foam in comparison with benzyl benzoate in the treatment of scabies in convicts: the ISAC study. Biele M, Campori G, Colombo R, De Giorgio G, Frascione P, Sali R, et al; ISAC Investigator Group. *J Eur Acad Dermatol Venereol* 2006; 20: 717–20.

在这项多中心、随机、研究者盲法试验中，连续 3 日以上使用除虫菊酯和连续 5 日以上使用苯甲酸苄酯在 4 周时

的治愈率均超过 90%，但除虫菊酯泡沫的耐受性更好。

Therapeutic potential of tea tree oil for scabies. Thomas J, Carson CF, Peterson GM, Walton SF, Hammer KA, Naunton M, et al. *Am J Trop Med Hyg* 2016; 94: 258–66.

面对伊维菌素和扑灭司林出现的耐药性，需要成本效益高、安全的新治疗方法。茶树油已显示出一些有希望的效果，但进行随机对照研究是必要的。

Efficacy and safety of a lindane 1% treatment regimen for scabies, confirmed by dermoscopy-guided skin scraping with microscopic examination. Park SE, Her Y, Kim SS, Kim CW. *Clin Exp Dermatol* 2015; 40: 611–6.

来自韩国首尔的这项回顾性研究评估了 1% 林旦乳膏治疗显微镜下确诊的 50 例疥疮患者的疗效。1% 林旦乳膏外用，每周 2 次。1 周后疗效累计 40%，2 周后为 88%，3 周后为 98%。

Comparison of oral ivermectin vs. lindane lotion 1% for the treatment of scabies. Mohebbipour A, Saleh P, Goldust M, Amirnia M, Zadeh YJ, Mohamad RM, et al. *Clin Exp Dermatol* 2013; 38: 719–23.

这项来自伊朗 148 名患者的研究中，单剂量口服伊维菌素比外用 2 次 1% 林旦洗剂间隔 1 周在 2 周后更有效（61% vs. 47%）。如果 2 周时仍有感染迹象则重复治疗，伊维菌素比 1% 林旦洗剂的疗效更好（89% vs. 73%）。

Treatment of scabies: comparison of lindane 1% vs. permethrin 5%. Rezaee E, Goldust M, Alipour H. *Skinmed* 2015; 13: 283–6.

扑灭司林疗效显著。

Lindane toxicity: a comprehensive review of the medical literature. Nolan K, Kamrath J, Levitt J. *Pediatr Rev* 2012; 29: 141–6.

这篇综述描述了 67 例与使用林旦相关的不良反应和死亡案例，其中甚至按照说明书使用也造成了 43% 的"严重不良反应"。

Treatment of crusted scabies with acitretin. Veraldi S, Nazzaro G, Serini SM. *Br J of Dermatol* 2015; 173: 862–3.

2 例结痂性疥疮患者每日口服 30mg 阿维 A 和外用 15% 甘油乳膏，达到"6 周后完全缓解"。

（徐宏俊 译，张建中 校）

第224章 硬肿病

原作者 Amy E.Flischel, Stephen E.Helms, Robert T.Brodell.

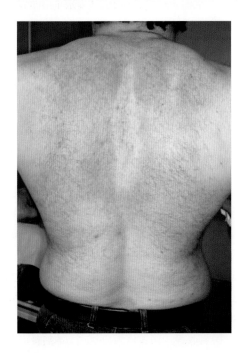

硬肿病（Scleredema），又称成人硬肿病或Buschke硬肿病，是一种结缔组织疾病，以胶原蛋白和糖胺聚糖增加继发出现皮肤进行性对称性硬结和增厚。临床上，硬肿病最常累及颈后、肩膀、躯干、面部和上臂。有三种临床分型：Ⅰ型，感染后，占病例的55%，这一型通常在6个月~2年内自然消退；Ⅱ型，与恶性肿瘤相关，占25%，包括副蛋白血症和单克隆丙种球蛋白病伴或不伴有多发性骨髓瘤；Ⅲ型，糖尿病相关硬肿病，占20%，和胰岛素依赖性糖尿病控制不佳且持续存在有关。

治疗策略

硬肿病治疗困难且疗效不佳。然而，有基于病例分析的数据表明一些治疗方法有效。很多情况下，和患者开诚布公讨论治疗局限性、成本和副作用将导致患者拒绝治疗。该情况特别出现在感染后硬肿病患者中，这种情况不经治疗可自行消退。当然，在确定特定病因后，例如链球菌性咽炎，应给予适当的抗生素治疗，尽管没有证据表明抗生素可以改变这种自限性硬肿病的皮损清除率。在伴发糖尿病和单克隆丙种球蛋白血症的硬肿病患者中，疾病进展可导致不适，皮损增厚难看，甚至发生系统性并发症，例如限制性肺功能障碍，继发于舌肿胀的吞咽困难和心律不齐。这些情况下，患者会要求治疗。

沐浴或外用补骨脂素光化学疗法（PUVA）法被推荐为中度患者的首要疗法。最近，窄谱UVB和UVA1被证实中等有效。电子束治疗被推荐用于重度患者，特别是伴有限制性肺功能障碍的患者。替代疗法包括环孢素、别嘌醇、他莫昔芬和大剂量青霉素。抗糖尿病治疗对糖尿病相关硬肿病的进展无效，已发现控制血糖与硬肿病发展无关。

特殊检查
• 快速血糖、糖耐量、糖化血红蛋白
• 血清蛋白电泳、免疫电泳
• 抗链球菌溶血素O，细菌培养，C反应蛋白（C-reactive protein，CRP），红细胞沉降率（erythrocyte sedimentation rate，ESR）

Scleredema adultorum due to streptococcal infection. Alp H, Orbak Z, Aktas A. *Pediatr Int* 2003; 45: 101–3.

65%~95%病例中，硬肿病发生于急性发热性疾病发作后几日至6周内。在这些感染中，58%是链球菌感染所致。这些感染可能表现为扁桃体炎、咽炎、猩红热、丹毒、淋巴管炎、肺炎、中耳炎、脓皮病、脓疱疮或风湿热。适当的检查可以快速确定与硬肿病相关的潜在感染。

Monoclonal gammopathy in scleredema: observations in three cases. Kovary PM, Vakilzadeh F, Macher E, Zaun H, Merk H, Goerz G. *Arch Dermatol* 1981; 117: 536–9.

随后的很多报道也证实此种关联。皮肤表现经常先于丙种球蛋白病的发展。

Scleredema associated with carcinoma of the gall bladder. Manchanda Y, Das S, Sharma VK, Srivastava DN. *Br J Dermatol* 2005; 152: 1373–4.

硬肿病和各种内脏恶性肿瘤相关。当有临床提示时，排查内脏恶性肿瘤是合理的。

一线治疗	
• 寻找和治疗潜在疾病	D
• 保守治疗	D

Scleredema: a review of 33 cases. Venencie PY, Powell FC, Su D, Perry HO. *J Am Acad Dermatol* 1984; 11: 128–34.

系统使用皮质类固醇、甲氨蝶呤和D-青霉胺证实对疾病进程无效。糖尿病及非糖尿病患者均纳入研究，尽管两组中均有患者伴有吞咽困难及心电图改变等轻度合并症，作者强调硬肿病整体是一种轻症疾病，对整体健康影响小。

Scleredema adultorum. Not always a benign self-limited disease. Curtis AC, Shulak BM. *Arch Dermatol* 1965; 92: 526–41.

回顾了 223 名硬肿病患者，发现 25% 患者的症状持续了 2 年以上。以下手段证明治疗无效：葡萄糖酸钙、雌二醇、发热、热水澡、透明质酸酶、烟酸、卵巢提取物、对氨基苯甲酸酯、青霉素、垂体提取物、皮质类固醇、甲状腺激素和维生素 D。

Fulminans in dermatology: a call to action: a recommendation for consideration of the term scleredema fulminans. Sommer LL, Heymann WR. *J Clin Aesthet Dermatol* 2014; 7: 42–5.

1 名 43 岁男子感染 HIV 病毒 11 年，突发颈部、肩膀和后背水肿 3 个月，皮疹出现在他被诊断为 2 型糖尿病不久后。尽管通常认为硬肿病为慢性疾病，本病例表明在一些患者中也可出现急性病程。

二线治疗	
• 窄谱 UVB 光疗	E
• UVA1 光疗	D
• 电子束治疗	E
• 水浴 PUVA 及乳膏 PUVA	E
• 物理治疗	E
• 他莫昔芬	E
• 大剂量青霉素	E
• 环孢素	E
• 体外光化学疗法	E
• 化学疗法（美法仑）	E
• 调频电磁神经刺激	E
• 别嘌醇	E
• 静脉注射免疫球蛋白	E

Scleredema adultorum treated with narrow-band ultraviolet B phototherapy. Xiao T, Yang Z, He C, Chen H. *J Dermatol* 2007; 34: 270–2.

1 名 56 岁中国男子接受 NB-UVB 治疗，起始剂量为 0.2J/cm²，每周 3 次，每次增加 25% 剂量。患者治疗 10 次后皮损明显改善，共接受 54 次光疗（照射剂量为 33.8J/cm²）。治疗停止 14 个月后治疗效果仍很明显。NB-UVB 光疗较 PUVA 有一些优势。它光照时间短、治疗后无须戴护目镜、光致癌风险小。未来需要进一步的大规模研究明确 NB-UVB 在硬肿病中的作用。

UVA1 phototherapy for cutaneous diseases: an experience of 92 cases in the United States. Tuchinda C, Kerr H, Taylor C, Jacobe H, Bergamo B, Elmets C, et al. *Photodermatol Photoimmunol Photomed* 2006; 22: 247–53.

6 名硬肿病患者接受 UVA1 治疗（5 名为小剂量，1 名为中剂量）。1 名患者出现多形性日光疹而终止治疗。剩余 5 名患者中 4 名患者皮损得到中度至满意的治疗结果。对于顽固性难治病例，UVA1 光疗可作为一种治疗选择。

Scleredema diabeticorum case series: successful treatment with UV-A1. Kroft EB, de Jong EM. *Arch Dermatol* 2008; 144: 947–8.

3 名患者 UVA1 治疗后有显著改善。2 名患者每节治疗剂量为 35J/cm² 而第 3 名患者治疗剂量为 60J/cm²。

Scleredema treated with broad-band ultraviolet A phototherapy plus colchicine. Yüksek J, Sezer E, Köseoğlu D, Markoç F, Yildiz H. *Photodermatol Photoimmunol Photomed* 2010; 26: 257–60.

1 名 23 岁女性活检确诊硬肿病，她接受低剂量宽谱 UVA 光疗 15J/cm²，每周 3 次共 40 次（总累积剂量 600J/cm²），和秋水仙碱 1 800mg/d 治疗 1 年。组织病理和临床症状均明显改善。作者认为应该进行大样本长期随访研究。

Scleredema of Buschke successfully treated with electron beam therapy. Tamburin LM, Pena JR, Meredith R. *Arch Dermatol* 1998; 134: 419–22.

1 名硬肿病患者伴有胰岛素依赖糖尿病，皮损经过电子束照射每周 2 次治疗 36 日后完全清除。此前曾用外用、皮损内注射系统皮质类固醇激素治疗失败。该患者同时伴有限制性肺功能障碍，被认为是继发于硬肿病的改变，当电子束治疗后肺功能也相应明显地恢复。该疗法适用于重度病情持续且伴有系统合并症的患者。

Electron-beam therapy in scleredema adultorum with associated monoclonal hypergammaglobulinaemia. Angeli-Besson C, Koeppel M, Jacquet P, Andrac L, Sayag J. *Br J Dermatol* 1994; 130: 394–7.

10 轮电子束疗法明显改善了 1 名硬肿病合并 IgAκ 单克隆丙种球蛋白病患者的皮损。XIII 因子和他莫昔芬证明治疗无效。该患者早期对系统皮质类固醇激素治疗有反应，随后她出现治疗抵抗且皮损进行性加重。这时，开始改用电子束疗法。

Paraproteinemia-associated scleredema treated successfully with intravenous immunoglobulin. Eastham AB, Femia

AN, Velez NF, Smith HP, Vleugels RA. *JAMA Dermatol* 2014; 150: 788–9.

1 名 40 多岁的女性确诊硬肿病 2 年,红斑及硬结累及面部、颈部及上肢。她否认近期感染及糖尿病史。该患者肩膀活动明显受限。经过 2 轮每月 1 次的静脉注射免疫球蛋白(IVIG)治疗后,患者症状得到显著改善。

Bath-PUVA therapy in three patients with scleredema adultorum. Hager CM, Sobhi HA, Humzelmann N, Wickenhauser C, Scharenberg R, Krieg T, et al. *J Am Acad Dermatol* 1998; 38: 240–2.

沐浴 PUVA 疗法(中位数 59 次治疗)可出现明显的临床改善。1 名患者无糖尿病或既往感染,另外 2 名患者有糖尿病。硬肿病伴发糖尿病的患者如不治疗皮损,硬肿病则可持续存在。

Cream PUVA therapy for scleredema adultorum. Grundmann-Kollmann M, Ochsendorf F, Zollner TM, Spieth K, Kaufmann R, Podda M. *Br J Dermatol* 2000; 142: 1058–9.

乳霜 PUVA 疗法(中位数 35 次治疗)可明显改善临床症状和皮肤软化,该患者有 10 年硬肿病病史且伴有非胰岛素依赖性糖尿病。乳霜 PUVA 疗法比沐浴 PUVA 更容易操作,可成为硬肿病治疗的重要选择之一。

Ultrasonic massage and physical therapy for scleredema: improving activities of daily living. Bray SM, Varghese S, English JC 3rd. *Arch Dermatol* 2010; 146: 453–4.

1 名 42 岁男子患有糖尿病相关硬肿病经羟氯喹和补骨脂 UVA 治疗未有临床改善。而后开始物理疗法,包括超声波按摩、主动全范围运动练习,以及柔韧性练习,每周 3 次。超声波按摩使用 Dynatron709 系列仪器,参数为 100%、1MHz,以及 1.5W/cm² 每轮 10 分钟。1 年物理治疗后,10 项全范围运动指标中 9 项得到显著改善。

Treatment of scleredema diabeticorum with tamoxifen. Alsaeedi SH, Lee P. *J Rheumatol* 2010; 37: 2636–7.

1 名 61 岁女性患有糖尿病相关硬肿病在甲氨蝶呤和 D-青霉胺治疗失败后,改用他莫昔芬 20mg 每日 2 次治疗。2 个月后,她的症状改善,48 个月后临床证实其背部皮肤变软且肩膀活动性改善。1 名 54 岁女性患有糖尿病相关硬肿病,经他莫昔芬 20mg 每日 2 次治疗后出现类似改善。他莫昔芬抗纤维化作用可有效治疗硬肿病。

Persistent scleredema of Buschke in a diabetic: improvement with high-dose penicillin. Krasagakis K, Hettmannsperger U, Trautmann C, Tebbe B, Garbe C. *Br J Dermatol* 1996; 134: 597–8.

大剂量(每日 3×10^6IU)静脉注射青霉素治疗 7 日可缓解重点硬肿病。除发挥抗生素作用外,青霉素似乎因其抗纤维化作用而起效。这也解释了为何红霉素等其他抗生素治疗无效。

Cyclosporine in scleredema. Mattheou-Vakali G, Ioannides D, Thomas T, Lazaridou E, Tsogas P, Minas A. *J Am Acad Dermatol* 1996; 35: 990–1.

在 2 名患者中应用环孢素每日 5mg/(kg·d)治疗 5 周,完全清除硬肿病皮损。这 2 名患者均为感染后硬肿病,因此患者可能无须治疗症状也可自愈。

Scleredema associated with paraproteinemia treated by extracorporeal photopheresis. Stables GI, Taylor PC, Highet AS. *Br J Dermatol* 2000; 142: 781–3.

当行体外光化学疗法后,皮损得到显著改善。当治疗频率从每月 2 次减为 1 次时,患者病情恶化,提示病情改善是由于治疗作用而非自愈。鉴于硬肿病伴发副球蛋白血症的患者通常病情容易进展,体外光化学疗法在类似患者中应考虑采用。

Beneficial effect of aggressive low-density lipoprotein apheresis in a familial hypercholesterolemic patient with severe diabetic scleredema. Koga N. *Ther Apher* 2001; 5: 506–12.

1 名 59 岁女性患有糖尿病相关硬肿病,给予每周 1 次低密度脂蛋白(low-density lipoprotein,LDL)血分离治疗共 3 年,当她血脂恢复正常后硬肿病症状也明显好转。组织病理学和临床改善同样显著。

Treatment with chemotherapy of scleredema associated with IgA myeloma. Santos-Juanes J, Osuna CG, Iglesias JR, De Quiros JF, del Rio JS. *Int J Dermatol* 2001; 40: 720–1.

1 名 70 岁女性患有 IgA 骨髓瘤和硬肿病,给予口服美法仑和泼尼松治疗 6 个月。在 18 个月后随访时,临床观察发现她硬化紧绷的皮肤变软。类似报道也发现化学疗法治疗骨髓瘤时相关硬肿病也得到改善。

Treatment of acquired reactive perforating collagenosis with allopurinol incidentally improves scleredema diabeticorum. Lee FY, Chiu HY, Chiu HC. *J Am Acad Dermatol* 2011; 65: e115–7.

1 名 51 岁男性患有获得性反应性穿通性胶原病相关糖尿病和上背部超过 20 年的硬肿病。别嘌醇 10mg/d 共治疗 14 个月后,两种病情均有改善。别嘌醇被认为可以通过减少血管氧化应激改善内皮功能。

Successful treatment of poststreptococcal scleredema adultorum Buschke with intravenous immunoglobulins. Aichelburg MC, Loewe R, Schicher N, Sator PG, Karlhofer FM, Stingl G, et al. *Arch Dermatol* 2012; 148: 1126–8.

1 名 38 岁女性患者在出现咽炎 7 周后，上躯干发生 3 周快速进展的硬肿病。当初始青霉素治疗失败后，给予 UVA1 光疗、甲泼尼龙，以及 2g/kg 连续 2 日 IVIG 治疗，每 4 周重复 1 次，共 5 个周期。在第 1 次给药 10 日后显示初步疗效。

Improvement in clinical symptoms of scleredema diabeticorum by frequency-modulated electromagnetic neural stimulation: a case report. Gandolfi A, Pontara A, Di Terlizzi G, Rizzo N, Nicoletti R, Scavini M, et al. *Diabetes Care* 2014; 37: e233–4.

硬肿病合并 1 型糖尿病患者经调频电磁神经刺激（frequency-modulated electromagnetic neural stimulation，FREMS）治疗。经皮电疗法是一种安全有效的常用于糖尿病性神经病的方法。患者共给予 10~15 轮 FREMS 治疗，每 3 个月 1 次，共 15 个月。移动性和日常 Barthel 活动度指数在 2 轮治疗后有初步改善。尽管临床症状改善，组织病理学未见显著改善。

（王　芳　译，张建中　校）

第225章 硬皮病

原作者 Mark J.D.Goodfield，Ian H.Coulson

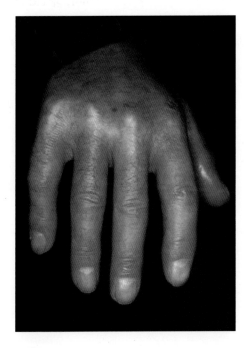

系统性硬化症（systemic sclerosis，SSc），通常称为硬皮病（scleroderma），是一种少见的多系统疾病，以皮肤纤维化、自身抗体产生和血管异常导致内脏疾病为特征。该疾病可影响任何器官系统，特别是胃肠道、肾脏、心脏和肺部。患者的典型表现有皮肤硬化或雷诺现象（raynaud phenomenon，RP）。皮肤的受累程度决定了该病的临床亚型。弥漫皮肤型 SSc（diffuse cutaneous SSc，dcSSc）累及颈部、肘部或膝盖近端皮肤，然而局限皮肤型 SSc（limited cutaneous SSc，lcSSc）多累及末端皮肤。一些作者认为包括一些中间亚型。局限性硬皮病，或称硬斑病，是另外一种疾病。

治疗策略

局限皮肤型和弥漫皮肤型 SSc，具有不同的严重程度和生存率，被认为是截然不同的两种临床亚型。一些作者提出一种介于两亚型之间的中间皮肤亚型，其生存概率也介于两者之间。

在大部分病例中，皮损和雷诺现象发生早于系统受累。面部和手指通常受累，患者表现出典型的皮肤光滑外观，并主诉皮肤逐渐变硬僵化。目前，没有一种治疗对改变疾病进程全部有效，而且尚无针对皮肤的特殊疗法，但干燥皮肤应该每日规律使用润肤剂。外用 0.025%~0.05% 维 A 酸可以改善口周放射纹和面部紧绷。抗组胺药可改善瘙痒。皮

肤钙质沉着可能需要外科切除，而肠外给药或皮损内注射硫代硫酸钠个案有效。

紫外线 A（ultraviolet A，UVA）光疗，补骨脂加紫外线 A（psoralens and ultraviolet A，PUVA），UVA1 被证实可有效改善皮肤厚度。血管扩张剂例如硝苯地平可减少血管痉挛并改善外周血循环。同时，氯沙坦，即血管紧张素 II 受体阻滞剂 I 型，被证实可有效改善雷诺现象发作程度和频率。指端溃疡在 SSc 中常发生，如溃疡继发感染需用抗生素治疗，难治性溃疡可用 PDE-5 阻滞剂如西地那非。内皮素受体阻滞剂如波生坦可改善指端充盈。手掌交感神经切除和指端神经肉毒素注射可能有效。静脉前列腺素类似物如伊洛前列素可改善雷诺现象的程度和频率。低剂量泼尼松龙 20mg/d 和甲氨蝶呤 15~25mg/ 周均证明可减轻皮肤硬度评分。环孢素 3~4mg/（kg·d）可改善皮肤硬结，但对内脏器官无效。该药应谨慎使用，因为 SSc 累及肾脏并不少见。吗替麦考酚酯（0.5~1.5g 每日 2 次）对皮肤和肺部均有改善。环磷酰胺 1~2mg/（kg·d）证实对减轻皮肤评分、阻止肺纤维化进展和其他并发症有效，环磷酰胺冲击治疗可能更加有效且安全。

生物制剂，包括利妥昔单抗、英利西单抗、巴利昔单抗和伊马替尼，均有研究证实有不同程度的治疗效果。干细胞移植试验在进展期 dcSSc 中显示可能疗效，但预后较差，副作用明显，死亡率为 5%，治疗时机的判断取决于显著肾脏、肺部或心脏禁忌证。约有 30% 的 SSc 患者伴发呼吸系统并发症。肺动脉高压（pulmonary hypertension，PAH）也可发生，应通过适当检查，例如右心导管检查等确认。静滴伊洛前列素显示可减轻 PAH。血管紧张素转换酶（angiotensin-converting enzyme，ACE）抑制剂在减轻肾脏并发症方面特别有效，早期治疗可能预防肾脏危象。质子泵抑制剂可有效治疗食道疾病。多巴胺激动剂可改善吞咽困难和反流。间歇性广谱抗生素（例如环丙沙星）治疗可减少细菌过度繁殖和盲袢综合征。近期的随机对照试验发现口服米诺环素和 D- 青霉胺对 SSc 无效。尽管 SSc 的个案死亡率高，但在皮肤、肾脏和肺部并发症治疗方面已取得重大进展。SSc 发病中新鉴定的信号通路和介质及其在组织损伤中的作用可成为选择性治疗靶点。这为新型化合物或已批准药物的新用法治疗策略打开大门。

罕见的晚期发病的老年患者以及抗聚合酶 III 抗体阳性的硬皮病可能是一种副肿瘤现象。

Evidence-based guidelines for the use of immunologic tests: anticentromere, Scl-70, and nucleolar antibodies. Basu D, Reveille JD. *Autoimmunity* 2005; 38: 65–72.

抗 Scl-70 抗体对于鉴别 SSc 患者和健康人群、其他结缔组织病患者和未受累家属非常有用。在 SSc 患者中,抗 Scl-70 抗体阳性可以预测弥漫皮肤累及和纤维化 / 限制性肺疾病风险,尽管后者并非普遍现象。

一旦患者检测抗 Scl-70 抗体阳性或阴性,就没有必要重复检测核定。

Cancer and scleroderma: a paraneoplastic disease with implications for malignancy screening. Shah AA, Casciola-Rosen L. *Curr Opin Rheumatol* 2015; 27: 563–70.

最新研究表明,有硬皮病且 RNA 聚合酶Ⅲ自身抗体阳性的患者,在硬皮病出现数年后,罹患肿瘤的风险增加。编码 RNA 聚合酶Ⅲ(POLR3A)基因的遗传学改变已被证实,患者 POLR3A 体细胞突变被证实通过产生交叉反应性 RNA 聚合酶Ⅲ抗体对突变特异性 T 细胞产生免疫反应。这些数据提示硬皮病是一些患者抗肿瘤免疫反应的副作用。其他流行病学数据表明患者在老龄阶段出现硬皮病可能存在短暂的癌症 - 硬皮病间隔,提示其为副肿瘤疾病。

一线治疗	
• 硝苯地平	A
• 伊洛前列素	A
• ACE 抑制剂	B
• 西地那非	C

Iloprost for the treatment of systemic sclerosis. Hachulla E, Launay D, Hatron P-Y. *Presse Med* 2008; 37: 831–9.

硬皮病患者中前列环素(PGI₂)和血栓素 A₂ 失衡。伊洛前列素是一种稳定的 PGI₂ 类似物,血浆半衰期为 20~30 分钟。静脉注射伊洛前列素可以有效治疗雷诺现象相关硬皮病,减轻发作频率和程度。它同时可有效治疗肢端溃疡。静脉注射伊洛前列素改善硬皮病患者肾脏血管痉挛。序贯静脉注射伊洛前列素对硬皮病自然病程的益处需要进一步研究。

Calcium channel blockers for Raynaud's phenomenon. Thompson AE, Pope JE. *Rheumatology* 2005; 44: 145–50.

钙通道阻滞剂可对雷诺发作频率和程度产生中至高度改善,与安慰剂相比每周平均减少 2.8~5 次发作且发作程度减轻 33%。

Outcome of renal crisis in systemic sclerosis: relation to availability of angiotensin converting enzyme (ACE) inhibitors. Steen VD, Costantino JP, Shapiro AP, Medsger TA Jr. *Ann Intern Med* 1990; 113: 352–7.

SSc 患者出现高血压需要 ACE 抑制剂治疗。用 ACE 抑制剂治疗硬皮病相关肾脏危象可提高生存率和成功摆脱透析。

Prospective, open-label, uncontrolled pilot study to study safety and efficacy of sildenafil in systemic sclerosis-related pulmonary artery hypertension and cutaneous vascular complications. Kumar U, Sankalp G, Sreenivas V, Kaur S, Misra D. *Rheumatol Int* 2013; 33: 1047–52.

一项前瞻、开放性、非对照初步试验研究西地那非在 SSc 患者 PAH、RP、肢端栓塞和溃疡治疗中的安全性和有效性。17 名患者符合美国风湿病学会(American College of Rheumatology,ACR)诊断标准且伴有肺动脉高压被纳入观察。所有患者均给予 25mg 西地那非治疗,每日 3 次共 3 个月。对治疗前、治疗后的平均肺动脉压(mean pulmonary artery pressure,mPAP),6 分钟行走试验,世界卫生组织(World Health Organization,WHO)的呼吸困难分级和雷诺现象程度进行对比观察是否有重大改变。16 名患者经过 3 个月治疗后,6 分钟行走试验、WHO 的呼吸困难分级、雷诺现象程度,以及 mPAP 均显著改善。同时,未发现新出现的指端栓塞或溃疡,现存溃疡可见愈合倾向。西地那非在治疗 SSc 相关 PAH、RP 和指端栓塞 / 溃疡中是一种高效、便宜和安全的替代疗法。

二线治疗	
• 甲氨蝶呤	A
• 环磷酰胺	B
• 泼尼松龙	B
• 氯沙坦	B
• 阿维 A	C
• 秋水仙碱	C
• UVA	C
• 吗替麦考酚酯(mycophenolate mofetil,MMF)	C

Treatment outcome in early diffuse cutaneous systemic sclerosis: the European Scleroderma Observational

Study (ESOS). Herrick AL, Pan X, Peytrignet S, Lunt M, Hesselstrand R, Mouthon L, et al. *Ann Rheum Dis* 2017; 76: 1207–18.

一项针对早期 dcSSc（3年内出现皮肤增厚）患者的前瞻性、观察队列研究长达 2 年。临床医生给入选患者四种治疗方案，包括甲氨蝶呤、吗替麦考酚酯、环磷酰胺和"无免疫抑制剂"。主要观察结果是受试者的改良 Rodnan 皮肤评分（modified Rodnan skin score，mRSS）改变。次要观察结果是治疗逆概率（inverse probability of treatment，IPT）- 加权 Cox 模型，用于检验生存率差异。在 326 名患者中，65 名经甲氨蝶呤、118 名经吗替麦考酚酯、87 名经环磷酰胺、56 名经无免疫抑制剂治疗。报告显示，276 名（84.7%）患者完成 12 个月随访，234 名（71.7%）患者完成 24 个月随访（或完成最终访问日期）。在 12 个月随访时，所有组别患者的 mRSS 评分均显著下降：甲氨蝶呤组评分 –4.0（–5.2～–2.7）、吗替麦考酚酯组 –4.1（–5.3～–2.9）、环磷酰胺组 –3.3（–4.9～–1.7），以及无免疫抑制剂治疗组 –2.2（–4.0～–0.3）（组间差异的 $P=0.346$）。

各组生存率差异在加权前（$P=0.389$）或加权后（$P=0.440$）之间无显著差异，但是无免疫抑制剂组在 24 个月时生存率最低。

Randomized placebo controlled trial of methotrexate in systemic sclerosis. Das SN, Alam MR, Islam N, Rahman MH, Sutradhar SR, Rahman S, et al. *Mymensingh Med J* 2005; 14: 71–4.

在 1/3 的甲氨蝶呤（methotrexate，MTX）治疗的患者中观察到临床改善，而安慰剂组无改善，但这种差异在统计学上不显著。厌食、恶心和偶尔呕吐是 MTX 治疗组常见的副作用，尽管继续治疗该副作用也通常会随时间而消失。

The efficacy of oral cyclophosphamide plus prednisolone in early diffuse systemic sclerosis. Calguneri M, Apras S, Ozbalkan Z, Ertenli I, Kiraz S, Ozturk MA, et al. *Clin Rheumatol* 2003; 22: 289–94.

本研究中 27 名早期弥漫性型 SSc 患者在 1995—1998 年进行了口服环磷酰胺[1~2mg/(kg·d)]加口服泼尼松龙（40mg 隔日 1 次）的治疗。该结果中环磷酰胺的有效性和毒性与 1992—1995 年间经 *D*- 青霉胺治疗的 22 名早期 SSc 患者进行对比。研究发现环磷酰胺治疗组的皮肤评分、最大张嘴幅度、弯曲指数、预测用力肺活量和一氧化碳弥散能力有显著改善。环磷酰胺治疗组的皮肤评分下降早于 *D*- 青霉胺治疗组。

Randomized unblinded trial of cyclophosphamide versus azathioprine in the treatment of systemic sclerosis. Nadashkevich O, Davis P, Fritzler M, Kovalenko W. *Clin Rheumatol* 2006; 25: 205–12.

30 名患者分配至口服环磷酰胺组[2mg/(kg·d) 治疗 12 个月，后给予 1mg/(kg·d) 维持治疗]，30 名患者分配至口服硫唑嘌呤组[2.5mg/(kg·d) 治疗 12 个月，后给予 2mg/(kg·d) 维持治疗]。在最初 6 个月同时给予泼尼松龙治疗，起始剂量为 15mg/d 并在 6 个月中逐渐减量至 0mg。该研究提示环磷酰胺是潜在缓解 SSc 疾病的药物。

Efficacy and safety of intravenous cyclophosphamide pulse therapy with oral prednisolone in the treatment of interstitial lung disease with systemic sclerosis: 4-year follow-up. Tochimoto A, Kawaguchi Y, Hara M, Tateishi M, Fukasawa C, Takagi K, et al. *Mod Rheumatol* 2011; 21: 296–301.

这项开放性研究使用环磷酰胺（$0.49/m^2$）冲击联合口服泼尼松龙治疗，发现该方案可有效阻止肺间质纤维化（和皮肤病），但是疾病复发很普遍，在 13 名患者中有 5 名复发，因此应研究维持治疗方案。

Treatment of early diffuse cutaneous systemic sclerosis patients in Japan by low-dose corticosteroids for skin involvement. Takehara K. *Clin Exp Rheumatol* 2004; 22: S87–9.

23 名早期 dcSSc 患者接受了 20mg/kg 泼尼松治疗，皮肤评分明显降低。

Retinoic acid for treatment of systemic sclerosis and morphea: a literature review. Thomas RM, Worswick S, Aleshin M. *Dermatol Ther* 2017; 30: e12455.

这是一篇关于维 A 酸类药物治疗硬皮病和硬斑病现状的综述。

Losartan therapy for Raynaud's phenomenon and scleroderma: clinical and biochemical findings in a fifteen-week, randomized, parallel-group, controlled trial. Dziadzio M, Denton CP, Smith R, Blann HK, Bowers E, Black CM. *Arthritis Rheum* 1999; 42: 2646–55.

氯沙坦是血管紧张素 II 受体阻滞剂 I 型。该项随机对照研究针对 25 名伴有原发性雷诺患者和 27 名继发于 SSc 的雷诺患者给予氯沙坦（50mg/d）或硝苯地平（40mg/d）治疗。氯沙坦能够有效减少雷诺现象的发作频率和程度。

Therapeutic management of acral manifestations of systemic sclerosis. Meyer MF, Daigeler A, Lehnhardt M, Steinau H-U, Klein HH. *Med Klin* 2007; 102: 209–18.

伴有肢端症状的 SSc 患者由风湿科医生、皮肤科医生、手外科医生、物理治疗师和心理治疗师给出理想的治疗方案。钙通道阻滞剂、哌唑嗪阻断 α 肾上腺素受体，以及前列环素类似物被证实可有效治疗硬皮病相关 RP。氯沙坦（一种血管紧张素 Ⅱ 受体阻滞剂）和氟西汀（一种选择性 5-羟色胺再摄取抑制剂），在初步研究中被证实对 SSc 相关雷诺现象治疗有效。

Long-term evaluation of colchicine in the treatment of scleroderma. Alarcon-Segovia D, Ramos-Niembro F, Ibanez de Kasep G, Alcocer J, Perez-Tamayo R. *J Rheumatol* 1979; 6: 705–12.

在这项早期非对照研究中，19 名 dcSSc 患者用秋水仙碱 10.1mg/ 周治疗随访 19~57 个月。报道显示患者皮肤弹性、张口幅度、手指活动度和吞咽困难均改善。

Different low doses of broad-band UVA in the treatment of morphea and systemic sclerosis. El-Mofty M, Mostafa W, El-Darouty M, Bosseila M, Nada H, Yousef R, et al. *Photodermatol Photoimmunol Photomed* 2004; 20: 148–56.

15 名 SSc 患者接受 20 次 UVA（320~400nm）治疗，临床全部改善。

UVA 耐受性好，由试验证实 UVA1 也可能有利。需要进一步试验确认疗效。

Effect of mycophenolate sodium in scleroderma-related interstitial lung disease. Simeón-Aznar CP, Fonollosa-Plá V, Tolosa-Vilella C, Selva-O'Callaghan A, Solans-Laqué R, Vilardell-Tarrés M. *Clin Rheumatol* 2011; 30: 1393–8.

一项针对 14 名患者的开放研究（剂量为 0.5~1.5g，每日 2 次）显示霉酚酸钠可稳定肺弥散能力。

A prospective open-label study of mycophenolate mofetil for the treatment of diffuse systemic sclerosis. Derk CT, Grace E, Shenin M, Naik M, Schulz S, Xiong W. *Rheumatology (Oxford)* 2009; 48: 1595–9.

15 名 dcSSc 患者在一项开放性研究中使用 MMF 治疗疾病长达 12 个月。这些患者中耐受药物治疗超过 3 个月的患者 mRSS 评分均显著改善，整体严重度评分、外周血管受累和皮肤症状同样改善。肺功能研究显示有改善趋势，但无统计学差异。二维超声心动图测量的 mPAP 未见改变。

三线治疗	
• 体外光化学疗法	B
• 伊马替尼	B
• 环孢素	C
• 利妥昔单抗	C
• 自体非骨髓抑制的造血干细胞移植	C
• 依他西普	D

Systemic Sclerosis Study Group. A randomized, double-blind, placebo-controlled trial of photopheresis in systemic sclerosis. Knobler RM, French LE, Kim Y, Bisaccia E, Graninger W, Nahavandi H, et al. *J Am Acad Dermatol* 2006; 54: 793–9.

这项随机、双盲、安慰剂对照临床试验在美国、加拿大和欧洲的 16 所研究机构进行。由 64 名具有典型临床和组织学发现且病程小于 2 年的硬皮病患者参与，以评估光化学疗法在 SSc 患者中的作用。光化学疗法在最近发病的硬皮病患者中，可显著改善皮肤科和关节症状。

Imatinib mesylate (Gleevec) in the treatment of diffuse cutaneous systemic sclerosis: results of a 1-year, phase Ⅱa, single-arm, open-label clinical trial. Spiera RF, Gordon JK, Mersten JN, Magro CM, Mehta M, Wildman H, et al. *Ann Rheum Dis* 2011; 70: 1003–9.

经 12 个月每日 400mg 伊马替尼治疗后，30 名患者中有 24 名患者改良 Rodnan 皮肤评分改善超过 20%。肺弥散能力未定。遗憾的是，该治疗副作用普遍且常常很严重。

Ciclosporin in systemic sclerosis. Clements PJ, Lachenbruch PA, Sterz M, Danovitch G, Hawkins R, Ippoliti A, et al. *Arthritis Rheum* 1993; 36: 75–83.

环孢素是一种选择性抑制白介素 2（interleukin-2，IL-2）释放的免疫抑制剂，IL-2 在 SSc 患者血清中升高。本项研究显示环孢素可改善皮肤硬结，但对内脏器官无效。

环孢素治疗的肾脏毒性发生率高，限制其在可能发生肾脏危象的 SSc 疾病中的应用。

B cell depletion in diffuse progressive systemic sclerosis: safety, skin score modification and IL-6 modulation in an up to thirty-six months follow-up open-label trial. Bosello S, De Santis M, Lama G, Spanò C, Angelucci C, Tolusso B, et al. *Arthritis Res Ther* 2010; 12: R54.

利妥昔单抗（1g，每 2 周静脉输注 2 次）在 9 名弥漫型 SSc 患者中改善 mRSS 评分中位数为 43.3%。该治疗耐受性好，随访 36 个月后显示安全。有 2 名患者因关节疾病需要重复治疗。

Autologous hematopoietic stem cell transplantation has better outcomes than conventional therapies in patients with rapidly progressive systemic sclerosis. Del Papa N, Onida F, Zaccara E, Saporiti G, Maglione W, Tagliaferri E, et al. *Bone Marrow Transplant* 2017; 52: 53–8.

一项回顾性评估自体造血干细胞移植（autologous hematopoietic stem cell transplantation，AHSCT）在 18 名快速进展期弥漫性皮肤系统性硬化症（rapidly progressive diffuse cutaneous systemic sclerosis, rp-dcSSc) 患者中的疗效,与之对比的是 36 名人口统计学和临床均匹配的患者接受常规治疗。在基线和每 12 个月随访 AHSCT 治疗组和对照组患者共 60 个月中,皮肤受累用改良 Rodnan 皮肤评分(mRSS),肺弥散功能用肺对一氧化碳弥散能力(diffusing capacity of lung for carbon monoxide,DLCO)评价,疾病活动度用欧洲硬皮病研究组(european scleroderma study group,ESSG)评分体系。在 AHSCT 组中,mRSS 评分和 ESSG 评分在治疗 1 年后均大幅减少($P<0.002$),这一结果持续到随访结束。相反,DLCO 值在整个随访期间保持稳定。AHSCT 治疗组的生存率远高于整个对照组($P=0.000\ 5$)。

这项研究证实 AHSCT 在 rp-dcSSc 患者中可有效延长生存期,同样可有效控制皮肤进展和疾病活动,并维持患者肺功能。

Etanercept as treatment for diffuse scleroderma: a pilot study. Ellman MH, McDonald PA, Hayes FA. *Arthritis Rheum* 2000; 43: s392.

该靶向融合蛋白阻断 TNF-α。10 名患者有 4 名患者经依他西普 25mg 每周 2 次皮下注射治疗后,可见皮肤评分改善和指端溃疡愈合。

其他:内脏器官受累

Prostacyclin for pulmonary hypertension in adults. Paramothayan NS, Lasserson TJ, Wells AU, Walters EH. *Cochrane Database Syst Rev* 2005; 2: CD002994.

有证据表明,静脉注射前列环素,除传统治疗外通过滴定法给予可耐受剂量,可带来一些短期益处(长达 12 周治疗),包括运动能力、纽约心脏协会(New York Heart Association, NYHA)功能分级和心肺血流动力学方面。也有一些证据显示患者 NYHA 功能分级越严重,对治疗反应越好。

Review of bosentan in the management of pulmonary arterial hypertension. Gabbay E, Fraser J, McNeil K. *Vasc Health Risk Manage* 2007; 3: 887–900.

波生坦是首个批准的用于 PAH 治疗的内皮素受体阻滞剂。临床研究表明在 PAH 患者中使用波生坦相比于安慰剂可改善运动能力、WHO 功能分级、心肺血流动力、生活

治疗和延缓临床恶化时间。此外,长期随访研究显示,与历史对照相比,波生坦可提高生存率,尽管没有安慰剂对照数据确认该生存益处。

Bosentan therapy for pulmonary arterial hypertension. Rubin LJ, Badesch DB, Barst RJ, Galie N, Black CM, Keogh A, et al. *N Engl J Med* 2002; 346: 896–903.

在这项随机对照试验中,双重内皮素受体阻滞剂波生坦可改善 PAH 患者的运动能力。在分组研究中,SSc 患者伴发 PAH 的运动能力有所提高。

Interstitial lung disease associated with systemic sclerosis: what is the evidence for efficacy of cyclophosphamide?. Berezne A, Valeyre D, Ranque B, Guillevin L, Mouthon L. *Ann NY Acad Sci* 2007; 1110: 271–84.

自 1993 年以来,就有回顾性研究报道口服或静脉给予环磷酰胺有益于 SSc 相关间质性肺炎的治疗,其中一项显示 1 年后肺功能测试得分和 / 或胸部 CT 改善,16 个月时生存率提高。近期两项对照试验被报道。一项为关于硬皮病肺研究的回顾性、随机、安慰剂对照试验,包括 158 名患者,其中 145 名完成至少 6 个月的治疗。口服环磷酰胺治疗组在 1 年后的用力肺活量(初始结果)显著提高($P<0.03$),尽管环磷酰胺作用很小。

Cyclophosphamide is associated with pulmonary function and survival benefit in patients with scleroderma and alveolitis. White B, Moore WC, Wigley FM, Xiai HQ, Wise RA. *Ann Intern Med* 2000; 132: 947–54.

这项回顾性队列研究报道了 103 名 SSc 患者肺部炎症(肺泡炎)用环磷酰胺治疗后肺部功能和生存率均改善。

Renal transplantation in scleroderma. Chang YJ, Spiera H. *Medicine* 1999; 78: 382–5.

一项由器官共享联合网(United Network for Organ Sharing,UNOS)肾科学移植登记处发表的回顾性研究。在 1987—1997 年,86 名 SSc 患者曾行肾移植手术。在 5 年病例随访中,47% 患者仍然存活。肾功能经 ACE 抑制剂治疗无法改善的患者应考虑肾脏移植。

(王 芳 译,张建中 校)

第226章 皮脂腺增生

原作者 Surod Qazaz, John Berth-Jones

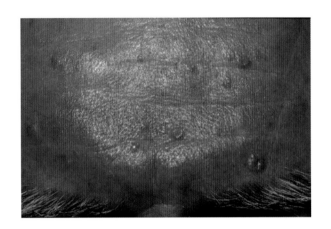

皮脂腺增生（sebaceous hyperplasia）是一种常见的良性疾病。常见于中老年人，但也可发生于任一年龄阶段，甚至出生即有。皮损可为单个或多个，表现为黄色丘疹、质软，中央常有脐凹，大小通常为 1~4mm，主要发生于面部（常见于鼻部、颊部，以及额部）。皮脂腺增生偶可发生于其他部位如胸部、乳晕、口腔，以及生殖器。也有巨大皮损或皮损呈线性或带状排列的报道。免疫功能低下者尤其是移植术后使用环孢素及糖皮质激素的患者更易发生此病。

治疗策略

皮脂腺增生是一种良性疾病，一般不需要治疗，患者常因为影响美观前来治疗。本病需与基底细胞癌、肥大性酒渣鼻、血管纤维瘤、毛发上皮瘤、皮脂腺痣、皮内痣、扁平疣、颜面播散性粟粒性狼疮、汗腺瘤相鉴别。

一线治疗方法常采用烧灼术（电干燥法）或冷冻疗法。在治疗全部皮损前，对 1~2 个皮损采用试验性治疗以评估患者的满意度是非常有帮助的。对于皮损的良性病变，冷冻疗法是温和的，而且使用耳窥镜能帮助保护周围的皮肤。其他的治疗方法包括外科切除、光动力疗法、激光治疗，以及化学剥脱。因为治疗的目的是美容，这些治疗方法有导致瘢痕的风险，治疗前需告知患者。有时也用外科方法治疗皮脂腺增生，其优点是在诊断不明时可行组织学检查。刮削或刮除通常是足够的，既可以行组织病检又可以达到以最小伤口切除皮损的目的。

特殊检查
• 皮脂腺增生是一种临床诊断，通常不需要进行特殊检查

有时需要组织活检，主要是排除基底细胞癌。组织学上可见单个增大的皮脂腺，伴大量发育成熟的皮脂腺小叶，无非典型增生或发育不良。

Alta prevalencia de hiperplasias sebaceas en transplantados renales. Perez-Espana L, Prats I, Sanz A, Mayor M. *Nefrologia* 2003; 23: 179-80.

作者研究了 163 例肾移植患者，其中 26% 患有皮脂腺增生。在使用环孢素的人群中，皮脂腺增生的发生率是最高的。使用其他免疫抑制剂（硫唑嘌呤、吗替麦考酚酯和他克莫司）的患者的皮脂腺增生发生率无显著增加。

一线治疗	
• 保守治疗 / 化妆品遮瑕	E
• 电干燥法 / 烧灼术	C
• 冷冻疗法	E

Surgical pearl: Intralesional electrodesiccation of sebaceous hyperplasia. Bader RS, Scarborough DA. *J Am Acad Dermatol* 2000; 42: 127-8.

作者介绍了一种使用细脱毛针在皮损内行电干燥法的技术。30 余例患者应用了该方法，经 7 个月随访未见复发。

Guidelines of care for cryosurgery. American Academy of Dermatology Committee On Guidelines of Care. *J Am Acad Dermatol* 1994; 31: 648-53.

作者将皮脂腺增生纳入适合冷冻疗法的皮肤疾病中。

二线治疗	
• 手术 / 刮除	E
• 异维 A 酸	B
• 光动力疗法	C
• 外用维 A 酸	E

Successful treatment of ciclosporin-induced sebaceous hyperplasia with oral isotretinoin in two renal transplant recipients. McDonald SK, Goh MS, Chong AH. *Australas J Dermatol* 2011; 52: 227-30.

治疗是有效的且耐受良好。

Presenile diffuse familial sebaceous hyperplasia success-

fully treated with low-dose isotretinoin: a report of two cases and review of the published work. Liu YS, Cheng YP, Liu CI, Yang CY, Yang CY. *J Dermatol* 2016; 43: 1205–8.

有2例早发型泛发性家族性皮脂腺增生患者长期使用低剂量异维A酸(每日0.2mg/kg,累积剂量分别为41mg/kg和64mg/kg),治疗效果佳且无复发。

Sebaceous hyperplasia: systemic treatment with isotretinoin. Tagliolatto S, Santos Neto Ode O, Alchorne MM, Enokihara MY. *An Bras Dermatol* 2015; 90: 211–5.

在一项前瞻性研究中,使用异维A酸治疗了20名患者。每人每日1mg/kg,持续2个月。皮损数量明显减少,且作用持续2年。

Treatment of sebaceous gland hyperplasia by photodynamic therapy with 5-aminolevuinic acid and a blue light source or intense pulsed light source. Gold MH, Bradshaw VL, Boring MM, Bridges TM, Biron JA, Lewis TL. *J Drugs Dermatol* 2004; 3: S6–9.

12例患者随机分组,一组采用外用5-氨基-γ-酮戊酸光动力治疗,另一组采用蓝光或强脉冲激光治疗,共治疗4次,间隔期为1个月。各治疗组的患者手臂皮损数目均减少50%以上,且在12周的随访中未出现复发。

三线治疗	
• 外用氨基酮戊酸加脉冲染料激光	D
• 脉冲染料激光	D
• 二极管激光	D
• 氩激光	E
• 二氧化碳激光	E
• 铒:钇铝石榴石激光	E
• 1 720nm激光	E
• 二氯乙酸	C
• 针孔挤压技术	E

Photodynamic therapy with topical aminolevulenic acid and pulsed dye laser irradiation for sebaceous hyperplasia. Alster TS, Tanzi EL. *J Drugs Dermatol* 2003; 2: 501–4.

10例患者局部使用5-氨基酮戊酸(5-aminolevulinic acid,5-ALA)1小时后,行595nm脉冲染料激光。与未治疗及未使用5-ALA仅行激光治疗的患者相比,5-ALA联合脉冲染料激光的疗效最为理想。在1次治疗后,70%的皮损完全消退,剩余30%皮损在2次治疗后也基本清除。

Elucidating the pulsed-dye laser treatment of sebaceous

hyperplasia in vivo with real-time confocal scanning laser microscopy. Aghassi D, Gonzalez E, Anderson RR, Rajad-hyaksha M, Gonzalez S. *J Am Acid Dermatol* 2000; 43: 49–53.

作者对7例患者的29处皮损进行了脉冲染料激光治疗。其中93%的皮损得到改善,28%的皮损完全消退。无瘢痕产生或色素沉着。但有28%的皮损复发,其中7%的皮损回到原来大小。

Pulsed-dye laser for treatment of sebaceous hyperplasia. Tsai T-H, Chang Y-J. *J Am Acad Dermatol* 2012; 664 (Suppl 1): AB215.

在一项随机、半张脸对照试验中,亚洲患者(3~5型皮肤)接受两种治疗,每隔4周进行1次,其中一侧面部接受长脉冲染料激光治疗(5mm,595nm脉冲染料激光,脉冲持续时间为10毫秒),而另一侧接受短脉冲染料激光(5mm,595nm脉冲染料激光,脉冲持续时间为0.45毫秒)。通量范围为7~10J/cm²。短脉冲比长脉冲染料激光更能明显改善皮脂腺增生,但短脉冲激光治疗后的不良反应包括明显的紫癜,持续约1~2周,而且报道少数病例出现结痂及炎症后色素沉着。经过长脉冲染料激光治疗后,可能会出现持续几日的轻度红斑和肿胀情况,没有紫癜。

Sebaceous hyperplasia treated with a 1450-nm diode laser. No D, McLaren M, Chotzen V, Kilmer SL. *Dermatol Surg* 2004; 30: 382–4.

作者治疗了10例皮脂腺增生患者。绝大多数患者在主观症状及客观症状上均得到改善,几乎无副作用。

A 3 year experience with the argon laser in dermato-therapy. Landthaler M, Haina D, Waidelich W, Braun-Falco O. *J Dermatol Surg Oncol* 1984; 10: 456–61.

作者对477例患者的各种不同皮损采用了氩激光治疗,其中包括皮脂腺增生的皮损。

Sebaceous gland hyperplasia as a side effect of cyclosporin A. Treatment with the CO₂ laser. Walther T, Hohenleutner U, Landthaler M. *Dtsch Med Wochenschr* 1998; 123: 798–800.

文章报道了1例用CO_2激光治疗皮脂腺增生的病例。皮损消退且未留瘢痕。

Controlled cosmetic dermal ablation in the facial region with the erbium: YAG laser. Riedel F, Bergler W, Baker-Schreyer A, Stein E, Hormann K. *HNO* 1999; 47: 101–6.

文章报道了对216例有不同面部皮损的患者使用铒:钇铝石榴石激光治疗,其中皮脂腺增生皮损的治疗效果佳。

Treatment of sebaceous hyperplasia with a novel 1720-nm

laser. Winstanley D, Blalock T, Houghton N, Ross EV. *J Drugs Dermatol* 2012; 11: 1323–6.

4 例患者使用新型 1 720nm 激光治疗,首次治疗采用试验性治疗,随后 2 个全面的治疗疗程,在治疗 3 个月后,皮损几乎全部清除且不留瘢痕。

The treatment of benign sebaceous hyperplasia with the topical application of bichloracetic acid. Posian R, Goslen JB, Brodell RT. *J Dermatol Surg Oncol* 1991; 17: 876–9.

作者对 20 例皮脂腺增生患者的 67 处皮损外用 100% 二氯乙酸治疗 1 次后,66 处皮损得到清除,留有少量瘢痕。

Sebaceous hyperplasia effectively improved by the pinhole technique with squeezing. Jae-Hong K, Hwa-Young P, Won-Soo L, Jin-Soo K. *Ann Dermatol* 2013; 25: 257–8.

作者介绍了一种使用二氧化碳激光在皮损中形成 1mm 针孔,然后使用粉刺提取器挤压皮损的技术。该过程前需要外敷局麻乳膏。治疗后大部分皮损变平。治疗 3 个月后,皮损均无复发。

（匡叶红　译,陈　翔　校）

第227章 脂溢性湿疹

原作者 Anja K.Weidmann，Jason D.L.Williams，Ian Coulson

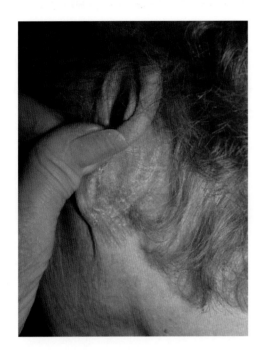

脂溢性湿疹(seborrheic eczema)，也称脂溢性皮炎(seborrheic dermatitis)是一种慢性皮炎，见于3%~10%的成年人，随着年龄增长，发病率逐渐升高。脂溢性湿疹在特发性和精神类药物诱导的帕金森病、HIV感染、AIDS和慢性酗酒者人群中更为常见，在皮肤科专家门诊中的比例高达3.5%。

脂溢性湿疹的体征和症状包括红斑、油腻的鳞屑、瘙痒、灼热感和干燥，典型皮疹的分布主要位于头皮和面部(特别是鼻唇沟、眉毛和耳部)。睑结膜炎可单独发生或与皮损伴随发生。

脂溢性湿疹也可见于3~4个月以下婴儿的尿布区。

尽管该病的病因尚未被完全阐明，但最主要的病因有马拉色菌感染、免疫状态和个体易感性。

治疗策略

脂溢性湿疹是一种慢性复发性皮炎，多种免疫抑制和抗真菌治疗均有效，但都无法完全治愈。

面部的脂溢性湿疹干燥且常伴细薄的鳞屑，因此，洁面产品要避免使用肥皂，代之以温和的清洁产品会有帮助。面部和褶皱部位可单独外用弱效糖皮质激素或者联合使用抗糠秕孢子菌药物，如咪康唑、酮康唑、联苯苄唑、伊曲康唑或奥索拉明。含葡萄糖酸锂或琥珀酸锂的软膏亦有效。

有研究证实了外用钙调神经磷酸酶抑制剂他克莫司和吡美莫司的短期疗效。特比萘芬乳膏和甲硝唑凝胶治疗该病亦有效，短期口服伊曲康唑或特比萘芬可能对一些耐药病例有效。

头皮部位的脂溢性皮炎可以局部外用酮康唑、吡硫翁锌、二硫化硒、糖皮质激素和含焦油成分的洗发水或在头皮使用含丙二醇配方的产品。对伴有明显的角化过度或石棉状糠疹的严重病例，可能需要外用角质剥脱剂，如水杨酸软膏或含有椰油成分的软膏。

特殊检查
• 皮肤镜检查
• 检测HIV感染
• 检测锌水平

新生儿和儿童发生的肠病性肢端皮炎或新生儿一过性锌缺乏，与顽固性脂溢性皮炎表现很相似。成年非肠道进食导致锌缺乏的患者也可有类似皮疹。

脂溢性皮炎可能是HIV感染的标志，应当进行HIV检测。

Dermoscopy can be useful in differentiating scalp psoriasis from seborrhoeic dermatitis. Kim GW, Jung HJ, Ko HC, Kim MB, Lee WJ, Lee SJ, et al. *Br J Dermatol* 2011; 164: 652–6.

头皮部位脂溢性皮炎的皮肤镜特征包括树枝状血管和逗号状血管。

该结果在之后的一些研究中被重复提及。对读者来说，这些皮肤镜下的表现可能对鉴别头皮银屑病有重要价值。

New insights into HIV-1-primary skin disorders. Cedeno-Laurent F, Gömez-Flores M, Mendez N, Ancer-Rodríguez J, Bryant JL, Gaspari AA, et al. *Int AIDS Soc* 2011; 24: 14–5.

本文报道称脂溢性皮炎见于高达40% HIV感染者的病情加重期，如淋巴细胞计数减低。在艾滋病患者中，脂溢性皮炎的发病率可高达80%。

Seborrheic dermatitis in neuroleptic-induced parkinsonism. Binder RL, Jonelis FJ. *Arch Dermatol* 1983; 119: 473–5.

对比42例药物引起的帕金森病住院患者与精神病患

者(对照组)的脂溢性皮炎发生率。结果表明,帕金森病患者的脂溢性皮炎发生率为59.5%,而对照组只有15%。

Cutaneous changes in chronic alcoholics. Rao GS. *Indian J Dermatol Venereol Leprol* 2004; 70: 79–81.

对200名接受戒酒治疗的酗酒患者进行调查,结果表明脂溢性皮炎是第二大常见的皮肤病(占总病例数的11.5%)。

头皮以外的脂溢性皮炎

一线治疗	
• 外用酮康唑	A
• 外用中弱效糖皮质激素	A
• 润肤剂和肥皂替代品	D

Ketoconazole 2% cream versus hydrocortisone 1% cream in the treatment of seborrhoeic dermatitis. A double-blind comparative study. Stratigos JD, Antoniou C, Katsambas A, Böhler K, Fritsch P, Schmölz A, et al. *J Am Acad Dermatol* 1988; 19: 850–3.

在这项双盲研究中,72例患者进行了为期4周的治疗,分别给予2%酮康唑乳膏和1%氢化可的松乳膏,每日1次。结果表明,酮康唑组中所有症状均显著改善的患者比例为80.5%,氢化可的松组为94.4%。两组间的复发率无明显差异。

Topical antifungals for seborrhoeic dermatitis. Okokon EO, Verbeek JH, Ruotsalainen JH, Ojo OO, Bakhoya VN. *Cochrane Database Syst Rev* 2015; 5: CD008138.

该综述共纳入51项研究,共9 052名受试者接受了一系列治疗方法。其中8项试验进行外用2%酮康唑乳膏与安慰剂或赋形剂的对照研究。积极的治疗可以使皮损清除的失败风险降低31%。6项试验对外用酮康唑和外用糖皮质激素进行了比较,两组缓解率相似(RR 1.17,95% CI 0.58~1.64),但酮康唑组的不良反应发生率较糖皮质激素组低44%。受研究持续时间以及各研究之间的异质性影响,数据的质量有一定局限性。

二线治疗	
• 琥珀酸锂/葡萄糖酸锂	A
• 环吡酮胺乳膏	A
• 外用钙神经磷酸酶抑制剂	A
• 外用唑类(咪康唑/克霉唑)	A

Lithium gluconate 8% vs. ketoconazole 2% in the treat-

ment of seborrhoeic dermatitis: a multicenter, randomized study. Dreno B, Chosidow O, Revuz J, Moyse D. *Br J Dermatol* 2003; 148: 1230–6.

这项随机、非劣效研究比较了两组中重度脂溢性皮炎患者的治疗效果。两组患者分别给予8%葡萄糖酸锂每日2次外用,疗程8周,以及2%酮康唑每周2次,治疗4周,后改为每周1次,继续治疗4周。269名患者接受上述治疗,两组患者获得完全缓解的比例分别为52.0%和30.1%。

Randomized, placebo-controlled, double-blind study on clinical efficacy of ciclopirox olamine 1% cream in facial seborrhoeic dermatitis. Dupuy P, Maurette C, Amoric JC, Chosidow O. *Br J Dermatol* 2001; 144: 1033–7.

129例患者被随机分为两组,分别给予1%环吡酮胺乳膏和安慰剂外用,每日2次,治疗28日,随后改为每日1次,继续治疗28日。治疗第8周,环吡酮胺组试验皮损区清除的患者比例为63%,安慰剂组为34%(*P*<0.007)。

An open, randomized, prospective, comparative study of topical pimecrolimus 1% cream and topical ketoconazole 2% cream in the treatment of seborrheic dermatitis. Koc E, Arca E, Kose O, Akar A. *J Dermatolog Treat* 2009; 20: 4–9.

在这项开放性、随机对照研究中,48例患者分为两组,分别给予1%吡美莫司乳膏或2%酮康唑乳膏治疗,每日2次,共6周。治疗12周时,两组患者的临床严重程度评分均显著降低,平均降低86.2%和86.1%(*P*<0.05),治疗前后差异有统计学意义。两组间无统计学差异。

Single-blind, randomized controlled trial evaluating the treatment of facial seborrheic dermatitis with hydrocortisone 1% ointment compared with tacrolimus 0.1% ointment in adults. Papp KA, Papp A, Dahmer B, Clark CS. *J Am Acad Dermatol* 2012; 67: e11–5.

30例患者分两组,皮损区分别给予1%氢化可的松乳膏或0.1%他克莫司软膏外用,每日2次,共12周。两组患者临床严重程度均改善,他克莫司组患者的用药量相对更少。

Proactive treatment of adult facial seborrhoeic dermatitis with 0.1% tacrolimus ointment: randomized, double-blind, vehicle-controlled, multicenter trial. Kim TW, Mun JH, Jwa SW, Song M, Kim HS, Ko HC, et al. *Acta Derm Venereol* 2013; 93: 557–61.

在这项双盲、安慰剂对照试验中,75例患者给予0.1%他克莫司软膏每日2次外用,以维持面部脂溢性皮炎。随后,他们被随机分到0.1%他克莫司软膏每周1次组、每周

证据等级:A 双盲试验　　B 临床试验,研究对象≥20例　　C 临床试验,研究对象<20例　　D 病例分析,研究对象≥5例　　E 个案报道

2 次组和赋形剂每周 2 次组，共治疗 10 周。两个治疗组患者较其基线期相比，红斑、鳞屑及瘙痒程度均显著改善（P<0.001），与对照组相比复发率更低（P<0.005）。

三线治疗	
• 口服特比萘芬	A
• 口服伊曲康唑	B
• 甲硝唑凝胶	B
• 光疗	C
• 过氧化苯甲酰	C
• 外用特比萘芬	C

Oral terbinafine in the treatment of multisite seborrheic dermatitis: a multicenter, double-blind placebo-controlled study. Vena GA, Micala G, Santoianni P, Cassano N, Peruzzi E. *Int J Immunopathol Pharmacol* 2005; 18: 745–53.

174 例脂溢性皮炎患者被随机分为两组，一组给予特比萘芬 250mg 口服，每日 1 次，共 6 周，另一组患者为安慰剂对照组。在非暴露部位皮损达到 50% 改善的患者比例上，特比萘芬组显著高于对照组（70% vs. 45%），特比萘芬组的患者满意度也显著高于对照组（66% vs. 40%）。对于暴露部位皮疹的改善情况，两组间无显著统计学差异。

Efficacy of oral itraconazole in the treatment and relapse prevention of moderate to severe seborrheic dermatitis: a randomized, placebo-controlled trial. Ghodsi SZ, Abbas Z, Abedeni R. *Am J Clin Dermatol* 2015; 16: 431–7.

在这项双盲、安慰剂对照研究中，68 例中重度脂溢性湿疹患者分别给予伊曲康唑 200mg 每日 1 次口服，或安慰剂每日 1 次治疗，共 1 周。随后的每个月前 2 日用药，共 3 个月。与对照组相比，治疗组患者的临床症状改善更为显著（P<0.023），且复发率更低（P=0.003），治疗 2 周、1 个月和 4 个月时的有效率分别为 93.8%、87.5% 和 93.1%。

Metronidazole 0.75% gel vs. ketoconazole 2% cream in the treatment of facial seborrheic dermatitis: a randomized, double blind study. Seckin D, Gurbuz O, Akin O. *J Eur Acad Dermatol Venereol* 2007; 21: 345–50.

60 例面部脂溢性皮炎患者分两组，分别给予 0.75% 甲硝唑凝胶（酮康唑乳膏作为赋形剂）或 2% 酮康唑乳膏（甲硝唑凝胶作为赋形剂），共治疗 4 周。两组患者的临床改善程度约 80%，无统计学差异。

Narrow-band ultraviolet B (TL-01) phototherapy is an effective and safe treatment option for patients with severe seborrhoeic dermatitis. Pirkhammer D, Seeber A, Honigsmann H, Tanew A. *Br J Dermatol* 2000; 143: 964–8.

18 例患者给予每周 3 次光疗，直到皮疹完全清除或到达治疗终点 8 周。6 例患者皮疹完全消退，12 例患者皮疹显著改善。

Benzoyl peroxide in seborrheic dermatitis. Bonnetblanc JM, Bernard P. *Arch Dermatol* 1986; 122: 752.

30 例患者给予 2.5% 过氧化苯甲酰外用 1 周，结果 28 例好转。但停药后 2~12 周内，所有患者皮疹均复发。

Efficiency of terbinafine 1% cream in comparison with ketoconazole 2% cream and placebo in patients with facial seborrheic dermatitis. Azimi H, Golforoushan F, Jaberian M, Talghini S, Goldust M. *J Dermatolog Treat* 2013 [Epub ahead of print].

90 例患者被随机分为三组，分别给予 1% 特比萘芬乳膏、2% 酮康唑乳膏和赋形剂外用，每日 2 次，共治疗 4 周。与对照组相比，两个治疗组的临床严重程度评分均有显著改善（P=0.003）。两治疗组间无显著的统计学差异（P>0.05）。

头皮区的脂溢性皮炎

一线治疗	
• 酮康唑洗发水	A
• 环吡酮胺洗发水	A
• 吡硫翁锌洗发水	A

Topical antiinflammatory agents for seborrhoeic dermatitis of the face or scalp. Kastarinen H, Oksanen T, Okokon EO, Kiviniemi VV, Airola K, Jyrkkä J, et al. *Cochrane Database Syst Rev* 2014; 5: CD009446.

Successful treatment and prophylaxis of scalp seborrhoeic dermatitis and dandruff with 2% ketoconazole shampoo: results of a multicentre, double-blind, placebo-controlled trial. Peter RU, Richarz-Barthauer U. *Br J Dermatol* 1995; 132: 441–5.

575 例中重度头皮部位脂溢性皮炎和头皮屑患者给予 2% 酮康唑洗发水外用，每周 2 次，治疗 2 个月，88% 的患者皮疹消退。312 例治疗有效者再次随机分组，分别给予酮康唑洗发水或安慰剂治疗，每周 1 次。结果显示，预防性应用酮康唑治疗组 6 个月后更少复发（47% vs. 19%）。

Treatment and prophylaxis of seborrheic dermatitis of the scalp with antipityrosporal 1% ciclopirox shampoo. Shuster S, Meynadier J, Kerl H, Nolting S. *Arch Dermatol* 2005; 141: 47–52.

在这项双盲、赋形剂对照试验中，949 例患者分别给予 1% 环吡酮胺洗发水每周 2 次、每周 1 次或赋形剂外用，治疗 4 周。治疗有效者被再次随机分成三组，分别采用上述之一的疗法，以进一步维持治疗效果，此过程共 12 周。治疗第 4 周时，两组接受环吡酮胺治疗的患者与安慰剂组相比，均有显著改善（有效率分别为 57.9% vs. 45.4% vs. 31.6%）。维持期治疗组的复发率也显著低于安慰剂组（14.9% vs. 22.1% vs. 35.5%）。

A multicenter randomized trial of ketoconazole 2% and zinc pyrithione 1% shampoos in severe dandruff and seborrheic dermatitis. Piérard-Franchimont C, Goffin V, Decroix J, Piérard GE. *Skin Pharmacol Appl Skin Physiol* 2002; 15: 434–41.

在这项为期 4 周的开放性随机试验中，331 名头皮部位脂溢性皮炎或头皮屑患者被随机分为两组，分别给予 2% 酮康唑洗发水每周 2 次，1% 吡硫翁锌洗发水每周至少 2 次。两组患者的头皮屑严重程度均较前减轻，改善率分别为 73% 和 61%。

二线治疗	
• 丙二醇洗液	A
• 强效 / 超强效外用糖皮质激素	A
• 咪康唑	A
• 二硫化硒洗发水	C

Propylene glycol in the treatment of seborrheic dermatitis of the scalp: a double-blind study. Faergemann J. *Cutis* 1988; 42: 69–71.

在这项双盲、对照试验中，39 例头皮部位脂溢性皮炎患者分别给予含 15% 丙二醇的洗发剂（50% 的乙醇和 35% 的水为基质）或只含赋形剂的洗发剂治疗。结果显示丙二醇组 89% 患者痊愈，而对照组只有 32%。

A randomized, double-blind, placebo-controlled trial of ketoconazole 2% shampoo versus selenium sulfide 2.5% shampoo in the treatment of moderate to severe dandruff. Danby FW, Maddin WS, Margeson LJ, Rosenthal D. *J Am Acad Dermatol* 1993; 29: 1008–12.

236 名患者参与了本项研究。结果显示两组含药物洗发水在控制鳞屑和瘙痒方面均优于安慰剂组，差异具有统计学意义，酮康唑洗发水比二硫化硒洗发水更佳。

Seborrhoeic dermatitis and *Pityrosporum orbiculare*: treatment of seborrhoeic dermatitis of the scalp with miconazole-hydrocortisone (Daktacort), miconazole and hydrocortisone. Faergemann J. *Br J Dermatol* 1986; 114: 695–700.

这是一项双盲、随机、对照研究，70 名患者分别被给予

2% 咪康唑 -1% 氢化可的松复合制剂、2% 咪康唑或 1% 氢化可的松外用，每日 1 次，共治疗 3 周。药物溶入 60% 的酒精、10% 的丙二醇和纯水制备的溶液中。3 周后，治疗有效者进入维持治疗，使用同样的药物继续治疗 3 周。治疗无效者继续每日用药。三组患者的微生物培养均有所减少，临床改善率分别为 82.6%、65.2% 和 29.1%。

Multicenter, double-blind, parallel group study investigating the noninferiority of efficacy and safety of a 2% miconazole nitrate shampoo in comparison with a 2% ketoconazole shampoo in the treatment of seborrheic dermatitis of the scalp. Buechner SA. *J Dermatolog Treat* 2014; 25: 226–31.

在这项多中心、随机、双盲、平行对照研究中，274 例患者分别给予 2% 的硝酸咪康唑洗发水或 2% 的酮康唑洗发水外用，每周 2 次，共 4 周。结果显示，咪康唑组疗效不差于酮康唑组。

Efficacy of betamethasone valerate 0.1% thermophobic foam in seborrhoeic dermatitis of the scalp: an open-label, multicenter, prospective trial on 180 patients. Milani M, Antonio Di Molfetta S, Gramazio R, Fiorella C, Frisario C, Fuzio E, et al. *Curr Med Res Opin* 2003; 19: 342–5.

在这项开放性研究中，180 例患者给予 0.1%17- 戊酸倍他米松泡沫剂 2g 外用，每日 1 次，治疗 15 日，随后的 15 日改为隔日 1 次。治疗 4 周时，患者临床改善显著，治疗前后有统计学差异。85% 的患者倾向于选择倍他米松泡沫剂代替之前的治疗。

Efficacious and safe management of moderate to severe scalp seborrhoeic dermatitis using clobetasol propionate shampoo 0.05% combined with ketoconazole shampoo 2%: a randomized, controlled study. Ortonne JP, Nikkels AF, Reich K, Ponce Olivera RM, Lee JH, Kerrouche N, et al. *Br J Dermatol* 2011; 165: 171–6.

这项调查者盲的随机对照试验包含四组：2% 酮康唑洗发水每周 2 次、0.05% 丙酸氯倍他索洗发水每周 2 次、酮康唑与丙酸氯倍他索每周 2 次交替使用，以及酮康唑每周 4 次与丙酸氯倍他索每周 2 次交替使用，治疗共 4 周。随后，所有患者接受酮康唑每周 1 次的维持治疗期，共 4 周，以及 4 周的随访期。在被纳入的所有 326 例患者中，四组患者均表现出临床改善。所有包含丙酸氯倍他索的治疗组比单用酮康唑组有效率更高。其中，丙酸氯倍他索和酮康唑每周 2 次交替使用组是最有效的。

作者强调了强效和超强效激素可能不适合用于长期治疗。

（刘 萍 译，张建中 校）

第228章　脂溢性角化病

原作者　Richard J Motley

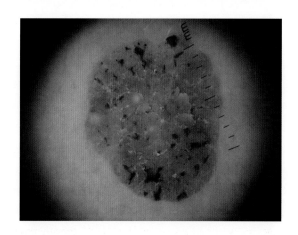

脂溢性角化病（seborrheic keratosis）是一种良性、外生性、疣状、轻度色素沉着的皮肤肿瘤，发病率随年龄增加，皮损颜色从淡灰色到棕黑色，全身均可发病，但主要好发于躯干部位。本病常影响美容，偶尔可与其他皮肤病混淆。本病有多种变异型，将在下文中介绍。在生殖器部位诊断脂溢性角化病时需注意，因为生殖器疣的临床表现与其相似，在诊断时应首先考虑生殖器疣。

治疗策略

许多患者因担心脂溢性角化是否转变为黑素瘤而就诊，医生应尽最大的努力使患者放心。皮损偶尔会在受到刺激后出现红斑、结痂和瘙痒，从而外观上可能会与鳞状细胞癌的皮损相似。如果脂溢性角化皮损近期出现明显改变，如出现多种颜色、面积迅速增大或出血，则提示应考虑其他诊断，因为黑素细胞痣甚至黑素瘤偶尔可表现为脂溢性角化病样皮损。

治疗脂溢性角化病的方法有多种，患者和医生可根据不同的情况选择不同的方法。手术切除虽然有效，但不常用。除非皮损是高度可疑的恶性黑素瘤。如果诊断可疑，应进行组织学活检，宜采用剔除、切线活检术或锐性刮除术。钝性刮除术获得的组织标本不适合组织病理检查。电干燥法和烧灼可先行以有效软化皮损，使其从真表皮交界处分离，随后可用纱布将其擦去。电干燥法也可在剔除后应用，以去除残余组织。所有的治疗方法都是为了去除皮损而不影响其下的皮肤组织。

使用液氮喷雾冷冻治疗是另一种替代疗法。将液氮喷雾到皮损表面直到结冰，持续5~10秒。冷冻可减轻疼痛感，因而不需要局部麻醉，这是其治疗多发性皮损的优势。1~2日后，皮损出现水疱并逐步结痂至脱落，创面常有较多

渗出，需要患者每日清洗，需数日方可愈合。总之，冷冻疗法恢复期长，创面愈合较刮除术和烧灼术慢，治疗后可出现色素减退，因此不建议用于黑色人种。

脂溢性角化病变异型

老年性或"日光性"雀斑样痣被认为是脂溢性角化病的扁平变异型，有时称为老年斑或肝斑，这些小的色素性丘疹或斑块常见于光暴露部位，如面部和手背。皮损表面呈天鹅绒样纹理，尤其是从切线观察，提示本病不是真正的雀斑样痣，而是浅表的脂溢性角化病。这些皮损易于治疗，外用维A酸乳膏有效。其他疗法包括外用具有轻度腐蚀作用的剥脱性乳膏、轻度皮肤磨削术、激光换肤术、冷冻疗法或使用三氯乙酸或酚类等化学物质进行换肤治疗。最适宜的疗法是轻度烧灼，然后用棉纱拭子"刮除"，治疗后会遗留浅表红斑，但能很快痊愈。

黑色丘疹性皮肤病常见于成年黑人颊部，这些小的脂溢性赘生物可在轻度烧灼或电干燥法后用棉纱拭子擦除，但应告知患者出现色素沉着的可能性。

灰泥角化病是一种小的灰白色脂溢性角化，好发于前臂和小腿，易于刮除，无出血。皮损边缘通常卷曲成远离皮肤表面。

巨大性脂溢性角化的皮损较大，直径常达数厘米，常发生在头皮部。

多发性脂溢性角化

脂溢性角化可能有家族遗传倾向，尤其是皮损多发时。多发性皮损常难以治疗，对患者影响很大。患者往往有多发性皮损并要求将所有皮损清除。

突然出现大量脂溢性角化皮损可能与潜在的恶性肿瘤相关（Leser-Trélat征），需立即进行全面体检排查潜在的恶性肿瘤。暴发性脂溢性角化病也可能发生于泛发型湿疹之后（Williams疣），并且与阿达木单抗的使用有关。

特殊检查

- 注意 Leser-Trelat 征并排查潜在的恶性肿瘤

Sign and pseudosign of Leser-Trélat: case reports and a review of the literature. Husain Z, Ho IK, Hantash BM. *J*

Drugs Dermatol 2013; 12: 79–87.

Leser-Trélat 征是一种罕见的副肿瘤征，其特征是突发的脂溢性角化病，其皮损数目或皮损大小迅速增加。35% 的患者伴有恶性黑棘皮病，这是支持诊断该病作为一种副肿瘤综合征的证据之一。胃腺癌是最常见的恶性肿瘤。在 68% 以上的患者中，皮损均先于恶性肿瘤出现。同样，与非恶性肿瘤相关的皮疹也被称为假性 Leser-Trélat 征。

一线治疗	
• 解释	E
• 刮除术和烧灼术	B
• 冷冻疗法	B

Effectiveness of cryosurgery vs. curettage in the treatment of seborrheic keratoses. Wood LD, Stucki JK, Hollenbeak CS, Miller JJ. *JAMA Dermatol* 2013; 149: 108–9.

这项初步研究表明，在 6 周和大于 12 个月的调查点上，大多数患者更喜欢冷冻疗法而不是刮除术。

Treatment of dermatosis papulosa nigra in 10 patients: a comparison trial of electrodesiccation, pulsed dye laser, and curettage. Garcia MK, Azari R, Eisent DB. *Dermatol Surg* 2010; 36: 1967–72.

Pulsed dye laser treatment offered no advantage compared with electrodesiccation or curettage for dermatosis papulosa nigra. Goetze S, Ziemer M, Lipman RD, Elsner P. *Dermatol Surg* 2006; 32: 661–8.

使用刮除术治疗脂溢性角化病后，水凝胶敷料能使表层伤口愈合良好。

二线治疗	
• 化学剥脱术治疗较小、浅表皮损和黑色丘疹性皮肤病 刮除术和烧灼术	C
• 激光（脉冲二氧化碳激光，Er:YAG 激光）	C

Focal trichloroacetic acid peel method for benign pigmented lesions in dark-skinned patients. Chun EY, Lee JB, Lee KH. *Dermatol Surg* 2004; 30: 512–16.

用乙醇清洁皮肤后，使用尖锐的木制涂布器将 65% 三氯乙酸涂在脂溢性角化病皮损上，使每个皮损出现均匀的磨砂样斑点，4~7 日后将结痂轻轻洗掉，10~14 日后创面可完全愈合。23 名患者进行了平均 1.5 次治疗，57% 的患者疗效显著。

Use of a long-pulse alexandrite laser in the treatment of superficial pigmented lesions. Trafeli JP, Kwan JM, Meehan KJ, Domankevitz Y, Gilbert S, Malomo K, et al. *Dermatol Surg* 2007; 33: 1477–82.

使用长脉冲紫翠玉激光（波长 755nm）治疗日光性雀斑样痣。最佳参数为光斑 10mm、脉宽 3 毫秒、能量密度 22J/cm^2（不需要皮肤冷却）。作者建议选取小片区域进行测试，观察 10 分钟后再进行全面治疗。理想的治疗终点是每个皮损轻度变暗和 / 或皮损周围出现红斑。治疗后的皮损变暗、结痂，并在 10 日内脱落。

Treatment of verruca vulgaris, seborrheic keratoses, lentigines, and actinic cheilitis. Clinical advantage of the CO_2 laser superpulsed mode. Fitzpatrick RE, Goldman MP, Ruiz-Esparza J. *J Dermatol Surg Oncol* 1994; 20: 449–56.

比较连续或超脉冲二氧化碳激光在多种皮损中的疗效，包括脂溢性角化病。调整至理想的参数，防止不必要的热损伤。

Ablation of cutaneous lesions using an erbium: YAG laser. Khatri KA. *J Cosmet Laser Ther* 2003; 5: 150–3.

Er:YAG 激光可用于去除多种良性皮损，安全有效。

532-nm diode laser treatment of seborrheic keratoses with color enhancement. Culbertson GR. *Dermatol Surg* 2008; 34: 525–8.

用 532nm 二极管激光器治疗脂溢性角化病前，使用一种红色标志物可增强激光的吸收，93% 的皮损完全消除。

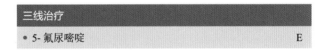

三线治疗	
• 5-氟尿嘧啶	E

Giant seborrheic keratosis on the frontal scalp treated with topical fluorouracil. Tsuji T, Morita A. *J Dermatol* 1995; 22: 74–5.

局部外用 5-氟尿嘧啶成功治疗了 1 例巨大的头皮脂溢性角化病。

Use of a keratolytic agent with occlusion for topical treatment of hyperkeratotic seborrheic keratoses. Burkhart CG, Burkhart CN. *Skinmed* 2008; 1: 15–8.

含 50% 尿素制剂封包联合浅表刮除，治疗躯干和四肢角化过度的脂溢性角化病皮损。

（张名望 译，杨蓉娅 校）

第229章 孢子丝菌病

原作者 Mahreen Ameen, Wanda Sonia Robles

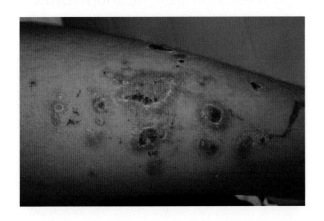

孢子丝菌病(sporotrichosis)是由申克孢子丝菌(现称为"申克孢子丝菌复合体"-译者注)引起的一种深部皮肤真菌感染,申克孢子丝菌是一种在土壤和植物中发现的快速生长的双相腐生真菌。它可以感染人和动物,在世界各地都流行,但在热带地区更常见。播散性感染,特别是累及骨关节结构和内脏的感染是免疫功能受损人群面临的一个危险因素,在晚期 HIV 感染者中则是一个新问题。感染通常是散发的,但由于土壤和木材受到污染,也可能发生暴发性感染。在外伤时接种申克孢子丝菌后发生皮损。因此,孢子丝菌感染在部分职业如园艺师、木匠和矿工中更常见。15% 的病例发生在 10 岁以下的儿童中。最初的病变出现在损伤部位,表现为红斑、溃疡或疣状结节。病变可以是局部性的,称为固定型孢子丝菌病。更常见的表现是皮肤淋巴管型,可出现沿淋巴管扩散的结节。

治疗策略

虽然有部分病例描述了孢子丝菌病的自发缓解,但治疗是常见的做法。治疗包括局部治疗(热疗),碘化钾饱和溶液(saturated solution of potassium iodide, SSKI),唑类药物,特比萘芬和两性霉素 B。过去,单纯淋巴管炎和固定型孢子丝菌病用大剂量碘化钾治疗,每次 5 滴,每日 3 次,耐受后增加到 10~50 滴,每日 3 次(相当于 250mg~1g,每日 3次)。临床治愈后继续治疗 3~4 周。碘化钾的作用机制尚不清楚,但它是非常有效的,据报道治愈率为 80%~100%。它也很便宜,是大多数发展中国家治疗孢子丝菌病的一线药物。然而,给药不方便,副作用虽然不严重,但很常见,包括金属味、恶心、腹痛和唾液腺增大。

伊曲康唑在那些负担得起的国家是一线疗法。其初始的负荷剂量为 200mg,每日 3 次,连续 3 日,然后每日

100~400mg。它对于皮肤型和皮肤淋巴管型感染的治愈率较高,一般为 90%~100%。特比萘芬(每日 250~1 000mg)具有类似疗效。氟康唑(每日 400~800mg)治疗的有效率为 63%~71%,因此建议仅用于二线治疗。酮康唑治疗孢子丝菌病无效。

目前还没有临床试验来指导播散性或脑膜孢子丝菌病的治疗,这类感染可在免疫抑制的情况下发生。根据病例报告,肠外注射两性霉素 B(amphotericin B, AmB)是首选治疗方案[AmB 脱氧胆酸盐 0.7mg/(kg·d),或作为脂质制剂 3.0~5.0mg/(kg·d)]。推荐使用 AmB 的脂质制剂治疗脑膜感染。在 AmB 诱导治疗后,给予伊曲康唑 200mg,每日 2 次,作为维持治疗。热疗(使用红外线和远红外线波长将组织加热到 42~43℃)是有效的,尽管关于其使用的报道很少。当系统治疗为禁忌证时,热疗可发挥有效作用。临床数据显示,冷冻疗法作为系统治疗的辅助手段,其潜力是有限的。

特殊检查
• 组织培养
• 组织病理
• 针对 HIV 感染的血清学检查

感染组织的直接显微镜检查常是阴性的,因为皮损中的致病菌很稀少。培养是最敏感的诊断方法,具有生长迅速的特点,90% 的病例通常可在 1 周内观察到孢子丝菌生长。在剩下的 10% 病例中,可能需要长达 4 周时间才能在沙氏琼脂培养基中获得阳性结果。诊断是通过显示双相型或转化为酵母相来确诊。合适的培养标本可能包括皮损处的拭子、抽吸物或活组织检查。聚合酶链反应(polymerase chain reaction, PCR)的数据有限,这项技术还需要进一步的临床验证。

The impact of sporotrichosis in HIV-infected patients: a systematic review. Moreira JA, Freitas DF, Lamas CC. *Infection* 2015; 43: 267–76.

这是通过 PubMed 发现的 HIV 相关孢子丝菌病报告病例的系统回顾(1984—2013 年)。共纳入 39 篇文献,对 58 例患者资料进行分析。据报道,56.9% 的病例来自巴西,31% 来自美国。CD4 细胞中位计数为 97 个 /mm^3。最常见的临床表现为全身播散型和皮肤播散型,分别占 56.9% 和 17.5%。死亡率为 30%,中枢神经系统受累者死亡率更高。

879

在这组患者中,两性霉素 B 通常是首选药物,伊曲康唑作为维持治疗。

Immune reconstitution inflammatory syndrome in HIV and sporotrichosis coinfection: report of two cases and review of the literature. Lyra MR, Nascimento ML, Varon AG, Pimentel MI, Antonio Lde F, Saheki MN, et al. *Rev Soc Bras Med Trop* 2014; 47: 806–9.

本文报告了 2 例合并皮肤播散性孢子丝菌病和 HIV 感染的免疫重建性炎症综合征(immune reconstitution inflammatory syndrome,IRIS)。患者接受两性霉素联合伊曲康唑治疗孢子丝菌病。然而,在开始抗逆转录病毒治疗(antiretroviral therapy,ART)4 周和 5 周后,尽管 T CD4+ 细胞增加和病毒载量减少,但是 2 名患者都出现了皮损的临床恶化。他们在需要几个月全身糖皮质激素治疗的同时,还需要持续的抗真菌治疗。作者指出,当过早停用糖皮质激素时,疾病会复发。

在开始抗逆转录病毒治疗前,CD4 基线计数较低的 HIV 感染患者发生 IRIS 的风险较高。作者推荐对有发生 IRIS 风险的患者进行密切随访,必要时延长糖皮质激素治疗。

Sporotrichosis: an overview and therapeutic options. Mahajan VK. *Dermatol Res Pract* 2014; 2014: 272376.

这篇综述报告了在资源匮乏的国家,碘化钾饱和溶液通常被用作单纯性皮肤孢子丝菌病的一线治疗选择。伊曲康唑有非常好的疗效,推荐用于治疗各种类型的孢子丝菌病。特比萘芬的疗效低于伊曲康唑。两性霉素 B 最初用于治疗妊娠期间和免疫抑制患者的严重或全身性孢子丝菌病,如有必要,随后可给予伊曲康唑进行预防。

Potassium iodide in dermatology: a 19th century drug for the 21st century: uses, pharmacology, adverse effects, and contraindications. Sterling JB, Heymann WR. *J Am Acad Dermatol* 2000; 43: 691–7.

本文综述了碘化钾作为治疗药物的药理作用和不良反应。讨论了其禁忌证,包括甲状腺或肾脏疾病史和妊娠史。

Disseminated sporotrichosis associated with treatment with immunosuppressants and tumor necrosis factor-alpha antagonists. Gottlieb GS, Lesser CF, Holmes KK, Wald A. *Clin Infect Dis* 2003; 37: 838–40.

1 名成年男性患者在接受多种免疫抑制剂治疗后发生播散性孢子丝菌感染,包括治疗炎症性关节炎的依他西普和英利西单抗。他随后接受了两性霉素 B 脂质体的治疗。

随着抗肿瘤坏死因子 -α 制剂的逐渐普及和使用增多,发生孢子丝菌病的风险增加,表现为播散性感染,而不仅仅是无痛的皮肤损害。

一线治疗	
• 伊曲康唑	A
• 特比萘芬	A
• 碘化钾	B
• 两性霉素 B(用于播散性孢子丝菌病)	E

Treatment of cutaneous sporotrichosis with itraconazole: study of 645 patients. de Lima Barros MB, Schubach AO, de Vasconcellos Carvalhaes de Oliveira R, Martins EB, Teixeira JL, Wanke B. *Clin Infect Dis* 2011; 52: e200–6.

这是伊曲康唑 50~400mg/d 治疗孢子丝菌病的最大规模研究(68.1% 皮肤淋巴管型,23.1% 固定型)。在完成治疗的 619 例患者中,治愈率为 94.6%(其中有 547 例为 100mg/d,59 例为 200~400mg/d,4 例儿童为 50mg/d)。治疗一直持续到痊愈,中位治疗时间为 12 周(2~64 周)。皮肤淋巴管型和播散型比固定型需要多出大约 2 周的时间才能治愈。最常见的临床不良反应为恶心。据报道,12.4% 的患者因为复发而需要进一步的治疗。这种情况主要发生在接受小剂量伊曲康唑(100mg/d)治疗的患者中。1 名患者尽管伊曲康唑的剂量增加到每日 400mg,但仍治疗失败,在改用氢氧化钾后才被治愈。

这项研究表明,伊曲康唑 100mg/d 的剂量对绝大多数固定型或皮肤淋巴管型孢子丝菌病患者是非常有效的,虽然它有时存在较高的复发风险。这一点很重要,因为它使伊曲康唑成为资源匮乏地区治疗孢子丝菌病的更经济的选择。这份报告还证明了碘化钾可能比伊曲康唑更有效,尽管还没有比较研究。

Efficacy and safety of itraconazole pulses vs. continuous regimen in cutaneous sporotrichosis. Song Y, Zhong SX, Yao L, Cai Q, Zhou JF, Liu YY, et al. *J Eur Acad Dermatol Venereol* 2011; 25: 302–5.

该随机对照试验将伊曲康唑冲击治疗[200mg/d,每日 2 次,每月 1 周(n=25,平均疗程 2.65 次 ±0.81 次)]与伊曲康唑持续治疗[100mg,每日 2 次(n=25,平均疗程 2.8 个月 ±2.33 个月)]进行比较,发现两者 48 周治愈率分别为 81.8% 和 95.8%。冲击治疗组和持续治疗组的不良反应发生率分别为 4.5% 和 16.7%。冲击治疗具有成本低、不良反应少的优点,尽管这项小规模试验显示伊曲康唑连续疗法疗效更好。

Cutaneous sporotrichosis in Himachal Pradesh, India. Mahajan VK, Sharma NL, Sharma RC, Gupta ML, Garg G, Kanga AK. *Mycoses* 2005; 48: 25–31.

该文报告了 1990—2002 年收治的 103 例皮肤淋巴管型和皮肤固定型孢子丝菌病。使用碘化钾作为一线治疗,93% 的患者皮损愈合时间为 4~32 周(平均 8.7 周),无明显副作用。伊曲康唑治疗 12 例,同样也疗效显著。

该研究表明碘化钾的疗效可与伊曲康唑媲美。

Terbinafine (250 mg/day): an effective and safe treatment of cutaneous sporotrichosis. Francesconi G, Valle AC, Passos S, Reis R, Galhardo MC. *J Eur Acad Dermatol Venereol* 2009; 23: 1273–6.

特比萘芬 250mg/d 治疗 50 例孢子丝菌病,平均治疗 14 周,治愈率为 96%(*n*=48),平均随访 37 周,无复发。1 名患者因发生皮疹停止了药物治疗。

这项研究表明,标准剂量的特比萘芬有足够的疗效,孢子丝菌病一般不需要大剂量的特比萘芬治疗。作者还指出,特比萘芬的优点之一是比伊曲康唑有更少的药物相互作用。

Comparative study of 250 mg/day terbinafine and 100mg/day itraconazole for the treatment of cutaneous sporotrichosis. Francesconi G, Francesconi do Valle AC, Passos SL, de Lima Barros MB, de Almeida Paes R, Curi AL, et al. *Mycopathologia* 2011; 171: 349–54.

伊曲康唑 100mg/d 和特比萘芬 250mg/d 分别用于治疗 249 例和 55 例经培养确诊的孢子丝菌病患者,两组在相似的平均时间(11.5~11.8 周)内,治愈率几乎相同,为 92%~93%。两种药物的不良反应同样频繁,发生在约 7% 接受治疗的患者中,除 2 名接受伊曲康唑治疗的患者不得不停止治疗外,不良反应一般较轻。

这项研究为小剂量伊曲康唑或特比萘芬的疗效提供了进一步的证据。这也表明特比萘芬可能有更好的耐受性。

二线治疗	
• 氟康唑	B
• 热疗	D
• 冷冻疗法	D

Treatment of lymphocutaneous and visceral sporotrichosis with fluconazole. Kauffman CA, Pappas PG, McKinsey DS, Greenfield RA, Perfect JR, Cloud GA, et al. *Clin Infect Dis* 1996; 22: 46–50.

这项临床试验涉及 14 名皮肤淋巴管型感染和 16 名骨关节或内脏孢子丝菌病患者。在这 30 名患者中,有 11 名之前曾接受过其他形式的抗真菌治疗,但没有成功。大多数患者每日服用氟康唑 400mg,4 名患者每日服用氟康唑 200mg,另外 4 名患者每日服用 800mg。皮肤淋巴管型孢子丝菌病的治愈率为 71%(10/14)。然而,只有 31%(5/16) 的骨关节或内脏孢子丝菌病对治疗有反应。

该研究的结论为氟康唑治疗孢子丝菌病疗效欠佳,对不能耐受伊曲康唑的患者可考虑作为二线治疗。

Hyperthermic treatment of sporotrichosis: experimental use of infrared and far infrared rays. Hiruma M, Kawada A, Noguchi H, Ishibashi A, Conti Díaz IA. *Mycoses* 1992; 35: 293–9.

应用袖珍取暖器及红外线、远红外线治疗孢子丝菌病 14 例,其中儿童 7 例,成人 7 例。每日对皮损进行加热,将组织加热到 42~43℃。所有使用袖珍取暖器治疗的病变均为儿童的面部皮损。红外线和远红外线比袖珍取暖器产生的热量更多,使得一次治疗的时间缩短了 3/4,每日只需 5 分钟的治疗。总治愈率为 71%。

这种治疗方式的疗效尚未得到令人满意的评价。然而对于不能进行全身治疗的感染患者,其具有重要的作用。

Cryosurgery as adjuvant therapy in cutaneous sporotrichosis. Ferreira CP, Galhardo MC, Valle AC. *Braz J Infect Dis* 2011; 15: 181–3.

9 名孢子丝菌患者,尽管完成了伊曲康唑、碘化钾或特比萘芬的药物治疗,但仍有 1 个或 2 个病灶持续存在,然后采用冷冻治疗,每月 2 次,每次 15 秒,范围为 5mm。患者需要 1~4 次冷冻治疗才能痊愈。

这项研究证明了冷冻疗法的有效性及其加快疾病痊愈的能力。冷冻疗法作为一种辅助治疗,有可能缩短药物治疗的时间。

指南

Clinical Practice Guidelines for the Management of Sporotrichosis: 2007 Update by the Infectious Diseases Society of America. Kauffman CA, Bustamante B, Chapman SW, Pappas PG. *Clin Infect Dis* 2007; 45: 1255–65.

对于发达国家的皮肤型和皮肤淋巴管型感染,一线推荐的治疗方法是伊曲康唑 200mg/d,在所有病灶均痊愈后继续治疗 2~4 周。通常推荐 3~6 个月的疗程。对治疗无效者,可予大剂量伊曲康唑 200mg,每日 2 次;特比萘芬 500mg,每日 2 次;或 SSKI,起始剂量为 5 滴 / 次,每日 3 次,并根据耐受性增加到 40~50 滴 / 次,每日 3 次。儿童可以使用同样的药物治疗,伊曲康唑的剂量为 6~10mg/kg(每日最多 400mg),SSKI 的最大剂量为 1 滴 /kg。氟康唑只能用于不能耐受这些治疗的患者。对于那些不能进行口服治疗的患者,如孕妇,热疗可用于固定型孢子丝菌病的皮损。两性霉素 B 可作为一线推荐治疗用于严重肺部或骨关节感染、播散性和脑膜孢子丝菌病。初步治疗有效后,伊曲康唑被推荐用于阶梯疗法维持治疗,总疗程至少 12 个月。两性霉素 B 也是妊娠期间严重感染的首选药物。

未来更新的指南需要纳入最近的数据,证明低剂量的伊曲康唑和特比萘芬对孢子丝菌病的疗效。

(黄 莹 庄凯文 译,冉玉平 校)

原作者　Bassel H. Mahmoud, Suzanne M. Olbricht

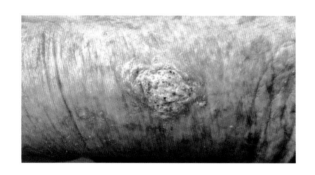

皮肤鳞状细胞癌（squamous cell carcinoma, SCC）系源自表皮及其附属器角质形成细胞的一种恶性肿瘤。最常见的皮肤表现形式是上覆鳞屑或痂皮的红色斑疹或结节，其上也可出现溃疡、色素沉着或被皮角覆盖。

SCC 不仅是第二大常见的皮肤肿瘤，同时也是美国第二大常见的恶性肿瘤。不同地区发病率不同，较低纬度地区的发病率较高。在全球范围内，罹患 SCC 的终身风险正在增加。在过去的 30 年中，其风险从 50% 上升到 300%。累积的紫外线（ultraviolet Light, UVL）暴露量是发生皮肤 SCC 最常见的原因，这解释了为什么大多数 SCC 发生在头部、颈部和四肢，即日光暴露常见的区域。大气臭氧层的消耗和更长的预期寿命会导致更高的累积暴露量。其他危险因素包括使用光浴床、化学致癌物和免疫抑制药物疗法、慢性瘢痕、慢性皮肤病（如大疱性表皮松解、人乳头瘤病毒感染），以及遗传性皮肤病例（如着色性干皮病）。患有 1 处 SCC 的人罹患更多 SCC 以及其他皮肤癌的风险很高。

治疗策略

通过对紫外线暴露的危害进行早期教育预防十分重要。

原发性皮肤 SCC 的治疗目标是彻底清除肿瘤，最大程度地降低转移和复发的风险，在治疗后恢复正常功能，并最大限度保留美观需求。术前检查包括对既往治疗史、病变的临床大小，以及准确的组织病理学诊断的了解。体格检查应包括局部淋巴结触诊。削刮活检通常足以对表皮和深层真皮完成检查，但深达皮下脂肪层的钻孔活检，或者切开或切除活检，有时可提供更多的信息。出于对病情预后评估的原因，病理报告应注明肿瘤的浸润深度、组织学分化，以及硬化、单细胞浸润和嗜神经性是否存在。尽管在怀疑存在侵袭性高危肿瘤时，会进行其他实验室检查和影像学检查，但通常帮助不大。高危肿瘤通常会复发，常表现为直径>2cm，发生在耳朵、太阳穴、嘴唇或肛门生殖器区域，具

有组织学分化程度低或先前提到的一些组织学特征。美国癌症联合委员会（American Joint Committee on Cancer, AJCC）和国家综合癌症网络（National Comprehensive Cancer Network, NCCN）的最新指南确定了局部复发或转移的高风险因素标准，包括低分化、嗜神经浸润和肿瘤深度。免疫抑制也增加了风险，特别是在移植接受者中。

选择疗法时，主要考虑因素是治愈率，但同时应根据病灶的部位和大小、治疗后对功能和美观的作用、患者的总体医疗状况、进一步接受治疗的能力，以及患者的选择对每个患者进行个体评估。

由于其独特的切缘控制及保留组织的方法，Mohs 显微外科手术（Mohs micrpgraphic surgery, MMS）可提供最佳的长期治愈率，并且是危险部位较大皮损以及高风险和复发性 SCC 的一种治疗选择。在这项技术中，只需在临床可见的肿瘤四周及基底外观正常的皮肤切除薄薄的一层，精确定位，水平切开，并立即作为冷冻切片进行组织学评估。重复此过程，直到在组织学上清除所有边缘为止。根据由美国皮肤病学会、美国 Mohs 手术学院、美国皮肤外科学会和美国 Mohs 手术学会制定的适应证标准（appropriate use criteria, AUC），MMS 适用于所有位于高风险和中风险区域的 SCC、任何部位中直径 ≥ 11mm 的 SCC、慢性炎症、骨髓炎、既往放射线或瘢痕区域的原位 SCC、局部复发和不完全切除的 SCC，以及伴有免疫抑制或遗传综合征的 SCC 患者。MMS 也可用于具有围神经或血管周围侵犯等的侵袭性组织病理特征的 SCC。

对于直径<2cm 界线清楚的，不发生在耳朵、嘴唇、眼睑、鼻子或头皮上并且没有侵入脂肪的肿瘤，可以进行标准的手术切除。4~6mm 的手术切缘通常足以获得 95% 的治愈率。在低危部位直径 ≥ 2cm 的病变可切除 10mm 的边缘，但在没有病理学证实无肿瘤边缘之前，不得进行组织重排。切除术优于破坏性治疗的主要优点是，对切除的组织标本进行了组织学分析。

对于低风险、高分化的原发性 SCC 和直径<1cm 的原位 SCC，可以考虑使用电干燥刮除法（electrodesiccation and curettage, ED & C）来治疗。它包括一组 3 次刮匙和电干燥的应用。治疗区域应包括肿瘤周围 3~4mm 的边缘，以确保完全清除肿瘤。治疗后创面愈合多需数周，常遗留一些不美观的白色萎缩性或增生性瘢痕。应当避免在有美观要求的区域、皮肤凹陷部位和易于形成瘢痕疙瘩或伤口愈合不良的皮肤上使用此种疗法。治愈率 80%~95% 不等，且与操

皮肤鳞状细胞癌的治疗流程

```
                  ┌──────────────┐  ┌──────────────┐  ┌──────────────┐
                  │  高危鳞状细胞癌  │  │  低危鳞状细胞癌  │  │  原位鳞状细胞癌  │
                  └──────┬───────┘  └──────┬───────┘  └──────┬───────┘
                         │                 │                 │
                         ▼                 ▼                 ▼
                  ┌──────────────┐  ┌──────────────┐  ┌──────────────┐
                  │  Mohs显微手术   │  │  标准外科切除术  │  │ – 电干燥刮除法  │
                  └──────┬───────┘  └──────────────┘  │ – 光动力疗法   │
                         │                            │ – 局部治疗    │
                         ▼                            │ – 冷冻治疗    │
                  ┌──────────────┐                    └──────────────┘
                  │  +/–辅助放疗   │
                  └──────────────┘
```

┌──────────────────┐
│ 非手术患者进行放射治疗 │
└──────────────────┘

皮肤鳞状细胞癌的治疗流程

作者的技术高度相关。

　　冷冻手术是另一种破坏性技术,可以考虑对小型（<1cm）、低风险的SCC和原位SCC进行冷冻,如果操作得当,其治愈率与ED & C相似。通过使用热电偶以及一定的时间,冷冻至–60℃,便可以破坏肿瘤。它留下的伤口可能起疱、干涸,最终愈合不留痕迹或遗留瓷白色萎缩性瘢痕。它具有快速、简单和便宜的优点,但是该过程的成功很大程度上取决于操作者。

　　光动力疗法（photodynamic therapy,PDT）则采用在皮肤上使用光敏剂,然后用光源照射的方法,已获得美国食品药品管理局（Food and Drug Administration,FDA）的批准,用于治疗日光性角化,但其他使用不同治疗方案的研究也证明了其在治疗非黑素瘤皮肤肿瘤方面取得了一些成功。

　　当手术风险过大时,放射治疗则是SCC的主要治疗方式。由于可能存在潜在的长期的后遗症,因此在60岁以下的患者中不建议使用。在数周内依次给予治疗。并发症包括色素减退、毛细血管扩张、皮肤附属器减少、放射性皮炎,以及10~20年后出现的新的原发肿瘤。对于有大量周围神经受累的SCC,也建议放疗作为辅助治疗,尤其是当受累神经的直径≥0.1mm时。近距离放射疗法由于具有以高效传递能量的能力而被广泛使用,这同时减少了患者就诊的次数。

　　其他治疗方法可能对特定患者人群有效。局部治疗的治愈率低,因此主要用于因疾病晚期或多发病灶或两者兼具而不能接受手术治疗或放疗的SCC患者。局部治疗包括外用咪喹莫特或5-氟尿嘧啶（5-fluorouracil,5-FU）霜。一些具有多发皮损（尤其是下肢皮损）的患者可以通过皮损内注射甲氨蝶呤,5-FU,博来霉素或干扰素（interferon,IFN）,

而被成功治疗。对于具有免疫抑制且皮损多发的患者,可以尝试系统使用维A酸类药物或IFN治疗,但效果不太明确,通常只能抑制肿瘤继续生长,而不能治愈。

　　SCC的系统治疗包括对转移性SCC的化学疗法。顺铂可单独使用或与5-FU、甲氨蝶呤、博来霉素或阿霉素联合应用。由于某些肿瘤中表皮生长因子（epidermal growth factor receptor,EGFR）的过表达,西妥昔单抗和吉非替尼等表皮生长因子受体抑制剂已被超适应证地应用于治疗转移性SCC。

　　有SCC病史的患者需要终身关注皮肤变化,以监测肿瘤的复发和转移,以及新出现的病灶,因为在初次出现肿瘤的5年内,患其他皮肤肿瘤的风险较高。

特殊检查

- 活检
- 放射检查（PET、MRI、CT、超声）高危肿瘤
- 对高危肿瘤进行前哨淋巴结活检（有争议）

Cutaneous squamous cell carcinoma: a comprehensive clinicopathologic classification: part two. Cassarino DS, Derienzo DP, Barr RJ. *J Cutan Pathol* 2006; 33: 261–79.

　　SCC从非典型细胞巢向原位癌进展再发展为浸润性癌,它是可以从临床和组织学上推测疾病程度的少数癌症之一。浸润性鳞癌可分为高、中高、中、低分化亚型。低分化的鳞癌具有较高的复发和转移风险。浸润性SCC可能表现为肿瘤周围多种炎细胞浸润、硬化性基质和嗜神经浸润。腺性（棘层松解）SCC、增生性梭形细胞性SCC和浸润性鲍恩病样癌这些组织病理学亚型,出现复发或转移的风险增加。

Reliability of the histopathologic diagnosis of keratinocyte carcinomas. Jagdeo J, Weinstock MA, Piepkorn M, Bingham S. *J Am Acad Dermatol* 2007; 57: 279–84.

一项由病理学家和皮肤病理学家共同审查的对 3 926 个标本的前瞻性双盲研究显示,基底细胞癌(basal cell carcinoma, BCC)的诊断存在高一致性,在浸润性 SCC、原位 SCC 和日光性角化中则呈现低一致性,表明这些诊断的界限不明确。

MR imaging of perineural tumor spread. Ginsberg LE. *Magn Reson Imaging Clin N Am* 2002; 10: 511–25.

如果怀疑肿瘤有转移、骨浸润或神经周围浸润,应进行术前影像学检查。关于放射学检查的选择仍存在争议。计算机断层扫描(computed tomography, CT)用于对出现囊外扩散、中央淋巴结坏死、颅底和软骨侵犯进行成像。磁共振成像(magnetic resonance imaging, MRI)可以改善组织平面和嗜神经性肿瘤的成像。正电子发射断层扫描(positron emission tomography, PET)可以检测到坏死、密集纤维化或放射治疗留下的瘢痕区域的转移,而 CT 和 MRI 可以识别软组织浸润和骨侵蚀。

Impact of radiographic findings on prognosis for skin carcinoma with clinical perineural invasion. Galloway TJ, Morris CG, Mancuso AA, Amdur RJ, Mendenhall WM. *Cancer* 2005; 103: 1254–7.

当怀疑有大神经受累时,应进行 MRI 和 CT 扫描以评估疾病程度并排除颅内受累。

Evaluation of American Joint Committee on Cancer, International Union Against Cancer, and Brigham and Women's Hospital tumor staging for cutaneous squamous cell carcinoma. Karia PS, Jambusaria-Pahlajani A, Harrington DP, Murphy GF, Qureshi AA, Schmults CD. *J Clin Oncol* 2014; 32: 327–34.

一项对三种肿瘤分期系统的比较评估。AJCC(美国癌症联合会)和 UICC(国际抗癌联盟)显示,大多数不良结局发生在低级别分期(T_1/T_2),而在 BWH(布莱根妇女医院),低级别分期结局(T_1/T_{2a})的不良结局发生率低,而高级别分期肿瘤(T_{2b}/T_3)的发生率较高。

High-risk cutaneous squamous cell carcinoma and the emerging role of sentinel lymph node biopsy: a literature review. Navarrete-Dechent C, Veness MJ, Droppelmann N, Uribe P. *J Am Acad Dermatol* 2015; 73: 127–37.

有证据支持考虑将 SCC 中的前哨淋巴结活检(sentinel lymph node biopsy, SLNB)归类为直径>2cm 的 AJCC-7 T_2 期肿瘤。具有高危因素如复发性 SCC 和免疫抑制的患者

也应纳入临床试验,来评估 SLNB 在 SCC 中的作用。

一线治疗	
• Mohs 显微手术	B
• 标准切除术	B
• 刮除和电干燥	B
• 冷冻术	B
• 放射治疗	B

Mohs surgery for squamous cell carcinoma. Belkin D, Carucci JA. *Dermatol Clin* 2011; 29: 161–74.

MMS 可为原发性和复发性肿瘤提供最高的治愈率。非 Mohs 手术方式治疗的皮肤原发性肿瘤的 5 年复发率为 7.9%, MMS 仅为 3.1%; 对于口唇部位的原发性 SCC, 非 Mohs 手术 5 年复发率为 10.5%, MMS 为 2.3%; 对于耳部的原发性 SCC, 非 Mohs 手术方式的 5 年复发率为 18.7%, MMS 为 5.3%。

High recurrence rates of squamous cell carcinoma after Mohs' surgery in patients with chronic lymphocytic leukemia. Mehrany K, Weenig RH, Pittelkow MR, Roenigk RK, Otley CC. *Dermatol Surg* 2005; 31: 38–42.

免疫抑制的患者有较高的复发率,需要密切监视。

Surgical margins for excision of primary squamous cell carcinoma. Brodland DG, Zitelli JA. *J Am Acad Dermatol* 1992; 27: 241–8.

根据一项对亚临床显微镜下肿瘤扩散的前瞻性研究,建议在 SCC 临床边界周围至少留出 4mm 的切缘。提出对于肿瘤 ≥2cm、组织学分级 ≥2、皮下组织浸润和／或位于高风险区域的皮损,建议留出至少 6mm 的边缘。

The treatment of skin cancer. A statistical study of 1341 skin tumors comparing results obtained with irradiation, surgery, and curettage followed by electrodesiccation. Freeman RG, Knox JM, Heaton CL. *Cancer* 1964; 17: 535–8.

当采用标准手术切除、ED & C 和冷冻手术切除时,对于低风险的 SCC 具有较高的治愈率。

Controversies in skin surgery: electrodessication and curettage versus excision for low-risk, small, well-differentiated squamous cell carcinomas. Reschly MJ, Shenefelt PD. *J Drugs Dermatol* 2010; 9: 773–6.

两项回顾性研究。一项是在退伍军人管理局教学医院皮肤病诊所进行的小型对照研究,该研究比较了电干燥刮除法与手术切除对低危 SCC 的 1 年治愈率。第二项研究检查了私人诊所仅通过电干燥刮除治疗法治疗低危 SCC

884

的治愈率。第一项研究发现电干燥刮除法(14 例中 14 例成功治疗)和切除术(16 例中的 15 例成功治疗和 1 例复发)之间的治愈率没有显著差异。第二项研究发现电干燥刮除法治愈率(106 例中 106 例成功治疗)明显高于其他任意治疗方式,治愈率达 95% 以上。

Prospective trial of curettage and cryosurgery in the management of non-facial, superficial, and minimally invasive basal and squamous cell carcinoma. Peikert JM. *Int J Dermatol* 2011; 50: 1135–8.

对 69 例患者的 100 处、直径 ≤2cm 的非面部肿瘤皮损进行了刮除法和冷冻法的前瞻性研究,这些肿瘤包括浅表 BCC、浅表结节性 BCC 并有真皮乳头浸润、原位 SCC 和 SCC 并有真皮乳头浸润。每隔 1 年和 5 年进行评估。随访 1 年后未见肿瘤复发,1 例在 5 年内复发,99% 的患者直至试验结束也未复发。

必须强调的是,由于 MMS 被用于治疗更具侵略性的高风险肿瘤,某些用于低风险皮肤肿瘤的非 Mohs 手术方法(特别是电干燥刮除术)的复发率很可能被低估了。

Statistical analysis in cryosurgery of skin cancer. Graham GF, Clark LC. *Clin Dermatol* 1990; 8: 101–7.

只有对直径小(<1cm)、低风险的 SCC 和原位 SCC 才应考虑冷冻手术,因为当该技术用于高风险的肿瘤时,治愈率较低。常遗留永久性色素脱失、萎缩和增生性瘢痕等并发症。

Office-based radiation therapy for cutaneous carcinoma: evaluation of 710 treatments. Hernandez-Machin B, Borrego L, Gil-Garcia M, Hernandez BH. *Int J Dermatol* 2007; 46: 453–9.

一项 1971—1996 年对 604 例 BCC 和 106 例 SCC 进行的回顾性研究显示,SCC 的 5 年治愈率为 92.7%,15 年治愈率为 78.6%,这表明放射治疗在许多情况下可作为首选治疗。

Management of nonmelanoma skin cancer in 2007. Neville JA, Welch E, Leffell DJ. *Nat Clin Pract Oncol* 2007; 4: 462–9.

对高手术风险者,放射治疗是 SCC 的主要治疗方式。由于潜在的长期后遗症,放射治疗通常只适合 50 岁以上的患者。

The use of brachytherapy in the treatment of nonmelanoma skin cancer: a review. Alam M, Nanda S, Mittal BB, Kim NA, Yoo S. *J Am Acad Dermatol* 2011; 65: 377–88.

Recurrence after treatment of nonmelanoma skin cancer: a prospective cohort study. Chren MM, Torres JS, Stuart SE, Bertenthal D, Labrador RJ, Boscardin WJ. *Arch Dermatol* 2011; 147: 540–6.

这是一项确定治疗后的肿瘤复发率的前瞻性长期研

究(治疗后中位 6.6 年)。从 1999 年和 2000 年确诊的 616 例原发性非黑素瘤皮肤癌的 495 例患者中连续抽取样本,其中电干燥刮除治疗的肿瘤共 127 例(20.9%)、切除术治疗 309 例(50.8%)、Mohs 手术治疗 172 例(28.3%)。在整个研究过程中,治疗后复发共 21 例(3.5%),包括电干燥刮除法 2 例(2 例 BCC)(1.6%)、切除术 13 例(9 例 BCC、4 例 SCC)(4.2%)、Mohs 手术 6 例(4 例 BCC、2 例 SCC)(3.5%)。肿瘤复发最早发现于电干燥刮除后(1.5 年),最晚发现于 Mohs 手术后(6.0 年)。切除术后肿瘤复发的中位时间为 3.8 年。

High-risk cutaneous squamous cell carcinoma without palpable lymphadenopathy: is there a therapeutic role for elective neck dissection? Marinez JC, Cook JL. *Dermatol Surg* 2007; 33: 410–20.

一篇文献综述表明,进行了选择性淋巴结清扫术的皮肤 SCC 患者与那些最初被诊断为淋巴结阴性而随后发展为阳性后接受治疗性颈淋巴结清扫术的患者相比,没有任何生存优势。

二线治疗	
• 外用咪喹莫特	A
• 外用 5- 氟尿嘧啶	B
• 光动力疗法	B
• 皮损内注射干扰素	B
• 皮损内注射甲氨蝶呤	D
• 皮损内注射 5- 氟尿嘧啶	B
• 博来霉素的电化学疗法	B
• 皮损内注射博来霉素	E

Imiquimod 5% cream in the treatment of Bowen's disease and invasive squamous cell carcinoma. Peris K, Micantonio T, Fargnoli MC, Lozzi GP, Chimenti S. *J Am Acad Dermatol* 2006; 55: 324–7.

这项开放的临床试验每周使用 5 次 5% 咪喹莫特,长达 16 周,治疗 10 例患者中 7 例侵袭性 SCC 病变。在 16 周时,5 个部位(71.4%)表现出完全的临床病理消退,2 个部位(28.6%)表现出部分消退。随访至平均 31 个月无复发。

Topical imiquimod or fluorouracil therapy for basal and squamous cell carcinoma: a systematic review. Love WE, Bernhard JD, Bordeaux JS. *Arch Dermatol* 2009; 145: 1431–8.

清除率因药物治疗方案而异,大多数研究缺乏长期随访。咪喹莫特用于原位 SCC 的清除率为 73%~88%,侵入性 SCC 清除率为 71%。原位 SCC 使用 FU 的清除率为 27%~85%。在使用咪喹莫特和 FU 的患者中,分别有多达 100% 和 97% 的患者经历了至少 1 种不良事件,如红斑、瘙痒和疼痛。

Methyl-aminolevulinate photodynamic therapy for the treatment of actinic keratoses and non-melanoma skin cancers: a retrospective analysis of response in 462 patients. Fai D, Arpaia N, Romano I, Vestita M, Cassano N, Vena GA. *G Ital Dermatol Venereol* 2009; 144: 281–5.

该病例系列包括 210 例日光性角化患者、228 例患者有 348 处 BCC、17 例鲍恩病患者和 7 例 SCC 患者。与微侵袭性或侵袭性 SCC 不同,鲍恩病对甲基氨基乙酰丙酸酯光动力疗法反应非常好。

Intralesional interferon alpha-2b in the treatment of basal cell carcinoma and squamous cell carcinoma: revisited. Kim KH, Yavel RM, Gross VL, Brody N. *Dermatol Surg* 2004; 30: 116–20.

对 5 例 BCC 和 3 例 SCC 患者在 3~5 周的时间内,通过使用 100 万 ~250 万 U 的 IFN-α2b,通过皮损内注射治疗,总剂量为 900 万 ~3 000 万 U。治疗后的平均随访期为 33 个月。临床上没有明显的复发。

Intralesional methotrexate treatment for keratoacanthoma tumors: a retrospective study and review of the literature. Annest NM, VanBeek MJ, Arpey CJ, Whitaker DC. *J Am Acad Dermatol* 2007; 56: 989–93.

收集应用皮损内注射甲氨蝶呤(methotrexate,MTX)治疗角化棘皮瘤(keratoacanthoma,KA)的病例,包括作者所在的机构(n=18)和文献检索(n=20)。皮损内注射 MTX 达到 92% 的治愈率,平均需要注射 2.1 次,平均间隔 18 日。不良反应罕见,有 2 例慢性肾功能衰竭患者出现全血细胞减少症的报道。作者得出结论,皮损内注射 MTX 是一种对 KA 有效的非手术疗法,并推荐在治疗开始之前应进行组织学诊断,并应监测基线和治疗期间的全血细胞计数。

Intralesional chemotherapy for nonmelanoma skin cancer: a practical review. Kirby JS, Miller CJ. *J Am Acad Dermatol* 2010; 63: 689–702.

一篇综述文章,其中包含使用最广泛的皮损内注射药物(甲氨蝶呤、5-FU、博来霉素和 IFN)治疗 SCC、KA 和 BCC 的指南。

Intralesional agents in the management of cutaneous malignancy: a review. Good LM, Miller MD, High WA. *J Am Acad Dermatol* 2011; 64: 413–22.

皮损内注射药物及其在皮肤肿瘤中作用的综述。

三线治疗	
• 系统应用维 A 酸	B
• 化学疗法	B
• 截肢	D

Acitretin suppression of squamous cell carcinoma: case report and literature review. Lebwohl M, Tannis C, Carrasco D. *J Dermatol Treat* 2003; 14: 3–6.

1 名接受补骨脂素和紫外线 A 治疗的银屑病患者在 4.5 年后出现了多发 SCC,开始每日服用 25mg 阿维 A,导致 SCC 数量减少。作用机制已在本文综述。

Oral retinoid use reduces cutaneous squamous cell carcinoma risk in patients with psoriasis treated with psoralen-UVA: a nested cohort study. Nijsten TEC, Stern RS. *J Am Acad Dermatol* 2003; 49: 644–50.

一个包含 135 名参与 PUVA 随访研究且大剂量维 A 酸治疗超过 1 年的患者的队列。将每位患者在维 A 酸治疗期间的肿瘤发生率与未使用期间的 SCC 发生率进行了比较。总体而言,当患者接受口服维 A 酸治疗时,SCC 发生率降低了 30%。对于疾病晚期或大量皮损而不宜手术切除的 SCC 患者,可采用维 A 酸(异维 A 酸、阿维 A 酸)治疗,总体应答率约为 70%。

Systemic retinoids for chemoprevention of non-melanoma skin cancer in high-risk patients. Marquez C, Bair SM, Smithberger E, Cherpelis BS, Glass LF. *J Drugs Dermatol* 2010; 9: 753–58.

有关易感个体的文献综述,如器官移植接受者和着色性干皮病患者。

Update on the management of high-risk squamous cell carcinoma. LeBoeuf NR, Schmults CD. *Semin Cutan Med Surg* 2011; 30: 26–34.

顺铂可单独使用或与 5-FU、甲氨蝶呤、博来霉素或阿霉素联用。卡培他滨是 5-FU 的口服前体药,在肿瘤细胞内被代谢为 5-FU,并且与全身给药的 5-FU 相比,其不良反应更少。由于某些 SCC 中 EGFR 的过表达,包括西妥昔单抗和吉非替尼在内的 EGFR 抑制剂,已被超适应证地用于治疗转移性 SCC。

Squamous cell carcinoma arising in osteomyelitis and chronic wounds. Treatment with Mohs micrographic surgery vs. amputation. Kirsner RS, Spencer J, Falanga V, Garland LE, Kerdel FA. *Dermatol Surg* 1996; 22: 1015–8.

位于下肢广泛的局部或转移性 SCC 累及骨组织者,进行 MMS 后若出现残余肢体不稳定,则可能需要截肢。

(赵凯迪 译,肖彤 肖生祥 校)

证据等级:A 双盲试验　　**B** 临床试验,研究对象 ≥ 20 例　　**C** 临床试验,研究对象 < 20 例　　**D** 病例分析,研究对象 ≥ 5 例　　**E** 个案报道

第231章 葡萄球菌性烫伤样皮肤综合征

原作者 Dimitra Koch, Saleem M Taibjee

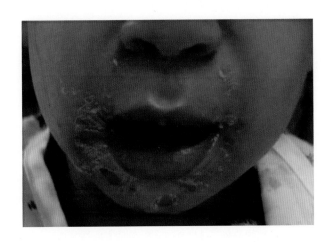

葡萄球菌烫伤样皮肤综合征(staphylococcal scalded skin syndrome, SSSS)是一种由金黄色葡萄球菌产生的、剥脱毒素引起的、具有高度传染性的水疱性疾病,绝大多数发生于新生儿及6岁以下儿童,偶见于成人,这些成人患者多为肾功能衰竭或免疫功能低下,或可能使用过非甾体消炎药。SSSS可在病毒性疾病(如呼吸道感染和水痘)和新生儿进行皮肤穿刺操作(如新生儿足跟穿刺和维生素K注射、关节内注射和腹膜透析)后发生。

西方国家的年发病率为0.56~2.51/100万,夏、秋为发病高峰。在健康的婴儿中,死亡病例并不常见,报告的死亡率为3%,而有伴发疾病的成人死亡率高达50%~60%。死亡原因是肺炎、血容量减少、电解质失衡和脓毒症等并发症。

SSSS是由金黄色葡萄球菌产生的剥脱毒素(exfoliative toxin, ET),主要是ET-A和/或ET-B,经血液传播引起,包括甲氧西林敏感株(MSSA)、甲氧西林耐药株(MRSA)和多药耐药株。大约5%的金黄色葡萄球菌产生ET。产ET的MRSA菌株在日本似乎更流行。ET是丝氨酸蛋白酶,特异性地裂解桥粒蛋白-1,破坏表皮浅层角质形成细胞的黏附。对本病的易感性增加可能反映了新生儿肾脏清除受损和成人肾功能衰竭,或者免疫受损个体的ET特异性抗体效价较低。

临床特征包括不适、易怒和发热等前驱症状。皮肤表现在24~48小时内出现。初为触痛性红斑,接着发生浅表的松弛性大疱,多见于屈侧及口周部位,黏膜不受累,范围从局限性水疱至广泛的表皮剥脱。这可导致体温调节和体液平衡受损,易发生败血症和继发性感染。尼氏征阳性。如果治疗成功,SSSS可在10~14日内痊愈。大疱破裂,留下裸露的皮肤,随后表皮再生,愈后不留瘢痕。

病原体通常不能从受累皮肤中培养出来,因为这是一个循环毒素介导的过程。感染可能是通过皮肤接触从另一个有症状感染者或无症状携带者处获得的。可以从皮肤以外的部位(最常见的部位是鼻咽)以及直肠、结膜、尿路、脐部和血液中培养产ET的金黄色葡萄球菌。聚合酶链反应(polymerase chain reaction, PCR)或随机扩增多态性DNA分析可以识别毒素编码基因。受累皮肤的组织学典型表现为浅表角层下水疱、无表皮坏死和轻微炎症。水疱顶部的冰冻切片可以确认裂解位置在表皮浅层,有助于更快诊断。

主要的鉴别诊断是Stevens-Johnson综合征-中毒性表皮坏死松解症病谱,其特征包括靶形皮肤损害、黏膜受累和表皮下水疱伴全层表皮坏死。婴儿的其他鉴别诊断包括遗传性疾病,如大疱性表皮松解症、表皮松解性鱼鳞病和大疱性肥大细胞增多症。

治疗策略

治疗包括抗生素联合支持治疗纠正水电解质平衡、体温调节、营养、止痛及皮肤护理。应规律使用温和的润肤剂如50：50的白软石蜡/液体石蜡,以减轻摩擦和不显性液体丢失。使用不粘连的敷料覆盖在剥脱皮肤上,避免胶带直接接触皮肤。系统应用耐β-内酰胺酶抗生素对于根除金黄色葡萄球菌非常必要。泛发的SSSS患者需要静脉使用抗生素并住院治疗,由具有最佳皮肤护理经验的多学科团队(如烧伤病房)提供皮肤护理。鉴于耐药的产ET金黄色葡萄球菌菌株,特别是MRSA和耐夫西地酸菌株越来越多,抗生素的选择应以当地方案/微生物学建议为指导。

有报道SSSS可在产房和新生儿室暴发。需要严格的感染控制措施,包括患者隔离、隔离护理、洗手。筛查措施可鉴别患者接触者中的金黄色葡萄球菌携带者,包括医务工作者。携带者需外用消毒剂(如氯己定),局部使用抗生素(如莫匹罗星)可根除鼻部携带菌。

Nosocomial staphylococcal scalded skin syndrome caused by intraarticular injection. Emberger M, Koller J, Laimer M, Hell M, Oender K, Trost A, et al. *J Eur Acad Dermatol Venereol* 2011; 25: 227–31.

3例服用非甾体抗炎药的患者在接受有产ET金黄色葡萄球菌鼻部定植的整形外科医生进行的关节内注射后,在医院内暴发SSSS。

Nosocomial outbreak of staphylococcal scalded skin syndrome in neonates: epidemiological investigation and control. El Helali N, Carbonne A, Naas T, Kerneis S, Fresco O, Giovangrandi Y, et al. *J Hosp Infect* 2005; 61: 130–8.

一起在产房暴发的 SSSS 感染了 13 例新生儿，责任护士患有慢性手部皮炎并携带产 ET 金黄色葡萄球菌。采取感染控制措施（患者隔离、隔离护理、氯己定洗手、鼻部外用莫匹罗星，以及氯己定淋浴）控制了暴发。所有新生儿患者应用苯唑西林治疗后痊愈。

这提示，医务工作者是 SSSS 暴发的一个重要的潜在的来源。

特殊检查

- 鼻、咽、皮肤拭子细菌培养及药敏试验
- 可疑原发感染部位的细菌培养
- PCR 快速检测并描述 SSSS 相关的金黄色葡萄球菌
- 血培养
- 全血细胞计数
- 血尿素氮、肌酐、电解质
- 皮肤活检或水疱顶部冰冻切片
- 皮肤镜
- 金黄色葡萄球菌携带者的筛查

Isolating *Staphylococcus aureus* from children with suspected staphylococcal scalded skin syndrome is not clinically useful. Ladhani S, Robbie S, Chapple DS, Joannou CL, Evans RW. *Pediatr Infect Dis J* 2003; 22: 284–6.

一项为期 4 年的研究显示，采用 PCR 检测 *ETA* 和 *ETB* 基因及免疫印迹法来证实产 ET 菌株，结果 54 份分离物中仅 17 份（31%）分离到产 ET 菌株。

从受累皮肤未能分离到产 ET 金黄色葡萄球菌不能排除 SSSS 的诊断。

Staphylococcal scalded skin syndrome in an extremely lowbirth-weight neonate: molecular characterization and rapid detection by multiplex and real-time PCR of methicillin-resistant *Staphylococcus aureus*. Shi D, Ishii S, Sato T, Yamazaki H, Matsunaga M, Higuchi W, et al. *Pediatr Int* 2011; 53: 211–7.

多通道和 PCR 分析用于检测 5 个毒力靶基因（*ETA*，*ETB*，*ETD*，*PVL*，*CNA*），以快速检测 SSSS 相关的 MRSA。

Adult case of staphylococcal scalded skin syndrome differentiated from toxic epidermal necrolysis with the aid of dermoscopy. Miyashita K, Ogawa K, Iioka H, Miyagawa F, Okazaki A, Kobayashi N, et al. *J Dermatol* 2016; 43: 842–3.

皮肤镜作为一种诊断工具可用于证实新发剥脱部位表

皮浅表水平的裂解，随后组织学可证实角层下分离。

Nosocomial outbreak of staphylococcal scalded skin syndrome in neonates in England, December 2012 to March 2013. Paranthaman K, Bentley A, Milne LM, Kearns A, Loader S, Thomas A, et al. *Euro Surveill* 2014; 19: 1–7.

1 位医务工作者患有慢性手部皮炎，在对其进行了多点拭子和混合浓缩培养的大规模筛查后，确定为暴发源。

一线治疗

- 耐 β- 内酰胺酶青霉素（如氟氯西林、苯唑西林）   D

Epidemiological data of staphylococcal scalded skin syndrome in France from 1997 to 2007 and microbiological characteristics of *Staphylococcus aureus* associated strains. Lamand V, Dauwalder O, Tristan A, Casalegno JS, Meugnier H, Bes M, et al. *Clin Microbiol Infect* 2012; 18: E514–21.

本文回顾分析了 349 例 SSSS，包括大疱性脓疱病和泛发性剥脱性皮疹，其中除 1 例 MRSA 相关病例外，所有病例均由 MSSA 引起。

Antibiotic sensitivity and resistance patterns in pediatric staphylococcal scalded skin syndrome. Braunstein I, Wanat KA, Abuabara K, McGowan KL, Yan AC, Treat JR. *Pediatr Dermatol* 2014; 31: 305–8.

这项对美国费城儿童医院 2005—2011 年 21 例经培养确认的 SSSS 病例的回顾性研究显示，86% 对苯唑西林敏感，52% 对克林霉素耐药。

Mild staphylococcal scalded skin syndrome: an underdiagnosed clinical disorder. Hubiche T, Bes M, Roudiere L, Langlaude F, Etienne J, Del Giudice P. *Br J Dermatol* 2012; 166: 213–5.

5 例年龄在 7~48 个月、无全身症状的轻度 SSSS 儿童，以静脉注射苯唑西林［100mg/（kg·d）］治疗成功。1 名患儿额外接受了庆大霉素治疗。

二线治疗

- 糖肽类抗生素（如万古霉素）   E

Emergence of *Staphylococcus aureus* carrying multiple drug resistance genes on a plasmid encoding exfoliative toxin B. Hisatsune J, Hirakawa H, Yamaguchi T, Fudaba Y, Oshima K, Hattori M, et al. *Antimicrob Agents Chemother* 2013; 57: 6131–40.

产生 ETB 金黄色葡萄球菌包括 MRSA 菌株，导致脓疱病 /SSSS 在日本比在西方国家更普遍。报告显示，在日本，对 β- 内酰胺类、红霉素和庆大霉素的抗药性菌株显著增加。

Staphylococcal scalded skin syndrome in the course of lupus nephritis. Rydzewska-Rosolowska A, Brzosko S, Borawske J, Mysliwiec M. *Nephrology* 2008; 13: 265–6.

1 例患有系统性红斑狼疮、抗磷脂综合征及慢性肾功能衰竭的成人患者，采取环磷酰胺冲击和泼尼松龙治疗后，出现由耐甲氧西林的金黄色葡萄球菌引起的 SSSS。经过静脉注射万古霉素后痊愈（750mg/48h）。

肾功能衰竭患者万古霉素剂量需减少。

Staphylococcal scalded skin syndrome in an adult due to methicillin-resistant *Staphylococcus aureus*. Ito Y, Yoh MF, Toda K, Shimazaki M, Nakamura T, Morita E. *J Infect Chemother* 2002; 8: 256–61.

1 例有糖尿病、转移性肾细胞癌的成人患者，发生由产 ET 的 MRSA 引起的胆囊炎和 SSSS，经联合静脉使用万古霉素和替考拉宁，以及经皮肝穿胆囊引流后痊愈。

三线治疗	
• 头孢菌素类	D
• 氨基糖苷类	D
• 混合人免疫球蛋白	E
• 新鲜冰冻血浆	E
• 皮肤替代敷料	E
• 血浆置换	E

Staphylococcal scalded skin syndrome in neonates: an 8-year retrospective study in a single institution. Li MY, Wei GH, Qiu L. *Pediatr Dermatol* 2014; 31: 43–7.

2004—2012 年，中国某新生儿病房成功治疗了 39 名临床诊断为 SSSS 的新生儿。其中 4 例接受头孢菌素 [50~100mg/（kg·d）]，2 例接受 β- 内酰胺 [50~100mg/（kg·d）]，24 例同时接受头孢菌素和 β- 内酰胺 [50~100mg/（kg·d）]，5 例接受万古霉素 [20mg/（kg·d）]，4 例在头孢菌素和 β- 内酰胺的基础上加用丙种球蛋白。接受免疫球蛋白治疗的患儿的中位住院日数更长。

Staphylococcal scalded skin syndrome as a harbinger of late-onset staphylococcal septicaemia in a premature infant of very low birth weight. Hütten M, Heimann K, Baron JM, Wenzl TG, Merk H, Ott H. *Acta Derm Venereol* 2008; 88: 416–7.

1 名早产（孕 29 周）、极低出生体重（985g）的男婴在 37 日时发生 SSSS（产 ETA 和 ETB 的 MSSA 菌株），并出现全身症状，在空气湿度高、操作最少、100% 维持液和 Parkland 校正 15% 表皮丢失的培养箱中接受静脉注射头孢呋辛（100mg/kg）后治愈。

Neonatal staphylococcal scalded skin syndrome: clinical and

outbreak containment review. Neylon O, O'Connell NH, Slevin B, Powell J, Monahan R, Boyle L, et al. *Eur J Pediatr* 2010; 169: 1503–9.

5 例由产 ETA 的 MSSA 菌株引起的 SSSS 新生儿，在接受静脉注射氟氯西林和庆大霉素平均 5.8 日后继以口服氟氯西林 3.8 日后治愈。

Adult staphylococcus scalded skin syndrome in a peritoneal dialysis patient. Suzuki R, Iwasaki S, Ito Y, Hasegawa T, Yamamoto T, Ideura T, et al. *Clin Exp Nephrol* 2003; 7: 77–80.

1 例成人腹膜透析患者发生急性腹膜炎，最初给予腹膜内及静脉使用万古霉素治疗（各 0.5g/d，总量 1g/d）。随后出现 SSSS 伴感染性休克，应用阿米卡星（100mg/d）静脉治疗 1 日后继以头孢哌酮 / 舒巴坦钠治疗后痊愈。

Staphylococcal scalded skin syndrome in an extremely premature neonate: a case report with a brief review of the literature. Kapoor V, Travadi J, Braye S. *J Pediatr Child Health* 2008; 44: 374–6.

1 例患 SSSS 的早产儿，静脉使用氟氯西林及单剂免疫球蛋白 1g/kg 治疗后痊愈。因为患者出现暂时性低 IgG 血症，因此使用免疫球蛋白。

Severe staphylococcal scalded skin syndrome in children. Blyth M, Estela C, Young ER. *Burns* 2008; 34: 98–103.

4 例严重 SSSS 的患儿经联合方案治疗后痊愈。该方案包括静脉使用耐青霉素酶青霉素和新鲜冷冻血浆，据推测后者具有抗毒素作用。

An innovative local treatment for staphylococcal scalded skin syndrome. Mueller E, Haim M, Petnehazy T, AchamRoschitz B, Trop M. *Eur J Clin Microbiol Infect Dis* 2010; 29: 893–7.

一种合成共聚物创面敷料（Suprathel，基于 DL- 乳酸）在 1 名 14 个月大的男孩身上被证明有效，该患儿因重症 SSSS 发生全身皮肤剥脱。据报道，这种敷料可以缓解疼痛，防止热量流失和继发感染，并加速创面愈合。该敷料是透明的，可以在不取下敷料的情况下检查创面，且性价比高。

Use of skin substitute dressings in the treatment of staphylococcal scalded skin syndrome in neonates and young infants. Baartmans MGA, Docter J, den Hollander JC, Kroon AA, Oranje AP. *Neonatology* 2011; 100: 9–13.

使用皮肤替代物，如 Omiderm（一种水蒸气透过性聚氨酯薄膜）和 Suprathel 作为重症 SSSS 的有价值的辅助治疗，在 7 名婴儿中被证实有效。

由经验丰富的多学科团队提供局部支持治疗的最优皮肤护理是关键（例如在烧伤病房）。

Adult staphylococcal scalded skin syndrome successfully treated with plasma exchange. Kato T, Fujimoto N, Nakanishi G, Tsujita Y, Matsumura K, Eguchi Y, et al. *Acta Derm Venereol* 2015; 95: 612–3.

　　1位68岁男性患有感染性心内膜炎和MRSA败血症，最初因推测诊断为中毒性表皮坏死松解症而接受静脉注射免疫球蛋白、甲泼尼龙和达托霉素治疗。经血浆置换后，皮肤剥脱明显改善。根据皮肤组织学和细菌培养结果回顾性诊断为SSSS。

（张　卉　译，姚志荣　校）

890

第232章　多发性脂囊瘤

原作者　Ian Coulson

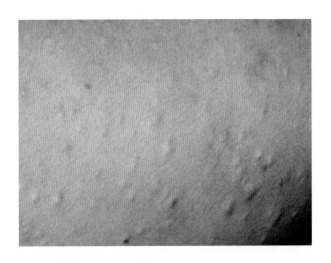

多发性脂囊瘤（steatocystoma multiplex）可能是一种遗传异质性疾病，但常表现为常染色体显性遗传。一些家系的多发性脂囊瘤是由角蛋白17基因突变而致。此病常在青春期或成年早期出现，特征性皮疹为躯干和四肢近端的囊肿，有时还可累及面部和头皮。这些囊肿是真正的"皮脂腺囊肿"，囊内包含皮脂，囊壁存在皮脂腺小叶。曾有报道称本病可合并发疹性毳毛囊肿及先天性厚甲症Ⅱ型。有些患者可能伴发牙齿替换异常，造成乳牙列长期存在。

治疗策略

该病的囊肿无法自行消退。通常只是外观上的问题，但有时很影响美观。皮疹较多的患者治疗后获益最大，但是由于皮疹数目过多，有时不适合外科手术切除。稍后介绍的外科技术方便快捷，每次可去除多个皮损，美容效果好。

由于囊壁破裂内容物进入真皮或继发细菌感染，可使囊肿发展成炎性皮损。可化脓，形成瘢痕。此时的临床表现类似囊肿性痤疮，称为化脓性多发性脂囊瘤。口服异维A酸对治疗炎性皮损有良好的效果，但对非炎性皮损无效。这提示异维A酸通过直接抗炎作用起效，而不是减少皮脂分泌。有时也可对炎性皮损进行切开和引流，皮损内注射曲安奈德，口服四环素1g/d或米诺环素100~200mg/d。

外用治疗一般无效，因其渗透性差，无法到达囊肿壁。

特殊检查

- 诊断不清时可行皮肤活体组织检查
- 角蛋白基因检测

A novel mutation (p. Arg94Gly) of keratin 17 in a Chinese family with steatocystoma multiplex. Zang D, Zhou C, He M, Ma X, Zhang J. *Eur J Dermatol* 2011; 21: 142–4.

Steatocystoma multiplex, oligodontia and partial persistent primary dentition associated with a novel keratin 17 mutation. Gass JK, Wilson NJ, Smith FJ, Lane EB, McLean WH, Rytina E, et al. *Br J Dermatol* 2009; 161: 1396–8.

一线治疗

非炎性皮损	
• 手术切开和剥除囊壁	D
炎性皮损	
• 异维A酸	D
• 抗生素	E
• 切开引流	E

Steatocystoma multiplex suppurativum: treatment with isotretinoin. Schwartz JL, Goldsmith LA. *Cutis* 1984; 34: 149–53.

The treatment of steatocystoma multiplex suppurativum with isotretinoin. Statham BN, Cunliffe WJ. *Br J Dermatol* 1984; 111: 246.

Isotretinoin in the treatment of steatocystoma multiplex: a possible adverse reaction. Rosen BL, Broadkin RH. *Cutis* 1986; 115: 115–20.

Steatocystoma multiplex treated with isotretinoin: a delayed response. Mortiz DL, Silverman RA. *Cutis* 1988; 42: 437–9.

Treatment of steatocystoma multiplex and pseudofolliculitis barbae with isotretinoin. Friedman SJ. *Cutis* 1987; 39: 506–7.

以上文章共报告了7例患者口服异维A酸治疗，剂量约为1mg/（kg·d），共20周。结果炎性囊肿明显减少，非炎性皮疹无明显变化，其中1例患者皮疹变大、数目增多。1例治疗有效的患者停止治疗10周后复发，其他几例患者随访8个月未见复发。

**Successful treatment of steatocystoma multiplex by simple

surgery. Keefe M, Leppard BJ, Royle G. *Br J Dermatol* 1992; 127: 41–4.

Five generations with steatocystoma multiplex congenita: a treatment regimen. Pamoukian VN, Westreich M. *Plast Reconstruct Surg* 1997; 99: 1142–6.

Surgical pearl: mini-incisions for the extraction of steatocystoma multiplex. Schmook T, Burg G, Hafner J. *J Am Acad Dermatol* 2001; 44: 1041–2.

A simple surgical technique for the treatment of steatocystoma multiplex. Kaya TI, Ikizoglu G, Kokturk A, Tursen U. *Int J Dermatol* 2001; 40: 785–8.

Suggestion for the treatment of steatocystoma multiplex located exclusively on the face. Duzova AN, Senturk GB. *Int J Dermatol* 2004; 43: 60–2.

The vein hook successfully used for eradication of steatocystoma multiplex. Lee SJ, Choe YS, Park BC, Lee WJ, Kim DW. *Dermatol Surg* 2007; 33: 82–4.

Perforation and extirpation of steatocystoma multiplex. Madan V, August PJ. *Int J Dermatol* 2009; 48: 329–30.

以上报道描述了针对非炎性囊肿的一些改良外科技术。根据操作手法和囊肿数量，可选择局麻、区段麻醉、全麻或不麻醉。一般可用手术刀切开一个 1~10mm 的切口，暴露囊肿内容物，然后将细动脉钳穿过开口夹住囊肿底部，将其拉出。切口经二次愈合。此方法美容效果好，且复发率低。

也有报道称可对囊肿进行切除和抽吸。

二线治疗	
• CO₂ 激光治疗	E
• 激光联合治疗	E

CO₂ laser therapy for steatocystoma multiplex. Krahenbuhl A, Eichmann A, Pfaltz M. *Dermatologica* 1991; 183: 294–6.

本文报告了 CO₂ 激光治疗多发性脂囊瘤，疗效较好。

1450-nm diode laser in combination with the 1550-nm fractionated erbium-doped fiber laser for the treatment of steatocystoma multiplex: a case report. Moody MN, Landau JM, Goldberg LH, Friedman PM. *Dermatol Surg* 2012; 38: 1104–6.

单个病例报告显示，胸部和腹部的脂囊瘤经两种互补激光治疗 2 次后基本清除。这两种激光，一种是针对异常皮脂腺的 1 450nm 半导体激光，另一种是针对真皮囊肿的 1 550nm 掺铒纤维点阵激光。

Carbon dioxide laser perforation and extirpation of steatocystoma multiplex. Bakkour W, Madan V. *Dermatol Surg* 2014; 40: 658–62.

本文报道了 8 例多发性脂囊瘤患者，先用 CO₂ 激光在囊肿上开一小口，然后用 Volkmann 小勺清除囊肿内容物。这种治疗结果患者满意度高、复发率低，形成瘢痕的可能性极小。

Fractionated ablative carbon dioxide laser treatment of steatocystoma multiplex. Kassira S, Korta DZ, de Feraudy S, Zachary CB. *J Cosmet Laser Ther* 2016; 16: 1–12.

1 名 51 岁的面部脂囊瘤女患者，经过 2 次气化型 CO₂ 点阵激光治疗后，囊肿 3 年没有复发。

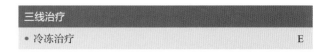

三线治疗	
• 冷冻治疗	E

Treatment of lesions of steatocystoma multiplex and other epidermal cysts by cryosurgery. Notowicz A. *J Dermatol Surg Oncol* 1980; 6: 98–9.

冷冻治疗 3~4 日后，去除囊肿上方坏死皮肤，可使囊肿完全暴露并剥除。

（李 琨 译，张建中 校）

第233章 造口护理

原作者　Calum C. Lyon

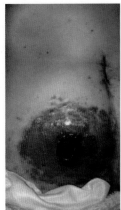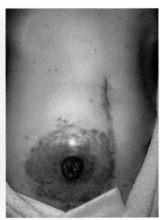

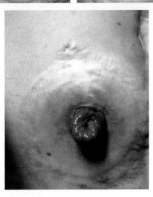

造口是用来引流内部排泄物的人工开放口,通常包括结肠造口、回肠造口、尿道造口(回肠导管),可为暂时性或永久性的创口。理想状态下的造口应由专科护士在可选择的部位操作完成,但现实中造口往往是在紧急情况下完成的。即使采用最好的预防措施,50%的患者仍会在未来的某个时间里出现皮肤问题,主要表现为造口处皮肤对来自溢出体液的刺激的反应,尤其常见于排出物较多的造口(如回肠、尿道)。一些常见皮肤病、皮肤感染或因创伤或刺激而加重的皮肤病也会发生在造口(表233.1)。

治疗策略

尽管所有刺激反应都具有相似的组织学特征,但临床表现取决于造口的类型和刺激物的特点。回肠造口排出物量较大,含有降解酶和刺激性胆汁酸,因此可引起严重的皮炎和糜烂。结肠造口引起的皮炎较轻,因为它相对闭合,但是在渗漏处经常引起较大的肉芽肿性息肉和棘皮瘤。膀胱造口发生的皮炎也可常出现糜烂,主要由于排出物较多或易于渗漏的回肠黏液的刺激。慢性乳头状皮炎是膀胱瘘口特征性的表现,表现为聚合性的增生性乳头状丘疹结节。

调整器械或酸化尿液可缓解症状。

专业的造口护士的指导对控制刺激反应的发生十分必要。他们可以指导应用最恰当的器械来避免皮肤及造口处的机械损伤,同时避免流出物对正常皮肤的损伤。患者们急切希望避免渗漏物及气味,有时他们将引流袋绑得过紧或频频更换,常常导致皮肤损害和刺激反应。经过专业培训的造口护士就是来鉴定并解决这类问题的。

对有炎症刺激症状出现的患者进行抗炎十分必要,例如局部外用糖皮质激素、他克莫司及吡美莫司。基质的选择十分重要,例如油性乳液可以预防粘连愈合,可导致渗出。适用于造口周围皮肤的产品包括治疗头皮、耳或眼部疾病的泡沫、乳液和凝胶制剂,以及治疗哮喘的糖皮质激素雾化制剂(表233.2)。丙酮缩氟氢羟龙胶带是一种十分有效的激素封闭疗法,因为造口设备可以应用在胶带上。尽管设备在不断改进,渗出和炎症有时难以避免。应间歇性外用抗炎药,并避免激素造成的皮肤萎缩。增生性肉芽肿可以应用硝酸银、冷冻疗法、烧灼＋切除或刮除。

过敏性接触性皮炎很少见,因为造口器材制造商在产品中已尽可能减少了过敏原。引起过敏的主要是除臭剂中的香料和赋形剂(例如擦剂中的灭菌剂),使用试验(usage test)对鉴定产品中有害成分十分有帮助,斑贴试验有时不能精确地测出过敏原。治疗同刺激反应。

在温暖潮湿的环境下使用引流袋通常会引起皮肤感染,常见的如腹部刮毛后出现的毛囊炎。所有皮疹都应该用棉拭子取材进行微生物学检查,因为在封闭状态下许多细菌感染常表现为非特异性皮炎。许多原发皮疹也可继发感染。治疗包括精心护理和应用敏感抗生素。

已存在的皮肤疾病可影响造口,包括银屑病、脂溢性皮炎、皮肤克罗恩病、坏疽性脓皮病、硬化性苔藓,以及湿疹。

特殊检查
• 皮肤活检
• 伤口处微生物培养
• 斑贴试验和使用试验

The spectrum of skin disorders in abdominal stoma patients. Lyon CC, Smith AJ, Griffiths CEM, Beck MH. *Br J Dermatol* 2000; 143: 1248–60.

这项大规模队列研究记录了多种造口周围皮肤病变的类型。因为感染较为常见且易于治疗,对有炎症的患者的

表 233.1 不同来源的刺激物导致不同的造口皮肤病

诱发皮肤病的刺激物来源	举例	对皮肤的影响
装置（造口袋）	慢性阻塞（常见） 装置中潜在的过敏原或刺激物（非常罕见），如黏合剂和增黏剂	破坏皮肤屏障功能，诱发皮炎
配件：①浆料（填充物）；②清洁湿巾；③除臭喷雾剂；④皮肤屏障纸巾／洗液；⑤除黏剂	刺激性接触性皮炎（irritant contact dermatitis, ICD）：黏合剂或湿巾中的乙醇、粉末或糊状刺梧桐树胶 过敏性接触性皮炎（allergic contact dermatitis, ACD）：芳香剂和防腐剂	ICD ACD
排泄物渗漏	尿液，尤其在感染存在的情况下 粪便，尤其是持续、大量的液体粪便。近端造口会产生大量含酶的排泄物，应采取措施应对浓稠粪便，包括改变饮食习惯和使用肠蠕动抑制剂，如洛哌丁胺	刺激性反应，包括皮炎、肉芽肿和慢性乳头瘤状皮炎
造口	造口类型：环状造口能诱发较多的皮肤并发症 造口结构的完整性：短的包埋的或脱垂的造口易发生渗漏	同上
皮肤	遗传性疾病（罕见），例如鱼鳞病和大疱性疾病 常见的获得性疾病可在封闭状态下出现非典型表现，如湿疹和银屑病 与受累人群相关，罕见的疾病可能比预期的更常见。例如老年结肠造口患者易患天疱疮，因炎症性肠病而行回肠造口的年轻人易患坏疽性脓皮病	任何炎症或鳞屑性皮肤病都可能影响造口袋的吸附性，从而导致渗漏，诱发刺激反应，加剧原发性皮肤病的恶化
感染	典型的感染有皮肤癣菌、念珠菌和病毒。细菌感染的皮疹与湿疹类似，同时，细菌感染还可能加重湿疹	糜烂性皮炎、毛囊炎，偶尔出现溃疡

表 233.2 用于造口皮炎的局部糖皮质激素制剂

药物制剂	商品名	其他成分
0.1% 戊酸倍他米松头皮洗剂[1]	Betnovate	卡波姆、氢氧化钠、水
0.05% 二丙酸倍他米松头皮洗剂	Diprosone	卡波姆、氢氧化钠、水
0.05% 丙酸氯倍他索头皮洗剂	Dermovate	卡波姆、氢氧化钠、水
0.05% 丙酸氯倍他索头皮泡沫喷雾剂	Clarelux	十六醇、丙二醇、硬脂醇
0.025% 氟轻松头皮凝胶	Synalar	苯甲酸酯、丙二醇
倍他米松联合卡泊三醇凝胶治疗头皮银屑病	Dovobet 凝胶	液体石蜡、聚氧丙烯 -15、硬脂醚、蓖麻油、丁基羟基甲苯（E321）
丙酸倍氯米松 200μg/ 定量哮喘雾化剂[2]	Clenil Modulite	无
泼尼松崩解片治疗坏疽性脓皮病[3] 4μg/cm² 的丙酮缩氟氢羟龙胶带	Haelan	无

初始评价应包括细菌棉拭子取材检查。那些病程较长且对治疗不敏感的患者可能有过敏性接触性超敏反应，对于发生在造口周围皮肤的溃疡或增生物应进行活检。

这是一篇详尽的综述，描述了造口周围皮肤病的不同病理类型及如何对其评估。

The incidence of stoma and peristomal complications during the first 3 months after ostomy creation. Salvadalena GD. *J Wound Ostomy Continence Nurs* 2013; 40: 400–6.

一项前瞻性病例系列显示刺激反应和感染是最常见的造瘘术后皮肤问题。

A prospective audit of stomas-analysis of risk factors and complications and their management. Arumugam PJ, Bevan L, Macdonald L, Watkins AJ, Morgan AR, Beynon J, et al.

Colorectal Dis 2003; 5: 49–52.

良好的手术操作是造口周围皮肤健康的重要保证。较短的造口（回肠造口 <20mm、结肠造口 <5mm）以及紧急手术一般会引起较多皮肤问题。体重指数和糖尿病与皮肤的病变密切相关。出血性增生在结肠造口中较常见。术后仔细护理有助于预防皮肤问题。

The relevance of patch testing in peristomal dermatitis. Al-Niaimi F, Beck M, Almaani N, Samarasinghe V, Williams J, Lyon C. *Br J Dermatol* 2012; 167: 103–9.

从 850 名队列中抽取 149 名患者，对一系列潜在的过敏原进行斑贴试验。只有 7 人产生过敏现象，而且大多数是对造口配件中常见的香料和防腐剂产生的过敏反应，与袋装系统无关。

894

一线治疗	
• 调整器械	D
• 可吸收性粉剂	D
• 抗生素	D
• 外用糖皮质激素	B

Dermatologic considerations of stoma care. Rothstein MS. *J Am Acad Dermatol* 1986; 15: 411–32.

不合适的器械可引起造口和皮肤刺激。在最早的刺激征象出现时,通过调换造口器械可缓解由造口流出液引起的化学刺激、机械刺激和由刺激引起的接触性皮炎。另外,在清洗皮肤后仔细擦干及使用吸收性粉剂可缓解由于间擦和不合适的器械引起的刺激。

Peristomal dermatoses: a novel indication for topical steroid lotions. Lyon CC, Smith AJ, Griffiths CEM, Beck MH. *J Am Acad Dermatol* 2000; 43: 679–82.

本项大型临床研究说明了使用含水和乙醇的糖皮质激素洗剂对炎症性造口周围的皮肤病有疗效。这种药物十分有用,不影响造口袋与皮肤的黏着。

Topical therapy for peristomal pyoderma gangrenosum (PPG). Nybaek H, Olsen AG, Karslmark T, Jemec G. *J Cutan Med Surg* 2004; 8: 220–3.

外用糖皮质激素能缓解大部分造口周围的坏疽性脓皮病。

二线治疗	
• 硫糖铝	C
• 他克莫司软膏或吡美莫司乳膏	E
• 皮损内注射糖皮质激素	C

Topical sucralfate in the management of peristomal skin disease: an open study. Lyon CC, Stapelton M, Smith AJ, Griffiths CE, Beck MH. *Clin Exp Dermatol* 2000; 25: 584–8.

作者指出硫糖铝能治疗造口周围的皮肤糜烂。硫糖铝是在酸性环境下聚合形成的硫化蔗糖铝盐,可在黏膜表面形成黏稠的屏障。硫糖铝对由粪便或尿液引起的刺激和糜烂十分有效,但对造口周围的坏疽性脓皮病治疗无效。

Peristomal pyoderma gangrenosum. Keltz M, Lebwohl M, Bishop S. *J Am Acad Dermatol* 1992; 27: 360–4.

造口周围的坏疽性脓皮病采用皮损内注射糖皮质激素有效。

该文同时探讨了造口周围坏疽性脓皮病诊断的困难。

Peristomal lichen sclerosus (LS): the role of occlusion and urine

exposure？Al-Niaimi F, Lyon C. *Br J Dermatol* 2013; 168: 643–6.

12 例患者中有 9 例使用糖皮质激素后活动性硬化性苔藓完全消失。

Topical tacrolimus in the management of peristomal pyoderma gangrenosum. Lyon CC, Stapelton M, Smith AJ, Mendelsohn S, Beck MH, Griffiths CE. *J Dermatol Treat* 2001; 12: 13–7.

外用他克莫司(在 0.3% 羧甲基纤维素钠糊剂中)联合其他疗法可快速治愈坏疽性脓皮病。

三线治疗	
• 肉毒杆菌毒素	C
• 口服氨苯砜	E
• 环孢素	D
• 肿瘤坏死因子拮抗剂	E
• 胶原蛋白注射	E
• 脂肪切除术	E
• 造口修复术	E

Management of peristomal pyoderma gangrenosum. Poritz LS, Lebo MA, Bobb AD, Ardell CM, Koltun WA. *J Am Coll Surg* 2008; 206: 311–5.

造口周围坏疽性脓皮病的诊断比较困难而且误诊率高。可用氨苯砜、外用色甘酸钠、环孢素、吗替麦考酚酯或英利西单抗治疗。随着造口的关闭,坏疽性脓皮病皮损会随之消失,但不能通过调整造口的大小来治疗坏疽性脓皮病,因为可能在新的造口部位产生复发。

Paraileostomy recontouring by collagen sealant injection: a novel approach to one aspect of ileostomy morbidity. Report of a case. Smith GH, Skipworth RJ, Terrace JD, Helal B, Stewart KJ, Anderson DN. *Dis Colon Rectum* 2007; 50: 1719–23.

造口周围的皮肤缺陷(如裂隙或瘢痕)会影响器械放置。作者报告了 1 例皮肤缺陷患者,采用皮内注射胶原蛋白的方法成功修复了皮肤外观。

A novel use for botulinum toxin A (BoNT-A) in the management of ileostomy and urostomy leaks. Smith VM, Lyon CC. *J Wound Ostomy Continence Nurs* 2015; 42: 83–8.

在 10 名连续患者中,有 7 例收缩性造口(又称造口痉挛性缩短)发生液体渗漏。可通过向造口肌肉组织中注射 A 型肉毒毒素来改善。

Troublesome colostomies and urinary stomas treated with suction assisted lipectomy. Samdal F, Amlamd PF, Bakka A, Aasen AO. *Eur J Surg* 1995; 161: 361–4.

Synchronous panniculectomy with stomal revision for obese patients with stomal stenosis and retraction. Katkoori D, Samavedi S, Kava B, Soloway MS, Manoharan M. *BJU Int* 2009; 105: 1586–9.

对有造口回缩的病态肥胖患者,可通过抽吸式脂肪切除术或外科脂膜切除术改善造口渗漏,无须做剖腹探查。

目前尚无理想的适用于造口的外用制剂。该文详细介绍了一些可以使用的糖皮质激素制剂。应尽量避免使用含有油脂的洗液,使用含有丙二醇的凝胶制剂后应风干 10 分钟再放置造口袋。含乙醇的头皮洗液会刺痛破损的皮肤,可将其直接涂在袋子上,待风干后再放置造口袋。有些患者,特别是造口较长的患者,可于非活动期间将面霜或软膏涂抹在造口周围皮肤上 30~60 分钟,并用腰带将造口袋固定于造口处。这样既可清除附着在皮肤上的陈旧性油腻药剂,也能够正常使用造口袋。糖皮质激素的效

力在封闭状态下增强,因此,如每日使用糖皮质激素,疗程不应超过 4 周,此后每周用量不应超过 3 次,以避免皮肤萎缩。

（兰　晶　译,高兴华　校）

参考文献

1. Lyon CC, Smith AJ, Griffiths CE, Beck MH. Peristomal dermatoses: a novel indication for topical steroid lotions. *J Am Acad Dermatol.* 2000;43(4):679–682.
2. Chriba M, Skellett AM, Levell NJ. Beclometasone inhaler used to treat pyoderma gangrenosum. *Clin Exp Dermatol.* 2010;35(3):337–338.
3. DeMartyn LE, Faller NA, Miller L. Treating peristomal pyoderma gangrenosum with topical crushed prednisone: a report of three cases. *Ostomy Wound Manage.* 2014;60(6):50–54.
4. Rice SA, Woo PN, El-Omar E, Keenan RA, Ormerod AD. Topical tacrolimus 0.1% ointment for treatment of cutaneous Crohn's disease. *BMC Research Notes.* 2013;6:19.

证据等级:A 双盲试验　　B 临床试验,研究对象≥ 20 例　　C 临床试验,研究对象< 20 例　　D 病例分析,研究对象≥ 5 例　　E 个案报道

第 234 章　萎缩纹

原作者　Adam S. Nabatian，Hooman Khorasani

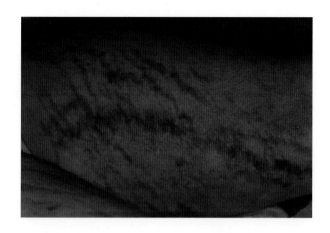

萎缩纹(striae distensae)是一种常见疾病,并不会引起健康问题。萎缩纹初期(红色条纹)是线状的红色或紫色的斑片或斑块,可伴瘙痒。一段时间后,皮损逐渐变白,形成萎缩的线状的沿着皮肤张力线凹陷的斑块。目前认为萎缩纹的本质是线性真皮瘢痕伴表皮萎缩,表现为细微的褶皱外观和毛细血管扩张。萎缩纹常发生于孕妇的胸部和腹部,以及健美运动员的肩膀,也常见于青少年的快速成长期和超重人群。长期系统性地使用糖皮质激素可导致粗大的较深较宽的萎缩纹,包括面部皮肤。萎缩纹很可能是多种因素导致的结果,包括遗传因素,机械压力(如快速生长期、健美、怀孕)和激素(糖皮质激素和雌激素)。虽然萎缩纹会逐渐淡化,但十分影响美容,因此,患者常有治疗需求。

治疗策略

治疗的目的是逐步改善症状。通常情况下,陈旧性皮损对治疗的反应不如新的皮损迅速,疗效也不如新生皮损显著。在病程初期联合多种方式治疗会取得最好的治疗效果。目前,尚无"金标准"治疗方式。

一些研究表明,外用维 A 酸能够改善萎缩纹的外观。这种治疗对红色萎缩纹有较好的疗效。虽然没有正式发表的研究数据支持,但推测其他维 A 酸类(例如他扎罗汀和阿达帕林)应该也有效。

非剥脱激光通过刺激真皮胶原蛋白和弹性蛋白的产生消除萎缩纹。对脉冲染料激光疗效的研究最受关注。最近的研究表明,脉冲染料激光对于初期萎缩纹(粉色或红色)的治疗效果更加明显。剥脱性激光可能比非剥脱激光更有效,但恢复期更长且并发症的风险较高。射频也是通过加热真皮修复萎缩纹的。富血小板血浆(platelet-rich plasma,

PRP)是一种新型治疗方法,可以单独使用或与其他治疗方式(如点阵激光或微针)联合使用,有很好的疗效。PRP 是含高浓度血小板的自体血浆,含有高浓度的生长因子和细胞因子,可刺激胶原蛋白的产生和成纤维细胞及角质形成细胞的增殖。准分子激光、强脉冲光和羟基乙酸类物质是治疗成熟萎缩纹最有前景的方法。

特殊检查

- 全面的病史采集和体格检查
- 皮肤活检(非必须)
- 血清促肾上腺皮质激素水平,24 小时尿游离皮质醇水平,血浆皮质醇水平(非快速生长期、健美或怀孕期)

萎缩纹较易诊断,病因简单。当病变较严重且原因不明时,建议进行实验室检查以排除库欣综合征。库欣综合征的条纹很深很宽,且呈明显的红色或紫色。萎缩纹有时会与线性局灶性弹性组织变性相混淆,后者表现为外观类似萎缩纹、无症状且可轻微触及的黄色条纹,常见于老年患者的腰骶部。组织学检查时进行弹性纤维染色可鉴别这两种疾病。

一线治疗	
观察	D

膨胀纹会随时间淡化,因此,对于萎缩纹无过分关心的患者只需安慰。

Adolescent striae. Ammar NM, Roa B, Schwartz RA, Janniger CK. *Cutis* 2000; 65: 69–70.

Striae cutis distensae. Nigam PK. *Int J Dermatol* 1989; 28: 426–7.

二线治疗	
剥脱点阵激光(10 600nm)	B
非剥脱点阵激光(1 550nm)	B
脉冲染料激光(585nm)	B
强脉冲光	B
外用维 A 酸	B

Treatment of striae distensae using an ablative 10 600-nm

carbon dioxide fractional laser: a retrospective review of 27 participants. Lee SE, Kim JH, Lee SJ, Lee JE, Kang JM, Kim YK, et al. *Dermatol Surg* 2010; 36: 1683–90.

对 27 名女性的萎缩纹进行 CO_2 点阵激光治疗。脉冲能量为 10mJ、能量密度为 2（覆盖率为 10%）。治疗 3 个月后，2 例（7.4%）出现 4 级临床好转，14 例（51.9%）出现 3 级临床好转，9 例（33.3%）出现 2 级临床好转，2 例（7.4%）出现 1 级临床好转。无人出现病情恶化。

Treatment of striae distensae with nonablative fractional laser versus ablative CO₂ fractional laser: a randomized controlled trial. Yang YJ, Lee GY. *Ann Dermatol* 2011; 23: 481–9.

对 24 名腹部不同程度的白色萎缩纹患者进行一项随机、盲法、分层研究。采用 1 550nm 点阵铒玻璃激光（脉冲能量 50mJ，光斑密度 100/cm^2，在静态模式下扫描面积为 5mm×10mm，每个治疗部位只进行 1 次扫描，不重叠）或剥脱性 CO_2 点阵激光换肤术（脉冲能量 40~50mJ，光斑密度 75~100/cm^2，静态模式下扫描面积为 8mm×8mm）对患者进行治疗。选取每个腹部皮损的一半随机进行点阵铒玻璃激光或剥脱性 CO_2 点阵激光治疗，频率为每 4 周 1 次，共 3 次，治疗参数相同。结果显示，两种激光治疗后都会出现瘙痒、红斑和色素沉着。经过两种治疗后的皮损都有临床和组织病理学的明显改善，但两者的治疗效果无明显差异。

Treatment of striae distensae with fractional photothermolysis. Bak H, Kim BJ, Lee WJ, Bang JS, Lee SY, Choi JH, et al. *Dermatol Surg* 2009; 35: 1215–20.

22 名亚洲女性接受 2 次激光治疗，每 4 周 1 次，脉冲能量为 30mJ，密度等级为 6，扫描 8 次。22 人中有 6 人（27%）的萎缩纹有明显改善，其余 16 人的萎缩纹有轻度改善。白色萎缩纹的改善程度比红色萎缩纹高。

Efficacy of pulsed dye laser versus intense pulsed light in the treatment of striae distensae. Shokeir H, El Bedewi A, Sayed S, El Khalafawy G. *Dermatol Surg* 2014; 40: 632–40.

16 例红色萎缩纹患者和 4 例白色萎缩纹患者分别用脉冲染料激光处理身体一侧的萎缩纹，用强脉冲光处理身体另一侧的萎缩纹，5 个疗程，每 4 周治疗 1 次。脉冲染料激光波长为 595nm，光斑直径为 10mm，脉冲持续时间为 0.5 毫秒，能量密度为 2.5J/cm^2，脉率为 1Hz。荧光强脉冲光波长为 565nm，光斑大小为 10mm×20mm，脉冲持续时间为 50~70 毫秒，能量密度为 17.5J/cm^2。经脉冲染料激光和强脉冲光处理后，条纹宽度显著减小，皮肤纹理改善，胶原蛋白表达水平明显增加。与强脉冲光相比，脉冲染料激光对 I 型胶原蛋白的诱导作用更为显著。脉冲染料激光和强脉冲光治疗红色萎缩纹的效果优于白色萎缩纹。

Topical tretinoin 0.1% for pregnancy-related abdominal striae: an open-label, multicenter, prospective study. Rangel O, Aries I, García E, Lopez-Padilla S. *Adv Ther* 2001; 18: 181–6.

给产后 1 周的 20 例萎缩纹患者的半个腹部每日使用 0.1% 维 A 酸霜，持续 3 个月。80% 的患者有显著或中度改善。经过测量发现，萎缩纹长度减少了 20%，宽度减少了 23%。

三线治疗	
• 准分子激光（308nm）	C
• 溴化铜激光（577~511nm）	C
• 1 064nm 掺钕钇铝石榴石激光	C
• 射频和 585nm 脉冲染料激光	B
• 射频疗法	C
• 针刺疗法	B
• 富血小板血浆和微晶磨皮术	B
• 20% 羟基乙酸 /0.05% 维 A 酸	C
• 20% 羟基乙酸 /10% L- 抗坏血酸	C
• 70% 乙羟基乙酸洗剂	A
• 70% 羟基乙酸凝胶 /40% 三氯乙酸化学剥脱	D

The 308-nm excimer laser in the darkening of the white lines of striae alba. Ostovari N, Saadat N, Nasiri S, Moravvej H, Toossi P. *J Dermatolog Treat* 2010; 21: 229–31.

用准分子激光对 10 例受试者的白色萎缩纹进行治疗，而条纹之间或周围的正常皮肤使用氧化锌乳膏。结果观察到一些皮损的复色，准分子激光治疗被称为"弱疗效"。根据术前和术后的照片判断，80% 患者的治疗效果不佳或中等。

Two-year follow-up results of copper bromide laser treatment of striae. Longo L, Postigli MG, Marangoni O, Melato M. *J Clin Laser Med Surg* 2003; 21: 157–60.

15 例患者中有 13 例症状改善，疗效可保持 1~2 年。1/3 患者所治疗的萎缩纹完全消失。

Stretch marks: treatment using the 1064-nm Nd: YAG laser. Goldman A, Rossato F, Prati C. *Dermatol Surg* 2008; 34: 686–91.

对 20 名红色萎缩纹患者采用 1 064nm 掺钕钇铝石榴石激光治疗，所有治疗结果均令人满意，并且大多数（55%）疗效非常好。

Radiofrequency and 585-nm pulsed dye laser treatment of striae distensae: a report of 37 Asian patients. Suh DH, Chang KY, Son HC, Ryu JH, Lee SJ, Song KY. *Dermatol Surg* 2007; 33: 29–34.

37 名患者接受 1 个疗程的射频治疗和 3 个月疗程的 585nm 脉冲染料激光治疗。大多数患者(89.2%)的治疗效果为"好"或"非常好"。

Treatment of striae distensae with a TriPollar radiofrequency device: a pilot study. Manuskiatti W, Boonthaweeyuwat E, Varothai S. *J Dermatolog Treat* 2009; 20: 359–64.

17 名皮肤光型为Ⅳ或Ⅴ的有萎缩纹的女性接受了射频治疗,每周 1 次,共 6 周。在最后一次治疗结束 1 周后,38.2% 的受试者的萎缩纹改善了 25%~50%,11.8% 的受试者改善了 51%~75%。无不良反应发生。

Treatment of striae distensae with needling therapy versus CO_2 fractional laser. Khater MH, Khattab FM, Abdelhaleem MR. *J Cosmet Laser Ther* 2016; 28: 1–5.

10 名有萎缩纹的女性患者接受针刺治疗,另外 10 名患者接受 CO_2 点阵激光治疗,每月 1 次,共 3 次。根据不同皮损宽度,CO_2 激光的光斑直径为 1~10mm,脉冲能量为 100W,重复频率为 20Hz,使用单次扫描。10 例针刺治疗的患者中有 9 例出现了好转,而 10 例 CO_2 激光治疗的患者中只有 5 例出现了临床好转。

Comparison between the efficacy and safety of platelet-rich plasma vs. microdermabrasion in the treatment of striae distensae: clinical and histopathological study. Ibrahim ZA, El-Tatawy RA, El-Samongy MA, Ali DA. *J Cosmet Dermatol* 2015; 14: 336–46.

对 40 例红色萎缩纹患者和 28 例白色萎缩纹患者进行单独皮内注射 PRP、单独微晶磨皮术(氧化铝 / 氯化钠)治疗或相同疗程的 PRP 和微晶磨皮术联合治疗。每 2 周治疗 1 次,最多 6 个疗程,或者直到患者满意为止。结果显示,单独使用 PRP 治疗比单独使用微晶磨皮术疗效好,但两者联合使用效果更好,见效更快。单独使用 PRP 或 PRP 联合微晶磨皮术多次治疗后,白色萎缩纹和红色萎缩纹均有改善,但红色萎缩纹的改善程度低于白色萎缩纹。微晶磨皮术对于红色萎缩纹的临床治疗效果优于白色萎缩纹。

A superficial texture analysis of 70% glycolic acid topical therapy and striae distensae. Mazzarello V, Farace F, Ena P, Fenu G, Mulas P, Piu L, et al. *Plast Reconstr Surg* 2012; 129: 589e-90e.

在两个对比试验中,用 70% 的羟基乙酸洗液对 40 例红色萎缩纹和白色萎缩纹患者进行双盲安慰剂对照研究。在这两种类型中,萎缩纹宽度在 6 个月后显著下降。将皮肤各向异性、皮纹的数量和皮纹宽度作为判断皮肤纹理的参数,采用硅胶复制技术,用扫描电镜和成像软件分析硅胶铸模。

Comparison of topical therapy for striae alba (20% glycolic acid/0.05% tretinoin versus 20% glycolic acid/10% L-ascorbic acid). Ash K, Lord J, Zukowski M, McDaniel DH. *Dermatol Surg* 1998; 24: 849–56.

10 例皮肤类型为Ⅰ~Ⅴ型的患者,产后于腹部和大腿部出现萎缩纹,早上应使用羟基乙酸,晚上应使用维 A 酸或 L- 抗坏血酸,共 12 周。所有患者均自觉有改善。

Chemical peel of nonfacial skin using glycolic acid gel augmented with TCA and neutralized based on visual staging. Cook KK, Cook WR. *Dermatol Surg* 2000; 26: 994–9.

该文总结了对 3 100 例患者联合应用 70% 羟基乙酸凝胶和 40% 三氯乙酸化学剥脱治疗,发现对萎缩纹,甚至有色素减退的萎缩纹有效。

(兰 晶 译,高兴华 校)

第 235 章　亚急性皮肤型红斑狼疮

原作者　Lisa Pappas-Taffer, Jeffrey P Callen

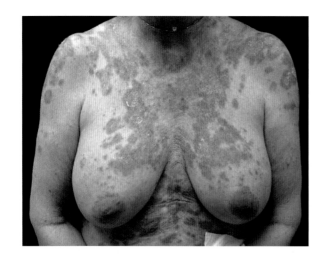

亚急性皮肤型红斑狼疮(subacute cutaneous lupus erythematosus, SCLE)是皮肤红斑狼疮(cutaneous lupus erythematosus, CLE)的一个亚型,环形,有光敏感,不留瘢痕。患者可出现环形或丘疹鳞屑性的斑块,或两者皆有,在光暴露部位分布。虽然 SCLE 不会留下瘢痕,但它会导致明显的色素沉着。

治疗策略

SCLE 可临床诊断,但应通过皮肤活检确诊。患者应该有详细的病史、体格检查和实验室研究,以排除系统性红斑狼疮(systemic lupus erythematosus, SLE)的系统表现。应获得有助于发现恶化因素或可能影响治疗选择的历史细节。很少有双盲、安慰剂对照的药物试验用于治疗 SCLE。治疗的目标是治疗当前的皮损和症状,并预防新皮损的产生。这是通过结合患者教育、防晒、局部和系统治疗来实现的。

CLE 治疗的基础包括尽可能使用最佳的药物来实现疾病控制。最常用的治疗方法包括光保护、局部皮质类固醇、钙调磷酸酶抑制剂和口服抗疟药物。虽然全身性类固醇激素是有效的,但非类固醇的全身性药物(例如甲氨蝶呤、吗替麦考酚酯、硫唑嘌呤)是避免类固醇激素相关副作用的首选。CLE 可影响生活质量。除了加强病情控制,用于遮盖病变或色素沉着的化妆品也是重要的辅助手段。

SCLE 可能有许多需要关注的相关疾病,包括吸烟情况下更加难治性的疾病,以及怀孕期间有潜在风险的新生儿狼疮。

高达 50% 的 SCLE 患者符合美国风湿病学院关于

SLE 分类的 4 项或以上标准。然而,这是通过满足包括皮肤损伤、光敏性和阳性血清的标准来做到这一点的。因此,那些被分类为 SLE 的患者通常只有轻微的全身症状,主要的终末器官损害发生率小于 10%。

高达 30% 的 SCLE 是由药物诱发或加重的。已有超过 100 种不同的药物被报道,包括抗高血压药物、他汀类药物、抗真菌药物、肿瘤坏死因子抑制剂、抗癫痫药物和质子泵抑制剂。完整的患者药物清单将有助于排除药物诱导的SCLE。在癌症治疗过程中,SCLE 可因化疗、放疗或副肿瘤综合征而发生。

关于烟草是否影响抗疟药物的有效性是有争议的。然而,多项研究表明,吸烟的人会得更严重的疾病,而且部分患者的治疗更加棘手。因此,应该建议患者戒烟,这不仅对他们的皮肤有益,而且也对降低 SLE 或 CLE 心血管疾病的风险有益。

特殊检查
• Ro/SSA 抗体
• 排除系统性疾病
• 用药史
• 吸烟史

一线治疗	
局部治疗	
• 护肤品及遮盖	E
• 防晒霜、防晒服、避免阳光	A
• 强效糖皮质激素	B
• 外用他克莫司或吡美莫司	A
• 外用维 A 酸软膏	E
系统治疗	
• 抗疟药(羟氯喹、氯喹,加用奎纳克林)	A

Photoprotective effects of a broad-spectrum sunscreen in ultraviolet-induced cutaneous lupus erythematosus: a randomized, vehicle-controlled, double-blind study. Kuhn A, Gensch K, Haust M, Meuth AM, Boyer F, Dupuy P, et al. *J Am Acad Dermatol* 2010; 64: 37–48.

在 UVA 或 UVB 激发阳性的 16 名 CLE 患者中,88% 在基质对照区出现 CLE 损伤,而在广泛涂 SPF 60 防晒霜区域没有出现损伤。

Discoid lupus erythematosus. Diagnostic features and evaluation of topical corticosteroid therapy. Roenigk HH Jr, Martin JS, Eichorn P, Gilliam JN. *Cutis* 1980; 25: 281–5.

尽管将长期外用强效糖皮质激素作为一线治疗，然而这是唯一检查 CLE 疗效的随机、对照试验。

Intralesional triamcinolone is effective for discoid lupus erythematosus of the palms and soles. Callen JP. *J Rheumatol* 1985; 12: 630–3.

The use of topical calcineurin inhibitors in lupus erythematosus: an overview. Wollina U, Hansel G. *J Eur Acad Dermatol Venereol* 2008; 22: 1–6.

对 2008 年之前关于钙调磷酸酶抑制剂治疗 CLE 的文献进行了很好的总结，文中每张表格对应所有报道的他克莫司或吡美莫司对于各种 CLE 亚型的疗效。

Efficacy of tacrolimus 0.1% ointment in cutaneous lupus erythematosus: a multicenter, randomized, double-blind, vehicle-controlled trial. Kuhn A, Gensch K, Haust M, Schneider SW, Bonsmann G, Gaebelein-Wissing N, et al. *J Am Acad Dermatol* 2011; 65: 54–64.

所有 CLE 亚型在治疗后 4 周和 8 周均有显著改善，但在 12 周后没有。本研究中的 4 名 SCLE 患者均有所改善，但与安慰剂组相比无统计学意义。

虽然有关于慢性 CLE 外用维 A 酸的病例报告，但没有在 SCLE 中使用这些药物的报告。

Treatment of cutaneous lupus erythematosus with acitretin and hydroxychloroquine. Ruzicka T, Sommerburg C, Goerz G, Kind P, Mensing H. *Br J Dermatol* 1992; 127: 513–8.

在这项多中心、随机对照试验中，50% 接受羟氯喹（hydroxychloroquine，HCQ）治疗的患者在 8 周后好转。

Low blood concentrations of hydroxychloroquine in patients with refractory cutaneous lupus erythematosus: a French multicenter prospective study. Francès C, Cosnes A, Duhaut P, Zahr N, Soutou B, Ingen-Housz-Oro S, et al. *Arch Dermatol* 2012; 148: 479–84.

在这项对 300 名 CLE 患者的研究中，血液中 HCQ 浓度大于 755ng/ml 的患者具有更好的临床疗效。

可以监测 HCQ 血液浓度调整固定剂量或基于患者体重的处方剂量。

The effect of increasing the dose of hydroxychloroquine

(HCQ) in patients with refractory cutaneous lupus erythematosus (CLE): an open-label prospective pilot study. Chasset F, Arnaud L, Costedoat-Chalumeau N, Zahr N, Bessis D, Francès C. *J Am Acad Dermatol* 2016; 74: 693–9.

在基于体重给予 HCQ 治疗 3 个月后未见疗效的 34 名患者（11 名 SCLE 患者）中，当 HCQ 血浓度低于 750ng/ml 时，增加剂量至 600mg/d，34 名患者中有 26 名（81%）起效。这种临床反应与 HCQ 水平超过 750ng/ml 相对应。起效患者中，73% 的有反应者 HCQ 每日剂量可降至 400mg/d，其中 1/3 的有反应者尽管剂量降低，皮肤仍有持续改善，其余 2/3 的起效患者出现 CLE 复发。

在基于体重给予 HCQ 治疗未见疗效的患者中，如果血液中 HCQ 水平低，可以尝试短期增加 HCQ，但要以减少剂量为目标。如果延长高剂量治疗，有增加眼毒性的可能性。这项研究还建议可以考虑检查顽固性患者的 HCQ 水平。

Response to antimalarial agents in cutaneous lupus erythematosus: a prospective analysis. Chang AY, Piette EW, Foering KP, Tenhave TR, Okawa J, Werth VP. *Arch Dermatol* 2011; 147: 1261–7.

在 11 名开始 HCQ 治疗的患者中，55% 有反应。通过皮肤红斑狼疮疾病面积和严重程度指数（cutaneous lupus erythematosus disease area and severity index，CLASI）测量，15 名对 HCQ 单药治疗无效的患者中，67% 的患者在添加奎纳克林后获得了疗效。

本报告论证了联合治疗的疗效。作者使用了文中描述的相同的方法进行抗疟治疗。HCQ 剂量为 200~400mg/d，氯喹剂量为 250mg/d，每周 5~7 日，均按理想体重决定。奎纳克林的剂量为 100mg/d。如果一线 HCQ 治疗在 3~6 个月后失败，我们添加奎纳克林。如果 HCQ-奎纳克林治疗在 3~6 个月后失败（或患者无法获得奎纳克林的复方药），我们用氯喹替代 HCQ（± 奎纳克林）。值得注意的是，HCQ 是一线药物，因为它对眼睛的毒性比氯喹小（但它也没有氯喹那么有效）。奎纳克林是 HCQ 或氯喹的一种很好的附加物，因为它不会增加眼睛毒性。HCQ 禁止和氯喹联合使用，因为会增加眼毒性。奎纳克林必须复合使用，氯喹正变得越来越难获得。

Hydroxychloroquine sulfate treatment is associated with later onset of systemic lupus erythematosus. James JA, Kim-Howard XR, Bruner BF, Jonsson MK, McClain MT, Arbuckle MR, et al. *Lupus* 2007; 16: 401–9.

二线治疗	
免疫抑制药物	
• 吗替麦考酚酯、吗替麦考酚钠肠溶片 *	B
• 甲氨蝶呤	D

• 硫唑嘌呤	D
免疫调制剂	
• 氨苯砜	D
• 沙利度胺、来那度胺	B,C
• 口服维 A 酸	B

* 对 SLE 人群进行双盲研究,评估皮肤黏膜(CLE)改变,但未使用 CLE 特异性评估工具

Mycophenolate sodium for subacute cutaneous lupus erythematosus resistant to standard therapy. Kreuter A, Tomi NS, Weiner SM, Huger M, Altmeyer P, Gambichler T. *Br J Dermatol* 2007; 156: 1321–7.

在这项前瞻性、开放性的初步研究中,10 例顽固性 SCLE 患者使用肠溶霉酚酸钠作为单药治疗。治疗 3 个月(1 440mg/d)后,他们的 CLASI 有显著的降低。没有发现严重的副作用。

这相当于每日 2 次 1 000mg 的吗替麦考酚酯(mycophenolate mofetil,MMF)。文中的表 3 很好地总结了 MMF(1~3g/d)和肠溶霉酚酸钠(720~2 160mg/d)在多例报告和小型研究中治疗 SCLE 的疗效。只有 Pisoni 等人(2005)的报道显示 7 例 SLE/CLE 患者(其中 1 人患有 SCLE)MMF 未见疗效。然而,患者对 4 种(范围 2~10 种)不同的 CLE 药物均未见疗效,而且 3/7 的患者仅在 MMF 治疗 2 个月后就确定了治疗效果。

通常,在 CLE 治疗中,MMF 是与抗疟药和外用疗法联合使用的,其目标是逐渐减少至所需的最低剂量 / 疗法。笔者通常对一线治疗失败的患者用 MMF 有良好的反应。

Methotrexate treatment for refractory subacute cutaneous lupus erythematosus. Kuhn A, Specker C, Ruzicka T, Lehmann P. *J Am Acad Dermatol* 2002; 46: 600–3.

包含对甲氨蝶呤(methotrexate,MTX)治疗的文献回顾性研究和报道的总结,包括 19 名 CLE 患者(内含 8 名 SCLE 患者),剂量为 10~25mg/ 周。

在抗疟药物失败的患者中,每周 1 次口服或皮下注射 MTX 是一种选择。

Efficacy and safety of methotrexate in recalcitrant cutaneous lupus erythematosus: results of a retrospective study in 43 patients. Wenzel J, Brähler S, Bauer R, Bieber T, Tüting T. *Br J Dermatol* 2005; 153: 157–62.

一项回顾性分析对 43 例难治性 CLE 患者(15 例 SCLE)采用甲氨蝶呤每周 15~25mg 治疗。几乎所有患者的 CLE 均有改善(42/43)。然而这种药物在作者所治疗的患者中并没有那么成功,当 MTX 治疗失败时,常常需要联合抗疟疗法或转用 MMF。

Azathioprine: an effective, corticosteroid-sparing therapy for patients with recalcitrant cutaneous lupus erythematosus or with recalcitrant cutaneous leukocytoclastic vasculitis. Callen JP, Spencer LV, Burruss JB, Holtman J. *Arch Dermatol* 1991; 127: 515–22.

应用硫唑嘌呤 100~150mg/d 治疗 6 例难治性 CLE 患者(包含 5 名 SCLE),6 名患者中有 3 名在 3 个月内几乎痊愈,其中 1 名患者的掌跖溃疡在 6 周后愈合。

20 世纪 80 年代和 90 年代的一系列病例显示,硫唑嘌呤每日 100~150mg 可以成功治疗 CLE[主要是泛发性和掌跖部位盘状红斑狼疮(discoid lupus erythematosus,DLE),也包括 SCLE 在内的一系列病例]。

Dapsone as second-line treatment for cutaneous lupus erythematosus? A retrospective analysis of 34 patients and a review of the literature. Klebes M, Wutte N, Aberer E. *Dermatology* 2016; 232: 91–6.

这是一项长达 7 年的对 34 名 CLE 患者(8 名患有 SCLE)进行的回顾性分析,其中大多数患者接受氨苯砜治疗,并与抗疟药联合使用。氨苯砜的中位剂量为 100mg/d(50~125mg/d),平均持续 16 个月(1~82 个月)。41% 的患者在 2 个月后好转,18% 的患者在 7 个月内完全缓解。最佳效果出现在 SCLE 患者中,8 名患者中有 6 名病情缓解或改善。值得注意的是,并没有使用有效的活性测量工具。作者还总结了文中表 1 中的文献(病例报告和包括 137 例 CLE 患者回顾性分析,其中 7 例为 SCLE)。在文献描述的 7 例 SCLE 病例中,以 25~150mg/d 的剂量给药后均有改善或清除。

氨苯砜,每日给予 25~200mg 的剂量,在大疱性狼疮的治疗中特别有效,病例报告和病例总结中也显示其在 CLE 的治疗中有作用(尤其是 SCLE 病损和伴随 SCLE 的血管炎性病损)。

Thalidomide in cutaneous lupus erythematosus. Pelle MT, Werth VP. *Am J Clin Dermatol* 2003; 4: 379–87.

这是一个截止到 2003 年的关于沙利度胺治疗 CLE 的总结报告。特别是 1983 年 Knop 等人的研究,60 名患者的研究显示 90% 完全或部分有效,25% 有外周多神经病。Ordi-Ros 等人做了难治性 CLE 患者的前瞻性研究(包括 7 名 SCLE),采用 100mg/d,之后减少到 25~50mg/d 作为维持治疗。2 周后出现初步好转,3 个月内效果最明显。75% 完全缓解,25% 部分缓解。在 7 例 SCLE 患者中,6/7 在平均 2.2 个月的时间内通过低剂量沙利度胺清除皮损。2013 年后,超过三项回顾性研究证实了这些早期结果。许多研究表明,低剂量沙利度胺(每日 50mg)与高剂量同样有效,但并不能降低其神经毒性(Cuadrado 等,2005)。

Thalidomide in the treatment of refractory cutaneous lupus erythematosus: prognostic factors of clinical outcome. Cortes-Hernandez J, Torres-Salido M, Castro-Marrero J, Vilardell-Tarres M, Ordi-Ros J. *Br J Dermatol* 2012; 166: 616–23.

在这项前瞻性观察研究中,60 例接受泼尼松和抗疟药治疗的顽固性 CLE(18 名 SCLE)患者,使用沙利度胺 100mg/d,平均随访 8 年(范围 2~18 年)。一旦临床改善被实现,剂量减少到每日 50mg,之后 50mg 隔日服用。98% 达到缓解,85% 达到完全缓解,通常在平均 8 周内(范围 3~16 周)。平均治疗时间 6 个月(范围 3~36 个月)。在 8 年之后,70% 完全缓解的患者至少有 1 次复发,而其余的患者(30%),尽管停止了药物治疗,在至少 8 年的随访后仍然处于缓解状态。18% 的患者出现神经系统症状(回顾性研究报告高达 45%),半数患者的神经传导检测呈阳性。停药后 12 个月(范围 6~18 个月)的神经症状和肌电图症状消失。

这是首个使用 CLASI 来评估临床反应的前瞻性沙利度胺研究。与其他 CLE 亚型相比,SCLE 患者的复发率更低,沙利度胺的累积剂量和治疗时间也更短。

沙利度胺(50~100mg/d)在治疗 CLE,包括 SCLE 方面被证明是非常有效的,而对 SLE 的疗效则要低得多(可诱发 SLE“复燃”)。大量的回顾性研究和前面提到的前瞻性研究表明,平均 80% 的患者达到完全缓解。治疗 CLE 起效迅速,2~4 周开始,在病情好转后,剂量通常可以逐渐降低。沙利度胺应仅用于治疗严重、难治的 CLE,应尽可能使用最低剂量。研究表明,开始低剂量治疗与高剂量治疗同样有效,但不幸的是,没有证据表明可减少神经毒性的发生率。虽然非常有效,但由于其成本、沙利度胺教育系统的监测程度和安全处方(步骤)方案、致畸性和副作用(包括周围神经病变),沙利度胺被保留为二线治疗。沙利度胺可以作为急救药物或低剂量或间歇剂量的维持治疗(例如,每 2~3 日 25mg),以尽量减少毒性。

Lenalidomide treatment of cutaneous lupus erythematosus: the Mayo Clinic experience. Kindle SA, Wetter DA, Davis MD, Pittelkow MR, Sciallis GF. *Int J Dermatol* 2016; 55 (8): e431-9. http://dx. doi. org/10.1111/ijd. 13226. PMID: 26873674.

这是使用 5~10mg/d 的来那度胺治疗 9 例难治性 CLE(包含 6 例 DLE,1 例 SCLE)患者的回顾性分析。患者至少对 1 种抗疟药或 1 种免疫抑制剂治疗抵抗。狼疮脂膜炎患者(2 例)没有反应。9 例 DLE 和 SCLE 患者中有 7 例完全或部分缓解,最初缓解发生在 2~3 个月内。

Kindle 等人回顾了之前的研究 (1 例报告和 3 个前瞻性研究),其中包括 5 例使用 5~10mg/d 来那度胺治疗的 SCLE 患者。在接受来那度胺治疗的 SCLE 患者中 ,共有 2 例完全缓解和 2 例部分缓解。Braunstein 等人 (2012) 发现 ,5mg/d 来那度胺治疗 5 例高度治疗抵抗的 CLE 患者 (2 例患有 SCLE),4 例有临床改善 ,1 例出现 SLE。提示使

用来那度胺有可能增加发展严重 SLE 复发的风险。Cortes-Hernandez 等人 (2012) 对 15 名 CLE 患者 (2 名患有 SCLE)进行了前瞻性的 5~10mg/d 的来那度胺治疗 ,可以逐渐达到临床反应。86% 达到完全缓解 (CLASI 0),但常常在停药后 2~8 周 ,临床反应频繁 (75%)。只有 2 名患有 SCLE 的患者在停药后得到了持续的缓解。Okon 等人 (2014) 报道了一项 52 周前瞻性试验的结果 ,对 5 名难治性 CLE 患者进行了为期 6 周的每日 5mg 治疗 ,起效后隔日 6mg, 无反应者增加至 10mg/d。所有 5 名患者在 12 周时的 CLASI 测量疾病显著减轻。

来那度胺是一种比沙利度胺副作用更小的沙利度胺衍生物。与沙利度胺类似,来那度胺有助于治疗顽固性 CLE,但与沙利度胺相比,其相关的镇静、便秘、周围神经病变和亲凝血作用更少。与沙利度胺类似,它对 SLE 的治疗效果不佳。目前正在进行一项来那度胺治疗难治性 CLE 的随机对照试验。

Treatment of cutaneous lupus erythematosus with acitretin and hydroxychloroquine. Ruzicka T, Sommerburg C, Goerz G, Kind P, Mensing H. *Br J Dermatol* 1992; 127: 513–8.

在这项随机、双盲、多中心的研究中,接受阿维 A 50mg/d 和羟基氯喹 400mg/d 治疗的患者,28 人中有 13 人(46%)出现了全面的改善,6 例 SCLE 患者中有 5 例完全清除。平均治疗时间为 56.5 日。

Subacute cutaneous lupus erythematosus: report of a patient who subsequently developed a meningioma and whose skin lesions were treated with isotretinoin. Richardson TI, Cohen PR. *Cutis* 2000; 66: 183–8.

这是一个关于恶性肿瘤相关的 SCLE(见文中表 1),以及阿维 A 和异维 A 酸用于 CLE 的文献综述。在一项随机对照试验中,阿维 A 已被证明对 50% 的 CLE 患者有效。而异维 A 酸的疗效也在采用 0.7~1mg/kg 治疗 SCLE 患者获得巨大疗效的多例报告中得到证实(D'Erme 等,2012 ;Farner 等,1990 ;Newtown 等,1998)。疗效往往不能持久,需要低剂量维持治疗。虽然 SCLE 的使用有限,但由于半衰期短,所以对于育龄期妇女来说,它仍然是一个有效的选择。

Alitretinoin for cutaneous lupus erythematosus. Kuhn A, Patsinakidis N, Luger T. *J Am Acad Dermatol* 2012; 67: e123–6.

SCLE 患者在使用 30mg/d 治疗 2 个月后,皮损完全清除。

三线治疗	
• 静脉注射免疫球蛋白	D
• 环磷酰胺 *	D
• 利妥昔单抗(抗 CD20 嵌合抗体)*	E

• belimumab（抗 blysmonoclonalantibody）*	E
• 抗干扰素 -α 单克隆抗体（试验）	A
• 脉冲染料激光器	D
未证明有效的经验疗法或实验疗法和 / 或风险 - 受益比不佳的疗法	
• 氯法齐明	A
• 苯妥英	B
• 金	B
• 细胞因子治疗（干扰素，CD4 单克隆抗体）	D
• 肿瘤坏死因子拮抗剂	D
• 乌司奴单抗	E
• 来氟米特	E

* 对 SLE 人群进行双盲研究，评估皮肤黏膜（CLE）改变，但未使用 CLE 特异性评估工具

Efficacy of intravenous immunoglobulin monotherapy in patients with cutaneous lupus erythematosus: results of proof-of-concept study. Ky C, Swasdibutra B, Khademi S, Desai S, Laquer V, Grando SA. *Dermatol Reports* 2015; 7: 5804.

在这项开放性前瞻性研究中，对 16 名难治性 CLE 患者（未列亚型）采用静脉注射免疫球蛋白（IVIG）每月 2g/kg 单药治疗 3 个月，停药后随访 6 个月。研究表明，疾病活动在几周内迅速和持续下降（以 CLASI 衡量）。3 个治疗周期（3 个月）足以达到临床疗效，但有 3 例患者有轻度复发。

一般来说，在等待另一种全身药物生效或终止急性复发时，可以考虑使用 IVIG 作为过渡治疗。有一些前瞻性研究取得了积极的结果。然而，De Pita 等人（1997）在 1 年的时间里，每月使用 1.5g/（kg·d）（较低的剂量）IVIG，对难治性 CLE 没有改善。

Pulse cyclophosphamide treatment for severe refractory cutaneous lupus erythematosus. Raptopoulou A, Linardakis C, Sidiropoulos P, Kritikos HD, Boumpas DT. *Lupus* 2010; 19: 744–7.

6 例严重、难治性 SCLE 患者每月接受环磷酰胺冲击治疗，之后使用硫唑嘌呤 100~200mg/d 维持治疗，HCQ 也继续应用。所有患者的 CLASI 均有显著改善，其中 4 例完全缓解，2 例部分缓解。作者报告在 3 年以上的随访中没有复发和重大不良事件。

Refractory subacute cutaneous lupus erythematosus successfully treated with rituximab. Kieu V, O'Brien T, Yap LM, Baker C, Foley P, Mason G, et al. *Australas J Dermatol* 2009; 50: 2002–6.

本文报告了 1 例难治性 SCLE 患者。在连续 4 周每周给予利妥昔单抗（375mg/m²）静脉注射后，第 16 周皮损消退。在随访的 11 个月中，SCLE 复发，同样的利妥昔单抗方案每 8 周重复 1 次维持治疗，持续 2 年，病情持续缓解。

Brief report: responses to rituximab suggest B cell-independent inflammation in cutaneous systemic lupus erythematosus. Vital EM, Wittmann M, Edward S, Yusof MY, MacIver H, Pease CT, et al. *Arthritis Rheumatol* 2015; 67: 1586–91.

本报告对 82 例接受利妥昔单抗治疗的 SLE 患者进行了前瞻性研究。在 SLE 患者中，2 个基线 SCLE 患者中有 1 个对利妥昔单抗有反应。基线时没有皮肤疾病，或在 B 细胞接近完全或完全耗尽时仅在基线时出现急性 CLE（亚型转换）的 12 名患者，出现了新的 SCLE 和 DLE 的复发。

这项研究表明，利妥昔单抗对 CLE 效果不佳，急性 CLE 除外。尽管在基线时不累及皮肤，但 SLE 患者可出现 CLE 复发。

Effects of belimumab, a B lymphocyte stimulator-specific inhibitor, on disease activity across multiple organ domains in patients with systemic lupus erythematosus: combined results from two phase Ⅲ trials. Manzi S, Sanchez-Guerrero J, Merrill JT, Furie R, Gladman D, Navarra SV, et al. *Ann Rheum Dis* 2012; 71: 1833–8.

在Ⅲ期试验中，贝利木单抗（被批准用于 SLE）加标准疗法显示在黏膜皮肤方面有改善，特别是皮疹、黏膜溃疡和脱发。

贝利木单抗对 CLE 的效果如何尚不清楚，因为这些研究使用了 SLE 特异性工具而不是 CLE 特异性工具来评估活动和监测结果。它被认为对 SLE 比 CLE 更有效。

Safety and efficacy of sifilmumab, an anti IFN-alpha monoclonal antibody, in a phase 2b study of moderate to severe systemic lupus erythematosus (SLE). Khamashta MMJ, Werth VP, Furie R, Kalunian K, Illeis GG, Drappas J, et al. *Arthritis Rheum* 2014; 66: 3530–1.

Anifrolumab, an anti-Interferon-α receptor monoclonal antibody, in moderate-to-severe systemic lupus erythematosus. Furie R, Kahamashta M, Merrill JT, Werth VP, Kalunian K, Brohawn P, et al. *Arthritis Rheumatol* 2017; 69: 376–86.

最近，Ⅱ期临床试验表明皮肤黏膜活性降低，并对 SCLE 治疗有前景。

Pulsed dye laser treatment of subacute cutaneous lupus erythematosus. Gupta G, Roberts DT. *Clin Exp Dermatol* 1999; 24: 498–9.

1 例难治性 SCLE 患者经脉冲染料激光（585nm，脉宽 450 毫秒，5mm 光斑大小，能量 5.3J/cm²）治疗 4 次，间隔 1 个月，红斑明显好转。

（温广东　译，张建中　校）

证据等级：A 双盲试验　　B 临床试验，研究对象 ≥ 20 例　　C 临床试验，研究对象 < 20 例　　D 病例分析，研究对象 ≥ 5 例　　E 个案报道

第236章 角层下脓疱病

原作者 Gorav N. Wali, Vanessa Venning

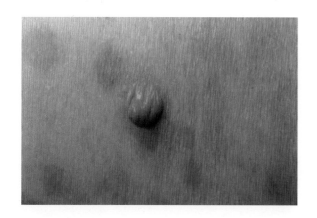

角层下脓疱病(subcorneal pustular dermatosis)是一种罕见的、病因不明的慢性嗜中性皮肤病,在躯干和屈侧皮肤出现成群松弛性脓疱和水疱,典型皮损类似于前房积脓。该病可发生于任何年龄,女性常见,发作与缓解交替,患者全身状况良好。

本病可能很难与其他水疱脓疱性皮肤病相鉴别。有些病例可能是脓疱型银屑病的变异,而另一些病例似乎与IgA天疱疮的角膜下脓疱变异型重叠。"经典"的角膜下脓疱病免疫荧光阴性。然而,有一些临床和组织学特征相同的患者,其表皮上部的表皮细胞间有IgA沉积,这些抗体的靶目标为桥粒成分,最常见为桥粒胶蛋白。

角膜下脓疱病与单克隆IgA副蛋白血症和骨髓瘤有关,后者可能在发病多年后发生。其他已报道的相关因素包括坏疽脓皮病、炎症性肠病、类风湿性关节炎、感染(尤其是肺炎支原体)和药物。

治疗策略

治疗首选氨苯砜(25~200mg/d),通常在治疗4周内皮损可消退。停药易导致皮损复发,所以需长期用药。病情控制后,应减至足以维持疗效的最低剂量。在个案报告中提到其他的砜类药物(如磺胺吡啶、柳氮磺胺吡啶)对该病也有一定的疗效。

部分患者对氨苯砜治疗不敏感,可用维A酸类药物(原先使用阿维A酯,现在使用阿维A)替代治疗,初始剂量0.5~1.0mg/(kg·d),然后减至最低剂量维持治疗。另外,对于那些不能耐受治疗剂量氨苯砜的患者,可加用维A酸类药物,以减少两种药物的剂量。一些病例报告指出光疗,包括光化学疗法(psoralen and UVA,PUVA),窄谱UVB或宽谱UVB与氨苯砜和维A酸类药物联合应用疗效好。

个案报道局部和系统使用糖皮质激素在一定程度上控制病情。可能需要系统使用无法接受的高剂量糖皮质激素,但与其他方法联合治疗时可降低糖皮质激素的使用剂量。

对一些氨苯砜耐药的病例,已有报道称使用新的治疗手段如抗肿瘤坏死因子α抑制剂,但使用这些新药物的经验有限。

角膜下脓疱病倾向于慢性病程。维持持续的有效应答可能很难,这可以从目前所描述的广泛的治疗选择中推断出来。尽管对氨苯砜良好的治疗应答似乎提供了一种好的选择方案,但这种治疗方案尚未得到正式评估。

特殊检查
• 全血细胞计数
• 免疫球蛋白水平
• 血清蛋白电泳
• 本周蛋白
• 自身抗体
• 皮肤活检免疫荧光

Subcorneal pustular dermatosis: 50 years on. Cheng S, Edmonds E, Ben-Gashir M, Yu RC. *Clin Exp Dermatol* 2008; 33: 229–33.

一篇对文献有价值的评论。作者讨论了角层下IgA天疱疮与经典的角层下脓疱病的关系,并接受了一些权威人士现在认为的前者是天疱疮的一种罕见变异型的观点。

Subcorneal pustular dermatosis: a clinical study of ten patients. Lutz ME, Daoud MS, McEvoy MT, Gibson LE. *Cutis* 1998; 61: 203–8.

7例患者中有4例并发副蛋白血症,其中3例为IgA型,1例为IgG型。直接免疫荧光均未发现IgA沉积。

Subcorneal pustular dermatosis and IgA λ myeloma: an uncommon association but probably not coincidental. Vaccaro M, Cannavó SP, Guarneri F. *Eur J Dermatol* 1999; 9: 644–6.

这是一篇IgA λ骨髓瘤伴发角层下脓疱病的病例报告。骨髓瘤的治疗对皮肤病无影响。

A case of subcorneal pustular dermatosis with IgG monoclonal

gammopathy of undetermined significance: a rare association. Kavala M, Karadaq AS, Zindanci I, Turkoglu Z, Ozturk E, Zemheri E, et al. *Int J Dermatol* 2015; 54: 551–3.

报道了 1 例角层下脓疱病伴发 IgG kappa 型单克隆 γ 球蛋白病，其意义尚不明确。

Sneddon-Wilkinson disease in association with rheumatoid arthritis. Butt A, Burge SM. *Br J Dermatol* 1995; 132: 313–5.

这是一篇关于血清阴性或血清阳性关节炎的病例报告的较全面的综述。

Subcorneal pustular dermatosis triggered by Mycoplasma pneumonia: a rare clinical association. Bohelay G, Duong TA, Ortonne N, Chosidow O, Valeyrie-Allanore L. *J Eur Acad Dermatol Venereol* 2015; 29: 1022–5.

报道了 1 例角层下脓疱病合并肺炎支原体肺炎，文献回顾发现 7 例角层下脓疱病与肺炎支原体相关。

Sneddon-Wilkinson disease induced by sorafenib in a patient with advanced hepatocellular carcinoma. Tajiri K, Nakajima T, Kawai K, Minemura M, Sugiyama T. *Intern Med* 2015; 54: 597–600.

报道了 1 例患者接受索拉非尼治疗后发生角层下脓疱病。停用索拉非尼后改善，再次用药后恶化。

一线治疗	
• 氨苯砜	C

Subcorneal pustular dermatosis. Sneddon IB, Wilkinson DS. *Br J Dermatol* 1956; 68: 385–93.

6 例患者中 3 例使用氨苯砜每日 50~100mg 治疗有效。

Sneddon-Wilkinson disease in association with rheumatoid arthritis. Butt A, Burge SM. *Br J Dermatol* 1995; 132: 313–5.

5 例患者氨苯砜治疗有效。

Subcorneal pustular dermatosis and IgA gammopathy. Burrows D, Bingham EA. Br J Dermatol 1984; 111: 91–3.

无法耐受大剂量氨苯砜的患者，加用阿维 A 酯联合较低剂量的氨苯砜可控制病情。

Sneddon-Wilkinson disease. Four case reports. Launay F, Albes B, Bayle P, Carriere M, Lamant L, Bazex J. *Rev Med Interne* 2004; 25: 154–9.

4 例患者中 3 例对氨苯砜反应良好。

Subcorneal pustular dermatosis in a young boy. Garg BR,

Sait MA, Baruah MC. *Indian J Dermatol* 1985; 30: 21–3.

Subcorneal pustular dermatosis in childhood: a case report and review of the literature. Scalvenzi M, Palmisano F, Annunziata MC, Mezza E, Cozzolino I, Costa C. *Case Rep Dermatol Med* 2013; 2013: 5. http://dx. doi. org/10.1155/2013/424797. Article ID 424797.

报告了 2 例儿童角层下脓疱病使用氨苯砜治疗成功。

二线治疗	
• 砜类	D
• 糖皮质激素	D
• 阿维 A 酯（不再销售）	D
• 阿维 A	E
• PUVA	D
• 窄谱 UVB	E
• 宽谱 UVB	E

Subcorneal pustular dermatosis. Sneddon IB, Wilkinson DS. *Br J Dermatol* 1956; 68: 385–93.

2 例患者使用磺胺吡啶每次 1g，每日 2 次，病情得到控制。

Subcorneal pustular dermatosis in children. Johnson SAM, Cripps DJ. *Arch Dermatol* 1974; 109: 73–7.

2 名患儿接受外用及系统糖皮质激素治疗，病情得到控制，但未治愈。

Role of tumour necrosis factor-α in Sneddon-Wilkinson subcorneal pustular dermatosis. Grob JJ, Mege JL, Capo C, Jancovicci E, Fournerie JR, Bongrand P, et al. *J Am Acad Dermatol* 1991; 25: 944–7.

报道 1 例患者，使用氨苯砜、阿维 A 酯或血浆置换治疗无效，使用甲泼尼龙治疗后病情缓解，维持剂量为每日 12mg。

An unusual severe case of subcorneal pustular dermatosis treated with cyclosporine and prednisolone. Zachariae CO, Rossen K, Weismann K. *Acta Dermatol Venereol* 2000; 80: 386–7.

氨苯砜和泼尼松龙（由于转氨酶异常）治疗失败后，给予环孢素（400mg/d）替代氨苯砜治疗，皮损迅速消退，环孢素使用 3 周后停药，随后 2 个月波尼松龙缓慢减量，病情无复发。

Treatment of subcorneal pustulosis by etretinate. Iandoli R, Monfrecola G. *Dermatologica* 1987; 175: 235–8.

1 名服用氨苯砜每日 300mg 和局部使用皮质类固醇无效的患者，阿维 A 酯每日 1mg/kg 效果良好。维持剂量为每日 0.75mg/kg。

906

A case of subcorneal pustular dermatosis in association with monoclonal IgA gammopathy successfully treated with acitretin. Canpolat F, Akipınar H, Çevırgen C, Eskıoğlu F, Öztürk E. *J Dermatol Treat* 2010; 21: 114–6.

报道了 1 例患者对氨苯砜和局部糖皮质激素治疗无效,随后口服阿维 A 治疗,每日 25mg,2 周内起效。3 个月后减量为每日 10mg,4 个月后停药,随访无复发。

Successful treatment of subcorneal pustular dermatosis (Sneddon-Wilkinson disease) by acitretin: report of a case. Marliére V, Beylot-Barry M, Beylot C, Doutre M-S. *Dermatology* 1999; 199: 153–5.

本文综述了维 A 酸在角层下脓疱病治疗中的应用。

Subcorneal pustular dermatosis treated with PUVA therapy. Bauwens M, De Coninck A, Roseeuw D. *Dermatology* 1999; 198: 203–5.

报道了 1 例角层下脓疱病患者对氨苯砜单药治疗抵抗,联合应用 PUVA 后效果良好。本文还对 PUVA 治疗角层下脓疱病进行了综述。

Subcorneal pustular dermatosis (Sneddon-Wilkinson disease) treated with narrowband (TL-01) UVB phototherapy. Cameron H, Dawe RS. *Br J Dermatol* 1997; 137: 150–1.

报道了 1 例患者使用米诺环素每日 200mg 和外用糖皮质激素治疗,最初病情得到控制,但出现反复且继续治疗无效。应用窄谱 UVB 光疗后得以停用激素,米诺环素单药治疗病情得以控制。

Subcorneal pustular dermatosis responsive to narrowband (TL-01) UVB phototherapy. Orton DI, George SA. *Br J Dermatol* 1997; 137: 149–50.

报道了 1 例患者经过长期 PUVA 治疗后对窄谱 UVB 光疗疗效满意。

三线治疗	
• 依那西普	E
• 英利西单抗	E
• 他卡西醇(1-α,24- 二羟维生素 D₃)	E
• 马沙骨化醇(1-α,25- 二羟基 -22- 氧钙三醇)	E
• 咪唑立宾	E
• 酮康唑	E
• 四环素,米诺环素	E
• 苄青霉素	E
• 维生素 E	E
• 美海屈林	E
• 静脉注射免疫球蛋白	E
• 环孢素	E

Sneddon-Wilkinson disease treated with etanercept: report of two cases. Berk DR, Hurt MA, Mann C, Sheinbein D. *Clin Exp Dermatol* 2009; 34: 347–51.

报道了 2 例难治性患者对依那西普 50mg,每周 2 次(其中 1 例联合使用低剂量阿维 A)反应良好。

Early but not lasting improvement of recalcitrant subcorneal pustular dermatosis (Sneddon-Wilkinson disease) after infliximab therapy: relationships with variations in cytokine levels in suction blister fluids. Bonifati C, Trento E, Cordiali Fei P, Muscardin L, Amantea A, Carducci M. *Clin Exp Dermatol* 2005; 30: 662–5.

Infliximab (antitumor necrosis factor alpha antibody): a novel, highly effective treatment of recalcitrant subcorneal pustular dermatosis (Sneddon-Wilkinson disease). Voigtlander C, Luftl M, Schuler G, Hertl M. *Arch Dermatol* 2001; 137: 1571–4.

The case of SLE associated Sneddon-Wilkinson pustular disease successfully and safely treated with infliximab. Naretto C, Baldovino S, Rossi E, Spriano M, Roccatello D. *Lupus* 2009; 18: 856–7.

报道了 3 例患者使用标准剂量的英利西单抗(但其中 1 例未能持续)治疗有效。

Recalcitrant subcorneal pustular dermatosis and bullous pemphigoid treated with mizoribine, an immunosuppressive purine biosynthesis inhibitor. Kono T, Terashima T, Oura H, Ishii M, Taniguchi S, Muramatsu T. *Br J Dermatol* 2000; 143: 1328–30.

2 例患者使用咪唑立宾(Bredinin)每日 150mg 治疗有效,1 例单用咪唑立宾,另外 1 例联合应用泼尼松每日 50mg 和咪唑立宾每日 150mg。

A case of subcorneal pustular dermatosis treated with tacalcitol (1-alpha, 24-dihydroxyvitamin D₃). Kawaguchi M, Mitsuhashi Y, Kondo S. *J Dermatol* 2000; 27: 669–72.

Therapie der pustulosis subcornealis Sneddon Wilkinson mit tacalcitol. Muhlhoff C, Megahed M. *Hautarzt* 2009; 60: 360–70.

报道了 2 例患者局部使用维生素 D₃ 皮损得到长期缓解。

Successful treatment of subcorneal pustular dermatosis with maxacalcitol. Hoshina D, Tsujiwaki M, Furuya K. *Clin Exp Dermatol* 2016; 41: 102–3.

报道了 1 例患者局部使用维生素 D₃ 类似物马沙骨化

醇（1-α,25-二羟基-22-氧钙三醇）治疗皮损得到控制。

生育酚醋酸酯）后可使泼尼松龙剂量减少至每日 5mg。

Ketoconazole as a therapeutic modality in subcorneal pustular dermatosis. Verma KK, Pasricha JS. *Acta Dermatol Venereol* 1977; 77: 407–8.

报道了 1 例氨苯砜治疗无效的患者，使用酮康唑每日 200mg 后病情缓解。最初与氨苯砜联合应用，停用氨苯砜后病情一度反复，但随后给予酮康唑单药治疗疗效满意。

Subcorneal pustular dermatosis (Sneddon-Wilkinson). Mandel EH, Gonzales V. *Arch Dermatol* 1969; 99: 246–7.

应用四环素 250mg，每日 4 次，可抑制新的脓疱形成。

Subcorneal pustular dermatosis controlled by vitamin E. Ayres S, Mihan R. *Arch Dermatol* 1974; 109: 74.

使用泼尼松龙每日 40mg，加用维生素 E（400IU *D*-α-

Subcorneal pustulose Sneddon-Wilkinson: therapie mit Mebhydrolin. Dorittke P, Wassilew SW. *Z Hautkrankheiten* 1988; 63: 1025–7.

使用美海屈林每次 50mg，每日 3 次，疗效满意。

Subcorneal pustulosis with combined lack of IgG/IgM and monoclonal gammopathy type IgA/kappa. Rasch A, Schimmer M, Sander CA. *J Dtsch Dermatol Ges* 2009; 7: 693–6.

报道了 1 例伴有 IgG/IgM 缺乏的患者静脉注射免疫球蛋白 0.2g/kg 后皮损完全消退，每周 1 次，使用 3 周后症状持续缓解。

（张　卉　译，姚志荣　校）

第237章　新生儿皮下脂肪坏死

原作者　Bernice R Krafchik

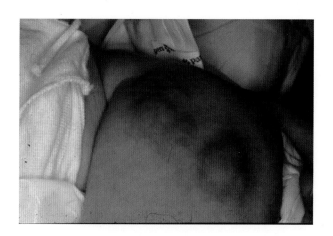

新生儿皮下脂肪坏死（subcutaneous fat necrosis of the newborn, SFN）是一种罕见的自限性小叶性脂膜炎，发生在出生后的最初几周。皮损累及脂肪组织，通常表现为四肢近端背侧、上背部、臀部和大腿的红斑和硬化。单个皮损的大小从几毫米至几厘米不等，可发生融合。本病病因或发病机制尚不清楚，但大多数婴儿都有某种形式的围产期困难，包括窒息、外周缺氧（组织）或低氧血症（血液）、胎粪吸入和母亲糖尿病。最近的一些文献描述了因缺氧缺血性脑病（hypoxic ischemic encephalopathy, HIE）而接受全身降温治疗后发生 SFN 的婴儿。HIE 不太可能是 SFN 的原因，因为 SFN 在接受心脏手术低温治疗的患者中也有报道。大多数 SFN 患儿都是剖宫产出生，这提示分娩创伤不太可能是发病原因。

SFN 最重要的并发症是高钙血症，见于在医院接受评估和治疗的 1/3 患者。高钙血症的原因尚不清楚，一种理论假设是由于肾外 1,25- 二羟基维生素 D 失调控所致钙吸收增加。在严重的高钙血症病例中，可能会发生高钙尿和肾钙质沉着，从而导致癫痫发作和死亡的风险增加。高钙血症的其他症状是非特异性的，包括发热、呕吐、嗜睡、便秘、进食困难和生长发育障碍。极少数可能发生血小板减少、低血糖、贫血、高维生素 D 和高甘油三酯血症。

SFN 在 3~6 个月内自然愈合，留下正常皮肤或小的凹陷性瘢痕，偶见受累区域脂肪组织消失。很少需要对皮损进行治疗，除非在极少数情况下发生脂肪组织液化，或出现高钙血症或其他血生化异常。

治疗策略

SFN 临床表现十分典型，因此一般并不需要进行皮肤活检。抽吸活组织检查有助于确诊。对于临床不能诊断的病变，它是一种简单的穿孔活检替代方法。磁共振成像（magnetic resonance imaging, MRI）和超声检查具有特征性表现，并可突出显示肾钙质沉着和其他钙化区域（如果存在）。患者应该进行血液检查以确定血钙是否偏高。必须认识到，在出生后的前 2 周，正常婴儿和 SFN 患者都可能出现血钙降低。SFN 患儿应每周检测 1 次，观察血钙值是否增加，如果血钙水平增加，应该每周检查 2 次至 6 个月。如果婴儿有不适，也应检查其他异常指标。

治疗取决于高钙血症和高钙尿的水平。如果血钙水平略有升高，监测血清和尿钙水平可能就足够了，而且通常会自行恢复到正常水平。如果血钙水平轻度升高且持续或进一步升高，建议治疗。轻度高钙血症可以通过停用维生素 D 和低钙饮食来治疗。最好通过母乳喂养来实现，因为母乳中的钙和维生素 D 含量较低，如母乳喂养未取得疗效或血钙继续上升，可静脉使用含盐溶液来促进钙的正常排泄。呋塞米可进一步促进血钙排泄。治疗无效者的其他选择包括降钙素、口服糖皮质激素（氢化可的松和泼尼松）和二膦酸（帕米膦酸二钠等）。帕米膦酸二钠通过干扰骨吸收发挥作用，比生理盐水和降钙素更有效，治疗 2 日后开始起作用。后一种治疗应该在儿科内分泌学家的帮助下开始。

极少发生的受累区域脂肪液化需使用大口径针筒吸除。

特殊检查
• 活检或细针抽吸明确诊断
• 肾脏超声排除肾钙质沉着、肾结石
• 如血钙升高，行躯干 MRI
• 每周检查血钙和尿钙水平共 6 个月，如有血钙水平升高则每周检查 2 次
• 监测尿中钙 / 肌酐比值

Fine-needle aspiration as a method of diagnosis of subcutaneous fat necrosis of the newborn. Schubert PT, Razak R, Vermaak A, Jordaan HF. *Pediatr Dermatol* 2016; 33: e220–1.

本文回顾了同一作者以前的发现，强调了细针穿刺的优势，它被认为与钻孔活检同样有益。典型的病理学表现包括胞浆不透明的成团脂肪小叶和 / 或胞浆不透明的散在脂肪细胞的坏死物质、泡沫状巨噬细胞、多核巨细胞、淋巴细胞和中性粒细胞，以及坏死背景中的脂肪细胞胞浆中有特征性的放射状、疏松的具有折光性的针状晶体。

Subcutaneous fat necrosis in a newborn after brief therapeutic cooling hypothermia: ultrasonographic examination. Tognetti L, Fillippou G, Bertrando S, Picerno V, Buornocore G, Frediani B, et al. *Pediatr Dermatol* 2015; 32: 427–9.

作者描述了在使用治疗性低温治疗 HIE 后出现 SFN 的患者的皮肤和皮下超声特征。超声检查很容易进行。新生儿脂肪组织主要由高熔点饱和脂肪酸组成。低温会导致脂肪结晶和坏死。局部压力增加、脂肪细胞低灌注和组织缺氧刺激饱和脂肪酸沉积，被认为是 SFN 的机制。这些改变在超声上表现为低回声影。

Subcutaneous fat necrosis of the newborn: a review of eleven cases. Burden AD, Krafchik BR. *Pediatr Dermatol* 1999; 16: 384–7.

10 例因胎儿窘迫而剖宫产的婴儿，其中 4 例出现高钙血症。即使 SFN 皮损消退，患儿也应接受 6 个月的监测，因为在没有临床损害的情况下，仍然可以发生高钙血症。

一线治疗	
• 大多数患儿无须治疗	C
• 低钙或低维生素 D 饮食（母乳或配方奶）	C

Severe hypercalcemia due to subcutaneous fat necrosis: presentation, management and complications. Shumer DE, Thaker V, Taylor GA, Wassner AJ. *Arch Dis Child Fetal Neonatal Ed* 2014; 99: F419–21.

作者跟踪了 7 名与 SFN 相关的严重高钙血症儿童（这在过去的文献中被视为一种不寻常的事件，发病率在 36%~56%），高钙血症和随访时间很短。在这项研究中，高钙血症发生在出生后 6 周内，超声检查发现的肾钙质沉着是最常见的并发症，发生率为 83%。在作者 4 年的随访中，与以前的报道不同，肾钙质沉着持续存在。未见相关的肾脏问题报道。其他表现有发热（没有感染）和轻度嗜酸性粒细胞增多症。治疗方法多种多样，均采用静脉补液和低钙配方奶粉治疗，也使用糖皮质激素（泼尼松和甲泼尼龙）（每

剂 1~2mg/kg）治疗。降钙素无效。

Extensive subcutaneous fat necrosis of the newborn associated with therapeutic hypothermia. Hogeling M, Meddles K, Berk DR, Bruckner A, Shimotake T, Frieden I. *Pediatr Dermatol* 2012; 29: 59–63.

本文作者回顾了与 HIE 低温治疗相关的 SFN 发生率的增加。SFN 通常在出生后 1~4 周内发生，但最早发生于 72 小时内。在所报道的患者中，1/3 出现了高钙血症。控制高钙血症可以预防心脏和肾脏并发症，以及转移性钙化。

二线治疗	
• 静脉滴注 1.5 倍维持剂量的生理盐水	D
• 呋塞米 1~1.5mg/kg，每 6~12 小时，连续 5 日	D

三线治疗	
• 糖皮质激素（泼尼松或甲泼尼龙，每日 1~2mg/kg，连续 5 日）	C
• 皮下注射降钙素（每 6~12 小时 4~8IU/kg，连续 2~3 日）	E
• 二膦酸盐（帕米膦酸二钠每剂 0.25~0.5mg/kg，连续 2~4 日）	D

Neonatal hypercalcemia secondary to subcutaneous fat necrosis successfully treated with pamidronate. A case series and literature review. Samedi VM, Yusuf K, Yee W, Obiad H, Al Awad EH. *AJP Report* 2014; 4: e93–6.

作者强调，随着有症状或无症状的 HIE 越来越多地使用治疗性低温治疗，发生 SFN 的患者应该监测高钙血症的发展，病情可能会非常严重，并应在需要时立即开始治疗。治疗方法包括水化、利尿剂、糖皮质激素和二膦酸盐。

大多数关于使用二膦酸盐治疗 SFN 患者的文献都是单病例研究。一篇文献报道，在使用帕米膦酸二钠的基础上加用降钙素治疗，联合用药的效果立竿见影。作者认为，与帕米膦酸二钠需 2~4 日起效相比，降钙素起效更快（12~48 小时），而且两种药物一起使用时效果更好。

（张 卉 译，姚志荣 校）

证据等级：A 双盲试验　　**B** 临床试验，研究对象 ≥ 20 例　　**C** 临床试验，研究对象 < 20 例　　**D** 病例分析，研究对象 ≥ 5 例　　**E** 个案报道

第238章 Sweet 综合征

原作者 Asha Gowda、Karolyn A. Wanat、William D. James

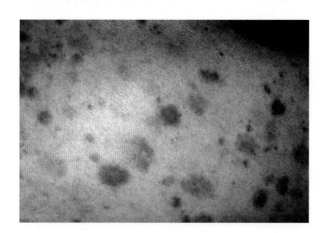

Sweet 综合征是一种嗜中性皮肤病，临床上以为面部、颈部、躯干上部和四肢多发的疼痛性、边界清楚、无瘢痕性、红色斑块或水疱为特征，可出现假性水疱。症状可包括发热、白细胞增多、关节痛、肌痛、头痛，以及全身不适。口腔、眼睛及内脏器官较少受累。组织病理学上，该病表现为真皮上层有弥漫性中性粒细胞浸润，没有原发性白细胞碎裂性血管炎的证据。手背部嗜中性皮肤病 (neutrophilic dermatosis of the dorsal hands, NDDH) 被分类为 Sweet 综合征的一种限局性亚型。

治疗策略

Sweet 综合征通常是特发性的，但可能与恶性肿瘤（最常见的为急性粒细胞性白血病、淋巴瘤、蛋白异常血症和癌症），炎症性肠病，感染（常见于金黄色葡萄球菌或鼠疫耶尔森氏杆菌），药物，放射，以及妊娠相关。

检查包括皮肤活检、全身体格检查和实验室检查。治疗潜在的并发症或停用引起该病的可疑药物可缓解皮损。Sweet 综合征的标准治疗方案为糖皮质激素。对于有糖皮质激素应用禁忌证或治疗失败的患者，可考虑二线用药。

特殊检查
• 全血细胞计数及分类
• 红细胞沉降率或 C 反应蛋白
• 根据病史和体格检查提示进行包括培养在内的相关检查
• 恶性肿瘤筛查：适合年龄的筛查，评估是否存在血液学异常，以及考虑血清蛋白 / 血清免疫固定电泳，可以考虑骨髓检查
• 孕检（针对育龄期女性）
• 服药史询问

一线治疗	
• 口服糖皮质激素	C
• 外用和皮损内注射糖皮质激素	C

Sweet's syndrome: a review of current treatment options. Cohen PR, Kurzrock R. *Am J Clin Dermatol* 2002; 3: 117–31.

这篇文章是对文献中提到的治疗方法的综述。

糖皮质激素治疗［口服泼尼松 0.5~1.5mg/（kg·d），4~6 周后逐渐减量］可快速缓解全身症状（如 1~2 日内），并在 3~9 日内缓解皮损。但多达 1/3 的患者会复发。

对于有禁忌证或病情较轻的患者，外用强效糖皮质激素，以及皮损内注射糖皮质激素可以作为单一治疗方案，也可以作为辅助治疗方案。

二线治疗	
• 碘化钾	C
• 秋水仙碱	C
• 吲哚美辛	C
• 静脉滴注糖皮质激素	D
• 氨苯砜	D
• 氯法齐明	D
• 多西环素	E
• 甲硝唑	E

Potassium iodide in dermatology: a 19th century drug for the 21st century-uses, pharmacology, adverse effects, and contraindications. Sterling JB, Heymann WR. *J Am Acad Dermatol* 2000; 43: 691–7.

碘化钾常规口服剂量为 40~60mg 至 300mg，每日 3 次。也可以使用碘化钾过饱和溶液（SSKI）。从每次口服 3 滴开始，每日增加 1 滴直到口服 10 滴（500mg），然后维持该剂量直至病情完全缓解后开始减量。孕妇、高钾血症及肾病患者禁忌使用 SSKI。应用 SSKI 的患者要求口服前检测甲状腺功能，并在口服过程中定期进行检测。

Long-term suppression of chronic Sweet's syndrome with colchicines. Ritter S, George R, Serwatka LM, Elston DM. *J Am Acad Dermatol* 2002; 47: 323–4.

这是一篇长期应用秋水仙碱 0.6mg，每日 2 次，成功治疗慢性 Sweet 综合征的病例报告。

Indomethacin treatment of eighteen patients with Sweet's syndrome. Jeanfils S, Joly P, Young P, Le Corvaisier-Pieto C, Thomine E, Lauret P. *J Am Acad Dermatol* 1997; 36: 436–9.

这是一项前瞻性开放性非对照试验。18 例患者口服吲哚美辛每日 150mg，共 7 日，接下来的 7~21 日每日口服 100mg。18 例患者中 17 例在 48 小时内起效，无 1 例出现反复。

Association of acute neutrophilic dermatosis and myelodysplastic syndrome with (6; 9) chromosome translocation: a case report and review of the literature. Megarbane B, Bodemer C, Valensi F, Radford-Weiss I, Fraitag S, MacIntyre E, et al. *Br J Dermatol* 2000; 143: 1322–4.

静脉滴注糖皮质激素对顽固性和反复发作性 Sweet 综合征非常有效。通常静脉滴注甲泼尼龙，每日 1 000mg，3~5 日，然后改为低剂量口服糖皮质激素。可以联合或不联合应用另一种免疫抑制剂。

Treatment of giant cellulitis-like Sweet syndrome with dapsone. Koketsu H, Ricotti C, Kerdel FA. *JAMA Dermatol* 2014; 150: 457–9.

1 例巨大炎性 Sweet 综合征患者的皮损应用氨苯砜每日 100mg，使症状完全缓解。

磺胺吡啶可作为氨苯砜的替代品，剂量为每日 1~4g。

Sweet's syndrome in association with generalized granuloma annulare in a patient with previous breast cancer. Anthony F, Holden CA. *Clin Exp Dermatol* 2001; 26: 668–70.

这是一篇氯法齐明成功治疗 Sweet 综合征的病例报告。

6 例患者口服氯法齐明治疗 Sweet 综合征有效。剂量为每日 200mg，口服，共 4 周后，改为每日 100mg，共 4 周。

Successful treatment of Sweet's syndrome with doxycycline. Joshi RK, Atukorala DN, Abanmi A, Al Khamis O, Haleem A. *Br J Dermatol* 1993; 128: 584–6.

这篇文献报告了 2 名 Sweet 综合征患者在应用多西环素 100mg，每日 2 次治疗后皮肤损害消退。

Sweet's syndrome in association with Crohn's disease: report of a case and review of the literature. Rappaport A, Shaked M, Landau M, Dolev E. *Dis Colon Rectum* 2001; 44: 1526–9.

这是一篇甲硝唑联合泼尼松成功治疗 Sweet 综合征的报告。

三线治疗	
• 环孢素	E
• 干扰素	E
• 环磷酰胺	E
• 苯丁酸氮芥	E
• 阿维 A 酯	E
• 依那西普	E
• 沙利度胺	E
• 阿那白滞素	E
• 静脉注射丙种球蛋白	E
• 磺胺吡啶	E
• 硫唑嘌呤	E
• 阿扎胞苷	E
• 来那度胺	E
• 利妥昔单抗	E

Peripheral ulcerative keratitis: an extracutaneous neutrophilic disorder. Report of a patient with rheumatoid arthritis, pustular vasculitis, pyoderma gangrenosum, and Sweet's syndrome with an excellent response to cyclosporine therapy. Wilson DM, John GR, Callen JP. *J Am Acad Dermatol* 1999; 40: 331–4.

这是一篇环孢素治疗 Sweet 综合征患者有效的病例报告。

环孢素的初始剂量为 2~10mg/（kg·d）。该药物通常应短期应用，长期使用易出现肾毒性。

Systemic interferon-alpha treatment for idiopathic Sweet's syndrome. Bianchi L, Masi M, Hagman JH, Piemonte P, Orlandi A. *Clin Exp Dermatol* 1999; 24: 443–5.

本文报道了 1 例患者应用干扰素 -α 300 万 IU 肌内注射每周 3 次，同时口服羟基脲 500mg 每日 2 次，30 日后减量为 500mg 每日 1 次，维持 30 日。随后患者单用肌内注射干扰素 -α 进行治疗，2 年内皮损逐渐消退。

Cyclophosphamide therapy in Sweet's syndrome complicating refractory Crohn's disease: efficacy and mechanism of action. Meinhardt C, Buning J, Fellermann K, Lehnert H, Schmidt KJ. *J Crohns Colitis* 2011; 5: 633–7.

本文报道了 1 例克罗恩相关性 Sweet 综合征患者，应用环磷酰胺 15mg/kg 冲击治疗，产生了快速反应，显著缓解了临床症状。此后，每隔 4 周进行 3 次治疗。

Etanercept treatment in Sweet's syndrome with inflammatory arthritis. Ambrose NL, Tobin AM, Howard D. *J Rheumatol*

1 位并发炎症性关节炎的患者，接受依那西普每周 50mg 皮下注射治疗后，病情有显著改善。

Thalidomide in the treatment of recalcitrant Sweet's syndrome associated with myelodysplasia. Browning C, Dixon J, Malone J, Callen J. *J Am Acad Dermatol* 2005; 53: S135–8.

本文报道了 1 名患者经沙利度胺口服 100mg，每日 1 次治疗后痊愈。

The use of pulse methylprednisolone and chlorambucil in the treatment of Sweet's syndrome. Case JD, Smith SZ, Callen JP. *Cutis* 1989; 44: 125–9.

这是一篇静脉滴注甲泼尼龙成功治疗慢性、复发性 Sweet 综合征的报告，口服苯丁酸氮芥 4mg，每日 1 次可有效缓解病情。

Efficacy of antiinterleukin-1 receptor antagonist anakinra (Kineret) in a case of refractory Sweet's syndrome. Kluger N, Gil-Bistes D, Guillot B, Bessis D. *Dermatology* 2011; 222: 123–7.

一篇文献报告了 3 例对多种药物耐药的 Sweet 综合征患者，对阿那白滞素 100mg/d 单一疗法反应快速而持续。

Favorable outcome of severe, extensive granulocyte colony-stimulating factor-induced, corticosteroid-resistant Sweet's syndrome treated with high-dose intravenous immunoglobulin. Calixto R, Menezes Y, Ostronoff M, Sucupira A, Botelho LF, Florencio R, et al. *J Clin Oncol* 2014; 32: e1–2.

本文报告了 1 例粒细胞集落刺激因子（granulocyte colony-stimulating factor, G-CSF）诱发的 Sweet 综合征患者，伴有潜在的多发性骨髓瘤，停用 G-CSF 和应用激素治疗并不能缓解，患者几小时内就对静脉滴注免疫球蛋白有反应。免疫球蛋白 1g/kg 每日静脉滴注，治疗 2 日，皮损于 7 日内完全消失。

Histiocytoid Sweet syndrome treated with azathioprine: a case report. Miller J, Lee N, Sami N. *Dermatol Online J* 2015; 21: 13.

1 位患者称每日服用 50mg 硫唑嘌呤对皮肤和全身症状有很好的控制。研究描述了硫唑嘌呤有诱发 Sweet 综合征和其他嗜中性皮肤病的潜力，因此，这种治疗可能仅仅在这例罕见的变异病例中得到受益。

Complete remission of Sweet's syndrome after azacytidine treatment for concomitant myelodysplastic syndrome. Martinelli S, Rigolin GM, Leo G, Gafa R, Lista E, Cibien F, et al. *Int J Hematol* 2014; 99: 663–7.

1 例皮下注射阿扎胞苷（75mg/（m²·d））治疗成功的患者，药物治疗持续 5 日，然后是 2 日的间歇期，再加上 2 日的治疗。多份报告也描述了这种药物有引起 Sweet 综合征的倾向。

Lenalidomide as a steroid sparing agent in a myelodysplastic syndrome patient with refractory Sweet syndrome. Chaulagain CP, Miller KB. *Int J Blood Res Disord* 2014; 1: 1–3.

这篇文献报告了 1 位患有 Sweet 综合征并伴有骨髓增生异常综合征的患者，服用来那度胺 5mg，每周 3 次后皮损消退。相反地，有些报告显示这种药物与 Sweet 综合征有关。

Rituximab for refractory subcutaneous Sweet's syndrome in chronic lymphocytic leukemia: a case report. Hashemi SM, Fazeli SA, Vahedi A, Golabchifard R. *Mol Clin Oncol* 2016; 4: 436–40.

这篇文献报告了 1 例应用利妥昔单抗（375mg/m² 体表面积）治疗伴有慢性淋巴细胞性白血病的难治性 Sweet 综合征患者。

（魏 瑾 译，张建中 校）

第239章 梅毒

原作者 Eavan G. Muldoon，Derek Freedman

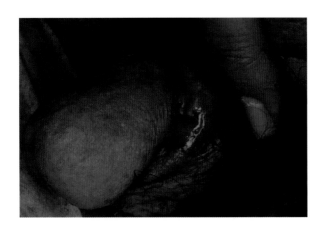

梅毒（syphilis）是一种古老的疾病，许多人误以为其发病率正在下降。该病由梅毒螺旋体引起，也容易和人类免疫缺陷病毒（human immunodeficiency virus，HIV）伴发。梅毒的确诊为 HIV 的早期诊断和筛查提供了机会，对患者的预后和感染的进一步传播有着重要的影响。梅毒螺旋体通过增加病毒载量和破坏黏膜屏障，进一步促进了 HIV 的传播。因此及时认识和治疗梅毒对个人（特别是高危人群）以及公共健康均具有重要意义。

有男男性行为和商业化的性工作者，以及来自梅毒高发地区的患者，患梅毒的风险也会更高。一份详细的病史是很重要的，可以揭示以往的高危行为，比如女性患者之前的性伴侣曾经有过男男性行为。然而，很多患者并不知道自身的高危状态，所以常规检查是很有必要的。

梅毒的传播主要是通过直接接触传播，性传播是最常见的传播方式。然而现在通过一些所谓的安全性行为传播梅毒也变得越来越普遍，包括口交、咬伤，甚至接吻。经胎盘传播、经输血传播、意外接种传播仍比较罕见。

治疗策略

梅毒的治疗方案主要根据梅毒分期决定。梅毒主要分为以下几期：

- 窗口期
- 一期梅毒：主要表现为以初疮或硬下疳
- 二期梅毒
- 亚临床感染或潜伏梅毒
- 三期梅毒，并非每个患者都有

患者在疾病的早期最具传染性，特别是伴有硬下疳、黏膜斑片或扁平湿疣的患者。免疫正常的人在感染梅毒 4 年后不具有传染性。

窗口期

梅毒螺旋体可穿过完整的黏膜或者通过破损的皮肤进入。几小时到几日内进入淋巴系统和 / 或血液并在全身传播。所有患者都可以通过输血后被感染，这种情况在接触后不久即可发生。这些献血者的血清学检测呈阴性但处于窗口期。窗口期与接种体大小成比例。平均窗口期是 3 周，也可能是 3~90 日不等。

一期梅毒

典型的一期硬下疳主要表现为接种部位的无痛性丘疹。这不仅仅发生于生殖器部位，与感染部位接触的任何区域均可累及。口腔和肛门区域也是常见的生殖器以外的发病部位。

硬下疳在窗口期之后发生，表现为深在性的溃疡，并且形成硬结样伴有细胞浸润，这通常是免疫反应的表现。硬下疳的底部通常很光滑，边缘隆起，呈软骨样硬度。除非发生重叠感染，一般无痛，外观干净，无渗出物。同时伴有局部区域中度的坚实、不化脓、无痛性的淋巴结肿大。

硬下疳的鉴别诊断主要是单纯疱疹、软下疳和外伤性病变。其他鉴别诊断主要是人乳头状瘤病毒引起的早期疣、腹股沟肉芽肿、结核分枝杆菌或非典型性分枝杆菌感染。肛周病变容易被误诊为痔疮。外生殖器及肛周区域都需要仔细检查和观察。

二期梅毒

二期梅毒是指螺旋体繁殖和传播至全身。它可持续繁殖传播，直到宿主的免疫系统有足够的反应来控制其发展。一般在硬下疳后的 2~8 周出现。然而，间隔时间的长短因人而异，而且有时候可与一期梅毒的症状重叠。很多患者只表现为二期梅毒，而没有硬下疳的表现。二期梅毒的临床表现还可以多种多样。

皮肤表现是最容易辨认的。二期梅毒的表现主要是斑片、斑丘疹、丘疹、脓疱或者是以上几者的结合，一般不痒。水疱性病变通常仅见于先天性梅毒。皮损常位于躯干和四肢近端。

通常表现为3~10mm红褐色斑片,也可泛发至全身。皮损可持续几日甚至8周,也可进展至丘疹或者脓疱,后者也称之为脓疱性梅毒。所有类型的皮疹也有可能同时出现,泛发至全身。手掌和足底皮疹高度提示梅毒。也可同时伴有发热,常被误诊为急性HIV感染、传染性单核细胞增多症或非特异性病毒综合征。

部分患者因为毛囊受累还会伴有脱发。在温暖潮湿的地方,比如生殖器和肛周、大腿内侧、乳房下皮肤、鼻唇沟、腋窝、肘窝、手指和脚趾屈侧,丘疹融合糜烂,形成无痛、扁平、灰白色、高度传染性的斑块,称为扁平湿疣。它们很容易被误认为是疣或痔疮。病变也可能发生在黏膜上,称为黏膜斑片。同时伴有淋巴结肿大往往提示要考虑梅毒的诊断。

神经梅毒

神经梅毒即中枢神经梅毒感染,感染后可随时出现。分为早期和晚期神经梅毒。早期神经梅毒会累及脑脊液、脑膜和血管系统,而晚期神经梅毒往往影响脑实质和脊髓。目前,神经梅毒最常见于HIV患者,这些患者也通常会伴有眼部受损。伴有眼部受损的梅毒患者最先就诊的医生有可能就是眼科医生。眼部受累最常见的是葡萄膜炎,也有很多其他表现。无明确诱因的眼部疾病患者,尤其是男性患者,要进行梅毒血清学检查。梅毒影响到听觉不多见,但也不能忽视。

潜伏梅毒

潜伏梅毒是无临床症状的梅毒感染。它通常分为早期潜伏梅毒(≤2年病程),晚期潜伏梅毒(>2年病程)。对潜伏梅毒分期关键需要详细询问病史,性生活、生育史和旅行史都很重要,但有时候也很难明确。

三期梅毒

未经治疗的梅毒患者仅有25%进展为三期梅毒,主要表现为神经系统损害、心血管损害或者梅毒瘤损害。现在因为抗生素的广泛使用,三期梅毒其实已经比较少见了,但在一些移民人群中还是经常可以见到。

诊断和治疗

梅毒的诊断取决于疾病的分期。梅毒螺旋体太纤细,无法直接用显微镜观察到,而且该菌也不能培养。当患者有明显的临床皮疹时,可以通过暗视野显微镜来观察。这是一种采用斜射光来观察微生物的特别的方式,有经验的医生准确判断的敏感性在50%左右。硬下疳、扁平湿疣或者黏膜斑片等潮湿的皮损处都含有大量的梅毒螺旋体,有

利于暗视野显微镜的检查。但该诊断方法不适用于口腔病变,因为口腔共生螺旋体和梅毒螺旋杆菌很难鉴别。虽然还没有市场化,但是有些实验室开发和验证了采用聚合酶链反应(polymerase chain reaction,PCR)的方法来检测梅毒螺旋体的DNA,从而提供了更敏感的方法来检测口腔梅毒螺旋体。绝大部分梅毒的诊断还是采用梅毒血清学试验来诊断,这是一种间接的诊断方法。

梅毒血清学试验分为两类,包括非梅毒螺旋体抗原血清试验和梅毒螺旋体抗原血清试验。非螺旋体抗原血清试验,例如快速血浆反应素试验(rapid plasma reagin,RPR)和性病研究实验室玻片试验(venereal disease research laboratory,VDRL),已广泛应用于梅毒的筛查和一些条件有限的医疗机构。梅毒螺旋体酶免疫测定(enzyme immunoassay,EIA)目前被推荐用于非螺旋体试验和螺旋体试验之前的筛查。梅毒确诊试验包括梅毒螺旋体颗粒凝集试验(*Treponema pallidum* particle agglutination,TPPA)或者荧光螺旋体抗体吸收试验(fluorescent treponemal antibody absorbed,FTA-ABS)。在一些自身免疫性疾病的患者或者伴有其他感染的患者中,非梅毒螺旋体抗原血清试验可能会存在一定的假阳性,包括HIV感染的患者。非梅毒螺旋体抗原血清试验的定量检测为梅毒病情变化提供了一定的参考标准,例如滴度4倍增高提示存在着再感染。但是抗原制备的差异可导致试验结果的不同。所以推荐同一家实验室尽量采用同样的检测方法来检测,结果比较具有可比性。如果临床高度怀疑梅毒,但是非梅毒螺旋体检测阴性,则要考虑"前带现象",这是由于抗体滴度过高引起,将此血清稀释后再做血清试验,便可得到阳性的结果。

不同的治疗指南对梅毒的治疗略有不同,但基本原则基本一致。长效青霉素是所有患者治疗梅毒的首选药物。神经或者眼部受累的梅毒患者则需要接受10~14日的青霉素静脉滴注治疗。对于青霉素过敏的患者,多西环素可以作为替代疗法,但对于神经受累或者孕妇梅毒患者,更推荐青霉素脱敏后再治疗。梅毒患者治疗后需定期进行血清学复查,从而对治疗的有效性进行评估。

Jarisch-Herxheimer反应往往在治疗后的数小时后发生,表现为发热、寒战、头痛、肌痛、原有皮损加重,以及全身不适。可以采用非甾体抗炎药缓解该反应,对于一些严重患者,必要时也可以系统使用糖皮质激素。

梅毒表现多样,但也容易治疗。可与HIV伴发,因此诊断为梅毒的患者需同时进行HIV和其他性病筛查。详细询问病史非常重要,包括是否有高危性行为,是否有硬下疳样皮损或全身不适,皮疹可以为该病的诊断提供重要依据。除此之外,必须要常规进行血清学检测,避免漏诊。

在治疗梅毒患者的同时还要对其性伴侣进行治疗及随访。性传播更多发生在有黏膜皮损的时候,感染1年后传染的概率就会比较小。在90日内与一期、二期或者早期潜伏梅毒的患者有过性接触的患者也需预防性进行治疗。梅

毒患者的长期性伴侣也需要定期随访评估。在一些梅毒的高发地区,晚期潜伏梅毒的患者如果 RPR 滴度>1:32 提示梅毒复发,也需要重新治疗。

伴有其他泌尿系统或者感染性疾病的患者需转诊至泌尿外科或者相关科室咨询。

特殊检查
• 暗视野显微镜检
• EIA
• VDRL 或 RPR+FTA-ABS 或 TPPA
• PCR(不作为常规检测)
• HIV
• 性传播疾病筛查

Sexually transmitted diseases treatment guidelines, 2015. Workowski KA, Bolan G, Centers for Disease Control and Prevention (CDC). *MMWR Recomm Rep* 2015; 64: 1–137.

梅毒可以通过暗视野显微镜检查进行确诊,但是只限于有明显皮损的患者,比如有生殖器部位的皮损。大部分患者可以通过梅毒血清学试验来诊断,PCR 检查可以作为替代手段,但是后者还没有市场化而且对实验室的检测要求高。目前我们也常常联合使用非梅毒螺旋体抗原血清试验(比如 VDRL 或者 RPR)和梅毒螺旋体抗原血清试验(比如 FTA-ABS 或者 TPPA)来明确诊断。非梅毒螺旋体抗体的滴度和病情严重程度成正比,即较之前升高 4 倍有临床意义。同一家实验室尽量采用同样的检测方法检测比较具有可比性。VDRL 和 RPR 的检测同等有效,但是这两者的定量结果之间不能直接对比。经过治疗后,非梅毒螺旋体抗原血清试验的滴度应下降,直至阴性,特别对于一期梅毒的患者。治疗后第 6、12 个月要进行梅毒血清学检查。确诊梅毒的患者需要同时进行 HIV 及全部性传播疾病的筛查。

Direct comparison of the traditional and reverse syphilis screening algorithms in a population with a low prevalence of syphilis. Binnicker MJ, Jespersen DJ, Rollins LO. *J Clin Microbiol* 2012; 50: 148–50.

一般情况下,先通过非梅毒螺旋体抗原血清试验比如说 RPR 进行梅毒患者筛查,阳性的患者再通过梅毒螺旋体抗原血清试验进一步确诊。目前也有不少实验室通过全自动梅毒螺旋体试验比如说 EIA 进行大样本筛查。但 EIA 的假阳性率会高一些(0.6%),需进一步检查确诊。

High annual syphilis testing rates among gay men in Australia, but insufficient retesting. Guy R, Wand H, Holt M, Mao L, Wilson DP, Bourne C, et al. *Sex Transm Dis* 2012; 39: 268–75.

推荐 HIV 阳性的男男性行为人群每 3 个月进行 1 次

梅毒筛查,HIV 阴性的男男性行为人群每 6 个月进行 1 次梅毒筛查。在本研究中,6 329 例的男男性行为人群有 14% 的从未进行过梅毒筛查。未进行梅毒筛查的这部分患者一般年龄更大一些,性伴侣数目也低一些,这些人群并未意识到梅毒也可以无症状感染。另外,男性、小城市的人群患病风险更大。还有很多患者并没有意识到口交也是梅毒传播的一个重要因素。

一线治疗	
• 苄星青霉素	A
• 普鲁卡因青霉素和丙磺舒	A

Sexually transmitted diseases treatment guidelines, 2015. Workowski KA, Bolan G, Centers for Disease Control and Prevention (CDC). *MMWR Recomm Rep* 2015; 64: 1–137.

UK national guidelines on the management of syphilis 2015. Kingston M, French P, Higgins S, McQuillan O, Sukthankar A, Stott C, et al. *Int J STD AIDS* 2016; 27: 421–46.

青霉素是各项国际指南中治疗各期梅毒的首选药物。孕妇梅毒或者神经梅毒的患者如果对青霉素过敏的话首选青霉素脱敏。青霉素治疗梅毒有超过 60 年的历史,但是目前还没有对青霉素耐药的报道。

Relapse of secondary syphilis after benzathine penicillin G: molecular analysis. Myint M, Bashiri H, Harrington RD, Marra CM. *Sex Transm Dis* 2004; 31: 196–9.

经过青霉素规律治疗后,梅毒复发的概率虽然很低,但仍有报道。因此,对于治疗后的梅毒患者,我们需要同时进行临床和血清学随访。复发的患者可能需要更高剂量及更长疗程的青霉素治疗。没有经过青霉素治疗的患者都需要进行密切随访,看看替代治疗是否有效。孕妇梅毒或者神经梅毒患者如果对青霉素过敏的话,首选青霉素脱敏。

二线治疗	
• 多西环素	B
• 四环素	B
• 阿莫西林加丙磺舒	B
• 头孢曲松	B

Management of adult syphilis. Ghanem KG, Workowski KA. *Clin Infect Dis* 2011; 53: S110–28.

神经梅毒替代疗法的报道很少。只有两项回顾性研究关注了多西环素对早期梅毒患者的应用效果,但没有对晚期梅毒患者或者 HIV 阳性患者进行观察。HIV 阳性患者需要密切随访血清学的检测,以观察治疗效果。

Ceftriaxone therapy for syphilis: report from the emerging infections network. Augenbraun M, Workowski K. *Clin Infect Dis* 1999; 29: 1337–8.

单剂量 1.0g 头孢曲松对梅毒治疗效果不佳。每日或者隔日注射头孢曲松连续 8~10 日对梅毒治疗有一定效果，但需进一步的随访数据观察长期治疗效果。

Response of HIV-infected patients with syphilis to therapy with penicillin or intravenous ceftriaxone. Spornraft-Ragaller P, Abraham S, Lueck C, Meurer M. *Eur J Med Res* 2011; 16: 47–51.

在一项回顾性的研究中，对 24 例患有早期梅毒的 HIV 阳性患者进行苄星青霉素或者头孢曲松的治疗，并进行对比。随访 20 个月后，24 例患者中 23 例血清学滴度明显降低，证实头孢曲松对于 CD4 计数比较高的 HIV 患者也有不错的效果。因为耐药率比较高，所以不建议使用阿奇霉素治疗孕妇梅毒或男男性行为的患者。

三线治疗	
• 阿奇霉素	C
• 红霉素	C

Macrolide resistance in *Treponema pallidum* in the United States and Ireland. Lukehart SA, Godornes C, Molini BJ, Sonnett P, Hopkins S, Mulcahy F, et al. *N Engl J Med* 2004; 351: 154–8.

梅毒螺旋体对阿奇霉素的耐药主要是由于突变引起。应用限制性消化试验确认的各地区的耐药率具体如下：都柏林 15/17（88%），旧金山 12/55（22%），西雅图 3/23（13%），巴尔的摩 2/19（11%）。研究表明，突变株存在于性工作者或者有高危性行为的患者之中。

Azithromycin resistance in *Treponema pallidum*. Katz KA, Klausner JD. *Curr Opin Infect Dis* 2008; 21: 83–91.

梅毒螺旋体对阿奇霉素的耐药率在美国、加拿大和爱尔兰持续上升。因此，对于采用阿奇霉素进行梅毒治疗的患者需密切随访。

Macrolide resistance in *Treponema pallidum* correlates with 23S rDNA mutations in recently isolated clinical strains. Molini BJ, Tantalo LC, Sahi SK, Rodriguez VI, Brandt SL, Fernandez MC, et al. *Sex Transm Dis* 2016; 43: 579–83.

一个使用兔子模型的研究表明，23S rDNA 的缺失突变会引起阿奇霉素对梅毒治疗的失败，但是苄星青霉素依然有效。

梅毒分期

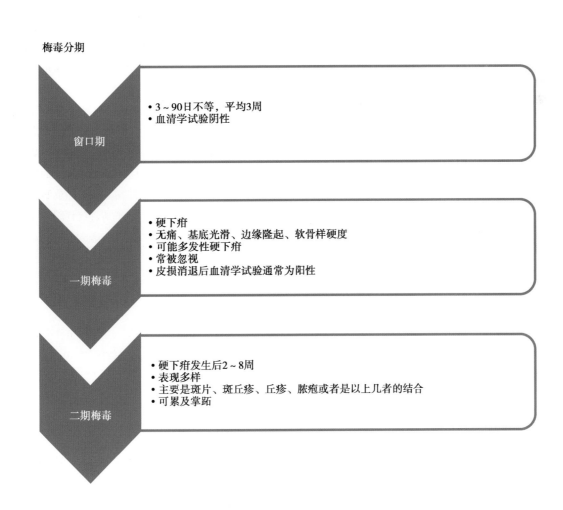

窗口期
• 3~90 日不等，平均 3 周
• 血清学试验阴性

一期梅毒
• 硬下疳
• 无痛、基底光滑、边缘隆起、软骨样硬度
• 可能多发性硬下疳
• 常被忽视
• 皮损消退后血清学试验通常为阳性

二期梅毒
• 硬下疳发生后 2~8 周
• 表现多样
• 主要是斑片、斑丘疹、丘疹、脓疱或者是以上几者的结合
• 可累及掌跖

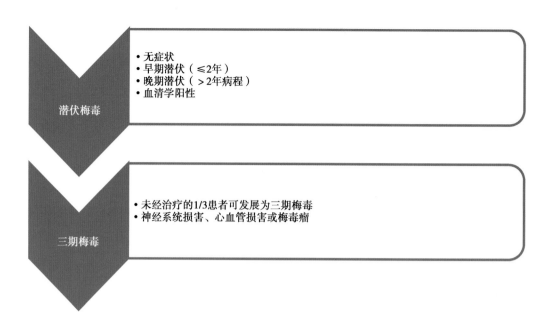

潜伏梅毒
- 无症状
- 早期潜伏（≤2年）
- 晚期潜伏（＞2年病程）
- 血清学阳性

三期梅毒
- 未经治疗的1/3患者可发展为三期梅毒
- 神经系统损害、心血管损害或梅毒瘤

（唐　慧　译，徐金华　校）

第240章 汗管瘤

原作者 James A. A. Langtry

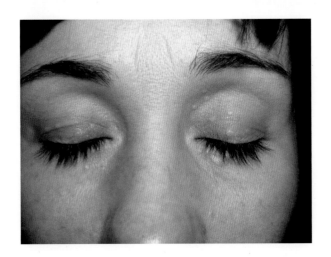

汗管瘤（syringomata）是一种表皮内小汗腺导管的良性附属器肿瘤，具有特征性的组织学表现。典型的临床表现为皮肤色或褐色的丘疹，表面圆形或扁平，直径约1~5mm。汗管瘤有时单发，但多发性、对称性更常见，好发于女性，常在青春期发病。汗管瘤好发于下眼睑，也可发生于其他部位，包括面颊、腋窝、腹部和外阴。还有一些线状分布、家族性发病、与唐氏综合征相关的变异型，以及发疹型汗管瘤。本病青春期前后频繁发作，怀孕期或月经期易发生，但雌激素与孕激素受体表达不一，不能确定与疾病的相关性。

治疗策略

眼睑和面颊的汗管瘤位于突出部位，可能很显眼，患者往往会寻求治疗以改善外观。汗管瘤位于真皮的中上层。治疗的目的是去除汗管瘤或使汗管瘤变扁平。大多数治疗方法是烧蚀性的。有些患者可能会因为数个皮损而困扰，因此，切除也可作为一种选择。消融方法包括剪刀切除使其创面二期愈合、手术切除整个下眼睑美容单位、下眼睑成形术、电灼术、电干燥法、皮损内电干燥术、皮肤磨削术、冷冻治疗、CO_2激光或Er:YAG激光，以及射频消融术。

治疗前需局部麻醉，可以采用局部外用或局部注射麻醉。局部麻醉注射使得一定区域神经阻滞是最常用的方法，因为良好的麻醉对于眼周采用烧蚀方法治疗是有益的。应该提醒患者术后可能出现瘀伤。保护眼睛至关重要，如果采用激光治疗，必须采取与使用激光相关的具体预防措施。

烧蚀会产生一定程度的瘢痕，而治疗的目的是达到难以察觉和完美的美容效果。治疗前需要考虑可能出现的后遗症，包括瘢痕、色素减退或色素沉着（特别是增加皮肤色素沉着）等。

目前还没有比较不同治疗方法的研究，也缺乏长期随访数据来作为治疗建议的依据。根据经验及现有的有限证据，没有必要使用最新和最昂贵的技术来取得良好的效果。简单、"低技术"方法的专业知识和取得的良好效果与"高技术"方法同样重要。对于新手医生来说，每一项技术都有利有弊。精通某种或数种治疗技术比尝试所有方法更重要。

特殊检查
• 眶周汗管瘤的临床特点通常有诊断性。当诊断不清时，可进行皮肤组织活检

一线治疗	
• 手术切除	E
• 切除后二期创面愈合	E
• 电灼术	E
• 皮损内电干燥法	D
• CO_2激光	D

Cosmetic dermatologic surgery, 2nd edn. Stegman SS, Tromovitch TA, Glogau RG, eds. *Chicago: Year Book Medical* 1992; 32.

手术切除、电外科手术及激光是汗管瘤的常规疗法。

An easy method for removal of syringoma. Maloney ME. *J Dermatol Surg Oncol* 1982; 8: 973–5.

本文报告了1例患者经过5个月、12个疗程，每疗程切除4~6个皮疹，效果良好。

通过高质量照片充分展现了采用精细的眼科弹簧式剪刀去除眶周汗管瘤。

True electrocautery in the treatment of syringomas and other benign cutaneous lesions. Langtry JAA, Carruthers JA. *J Cutan Med Surg* 1997; 2: 60–3.

电灼术治疗多种良性皮肤损害，包括汗管瘤，获得良好疗效。

Intralesional electrodesiccation of syringomas. Karma P, Benedetto AV. *Dermatol Surg* 1997; 23: 921–4.

12例患者用细电极进入汗管瘤中心进行电干燥治疗，目的是治疗局部化并减少瘢痕。随访18~48个月，均获得良好疗效，无复发。2 例 Fitzpatrick Ⅳ型皮肤患者出现局灶性色素沉着，2~3 个月后消失。

Syringomas treated by intralesional insulated needles without epidermal damage. Hong S-W, Lee H-J, Cho S-H, Soe J-K, Lee D, Sung H-S. *Ann Dermatol* 2010; 22: 367–96.

2 名患者用绝缘针进行病灶内电外科手术治疗，效果良好。

Treatment of multiple facial syringomas with the carbon dioxide (CO_2) laser. Wang JJ, Roenigk Jr HH. *Dermatol Surg* 1999; 25: 136–9.

10 例汗管瘤患者使用 CO_2 激光治疗取得了非常好的疗效。多发皮损的患者需要多疗程的治疗。中位随访时间为 16 个月，1 例患者治疗后 18 个月在眶周其他部位出现新发汗管瘤。所有患者出现的红斑持续约 6~12 周。1 例 Fitzpatrick Ⅳ型皮肤患者出现极小区域的色素沉着，但是 2~3 个月后消失。

Treatment of syringoma using an ablative 10 600-nm carbon dioxide fractional laser. Cho SB, Kim HJ, Lee SJ, Kim YK, Lee JH. *Dermatol Surg* 2011; 37: 433–8.

35 例眶周汗管瘤患者间隔 10 个月接受 2 次 CO_2 点阵激光治疗。在 2 个月的随访中，临床改善（治疗前和治疗后的临床照片对比和患者满意率）总计为 9%，显著为 43%，中等为 34%，最低为 14%。

Periorbital syringoma treated with radiofrequency and carbon dioxide (CO_2) laser in five patients. Hasson A, Farias MM, Nicklas C, Navarrete C. *J Drugs Dermatol* 2012; 11: 879–80.

射频和 CO_2 激光联合治疗 5 例眶周汗管瘤患者，取得了良好的美容效果。

二线治疗	
• 电干燥法和刮除术	E
• 冷冻治疗	E
• CO_2 激光联合三氯乙酸	D

Syringoma: removal by electrodesiccation and curettage. Stevenson TR, Swanson SA. *Am Plast Surg* 1985; 15: 151–4.

对该治疗技术进行了描述和说明，取得了良好的效果，但是没有说明治疗的患者例数、临床细节，以及随访数据。

Cryosurgery. Dawber RPR. In: Lask GP, Moy RL, eds. *Principles and Techniques of Cutaneous Surgery* New York: McGraw-Hill 1996; 154.

汗管瘤是可以通过冷冻治疗的疾病。

未提供细节，也没有特别提及眶周汗管瘤。

A new treatment for syringoma. Combination of carbon dioxide laser and trichloroacetic acid. Kang H, Kim NS, Kim YB, Shim WC. *Dermatol Surg* 1998; 24: 1370–4.

本研究评估了 CO_2 激光联合 50% 三氯乙酸治疗 20 例韩国眶周汗管瘤患者的组织病理学特点和疗效。结果显示 11 例非常好，6 例良好，3 例一般。无瘢痕、感染、结构改变等并发症。

Erbium YAG laser treatment of periorbital syringomas by using the multiple ovoid-shape ablation method. Kitano Y. *J Cosmet Laser Ther* 2016; 18: 280–5.

49 例汗管瘤患者每 2 个月接受 1 次 Er:YAG 激光治疗，烧蚀多个 2~4mm 卵形区域。49 例患者中 43 例经过平均 3.77 次治疗后，75% 以上的汗管瘤消失。

三线治疗	
• 皮肤磨削术	E
• 三氯乙酸	E
• 局部外用阿托品	E
• 局部外用维 A 酸	E

Dermabrasion by diamond fraises revolving at 85 000 revolutions per minute. Fulton JE. *J Dermatol Surg Oncol* 1978; 4: 777–9.

65 例痤疮瘢痕、光化性损害、皮脂腺腺瘤和汗管瘤患者应用高速皮肤磨削术治疗，效果良好。

The treatment of eruptive syringomas in an African American patient with a combination of trichloroacetic acid and CO_2 laser destruction. Frazier CC, Camacho AP, Cockerell CJ. *Dermatol Surg* 2001; 27: 489–92.

1 例面部发疹性汗管瘤的非裔美国妇女先用 35% 三氯乙酸剥脱治疗，2 周后再行 CO_2 激光治疗，获得满意的美容效果且没有明显的副作用。

Eruptive pruritic syringomas: treatment with topical atropine. Sanchez TS, Dauden E, Casas AP, Garcia-Diez A. *J Am Acad Dermatol* 2001; 44: 148–9.

外用 1% 阿托品改善胸部和颈部瘙痒性汗管瘤 1 例。

Eruptive syringoma: treatment with topical tretinoin. Gomez MI, Perez B, Azana JM, Nunez M, Ledo A. *Dermatology* 1994; 189: 105–6.

1 位无症状性发疹性汗管瘤的 23 岁女性，每日外用 0.1% 维 A 酸乳膏治疗 4 个月，结果治疗部位皮疹变平。

（徐宏俊 译，张建中 校）

证据等级：A 双盲试验　　B 临床试验，研究对象 ≥ 20 例　　C 临床试验，研究对象 < 20 例　　D 病例分析，研究对象 ≥ 5 例　　E 个案报道

第241章 头癣

原作者 Elisabeth M Higgins

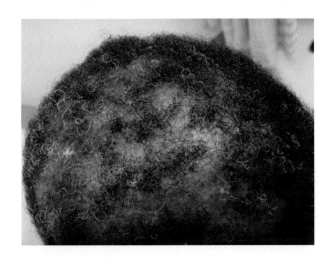

头癣(tinea capitis)(头皮钱癣)是皮肤癣菌感染头皮所致疾病。感染可通过人传人(亲人性真菌,人是主要宿主)或动物传人(亲动物性真菌)。本病可由多种真菌引起,主要包括小孢子菌及毛癣菌,可通过显微镜下及培养的不同特征来鉴别。毛干内部生长的菌属引起毛内癣菌感染,而在毛干内外均能生长的菌属引起毛外癣菌感染。头癣常见于儿童,表现为局限性鳞屑及脱发,伴不同程度的炎症反应,可伴有颈部淋巴结肿大。某些皮肤癣菌可诱发非常严重的炎症反应、脓疱形成,最终导致瘢痕形成及永久性脱发。由于现代治疗手段的进步,此类情况已非常罕见,毛发常可再生。

头癣治疗前或刚开始治疗时,常在耳部发生丘疹型癣菌疹("id")伴暂时性瘙痒,皮损亦可更加广泛,更易发生脓癣,需与药物超敏反应鉴别。

治疗策略

头癣治疗的目标是去除真菌,避免感染扩散,减少瘢痕形成。头癣仅通过外用治疗不能治愈,必须口服药物治疗。尽管在英国,灰黄霉素依然是唯一获批可用于治疗儿童头癣的口服抗真菌药物,但许多国家已经采用了新的治疗方法。尽管灰黄霉素的抑菌作用较弱,但该药对大多数头癣均有效,应酌情给予较高剂量和较长疗程。治疗过程中每个病例都必须进行监测,确保治疗根除真菌。传统使用伍德灯进行监测,但仅用于能在伍德灯下发出荧光的感染菌属(如小孢子菌感染)。目前在英国及北美,由断发毛癣菌引起的病例不断增加,而该菌是一种不产生荧光的发内癣菌,因此,治疗反应应参考病发标本的真菌学检查。抗真菌

治疗是治疗的"金标准"。近年来,越来越多证据表明皮肤镜可作为一种快速诊断工具。

近年来,唑类药物如氟康唑、伊曲康唑、酮康唑和丙烯胺类药物如特比萘芬已可用于系统治疗。多个研究显示,在头癣的治疗中,这些药物的疗效至少和灰黄霉素相当,且疗程更短。尽管这些新药的价格相对较高,但疗程缩短有助于提高患者的依从性,减少感染播散。

在过去的10年,氟康唑及伊曲康唑的间歇冲击疗法得到广泛应用。这种治疗策略是基于药物在角蛋白中的半衰期超长,这种治疗方法并不能提高治愈率,但可以减少治疗总费用。

不同皮肤癣菌对抗真菌药物的反应不同,治疗必须有针对性。总的来说灰黄霉素对于小孢子菌属有较高的清除率,而新型抗真菌药物对毛癣菌属更有效。伊曲康唑的抗菌谱可能最广。到目前为止,尚没有药物能达到100%的治愈率。

发外感染常由小孢子菌属引起,如亲动物的犬小孢子菌或亲人的奥杜益小孢子菌,感染常发生在儿童中。灰黄霉素一直是标准治疗,剂量为10~20mg/(kg·d),但真菌清除较慢,治疗时间视情况而定,至少6周,也有持续12~16周,需按照前述方法进行监测。伊曲康唑是一种替代药物,尽管在某些国家存在适应证限制,但在一些欧洲国家,它已经取代灰黄霉素成为治疗首选。

发内感染常由断发毛癣菌或紫色毛癣菌引起,儿童感染更常见,偶见于成人(常发生在儿童的接触者/看护者)。治愈需要高剂量的灰黄霉素,新型唑类药物及特比萘芬能更快清除真菌(通常为4周)。毛癣菌属感染所致的成人头癣,特比萘芬250mg/d,服用4周,是首选治疗方法。尽管未获准在儿童中使用,但新英国皮肤病协会头癣治疗指南及英国国家药典给出了特比萘芬治疗儿童头癣的使用剂量(<20kg,62.5mg/d;20~40kg,125mg/d;>40kg,250mg/d)。这确认了特比萘芬在儿童头癣治疗中的作用。目前的证据表明,在毛癣菌感染的儿童头癣中,特比萘芬及伊曲康唑均应作为治疗的选择用药。在许多国家,这两种药物均已被批准取代灰黄霉素,用于儿童头癣的治疗。有些国家已经将灰黄霉素撤出了头癣的治疗。在口服抗真菌药的同时,可联合外用抗真菌药物或洗发剂,目的是减少患者的传染性,但无预防作用。

目前,断发毛癣菌在城市中流行,无症状感染者在家庭内通过互相接触使感染复发或发生再感染,所以,在必要

的时候应当筛查所有的家庭成员(包括成人)来降低再感染率。

特殊检查
• 病发及头皮鳞屑的直接镜检和培养
• 伍德灯下检查患处荧光
• 皮肤镜或毛发镜
• 有条件时筛查患者接触者,尤其是兄弟姐妹

Fungal infection: Diagnosis and Management. Richardson MD, Warnock DW. Oxford: Blackwell 2003; 21: 87.

奥杜盎小孢子菌、犬小孢子菌及许兰毛癣菌感染的毛发在伍德灯下发出亮绿色的荧光。病发直接镜检可在毛干内外可见关节孢子。皮肤癣菌的种类可以通过真菌培养的形态学来进行鉴别。

Trends in tinea capitis in an Irish population and a comparison of scalp brushings versus scalp scrapings as methods of investigation. Nasir S, Ralph N, O'Neill C, Cunney R, Lenane P, O'Donnell B. *Pediatr Dermatol* 2014; 31: 622–3.

一项纳入 391 例儿童头癣的研究证实,在真菌学诊断时,发刷取样优于头皮刮屑取样,同时使用两种方法可提高诊断率($P<0.001$)。

Screening for asymptomatic carriage of *Trichophyton tonsurans* in household contacts of patients with tinea capitis: results of 209 patients from south London. White JM, Higgins EM, Fuller LC. *J Eur Acad Dermatol Venerel* 2007; 21: 1061–4.

在本研究中,50% 以上的家庭接触者真菌学检查阳性(7.1% 呈明显感染,44.5% 为无症状真菌携带者)。头癣患者的家庭成员中,16 岁以下的儿童更容易被感染($P<0.001$),尤其是女孩($P<0.01$)。

Tinea capitis: predictive value of symptoms and time to cure with griseofulvin treatment. Lorch-Dauk KC, Comrov E, Blumer JL, O'Riordan MA, Furman LM. *Clin Pediatr* 2010; 49: 280–6.

在一项纳入 99 名儿童头癣的前瞻性、非盲法干预性试验中,头癣四个主要症状(头皮脱屑、脱发、瘙痒、淋巴结肿大)中任何一个的预测价值为 88%。

头癣患者的治疗应在获得实验室确证之前开始。治疗应建立在临床证据基础上,在开始治疗前,必须行标本取材进行真菌学检查。

Trichoscopy in pediatric patients with tinea capitis: a useful method to differentiate from alopecia areata. Ekiz O, Sen BB, Rifaioʠlu EN, Balta I. *J Eur Acad Dermatol Vene-*

reol 2014; 28: 1255–8.

一项纳入 25 名儿童患者(15 例头癣、10 例斑秃)的研究表明,皮肤镜下儿童真菌感染的头发和头皮具有明显特征,包括断裂、营养不良、螺旋发、条形码发、逗号发,以及黑点。

皮肤镜是一种廉价的方法,在头癣诊断和鉴别其他脱发原因中的价值越来越大。

Are dermatophytid reactions in patients with kerion celsi much more common than previously thought? A prospective study. Topaloʠlu Demir E, Karadag AS. *Pediatr Dermatol* 2015; 32: 635–40.

一项前瞻性研究显示,19 名脓癣儿童治疗过程中有 13 名(68%)出现癣菌疹。

头癣儿童患者的癣菌疹可能未被充分认识和报道。

一线治疗	
• 灰黄霉素	A
• 特比萘芬	A
• 伊曲康唑	A

Meta-analysis of randomized controlled studies comparing griseofulvin and terbinafine in the treatment of tinea capitis. Tey HL, Tan AS, Chan YC. *J Am Acad Dermatol* 2011; 64: 663–70.

本文对 7 个研究进行了汇总分析,共纳入 2 163 例患者。结果表明口服灰黄霉素 8 周(6~12 周)与口服特比萘芬 4 周(2~6 周)疗效无差别,但特比萘芬治疗时间更短(OR 1.22,支持特比萘芬;95% CI 0.785~1.919;$P=0.37$)。对菌种的分析表明特比萘芬对断发毛癣菌有更好的疗效(OR 1.49;95% CI 1.274~2.051;$P<0.001$)。相反,灰黄霉素对小孢子菌更有效(OR 0.48,支持灰黄霉素;95% CI 0.254~0.656;$P<0.001$)。

特比萘芬治疗断发毛癣菌更有效,灰黄霉素对小孢子菌更有效,但治疗时间更长。两种药物在儿童中耐受性都很好。

Terbinafine hydrochloride oral granules versus oral griseofulvin suspension in children with tinea capitis: results of two randomised investigator-blinded, multicenter, international, controlled trials. Elewski BE, Cáceres HW, Deleon L, EI Shimy S, Hunter JA, Korotkiy N, et al. *J Am Acad Dermatol* 2008; 59: 41–54.

一项多中心、研究者单盲的随机对照研究比较了 10~20mg/(kg·d)灰黄霉素($n=509$)和 5~8mg/(kg·d)特比萘芬($n=1 040$)治疗 6 周头癣的疗效。所有儿童均经真菌学检查确诊为头癣。特比萘芬组的完全治愈率(45.1% 和

33.01%)及真菌学治愈率(61.55% 和 55.5%)均高于灰黄霉素组(P<0.05),大剂量的灰黄霉素[>20mg/(kg·d)]与常规剂量相比并未提高治愈率。对菌种的分析证实在断发毛癣菌所致的头癣中,特比萘芬组的总治愈率(临床、真菌学及完全治愈率)均高于灰黄霉素组(P<0.001),但在犬小孢子菌引起的感染中情况恰恰相反,灰黄霉素组的真菌学及临床治愈率高于特比萘芬组(P<0.05)。每组均有约一半的患者在治疗中出现了轻度不良反应,但肝脏转氨酶水平无明显异常。

这项到目前为止最大的儿童研究证实了特比萘芬治疗儿童头癣的有效性及安全性。但是该研究的局限性在于,各个中心均未应用灰黄霉素的标准剂量进行对照,且外用的辅助治疗不一致,并包含了不止1种病原菌。菌种分析证实不同病原菌对治疗的反应有明显不同,所以治疗必须有针对性,断发毛癣菌引起的感染应选择特比萘芬,而灰黄霉素对小孢子菌感染有良好效果。

Systemic antifungal therapy for tinea capitis in children. González U, Seaton T, Bergus G, Jacobson J, Martínez-Mónzon C. *Cochrane Database Syst Rev* 2007; 4: CD004685.

本文纳入了21项随机对照试验,包括1 812例18岁以下的患者,其中系统性抗真菌治疗用于真菌学证实的头癣患者。考虑到不同菌属对药物不同的敏感性,本文按病原菌来评估疗效。

毛癣菌属:根据3项临床试验382例患者的观察,依据体重确定剂量,服用4周特比萘芬与服用8周灰黄霉素具有相同疗效(RR 1.09;95% CI 0.95~1.26)。在对35名儿童的研究中,伊曲康唑及灰黄霉素服用6周,治愈率相同(RR 1.06;95% CI 0.81~1.39),但短期服用伊曲康唑的疗效与灰黄霉素服用6周的疗效相同(RR 0.89;95% CI 0.76~1.04)。在2项160名参与者的研究中,服用伊曲康唑或特比萘芬2~3周疗效相等(RR 0.93;95% CI 0.72~1.19)。

小孢子菌属:总的来说,特比萘芬与灰黄霉素清除小孢子菌的效果并无明显差异。但应用系统抗真菌治疗小孢子菌感染的临床试验中,符合入选标准的患者并不多,所以获得的证据有限。

作者得出结论,尽管特比萘芬和伊曲康唑价格较高,且并非总是以儿童制剂形式提供,但由于疗程较短,在治疗毛癣菌引起的头癣时可能优于灰黄霉素。

Tinea capitis in early infancy treated with itraconazole. Binder B, Richtig E, Weger W, Ginter-Hanselmayer G. *J Eur Acad Dermatol Venereol* 2009; 23: 1161–3.

对7名不满1岁、犬小孢子菌感染的头癣患者进行了初步分析,发现伊曲康唑有良好疗效且耐受性良好。

尽管研究数据较少,已有研究证明伊曲康唑用于婴儿(包括新生儿)是安全的。

二线治疗	
• 氟康唑	B
• 短期口服特比萘芬	B
• 短期口服伊曲康唑	B

Comparative evaluation of griseofulvin, terbinafine and fluconazole in the treatment of tinea capitis. Grover C, Arora P, Manchanda V. *Int J Dermatol* 2012; 51: 455–8.

一项对于75名儿童的前瞻性、非盲法、横断面研究比较了灰黄霉素、特比萘芬和氟康唑治疗头癣的治愈率,分别为96%、88% 和84%,其中7名患者需要延长治疗,但这三种药物均具有良好的耐受性。

尽管氟康唑的耐受性良好,但在此试验中的治愈率较低,因此与标准疗法灰黄霉素相比没有优势。有些患者需要延长治疗时间,可能与存在其他真菌感染相关,由于这部分患者较少,所以未针对药物和微生物进行进一步分析。

Once weekly fluconazole is effective in children in the treatment of tinea capitis: a prospective multicentre study. Gupta AK, Dlova N, Taborda P, Morar N, Taborda V, Lynde CW, et al. *Br J Dermatol* 2000; 142: 965–8.

一项多中心开放性临床试验在61名儿童患者中评估了口服氟康唑8mg/kg,每周1次,服药8周(如临床需要,再用4周)治疗头癣的疗效。病原菌包括紫色毛癣菌(33例)、断发毛癣菌(11例)及犬小孢子菌(17例)。治疗16周后,所有44名毛癣菌感染者均获得临床及真菌学痊愈。大多数患者(35/44)仅需8周治疗,33例紫色毛癣菌感染者中有9例进行了12周的治疗。17例犬小孢子菌感染者中有12例治疗8周后临床治愈,1例患者治疗延长至12周,3例延长至16周,但在该组17名患者中16例在治疗结束后2个月获得痊愈。1例患者出现了无症状、可逆性肝功能异常。

Short duration treatment with terbinafine for tinea capitis caused by *Trichophyton* and *Microsporum* species. Hamm H, Schwinn A, Brautigan M, Weidinger G. *Br J Dermatol* 1999; 140: 480–2.

本项双盲研究在35例儿童头癣患者中比较了口服特比萘芬62.5~250mg/d,1周或2周治疗头癣的疗效。服药结束后,对患者进行12周随访,治疗无效者再用药4周。感染的病原菌为毛癣菌23例(其中12例为断发毛癣菌)、犬小孢子菌12例。患者治疗后1~2周的治愈率分别为86%、56%。尽管增加4周治疗后,4例犬小孢子菌感染患者获得了真菌学治愈,但在12例犬小孢子菌感染的患者中,仅有1例对初期治疗反应良好。

特比萘芬的短期(2周)间断治疗对头癣有显著疗效,

尤其是毛癣菌感染的患者,该疗法能明显减少治疗费用。

三线治疗	
• 2% 酮康唑	B
• 二硫化硒洗发液	B
• 泼尼松龙	B

A retrospective study of the management of pediatric kerion in *T. tonsurans* infection. Proudfoot LE, Higgins EM, Morris-Jones R. *Pediatr Dermatol* 2011; 78: 655–7.

本文对不满 10 岁、表现为单个脓癣皮疹、病程超过 6 年的病例进行了回顾性研究,结果显示与单独口服抗真菌药物治疗相比,联合口服或皮损内注射类固醇无优势。

A randomised comparative trial of treatment of kerion celsi with griseofulvin plus oral prednisolone vs. griseofulvin alone.. Hussain I, Muzzafar F, Rashid T, Jahangir M, Haroon TS. *Med Mycol* 1999; 37: 97–9.

一项对 30 例头癣患者的随机研究比较了单独使用灰黄霉素与灰黄霉素联合泼尼松龙的疗效。12 周的评估证实两组治愈率接近。

尽管许多临床医生使用泼尼松龙缓解脓癣的炎症,减少瘢痕的形成,降低永久性脱发的可能性,但现存的少数证据仍不支持泼尼松龙的应用。目前,英国患者多为断发毛癣菌感染,脓癣并不多见,而且瘢痕形成亦非常罕见,合理单独口服抗真菌药物治疗可使头发完全恢复生长。

Successful treatment of tinea capitis with 2% ketoconazole
shampoo. Greer DL. *Int J Dermatol* 2000; 39: 302–4.

16 例断发毛癣菌感染的 3~6 岁儿童头癣患者,用 2% 酮康唑洗发液治疗,每日 1 次,共 8 周。所有患者均得到临床改善,其中部分患者在治疗 2 周时即出现症状改善。8 周时,15 例患者中 6 例(40%)真菌培养阴性,1 年后 5 例(33%)仍保持真菌阴性。

Comparison of 1% and 2.5% selenium sulphide in the treatment of tinea capitis. Gibbens TG, Murray MM, Baker RC. *Arch Pediatr Adolesc Med* 1995; 149: 808–11.

一项纳入 54 例头癣患者的随机对照临床试验证实,灰黄霉素 15mg/(kg·d) 配合二硫化硒(不管是洗剂还是洗发液)可有效减少皮肤癣菌的数量。

Prophylactic ketoconazole shampoo for tinea capitis in a high risk pediatric population. Bookstaver PB, Watson HJ, Winters SD, Carlson AL, Schulz RM. *J Pediatr Pharmacol Ther* 2011; 16: 199–203.

本文对 97 名易患头癣的儿童进行了回顾性研究,研究显示每 2 周使用 1 次 2% 酮康唑洗发液不能预防感染的发生。

这些小样本研究表明,外用抗真菌的洗发液可减少真菌的数量,从而帮助清除真菌,降低传播风险。如有系统性治疗的禁忌证或无法使用,单用 2% 的酮康唑洗发液可能会有有限的好处。然而,尚无研究证明洗发液可以预防感染,特别是对易患头癣的儿童亦无预防作用。

(李厚敏 译,张建中 校)

证据等级:A 双盲试验　　B 临床试验,研究对象 ≥ 20 例　　C 临床试验,研究对象 < 20 例　　D 病例分析,研究对象 ≥ 5 例　　E 个案报道

第242章　足癣及皮肤癣菌病

原作者　Aditya K. Gupta, Kelly A. Foley, Sarah G. Versteeg

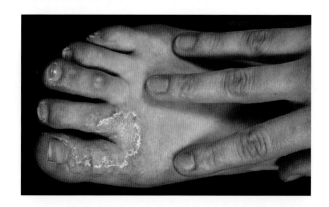

皮肤癣菌病 (dermatophytosis) 是一种皮肤真菌感染，常由表皮癣菌属、毛癣菌属和小孢子菌属引起，可感染足跖及趾间 (足癣)、腹股沟 (股癣)、面部 (面癣) 和身体其他区域的皮肤 (体癣)。皮肤真菌感染的全球患病率为 20%~25%，随着城市化、公共体育和老龄化人口的增加，其发病率逐步上升。此外，皮肤癣菌病还好发于热带和亚热带地区高湿高温环境中。

Epidemiologic trends in skin mycoses worldwide. Havlickova B, Czaika VA, Friedrich M. *Mycoses* 2008; 51: 2–15.

本文综述总结了皮肤癣菌病的地域流行情况及其致病菌种。除了已经确定的危险因素 (如性别、足部创伤等)，公共体育运动、糖尿病和旅行均促进了足癣在发达国家的流行，而在发展中国家头癣更多见。

Epidemiology of dermatophytoses: retrospective analysis from 2005 to 2010 and comparison with previous data from 1975. Garofalo A, Bosco A, Cassano N. *New Microbiol* 2012; 35: 207–13.

本文为回顾性研究，分析了 2005—2010 年意大利皮肤科就诊的所有皮肤癣菌病病例 (6 133 名患者)，发现体癣 (22.7%) 和足癣 (20.4%) 是最常见的皮肤癣菌病。男性足癣患者多于女性，且有增加的趋势。

Tinea pedis: the etiology and global epidemiology of a common fungal infection. Ilkit M, Durdu M. *Crit Rev Microbiol* 2015; 41: 374–88.

足癣常见于成年男性 (31~60 岁)，在高风险职业 (如矿工、士兵、运动员) 中发病率更高。与足癣相关的并发症包括蜂窝织炎、癣菌疹和 Majocchi 肉芽肿。

治疗策略

局部外用抗真菌药物 (唑类或丙酰胺类) 是足癣、局限性体癣及股癣的一线治疗。外用抗真菌药不需要处方，持续用药 2~4 周即可获得较高的治愈率。对于严重、广泛、反复发生的感染，可能需要口服抗真菌药治疗。口服抗真菌药物有较高的治愈率，如特比萘芬 (75%~85%)、氟康唑 (93%) 和伊曲康唑 (79%)。具有额外抗细菌能力的抗真菌药物 (如环吡酮胺、硝酸咪康唑、酮康唑等) 是有益的，因为细菌感染可以与癣菌感染同时发生。一些预防措施，包括知识宣教、保持卫生、避免去公共场所和使用抗菌织物，可有助于限制复发和防止传播。

Management of tinea corporis, tinea cruris, and tinea pedis: a comprehensive review. Sahoo AK, Mahajan R. *Indian Dermatol Online J* 2016; 7: 77–86.

局部外用抗真菌药物可有效治疗皮肤癣菌感染 (如体癣、股癣、面癣、足癣)。非药物治疗 (如穿着宽松的袜子) 可降低皮肤的湿度。对皮疹广泛或局部治疗无效者建议口服抗真菌药物治疗。

特殊检查
• KOH 真菌直接镜检
• 真菌培养

为了成功治疗皮肤癣菌病，精确诊断是至关重要的，皮肤癣菌感染常可模拟其他皮肤疾病。诊断皮肤癣菌感染的两个主要检测方法即真菌直接镜检和真菌培养。可以用 15 号刀片或香蕉形小刀刮取皮疹表面碎屑。对于水疱和脓疱，需弄破疱壁顶端进行充分取样。

Identifying signs of tinea pedis: a key to understanding clinical variables. Canavan TN, Elewski BE. *J Drugs Dermatol* 2015; 14: 42–7.

足癣的主要致病菌是红色毛癣菌、须癣毛癣菌及絮状表皮癣菌。足癣可在世界范围内流行，尤其多见于东南亚和西非。足癣的四种临床类型包括趾间型 (如浸渍的皮肤，角化过度型 (如干燥、角化过度的鳞屑)，水疱型 (如小水疱、红斑) 和急性溃疡型 (如溃疡、糜烂)。

The sensitivity and specificity of potassium hydroxide smear

and fungal culture relative to clinical assessment in the evaluation of tinea pedis: a pooled analysis. Levitt JO, Levitt BH, Akhavan A, Yanofsky H. *Dermatol Res Pract* 2010; 2010: 1–8.

本文对 5 项随机、双盲的临床研究（n=460）进行了 meta 分析，以确定 KOH 涂片镜检和真菌培养诊断足癣的敏感性和特异性。结果证实，在确定临床评估（阴性或阳性）时，KOH 涂片镜检（73.3%）比真菌培养（41.7%）更敏感（P<0.000 1），真菌培养（77.7%）比 KOH 涂片镜检（42.5%）更特异（P<0.000 1）。

Inflammatory tinea pedis/manuum masquerading as bacterial cellulitis. Sweeney SM, Wiss K, Mallory SB. *Arch Pediatr Adolesc Med* 2002; 156: 1149–52.

该文报道了 4 例最初被误诊为细菌性蜂窝织炎的小儿足癣或手癣。儿童癣菌感染临床表现可能类似细菌感染。KOH 检查阳性可有助于此类诊断。

一线治疗	
外用治疗	
• 克霉唑	A
• 咪康唑	A
• 卢立康唑	A
• 硝酸益康唑	A
• 盐酸萘替芬	A
• 硝酸舍他康唑	A

Efficacy of topical antifungal drugs in different dermatomycoses: a systematic review with meta-analysis. Rotta I, Otuki MF, Sanches AC, Correr CJ. *Rev Assoc Med Bras* 2012; 58: 308–18.

对 49 项研究的 meta 分析提示，丙酰胺类比唑类对皮肤癣菌病有更高的持续治愈率。与安慰剂相比，唑类和丙酰胺类在治疗足癣、股癣和体癣均显示出更高的有效率（如真菌学治愈率、持续治愈率）。

Efficacy and safety of once-daily luliconazole 1% cream in patients ≥ 12 years of age with interdigital tinea pedis: a phase 3, randomized, double-blind, vehicle-controlled study. Jarratt M, Jones T, Adelglass J, Bucko A, Pollak R, Roman-Miranda A, et al. *J Drugs Dermatol* 2014; 13: 838–46.

一项Ⅲ期、基质对照临床试验研究观察了每日外用 1% 卢立康唑乳膏，连用 14 日治疗趾间型足癣（n=321）的疗效。治疗 28 日后，1% 卢立康唑乳膏组的临床治愈率、真菌学治愈率和完全清除率（分别为 29.2%、62.3% 和 26.4%）显著高于基质组（分别为 7.8%、17.5% 和 1.9%）（P 均不超过 0.001）。

Econazole nitrate foam 1% for the treatment of tinea pedis: results from two double-blind, vehicle-controlled, phase 3 clinical trials. Elewski BE, Vlahovic TC. *J Drugs Dermatol* 2014; 13: 803–8.

两项基质对照、4 周、双盲、多中心临床试验观察了外用 1% 硝酸益康唑泡沫剂治疗趾间型足癣（n=505）的疗效。1% 硝酸益康唑泡沫剂组的完全治愈率和真菌学治愈率（分别为 24.3% 和 67.6%）均高于对照组（分别为 3.6% 和 16.9%）（P 均不超过 0.001）。

Naftifine hydrochloride gel 2%: an effective topical treatment for moccasin-type tinea pedis. Stein Gold LF, Vlahovic T, Verma A, Olayinka B, Fleischer AB Jr. *J Drugs Dermatol* 2015; 14: 1138–44.

两项为期 6 周、双盲、基质对照的多中心临床试验观察了 2% 盐酸萘替芬凝胶治疗角化过度型足癣（n=380）的临床疗效。治疗 6 周后，治疗组的完全治愈率、真菌学治愈率和治疗有效率（分别为 19.2%、65.8% 和 51.4%）均高于对照组（0.9%、7.8% 和 4.4%）（P 均不超过 0.000 1）。

Sertaconazole: a review of its use in the management of superficial mycoses in dermatology and gynecology. Croxtall JD, Plosker G. *Drugs* 2009; 69: 339–59.

在安慰剂对照、足癣治疗的临床试验中，2% 舍他康唑乳膏比 2% 咪康唑乳膏更有效。舍他康唑每日 1 次或 2 次均可达到真菌学治愈，其溶液或乳膏剂型均有效。

二线治疗	
外用治疗	
• 1% 特比萘芬软膏、溶液、凝胶或涂膜剂	A
• 环吡酮（羟基吡啶酮类）	A
• 酮康唑	D

Comparable efficacy and safety of various topical formulations of terbinafine in tinea pedis irrespective of the treatment regimen: results of a meta-analysis. Korting HC, Kiencke P, Nelles S, Rychlik R. *Am J Clin Dermatol* 2007; 8: 357–64.

对 19 项随机对照试验进行了 meta 分析，结果显示特比萘芬治疗足癣的真菌学治愈率是安慰剂的 3 倍。特比萘芬的治愈率与其他治疗足癣的抗真菌药物相当。特比萘芬的疗效和安全性不受治疗方案、治疗时间或使用频率的影响。

Ciclopirox gel in the treatment of patients with interdigital tinea pedis. Aly R, Fisher G, Katz I, Levine N, Lookingbill DP, Lowe N, et al. *Int J Dermatol* 2003; 42: 29–35.

两项多中心、双盲、基质对照的临床试验评估了环吡酮凝胶(0.77%)外用，每日 2 次，持续 28 日治疗轻度至中度趾间型足癣(n=374)的疗效。环吡酮凝胶组 60% 获得了治疗成功(真菌学治愈，≥75% 的临床改善)，基质对照组仅为 19%。真菌治愈率环吡酮凝胶组 85%，基质对照组 16%。

Ketoconazole 2% cream in the treatment of tinea pedis, tinea cruris, and tinea corporis. Lester M. *Cutis* 1995; 55: 181–3.

232 位皮肤癣病患者每日外用 1 次 2% 酮康唑乳膏，治疗 4 周和 8 周后，49% 的患者症状消失或仅有轻微症状，对治疗有反应者占 82%。

三线治疗	
外用治疗	
• 40% 尿素软膏	D
• 光动力治疗	D
系统治疗	
• 特比萘芬	A
• 伊曲康唑	A
• 氟康唑	A
• 灰黄霉素	A

Urea: a comprehensive review of the clinical literature. Pan M, Heinecke G, Bernardo S, Tsui C, Levitt J. *Dermatol Online J* 2013; 19: 20392.

该综述共纳入 81 项研究，其中 4 项研究专门评估了尿素治疗足癣的作用。尿素具有抗细菌特性，同时可增强局部抗真菌药物的疗效(如，拉诺康唑、联苯苄唑、环吡酮、盐酸布替萘芬)。

Photodynamic therapy in the treatment of superficial mycoses: an evidence-based evaluation. Qiao J, Li R, Ding Y, Fang H. *Mycopathologia* 2010; 170: 339–43.

一篇以证据为基础的综述，纳入了 7 项使用光动力治疗方式治疗浅部真菌病的临床研究。光动力治疗后，80% 的股癣患者(10 例)和 60% 的足癣患者(10 例)达到真菌性治愈。

Oral treatments for fungal infections of the skin of the foot. Bell-Syer SEM, Khan SM, Torgerson DJ. *Cochrane Database Syst Rev* 2012; 10: CD003584.

15 个随机、对照临床试验显示，特比萘芬治疗足癣比灰黄霉素更有效。氟康唑与伊曲康唑或特比萘芬与伊曲康唑治疗足癣的有效率无显著差异。

A comparison of the efficacy of oral fluconazole, 150 mg/week versus 50 mg/day, in the treatment of tinea corporis, tinea cruris, tinea pedis and cutaneous candidosis. Nozickova M, Koudelkova V, Kulikova Z, Malina L, Urbanowski S, Silny W. *Int J Dermatol* 1998; 37: 703–5.

在皮肤癣菌病(体癣、股癣及足癣)及皮肤念珠菌病(n=245)中进行了口服氟康唑(150mg/ 周或 50mg/d)4~6 周的治疗。79%~88% 的非足部感染患者和 79%~93% 的足部感染患者达到阳性临床反应(治愈或显著改善)。

Efficacy and safety of short-term itraconazole in tinea pedis: a double-blind, randomized, placebo-controlled trial. Svejgaard E, Avnstorp C, Wanscher B, Nilsson J, Heremans A. *Dermatology* 1998; 197: 368–72.

在 72 例足底或角化过度型足癣患者中，给予伊曲康唑 200mg，每日 2 次，或安慰剂治疗，连用 1 周。随访 8 周后评价疗效。伊曲康唑治疗足癣明显优于安慰剂。伊曲康唑组的治疗成功率(临床反应和真菌学治愈)为 53%，安慰剂组为 3%($P < 0.001$)，伊曲康唑组的真菌学治愈率为 56%，安慰剂组为 8%($P < 0.001$)。

Safety and efficacy of tinea pedis and onychomycosis treatment in people with diabetes: a systematic review. Matricciani L, Talbot K, Jones S. *J Foot Ankle Res* 2011; 4: 26.

推荐连续口服疗法(如特比萘芬)治疗糖尿病(1 型或 2 型)患者的足癣和 / 或趾甲甲真菌病。

（李厚敏 译，张建中 校）

第 243 章 甲真菌病

原作者 Antonella Tosti

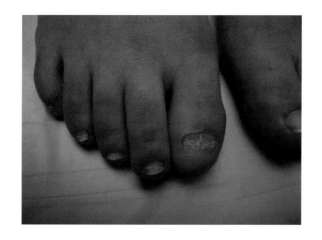

甲癣（tinea unguium）约占甲病的 50%，在皮肤真菌感染性疾病中排第三位，人群发病率约为 10%，在世界不同地区稍有不同。约 85% 的甲真菌病患者是由皮肤癣菌侵入甲板所致（甲癣），其中最常见的是红色毛癣菌，其次是趾间毛癣菌。甲真菌病的发病率随年龄增大而上升，大拇趾甲最易受累，大多数甲真菌病患者合并有足癣感染。

甲真菌病的易患因素包括年龄、糖尿病、HIV 感染、外周血管功能障碍及外周神经病变、足部疾病、运动，以及创伤性甲病。

治疗策略

甲真菌病的临床类型与真菌侵犯甲板的途径有关。远端甲下型（distal subungual onychomycosis，DSO）是甲真菌病中最常见的临床类型，真菌从甲下皮肤入侵，在甲床定植，产生甲松解及过度角化。近端甲下型（proximal subungual onychomycosis，PSO），真菌通过近端甲襞穿过甲基质，定植在近端甲板的深部，导致甲半月区域的甲下白斑。白色浅表型（white superficial onychomycosis，WSO），真菌定植在甲板表面，产生发白、不透明的易脆病变。甲真菌入侵的途径取决于感染真菌的类型及宿主的易感性。

抗真菌治疗的目标是真菌学治愈及甲外观恢复正常。由于甲生长缓慢，临床治愈需要数月的时间，有时由于治疗并不能改变甲真菌病的易患因素如创伤性甲营养障碍等，临床完全治愈几乎不可能达到。系统性抗真菌治疗常需要持续 3 个月，治疗开始后不久，甲板依然是异常形态，治疗有效表现为甲感染处近端停止发展，近端甲生长恢复正常。

甲真菌病的治疗选择依赖甲真菌病的临床分型、甲感染数目及感染严重程度。PSO、影响到甲半月的 DSO 通

常需要用特比萘芬、伊曲康唑或氟康唑等系统治疗。WSO 及局限于甲远端的 DSO 可以通过外用制剂如艾氟康唑、tavaborole、阿莫罗芬或环吡酮胺治疗。系统治疗与外用治疗联合可提高治愈率。

近年来，艾滋病或医源性免疫抑制患者大幅增加，导致真菌入侵甲的新方式出现。已有证据表明一些浅表甲真菌病（即横线）可能是由于真菌从腹侧甲襞入侵甲板造成的。因为局部治疗不能治愈这些患者，所以这种情况下浅表甲真菌病需要改变治疗方案。PSO 的一些新类型已有报道，如由镰刀菌或曲霉感染的非皮肤癣菌 PSO 常与急性甲周炎有关。

特比萘芬是丙烯胺类抗真菌药物。特比萘芬与其他药物的相互作用少见，不良反应涉及胃肠道功能和皮肤。红斑狼疮或光敏感的患者服用该药物可诱发或加重原有疾病，有时会发生肝毒性。特比萘芬口服 250mg，每日 1 次，手指甲病变治疗时间为 6 周，足甲为 12 周。多项临床试验已证实与其他抗真菌药物相比，特比萘芬具有高效性。纳入特比萘芬治疗甲真菌病的 18 项研究的 meta 分析证实其真菌学治愈率为 76%。

治疗结束后，特比萘芬仍可在甲板中至少存在 30 周。每日 250mg，每月服用 1 周，持续 2~3 个月的冲击疗法治疗甲真菌病同样有效。

伊曲康唑是一种合成的三唑类药物，具有抑菌及广谱抗真菌活性。用法为口服 200mg，每日 1 次。也可采用冲击疗法，每日 400mg，每月服用 1 周。指甲真菌病服用 6 周，趾甲真菌病服用 12 周。最好与高脂饮食或酸性饮料同服，以增加药物的吸收。由于安全性和药物相互作用，该药未被广泛使用。一项纳入 6 项研究的 meta 分析显示，伊曲康唑对甲真菌病的真菌学治愈率为 63%。

氟康唑是一种广谱的双三唑类药物，具有抑制真菌的作用，口服生物利用度高，虽广泛使用，但未被批准用于该适应证。治疗甲真菌病常采用冲击疗法，150~450mg，每周 1 次，服用 6（指甲）~9（趾甲）个月。纳入 3 项氟康唑治疗甲真菌病的 meta 分析证实其真菌学治愈率为 48%。

泊沙康唑是一种新型唑类药物，对甲真菌病的疗效已得到评估。仅限于对特比萘芬耐药的感染、非皮肤癣菌感染及对特比萘芬过敏或不耐受的患者的二线治疗。该药的真菌学治愈率为 48%。

未侵及甲半月的轻中度甲真菌病及浅表型甲真菌病患者可选择局部治疗。最近 FDA 批准了两种新型局部抗真

菌药用于趾甲轻中度甲真菌病的外用治疗——10%艾氟康唑甲溶液和5% tavaborole甲溶液。10%艾氟康唑是一种具有广谱抗真菌活性的唑类抗真菌药,每日使用,临床试验结果表明25%的患者在治疗48周后可达到完全或几乎完全治愈,即≤5%甲受累范围和真菌学治愈。tavaborole是一种新型广谱氧硼戊环类抗真菌药物,该药对红色毛癣菌和须癣毛癣菌具有较强的抗真菌活性。每日使用,临床试验数据显示,16.6%的患者使用48周后达到几乎完全治愈,定义为甲受累范围≤5%和真菌学治愈。

其他外用抗真菌药有5%阿莫罗芬(美国尚未得到批准)及8%环吡酮胺甲涂剂。阿莫罗芬每周外用1次,环吡酮胺每日1次。甲涂剂单药治疗的临床有效性较低。局部抗真菌药和联合口服药物治疗可增加治愈率。许多局部的新型制剂正在接受评估。

一种新型系统抗真菌药物,VT-1161,是真菌CYP51的高效选择性抑制剂,目前在Ⅱb期临床试验中已取得不错结果。

对于增厚的甲板,联合外科或化学拔甲治疗可提高治愈率。

在甲板上外用ALA亲水软膏后进行光动力治疗对于红色毛癣菌引起的甲真菌病有效。数种用于治疗甲真菌病的激光设备已经上市,包括Nd:YAG激光和半导体激光。目前对于这些激光治疗甲真菌病疗效的循证数据不多。

甲真菌病的不良预后因素包括甲板受累范围>50%、甲侧缘受累、甲下过度角化>2mm、白/黄或橙/棕色条纹状甲损害(包括真菌瘤)、弥漫性甲基质受累,以及免疫抑制。

甲真菌病的再次发作(复发及再感染)比较常见,为10%~53%。

特殊检查

- 剪病甲镜检
- 剪病甲培养
- 甲下碎屑用40% KOH处理后镜检
- 甲下刮出物在沙氏琼脂(含氯霉素或氯霉素加放线菌酮)上培养
- 甲PAS染色的组织病理学
- 皮素癣菌试纸
- 聚合酶链反应(polymerase chain reaction, PCR)

甲真菌病的确诊常依赖实验室检查,基于临床往往无法与银屑病、创伤性甲营养不良进行鉴别。

病甲中的真菌成分可经过KOH制片及PAS染色病理制片检测到,也可以使用免疫层析试验即皮肤癣菌试纸检测,此试纸可通过真菌抗原显色来检测皮肤癣菌。PCR检测灵敏度高、检测快速,而且费用不是很昂贵,但是可能由于灵敏度太高导致假阳性。

Cost-effectiveness of diagnostic tests for toenail onychomycosis: a repeated-measure, single-blinded, cross-sectional evalua-

tion of 7 diagnostic tests. Lilly KK, Koshnick RL, Grill JP, Khalil ZM, Nelson DB, Warshaw EM. *J Am Acad Dermatol* 2006; 55: 620–6.

本文研究了甲真菌病诊断实验的成本效益分析。KOH与PAS同样敏感,但只有培养才能鉴别致病真菌。阴性真菌学结果并不能排除甲真菌病,因为直接镜检在10%的病例中阴性,而培养在30%的病例中阴性。

正确采集甲碎屑样本是取得准确真菌学检查结果的重要环节。在常见的远端甲下型甲真菌病中,取样越靠近感染甲的近端,培养敏感性越高。

Optimising the diagnostic strategy for onychomycosis from sample collection to fungal identification: evaluation of a diagnostic kit for real-time PCR. Petinataud D, Berger S, Ferdynus C, Debourgogne A, Contet-Audonneau N, Machouart M. *Mycoses* 2016; 59: 304–11.

本研究通过检测180例甲样本,评估了一种商品化real-time PCR试剂盒检测皮肤癣菌的作用。结果显示,无论样本的质量如何,此试剂盒检测皮肤癣菌的灵敏度和特异度都很高。

Clinical study of Dermatophyte Test Strip, an immunochromatographic method, to detect tinea unguium dermatophytes. Tsunemi Y, Hiruma M. *J Dermatol* 2016; 43: 1417–23.

皮肤癣菌试纸通过免疫层析法可视化真菌抗原,简便快速地检测皮肤癣菌。这个方法仅能确定皮肤癣菌感染,此研究中的阳性率为90.5%。

A new classification system for grading the severity of onychomycosis: Onychomycosis Severity Index. Carney C, Tosti A, Daniel R, Scher R, Rich P, DeCoster J, et al. *Arch Dermatol* 2011; 147: 1277–82.

最近甲真菌病严重指数(onychomycosis severity index, OSI)已用于DSO的严重程度分级。OSI评分的方法为被感染范围的评分(范围0~5)乘以甲真菌病接近甲母质的程度评分(范围1~5)。如果出现纵向条纹或斑片(皮肤癣菌瘤),或者甲下角化过度超过2mm,则加10分。轻度甲真菌病评分1~5分,中度6~15分,重度16~35分。

一线治疗

- 口服特比萘芬250mg/d(手指甲真菌病服药6周,足趾甲真菌病服药12周)

Onychomycosis: diagnosis and definition of cure. Scher RK, Tavakkol A, Sigurgeirsson B, Hay RJ, Joseph WS, Tosti A, et al. *J Am Acad Dermatol* 2007; 56: 939–44.

本文提出了临床医生在治疗甲真菌病的处理原则,包括皮肤癣菌甲真菌病的诊断标准、预后不良的因素、治愈评价标准及复发危险因素。

Oral therapy for onychomycosis: an evidence-based review. de Sá DC, Lamas AP, Tosti A. *Am J Clin Dermatol* 2014; 15: 17–36.

每日口服特比萘芬 250mg 是治疗甲真菌病最有效的治疗方案。

Cost-effectiveness of confirmatory testing before treatment of onychomycosis. Mikailov A, Cohen J, Joyce C, Mostaghimi A. *JAMA Dermatol* 2016; 152: 276–81.

Reevaluating the need for laboratory testing in the treatment of onychomycosis. Safety and cost-effectiveness considerations. Kanzler MH. *JAMA Dermatol* 2016; 152: 263–4.

特比萘芬引起的肝损伤很罕见（每 50 000~120 000 例中 1 例），在开始治疗前评估转氨酶指标是不划算的。

本文也指出使用特比萘芬治疗时，由于特比萘芬并不昂贵，确定诊断也是不划算的。

二线治疗	
• 口服伊曲康唑	A
• 口服氟康唑	A
• 口服泊沙康唑	A
• 口服伊曲康唑 200mg/d 或 400mg/d，每月口服 1 周（手指甲真菌病服药 2 个月，足趾甲真菌病服药 3 个月）。最近市场上推出了 200mg 剂型的伊曲康唑	
• 口服氟康唑 300~450mg/ 周（手指甲真菌病服药 6 个月，足趾甲真菌病服药 9 个月）	
• 口服泊沙康唑	

Evidence-based optimal fluconazole dosing regimen for onychomycosis treatment. Gupta AK, Drummond-Main C, Paquet M. *J Dermatolog Treat* 2013; 24: 75–80.

对于趾甲甲真菌病的康复，维持治疗疗程比每周使用氟康唑的剂量更重要，对指甲真菌病可能也是如此。

The safety of oral antifungal treatments for superficial dermatophytosis and onychomychosis: a meta-analysis. Chang CH, Young-Xu Y, Kurth T, Orav JE, Chan AK. *Am J Med* 2007; 120: 791–8.

由于副作用而停止治疗，在特比萘芬连续疗法中为 3.44%，伊曲康唑冲击疗法中为 2.58%，氟康唑 300~450mg/周的间断疗法中为 5.76%。在所有评估试验中，无症状性转氨酶升高发生率不到 2%，不需要停止治疗。

三线治疗	
• 光动力治疗（photodynamic therapy，PDT）	

Usefulness of photodynamic therapy in the management of onychomycosis. Robres P, Aspiroz C, Rezusta A, Gilaberte Y. *Actas Dermosifiliogr* 2015; 106: 795–805.

根据作者自身经验以及对以前研究的回顾，提出一种包括 3 个疗程的 PDT 治疗方案，中间间隔 1~2 周，并使用 16% 甲基氨基酮戊酸盐和红光。治疗前应先用 40% 尿素将甲板去除。需要进行临床试验来优化 PDT 治疗方案，并确定哪些患者从 PDT 治疗中获益最大。

Laser therapies for onychomycosis—critical evaluation of methods and effectiveness. Francuzik W, Fritz K, Salavastru C. *J Eur Acad Dermatol Venereol* 2016; 30: 936–42.

作者回顾了用激光治疗甲真菌病的研究，大多数使用了 Nd:YAG 激光。这些研究中治疗方法并不一致，且数据无循证支持，所以疗效尚不能确定。

局部治疗	
• 局部使用阿莫罗芬	A
• 局部使用环吡酮胺	A
• 局部使用艾氟康唑	A
• 局部使用 tavaborole	A

最近两种新型外用抗真菌药被美国 FDA 批准用于治疗轻中度趾甲甲真菌病——10% 艾氟康唑甲溶液和 5% tavaborole 甲溶液。使用时应坚持每日用于被感染的甲、甲周组织和甲床。实际上甲下区域也被感染。以前的局部抗真菌药有透甲 5% 阿莫罗芬甲涂液（美国尚未得到批准）和 8% 环吡酮胺甲涂液。阿莫罗芬每周外用 1 次，环吡酮胺每日 1 次。

治疗周期很长并且临床疗效为低至中效。

目前尚无关于新型外用抗真菌药物联合系统治疗的数据。一些数据显示，阿莫罗芬联合口服特比萘芬可增加治愈率。最近还有其他一些新的外用制剂正在进行临床试验。

Efinaconazole 10% solution in the treatment of toenail onychomycosis: two phase Ⅲ multicenter, randomized, double-blind studies. Elewski BE, Rich P, Pollak R, Pariser DM, Watanabe S, Senda H, et al. *J Am Acad Dermatol* 2013; 68: 600–8; Erratum in: *J Am Acad Dermatol* 2014; 70: 399.

两项长达 52 周的前瞻性、多中心、随机双盲试验评估了 10% 艾氟康唑溶液的疗效，研究对象为 18 岁或年龄更大（18~70 岁）的轻中度无皮肤癣菌瘤或甲半月（甲母质）累及的远端侧位甲下型（distal and lateral subungual onychomycosis，DLSO）患者。这些试验共纳入了完成 48 周治疗和 4 周随访的 1 655 名受试者。

来自这两项研究的综合数据显示，研究结束时 10% 艾氟康唑溶液组中 54.4% 得到真菌学治愈、16.5% 得到临床治愈率，而对照组分别为 16.9% 和 4.4%。

10% 艾氟康唑溶液组中 25% 的受试者达到完全或几乎完全治愈（标准为 ≤ 5% 甲受累和真菌学治愈），而对照组仅为 7.2%。

治疗成功的标准为被感染的甲区域 ≤ 10%，10% 艾氟康唑溶液组治疗成功率为 42.6%，对照组为 16.1%。

Efficacy and safety of tavaborole topical solution, 5%, a novel boron-based antifungal agent, for the treatment of toenail onychomycosis: results from 2 randomized phase- Ⅲ studies. Elewski BE, Aly R, Baldwin SL, González Soto RF, Rich P, Weisfeld M, et al. *J Am Acad Dermatol* 2015; 73: 62–9.

两项长达 52 周的前瞻性、多中心、随机、双盲试验评估了 5% tavaborole 溶液治疗甲真菌病的疗效，受试者为 18 岁或年龄更大（18~70 岁）的轻中度 DLSO（20%~60% 甲受累）患者。本试验共纳入 1 198 名完成了 48 周治疗和 4 周随访的受试者。

来自这两项研究的综合数据表明，试验结束时 5% tavaborole 溶液治疗组 33.5% 达到真菌学治愈，对照组仅 9.7%。5% tavaborole 溶液治疗组中，7.8% 达到临床治愈，而对照组中仅 1%。

5% tavaborole 溶液治疗组中 16.6% 达到完全或几乎完全治愈（甲受累区域 ≤ 5%），同时真菌学治愈，对照组这一数据为 2.7%。

A multicenter, randomized, controlled study of the efficacy, safety and cost-effectiveness of a combination therapy with amorolfine nail lacquer and oral terbinafine compared with oral terbinafine alone for the treatment of onychomycosis with matrix involvement. Baran R, Sigurgeirsson B, de Berker D, Kaufmann R, Lecha M, Faergemann J, et al. *Br J Dermatol* 2007; 157: 149–57.

249 名甲真菌病患者随机接受联合治疗或单药治疗，联合组外用 5% 盐酸阿莫罗芬甲涂液，每周 1 次，共 12 个月，同时口服特比萘芬 250mg 每日 1 次，共 3 个月；单药治疗仅口服特比萘芬，250mg 每日 1 次，共 3 个月。第 18 个月时，联合治疗组的治疗成功率明显高于单纯使用特比萘芬治疗组（59.2% vs. 45.0%）。

（李厚敏　译，张建中　校）

原作者 Aditya K. Gupta, Elizabeth A. Cooper, Kelly A. Foley

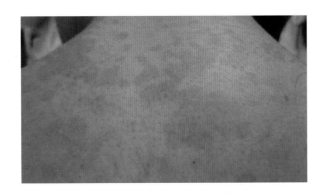

花斑糠疹(pityriasis versicolor, PV)在世界范围均有分布,热带的发病率高于温带(30%~40% vs.1%~4%)。花斑糠疹由一种嗜脂的酵母菌——马拉色菌所引起。马拉色菌是人体皮肤表面的正常菌群之一,当它们从酵母相转化为菌丝相,就能发生感染,产生特征性色素增加及色素减退性皮疹,即花斑糠疹。

马拉色菌感染与皮脂腺活动度相关,常见于成人及青春期后的青少年,青春期前的儿童少见。发病率无性别差异,易感因素包括高温高湿、营养不良、口服避孕药、多汗、遗传易感性、血浆皮质类固醇水平增高,以及免疫缺陷。

最初报道了命名为"Pityrosporum"属中的2个种,20世纪90年代,有研究者进行了广泛的遗传学研究,证实马拉色菌属中至少有7个种,此后又逐渐发现了更多的种。引起花斑糠疹最常见的种包括球形马拉色菌 M.globosa(50%~60%),合轴马拉色菌 M sympodialis(3%~59%),糠秕马拉色菌 M.furfur 和斯洛非马拉色菌 M.slooffiae(各1%~10%)。这些不同菌种感染的临床表现及抗真菌药物敏感性是否存在差异尚不明确。

治疗策略

外用治疗是大多数病例的一线治疗。外用不同剂型的唑类制剂如凝胶,乳膏,溶液或洗发剂(酮康唑、氟康唑、联苯苄唑、克霉唑及咪康唑等)对花斑糠疹均有效。丙烯胺类药物特比萘芬的很多外用剂型(溶液、乳膏、凝胶及喷剂)对花斑糠疹也有效,卞胺类药物布替奈芬(butenafine)的外用剂型也同样有效。外用环吡酮胺对马拉色菌同时具有杀菌及抗炎的作用。

严重病例、皮疹广泛、复发或免疫受损的患者可以使用系统抗真菌治疗。相对于长期的外用抗真菌制剂,患者一般更倾向于采用短期的口服抗真菌药物治疗。

外用治疗疗效不佳者,可选用口服抗真菌药物,即二线治疗。文献报道伊曲康唑、氟康唑、酮康唑疗效好,但美国FDA 及加拿大卫生部推荐:有肝毒性更小的替代药物时,不使用口服酮康唑治疗浅部真菌感染[1,2]。与外用特比萘芬相反,口服特比萘芬无效。口服灰黄霉素无效。

皮损色素增加或是色素减少不影响治疗选择。尽管抗真菌治疗2~4周后真菌会被清除,但皮肤色素恢复正常需要更长的时间,尤其色素减退区域。

由于宿主的内源性因素,花斑糠疹复发十分常见,据报道,治疗后2年的复发率高达60%~90%。酮康唑(400mg,每月1次或每日200mg,每月连服3日)及伊曲康唑(400mg,每月1次,持续6个月)可预防花斑糠疹的复发。由于潜在的肝毒性,目前已不推荐使用酮康唑。

特殊检查

- 真菌 KOH 直接镜检
- 伍德灯检查

皮肤刮片发现马拉色菌,可明确诊断。显微镜下很容易发现菌丝及孢子,典型表现为"通心粉及肉圆"模式。花斑糠疹的皮疹在 Wood 灯照射下发出黄绿或金色的荧光,但阳性率只有1/3左右,大都发生在糠秕马拉色菌(M.furfur)感染的患者中。

一线治疗

外用抗真菌药物

酮康唑	A
联苯苄唑	A
特比萘芬	A
克霉唑	A
益康唑	A
奥昔康唑(oxiconazole)	A
布替萘芬	A
环吡酮	A
氟康唑洗发水	A
2.5% 二硫化硒	B
噻康唑(tioconazole)	B
吡硫锌洗发剂	B

Pityriasis versicolor: a review of pharmacological treatment options. Gupta AK, Kogan N, Batra R. *Exp Opin Pharmaco-*

ther 2005; 6: 165–78.

本文是2005年以前所有外用和口服治疗花斑糠疹的同行评审研究的全面总结。在多项双盲随机的临床试验中，唑类外用药物可达到良好的真菌学治愈、临床治愈及完全治愈。其他外用治疗，如吡硫锌洗发剂、二硫化硒及特比萘芬的临床试验也同样有效。

Terbinafine 1% cream and ketoconazole 2% cream in the treatment of pityriasis versicolor: a randomized comparative clinical trial. Rad F, Nik-Khoo B, Yaghmaee R, Gharibi F. *Pak J Med Sci* 2014; 30: 1273–6.

在本项随机单盲试验中，外用1%特比萘芬乳膏或者2%酮康唑乳膏，每日2次，连续使用2周。第2周（特比萘芬72.1%，酮康唑64.3%）和第8周时（特比萘芬70.8%，酮康唑61.9%），两组的治愈率（真菌镜检阴性及临床治愈）无显著差异。

Can pityriasis versicolor be treated with 2% ketoconazole foam？ Cantrell WC, Elewski BE. *J Drugs Dermatol* 2014; 13: 855–9.

在本项初步研究中，11名患者外用2%酮康唑泡沫剂，每日2次，连续使用2周。4周后出现临床症状改善，7名患者真菌镜检阴性。

A randomized controlled trial of combination treatment with ketoconazole 2% cream and adapalene 0.1% gel in pityriasis versicolor. Shi T-W, Zhang J-A, Tang Y-B, Yu H-X, Li Z-G, Yu J-B. *J Dermatol Treat* 2015; 26: 143–6.

在本项双盲试验中，研究者比较了连续2周联合应用酮康唑乳膏和阿达帕林凝胶（每日1次）与单独外用酮康唑乳膏（每日2次）的疗效。第4周时，联合用药组总好转率（临床症状改善和镜检阴性）为92%，酮康唑组为72%（P=0.009）。

二线治疗	
口服抗真菌药物	
• 伊曲康唑	A
• 氟康唑	A
口服药物预防	
• 伊曲康唑	A

Systematic review of systemic treatments for tinea versicolor and evidence-based dosing regimen recommendations. Gupta AK, Lane D, Paquet M. *J Cutan Med Surg* 2014; 18: 79–90.

这是一项广泛的循证医学研究，综述了2013年之前发表的关于花斑糠疹真菌学治愈的临床试验。本文献建议用伊曲康唑（200mg/d，连续使用5~7日）和氟康唑（每周

150mg或300mg，连续使用2周或4周）进行治疗。

Efficacy of itraconazole in the prophylactic treatment of pityriasis (tinea) versicolor. Faergemann J, Gupta AK, Al Mofadi A, Abanami A, Shareaah AA, Marynissen G. *Arch Dermatol* 2002; 138: 69–73.

每日服用伊曲康唑200mg，7日后获得真菌学治愈的花斑糠疹患者入选一项双盲、安慰剂对照研究，目的是观察口服伊曲康唑对花斑糠疹的预防作用，患者口服伊曲康唑200mg或安慰剂，每日2次，每月服药1日，连用6个月。结果伊曲康唑组88%患者持续真菌学检查阴性，安慰剂组仅为57%（P<0.001）。

Single-dose oral fluconazole versus topical clotrimazole in patients with pityriasis versicolor: a double-blind randomized controlled trial. Dehghan M, Akbari N, Alborzi N, Sadani S, Keshtkar AA. *J Dermatol* 2010; 37: 699–702.

患者随机分成两组，一组单次口服400mg氟康唑，外用安慰剂乳膏，另一组口服安慰剂胶囊，外用1%克霉唑乳膏，每日2次，连续治疗2周。在第12周时，氟康唑组的完全治愈率为92%，克霉唑组为81.8%（P=0.77）。

三线治疗	
• 普拉康唑（口服三唑类）	A
• 阿达帕林	A
• 萘替芬（外用丙烯胺类）	B
• dapaconazole tosylate（外用咪唑类）	B
• 柠檬草精油	B
• 异维A酸（口服维A酸类）	E

A double-blind, randomized, placebo-controlled, dose-finding study of oral pramiconazole in the treatment of pityriasis versicolor. Faergemann J, Todd G, Pather S, Vawda ZFA, Gillies JD, Walford T, et al. *J Am Acad Dermatol* 2009; 61: 971–6.

本试验将受试者随机分成六组，不同普拉康唑治疗剂量五组与安慰剂组对照。其中普拉康唑剂量为：①100mg顿服；②200mg顿服；③每日200mg顿服，共2日；④每日200mg顿服，共3日；⑤400mg顿服；⑥安慰剂组顿服，每日1次，共3日。主要结果为有效治疗（镜检阴性、重度基线评分受试者临床症状消失或仅遗留微小症状）。第28日时，有效治疗率最高者为第三组（每日200mg顿服，共2日）84.0%（95% CI 69.6%~98.4%），第四组（每日200mg顿服，共3日）84.6%（95% CI 70.7%~98.5%）。

目前，普拉康唑未获批准，也未进入市场。收集更多数据后，其证据等级可能会发生改变。

Role of adapalene in the treatment of pityriasis versi-

color. Shi T, Ren X, Yu H, Tang Y. *Dermatol* 2012; 224: 184–8.

本项前瞻性、随机、双盲临床试验比较了阿达帕林乳膏和 2% 酮康唑乳膏每日 2 次,连续 2 周治疗躯干花斑糠疹的疗效。在第 4 周时未发现两组间的疗效有显著差异。阿达帕林组和酮康唑组的真菌学治愈率分别为 75% 和 70%。

阿达帕林不是抗真菌药物,结果是基于药物对皮肤特性的改变。

An open-label study of naftifine hydrochloride 1% gel in the treatment of tinea versicolor. Gold MH, Bridges T, Avakian E, Plaum S, Pappert EJ, Fleischer AB, et al. *Skinmed* 2011; 9: 283–6.

受试者外用萘替芬凝胶治疗花斑糠疹,每日 2 次,共 2 周。在治疗的第 6 周周末,50% 受试者达到真菌学治愈。

A randomized double-blind, non-inferiority phase Ⅱ trial, comparing dapaconazole tosylate 2% cream with ketoconazole 2% cream in the treatment of pityriasis versicolor. Gobbato AA, Babadopulos T, Gobbato CA, Ilha Jde O, Gagliano-Juca T, De Nucci G. *Expert Opin Investig Drugs* 2015; 24: 1399–407.

2% dapaconazole tosylate 乳膏每日 1 次、连续 28 日外用治疗花斑糠疹,在临床治愈率和真菌学治愈率上非优于 2% 酮康唑软膏。

Treatment of pityriasis versicolor with topical application of essential oil of *Cymbopogon citratus* (DC) *Stapf*—therapeutic pilot study. Carmo ES, de Oliveira Pereira F, Cavalcante NM, Gayoso CW, de Oliveira Lima E. *An Bras Dermatol* 2013; 88: 381–5.

一项比较柠檬草精油和酮康唑乳膏治疗花斑糠疹的 Ⅰ 期和 Ⅱ 期试验。两组患者均有改善,酮康唑乳膏组的真菌学治愈率明显高于精油组($P<0.05$)。

Tinea versicolor clearance with oral isotretinoin therapy. Bartell H, Ransdell BL, Ali A. *J Drugs Dermatol* 2006; 5: 74–5.

患有寻常痤疮的 14 岁男孩应用抗生素治疗无效。该患者同时患上背部及肩部的花斑糠疹。服用异维 A 酸 40mg,每日 2 次,1 个月后花斑糠疹、皮疹完全消失,推测可能与异维 A 酸改变皮脂腺的分泌相关。

由于异维 A 酸有潜在严重不良反应,尤其对女性,因此,不太推荐该药用于治疗花斑糠疹。但在患花斑糠疹合并痤疮的患者中,如果需要异维 A 酸治疗花斑糠疹,不需要加用其他药物。

（李厚敏　译,张建中　校）

参考文献

1. Health Canada. Ketoconazole - Risk of Potentially Fatal Liver Toxicity - For Health Professionals. [Internet]. 2013. Available from: http://healthycanadians.gc.ca/recall-alert-rappel-avis/hc-sc/2013/34173a-eng.php.
2. The U.S. Food and Drug Administration (FDA). FDA Drug Safety Communication: FDA limits usage of Nizoral (ketoconazole) oral tablets due to potentially fatal liver injury and risk of drug interactions and adrenal gland problems [Internet]. Available from: http://www.fda.gov/Drugs/DrugSafety/ucm362415.htm.

第245章 中毒性表皮坏死松解症和 Steven-Johnson 综合征

原作者 Nicholas M. Craven, Daniel Creamer

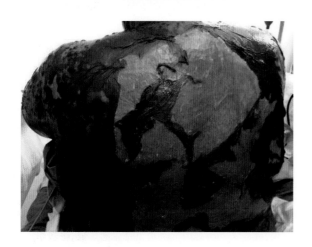

中毒性表皮坏死松解症（toxic epidermal necrolysis，TEN）和 Stevens-Johnson 综合征（Steven-Johnson syndrome，SJS）构成了罕见、可能威胁生命的疾病谱，临床表现为泛发性红斑或不典型靶形损害，以及严重的黏膜糜烂。药物诱导产生细胞毒性 T 淋巴细胞启动凋亡进程，大量细胞凋亡导致了这种表皮变化。药物诱发的免疫反应通过促凋亡分子（包括 TNF-α、IFN-γ）引起了角质细胞损伤。最终，直接作用的细胞凋亡介质引起了角质细胞死亡，主要触发因素为颗粒溶素。皮损融合导致表皮剥脱，剥脱面积小于体表面积的 10% 称为 Stevens-Johnson 综合征；剥脱面积占体表面积的 10%~30%，为 SJS/TEN 重叠；若超过体表面积的 30%，则称为中毒性表皮坏死松解症。本病的并发症与烧伤后情况类似。大部分 SJS 和 TEN（SJS/TEN 重叠）由药物反应引起。

治疗策略

首先需明确并停用致敏药物。通常出现症状前 4 周内用过的药物为可疑致敏药物。导致 SJS 和 TEN 最常见的药物有别嘌醇、卡马西平、拉莫三嗪、奈韦拉平、昔康类非甾体抗炎药（NSAID）、苯巴比妥、苯妥英钠、柳氮磺吡啶、磺胺甲噁唑，以及其他含硫抗生素。

SJS 和 TEN 大面积表皮剥脱的症状，伴随许多系统后遗症，部分可能危及生命。因此，患者应在专科重症监护室或烧伤科病房接受治疗，以便进行重症监护管理和专科护理。支持疗法包括补液、保证环境温度、营养支持、止痛、器官支持（必要时）、感染监测和采用适当的敷料。补液量视皮肤、黏膜损伤面积而定，第 1 个 24 小时可达 5~7L。环境温度应提高至 25℃。对患者的营养支持包括鼻胃管鼻饲直至口腔黏膜愈合。必要时可给予阿片类药物止痛。感染监测包括在整个急性期期间从皮损处取分泌物拭子，并完善细菌学检查。不建议预防性使用抗生素，因为会增加皮肤定植菌（尤其是白念珠菌）并促进耐药性形成。所有通道需每日检查有无感染征象，至少每 3 日更换 1 次，并将废弃的通道和导管尖端做细菌培养。如果出现败血症的征象（体温升高或降低、身体僵冷、低血压、尿量减少、呼吸系统状况恶化、血糖控制差或意识水平下降），可根据皮肤和黏膜拭子涂片结果给予抗生素治疗。应通过穿刺和抽取疱液给水疱减压，疱皮和剥脱的表皮可保留作为生物敷料。褶皱、坏死的表皮应小心去除。

一经确诊，应尽快请眼科会诊，以减少结膜瘢痕形成和失明的风险。建议规律使用眼用润滑剂、抗生素，以及糖皮质激素滴剂。由眼科医生或受过眼科专业训练的护士分离粘连的结膜。应定期清洁口腔和鼻腔的残留物，常规使用消炎、抗菌漱口水漱口。气管和支气管受累可能是 SJS 和 TEN 疾病严重程度和死亡率的标志，而目前尚未被充分认识。疾病进展过程中可能发生呼吸衰竭，需要呼吸机辅助通气。

系统性使用糖皮质激素治疗 SJS 和 TEN 仍存在争议（见下文）。一些报告指出，使用糖皮质激素会增加败血症的风险，进而提高发病率和死亡率。相反，另一些病例报告和短期研究主张早期大剂量应用糖皮质激素，可能有益于防止表皮进一步剥脱，但这一观点尚未得到随机对照试验的证实。总而言之，目前普遍认为，一旦发生大面积表皮剥脱，不宜持续使用糖皮质激素。

其他几种辅助治疗方法，如静脉输注免疫球蛋白、环孢素、己酮可可碱、血浆置换、抗肿瘤坏死因子等已有少数病例报道，但除支持性护理外的其他干预措施均缺乏强有力的证据支持。

TEN 和 SJS 患者治愈后需避免再次应用或接触致敏药物及其类似物。

特殊检查
• 皮肤病理
• 生化及血液学监测，包括血糖和碳酸氢盐
• 胸部 X 线片

已发展成 TEN 的病例通过临床表现即可诊断。病变处皮肤活检和免疫荧光可排除金黄色葡萄球菌烫伤样皮肤

综合征和副肿瘤性天疱疮。

Stevens-Johnson syndrome and toxic epidermal necrolysis: assessment of medication risks with emphasis on recently marketed drugs. The EuroSCAR study. Mockenhaupt M, Viboud C, Dunant A, Naldi L, Halevy S, Bouwes Bavinck JN, et al. *J Invest Dermatol* 2008; 128: 35–44.

一项多中心病例对照研究显示,在能导致 SJS 和 TEN 的多种药物中,奈韦拉平、拉莫三嗪与疾病发生有很强的相关性,而舍曲林、泮托拉唑和曲马多的相关性较弱。同时,证实了之前报道过的致敏药物与疾病发生间的强相关性,包括磺胺类抗生素、别嘌醇、卡马西平、苯巴比妥、苯妥英钠和昔康类非甾体抗炎药。

SCORTEN: a severity-of-illness score for toxic epidermal necrolysis. Bastuji-Garin S, Fouchard N, Bertocchi M, Roujeau JC, Revuz J, Wolkenstein P. *J Invest Dermatol* 2000; 115: 149–53.

本文提出评估入院 24 小时内 7 项临床指标(年龄>40岁;恶性肿瘤病史;心率>120 次 /min;表皮剥脱面积>10%;尿素>10mmol/L;葡萄糖>14mmol/L;碳酸氢盐<20mmol/L),用于预测死亡风险(0 分或 1 分:死亡风险为 3%;2 分:12%;3 分:35%;4 分:58%;>5 分:90%)。

Comprehensive survival analysis of a cohort of patients with Stevens-Johnson syndrome and toxic epidermal necrolysis. Sekula P, Dunant A, Mockenhaupt M, Naldi L, Bouwes Bavinck JN, Halevy S, et al. for the RegiSCAR study group. *J Invest Dermatol* 2013; 133: 1197–204.

本文描述了在 2003—2007 年收治的 460 名患者,6 周内 SJS、SJS/TEN 重叠及 TEN 的全死因死亡率分别为 12%、29% 和 46%。

一线治疗	
• 支持治疗	E
• 停用致敏药物	E
• 转至专科病房	E

UK guidelines for the management of Stevens-Johnson syndrome/toxic epidermal necrolysis in adults 2016. Creamer D, Walsh SA, Dziewulski P, Exton LS, Lee HY, Dart JK, et al. *Br J Dermatol* 2016; 174: 1194–227.

该指南全方位回顾了管理成人 SJS 和 TEN 的要点,着重描述了支持性护理的细节,并强调了对实际应用的建议。

Toxic epidermal necrolysis and Stevens-Johnson syndrome: does early withdrawal of causative drugs decrease the risk of death？ Garcia-Doval I, LeCleach L, Bocquet H, Otero XL, Roujeau JC. *Arch Dermatol* 2000; 136: 323–7.

一项纳入了 113 例患者的研究显示早期停用致敏药物可改善预后。

ALDEN, an algorithm for assessment of drug causality in Stevens-Johnson syndrome and toxic epidermal necrolysis: comparison with case-control analysis. Sassolas B, Haddad C, Mockenhaupt M, Dunant A, Liss Y, Bork K, et al. *Clin Pharmacol Ther* 2010; 88: 60–8.

在 SJS、TEN 和 SJS/TEN 重叠征中,70%~80% 是由药物引起的。本文介绍了一种经验证后的算法,用于评估此类病例中具有药物因果关系的可能性。

A multicenter review of toxic epidermal necrolysis treated in U. S. burn centers at the end of the twentieth century. Palmieri TL, Greenhalgh DG, Saffle JR, Spence RJ, Peck MD, Jeng JC, et al. *J Burn Care Rehab* 2002; 23: 87–96.

本文为一项多中心回顾性研究,包括 1995—2000 年 15 个烧伤中心共 199 名患者。总死亡率为 32%,而 TEN 发病 1 周后转至烧伤中心的患者死亡率高达 51%。

另有几项研究(无对照试验)表明,早期转至专科病房有益于 TEN 患者预后。

二线治疗	
• 环孢素	B
• 系统糖皮质激素	B
• 静脉免疫球蛋白	B

Open trial of cyclosporin treatment for Stevens-Johnson syndrome and toxic epidermal necrolysis. Valeyrie-Allanore L, Wolkenstein P, Brochard L, Ortonne N, Maître B, Revuz J, et al. *Br J Dermatol* 2010; 163: 847–53.

本研究纳入 SJS(*n*=10)、SJS/TEN 重叠(*n*=12),以及 TEN(*n*=7)患者共 29 例,通过鼻胃管给予环孢素治疗,剂量先后为 3mg/kg(10 日)、2mg/kg(10 日)、1mg/kg(10 日)。大多数患者对治疗耐受良好,尽管预后评分预测会有 2.75 例死亡,但实际上并无死亡病例发生。此外,表皮剥脱的进展也低于预期。

Retrospective review of Stevens-Johnson syndrome/toxic epidermal necrolysis treatment comparing intravenous immunoglobulin with cyclosporine. Kirchhof MG, Miliszewski MA, Sikora S, Papp A, Dutz JP. *J Am Acad Dermatol* 2014; 71: 941–7.

本文为单中心回顾性研究,共纳入 64 例 SJS/TEN 患者。纳入患者均使用环孢素［3~5mg/(kg·d),不超过 7 日］

936

或免疫球蛋白（总剂量 2~5g/kg）治疗，并将以 SCORTEN 为基础的预测死亡率与实际死亡率进行了比较。结果显示，使用环孢素治疗的实际死亡率明显低于 SCORTEN［标准化死亡率 (standardized mortality ratio，SMR) 0.43］的预测死亡率，而静脉注射免疫球蛋白（IVIG）治疗组实际死亡率明显高于预测（SMR 1.43）。尽管研究具有局限性，作者仍得出使用环孢素治疗可能有益于 TEN 和 SJS 的结论。

Treatment of toxic epidermal necrolysis with cyclosporin A. Arévalo JM, Lorente JA, González-Herrada C, Jiménez-Reyes J. *J Trauma* 2000; 48: 473–8.

本研究将 11 例连续使用环孢素 3mg/（kg·d）治疗的 TEN 患者与 6 例应用环磷酰胺和糖皮质激素治疗的历史性对照病例相比较，结果显示应用环孢素可改善预后。两组患者年龄相似，发病至入院的时间相近，表皮剥脱的程度相当。应用环孢素治疗的患者复上皮化更快，多器官功能衰竭可能性更小，死亡率更低（环孢素组 11 人中 0 人死亡，对照组 6 人中 3 人死亡）。

目前，已有数个研究报道了环孢素能有效治疗 SJS/TEN。环孢素的大部分危害与长期使用该药有关，而在 SJS/TEN 中疗程仅为几日，因此，在这一疾病中使用环孢素是合理的。

Effects of treatments on the mortality of Stevens-Johnson syndrome and toxic epidermal necrolysis: a retrospective study on patients included in the prospective EuroSCAR study. Schneck J, Fagot JP, Sekula P, Sassolas B, Roujeau JC, Mockenhaupt M. *J Am Acad Dermatol* 2008; 58: 33–40.

一项大型多中心回顾性严重皮肤不良反应危险因子的病例对照研究（EuroSCAR）共纳入 281 例 TEN 患者，结果显示 IVIG 对死亡率无显著影响，但应用糖皮质激素的益处值得进一步探讨。

Corticosteroids in Stevens-Johnson Syndrome/toxic epidermal necrolysis: current evidence and implications for future research. Law EH, Leung M. *Ann Pharmacother* 2015; 49: 335–42.

本综述包括了 6 项使用糖皮质激素治疗 SJS、TEN 和/或 SJS/TEN 重叠的研究。所有研究均为回顾性队列研究，没有病例对照或横断面研究。仅 1 项研究报道了应用糖皮质激素可显著降低死亡率，具有统计学意义（OR 0.4；95% CI 0.2~0.9）。6 项研究均未报告不良事件发生率。本研究提出，有必要进行前瞻性随机对照试验以提供更明确的证据支持 SJS、TEN 和/或 SJS/TEN 重叠患者能够使用糖皮质激素治疗。

Systematic review of treatments for Stevens-Johnson

syndrome and toxic epidermal necrolysis using the SCORTEN score as a tool for evaluating mortality. Roujeau JC, Bastuji-Garin S. *Ther Adv Drug Saf* 2011; 2: 87–94.

本研究通过比较 SCORTEN 评分预测的死亡率和实际死亡率，对已发表的疗效研究进行汇总分析。共纳入 439 名患者，支持性护理有 199 例，其合并死亡率为 0.89（CI，0.67~1.16；P=0.43），78 例应用了糖皮质激素，合并死亡率为 0.92（CI，0.53~1.48；P=0.84），162 例使用了 IVIG，合并死亡率为 0.82（CI，0.58~1.12，P=0.23）。综上所述，尽管这一分析存在一定的局限性，但它强烈提示糖皮质激素和 IVIG 均没有证据可改善 SCORTEN 评分预测的死亡率。

The efficacy of intravenous immunoglobulin for the treatment of toxic epidermal necrolysis: a systematic review and meta-analysis. Huang YC, Li YC, Chen TJ BJ. *Dermatol* 2012; 167: 424–32.

本研究为 IVIG 治疗 TEN 的循证 meta 分析研究，比较了成人患者应用高剂量（≥2g/kg）IVIG 与低剂量（<2g/kg）IVIG 治疗的疗效，以及儿童和成人患者使用 IVIG 治疗的临床差异。

尽管高剂量 IVIG 有降低死亡率的趋势，且使用 IVIG 治疗的儿童预后良好，但作者得出结论，总证据不支持使用 IVIG，需要进行随机对照试验。

The role of intravenous immunoglobulin in toxic epidermal necrolysis: a retrospective analysis of 64 patients managed in a specialized center. Lee HY, Lim YL, Thirumoorthy T, Pang SM. *Br J Dermatol* 2013; 169: 1304–9.

该项单中心研究纳入了 64 例使用 IVIG 治疗的 SJS/TEN 和 TEN 患者，研究显示，即使校正 IVIG 剂量也未发现存活率有所改善。

Intravenous immunoglobulin in the treatment of Stevens-Johnson syndrome and toxic epidermal necrolysis: a meta-analysis with metaregression of observational studies. Barron SJ, Del Vecchio MT, Aronoff SC. *Int J Dermatol* 2015; 54: 108–15.

该 meta 分析共纳入 13 项研究，其中 8 项为对照组。尽管应用 IVIG 治疗 SJS 或 TEN 治疗效果并不显著（整体标准化死亡：0.814；95% CI 0.617~1.076），但是 meta 回归分析发现 IVIG 剂量和死亡率成显著负相关。因此，作者认为 IVIG 剂量达 2g/kg 时，可显著降低 SJS/TEN 患者死亡率。

A systematic review of treatment of drug-induced Stevens-Johnson syndrome and toxic epidermal necrolysis in children. Del Pozzo-Magana BR, Lazo-Langner A, Carleton B, Castro-Pastrana LI, Rieder MJ. *J Popul Ther Clin Pharmacol* 2011; 18: e121–33.

本文为系统评价研究，纳入的临床研究主要包括四种治疗方案：IVIG，糖皮质激素（泼尼松、甲泼尼龙、地塞米松），清创术（有或无敷料），以及仅进行支持性治疗。此外，还报道了多种治疗方法：12 例患儿中有 3 例使用了乌司他丁，4 例接受了血浆置换，2 例采用静脉注射己酮可可碱，剩余 3 例分别接受了不同的治疗（环孢素、甲泼尼龙 / 粒细胞集落刺激因子和甲泼尼龙 / 丙种球蛋白）。糖皮质激素和 IVIG 似乎能改善 SJS 和 TEN 患儿的预后情况，但不同的研究结果各不相同。仅接受支持性护理治疗的患儿发病率和死亡率较高，作者得出的结论是需要进一步研究来确定管理 SJS 和 TEN 的最佳治疗方案。

由于研究中治疗方案缺乏一致性、缺乏足够的对照数据，以及研究的规模相对较小，导致对 SJS/TEN 现有文献中的治疗数据解释受限。系统回顾和 meta 分析有助于提供证据，但除证实支持性护理是最佳治疗外，其他任何干预措施均缺乏强有力的证据。

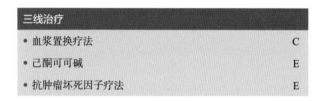

Plasmapheresis as an adjunct treatment in toxic epidermal necrolysis. Egan CA, Grant WJ, Morris SE, Saffle JR, Zone JJ. *J Am Acad Dermatol* 1999; 40: 458–61.

本文为回顾性研究，共纳入 16 名患者，其中 6 名在入院后 24 小时内因病情迅速恶化而接受血浆置换（1~4 次）。接受血浆置换的患者无一例死亡，而接受其他治疗的 10 名患者中 4 人死亡。

Lack of significant treatment effect of plasma exchange in the treatment of drug-induced toxic epidermal necrolysis？ Furubacke A, Berlin G, Anderson C, Sjoberg F. *Intens Care Med* 1999; 25: 1307–10.

研究者将 8 名接受血浆置换治疗的 SJS/TEN 患者（1~8 次）与治疗方案几乎相同但未进行血浆置换的其他两个中心的患者进行疗效对比。结果显示，死亡率（12.5%）、

表皮再生时间，以及烧伤重症监护室住院时间等方面均无显著差异。作者得出结论，该研究结果不支持使用血浆置换治疗 SJS/TEN。

Pentoxifylline in toxic epidermal necrolysis and Stevens-Johnson syndrome. Sanclemente G, De La Roche CA, Escobar CE, Falabella R. *Int J Dermatol* 1999; 38: 878–9.

2 例 SJS 和 SJS/TEN 重叠患儿，每日静脉注射己酮可可碱 12mg/kg。2 名患儿均在开始治疗后表皮剥脱停止，其中 1 名患儿在暂时停用己酮可可碱后出现了皮损情况恶化。

Toxic epidermal necrolysis successfully treated with infliximab. Zárate-Correa LC, Carrillo-Gómez DC, Ramírez-Escobar AF, Serrano-Reyes C. *J Investig Allergol Clin Immunol* 2013; 23: 61–3.

本报告描述了 4 例 TEN 患者应用英利西单抗治疗的情况（单次静脉输注 300mg）。由于表皮剥脱进展，在出现症状 2~8 日后开始输液。4 名患者均顺利康复，其中 3 人在病程中出现了菌血症，但抗生素治疗有效。

Etanercept therapy for toxic epidermal necrolysis. Paradisi A, Abeni D, Bergamo F, Ricci F, Didona D, Didona B. *J Am Acad Dermatol* 2014; 71: 278–83.

10 例 SJS/TEN 患者接受单剂量依那西普治疗，没有对照组。平均预测死亡率为 50%，但实际上无一例死亡。

Randomised comparison of thalidomide versus placebo in toxic epidermal necrolysis. Wolkenstein P, Latarjet J, Roujeau J-C, Duguet C, Boudeau S, Vaillant L, et al. *Lancet* 1998; 352: 1586–9.

TEN 患者随机分为两组，治疗组共 12 名患者，每日口服沙利度胺 400mg，疗程 5 日；对照组共 10 名患者，采用安慰剂治疗，疗程 5 日。该研究因治疗组死亡率过高而提前终止。

（肖 月 译，李焰梅 蒋 献 校）

第246章 暂时性棘层松解性皮病(格罗弗病)

原作者 Murtaza Khan,John Berth-Jones

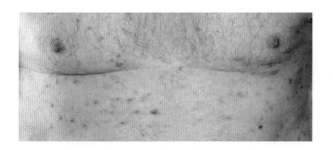

格罗弗病(Grover disease)是一种罕见病,临床特征为散在分布的红斑、水肿性丘疱疹或角化性丘疹,通常伴有瘙痒,组织学上表现为局灶性棘层松解性角化不良。本病可以是自限性的,也可以是慢性的。多见于中老年人尤其是男性,主要累及躯干。可呈急性或慢性过程,可持续数周至数月,可持续存在或复发。该病病因尚不清楚,过度的紫外线照射、受热、出汗和电离辐射可能与该病相关。有报道称,毒品、化疗药物、透析和癌症也为本病诱因。其他皮肤疾病可与该病并存,如银屑病或各种类型的湿疹。

治疗策略

组织学检查有助于诊断,免疫荧光无诊断价值。

本病治疗困难,且循证医学证据不充分。患者应避免过度日晒、剧烈运动、受热和穿着透气性差的衣物。对于轻症患者,简单的止痒措施(例如避免使用肥皂,使用润肤霜及含沐浴油或胶体燕麦片的浴液进行舒缓浴)可能会有所帮助。用氧化锌、炉甘石或外用糖皮质激素湿敷有助于缓解瘙痒。

每日2次,每次50μg/g外用卡泊三醇软膏治疗3~4周后可能有效。

泛发或持久性病变可给予系统治疗。过去曾建议口服维生素A。口服阿维A 0.5mg/(kg·d)治疗有效。异维A酸40mg/d,疗程2~12周。如果起效迅速,应逐步减小药量,以10mg/d维持治疗。

系统应用糖皮质激素可抑制炎症和瘙痒,但停药后常复发。

补骨脂素联合UVA(psoralen with UVA,PUVA)可能有效,但初期也许会引起病情加重。有报道称窄谱UVB和中等剂量的UVA1治疗有效。

局部外用5-氟尿嘧啶、氨苯砜、抗生素和冷冻治疗无效。最近,有报道称利妥昔单抗和依他西普治疗有效。

特殊检查

- 皮肤活检

一线治疗

润肤剂	D
避免受热/出汗	D
局部外用糖皮质激素	D

Transient acantholytic dermatosis. Heenan PJ, Quirk CJ. *Br J Dermatol* 1980; 102: 515–20.

此研究观察了24例暂时性棘层松解性皮病患者。其中大多数患者需要局部外用氟化糖皮质激素来控制瘙痒,2例患者需要间歇性口服糖皮质激素。

Incidence of transient acantholytic dermatosis (Grover's disease) in a hospital setting. French LE, Piletta PA, Etienne A, Salomon D, Saurat JH. *Dermatology* 1999; 198: 410–1.

这是一项纳入28例格罗弗病的住院患者的前瞻性研究。超过80%的患者住院时间大于2周,其间绝对卧床。作者提出发病可能与出汗有关。

二线治疗

卡泊三醇	E
他卡西醇	E
系统应用糖皮质激素	D
维生素A	D

Treatment of Grover's disease with calcipotriol (Dovonex). Keohane SG, Cork MJ. *Br J Dermatol* 1995; 132: 832–3.

1例有13个月格罗弗病病史的50岁男性患者,对土霉素、局部外用糖皮质激素、氨苯砜和阿维A酯的反应不佳。住院经每日服用100mg泼尼松治疗后皮损消失,但减量后皮损复发。停止口服糖皮质激素后,交替外用卡泊三醇软膏(晚上)和0.025%戊酸倍他米松软膏(我们推测是早晨)。治疗1个月后病灶完全清除,但停药后复发。

Successful treatment of Grover's disease with calcipotriol. Mota AV, Correia TM, Lopes JM, Guimaraes JM. *Eur J Dermatol* 1998; 8: 33–5.

1 例有 2 年格罗弗病病史的 84 岁男性,外用卡泊三醇软膏(50μg/g),每日 2 次,尽管开始治疗时有中度刺激,但治疗 3 周后明显好转,在 6 个月的随访中,皮损未复发。

Treatment of Grover's disease with tacalcitol. Hayashi H. *Clin Exp Dermatol* 2002; 27: 160–1.

1 例有 2 个月格罗弗病病史的 31 岁男性,局部外用糖皮质激素无效,用他卡西醇软膏每日 2 次治疗,1 周内皮损明显改善,1 个月后缓解。

Treatment of transient acantholytic dermatosis. Rohr JR, Quirk CJ. *Arch Dermatol* 1979; 115: 1033–4.

8 例患者使用维生素 A 50 000U,每日 3 次,治疗 2 周,所有患者均反应良好。皮损改善后,以每日 50 000U 维持治疗数周。未发现中毒征象。1 例患者因停止治疗后复发而要求重新用药。

三线治疗	
• 系统应用维 A 酸类药物(阿维 A/ 阿维 A 酯 / 异维 A 酸)	E
• PUVA	E
• UVA1	E
• 光动力治疗	E
• 三氯醋酸	E
• 依他西普	E
• 利妥昔单抗	E

Persistent acantholytic dermatosis. Dodd HJ, Sarkany I. *Clin Exp Dermatol* 1984; 9: 431–4.

41 岁男性患持久性棘层松解性皮病 5 年,表现为躯干和下肢皮疹伴瘙痒。沐浴润肤霜和含水乳膏有轻微的缓解作用。应用阿维 A 酯(50mg/d)后皮疹消退,瘙痒缓解。

阿维 A 酯已被其活性代谢物阿维 A 取代。后者较低剂量即可能有效。

Grover's disease treated with isotretinoin. Helfman RJ, Gables C. *J Am Acad Dermatol* 1985; 12: 981–4.

4 例经活检证实的格罗弗病用异维 A 酸(40mg/d,持续 2~4 个月)治疗有效。2 名患者在治疗 3~4 周后皮疹消退。而后将用药剂量减至 10mg/d,继续服用 8 周。另外 1 名患者用 40mg/d,持续 8 周。3 名患者治疗后缓解期长达 10 个月。最后 1 名患者在获得部分缓解后,因甘油三酯升高而停止了治疗。

Response of transient acantholytic dermatosis to photochemotherapy. Paul BS, Arndt KA. *Arch Dermatol* 1984; 120: 121–2.

1 例持久性格罗弗病的 59 岁男性对口服泼尼松和维生素 A(每日 30 万 U)治疗无效。以 50mg(0.6mg/kg)甲氧补骨脂素和 2J/cm² 的 UVA 开始 PUVA 治疗。每周治疗 2 次,每次 UVA 剂量增加 0.5J/cm²。4 次治疗后,患者病情加重,但在治疗第 6 周出现改善,第 8 周时获得最佳疗效,在接下来的 4 周内治疗逐渐减量,皮损完全消退。治疗后 25 个月未复发。

报告显示,瘙痒的缓解大约需要经过 10 次治疗,皮损的清除可能需要 20~30 次治疗。

Medium-dose ultraviolet A1 phototherapy in transient acantholytic dermatosis (Grover's disease). Breuckmann F, Appelhans C, Altmeyer P, Kreuter A. *J Am Acad Dermatol* 2005; 52: 169–70.

1 例患有持久性格罗弗病的 78 岁男性外用和口服糖皮质激素治疗无效。用中等剂量 UVA1 冷光照射治疗,该仪器含有特殊过滤系统和冷却系统(21℃),每周 6 次照射(50J/cm²,每分钟 1.9J/cm²;26 分钟),连续 3 周,此后每周 3 次,连续 3 周。共治疗 24 次,累积剂量为 1 200J/cm²。4 周后完全缓解,无复发。

Successful novel treatment of recalcitrant transient acantholytic dermatosis (Grover disease) using red light 5-aminolevulinic acid photodynamic therapy. Liu S, Letada PR. *Dermatol Surg* 2013; 39: 960–1.

光动力治疗 1 例患者,结果有效。

Effective treatment of persistent Grover's disease with trichloroacetic acid peeling. Kouba DJ, Dasgeb B, Deng AC, Gaspari AA. *Dermatol Surg* 2006; 32: 1083–8.

46 岁女性患者,患持久性棘层松解性皮病 6 个月,病情进展伴顽固皮肤瘙痒。外用卡泊三醇(达力士)治疗无效。使用蘸有 40% 三氯醋酸(trichloroacetic acid, TCA)的纱布均匀、轻柔单向涂抹。明确单个病灶后使用蘸有 40%TCA 的棉签重复治疗。术后 3 周,患处表皮再生,皮损消退,8 个月无复发。

作者强调,既往未用过 TCA 的医生可使用低浓度制剂(如 20%~30%),以免形成瘢痕。

Use of etanercept in treating pruritus and preventing new lesions in Grover disease. Norman R, Chau V. *J Am Acad Dermatol* 2011; 64: 796–8.

1 例有 2 年格罗弗病病史的 55 岁男性,对外用或口服糖皮质激素和抗组胺药治疗无效。使用异维 A 酸 2 个月后,瘙痒症状有所改善,但在发生心肌梗塞后停药。后改为每周 2 次皮下注射依他西普 50mg,持续 6 周,这使瘙痒症状减少了 98%。在之后的 4 个月中,他的症状非常轻微,没有出现新的皮损。

证据等级:A 双盲试验　　**B** 临床试验,研究对象 ≥ 20 例　　**C** 临床试验,研究对象 < 20 例　　**D** 病例分析,研究对象 ≥ 5 例　　**E** 个案报道

Remission of transient acantholytic dermatosis after the treatment with rituximab for follicular lymphoma. Ishibashi M, Nagasaka T, Chen KR. *Clin Exp Dermatol* 2008; 33: 206–7.

1例80岁的女性患者，在滤泡性淋巴瘤复发的同时患上了格罗弗病。6年前，因淋巴瘤曾接受利妥昔单抗治疗。

她再次接受利妥昔单抗治疗，1周之内皮损消退。淋巴瘤最初有所改善，但经过9个疗程后，淋巴瘤再次复发，但皮损未复发。

（任 铃 译，郭书萍 校）

第247章 拔毛癖

原作者 Mio Nakamura，John Koo

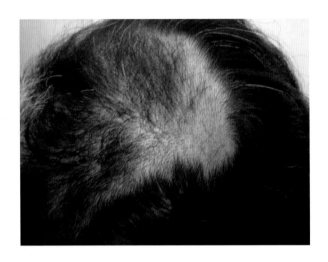

拔毛癖（trichotillomania）又称拔毛症，是一种反复拔掉毛发的冲动行为，导致明显脱发。全身有毛区域均可累及，最常见的部位是眉毛、睫毛和头发。据报道，拔毛癖的人群发病率约为0.6%。多见于女性，平均发病年龄为11~13岁。

第5版《精神疾病诊断与统计手册》（The Diagnostic and Statistical Manual of Mental Disorders，5th edition，DSM-Ⅴ）将拔毛癖归类为强迫症（obsessive-compulsive disorder），与之前版本有所不同，之前归类为冲动控制障碍（impulse control disorders）。强迫症包括明知不必要的想法或冲动（强迫观念，obsession），通常需要重复性的行为或仪式以减轻无法忍受的焦虑感（强迫行为，compulsion）。以下是DSM-Ⅴ中关于拔毛癖的诊断标准：

- 反复拔掉毛发而导致明显的脱发；
- 在拔除毛发或者试图抵抗这种行为前的紧张感增加；
- 拔除毛发时感觉到愉快、满足或解脱；
- 行为问题不能用其他心理障碍更好地解释，也非其他躯体疾病所致；
- 该行为障碍可造成极大困扰或影响社交、工作或其他重要功能领域。

拔毛癖患者常常会承认自己有拔毛行为，但有些患者不愿或羞于承认拔毛造成的皮肤损害对自己的影响，而另一些患者则意识不到自己的拔毛行为。有些患者在拔掉毛发之后会有一些特殊的仪式动作，包括用手指卷曲毛发、在唇上或齿间滑动毛发和咬断毛发。少数患者可能还会偷偷地吃掉发根（食毛根癖，trichorhizophagia），极少数患者会吃掉所有毛发（食毛癖，trichophagia）。这种食发行为可能会

导致胃肠道毛球（毛粪石，trichobezoars）的发生，其发病率高，甚至会致死。儿童拔毛癖患者出现不明原因的腹痛、体重下降、厌食、恶心、呕吐和口臭时，应检查是否存在胃肠道毛粪石。

许多拔毛癖患者伴有潜在的精神疾病。据估计，高达80%的拔毛癖患者合并精神疾病，最常见的是焦虑症和抑郁症。拔毛癖患者可能会伴有其他类型的强迫症，尤其是针对躯体的重复性行为障碍（body-focused repetitive behavioral disorders，BFRBD），如抠皮肤、啃指甲。患者可能会出现妄想，例如毛发恐惧症（trichophobia），对毛发产生不合理的恐惧感。

诊断

拔毛癖患者的脱发斑通常不规则且无瘢痕。经常可见抓痕基础上的断发和稀稀落落的毛发。头皮脱发斑上的断发长短不一。拔毛癖的诊断在临床基础上结合详细的头皮检查可以作出，需要排除的鉴别诊断包括斑秃、雄激素性秃发、黏蛋白性脱发、头癣、毛发扁平苔藓、秃发性毛囊炎，以及盘状红斑狼疮。根据局部无鳞屑、真菌培养阴性可排除头癣。此外，可能还需要进行全血细胞计数、甲状腺功能，以及血清铁等实验室检查。皮肤镜检查可以观察到黑点征、断发和卷曲发，这些特征提示拔毛癖。但由于拔毛癖皮损的皮肤镜特征可能会与斑秃等其他原因所致脱发的特征相重叠，必要时还需进行皮肤活检以鉴别。拔毛癖组织学特征表现为退行期毛囊增加，毛球损伤，毛囊周围无炎症（毛发软化，trichomalacia），空毛囊，毛囊角蛋白残片和色素管型。

治疗策略

拔毛癖会导致严重的社会隔绝和心理障碍，因此，治疗本病对于恢复患者的生活质量尤为重要。目前对儿童和成人拔毛癖均有效的治疗方法，很大一部分本质上是心理疗法，也包括行为治疗，如习惯反转疗法。习惯反转训练是行为治疗中的一种方式，主要集中在四个关键方面：意识（提高患者对拔毛行为的认识）、对抗反应训练（当出现拔毛冲动时做一些特定的对抗动作）、社会支持或应急管理（加强前者的能力），以及刺激控制（最大程度地减少环境因素对拔毛行为的影响）。习惯反转训练已被证明可以减少重复

性的自我行为。儿童拔毛癖患者可以通过行为治疗来防止病情恶化到成人期。

有效的药物治疗包括治疗潜在的精神疾病。一线药物治疗方法取决于所涉及的潜在精神疾病的性质,对于拔毛癖的潜在原因,如焦虑症、抑郁症、药物滥用和进食障碍等,应给予相应的治疗。

用于治疗拔毛癖的药物研究有限。三环抗抑郁药氯米帕明适用于治疗强迫症,是目前研究最多的拔毛癖治疗药物。已证明该药可以降低拔毛冲动的频率。氯米帕明的起始剂量为每日25mg,以后逐渐增加剂量至每日125~250mg。不良反应包括头痛、体位性低血压、抗胆碱能作用、QT间期延长和癫痫发作等。大剂量选择性5-羟色胺再摄取抑制剂(selective-serotonin reuptake inhibitors, SSRI),如帕罗西汀、氟西汀、舍曲林等,也可以用于治疗拔毛癖。帕罗西汀的起始剂量为每日20mg,以后每周增加10mg至每日50~60mg。氟西汀的起始剂量为每日10mg,以后逐渐增加至有效剂量,通常为每日20~80mg。舍曲林的通常起始剂量为每日50mg,有效剂量范围为每日50~200mg。SSRI的不良反应包括胃肠道不适、头痛、性功能障碍和自杀倾向等。虽然无充分证据证明单独使用SSRI可有效治疗拔毛癖,但药物治疗联合习惯反转训练可有效降低拔毛频率。已有使用奥氮平和阿立哌唑等经典抗精神病药物成功治疗拔毛癖的案例报道。

特殊检查
• 毛发显微镜检查
• 皮肤镜检查
• 头皮活检
• 实验室检查(全血细胞计数、促甲状腺激素、铁蛋白)

Trichotillomania. Presentation, etiology, diagnosis and therapy. Walsh KH, McDougle CJ. Am J Clin Dermatol 2001; 2: 327–33.

这是一篇关于拔毛癖的全面而详细的综述。

一线治疗	
• 行为治疗 / 习惯逆转疗法	A

Behavior therapy for pediatric trichotillomania: a randomized controlled trial. Franklin ME, Edson AL, Ledley DA, Cahill SP. J Am Acad Child Adolesc Psychiatry 2011; 50: 763–71.

一项关于治疗儿童拔毛癖的随机对照试验,结果显示行为治疗组的疗效优于对照组。

Psychological treatments for trichotillomania. Rehm I,

Moulding R, Nedelikovic M. Australas Psychiatry 2015; 23: 365–8.

随着对拔毛癖现象学认识的提高,开始使用辩证行为疗法以及接纳和承诺疗法,从而增强了行为治疗的效果。但仍需要进一步研究行为治疗的疗效以及认知行为的模式。

Behavioral treatment of trichotillomania: 2-year follow-up results. Keijsers GP, van Minnen A, Hoogduin CA, Klaassen BN, Hendriks MJ, Tanis-Jacobs J. Behav Res Ther 2006; 44: 359–70.

行为治疗操作手册由6次治疗中的自我控制步骤组成。治疗后3个月和2年随访评估,脱发区面积分别减少了49%和70%。2年的随访结果更好,与治疗前抑郁症状较轻以及治疗后即完全戒断拔毛行为有关。

二线治疗	
• 氯米帕明	B
• 选择性5-羟色胺再摄取抑制剂(SSRI)	B
• 习惯反转疗法联合药物疗法	C

Pharmacotherapy of trichotillomania (hair pulling disorder): an updated systematic review. Rothbart R, Stein DJ. Expert Opin Pharmacother 2014; 15: 2709–19.

一篇关于药物治疗拔毛癖临床试验的系统性综述。尽管有限,但各项临床试验总体上显示了氯米帕明和SSRI等药物治疗的一定疗效。

Single modality versus dual modality treatment for trichotillomania. Dougherty D. J Clin Psychiatry 2006; 67: 1086–92.

习惯反转训练与SSRI药物联合治疗的效果优于单一疗法。

三线治疗	
• 抗精神病药	A

Systematic review. Pharmacologic and behavioral treatment for trichotillomania. Block M, Landeros-Weisenberger A, Dombrowski P, Kelmendi B, Wegner R, Nudel J, et al. Biol Psychiatry 2007; 62: 839–46.

文中综述了多个应用抗精神病药物作为单一疗法和效果增强剂治疗拔毛癖反应良好的个案报告和病例分析。需进行对照试验来验证。

(甘钊炎 译,魏爱华 校)

原作者　Yasaman Mansouri, John Berth-Jones

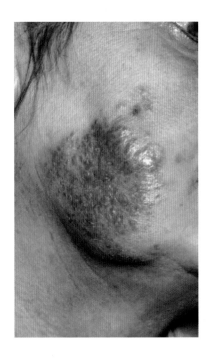

皮肤结核(tuberculosis, TB)是由结核分枝杆菌引起的皮肤感染,偶尔由牛分枝杆菌和牛分枝杆菌减毒株——卡介苗(bacillus Calmette-Guérin, BCG)引起。皮肤结核有多种临床表现,取决于宿主免疫力、感染途径、细菌量和细菌毒力。皮肤结核可以由直接外源性接种引起(结核性下疳、疣状皮肤结核或罕见的寻常狼疮),也可以由淋巴管、血源性或邻近播散的内源性感染引起,形成口周结核、寻常狼疮、瘰疬性皮肤结核、急性粟粒性结核和结核性树胶肿。瘰疬性皮肤结核是世界上最常见的变种。结核疹(tuberculid)是免疫力高的个体对皮肤以外来源的结核分枝杆菌(结核抗原)的一组超敏反应,包括 Bazin 硬红斑、结节性红斑、瘰疬性苔藓、丘疹坏死性结核疹和结节性结核疹。

治疗策略

由于临床表现多样、患病率相对较低、组织学标本不易找到抗酸杆菌(acid-fast bacilli, AFB),所以皮肤结核和结核疹常常被误诊或延误诊断,因此及时诊断需要高度怀疑本病。最初,怀疑本病基于临床表现与皮损组织病理学(伴或不伴干酪样坏死的肉芽肿性炎症)。TB 诊断的“金标准”仍然是结核分枝杆菌培养阳性,但是细菌培养耗时且阳性率较低。现在聚合酶链反应(polymerase chain reaction, PCR)因高敏感度和高特异度更常用于诊断。

因为卡介苗接种史或非结核分枝杆菌(如鸟分枝杆菌

和瘰疬分枝杆菌)致敏,结核菌素试验(tuberculin skin test, TST)可能呈假阳性,而细胞免疫功能降低患者和老年人 TST 可能呈假阴性。

无论是否接种卡介苗,干扰素 -γ 释放试验(interferon-γ release assays, IGRA),如结核感染 T 细胞斑点试验(T-SPOT Assay TB test, T-SPOT)和 QuantiFERON- 结核(QuantiFERON-TB Gold test, QFT),假阳性率低,对结核分枝杆菌特异度高。这些检查仅需患者就诊 1 次,因此比 TST 更受欢迎。

皮肤结核和结核疹的所有患者都要筛查皮肤外结核感染灶。接触者追踪是 TB 有效管理的重要组成部分。推荐所有可疑或确诊 TB 的患者行 HIV 检测。

治疗的目的是迅速治愈患者,减少 TB 向他人传播,并预防耐药 TB 的形成和传播。要明确是否存在结核病既往史,因为这些患者更有可能感染耐药分枝杆菌。

皮肤结核的治疗遵循传统抗结核方案,结核疹通常在潜伏结核治疗后消退。抗结核方案基于肺结核对照试验结果。成人 6 个月标准治疗方案包括前 2 个月四联强化治疗——利福平(10mg/kg),异烟肼(isoniazid, INH)(5mg/kg),吡嗪酰胺(35mg/kg)和乙胺丁醇(15mg/kg),以及后 4 个月二联持续治疗——利福平和 INH,理想情况下均固定剂量。最好全疗程每日服药。偶尔需要更长的治疗周期,比如 HIV 阳性病例。耐多药结核需要到专业结核病院治疗。

特殊检查
• 皮损活检组织病理学检查
• 皮损组织或脓液结核分枝杆菌培养
• 基于干扰素 -γ 的检测
• 皮损结核分枝杆菌 PCR
• 筛查其他部位结核:胸片、痰培养和晨尿等
• TST

Usefulness of interferon-γ release assays in the diagnosis of erythema induratum. Vera-Kellet C, Peters L, Elwood K, Dutz JP. *Arch Dermatol* 2011; 147: 949–52.

5 例患者经 IGRA 证实为结核诱发硬红斑,其中 4 例有卡介苗接种史的患者 TST 阳性,IGRA 结果支持这些患者抗结核治疗。

Interferon-γ release assay and reverse blot hybridization assay: diagnostic role in cutaneous tuberculosis. Chung HC, Kim

BK, Hong H, Wang HY, Kim Y, Lee H, et al. *Acta Derm Venereol* 2016; 96: 126-7.

IGRA 和反向点杂交法证实 7 例患者为皮肤结核,其中 6 例患者原本诊断困难,因为他们的皮损活检组织结核杆菌染色和培养都是阴性。7 例患者均成功治愈。

PCR based detection of mycobacteria in paraffin wax embedded material routinely processed for morphologic examination. Frevel T, Schäfer KL, Tötsch M, Böcker W, Dockhorn-Dworniczak B. *Mol Pathol* 1999; 52: 283-8.

用常规福尔马林(甲醛溶液)固定石蜡包埋的组织标本进行 PCR 分枝杆菌检测是快速、敏感、特异的方法。

Papulcrotic tuberculid. Identification of *Mycobacterium tuberculosis* DNA by polymerase chain reaction. Victor T, Jordaans HF, van Niekerk DJ, Louw M, Jordaan A, Van Helden PD. *Am J Dermatopathol* 1992; 14: 491-5.

应用 PCR 技术也可能在结核疹中找到分枝杆菌抗原。

Cutaneous tuberculosis with nonreactive PPD skin test: a diagnostic challenge. Nassif PW, Rosa AP, Gurgel AC, Campanerut PA, Fillus Neto J, Cardoso RF. *An Bras Dermatol* 2015; 90: 128-30.

1 名 63 岁女性皮肤结核性下疳患者 PPD 阴性,尽管其免疫功能正常。最终通过 PCR 确诊。

一线治疗	
• 多种抗结核药	A

Treatment of Tuberculosis: Guidelines for National Programmes, 4th ed. Geneva: World Health Organization, 2009.

新确诊的肺结核患者要用包括利福平的治疗药物 6 个月。主要抗结核药推荐异烟肼 isoniazid(H)(5mg/kg)、利福平 rifampicin(R)(10mg/kg)、吡嗪酰胺 pyrazinamide(Z)(25mg/kg)、链霉素 streptomycin(S)(15mg/kg)和乙胺丁醇 ethambutol(E)(15mg/kg)。推荐方案为 2 个月 HRZE,随后 4 个月 HR。世界卫生组织推荐所有新确诊的结核患者理想情况下全疗程每日服药。

世卫组织不再建议强化治疗阶段省略乙胺丁醇,因为患者对 INH 低风险耐药。结核性脑膜炎应以链霉素替代乙胺丁醇。

Comparative efficacy of drug regimens in skin tuberculosis. Ramesh V, Misra RS, Saxena U, Mukherjee A. *Clin Exp Dermatol* 1991; 16: 106-9.

90 例皮肤结核的患者分别采用三种不同的抗结核方案治疗。前两种方案都包括利福平(成人 450mg,儿童

15mg/kg)和 INH(成人 300mg,儿童 5mg/kg),第一种方案再联合吡嗪酰胺(成人 1 500mg,儿童 30mg/kg),而第二种方案再联合氨硫脲(成人 150mg,儿童 4mg/kg)。第三种方案为利福平和 INH。寻常狼疮和疣状皮肤结核患者三种治疗方案均有效,局限型皮损都在治疗 4 个月后消退,而泛发型皮损都在治疗 5 个月后消退。前两种方案对瘰疬性皮肤结核的治疗效果好,局限型皮损在治疗 5 个月后消退,而泛发型皮损在治疗 6 个月后消退。而采用第三种方案治疗的患者治疗时间为 9~10 个月。

Atypical cutaneous tuberculosis in a patient with rheumatoid arthritis treated with infliximab. Asano Y, Kano Y, Shiohara T. *Acta Derm Venereol* 2008; 88: 183-4.

1 例 73 岁女性类风湿性关节炎患者在英利西单抗治疗后出现蜂窝织炎样皮肤结核。四联抗结核药后 5 个月,皮疹消退。

Plaques on a butcher's fingers. Arunachalam M, Scarfi F, Galeone M, Maio V, Bellandi S, Difonzo E. *Arch Dermatol* 2012; 148: 531-6.

1 例 63 岁屠夫左手 2 个手指出现疣状皮肤结核,利福平(450mg/d)和异烟肼(300mg/d)治疗 4 个月皮疹消退。

Tuberculous granuloma: a rare cause of a non-healing ulcer. Graham GE, Jones R, Derry D. *BMJ Case Rep* 2014; pii: bcr2014205899.

1 例 78 岁免疫功能抑制的女性患者前额皮肤结核表现为囊性肿胀。因其无法吞咽药片,遂口服液态利福平和液态异烟肼,9 个月后皮疹完全消退。

二线治疗	
• 局部切除	D
• 卡泊三醇	E

Scrofuloderma of the lower extremity treated with wide resection: a case report and review of the literature. Connolly B, Pitcher JD Jr, Roth B, Youngberg RA, Devine J. *Am J Orthop* 1999; 28: 417-20.

1 例免疫受损者罹患下肢瘰疬性皮肤结核,采用标准的抗结核治疗——INH、利福平、吡嗪酰胺和乙胺丁醇治疗 2 个月,然后 INH 和利福平治疗 3 个月,效果不佳。经脊髓麻醉行皮损广泛切除后痊愈。

Lupus vulgaris of the ear lobe. Okazaki M, Sakurai A. *Ann Plast Surg* 1997; 39: 643-6.

1 例 59 岁女性患者,初诊为耳垂血管瘤,手术切除后确诊为寻常狼疮,后续口服 INH、利福平和吡嗪酰胺治疗

9个月。

Lupus vulgaris responding to calcipotriol. Moriarty B, Kennedy C, Bourke JF, Fitzgibbon J. *J Am Acad Dermatol* 2009; 60: AB106.

1例73岁臀部斑块状寻常狼疮男性患者抗结核治疗后出现药物性肝炎和暴发性肝功能衰竭。外用卡泊三醇软膏50μg/g,6个月后皮疹消退,无复发。

（陈　雪　译,张建中　校）

证据等级:A 双盲试验　　B 临床试验,研究对象≥20例　　C 临床试验,研究对象<20例　　D 病例分析,研究对象≥5例　　E 个案报道

第249章 荨麻疹和血管性水肿

原作者 Marcus Maurer, Torsten Zuberbier

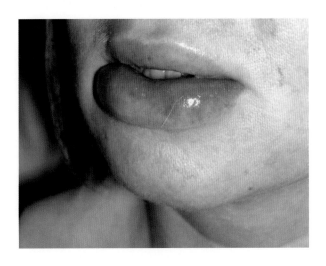

EAACI/GA²LEN/EDF/WAO 于 2013 年最新修正荨麻疹指南,推荐慢性荨麻疹患者遵循三个阶段的治疗方案。在 2016 年 12 月 1 日柏林举办的 URTICARIA2016 指南共识会议中,与会者经过提出、讨论并达成一致,最终更新并且修改了这一指南。这次修改考虑到了用药的安全性和有效性,并提出应当首选许可药品。治疗方案目前正在等待荨麻疹指南专家组成员和协会的最终批准。

荨麻疹(Urticaria)是一种常见病,在人类的一生中至少发病 1 次的人群可达 20%。荨麻疹的显著特征是风团,这一皮损是由肥大细胞释放的产物如组胺引起的,这种物质可诱导皮肤血管壁暂时性的通透性增高而引发短暂且浅表的皮肤肿胀。除了风团,很多荨麻疹患者也会出现真皮及皮下组织的深部肿胀,称为血管性水肿。一部分患者只有血管性水肿的表现,从不出现风团。风团和血管性水肿不是荨麻疹的确诊指标,因为一些其他疾病的患者也会出现这两种表现。例如,不合并风团的血管性水肿可由缓激肽独立诱导,无需肥大细胞脱颗粒释放组胺的参与。此外,风团也可以是荨麻疹性血管炎或自身炎症性综合征患者的皮肤表现,而这一过程通常由白介素 1 介导,而非肥大细胞释放的组胺或缓激肽所致。

荨麻疹

引言

荨麻疹的症状和体征是由皮肤肥大细胞脱颗粒介导的。皮肤中的肥大细胞多分布于感觉神经和小血管周围。某些信号会诱导这类细胞的激活,如 IgE 交联,激活后的细胞会发生脱颗粒,进而释放重新和预先合成的介质(如组胺)。这些介质刺激感觉神经产生各类感觉(瘙痒、烧灼痛)、血管舒张(红斑)、水肿(风团、血管性水肿),并招募免疫细胞,包括中性粒细胞、嗜酸性粒细胞和嗜碱性粒细胞。

临床上,荨麻疹特征性表现为快速出现的风团、血管性水肿或两者皆有。风团常与红斑反应同时出现,常伴瘙痒或烧灼感。这类皮损可在数小时内自行消失。与之相反,血管性水肿累及层面更深,有时累及真皮深层和皮下组织,甚至是黏膜层时,可表现为疼痛性肿胀。这类皮损持续时间更长,比风团缓解得更慢,可持续数小时甚至数日。

荨麻疹分为急性(持续时间少于 6 周)和慢性。荨麻疹患者可自发出现风团和 / 或血管性水肿(自发性荨麻疹),或由某种特殊的诱因导致(诱导性荨麻疹)。慢性诱导性荨麻疹出现风团和血管性水肿表现的诱因可为物理性因素,如接触冷或热环境(寒冷性荨麻疹、热荨麻疹),紫外线或可见光的照射(日光性荨麻疹),物理摩擦(皮肤划痕症),压力(压力性荨麻疹)或震动(震颤性血管性水肿)。与这些物理因素导致的荨麻疹不同,其他类型诱发荨麻疹的症状和体征由皮肤接触致敏物所致,包括水(接触性荨麻疹、水源性荨麻疹)或者主动或被动的过热(胆碱能性荨麻疹)。

在慢性自发性荨麻疹中,风团常出现在四肢,而血管性水肿最常出现在面部(如口唇和眼周)。与之相反,慢性诱导性荨麻疹特征性表现为暴露在刺激诱发因素的皮肤区域出现风团和 / 或血管性水肿。慢性自发性荨麻疹的疾病活动和控制可通过荨麻疹活动评分(urticaria activity score,UAS7)来评估,这一评分方法需要分别记录患者每日风团数量和瘙痒严重程度,还有荨麻疹对照试验(urticaria control test,UCT)。UCT 是一个已被证实可靠的用于评估慢性(自发性和诱导性)荨麻疹患者疾病控制的四项回顾性工具。诱导性荨麻疹疾病活动度的评估是通过激发试验诱发阈值来完成的。

荨麻疹的鉴别诊断包括严重的过敏反应(如过敏性休克)、伴有系统症状的风团和 / 或血管性水肿、荨麻疹性血管炎、自身炎症性综合征和缓激肽介导的血管性水肿(如遗传性或获得性 C1 抑制物缺乏症)。

治疗策略

荨麻疹患者的治疗目标是去除症状和体征。这一目标可通过治疗潜在病因、避免诱发因素、阻止肥大细胞脱颗粒或阻断组胺或其他肥大细胞介质产生的效应来实现。对诱导性荨麻疹来说，病因仍未知，患者可能难以避免诱发风团和／或血管性水肿发生的诱因。所有的荨麻疹都是自限性的，也可以选择有效并且安全的对症治疗方法。通过药物预防荨麻疹症状和体征的复发，主要是为了保护患者免受由于肥大细胞脱颗粒或生成的介质而产生的症状，这也是荨麻疹治疗最常用的方法。

急性荨麻疹

对大多数急性荨麻疹患者来说，通过口服第二代 H_1 抗组胺药（second-generation H_1 antihistamines，sgAH）即可控制病情。重症病例可另予数日的口服糖皮质激素，在疾病初期给予这种治疗可以降低疾病的活动性并缩短病程。用于治疗慢性荨麻疹的 sgAH 药物如下：

二代抗组胺药	每日标准剂量
比拉斯汀	20mg
西替利嗪	10mg
地氯雷他定	5mg
非索非那定	180mg
左西替利嗪	5mg
氯雷他定	10mg
咪唑斯汀	10mg
卢帕他定	10mg

慢性自发性荨麻疹

通过详细的病史采集以及让患者进行疾病日记，医生们能够从中辨别加重疾病活动性的诱发因素，如压力或服用非甾体抗炎药。避免这些诱因可以减少疾病的活动性。其他非药物干预措施包括保持 3 周避免包含假性致敏物的特殊饮食。

目前指南推荐慢性自发性荨麻疹患者接受强化的药物治疗方案，包括标准剂量，最高 4 倍剂量的 sgAH，之后针对治疗抵抗的患者进行奥马珠单抗或环孢素治疗。根据现有的循证医学证据和治疗经验，这些治疗方法对大部分患者都有效，且在更换为其他治疗方案前仍需进一步探索。

慢性自发性荨麻疹的症状和体征多由皮肤中活化的肥大细胞释放的介质所致。其中最重要的是组胺，该介质通过皮肤血管和神经上的 H_1 受体发挥作用。因此，治疗所有慢性自发性荨麻疹患者的一线药物方案是标准剂量的 sgAH。所有的 sgAH 都是通过反向竞争使 H_1 受体失活并使其无法与组胺结合。因此，sgAH 应定期规律（如每日）服药进而阻断组胺介导的外渗和防止皮损的发展，而不是在皮损出现后才补救性用药。sgAH 对 H_1 受体具有高度选择性，由于其对血-脑屏障的渗透性较低，因此很少或不产生

镇静作用，这也是其与第一代抗组胺药物的重要差别。大量随机对照试验证实了对慢性自发性荨麻疹应用标准剂量 sgAH 作为一线疗法是具有有效性和安全性的。目前指南不推荐应用第一代 AH 作为慢性自发性荨麻疹的常规治疗，因其具有抗胆碱能效应，可引起镇静作用、降低睡眠质量、影响认知和精神运动功能，还会与其他药物发生反应。

对于慢性自发性荨麻疹患者，在应用 2 周标准剂量 sgAH 治疗后仍出现症状和体征时，可以考虑提高 sgAH 至 4 倍推荐剂量。这种二线疗法是采用高于标准剂量的单一 sgAH 的方法，比联合另一种 H_1 抗组胺药更有效。对治疗抵抗的患者提高 sgAH 剂量的推荐基于数个随机对照试验（randomized controlled trials，RCT），大量的实际调查研究和长期的临床经验，这些研究都支持在慢性自发性荨麻疹患者中应用高剂量 sgAH 比标准剂量疗效更好。总体来说，即使长期应用高于标准剂量的 sgAH 治疗方案也被认为是安全的并具有良好的耐受性。大多数新一代的 sgAH 也有抗炎功能，但只能在高剂量时才会体现。然而，在应用高剂量 sgAH 时，有证据显示安全性和有效性存在明显个体差异。因此，仍需持续监测治疗反应，包括疾病的治疗效果和镇静等其他可能的副作用。

大多数慢性自发性荨麻疹患者均可从 sgAH 治疗中获益，但也有很多患者的病情并未得到完全控制。对于接受数周高剂量 sgAH 治疗后仍持续出现荨麻疹症状和体征的患者，应当考虑加用奥马珠单抗治疗。应避免长期系统性应用糖皮质激素，但可短期用于急性发作的控制。奥马珠单抗是一种人源性抗 IgE 抗体，用于治疗哮喘和慢性自发性荨麻疹。最近一项针对 7 篇 RCT 的 meta 分析发现，奥马珠单抗对那些 H_1 抗组胺治疗抵抗的慢性自发性荨麻疹患者非常安全有效，这些患者之前已经使用过推荐剂量或高达 4 倍推荐剂量的 sgAH（Zhao 等，2016）。在第 1 个 RCT 研究中，应用奥马珠单抗治疗慢性自发性荨麻疹的剂量源于治疗严重哮喘的剂量，但之后的试验证明，在不考虑体重和血清 IgE 水平的情况下，应用标准剂量，每 4 周 150mg 或 300mg 奥马珠单抗能够显著缓解荨麻疹症状并提高患者生活质量。300mg 治疗组中，疾病活动性下降最大，完全缓解的患者最多。与抗组胺药相似，奥马珠单抗主要用于缓解症状，而不是一种治愈方法。此外，也应当通过持续监测疾病的控制情况和对患者的影响，进而确定治疗剂量和疾病活动性波动的疗程间隔。

在过去几年中，临床试验已证实奥马珠单抗在治疗慢性自发性荨麻疹患者中具有良好的风险／受益。这些试验也证实奥马珠单抗在大部分患者中起效快，通常在第 1 次治疗后数日内起效，但也有一部分患者需要在多达 5 次的治疗后才能起效。大多数奥马珠单抗治疗的慢性自发性荨麻疹患者均可停用其他药物，且仅靠奥马珠单抗即可维持无症状状态。奥马珠单抗对同时出现风团和血管性水肿的慢性自发性荨麻疹患者，以及仅有血管性水肿的患者均

有效。

　　长期的临床经验和证据证明，环孢素作为治疗抵抗患者的备选治疗方案时，对多达 2/3 的患者有效。环孢素通常以 4mg/(kg·d) 为起始剂量，应用 3~4 个月，起效较快，大部分患者通常在 1 周内起效。应用环孢素时，应注意并监测其常见的副作用，包括高血压、多毛、肌酐升高导致肾功能衰竭及血脂异常。治疗前及治疗中均应持续监测。

　　许多其他用于治疗慢性自发性荨麻疹的方法，有一部分未进行对比疗效观察，也有部分用药证据等级较低。对sgAH、奥马珠单抗和 / 或环孢素治疗抵抗的慢性自发性荨麻疹患者的治疗方案还包括但不限于自体的全血或血清疗法、硫唑嘌呤、环磷酰胺、秋水仙碱、氨苯砜、H₂ 受体拮抗剂、静脉用免疫球蛋白、白三烯受体拮抗剂、甲氨蝶呤和吗替麦考酚酯。

慢性诱导性荨麻疹

　　慢性诱导性荨麻疹的治疗方案和药物大体上与慢性自发性荨麻疹相似。患者能够知道自身疾病的诱发因素并了解其诱发症状的阈值，这些信息能够帮助患者避免疾病加重。然而，对于慢性诱导性荨麻疹的患者来说，很难完全避免暴露于诱因中，如皮肤划痕症的机械性刺激。正因为如此，对于慢性诱导性荨麻疹患者来说，药物治疗是非常重要和必要的。sgAH 是一线治疗方法，对于没有治疗反应的患者应将药量调整为初始的 4 倍。所有的 sgAH 均可用于慢性诱导性荨麻疹患者。此外，根据临床经验和部分研究，这类药物对慢性诱导性荨麻疹的所有分型均安全且有效。然而，对于慢性诱导性荨麻疹的大多数分型来说，没有进行标准剂量和 / 或高于标准剂量的 sgAH 作为对照研究。多个病例系列研究和病例报道提示奥马珠单抗可用于慢性诱导性荨麻疹的治疗，但该药尚未被授予许可。总的来说，针对慢性诱导性荨麻疹治疗的方案，证据薄弱甚至缺乏证据（Magerl 等，2016）。例如，在某些慢性诱导性荨麻疹的分型中，如寒冷性荨麻疹、日光性荨麻疹和胆碱能性荨麻疹，可以通过对相关诱发因素的缓慢加量，诱导脱敏的疗法，实现免疫耐受来完成。然而，这种耐受是暂时性的，患者需要每日持续接触诱发因素，而且已有严重的不良反应报道出现。

特殊检查
急性荨麻疹
• 无
慢性自发性荨麻疹
• 排除鉴别诊断
• 排查系统炎症（C 反应蛋白、血沉、不同的血细胞数）
• 评估疾病活动度以及对照，如通过相关的荨麻疹活动度评分及荨麻疹对照试验

* 对于无法控制或长期患病的患者，根据病史和体格检查考虑潜在因素
* 对于怀疑自身免疫性慢性诱导性荨麻疹的病例，可考虑进行组胺释放试验（可行时）

慢性诱导性荨麻疹
• 排除鉴别诊断
• 通过激发试验确定诱发因素的相关性
• 通过评估诱因的阈值，以及应用 UCT 来明确疾病活动性

The EAACI/GA²LEN/EDF/WAO Guideline for the definition, classification, diagnosis and management of urticaria. The 2013 revision and update. Zuberbier T, Aberer W, Asero R, Bindslev-Jensen C, Brzoza Z, Canonica GW, et al. *Allergy* 2014; 69: 868–87.

The definition, diagnostic testing and management of chronic inducible urticarias-update and revision of the EAACI/GA²LEN/EDF/UNEV 2016 consensus panel recommendations. Magerl M, Altrichter S, Borzova E, Giménez-Arnau A, Grattan CEH, Lawlor F, et al. *Allergy* 2016; 71: 780–802.

一线治疗	
• 二代 H₁ 抗组胺药	A

二线治疗	
• 最高 4 倍标准剂量的二代 H₁ 抗组胺药	A

三线治疗	
• 奥马珠单抗	A

Omalizumab for the treatment of chronic spontaneous urticaria: a meta-analysis of randomized clinical trials. Zhao Z, Ji C, Yu W, Meng L, Hawro T, Wei JF, et al. *J Allergy Clin Immunol* 2016; 137: 1742–50.

　　对慢性自发性荨麻疹应用奥马珠单抗的 7 个 RCT 研究的 meta 分析，强调了这一治疗的安全性和有效性，奥马珠单抗的推荐剂量是每 4 周 300mg。

四线治疗	
• 环孢素	A

Cyclosporine in chronic idiopathic urticaria: a double blind, randomized, placebo-controlled trial. Vena GA, Cassano N, Colombo D, Peruzzi E, Pigatto P; NEO-I-30 Study Group. *J Am Acad Dermatol* 2006; 55: 705–9.

对 99 位慢性重症荨麻疹患者分别给予环孢素治疗 16 周或 8 周,随后给予安慰剂 8 周或 16 周。环孢素初始剂量为 5mg/kg,在使用的 28 日期间分 2 次减至 3mg/kg。在两组应用环孢素的患者中症状评分显著好转。

血管性水肿

引言

与肥大细胞介导的血管性水肿不同,非肥大细胞介导的血管性水肿是慢性荨麻疹常见的特征和体征,这是一组疾病,包括有 / 无 C1 抑制剂(C1 inhibitor,C1INH)缺乏的遗传性血管性水肿(hereditary angioedema,HAE),获得性 C1INH 缺乏症和药物介导的血管性水肿,如血管紧张素转换酶抑制剂(angiotensin-converting enzyme inhibitor,ACEI)相关的血管性水肿。患有这类血管性水肿的患者都被认为是缓激肽介导出的皮损,而皮损通常不出现风团。

HAE 包括两种类型,均已报道,并很罕见。伴有 C1INH 缺乏的 HAE,又根据低抗原性和功能性 C1INH 水平分为 I 型和 II 型;以及 C1INH 正常的 HAE,伴或不伴接触因子(凝血因子 XII)突变。所有 HAE 患者血管性水肿的发作均被认为是由于缓激肽的增强所致。获得性非肥大细胞介质介导的血管性水肿包括获得性 C1INH 缺乏症(如 C1INH 分解代谢增加)和某些药物(主要是 ACEI 类)介导的血管性水肿。与 HAE 一样,这类血管性水肿的发生主要与缓激肽水平升高相关。

在 C1INH 缺乏所致的 HAE 患者中,复发性血管性水肿主要累及手足部位、腹部、面部、口咽部或这些部位中的多个。HAE 患者常有前驱症状(如环形红斑)。典型的 HAE 发作过程持续数小时,后经数小时至数日缓慢消退。皮损常累及四肢和腹部,而累及口咽部的皮损是最危险的,可因窒息而导致死亡的风险显著升高。相较之下,C1INH 水平正常的 HAE 更常见于女性,常在青春期后首次发作,发作次数较少。在所有 HAE 中,发作的诱因常见并相似,包括创伤、雌激素水平升高和压力。

由于获得性 C1INH 缺乏而出现的血管性水肿发作的患者与 HAE 患者相似,但前者发病时间较晚,且无家族史。ACEI 介导的血管性水肿通常累及面部,尤其是口唇部和舌体。从接受 ACEI 类药物治疗到血管性水肿第一次发生时间通常小于 1 个月,但在 1/4 的患者中,时间可能超过 6 个月,有些患者甚至高达 10 年。

诊断缓激肽介导的血管性水肿需要提供详细的病史,排除鉴别诊断(尤其是慢性荨麻疹),以及针对 C1INH 缺乏症的实验室检查。服用 ACEI 药物出现血管性水肿的患者的病因是 ACEI(除非能够证明不是这一药物引起的)。

缓激肽介导的血管性水肿治疗方案

伴 C1INH 缺乏的 HAE 患者的治疗包括避免已知促发因素的诱发和药物治疗,即在发作时按需用药和预防性治疗,或两者同时应用。目前,有五种非常有效且安全的药物可用于发作时的按需治疗,包括三种不同的 C1INH(两种血浆来源的和一种合成的药物)、艾替班特(一种选择性缓激肽 B2 受体阻滞剂),以及艾卡拉肽。后者通过抑制血浆中激肽释放酶发挥作用,其中激肽释放酶通过裂解激肽原进而产生缓激肽。C1INH 缺乏导致的 HAE 患者也需要预防治疗。患者进行手术之前,通常会给予 C1INH,以保护患者免受因无法避免的触发因素(如牙科手术或其他手术)而引起的疾病发作。对于所有 C1INH 缺乏的 HAE 患者,尤其是经常发作以及病情严重或按需治疗效果欠佳的患者来说,应考虑长期预防治疗,即预防血管性水肿发作的规律性药物治疗。C1INH 是长期预防的首选药物。C1INH 正常的 HAE 患者,以及获得性缓激肽介导的血管性水肿患者,也能通过使用 C1INH 或艾替班特的按需疗法而获益。重要的是,肥大细胞介导的血管性水肿发作时的标准治疗方案,如糖皮质激素或 H1 抗组胺药对 HAE 发作无效,因此,不可用于缓激肽介导的血管性水肿的按需治疗方案。

特殊检查
• C4、C1INH 水平及功能

Guideline for the management of hereditary angioedema: World Allergy Organization consensus document. Craig T, Aygören Pürsün E, Bork K, Bowen T, Boysen H, Farkas H, et al. *WAO J* 2012; 5: 182–99.

一线治疗	
按需	
• C1INH	A
• 艾卡拉肽	A
• 艾替班特	A
预防	
• C1INH	A

An evidence based therapeutic approach to hereditary and acquired angioedema. Bork K. *Curr Opin Allergy Clin Immunol* 2014; 14: 354–62.

(邱 磊 译,肖媛媛 校,刘 盈 审)

第250章 水痘

原作者　John Berth-Jones

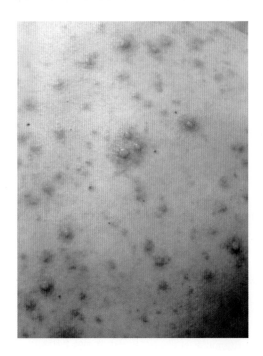

水痘（varicella，chickenpox）是由水痘-带状疱疹病毒（varicella zoster virus，VZV）感染引起的一种发疹性疾病，典型的潜伏期为10~14日。该疾病通过人与人直接接触或空气飞沫传播。该病从发疹前48小时至全部水疱结痂为止都具有传染性。

水痘最常见于幼儿。虽然可能发生并发症，但系统症状常较轻微。在青少年、成人和各年龄阶段的免疫力低下的人群中，该病更为严重，且并发症的发生率也更高。推荐这类患者进行治疗。潜在的并发症包括继发性皮肤细菌感染、细菌性肺炎、水痘性肺炎。罕见的并发症有无菌性脑膜炎、脑炎、小脑共济失调、心肌炎、角膜损害、肾炎、关节炎、急性肾小球肾炎、Reye综合征、出血倾向和肝炎。晚期并发症可能包括类似于巨细胞动脉炎的血管病变和带状疱疹。带状疱疹将在相应章节介绍。

治疗策略

在美国，建议所有未患水痘的健康人接种2剂减毒活疫苗。在12~15个月进行第1次接种，4~6岁时再次接种。第2次接种建议用于已经接种过1次的人群，包括儿童、青少年、成人。家庭成员接触患者后在出现皮疹的3日内进行免疫可能有效。在英国，不建议常规疫苗接种，推荐未免疫的医务工作者和与易感个体（主要是免疫功能低下患者）频繁接触的看护人员接种水痘疫苗，接种疫苗的目的是保护易感人群。

对于12岁以下健康儿童，通常只需要进行对症处理，可用对乙酰氨基酚（扑热息痛）。阿司匹林因为有引起Reye综合征的风险，应避免使用。如果儿童是家庭中第二个感染水痘的病例，病情可能会更加重，此时须进行抗病毒治疗。在皮疹发生24小时内应口服阿昔洛韦作为首选抗病毒药物。

对健康青少年和成年人，在皮疹发生后的24小时内口服阿昔洛韦有效。吸烟患者和有慢性肺部疾病患者发生并发症特别是水痘性肺炎的风险很高。在这些人中，如果24小时内皮疹有发展，应给予阿昔洛韦治疗。对于感染后病程正常和没有并发症的病例，没有证据支持24小时后使用阿昔洛韦是很有益的。若患者病情恶化，需要对症处理并立即进行治疗。有并发症的患者需要住院治疗。

孕妇患水痘的病情更严重而且更易发生并发症。对水痘没有免疫力的孕妇，应该避免接触带状疱疹和水痘患者，一旦接触，应立即报告。与水痘患者接触的没有免疫力的孕妇，应给予水痘-带状疱疹免疫球蛋白（varicella zoster immune globulin，VZIG）治疗，在接触10日之内有效，可阻止水痘病毒，改善病情，还可降低母婴传播的风险。3~28周的胎儿感染后，可能引起胎儿水痘综合征（包括眼和中枢神经系统的发育畸形）。该并发症在妊娠前20周的孕妇水痘患者中发生率为0.91%，特别是13~20周之间发生率最高。虽然阿昔洛韦不是公认的致畸药物，但理论上妊娠前3个月使用有致胎儿畸形的可能。妊娠20周以后的孕妇，推荐在发疹24小时内口服阿昔洛韦。吸烟、有慢性肺部疾病、服用糖皮质激素及妊娠晚期的孕妇，全身症状发生率更高。妊娠晚期、有胸痛及神经症状、有出血、出血性皮疹、皮疹密集和黏膜受累的严重病例，需要住院治疗。

母亲在分娩前7日至分娩后7日期间感染过水痘，其新生儿应预防性应用水痘-带状疱疹免疫球蛋白。分娩前7日内母亲患水痘所生的新生儿，若患水痘病情较重，需要静脉注射阿昔洛韦。患有先天性水痘（皮疹发生在分娩16日内）和临床症状较重的其他婴儿，应在48小时内给予治疗。

免疫力低下者如有水痘接触史，应预防性给予VZIG，在72小时内给予预防治疗最有效，但10日内使用仍可能改善病情。所有免疫力低下及免疫缺陷的水痘患者，包括正在口服糖皮质激素或在3个月内服用糖皮质激素超过3周的患者，由于容易发展为重症水痘和出现并发症，应住院静脉注射阿昔洛韦治疗。免疫力低下的患者长期用阿昔洛韦可产生耐药性。如已对阿昔洛韦产生耐药性,可选用膦甲酸。

已经开发出了新的抗水痘 - 带状疱疹病毒药物,包括伐昔洛韦、泛昔洛韦和溴夫定,这些药物目前只批准用于带状疱疹。

特殊检查
• 疱液病毒学
• 急性期和恢复期血清学

病毒可通过电子显微镜、免疫电子显微镜、组织培养或壳病毒培养、免疫荧光、免疫染色或 PCR 检测病毒 DNA 进行鉴定。

一线治疗	
• 对症治疗	C
• 阿昔洛韦	A

Aciclovir for treating varicella in otherwise healthy children and adolescents. Klassen TP, Belseck EM, Wiebe N, Hartling L. *Cochrane Database Syst Rev* 2004; CD002980.

皮疹发作后 24 小时内开始使用的阿昔洛韦在减少发热时间和免疫功能正常儿童的最大病灶数量方面显示出治疗优势。使用止痛药和局部用药对症治疗,例如大多数儿童需要使用炉甘石洗剂或克罗米通乳膏,以及每日洗澡。

如有需要,阿昔洛韦是首选的抗病毒药物。通常口服即可,12 岁以下的儿童的用法是每 6 小时 20mg/kg 的剂量(最大剂量为 800mg)治疗 5 日。青少年和成人的剂量为 800mg,每日 6 次,共 7 日。重症患者和免疫功能低下的患者应静注阿昔洛韦。

Treatment of adult varicella with oral acyclovir: a randomized, placebo-controlled trial. Wallace MR, Bowler WA, Murray NB, Brodine SK, Oldfield EC Ⅲ. *Ann Intern Med* 1992; 117: 358–63.

一项用阿昔洛韦治疗 148 例住院的水痘患者的研究表明,口服阿昔洛韦 800mg,每日 5 次,疗程 7 日,在皮疹发生的 24 小时内治疗,与对照组安慰剂相比,皮疹数量减少,结痂时间缩短。但是 24 小时后用药则无区别。

Combining corticosteroids and acyclovir in the management of varicella pneumonia: a prospective study. Anwar SK, Masoodi I, Alfaifi A, Hussain S, Sirwal IA. *Antivir Ther* 2014; 19: 221–4.

一项前瞻性研究对 32 名成年患者进行了每 8 小时静脉注射阿昔洛韦(10mg/kg)的治疗,持续 4~10 日,同时每 8 小时静脉注射类固醇(100mg 氢化可的松)治疗,持续 5 日,该研究支持此治疗组合使用。最终有 31 例患者治愈,1 例

死亡。

二线治疗	
• 膦甲酸	D
• 泛昔洛韦	C
• 伐昔洛韦	D
• 缬更昔洛韦	E

Foscarnet therapy in five patients with AIDS and acyclovir resistant varicella zoster virus infection. Safrin S, Berger TG, Wolfe PR, Wosby CB, Mills J, Biron KK. *Ann Intern Med* 1991; 115: 19–21.

5 例阿昔洛韦耐药的水痘 - 带状疱疹病毒感染的艾滋病患者接受膦甲酸治疗,其中有 4 名患者在治疗过程中病灶愈合且培养阴性。2 名患者的荧光抗原检测仍为阳性,其中 1 名患者完全治愈,还有 1 名患者伴有临床治疗失败。

膦甲酸治疗对阿昔洛韦耐药患者的治疗剂量为 40mg/kg,每 8 小时 1 次,1 小时内输注完毕,持续 10 日。

Pharmacokinetics and safety of famciclovir in children with herpes simplex or varicella-zoster virus infection. Sáez-Llorens X, Yogev R, Arguedas A, Rodriguez A, Spigarelli MG, De León Castrejón T, et al. *Antimicrob Agents Chemother* 2009; 53: 1912–20.

53 名水痘患儿口服泛昔洛韦治疗后,有 49 名治愈,使用非线性 8 分表的体重调整剂量,体重调整后的平均日剂量为 1~2 岁儿童为 40.8mg/kg,2~6 岁儿童为 40.6mg/kg,6~12 岁儿童为 35.5mg/kg,分为 3 次口服。

Varicella in a pediatric heart transplant population on non-steroid maintenance immunosuppression. Dodd DA, Burger J, Edwards KM, Dummer JS. *Pediatrics* 2001; 108: E80.

14 例儿童心脏移植的水痘患者中有 6 例接受了口服伐昔洛韦治疗,剂量范围为 61~88mg/(kg·d),持续 7 日。

Complete remission of VZV reactivation treated with val ganciclovir in a patient with total lymphocyte depletion and acute kidney injury after allogeneic bone marrow transplantation. Maximova N, Antonio P, Marilena G, Rovere F, Tamaro P. *APMIS* 2015; 123: 77–80.

缬更昔洛韦治疗 1 例异基因骨髓移植后全淋巴细胞衰竭和急性肾损伤的 VZV 患者,该病完全缓解。

妊娠

Chickenpox in pregnancy. Green-top Guideline No. 13. Royal College of Obstetricians and Gynecologists. January 2015. https://

www. rcog. org. uk/globalassets/documents/guidelines/gtg 13. pdf.

水痘 - 带状疱疹免疫球蛋白推荐用于病毒暴露后预防,如果患者妊娠超过 20 周且皮疹发生于 24 小时内,建议口服阿昔洛韦治疗。妊娠 20 周以前使用阿昔洛韦也应该被考虑。

Management of varicella infection (chickenpox) in pregnancy. Shrim A, Koren G, Yudin MH, Farine D; Maternal Fetal Medicine Committee. *J Obstet Gynaecol Can* 2012; 34: 287–92.

水痘疫苗接种被推荐作为孕前和产后护理的一部分,建议对所有非免疫的女性接种。妊娠期不应接种水痘疫苗。但是,怀孕期间意外接种疫苗,不建议终止妊娠。所有孕妇的产前水痘免疫状态应通过既往感染史、水痘疫苗接种或血清学记录下来。同时须告知所有非免疫孕妇其自身和胎儿感染水痘的风险。告知她们与可能会传染水痘的人接触后,应寻求医疗帮助。如果免疫状况未知的孕妇接触水痘,则应进行血清检查。接触后 96 个小时内结果为阴性或无法获得血清学结果,则应使用 VZIG。需要让怀孕期间发生水痘感染的妇女注意潜在的母体和胎儿后遗症、传播给胎儿的风险,以及明确产前诊断的选项。建议所有在妊娠期间患过水痘的妇女进行详细的超声检查和适当的随访,以筛查对胎儿的伤害。妊娠期患有严重水痘感染(例如肺炎)的妇女应使用口服抗病毒药治疗(例如阿昔洛韦 800mg,每日 5 次)。对于进展为水痘肺炎的患者,应建议住院治疗。可以考虑将静脉注射阿昔洛韦用于妊娠的严重并发症(口服形式的生物利用度较差)。对于水痘肺炎,应在皮疹发作后 24~72 小时内开始治疗,通常每 8 小时静脉注射阿昔洛韦 10~15mg/kg 或 500mg/m²,持续 5~10 日。应当告知新生儿保健人员围产期水痘的暴露情况,以便通过 VZIG 和免疫优化早期新生儿护理。母亲在分娩前 5 日至分娩后 2 日感染水痘的新生儿均应使用 VZIG。

预防治疗

• 疫苗	A
• 水痘 - 带状疱疹免疫球蛋白	B
• 静脉注射免疫球蛋白	C
• 阿昔洛韦	B

SAGE working group on varicella and herpes zoster vaccines: background paper on varicella vaccine SAGE review 2015. http://www. who. int/immunization/sage/meetings/2014/april/1_SAGE_varicella_background_paper_FINAL.pdf.

这篇综述的结论是:"有强有力的科学证据表明,水痘疫苗预防有免疫能力的个体的水痘相关的发病率和死亡率是安全有效的"。

在美国和其他地区引入水痘疫苗后,水痘在所有年龄段的人群中的发病率均降低,表明"群体免疫"具有明显的好处。

Use of combination measles, mumps, rubella, and varicella vaccine: recommendations of the Advisory Committee on Immunization Practices (ACIP). Marin M, Broder KR, Temte JL, Snider DE, Seward JF; Centers for Disease Control and Prevention (CDC). *MMWR Recomm Rep* 2010; 59: 1–12.

建议儿童在 48 个月大之后进行第 1 剂麻疹、腮腺炎和风疹(measles, mumps, and rubella vaccine, MMRV)四联疫苗接种(因为在 <48 个月的儿童中出现高热惊厥的风险与使用四联疫苗的第 1 剂有关)。

A varicella outbreak in a school with high one-dose vaccination coverage, Beijing, China. Lu L, Suo L, Li J, Zhai L, Zheng Q, Pang X, et al. *Vaccine* 2012; 30: 5094–8.

一所疫苗接种覆盖率高的学校暴发水痘后,951 名学生中有 916 名接种了第 1 剂水痘疫苗,而只有 2 人在暴发前接种了 2 剂水痘疫苗,总共发生水痘病例数有 87 例,其中 95% 为轻症。单剂量水痘疫苗的预防有效率为 89%,对预防中重度水痘有效率为 99%。

单剂量疫苗接种不能预防疾病发生,但可以防止病情变严重。

Vaccines for postexposure prophylaxis against varicella (chickenpox) in children and adults. Macartney K, Heywood A, McIntyre P. *Cochrane Database Syst Rev* 2014; 6: CD001833.

三项小型研究表明,在家庭接触的 3 日内接种疫苗可降低感染率和严重程度。

Varicella vaccination in the immunocompromised. Malaiya R, Patel S, Snowden N, Leventis P. *Rheumatology* 2015; 54: 567–9.

这是一篇关于接受免疫抑制药物治疗患者的水痘风险,以及有关该组患者疫苗接种的各种建议的综述。作者建议确定患者的免疫状况,如果可以忍受推迟免疫抑制治疗,则应在开始免疫抑制治疗至少 2 周之前对非免疫(未接种水痘)患者进行疫苗接种。水痘或带状疱疹疫苗不推荐用于已经免疫抑制的初诊患者。

Updated recommendations for use of VariZIG—United States, 2013. Centers for Disease Control and Prevention (CDC). *Morb Mortal Wkly Rep* 2013; 62: 574–6.

美国 CDC 建议在接触 VZV 之后尽快给予 VZIG。在水痘的高危人群中,若没有证据表明对水痘免疫,对已接触过水痘或带状疱疹且有禁忌使用水痘疫苗的人,应在 10 日内给予 VZIG。高危人群包括免疫力低下的患者,母亲在分娩前后(即出生前 5 日至出生后 2 日)出现水痘体征和症状的新生儿,妊娠 ≥ 28 周的住院早产儿(母亲对水痘没有免疫力的证据,无论其母亲是否对水痘免疫),以及妊娠 <28 周出生的住院早产儿或出生时体重 ≤ 1 000g 的住院婴儿。

Intravenous immunoglobulin prophylaxis in children with acute leukemia following exposure to varicella. Chen SH, Liang DC. *Pediatr Hematol Oncol* 1992; 9: 347–51.

5 例患白血病的儿童在接触水痘后 3 日内静脉注射单剂量(200mg/kg)免疫球蛋白(IVIG)。没有人感染水痘。

当 VZIG 不可用时,IVIG 可能是一种有效且安全的替代方法。

Postexposure prophylaxis of varicella in family contact by oral acyclovir. Asano Y, Yoshikawa T, Suga S, Kobayashi I, Nakashima T, Yazaki T, et al. *J Pediatr* 1993; 92: 219–22.

25 名儿童在家庭接触水痘后,每日分 4 次口服阿昔洛韦 40mg/kg 或 80mg/kg 进行治疗 7~9 日。还追踪了 25 名年龄相匹配的对照受试者,这些受试者已经暴露但未接受治疗。25 名接受治疗的受试者中有 20 名免受疾病侵袭,但其中 4 名未能达到血清转换。对照组中的 25 个受试者全部患上水痘。

尽管口服阿昔洛韦的疗效不如 VZIG 明确,但似乎也可能在暴露后的预防中有效。暴露约 1 周后给药 9 日,可预防疾病或减轻其严重程度。

Antiviral prophylaxis and treatment in chickenpox. A review prepared for the UK Advisory Group on Chickenpox on behalf of the British Society for the Study of Infection. Ogilvie MM. *J Infect* 1998; 36: 31–8.

一篇关于 VZIG、水痘减毒活疫苗和阿昔洛韦的综述认为,在皮损出现后的 24 小时内开始口服阿昔洛韦才有效。它被推荐治疗其他健康的成年和青少年的水痘,不常规用于 13 岁以下的儿童,除非他们是水痘患者的兄弟姐妹接触者或患有其他疾病。阿昔洛韦具有较高的治疗指数和良好的安全性,但建议在妊娠期谨慎使用。

Prophylactic role of long-term ultralow-dose acyclovir for varicella zoster virus disease after allogeneic hematopoietic stem cell transplantation. Kawamura K, Wada H, Yamasaki R, Ishihara Y, Sakamoto K, Ashizawa M, et al. *Int J Infect Dis* 2014; 19: 26–32.

关于 141 名异基因造血干细胞移植术后患者每日接受阿昔洛韦 200mg 预防性治疗的长达 1 年的研究发现,停药后 VZV 的发病率明显增加。

(周娅丽 译,邓丹琪 校)

第**251**章　病毒疹（风疹、玫瑰疹、麻疹、肠道病毒）

原作者　Julia A. Siegel, Julia O. Baltz, Karen Wiss

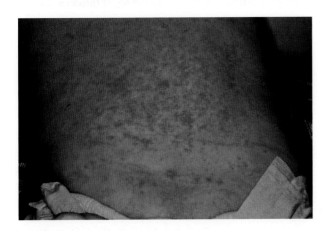

风疹（rubella）

　　风疹（德国麻疹、三日疹）是一种以低热、泛发性斑丘疹、多发性淋巴结病为主要表现的轻症疾病，由披膜病毒科的包膜 RNA 病毒引起。

治疗策略

　　儿童常无典型的前驱症状。青少年和成人常见发热、不适、咽痛、恶心、厌食、多发性淋巴结病等前驱症状。开始时面和颈部出现粉红色斑丘疹，1~2 日内皮疹由颈部向下呈离心性发展。2~3 日内皮损开始从面部到颈部，再向下消退。发疹过程中，可出现黏膜疹，包括硬腭上的瘀斑、瘀点，称之为福希海默征。

　　风疹是一种自限性疾病，可自行消退。治疗一般以支持治疗为主。部分患者，特别是青少年和成人可能有暂时性多关节疼痛和多关节炎。血小板减少症和脑炎是非常罕见的并发症。孕妇在妊娠前 3 个月感染风疹可导致死胎或先天性风疹综合征。常见的胎儿畸形包括眼损害（白内障、青光眼、小眼畸形和脉络膜视网膜炎），感觉神经性耳聋，心脏缺陷（动脉导管未闭、房间隔缺损和先天性心室间隔缺损），肺动脉瓣狭窄，以及蓝莓松饼型损害（髓外造血）。先天性风疹的幸存者有更高的发育迟缓和自闭症的风险。

　　风疹与其他病毒疹特别是肠病毒引起的疾病较难鉴别。风疹可以模仿麻疹，也可以由细小病毒 B19，人类疱疹病毒（human herpes virus, HHV）6 型及虫媒病毒感染引起。在妊娠期间鉴别这些病毒的感染尤其重要。我们可以通过培养鉴别病毒。风疹病毒可以从产后感染者中的鼻腔和咽喉中分离出来，也能从先天性感染者的血液、尿液、脑脊液、咽喉中分离出来。因为在皮疹的第 1 日至此后的 7~10 日，采集的标本病毒才可以查出是阳性，所以标本采集的时间至关重要。可以通过逆转录聚合酶链反应（reverse transcription polymerase chain reaction, RT-PCR）完成扩增。病毒血清学也可用于诊断，但是在皮疹的第 1 日，IgM 仅存在于 50% 的标本中，并在 5 日后达到峰值。血清 IgM 和恢复期 IgG 的血清转化（滴度增加 4 倍）均表明近期感染。通过 RT-PCR 和血清学都可以获得更可靠的诊断，可以在皮疹暴发的时期检测到病毒。因为低滴度抗风疹 IgG 与近期感染有关，所以亲和力测试可能有助于确定感染的时间。微阵列技术是一种便宜而又有前景的急性感染诊断方法。患有风疹的儿童在皮疹发作后的 7 日内禁止上学。无论是否接种水痘疫苗（MMR 或 MMRV），建议将风疹疫苗与麻疹和腮腺炎疫苗联合使用，在 12~15 个月大时接种，4~6 岁进行再次接种。但是，已有报道称 MMRV 联合疫苗会引起高热惊厥的风险。青春期后的女性可以进行风疹 IgG 检测，并在必要时接种疫苗。由于该疫苗含有活病毒，孕妇不能使用。

特殊检查
• 病毒培养
• 血清学（急性期 IgM 抗体滴度和急性期及缓解期 IgG 抗体滴度）
• 聚合酶链反应

Diagnosis of recent primary rubella virus infections: significance of glycoprotein-based IgM serology, IgG avidity and immunoblot analysis. Wandinger KP, Saschenbrecker S, Steinhagen K, Scheper T, Meyer W, Bartelt U, et al. *J Virol Methods* 2011; 174: 85–93.

　　在美国，风疹 IgM 阳性预测值随着疫苗接种率和血清感染率的增高而降低。区分由原发性风疹感染引起的 IgM 反应性非常重要。由于持续性、再感染、多克隆 B 细胞刺激和交叉反应引起的 IgM 反应性感染，可以使用特异性 IgG 亲和力和免疫印迹分析来完成。

一线治疗	
• 退热剂：对乙酰氨基酚（扑热息痛）、布洛芬	E
• 镇痛剂：非甾体抗炎药（nonsteroidal antiinflammatory drugs, NSAID）	E
• 隔离 7 日	A
• 免疫接种	A

Rubella. Lambert N, Strebel P, Orenstein W, Icenogle J, Poland GA. *Lancet* 2015; 385: 2297–307.

自国家风疹疫苗接种计划实施以来，风疹病毒在美国已不再流行。2000—2012 年，美洲风疹病例减少了 99.9%，从 39 228 例降至 21 例。

Post-exposure passive immunisation for preventing rubella and congenital rubella syndrome. Young MK, Cripps AW, Nimmo GR, van Driel ML. *Cochrane Database Syst Rev* 2015.

多克隆免疫球蛋白在风疹暴露后 5 日内可预防风疹，其效果取决于剂量。使用多克隆免疫球蛋白预防先天性风疹的证据尚不明确。

玫瑰疹（roseola）

婴儿玫瑰疹（幼儿急诊）是一种主要由人疱疹病毒 6 型（包括 HHV-6A 和 HHV-6B）或 7 型原发感染引起的小儿发疹性疾病。临床表现包括外观健康的儿童出现高热，以及热退后出现粉红色斑疹和丘疹。

治疗策略

玫瑰疹是一种发生于 6~36 月龄儿童的疾病。该病的首要表现是持续 3~7 日的高热（>39.5℃），随后皮疹迅速从颈部蔓延到躯干及四肢近端躯干，出现粉红色斑丘疹，持续数小时至数日。本病一般无须治疗，数日之内会自行消退。婴儿发生玫瑰疹时，在发热阶段常可出现高热惊厥，通常需要到急诊科治疗。

因为大多数感染者是无症状的，故很难鉴定 HHV-6 或 HHV-7 感染。可在专门研究室中使用外周血培养进行鉴定，但由于培养时间长而使用有限。高人群血清阳性率（约 95%）也使血清学的实用性降低。滴度升高 4 倍的恢复期 IgG 血清转化更能表明是急性感染。但是，HHV-6、HHV-7 和巨细胞病毒之间存在相当大的抗体交叉反应性。虽然尚未确定标准的测量方法，但目前的诊断方法是通过核酸扩增全血、血清或血浆进行病毒 DNA 检测，单独使用 PCR 检测无法可靠地区分活动性感染和潜伏性感染，多因素分析方法敏感性和特异性更强。高亲和力抗体表明感染后至少有 6 周，故抗体的亲和性可以帮助区分感染时间。此外，已经开发了两种新的 RT-qPCR 检测方法来检测在病毒感染过程中表达的特定病毒转录和繁殖，以更好地区分活动性感染和潜伏性感染。数字微滴式 PCR 可用于染色体整合的 HHV-6 的病毒定量和鉴定。

大多数人的唾液中都含有 HHV-6 和 HHV-7，但是只有 1% 的人携带有整合了染色体的病毒 DNA。在免疫功能低下的患者中，病毒再激活常常导致严重的疾病，如发热、骨髓抑制、肝炎、肺炎、淋巴增生性疾病和脑炎。虽然在这些患者中关于更昔洛韦和膦甲酸的生存益处存在相互矛盾的证据，但更昔洛韦和膦甲酸仍然是一线治疗。膦甲酸已在干细胞移植患者中显示出预防效果。体外研究表明，更昔洛韦、西多福韦和膦甲酸可抑制 HHV-6 和 HHV-7 的复制。一些个案表明，这些药物对具有免疫功能的终末器官疾病患者有益。HHV-6 感染可导致严重的药物超敏反应综合征，也称为伴嗜酸粒细胞增多和系统症状的药疹。

特殊检查
• 不需要常规检测
• HHV-6 血清学（急性 IgM 或急性和恢复期 IgG）
• PCR

一线治疗	
• 退热剂：对乙酰氨基酚、布洛芬	E

二线治疗	
• 更昔洛韦	D
• 膦甲酸	D

High-dose ganciclovir in HHV-6 encephalitis of an immunocompetent child. Olli-Lähdesmäki T, Haataja L, Parkkola R, Waris M, Bleyzac N, Ruuskanen O. *Pediatr Neurol* 2010; 43: 53–6.

虽然抗病毒治疗通常只用于免疫功能低下的患者，但大剂量的更昔洛韦[18mg/（kg·d）]对这名 15 个月大的 HHV-6 脑炎患者是安全有效的。

Human herpesvirus type 6 and human herpesvirus type 7 infections of the central nervous system. Dewhurst S. *Herpes* 2004; 11: 105A-11A.

更昔洛韦和膦甲酸可用于治疗 HHV-6 相关疾病。更昔洛韦可能对 HHV-7 相关疾病有用，但膦甲酸没有用。

Safety of pre-engraftment prophylactic foscarnet administration after allogeneic stem cell transplantation. Ishiyama K, Katagiri T, Ohata K, Hosokawa K, Kondo Y, Yamazaki H, et al. *Transpl Infect Dis* 2012; 14: 33–9.

在 10 例接受干细胞移植的患者中，预防性使用膦甲酸可降低罹患 HHV-6 或 HHV-7 相关性脑炎的风险，但无法阻止 HHV-6 的重新激活。

Diagnostic clues to human herpesvirus 6 encephalitis and Wernicke encephalopathy after pediatric hematopoietic cell transplantation. Sadighi Z, Sabin ND, Hayden R, Stewart E, Pillai A. *J Child Neurol* 2015; 30: 1307–14.

在造血细胞移植术后使用静脉注射膦甲酸或更昔洛韦

快速治疗 HHV-6 脑炎可以促进神经系统的恢复。膦甲酸已被证明对 HHV-6A 和 HHV-6B 都有效，而更昔洛韦只对 HHV-6B 有效。

Human herpesvirus types 6 and 7 infection in pediatric hematopoietic stem cell transplant recipients. Fule Robles JD, Cheuk DK, Ha SY, Chiang AK, Chan GC. *Ann Transplant* 2014; 19: 269–76.

多项研究表明，更昔洛韦和膦甲酸可解决病毒血症，但可能不会提高生存率。如果这些药物在严重的 HHV-6 或 HHV-7 感染中治疗失败，可以尝试西多福韦。但西多福韦在脑脊液中渗透能力较差，治疗疱疹病毒脑病方面可能没有效果。

麻疹（rubeola）

麻疹（rubeola，measles）是一种伴有发热、咳嗽、鼻炎、结膜炎、红斑、丘疹和柯氏斑（Koplik spots）的系统性疾病。它是由麻疹病毒感染引起的，麻疹病毒是副黏病毒科的一种信封状 RNA 病毒。

治疗策略

麻疹的皮疹开始分布于发际及耳后，后逐渐扩展至全身。它是"麻疹样喷发"的原型。在发疹前 2 日颊黏膜上出现有特征性聚集性的黏膜斑，称之为柯氏斑（Koplik spots），是麻疹区别于药疹、川崎病与其他病毒感染，特别是肠道病毒和腺病毒的要点。麻疹的并发症包括肺炎、假膜性喉炎、腹泻、脑炎和死亡。持续性麻疹感染导致的亚急性硬化性全脑炎是一种可在初次感染后数年发生的罕见的变性神经系统疾病。

麻疹可以通过免疫荧光对鼻黏膜脱落细胞进行检测而快速诊断。皮疹发作时的血清 IgM 和恢复期 IgG 的血清转化（滴度增加 4 倍）均表明是近期感染。鼻咽分泌物、口腔液体或血清的 RT-PCR 是诊断急性感染最可靠的诊断方法。口腔液体检测因其采样无痛且更加经济是麻疹未来检测的方向。

麻疹儿童患者应自发疹之日起隔离 4 日。医生应上报相应的监测机构。麻疹疫苗包含减毒活病毒，是 MMR 3 价疫苗（或者 MMRV 4 价疫苗）的组成成分，在 12~15 月龄时接种，4~6 岁时再加强接种 1 次。也可以单独接种单一的麻疹疫苗。

营养不良的患者患麻疹并发症的风险最高。因麻疹并发症住院的 6~24 个月大的儿童应在饮食中补充维生素 A，可能会降低疾病的发病率和死亡率。任何患有麻疹、免疫功能受损、营养不良、维生素 A 缺乏症或近期前往高麻疹死亡率地区的儿童都应接受维生素 A 治疗。世界卫生组织建议对 6 个月以下的婴儿使用 2 次 5 万 IU 的剂量，对 6~12 个月的儿童建议使用 10 万 IU 的剂量，对于 1 岁以上的个体建议使用 20 万 IU 的剂量。最近的一项 meta 分析表明，对于 >1 岁的儿童，至少给予 2 次剂量为 20 万 IU；对于婴儿，至少为 10 万 IU，可将麻疹死亡率降低约 60%。预防性使用免疫球蛋白可以在暴露后 7 日内预防或减轻症状。对于家庭内接触的疑似患者，特别是婴儿、孕妇，以及免疫缺陷者等易感人群，推荐使用免疫球蛋白。

麻疹病毒在体外对利巴韦林敏感，但其临床疗效值得怀疑。可以通过静脉和鼻内给药治疗患有严重疾病的免疫功能低下的儿童。新型麻疹 RNA 聚合酶非核苷抑制剂（如 ERDRP-0519）正在开发中，并显示出良好的前景。

麻疹是包括英国和美国在内的许多司法管辖区的法定报告疾病。

特殊检查
• 鼻黏膜细胞的免疫荧光
• 血清学（急性 IgM 或急性和恢复期 IgG）
• 病毒培养
• PCR

Assessment of measles diagnostic from gingival fluid in Côte d'Ivoir. Bénié BVJ, Attoh-Touré H, Aka LN, Fofana N, Tiembré I, Dagnan NS. *Bull Soc Pathol Exot* 2015; 108: 262–4.

口腔液体检测与血清酶联免疫吸附测定的"金标准"相比，具有相同的诊断能力。而且口腔液体采集是无痛且经济的，并且不需要复杂的技术技能。

一线治疗	
• 退热药：对乙酰氨基酚、布洛芬	E
• 麻疹疫苗（预防及接触后）	A

Progress toward regional measles elimination worldwide, 2000–2013. Centers for Disease Control and Prevention. *MMWR* 2014; 63: 1034–8.

2000—2012 年，由于常规疫苗接种和补充免疫活动的增加导致全世界报告的年麻疹发病率下降了 77%，死亡率下降了 78%（从 562 400 降至 122 000），减少了约 1 380 万人的死亡。

Measles cases exceed 100 in US outbreak. McCarthy M. *BMJ* 2015; 350: h622.

2014 年，美国报告了 644 例麻疹病例，这是自 2000 年消除麻疹以来的最高记录，2015 年报告了 100 多例。大多数感染者尚未接种疫苗。疫苗拒绝率高的地区集中在父母担心疫苗安全性的地区。

Effectiveness of measles vaccination for control of exposed children. Barrabeig I, Rovira A, Rius C, Muñoz P, Soldevila N, Batalla J, et al. *Pediatr Infect Dis J* 2011; 30: 78–80.

麻疹疫苗暴露后的预防有效性存在相当大的争议。这项研究表明，在暴露后的 72 小时内接种疫苗可以预防 90.5% 的疾病。

二线治疗	
• 口服维生素 A	A
• 预防使用免疫球蛋白	A
• 利巴韦林和干扰素 -α	D

Effectiveness of measles vaccination and vitamin A treatment. Sudfeld CR, Navar AM, Halsey NA. *Int J Epidemiol* 2010; 39: i48–55.

1 剂麻疹疫苗对预防麻疹疾病的有效率为 85%，而第 2 剂疫苗的有效率约为 98.1%~100%。研究显示对于 1 岁以上的儿童使用 2 剂 20 万 IU 的维生素 A，婴儿使用的 10 万 IU 的维生素 A，能使麻疹死亡率降低 62%。

An assessment of measles vaccine effectiveness, Australia, 2006–2012. Pillsbury A, Quinn H. *WPSAR* 2015; 6: 43–50.

1 剂麻疹疫苗对预防麻疹的有效率为 96.7%，第 2 剂疫苗的有效率为 99.7%。

Post-exposure passive immunisation for preventing measles. Young MK, Nimmo GR, Cripps AW, Jones MA. *Cochrane Database Syst Rev* 2014: CD010056.

非免疫个体在暴露后 7 日内注射免疫球蛋白进行被动免疫，可使麻疹风险降低 83%，死亡率降低 76%。

Measles control—can measles virus inhibitors make a difference? Plemper RK, Snyder JP. *Curr Opin Investig Drugs* 2009; 10: 811–20.

虽然利巴韦林和干扰素 -α 的疗效和副作用均不理想，但仍在临床上用于严重的麻疹感染病例。现在需要一种新型的抗病毒药，而新型的麻疹 RNA 聚合酶的非核苷抑制剂具有潜力。

An orally available, small-molecule polymerase inhibitor shows efficacy against a lethal morbillivirus infection in a large animal model. Krumm SA, Yan D, Hovingh ES, Evers TJ, Enkirch T, Reddy GP, et al. *Sci Transl Med* 2014; 6: 232ra52.

本文报道了一种新型的口服抗麻疹病毒药物 ERDRP-0519，它靶向作用于麻疹病毒依赖 RNA 的 RNA 聚合酶，在初次病毒血症发作时能够治愈致命的麻疹病毒感染。该药物在体外对麻疹病毒有效，在体内对密切相关的犬瘟热病毒有效。

肠道病毒（enteroviruses）

肠道病毒是一组无包膜的单链 RNA 病毒，包括柯萨奇病毒 A 和 B、肠道病毒 68~71、埃克病毒，以及脊髓灰质炎病毒等。由于脊髓灰质炎已经被消灭，因此，非脊髓灰质炎病毒成为主要关注点。临床上有广泛的疾病谱，包括轻度发热、上呼吸道感染、无菌性脑膜炎、心肌炎和脑炎。肠病毒还可以引起很多特征性综合征，如手足口病、疱疹性咽峡炎、出血性结膜炎，以及胸膜痛。

治疗策略

肠道病毒感染通常症状较轻，具有自限性。感染在夏季和秋季达到高峰。病毒通过口腔传播，分布在世界各地。幼儿最常见的症状是发热、不适、腹泻、呕吐、上呼吸道症状。皮疹主要是非瘙痒麻疹样皮损，常常伴有瘀点。

手足口病（hand, food, and mouth disease）通常由柯萨奇病毒 A16 引起。前驱症状包括发热、不适、咽痛。在舌、软腭、腭垂、扁桃体上会出现疼痛性红斑，后转为水疱。应注意发生在手、足、臀部卵球形的周围绕以红晕的水疱。该病通常具有自限性。肠道病毒 71 型曾引起手足口病的流行，由于出现肺出血及肺水肿、脑膜炎、脑炎、心肌炎、弛缓性麻痹导致患者死亡。

疱疹性咽峡炎（herpangina）可出现相似的前驱症状。之后在软腭、腭垂、扁桃体出现灰白色、周围绕以红晕的水疱。通常皮损数目少于 20 个。

肠道病毒感染可通过口咽、粪便、血液、脑脊液、尿液或组织的病毒培养而诊断。特异性血清分型能进行鉴别。病毒培养的缺点是敏感性低及更新慢。尽管血清学试验并不常规用于诊断肠道病毒感染，但对于诊断许多肠道病毒很有价值。因为所有的肠道病毒有共同的基因序列，聚合酶链反应可鉴别几乎所有的肠道病毒血清分型，并且在脑脊液中检查结果更加可靠。

大多数肠道病毒感染，包括手足口病及疱疹性咽峡炎的治疗为补充液体和止痛。应特别注意新生儿及免疫抑制患者的肠道病毒感染，他们需要接受用于危重患者的免疫球蛋白的治疗。普可那利（pleconaril）是一种抗病毒药，可阻止病毒黏附与脱壳，并可降低肠道病毒感染相关疾病的发病率与死亡率。该药目前仅用于严重威胁生命的感染，特别是脑膜炎和新生儿败血症。小干扰 RNA（small interfering RNA，siRNA）有望成为未来的治疗选择。

特殊检查
• 病毒培养
• 肠道病毒 PCR

一线治疗	
• 退热药：对乙酰氨基酚、布洛芬	E
• 镇痛药	E
• 补充液体	E

二线治疗	
• 免疫球蛋白	C
• 普可那利	B

Enteroviral encephalitis in children: clinical features, pathophysiology, and treatment advances. Jain S, Patel B, Bhatt GC. *Pathog Glob Health* 2014; 108: 216–22.

目前还没有针对肠道病毒感染的特异性抗病毒治疗，但普可那利和免疫球蛋白可用于治疗中枢神经系统的肠道病毒感染。值得关注的是，免疫球蛋白治疗还没有在临床试验中得到充分证实。牛乳铁蛋白、小发夹 RNA（small hairpin RNA，shRNA）、siRNA、芦平曲韦、利巴韦林和 17-AAG 已经进行了体内试验，可能成为未来的治疗选择。

A randomized, double-blind, placebo-controlled trial of pleconaril for the treatment of neonates with enterovirus sepsis. Abzug MJ, Michaels MG, Wald E, Jacobs RF, Romero JR, Sánchez PJ, et al. *J Pediatric Infect Dis Soc* 2016; 5: 53–62.

与安慰剂组相比，接受普可那利治疗的患者存活率更高，病毒培养呈阴性，且 PCR 检测也更早。

（周娅丽　译，邓丹琪　校）

第 252 章 病毒疣

原作者 Rabia S. Rashid, Imtiaz Ahmed

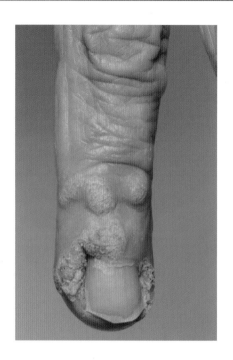

疣(warts)是由各种人类乳头瘤病毒(human papillom-avirus, HPV)感染引起的常见疾病,以各种形态出现在身体的不同部位,包括寻常疣、扁平疣、丝状疣、甲周疣、跖疣、镶嵌疣和尖锐湿疣。儿童最常见的是手、足部位的寻常疣或甲周疣,而成人常见的是手背上的寻常疣或面颈部的丝状疣。生殖器疣将在另一章中讨论。

治疗策略

大多数疣会随着时间自然消退。但是患者和患儿的父母常常由于疾病的疼痛、社会歧视或担心传染而要求进行治疗。在某些情况下,疣会导致患者被嘲笑,使其自信心降低,担心失去工作,或担心健康和安全问题。免疫抑制的患者可发生泛发性疣,且对治疗抵抗。

大多数患者在向皮肤科医生求诊之前,会使用含有角蛋白溶解剂的非处方药进行治疗。水杨酸是最常用的疗法,可用各种浓度,封包或不封包,适用于除面部以外的任何部位,但需要频繁使用,并且可能会刺激周围皮肤。也可以用二甲醚和丙烷喷枪进行冷冻治疗,硝酸银笔和封包用的胶带可在药店买到。

皮肤科医生向患者解释疣的诊断,告诉患者皮损会自行消退,可以等待观察。皮肤科医生还应指导患者如何正确使用局部制剂。浸泡后使用锉刀或磨石对疣进行彻底削剪尤为重要。感染时间短的年轻人清除率最高。液氮冷冻

疗法是最常用的治疗方法之一。一般用棉签或喷雾进行液氮冷冻治疗。冷冻时从疣体中心至边缘 2mm,持续 5 秒。间隔 1~3 周重复冷冻治疗。高度角化的疣冷冻前需要磨削,扁平疣需要 2 个冻融周期。冷冻治疗有疼痛,儿童常常不能耐受。治疗后的疣会疼痛并可能起水疱。对于有色人种的皮肤,治疗后的色素减退和色素沉着可能会成为一大问题。液氮冷冻疗法可与其他局部制剂(例如水杨酸)联合使用。用干冰或二甲醚冷冻治疗不能产生和液氮一样低的温度,效果不佳。

如果冷冻治疗不成功,可以使用其他方法,包括用双歧杆菌(diphencyprone, DCP)、方正酸和病灶内注射腮腺炎抗原或念珠菌抗原进行免疫治疗。皮损内博来霉素疗法是指将博来霉素溶液注射进疣体或涂抹于疣体,然后用采血针多点穿刺进行治疗。可以尝试进行激光消融、温热疗法、刮除术和烧灼术,也可以通过手术切除棘手且对治疗抵抗的疣,但可能有瘢痕形成和复发的风险。脉冲染料激光(pulsed dye laser, PDL)被认为可以靶向作用于疣中丰富的毛细血管网,因此可能有效。光动力疗法(photodynamic therapy, PDT)是另一种选择,但是氨基酮戊酸(aminolevulinic acid, ALA)光动力治疗时和治疗后有疼痛。较少使用的其他方法有 5- 氟尿嘧啶、锌、左旋咪唑、西咪替丁、局部外用和口服维 A 酸,以及外用咪喹莫特。

一线治疗	
• 水杨酸制剂	A
• 硝酸银	B
• 二甲醚和丙烷冷冻疗法	C

An assessment of methods of treating viral warts by comparative treatment trials based on a standard design. Bunney MH, Nolan MW, Williams DA. *Br J Dermatol* 1976; 94: 667–79.

这篇文章选取了涉及 1 800 多名患者的 11 项临床试验。其中 1 项有 389 名患者参与的随机双盲试验比较了水杨酸联合乳酸涂剂与液氮冷冻的疗效,结果发现两种疗法治愈率分别为 67% 和 69%,疗效相当。水杨酸联合乳酸涂剂由 17% 水杨酸、17% 的乳酸和 66% 柔性胶棉组成。另外 1 项 382 名病毒疣患者的临床试验中,84% 的患者使用水杨酸联合乳酸涂剂 12 周后治愈。另一项研究显示,使用水杨酸联合乳酸涂剂的患者疣体清除率为 44%,而使用 10%

戊二醛的患者疣体清除率为47%。

Topical treatments for cutaneous warts. Kwok CS, Gibbs S, Bennett C, Holland R, Abbott R. *Cochrane Database Syst Rev* 2013; 9: CD001781.

更新后的综述包括26项新研究。根据符合纳入标准的85项研究证明了水杨酸是治疗皮肤疣的最好方法。6个安慰剂对照试验收集的数据显示,在所有部位局部使用水杨酸治疗疣均具有统计学意义[反应率(response rate,RR)为1.56,95% CI 1.20~2.03]。相反,在3项研究中,冷冻疗法和安慰剂则没有达到这种效果。

Efficacy of 10% silver nitrate solution in the treatment of common warts: a placebo-controlled, randomized, clinical trial. Ebrahimi S, Dabiri N, Jamshidnejad E, Sarkari B. *Int J Dermatol* 2007; 46: 215–7.

参与试验的30例患者,将10%硝酸银溶液外用涂抹疣体,隔日1次,持续3周,结果治疗组中63%的患者在6周后疣体完全清除,而安慰剂组则没有痊愈。

Cryosurgical treatment of warts: dimethyl ether and propane versus liquid nitrogen: case report and review of the literature. Nguyen NV, Burkhart CG. *J Drugs Dermatol* 2011; 10: 1174–6.

其他冷却剂可能不如液氮有效。

二线治疗	
• 液氮冷冻疗法	B
• 冷冻疗法联合水杨酸	B

Cryotherapy versus salicylic acid for the treatment of plantar warts: a randomised controlled trial. Cockayne S, Hewitt C, Hicks K, Jayakody S, Kang'ombe AR, Stamuli E, et al. *BMJ* 2011; 342: d3271.

此研究对240名患者进行了液氮治疗,间隔2~3周治疗1次,共4次,与患者每日使用50%水杨酸自行治疗8周的疗效进行比较。总的来说,14%的患者在12周时疣体完全消除,两组间无显著差异。

A two-week interval is better than a three-week interval for reducing the recurrence rate of hand-foot viral warts after cryotherapy: a retrospective review of 560 hand-foot viral warts patients. Youn SH, Kwon IH, Park EJ, Kim KH, Kim KJ. *Ann Dermatol* 2011; 23: 53–60.

一项对560名患者的回顾性研究中,将间隔2周和间隔3周分别进行液氮冷冻的疗效进行了比较。2周和3周组治愈率分别为77%和75%,复发率分别为13%和25%,

平均复发时间分别为9.8个月和6.9个月。

2周冷冻疗法是最佳选择,既能够快速治愈,复发率也相对较低。

Cryotherapy of common viral warts at intervals of 1, 2 and 3 weeks. Bourke JF, Berth-Jones J, Hutchinson PE. *Br J Dermatol* 1995; 132: 433–6.

225例患者采用液氮冷冻治疗疣的治愈率为45%。间隔1周、间隔2周和间隔3周治疗组的平均疣体消除时间分别为5.5周、9.5周和15周。每组达到疣体去除所需的平均治疗次数相似(分别为5.5、4.75和5次治疗)。研究表明,疣的清除与接受治疗的次数有关,与治疗的时间间隔无关。

Value of a second freeze–thaw cycle in cryotherapy of common warts. Berth-Jones J, Bourke J, Eglitis H, Harper C, Kirk P, Pavord S, et al. *Br J Dermatol* 1994; 131: 883–6.

在一项随机试验中,300名患者接受了冷冻治疗,每隔3周进行1次或2次冻融周期治疗。此外,所有受试者均使用角质溶解药物,并且跖疣在冷冻前进行修剪。3个月后,单次冷冻治疗的治愈率为57%,2次冷冻治疗的治愈率为62%。对于跖疣,1次冷冻治愈率为41%,2次冷冻治愈率为65%,而对于手部疣,第2次冷冻并没有获得额外的益处。

Liquid nitrogen and salicylic/lactic acid paint in the treatment of cutaneous warts in general practice. Steele K, Irwim WG. *J R Coll Gen Pract* 1988; 38: 256–8.

在这项随机研究中,将207例手部寻常疣和跖疣患者分为以下三个治疗组:每周使用棉签冷冻疗法,每日外用涂剂(乳酸1份、水杨酸1份、胶棉4份),或两者结合。组合疗法在6周内治愈了87%的手部寻常疣,并且比单独使用的任何一种方法都有效得多(P<0.05)。跖疣的结果则令人失望,并不能证明其中一种治疗方案比其他任何方案更有效。

三线治疗	
免疫治疗	
• 咪喹莫特	B
• 接触免疫疗法	
二苯莎莫酮	B
方正酸	D
外用卡介苗	D
• 皮损内免疫疗法	
念珠菌	D
麻疹、腮腺炎和风疹的联合疫苗	D

• 西咪替丁	D
• 锌	
氧化锌(外用)	A
硫酸锌(病灶内)	B
锌(口服)	B
• 干扰素(IFN)	B

破坏性疗法

• 斑蝥素	D
• 乙醇酸	D
• 甲酸	B
• 氯乙酸	B
• 三氯乙酸	B
• 温热疗法	B
• 电外科	B
• 脉冲染料激光	B
• 光动力疗法	A
• CO₂ 激光	D
• Nd:YAG 激光	D
• Er:YAG 激光	D

抗病毒药物

• 甲醛	D
• 戊二醛	B

抗增殖治疗

• 地蒽酚	B
• 鬼臼毒素	D
• 5- 氟尿嘧啶	A
• 博来霉素	B
• 西多福韦	D
• 封包疗法	B
• 外用维 A 酸	D
• 口服维 A 酸	
阿维 A	E
异维 A 酸	A

补充和替代疗法

• 催眠	B
• 针灸	B
• 紫锥菊	B

免疫治疗

Topical treatment of warts and mollusca with imiquimod. Hengge UR, Goos M. *Ann Intern Med* 2000; 132: 95.

本试验对 65 例疣和传染性软疣的患者局部外用 5% 咪喹莫特治疗,9.5 周后难治性疣清除率达到 56%。作者没有说明咪喹莫特的治疗频率。

Topical 5% imiquimod long-term treatment of cutaneous warts resistant to standard therapy modalities. Grussendorf-Conen EI, Jacobs S, Rübben A, Dethlefsen U. *Dermatology* 2002; 205: 139–45.

在这项研究中,37 例患者中有 10 例(27%)通过每日 2 次自行使用咪喹莫特而痊愈,平均治疗时间为 19 周。

Investigations of the efficacy of diphenylcyclopropenone immunotherapy for the treatment of warts. Suh DW, Lew BL, Sim WY. *Int J Dermatol* 2014; 53: e567–71.

用 0.1% 二苯环丙烯酮(diphenylcyclopropenone,DPCP)致敏,致敏 2 周后每周应用 DPCP 治疗,治愈率为 141/170 例患者(82.9%),疣体清除率为 434/511 个病灶(84.9%)。研究表明免疫治疗对 20 岁以下的患者和手部的疣更有效。治疗次数(平均值 ± 标准差)为 9.02 ± 2.59。有 36 例患者产生了副作用,最常见的症状是致敏部位起水疱,未发生严重不良反应。

Diphencyprone immunotherapy for viral warts in immunosuppressed patients. Audrain H, Siddiqui H, Buckley DA. *Br J Dermatol* 2013; 168: 1138–9.

在 1 周之内使用 1%DCP 致敏 10 例免疫抑制患者和 28 例免疫功能正常的难治性疣患者,每隔 2~4 周对疣体进行 DCP 治疗。免疫功能正常组有 27 名患者(96%)在 7 个月里接受了平均 6 次治疗后完全康复。免疫抑制组的 6 名患者(60%)在 9 个月的时间里,平均治疗 9.5 次后疣体完全清除,其余 4 名患者也得到了改善。

Does immunotherapy of viral warts provide beneficial effects when it is combined with conventional therapy ? Choi JW, Cho S, Lee JH. *Ann Dermatol* 2011; 23: 282–7.

本研究评估了 DCP 作为冷冻疗法的辅助治疗的有效性。124 例病毒疣患者的回顾性图表显示,DCP 可能是冷冻治疗的成功辅助治疗方式,可以减少冷冻治疗的次数。

Squaric acid immunotherapy for warts in children. Silverberg NB, Lim JK, Paller AS, Mancini AJ. *J Am Acad Dermatol* 2000; 42: 803–8.

在这项回顾性研究中,61 名儿童在前臂上用 2% 方正酸初始致敏后,每周 3~7 个晚上外用 0.2% 方正酸来治疗疣,疗程至少 3 个月。58% 的患者在治疗 7 周后痊愈,18% 的患者部分清除,24% 的患者无明显效果。

Treatment of common and plane warts in children with topical viable bacillus Calmette-Guerin. Salem A, Nofal A, Hosny D. *Pediatr Dermatol* 2013; 30: 60–3.

局部使用卡介苗糊剂(含 3mg 水杨酸,溶解于 3ml 甘油）治疗 40 名儿童疣，每周使用 1 次，最长持续 12 周。对照组 40 例，每周给予生理盐水治疗，疗程相同。65% 的寻常疣患儿完全治愈，而对照组 45% 的扁平疣无明显改善。治疗组和对照组之间有显著的统计学差异。

Intralesional *Candida* antigen immunotherapy for the treatment of recalcitrant and multiple warts in children. Muñoz Garza FZ, Roé Crespo E, Torres Pradilla M, Aguilera Peiró P, Baltá Cruz S, Hernández Ruiz ME, et al. *Pediatr Dermatol* 2015; 32: 797–801.

这项回顾性研究中，220 例难治性疣患儿接受了 3 次皮损内注射 0.2ml 白念珠菌抗原，就诊时注射 1 次，治疗间隔为 3 周。结果显示，156 例（70.9%）完全治愈，37 例（16.8%）部分缓解，27 例（12.2%）无明显变化。平均注射次数为 2.7 次。

Two-year experience of using the measles, mumps and rubella vaccine as intralesional immunotherapy for warts. Na CH, Choi H, Song SH, Kim MS, Shin BS. *Clin and Exp Dermatol* 2014; 39: 583–9.

回顾性研究 136 例不同类型的病毒疣患者，每隔 2 周治疗 1 次，共治疗 6 次。其中 36 例患者（26.5%）平均 5 次治疗后得以完全治愈，51.5% 的患者疣体大小和数量减少 50% 以上。在统计学上，寻常疣比其他类型的疣具有更高的治疗效果。

Cimetidine therapy for recalcitrant warts in adults: is it any better than placebo？ Rogers CJ, Gibney MD, Siegfried EC, Harrison BR, Glaser DA. *J Am Acad Dermatol* 1999; 41: 123–7.

这项双盲安慰剂对照研究中，70 例多发性病毒性疣患者被随机给予每日 25~40mg/kg 西咪替丁或安慰剂治疗，为期 3 个月。结果发现西咪替丁并不比安慰剂更有效。

Cimetidine therapy for recalcitrant warts in adults. Glass AT, Solomon BA. *Arch Dermatol* 1996; 132: 680–2.

在这项前瞻性研究中，20 名患者每日服用 30~40mg/kg 西咪替丁。在 18 例患者中，3 个月后有 84% 的患者病情完全治愈或有明显好转。

Topical zinc oxide vs. salicylic acid-lactic acid combination in the treatment of warts. Khattar JA, Musharrafieh UM, Tamim H, Hamadeh GN. *Int J Dermatol* 2007; 46: 427–30.

在这项双盲试验中，44 名患者分别使用 20% 氧化锌软膏或 15% 水杨酸软膏 +15% 乳酸软膏，每日 2 次，持续 3 个月。氧化锌组有 50% 的患者治愈，而水杨酸乳酸组仅为 42%。

Topical zinc sulfate solution for treatment of viral warts. Sharqie KE, Khorhseed AA, Al-Nuaimy AA. *Saudi Med J* 2007; 28: 1418–21.

在一项 40 名扁平疣患者和 50 名寻常疣患者的双盲试验中，试验组每日使用 3 次硫酸锌溶液，持续 4 周，治愈率高于外用水的安慰剂组。治愈率与锌溶液的浓度有关，扁平疣治愈率优于寻常疣。对于扁平疣，10% 硫酸锌治愈率为 85.7%（6/7 例），5% 硫酸锌治愈率为 42.8%（3/7 例），安慰剂治愈率为 10%（1/10 例）。对于寻常疣，治愈率分别为 11%、5% 和 0。

Treatment of viral warts by intralesional injection of zinc sulphate. Sharquie KA, Al-Nuaimy AA. *Ann Saudi Med* 2002; 22: 26–8.

将 100 例共 623 个疣体的病毒疣患者分为两组。在治疗组中，53 例患者中 173 个疣体皮损内注射 2% 硫酸锌治疗，而对照组中有 176 个疣体不予治疗。在 6 周内，治疗组 98% 的疣体被清除，而对照组没有。

Evaluation of oral zinc sulfate effect on recalcitrant multiple viral warts: a randomized placebo-controlled clinical trial. Yeghoobi R, Sadighha A, Baktash D. *J Am Acad Dermatol* 2009; 60: 706–8.

口服硫酸锌（10mg/kg，最多每日 600mg）治疗 2 个月后，78% 的患者清除了疣体（25/32），而安慰剂组为 13%（3/23）。两组的血清锌基线水平无显著差异，但平均水平均为低预处理水平。

Oral zinc sulfate for unresponsive cutaneous viral warts: too good to be true？ A double-blind, randomized, placebo-controlled trial. López-Garcia DR, Gómez-Flores M, Arc-Mendoza AY, de la Fuente-Guarcia A, Ocampo-Candiani J. *Clin Exp Dermatol* 2009; 34: e984–5.

这项双盲随机对照试验（randomized controlled trial，RCT）显示口服硫酸锌和安慰剂之间没有疗效差异。

Successful treatment of verruca plantaris with a single sublesional injection of interferon-α2a. Aksakal AA, Ozden MG, Atahan C, Onder M. *Clin Exp Dermatol* 2009; 34: 16–9.

单盲安慰剂对照研究选取 45 例手足疣患者接受病灶下注射单剂量 4.5MU IFN-α2a，8 例对照组患者用生理盐水为安慰剂。局部麻醉下将液氮喷洒在 IFN 组注射部位，持续 3~4 秒。在 12 个月的随访中，19/24（79.2%）患者的单发跖疣完全清除，而对照组只有 2/8（25%）患者部分缓解。

破坏性疗法

Cantharidin treatment for recalcitrant facial flat warts: a preliminary study. Kartal Durmazlar SP, Atacan D, Eskioglu F. *J Dermatolog Treat* 2009; 20: 114–9.

15 例面部扁平疣患者用 0.7% 斑蝥素溶液治疗 4~6 个小时，然后清洗掉，每 3 周重复 1 次。经过 1~4 次治疗，15 例患者的疣体在 16 周内全部清除。

Glycolic acid 15% plus salicylic acid 2%: a new therapeutic pearl for facial flat warts. Rodríguez-Cerdeira C, Sánchez-Blanco E. *Clin Aesthet Dermatol* 2011; 4: 62–4.

每日在疣体上涂一层 15% 乙醇酸和 2% 水杨酸凝胶，20 例患者在 8 周内全部治愈。

A double blind, randomized trial of local formic acid puncture technique in the treatment of common warts. Faghihi G, Vali A, Radan M, Eslamieh G, Tajammoli S. *Skinmed* 2010; 8: 70–1.

本试验中，34 例患者采用针穿刺技术，每隔 1 日在一侧疣体上使用含 85% 甲酸的蒸馏水溶液，另一侧用蒸馏水作为安慰剂。每 2 周进行 1 次治疗，随访 3 个月。91% 接受甲酸治疗的患者疣体完全清除，而安慰剂组仅为 10%。

Monochloroacetic acid application is an effective alternative to cryotherapy for common and plantar warts in primary care: a randomized controlled trial. Bruggink SC, Gussekloo J, Egberts PF, Bavinck JN, de Waal MW, Assendelft WJ, et al. *J Invest Dermatol* 2015; 135: 1261–7.

将 188 例寻常疣患者随机分为一氯乙酸（monochloroacetic acid, MCA）和液氮冷冻治疗组（*n*=188），跖疣患者随机分为 MCA 和冷冻联合水杨酸（salicylic acid, SA）治疗组（*n*=227），每 2 周治疗 1 次。MCA 被发现是一种可以有效替代冷冻治疗并治疗两种类型疣的疗法，在 13 周时所有治疗组的疗效相当。寻常疣组中，MCA 的治愈率为 43%，冷冻治疗的治愈率为 54%；跖疣组中，MCA 的治愈率为 46%，冷冻联合 SA 的治愈率为 39%。

Comparative study of topical 80% trichloroacetic acid with 35% trichloroacetic acid in the treatment of the common wart. Pezeshkpoor F, Banihashemi M, Yazdanpanah MJ, Yousefzadeh H, Sharghi M, Hoseinzadeh H. *J Drugs Dermatol* 2012; 11: e66–9.

在这项单盲研究中，62 例患者被随机分配每周接受两种不同浓度的三氯乙酸治疗，直到疣体完全清除，疗程最长为 6 周。55 例患者被纳入最终的分析。三氯乙酸浓度较高时，46.7% 的患者疣体清除率大于 75%，而低浓度时清除率为 12%。

Local hyperthermia at 44℃ for the treatment of plantar warts: a randomized, patient-blinded, placebo-controlled trial. Huo W, Gao XH, Sun XP, Qi RQ, Hong Y, Mchepange UO, et al. *J Infect Dis* 2010; 201: 1169–72.

本研究对 54 例患者的疣体进行了 44℃ 的局部温热治疗，采用红外辐射源，每日 30 分钟，连续 3 日，2 周后再加 2 日。3 个月后，治疗组有 54% 的患者治愈，而对照组只有 12%。

Controlled localized heat therapy in cutaneous warts. Stern P, Levine N. *Arch Dermatol* 1992; 128: 945–8.

在此项随机安慰剂对照试验中，13 名患者的 29 个疣体用手持射频发热装置治疗 1~4 次，持续 30~60 秒，使疣的温度达到 50℃。热疗组的疣体完全清除率为 86%，对照组为 41%。

Electrosurgery vs. 40% salicylic acid in the treatment of warts. Sudhakar Rao KM, Ankad BS, Naidu V, Sampaghavi VV, Unni MM, Aruna MS. *J Clin Diagn Res* 2012; 6: 81–4.

这项前瞻性随机比较研究中，60 例病毒疣患者接受电手术或 40% 水杨酸治疗（方案或设备未指定），每月随访，随访 6 个月。电手术组的清除率为 90%（27/30），水杨酸组为 16.7%（5/30）。

Pulsed dye laser treatment for facial flat warts. Grilo W, Boixeda P, Ballester A, Miguel-Morrondo A, Truchuelo T, Jaén P. *Dermatol Ther* 2014; 27: 31–5.

在这项前瞻性研究中，32 名患者接受了 595nm 波长的脉冲染料激光（pulsed dye laser, PDL）治疗，激光能量密度分别为 9J/cm² 或 14J/cm²，光斑大小分别为 7mm 或 5mm，脉冲持续时间为 0.5 毫秒，空气冷却。患者接受 1~2 个疗程治疗，间隔 3 周，每次治疗 1~3 遍。其中 14 名患者（44%）疣体完全清除，18 名患者（56%）情况大大改善。在 1 年的随访中，只有 4 例复发。

Pulsed-dye laser for recalcitrant viral warts: a retrospective case series of 227 patients. Sparreboom EE, Luijks HG, Luiting-Welkenhuyzen HA, Willems PW, Groeneveld CP, Bovenschen HJ. *Br J Dermatol* 2014; 171: 1270–3.

一项 227 例难治性疣（所有可用的局部治疗和反复冷冻治疗均失败）患者的连续性回顾研究表明，PDL 治疗的总疗效为 86%。这是通过设置比以往文献中更强的激光实现的。为达到最好的治疗效果，建议采用能量为 12.5~15.0J/cm²，治疗 6 次，治疗间隔为 3~4 周。

Photodynamic therapy with 5-aminolaevulinic acid or placebo for recalcitrant foot and hand warts: randomized double-blind trial. Stender IM, Na R, Fogh H, Gluud C, Wulf HC. *Lancet* 2000; 335: 963-6

45 例成人难治性疣接受 ALA-PDT 或安慰剂 PDT 治疗,治愈率分别为 64/114(56%) 和 47/113(42%),具有统计学意义(P<0.05)。所有疣体也用去剥脱和局部水杨酸治疗。

Is the step-up therapy of topical 5-aminolevulinic acid photodynamic therapy effective and safe for the patients with recalcitrant facial flat wart？ Quian G, Wang S, Deng D, Yang G. *Dermatolog Ther* 2014; 27: 83–8.

30 例患者在最多 3 个疗程中采用 ALA-PDT 的递增治疗。ALA 浓度分别为 5%、10% 和 20%,如果不能清除,间隔 2 周增加 ALA 浓度,最多 3 个疗程。治疗效果良好,12 例患者在 1 个疗程后完全康复,3 例在 2 个疗程后完全康复,10 例在 3 个疗程后完全康复。在递增治疗中,ALA-PDT 的耐受性也随之提高。

Successful treatment of recalcitrant warts in pediatric patients with carbon dioxide laser. Serour F, Somekh E. *Eur J Pediatr Surg* 2003; 13: 219–23.

对 40 例患儿的 54 个疣体进行局部麻醉下 CO_2 激光治疗,愈合时间为 4~5 周。在 12 个月时没有复发,11 例患儿出现色素减退。

Combination of carbon dioxide laser therapy and artificial dermis application in plantar warts: human papilloma virus DNA analysis after treatment. Mitsuishi T, Sasagawa T, Kato T, Iida K, Ueno T, Ikeda M, et al. *Dermatol Surg* 2010; 36: 1401–5.

31 例患者使用 CO_2 激光消融共 35 个疣体,并用人造真皮覆盖缺损,随访 3~12 个月。1 次治疗后,有 31/35 的疣体被完全清除。完全恢复后,术后部位的表皮中未检测到 HPV DNA。

Long-pulsed Nd: YAG laser treatment of warts: report on a series of 369 cases. Han TY, Lee JH, Lee CK, Ahn JY, Seo SJ, Hong CK. *J Korean Med Sci* 2009; 24: 889–93.

在 1 年多的时间里,用 Nd:YAG 激光治疗的 369 例患者中难治性寻常疣、掌跖疣及甲周疣的清除率达到 96%。

Pulsed dye laser versus Nd: YAG in the treatment of plantar warts: a comparative study. El-Mohamady Ael-S, Mearag I, El-Khalawany M, Elshahed A, Shokeir H, Mahmoud A. *Lasers Med Sci* 2014; 29: 1111–6.

46 名患有多发性跖疣的患者被纳入这项研究。在每个患者中,一半的病灶用 Nd:YAG 激光治疗,另一半用 PDL 治疗,每 2 周 1 次,最多 6 个疗程。PDL 的治愈率 (73.9%) 与 Nd:YAG 的治愈率(78.3%) 无显著差异,但 Nd:YAG 的疼痛程度更高,并发症也更多。

Er: YAG laser followed by topical podophyllotoxin for hard to treat palmoplantar warts. Wollina U. *J Cosmet Laser Ther* 2003; 5: 35–7.

35 例患者采用 Er:YAG 激光治疗后再局部外用鬼臼毒素,多达 6 个治疗周期(1 个周期为局部用药 3 日,停 4 日),31 例(88.6%)患者的疣完全治愈。

抗病毒治疗

Treatment of plantar warts in children. Vickers CF. *BMJ* 1961; 2: 743–5.

一项对 646 名患有跖疣的儿童的研究表明,每晚用 3% 福尔马林浸泡足部跖疣 15~20 分钟,持续 6~8 周,有 80% 的疣体可被治愈。

美国国家毒理学计划(2011 年 6 月 10 日)将甲醛描述为"已知的人类致癌物"。

An assessment of methods of treating viral warts by comparative treatment trials based on a standard design. Bunney MH, Nolan MW, Williams DA. *Br J Dermatol* 1976; 94: 667–79.

在 81 例镶嵌性跖疣患者的研究中,对 10% 戊二醛缓冲溶液与水杨酸涂抹剂进行了比较。12 周时,水杨酸组(44% 治愈)和戊二醛组(47% 治愈)的疗效无显著差异。

Topical treatment of resistant warts with glutaraldehyde. Hirose R, Hiro M, Shakuwa T, Udano M, Yamada M, Koide T, et al. *J Dermatol* 1994; 21: 248–53.

25 例用 20% 戊二醛溶液局部治疗的患者治愈率达到 72%。治疗未引起疼痛或永久性色素沉着改变。

由于不需要特殊的仪器或技术,戊二醛适合作为家庭治疗,治愈率几乎与冷冻疗法相同。

Cutaneous necrosis secondary to topical treatment of wart with 20 p. 100 glutaraldehyde solution. Prigent F, Iborra C, Meslay C. *Ann Dermatol Venereol* 1996; 123: 644–6.

病例报告导致 1995 年 12 月法国市场上的戊二醛产品下架。

抗增殖剂

Wart treatment with anthralin. Flindt-Hansen H, Tikjob G, Brandrup F. *Acta Derm Venereol* 1984 ;64 :177–9.

一项关于 2% 地蒽酚乳膏和 Verucid 乳膏（11% SA，4% 乳酸与铜）的 RCT 试验显示，地蒽酚的治愈率更高，两者的治愈率分别为 56%（15/27）与 26%（8/31）。

Treatment of plantar warts with elastoplast and podophyllin. Duthie DA, McCallum DI. *BMJ* 1951; 2: 216–8.

40 例跖疣患者使用 25% 鬼臼毒素和液体石蜡进行胶带封包治疗，每间隔 1~2 周治疗 1 次，3 个月时疣体清除率为 72.5%。

A controlled trial on the use of topical 5-fluorouracil on viral warts. Hursthouse MW. *Br J Dermatol* 1975; 92: 93–5.

在这项对 60 位患者进行的双盲试验中，每日将 5% 5-氟尿嘧啶乳膏涂在身体一侧的手或脚的疣体上，而将安慰剂乳膏涂在身体的另一侧，每日 1 次，持续 4 周。药物治疗组中有 60% 的患者疣体被清除，而安慰剂组仅为 17%

Topical 5% 5-fluorouracil cream in the treatment of plantar warts: a prospective randomized and controlled clinical study. Salk RS, Grogan KA, Chang TJ. *J Drugs Dermatol* 2006; 5: 418–24.

在这项研究中，40 名患者接受了 5% 5-氟尿嘧啶封包治疗或常规清创后胶带封包治疗，12 周后药物治疗组 20 名患者中有 19 名患者获得了完全治愈，而对照组 20 人中只有 2 人获得了治愈。

Treatment of common warts with an intralesional mixture of 5-fluorouracil, lidocaine, and epinephrine: a prospective placebo-controlled, double-blind randomized trial. Yazdanafar A, Farshchian M, Fereydoonnejad M. *Dermatol Surg* 2008; 34: 656–9.

该研究包括 40 名患者。选取每名受试者的一对疣随机进行每周 1 次病灶内 4% 5-氟尿嘧啶（与 2% 利多卡因和 0.012 5mg/ml 的肾上腺素联合使用）或生理盐水（作为安慰剂）注射治疗。4 次注射治疗后药物组的疣体清除率为 65%，而安慰剂组为 35%。

Efficacy of intralesional bleomycin in palmo-plantar and periungual warts. Soni P, Khandelwal K, Aara N, Ghiya BC, Mehta RD, Bumb RA. *J Cutan Aesthet Surg* 2011; 4: 188–91.

25 名患者每 2 周进行 1 次病灶内注射 0.1% 博来霉素（1mg/ml 溶液）或生理盐水安慰剂，最多注射 2 次。治疗 3 个月时博来霉素治疗组的疣体清除率为 96%（82/85），而安慰剂治疗组的清除率为 11%（8/72）。两组治疗均观察到患者有中度疼痛，但无患者出现全身毒性反应。

Intralesional bleomycin in the treatment of cutaneous warts: a randomized clinical trial comparing it with cryotherapy. Dhar

SB, Rashid MM, Islam A, Bhuiyan M. *Indian J Dermatol Venereol Leprol* 2009; 75: 262–7.

80 名受试者随机接受冷冻（1~4 次）和病灶内注射 0.1% 博来霉素治疗，共 3 周，每次治疗侧重一侧身体，最多进行 4 次治疗。统计患者治愈率和疣体的清除率，博来霉素组分别为 94.9% 和 97%，冷冻疗法组分别为 76.5% 和 82%（卡方检验，$P<0.05$，RR 7.67）。

Recalcitrant warts and topical cidofovir: predictive factors of good response. Padilla España L, Del Boz J, Fernández-Morano T, Escudero-Santos I, Arenas-Villafranca J, de Troya M. *J Eur Acad Dermatol Venereol* 2016; 30: 1218–20.

一项回顾性研究中，免疫功能正常的 126 名患者接受 3% 或 1% 西多福韦乳膏，有或没有封包治疗，每日 1~2 次。结果显示完全治愈者 67 例（53.2%），部分治愈者 35 例（27.8%）。中位治疗时间为 12 周，中位随访时间为 7 个月。基于他们的结果，作者建议治疗初期外用 3% 西多福韦乳膏，每日 2 次，封包 12 周。

Intralesional cidofovir for the treatment of multiple and recalcitrant cutaneous viral warts. Broganelli P, Chiaretta A, Fragnelli B, Bernengo MG. *Dermatol Ther* 2012; 25: 468–71.

一项开放研究中，288 名患者每月病灶内注射西多福韦（15mg/ml）的治疗。平均注射 3.2 次后有 98% 的患者疣体消退。

The efficacy of duct tape vs. cryotherapy in the treatment of verruca vulgaris (the common wart). Focht DR, Spicer C, Fairchok MP. *Arch Pediatr Adolesc Med* 2002; 156: 971–4.

在这项随机研究中，有 61 名儿童和年轻人接受了冷冻治疗，冷冻治疗时间为 10 秒，每 2~3 周治疗 1 次，最多进行 6 次治疗。或者每 7 日进行 6.5 日的胶带封包治疗，去除胶带后修剪疣体，最长 2 个月。胶带治疗组中 30 名患者中 22 人（71%）达到了完全治愈，而冷冻治疗组中只有 15/31（46%）实现了完全治愈。

Efficacy of duct tape vs. placebo in the treatment of verruca vulgaris (warts) in primary school children. de Haen M, Spigt MG, van Uden CJT, van Neer P, Feron FJM, Knottnerus A. *Arch Paediatr Adolesc Med* 2006; 160: 1121–5.

胶带封包治疗没有明显的疗效。

Duct tape for the treatment of common warts in adults: a double blind randomized controlled trial. Wenner R, Askari SK, Cham PMH, Kedrowski DA, Liu A, Warshaw EM. *Arch Dermatol* 2007; 143: 309–13.

966

用胶带和斜纹棉布封包治疗，两者之间无明显的疗效差异。

Plantar warts treated with topical adapalene. Gupta R. *Indian J Dermatol* 2011; 56: 513-4.

10 例患者的 118 个疣体在 8 周内全部清除。修剪疣体后，外用 0.1% 阿达帕林凝胶，然后用聚乙烯薄膜封包治疗 1 周，直至疣体全部清除。

Treatment of extensive and recalcitrant viral warts with acitretin. Choi YL, Lee KJ, Kim WS, Lee DY, Lee JH, Lee ES, et al. *Int J Dermatol* 2006; 45: 480-2.

1 例病例报告，每日口服 1mg/kg 阿维 A，2 个月后几乎完全清除了手部难治性疣，但停止治疗 1 个月后复发，随即复用阿维 A 迅速好转。

A double-blind, randomized, placebo-controlled trial of oral isotretinoin in the treatment of recalcitrant facial flat warts. Olguin-Garcia MG, Jurado-Santa Cruz F, Peralta-Pedrero ML, Morales-Sánchez MA. *J Dermatol Treat* 2015; 26: 78-82.

16 名和 15 名患者分别每日服用 30mg 异维 A 酸和安慰剂，持续 12 周。与安慰剂组的无明显效果相比，治疗组的所有患者疣体全部消失（P=0.000 1）。最常见的不良反应是唇炎。研究结束后，没有对患者进行随访以评估复发情况。

Treatment of plane warts with a low-dose oral isotretinoin. Al-Hammy HR, Salman HA, Abdulsattar NA. *ISRN Dermatol* 2012; 2012: 163929.

一项对 26 例儿童和成人面部扁平疣的开放研究报告称，每日口服 0.5mg/kg 异维 A 酸，治疗 2 个月后的清除率可达 73%。

补充和替代疗法

Effects of hypnotic, placebo, and salicylic acid treatments on wart regression. Spanos NP, Williams V, Gwynn MI. *Psychosom Med* 1990; 52: 109-14.

一项随机研究比较了催眠暗示、水杨酸、对照组（不治疗），以及安慰剂（来自水杨酸的基础载体）的治疗效果。在 6 周的随访中发现催眠暗示的效果更好，但研究的人数很少（每组只有 10 名患者）。

The successful treatment of flat warts with auricular acupuncture. Ning S, Li F, Qian L, Xu D, Huang Y, Xiao M, et al. *Int J Dermatol* 2012; 51: 211-5.

这项单盲随机试验中比较了每周用针灸和每晚涂抹 0.1% 维 A 酸软膏的疗效，研究时长 10 周。总的来说，针灸治疗的患者中有 53%（16/30）的患者疣体被清除，而维 A 酸组中的这一比例为 3%（1/30）。

Oral supplementation with a nutraceutical containing echinacea, methionine and antioxidant/immunostimulating compounds in patients with cutaneous viral warts. Cassano N, Ferrari A, Fai D, Pettinato M, Pellé S, Del Brocco L, et al. *G Ital Dermatol Venereol* 2011; 146: 191-5.

这项开放性研究旨在确定含有蛋氨酸、紫锥菊、锌和益生菌的口服营养保健补充剂，对皮肤疣在水杨酸和乳酸的常规疗法或液氮冷冻疗法下的反应和影响。172 例符合条件的患者分别接受常规标准治疗或常规标准治疗联合口服营养保健补充剂治疗 4 个月。随访 6 个月，常规标准治疗组中有 55% 的患者实现了完全治愈，而常规标准治疗联合口服补充剂组则为 86%。

（徐宏俊　译，张建中　校）

第253章 白癜风

原作者 John Harris，Mehdi Rashighi

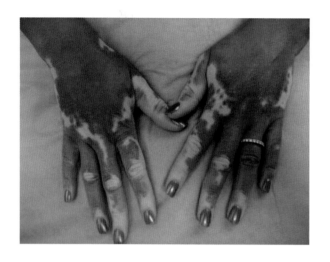

白癜风（vitiligo）是一种常见自身免疫性皮肤病，因表皮黑素细胞被 CD8+ 细胞毒性 T 细胞破坏所导致。临床表现为多发的白色斑疹和斑片，严重影响患者的自信心和生活质量。

白癜风的患病率为 1%~2%，无性别和种族差异（美国有超过 300 万患者）。现有的白癜风治疗方法是非靶向的，耗时长且疗效一般。除用于泛发型白癜风脱色治疗的莫诺本宗乳膏（氢醌单苯甲醚）外，目前没有经美国 FDA 批准的治疗药物。因此，目前白癜风的治疗主要是超适应证用药。

治疗策略

白癜风的主要治疗方法是局部外用免疫抑制剂和光疗。要根据疾病的严重程度、疾病活动性、皮疹分布等因素，给每一个患者制订治疗方案。节段型白癜风表现为单侧分布、进展快速的脱色斑，稳定后会长期局限在某一部位，上述疗法对节段型白癜风的治疗效果较差。

白癜风并不危及生命，因此患者治疗积极性可能不高。但是必须告知患者，早期、积极的治疗会有更好的预后。不论如何，应对所有患者进行疾病健康教育、提供心理支持。从治疗的角度可以将白癜风患者分为两组，一组为体表面积（body surface area，BSA）受累局限的患者，一组为白斑更加泛发的患者。

节段型白癜风和局限型白癜风

局限型白癜风和节段型白癜风的一线治疗包括外用强效糖皮质激素（0.05% 丙酸氯倍他索）和 / 或钙调神经磷酸

酶抑制剂（0.3%~0.1% 他克莫司软膏或 1% 吡美莫司乳膏）。临床试验显示弱效激素疗效较差，因此建议使用强效糖皮质激素。尽管在对比性的研究中，糖皮质激素的疗效稍好于钙调神经磷酸酶抑制剂，但是其潜在的不良反应限制了激素的长期使用，尤其是面部、生殖器、腋窝、乳房等特殊部位。比较常见的一种策略就是将糖皮质激素和钙调神经磷酸酶抑制剂交替外用。例如，先给予糖皮质激素每日 2 次外用，治疗 1 周，然后给予钙调神经磷酸酶抑制剂每日 2 次外用，治疗 1 周，反复交替。面部、生殖器、腋窝、乳房等敏感部位建议仅使用钙调神经磷酸酶抑制剂。

对局部外用药物无效的患者，可以考虑二线治疗方法——靶向光疗设备（准分子激光或准分子光）进行治疗，这些设备主要输出波长为 308nm 的中波紫外线。光疗通常每周 2~3 次，持续至少 3 个月后，再判定光疗是否起效。

外科疗法可以谨慎选择用于一小部分非常稳定的患者（至少 6 个月原有白斑未扩大或没有出现新发白斑），对节段型白癜风患者疗效最佳。该方法的主要原理是将患者非皮损部位的健康黑素细胞移植到白斑部位（自体移植）。外科疗法含多种不同的技术，包括钻孔移植、表皮吸疱移植、细胞移植，每一种方法都有各自的优势和不足。通常认为表皮细胞悬液移植的疗效最佳。不论选择哪种技术，非稳定期患者或出现同形反应的患者均禁用外科疗法。

泛发型白癜风（ >3% BSA）

窄谱中波紫外线（narrowband ultraviolet B，NB-UVB）光疗是泛发型白癜风的一线治疗手段，已经取代了传统的光疗方法。NB-UVB 光疗至少与补骨脂素光化学疗法（PUVA）的疗效相当，白斑复色后与正常皮肤的匹配更好，更少出现皮肤烧灼感，皮肤肿瘤的风险更低。治疗频率为每周 2~3 次，疗程至少 3 个月。治疗有效的患者应继续光疗数月。

每周照射 2 次还是 3 次，取决于患者的耐受性和个人选择。每周照射 3 次起效更快，但从长期疗效来看，每周 3 次治疗和每周 2 次治疗在白斑复色程度上没有显著差异。NB-UVB 光疗可以联合外用糖皮质激素或钙调神经磷酸酶抑制剂以提高疗效，尤其是在一些影响美观的部位。

对于快速进展的患者，在其他疗法起效前，可以使用系统糖皮质激素来控制病情发展。系统糖皮质激素的使用方法通常为冲击疗法（如 4mg 地塞米松周六和周日口服，或泼尼松 20mg 隔日 1 次口服)来减少不良反应的发生。

外科疗法适用于对药物治疗无效且对容貌影响较大的部位。但是,外科疗法仅用于稳定的皮损,尤其是节段型白癜风患者,且其仅用于没有同形反应发生证据的患者。

维持治疗

在停止治疗后,白癜风的复发很常见。0.1% 他克莫司软膏每日 2 次外用维持治疗,可以预防复发。

新疗法

α- 黑素细胞刺激素(α-melanocyte stimulating hormone, α-MSH)是一种能促进黑素合成的天然神经肽,阿法诺肽是 α-MSH 衍生物。近来有小规模的临床试验报道,与单独 NB-UVB 光疗相比,阿法诺肽联合 NB-UVB 光疗复色时间更短,复色面积更大。

JAK(Janus kinase)抑制剂是一类新的药物,能选择性抑制信号转导通路中某些细胞因子(包括干扰素 γ)的酶。最近报道 2 例泛发型白癜风患者,分别口服不同的 JAK 抑制剂(托法替尼和鲁索替尼)后出现显著复色。该药用于白癜风治疗的安全性和有效性还需要进一步的研究证实。

建议外用假性过氧化氢酶乳膏来清除皮肤中的氧自由基。与白癜风发病机制中黑素细胞氧化应激学说一致,有研究表明白癜风皮损中过氧化氢(hydrogen peroxide, H_2O_2)的浓度明显升高。来自同一个研究者的少数研究报道称,假性过氧化氢酶联合 NB-UVB 光疗可以加强复色效果。但是其他的研究并没有重复出相同的结果,因此,需要更大的独立性研究来验证这一结论。

特殊检查
• 相关自身免疫病的筛查

白癜风是一个基于临床表现的诊断,很少需要做皮肤活检。白癜风患者其他自身免疫病的发生率更高,包括甲状腺炎、1 型糖尿病、红斑狼疮、斑秃、艾迪森氏病、恶性贫血等。但是大部分患者没有伴发自身免疫病,通过询问病史和体格检查足以找到那些需要进一步检查的患者。

Low yield of routine screening for thyroid dysfunction in asymptomatic patients with vitiligo. Kroon MW, Joore IC, Wind BS, Leloup MA, Wolkerstorfer A, Luiten RM, et al. *Br J Dermatol* 2012; 166: 532–8.

对 434 例非节段型白癜风患者进行甲状腺功能和甲状腺过氧化物酶抗体(抗 TPO 抗体)检测。结果显示,甲状腺功能不全的总体发生率高于正常人群。但是,大部分伴有甲状腺功能不全症状的患者已被全科医生诊断。而这些患者中的大部分,其甲状腺疾患早于白癜风发生。甲状腺疾病通常发生于年龄偏大的女性和有甲状腺疾病家族史的人。因此,对甲状腺疾病的症状进行彻底的检查就足够了,不需要进行常规筛查。

一线治疗

节段型白癜风或局限型白癜风

• 局部外用糖皮质激素和 / 或钙调神经磷酸酶抑制剂	A

泛发型白癜风(>3% BSA)

• NB-UVB ± 局部外用糖皮质激素或钙调神经磷酸酶抑制剂	A

Effectiveness of 0. 1% topical tacrolimus in adult and children patients with vitiligo. Udompataikul M, Boonsupthip P, Siriwattanagate R. *J Dermatol* 2011; 38: 536–40.

本研究纳入 42 例白癜风患者(22 例成人和 20 例儿童),给予 0.1% 他克莫司软膏每日 2 次外用,治疗 6 个月,总体有效率为 76%。儿童的有效率比成人约高 9 倍。患病时间在 5 年内的患者疗效更好。

A double-blind randomized trial of 0.1% tacrolimus vs. 0.05% clobetasol for the treatment of childhood vitiligo. Lepe V, Moncada B, Castanedo-Cazares JP, Torres-Alvarez MB, Ortiz CA, Torres-Rubalcava AB. *Arch Dermatol* 2003; 139: 581–5.

20 例患者治疗 2 个月后,90% 患者的白斑出现复色。氯倍他索组的复色率为 49.3%,他克莫司组为 41.3%。他克莫司的疗效与氯倍他索相当,且不会导致皮肤萎缩,因此,更适合用于一些敏感部位(眼睑)。

Randomized double-blind trial of treatment of vitiligo: efficacy of psoralen-UV-A therapy vs. narrowband-UV-B therapy. Yones SS, Palmer RA, Garibaldinos TM, Hawk JL. *Arch Dermatol* 2007; 143: 643–6.

这一随机、双盲对照研究共纳入 56 例非节段型白癜风患者。在治疗结束时,NB-UVB 组有 64% 患者的复色面积达到 50% 以上,PUVA 组中这一数据为 36%。NB-UVB 组所有患者复色后的皮肤颜色与正常皮肤匹配良好,但是 PUVA 组仅有 44% 的患者复色与正常皮肤匹配($P<0.001$)。在完成 48 次治疗后,NB-UVB 组的复色面积高于 PUVA 组($P=0.007$)。停止治疗后 2 个月,NB-UVB 组仍保持着优势。

Treatment of vitiligo with narrowband-UVB (TL01) combined with tacrolimus ointment (0. 1%) vs. placebo ointment, a randomized right/left double-blind comparative study. Nordal EJ, Guleng GE, Rönnevig JR. *J Eur Acad Dermatol Venereol* 2011; 25: 1440–3.

40 例患者给予全身 NB-UVB 治疗,每周 2~3 次,至少 3 个月。其中,27 例患者联合外用他克莫司的一侧疗效更好。NB-UVB 联合 0.1% 他克莫司疗效优于单独使用 NB-UVB。

The efficacy of pimecrolimus 1% cream plus narrow-band ultraviolet B in the treatment of vitiligo: a double-blind, placebo-controlled clinical trial. Esfandiarpour I, Ekhlasi A, Farajzadeh S, Shamsadini S. *J Dermatol Treat* 2008; 16: 1–5.

本研究纳入 68 例患者。NB-UVB 光疗联合吡美莫司乳膏对面部皮损的疗效优于单独使用 NB-UVB 光疗 (64.3% vs. 25.1%)。

紫外线光疗联合局部外用钙调神经磷酸酶抑制剂理论上具有致癌风险。

Maintenance therapy of adult vitiligo with 0.1% tacrolimus ointment: a randomized, double blind, placebo-controlled study. Cavalie M, Ezzedine K, Fontas E, Montaudie H, Castela E, Bahadoran P, et al. *J Invest Dermatol* 2015; 135: 970–4.

本研究为包含 35 例患者共 71 处白斑的对照研究。患者随机分成治疗组和安慰剂组。对于以前治疗成功并复色的皮疹,给予 0.1% 他克莫司软膏每周 2 次外用,可以有效预防复发。

二线治疗	
节段型白癜风或局限型白癜风	
• 靶部位光疗设备(准分子激光或准分子光)	A
泛发型白癜风(>3% BSA)	
• 系统口服糖皮质激素(微量冲击疗法)	B

Vitiligo treatment with monochromatic excimer light (MEL) and tacrolimus: results of an open randomized controlled study. Nisticó S, Chiricozzi A, Saraceno R, Schipani C, Chimenti S. *Photomed Laser Surg* 2012; 30: 26–30.

53 例白癜风患者入组。给予 0.1% 他克莫司软膏(每日 1 次)联合 308nm 单频准分子光(每周 2 次)和单频准分子光单一疗法,治疗 12 周。结果显示两种方法对白癜风均安全有效。联合治疗能加强疗效,尤其是在治疗抵抗部位时。

The efficacy of 308-nm excimer laser/light (EL) and topical agent combination therapy versus EL monotherapy for vitiligo: a systematic review and meta-analysis of randomized controlled trials (RCTs). Bae JM, Hong BY, Lee JH, Lee JH, Kim GM. *J Am Acad Dermatol* 2016; 74: 907–15.

8 个随机对照试验,共 425 例患者/白斑,评价了单独使用准分子激光/光治疗和准分子激光/光联合外用药物的疗效。局部外用钙调神经磷酸酶抑制剂联合准分子激光/光比单用光疗更有效。

Efficacy and safety of 308-nm monochromatic excimer lamp versus other phototherapy devices for vitiligo: a systematic review with meta-analysis. Lopes C, Trevisani VF, Melnik T. *Am J Clin Dermatol* 2016; 17: 23–32.

6 个随机对照试验,共 411 例患者/764 处白斑,研究比较了准分子激光、准分子光和 NB-UVB 的疗效性。结果显示三种方法治疗白癜风均安全、有效,且疗效差异无统计学意义。

Combination therapy with 308-nm excimer laser, topical tacrolimus, and short-term systemic corticosteroids for segmental vitiligo: a retrospective study of 159 patients. Bae JM, Yoo HJ, Kim H, Lee JH, Kim GM. *J Am Acad Dermatol* 2015; 73: 76–82.

一项包含 159 例节段型白癜风患者的回顾性干预性病例分析研究,评价了 308nm 准分子激光联合局部外用他克莫司和短期系统糖皮质激素的疗效。联合治疗有效,患病时间长、白发、多节段亚型是疗效不佳的独立预后因素。

Randomized controlled trial comparing the effectiveness of 308-nm excimer laser alone or in combination with topical hydrocortisone 17-butyrate cream in the treatment of vitiligo of the face and neck. Sassi F, Cazzaniga S, Tessari G, Chatenoud L, Reseghetti A, Marchesi L, et al. *Br J Dermatol* 2008; 159: 1186–91.

48 例患者,一组给予 308nm 准分子激光每周 2 次,另一组给予 308nm 准分子激光联合外用丁酸氢化可的松乳膏每日 2 次,外用 3 周。治疗第 12 周,准分子激光单一治疗组有 16.6% 的患者实现 75% 以上复色,联合治疗组有 42.8% 的患者实现 75% 以上复色。

Randomized, parallel group trial comparing home-based phototherapy with institution-based 308 excimer lamp for the treatment of focal vitiligo vulgaris. Tien Guan ST, Theng C, Chang A. *J Am Acad Dermatol* 2015; 72: 733–5.

44 例稳定期局限型白癜风患者随机分为两组,一组接受家庭光疗每周 3 次,另一组在诊所接受准分子激光照射每周 2 次。采用家庭光疗的这组患者疗效更好,因为这组患者对治疗的依从性更高。

Intrapatient comparison of 308-nm monochromatic excimer light and localized narrow-band UVB phototherapy in the treatment of vitiligo: a randomized controlled trial. Verhaeghe E, Lodewick E, van Geel N, Lambert J. *Dermatology* 2011; 223:

证据等级:A 双盲试验　　B 临床试验,研究对象 ≥ 20 例　　C 临床试验,研究对象 < 20 例　　D 病例分析,研究对象 ≥ 5 例　　E 个案报道

343–8.

11 例患者参加了这项前瞻性、患者自身、安慰剂对照的随机临床试验。每位患者选择 3 处皮损分别予 308nm 准分子激光、311nm NB-UVB 局部照射或安慰剂，照射 24 次。结果显示，在促进白斑复色方面，NB-UVB 的疗效优于准分子激光。

A randomized comparative study of oral corticosteroid minipulse and low-dose oral methotrexate in the treatment of unstable vitiligo. Singh H, Kumaran MS, Bains A, Parsad D. *Dermatology* 2015; 231: 286–90.

52 例非稳定期白癜风患者入组一项前瞻性、开放性、非劣效研究，患者随机分为两组，一组给予甲氨蝶呤 10mg 每周 1 次口服，另一组给予地塞米松微量冲击疗法（2.5mg 每周连续 2 日口服）治疗 24 周。两种药物在控制病情进展上疗效相当。

三线治疗	
节段型白癜风或局限型白癜风	
• 外科疗法（自体黑素细胞移植）	A
泛发型白癜风（ >3% BSA）	
• 外科疗法（自体黑素细胞移植）	A
• 氢醌单苯甲醚	C

A systematic review of autologous transplantation methods in vitiligo. Njoo MD, Westerhof W, Bos JD, Bossuyt PM. *Arch Dermatol* 1998; 134: 1543–9.

分析 63 项研究：16 项采用微小皮片移植，13 项采用刃厚皮片移植，15 项采用表皮吸疱移植，17 项采用培养黑素细胞移植，2 项采用非培养表皮细胞悬液移植。其中，刃厚皮片移植和表皮吸疱移植的成功率最高。

Treatment of vitiligo by transplantation of cultured pure melanocyte suspension: analysis of 120 cases. Chen YF, Yang PY, Hu DN, Kuo FS, Hung CS, Hung CM. *J Am Acad Dermatol* 2004; 51: 68–74.

120 例患者给予二氧化碳激光磨削后，行自体培养黑素细胞悬液移植。稳定期局限型白癜风患者中，有 84% 患者的白斑达到 90%~100% 复色；稳定期泛发型白癜风患者中，54% 患者的白斑达到 90%~100% 复色。但是，进展期泛发型白癜风患者中，仅有 14% 的患者获得良好复色。

Repigmentation of vitiligo with punch grafting and narrow-band UV-B (311 nm)-a prospective study. Lahiri K, Malakar S, Sarma N, Banerjee U. *Int J Dermatol* 2006; 45: 649–55.

66 例稳定期难治性白癜风患者，采用钻孔移植治疗不同部位皮损，移植后继续 NB-UVB 光疗。结果显示 86.36% 的患者成功复色。

Comparison of minipunch grafting versus split-skin grafting in chronic stable vitiligo. Khandpur S, Sharma VK, Manchanda Y. *Dermatol Surg* 2005; 31: 436–41.

64 例稳定期白癜风患者，分别使用微小皮肤钻孔移植和刃厚皮片移植，移植后继续补骨脂 + 日晒（PUVAsol）治疗。结果显示，与微小皮肤钻孔移植相比，刃厚皮片移植组有更好的复色，且与周围皮肤颜色匹配度更高。

Subjective and objective evaluation of noncultured epidermal cellular grafting for repigmenting vitiligo. van Geel N, Vander Haeghen Y, Vervaet C, Naeyaert JM, Ongenae K. *Dermatology* 2006; 213: 23–9.

40 例稳定期难治性白癜风患者采用自体非培养黑素细胞和角质形成细胞混悬液移植治疗，结果显示 62% 的患者达到 70% 及以上的复色。

Epidermal grafting in vitiligo: influence of age, site of lesion, and type of disease on outcome. Gupta S, Kumar B. *J Am Acad Dermatol* 2003; 49: 99–104.

这是一个关于使用负压吸疱移植治疗稳定期顽固性白癜风的回顾性的无对照的病例分析和文献综述。该方法在节段型 / 局限型白癜风患者中的疗效优于泛发型白癜风患者和小于 20 岁的患者。然而，与药物治疗不同的是，白斑的部位对治疗效果没有影响。

The additive effect of excimer laser on noncultured melanocyte-keratinocyte transplantation for the treatment of vitiligo: a clinical trial in an Iranian population. Ebadi A, Rad MM, Nazari S, Fesharaki RJ, Ghalamkarpour F, Younespour S. *J Eur Acad Dermatol Venereol* 2015; 29: 745–51.

10 例稳定期泛发型白癜风患者的 39 处白斑被纳入一项非随机对照研究。移植后 2 周，给予 308nm 准分子激光照射每周 2~3 次，共治疗 24 次，能显著提高复色率。

Surgical interventions for vitiligo: an evidence-based review. Mulekar SV, Isedeh P. *Br J Dermatol* 2013; 169 (Suppl 3): 57–66.

一个关于白癜风外科疗法的系统性文献综述报道，与其他移植方法（包括钻孔 / 微小皮片移植、吸疱移植、培养和非培养的细胞移植）相比，刃厚皮片移植复色率最高。总体来说，移植后并发症包括粟丘疹、瘢痕、鹅卵石样外观、移植部位的色素沉着。

A randomized comparison of excimer laser versus narrow-band ultraviolet B phototherapy after punch grafting in stable vitiligo patients. Linthorst Homan MW, Spuls PI, Nieuweboer-

Krobotova L, de Korte J, Sprangers MA, Bos JD, et al. *J Eur Acad Dermatol Venereol* 2012; 26: 690–5.

14 例患者的对称性白斑使用钻孔移植后 1 周,一侧使用 308nm 准分子激光每周照射 2 次,另一侧采用 NB-UVB 照射。结果显示,两组间的复色率没有显著差异,但是 NB-UVB 组因为起效快,患者更满意。

Comparison between autologous noncultured epidermal cell suspension and suction blister epidermal grafting in stable vitiligo: a randomized study. Budania A, Parsad D, Kanwar AJ, Dogra S. *Br J Dermatol* 2012; 167: 1295–1301.

41 名患者的 54 处稳定白斑随机分为两组,分别给予非培养自体表皮细胞悬液移植(noncultured epidermal cell suspension,NCES)和负压吸疱表皮移植(suction blister epidermal graft,SBEG)治疗。术后 16 周的随访显示,NCES 组在复色程度及皮肤病生活质量指数(dermatology life quality index,DLQI)改善方面优于 SBEG 组。

A randomized controlled study of the effects of different modalities of narrow-band ultraviolet B therapy on the outcome of cultured autologous melanocytes transplantation in treating vitiligo. Zhang DM, Hong WS, Fu LF, Wei XD, Xu AE. *Dermatol Surg* 2014; 40: 420–6.

437 例患者随机在自体培养黑素细胞移植前和 / 或移植后接受 NB-UVB 光疗。结果表明在移植前和移植后均使用 NB-UVB 光疗的患者疗效更好。

Comparison between autologous noncultured extracted hair follicle outer root sheath cell suspension and autologous noncultured epidermal cell suspension in the treatment of stable vitiligo: a randomized study. Singh C, Parsad D, Kanwar AJ, Dogra S, Kumar R. *Br J Dermatol* 2013; 169: 287–93.

30 例患者的 47 处稳定白斑随机接受自体非培养"表皮细胞悬液移植"或"拔毛后外毛根鞘悬液移植"治疗。两种方法在促进白斑复色上均安全有效,且疗效相当。

Monobenzyl ether of hydroquinone. Moser D, Parrish J, Fitzpatrick T. *Br J Dermatol* 1977; 97: 669–79.

18 例患者使用氢醌单苯甲醚每日 2 次,治疗超过 1 年。8 例患者完全脱色,3 例显著脱色。脱色是永久性的。不良反应为红斑、瘙痒和接触性皮炎。

新疗法

Tofacitinib citrate for the treatment of vitiligo: a pathogenesis-directed therapy. Craiglow BG, King BA. *JAMA Dermatol* 2015; 151: 1110–2.

这是首例口服 JAK 抑制剂成功治疗白癜风的报道。患者口服托法替尼,一种 JAK 1/3 抑制剂,5mg 隔日 1 次,3 周后改为 5mg 每日 1 次。治疗 5 个月后,患者前额和手背的皮损明显复色。

Rapid skin repigmentation on oral ruxolitinib in a patient with coexistent vitiligo and alopecia areata (AA). Harris JE, Rashighi M, Nguyen N, Jabbari A, Ulerio G, Clynes R, et al. *J Am Acad Dermatol* 2016; 74: 370–1.

1 例白癜风合并斑秃的患者口服鲁索替尼——一种 JAK 1/2 抑制剂,20mg 每日 2 次。治疗 12 周后患者注意到,除头发再生以外,其面部白斑也有复色。治疗第 20 周,患者面部和其他部位的白斑出现大面积复色。在停止服用鲁索替尼 12 周后,尽管重新生长的头发仍然存在,但大部分已经复色的皮损又复发。

Afamelanotide and narrowband UV-B phototherapy for the treatment of vitiligo: a randomized multicenter trial. Lim HW, Grimes PE, Agbai O, Hamzavi I, Henderson M, Haddican M, et al. *JAMA Dermatol* 2015; 151: 42–50.

55 例泛发型白癜风患者,随机使用 NB-UVB 光疗或 NB-UVB 光疗联合阿法诺肽——α-MSH 类似物治疗。阿法诺肽 16mg 每月 1 次皮下注射联合 NB-UVB 光疗比单独使用 NB-UVB 光疗疗效更好,起效更快,特别是在肤色较深的患者中。

From basic research to the bedside: efficacy of topical treatment with pseudocatalase PC-KUS in 71 children with vitiligo. Schallreuter KU, Krüger C, Würfel BA, Panske A, Wood JM. *Int J Dermatol* 2008; 47: 743–53.

这是一项非对照性、回顾性研究,评价局部 NB-UVB 激活的假性过氧化氢酶的疗效。本研究纳入 71 例白癜风患儿。结果显示,大部分患儿面部、颈部、躯干白斑达到至少 75% 复色,但是手足部位的白斑无效。

(丁晓岚　译,张建中　校)

第 254 章 外阴疼痛症

原作者 Yasaman Mansouri

外阴疼痛症是在 2015 年由国际专家协会达成共识而形成的新术语,其定义为持续至少 3 个月的外阴疼痛,病因不明,可能有潜在的相关因素。典型的症状是灼痛、刺痛、疼痛、刺激和相关的性交困难。外阴疼痛症可以进一步描述为局限性(例如前庭痛觉、阴蒂痛)或全身性、刺激性(通过接触引起)、自发性或混合性。发作可能是原发性(自患者首次阴道插入后出现)或继发性(一段时间的无痛活动后)的。局部诱发性外阴疼痛症是最常见的亚型。外阴疼痛症是一种需要普遍了解的疾病。发病机制是多因素的,可能涉及遗传易感性、激素因素、骨盆底肌肉功能障碍、炎症和免疫因素。同一患者可能会出现其他疼痛状况,例如间质性膀胱炎、纤维肌痛、颞下颌关节疾病或肠易激综合征。

外阴疼痛症可使患者感到痛苦,而且临床医生对这种疾病通常不熟悉且不能很好地管理。

治疗策略

外阴疼痛症是一种排除性诊断。应进行彻底的体检和适当的实验室检测,以排除其他疼痛的病因,包括感染、皮肤病、子宫内膜异位症和神经系统疾病(如疱疹神经痛、脊髓神经压迫)。一个完整的评估应该包括详细的疼痛、体格检查,手术、性史和心理评估。

尽管该病较为广泛,但大多数外阴疼痛症的治疗方法尚未得到很好的研究,并且很大程度上基于专家意见和不受控制的研究,故治疗具有挑战性。治疗方法应个体化和多学科化,包括皮肤科、妇科、物理治疗和心理治疗。没有一种单一的治疗方法对所有女性有效,并且在获得缓解之前需尝试许多疗法。通常首先尝试无创治疗,包括局部利多卡因、骨盆底物理疗法、抗抑郁药和抗惊厥药。联合治疗可能是有益的。可为其他方式难治的女性提供外科手术,但由于其具有侵入性,被认为不是一线治疗。已有报道,前庭切除术的成功率很高,可以在局限性疾病患者中考虑。

特殊检查

- 对外阴、阴道、口腔、皮肤、头皮和指甲进行体格检查
- 骨盆底肌肉组织评估
- 触诊腹股沟淋巴结
- 棉签检测整个生殖区域,包括外阴前庭点触痛
- 棉塞测试
- 阴道分泌物涂片(阴道毛滴虫、细菌性阴道病)
- 测定阴道分泌物的 pH(细菌性阴道病、萎缩性阴道炎、炎性阴道炎)
- 滴氢氧化钾行显微镜检查(真菌、疥疮)
- 微生物培养(细菌、真菌、病毒)
- 巴氏涂片(在某些情况下)
- 阴道镜检查外阴(部分病例)
- 活检(如果出现原发皮损)
- 斑贴测试(接触过敏性皮炎)
- 心理评估

Current concepts in vulvodynia with a focus on pathogenesis and pain mechanisms. Thornton AM, Drummond C. *Australas J Dermatol* 2016; 57: 253–63.

本文就外阴疼痛症的可能发病机制及对患者的评估进行综述,并提出治疗思路。

Vulvodynia: assessment and treatment. Goldstein AT, Pukall CF, Brown C, Bergeron S, Stein A, Kellogg-Spadt S. *J Sex Med* 2016; 13: 572–90.

外阴疼痛患者治疗方案的综合评价。

2013 vulvodynia guideline update. Stockdale CK, Lawson HW. *J Low Genit Tract Dis* 2014; 18: 93–100.

这是一篇关于外阴疼痛症的临床诊断和治疗方法的综述。

Impact of a multidisciplinary vulvodynia program on sexual functioning and dyspareunia. Brotto LA, Yong P, Smith KB, Sadownik LA. *J Sex Med* 2015; 12: 238–47.

这项研究评估了 132 例患者的多学科计划的疗效。治疗方法包括教育研讨会、心理技能培训、骨盆底理疗和妇科管理。结果显示,性交困难和与性相关的困扰明显减少。

Women with provoked vestibulodynia experience clinically significant reductions in pain regardless of treatment: results from a 2-year follow-up study. Davis SN, Bergeron S, Binik YM, Lambert B. *J Sex Med* 2013; 10: 3080–7..

在这项前瞻性研究的二级分析中,有 239 名妇女在研

究开始时和 2 年后填写了调查表。患者接受了各种治疗，但有 41% 的患者未接受任何治疗。2 年后，整个组的疼痛、性功能和抑郁症状都有显著改善。未接受任何治疗的妇女也显著改善。作者得出结论，没有单一的治疗方法是优越的，自行消失也有可能。

一线治疗	
• 抗抑郁药（口服或外用阿米替林、口服地昔帕明、口服米那普仑等）	A
• 局部使用利多卡因	B
• 抗惊厥药（口服或外用加巴喷丁、口服普瑞巴林、口服拉莫三嗪）	C
• 骨盆底物理治疗	C

Oral desipramine and topical lidocaine for vulvodynia: a randomized controlled trial. Foster DC, Kotok MB, Huang LS, Watts A, Oakes D, Howard FM, et al. *Obstet Gynecol* 2010; 116: 583–93.

这项研究包括四个治疗组。133 名患有外阴疼痛症的女性被随机分配，12 周口服地昔帕明，或局部利多卡因，或口服地昔帕明加局部利多卡因，或安慰剂。与安慰剂组相比，治疗组在减少疼痛方面没有明显的统计学意义。然而，在性功能方面，地昔帕明组有显著改善。作者讨论了在外阴疼痛症研究中加入安慰剂的重要性。

Self-management, amitriptyline, and amitriptyline plus triamcinolone in the management of vulvodynia. Brown CS, Wan J, Bachmann G, Rosen R. *J Womens Health* 2009; 18: 163–9.

在这个开放标记试验中，53 名妇女被随机分配到自我管理、口服阿米替林（10~20mg/d）或外用曲安奈德加口服阿米替林。治疗组在减轻疼痛方面并不优于自我管理组。在阿米替林组中存在显著的组内差异，但作者声明这些可能没有临床意义。

Treatment of vulvodynia with tricyclic antidepressants: efficacy and associated factors. Reed BD, Caron AM, Gorenflo DW, Haefner HK. *J Low Genit Tract Dis* 2006; 10: 245–51.

对 209 名最初使用三环类抗抑郁药（tricyclic antidepressant, TCA）的妇女进行前瞻性队列研究。183 人服用阿米替林，23 人服用地昔帕明，3 人接受另外的 TCA 治疗。若有必要，剂量可逐渐增加到最大 225mg。在初次随访（中位 3.2 个月）的 83 位女性中，有 59.3% 的女性改善了 50% 以上，而在没有接受 TCA 的女性中，这一比例为 38%。

Milnacipran in provoked vestibulodynia: efficacy and predictors of treatment success. Brown C, Bachmann G, Foster D, Rawlinson L, Wan J, Ling F. *J Low Genit Tract Dis* 2015; 19: 140–4.

在这项为期 12 周的开放标签试验中，22 名妇女接受了米那普仑（5- 羟色胺 - 去甲肾上腺素再摄取抑制剂）的治疗。米那普仑显著降低了疼痛的严重程度。作者指出，治疗成功是由治疗前的性满意度预测的。

Use of amitriptyline cream in the management of entry dyspareunia due to provoked vestibulodynia. Pagano R, Wong S. *J Low Genit Tract Dis* 2012; 16: 394–7.

一项前瞻性研究对 150 名患者使用阿米替林 2% 乳霜治疗，每日 2 次，持续 3 个月。56% 的患者症状减轻，10% 的患者完全没有疼痛感。

Overnight 5% lidocaine ointment for treatment of vulvar vestibulitis. Zolnoun DA, Hartmann KE, Steege JF. *Obstet Gynecol* 2003; 102: 84–7.

一项对 61 名妇女夜间使用 5% 利多卡因软膏治疗的开放性试验发现，57% 的女性性交困难至少减少了 50%。76% 的患者在治疗后能够性交，而 36% 的患者在开始用药前能够性交。

Pregabalin-induced remission in a 62-year-old woman with a 20-year history of vulvodynia. Jerome L. *Pain Res Manage* 2007; 12: 212–4.

病例报告：一名 62 岁女性，长期外阴疼痛，在口服普瑞巴林 12 周后疼痛减轻 80%。

A retrospective study of the management of vulvodynia. Jeon Y, Kim Y, Shim B, Yoon H, Park Y, Shim, B, et al. *Korean J Urol* 2013; 54: 48–52.

外阴疼痛症患者口服加巴喷丁或 A 型肉毒毒素治疗的回顾性研究。62 名妇女服用加巴喷丁 300~900mg/d，持续 0.5~6 个月。11 例患者接受 A 型肉毒毒素注射治疗。两组患者均有明显的疼痛减轻，且两种治疗均耐受良好。

Open-label trial of lamotrigine focusing on efficacy in vulvodynia. Meltzer-Brody SE, Zolnoun D, Steege JF, Rinaldi KL, Leserman J. *J Reprod Med* 2009; 54: 171–8.

在涉及 17 例泛发型外阴疼痛症患者的第 8 周和第 12 周，疼痛明显减轻。

Topical gabapentin in the treatment of localized and generalized vulvodynia. Boardman LA, Cooper AS, Blais LR, Raker CA. *Obstet Gynecol* 2008; 112: 579–85.

在这项回顾性研究的 51 名女性中，有 35 名患者有可评估的反应。加巴喷丁乳膏每日 3 次，每次 2%~6%，耐受性良好，35 名女性中有 28 人疼痛减轻了至少 50%。

Effectiveness of cognitive-behavioral therapy and physical therapy for provoked vestibulodynia: a randomized pilot study. Goldfinger C, Pukall CF, Thibault-Gagnon S, McLean L, Chamberlain S. *J Sex Med* 2016; 13: 88–94.

20 名女性被随机分配到认知行为疗法（cognitive behavior therapy, CBT）或综合物理疗法。两组的大多数患者都报告至少有 30% 的疼痛减轻，而性功能改善只在 CBT 组出现。

Does physiotherapy treatment improve the self-reported pain levels and quality of life in women with vulvodynia? A pilot study. Forth HL, Cramp MC, Drechsler WI. *J Obstet Gynaecol* 2009; 29: 423–9.

3 个月的物理治疗使 14 名妇女的疼痛减轻。

二线治疗	
• 肌电生物反馈法	B
• 外用硝酸甘油霜	B
• 针灸治疗	B
• 认知行为疗法	B
• 肉毒毒素	D

EMG biofeedback versus topical lidocaine gel: a randomized study for the treatment of women with vulvar vestibulitis. Danielsson I, Torstensson T, Brodda-Jansen G, Bohm-Starke N. *Acta Obstet Gynecol Scand* 2006; 85: 1360–7.

使用肌电生物反馈或 5% 利多卡因软膏治疗 4 个月后，两组患者的疼痛、性功能和社会心理调整均有显著改善。肌电生物反馈组的女性报告依从性低，没有完成所有计划的练习。

Safety and efficacy of topical nitroglycerin for treatment of vulvar pain in women with vulvodynia: a pilot study. WalshKE, Berman JR, Berman LA, Vierregger K. *J Gend Specif Med* 2002; 5: 21–7.

只有一项研究报告了关于局部使用 0.2% 硝酸甘油治疗外阴疼痛。在这 21 名女性中，大部分人在性交前使用了这种乳霜，并完成了所有的问卷调查，结果显示疼痛明显减轻。

Acupuncture for the treatment of vulvodynia: a randomized wait-list controlled pilot study. Schlaeger JM, Xu N, Mejta CL, Park CG, Wilkie DJ. *J Sex Med* 2015; 12: 1019–27.

36 名女性被随机分为两组，一组每周针灸 2 次，持续 5 周；另一组是对照组，继续她们日常治疗。针刺组外阴疼痛和性交困难明显减轻，性功能改善。

A randomized clinical trial comparing group cognitive-behavioral therapy and a topical steroid for women with dyspareunia. Bergeron S, Khalifé S, Dupuis MJ, McDuff P. *J Consult Clin Psychol* 2016; 84: 259–68.

这项为期 13 周的试验包括 97 名患有前庭疼痛的女性。52 人被随机分入 CBT 组，45 人被随机分入 1% 氢化可的松乳膏组。两组患者在治疗后和随访 6 个月后均报告疼痛和性功能明显改善，但是 CBT 组改善更加明显。

Botulinum toxin type A: a novel treatment for provoked vestibulodynia? Results from a randomized, placebo controlled, double blinded study. Petersen CD, Giraldi A, Lundvall L, Kristensen E. *J Sex Med* 2009; 6: 2523–37.

64 名妇女随机接受 20U A 型肉毒毒素注射或安慰剂注射，60 例完成 6 个月随访。两组患者均有明显的疼痛减轻，但差异无统计学意义。

与下一个研究相比，该研究中肉毒毒素 A 的非优势性可能是由于使用的剂量低。

Long-term assessment of effectiveness and quality of life of OnabotulinumtoxinA injections in provoked vestibulodynia. Pelletier F, Girardin M, Humbert P, Puyraveau M, Aubin F, Parratte B. *J Eur Acad Dermatol Venereol* 2016; 30: 106–11.

19 名患者接受双侧球状海绵体肌肉的 A 型肉毒毒素注射（总共 100U），并在治疗后 2 年完成了调查表。结果发现患者疼痛、性功能和生活质量均得到显著改善，而且 24% 的患者在 24 个月内无疼痛感。19 名妇女中有 18 名患者在治疗前无法性交，但在治疗后得以恢复性交。

三线治疗	
• 低分子肝素	A
• 经皮神经电刺激	A
• 外用培养成纤维细胞的溶解产物	A
• 手术治疗	B
• 辣椒素	D
• CO_2 点阵激光	D
• 局麻神经阻滞	D
• 催眠疗法	E
• 脊髓刺激器	E
• 营养治疗	E
• 射频治疗	E
• 外阴周围皮下刺激	E

Enoxaparin treatment for vulvodynia: a randomized controlled trial. Farajun Y, Zarfati D, Abramov L, Livoff A, Bornstein J. *Obstet*

Gynecol 2012; 120: 565–72.

在这项随机、双盲的研究中,40 名患有局限型外阴疼痛症的女性自行皮下注射依诺肝素(一种低分子肝素)或安慰剂,每日 1 次,持续 90 日。依诺肝素组疼痛和性交困难的减少更明显。

Vestibulodynia: synergy between palmitoylethanolamide + transpolydatin and transcutaneous electrical nerve stimulation. Murina F, Graziottin A, Felice R, Radici G, Tognocchi C. *J Low Genit Tract Dis* 2013; 17: 111–6.

在一项双盲安慰剂对照研究中,20 名患者被随机分配到口服棕榈叶乙醇酰胺 400mg 和虎杖苷 40mg 组或安慰剂组,每日 2 次,持续 60 日。所有患者还进行了每周 3 次的经皮神经电刺激的治疗。两组均有显著改善。

Transcutaneous electrical nerve stimulation as an additional treatment for women suffering from therapy-resistant provoked vestibulodynia: a feasibility study. Vallinga MS, Spoelstra SK, Hemel IL, van de Wiel HB, Weijmar Schultz WC. *J Sex Med* 2015; 12: 228–37.

39 名女性在家里每日 3 次行经皮神经电刺激治疗。治疗后和随访时(2~32 个月),外阴疼痛明显减轻,性功能得到改善。

Cream with cutaneous fibroblast lysate for the treatment of provoked vestibulodynia: a double-blind randomized placebo-controlled crossover study. Donders GG, Bellen G. *J Low Genit Tract Dis* 2012; 16: 427–36.

在这项交叉研究中,30 名患者随机 1:1 分配到外用培养人成纤维细胞的溶解产物组或安慰剂组。统计发现治疗组的性交困难明显改善,而安慰剂组没有改善。

A randomized comparison of group cognitive-behavioral therapy, surface electromyographic biofeedback, and vestibulectomy in the treatment of dyspareunia resulting from vulvar vestibulitis. Bergeron S, Binik YM, Khalife S, Pagidas K, Glazer HI, Meana M, et al. *Pain* 2001; 91: 297–306.

这项研究比较了 CBT、EMG 生物反馈和前庭神经切除术的疗效,78 名女性被随机分配到其中的一个治疗组。三组患者的疼痛测量均有显著改善。虽然前庭神经切除术组的疼痛减轻更显著,但有 7 名妇女拒绝接受此治疗。

Localized provoked vestibulodynia: outcomes after modified vestibulectomy. Swanson CL, Rueter JA, Olson JE, Weaver AL, Stanhope CR. *J Reprod Med* 2014; 59: 121–6.

在梅奥诊所接受改良前庭神经切除术的 202 名妇女接受了问卷调查。在 52 名患者中,有 90.4% 的患者报告手术前插入卫生棉条后疼痛有中度至显著减轻,在 107 名报告性交困难的女性中有 84.1% 的患者有显著改善。

Capsaicin and the treatment of vulvar vestibulitis syndrome: a valuable alternative? Murina F, Radici G, Bianco V. *MedGenMed* 2004; 6: 48.

33 名女性使用 0.05% 辣椒素霜,每日 2 次持续 30 日,后每日 1 次持续 30 日,后每周 2 次持续 4 个月。59% 患者报告有部分反应,戒烟后会复发。所有患者都抱怨有皮肤严重烧伤的副作用。

在应用辣椒素之前,患者外用利多卡因以避免刺激。因此,目前还不清楚辣椒素的疗效如何。

Fractional CO_2 laser treatment of the vestibule for patients with vestibulodynia and genitourinary syndrome of menopause: a pilot study. Murina F, Karram M, Salvatore S, Felice R. *J Sex Med* 2016; 13: 1915–7.

本研究是关于 37 名患者接受三个阶段的分级微消融的 CO_2 激光治疗。疼痛评分和性交困难在 4 个月后显著改善,治疗耐受良好。

Multilevel local anesthetic nerve blockade for the treatment of generalized vulvodynia: a pilot study. McDonald JS, Rapkin AJ. *J Sex Med* 2012; 9: 2919–26.

26 名妇女间隔 2 周完成所有 5 个多级局部麻醉神经阻滞。随访 2~3 个月后,外阴疼痛和抑郁有明显改善,但性功能没有改变。基线疼痛较严重的妇女改善较少。

Effectiveness of hypnosis for the treatment of vulvar vestibulitis syndrome: a preliminary investigation. Pukall C, Kandyba K, Amsel R, Khalife S, Binik Y. *J Sex Med* 2007; 4: 417–25.

6 次催眠治疗显著改善了 8 名女性的疼痛和性功能。

Spinal cord stimulator for the treatment of a woman with vulvovaginal burning and deep pelvic pain. Nair AR, Klapper A, Kushnerik V, Margulis I, Del Priore G. *Obstet Gynecol* 2008; 111: 545–7.

植入脊髓刺激器后,1 位 57 岁妇女的外阴疼痛有明显改善。

Vulvodynia and irritable bowel syndrome treated with an elimination diet: a case report. Drummond J, Ford D, Daniel S, Meyerink T. *Integr Med (Encinitas)* 2016; 15: 42–7.

1 位患有难治性外阴疼痛症和肠易激综合征的年轻女性接受了排除饮食治疗。在 6 个月的营养治疗期间,她的骨盆疼痛明显减轻。

Radiofrequency therapy for severe idiopathic vulvodynia. Kestřánek J, Špaček J, Ryška P, Adamkov J, Matula V, Buchta V. *J Low Genit Tract Dis* 2013; 17: e1–4.

有病例报告脉冲射频治疗下腹神经节疗效满意。患者的疼痛在大约 6 个月的时间里明显减轻。

Peripheral subcutaneous vulvar stimulation in the management of severe and refractory vulvodynia. De Andres J, Sanchis-Lopez N, Asensio-Samper JM, Fabregat-Cid G, Dolz VM. *Obstet Gynecol* 2013; 121: 495–8.

将 2 个外阴皮下电极植入 1 名患有难治性外阴疼痛症的年轻妇女体内,该妇女接受了外阴周围皮下刺激。治疗后和随访 12 个月时,疼痛评分明显降低。

(周娅丽 译,邓丹琪 校)

第255章 Wells综合征（嗜酸性粒细胞性蜂窝组织炎）

原作者 Wisam Alwan，Emma Benton，Ian Coulson

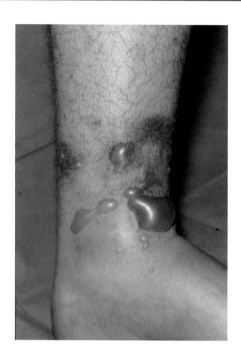

　　Wells综合征（嗜酸性粒细胞性蜂窝组织炎）是一种类似于细菌性蜂窝织炎的罕见病。在考虑诊断本病并经皮肤活检证实之前，患者通常接受抗生素治疗，但疗效不佳。本病病因尚不明确，但与一些疾病有关，如药物相关疾病。据推测，Wells综合征代表了对各种刺激（内源性和外源性）的超敏反应。本病具有复发性，通常被认为是散发，但亦有家族发病的报告。典型的皮损表现为红斑及斑块，亦有丘疹结节及大疱的报告。组织学特征为真皮水肿，特征性的嗜酸性粒细胞浸润及火焰征（嗜酸性蛋白和降解产物在胶原纤维上沉积），但并不具有特异性。通常以瘙痒起病，随后很快出现坚硬的水肿性红色斑块，边缘呈紫色，有时可形成水疱。皮损于数日内进展，并于8周内自行消退且不留瘢痕。斑块可发生于任何部位，可单发或多发。

治疗策略

　　本病病因不明，但已有数种诱发因素被提出（框255.1）。其中有些因素相关性较强，有些则可能与事实不符。肿瘤坏死因子阻滞剂依他西普、阿达木单抗和干扰素-β可能引起注射部位出现本病皮损。有趣的是，阿达木单抗也成功治疗了难治性Wells综合征2例。米诺环素则可引起本病类似的症状。

　　停用可疑的致病药物，如系统性疾病诊断明确则应进行相应治疗。许多内脏恶性肿瘤相关的Wells综合征应治疗原发肿瘤。

　　最常用的治疗方法为系统使用（口服）糖皮质激素，以中等剂量糖皮质激素控制症状，随后逐渐减量。某些病例可自行缓解。同大疱性类天疱疮一样，局部病变使用强效激素可能有效。外用他克莫司亦有效。应用具有抗嗜酸性粒细胞作用的H_1抗组胺药如西替利嗪也十分有效。左西替利嗪和羟嗪联合应用也取得了成功。米诺环素、氨苯砜、抗疟药、灰黄霉素、阿达木单抗和环孢素都是有效的。

特殊检查
• 外周血嗜酸性粒细胞计数
• 皮肤活检
• 寻找相关病因

Wells syndrome: a clinical and histopathologic review of seven cases. Moossavi M, Mehregan DR. *Int J Dermatol* 2003; 42: 62–7.

Eosinophilic cellulitis-like reaction to subcutaneous etanercept injection. Winfield H, Lain E, Horn T, Hoskyn J. *Arch Dermatol* 2006; 142: 218–20.

Eosinophilic cellulitis (Wells syndrome) as a cutaneous reaction to the administration of adalimumab. Boura P, Sarantopoulos A, Lefaki I, Skendros P, Papadopoulos P. *Ann Rheum Dis* 2006; 65: 839–40.

Systemic lupus erythematosus associated with Wells syndrome. Yin G, Xie Q. *Rheumatol Int* 2012; 32: 1087–9.

Wells syndrome associated with Churg-Strauss syndrome. Fujimoto N, Wakabayashi M, Kato T, Nishio C, Tanaka T. *Clin Exp Dermatol* 2011; 36: 46–8.

Wells'syndrome associated with chronic myeloid leukemia. Nakazato S, Fujita Y, Hamade Y, Nemoto-Hasebe I, Sugita J, Nishie W, et al. *Acta Derm Venereol* 2013; 93: 375–6.

Bullous eosinophilic cellulitis associated with giardiasis. Aslam A, Salman W, Chaudhry IH, Coulson IH, Owen CM.

Clin Exp Dermatol 2014; 39: 264–5.

Eosinophilic cellulitis (Wells syndrome) caused by a temporary henna tattoo. Nacaroglu HT, Celegen M, Karkiner CS, Günay I, Diniz G, Can D. *Postepy Dermatol Alergol* 2014; 31: 322–4.

Influenza vaccination as a novel trigger of Wells syndrome in a child. Simpson JK, Patalay R, Francis N, Roberts N. *Pediatr Dermatol* 2015; 32: e171–2.

与 Wells 综合征相关的其他疾病包括慢性淋巴细胞白血病、血管免疫母细胞性淋巴结病、肺腺癌、胃癌、肾癌（透明细胞癌）、结肠癌、葡萄球菌病、传染性软疣、乳糜泻和溃疡性结肠炎。一些关联是基于单一的病例且可能是巧合。

框 255.1　嗜酸性蜂窝织炎的诱发因素

感染：细菌，病毒（HIV、单纯疱疹、细小病毒属、水痘、传染性软疣），寄生虫（蛔虫、弓形虫、贾第虫）
虫咬反应
溃疡性结肠炎
白血病
淋巴瘤
实体癌（肺、结肠、胃肠道、肾脏）
血管免疫母细胞性淋巴结病
嗜酸性粒细胞增多综合征
药物（包括疫苗，特别是含有硫柳汞成分的药物）
Churg-Strauss 综合征
过敏性哮喘加重
系统性红斑狼疮
金属合金植入物
乳糜泻
过敏性接触性皮炎（暂时性指甲 henna 文身中的对苯二胺和炭黑橡胶）
IgG4 相关疾病

一线治疗	
• 口服糖皮质激素	C

Recurrent granulomatous dermatitis with eosinophilia. Wells GC. *Trans St Johns Hosp Dermatol Soc* 1971; 57: 46–56.

Eosinophilic cellulitis. Wells GC, Smith NP. *Br J Dermatol* 1979; 100: 101–9.

首次报道 Wells 综合征。口服 20~40mg/d 的泼尼松是一个合理的初始剂量，逐渐减少剂量直至控制病情。使用

泼尼松，并在 1 个月内逐渐减量是一种成功的治疗方案。

二线治疗	
• 西替利嗪	E
• 左西替利嗪 / 羟嗪	E
• 环孢素	E
• 氨苯砜	E
• 干扰素 -α	E
• 米诺环素	E
• 柳氮磺吡啶	E
• 灰黄霉素	E
• 他克莫司	E
• 阿达木单抗	E

Eosinophilic cellulitis in a child successfully treated with cetirizine. Aroni K, Aivaliotis M, Liossi A, Davaris P. *Acta Derm Venereol* 1999; 79: 332.

儿童中使用糖皮质激素治疗 Wells 综合征需要考虑对生长的影响。作者报道了 1 例每日使用 10mg 西替利嗪成功治疗儿童患者的病例。

成人使用西替利嗪 10~30mg/d 是合理的剂量。

Eosinophilic cellulitis (Wells syndrome) successfully treated with low-dose ciclosporin. Herr H, Koh JK. *J Korean Med Sci* 2001; 16: 664–8.

1 例成人 Wells 综合征使用环孢素的报道，剂量为 2.5~5mg/（kg·d）。

Eosinophilic cellulitis case report: treatment options. Lee MW, Nixon RL. *Australas J Dermatol* 1994; 35: 95–7.

当单用糖皮质激素效果不佳时，可在口服糖皮质激素和抗组胺药物的基础上加用氨苯砜。并作为糖皮质激素协同剂来使用。

合理使用剂量为 50~150mg/d。

Interferon alfa treatment of a patient with eosinophilic cellulitis and HIV infection. Husak R, Goerdt S, Orfanos CE. *N Engl J Med* 1997; 337: 641–2.

使用糖皮质激素治疗 HIV 相关的 Wells 综合征失败后，使用干扰素 -α 治疗成功。

Eosinophilic cellulitis (Wells syndrome): treatment with minocycline. Stam-Westerveld EB, Daenen S, Van der Meer JB, Jonkman MF. *Acta Derm Venereol* 1998; 78: 157.

使用米诺环素 200mg/d 控制病情，之后使用 100mg/d 维持治疗。

Oral tacrolimus treatment for refractory eosinophilic cellulitis. Ohtsuka T. *Clin Exp Dermatol* 2009; 34: 597–8.

作者报道了 1 例之前使用口服糖皮质激素（泼尼松 15mg/d）治疗有效的嗜酸性蜂窝织炎的病例。在患者复发后再次使用该方案治疗失败，转而使用口服他克莫司（1mg/d）治疗成功。

Wells'syndrome mimicking facial cellulitis: a report of two cases. Cormerais M, Poizeau F, Darrieux L, Tisseau L, Safa G. *Case Rep Dermatol* 2015; 9: 117–22.

作者报道了 2 例使用左西替利嗪 10mg/d 和羟嗪 50mg/d 治疗的患者，在随访 3~12 个月后未见复发。

Treatment of recalcitrant eosinophilic cellulitis with adalim-umab. Sarin KY, Fiorentino D. *Arch Dermatol* 2012; 148: 990–2.

1 名有 10 年 Wells 综合征病史的 45 岁女性不能忍受足量的泼尼松治疗，且对包括抗组胺药物、硫唑嘌呤、氨苯砜和秋水仙碱在内的系统性治疗均无效。最终该患者在使用阿达木单抗后病情缓解。

Off-label use of TNF-alpha inhibitors in a dermatologic university department: retrospective evaluation of 118 patients. Sand FL, Thomsen SF. *Dermatol Ther* 2015; 28: 158–65.

作者报道了 1 名老年女性患者在使用 6 个月阿达木单抗后被治愈。

（涂瑶筠　游紫梦　译，冉玉平　校）

证据等级：A 双盲试验　　B 临床试验，研究对象 ≥ 20 例　　C 临床试验，研究对象 < 20 例　　D 病例分析，研究对象 ≥ 5 例　　E 个案报道

第256章 黄瘤

原作者　Lucile E. White，Marcelo G. Horenstein，Christopher R. Shea

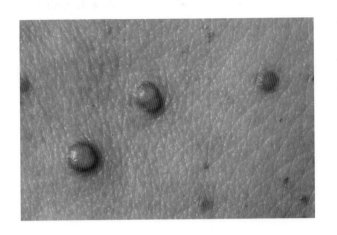

黄瘤（xanthoma）是一种以扁平的黄色斑块或结节为主要表现的异常脂质沉积性疾病。依据临床表现，黄瘤可分为发疹性黄瘤、结节发疹性黄瘤、结节性黄瘤、腱黄瘤、疣状黄瘤，以及扁平黄瘤。扁平黄瘤是最常见的类型，其中包括睑黄瘤、掌纹黄瘤及间擦黄瘤。疣状黄瘤常发生于生殖器部位皮肤，可能与淋巴水肿有关。渐进坏死性黄色肉芽肿表现为瘢痕形成，易破溃，好发于眶周区域，常伴异常蛋白血症。

治疗策略

黄瘤可能是特发性的或是潜在高脂血症的表现，因此有必要诊断和治疗其潜在疾病，这不仅能缩小黄瘤的大小，还可以降低伴脂蛋白紊乱的患者患动脉粥样硬化的风险。高脂血症的初始治疗包括控制饮食和使用降脂药物，如他汀类药物、贝特类、胆汁酸结合树脂、普罗布考，以及烟酸。这些药物的降脂效果明确，但只有少量研究表明这些药物可以治疗黄瘤。也有一种说法是，发疹性黄瘤通常可在开始系统治疗数周内消退，结节性黄瘤需数月消退，而腱黄瘤可能需数年消退甚至长期持续存在。外科治疗或局部毁损性干预措施可用于治疗先天性的和药物治疗无效的黄瘤。

特殊检查

- 血脂检查，包括胆固醇、甘油三酯、极低密度脂蛋白、低密度脂蛋白和高密度脂蛋白
- 气‐液相和高效液相色谱分析法用于诊断谷固醇血症
- 尿液毛细管柱气相色谱分析法诊断脑腱黄瘤病
- 血清蛋白电泳、免疫电泳和免疫固定法检测 M 蛋白

大部分临床类型的黄瘤都需要排除潜在疾病。发疹性

黄瘤多继发于高甘油三酯血症。高甘油三酯血症可能是由于脂肪酶缺乏、家族性高脂蛋白血症，或继发性于糖尿病、酗酒和外源性雌激素等因素。结节发疹性黄瘤和结节性黄瘤属于同一疾病谱，最常见于家族性高甘油三酯血症。结节性黄瘤也可为纯合性家族性高甘油三酯血症、脑腱黄瘤病（伴神经精神症状）和谷固醇血症的表现。谷固醇血症和脑腱黄瘤病的患者血脂检查可能正常，因此，诊断需要进行植物固醇液相色谱分析或尿液气相色谱分析。腱黄瘤也可能发生于脑腱黄瘤病、谷固醇血症或其他更常见的原因，如杂合性家族性高甘油三酯血症。某些黄瘤对遗传性高脂蛋白血症具有诊断意义：掌纹黄瘤常见于家族性异常β-脂蛋白血症，间擦性黄瘤常见于纯合性家族性高胆固醇血症。即使具有上述典型的临床表现，确诊仍然需要血脂检测。

睑黄瘤是扁平黄瘤的一种，血浆总胆固醇水平升高仅见于约半数患者，但可能伴随载脂蛋白 B 水平升高、载脂蛋白 A 水平下降，以及亚临床的颈动脉内膜中层厚度增加。此外，睑黄瘤是心肌梗死、陈旧性心肌病、重度动脉粥样硬化甚至死亡的独立危险因素，与血浆胆固醇和甘油三酯水平高低无关。少数情况下，扁平黄瘤可以为单克隆丙种球蛋白病的表现。若伴有副蛋白血症（淋巴细胞增殖性病变），则有助于渐进坏死性黄色肉芽肿的诊断。

一线治疗

• 低脂饮食并系统性应用降脂药物治疗	B

Opposite effects on serum cholesteryl ester transfer protein levels between long-term treatments with pravastatin and probucol in patients with primary hypercholesterolemia. Inazu A, Koizumi J, Kajinami K, Kiyohar T, Chichibu K, Mabuchi H. *Atherosclerosis* 1999; 145: 405–13.

这项前瞻性研究比较了普伐他汀与普罗布考对腱黄瘤和伴原发性高胆固醇血症的黄瘤病患者的疗效。在单纯黄瘤病的治疗中，普伐他汀组和普罗布考组疗效相当，两组结果均为 4 例中 2 例皮疹恢复。在腱黄瘤病的治疗中，普伐他汀组 5 例中 4 例消退，而普罗布考组 5 例中 2 例消退。

A comparative study of the therapeutic effect of probucol and pravastatin on xanthelasma. Fujita M, Shirai K. *J Dermatol* 1996; 23: 598–602.

对 54 例患者分别用普伐他汀或普罗布考进行治疗。

普罗布考治疗的 36 例患者中有 13 例黄瘤消退,普伐他汀组的 18 例中仅 1 例消退。

Effects of probucol on xanthomata regression in familial hypercholesterolemia. Yamamoto A, Matsuzawa Y, Yokoyama S, Funahashi T, Yamamura T, Kishino B. *Am J Cardiol* 1986; 57: H29–35.

对 51 例伴家族性高胆固醇血症患者进行了治疗研究,其中包括 8 例纯合性家族性高胆固醇血症患者。给予普罗布考、考来烯胺、氯贝丁酯和美伐他汀联合治疗。所有接受普罗布考治疗患者的跟腱黄瘤均缩小。普罗布考可能会缩小高密度脂蛋白微粒,从而增加胆固醇反向转运。

Successful treatment of xanthoma disseminatum with combined lipid lowering agents. Kim WJ, Ko HC, Kim BS, Kim MB. *Ann Dermatol* 2012; 24: 380–2.

采用每日罗格列酮 4mg、辛伐他汀 10mg、非诺贝特 200mg 方案联合治疗,2 年后皮损明显减轻。

二线治疗	
• 外科治疗	B
• CO_2 激光	B
• 铒:钇铝石榴石激光	C
• 脉冲染料激光	B
• 氩激光	B
• Q 开关钕:钇铝石榴石激光	D
• 磷酸钛氧钾晶体激光	D
• 1450nm 二极管激光	C
• 低压射频	C

Treatment of xanthelasma by excision with secondary intention healing. Eedy DJ. *Clin Exp Dermatol* 1996; 21: 273–5.

28 例患者经剪切术治疗后睑黄瘤消失。18 个月后,2 例复发,其中 1 例伴高胆固醇血症,另外 1 例伴原发性胆汁性肝硬化。1 例有瘢痕形成,无睑外翻发生。

Upper and lower eyelid reconstruction for severe disfiguring necrobiotic xanthogranuloma. Schaudig U, Al-Samir K. *Orbit* 2004; 23: 65–76.

多数渐进坏死性黄色肉芽肿所致的眼睑严重畸形和瘢痕形成,可通过手术和游离皮瓣移植术治疗。

Successful treatment of scrotal verruciform xanthoma with shave debulking and fractionated carbon dioxide laser therapy. Joo J, Fung MA, Jagdeo J. *Dermatol Surg* 2014; 40: 214–7.

1 位阴囊疣状黄瘤患者接受了削切减瘤术联合点阵 CO_2 激光治疗。手术耐受性良好,18 个月后无复发。

Xanthelasma palpebrarum: treatment with the ultrapulsed CO_2 laser. Raulin C, Schoenermark MP, Werner S, Greve B. *Lasers Surg Med* 1999; 24: 122–7.

与普通连续 CO_2 激光相比,超脉冲 CO_2 激光可在一个脉冲内释放很高的能量,能够降低发生瘢痕及色素沉着的风险。用超脉冲 CO_2 激光治疗 23 例患者的 52 处睑黄瘤皮损后,所有皮损均完全消失。其中 1 例患者在 4 个月内局部出现轻度红斑,但没有色素沉着及睑外翻发生。在随访的 10 个月内,有 3 例复发。

Xanthelasma palpebrarum: treatment with the erbium: YAG laser. Borelli C, Kaudewitz P. *Lasers Surg Med* 2001; 29: 260–4.

用铒:钇铝石榴石激光治疗 15 例患者的 33 个睑黄瘤,能量最低为光斑 2mm、300mJ、2Hz,最高为光斑 10mm、1 200mJ、6Hz。所有睑黄瘤皮损均完全消失,术后红斑均于 2 周内消退,无瘢痕及睑外翻发生。随访 7~12 个月未发现复发。

New operative technique for treatment of xanthelasma palpebrarum: laser-inverted resurfacing. Preliminary report. Levy JL, Trelles MA. *Ann Plast Surg* 2003; 50: 339–43.

作者建议,对于内外眼睑的脂肪瘤样组织,在切开和外翻术区组织、暴露睑黄瘤后,使用脉冲铒:钇铝石榴石激光治疗。本研究中的 2 例患者治疗后随访 1 年以上未复发。

Treatment of xanthelasma palpebrarum by 1064-nm Q-switched Nd: YAG laser: a study of 11 cases. Fusade T. *Br J Dermatol* 2008; 158: 84–7.

结果显示 11 例患者经单次治疗后,8 例(38 处皮损中的 26 处)获得满意结果,且愈合较快。

Is Q-switched neodymium-doped yttrium aluminium garnet laser an effective approach to treat xanthelasma palpebrarum? Results from a clinical study of 76 cases. Karsai S, Schmitt L, Raulin C. *Dermatol Surg* 2009 ; 35 : 1962–9.

大部分病灶对治疗无反应。

Treatment of xanthelasma palpebrarum with argon laser photocoagulation. Basar E, Oguz H, Oxdemir H, Ozkan S, Uslu H. *Int Ophthalmol* 2004; 25: 9–11.

用氩激光治疗 24 例患者的 40 处睑黄瘤皮损,能量为 500μm、0.1~0.2 秒、900mW。每 2~3 周治疗 1 次,共 1~4 次,结果皮损全部消失。有 6 处皮损于 8~12 个月后复发需再次治疗。8 处皮损治疗后出现红斑,1 个月后消失。1 例患者出现色素沉着但 3 月后消失,该患者同时有 2 处皮损出现色素减退。

Histopathological study of xanthelasma palpebrarum after pulsed dye laser. Soliman M. *J Eur Acad Dermatol Venereol* 2004; 18 (Suppl): 19–33.

以能量 6.5~8J/cm²、光斑大小 5mm、脉冲宽度 450 毫秒治疗 26 例患者。每 3~4 周治疗 1 次,所有患者经过 1~3 次治疗后均有明显的临床改善。

KTP laser coagulation for xanthelasma palpebrarum. Berger C, Kopera D. *J Dtsch Dermatol Ges* 2005; 3: 775–9.

使用磷酸钛氧钾晶体激光(532nm)治疗 14 例睑黄瘤患者的 33 个皮损。70% 以上的患者可耐受激光,无须镇痛。经 1~3 次治疗,85.7% 的皮损消失,无不良反应发生。

Xanthelasma palpebrarum treatment with a 1450-nm-diode laser. Park EJ, Youn SH, Cho EB, Lee GS, Hann SK, Kim KH, et al. *Dermatol Surg* 2011; 37: 791–6.

用波长 1 450nm 的二极管激光治疗 16 例睑黄瘤患者,能量 12J/cm²,光斑大小 6mm,脉冲宽度 20~30ms。经过 1~4 次治疗后,其中 12 例患者皮损有中度至显著改善。患者对治疗耐受良好。

Effectiveness of low-voltage radiofrequency in the treatment of xanthelasma palpebrarum: a pilot study of 15 cases. Dincer D, Koc E, Erbil AH, Kose O. *Dermatol Surg* 2010; 36: 1973–8.

15 例睑黄瘤患者采用双频 4.0MHz 射频机治疗皮损。所有受试者均完成研究,其中 9 例疗效显著,5 例疗效良好。

三线治疗	
• 二氯乙酸或三氯乙酸	C
• 冷冻疗法	E
• 博来霉素	B
• 曲安奈德局部封闭	D
• 苯丁酸氮芥	E
• 泼尼松龙	E
• 静脉注射免疫球蛋白	E
• 阿那白滞素	E
• 2- 氯脱氧腺苷(克拉屈滨)	E
• 局部外用咪喹莫特	E
• 贝沙罗汀	E

Evaluation of three different strengths of trichloroacetic acid in xanthelasma palpebrarum. Haque MU, Ramesh V. *J Dermatolog Treat* 2006; 17: 48–50.

以三种浓度的三氯乙酸治疗 51 例患者。对于丘疹结节性皮疹,通常约需外用 100% 或 70% 三氯乙酸治疗 2 次,或 50% 三氯乙酸治疗 4 次。对于扁平斑片状皮损平均约需外用 100% 或 70% 三氯乙酸治疗 1.5 次,或 50% 三氯乙酸需治疗 3 次。对于斑点状皮损,只需用任意浓度的三氯乙酸治疗 1 次。

Cryotherapy may be effective for eyelid xanthelasma. Hawk JL. *Clin Exp Dermatol* 2000; 25: 351.

以液氮冷冻 0.5~1 秒治疗 1 例患者,注意仅冷冻黄色区域。此患者既往三氯乙酸治疗未成功。

Treatment of xanthelasma palpebrarum with intralesional pingyangmycin. Wang H, Shi Y, Guan H, Liu C, Zhang W, Zhang Y, et al. *Dermatol Surg* 2016; 42: 368–76.

病灶内注射平阳霉素(博来霉素 A5)治疗 12 例睑黄瘤患者的 21 处皮损,仅 1 例患者在治疗 1 年后局部复发,其余患者均获得满意疗效,且均未发生严重并发症。

Local corticosteroid treatment of eyelid and orbital xantho-granuloma. Elner VM, Mintz R, Demirci H, Hassan AS. *Trans Am Ophthalmol Soc* 2005; 103: 69–73.

6 例患者接受 2 次曲安奈德局部封闭(40mg/ml)治疗,其中包括眼睑及眶部渐进坏死性黄色肉芽肿(4 例)、成人型黄色肉芽肿(2 例)。6 例患者均局部控制良好,未发现不良反应。

Necrobiotic xanthogranuloma treated with chlorambucil. Torabian SZ, Fazel N, Knuttle R. *Dermatol Online J* 2006; 12: 11.

1 例 56 岁男性,多发渐进坏死性黄色肉芽肿 5 年,皮损累及眶周区、四肢及躯干,给予苯丁酸氮芥,每日 2mg,随后增至每日 4mg,皮损全部消退。

Necrobiotic xanthogranuloma of extremities in an elderly patient successfully treated with low-dose prednisolone. Kawakami Y, Yamamoto T. *Dermatol Online J* 2011; 17: 13.

1 位 93 岁女性,患有 IgG λ 型单克隆性丙种球蛋白病,左小腿上出现了疼痛的黄色斑块,活检部位进行性溃疡,考虑诊断渐进坏死性黄色肉芽肿。给予口服泼尼松龙每日 20mg(0.5mg/kg),治疗 4 周后痊愈。

Successful treatment of necrobiotic xanthogranuloma with intravenous immunoglobulin. Hallermann C, Tittelbach J, Norgauer J, Ziemer M. *Arch Dermatol* 2010; 146: 957–60.

2 例患有坏死性黄色肉芽肿和单克隆丙种球蛋白病的患者,静脉注射免疫球蛋白 0.5g/(kg·d),每间隔 4 周连续注射 4 日,效果良好。

**Cerebral and cutaneous involvements of xanthoma dissemi-natum successfully treated with an interleukin-1 receptor antagonist: a case report and minireview. Campero M, Campero S, Guerrero J, Aouba A, Castro A. *Dermatology* 2016; 232: 171–6.

1 位播散性黄瘤患者,有皮肤及大脑损伤。给予皮下注射阿那白滞素 100mg,每周 1 次,持续 2 年,然后每月 1 次,持续 1 年。所有皮损在 15 个月消退,脑干、颞叶和尾状核的病变明显减少,患者在 5 年内未复发。

Xanthoma disseminatum: effective therapy with 2-chloro-deoxyadenosine in a case series. Khezri F, Gibson LE, Tefferi A. *Arch Dermatol* 2011; 147: 459–64.

长期随访 8 例播散性黄瘤患者,其中 5 例患者给予克拉屈滨 0.14mg/(kg·d),连用 5 日,每月重复用药 1 次,连续治疗 5~8 个疗程。经过 3~5 个疗程后,所有患者都不再出现新发皮损,已有病变均显著改善。未报道严重不良反应。随访时间长度为 3 个月~8 年,所有患者均达到疾病缓解。

Successful treatment of verruciform xanthoma with imiquimod. Guo Y, Dang Y, Toyohara JP, Geng S. *J Am Acad Dermatol* 2013; 69: e184–6.

1 位 2 岁女童,患有外阴及肛门疣状黄瘤,给予局部外用 5% 咪喹莫特乳膏,每周 2 次,4 个月后,皮损几乎完全消退,9 个月后未复发。

Treatment of mycosis fungoides with bexarotene results in remission of diffuse plane xanthomas. Gregoriou S, Rigopoulos D, Stamou C, Nikolaou V, Kontochristopoulos G. *J Cutan Med Surg* 2013; 17: 52–4.

应用贝沙罗汀治疗 1 例蕈样肉芽肿合并扁平黄瘤患者。6 个月后蕈样肉芽肿和黄瘤完全缓解,3 年后黄瘤未复发。

(夏林欢 译,李焰梅 蒋 献 校)

证据等级:A 双盲试验　B 临床试验,研究对象≥ 20 例　C 临床试验,研究对象< 20 例　D 病例分析,研究对象≥ 5 例　E 个案报道

第257章 着色性干皮病

原作者　Deborah Tamura、Kenneth H. Kraemer、John J. DiGiovanna

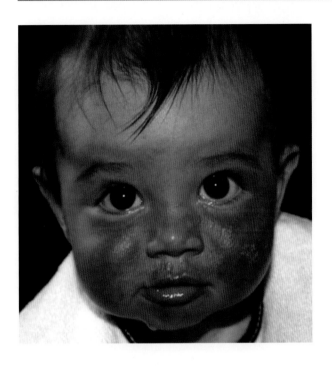

着色性干皮病（xeroderma pigmentosum）是一种罕见的常染色体隐性遗传病，该病的特征为患者皮肤细胞对紫外线敏感。着色性干皮病患者继发皮肤癌的概率较正常人高1 000倍，且皮肤癌通常在10岁内发生。约50%的着色性干皮病患者有急性光过敏的表现，少量的日光照射就会出现急性红斑、水疱等严重反应。这种光灼伤有时过于严重，甚至会被误认为是因儿童虐待或疏忽造成的。另一半没有急性光过敏表现的患者常在2岁前在面部出现雀斑样色素沉着，并伴有皮肤干燥、老化、唇炎和畏光。着色性干皮病患者的眼睛也非常容易受损，紫外线可引起眼干、睑外翻、翼状胬肉、睑裂斑、角膜混浊、角膜瘢痕及其所致的继发失明等，并且可能发展为眼睑癌、巩膜癌及角膜癌等。唇部及舌尖部也可能出现皮肤癌。约25%的着色性干皮病患者会出现神经退行性变，表现为腱反射消失、进行性感觉神经性耳聋、吞咽困难及构音障碍、共济失调，以及早夭。

着色性干皮病患者发生进行性皮肤及眼部损伤的原因主要是皮肤不能修复日光暴露组织中被紫外线损伤的DNA。着色性干皮病患者的基因突变发生在以下8个基因中的任意1个，其中7个基因（XPA、XPB、XPC、XPD、XPE、XPF、XPG）与核酸切除修复通路相关，还有1个则与DNA聚合酶eta（着色性干皮病变异型）相关。核苷酸切除修复通路对于识别、消除、修复紫外线引起的DNA损失至关重要，DNA聚合酶eta则通过旁路修复损伤的DNA。

治疗策略

着色性干皮病的诊断主要基于其临床特征，一旦考虑该诊断就应该立刻开始进行紫外线防护。在儿童中，2岁前日晒后出现雀斑者、少量日光暴露即出现严重的日晒伤者、畏光者、皮肤或者眼部癌者应该考虑着色性干皮病。同时应该与卟啉病、狼疮、LEOPARD综合征、Carney综合征、黏液瘤、家族性黑色素瘤、痣样基底细胞癌综合征进行鉴别。

目前已经可以进行着色性干皮病相关基因突变的DNA检测（www.genetests.org）。但没有检测到基因突变并不能排除着色性干皮病的诊断，因为其诊断主要基于临床表现，且DNA检测不能涵盖所有着色性干皮病相关的突变。对着色性干皮病患者的细胞进行体外培养时发现，这些细胞对紫外线极其敏感，但目前在美国，尚无通过美国临床实验室改进法案修正案认证的实验室进行该类型的细胞存活试验。

着色性干皮病患者最重要的管理措施是通过避免日晒来进行紫外线防护。虽然患者无法修复紫外线导致的组织损伤，但他们对可见光的反应却是正常的。紫外线辐射无法完全避免，医生应指导患者尽可能地构建更安全的生活环境。在紫外线辐射强度比较高的环境里，如白天在户外时，患者要进行最严格的防护。而长期暴露于低强度的紫外线下也会造成累积性的紫外线损伤。我们可以感知到可见光强度的不同（例如，光强度在有雾的日子里更低），但不能感受到紫外线的强度差别，因此，如果不使用紫外线测试仪，我们就可能被自身感觉误导。患者及其家属需要接受培训来正确认识和避免紫外线辐射，以及在住所、学校或其他患者可能长时间停留的场所构建防护措施。

着色性干皮病患者应该进行日常防护。这些防护措施包括局部应用防晒系数30及以上且可以同时防护UVB（短波紫外线，290~320nm）和UVA（长波紫外线，320~400nm）的广谱防晒用品，以及具有防晒作用的唇膏和/或化妆品。所有暴露在外的皮肤区域（通常是脸、耳朵、脖子和手）都应该涂抹上述防晒用品，且一天中应该进行多次涂抹。患者可能需要反复试验、试错后才能找到最适合自己的防晒制剂。

患者的衣着应覆盖尽量多的皮肤，应穿长裤、长袖、袜子和不露趾的鞋，戴能遮住耳朵的帽子或防紫外线的面罩和兜帽，以及有侧面遮罩的防紫外线太阳镜。白天外出时，应佩戴手套来保护手。衣服的材料必须是密织（比如牛仔

985

布)或双层的。测试衣料防紫外线性能的办法很简单,把衣服高举在明亮的灯光下,如果可以看见灯光,就说明紫外线能透过衣料。由阻挡阳光的材料制作的衣服在市场上可以买到,但价格较为昂贵。还有一种选择是一种名为SunGuard(https://sunguardsunprotection.com/index.php)的洗衣添加剂,其广告称可以增强衣物阻隔紫外线的能力。厂家推荐这种添加剂常规洗涤外衣(裤子、衬衫、夹克衫、袜子、手套和帽子)来增加紫外线防护功能。由于着色性干皮病患者的角膜和巩膜也容易受紫外线损伤,所以在可能暴露于紫外线的环境中,患者需要佩戴防紫外线的太阳镜。太阳镜应该"环绕"眼睛以保护眼周,且需要足够大来充分保护眼睑。一旦考虑着色性干皮病的诊断,就应立刻开始严格遵守和使用以上这些防护措施并维持终身。

日光是紫外线最主要的来源,尽管玻璃窗能够阻挡大部分UVB,但UVA还是可以与可见光一同穿过玻璃,特别敏感的着色性干皮病患者隔着玻璃窗亦无法耐受日光。美国残障人法规和其他法律、法规要求给患有着色性干皮病的儿童及成人提供安全的教育和工作环境。患者长时间停留的环境,比如家里、车辆、日托所、学校及工作单位,需要对窗户进行遮光来阻挡紫外线,如贴透明的防紫外线膜或与窗户保持安全距离。学校在消防训练和体育活动中要为患儿提供特殊的安排,因为对于他们来说,在室外进行这些活动是不安全的。因此,学校要制订个体化的方案,使着色性干皮病的患儿在参与这些活动的同时免受日光的伤害。

着色性干皮病患者应该佩戴医疗警报手镯(http://www.medicalert.org/home/Homegradient.aspx),并在钱包或皮夹中携带患病信息卡,以便他人在一些患者无法与他人沟通自身紫外线敏感性的紧急情况下提供帮助。

未遮蔽的荧光灯和卤素灯可能会对着色性干皮病患者造成紫外线损伤。将未加防护的荧光灯泡替换为LED灯或加上塑料灯罩能够大幅降低环境中的紫外线水平。卤素灯能释放大量UVB,因此要尽可能避免使用卤素灯。

价格相对低廉的手持式紫外线测试仪可以检测UVA和UVB。相较于UVA,UVB更具伤害性,但UVA也能够引起DNA损伤,因此需要对各个波段的紫外线进行防护。手持式紫外线测试仪能够高效、直接地测量环境中的紫外线强度,让患者及家属能够更好地判断环境是否安全。

维生素D是紫外线照射皮肤产生的,严格的防晒措施可能会导致血液中维生素D含量过低,进而增加骨折的风险。进食维生素D含量丰富的食物,如脂肪较多的鱼和维生素D配方奶能够帮助着色性干皮病患者维持正常的维生素D水平,但患者仍应该定期监测维生素D水平。如果血清25-羟维生素D的水平低,则需要口服维生素D补充剂。

着色性干皮病患者不应该使用任何形式的烟草产品,还要避免吸二手烟。烟草产品及其烟雾中含有的苯并[a]芘衍生物和其他致癌物诱导的DNA损伤需要通过NER途径

修复,导致着色性干皮病患者患呼吸道肿瘤的风险极高。

生活方式的调整对于患者和家属来说是防止紫外线暴露的非常重要但也很有挑战性的手段。患者应避免白天的户外活动,严格避免在上午10点到下午2点之间外出。为儿童患者找到合适的室内游戏和体育活动,同时还要满足未患病家庭成员的需求是有一定难度的。

确诊着色性干皮病后,整个家庭的生活方式都需要进行调整。室外活动需要调整。医疗需求的增加会给家属及成长中的患儿带来巨大的压力。时常进行的令人疼痛的医疗措施(手术、局部外用药物的使用等)和较为大型的手术可能会导致家属和患者出现创伤后应激障碍的症状。全年龄段的患者都可能会出现这些表现,并且可能会因此出现对于治疗和照顾的回避行为。因此,在制订治疗计划时,需要根据着色性干皮病的进展情况安排适当的疼痛管理和减轻焦虑的措施。同时,疾病带来的身体上的改变,如术后瘢痕、不断进展的神经退行性病变,以及对正常的童年和青少年心理社会发展的干扰,都会对患者的自尊造成负面影响。像其他慢性疾病一样,整个家庭的经济和情绪情感都会受到疾病的影响,家属和患者需要经过一段时间的调整来适应生活方式的改变。

对着色性干皮病患者来说,需要相当程度的努力才能获得健康保险和适合的工作住宿场所。患者有资格得到社会保障残疾保险或是其他医疗援助。着色性干皮病的支持组织能够帮助患者和家属与其他患病家庭取得联系来减少社会隔离,他们还帮助举行紫外线安全的家庭活动。这些组织的网址如下:XP家庭支持小组:www.xpfamilysupport.org/joomla;英国着色性干皮病支持组织:www.xpsupportgroup.org.uk/;着色性干皮病协会:www.xps.org/。在德国、日本、中东也有类似的支持组织。对于有社会心理疾病(药物滥用或家庭暴力)的家庭,或难以接受着色性干皮病这一诊断的家庭,会被建议转介给社会服务部门或治疗师。

着色性干皮病是一种隐性遗传病,需要2个异常的等位基因才能发病。杂合子临床表现正常,但他们的后代有1/4的概率发病。患者怀孕前需要针对这一遗传风险进行产前诊断和遗传咨询。

患者及家属和皮肤科医师需要共同合作来更好地进行疾病管理。患者及家属应当学会识别癌前病变和恶性病灶,以便早期诊断和切除小肿瘤。根据新发肿瘤的发生速度,应每3~6个月行1次全面的皮肤检查。对于进展更为迅速的病变则需要更频繁的检查。留存全身照片和病灶带有标尺的近距离特写的基线图片有助于追踪皮肤的改变。这些照片可以数字化后发送给患者家庭进行保存和使用,同时也应该在医疗记录中留存。

包括日光性角化在内的癌前病灶,可以使用冷冻疗法,外用5-氟尿嘧啶(5-fluorouracil, 5-FU),或外用咪喹莫特治疗。局部使用5-氟尿嘧啶或咪喹莫特治疗时,应确保目前

存在的皮肤癌病灶得到充分的治疗,因为这两种药物可能只能治疗浅表皮损但不能处理深处的肿瘤。目前尚无关于着色性干皮病局部治疗的高质量对照研究文章发表。

用皮肤磨削术或皮肤削除术来去除浅表的光损伤层,理论上能使更深层的、受损轻的附属器结构代替表皮严重受损的细胞。也有新的技术利用激光换肤来治疗着色性干皮病患者。有很多新发皮损的患者可以口服类视黄醇,如异维A酸或阿维A进行化学预防。美国国立卫生研究院在一项小样本的纵向研究中发现,着色性干皮病患者口服维A酸能够有效减少新发非黑色素瘤皮肤癌的数量。但是这些患者身上出现了很多副作用,尤其是用药剂量大的患者。维莫德吉被应用在有多发基底细胞癌的患者身上,在治疗期间有很好的治疗效果,然而患者身上出现了许多副作用以至于需要进行不同时长的停药。

皮肤癌需要得到尽早和充分的治疗。所有可能是肿瘤的可疑皮损都应该进行活检并切除。用于小的浅表病灶的标准治疗方法包括刮除术和干燥法、手术切除和冷冻疗法。由于大量皮肤异色改变和瘢痕的形成,很难将新发与复发皮疹鉴别。Mohs显微外科手术能够有效切除肿瘤并保留正常组织,应着重考虑这一方法。下面介绍一些导致患有着色性干皮病患者的皮肤癌更加难以治疗的因素。皮肤癌通常发生在光损伤最严重的区域,这些区域无论肉眼还是组织学上都很难找到正常表现的皮肤,使得难以定位及清除肿瘤边缘,因此在临床中通常采取的切除范围是无肿瘤边缘。另外,着色性干皮病的光损伤皮肤质地与非着色性干皮病皮肤癌患者不同。非着色性干皮病皮肤癌患者通常有因为大剂量紫外线暴露造成的表皮细胞DNA及真皮结缔组织(胶原、弹性组织等)的损伤,形成了松弛、有皱纹的皮肤。而着色性干皮病患者的皮损相反,是因为不能修复表皮细胞DNA损伤形成的,患者接受紫外线照射的总量并不高,通常不足以造成典型的日光性弹性组织病变、松弛和皱纹。着色性干皮病患者会发生皮肤萎缩致使皮肤非常紧绷,这限制了利用组织移植来进行的手术修复。另外,由于周围的皮肤严重受损,可能存在癌前病变或小的皮肤癌病灶,移植带皮瓣的组织非常困难。对于这些患者来说,需要按最小范围来切除皮肤癌,为将来的手术保存组织。

尽管患者对紫外线高度敏感,但在用X线治疗复发性皮肤和眼部癌症、或脑及脊髓肿瘤病灶时,许多患者对这一治疗反应正常。

着色性干皮病患者患唇部肿瘤和舌尖部鳞状细胞癌的风险较高。紫外线诱导的舌尖部的早期改变是毛细血管扩张。进行皮肤检查时应该常规检查舌和唇部。

眼科治疗也是治疗中的重要环节。多数患者的眼部病变发生在眼表。幼儿患者最早的眼部症状常为畏光和结膜炎。角膜、巩膜、眼睑、结膜及支持组织都可能出现癌前病变和癌变。角膜受到紫外线的破坏,可能会导致干眼、角膜炎和结膜炎症。眼睑萎缩和眼周皮肤肿瘤的切除可导致眼

睑外翻,使眼睛不能闭合。睑外翻会加重干眼,如不治疗将导致角膜溃疡、瘢痕形成和角膜浑浊,甚至失明。角膜移植已经应用于一些着色性干皮病的患者,但常常因为该区域的血管形成而发生排斥反应。患者应每年至少做1次全面的眼科检查,包括针对干眼症状的Schirmer试验和评估眼睑闭合情况。对于闭眼困难的患者,通常推荐他们夜间使用眼润滑液和润滑软膏。

在美国和欧洲,约25%的着色性干皮病患者有进行性的神经系统病变。患者的症状和进展速度差别很大,最严重的病例在幼年即出现症状(De Santis-Cacchione综合征)。在行皮肤检查时,需要常规检查反射功能,来帮助确定是否存在神经系统病变的风险。患者的神经系统病变常以深部腱反射减弱,尤其是下肢的深部腱反射减弱为首发症状,甚至是持续多年的唯一症状。有些患者表现出小头畸形。进行性神经系统病变的症状包括听力下降、认知能力下降、构音障碍、吞咽困难、共济失调导致的行动困难和跌倒,最终发展至需要轮椅辅助。磁共振成像显示有进行性的脑室扩张和脑灰质丢失。最终,患者可能死于吸入性肺炎或其他因极度衰弱引起的合并症。美国国立卫生研究院主持的一项纳入了106位着色性干皮病患者的研究显示,有神经退行性病变的着色性干皮病患者的中位死亡年龄(29岁)远小于没有神经系统病变的患者(37岁)。

着色性干皮病患者可能在10岁前出现进行性感觉神经性听力丧失,常常是因为在学校里注意力不集中而被发现的。听力丧失可配戴助听器,在课堂上使用助听系统。

着色性干皮病患者出现体内恶性肿瘤的风险比普通人群高,其中,患原发性中枢神经系统肿瘤的风险高出近50倍。这可能与患者接受足量的X线治疗且皮肤反应正常有关。一些患者的细胞对X线的敏感性也有所增加,因此,建议在正式照射之前先用小剂量进行测试。此外,也有报道指出,着色性干皮病患者可能会出现骨髓增生异常、急性淋巴细胞白血病和甲状腺癌。

随着医疗保健和防护措施的进步,着色性干皮病患者的寿命得到延长,且能够更积极活跃地生活、结婚和生育。但一些患有着色性干皮病的成年女性会在二三十岁时出现过早绝经。当患者打算怀孕时,应该进行遗传咨询。

对着色性干皮病患者进行良好的疾病管理是一个涉及多学科的过程,包括多个不同科室及患者和家属的积极合作和投入。通过早期诊断、严格的紫外线防护、对于皮肤癌的管理,着色性干皮病患者能够很好地生存至成年期,在社会中工作并组建家庭。

特殊检查

- 定期且频繁的皮肤检查来监测皮肤癌的发生(可使用皮肤镜)
- 临床摄影
- 对可疑的皮肤癌尽早活检以确定诊断
- 定期进行眼科检查

Total-body cutaneous examination, total-body photography, and dermoscopy in the care of a patient with xeroderma pigmentosum and multiple melanomas. Green WH, Wang SQ, Cognetta AB, Jr. *Arch Dermatol* 2009; 145: 910–5.

该病例报告描述了定期皮肤检查、摄影、皮肤镜在着色性干皮病患者疾病管理中的应用。

Unexpected extradermatological findings in 31 patients with xeroderma pigmentosum type C. Hadj-Rabia S, Oriot D, Soufir N, Dufresne H, Bourrat E, Mallet S, et al. *Br J Dermatol* 2013; 168: 1109–13.

该文报道了一组法国的 C 型着色性干皮病患者,他们除皮肤癌以外还出现了体内器官的肿瘤、身材矮小及甲状腺结节。

Deep phenotyping of 89 xeroderma pigmentosum patients reveals unexpected heterogeneity dependent on the precise molecular defect. Fassihi H, Sethi M, Fawcett H, Wing J, Chandler N, Mohammed S, et al. *Proc Natl Acad Sci USA* 2016; 113: E1236–45.

Cancer and neurologic degeneration in xeroderma pigmentosum: long term follow-up characterises the role of DNA repair. Bradford PT, Goldstein AM, Tamura D, Khan SG, Ueda T, Boyle J, et al. *J Med Genet* 2011; 48: 168–76.

Shining a light on xeroderma pigmentosum. DiGiovanna JJ, Kraemer KH. *J Invest Dermatol* 2012; 132: 785–96.

Xeroderma pigmentosum. Webb S. *BMJ* 2008; 336: 444–6.

Auditory analysis of xeroderma pigmentosum 1971 to 2012: hearing function, sun sensitivity and DNA repair predict neurologic degeneration. Totonchy MB, Tamura D, Pantell MS, Zalewski C, Bradford PT, Merchant SN, et al. *Brain* 2013; 136: 194–208.

一线治疗	
- 紫外线防护	C
- 清除皮肤肿瘤	C

Living with xeroderma pigmentosum: comprehensive photoprotection for highly photosensitive patients. Tamura D, DiGiovanna JJ, Khan SG, Kraemer KH. *Photodermatol Photoimmunol Photomed* 2014; 30: 146–52.

Understanding xeroderma pigmentosum. Clinical Center, National Cancer Institute: http://clinicalcenter. nih. gov/ccc/patient_education/pepubs/xp7_17. pdf.

一本用非专业术语写的患者教育的小册子,供患者、家属和健康保健人员阅读。

Growing up in the hospital. Pao M, Ballard ED, Rosenstein DL. *JAMA* 2007; 297: 2752–5.

Strict sun protection results in minimal skin changes in a patient with xeroderma pigmentosum and a novel c. 2009delG mutation in XPD (ERCC2). Emmert S, Ueda T, Zumsteg U, Weber P, Khan SG, Oh KS, et al. *Exp Dermatol* 2009; 18: 64–8.

该文是一篇在 1 个有神经退行性病变的着色性干皮病患儿身上进行了严格的紫外线防护的病案报道。紫外线防护在这一病案中并没有改善神经退行性病变,但该患儿只有非常轻微的皮肤表现,且没有皮肤癌发生。

二线治疗	
- 局部咪喹莫特	B
- 局部 5- 氟尿嘧啶	B
- 口服维 A 酸	C

Therapeutic response of a brother and sister with xeroderma pigmentosum to imiquimod 5% cream. Weisberg NK, Varghese M. *Dermatol Surg* 2002; 28: 518–23.

诊断为着色性干皮病的同胞兄妹口服维 A 酸化学预防肿瘤无效。使用 5% 咪喹莫特乳膏治疗数月,开始为每周 3 次,患者的新发肿瘤均减少且多发的基底细胞癌消退。其中 1 例出现强烈的炎症反应,另外 1 例没有明显的不良反应。

5% 5-Fluorouracil cream for the treatment of small superficial basal cell carcinoma: efficacy, tolerability, cosmetic outcome, and patient satisfaction. Gross K, Kircik L, Kricorian G. *Dermatol Surg* 2007; 33: 433–9.

这项研究评估了 5-FU 治疗 29 例浅表基底细胞癌的效

果、耐受性、美观效果和患者的满意度。结果表明组织学治愈率可达 90%，患者对治疗非常满意。但研究对象不是着色性干皮病患者。

Prevention of skin cancer in xeroderma pigmentosum with the use of oral isotretinoin. Kraemer KH, DiGiovanna JJ, Moshell AN, Tarone RE, Peck GL. *N Engl J Med* 1988; 318: 1633–7.

该文报道了 5 例着色性干皮病患者应用大剂量异维 A 酸［2mg/（kg·d）］治疗 2 年。治疗前患者共有 121 个肿瘤，在治疗过程中仅新发 25 个。停药后肿瘤的出现率增加了 8.5 倍。但是药物副作用明显，包括皮肤、甘油三酯、肝功能及骨骼异常等问题。

Xeroderma pigmentosum: spinal cord astrocytoma with 9-year survival after radiation and isotretinoin therapy. DiGiovanna JJ, Patronas N, Katz D, Abangan D, Kraemer KH. *J Cutan Med Surg* 1998; 2: 153–8.

该文报告了 1 例患有脊髓星形细胞瘤的着色性干皮病患者接受放射治疗，该患者皮肤对标准剂量的放疗反应正常。

Topical imiquimod or fluorouracil therapy for basal and squamous cell carcinoma: a systematic review. Love WE, Bernhard JD, Bordeaux JS. *Arch Dermatol* 2009; 145: 1431–8.

该文是一篇关于局部应用咪喹莫特或氟尿嘧啶治疗普通人群基底细胞癌和鳞状细胞癌的系统综述。

Topical imiquimod or fluorouracil therapy for basal and squamous cell carcinoma: a systematic review. Love WE, Bernhard JD, Bordeaux JS. *Arch Dermatol* 2009; 145: 1431–8.

该文报告了 1 例着色性干皮病患者经历多次皮肤移植后，肿瘤从移植部位处复发。

三线治疗	
• 换肤和皮肤磨削及化学换肤	E

The role of dermabrasion and chemical peels in the treatment of patients with xeroderma pigmentosum. Nelson BR, Fader DJ, Gillard M, Baker SR, Johnson TM. *J Am Acad Dermatol* 1995; 32: 623–6.

该文报道了 2 例着色性干皮病患者，规律使用三氯乙酸进行化学换肤，其中 1 例还应用皮肤磨削治疗。两者均有一定的预防作用，加用磨削的患者治疗效果更好。文中展示了治疗前后的照片。

致谢

本项目由美国国立卫生研究院、美国国家癌症研究所癌症研究中心的内部研究计划资助。

（齐锦心 译，李焰梅 蒋 献 校）

第258章 干皮症

原作者　Ian Coulson

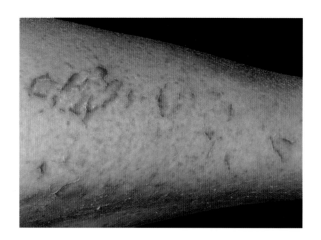

干皮症(xerosis)表现为皮肤粗糙、干燥,伴有细小鳞屑,有时可伴细小裂隙。随着干燥加重,瘙痒更为明显。干皮症可由多种因素引起,包括环境因素(湿度低、沐浴过度引起皮肤油脂丢失,以及使用肥皂或去污剂),遗传性角化异常(鱼鳞病),特应性皮炎(可能是丝聚蛋白突变的表现),内分泌疾病(甲状腺功能低下),糖尿病(39%的患者),以及基础疾病,如慢性肾功能衰竭、肝脏疾病(包括69%的原发性胆汁性肝硬化患者)、营养不良、神经性厌食症(58%的患者)、必需脂肪酸缺乏、干燥综合征(56%的患者)、HIV感染、淋巴瘤(可能导致获得性鱼鳞病)和肿瘤扩散(尤其是血液系统肿瘤)。干皮症在老年人中更为常见。偶尔可由药物引起(他汀类药物和靶向化学治疗剂,如EGRF和BRAF抑制剂)。据报道好发于冬季。

治疗策略

虽然单纯性干皮症和遗传性鱼鳞病的治疗相似,但需要进行疾病的最初评估来鉴别两者。患者的家族史、皮损分布和形态学也有助于鉴别诊断。体重减轻、腹泻、饮食习惯和体重指数能为查找代谢性或吸收不良性基础疾病提供线索。眼、口干燥提示可能存在潜在的干燥综合征。搜集病史和临床检查时要注意甲状腺功能低下、糖尿病和慢性肾病的症状和体征。用药史和不洁性接触史可能提示HIV感染。几乎所有的特应性皮炎患者均会发生干皮症。

如果排除了潜在的基础疾病,治疗主要是改善患者所处环境的湿度,避免引起加重的因素,如使用肥皂和去污剂,同时给予润肤剂或保湿剂。

家中和工作环境中的低湿度,会加重任何原因引起的干皮症。在家庭、办公室、汽车内,空调是导致空气干燥的原因。在冬天,车内热的干燥空气直接吹到小腿,是引起小腿皮肤干燥的一个常见原因。家庭或工作环境中,将加湿器安装在散热器上,或将湿毛巾或装水的容器放置在其上方,能增加空气湿度。

肥皂和去污剂能去除皮肤油脂、降低表皮厚度,导致鳞屑和瘙痒,因此要避免接触这些物品,建议使用轻柔的润肤清洁剂(肥皂替代物)。建议患者用温水洗澡,将皮肤拍干要比用毛巾用力擦干更少引起鳞屑和皮肤干燥。

润肤剂(产生一层非渗透性膜,阻止"蒸发")和保湿剂(如乳酸、尿素或甘油能使水分通过渗透压作用保持在表皮内)是主要的治疗方法。令人惊讶的是,很少有关于它们在最常见的干皮症类型上的对照研究,即使它们是最常用的皮肤产品。要尽量多使用润肤剂和保湿剂,使用时的方向和毛发生长方向一致。沐浴或淋浴后使用润肤剂非常有用,这样可使水分保持在表皮内。比起沐浴油,有些人更喜欢淋浴或沐浴时使用轻柔的润肤剂。润肤剂的选择完全取决于患者本人。家庭试用装或"浴缸托盘"也许能增加患者的依从性。患者喜欢的润肤剂即为最好的润肤剂。

含α-羟酸的制剂比含石蜡的传统润肤剂效果更好,但前者可能会对一部分人有刺激性。对于更严重的干皮症,低浓度水杨酸有助于减少鳞屑,但一定要注意可能发生系统吸收和水杨酸中毒。

外用维A酸类药物对于干皮症患者刺激性太大,故仅用于严重的鱼鳞病患者。系统治疗对多数患者无效。

特殊检查
● 甲状腺功能测定
● 肾功能测定
● 随机血糖
● 如果临床提示,可考虑行干燥综合征、HIV感染、恶性肿瘤和吸收障碍方面的检查
● 用药史

Sjogren's syndrome: a retrospective review of the cutaneous features of 93 patients by the Italian Group of Immunodermatology. Bernacchi E, Amato L, Parodi A, Cottoni F, Rubegni P, De Pità O. *Clin Exp Rheumatol* 2004; 22: 55–62.

93例干燥综合征患者中,半数以上伴有干皮症。干皮症的发生与SSA和SSB抗体有关。

HIV-associated pruritus: etiology and management. Singh F, Rudikoff D. *Am J Clin Dermatol* 2003; 4: 177–88.

干皮症是 HIV 感染者和 AIDS 患者瘙痒最常见的原因之一。

Noninfectious skin conditions associated with diabetes mellitus: a prospective study of 308 cases. Diris N, Colomb M, Leymarie F, Durlach V, Caron J, Bernard P. *Ann Dermatol Venereol* 2003; 130: 1009–14.

309 例糖尿病患者中，39% 有干皮症。

Eating disorders and the skin. Strumia R. *Clin Dermatol* 2013; 31: 80–5.

干皮症是厌食症的常见特征。

Xerosis from lithium carbonate. Hoxtell E, Dahl MV. *Arch Dermatol* 1975; 111: 1073–4.

Incidence and risk of xerosis with targeted anticancer therapies. Valentine J, Belum VR, Duran J, Ciccolini K, Schindler K, Wu S, et al. *J Am Acad Dermatol* 2015; 72: 656–72.

约 20% 接受靶向治疗的患者患有明显的干皮症。

Litt's Drug Eruption Reference and Database 列出了 150 种以上可能会导致干皮症的药物（从醋丁洛尔到唑尼沙胺）。类视黄醇、西咪替丁、蛋白酶抑制剂、他汀类和烟酰胺是公认的致干皮症的药物。新型药物表皮生长因子和靶向化疗药物导致的干皮症也是其多种皮肤副作用之一。

一线治疗	
避免使用肥皂	A
加湿	C
润肤剂	B
沐浴油	B

Moisturizers are effective in the treatment of xerosis irrespectively from their particular formulation: results from a prospective, randomized, double-blind controlled trial. Shim JH, Park JH, Lee J, Lee DY, Lee JH, Yang JM. *J Eur Acad Dermatol Venereol* 2016; 30: 276–81.

一项双盲试验，评估了 4 种常规流行的润肤剂及 1 种含有重组表皮生长因子及其对照载体的新型乳膏的效果。所有药物都改善了干燥症状。长期一致的保湿习惯比润肤剂的特殊配方更为重要。这强化了一个概念，即最好的润肤剂是患者喜欢使用的润肤剂。

Emollients improve treatment results with topical corticosteroids in childhood atopic dermatitis: a randomized **comparative study.** Szczepanowska J, Reich A, Szepietowski JC. *Pediatr Allergy Immunol* 2008; 19: 614–8.

一项对 52 名特应性皮炎患儿的研究显示，外用糖皮质激素的同时使用润肤剂能明显改善干皮症。

How useful are soap substitutes？ Berth-Jones J, Graham-Brown RAC. *J Dermatol Treat* 1992; 3: 9–11.

38 名特应性皮炎、银屑病或老年性干皮症患者使用 BP 乳化软膏或 E45 洗剂作为肥皂的替代物。两组患者的干燥和瘙痒均得到改善，并认为 E45 洗剂作为清洁剂更有效。

The value of oil baths for adjuvant basic therapy of inflammatory dermatoses with dry, barrier-disrupted skin. Melnik B, Braun-Falco O. *Hautarzt* 1996; 47: 665–72.

进行油浴的同时使用润肤剂对于皮肤干燥、特应性皮炎及炎性皮肤病患者的维持治疗是必不可少的。

二线治疗	
含尿素的乳膏	A
含乳酸的乳膏	A
乳酸铵乳膏	A
胶状燕麦	A
AHA 乳膏	B
甲状腺素乳膏	D
含甘油的面霜	B
奇亚油	D

A double-blind comparison of two creams containing urea as the active ingredient. Assessment of efficacy and side effects by noninvasive techniques and a clinical scoring scheme. Serup J. *Acta Derm Venereol* 1992; 177: 34–43.

一项对 3% 尿素乳膏和 10% 尿素乳膏的对照研究显示，两者均能有效减少鳞屑、减轻干燥、改善实验室参数（透皮失水和色度改变）。10% 尿素乳膏对于恢复皮肤水屏障功能更有效。

Clinical evaluation of 40% urea and 12% ammonium lactate in the treatment of xerosis. Ademola J, Frazier C, Kim SJ, Theaux C, Saudez X. *Am J Clin Dermatol* 2002; 3: 217–22.

一项比较 40% 尿素乳膏和 12% 乳酸铵乳膏的双盲研究表明，尿素乳膏的疗效更好。副作用表现为对皱褶部位的刺激性。

多种含尿素的产品中的尿素的浓度都要低于该研究中所用的尿素浓度。

Use of a urea, arginine and carnosine cream versus a standard emollient glycerol cream for treatment of severe xerosis of the

feet in patients with type 2 diabetes: a randomized, 8 month, assessor-blinded, controlled trial. Federici A, Federici G, Milani M. *Curr Med Res Opin* 2015; 31: 1063–9.

50 名患有严重脚干皮症的糖尿病患者使用混合乳膏的效果比简单的含甘油的润肤剂更好。

A controlled two-center study of lactate 12% lotion and a petrolatum-based creme in patients with xerosis. Wehr R, Krochmal L, Bagatell F, Ragsdale W. *Cutis* 1986; 37: 205–7.

无论在治疗期间还是治疗后，在减轻干皮症的严重程度上，12% 乳酸洗剂的效果明显优于以矿脂为基质的乳膏。

Comparative efficacy of 12% ammonium lactate lotion and 5% lactic acid lotion in the treatment of moderate to severe xerosis. Rogers RS Ⅲ, Callen J, Wehr R, Krochmal L. *J Am Acad Dermatol* 1989; 21: 714–6.

该项研究比较了每日 2 次外用 5% 乳酸洗剂与 12% 乳酸铵洗剂的疗效，发现 12% 乳酸铵洗剂改善干皮症的效果更好。

A double-blind clinical trial comparing the efficacy and safety of pure lanolin versus ammonium lactate 12% cream for the treatment of moderate to severe foot xerosis. Jennings MB, Alfieri DM, Parker ER, Jackman L, Goodwin S, Lesczc-zynski C. *Cutis* 2003; 71: 78–82.

该项研究表明矿脂复合物与 12% 乳酸铵乳膏治疗足部干皮症的效果相仿。

A randomized controlled clinical study to evaluate the effectiveness of an active moisturizing lotion with colloidal oatmeal skin protectant versus its vehicle for the relief of xerosis. Kalaaji AN, Wallo W. *J Drugs Dermatol* 2014; 13: 1265–8.

一项随机双盲对照的临床研究客观地对比了市售保湿产品与其自身载体的疗效。结果显示，与载体对照组相比，活性胶体燕麦保湿剂明显改善了几种测量皮肤干燥程度的皮肤病学参数。

An evaluation of the effect of an alpha hydroxy acid-blend skin cream in the cosmetic improvement of symptoms of moderate to severe xerosis, epidermolytic hyperkeratosis, and ichthyosis. Kempers S, Katz HI, Wildnauer R, Green B. *Cutis* 1998; 61: 347–50.

一项研究对 20 例受试者进行了观察。治疗部位常规或额外使用含 AHA 的乳膏，对照部位使用市售的不含 AHA 的保湿乳。1 个疗程后，与基线或使用保湿乳的对照部位对比，使用含 AHA 的乳膏的部位的干皮症有明显改善。但 AHA 乳膏的确有一些局部的轻中度不良反应。在研究期间，所有受试者能坚持使用。

Randomized, double-blind study with glycerol and paraffn in uremic xerosis. Balaskas E, Szepietowski JC, Bessis D, Ioannides D, Ponticelli C, Ghienne C, et al. *Clin J Am Soc Nephrol* 2011; 6: 748–52.

含有甘油和石蜡的润肤剂与不含这些试剂的乳液对比的研究显示，积极的治疗有助于减少干皮症和瘙痒症的体征。

Effectiveness of topical chia seed oil on pruritus of end-stage renal disease (ESRD) patients and healthy volunteers. Jeong SK, Park HJ, Park BD, Kim IH. *Ann Dermatol* 2010; 22: 143–8.

一项小型研究表明，使用含 n-3 脂肪酸的油对患有干皮症的健康人和肾功能衰竭的患者有效。

（马秋英 译，陶娟 校）

第259章 黄甲综合征

原作者 Robert Baran

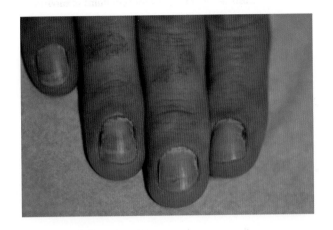

黄甲综合征(yellow nail syndrome, YNS)是一种病因不明的罕见疾病,特征为黄甲、淋巴水肿、呼吸道受累三联症。该病名最初用于描述缓慢生长的黄甲与原发性淋巴水肿的关系。之后发现胸腔积液是该综合征的另一症状。与该综合征相关的其他呼吸系统病变,包括支气管扩张、鼻窦炎、支气管炎,以及慢性呼吸系统感染等。尽管并非每位患者都会出现代表YNS三联症的所有三个经典征象,但典型指甲改变应视为诊断的绝对必要条件。25%的患者表现为完整的三联症,40%的患者有淋巴水肿,仅2%的患者有胸腔积液和黄甲。在HIV感染中也可见黄甲的变种。

治疗策略

虽然黄甲综合征能自愈,但患者通常要求治疗。黄甲外观难看、失去光泽(黄色或绿色)、质硬、横向过度弯曲并隆起、生长缓慢。可见甲沟炎和甲剥离。

应查找如呼吸系统疾病、恶性肿瘤(框259.1)、感染、免疫和血液系统异常、内分泌疾病、结缔组织病、肾功能异常等基础疾病,以及其他情况,如药源性YNS、牙科汞合金和钛接触(框259.2)。改善基础疾病(例如淋巴水肿)也可以改善甲板。

黄甲综合征的治疗尚无大型或随机对照试验。曾有报道称单独口服维生素E可治疗黄甲综合征。也有单用唑类抗真菌药物伊曲康唑或氟康唑口服,或与维生素E联合治疗有效的报道。氟康唑和维生素E联合使用是治疗指(趾)甲的最佳方法。部分个案报道证实了此观点,并作为该病统计数据的补充。甲母质注射糖皮质激素已成功应用于该病的治疗。在个案病例报告中,曾使用奥曲肽、锌剂、中链脂肪酸甘油三酯补充剂、克拉霉素治疗黄甲。基础疾病(或

并发疾病)的治疗是必要的,但并不全能治愈YNS,甲的治愈并不都伴随着其他症状的消失。

框259.1　与黄甲综合征相关的系统性病因

子宫内膜腺癌	药物:布西拉明、青霉胺、硫醇、
间变性未分化肿瘤	金剂
动静脉瘘	霍奇金病
自身免疫性甲状腺功能减退症	喉癌
乳腺癌	膜性肾小球肾炎
常见变异型免疫缺陷病	转移性恶性黑色素瘤

After Gupta AK. *Cutis* 1986; 37: 371-4 and Lotfolollhai L, et al. *Tanaffos* 2015; 14: 57–1.

为原著表259.1

特殊检查

- 排除真菌感染和假单胞菌感染
- 血清类风湿因子
- 全血细胞计数
- 血肌酐
- 尿液分析、尿蛋白
- 鼻窦和胸部X线片
- 免疫电泳
- 耳鼻喉和肺部检查
- 促甲状腺激素
- 转氨酶、碱性磷酸酶
- 锥形束断层扫描
- 甲二氧化钛检测

框259.2　二氧化钛接触

- 糖果、口香糖和巧克力等食物
- 个人护理用品,如洗发水、防晒霜和牙膏
- 药物如复合维生素

Modified from Decker A, et al. *Skin Appendage Disord* 2015; 1: 28–30.

为原著框259.1

一线治疗

α- 生育酚 + 氟康唑	B
治疗并发症	E

993

Combination of fluconazole and α-tocopherol in the treatment of yellow-nail syndrome. Baran R, Thomas L. *J Drugs Dermatol* 2009; 8: 276–8.

每日早晚各口服 500mg 维生素 E,每周服用 300mg 氟康唑,按需服用。

通常 18~24 个月内可以完全治愈。然而甲板对治疗的反应相比其他体征差异大,这些症状通常无法改善。

T and B cell deficiency associated with yellow nail syndrome. Gupta S, Samra D, Yel L, Agrawal S. *Scand J Immunol* 2012; 75: 329–35.

注射免疫球蛋白可降低感染的频率和严重程度,并对淋巴水肿和胸腔积液的复发有显著疗效。

二线治疗	
• 近端甲母质处皮内注射曲安西龙注射液	B
• 克拉霉素	E
• 物理治疗	E

Yellow nail syndrome treated by intralesional triamcinolone acetonide. Abell E, Samman PD. *Br J Dermatol* 1973; 88: 200–1.

在近端甲母质处反复皮内注射曲安西龙注射液可能对指甲有效,但已不再使用。

A case of yellow nail syndrome with dramatically improved nail discoloration by oral clarithromycin. Suzuki M, Yoshizawa A, Sugiyama H, Ichimura Y, Morita A, Takasaki J, et al. *Case Rep Dermatol* 2011; 3: 251–8.

每日使用 400mg 克拉霉素治疗 1 例黄甲综合征,甲颜色和甲生长均有显著改善。

Syndrome des ongles jaunes d'évolution favorable: role de la kinésithérapie respiratoire ? . Fournier C, Just N, Leroy S, Wallaert B. *Rev Mal Resp* 2003; 20: 969–72.

除甲表现外,患者还伴有双侧支气管扩张。经过每日物理治疗与支气管引流,呼吸道症状逐渐改善。治疗 2 年

后甲畸形消失。

Improvement in lymphatic function and partial resolution of nails, after complete decongestive physiotherapy in yellow nail syndrome. Szolnoky G, Lakatos B, Husz S, Dobozy A. *Int J Dermatol* 2005; 44: 501–3.

双下肢进行 45 分钟的人工淋巴引流,然后用多层压缩绷带加压包扎。每日重复治疗,周末除外,持续 2 周,压迫但不按摩。水肿减轻和淋巴液流动增加与趾甲板外观改善相关。但指甲没有任何改变。

三线治疗	
• 口服补锌	E
• 饮食疗法	E
• 奥曲肽疗法	E

Improvement of yellow nail syndrome with oral zinc supplementation. Arroyo JF, Cohen ML. *Clin Exp Dermatol* 1993; 18: 62–4.

口服补锌 2 年后,黄甲和淋巴水肿完全消除。

Yellow nail syndrome in a 10-year-old girl. Göçmen A, Küçükosmanoğlu O, Kiper N, Karaduman A, Ozçelik U. *J Pediatr* 1997; 39: 105–9.

补充中链甘油三酯的低脂饮食后,下肢远端淋巴水肿有中度改善。

Successful octreotide treatment of chylous pleural effusion and lymphedema in the yellow nail syndrome. Makrilakis K, Pavlatos S, Giannikopoulos G, Toubanakis C, Katsilambros N. *Ann Intern Med* 2004; 141: 246–7.

奥曲肽,一种生长抑素类似物,在 YNS 伴黄甲、下肢淋巴水肿和复发性乳糜性胸腔积液的经典病例中有效。

Yellow nail syndrome: report of a case successfully treated with octreotide. Lotfollahi L, Abedini A, Alavi Darazam I, Kiani A, Fadaii A. *Tanaffos* 2015; 14: 67–71.

（黄巧荣　译,魏爱华　校）

证据等级:A 双盲试验　　B 临床试验,研究对象 ≥ 20 例　　C 临床试验,研究对象 < 20 例　　D 病例分析,研究对象 ≥ 5 例　　E 个案报道